*O*perative Colorectal
& Anal Surgery

中华医学会结直肠肛门外科学组
中国医师协会肛肠专业委员会　　推荐阅读

# 肛肠外科手术学

## Operative Colorectal and Anal Surgery

主编　李春雨　　汪建平

人民卫生出版社

图书在版编目（CIP）数据

肛肠外科手术学/李春雨,汪建平主编.—北京：
人民卫生出版社,2015
ISBN 978-7-117-21210-6

Ⅰ.①肛…　Ⅱ.①李…②汪…　Ⅲ.①肛门疾病-外
科手术②直肠疾病-外科手术　Ⅳ.①R657.1

中国版本图书馆 CIP 数据核字（2015）第 189502 号

| 人卫社官网　www.pmph.com | 出版物查询,在线购书 |
|---|---|
| 人卫医学网　www.ipmph.com | 医学考试辅导,医学数据库服务,医学教育资源,大众健康资讯 |

ISBN 978-7-117-21210-6

肛肠外科手术学

主　　编：李春雨　汪建平
出版发行：人民卫生出版社（中继线 010-59780011）
地　　址：北京市朝阳区潘家园南里 19 号
邮　　编：100021
E – mail：pmph @ pmph.com
购书热线：010-59787592　010-59787584　010-65264830
印　　刷：三河市宏达印刷有限公司
经　　销：新华书店
开　　本：889×1194　1/16　　印张：57
字　　数：1766 千字
版　　次：2015 年 10 月第 1 版　2023 年 12 月第 1 版第 7 次印刷
标准书号：ISBN 978-7-117-21210-6/R·21211
定　　价：289.00 元
打击盗版举报电话：010-59787491　E -mail：WQ @ pmph.com
（凡属印装质量问题请与本社市场营销中心联系退换）

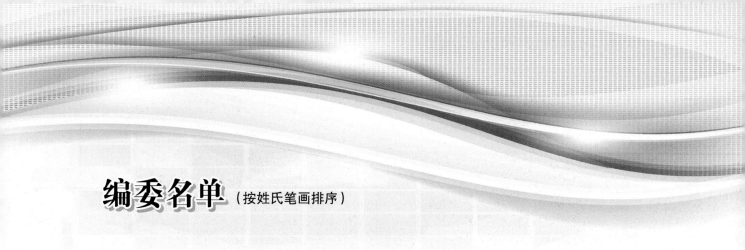

# 编委名单（按姓氏笔画排序）

于恩达　第二军医大学附属长海医院
马　钢　天津市人民医院
王　伟　中国医科大学附属盛京医院
王立明　大连医科大学附属第二医院
王维林　中国医科大学附属盛京医院
王继见　重庆医科大学附属第二医院
韦　东　辽河油田总医院
田　波　潍坊肛肠外科医院
向雪莲　华中科技大学附属协和医院
任东林　中山大学附属第六医院
刘　海　中南大学湘雅第三医院
刘佃温　河南中医药大学第三附属医院
刘铜军　吉林大学第二医院
安少雄　北京市肛肠医院
汪建平　中山大学附属第六医院
李国栋　中国中医科学院广安门医院
李　立　四川大学华西医院
李春雨　中国医科大学附属第四医院
李航宇　中国医科大学附属第四医院
李恒爽　首都医科大学附属朝阳医院
李德川　浙江省肿瘤医院
邵万金　南京中医药大学附属医院
杨向东　成都肛肠专科医院
杨振江　辽宁省朝阳市中心医院
张　宏　中国医科大学附属盛京医院
张　森　广西医科大学附属第一医院
张　欣　沈阳市肛肠医院
张书信　北京中医药大学东直门医院
张有生　辽宁中医药大学肛肠医院

张庆怀　天津市人民医院
张连阳　第三军医大学大坪医院
陈春生　中国医科大学附属盛京医院
陈进才　西安交通大学第一附属医院
林建江　浙江大学附属第一医院
孟荣贵　上海长海医院
周智洋　中山大学附属第六医院
赵　任　上海交通大学附属瑞金医院
姜可伟　北京大学人民医院
荣文舟　北京市中医院
胡　祥　大连医科大学附属第一医院
俞立民　武汉市肛肠医院
高　枫　广西医科大学附属第一医院
聂　敏　辽宁中医药大学附属第三医院
徐国成　中国医科大学
唐卫中　广西医科大学附属第一医院
黄　艳　中山大学附属第六医院
黄美近　中山大学附属第六医院
康　亮　中山大学附属第六医院
董　平　北京市肛肠医院
韩方海　中山大学附属孙逸仙纪念医院
喻德洪　上海长海医院
谢尚奎　中山大学附属第六医院

编写秘书：
路　瑶　中国医科大学附属第四医院
朱铄同　中国医科大学附属第四医院

绘　图：
徐国成　韩秋生　李　虹

3

# 主编简介

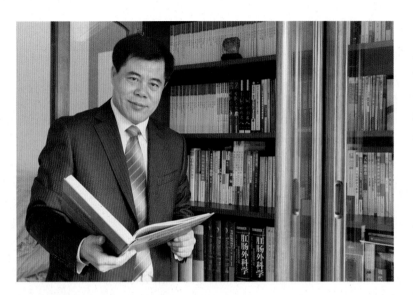

**李 春雨** 1966年9月出生，满族，辽宁葫芦岛人。中国医科大学外科学教授、硕士生导师。现任中国医科大学附属第四医院第六普通外科主任、肛肠外科主任、教授、主任医师、硕士生导师、学科带头人。担任中国医师协会肛肠专业委员会常务委员兼副总干事，中国中西医结合学会第四届大肠肛门病专业委员会青委会副主任委员，辽宁省医学会外科学会肛肠学组组长，辽宁省中西医结合学会大肠肛门病专业委员会副主任委员兼秘书长，沈阳市医师协会肛肠科医师分会主任委员，担任普通高等教育"十二五"研究生规划教材《肛肠外科学》主编，全国高等学校"十二五"本科规划教材《肛肠病学》主编。辽宁省及沈阳市医学会医疗事故技术鉴定专家库专家，《中国医科大学学报》《中华结直肠疾病电子杂志》、《结直肠肛门外科》、《中国肛肠病杂志》等10余家杂志常务编委或编委。

毕业于中国医科大学，医学硕士。从事中西医结合结、直肠肛门外科医疗、教学、科研工作20余年，曾任辽宁中医药大学肛肠医院肛肠科主任10余年，2006年作为学科带头人引进中国医科大学附属第四

医院创建肛肠外科，并任肛肠外科主任。先后赴新加坡中央医院、上海长海医院研修，师承世界著名肛肠外科专家萧俊教授和喻德洪教授。对结、直肠肛门外科有较深的造诣，尤其擅长肛肠疾病的微创治疗。李春雨教授秉承"微创、无痛、科学、规范"的治疗理念，2001年在国内率先开展了吻合器痔上黏膜环切术（PPH术）治疗重度痔。2003年在国内率先提出PPH辅助中药注射术治疗重度痔，微创、无痛，其成果已通过辽宁省科技成果鉴定，达到国际先进、国内领先水平。在国内外核心期刊上发表学术论文100余篇。参与国家自然科学基金科研课题2项，承担省、部级科研课题10项。获辽宁省科技进步二等奖1项、三等奖3项，沈阳市科技进步三等奖1项。获得国家实用型专利3项。出版教材、专著14部，其中，教材4部，专著10部。主编普通高等教育"十二五"研究生规划教材《肛肠外科学》（科学出版社）1部，主编全国高等学校"十二五"本科规划教材《肛肠病学》（高等教育出版社）1部，参编国家卫生和计划生育委员会"十二五"规划教材《外科学》（专升本 第2版、第3版）和《局部解剖学》3部。主编《肛肠外科手术技巧》（人民卫生出版社）、《肛肠外科手术学》（人民卫生出版社）、《实用肛门手术学》（辽宁科学技术出版社）、《实用肛肠外科学》（人民军医出版社）等肛肠专著6部。主编《肛肠病名医解答》、《结肠炎名医解答》、《大肠癌名医解答》及《便秘名医解答》（人民军医出版社）科普读物4部。培养硕士研究生16名。2007年创建并开通了中国肛肠健康网（www.zggcjk.com）、中国肛肠医师网（www.zggc.org）2个权威性的专业网站。先后荣获首届中西医结合优秀青年贡献奖和第三届沈阳优秀医师奖等荣誉称号。

4

# 主编简介

**汪 建平** 1954年9月出生，江西婺源人，主任医师，教授、博士生导师。现任中山大学附属第六医院荣誉院长、中山大学附属胃肠肛门医院院长。亚太地区肠造口康复治疗协会中国区主席、中华医学会外科学分会结直肠肛门外科学组组长、中国医师协会结直肠外科医师委员会副主任委员、日本消化器外科学会会员、美国外科医师学院会员（FACS）、英国皇家外科学院会员、广东省医学会副会长、广东省医师协会副会长、广东省医学会肛肠分会主任委员；担任《中华胃肠外科杂志》总编辑、《Gastroenterology Report》编委（SCI）、卫生部《结直肠癌诊疗规范》2010、2015年版专家组组长；担任"十二五"本科国家规划教材《外科学》第8版主编；担任《中华结直肠肛门外科学》、《胃肠外科手术学》、《胃肠外科学》、《肛肠外科手术技巧》、《吻合器及其临床应用》等20余部专著主编或副主编。

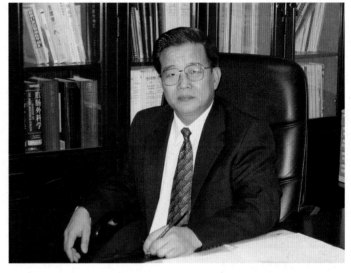

1978年毕业于第一军医大学医疗系并留校在附属珠江医院任外科医师；1985年获中山医学院外科学硕士学位；1990年获中山医科大学胃肠外科医学博士学位；1991年3月至1993年8月日本神户大学医学院附属医院消化系外科博士后研究。

从事普通外科的临床诊治30余年，在结直肠肿瘤、炎症性肠病及肛门良性疾病等方面有着较丰富的临床经验，是推动我国结直肠肛门外科学科发展的学科带头人之一。在国内较早开展腹腔镜结直肠癌根治术并带动学科的年轻医生熟练掌握了腔镜技术。尤其善于处理结直肠外科疑难病例，如超低位直肠癌保功能手术、局部复发性直肠癌的外科处理、腹膜后肿瘤、直肠肛管区间质瘤手术等。一直坚持在临床第一线查房、教学、会诊、手术。主要研究领域为结直肠癌和肛门良性疾病。在国内外杂志发表论文200余篇，其中，SCI文章30余篇，其中在《Cancer Cell》发表的论文被《Science》杂志子刊《Science Sigaling》选为重点推荐文章。主持国家省部级科研课题20余项，主持课题"直肠癌保功能系列研究"获得2006年广东省科技进步一等奖。"结直肠炎症与肿瘤的基础与临床系列研究"获2011年广东省科技进步一等奖。

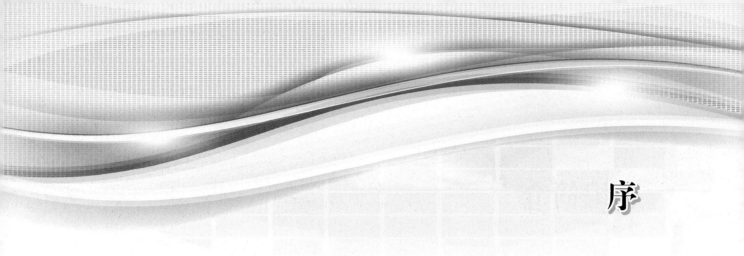

# 序

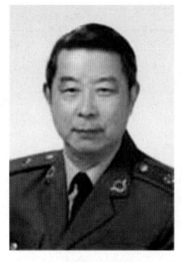

**喻德洪教授**

现代外科的专业区分愈加细化,结直肠肛门外科是普通外科的一个重要分支。一些高等院校、科研院所及省、市、县级医院相继成立了结直肠肛门外科或肛肠医院,从事结直肠肛门外科的专科医生与日俱增,而且发展迅速,涌现出不少新理论、新技术和新术式,如吻合器、腹腔镜、机器人等高新技术在结直肠肛门外科的广泛应用。结直肠肛门外科手术既简单,又复杂,手术质量如何,直接关系到病人的生活质量。每一例手术,结直肠肛门外科医师都希望手术更加完美、无手术并发症的发生。因此,对于结直肠肛门外科医师来说,具有深厚的手术功底,娴熟的手术技能尤为重要。目前,国内关于肛肠图谱专著颇多,但有关肛肠外科手术学尚无专著。汪建平、李春雨二位教授邀请全国50余位在各自的专业领域中造诣较深的临床一线的权威专家,在总结2013年出版的《肛肠外科手术技巧》经验基础上,加以修订,共同撰写了《肛肠外科手术学》。

"工欲善其事,必先利其器"。喜闻汪建平、李春雨二位教授主编的《肛肠外科手术学》即将由人民卫生出版社出版。我有幸先读其部分初稿,深感书中内容丰富,图文并茂,绘图精美,实用性强。汪建平教授他博学谦霭、长者风范,对我国肛肠学科贡献颇巨,堪称全国肛肠学界的旗帜。李春雨教授聪颖多才,勤奋好学,是一名后起之秀。他们结合自己多年来的临床实践经验,同时参考国内外最新文献,采诸家之所长,撷现代之英华,充分展现了我国专家在结直肠肛门外科手术领域的目前水平。

本书的最大特点是全面、新颖、简明、实用,插图均为手工绘制、清晰逼真。全书共77章,分上、下两篇,涵盖了结、直肠肛门疾病的所有手术,从临床实用的角度出发,将临床上普遍应用的常规手术及其改良手术,进行全面、系统的论述。对每一种手术除系统地阐述适应证、禁忌证、术前准备、麻醉体位、手术步骤和术后处理及并发症防治外,还重点介绍手术原理及注意事项,同时配以大量绘工精美的手术插图和高清照片,便于读者阅读,具有极高的学术价值和实用价值,是一部非常实用的手术参考书和临床指南。

我祝贺《肛肠外科手术学》的出版问世,并热忱地向从事结直肠肛门外科及普通外科的同道们推荐这部专著。在本书即将付梓之际,我乐于为之作序。

中华医学会外科分会结直肠肛门外科学组顾问

第二军医大学长海医院外科学教授

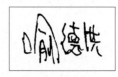

2015年 于上海

# 前　言

　　现代医学领域虽然有要向综合医学回归的声音,但主流趋势还是学科越分越细,研究越来越专,临床医学→外科→普通外科→结直肠肛门外科不断分化。目前,从事结直肠肛门外科的专科医生与日俱增,相当多的医院相继成立了结直肠肛门外科,近二十年结直肠肛门外科是发展最快的学科之一,新理论、新技术不断涌现,新的医疗设备和治疗手段,尤其是手术器械不断更新,使临床诊断与治疗发生了日新月异的变化,如吻合器、腹腔镜、生物材料及机器人等微创技术在结直肠肛门外科的广泛应用。"学有所长,术有专攻",2013年我们出版了《肛肠外科手术技巧》(人民卫生出版社),倍受读者青睐,短暂一年,业已售罄。受人民卫生出版社之托,应广大读者的需求,邀请了来自全国各地的50余位在各自的专业领域中造诣颇深的临床一线权威专家共同编写《肛肠外科手术学》。

　　全书共分两篇,77章,120万字,插图2000余幅。上篇为总论部分,共21章,详尽介绍了结直肠肛门外科的局部解剖、检查方法、围手术期处理等手术相关内容;下篇为各论部分,共56章,涵盖了结肠、直肠及肛门疾病的所有手术,从临床实用的角度出发,将临床上普遍应用的常规手术及其改良手术,进行全面、系统的论述。对每一种手术除系统地阐述适应证、禁忌证、术前准备、麻醉、体位、手术步骤和术后处理及并发症防治外,还重点介绍手术原理及注意事项,同时配以大量绘工精美的手术插图和高清照片。既有常见的简单手术,又有难度较高的复杂手术;既有传统经典手术,又有微创无痛手术。力争做到临床实用、图文并茂、内容丰富、通俗易懂,较全面地反映了结直肠肛门外科手术学的发展水平,期望能成为结直肠肛门专科医生必备的参考书及工具书。

　　本书的最大特点是全面、新颖、简明、实用,插图均为手工绘制、清晰简洁。不同于一般的肛肠手术图谱,将结直肠外科与肛肠科有机结合,便于读者阅读。作者结合自己多年来的临床实践经验,同时参考国内外最新文献,充分展现了我国专家在结直肠肛门外科手术领域的目前水平,有较高的临床实用价值。适合于各级医院结直肠外科医师、肛肠外科医师、普通外科医师、肿瘤外科医师、进修医师、实习医师及研究生学习参考。

　　值本书出版之际,承蒙中国医科大学附属第四医院院长、博士生导师刘金钢教授的支持与鼓励。衷心感谢著名肛肠外科专家、第二军医大学长海医院喻德洪教授为本书赐序。为使本书更好地反映当代结直肠肛门外科的学术进展,我们还邀请了有丰富外科理论和实践经验的国内知名外科学者撰写有关章节。感谢中华医学会小儿外科分会会长、中国医科大学附属盛京医院小儿外科主任王维林教授在繁忙的工作中为本书执笔。感谢辽宁中医药大学肛肠医院张有生教授,年逾八旬,为本书撰写重要章节。既丰富了本书内容,更增添了本书的权威性。感谢长年工作在临床一线的各位前辈、专家、学者,他们牺牲个人宝贵的休息时间亲自执笔编写,将各自毕生的宝贵经验和娴熟的手术技巧无私奉献给本书。感谢中国医科大学徐国成教授绘制精美的手术插图。感谢人民卫生出版社的鼎力相助,使得本书顺利出版。本书中参考了其他著者的插图,在此一并谨致谢忱。

　　尽管我们竭尽全力编写,但限于水平和经验,难免有不妥甚至错误之处,恳请批评指正。

李春雨　汪建平

2015年1月

# 目　录

## 上篇　总　论

# 下篇　各　　论

上篇　总　论

# 第1章　肛肠外科手术基本操作

## 第一节　肛肠外科手术的基本功

手术是目前治疗肛肠外科疾病的重要手段之一。手术水平与术者手术技能密切相关,手术基本功的高低直接关系到手术水平和手术质量的高低。因此,手术操作技能娴熟、精湛与高超,自然成为临床外科的核心。无论手术复杂与否,从手术操作本身来说,其基本技术都是相同的。通常将切开、缝合、结扎、止血、显露、分离等基本训练称为外科手术六大基本功。只是由于所处的解剖部位不同,病理改变性质不一,在处理方法上有所差异。因此,手术能否顺利地完成,在一定意义上取决于对基本技术的熟练程度及其理论的掌握。外科手术基本技术是外科医师的基本功,必须熟练掌握,反复实践,达到运用自如的程度,特别是应用基本技术技巧去解决困难的问题。颇像艺术界常说的:"台上一分钟,台下十年功"。外科医师具有深厚的功底、娴熟精湛的手术技能,方可在施展手术时做到稳、准、轻、快与巧的所谓"金标准",也才能在广阔复杂多变的外科手术领域中做到身手不凡、随机应变、运用自如。外科医师在长期的医疗实践和科学实验中,对手术基本技术积累了许多经验和理论认识,应加以重视与学习,同时还须不断地临床实践。实践,就是多操作、多练习、多观摩、多体会、多请教。只有勤学苦练,脚踏实地,一步一个脚印,才能干净、利落、顺利、快捷地完成外科手术。

### 一、切开

【目的】　切开是外科手术的第一步,是指使用某种手术刀在组织或器官上造成切口的操作过程,也是外科手术最基本的操作之一。切开的基本原则是按局部解剖结构进行逐层切开。切口在病变附近,通过最短途径以最佳视野显露病变。

【操作步骤】

1. 切开时,术者用左手拇指和示指在切口两旁固定,绷紧固定切口两侧皮肤,不可使皮肤随刀移动,术者应该拇、示两指分开,右手执刀与皮肤垂直切开。较大切口应由主刀和助手用左手掌边缘或纱布垫相对应地压迫皮肤切开。

2. 切开时用力要均匀,皮肤、皮下组织一次切开,避免多次切割致切口不整齐。

3. 要点是垂直下刀、水平走刀、垂直出刀、用力均匀。

【注意事项】

1. 切开时要掌握用刀力度,刀刃与皮肤垂直,力求一次切开全层皮肤,使切口呈线状,切口边缘平滑,避免多次切割导致切口边缘参差不齐,影响愈合。切开时也不可用力过猛,以免误伤深部重要组织。

2. 切口应在病变附近、不要过多切除或损伤健康皮肤和黏膜。切口不能损伤重要的解剖结构,如血管、神经、肛门括约肌等,肛门后部切口必须纵行切开,不能横行切开,以免损伤肛尾韧带。女性前位有肛瘘时,不要直接切开,否则,不仅肛门括约肌,就连阴道括约肌也会损伤,应牢记。可用挂线术,而且还要挂得松一些,过紧和切开相同,会造成肛门失禁。

3. 皮下组织宜与皮肤同时切开,并须保持同一长度,若皮下组织切开长度较皮肤切口为短,则可用剪刀剪开。

4. 切开皮肤和皮下组织后随即用手术巾覆盖切口周围(现临床上多用无菌薄膜粘贴切口部位后再行切开),以隔离和保护伤口免受污染。

### 二、止血

【目的】　阻止或减缓血液从创口血管流出,减

3

少手术失血,还可以保持手术区域清晰,便于手术操作,保证手术安全进行。

【操作步骤】 任何手术过程创面都有不同程度的出血。因此,在手术过程中彻底止血是非常重要的。熟悉解剖层次和熟练掌握止血方法是止血技术的关键。止血方法有压迫、结扎、缝合、电凝和填塞等。根据出血特征,采用不同的止血方法。

1. 压迫止血 这是手术中最常用的止血方法。

(1)指压止血法:指抢救者用手指把出血部位近端的动脉血管压在骨骼上,使血管闭塞,血流中断而达到止血的目的。这是一种快速、有效的首选止血方法。止住血后,应根据具体情况换用其他有效的止血方法,如填塞止血法,止血带止血法等。这种方法仅是一种临时的,用于动脉出血的止血方法,不宜持久采用。

(2)加压包扎止血法:这种方法用于小动脉以及静脉或毛细血管的出血。伤口覆盖无菌敷料后,再用纱布、棉花、毛巾、衣服等折叠成相应大小的垫,置于无菌敷料上面,然后再用绷带、三角巾等紧紧包扎,以停止出血为度。但伤口内有碎骨片时,禁用此法,以免加重损伤。

(3)止血带止血法:是四肢较大动脉出血时救命的重要手段,用于其他止血方法不能奏效时。如使用不当可出现肢体缺血、坏死以及急性肾衰竭等严重并发症。

2. 结扎止血 这是最主要而常用的止血方法。先用止血钳的尖端对准出血点准确地夹住,然后用适当的丝线结扎或缝扎。助手将止血钳轻轻提起直立,术者用丝线从右向左绕过血管钳,助手再将血管钳放平略向一侧,露出钳尖在深面打结,助手慢慢放开血管钳,活动出血点应双重结扎。

3. 缝合止血 适用于末梢小动脉止血、较大血管或重要部位血管出血。先用止血钳钳夹血管及周围少许组织,然后在血管钳夹的下面贯穿单纯缝扎或8字形缝扎或双重缝扎。缝扎打结较普通结扎更加不容易滑脱。

4. 电凝止血 擦干血液,用电离子手术治疗机的触笔式针尖对准出血点,发出火花和烟雾即可,并形成保护膜而止血。

5. 填塞止血 本法用于中等动脉,大、中静脉损伤出血,或伤口较深、出血严重时,还可直接用于不能采用指压止血法或止血带止血法的出血部位。用无菌的棉垫、纱布等,紧紧填塞在伤口内,再用绷带或三角巾等进行加压包扎,松紧以达到止血目的为宜。如高位脓肿渗血创面无法结扎,可用干纱布充填压迫止血,待3~5天后再将纱布取出。

6. 止血剂止血 用市售的吸收性明胶海绵、中草药止血粉、止血棉和纱布等,在干纱布拭净创面、干燥后外敷止血剂加压包扎。多用于渗血。创面有活动性出血点时止血不彻底,必须结扎止血。

【注意事项】

1. 钳夹止血时必须看清出血的血管,然后进行钳夹,不宜钳夹血管以外的过多组织。

2. 看不清时,可先用纱布压迫,再用止血钳钳夹。不应盲目乱夹,尽可能一次夹住。

3. 结扎止血带要松紧适度,以停止出血或远端动脉搏动消失为度。结扎过紧,可损伤受压局部,结扎过松,达不到止血目的。

4. 对大、中血管,应先分离出一小段,再用两把止血钳夹住血管两侧,中间切断,再分别结扎或缝扎。

5. 结扎血管必须牢靠,以防滑脱。对较大血管应予以缝扎或双重结扎止血。

6. 钳的尖端应朝上,以便于结扎。撤出止血钳时钳口不宜张开过大,以免撑开或可能带出部分结在钳头上的线结,或牵动结扎线撕断结扎点而造成出血。

## 三、结扎

【目的】 结扎又称打结。打结是手术技能中的核心技能,打结不好就不能参加手术。手术中的止血和缝合均需进行结扎,结扎是手术操作中十分重要的技术。打结基本要求是:正规、牢靠、迅速、双手。要坚持台下练,台上用的原则。打结要反复练、经常练、千锤百炼,才能熟能生巧。因此,打结应该成为衡量外科医师手术基本功熟练程度的最主要的依据。

【操作步骤】

1. 结的种类 常用的有方结、三叠结与外科结

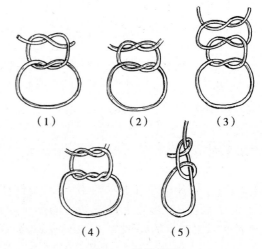

**图 1-1 结的种类**
(1)方结;(2)假结;(3)三叠结;(4)外科结;(5)滑结

（图1-1）。

（1）方结：又称平结。是手术中最常用的一种。第一个结与第二个结的方向相反，故不易滑脱。用于结扎较小血管和各种缝合时的结扎。

（2）三叠结：是在方结的基础上再加上一个结，共三个结。第二个结与第三个结的方向相反。其较牢固，故又称加强结。用于有张力的缝合、大血管或肠线的结扎。

（3）外科结：打第一个结时绕两次，使摩擦增大，故打第二个结时不易滑脱和松动，比较可靠。平时一般少用，多用于大血管或有张力的缝合后的结扎。

2. 打结方法 打结又称作结，常用的有三种：

（1）单手打结法：为最常用的一种方法，作结速度快，节省结扎线，左、右手均可作结，简便迅速。虽然各人打结的习惯常有不同，但基本动作相似（图1-2）。

（2）双手打结法：也较常用，除用于一般结扎外，对深部或组织张力较大的缝合、结扎较方便可靠（图1-3）。双手打结法便于做外科结。用双手打结法时，还有一种紧张结打结法，即两线段一直保持适

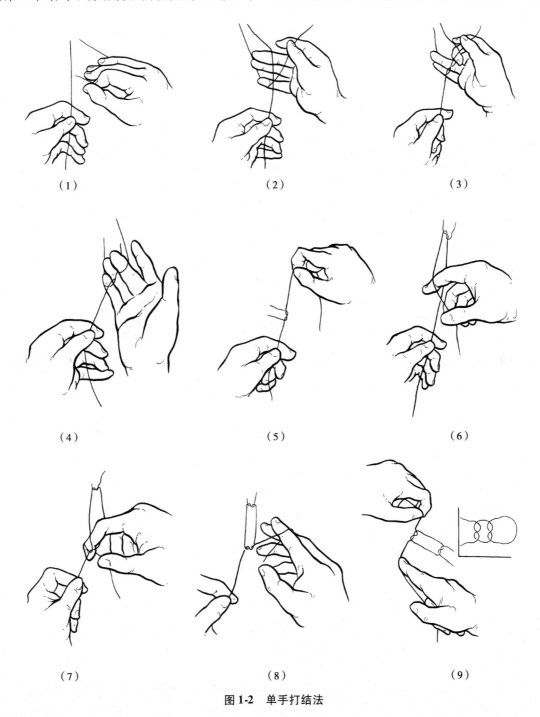

图1-2 单手打结法

5

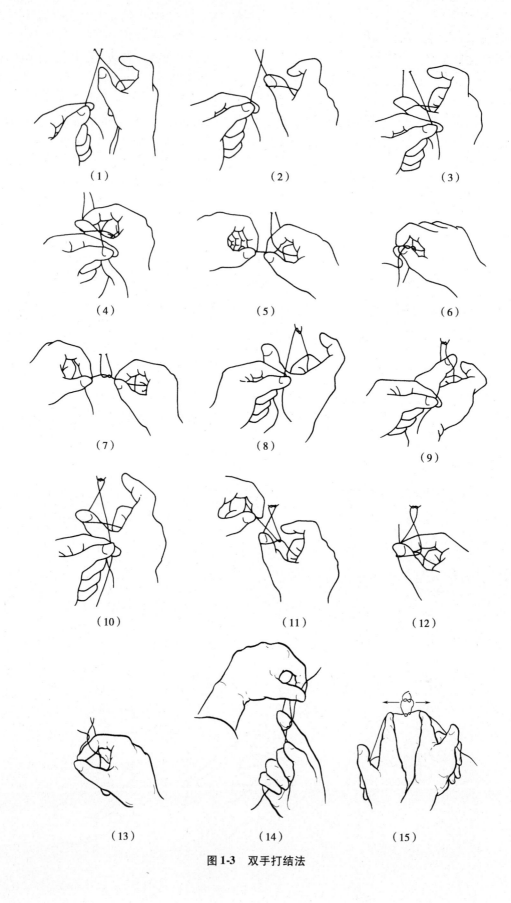

（1）　　　　　　（2）　　　　　　（3）

（4）　　　　　　（5）　　　　　　（6）

（7）　　　　　　（8）　　　　　　（9）

（10）　　　　　　（11）　　　　　　（12）

（13）　　　　　　（14）　　　　　　（15）

图 1-3　双手打结法

当的张力,不至于打第二个单结时第一个结松开,多用于环痔分段结扎术。

（3）器械打结法:用持针钳或血管钳打结。其

方便易行。用于体表手术、深部结扎或线头短用手打结有困难时,或为节省用线。此法缺点是当有张力缝合时,不易扎紧(图1-4)。

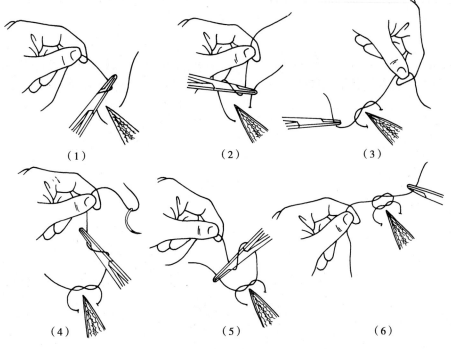

（1）　　　　　（2）　　　　　（3）

（4）　　　　　（5）　　　　　（6）

图1-4　持钳打结法

【注意事项】

1. 无论用何种方法打结,第一结和第二结的方向不能相同,否则,即成假结,容易滑脱;即使两结的方向相反,如果两手用力不均匀,只拉紧一根线,亦可成为滑结(见图1-1)。因此,均应避免。

2. 打结时,每一结均应放平后再拉紧。如果未放平,可将线尾交换位置,忌使之成锐角,否则,稍一用力即被扯断。

3. 结扎时,用力应缓慢、均匀。两手的距离不宜离线结处太远,特别是深部打结时,最好用一手示指按线结近处,徐徐拉紧。

4. 两手用力要相等,两手用力点及结扎点之间三点成一直线,谓之"三点一线"(图1-5)。"三点一线"原则是为了保证打结力量通过结扎线最终传到

结扎点上,使结扎线收紧。

5. 剪线　原则是埋在组织内的结扎线头,在不引起线结松脱的原则下,剪得越短越好,以减少组织内的异物。一般地,丝线线头保留1～2mm,肠线线头保留0.5～1cm,血管缝线线头保留5～8mm。但如果为较大血管的结扎,应略长,以防滑脱;皮肤缝合的线头保留5～8mm,便于拆除缝线。但肛门手术结扎的线头一般保留1～2cm,以防线头过短埋入组织中。

正确的剪线方法是手术者结扎完毕后,将双线尾提起略偏向手术者的左侧,助手将剪刀微张,顺线尾向下滑至结的上缘,再略向上偏斜,将线剪断。剪断血管结扎线时要用"靠、滑、斜、剪"四种动作进行剪线。如此,所留的线头一般为1mm左右,而且比较迅速、准确,节省时间。

## 四、缝合

【目的】　缝合的目的是借缝合的张力维持伤口边缘相互对合以消灭空隙,有利于组织愈合。组织缝合的原则是尽可能同类组织由深至浅逐层缝合,并要对合正确。

【操作步骤】　根据缝合后切口边缘的形态分

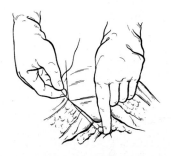

图1-5　深部打结法

为单纯缝合法、内翻缝合法、外翻缝合法三类,每类又有间断缝合法或连续缝合法两种。

1. 单纯缝合法 为外科手术中广泛应用的一种缝合法,缝合后切口边缘对合。常用的有(图1-6):

(1) 间断缝合法:最常用。如皮肤、肌膜、皮下组织的缝合等。

(2) 连续缝合法:优点是节省用线和时间。常用于皮肤、皮下组织、腹膜及胃肠道等的缝合。

(3) 8字缝合法:实际上是两个间断缝合。常用于缝合腱膜及缝扎止血,结扎较牢固,且可节省时间。注意8字的交叉应在切口深面。如果在浅面,拉紧结扎时,切口易褶皱。

(4) 锁边缝合法:又称毯边缝合法,闭合及止血效果较好,常用于胃肠吻合时后壁全层缝合或整张游离植皮时边缘的固定缝合等。

(5) 减张缝合:对创缘相距较远,单纯缝合后切口张力较大,为防止术后切口裂开,可增加减张缝合。在远离切口缘处进针,缝线穿出皮肤后,套上一段橡皮管,以防缝线切割组织。由于张力缝合的存在,缓解了手术切口处的张力,利于愈合。

2. 内翻缝合法 缝合后,切口内翻,外面光滑。常用于胃肠道缝合(图1-7)。

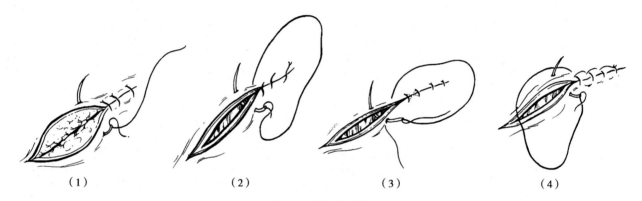

**图1-6 单纯缝合法**
(1)间断缝合法;(2)连续缝合法;(3)8字缝合法;(4)锁边缝合法

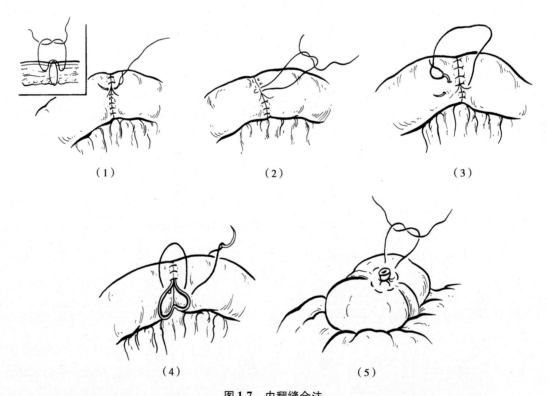

**图1-7 内翻缝合法**
(1)间断垂直褥式内翻缝合法;(2)间断水平褥式内翻缝合法;(3)连续水平褥式内翻缝合法;
(4)连续全层水平褥式内翻缝合法;(5)荷包口内翻缝合法

（1）垂直褥式内翻缝合法：又称仓字特（Lembert）缝合法。分间断缝合法与连续缝合法两种，常用的为间断缝合法。在胃肠及肠肠吻合时用以缝合浆肌层。

（2）水平褥式内翻缝合法：又分为以下三种：

1）间断水平褥式内翻缝合法：又称何尔斯太（Halsted）缝合法。用以缝合浆肌层或修补胃肠道小穿孔。

2）连续水平褥式内翻缝合法：又称库欣（Cushing）缝合法。多用于缝合浆肌层。

3）连续全层水平褥式内翻缝合法：又称康乃尔（Connell）缝合法。多用于胃肠吻合时缝合前壁全层。

（3）荷包口内翻缝合法：用于埋藏阑尾残端、缝合小的肠穿孔或固定胃、肠、膀胱、胆囊造痿等引流管。

3. 外翻缝合法　缝合后，切口外翻，内面光滑。常用于血管吻合、腹膜缝合、减张缝合等。有时亦用于缝合松弛的皮肤（如老年或经产妇腹部、阴囊皮肤等），防止皮缘内卷，影响愈合（图1-8）。

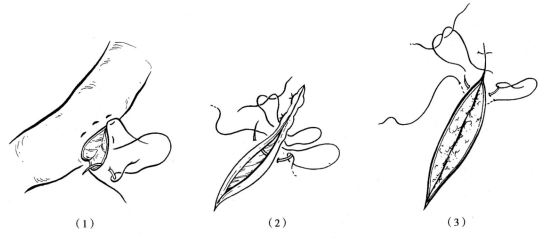

**图1-8　外翻缝合法**
（1）连续外翻缝合法；（2）间断水平褥式外翻缝合法；（3）间断垂直褥式外翻缝合法

（1）连续外翻缝合法。

（2）间断水平褥式外翻缝合法。

（3）间断垂直褥式外翻缝合法。

【注意事项】

1. 无论何种缝线（可吸收或不可吸收），均为异物。因此，应尽可能减少缝线用量。一般选用线的拉力能胜过组织张力即可。为了减少缝线量，肠线宜用连续缝合；丝、棉线宜用间断缝合。

2. 线的拉力　在缝合结扎（指单一缝合）后远较单线时为强（例如单线拉力为0.5kg，单一缝合结扎后拉力可增数倍），且缝合后的抗张力，与缝合的密度（即针数）成正比。

3. 皮肤正确的缝合　皮缘在同一平面，对位准确、严密、缝合不浅不深。边缘错位两皮缘不在同一平面，缝合太浅形成无效腔，缝太深、太紧，皮肤内陷，都是不正确的（图1-9）。

4. 缝合切口时应将创缘各层对合好。缝合皮肤皮下时，垂直进针和出针，不宜过深或过浅；过浅或过松将留下无效腔、积血积液或切口对合不齐，导致伤口感染或裂开；过深或过浅则皮缘易内卷或下陷。以间断缝合为佳，一般情况下每针边距约0.5～0.6cm，针距约1.0～1.2cm，相邻两针间的四点形成正方形为佳。

5. 结扎时以将创缘对拢为宜，不宜过紧或过松。结扎过紧，会造成组织缺血坏死，造成感染或脓肿。结扎过松，遗留无效腔，形成血肿或血清肿，招致感染影响愈合。

## 五、显露

显露就是手术视野的暴露程度。手术野的充分显露不仅能清楚显示病变的性质、范围和局部解剖层次，而且方便手术操作和防止手术的副损伤，因而是安全有效地实施手术的关键。良好的显露可以确认病变扩散范围以及邻近器官的解剖位置关系，确保安全、顺利地进行手术，减少出血，及时发现和处理副损伤。以外科分离层次为基础，根据手术操作的要求显露相应术野；确保手术操作在直视下进行；尽可能根据手术操作顺序和需要改变显露空间。深部手术的显露更为重要，显露不佳，不但增加手术操

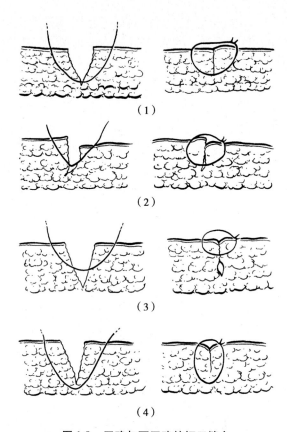

图 1-9 正确与不正确的切口缝合
(1)正确的皮肤缝合;(2)两皮缘不在同一平面,边缘错位;(3)缝合太浅,形成无效腔;(4)缝合太深太紧,皮肤内陷

作难度,延长手术时间,而且还可能误伤邻近重要器官,导致大出血或其他严重并发症。肛肠外科手术多位于盆腔深部及肛门内操作,显露一般都欠佳,因而手术难度较大。因此,必须充分重视手术视野的显露,才能保证手术的安全顺利完成。

有时术野显露困难,可适当缝合、结扎部分组织,通过牵拉的办法改善术野(图1-10)。

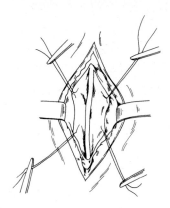

图 1-10 显露术野

## 六、分离

分离是外科手术操作的重要技能,包括钝性分离和锐性分离两种。

1. 锐性分离 利用锐利的手术刀刃或剪刀的切割作用离断组织和分离组织间隙。对组织损伤小,创缘整齐,但必须在直视下进行,要求准确、精细。多用于致密的组织如各种瘢痕性粘连、切断韧带、剪开肌鞘等。

2. 钝性分离 利用止血钳、手指、刀柄、剥离子等进行分离。多适用于疏松组织、肌肉组织的分离。如正常的解剖间隙、较疏松的粘连、良性肿瘤或囊肿包膜外间隙等。

(李春雨 李航宇)

# 第二节 外科手术的无菌技术

## 一、手术的无菌原则

细菌普遍存在于人体和周围环境中,皮肤表面附着大量细菌,在手术、注射和换药等过程中如不采取无菌操作技术,细菌即可通过直接接触、飞沫和空气进入伤口,引起感染。无菌技术就是针对这些细菌感染来源所采取的预防措施,由灭菌法、抗菌法和一定的操作规则和管理制度所组成。外科无菌技术是为了防止细菌进入手术野,避免伤口感染所采取的一系列消毒措施、操作方法的总称。

在手术进行中,如果没有按要求保持无菌环境,

手术仍可受到污染和感染,使手术失败。所以凡参加手术的人员都必须认真执行无菌操作规则。一旦发现有人违反无菌操作规则,必须立即纠正。无菌操作规则包括:

1. 进入手术室的人员,必须更换手术衣、裤、鞋,戴手术帽及口罩。临时出手术室,需换外出衣裤和鞋,帽子要盖住全部头发,口罩要求遮住口鼻,参加手术人员应修剪指甲、除去甲缘污垢。

2. 手术人员一经刷手,即不准再接触未消毒的物品和部位。背部、腰部以下和肩部以上都是有菌区、手术台边以下的布单等都不能再去接触。

3. 手术人员在穿好手术衣后,前臂不应下垂,

应保持在腰平面以上。双手不应接近面部或交叉及放于腋下,应肘部内收,靠近身体。由于手术衣在腰平面以下视为有菌的,因而不应接触无菌桌及铺好的手术台。

4. 皮肤虽经消毒,只能达到相对无菌。患者的皮肤和工作人员手臂经过消毒以后只能达到相对灭菌,残存在毛孔内的细菌对开放的切口有一定的威胁,故应注意预防污染。

5. 在进行皮肤切开前,应用无菌纱布垫遮住切口两旁,或用无菌聚乙烯薄膜盖于手术野皮肤上,经薄膜切开皮肤,以保护切口不被污染。在延长切口或进行缝合前应再用酒精消毒。

6. 不可在手术人员背后传递器械及手术用品,坠落到无菌巾或手术台边以外的器械和物品,不能拾回再用。

7. 术中手套破损或接触有菌区,应另换无菌手套。前臂或肘部触碰有菌区,应加套无菌套袖。无菌单湿透时已无隔离作用应加盖干燥的无菌单。

8. 手术人员倚墙而立或靠坐在未经灭菌的地方,均是违反无菌原则的。也不应来回走动或走出手术间。手术人员如需调换位置时,应先退后一步转过身,背对背地转到另一位置,以防污染。

9. 凡坠落于手术台边或无菌桌缘平面以下的物品应视为有菌。已坠落下去的皮管、电线、缝线不应再向上提拉或再用。无菌布单被水或血浸湿时,应加盖或更换新的无菌单。

10. 手术进行中应保持肃静,避免不必要的谈话。咳嗽、打喷嚏时应将头转离无菌区,避免飞沫污染。为防手术人员滴汗,可于额部加一无菌汗带。请他人擦汗时,头应转向一侧,不使纱布纤维落入无菌区。

11. 参观手术人员不可太靠近手术人员或站得太高,尽量减少在手术室内走动,有条件的医院可设专门的隔离看台,或现场录像转播。

12. 施行连台手术,若手套未破,可由巡回护士将手术衣背部向前返折脱去,手套的腕部随之翻转于手上,脱手套时注意手套外面不能接触皮肤,此时术者不需要重新刷手,仅需用消毒剂重新消毒即可,但前一手术为污染手术,则需重新刷手。

## 二、手术人员手臂消毒

手和手臂皮肤的准备习惯称为洗手法,其目的是清除手和手臂皮肤表面的暂居细菌。方法有多种,手术人员可根据情况选择。

1. 肥皂洗手法　先用肥皂洗手,再用无菌毛刷蘸煮过的肥皂液,从指尖到肘上 10cm 处,两手臂交替刷洗,特别注意甲缘、甲沟和指蹼的刷洗,然后手指朝上,肘朝下用清水冲洗手臂上的肥皂液(图 1-11),反复刷洗三遍,用无菌纱巾从手到肘擦干(图 1-12),擦过的纱巾不能再用。然后浸入泡手桶内溶液中,用桶内小纱巾轻轻擦洗 5 分钟后取出,保持拱手姿势,手臂不应下垂,也不能再接触未经消毒的物品和部位,待其自然干燥后穿手术衣。因苯扎溴铵是阳离子除污剂,肥皂是阴离子除污剂,所以泡手前必须冲净肥皂液,以免中和减低苯扎溴铵的杀菌效力。

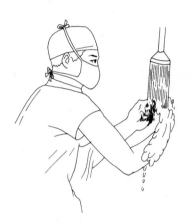

图 1-11　自来水冲洗

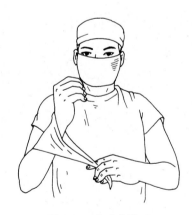

图 1-12　小毛巾擦手

2. 苯扎溴铵洗手法　对酒精过敏的手术人员适宜本法。苯扎溴铵溶液是一种能抑制细菌呼吸酶的消毒液。其刷手的方法与肥皂刷手酒精浸泡法相同,刷手时间可缩短为 5 分钟。洗手后将手臂浸泡在 1% 苯扎溴铵溶液内 5 分钟。在浸泡前彻底冲净皮肤上的肥皂。因为苯扎溴铵在水中溶解成阳离子活性剂,肥皂在水中溶解成阴离子活性剂,由手臂带入的肥皂残液将明显降低苯扎溴铵的杀菌效力。浸泡完毕后,应拱手自干,不可用毛巾擦干,否则影响苯扎溴铵在皮肤表面形成的药膜。每桶苯扎溴铵消毒液应在使用 40 人次后更换。

3. 活力碘洗手法 活力碘为聚吡咯酮与碘的络合物。其作用广泛,将它涂擦在皮肤上,络合物慢慢释放的新生态碘使微生物组织的氨基酸或核苷酸上的某些基团碘化,从而达到抑制或杀灭微生物的作用。活力碘具有较强和较长时间的杀菌作用。

(1)先用肥皂清洗双手及双臂至肘上 10cm。

(2)用浸润 10% 活力碘(含有效碘 1%)的纱布或海绵块涂擦双手及前臂至肘上 10cm 共 3 分钟,清水冲净。

(3)取无菌小毛巾擦干手及前臂。

(4)取活力碘纱布(或海绵)两手交替依次涂擦手指、指蹼、掌、前臂至肘上 6cm,不脱碘即可穿手术衣,戴手套。

4. 碘伏洗手法 碘伏为聚乙烯吡咯酮与碘的复合物,它的作用机制与活力碘相似,其操作方法与活力碘洗手法相同。用 0.5% 碘伏溶液 3~4ml 擦手一遍,可免刷手。

5. 氯己定洗手法 氯己定是不含碘的高效复合型消毒液。首先用清水冲洗双手及手臂,用无菌毛刷蘸氯己定液 3~5ml 刷手和前臂至肘上 10cm,时间为 3 分钟,清水冲洗后,无菌小毛巾擦拭干。然后,再用浸润氯己定的纱布(或海绵块)涂擦手和前臂至上肘 6cm 处,待干后穿手术衣和戴手套。注意禁与肥皂、甲醛、红汞、硝酸银合用。

6. 洛本清洗手法 手术前按常规取洛本清刷手,用无菌毛巾擦干后,取 5ml 以上洛本清消毒剂搓揉 5 分钟即可。

7. 急诊手术洗手法 当患者生命危急,需紧急手术时,不容许按常规程序洗手,此时只需用肥皂进行一般清洗,用毛巾擦干后先戴一双无菌手套,然后穿无菌手术衣使手套在手术衣袖口里面,最后再戴一双无菌手套。也可用 3% 碘酊涂擦手及手臂,再用酒精脱碘后,即戴手套和穿手术衣。另外,氯己定洗手法、活力碘或碘伏洗手法,都可作为急诊洗手法。

8. 六步洗手法(图 1-13)

第一步:掌心相对,手指并拢相互摩擦;

第二步:手心对手背沿指缝相互搓擦,交换进行;

第三步:掌心相对,双手交叉沿指缝相互摩擦;

第四步:双手互握互搓手指背部,交换进行;

第五步:一手握另一手大拇指旋转搓擦,交换进行;

第六步:弯曲各手指关节,在另一手掌心旋转搓擦,交换进行。

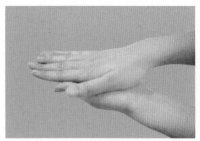
1. 掌心对掌心搓擦

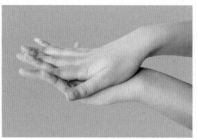
2. 手指交叉掌心对手背搓擦

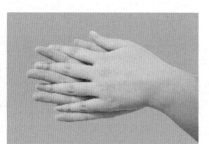
3. 手指交错掌心对掌心搓擦

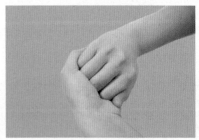
4. 两手互握互搓指背

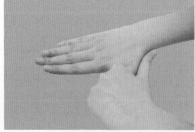
5. 拇指在掌中转动搓擦

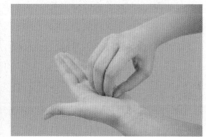
6. 指尖在掌心中搓擦

图 1-13 六步洗手法示意图

注意事项:刷手时应由手指到手臂,双手交替对称逐渐上行,用力适当,不能漏刷,尤其应该注意甲缘、甲沟、指蹼、前臂尺侧和肘部的刷洗;冲洗时两手向上屈肘,使水从指尖流向肘部,而肘部的水不可流向手部;用苯扎溴铵洗手法,手、手臂浸泡完毕让其自干,不可用毛巾擦干以免影响皮肤表面形成的药膜而降低药效;擦手的毛巾尖端朝手部,擦手顺序为手腕、肘、上臂,不可倒擦,抓巾的手指不可接触小毛巾用过的部分。

## 三、手术区皮肤消毒

手术区皮肤消毒目的是杀灭皮肤切口及其周围的细菌。一般由第一助手在洗手后完成。常用消毒剂有 2.5% ~3% 碘酊、70% 酒精、10% 活力碘(含有效碘为 1%)、碘伏原液、或 1% 苯扎溴铵等。使用碘酊消毒时必须用 70% 酒精脱碘。对于黏膜、婴儿皮肤、面部皮肤、肛门、外生殖器一般用 5% 活力碘、1% 苯扎溴铵酊。

**(一)腹部手术区皮肤的消毒**

1. 消毒方法　一般情况下,第一助手在手臂消毒后,站在患者右侧,接过器械护士递给的卵圆钳和盛有浸过消毒剂的棉球或小纱布块弯盘,左手托持弯盘,右手持夹棉球或纱布,用上臂带动前臂,腕部稍用力进行涂擦术野。从中心向外环形旋转展开或从上至下平行形或叠瓦形涂擦,从切口中心向两侧展开。腹部手术皮肤消毒应由清洁区开始到相对不洁区,即由手术区中心(切口区)开始向四周(由内向外),切忌往返重复涂擦术野或返回中心。

2. 消毒范围　上腹部手术,上至乳头,下至耻骨联合,两侧至腋中线;下腹部手术,上至乳头,下至大腿上 1/3,两侧至腋中线。至少包括手术切口周围 15cm 的区域(图 1-14)。

**(二)会阴部手术区皮肤的消毒**

1. 消毒方法　如皮肤上有油脂、油膏或胶布残迹,先用汽油棉球拭去再消毒。肛门是人体最脏的

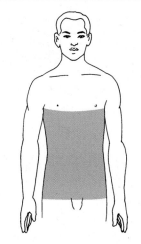

图 1-14　腹部手术消毒范围

部位、各类细菌最多。所以肛门消毒法与一般皮肤和切口消毒不同,不是以肛门为中心向外围涂擦,而是由四周向肛门中心涂擦,最后消毒肛口和肛内为止,已经接触肛门的药液、棉球和纱布不应再返回涂擦清洁处,应将其扔掉。会阴、肛门及感染伤口等区域的手术应由外周向感染伤口或会阴、肛门处涂擦(由外向内)。

2. 消毒范围　耻骨联合、肛门周围、臀部及大腿上 1/3 内侧,从肛周 15cm 外开始涂擦至肛门(图 1-15)。依同法再重复消毒一次,最后一次只消毒肛口与肛管直肠内,并将消毒棉球或纱布留置在直肠内,继续消毒和阻止上部污染区的粪便和肠液。

**(三)骶尾部手术区皮肤的消毒**

1. 消毒方法　从骶尾部中心向外环形旋转展开或从上至下平行形或叠瓦形涂擦,从切口中心向两侧展开,最后涂擦肛门会阴部。即由手术区中心(切口区)开始向四周(由内向外),切忌先涂擦肛门会阴部或往返重复涂擦术野。

2. 消毒范围　上至背侧髂嵴连线,下至背侧大腿上 1/3,两侧至腋中线。至少包括手术切口周围 15cm 的区域(图 1-16)。

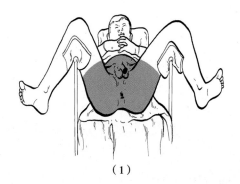

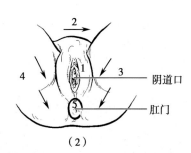

阴道口

肛门

(1)　　　　　　　　　(2)

图 1-15　会阴部手术消毒范围
(1)消毒范围;(2)消毒顺序

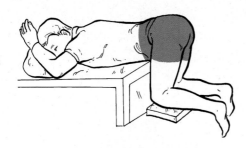

图 1-16  骶尾部手术消毒范围

### （四）注意事项

1. 消毒前检查皮肤有无破损及感染。

2. 蘸消毒液量不可过多，一般从切口中心向四周涂擦，但肛门或感染伤口手术，应由外周涂向肛门或感染伤口。

3. 污染的消毒液纱布，不能再用来涂擦清洁处。

4. 消毒范围要包括切口周围至少 15cm 的区域。

5. 肛管和直肠是移行皮肤和黏膜，故不宜用刺激性较强的消毒剂，如碘酊和酒精，宜选用无刺激性广谱杀菌较强的表面活性消毒剂。

6. 消毒者的手勿接触患者的皮肤及其他物品，消毒完毕，应再用 75% 乙醇或 1‰ 苯扎溴按（新洁尔灭）泡手 3 分钟或涂擦其他消毒剂，然后穿手术衣、戴无菌手套。

（聂敏　李春雨）

## 参 考 文 献

1. 黄志强,金锡御.外科手术学(第 3 版).北京:人民卫生出版社,2005.42-43.

2. 李春雨,汪建平.肛肠外科手术技巧.北京:人民卫生出版社,2013.30-34.

3. 李春雨,张有生.实用肛门手术学.沈阳:辽宁科学技术出版社,2005.41-51.

4. 徐国成,韩秋生,罗英杰.外科手术学基本技术及技巧.沈阳:辽宁科学技术出版社,2010.4-5.

5. 方先业,鲍子雨,刘爱国.腹部外科手术技巧.北京:人民军医出版社,2003.41-45.

6. 黄凤瑞.外科手术基本功.北京:科学普及出版社,1986.4.

7. 黄凤瑞.熟练掌握外科手术操作基本功.中国现代手术学杂志,2000,4(1):6-8.

8. 张文福.手术部位皮肤消毒进展.中国消毒学杂志,2014,31(1):63-66.

9. 申玉琴,宋百灵,梁怡红.外科手术患者切口感染的相关因素分析及对策.中华医院感染学杂志,2014,24(1):141-143.

# 第2章 正确使用肛肠外科手术器械

手术器械属于医疗器械的一个分支,在肛肠外科操作中起着主导作用,必须熟练掌握。其中包括手术刀、止血钳、持针器、镊子、剪刀、拉钩等。而使用手术器械来进行切开、止血、结扎、吻合、游离和显露等基本手术的操作则称为外科基本技巧训练,也称外科基本功或外科原则(surgical principles)。良好的外科基本技巧训练不但能使手术具有统一的规范,并能消除操作方面的差异。今天,腹腔镜的操作虽与开腹术的操作截然不同,但其基本的操作又都是建立在开腹手术基本技巧之上的。所以无论术式有何变化,练好基本功是外科操作的根本。

近百年来随着钢铁工业的不断进步,手术器械发展的也很迅速,其设计和生产技术已不局限在钢的种类和加工上的变化,在新材料不断发明后,与金属学相关的各交叉学科的技术也相互融合,许多现代手术器械随着需要已向多种金属材料互相结合的加工领域发展。例如,目前常用的持针器已在齿牙两面贴压上了一层材质更硬的钨钢,以避免持针器齿牙面与缝针摩擦后的损耗,如归类可将此技术归属到"金属材料合成学"的范畴。所以古人早有:"工欲善其事,必先利其器"的名言,就是强调工具的重要性。手术器械分基本手术器械和专科特殊手术器械,分别介绍如下。

## 第一节 外科手术常用器械

外科手术器械为手术所必需的工具。手术器械种类繁多,用途各异。这里介绍一般外科手术的基本器械及其使用技巧。

**(一)手术刀**

主要用于皮肤和组织切开,刀柄还可用作钝性分离。手术刀由活动的刀片和刀柄两部分组成。手术时根据实际需要,选择长短不同的刀柄及不同形状、大小的刀片(图2-1)。刀片宜用血管钳(或持针钳)夹持安装,避免割伤手指(图2-2)。持刀的常用方法有指压式、执弓式、执笔式、反挑式四种,根据实

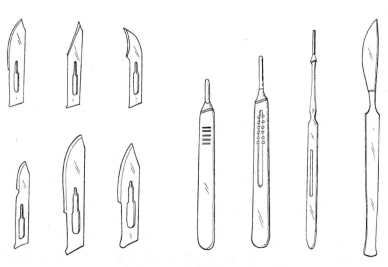

图 2-1 不同类型的手术刀片及刀柄

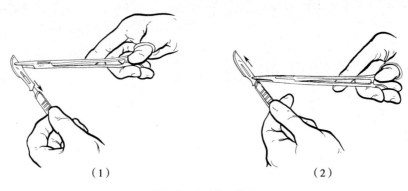

图 2-2　安、取刀片法
(1)安刀片法；(2)取刀片法

际需要而定(图2-3)。

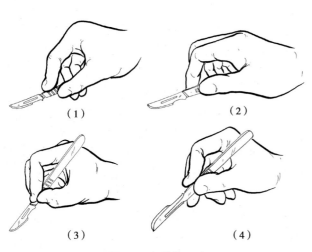

图 2-3　各种执刀法
(1)指压式：用于较大的刀口；(2)执弓式：用于一般
切口；(3)执笔式：用于解剖及小切口；(4)反挑式：
用于浅表脓肿切开

### （二）手术剪

剪刀是由两把刀子组成,具有多功能的手术器械,如剪开、剪断、剪线、游离等。在进行手术时不仅术者使用,助手、器械护士也用,是多人应用的手术器械。可通过训练来熟练掌握各种持剪法、用剪法,充分发挥剪刀多功能、多方位作用。手术剪主要用于剪开、分离组织和剪线(图2-4)。剪刀有弯的及直的、钝头的及尖头的。根据不同的用途而选用,长的钝头弯剪,多用于胸、腹腔的深部手术。尖头的直剪一般用于剪线及浅层组织的解剖。此外,尚有直或弯一页为尖头者(直或弯),一页为钝头,可兼用为剪线、拆线及浅组织解剖。使用时剪刀不宜张开过大,分离组织时要将剪刀并在一起,以防损伤组织。一般手术剪不应用于敷料,否则易变钝。

正确的持剪法是以拇指和环指各伸入剪柄的一个环内,中指放在剪环的前方,示指压在剪轴处,这

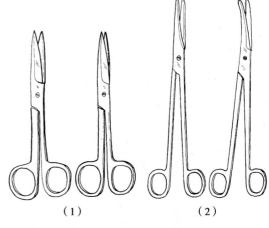

图 2-4　各种类型手术剪
(1)手术剪；(2)解剖剪

样能起到稳定和定向作用(图2-5)。

### （三）手术镊

用于夹持组织、敷料和夹取异物,以利解剖及缝合。有大小、长短不同的型号。镊的尖端分为有齿及无齿(平镊)。齿又分粗齿与细齿。粗齿镊用于夹持较坚硬的组织,损伤性较大；细齿镊用于精细的手术,如肌腱缝合、整形手术等。无齿镊用于脆弱的组织及脏器。镊的尖端分为尖头与钝头。精细的尖头平镊对组织损伤较轻,多用于血管、神经手术(图2-6)。

正确的执镊方法是以左手拇指对示指和中指分别握持镊的两柄,镊柄的外端要外露,不能将镊柄握在手掌中(图2-7)。

### （四）血管钳

主要用于钳夹出血点,以达到止血的目的。此外,尚可用作分离、夹持组织及牵拉缝线。血管钳在结构上的不同,主要是钳端外形和齿槽床。由于手术操作的需要,齿槽床分为直、弯、直角、弧形等。用于血管手术的血管钳,齿槽的齿较细、较浅,弹力较好,对组织的压榨作用与对血管壁及其内膜的损伤

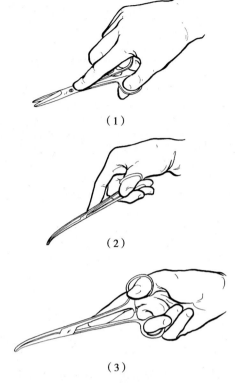

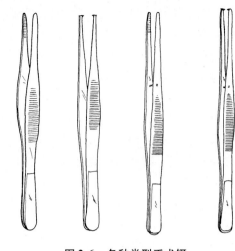

图 2-6　各种类型手术镊

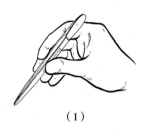

图 2-5　持剪（钳）法
（1）正确持剪法;（2）正确持钳法;（3）错误持钳法

图 2-7　持镊法
（1）正确持镊法;（2）错误持镊法

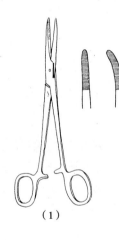

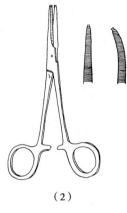

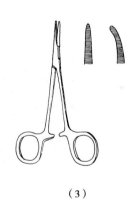

（1）　　　　　　　　（2）　　　　　　　　（3）

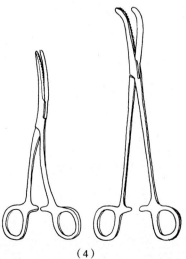

图 2-8　各种类型血管钳
（1）血管钳（半牙槽）;（2）有齿血管钳（全牙槽）;（3）蚊式血管钳（全牙槽）;（4）弯柄及直角血管钳

（4）

17

亦较轻,称无损伤血管钳。常用的血管钳尖端为平端。尖端带齿者称有齿血管钳,多用于夹持较厚的坚韧组织以防滑脱,对组织的损伤较大。根据手术部位的特殊需要,有各种形状的齿槽床及钳柄(图2-8)。用大号止血钳或持针器套入右手环指指间关节,时快、时慢飞转,训练提高手指对器械的控制力、灵活性以及强化手脑的协调、结合,建立形成条件反射。久之,每当持拿各种手术器械均感觉轻快、稳准、有力,而且顺手、灵便。

持钳法:是用拇指及环指伸入柄环内,示指起稳定血管钳的作用,特别是用长血管钳时,可避免钳端的摇摆(见图2-5)。松钳法:用右手时,将拇指及环指套入柄环内,捏紧使扣齿分开,再将拇指内旋即可;用左手时,拇指及示指持一柄环,中指、环指顶住另一柄环,两者相对用力,即可松开(图2-9)。血管钳对组织有压榨作用,不宜用其夹持皮肤、脏器及脆弱的组织。

**(五)持针器**

持针器或称持针钳,用于夹持缝针缝合组织(图2-10)。缝针应夹在靠近持针钳的尖端,若夹在齿槽床中间,则容易将针折断。一般应夹在缝针的中、后

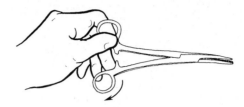

左手松钳法

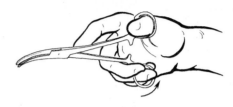

右手松钳法

**图2-9 松钳法**

1/3处,缝线应重叠1/3,以便操作。一般的执持针器法(图2-11),但亦可用持血管钳的方法。持针器持拿方法,直接关系到缝合的速度和质量。相较而言,用执持针器法来进行深部缝合,要比指套法和掌指法优越很多。训练时以拇指与中、示及小指握抓钳身,以示指压在钳轴近端,构成稳定力学三角,牢靠、稳定及有力。

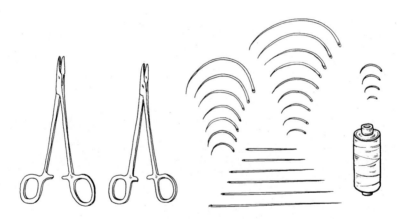

**图2-10 持针器、缝针、缝线**

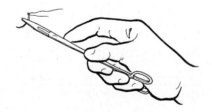

**图2-11 执持针器法**

## 第二节　肛门手术常用器械

### （一）肛门镜

肛门镜是检查和治疗肛门直肠病的重要工具。肛门镜种类颇多,临床上常用的肛门镜有筒式、二叶式、三叶式、喇叭式等数种(图 2-12)。由金属、塑料、有机玻璃不同材料制成。根据检查和手术的要求不同,选用各式肛门镜,还有自带光源的肛门镜。

1. 筒式肛门镜　呈圆筒状,全长 7 ~ 10cm。有大、小两种型号,小号用于婴幼儿。适用于检查内痔、直肠息肉、溃疡和肿瘤,肛乳头肥大及肛窦炎、肛窦溢脓、红肿的肛周脓肿、肛瘘内口。也可用于内痔注射和套扎,暴露清楚,操作方便。

2. 二叶式肛门镜　适用于扩张肛管直肠腔进行术中检查或手术操作,也用于检查肛窦和肛周脓肿及肛瘘内口,常和探针检查配合使用。

3. 三叶式肛门镜　做检查时,肛门直肠腔视野清楚。适用于肛管直肠手术,一般不用于常规检查。

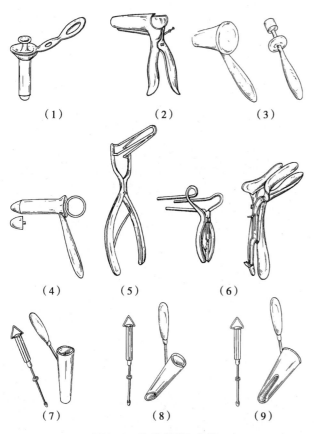

**图 2-12　各种类型肛门镜**
(1)筒式肛门镜;(2)二叶式肛门镜;(3)喇叭式肛门镜;(4)直筒肛门镜;(5)四叶式肛门镜;(6)三叶式肛门镜;(7)圆口肛门镜;(8)斜口肛门镜;(9)缺边肛门镜

4. 喇叭式肛门镜　为一顶小底大的圆筒形肛门镜,有圆口、斜口两种。圆口式适于内痔消痔灵四步注射术,斜口式适于枯痔钉射钉枪射入痔内。

### （二）探针

探针有 5 种:①棒状球头探针;②棒状刻度探针;③棒状有钩探针;④有槽探针;⑤镰状有槽探针(图 2-13)。专门用于各种窦道或瘘管探查和治疗的器械。一般沿瘘管走向慢慢探查,切忌动作粗暴,造成假性瘘管。

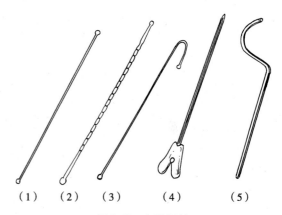

**图 2-13　各种探针**
(1)棒状球头探针;(2)棒状刻度探针;(3)棒状有钩探针;(4)有槽探针;(5)镰状有槽探针

### （三）肛窦钩

为检查肛瘘内口的重要器械,还可探查肛窦深度及有无脓液(图 2-14)。

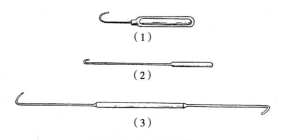

**图 2-14　各种肛窦钩**
(1)马丁钩;(2)普通钩;(3)黄乃键肛窦钩

### （四）肛门拉钩

扩张肛管及直肠腔,充分暴露术野(图 2-15)。

### （五）动脉瘤针

专门用于直肠脱垂手术中肛门环缩术的特殊器械(图 2-16)。其成对,左、右方向不同。手术操作时选择适宜方向的一根围绕肛周皮下组织进行旋

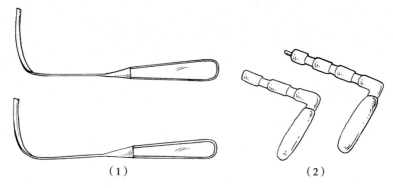

图 2-15　肛门拉钩

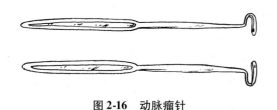

图 2-16　动脉瘤针

转,不要穿破皮肤或肌肉组织内。

（李春雨）

# 参 考 文 献

1. 黄志强,金锡御.外科手术学.第 3 版.北京:人民卫生出版

社,2005.9-11.

2. 李春雨,汪建平.肛肠外科手术技巧.北京:人民卫生出版
社,2013.35-39.

3. 李春雨,张有生.实用肛门手术学.沈阳:辽宁科学技术出
版社,2005.41-51.

4. 黄凤瑞.外科手术基本功.北京:科学普及出版社,1986.4.

5. 方先业,鲍子雨,刘爱国.腹部外科手术技巧.北京:人民
军医出版社,2003.10.

6. Edwards DP. Triple stapling technique. Tech Coloproctol,
2007,11:17-21.

7. 黄凤瑞.手术技巧与外科艺术.北京:科学普及出版社,
1994.2.

## 第三节　结直肠手术特殊器械

　　基本手术器械和基本外科技巧在前面中已经介绍,本节对其不再赘述,重点介绍肛肠专科手术器械及与之相关的专科操作技巧,故特别适合于已进入肛肠专科培训的中高级医师。

　　在谈到肛肠专科手术器械时,经常会提及英国伦敦的圣马克肛肠医院(St. Marks hospital for Colorectal Disease)。这个 180 多年前建立在英国伦敦的世界上第一个肛肠专科医院,不但是近代各类肛肠手术、肛肠基础研究的开拓者,而且许多肛科外科手术器械也发明在这所医院。例如内痔的 Milligan-Morgan 术之一的 C. N. Morgan——不但是内痔传统"外剥内扎术"的开创者,还是下腹三叶自动牵开器的发明者,为结直肠手术的显露作出贡献。世界第一个盆底实验室的创办者 A. Parks,不仅发明了 Parks 术,还专为此式设计了 Parks 肛门直肠牵开器,为 Parks 术的普及奠定了基础。他同时也是肛肠外科十余种多角度专用剪刀、止血钳和持针器的发明者。O. V. Lloyd-Davis 是硬性乙状结肠镜和无创伤直角钳的发明者,还专门为直肠手术设计了"股

伸截石位"腿架,借此将一组操作变为上下两组同时操作的入路方式开辟了直肠切除手术操作方式的新途径。J. C. Goligher 不但是"肛瘘四型分类法"的制订者,而且还发明了为直肠切除手术分离用的长剪刀,为方便直肠的游离作出贡献。H. E. Lockhart-Mummery 是新型硬质有槽肛门组合探针的发明者,因与其父（J. P. Lockhart Mummery）两代人为 St. Marks 医院和世界肛肠领域所做的杰出贡献而被国际肛肠界普遍赞誉。而 St. Marks 盆腔深部组合拉钩、St. Marks 会阴手术牵开器、St. Marks 肛门扩张器和多种 St. Marks 肛门直肠镜等都是由 St. Marks 医院的医师们集体创造的。这些于 20 世纪早、中期为 St. Marks 医院肛肠外科器械作出贡献的发明者,成为全世界肛肠手术器械的奠基人,而器械又以他们的名字而流传百世。

　　由于历史的原因,国内很长时间与国外缺乏交流,加之我们临床培训制度的缺陷及与国外消费水平的差距,使得国内医师各方面的技术均落后于发达国家。而见不到国外的新器械,学不到人家的新

技术,在实际手术中就会出现器械称谓上与国外不统一、操作上不规范,甚至混乱。为解决这些问题,近些年在国际医学各专业领学科专门建立了发达国家与发展中国家间相互协助的国际性学会组织,例如在肛肠领域就建立了欧亚结直肠技术协会(Eurasian Colorectal Technology Association,ECTA)。此协会就是以专门传授在结肠、直肠的各种诊断和治疗中如何运用以及防止错用新技术为宗旨的,其还附有自己的学术刊物《Techniques in Coloproctology》,保证了肛肠外科技术信息的交流。学习发达国家的经验,不走前者走错的"路"。首先要求我们与发达国家间有顺畅的交流,并建立相同的培训制度和统一规范的方法。其次,争取拥有和国外完全相同和齐备的手术器械及如何掌握这些器械的操作技巧,以期达到手术操作的统一规范。其实,手术器械的统一是最应优先和最容易达到手术规范的方法,而器械的缺乏或劣质将是直接影响手术规范的原因之一。而在术中能巧用手中的器械将使器械发挥更大的效益,做到事半功倍,反之则事倍功半。

近些年来,随着高科技对手术器械的渗入,今天的器械已不是单纯的现代手术器械。腹腔镜等新型的器械层出不穷,不断地改写手术操作的方式。由于本书中有专门的章节叙述腹腔镜技术,故本章不多赘述。国际上发明的现代肛肠专科手术器械已有近百年的历史,种类繁多,用途各异,随着加工技术和新材料的不断涌现而更新换代,有些被淘汰。本章则对一些保留下来的常规肛肠专科手术器械,特别是国内已引进并推广的器械,从其正确称谓、发展历史、功能特点、操作原则和注意要点等方面综合介绍给读者,以求业界同道对此有更深入的了解。

经腹结直肠手术显露是否充分是手术顺利的首要保证。因直肠位于盆腔深部,其显露的要求比结肠手术高许多。这不但需要特殊的拉钩,而配合握持拉钩的助手的站位和站姿等都很重要。加之,还需专用腿架构成的特殊体位,所以直肠手术显露的成功是多方面努力的结果。下面就将结直肠经腹手术的几种专用器械,特别是用于显露和游离方面的器械以及其操作技巧分别介绍如下:

**(一) 下腹部三叶自动牵开器**

下腹部三叶自动牵开器是由英国圣马克肛肠医院的 C. N. Morgan 医师于 20 世纪 40 年代发明的,故名为 Morgan 下腹牵开器(Morgan's retractor)。它是通过两侧叶和一中叶的牵拉作用来显露下腹的。其

发明源自肛肠外科而非泌尿或妇产科,是因直肠位于下腹和盆腔的深部,其显露难度远比其他两个学科要高。其原始三叶牵开器(图 2-17)设计的滑道只是单个,其牵拉宽度只为 200mm,之后为增加侧方牵拉力度改为双轨滑道,其宽度达 250mm。而目前国内普遍应用的、设计与 Morgan 下腹牵开器不同的"剪式"下腹牵开器,虽两者的中叶同样设计在拉钩的中央以方便对小肠牵拉固定,但最大缺点是牵开后的宽度远不如后者。而改良的新型 Morgan 三叶牵开器(图 2-18),不但备有一组加长尺寸的侧叶,以适应腹壁厚和较胖的患者,而且还备有一加宽并能上下调节深浅的中叶,以能更有效地阻挡小肠组织。此更新不但使下腹部显露更充分,也为盆腔深部的显露奠定了基础,并为直肠癌扩大清扫手术创造了条件。

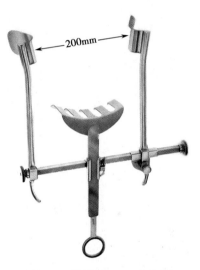

**图 2-17　原始 Morgan 牵开器**

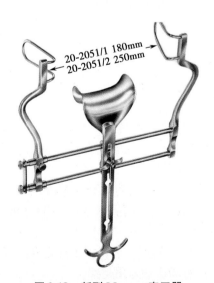

**图 2-18　新型 Morgan 牵开器**

### （二）盆腔深部组合拉钩

此由英国圣马克肛肠医院多位医师合作，于20世纪70年代中期发明的名为"圣马克式深部盆腔组合拉钩（St. Marks pattern deep pelvic retractors）"（图2-19），不仅给各类传统经腹直肠切除术的分离提供了便利，而且也给经腹保肛手术带来了极佳的显露效果。其不但在直肠分离的过程中，而且在Dixon术吻合的操作中都起到关键性的作用，从而成为盆腔显露的必备工具。它的推广完全替代了传统的"S"状及其他类型的盆腔拉钩，并使一些创伤大的如"经耻骨径路的前方入路"的保肛术式彻底废除。今天的超低位Dixon术已低至肛提肌水平，不用此拉钩协助显露很难完成深部盆腔分离和吻合的操作。其推广不但方便了传统直肠手术，还为今天直肠全系膜切除术（TME）要求"明视下锐性分离"、"完整切除"和"保护静脉丛和神经"等高水平的要求显露奠定了基础。

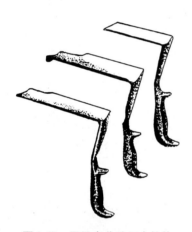

**图2-19　圣马克盆腔组合拉钩**

此呈直角形的拉钩一组三把，一短和两长，分不同的作用，短形钩的钩臂长约13cm，适于直肠前壁的暴露，一长型无唇边的拉钩钩臂长约18cm，则多用于直肠后壁和侧壁，另一同样长度有唇边的长型钩则更适于协助在"小骨盆"内显露。均为同样宽度的组合拉钩，在使用中十分强调站位和握姿的正确，即站在患者腿间的拉钩者为减小力矩，要保证腹部紧贴于患者会阴，并尽力收紧双臂约胸部高度。此时双手分别紧握钩把的上下端，才可将钩把的力量通过耻骨联合的"支点"，以"撬"的作用传到"钩臂"，以达到盆内直肠的满意显露。男性患者为避免"钩臂"对Foley管球囊的反复挤压导致膀胱内膜出血，在术前先将球囊放气，待术闭再充气固定。

### （三）直肠切除专用腿架

1939年英国圣马克医院的O. V. Lloyd-Davies医师首先将能充分暴露会阴的截石位（Lithotomy位）和能很好显露下腹盆腔的高盆腔位（Trendelenburg's位）合并，此设计命名为Lloyd-Davies位（Modified Lithotomy-Trendelenburg position，L-D位），此腿架被称为L-D位腿架（Lloyd-Davies stirrups）。此发明为直肠切除术开辟了新的手术入路，其报道文章被当年Lancet收录。此L-D位除有充分显露会阴和下腹的优点外，还具备上、下两组同时入路，术中不需要变换体位的操作方式，可更容易、更准确地寻找到解剖平面，不仅给Miles术提供两组手术的便利，还为之后Dixon术中多种经肛的操作技巧的实施寻找到了途径。自20世纪50年代后随Dixon术的开展，更多辅助Dixon保肛术的技巧都是通过此体位建立的肛门入路来完成的。特别是20世纪70年代经肛端-端吻合器的推广后，L-D位则成为Dixon术器械保肛必须采取的体位。但目前仍有医师不是在术前就用此腿架来架腿，而只是术中行吻合器操作时才使用架腿，使得器械操作前的许多辅助性技巧，如经直肠的冲洗和经阴道指助直肠分离等的操作都难以实施。20年前国外为避免传统L-D腿架可能导致的术后并发症，在L-D腿架的基础上又设计出了名为Allen的新型托脚式腿架（图2-20）。此架一改传统L-D腿架的小腿和腘窝受压的弊端，使患者双脚"站"在特制的脚托内，从而完全避免了腓总神经压迫征等的并发症。为更充分显露盆腔还将此架的脚托从支撑杆的上方移至内侧方，使双侧股骨大幅度下降，所以也将此改良后的L-D位称为"股伸截石位"。操作中为得到最佳的盆腔内直肠的显露，还需注意以下操作要点：①臀下需垫5cm厚的沙垫，以保证大腿外伸与腹部尽量的平行，达到盆腔更充分的显露；②保持双大腿最佳的外展角度，过展会导致髋关节脱臼，过收则影响会阴助手

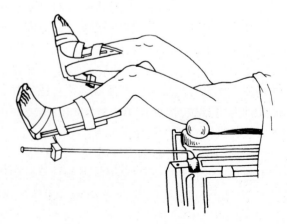

**图2-20　新型托脚式L-D位腿架**

的操作,以能容纳会阴术者的角度为佳;③患者会阴的摆放位置以突出床外约 3cm 为宜,突出过多将直接影响会阴术者的站立,过少则使会阴术者牵拉的力矩加大;④调整好四个固定旋钮角度后,最后将所有钮再检查并旋紧一次,以保证术中腿架的绝对牢固;⑤双脚完全站于脚托后,再用弹力绷带将脚和小腿完全捆绑固定在脚托内,以防术中脚托变位对腿部肌肉的挤压损伤。

### (四) 直肠分离用长剪刀

此由英国圣马克肛肠医院的 J. C. Goligher 医师设计的,于 20 世纪 70 年代中期推广的专为直肠游离用的名为"Goligher 直肠剪刀"(Goligher's rectal scissor)(图 2-21)长约 33cm,一组两把分为直型和弯型两种。直型的是用来对直肠前间隙的分离并保证不会偏倚,而弯型的是专门依从骶骨解剖弧度而设计,用于对直肠后壁和侧壁进行分离。长剪刀圆形头端的设计可充分保护组织不被误伤。和盆腔拉钩一样,其推广不但极大方便了传统直肠的手术操作,也为今天直肠全系膜切除术(TME)要求的"锐性分离"奠定了基础。

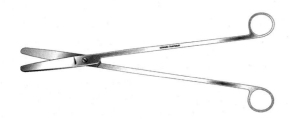

图 2-21　Goligher 直肠剪刀

### (五) 会阴切除用自动牵开器

此也是由英国圣马克肛肠医院多位医师合作,于 20 世纪 50 年代发明的,名为"圣马克式会阴牵开器(St. Mark's perineal retractors)"(图 2-22),是专用于腹会阴联合切除术会阴切口操作时切口自动牵开用的。此呈两叶的、耙子状叶片的设计可更牢固地牵住会阴切口边缘,极大地减小了会阴术者的操作强度,并节省了操作人员。牵开器另备一组更长尺寸的叶片,可进一步增加伤口的深度,故为今天Miles 术要求实施扩大的"柱状切除"(Wide perineal dissection)提供了方便,而目前国内还未见引进并生产此器械。

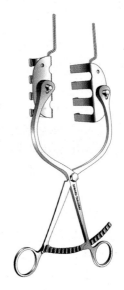

图 2-22　St. Marks 会阴自动牵开器

### (六) 直肠用长直角钳

直肠用长直角钳又名为 Lloyd-Davies 长直角钳(Lloyd-Davies right-angle clamp)(图 2-23),是由英国圣马克医院的 O. V. Lloyd-Davies 医师于 20 世纪 40 年代设计发明的,专用于钳闭位于盆腔深部直肠的。此长约 320mm 的直角钳,其前端呈直角形的"作用臂"长约 70mm,此国外称为右角而国内叫做直角的闭合用钳,不但可作为暂时闭合肠管的器械,如在骨盆深部直肠的分离中,还可作为提拉的工具。近些年,此钳的替代产品在"作用臂"牙面上设计了与血管横断钳"作用臂"牙面相同的防损伤的齿牙,而且其齿牙更粗大,故名无损伤血管型直角钳(Non-crushing vascular right angle clamp),解决了传统直角钳存在的夹松了会滑脱,而夹紧了对肠管有损伤的问题,也使传统的用胶皮套管套在"作用臂"的方法被摒弃,而没有了胶皮套管的遮挡,则扩大了盆腔内操作的视野。

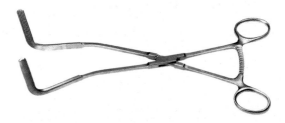

图 2-23　Lloyd-Davies 长直角钳

# 第四节  肛门手术特殊器械

肛门常用的检查器械发展至今已有100余年的历史,目前的器械已不限于诊断。通过肛门进入直肠腔内各类的治疗型器械不断发明,如新型腔镜TEM技术的高科技治疗器械已应用于临床10余年。由于本书中有专门的章节介绍此方面的内容故在此不多赘述,只对基本的常用肛门专科手术器械加以介绍。

## (一) 新型肛瘘组合探针

此由圣马克肛肠医院的 H. E. Lockhart-Mummery 医师于20世纪70年代发明的,故其被命名为 Lockhart-Mummery 肛瘘组合探针(Lockhart-Mummery fistula directors)(图2-24)。名为新型是因其综合了多种传统探针的优点,不但利用了钢有坚硬的特性,在诊断上优于传统探针,而且在探针上特制了从头到尾的凹槽,使其在手术治疗中也有特点,已成为国际上最完善的肛瘘探针。此探针一组4根,头端分别呈0°、45°、90°和135°四种固定的角度。每根长度分别从17.5~18.5cm不等,粗细与传统探针相同。此针后方较传统探针增加了一心形握持舒适的握柄,通过它能调整头端的方向。利用不同角度的一组探针来探查瘘管的方法,弥补了硬质探针不能变换头端角度的不足。改变了只用一根软质探针靠变换头端角度来探查瘘管的传统做法。在操作时突出的优点是利用探针质硬的特性,可从内或外口进行边挑起探查边进行切割的操作,而不必要像传统探针的瘘管要全部穿出后再切割。其实,瘘管寻找应遵循"按定律定瘘管走行"的观念,即"先定道,后穿针",而非"先穿针,后找道"的寻找瘘管的传统观念,探针造成"假道"的原因是没有遵循"按定律定瘘管走行"规律的缘故,而与探针软硬和操作轻柔无关。

探针头端以针形的最为理想,采用钢质材料则变针的理想为现实。实践中尤以头端135°角的探针在定位"内口"时最为方便,即在 Ferguson 镜的显露下很容易地通过针尖找到内口,又可顺内口探清任何纤细、坚硬的瘘管,完全解决了传统圆头探针不易探清内口的问题。特别在探针一侧设计了凹槽,可作为切开前的定位槽,操作时以槽垫底,刀片顺槽切开瘘管,避免了探针切割时可能对括约肌的损伤。此硬质探针开出的凹槽还可作为"挂线"操作时穿线的通道。因国外肛瘘"挂线"用线均使用质硬单股的尼龙线,操作时尼龙线顺凹槽这一"通道"进出,故可废除其他损伤大的"挂线"方法,并也为其他疾病如肛门直肠狭窄的"挂线疗法"提供了便利。由于医师有随意窝折传统银制探针的习惯,故强调初使此针的医师千万不要随意窝折探针。因为钢制硬质探针宁折不弯的特点在此时会变成弱点,成角后还原性极差,尽管回位也不能完全复原,而两槽缘被窝后扭曲、变形,成为可怕的刀刃,使用中不但会伤及括约肌,清洗过程中还会伤手,故窝折后的硬质探针一般被视为废品。故使用时要完全转变传统软质探针的操作习惯。

## (二) Hill-Ferguson 直肠拉钩

Hill-Ferguson 直肠拉钩(图2-25)是由欧美专家 Hill 和 Ferguson 两人合作设计发明的肛门直肠显露器械。Ferguson 直肠牵开器(Hill-Ferguson rectal retractor)设计有握持舒适的钩把,故适于在各类肛门直肠术中的牵拉。其在 Marvin Corman 教授的《Colon and Rectal Surgery》一书第4版中有数十幅模式图中画出,是肛肠医师的必备器械。在对肛门牵拉后可方便地显露被牵对侧肛管的情况。此拉钩的钩臂似一勺状的设计,其弧度相同,约为150°。依钩臂勺状开口宽度的不同从2~3.8cm,分小、中小、中、大和特大号5种尺寸。但5种尺寸的弧度相同,以适应不同年龄的患者。此钩臂的勺状虽然设计成较大的弧度,但其作用还是像钩而不像镜,起到了对肛管直肠一侧的牵拉,而操作中能自由地在肛管内旋转而不必取出是其另一优势。由于此器械没被引进到国内,我国的医师大多靠传统的"两叶肛门牵开器"(Eisenhammer anal retractor)替代,或者使用勺状

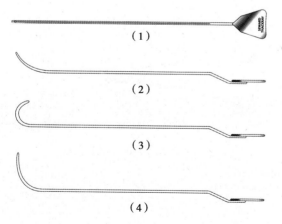

(1)

(2)

(3)

(4)

**图2-24  Lockhart-Mummery 肛瘘组合探针**

弧度只有占周径50°的单臂拉钩,而此两种钩在方便程度、扩张度和持久性上远远不如 Ferguson 拉钩。

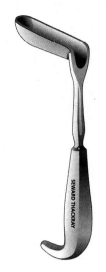

**图 2-25　Ferguson 直肠拉钩**

**(三) Parks 肛门三叶自动拉钩**

此钩是由圣马克肛肠医院的著名专家 Alan Parks 教授于 20 世纪 70 年代设计发明的,故被命名为 Parks 肛门三叶拉钩(Parks three-bladed anal retractor)(图 2-26)。其不但可以用在经肛门低位吻合的操作,还可为直肠下段的腺瘤和早期癌症的"局切术"中显露,是经肛门直肠腔内手术中显露的传统工具。其可依照用途使用两叶牵拉,或增加中叶为三叶牵拉。此不同于传统的短型三叶诊断用的肛门牵开器,其特点首先是三个叶片宽而长,可较深地显露直肠腔内的宽度。另备的三组不同长度可拆卸的侧和中叶片,最长约 15cm,可进一步增加被显露直肠的深度。其次,中叶手调式的设计,可进一步增大肛门直肠的宽度。再有,其叶片均呈外凹型的设计,可增大被显露直肠壶腹内的空间。为开展电切治疗,目前已将可拆卸的三个叶片做成绝缘性材料,并配以冷光的照明设备(图 2-27)。目前,国外医师已常规用此牵开器,不但对广基的腺瘤,而且对早期下段直肠癌行"局切术"。此拉钩的仿制品还有"滑道式"和"顶丝式"的设计,虽牵拉的传导方式不同,其显露和"剪式"的两叶钩的牵拉效果相同。而国产此类拉钩的缺陷不只是缺少一中叶片,而每个叶片都没有外凹型的设计,故显露的空间较差。国内目前仍未广泛普及"局切术"并不是器械不佳或符合条件的病例少,可能还有以下认识上的误区:①认为此手术不必特殊器械。此手术应备齐长电灼杆、地灯或头灯及吸引器等,而像此特殊专用器械如 Parks

肛门牵开器、单叶肛门拉钩也必须备齐。②小手术不需医师间的配合。此手术虽为局切,但需保证三名医师操作,并要达到密切的配合。主刀通过 Parks 牵开器的视野不但要将肿瘤完整切除,还要准确地对黏膜电灼止血。一助除握持牵开器,还要用吸引器随时吸尽残血、烟雾以保证操作空间有良好的显露。如选两叶钩,二助还要用一单叶肛门拉钩,自肛门前方用力牵拉以辅助显露对侧术野。所以,术野满意的显露是在主刀与助手们极协调的配合下完成的。③创面缝闭才算完善。传统观点认为经肛局切后的创面黏膜伤口必须缝合,以防术后出血、感染。而现代观点是不需缝合创面,因为黏膜修复的能力极强。实践证实,黏膜的出血固然很多,但术中只要摆好体位、选好照明并用专用拉钩充分显露后,黏膜的电凝止血并不困难,而不缝不但可减少局部感染、复发,还可减少狭窄的机会。不缝还可使操作难度大大降低,切除的高度进一步上升。

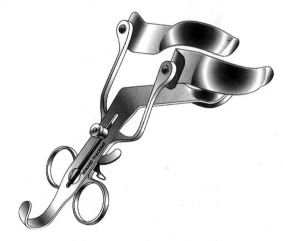

**图 2-26　Parks 肛门自动牵开器**

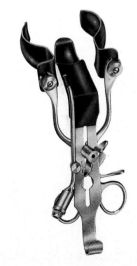

**图 2-27　绝缘冷光型 Parks 牵开器**

25

### （四）Fansler 肛门镜

肛门镜（图 2-28）的种类很多，多用于诊断，而能作为治疗使用的肛门镜并不多，Fansler 手术肛门镜（Fansler operating speculum）即是专为肛门直肠手术中腔内局部的显露而设计的。其形状与普通肛门镜相似，但直径则粗许多，最大区别在于其侧壁上从头到尾有一相等的开槽，其弧度约占周径的 100°。作用不同于 Parks 拉钩对肛管直肠大面积地显露，而像肛镜一样只对肛管直肠小面积地显露和撑开作用，其没有握持用"钩把"的设计，而代之以"镜把"的设计，故其作用更像镜而不像钩。其直径与 PPH 的附件 PSA33 的相同，侧壁开槽的形式和宽度也相似，不同的是此肛镜有中央的导芯，而后者没有。术者可通过此开槽进行肛管直肠腔内的各类操作。由于此镜在国内没被引进，所以国内医师常用 PSA33 来替代，故也基本解决了直肠下段各类的局部操作。而一次性 PSA33 毕竟是塑料产品，保留着塑料制品质地软、不平滑等的弊端。近年国内模仿了 PSA33

形状，率先制作出了金属的 PSA33，经临床使用效果极好。它不但给 PPH 手术提供了便利，而且也弥补了国内没有 Fansler 肛门镜的缺陷。

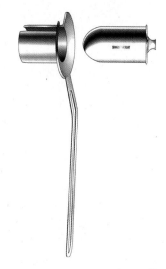

**图 2-28　Fansler 手术肛门镜**

（马　钢）

# 第五节　肛肠手术新器械、新材料

在对肛肠专科新器械、新材料介绍的同时，将对应的游离和显露的基本功已较多谈及，故此节不再述及这两方面的基本功。只对缝合和吻合器技术、关腹技术以及止血方面的基本功同样采取与专科新器械、新材料对应介绍的方法以飨读者。由于肛肠疾病各类手术的操作和处理技巧繁多，不能面面俱到，只能选出一些有代表性的新器械、新材料和操作技巧予以介绍。

## 一、缝合技术

包括缝合材料和缝合方法。

### （一）缝合材料

近年随化学工业的发展外科缝线材料也在不断地进步，线的种类从单纯的丝、肠缝线发展为多种化学合成缝线，目前各类新型合成材料的缝线在外科领域已广泛普及，并正在随不同术式和组织的需要发展。缝线按用途不同混入不一样的人工合成化学物质，以保证缝线在强度、顺滑、柔韧性、组织相容性、结的安全性、吸收的预知度和组织切割性等方面都能达到最佳的效果。而无论合成缝线还是普通丝线都采用了新型的机器编制的方法，并在线上涂有

防止被酸、碱或酶侵蚀的保护层。为达到缝针的绝对坚硬，各国缝线制造厂商在缝针的用材上都十分考究，均选择国际公认炼钢最佳、抗弯抗折能力极好、种类最齐全的德国产品，以应对任何不同的组织，并防止如断裂、扭曲等情况。国外自 20 世纪 60 年代就推广一针一线的包装形式，不但免除了术中手工纫针的繁琐，节省了手术时间，完全避免了传统因材料不统一而致手术失败的可能。一次性的产品在包装上都印有如线类、线型、线质、针型、号数、长短和弧度等规格的标志，以能适应不同组织器官的缝合需要。缝线的统一为术式向规范化方向迈进创造了条件。

合成缝线分为质软多股和质硬单股的线，其又分为可吸收线或不可吸收线，按不同吻合方式或使用在不同组织器官的需要使用上已定型，故而达到了细化手术的目的。在发达国家的手术室中都会看到不同公司的缝线柜的各类缝线，组合排列后而发展的不同类型和规格的缝针、缝线可满足各类手术的要求。术前护士只要从医师提供的类似菜单样的"手术材料预备单"的要求，根据规定编号很容易地选择出所需缝线。国际统一的包装形式不但给新型缝线的推广、而且给术式的规范提供了条件。我国

虽也引进了国外产品和合成缝线的生产技术,但在种类和质量上还远比不上发达国家,而此线的操作培训体系建立不足,也直接影响合成缝线的正确应用和普及。

**(二) 缝合方法**

包括手法缝合和吻合器技术。

1. **手法缝合**　在结肠或直肠上段的吻合如选"单层连续法"缝合时,可选择单股硬质合成可吸收缝线(Maxon Tyco 公司、PDS 强生公司和 Monosyn 贝朗公司),行"连续全周全层裹边缝合法"(图 2-29)。其优势为吻合口无缝隙,故吻合口瘘发生的几率减少,而且操作简便、缩短了手术时间。因其为硬质的缝线,故吻合后的缝线在吻合口形成似一拉长的弹簧,有防止狭窄的作用(图 2-30)。在张力较大的直肠中段则用质软的可吸收缝线行"单层间断法",此多股质软的合成可吸收缝线(Dexon Tyco 公司、Vicryl 强生公司或 Safil 贝朗公司)也是高科技的合成缝线,价格稍贵,但可使缝合的安全性大大提高。既往因顾虑丝线穿透黏膜层有被细菌腐蚀断的危险,在行丝线单层间断缝合时只行穿浆肌层的缝合。然而,直肠后壁浆肌层的缝合操作十分困难,常被迫用"肿瘤段肠管牵拉法"的技巧,先不截走肿瘤段肠

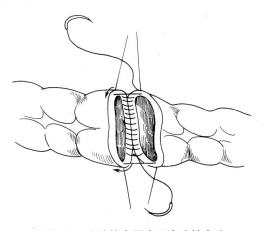

图 2-29　连续的全周全层裹边缝合法

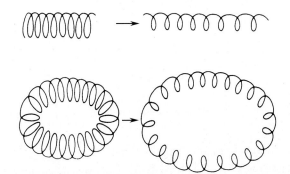

图 2-30　单股质硬缝线吻合后似一拉长的弹簧

管,借此牵拉作用帮助先行后壁浆肌层的缝合。今天应用多股质软合成可吸收缝线行单层吻合,则不需要考虑缝线被侵蚀的可能,间断缝合时可直接进行穿透肠壁全层的缝合,缩短了手术时间,使安全性大大提高,也从根本上简化了传统操作的繁琐过程,是一通过缝线材料的革命而将操作技术改变的典型范例。

缝线种类五花八门,用法各异,使用时按说明选择缝线,照章办事,但国内医师仍对一些新型的合成缝线的认识不足,感到无从下手。诸多缝线貌似无章可循,但遵从如下一些操作规律还是不会违背基本的操作原则:①应非常熟悉国际通用的基本线型规格。如国际上统一粗细的缝线线号,与国内传统用线规格不同,但可套用。而缝针则按包装上的模式图画出的针型去选择。②可吸收缝线无论质软或硬均可作为肠道的吻合用线。③所有质硬单股的可吸收或不可吸收缝线因极滑润,故打结均要 6 个以上,以避免滑结。④所有质软多股的可吸收或不可吸收缝线打结均要 4 个以上,特别是粗号缝线,以避免滑结。因此类线用在吻合上均采用单层缝合,打结就成为重中之重。⑤无论用荷包器或手法制作荷包,其所需缝线都必须使用质硬单股不可吸收的聚丙烯(Prolene 强生公司 Surgpro USSC)材质的缝线,以确保牵拉荷包时缝线的强度、组织间顺应性和无损伤。

2. **吻合器技术**　器械吻合是指使用外科常用的吻合器进行吻合的过程。各类的吻合器械很多,对于常用的胃肠吻合器,其用在肛肠外科范围的只限于对直肠的吻合。结肠的吻合一般是不需要使用器械吻合的。直肠的吻合特别是低位前或超低位前切除的吻合,其操作部位在手法缝合不易达到的盆腔深部,必须借助吻合器才能完成,故而直肠吻合器和吻合器技术才应运而生。先是单吻合器技术,之后为双吻合器技术和三吻合器技术。而无论早期发明的单吻合技术或后期发明的双或三吻合器技术都不是一种术式,均属于前切除术的一种吻合形式。现对器械吻合中一些有代表性技术从其历史演变过程、应用原则及操作技巧简介如下。

(1) 单吻合器技术:单吻合器技术是指用一把圆形吻合器进行 Dixon 术机械吻合的技术。在双吻合器技术没发明前只有此技术担当 Dixon 术器械保肛的任务。而此技术操作时最大困难莫过于直肠远端荷包的制作了,特别在超低位的 Dixon 术。在 20 世纪 70 年代末,由美国外科公司 Autosuture 分公司

最早发明并生产的反复用枪式一体圆形吻合器（图2-31），其特点是每次需更换一次性的吻切组件和砧板，而抵钉座、中心杆和枪身均反复使用。然而，此反复用一体式吻合器的最大困难就是在盆腔操作时看不清和远端荷包的制作效果，成为当时器械吻合后潜在的隐患。由于在器械上没有较大进展，故此阶段只是围绕单吻合器技术，在远端荷包制作的技巧上有些创新。例如那时发明的协助远端荷包制作的"示指协助法"，为"单吻合器技术"远端荷包制作作出了贡献。采用的先不系远端，而待经肛吻合器插入后先系近端再系远端荷包的方法（图2-32），则使"单吻合器技术"近端荷包的结扎更简便和安全。为根本解决远端荷包制作效果不理想的矛盾，20世纪90年代初由美国外科公司率先发明了"分体式"的圆形吻合器CEEA，不但使远端荷包结扎的安全度大大增加，而且还解决了反复用"一体式"吻合器，多年来不能理想地开展双吻合器技术的问题，成为当时圆形吻合器械发明中"里程碑式"的设计。目前不论其他国内外公司如何仿制与修改此器械的设计，甚至今天的"无钉式直肠吻合器"，其均未脱离此"分体式"的设计。由于"分体式"吻合器的结构复杂，复原性差，国外公司为保证吻合质量始终未将此"分体式"的器械制作成反复用的产品。

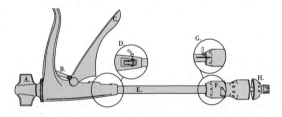

图2-31　反复枪式一体圆形吻合器

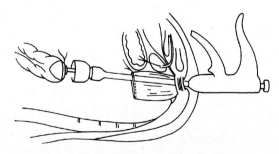

图2-32　采用先系近端再系远端荷包的技巧

　　笔者自20世纪80年代末期即已开展"单吻合器技术"。通过实践，针对"单吻合器技术"操作中远端荷包制作的困难点，总结出许多"远端荷包制作"的经验。其中对吻合位置较高的中上段直肠远

端荷包制作首推"边切边缝法"，即切开前壁肠管时，随即入针缝前半圈荷包，切开后壁时则缝后壁，待肿物肠管移走后，荷包也缝毕。而对位置极低位直肠远端荷包的缝制则推荐"示指协助法"，即由主刀医师先将一手示指自肛插入并上推，在盆腔直肠缘显露指尖，再用另一手从盆腔内围绕直肠缘缝制荷包，其优势为既有上推肛管直肠环以增加直肠长度，又有用指尖辅助缝制的作用，此单人操作有便于协调的优点，所以此技巧可作为超低位荷包制作时的"杀手锏"。其他如"Foley管牵拉法"（图2-33）和"自肛门上推直肠法"等也都成为远端荷包制作被推荐的方法。对于选用"裹边法"（whip stitch）或"荷包法"何种为佳的问题，因顾虑狭小盆腔空间不易应用"荷包法"，故只推荐用"裹边法"。而入针距切缘的距离要求大于5mm。实践证明，如备好长持针器、长有齿无损镊子、长臂弯刀柄、长Babcock钳、直角有齿无损钳和盆腔深部拉钩，采用上述技巧，自盆腹腔用手法缝制任何困难的远端荷包都不成问题。至今我们还没遇到过手法制作不了的远端荷包，就是男性肥胖者均可通过多种辅助技巧来完成。起初我们采用这些辅助技巧完成了许多病例，而当20世纪90年代中期"双吻合器技术"引进到国内并与"单吻合器技术"对比后，也未感觉到我们的技巧有多么困难。其实"双吻合器技术"只是多了一种补充，而不是一种替代技术。然而目前一次性器械，特别是双吻合技术的昂贵器械，确令患者和医保难以承受。

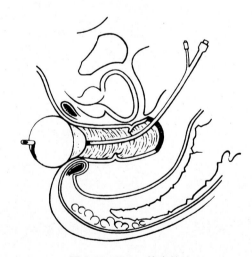

图2-33　Foley管牵拉法

　　（2）双吻合器法（Double stapling technique DST）：双吻合器法是采用一线型闭合器（linear stapler）先将肿瘤远端关闭，再用另一圆形吻合器经肛从闭合

远端截孔,以连接近端结肠进行吻合的技术。此通过自动闭合远端的方法,解决了单吻合器技术盆内远端荷包不易制作的矛盾。双吻合器法的另一优点是变单吻合器法远端荷包的开放状态为闭合的状态,进一步避免了污染。此法所用的闭合器,无论国内外,均有一次性和反复用两种,为了能使闭合的位置进一步下降,国外还特制了"可旋转头端"的一次性闭合器(Roticulator Tyco 公司)(Articulating Linear Stapling 强生公司)。我国生产闭合器虽也有多年,但"可旋转头端"闭合器则全需进口。其实,1980 年美国学者 Knight 和 Griffen 就使用美国外科公司(现为 tyco 公司)产"不可分离式"吻合器开展过"双吻合器技术"。然而"不可分离式"圆形吻合器虽可借助闭合器完成远端荷包的操作,实现双吻合的目的,但那时受"不可分离"器械设计的限制,在盆腔内的近端荷包结扎仍是问题,所以"双吻合器技术"并未在当时显示其巨大优势,但它给双吻合器技术的发展勾画出了雏形。国内一些医师目前对"双吻合器法"的概念认识不清,导致一些操作方法上的混乱。例如,在肛门外使用闭合器闭合的"直肠外翻切除吻合器吻合术"也要称为"双吻合器法"。其实,未必使用两个吻合器就是"双吻合器法",此将远端直肠翻出的"拖出术",实为二流的保肛术。在肛门外的吻合完全不需使用器械,一则是浪费,即已能将近、远端肠管拖出肛外,何不做手法缝合。二来说明没有对单或双吻合器技术都是专为低位或超低位 Dixon 术而设计的这一发展过程搞清,故盲目使用。当然,此技术不是绝对不能采用,在腹腔镜 Dixon 术遇远端闭合困难时如用两个吻合器选"拖出术"还是允许的。因为"腔镜直线切割缝合器"因弯曲角度小,在盆腔内切闭时常发生闭合不全的弊端,而"拖出术"可使腹腔镜远端的闭合移至肛外。对于上述在术式判定的错误还能理解,而对一些年轻医师根本就不了解"单吻合器技术"的操作及多种辅助制作远端荷包的方法,离开了闭合器就不能进行器械吻合操作的弊端难于理解。这与培训的缺陷,也与今天滥用双吻合器有关。其实,闭合器和荷包器这些辅助器械也都像单、双吻合器械一样用以解决手法不能完成的操作,而当手法完全能够解决,就实在没有用器械的必要了。

(3) 三吻合器法(Triple stapling,TS):"三吻合器法"是指在"双吻合器"的基础上,平行于第一个闭合器的远端再闭合另一闭合器的技术,以代替直角钳闭合肿瘤远端的作用。而目前对"三吻合器

法"的定义说法不一,其一是使用两个 30mm 窄型的闭合器(TA30 泰科公司,PI30 强生公司)对一宽的肠管进行并排的闭合过程,以解决骨盆小而放入不了宽型闭合器的问题。其二又称"结肠贮袋术"中"贮袋"的侧-侧器械的吻合,再加上双吻合器的过程为"三吻合器法",这些说法都是错误的。"三吻合器法"经 Edwards 总结后有如下优点:①为直肠冲洗准备了更加严密的闭合;②在第一次闭合器闭合后可随意指诊和用直肠镜检查;③对闭合位置不满意,还可利用能随意松动的器械保险方便地进行调整;④闭合器的闭合可避免直角钳闭合不紧而滑脱的情况;⑤可借助钳夹在肠管上第二次的闭合器向上牵拉作用,方便分离内外括约肌间隙以避免误伤外括约肌;⑥由于没有直角钳的阻挡,使盆腔深部的第二次闭合过程更加容易。国外近年又推出"握柄式"的闭合器,经应用有如下优点:其不但能安全地完成第一次钳闭与钉合的操作,而且还可借助肠管近、远端两个闭合器握柄的牵拉作用,方便地分离内外括约肌间隙,故"握柄式"闭合器是设计上最为合理,并且是推动显露和吻合技术发展的最佳闭合器械。

近年由美国强生公司设计的头端为弧形的名为凯途(Contour)CS40G 型切割闭合器,其特点是用 40mm 宽切缘的器械解决了约 50mm 宽肠管的切割和近、远端肠管的闭合问题。而既闭又切则解决了在狭小骨盆内不便使用传统刀切的问题,实际凯途在闭合上起到了"三吻合器法"的作用。但对比凯途和"三吻合器法"在操作程序上的差别,发现其虽一次完成了近远端的闭合,但缺少了两次闭合之间"直肠冲洗"的过程。为解决此弊端强调在"凯途法"闭合前与"双吻合器法"操作一样,先用直角钳或闭合器闭合肿瘤远端,经过"直肠冲洗"后再放"凯途",而不冲洗导致局部感染,往往是术后狭窄的原因之一。国外只对肿瘤位置极低、直角钳钳夹有困难的病例允许单用"凯途法",此类病例虽允许免去直角钳(或闭合器)钳闭和直肠冲洗的步骤,但直肠仍需消毒液的擦洗。单用"凯途法"切闭时常出现"远切缘不足"的潜在危险。因闭合前常常自肠外摸不清肿瘤的远端,故在剥离低位直肠至肛提肌甚至以下水平时,为能更好地判定远切缘,在凯途闭合前,常规肛诊判清肿瘤下缘后再闭,而在切开后还要即刻打开标本检查切缘。

在直肠的手法缝合、单吻合器、双吻合器、三吻合器技术和凯途的选择上首先应根据吻合位置的高低和操作的难易而定,能用手法就不用器械,虽从安

全性上手法和器械无差异,而吻合钉则会给患者术后带来长期直肠刺激的后遗症。其次,还要遵循节俭的原则,能一把器械解决就不用两把。而对目前将双吻合技术的指征不断扩大,在上段直肠癌,甚至结肠手术也用吻合器的浪费做法是应该坚决反对的,因其完全违背了双吻合技术是为低位和超低位Dixon术而设计的初衷。

## 二、关腹技术

结直肠手术腹壁的切开种类包括:正中切口、旁正中切口和横向切口。因正中切口有入腹快速、操作简单、创伤小和切口距各操作部位的距离均合适,并还有对备选的造瘘点无妨碍的优势被特别推荐。

关腹的发展也是随着近年国外缝合材料的进步而发展的。40 年前国外就已普及了连续单层关腹法(single layer mass closure),使用的是人工合成非吸收的聚丙烯材质单股的缝线(Prolene 强生公司或 Premilene 贝朗公司)。此技术的最大优点是彻底避免了术后伤口裂开和切口疝的发生,从而减少了伤口感染率,使操作简化并节省了开和关腹的时间。

"连续单层关腹法"是基于正中切口下入腹,用两根单股不可吸收缝线自切口上下两端双向用连续法将两侧腹直肌,包括前后鞘和腹膜捆绑为一束的缝合过程。术后的肌肉仍保持正常血运,维持了肌肉的继续生长,保持了腹壁的张力。此与分层的旁正中切口的"传统关腹方法"的区别是:前者为经白线直接入腹,后者为经旁正中线分层入腹;前者采用连续法,而后者采用间断法;前者是专用的单股的合成缝线,后者是普通丝线;前者是将腹膜、前后鞘及腹直肌捆在一起的一层缝合,而后者是不触及肌层而将腹膜、前和后鞘分层的缝合。将白线两侧腹直肌并在一起的方法等同于传统的"张力缝合",实践证明此法可完全替代传统间断的"张力缝合"。作者对千余例的结直肠的开腹手术患者应用此关腹法,取得良好效果。而为节省缝线又改良为单根单向的缝合方法,也同样取得良好效果,值得国内推广。近年,国外为避免不可吸收缝线长期的异物感而发明的质硬单股可吸收缝线(Maxon Tyco 公司、PDS 强生公司和 Monosyn 贝朗公司、)以及为加强缝合的张力还发明了更好的操作方法,此用单股可吸收缝线的"圈式缝线技术"(looped suture technique)的连续单层关腹的方法,虽是仍将两侧腹直肌捆绑为一束,但方法采用的是自一端的、宽窄相交替的缝

合技术(图 2-34),借助"圈式缝线技术"变一根为两根缝线的优势,增加了腹壁的强度,故使"连续单层关腹法"成为操作更快、抗张力更大和切口更严密的完善的关腹方法。

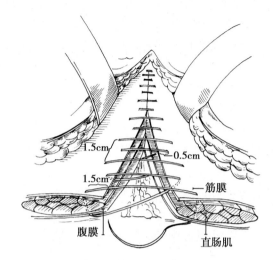

**图 2-34 圈式缝线的连续单层关腹法**

## 三、止血技术

止血技术也是衡量外科医师手术操作基本功熟练程度的标志之一,止血技术关键在两个方面,一是对解剖的熟悉,二是对止血所用的各种技术能全面掌握。目前在肛肠外科术中和围术期常见的大出血的疾病有:直肠切除术中的骶前静脉丛的出血和内痔的"外剥内扎术"后的原发性出血。由于两并发症并不少见,而处理方法各异,故在此使用专病介绍的方法对此大出血的并发症,谈谈我们专门的应对技巧。

### (一)术中骶前静脉丛大出血

这是直肠手术分离中最严重的术中并发症之一,处理不好常有生命危险。因骶前静脉丛的外膜与骨面融合,被撕裂的静脉缩入骨孔,缝扎止血的方法往往无效。既往处理此情况常使用"纱布填塞法"、"肌肉电凝法"和"图钉压迫法"等方法。"图钉压迫法"是靠设计成图钉样子的专用止血钉压迫局部来完成止血的。其优点是准确而简单,加之止血后仍保留有开阔的术野,为争取未完成的肿瘤的继续切除创造了条件。因钉在骶骨上的专用止血钉术后永远存在于体内,故要求使用钛金属来制作。国外此钉的"针脚"设计有防脱落的"倒刺"结构,使操作更安全。目前我们采用"图钉压迫法"的用钉,均使用有自己知识产权的国产止血钉,与国外不同的是其形状为四方形,而不但将"钉脚"从一个增加至

四个,还将钉脚设计成三个短脚呈"品形"和一个长脚在中央的结构,其钉脚上虽无"倒刺",但多脚的设计同样达到了防脱落的目的,而"钉面"呈方形,为多钉排列,扩大压迫的平面提供了条件。

**(二) 内痔术后的原发性大出血**

内痔的"外剥内扎术"是外科经常使用的术式,由于术中止血的不充分或其他原因,难免出现术后原发性的大出血。由于血量多常常造成患者和家属的极度恐慌,而再入手术室麻醉下结扎止血,往往又需很长时间,而"二进宫"也给患者和医师增加了很大的心理压力。现介绍一种简单、可靠的不需再入手术室,而且不需麻醉的止血方法,笔者在实践中使用此法,收到满意效果,介绍如下。医师应常在身边备一把头尾内圆直径完全相同的肛门镜,遇此情况发生时患者应采取"坐位",在肛门镜的协助下先将肠道内残血排出,待排尽后用止血钳夹住散开了的、6 块标准大小纱布的头端,一同塞入肛门镜,约达 5cm 直肠高度后再将肛门镜慢慢退出,保留 6 块纱布在肛管内。填塞的 6 块纱布足以使肛门满意地被压迫而并不感到痛苦。在持续压迫固定、禁食约 40 小时后,即能轻轻一块块的取出。为区别未排尽的残血与术后仍继续出血的情况,填塞前用肛镜边排残血的同时边按摩左下腹,以保证肠内的残血已彻底排尽。本法只适用于内痔"外剥内扎术"术后肛管的出血,而对于如 PPH 术后直肠的原发出血是无用的。

(马　钢)

## 参 考 文 献

1. 李春雨,汪建平. 肛肠外科手术技巧. 北京:人民卫生出版社,2013. 35-38.

2. 李春雨,张有生. 实用肛门手术学. 沈阳:辽宁科学技术出版社,2005. 41-51.

3. Lloyd-Davies OV. Lithotomy-Trendelenburg position for resection of rectum and lower pelvic-colon. Lancet,1939,2:74-76.

4. Max E,Sweeney WB,Bailey HR,et al. Results of 1000 single-layer continuous polypropylene intestinalanastomoses. Am J Surg,1991,162:461.

5. Corman ML. Colon and Rectal Surgery. 4th ed. Lippincott Williams & Wilkins Philadelphia,1998. 797.

6. Northover JMA. The dissection in anterior resection for rectal cancer Int. J ColorectalDis,1989,4:134-138.

7. Knight CD,Griffen FD. An improved technique for low anterior resection of rectum using the EEA stapler. Surgery,1980,88:710.

8. Edwards DP. Triple stapling technique. Tech Coloproctol,2007,11:17-21.

9. 张连阳,童卫东,刘宝华,等. 经腹腔镜结肠肛管吻合术治疗低位直肠癌. 中国中西医结合肛肠病杂志,2009,1(1):1-4.

10. 马钢,王军,王庆. St. Mark's 深部盆腔组合拉钩在 Dixon 保肛术中的地位. 中国现代手术学杂志,1998,4(3):303-304.

11. 周恒仁,黄紫信. 直肠癌切除采取 CF-1 吻合器及耻骨联合切除行低位肠吻合术的体会. 腹部外科杂志,1994,7(3):111-112.

12. 马钢. 连续经肌全层关腹法在结直肠外科的应用. 中国肛肠病杂志,2002,22(6):34-36.

13. 惠韵秋,尹浩然,林言箴. 消化道一层吻合术. 实用外科杂志,1990,10(10):330-331.

14. 马钢. 示指协助法行肛侧荷包制作. 浙江肿瘤,1998,4(1):20.

# 第3章 结直肠肛门的局部解剖

　　尽管对结肠以及肛门直肠解剖的很多基础认识来自19世纪的研究,但是对这部分内容的大体认识早在1543年就由Andreas Vesalius在解剖学分析中提出。这个区域尤其是肛管和直肠的解剖学和生理学的内在联系如此密切,以致很大程度上只能在活体上进行正确评价。因此,在这一领域,肛肠外科医生通过活体手术、生理研究和内镜检查胜过解剖学家。它要求不仅对活体观察,而且对历史回顾、解剖实验以及生理评估进行更深入的了解,某些有争议的解剖概念,尤其是肛管和直肠事实上已经提出了挑战。

## 第一节　结肠的局部解剖

### 一、结肠的形态结构

　　结肠(colon)介于盲肠和直肠之间,结肠在右髂窝内续于盲肠,在第3骶椎平面连接直肠。结肠起自回盲瓣,止于乙状结肠与直肠交界处,包括盲肠、升结肠、横结肠、降结肠和乙状结肠,结肠长度存在一定的差异,成人结肠全长平均150cm(120~200cm)。结肠各部直径不一,盲肠直径7.5cm,向远侧逐渐变小,乙状结肠末端直径仅有2.5cm。结肠有3个解剖标志(图3-1):①结肠带:为肠壁纵肌纤维形成的3条狭窄的纵行带;结肠带在盲肠、升结肠及横结肠较为清楚,从降结肠至乙状结肠逐渐不明显。②结肠袋:由于结肠带比附着的结肠短1/6,因而结肠壁缩成了许多囊状袋,称结肠袋。③肠脂垂:由肠壁黏膜下的脂肪组织集聚而成。在结肠壁上,尤其是在结肠带附近有多数肠脂垂,在乙状结肠较多并有蒂。肠脂垂的外面为腹膜所包裹,有时内含脂肪量过多,可发生扭转,甚或陷入肠内,引起肠套叠。

#### (一)盲肠

　　盲肠(cecum)长约6cm,直径约7cm,是结肠壁最薄、位置最浅的部分。正常位于右髂窝,腹股沟韧带外侧半的上方,偶见于肝下或盆腔内,形成游离盲肠。回肠进入盲肠的开口处,称回盲瓣(ileocecal valve),其作用为防止结肠内容物反流入小肠。在盲肠与升结肠连接处有回盲瓣,其顶端内侧有阑尾,其长5~7cm,最长可达15cm,短者仅0.2cm,也有双阑尾畸形。阑尾为腹膜内位器官,常见位置有回肠下位、盲肠后位、盲肠下位和回盲前位。

#### (二)升结肠

　　升结肠(ascending colon)长12~20cm,直径为6cm。位于腹腔右侧,是盲肠的延续,上至肝右叶下方,向左弯成结肠右曲(肝曲)而移行于横结肠。升结肠较降结肠稍接近躯干正中线。下端平右髂嵴。上端在右第10肋处横过腋中线。其在背部的投影,相当于腰椎的横突附近。

　　升结肠一般仅前面及两侧有腹膜覆盖,其后面借疏松结缔组织与腹后壁相贴,位置较固定。如有外伤造成升结肠的后壁破溃时,可引起严重的腹膜

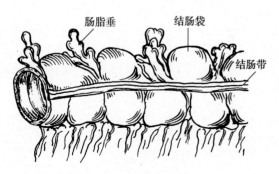

图3-1　结肠的外部特征

32

后感染,但在腹前壁不易发现腹膜炎的体征。据报道有少数人的升结肠全部包有腹膜而游离于腹膜腔中。此种现象在男性约占 16.7%,女性约占 11.7%。另有人统计,约 1/4 的人有升结肠系膜,成为活动的升结肠,可引起盲肠停滞,或可向下牵引肠系膜上血管蒂使十二指肠受压,造成十二指肠下部梗阻。

结肠右曲(肝曲)在右侧第 9 和第 10 肋软骨的深部,其后面与右肾下外侧部相邻;上面与前外侧与肝右叶的下面接触;内侧前方紧靠胆囊底,胆石有时可穿破胆囊到结肠内。内侧后方有十二指肠降部,在行右半结肠切除术时,应注意防止十二指肠的损伤,尤其在粘连时更应注意。

**（三）横结肠**

横结肠(transverse colon)长 40～50cm,直径为 5.2cm。自结肠右曲开始横位于腹腔中部,于脾门下方弯成锐角,形成结肠左曲(脾曲),向下移行于降结肠。横结肠完全包以腹膜并形成较宽的横结肠系膜。此系膜向肝曲及脾曲逐渐变短,而中间较长,致使横结肠作弓状下垂。其下垂程度可因生理情况的变化而有所差别,如当肠腔空虚或平卧时,肠管向下的凸度较小,位置较高。肠管充盈或站立时,则肠管向下的凸度较大,其最低位可达脐下,甚而可下降至盆腔。女性横结肠位置较低,容易受盆腔炎症侵犯盆腔器官粘连。横结肠上方有胃结肠韧带连于胃大弯,下方续连大网膜,手术时易辨认。横结肠系膜根部与十二指肠下部、十二指肠空肠曲和胰腺关系密切,在胃、十二指肠及胰腺等手术时,应注意防止损伤横结肠系膜内的中结肠动脉,以免造成横结肠缺血坏死。分离横结肠右半时,应防止损伤十二指肠和胰腺。横结肠的体表投影一般相当于右第 10 肋软骨前端和左第 9 肋软骨前端相连的弓状线上。

结肠脾曲是大肠中除直肠外最为固定的部分。其位置较肝曲高且偏后,约在第 10、11 肋平面。侧方有膈结肠韧带将其悬吊于膈肌上;后方有横结肠系膜将其连于胰尾;前方有肋缘,部分被胃大弯所掩盖,故脾曲的肿瘤有时易被忽视;手术进入也比较困难。由于脾曲位置较高且深,上方与脾、胰紧邻,因此,在左半结肠切除时,需注意对脾、胰的保护。反之,在巨脾切除时,也应防止结肠脾曲的损伤。此外,脾曲弯曲的角度一般要比肝曲小,故在纤维结肠镜检查时,脾曲比肝曲更难通过。

**（四）降结肠**

降结肠(descending colon)长 25～30cm,直径

4.4cm。自结肠脾曲开始,向下并稍向内至左髂嵴平面移行于乙状结肠。降结肠较升结肠距正中线稍远,管径较升结肠为小,位置也较深。腹膜覆盖其前面及两侧,偶见有降结肠系膜。降结肠的后面有股神经、精索或卵巢血管以及左肾等,内侧有左输尿管,前方有小肠。在降结肠切除术中,应注意防止左肾及输尿管的损伤。降结肠的下部由于肠腔相对狭小(2.2～2.5cm),如有病变易出现梗阻。又因该处肌层较厚,可因炎症及其他刺激而引起痉挛。

**（五）乙状结肠**

乙状结肠(sigmoid colon)是位于降结肠和直肠之间的一段大肠。乙状结肠的长度变化很大,有的长达 90cm,短的长 10cm,成人一般为 40cm 左右。肠腔直径为 4.2cm。乙状结肠上端位置多数在髂嵴平面上下各 0.5cm 的范围内;下端位置最高在骶岬平面,最低在第 3 骶椎椎体上缘,其中以位于第 1 骶椎椎体下半和第 2 骶椎椎体上半范围者为数最多。乙状结肠通常有两个弯曲;由起端向下至盆腔上口附近,于腰大肌的内侧缘,便转向内上方,形成一个弯曲。此弯曲的位置极不固定,一般大多在盆腔内。肠管向内上方越过髂总动脉分叉处,又转而向下,形成第二个弯曲。该弯曲的位置也不固定,多数可位于正中线的左侧。从第二个弯曲下降至第 3 骶椎的高度时,便延续为直肠。

乙状结肠全部包以腹膜,并形成乙状结肠系膜。系膜长度平均为 8.9cm,在肠管中部较长,向上、下两端延伸时则逐渐变短而消失。因此,乙状结肠与降结肠和直肠相连处固定而不能移动,中部活动范围较大,可降入盆腔,或高置肝下,也可移至右髂部。小儿的乙状结肠系膜较长,最易发生乙状结肠扭转。乙状结肠呈扇形,系膜根附着于盆壁,呈“人”字形;由腰大肌内侧缘横过左侧输尿管及左髂外动脉,向上向内至正中线,然后在骶骨前方垂直向下,止于第 3 骶椎前面。乙状结肠前方与膀胱或子宫之间有小肠,后方有左输尿管经过,手术时应避免损伤。乙状结肠是多种疾病的好发部位,也是人工肛门设置的部位,临床上极为重视。

**（六）回盲部**

回盲部(ileocecal part)(图 3-2)是临床常用的一个名词,但其范围尚不够明确,似应包括:回肠末段(约 10cm)、盲肠、阑尾和升结肠起始部(约 1/3 段)。回盲部是肠管炎症、结核、肿瘤、套叠和溃疡的好发部位,临床上极为重要。

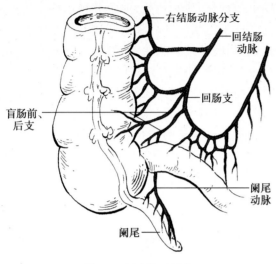

图 3-2　回盲部的结构

## 二、结肠的动脉供应

右半结肠的动脉供应来自肠系膜上动脉分出的中结肠动脉右侧支、右结肠动脉和回结肠动脉。横结肠的血液供应来自肠系膜上动脉的中结肠动脉。左半结肠动脉供应来自肠系膜下动脉分出的左结肠动脉和乙状结肠动脉。此处还有边缘动脉和终末动脉(图 3-3)。

### (一)肠系膜上动脉

肠系膜上动脉(superior mesenteric artery)起自腹主动脉,从十二指肠水平部与胰体下缘间穿出,在小肠系膜根部的两层腹膜中向右下方走行。其下行的过程呈轻度弯曲,弯曲的凸侧朝向左下方,弯曲的

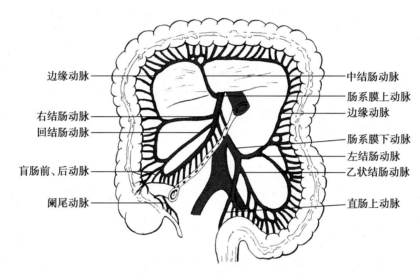

图 3-3　结肠的动脉

凹侧朝向右侧,肠系膜上静脉在其右侧伴行。弯曲的凸侧发出肠动脉 12 ~ 16 支供应小肠。而其凹侧则发出中结肠动脉、右结肠动脉及回结肠动脉供应结肠。

1. 中结肠动脉(middle colic artery)　在胰腺下缘起于肠系膜上动脉,自胃左后方进入横结肠系膜,向下向前向右,分成左右两支。右支在肝曲附近与右结肠动脉的升支吻合,供应横结肠 1/3,左支主要与左结肠动脉的外支吻合,供给左 2/3 横结肠。因其位于中线右侧,在横结肠系膜的左半有一无血管区,带在此区穿过横结肠系膜进行手术。约 25% 的人无中结肠动脉,由右结肠动脉的一支代替,少数人有两支结肠中动脉。

2. 右结肠动脉(right colic artery)　在中结肠动脉起点下 1 ~ 3cm 处起于肠系膜上动脉,在腹膜后,右肾下方处向右横过下腔静脉、右侧精索或卵巢血管和右输尿管,分成升降两支。升支主要与中结肠动脉的右支吻合,降支与回结肠动脉升支吻合。右结肠动脉供给升结肠和肝曲结肠血液。

3. 回结肠动脉(ileocolic artery)　在右结肠动脉起点下方起于肠系膜上动脉,有时与右结肠动脉合成一条主干,在十二结肠水平部下方分成升降两支。升支与右结肠动脉降支吻合;降支到回盲部分成前后两支,与肠系膜上动脉的回肠支吻合,此动脉供应升结肠下段、回盲部和回肠末段。

### (二)肠系膜下动脉

肠系膜下动脉(inferior mesenteric artery)距腹主动脉分叉上方 3 ~ 4cm,于十二指肠降段下缘水平,起于腹主动脉前面,向下向左,横过左髂总动脉,成为直肠上动脉,其分支有左结肠动脉和乙状结肠动脉。

1. 左结肠动脉（left colic artery）　在十二指肠下方由肠系膜下动脉左侧分出，在腹膜后向上、向外横过精索或卵巢血管、左输尿管及肠系膜下静脉，行向脾曲，分成升降两支。升支向上横过左肾下极，主要与中结肠动脉的左支吻合，供给降结肠上段、脾曲和左 1/3 横结肠血液；降支向左，又分成升降两支与乙状结肠吻合，供给降结肠下段血液。有的左结肠动脉与中结肠动脉之间无吻合，边缘动脉也很少，此处称为 Pollan 点，手术时应注意。

2. 乙状结肠动脉（sigmoid arteries）　一般为 1～3 支，但也可多达 7 支，直接起自肠系膜下动脉，或与左结肠动脉共干发出。乙状结肠动脉走行于乙状结肠系膜内，每支又分为升支与降支，它们除彼此呈弓状吻合外，最上一支乙状结肠动脉的升支与左结肠动脉的降支吻合，最下一支乙状结肠动脉的降支与直肠上动脉的分支吻合。

边缘动脉（marginal artery）各结肠动脉间互相吻合形成的连续动脉弓称为边缘动脉，由回盲部到直肠乙状结肠接连处，与肠系膜边缘平行。这种吻合可由单一动脉接连，或由一二级动脉弓接连，对结肠切除有重要关系。如边缘动脉完好，在肠系膜下动脉起点结扎切断，仍能维持左半结肠血液供应。但边缘动脉保持侧支循环距离不同，有的结肠中动脉与结肠左动脉之间缺乏吻合；有的结肠右动脉与回结肠动脉之间缺乏吻合。因此，结肠切除前应注意检查边缘动脉分面情况，如果结肠断端血供不良则容易造成肠段缺血导致吻合口瘘或肠坏死。

终末动脉（terminal artery）由边缘动脉分出长短不同的小动脉，与结肠成垂直方向到结肠壁内（图 3-4）。其短支由边缘动脉或由其长支分出，分

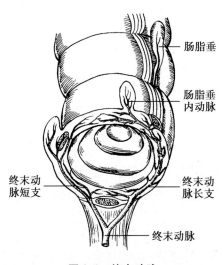

图 3-4　终末动脉

布于近肠系膜侧的肠壁。长支由边缘动脉而来，在浆膜与肌层之间，到结肠带下方，穿过肌层。与对侧的分支吻合，分布于黏膜下层。肠脂垂根部常伴有终末动脉，切除肠脂垂时不可牵拉动脉以免损伤。在行结肠与结肠吻合时，需切除两端结肠的终末支及系膜约 1cm，保证吻合口浆膜层对合，防止吻合口瘘；如终末支结扎切断过多也会发生吻合口瘘。

## 三、结肠的静脉

结肠壁内静脉丛汇集成小静脉，在肠系膜缘汇合成较大静脉，与结肠动脉并行，成为与结肠动脉相应的静脉。结肠中静脉、结肠右静脉和回结肠静脉合成肠系膜上静脉入门静脉。左半结肠静脉经过乙状结肠静脉和结肠左静脉，成为肠系膜下静脉，在肠系膜下动脉外侧向上到十二指肠空肠由外侧转向右，经过胰腺后方入脾静脉，最后入门静脉。

手术操作的挤压可促使癌细胞进入血流，经回流静脉而播散。为了预防手术操作引起血流播散，大肠癌手术时，要求早期结扎癌灶所在肠段的回流静脉。

## 四、结肠的淋巴引流

结肠的淋巴系统主要与结肠的动脉伴行。结肠淋巴组织以回盲部最多，乙状结肠次之，肝曲和脾曲较少，降结肠最少，分为壁内丛、中间丛和壁外丛（图 3-5）。

1. 壁内丛　包括结肠黏膜、黏膜下层、肌间和浆膜下淋巴丛。由小淋巴管互相交通，并与上方和下方的淋巴网相连，以围绕肠壁的交通为丰富，因此结肠癌易围绕肠壁环形蔓延而形成梗阻。

2. 中间丛　为连接壁内丛和壁外丛的淋巴管。

3. 壁外丛　包括肠壁外的淋巴管和淋巴丛。

结肠淋巴结分为四组：①结肠上淋巴结：位于肠壁肠脂垂内，沿结肠带最多，在乙状结肠最为显著；②结肠旁淋巴结：位于边缘动脉附近及动脉和肠壁之间；③中间淋巴结：位于结肠动脉周围；④中央淋巴结：位于结肠动脉根部及肠系膜上、下动脉周围，再引至腹主动脉周围腹腔淋巴结。肿瘤转移可沿淋巴网转移至不同的淋巴结，转移至不同组淋巴结其预后差异较大。

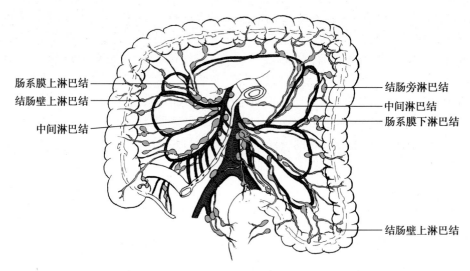

肠系膜上淋巴结
结肠壁上淋巴结
中间淋巴结

结肠旁淋巴结
中间淋巴结
肠系膜下淋巴结

结肠壁上淋巴结

图 3-5　结肠的淋巴引流

### 五、结肠的神经支配

结肠的神经为自主神经,含有交感神经和副交感神经两种纤维。右半结肠和左半结肠的神经供应有所不同。右半结肠由迷走神经发出的副交感神经纤维和由肠系膜上神经丛发出的交感神经纤维供应。

由肠系膜上神经丛发出的神经纤维,随结肠动脉及其分支分布于右半结肠的平滑肌和肠腺。左半结肠由盆神经发出的副交感神经纤维和肠系膜下神经丛发出的交感神经纤维供应。交感神经有抑制肠蠕动和使肛门内括约肌收缩的作用。副交感神经有增加肠蠕动、促进分泌、使肛门内括约肌松弛作用。肠感受器很多是副交感神经,有牵张、触觉、化学和渗透压感受器。

## 第二节　阑尾的局部解剖

### 一、阑尾的形态结构

阑尾(appendix)位于右髂窝部,其近端开口于盲肠,远端为盲端,在回盲瓣下方 2~3cm 处(图 3-6)。阑尾外形呈蚯蚓状,其长短差异较大,一般长约 6~8cm,直径 0.5~1.0cm,其内腔随年龄增大而缩小,一般在中年以后,特别是老年人,可发生部分或

完全闭锁。阑尾起于盲肠根部,附于盲肠后内侧壁,三条结肠带的汇合点。因此,沿盲肠前面的结肠带向顶端追踪可寻到阑尾基底部,其体表投影约在脐与右髂前上棘连线的中外 1/3 交界处,临床上称为麦氏点(McBurney 点)。麦氏点是选择阑尾手术切口的标记点。阑尾炎时该处常有明显压痛,手术中寻找阑尾位置时只需沿着结肠带(特别是独立带)向下即能找到阑尾根部。

虽然阑尾根部比较固定,但是阑尾的末端变化比较大,常见的位置变化有六种类型(图 3-7):①盆位:最常见,约占 41.3%,相当于 3~6 点位,阑尾伸入盆腔,其尖端可触及盆腔内肌或盆腔脏器。②盲肠后位:约占 29.4%,相当于 9~12 点位,在盲肠或升结肠后方,髂腰肌前面,尖端向上,位于腹膜后。此种阑尾炎的临床体征轻,易误诊。手术显露及切除有一定难度。③回肠前位:约占 28%,阑尾在回肠末部前方,相当于 0~3 点位,尖端指向左上。④盲肠下位:约占 14.7%,相当于 6~9 点,尖端向右下。⑤盲肠外侧位:相当于 9~10 点,位于腹腔内,盲肠外侧。⑥回肠后位:相当于 0~3 点,但在回肠

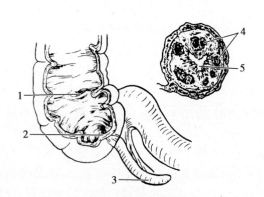

图 3-6　阑尾的解剖
1. 回盲瓣;2. 阑尾开口;3. 阑尾;
4. 淋巴组织;5. 阑尾腔

后方。双阑尾或阑尾先天缺如非常罕见。

阑尾属腹膜内位器官,包裹阑尾的腹膜沿管壁的一侧相遇而成双层的三角形系膜,称阑尾系膜,内有阑尾动脉、静脉走行。

当血运障碍时,易导致阑尾缺血坏死。阑尾静脉与阑尾动脉伴行,最终回流入门静脉。当阑尾炎症时,菌栓脱落可引起门静脉炎和细菌性肝脓肿。

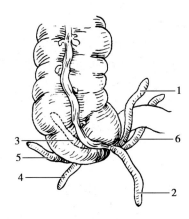

图 3-7  阑尾的位置
1. 回肠前位;2. 盆位;3. 盲肠后位;4. 盲肠下位;
5. 盲肠外侧位;6. 回肠后位

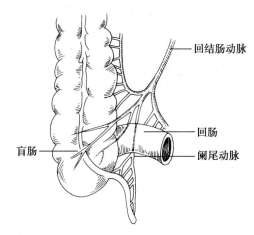

图 3-8  阑尾的动脉

## 二、阑尾的组织结构

阑尾的组织结构与结肠相似,阑尾黏膜由结肠上皮构成。阑尾壁有浆膜层、肌层、黏膜下层和黏膜层。其中,阑尾壁的环形肌在阑尾根部增厚,但在阑尾的其他部分肌层较薄。因此,阑尾发炎时,容易穿孔。正常阑尾黏膜上皮细胞能分泌少量(0.25 ～ 2ml/d)黏液。阑尾是一个淋巴器官,参与 B 淋巴细胞的产生和成熟,可起免疫监督作用。

## 三、阑尾的血液供应

阑尾动脉是一种无侧支的终末动脉(图 3-8),源自回结肠动脉发出的阑尾动脉,从回肠末端背面近阑尾基部进入阑尾,沿阑尾系膜游离缘走行,再分布到阑尾壁。阑尾动脉与盲肠动脉无吻合交通支,

## 四、阑尾的淋巴引流

研究证明,阑尾是一个淋巴器官,参与 B 淋巴细胞的产生和成熟。黏膜和黏膜下层中含有丰富的淋巴组织。阑尾的淋巴组织在出生后 2 周就开始出现,12 ～ 20 岁时达高峰期,有 200 多个淋巴滤泡。以后逐渐减少,30 岁后滤泡明显减少,60 岁后完全消失。故切除成人的阑尾,无损于机体的免疫功能。阑尾的淋巴管与系膜内血管伴行,引流到回结肠淋巴结。阑尾黏膜深部有嗜银细胞,是发生阑尾类癌的组织学基础。

## 五、阑尾的神经支配

阑尾的神经由交感神经纤维经腹腔丛和内脏小神经分布而来,其传入神经与第 10 脊神经节相接,故当急性阑尾炎发病开始时,常有第 10 脊神经所分布的脐周围牵涉痛,属内脏性疼痛。

(李春雨  姜可伟)

# 第三节  肛门直肠的局部解剖

## 一、肛管的局部解剖

### (一)肛门三角和肛尾韧带

肛门三角(anal triangle)是指以两坐骨结节为连线,向后至尾骨的三角形区域(图 3-9),习惯上亦称

肛周,中间是肛门。肛门(anus)是消化道末端的开口,即肛管的外口,位于臀部正中线,在 Minor 三角之中。肛门平时紧闭呈前后纵形,排便时张开呈圆形,直径可达 3cm。肛门周围有很多放射状皱褶,当排便时肛门扩张,皱褶消失,便后肛门收缩时皱褶又复原,粪渣和细菌极易卷入皱褶内藏匿起来。所以,

手术前消毒必须彻底。肛缘向后至尾骨尖之间，形成一个纵沟，即臀沟，深浅不一，深者易潮湿感染。肛门三角和尿生殖三角，合称会阴区。其前方皮下有会阴浅筋膜和会阴体肌，如果切断，则肛门向后移位。其后方臀沟下，肛缘向后至尾骨之间，有肛尾韧带（anococcygeal ligament）（图3-10），起固定肛门的作用。肛门后脓肿或肛瘘手术切开时，若切断肛尾韧带，可造成肛门向前移位，影响排便。因此，手术时尽量做放射状切口，以免损伤这些组织及皮肌纤维。肛门皮肤比较松弛而富有弹性，手术时容易牵起，因而切除过多肛门皮肤易造成肛门狭窄。肛门部神经丰富，感觉敏锐，手术时疼痛明显。

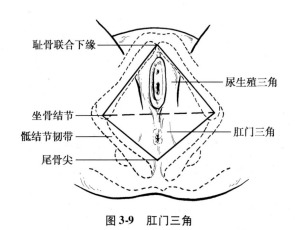

图3-9 肛门三角

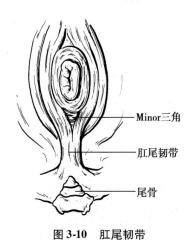

图3-10 肛尾韧带

（二）肛管

肛管（anal canal）是消化道的末端，肛管上端止于齿状线并与直肠相接，向下向后止于肛门缘，因此，肛门缘到直肠末端的一段狭窄管腔称肛管，成人肛管平均长3～4cm，平均2.5cm。而外科通常将肛管的上界扩展到齿状线上1.5cm处，即肛管直肠环平面。手术中要特别注意保护肛管皮肤。我国成人肛管周长约10cm，至少应保留2/5，否则会造成肛门狭窄、黏膜外翻、腺液外溢。

1. 肛管分类 肛管分为解剖肛管和外科肛管。解剖肛管是指齿状线到肛门缘的部分，又称皮肤肛管或固有肛管。临床较常用，前壁较后壁稍短，成人长3～4cm，无腹膜遮盖，周围有外括约肌和肛提肌围绕。外科肛管是指肛门缘至肛管直肠环平面（肛直线）的部分，又称肌性肛管或临床肛管。临床较少用，成人长（4.2±0.04）cm。外科学肛管实际上是解剖学肛管+直肠柱区。Shafik（1975）认为应把肛提肌内侧缘至齿状线的一段称为直肠颈，把齿状线至肛门一段称为解剖肛管，把直肠与直肠颈交界处，称为直肠颈内口，肛管外口称肛门。我们认为这种新分界方法比较合理，既能反映解剖特点，又能指导临床（图3-11）。

2. 肛管分界 肛管内腔面有四条线：肛皮线、肛白线、齿状线及肛直线。还有三条带：皮带位于肛白线与肛皮线之间；痔带位于齿状线与肛白线之间；柱带位于肛直线与齿状线之间（图3-12）。

（1）肛皮线：平常称肛门口、肛门缘，是胃肠道最低的界线。

（2）肛白线：又称Hilton线，是肛管中下部交界线，正对内括约肌下缘与外括约肌皮下部的交界处。指诊可触到一个明显的环形沟，此沟称为括约肌间沟（intermuscular groove）（亦称肛白线）（图3-13）。沟的宽度0.6～1.2cm，距肛门口上方约1cm，肉眼并不能辨认。行内括约肌松解术时，以此沟为标志，切开肛管移行皮肤，挑出内括约肌在明视下切断。肛管移行皮肤，切除过多，易致肛门狭窄，需要注意。临床上常用此沟来定位内外括约肌的分界。

（3）齿状线：在白线上方，距肛门缘2～3cm。在肛管皮肤与直肠黏膜的交界处，有一条锯齿状的环形线，称为齿状线（dentate linea）或梳状线（pectinati linea）。此线是内外胚层的移行区，上下两方的上皮、血管、淋巴和神经的来源完全不同，是重要的解剖学标志（图3-14）。85%以上的肛门直肠病都发生在齿状线附近，在临床上有重要意义。

1）上皮：齿状线以上是直肠，肠腔内壁覆盖黏膜，为覆层立方上皮；齿状线以下是肛管，肛管覆盖皮肤，为移行扁平或复层扁平上皮。齿状线以上的痔为内痔，以下的痔为外痔；齿状线以上的息肉、肿瘤附以黏膜，多数是腺瘤；齿状线以下的肿瘤附以皮肤，是皮肤癌等。

2）神经：齿状线以上的神经是内脏神经，没有明显痛觉，故内痔不痛，手术时为无痛区；齿状线以下的神经是躯体神经，痛觉灵敏，故外痔、肛裂非常

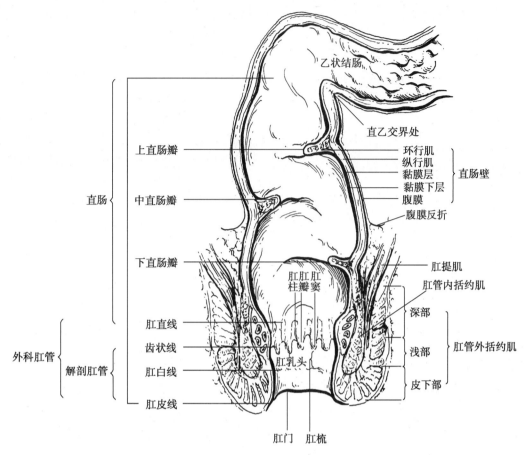

图 3-11　直肠与肛管冠状切面

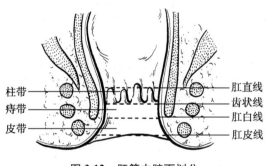

图 3-12　肛管内腔面划分

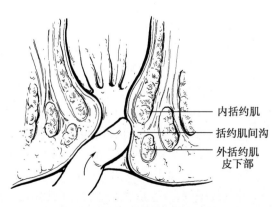

图 3-13　手指在肛管摸到括约肌间沟

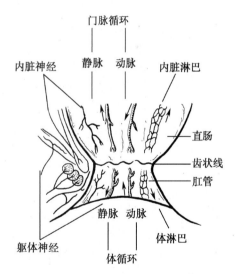

图 3-14　齿状线上下的不同结构

痛,手术时为有痛区,凡是疼痛的肛门病都在齿状线下(图 3-15)。

3）血管:齿状线以上的血管是直肠上血管,其静脉与门静脉系统相通;齿状线以下的血管是肛门血管,其静脉属下腔静脉系统。在齿状线附近,门静脉与体静脉相通。

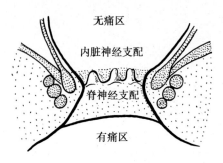

图 3-15 齿状线上下的神经分布

4）淋巴：齿状线以上的淋巴向上回流，汇入腰淋巴结（内脏淋巴结）；齿状线以下的淋巴向下回流，经大腿根部汇入腹股沟淋巴结（躯体淋巴结）。

所以，肿瘤转移，齿状线上向腹腔转移，齿状线下向大腿根部转移。

由此可见，齿状线是胚胎内、外胚层交汇的地方，所以几乎所有肛门、直肠先天性畸形（如锁肛等）都发生在齿状线。

齿状线还是排便反射的诱发区。齿状线区分布着高度特化的感觉神经终末组织，当粪便由直肠达到肛管后，齿状线区的神经末梢感觉到刺激，就会反射地引起内、外括约肌舒张，肛提肌收缩，使肛管张开，粪便排出。如手术中切除齿状线，就会使排便反射减弱，出现便秘或感觉性失禁。齿状线上下结构的区别见表3-1。

表 3-1 齿状线上、下结构的比较

| 区别点 | 齿状线上部 | 齿状线下部 | 临床应用 |
| --- | --- | --- | --- |
| 来源 | 内胚层、后肠 | 外胚层、原肠 | 肛管直肠分界 |
| 覆盖上皮 | 单层柱状上皮（黏膜） | 覆层扁平上皮（皮肤） | 皮肤黏膜分界 |
| 动脉来源 | 直肠上、下动脉 | 肛门动脉 | 与痔的好发部位有关 |
| 静脉回流 | 肠系膜下静脉（属门静脉系） | 阴部内静脉（属下腔静脉系） | 与痔的好发部位有关；与直肠癌转移至肝有关 |
| 淋巴引流 | 入腰淋巴结 | 入腹股沟淋巴结 | 肛管癌转移至腹股沟；直肠癌转移至腹腔内 |
| 神经分布 | 内脏神经（痛觉迟钝） | 躯体神经（痛觉敏锐） | 齿状线上为无痛区，齿状线下为有痛区 |

（4）肛直线：又称直肠颈内口，是直肠柱上端水平线，亦称 Herrmann 线，是直肠颈内口与直肠壶腹部的分界线，在肛管直肠环的平面上，又是肛提肌的附着处。通常是临床上扩展的肛管，它将肛管的上界延至齿状线以上 1.5cm 处。这一水平正是肛管直肠环水平，对于肛瘘手术有重要的临床意义。

3. 肛管皮肤 肛管皮肤特殊，上部是移行上皮，下部是鳞状上皮，表面光滑色白，没有汗腺、皮脂腺和毛囊，即"三无"皮肤。手术中被切除后，会形成肛管皮肤缺损、黏膜外翻和腺液外溢。

4. 肛管毗邻 肛管两侧为坐骨肛门窝，其前方男性有尿道和前列腺，女性有阴道，后方有尾骨。

5. 肛管形态结构 肛管形态结构包括肛柱、肛瓣、肛窦、肛乳头、肛腺等结构（图3-16）。

（1）肛柱（anal columns）：直肠下端缩窄，肠腔内壁的黏膜折成隆起的纵行皱襞，皱襞突出部分叫肛柱，又称直肠柱（rectal columns），有 8～10 个，长 1～2cm，宽 0.3～0.6cm，儿童比较明显。直肠柱是括约肌收缩的结果，在排便或直肠扩张时此柱可消失。

（2）肛瓣（anal valves）：两直肠柱底之间有半月形黏膜皱襞，叫肛瓣。有 6～12 个瓣，肛瓣是比较

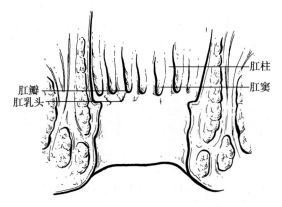

图 3-16 肛瓣、肛窦、肛乳头、肛柱

厚的角化上皮，它没有"瓣"的功能。

（3）肛窦（anal sinuses）：是肛瓣与两柱底之间形成的凹陷隐窝，又称肛隐窝（anal crypt）。即在肛瓣之后呈漏斗状的凹窝，口朝上向直肠腔内上方，窦底伸向外下方，深 0.3～0.5cm，有导管与肛腺相连，是肛腺分泌腺液的开口，在肛窦内储存，排便时直肠收缩肛腺液与直肠黏膜下肠腺液混合，润滑粪便，易于排出肛外。当大便干燥用力时擦破肛瓣，或腹泻时稀便进入肛窦内，发生肛窦炎，再经导管蔓延成肛腺炎，继而扩散至肛管直肠周围各间隙形成脓肿，或

沿肛管移行皮肤向下蔓延破溃后发生肛裂,再向下蔓延形成裂痔,破溃后形成裂瘘。所以肛窦又是感染的门户。当行肛周脓肿和肛瘘手术时,应查看肛窦有无红肿、硬结、凹陷和溢脓,来确定原发感染肛窦内口。肛瓣和肛窦数目与直肠柱相同,多位于后正中部,所以 85% 的肛窦炎发生在后部。

(4) 肛乳头(anal papillae):是肛管与肛柱连接的部位,沿齿状线排列的三角形上皮突起,多为 2 ~ 6 个,基底部发红,尖端灰白色,大小不一,系纤维结缔组织。Schutte 认为其可能是外胚层遗迹,或是后天产生的。还有人说是肛膜消失的痕迹。当肛管处有感染、损伤及长期慢性刺激时,肛乳头可增生变大,形成肛乳头肥大或肛门乳头瘤,有人误认为息肉和外痔。正常的肛乳头不需要治疗,肛乳头肥大或肛门乳头瘤应积极治疗,肛裂手术时应一并切除。

为了帮助记忆,此部解剖犹如手掌和五指,手指像肛柱,指根连接处的指蹼像肛瓣,指蹼背面的小凹即为肛窦,掌指关节连成锯齿状线即为齿状线,比喻形象且便于理解。

(5) 肛腺(anal gland):是一种连接肛窦下方的外分泌腺体。连接肛窦与肛腺的管状部分叫肛腺导管(图 3-17)。个体差异和自身变异很大,不是每一个肛窦都有肛腺,一般约有半数肛窦有肛腺,半数没有。成人 4 ~ 10 个,新生儿可达 50 个。多数肛腺都集中在肛管后部,两侧较少,前部缺如。5 岁以下儿童多呈不规则分布。肛腺开口于窦底,平时分泌腺液储存在肛窦内,排便时可起润滑粪便的作用。由于该处常有存积粪屑杂质,容易发生感染,引发肛窦炎。许多学者强调指出,肛窦炎是继发一切肛周疾病的祸根。95% 的肛瘘均起源于肛腺感染。

(6) 栉膜:位于齿状线与括约肌间沟之间的环形平滑区,称为栉膜区,亦称梳状区。此区域内的肛管上皮组织及皮下结缔组织称为栉膜,亦称肛梳,1.0 ~ 1.5cm(见图 3-11)。栉膜病理增生所形成的纤维束称为栉膜带,亦称梳状带。栉膜带长 3 ~ 8mm,平均厚约为 2.68mm。在慢性炎症长期刺激下,栉膜带可发生纤维性缩窄硬化,称为肛门梳硬结。

6. 肛垫(anal cushion)　是直肠末端的唇状肉赘,肛管内齿状线上方有宽 1.5 ~ 2.0cm 的环状区。该区厚而柔软,有 12 ~ 14 个直肠柱纵列于此,为一高度特化的血管性衬垫,称为肛垫。肛垫是由扩张的静脉窦、平滑肌(Treitz 肌)、弹性组织和结缔组织构成(图 3-18)。其出生后就存在,不分年龄、性别和种族,每一个正常人(既无痔的体征又无肛门症状者)在肛门镜检时均可见有数目不等和大小不一的肛垫凸现于肛腔内,多呈右前、右后、左侧三叶排列,它宛如海绵状结构,类似勃起组织。表面为单层柱状上皮与移行上皮,有丰富的感觉神经,是诱发排便的感觉中心,起到诱发排便感觉、闭合肛管、节制排便的作用。正常情况下肛垫疏松地附着在肛管肌壁上。当括约肌收缩时,它像一个环状气垫,协助括约肌维持肛管的正常闭合,是肛门自制功能的重要部分。其中 Treitz 肌厚 1 ~ 3mm,含有弹性纤维组织,对肛管直肠有重要支持作用,可防止黏膜脱垂。Treitz 是肛垫的网络和支持结构,它有使肛垫向上回缩的作用,如 Treitz 断裂支持组织松弛,肛垫回缩障碍,从原来固定于内括约肌的位置下降,使内痔脱出或痔黏膜糜烂并发出血,因而形成痔(图 3-19)。1975 年,Thomson 在他的硕士论文中首次提出"肛

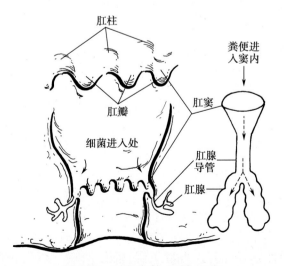

图 3-17　肛腺、肛柱、肛瓣、肛窦

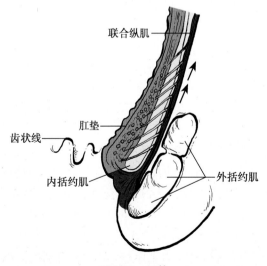

图 3-18　肛垫

垫"的概念,并认为因肛垫内动、静脉吻合血管调节障碍和 Treitz 肌退行性变性,而导致肛垫肥大后脱出即成内痔。根据这一新的观点,国内外学者设计了 Treitz 肌或肛垫保存根治术。注射硬化剂是硬化萎缩痔静脉,并使肛垫粘连固定内痔消失而愈。

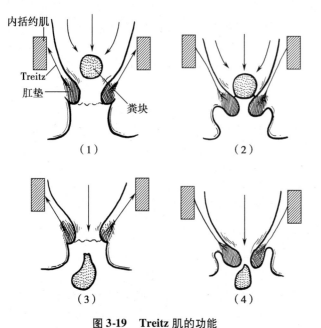

**图 3-19　Treitz 肌的功能**
(1)排便前;(2)排便时,粪块推肛垫向下,Treitz 肌伸长;(3)排便结束,Treitz 肌将肛垫向上回缩;(4)Treitz 肌断裂,肛垫脱垂成痔

## 二、直肠的局部解剖

直肠(rectum)是结肠的末端,位于盆腔内固定在盆腔腹膜的结缔组织中。上端平第三骶椎与乙状结肠相接。沿骶椎腹面向下,直达尾骨尖,穿骨盆底后,下端止于齿状线与肛管相连。成人长 12～15cm。

**(一) 直肠的形态结构**

直肠并不是笔直的。直肠有两个弯曲,在矢状面上,沿着骶尾骨的前面下行形成向后突的弯曲,称直肠骶曲(sacral fiexure of rectum),距肛门 7～9cm;下段绕尾骨尖向后下方在直肠颈,形成一突向前的弯曲,称为会阴曲(perineal flexure of rectum),距肛门 3～5cm(图 3-20)。骶曲和会阴曲在此与肛管形成一个 90°～100°的角称肛直角(ARA),此角度对排便起重要作用(图 3-21)。直肠上下端较狭窄,中间膨大,形成直肠壶腹(ampulla of rectum),是暂存粪便的部位。但是,有 1/3 的人没有宽阔部而呈管状。直肠的黏膜较为肥厚,在直肠壶腹部的黏膜有上、中、下三个半月形皱襞突入肠腔,襞内有环肌纤

维,称直肠瓣(Houston 瓣)。直肠瓣自上而下多为左、右、左排列,左侧 2 个,右侧 1 个。它的作用是当用力排便时,可防止粪便逆流。上瓣位于直乙结合部的左侧壁上,距肛缘 11.1cm。中瓣又称 Kohl-rausch 瓣,最大,位置恒定,壁内环肌发达,有人称为第三括约肌,位于直肠壶腹的右侧壁上,距肛缘 9.6cm,相当于腹膜返折平面,是检查和手术的标志。下瓣较小,位置不恒定,一般多位于直肠的左壁上,距肛缘 8cm。在做乙状镜和纤维结肠镜摘除息肉手术插镜时要注意狭窄部,直肠角沿两个弯曲进镜,到中瓣以上时,操作不能粗暴,否则造成肠穿孔,甚至并发腹膜炎。

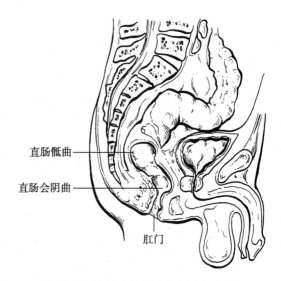

**图 3-20　肛管直肠的大体形态和弯曲**

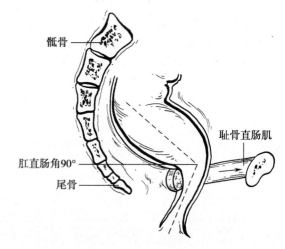

**图 3-21　肛直角的形成**

**(二) 直肠组织结构**

直肠壁的组织结构与结肠相同。直肠全层由内向外分为黏膜层、黏膜下层、肌层、外膜(浆膜)四层(图 3-22)。

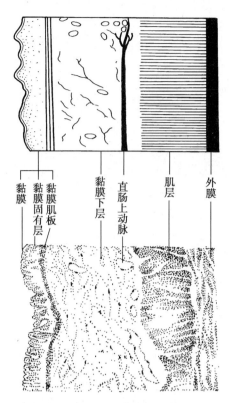

图 3-22　直肠壁的组织结构

（图中标注：黏膜、黏膜固有层、黏膜肌板层、黏膜下层、直肠上动脉、肌层、外膜）

1. 黏膜层　分为黏膜、黏膜固有层、黏膜肌层（又称黏膜肌板），由 2～3 层纵行平滑肌构成。黏膜较厚，血管丰富。黏膜层存在肠腺，分泌腺液。固有层有小支静脉丛为子痔区，是消痔灵四步注射法的第三步。肌板层是 Treitz 肌，网络内痔静脉丛的一层。

2. 黏膜下层　此层极为松弛，易与肌层分离。内有疏松结缔组织，直肠上动、静脉。齿状线附近含丰富的窦状静脉丛。有直肠上动脉与内痔静脉丛，为母痔区，是消痔灵四步注射法的第二步。

3. 肌层　直肠的肌层为不随意肌，外层是纵行肌，内层是环行肌。内为直肠环行肌，在相当于耻骨直肠肌下缘平面形成逐渐增厚的内括约肌，向下延续至括约肌间沟（内括约肌最肥厚部分在齿状线上 0.5cm 至终末长约 1.5cm）。外为直肠纵行肌，向下分出一束肌肉，组成联合纵肌的内侧纵肌，进入外括约肌间隙，内侧纵肌是直肠黏膜下脓肿的通道。

4. 外膜　前壁、两侧壁有腹膜，其直肠外侧壁为浆膜层。其他部位的直肠外侧壁为结缔组织构成的外膜。

熟悉直肠全层的各层次是掌握消痔灵注射法治疗各期内痔的基本功之一。Ⅰ 期内痔是齿状线上方黏膜下层的窦状静脉淤血扩张。Ⅱ 期内痔是黏膜下层痔团扩大，黏膜固有层也有痔变。Ⅲ 期内痔是 Ⅱ 期内痔的扩大，上端已扩延到终末直肠的黏膜下层和黏膜固有层，下端已扩延齿状线下方的肛管。Ⅳ 期内痔呈混合痔病变，其内痔已不再向上发展，向下发展是因联合纵肌的内侧和下行分支松弛，使内痔与肛门静脉串通。肛管和肛缘皮下有明显外痔团块（平时痔脱出肛外）。同时，熟悉直肠全层的各层次也是掌握吻合器痔上黏膜环切术（PPH 术）的基本要求。

**（三）直肠的毗邻**

直肠上前方有腹膜返折，男性有膀胱底、精囊和前列腺，女性有子宫。上后方为骶骨，直肠和骶骨之间有直肠固有筋膜鞘，包括血管、神经和淋巴等，如直肠上动脉、骶前静脉丛、骶神经丛。直肠上两侧有输尿管，下前方在男性为前列腺，女性为子宫颈和阴道后壁，下后方有直肠后间隙，尾骨和耻骨直肠肌。在直肠与阴道之间有直肠阴道隔（septum rectovaginale）相隔。直肠的最末端被外括约肌深层及肛提肌围绕（图 3-23）。因此，在注射硬化剂时，不能注射得太深、太多，否则会损伤前列腺发生血尿和尿痛，损伤阴道直肠隔会造成坏死或穿孔，发生直肠阴道瘘。

**（四）直肠的系膜**

直肠没有系膜，在大体解剖学中，"系膜（Meso）"一词的定义是指悬吊肠管与腹后壁的双层腹膜而言，如横结肠系膜、乙状结肠系膜等。直肠前壁和侧壁有腹膜覆盖，其后壁紧接骶骨凹面，无腹膜悬吊，故无系膜。因此，"直肠系膜"是直肠癌外科提出的一个专门术语，解剖学无直肠系膜这一名词。直肠系膜实际上是直肠周围筋膜，是指包绕直肠后方及两侧呈半环状的双层膜状结构，内含动脉、静脉、淋巴组织及大量的脂肪组织。由于骨盆的特殊结构，只在直肠的上 1/3 形成膜状结构，而中下 1/3 是从直肠的后方和两侧包裹着直肠，形成半圈 1.5～2.0cm 厚的结缔组织，临床外科称之为直肠系膜。后方与骶前间隙有明显的分界，上自第 3 骶椎前方，下达盆膈。1982 年 Heald 等提出的全直肠系膜切除（total meserectal exeision，TME），是指从第 3 骶椎前方至盆膈直肠后方及双侧连系直肠的全部疏松结缔组织切除，直肠癌根治术又上了一个新台阶。

**（五）直肠与腹膜的关系**

直肠上 1/3 前面和两侧有腹膜覆盖；中 1/3 仅在前面有腹膜并返折成直肠膀胱陷窝（男）或直肠子宫陷窝（女），即 Douglas 腔。下 1/3 全部位于腹膜外，使直肠在腹膜内外各占一半，直肠后面无腹膜

43

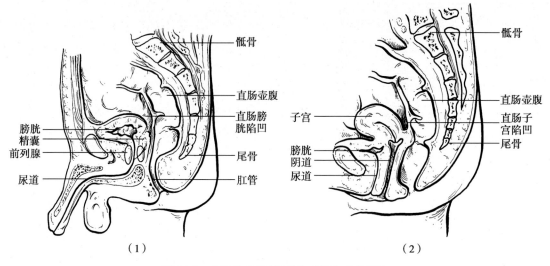

图 3-23 直肠的毗邻(骨盆和直肠矢状切面)
(1)男性;(2)女性

覆盖。腹膜返折部距离肛缘约 9.6cm,与直肠腔中段直肠瓣平齐。一般肛门镜的长度为 8～10cm,即据此设计而成。

**(六)直肠侧韧带**

"侧韧带(lateral ligament)"通常是指连于直肠与盆侧壁之间的盆脏筋膜(图 3-24)。1908 年 Miles 在论文中作为临床用语提出"侧韧带"一词,而不是解剖学用语。并记载"从直肠侧壁向前外伸延,其先端到达膀胱颈部,具有 2～3cm 宽,包含直肠中动脉。不用结扎血管,钳夹切断结扎可到达肛提肌"。在女性此韧带分两层:一层在直肠后方,另一层在直肠和阴道之间。关于直肠"侧韧带"在解剖学上存在较大不同,Gray 解剖学曾提出筋膜沿直肠下动脉从盆后外壁伸展至直肠,由此命名为"侧韧带"。从外科角度看,直肠"侧韧带"为基底位于盆腔侧壁、顶端进入直肠的三角结构。但 Jones 等研究 28 例尸体标本的盆腔中并无一般所提的直肠"侧韧带"结构。只有部分标本在直肠系膜与盆腔侧壁之间有不太坚固的结缔组织索带。索带距直肠肛管平面 0～

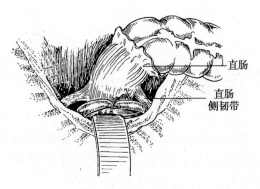

图 3-24 直肠侧韧带

10cm,中位高度 4cm;直肠下动脉及自主神经丛不参与该韧带的组成。研究表明,直肠系膜平面并无任何重要结构穿过,有时可见比较疏松的结缔组织索带,并不代表直肠"侧韧带",而且经常缺如。另有学者认为,由于所有神经血管均为脂肪和纤维组织包绕,将直肠系膜向外侧牵拉时,直肠下动静脉、骶神经即构成所谓"直肠侧韧带",如果没有手术分离过程的人为因素,人体中实际上并不存在此结构。而 Rutegard 等不同意此种说法,认为双侧的直肠"侧韧带"是存在的,其中均有神经、脂肪及纤维组织等。

**(七)直肠的筋膜**

无论是经腹腔还是经骶骨切除直肠,直肠后面都可以见到有一层筋膜包裹直肠和其周围脂肪组织。直肠癌根治手术过程中,这层筋膜是全直肠系膜切除重要的剥离平面。直肠周围结缔组织主要由 Denonvilliers 筋膜、Waldeyer 筋膜及直肠侧韧带组成,具有支持、固定直肠的作用。因各韧带、筋膜间均存在一定的间隙,其间有血管、神经和淋巴管在此通过。因此,掌握直肠的韧带与筋膜对完成保留性功能的直肠癌根治术至关重要。

1. Denonvilliers 筋膜 Denonvilliers 筋膜是腹膜融合形成的一层结缔组织膜,即腹膜会阴筋膜或称尿直肠隔(图 3-25)。1836 年,法国学者 Denonvilliers 首次描述在直肠与精囊腺之间有一层类似肉膜样的膜,故称 Denonvilliers,它是盆脏筋膜的增厚部分。Denonvilliers 筋膜很容易辨认,它下起自会阴筋膜(perinesal aponeurosis),向上与 Douglas 窝处的腹膜相连,然后向侧方与环绕血管和腹下丛结缔组织融合,该筋膜分两层,较厚的前叶附着在前列腺及精

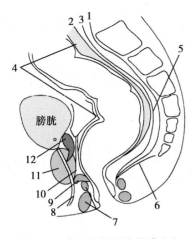

**图 3-25　直肠矢状面的筋膜分布**
1. 直肠系膜；2. 直肠固有筋膜；3. 腹下神经前筋膜；4. 壁层盆腔筋膜；5. 直肠骶骨韧带；6. 肛尾韧带；7. 肛门外括约肌；8. 尿道；9. 直肠尿道肌；10. Denonvilliers 筋膜；11. 前列腺；12. 精囊

囊表面，后叶与直肠间有一层薄的疏松结缔组织。Moriya 认为，在直肠癌外科中必须将该筋膜切除。一些关于减少泌尿生殖功能损伤的研究认为，有些外科医生没有辨认出 Denonvilliers 筋膜的前叶，而是在其两叶之间进行解剖。女性的 Denonvilliers 筋膜较薄，不分层，向下呈楔状，形成直肠-阴道三角。但是 Ricc 则认为，Denonvilliers 筋膜在女性并不存在。仅在直肠阴道之间由盆内筋膜及肛提肌部分中线交叉纤维组成的松散的网状组织，楔状组织并不明显。

因此，正确理解辨认 Denonvilliers 筋膜对于完成直肠癌根治手术有非常重要的意义。

2. **Waldeyer 筋膜**　盆腔的筋膜分为脏层和壁层两层，其中包绕直肠周围的脏层筋膜，称之为直肠固有筋膜。在直肠后方的直肠固有筋膜后面、骶尾骨的前面，紧贴骶骨的一层坚韧的壁层筋膜称为 Waldeyer 筋膜，即骶前筋膜。位于下部骶骨表面到直肠肛管交界部、无血管的非常强韧的结缔组织，是盆腔筋膜壁层增厚的部分。周围腹膜外直肠的后面借结缔组织与骶尾骨前面疏松结合，易钝性分离。该筋膜上方与骶骨附着紧密，但可用手指剥离；因骶中动脉和骶前静脉丛位于筋膜深面，剥离时可撕破这些血管引起难以控制的出血。Waldeyer 筋膜与直肠筋膜囊结合较松，该筋膜的下方变薄，再向下向前至肛-直结合部与直肠固有筋膜连接，在骶骨前面横行切断此筋膜，直肠方可游离，不致在手术时自骶前将此筋膜分离过高，而损伤骶部副交感神经导致长期尿潴留。

## 三、肛管直肠周围肌肉

肛管直肠周围有两种功能不同的肌肉：一种为随意肌，位于肛管之外，即肛管外括约肌与肛提肌；另一种为不随意肌，在肛管壁内，即肛管内括约肌；中间肌层为联合纵肌，既有随意肌又有不随意肌纤维，但以

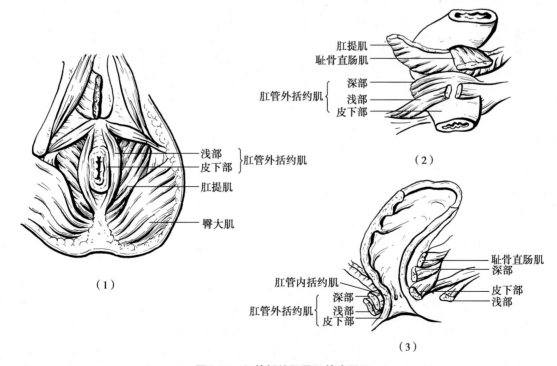

**图 3-26　肛管括约肌及肛管直肠环**
（1）下面视；（2）侧面观；（3）矢状切面观

后者较多。以上肌肉能维持肛管闭合及开放。这些肌肉可分为:肛管内括约肌、肛管外括约肌、肛提肌、耻骨直肠机、联合纵肌和肛管直肠环(图3-26)。

### (一)肛管内括约肌

肛管内括约肌(internal anal sphincter,IAS)是直肠环肌延续到肛管部增厚变宽而成,为不随意肌,属于平滑肌,肌束为椭圆形(图3-27)。上起自肛管直肠环水平,下止括约肌间沟上方,长约3cm,厚约0.5cm,环绕外科肛管上2/3周,其下缘距肛缘为1.0cm,受自主神经支配,肌内无神经节。只给很少能量就能维持长时间的收缩状态而不疲劳。

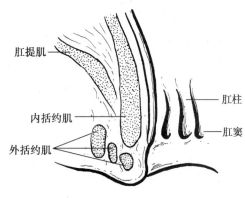

**图3-27 肛管内括约肌**

内括约肌借其平滑肌特有的延展性,使肛门充分松弛。它具有直肠环肌容易痉挛的特性,任何病理原因都能引起长时间的痉挛,长期痉挛就会发生内括约肌失弛缓症,导致出口梗阻型便秘,手术时切除部分内括约肌,才能治愈。内括约肌主要是参与排便反射、无括约肛门的功能,手术时切断不会引起排便失禁,且能因松解而消除内括约肌痉挛引起的术后剧痛。所以,做环痔分段结扎术和肛裂手术时必须切断,并可防止术后肛门狭窄。麻醉后肛门松弛,内括约肌下移,易误认为外括约肌皮下部(图3-28)。病理切片可鉴别,内括约肌是平滑肌,外括约肌皮下部是横纹肌。肉眼观察内括约肌为珠白色,后者为淡红色。

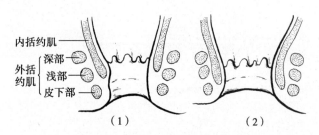

**图3-28 麻醉前后内外括约肌位置的变换**
(1)麻醉前;(2)麻醉后

### (二)肛管外括约肌

肛管外括约肌(external anal sphincter,EAS)被直肠纵肌和肛提肌纤维穿过分为皮下部、浅部和深部三部分。其属于横纹肌,为随意肌。围绕外科肛管一周,实际上三者之间的绝对分界线并不是非常清楚。受第2～4骶神经的肛门神经及会阴神经支配(图3-29)。其作用是在静止时呈持续性收缩,闭合肛管,防止外物进入,在排便时肌肉松弛,使肛管扩张,协助排便或随意控制,切断粪便,终止排便。

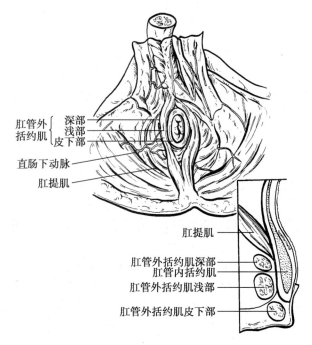

**图3-29 肛管外括约肌**

1. 皮下部 宽0.3～0.7cm,厚0.3～1.0cm。为环形肌束,位于肛管下方皮下,肛管内括约肌的下方。前方肌纤维附着于会阴中心腱,后方纤维附着于肛尾韧带。此肌被肛门皱皮肌纤维(联合纵肌分支纤维)贯穿,紧密地将外括约肌皮下部分隔成3～4小块肌肉。皱皮肌纤维止于肛缘皮下,此肌前部分纤维交叉与外括约肌浅部连接,后方较游离,无肌性和骨性连接。此肌束上缘与内括约肌下缘相邻,形成括约肌间沟,直肠指诊可摸到。外痔手术切开皮肤时,可见白色纵行致密纤维即皱皮肌,再切开皱皮肌纤维显露出外括约肌皮下部内缘,向上剥离,才能顺利地剥离出外痔血管丛,可减少手术中出血,肛瘘手术切断外括约肌皮下部,不会影响肛门括约肌的功能。

2. 浅部 宽0.8～1.5cm,厚0.5～1.5cm。在皮下部与深部之间,有直肠纵肌纤维使两者分开。位于外括约肌皮下部上方,内括约肌外侧,呈梭形围绕外科肛管中部,为椭圆形肌束。前方肌束与会阴浅横肌连接,止于会阴体;后方两股肌束止于尾骨,并参与构成肛尾韧带。外括约肌浅部与深部被联合纵肌分支纤维贯穿,手术时不易分清。需根据切开的宽度和深度判断外括约肌浅部是否切开。如同时切开两侧外括约肌浅部,虽不会致完全肛门失禁,但可产生肛门松弛。

3. 深部　宽 0.4～1.0cm,厚 0.5～1.0cm。位于浅部的外上方为环形肌束,环绕内括约肌及直肠纵肌层外部,其后部肌束的上缘与耻骨直肠肌后部接触密切。手术时切断一侧不会导致肛门失禁。前方肌束与会阴深横肌连接,止于两侧坐骨结节。

4. 三肌祥系统　1980 年埃及学者 Shafik 根据肌束方向、附着点和神经支配不同,将肛门外括约肌分为三个 U 形肌祥(图 3-30),即尖顶祥、中间祥、基底祥,基本上得到学术界的公认。

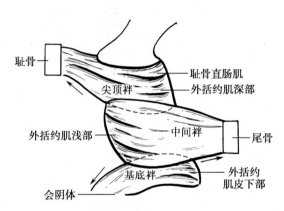

图 3-30　肛管外括约肌三肌祥系统

(1) 尖顶祥:为外括约肌深部与耻骨直肠肌融合而成,绕过肛管上部的后面,向前止于耻骨联合,由肛门神经(痔下神经)支配。

(2) 中间祥:即外括约肌浅部,绕过肛管中部的前面,向后止于与尾骨尖,由第 4 骶神经的会阴支支配。

(3) 基底祥:即外括约肌皮下部,绕过肛管下部的后侧面,向前止于近中线的肛门皮肤,支配神经为肛门神经。

三肌祥的重要生理作用表现在闭合肛管、蠕动性排便和单祥节制三个方面。

(1) 闭合肛管:由于三个肌祥肌束方向的明显不同,收缩时三个肌祥各以相反的方向压缩和闭合直肠颈和固有肛管。

(2) 蠕动性排便:由于三个肌祥各自的支配神经不同,故可以交替收缩,向下推移粪便,将粪便推

出体外,如果要中断排便,则肛门外括约肌三肌祥可以产生逆行蠕动。

(3) 单祥节制:由于肛门外括约肌的三个肌祥各自有其独立的附着点、肌束方向和支配神经,并且分别包在各自的筋膜鞘内,任何一个肌祥均能独立地执行括约功能,除非三个肌祥全部破坏,只要保留一个肌祥,就不会出现大便失禁,故有人提出了"单祥节制学说"。如果能够将三肌祥加以分离,单独切断其中任何一祥,对肛门自制功能并无严重影响。但有人对三肌祥学说持否定态度。

(三) 肛提肌

肛提肌(levator ani muscle)是封闭骨盆下口的主要肌肉,为一四边形薄扁肌,左右合成漏斗状。由耻骨直肠肌、耻骨尾骨肌、髂骨尾骨肌三部分组成(图 3-31)。

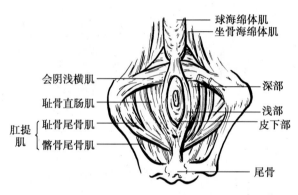

图 3-31　会阴部肌肉(下面观)

过去认为肛提肌由耻骨直肠肌、耻骨尾骨肌、髂骨尾骨肌三部分组成,是封闭骨盆下口的主要肌肉。近年来,有的学者提出,肛提肌主要是由耻骨尾骨肌和髂骨尾骨肌两部分组成。肛提肌左右各一,联合做成盆膈,是随意肌。上面盖以盆膈筋膜,使之与膀胱、直肠或子宫隔离;下面覆以肛门筋膜,并成为坐骨肛门窝的内侧壁。像一把倒置张开的伞,伞把相当于直肠,肛提肌像伞布呈扇形围绕骨盆下口。受第 2～4 骶神经的肛门神经及会阴神经的支配。其作用是两侧肛提肌联合组成盆膈,承托盆腔脏器。收缩时可提高盆底,压迫直肠帮助排便。保持肛管直肠的生理角度,增强肛门的括约功能。

1. 耻骨尾骨肌　简称耻尾肌,是肛提肌中最大、最重要的肌肉,也是盆底肌重要肌肉之一,起自耻骨弓的后面和肛提肌腱弓的前面,呈扇形向后、向内、向下绕尿道,前列腺或阴道,止于直肠下段和骶骨下部。耻骨尾骨肌又分为提肌板、肛门悬带两部分(图 3-32)。

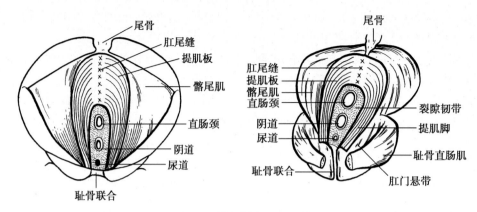

图 3-32  提肌板和肛门悬带

（1）提肌板：又分内、外两部，其内部称提肌脚，提肌脚的内缘呈 U 形，围成提肌裂隙，并与裂隙内的直肠颈，借裂隙韧带相连。提肌脚的后方有肛尾缝（ACR），是左右肛提肌缝纤维的交叉线。因此，两侧肛提肌，不是分隔独立的存在，而是呈"二腹肌"样，可同时收缩，肛尾缝在排便过程中起重要作用，因肛尾缝如同"宽紧带"一样。提肌脚收缩时变窄拉长，使提肌裂隙扩大，拉紧裂隙韧带，间接地开放直肠颈内口，使直肠膨大部内的粪便进入直肠颈内。

（2）肛门悬带：又称肛管悬带，因提肌板在提肌裂隙的周缘急转而下形成垂直方向的"肌轴"，故称肛门悬带。肛门悬带包绕直肠颈和解剖肛管，下端穿外括约肌皮下部，附着于肛周皮肤。提肌板收缩时肛门悬带相应地向外上方回缩，向上提并扩大直肠颈和解剖肛管。外括约肌皮下部，也被拉至内括约肌下端的外侧，肛门便张开，以利排便。

2. 髂骨尾骨肌  简称髂尾肌，起自髂骨内下方，闭孔内肌筋膜及坐骨棘。内侧和盆筋膜腱弓的后部，作扇形展开。其前部肌束，在肛尾缝处与对侧相连；中部肌束附着于肛门和尾骨之间的肌束，附着于髂骨下端。其向下、向后与对侧联合，组成盆膈的前部。

**（四）耻骨直肠肌**

耻骨直肠肌和肛提肌在结构上有区别，在功能上具有独特性，与肛肠疾病具有重要意义，所以，耻骨直肠肌从肛提肌分出来，成为独立的肌肉存在，作为专题研讨。

耻骨直肠肌是维持肛门自制的关键性肌肉，是肛门括约肌群中最重要的组成部分。其位于耻骨尾骨肌内侧面，联合纵肌的外侧，外括约肌深部上缘。它起自耻骨下支的背面，其肌纤维向后绕直肠中段两侧，在直肠后方会合。在外科肛管直肠交界处，与

外括约肌深部，形成一个 U 形悬带，向前上方牵拉形成肛直肠角（图 3-33），对括约肛门有重要作用。

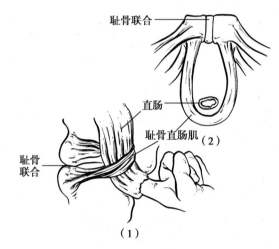

图 3-33  耻骨直肠肌的形态

有的学者认为耻骨直肠肌是独立的肌肉，依据是：

（1）位置不同，耻骨直肠肌居耻尾肌下面，两者之间有间隔；

（2）肌纤维方向不同，耻尾肌呈漏斗状，耻骨直肠肌呈 U 形；

（3）形成结构不同，两侧耻尾肌纤维交叉形成肛尾缝，而耻骨直肠肌的两侧肌束直接连接；

（4）功能不同，耻尾肌收缩时扩大肛管，而耻骨直肠肌收缩时关闭肛管；

（5）神经支配不同，耻骨直肠肌由痔下神经支配，耻尾肌由第 4 骶神经会阴支支配。耻骨直肠肌的作用有两个方面：一方面它提托支持着肛管直肠，使肛管直肠固定于一定位置和角度，对粪便下降起着机械屏障作用。另一方面它收缩可将肛管向外、向上提拉，使肛管张开，粪便排出；它舒张可使肛管紧闭，暂时使粪便蓄存，从而随意控制排便。若术中

误伤耻骨直肠肌,可发生肛管后移、肛门失禁和直肠脱垂。所以,手术中不能切断耻骨直肠肌。

**（五）联合纵肌**

联合纵肌是肌性纤维组织,其中含有平滑肌、横纹肌和弹力纤维。平滑肌纤维来自直肠壁外层肌,横纹肌纤维来自耻骨直肠肌。联合纵肌呈纵行位于内、外括约肌间隙,成人长 2～3cm,宽 0.2cm。联合纵肌分出:内侧分支纤维、下行分支纤维和外侧分支纤维。以网状肌性结缔组织纤维,将外科肛管各部分连接成一个整体功能性器官(图 3-34)。

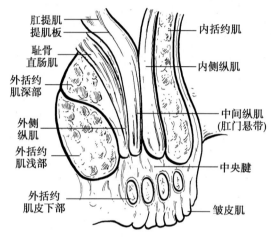

图 3-34　联合纵肌及肌间隔

1. 内侧分支呈扇状走向。以齿状线平面为界,又分为内上支和内下支。

（1）Treitz 韧带:是联合纵肌的内上分支纤维,曾用过"肛门黏膜肌上行纤维"和"黏膜下肌"等名称,但定名不够准确,易与黏膜肌层混淆。Treitz 曾具体描述此韧带的定位和走向,比较准确,故命名为 Treitz 韧带。此韧带来自联合纵肌的分支纤维,呈扇状穿过内括约肌入黏膜下层,与黏膜层连接,以右前、右后、左侧比较致密,其作用是固定直肠末端各层组织。此韧带纤维之间含有丰富的窦状静脉。当便秘和排便时间过长,使直肠内压增高,粪便通过直肠末端狭窄部,引起黏膜下移,Treitz 韧带松弛撕裂使窦状静脉淤血扩张而形成内痔。

（2）肛管悬韧带:又称肛管皮肤外肌、黏膜肛管悬韧带。Parks 于 1956 年曾提出此肌纤维分为上、下两部分,上部为黏膜下纤维,即 Treitz 韧带,下部为肛管上皮下纤维,即肛管悬韧带,故亦名为 Parks 韧带。长期以来对栉膜争论不休,实际上栉膜就是肛管皮肤和肛管悬韧带。肛管悬韧带是由联合纵肌分支纤维构成,位于肛管皮肤和内括约肌之间,

上端与 Treitz 韧带连接,下端与括约肌间隔连接。呈白色肌性结缔组织,成人长约 1.5cm,厚 0.1cm。此纤维是由贯穿内括约肌分支纤维和括约肌间隔逆行向上呈扇状分布于肛管皮下的纤维共同组成。对连接、固定肛管上皮和内括约肌有重要作用。Ⅲ期内痔此韧带松弛而发展到齿状线以下成混合痔。

2. 下行分支有括约肌间隔纤维和皱皮肌。

（1）括约肌间隔纤维:是联合纵肌末端向内括约肌下缘与外括约肌皮下部之间分出的致密分支纤维。对肛管上皮有固定作用。此间隔纤维松弛时,可使内痔发展到Ⅲ期。

（2）皱皮肌:联合纵肌下行呈扇状分支纤维,以多束纤维贯穿外括约肌皮下部,将皮下部分成 3～5 块,其纤维止于肛门皮下。皱皮肌有协助括约肌闭合肛口的作用。外观上可见肛口皮肤两侧有数条放射状皱襞,婴幼儿较明显。皱襞消失则有Ⅲ期、Ⅳ期内痔或混合痔。

3. 外侧分支其纤维穿入耻骨直肠肌,外括约肌深部和浅部,将深部和浅部网状交织,难以分开,并以纤维筋膜包绕耻骨直肠肌和外括约肌。外侧分支纤维延伸到坐骨直肠间隙的脂肪组织内。

联合纵肌及其分支纤维的作用,是参与和辅助外科肛管的功能:

（1）固定肛管:由于联合纵肌分布在内、外括约肌之间,把内外括约肌、耻骨直肠肌和肛提肌联合箍紧在一起,并将其向上外方牵拉,所以就成了肛管固定的重要肌束(图 3-35)。如联合纵肌松弛或断裂,就会引起肛管外翻和黏膜脱垂。所以,有人将联合纵肌称为肛管的"骨架"。

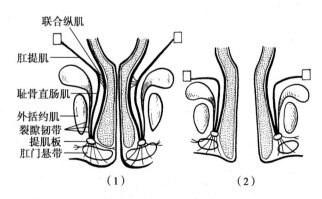

图 3-35　联合纵肌的作用
（1）未排便时;（2）排便时

（2）协调排便:联合纵肌把内、外括约肌和肛提肌连接在一起,形成排便的控制肌群。这里联合纵肌有着协调排便的重要作用。虽然它本身对排便

自控作用较小，但内、外括约肌的排便反射动作都是依赖联合纵肌完成的。所以，联合纵肌在排便过程中起着统一动作、协调各部的作用，可以说是肛门肌群的枢纽。

（3）疏导作用：联合纵肌分隔各肌间后在肌间形成了间隙和隔膜，这就有利于肌群的收缩和舒张运动，但也给肛周感染提供了蔓延的途径。联合纵肌之间共有四个括约肌间间隙，最内侧间隙借内括约肌的肌纤维与黏膜下间隙交通。最外侧间隙借外括约肌中间袢内经过的纤维与坐骨直肠间隙交通。内层与中间层之间的间隙向上与骨盆直肠间隙直接交通。外层与中间层之间的间隙向外上方与坐骨直肠间隙的上部交通。所有括约肌间间隙向下均汇总于中央间隙。括约肌间隙是感染沿直肠和固有肛管

蔓延的主要途径。

### （六）肛管直肠环

肛管直肠环（anorectal ring）是由肛管外括约肌浅部、深部、肛管内括约肌、耻骨直肠肌、联合纵肌环绕肛管直肠连接处所形成的肌环（图3-36）。肛管直肠环在临床检查、手术治疗上十分重要。此环后侧较前方发达，前部比后部稍低。指诊时，此环后侧及两侧有 U 形绳索感。维持肛门的自制功能，控制排便。平时，肛管直肠环处于收缩状态，排便时松弛，便后又收缩回去。手术时切断外括约肌浅部，又切断肛管直肠管环，可引起完全性肛门失禁（干便、稀便和气体均不能控制）。所以，手术治疗高位肛瘘，主管道穿过肛管直肠环上方时，采用橡皮筋挂线术，可避免肛门失禁的后遗症。

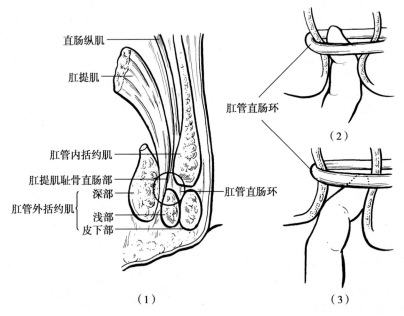

图 3-36　肛管直肠环

## 四、肛管直肠周围间隙

肛管直肠周围有许多潜在性间隙，是感染的常见部位。间隙内充满脂肪结缔组织，神经分布很少，容易感染发生脓肿。在肛提肌上方的间隙（高位）有骨盆直肠间隙、直肠后间隙、黏膜下间隙等，形成的脓肿称为高位脓肿。在肛提肌下方的间隙（低位）有坐骨直肠间隙和肛管后间隙、皮下间隙等，形成的脓肿称为低位脓肿（图3-37，图3-38）。

### （一）肛提肌上间隙（高位间隙）

1. 骨盆直肠间隙　在直肠两侧与骨盆之间，左右各一。位于肛提肌之上。上为盆腔腹膜，下为肛

提肌，前面在女性以阔韧带为界，在男性以膀胱和前列腺为界，后面是直肠侧韧带。由于该间隙位置高，处于自主神经支配区，痛觉不敏感，所以感染化脓后，症状比较隐蔽，常常不易被发现，容易误诊。必须行直肠指诊，可触到波动性肿块而确诊。脓液可通过括约肌间隙至中央间隙，进而至坐骨肛管间隙发生脓肿。左右间隙无交通。

2. 直肠后间隙　直肠后间隙又称骶前间隙。位于上部直肠固有筋膜与骶前筋膜之间，上为腹膜返折部，下为肛提肌，前为直肠，后为骶前筋膜。间隙内含有骶神经丛，交感神经支及骶中与痔中血管等。其上方开放，脓液可向腹膜后扩散。此间隙与两侧骨盆直肠间隙相通、与直肠侧韧带相邻。脓液

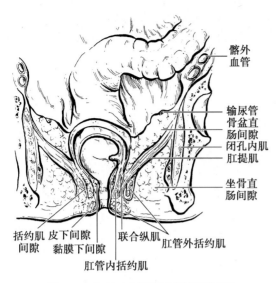

图3-37　肛管直肠周围间隙（冠状面）

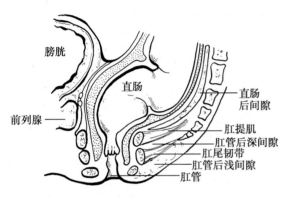

图3-38　肛管直肠后间隙（矢状面）

可向骨盆直肠间隙蔓延,形成高位马蹄形脓肿。

3. 直肠黏膜下间隙　位于齿状线上的直肠黏膜下层与直肠环肌之间。间隙内有痔静脉丛、毛细淋巴丛和痔上动脉终末支等。直肠黏膜脱垂点状注射硬化剂在此间隙内,可使痔静脉丛硬化萎缩,使黏膜与肌层粘连固定。感染后可形成黏膜下脓肿,发生脓肿时症状不明显,指诊可触到突向肠腔有波动的肿块。

**（二）肛提肌下间隙（低位间隙）**

1. 坐骨直肠间隙　亦称坐骨肛门窝。位于直肠与坐骨结节之间,左右各一。上为肛提肌、下为肛管皮下间隙,内侧为肛门括约肌,外侧为闭孔内肌,前侧为会阴浅横肌,后侧为臀大肌。左右间隙在肛门后方与肛管后深间隙有交通。发生脓肿时可向肛管后深间隙蔓延,形成C形脓肿,此间隙最大,可容纳60ml脓液,若超过90ml,提示已蔓延至对侧形成马蹄形脓肿,或提示向上穿破肛提肌进入骨盆直肠间隙形成哑铃形脓肿。

2. 肛管后间隙　位于肛门及肛管后方,以肛尾韧带为界将此间隙分为深、浅两个间隙,与两侧坐骨直肠间隙相通。

（1）肛管后深间隙:位于肛尾韧带的深面,上为肛提肌、下为外括约肌浅部,与两侧坐骨肛管间隙相通,发生脓肿时可形成低位马蹄形脓肿。

（2）肛管后浅间隙:位于肛尾韧带的浅面与肛管皮下之间。此间隙常是因肛裂引起皮下脓肿的位置,感染时只限于皮下组织内,不向其他间隙蔓延,不影响坐骨直肠间隙和肛管后深间隙。

3. 肛管前间隙　位于肛门及肛管前方,又可分为肛管前深、浅两个间隙。

（1）肛管前深间隙:位于会阴体肌深面,下为外括约肌浅部附着于会阴体肌和中央腱处,上界可伸展于直肠阴道隔,后为外括约肌浅部,成为尿生殖器隔。此间隙后侧与两侧坐骨肛管间隙相通,故可发生前马蹄形脓肿。如前、后同时发生马蹄形脓肿,可以称为环形脓肿。临床少见。一旦发生应与急性坏死筋膜炎做鉴别。

（2）肛管前浅间隙:位于会阴体肌浅面,感染只限于前浅间隙,不蔓延。

4. 皮下间隙　位于外括约肌皮下部与肛周皮肤之间。该间隙内有皱皮肌、外痔静脉丛及脂肪组织。间隙向上与中央间隙相通,向外与坐骨直肠间隙直接连通。

5. 括约肌间隙　位于联合纵肌的内、外括约肌之间。所有括约肌间隙向下均汇总于中央间隙。括约肌间隙是感染沿肛管扩散的重要途径。

6. 中央间隙　位于联合纵肌下端与外括约肌皮下部之间,环绕肛管上部一周。该间隙向外通坐骨直肠间隙,向内通黏膜下间隙,向上通括约肌间隙。Shafik(1979)提出中央间隙感染的新概念（图3-39）,即肛周脓肿和肛瘘形成的第一阶段是在中央间隙内先形成中央脓肿,脓肿继沿中央腱各纤维隔

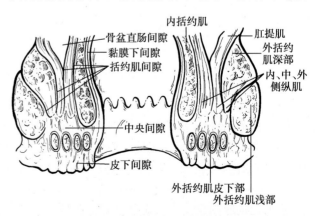

图3-39　中央间隙与括约肌间隙

蔓延各处,形成不同部位的肛周脓肿或肛瘘,向下至皮下间隙形成皮下脓肿,向内形成瘘管入肛管,向外至坐骨直肠间隙引起坐骨肛门窝脓肿,向上经括约肌间隙形成括约肌间脓肿,脓液可沿此间隙上达骨盆直肠间隙,引起骨盆直肠间隙脓肿。在临床上,中央脓肿常易被误诊为皮下脓肿。故中央间隙与肛周感染的蔓延方向有重要关系。

### 五、肛管直肠周围血管

#### (一)动脉

肛管直肠血管主要来自直肠上动脉、直肠下动脉、骶中动脉和肛门动脉(图3-40)。其动脉之间有丰富的吻合支。直肠上动脉和骶中动脉是单支,直肠下动脉和肛门动脉左右成对。即:

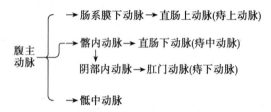

1. 直肠上动脉(痔上动脉)　它来自肠系膜下动脉,是肠系膜下动脉的终末血管,是直肠血管最大、最主要的一支,在第3骶骨水平与直肠上端后面分为左右两支。循直肠两侧下行,穿过肌层到齿状线上方黏膜下层,分出数支在齿状线上方与直肠下动脉、肛门动脉吻合。齿状线上右前、右后和左侧有三个主要分支,传统观点认为是内痔的好发部位(图

3-41)。直肠上动脉左、右支之间没有肠壁外吻合,形成直肠乏血管区,被认为是直肠低位前切除时肠瘘发生率高的原因。

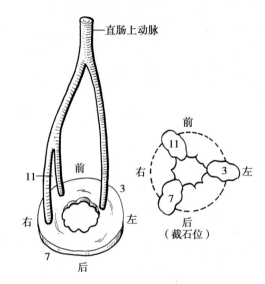

图3-41　直肠上动脉在内痔好发部位分支示意图

2. 直肠下动脉(痔中动脉)　位于骨盆两侧,来自髂内动脉,在腹膜下向前内行,在骨盆直肠间隙内沿直肠侧韧带分布于直肠前壁肌肉,在黏膜下层与直肠上动脉、肛门动脉吻合。通常有两个或几个分支,直肠下动脉主要供血给直肠前壁肌层和直肠下部各层。动脉管径一般很小(0.1~0.25cm),断裂后不致引起严重出血,但有10%的病例出血也很剧烈,故手术时也应予以结扎。

3. 肛门动脉(痔下动脉)　起自阴部内动脉,在会阴两侧,经坐骨直肠间隙外侧壁上的Alcock管至肛管,主要分布于肛提肌、内外括约肌和肛周皮肤,也分布于下段直肠。肛门动脉可分成向内、向上、向后三支(图3-42)。各分支通过内外括约肌之间或

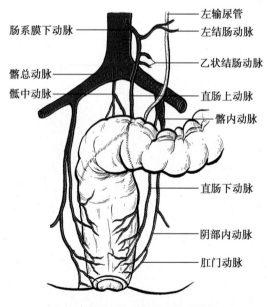

图3-40　直肠肛管动脉供应

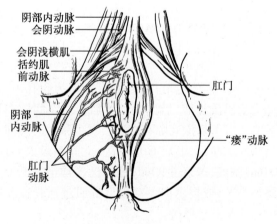

图3-42　肛门动脉及其分支

外括约肌的深浅两部之间,到肛管黏膜下层与直肠上、下动脉吻合。坐骨直肠间隙脓肿手术时,常切断肛门动脉分支,因其细小,一般不会引起大出血。

4. 骶中动脉　来自腹主动脉,由腹主动脉分叉部上方约 1cm 处的动脉后壁发出,沿第 4～5 腰椎和骶尾骨前面下行,紧靠骶骨沿直肠后面中线下行至尾骨。有细小分支到直肠,与直肠上、下动脉吻合。血液供应微小,对肛门直肠的血供不是主要的。日本的宫岐治男(1975)报道:直肠上动脉、直肠下静脉和肛门动脉的终末走向都集中在齿状线附近。直肠上动脉终末血管分支与齿状线上方的窦状动脉直接吻合。窦状静脉丛的血液成分主要是动脉血,窦状静脉淤血扩张是内痔发生的血管学基础(图 3-43)。

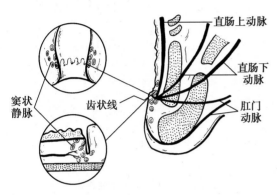

图 3-43　直肠下动脉终末分支与窦状静脉

## (二) 静脉

肛管直肠静脉与动脉并行,以齿状线为界分为两个静脉丛:痔上静脉丛和痔下静脉丛,分别汇入门静脉和下腔静脉(图 3-44,图 3-45)。痔上、下静脉丛在

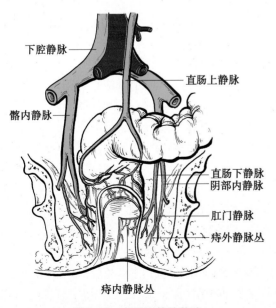

图 3-44　直肠肛管的静脉

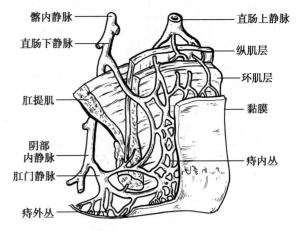

图 3-45　痔静脉丛

肛门白线附近有许多吻合支,使门静脉与体静脉相通。程序如下所示:①痔上静脉丛→直肠上静脉→肠系膜下静脉→脾静脉→门静脉;②痔下静脉丛→肛门静脉→阴部内静脉→髂内静脉→下腔静脉。

1. 痔内静脉丛　又叫直肠上静脉丛。在齿状线上方,为窦状静脉丛,起于黏膜下层内微小静脉窦,汇集直肠黏膜的静脉,形成数支小静脉,至直肠中部穿过肌层,汇入直肠上静脉入门静脉。这些静脉无瓣膜,不能阻止血液逆流。因此,穿过肌层时易受压迫而淤血扩张,这是形成痔的内在因素。该静脉丛在右前、右后、左侧三处比较丰富,是内痔的原发部位,俗称母痔区。另外,还有 3～4 个分支,是继发内痔的部位,称子痔区。在直肠上静脉丛发生的痔,称内痔。

2. 痔外静脉丛　又叫直肠下静脉丛。在齿状线下方,肛门皮下组织内,沿外括约肌外缘形成边缘静脉干,汇集肛管静脉。其上部汇入直肠下静脉,入髂内静脉;下部汇入肛门静脉,入阴部内静脉,最后入下腔静脉。由直肠下静脉丛发生的痔,称外痔。

近年来,痔的血液成分研究表明:内痔血液是动脉血,与直肠上静脉无静脉瓣和门脉高压无关。内痔"静脉扩张"的病因学说,遭到某些人的否认。

## 六、肛管直肠淋巴引流

肛门直肠的淋巴引流亦是以齿状线为界,分上、下两组(图 3-46)。在齿状线上方,起于直肠和肛管上部,流入腰淋巴结,属于上组。在齿状线下方起于肛管和肛门,流入腹股沟淋巴结,属于下组。

### (一) 上组

在齿状线上,汇集直肠和肛管上部淋巴管,包括直肠黏膜、黏膜下层、肌层、浆膜下以及肠壁外淋巴

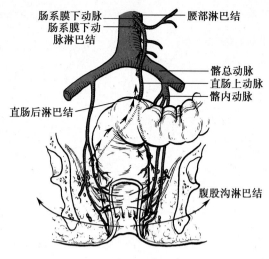

图 3-46　直肠肛管淋巴引流

网。经壁外淋巴网有向上、向两侧、向下三个引流方向：

1. 向上至直肠后淋巴结，再到乙状结肠系膜根部淋巴结，沿直肠上动脉到肠系膜下动脉旁淋巴结，最后到腰部淋巴结，这是直肠最主要的淋巴引流途径。

2. 向两侧在直肠侧韧带内经直肠下动脉旁淋巴结引流到盆腔侧壁的髂内淋巴结。

3. 向下穿过肛提肌至坐骨直肠间隙，沿肛门动脉、阴部内动脉旁淋巴结到达髂内淋巴结。

（二）下组

在齿状线下，汇集肛管下部、肛门和内外括约肌淋巴结。起自皮下淋巴丛，互相交通。有两个引流方向：向周围穿过坐骨直肠间隙沿闭孔动脉旁引流到髂内淋巴结；向下外经会阴及大腿内侧下注入腹股沟淋巴结，最后到髂外或髂总淋巴结。

淋巴回流是炎症蔓延、肿瘤转移的主要途径，上、下组淋巴的回流是完全不一样的。直肠炎症和肿瘤，多向内脏淋巴结蔓延和转移。肛门炎症和肿瘤，多向腹股沟淋巴结蔓延和转移。两组淋巴网有吻合支，彼此相通。因此，直肠癌有时可转移到腹股沟淋巴结。

肛门括约肌和肛门周围皮肤，向两侧扩散。在男性可侵及肛提肌、髂内淋巴结、膀胱底和精囊、前列腺。在女性可侵及直肠后壁、子宫颈和周围韧带，向上蔓延侵及盆腔腹膜，结肠系膜及左髂总动脉分叉处的淋巴结，即腹腔转移。

因此，肛管直肠癌根治术，应考虑注意清除腹股沟淋巴结、盆内淋巴结、直肠周围及部分结肠淋巴结。

## 七、肛管直肠神经支配

### （一）直肠神经

直肠神经为自主神经。以齿状线为界，齿状线以上，由交感神经与副交感神经双重支配（图3-47），称无痛区。

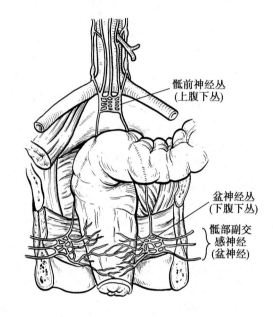

图 3-47　直肠的神经支配

1. 交感神经　主要来自骶前（上腹下）神经丛。该丛位于骶前，腹主动脉分叉下方。在直肠固有筋膜外形成左右两支，向下走行到直肠侧韧带两旁，与来自骶交感干的节后纤维和第3～4骶神经的副交感神经形成盆（下腹下）神经丛。骶前神经损伤可使精囊、前列腺失去收缩能力，不能射精。

2. 副交感神经　对直肠功能的调节起主要作用，来自盆神经，含有连接直肠壁便意感受器的副交感神经。直肠壁内的感受器在直肠上部较少，愈往下部愈多，直肠手术时应予以注意。第2～4骶神经的副交感神经形成盆神经丛后分布于直肠、膀胱和海绵体，是支配排尿和阴茎勃起的主要神经，所以亦称勃起神经。在盆腔手术时，要注意避免损伤。

### （二）肛管神经

齿状线以上的肛管及其周围结构主要由阴部内神经的分支支配。位于齿状线以下，其感觉纤维异常敏锐，称有痛区。主要分支有肛门神经、前括约肌神经、会阴神经和肛尾神经。在这组神经中，对肛门功能起主要作用的是肛门神经（图3-48）。肛门神经起自阴部神经（S2～S4后支组成），与肛门动脉伴行，通过坐骨肛门窝，分布于肛提肌、外括约肌以及

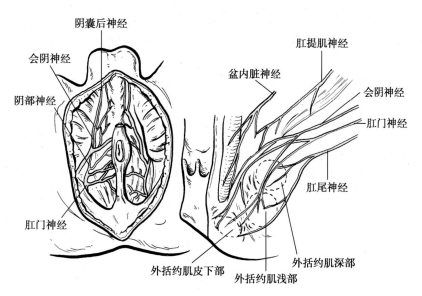

图 3-48　肛管的神经支配

肛管皮肤和肛周皮肤。

　　肛管和肛周皮肤神经丰富,痛觉敏感,炎症或手术刺激肛周皮肤,可使外括约肌和肛提肌痉挛收缩,引起剧烈疼痛。因此,有人夸张地说:"宁上老山前线,不去肛肠医院。"肛门部手术应尽量减少皮肤和外括约肌损伤,减少缝线、结扎或钳夹等刺激,以免手术后疼痛。肛周浸润麻醉时,特别是在肛管的两侧及后方要浸润完全。肛门神经是外括约肌的主要运动神经,损伤后会引起肛门失禁。

(李春雨)

## 参 考 文 献

1. 杜如昱,王杉,汪建平主译. 结肠与直肠外科学. 第 5 版. 北京:人民卫生出版社,2009. 18-20.

2. 李春雨,汪建平. 肛肠外科手术技巧. 北京:人民卫生出版社,2013. 10-15.

3. 汪建平,詹文华. 胃肠外科手术学. 北京:人民卫生出版社,2005. 696-700.

4. 李春雨. 肛肠病学. 北京:高等教育出版社,2013. 18-24.

5. 喻德洪. 现代肛肠外科学. 北京:人民军医出版社,1997. 6-8.

6. 张有生,李春雨. 实用肛肠外科学. 北京:人民军医出版社,2009. 25-30.

7. 张东铭. 肛肠外科解剖生理学. 西安:陕西科技出版社,1989. 52-53.

8. 安阿玥. 肛肠病学. 北京:人民卫生出版社,1998. 8-10.

9. 李春雨,张有生. 实用肛门手术学. 沈阳:辽宁科技出版社,2005. 15-21.

10. 韩方海,张肇达,詹文华,等. 直肠癌保肛手术. 北京:人民卫生出版社. 5-6.

11. 佐藤健次,佐藤達夫,阴部神经丛と骨盘神经丛の構成

と分布. 日本大肠肛门志,1981,34:515.

12. 秦坚. 日本人たおけみ肛门部の联合纵走肌と上皮下筋线维の形态学的研究. 日本大肠肛门志,1976,29:97.

13. Garavoglia M. Arrangement of the anal striated musculature. Dis Colon Rectum,1993,36(1):10.

14. Patricio J,Bemades A,Nuno D,et al. Surgical anatomy of the arterial blood supply the human rectum. Surg Radiol Anal,1998,10:71-75.

15. Jones OM,Smeculders N,Wiscman O,et al. Lateral ligaments contain important nerves. Br J Surg,1999,86:487-489.

16. Bollard RC. Gardiner A,et al. Normal females anal sphincter:difficulties in interpretation explained. Dis Colon Rectum,2002,45(2):171-175.

17. Bogduk N. Issues in anatomy:the external anal sphincter revisited. Aust N Z J Surg,1996,66(9):626-629.

18. Takahashi,T,Ueno M,Aaekura K,et al. Lateral ligament:Its anatomy and clinical importance. Semin. Surg. Oncol,2000,19:386-395.

19. Zhang C,Ding Z H,Li G X,et al. Perirectal fascia and spaces:annular distribution pattern around the mesorectum. Dis Colon Rectum. 2010,53(9):1315-1322.

20. Piloni V,Bassotti G,Fioraventi P,et al. Dynamic imaging ani anatomy and function. Obset Gynecol,2002,99:433.

21. Kaiser AM,Ortega AE. Anorectal anatomy. Surg Clinic of North Am,2002(82):1125-1138.

22. Kurihara H,Kanai T,Ishikawa T,et al. A new comcept for the surgical anatomy of posterior deep complex fistulas:the posterior deep space and the septum of the ischiorecatal fossa. Dis Colon Rectum,2006,49:37-44.

23. Gao Z,Ye Y,Zhang W,et al,An anatomical,histopathological,and molecular biological function study of the fascias

posterior to the interperitoneal colon and its associated mesocolon:their relevance to colonic surgery. J Anat,2013,223 (2):123-123.

24. Kaiser M,Ortega AE. Anorectal anantomy. Surg Clin North Am,2002,82:1125-1138.

25. Gilbert SF. Developmental biology. 8th ed. Sunderland:Sinauer Associates,2006.

26. Singer M. Hemorrhoids. In:Beck DE,Roberts PL,Saclarides TJ,et al. The ASCRS Textbook of Colon and Rectal Surgery. 2nd ed. New York:Springer,2011.

27. West NP1,Morris EJ,Rotimi O,et al. Pathology grading of colon cancer surgical resection and its association with survival: a retrospective observational study. Lancet Oncol, 2008,9(9):857-865.

28. Corman ML. Hemorrhoids. In:CormanML. Corman's Colon and Rectal Surgery. 6th ed. Philadelphia:Lippincott Williams & Wilkins,2013.

29. Stelzner S,Holm T,Moran BJ,et al. Deep pelvic anatomy rebisited for a description of crucial steps in extralevator abdominoperineal excision for rectal cancer. Dis Colon Rectum,2011,54(8):947-957.

30. Steven M. Cohn MD,Elisa H. Atlas of Gastroenterology:Colon:Anatomy and Structural Anomalies. 4th Edition. Wiley Online Library,2009.

31. Silviu-Tiberiu Makkai-Popa,Sorinel Lunca,et al. Lymphnode status assessed theough the log odds ratio-a better tool in the prognosis of colorectal cancer relapse. N Eng J Med,1974, 291:755.

# 第 4 章　术前检查与诊断技术

肛肠疾病除早期患者毫无症状之外,大部分患者都有不同程度的症状出现。如果能在临床工作中详细地询问病史,认真体格检查,配合实验室检查、内镜检查及其他辅助检查,诊断一般并无困难。大多数肛肠疾病患者首次门诊时即可得到初步诊断,甚至确诊,但有时也因病史采集不详、检查疏忽或检查方法不当而造成临床误诊、误治,使患者丧失根治的机会。因此,术前检查非常重要,检查结果必须记录准确、可靠,为手术提供的重要依据。

术中所看见的变化往往是在麻醉下取得的,和术前检查结果不完全一样。麻醉后,肛门括约肌松弛,肛周组织充血及变位或下移,病灶也随之淤血增大和移位。局麻时注药过多,位置过高,突出肠腔误认为内痔而将正常黏膜结扎。所以,必须将术中所见和术前检查所见,前后互相对比,综合分析,决定手术方式,只有这样才能确保手术安全顺利,切除彻底,防止术中副损伤,从而减少术后并发症或后遗症的发生。

## 第一节　全身检查

肛肠疾病虽是局部病变,但与全身疾病密切相关,常常合并其他疾病,有明显的全身变化。如内痔长时间便血可引起慢性贫血,肛周脓肿患者易合并糖尿病、白血病等。与所有疾病一样,腹部检查必须熟悉腹部脏器的体表标志及内在部位。检查时按照视诊、触诊、叩诊、听诊和物理诊断方法进行全身检查,相互补充,以防遗漏。以肛门直肠部位为主诉的患者进行全身查体,不一定能收到满意的效果。肛门直肠疾病检查多通常采用视诊和触诊,特别是直肠指诊检查是临床常用的一种既简便易行而又最为有效的检查方法。因此,检查前一定要详细询问病史,进行全身检查,为疾病的诊断提供重要的线索。局部病变和全身情况结合起来,进行全面检查。根据不同肛肠疾病特点,需要着重补充以下几点:

### 一、主要症状

1. 便血情况　是肛肠疾病最常见的症状,是指有血液自肛门排出。有无便血,有无疼痛,有无脓血,是鲜红色还是暗红色,是滴血还是喷血等。便血可以有淡红色、鲜红色、暗红色、黑色或隐性出血(如潜血),既可以出现在手纸上也可以在便盆中或二者皆有。不同年龄的患者便血的原因也不同。大肠出血多与粪便混合呈黏液血便或脓血便,色暗红多见于溃疡性结肠炎、痢疾、结肠息肉病、结肠癌、结肠憩室等,常伴有便次增多,里急后重,腹胀腹痛,肠套叠则伴有腹部剧痛,癌症便血则伴有恶臭。肛门出血多为纯下清血,而色鲜红,不与粪便混合。常见于内痔、肛裂、直肠息肉和出血性直肠炎。内痔便血或滴血或射血,或附于手纸和粪便上;直肠息肉便血量少,便次和性质无改变,但息肉有时自然脱落则便血较多,二者均为无痛性便血;肛裂便血量少,仅附手纸或粪便上,伴有排便困难和周期性疼痛。

2. 排便情况　大便情况与肛肠疾病的关系密切,也是问诊的重点之一。正常大便质软成形,排便畅通,无疼痛及出血,每周不应少于 3 次。问诊内容包括大便性状、次数、排便是否通畅以及大便是否伴有黏液脓血、有无沟痕或异味等。很多与便秘有关,如肛裂、痔、直肠脱垂、肛门直肠部的感染等可与其有直接关系;长期便秘,肠道毒素吸收增多,增加了结直肠肿瘤发生的风险。

3. 肛门直肠疼痛　肛门末梢感觉神经非常丰

富,痛觉极度敏感,许多肛门直肠疾病均引起肛门直肠疼痛。不同的疾病,疼痛的性质也不同。

(1) 肛裂为周期性撕裂样剧痛,在肛管后部,因粪便干硬,排出困难,用力排出,刺激裂口则引起括约肌痉挛而致,故又称撕裂样疼痛。

(2) 血栓外痔为持续性灼痛,因血栓刺激末梢感觉神经所致。

(3) 混合痔血栓形成或内痔嵌顿引起肛门水肿而剧烈胀痛。

(4) 肛周脓肿疼痛逐渐加重胀痛至跳痛。

(5) 炎性外痔、肛瘘发炎多呈肿痛伴有渗出或脓液。

(6) 肛门直肠癌持续性疼痛逐渐加重。

(7) 肛门异物持续性刺痛并随着括约肌收缩而加重。

(8) 肛门神经痛,痛无定点,时轻时重,并伴有失眠等自主神经紊乱。

4. 肛门肿物脱出　导致肛门肿物脱出的病因主要为直肠末端及肛门部的疾病,主要有:内痔脱出、直肠脱垂、肛乳头瘤、肛门直肠部的肿瘤(以带蒂肿物多见,如:直肠息肉、直肠管状腺瘤、部分肛管直肠癌等)。肛门肿物脱出最常见的病因是内痔脱出,通常患者会告诉你肿物能便后自动复位或需手法复位;其次,直肠脱垂(俗称脱肛)、直肠内带蒂的息肉脱出。其他常见病因包括皮脂腺囊肿、脂肪瘤、肛乳头增生、皮肤乳头状瘤和湿疣、梅毒等性病改变。当不能肯定肿物的良恶性时,就必须取活检。

5. 肛门部分泌物　常见的表现是肛门潮湿,黏液感并容易弄脏内裤,有时伴有肛门周围的瘙痒或刺痛感。多见于肛周脓肿自然破溃后流出,或肛瘘发炎由外口溢出,粉瘤合并感染化脓破溃流出。流水多为炎性渗出或分泌物增加所致,肛门松弛腺液外渗,米泔水样多为结核性肛瘘、肛周湿疹、接触性皮炎、炎性外痔、肛窦炎及肛乳头炎。黏液较多为炎性肠病。分泌物多,可能是直肠狭窄。如有恶臭可疑直肠肛门癌,术后肛门创面渗出等。患者既往可能有肛门部手术史并已造成肛门畸形,也可能是手术、意外伤或产伤导致括约肌或盆底神经永久性受损,致肛门闭合不严。因此,准确的询问病史对诊断十分重要。

## 二、询问病史

1. 既往史　有无活动性肺结核、出血体质、过敏史、高血压、糖尿病、心血管疾病、肝炎和肝硬化等,对确定能否手术、防止术后出血、选择麻醉有所帮助。确定有无慢性前列腺炎、前列腺肥大、泌尿系统疾病,以便防止术后合并尿潴留。询问以前治疗经过、手术方法和治疗效果并分析复发因素,对制订治疗方案有用。

2. 生活史　嗜食烟酒、辛辣食物、受潮、便秘、腹泻、月经、妊娠、分娩等多为内痔、肛裂等致病因素。

3. 现症　有无便血、瘙痒、疼痛、脱出、发热、黏液血便、肛门坠胀,便次多少等情况,对明确诊断有所帮助。

## 三、腹部检查

腹部检查首先必须熟悉腹部脏器的体表标志及内在部位。检查时依序进行视诊、触诊、叩诊、听诊,相互补充,以防遗漏。在一般体检中,尤其是腹部的触诊和听诊检查中,要始终注意所发现的阳性体征是否在结肠的走向部位上,这一点很重要。检查要点如下:

1. 视诊　注意腹部外形是否对称,有无局部肿胀、隆起或凹陷,有腹水或腹部包块时,应测量腹围大小。蠕动波及胃肠型,对诊断有无胃肠道梗阻有较大价值。

2. 触诊　腹部检查以触诊最为重要。包括腹壁紧张度、有无压痛和反跳痛、腹部包块、液波震颤及肝脾肿大等腹内脏器情况等。如有腹部压痛,应注意压痛的范围是局限性还是弥漫性,压痛的明显部位,是否在结肠走向的部位上。当触及腹部包块时,应注意其位置、大小、形态、硬度、质地、移动度及与邻近脏器的关系,有无压痛及搏动感。同时,还应检查肝、胆、脾等器官的大小、质地、有无异常结节。对疑有肛肠肿瘤的患者,触诊时首先应检查全身浅表淋巴结有无肿大,尤其应注意锁骨上、腹股沟淋巴结。对有淋巴结肿大者应注意其部位、大小、数量、质地以及是否粘连固定等。

3. 叩诊　腹部叩诊应重点注意有无移动性浊音以判断有无腹水,也应注意双肾部位有无叩击痛、胃与膀胱的扩大程度、腹腔有无积气、积液和肿块,为鉴别诊断提供佐证,可以证实和补充视诊和触诊所得的结果,用以了解肝、脾等实质性脏器的大小。

4. 听诊　腹部听诊时应注意有无肠鸣音亢进

或减弱、有无异常血管音、有无气过水声,以了解是否有肠梗阻的存在。除了腹部听诊外,以判断患者是否存在合并心肺疾病的可能,为日后治疗计划的确定提供参考。

## 四、肛门部检查

肛门部检查详见本章第二节肛门局部检查。

# 第二节　肛门局部检查

肛门局部检查法是肛肠专科医师的一项基本功,必须训练有素。检查包括肛门视诊、直肠指诊及肛门镜检查,应作为常规检查,缺一不可。

## 一、肛门视诊

肛门视诊应用单手和双手牵拉法(图 4-1)。取膝胸位或左侧卧位,充分暴露肛管进行观察。对内痔、直肠息肉和直肠脱垂患者还应采取蹲位排便法进行观察。应仔细查看肛门外形是否完整,肛门周围皮肤是否改变,肛周有无瘘管外口、外痔、湿疹、肿块、脓血和黏液,肛门有无裂口、溃疡、脱出物和脓血。对蹲位脱出内痔、息肉、乳头瘤,要观察清楚位置,色泽,大小和有无出血等。观察结果要及时进行记录并绘出形态图,作为治疗的参考。

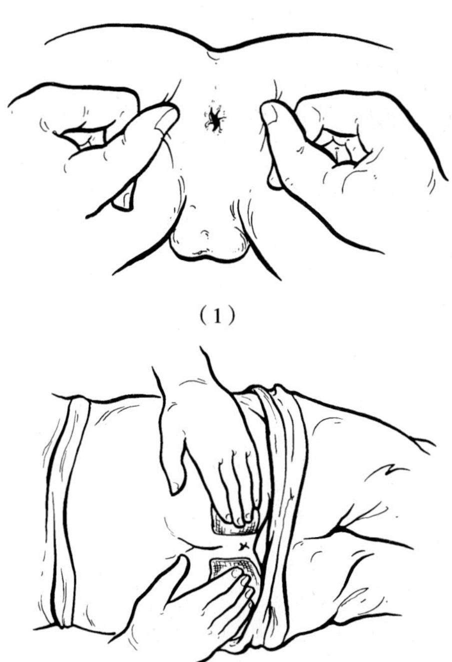

（1）

（2）

**图 4-1　肛门视诊**
（1）胸膝位;（2）侧卧位

## 二、直肠指诊

直肠指诊是临床常用的一种既简便易行而又最有效的检查方法,不能省略,是肛肠科医师的"指眼"。许多肛管直肠疾病仅靠指诊即可早期发现,特别是对发现早期直肠癌有重要价值。约80%的直肠癌可在指诊时被发现。值得注意的是直肠癌的漏诊者中,80%的病例往往是由于未及时做指诊检查而造成的,甚至因此丧失手术时机,这是值得注意的。

术者戴好手套,外涂凡士林油(附着力大于凝聚力可弥散整个指头,滑润效果最好,而液状石蜡的特性是凝聚力大于附着力,涂后凝聚成油珠状而未散开,故滑润效果较差)。指腹紧贴肛口轻轻按摩后,示指向后滑入肛内,切不可突然将示指直插入内,使括约肌受到刺激而产生痉挛疼痛。在男性可扪及前列腺及膀胱,在女性可扪及子宫颈(图 4-2)。也可用双合诊法,即一指在直肠内,一指在肛门周围或阴道内,检查有无肿块、异物、阴道直肠瘘(图 4-3)。先做指诊便于肛镜插入,是镜检前的必要步骤。有效指诊"十八字口诀":示指全部插入,顺逆往返两周,膝蹲两种体位。

1. 注意了解肛管收缩力强弱、有无狭窄、肛括约肌是否紧张,作为是否松解括约肌的依据。

2. 如有肿块,应区别肿块性质、大小,如肿物较小,活动范围大,多为直肠息肉,可一并结扎;如肿块较硬,呈菜花样,基底固定,手套带血及黏液,多为直肠癌,应暂停手术,进一步做病理检查,确诊后行直肠癌切除术。

3. 直肠前壁有无向前突出,如为直肠前突可在阴道内见到指头活动,一并手术治疗。前列腺是否肥大,以便调整术后排尿。

4. 如有肛裂和直肠高位脓肿、肛门紧缩,插入时剧痛,则应停止指诊,麻醉下再检查。

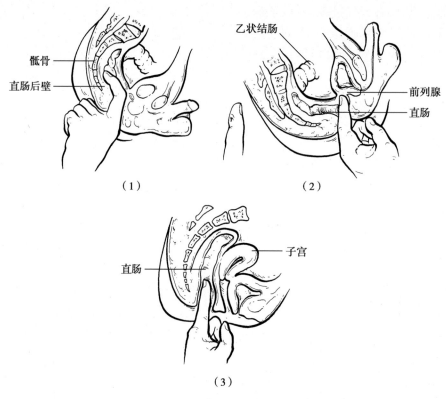

图 4-2　直肠指诊检查法

（1）直肠后壁；（2）前列腺；（3）子宫

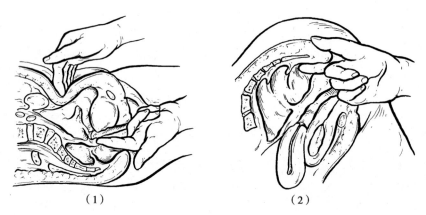

图 4-3　双合诊法

## 三、肛门镜检查

见内镜检查。

## 第三节　实验室检查

血、尿、便常规、出血及凝血时间测定，可判定术中止血机制、出血多少，血红蛋白确定有无贫血，便潜血可了解肠道有无溃疡和出血。如为黏液脓血便可查阿米巴原虫、虫卵、癌细胞，作细菌培养及药物敏感试验，除外肠道传染病寄生虫及肿瘤，以防交叉感染。尿糖阳性时，应再测定血糖多少，判定有无糖尿病。根据特殊需要，可有针对性地测定肝、肾功能、血清酶及无机离子等。如有必要也可做免疫球蛋白、补体测定，做细胞免疫功能和肿瘤免疫学检查、梅毒检查等。介绍如下。

## 一、血、尿、便检查

1. 血　包括常规检查、出血与凝血时间、血沉、肝功能、肾功能、血糖、血离子测定检查。肛门直肠周围有广泛脓肿时,白细胞明显升高。肛门直肠和结肠有病变时,血沉加速。溃疡性结肠炎、憩室炎及结核时,血沉也可加快。炎症性肠病患者白细胞数常可升高。结肠肿瘤患者常伴有贫血,血红蛋白、红细胞计数可以帮助判断。白细胞计数可以帮助了解炎症的程度。血沉降率加速常见于结核和恶性肿瘤患者。

2. 尿　大肠癌肿肾转移或累及前列腺或膀胱时,可出现血尿,并发感染时可出现尿白细胞增多。

3. 粪便　注意粪便量、颜色和性状、气味,有无寄生虫体或结石等一般物理性状。显微镜检注意细胞和寄生虫卵。细菌学检查包括涂片、革兰染色和细菌培养。粪便潜血试验对于诊断结肠疾病最有实用价值,胃肠道良性和恶性肿瘤常伴有出血,混存于粪便中量很少,物理检查和显微镜检难发现,但粪便潜血检查可弥补这方面不足。粪便潜血试验或粪便血红蛋白测定可用于大肠癌的普查,后者更为敏感。

## 二、粪便隐血试验

又称潜血试验,英文缩写 OB 试验,是用来检查粪便中隐藏的红细胞或血红蛋白的一项实验。这对检查消化道出血是一项非常有用的诊断指标。①消化道癌症早期,有 20% 的患者可出现隐血试验阳性,晚期患者的隐血阳性率可达到 90% 以上,并且可呈持续性阳性。因此,粪便隐血检查可作为消化道肿瘤筛选的首选指标,目前多用于作为大规模人群大肠癌普查的初筛手段。②消化道出血、消化道溃疡患者粪便隐血试验多为阳性,或呈现间断性阳性。③可导致粪便中出现较多红细胞的疾病,如痢疾、直肠息肉、痔疮出血等也会导致隐血试验阳性反应。

## 三、粪便脱落细胞学检查

粪便脱落细胞学检查是从患者自然排便清肠液中提取肠道脱落细胞,进行肠道肿瘤早期筛查的一种方法。是目前诸多大肠癌筛检技术中特异性最高的一种。提取脱落细胞可采用自然粪便,也可采用清肠粪便。①脱落细胞形态学检查:采集新鲜粪液,尼龙网过滤后乙醇固定,HE 染色,镜下观察,寻找异型增生细胞、可疑癌细胞及癌细胞。该检查敏感性及特异性均很高,且操作简捷、无创、患者依从性好,有助于大肠癌的诊断及筛查,具有较好的临床应用价值。②脱落细胞 DNA 含量分析:研究表明,随着正常黏膜经腺瘤向腺癌的发展,DNA 含量呈逐渐增加的趋势。恶性组织细胞 DNA 含量显著地高于正常组织,脱落细胞 DNA 图像分析法检出大肠癌的敏感性为 72.73%,特异性为 91.49%。因此,DNA 含量分析对肿瘤的早期诊断,具有重要意义。③脱落细胞基因检测:粪便中的脱落细胞包含着与大肠癌关系密切的突变基因,粪便中基因检测可望成为筛选诊断大肠癌的新方法。脱落细胞基因检测对肿瘤的早期诊断和预防带来积极意义。

综上所述,粪便脱落细胞学检查对大肠癌的筛查有很好的应用价值。

# 第四节　内　镜　检　查

## 一、肛门镜检查

肛门镜是检查和治疗肛门直肠疾病的重要工具(见图 2-12)。

操作方法:检查前应先作直肠指诊,然后右手持肛门镜并用拇指顶住芯子,肛门镜尖端涂上润滑剂,用左手拇指、示指将两臀拉开,显露肛门口,用肛门镜头部按摩肛缘,使括约肌放松。再朝脐部方向缓慢插入,当通过肛管后改向骶凹进入直肠壶腹部(图4-4)将芯子取出,注意芯子上有无血渍及黏液,灯光对准直肠腔若直肠内有分泌物,可用镊子夹上棉花球擦净,然后再详细检查;查看黏膜颜色,有无下垂、水肿、肥厚、糜烂和溃疡出血等。有无肿瘤和息肉。缓慢退镜到齿状线检查有无内痔、肛窦炎、肛乳头肥大及肛瘘内口,确定病变部位、性状、大小、数目和颜色,作为手术的根据。这是因为麻醉后括约肌松弛、下移,病变组织也随之变形和移位而不准确。所有肛门镜长度都不超过 8cm,插入时都在腹膜返折部以下,不会引起肠穿孔。

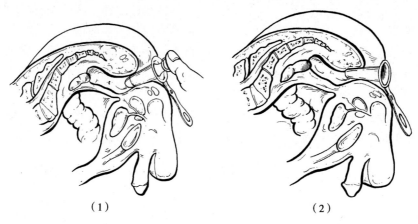

（1）　　　　　　　　　　　　（2）

**图 4-4　肛门镜检查法**
（1）先指向脐部；（2）后指向骶部

经肛门镜活检或手术时，术者左手固定肛镜，右手操作活检钳取活组织，如有出血，用长钳蘸止血粉按压创面数分钟即可停止，再留察，如无出血方可离开。如在肛门镜下注射或射钉时要固定好肛门镜，再注射或射钉。用斜口式喇叭镜如需转动时，将芯子插入后再转动到另一痔体。以免斜口损伤肛管直肠黏膜。

## 二、电子直肠镜检查

内镜电子视频影像诊断系统（图 4-5）采用独特

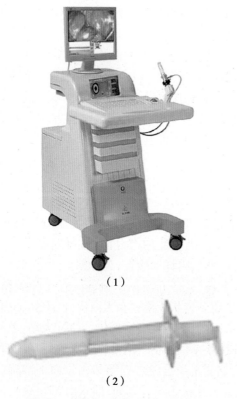

（1）

（2）

**图 4-5　内镜电子视频影像诊断系统**

的数字影像技术，冷光源发光，光缆传输为观察提供照明，鞘套及闭孔器插入肛门，为内镜、操作器及手术器械提供工作通道和支架，为临床诊断引进全新的检查仪器，是目前市场上功能齐全、图像清晰的全方位的肛肠外科检查系统。其具有动态范围宽、图像直接数字化传输、分辨率高、清晰细腻等优点。借助于高标准化的长焦距，可以准确诊断内痔、外痔、混合痔、肛裂、直肠肿瘤、炎症等肛门直肠疾病，实现医患交流，改善医疗服务质量。可配一次性塑料制光学直肠镜（斜口式，长约 15cm），有效地杜绝了交叉感染的机会。

1. 适应证
（1）原因不明的便血、黏液便、脓血便。
（2）大便次数增多或减少或大便形状改变者。
（3）慢性腹泻、习惯性便秘或大便习惯不规则者。
（4）原因不明的肛门部、会阴部或骶尾部疼痛。
（5）肛门、直肠内疑有肿块或需取组织标本做病理性检查。

2. 检查前准备　不需要特殊的肠道准备，检查前排净大小便即可。

3. 操作方法　检查前作直肠指诊，将一次性塑料制光学直肠镜缓慢插入肛门，进入直肠壶腹部，取出芯子，接通冷光源，安接肛肠镜适配器，利用手柄探针上的旋钮调整方向及清晰度，在内镜直视下采集病例（图像），可清晰观察肛管直肠有无病变（如肿瘤和息肉）及钳取组织、异物等。缓慢退镜到齿状线检查有无内痔、肛窦炎、肛乳头肥大及肛瘘内口，确定病变部位、性状、大小、数目和颜色，作为手术的根据。

4. 优点

（1）方便直观，图像清晰，定位准确。

（2）图文并茂，提高了诊断率，便于患者保存。

（3）帮助患者了解和选择治疗方案，防止医疗纠纷。

（4）无痛苦，无损伤，乐于接受。

5. 注意事项　若转动方向或重新进入直肠镜时，一定将芯子插入后再转动另一方向，否则镜口损伤直肠黏膜，引起出血或穿孔。

## 三、乙状结肠镜检查

1895 年，Kelley 研制成带光源的乙状结肠镜，给临床提供了一个非常得力的检查工具（图 4-6）。是一种简便易行的检查方法，可发现直肠指诊无法摸到的位置较高的肿块，同时对可疑病变取组织活检，可明确诊断。还可通过乙状结肠镜进行结肠、直肠息肉的电灼术。故乙状结肠镜既可用于诊断，又可作为治疗仪器，对预防及早期发现直肠和乙状结肠癌有着重要的意义。约 75% 的肿瘤通过乙状镜检可以发现。普通型乙状结肠镜长 25 ~ 35cm，直径1.5 ~ 2.0cm。

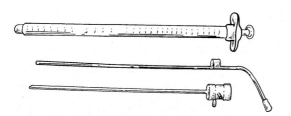

图 4-6　乙状结肠镜

1. 适应证

（1）原因不明的便血、黏液便、脓血便。

（2）大便次数增多或形状的改变。

（3）慢性腹泻、习惯性便秘或大便习惯不规则者。

（4）肛门、直肠内疑有肿块或需取组织标本做病理性检查。

（5）会阴部、骶尾部长时间原因不明的疼痛。

（6）需要套扎电灼息肉。

2. 禁忌证　直肠、乙状结肠有慢性感染，肛管有疼痛性疾病，妇女月经期，心力衰竭或体质极度衰弱，肛门狭窄，精神病及活动性疾病患者。

3. 检查前准备　检查前一天下午 3 ~ 4 点钟，用开水冲泡番泻叶 3 ~ 6g，代茶饮服，检查当天早晨用温盐水或肥皂水清洁灌肠一次，或在检查前用开塞露一只，排空肠腔内的粪便，相隔 1 小时后，肠腔内清晰，以便利于检查。必要时嘱患者排便后，也可进行检查。

4. 操作步骤　患者取胸膝位（图 4-7），先做肛门直肠指诊检查，再将涂润滑剂的镜筒及芯子用右手握住，并用手掌顶住镜芯，将镜管上的刻度向上，借以了解插入深度。

五步插入法：①向前：将肛镜头端朝向脐部缓慢插入 5cm，左右旋转逐渐插入直肠腔，取出镜芯，开亮光源，安上接目镜和橡皮球；②向后：在直视下将镜管改向骶部插入 8cm 处可看到三个直肠瓣，中间一个常在右侧、上下两个常在左侧；③向左：镜管插入至直肠腔顶端；④向右：用镜管拨开肠腔，在 15cm 处，可看到肠腔缩窄，有较多黏膜皱襞，即直肠与乙状结肠交界部；⑤向前：将镜管转向脐部缓慢插入乙

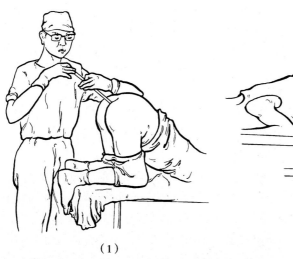

（1）

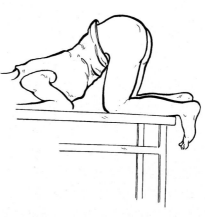

（2）

图 4-7　乙状结肠镜检查

状结肠至30cm(图4-8)。如肠镜进入盲袋或黏膜窝内,看不到肠腔、肠镜较难推进,绝不可盲目强行插入,以免肠穿孔。可将肠镜退回几个厘米,从多方

向寻找肠腔后,方可继续插入乙状结肠,此时患者常有下腹不适感或微痛。非常熟练时,亦可按操作口诀:前、后、左、右、前,插入乙状结肠。

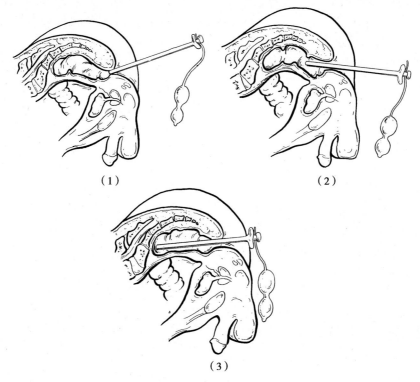

（1）　　　　　　　　　　　（2）

（3）

**图4-8　直肠乙状结肠镜插入推进法**
(1)指向脐部;(2)指向骶部;(3)平行推进

退镜观察:左右上下旋转镜头,边退边观察肠腔全部,注意黏膜颜色,有无充血、溃疡、息肉、结节、肿瘤、出血点及分泌物等改变。疑有溃疡、息肉和肿瘤时,用病理钳在其边缘钳取组织送检。钳取创面若有出血,用棉球蘸肾上腺素、吸收性明胶海绵或止血散压迫止血。

5. 注意事项

（1）操作应轻柔,一定要在直视下见腔进镜,切忌盲目用暴力插入,以免肠穿孔。特别是乙、直肠处,由于检查时间过长而引起急性弯曲时,或先天、手术所致的解剖变异等,还有检查时由于患者配合不当使体位改变等原因,使肠镜不能顺利全部插入乙状结肠,此时应稍等片刻,再缓慢插入。若因其他原因不能向前伸入时,不要勉强插入,应停止操作分析原因。

（2）切忌注入过多空气,注入过多空气使肠内张力增大,特别是直、结肠有病变时,如癌、憩室、溃疡性结肠炎、息肉等,更容易穿孔。所以,目前有人不主张在检查时注入空气。

（3）切忌在活检时咬取过深,若钳取肠壁组织

过深,组织撕拉过多,也可造成穿孔或出血。

（4）凡是当天作过乙状结肠镜检查的患者,如出现下腹部持续性疼痛,逐渐加重,下床活动时腹痛加重,肩背部有放射性疼痛,有时甚至出现休克症状,腹部检查时出现腹膜刺激征。X线腹部透视可见膈下游离气体。首先考虑肠穿孔,必须立即手术修补。

（5）经验教训:乙状结肠镜是早期发现癌症的手段之一,但往往由于对此检查不慎重,操作不熟练或粗暴,对解剖不熟悉而造成直、乙状结肠穿孔,给患者增加不必要的痛苦。

## 四、纤维结肠镜检查

1969年,日本松永滕友研制成光导纤维结肠镜,诊治结肠疾病,得到广泛应用和迅速发展。在较大医院都成立腔镜检查室,由专门医师施行。由于高科技手段的不断介入,相继出现了电子结肠镜(20世纪90年代)、超声纤维结肠镜、磁共振内镜、色素内镜等。纤维结肠镜和电子结肠镜均属于可曲式内

镜。可曲式内镜的基本结构分成操作部、可弯曲的镜身以及可调节角度的镜前端(图 4-9)。电子计算机已广泛应用于内镜,不仅能摄影、取活检、诊断,而且还能在腔镜内进行多种手术,如摘除结肠息肉和小肿瘤,进行止血、肠梗阻减压、吻合口狭窄的扩张、肠扭转复位等。对带蒂息肉可在镜下应用高频电源装置进行切除,在手术台上可帮助术者检查肠腔内的病变,避免遗漏和过多切除肠管。

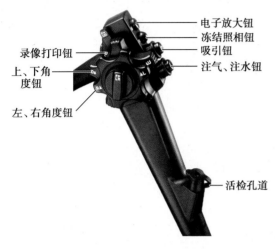

**图 4-9　电子结肠镜**

1. 适应证

(1) 有便血或暗红色血便,考虑病变位置在结肠或直肠时。

(2) 反复交替出现腹泻、便秘和大便带脓血时,排便习惯有改变或排便困难时。

(3) 不明原因的腹痛、贫血或身体消瘦时。

(4) 气钡灌肠或胃肠造影发现异常,需进一步检查结肠或明确病变性质时。

(5) 已发现结肠病变,考虑经结肠镜治疗时。

(6) 大肠息肉或肿瘤术后复查。

(7) 假性结肠梗阻需经纤维镜解除梗阻。

(8) 肠套叠、肠扭转,需明确诊断及复位。

(9) 对大肠癌高发区、老年人、有大肠肿瘤家族史者进行普查时。

(10) 高度怀疑血吸虫病,而多次大便检查均为阴性者。

2. 禁忌证

(1) 严重心肺功能不全。

(2) 严重高血压、脑供血不足、冠状动脉硬化、明显心律失常。

(3) 腹膜炎和中毒性急性消化道炎症(中毒性痢疾、暴发型溃疡性结肠炎、急性胃肠炎等)。

(4) 急性消化道大出血、肠道积血或积血过多妨碍观察者。

(5) 近期胃肠道或盆腔作大手术及放射治疗者。

(6) 因手术及炎症使腹腔内粘连或形成硬化扭曲者。

(7) 肛门狭窄及肛门急性炎症者。

(8) 肠道有狭窄,对狭窄以上的肠道不能勉强进镜。

(9) 精神病患者或不能配合者。

(10) 女性妊娠及月经期。

3. 检查前准备　检查前应向患者做好解释工作,消除顾虑和紧张情绪,取得配合。目前肠道准备方法很多,常用的有四种:

(1) 大肠水疗法:清洁肠道,效果良好。

(2) 甘露醇法:20% 甘露醇 250ml 加温开水至 750~1000ml 检查前 4 小时口服,服药后注意水及电解质情况,但息肉电切时禁用,以防产生气体爆炸。

(3) 硫酸镁法:检查当日晨 4:30 服硫酸镁粉一包(50g)加温开水 200ml,再喝开水 1500ml(约一热水瓶),腹泻数次后便出清水样便即可。肾功能不全、心肌受累、心脏传导阻滞者慎用。

(4) 番泻叶法:术前一天进半流质,下午 3~4 点钟用开水冲泡番泻叶 3~6g 代茶饮,或临睡前服蓖麻油 30ml。

4. 操作方法

正确持镜法:应将操作部、镜身前端部以及连接装置三个部位同时握在手中。左手握住操作部,拇指控制上下角度钮,示指负责吸引钮,中指负责送气/送水钮;右手拇指、示指控制左右角度钮。检查一般由术者和助手共同来完成。术者主施肠镜操作,指挥助手缓慢进镜身及实施操作方法。

患者去厕排净粪水。取左侧卧位,直肠指诊后。于肛门口及肠镜前端涂些润滑剂,助手用左手分开肛周皮肤暴露肛门,右手握住肠镜弯曲部用示指将镜头压入肛门,缓慢插入直肠。术者左手握住肠镜操作部,左手拇指控制上、下角度钮,示指负责按压送气、送水和吸引按钮,右手负责左、右角度钮。结肠镜通过肛门插入直肠过程中,必定出现视野一片红色现象,并且看不到肠腔,此时可少量注气使肠腔张开,即可窥视肠腔。当肠镜插入直肠后,指挥助手进镜或退镜,直视下可见三处交错的直肠瓣,使之抵达直乙移行部,然后循腔进镜通过直乙交界处,见不规则肠腔,即已达乙状结肠。镜头通过乙状结肠时,利用角度钮的配合,采用循腔进镜或勾拉取直法,使肠腔保持在视野内,循腔进入,到达降结肠。降结肠位于腹膜后,三面包以腹膜,比较固定,移动范围小,多呈较直的肠腔如隧道样,除少数异常走向外,肠镜一旦通过乙降结肠移行部就比较容易地通过降结肠送达脾曲。通过脾曲是一个操作难点。通常是,N型通过者循腔进镜通过脾曲;P型、α型通过者先顺时钟方向旋镜,同时后退镜身以拉直乙状结肠,如不能解圈或解圈中镜头退回乙状结肠者,则应带圈进镜通过脾曲,操作时应注意先旋后拉,然后边旋边拉,到达横结肠。横结肠系膜较长,始段及末段于肝曲、脾曲部固定,多呈M型走向,从而肝、脾曲均形成锐角。一般在横结肠过长并有下垂时采用取直手法,缓慢退镜并抽气,有时需助手顶推下垂的横结肠,使镜身拉平,取直,再缓慢地循腔进镜,达肝曲,进入升结肠。肝曲是最难通过的部位,通过横结肠,多取循腔进镜,结合拉镜法、旋镜法,可通过肝曲,必要时变换体位,进入升结肠。通过升结肠,应反复抽气,退镜找腔,变换体位大都能通过而抵达盲肠,于升结肠、盲肠交界处的环形皱襞上可见到回盲瓣及阑尾窝。只要能通过肝曲,除个别病例外几乎都能通过升结肠抵达盲部,最后进入回肠末端。如遇到阻力时,绝对不能勉强进镜。其操作原则是:少充气,细找腔,钩拉取直,解圈防袢,变换体位,循腔进镜,退镜观察。

5. 注意事项

(1) 有腹水及出血性疾病检查时,应谨慎操作。

(2) 需做息肉切除者应查出凝血时间及血小板。

(3) 曾做过盆腔手术或盆腔炎患者检查应十分小心。

(4) 月经期间最好不检查,以免产生疼痛。

(5) 溃疡性结肠炎及痢疾急性期,不要勉强向纵深插入。

(6) 进镜一定要在直视下进行。

(7) 少注气,因注气过多会引起腹胀、腹痛。

(8) 进镜时要慢,边退镜边仔细地观看上、下、左、右四壁,发现问题应该记清楚病变性质、范围及部位。

## 五、放大结肠镜检查

1. 变焦放大电子结肠镜  最常用的变焦放大电子结肠镜兼有常规内镜和变焦扩大内镜的功能,可变焦扩大达100~200倍。采用染料(靛胭脂、亚甲蓝等)内镜下喷洒可将病变的范围及表面形态清楚地显示出来,然后用放大结肠镜对大肠黏膜腺管开口形态(pit pattern)进行辨认和评价,对于判断是否肿瘤性疾病及早期癌具有重要意义,通过放大镜对pit形态观察可大致预测病理组织学诊断及早期结肠癌的浸润深度。

2. 窄频影像技术(narrow band imaging, NBI)  此技术原理在于肿瘤性息肉或病灶在形成时有新生血管,而非肿瘤性息肉或病灶(如增生息肉)则无此现象。传统的内视镜光源由红蓝绿3种颜色组成(RGB),而NBI的光源遇到肿瘤或息肉内血管时因血管为红色而将光线完全吸收,又因窄频而使血管与周围非血管组织对比更强。肿瘤性息肉在低倍下如咖啡豆,非肿瘤性息肉则与周围黏膜颜色无异;高倍下肿瘤性息肉表面可见网状构造,非肿瘤性则无。NBI与染色内镜有类似的诊断正确率,可称为电子染色内镜(digital chromo-endoscopy)。

3. 共聚焦显微结肠镜(confocal endoscope)  共聚焦显微镜(LCM)因具有超高的光学分辨率(0.001mm),能清楚地显示组织的显微结构,广泛应用于细胞生物学实验室。近年来,将LCM整合于传统电子内镜的头端诞生了共聚焦内镜(confocal endoscope)。可生成共聚焦图像,使在内镜检查过程中能对体内组织实时成像,实现了体内组织学检查,其每一个合成图像大致可代表组织标本的一个光学切面,能达到和活检标本病理切片检查类似的效果,在内镜下直接判断病变的组织结构,被称为“光活检”或“虚拟活检”。图像放大可达500~1000倍,不仅可以观察黏膜组织表面的图像,也可观察以下的水平切面,最大观察深度为250μm。

## 六、胶囊内镜检查

胶囊内镜是一项新型的技术,采用微小型的摄像机,随着微型摄像机的吞入,可捕捉到胃肠道黏膜的影像,通过高频发射并接收,下载到电脑进行成像和分析。可模拟产生三维图像,镜头也可由外部控制调节焦距,以获得清晰图像。另外,胶囊内部有一个喷药仓和一个取活检仓,均可由外部控制分别打开其阀门,进行对病灶的喷药或伸出微型钛金属针取活检。目前,胶囊内镜主要应用于检测小肠病变。有人提议其同样可应用于诊断结直肠疾病,但其价值仍有待研究。

(李春雨)

# 第五节　肛肠动力学检查

肛肠动力学检查,是近40年来新兴起来的检查技术。是一门融力学、应用解剖学、神经生理学、生态学等多门学科为一体的研究肛肠功能及其相关疾病的一门学科。亦即所谓的肛管直肠功能检查法。是在运动状态下对肛门功能进行定性、定量观察。能指导临床诊断、治疗以及评价手术前后肛管直肠功能。常用的检测手段有肛管直肠压力测定、结肠传输试验检查、排粪造影、盆底肌电图、肛管腔内超声检查。有些检测仪器价值昂贵,一般医院没有这种设备,不能常规应用。但了解这些检查的机制、方法、注意事项及其临床意义,对肛肠动力学改变性疾病的诊断有着重要的参考价值。

## 一、普通肛管直肠压力测定

1. 机制　肛管内外括约肌是构成肛管压力的基础。在静息状态下,80%的肛管压力是由内括约肌张力形成的,20%是由外括约肌张力形成的。在主动收缩肛门括约肌的情况下,肛管压力显著提高,其压力主要由外括约肌收缩所形成的。因此在静息及收缩状态下测定肛管压力,可了解内外括约肌的功能。

肛管直肠压力测定仪器很多,但原理相同,均由测压导管、压力换能器、前置放大器及记录仪四部分组成。测压导管分充液式和充气式,以小直径、充液式、多导、单气囊导管为常用。压力换能器是把测得的压力信号转换为电信号。因换能器输出的电信号较小,要通过前置放大器进行放大,并通过计算机显示数字及分析处理。

2. 检查前准备　排净大小便,以免肠中有便影响检查。不要进行指诊、镜检及灌肠,以免干扰括约肌功能及直肠黏膜影响检查结果。事先调试好仪器、准备消毒手套、注射器、液体石蜡、卫生纸等。

3. 操作方法

（1）肛管静息压、肛管收缩压及肛管高压区长度测定:患者左侧卧位,将带气体的测压导管用液体石蜡滑润后,从肛管测压孔进入达6cm,采用控制法测定,每隔1cm分别测定距肛缘6～1cm各点压力。肛管静息压为受检者在安静状态下测得的肛管内各点压力的最大值。肛管收缩压为尽力收缩肛门时所测得的肛管内各点压力。静息下的各点压力中,与

邻近数值相比、压力增加达50%以上的区域为肛管高压区,其长度即为肛管高压区长度。

（2）直肠肛管抑制反射（RAIR）:指扩张直肠时,内括约肌反射性松弛,导致内压力迅速下降。正常情况下,向连接气体的导管快速注入空气50～60ml,出现短暂的压力升高后,肛管压力明显下降,呈陡峭状,然后缓慢回升至原水平。出现上述变化,则称为直肠肛管抑制反射存在。

（3）直肠感觉容量、最大容量及顺应性测定:向气体内缓慢注入生理盐水,当患者出现直肠内有异样感觉时,注入液体量即为直肠感觉容量（Vs）,同时记录下此时直肠内压（P1）。继续向气体内缓慢注入液体,当患者出现便意急迫不能耐受时,注入液体量即为直肠最大容量（Vmax）,同样记录下此时的直肠内压（P2）。直肠顺应性是指在单位压力作用下直肠顺应扩张的能力,故直肠顺应性（C）可按以下公式计算:

$$C = \Delta V / \Delta P = (V_{max} - V_s) / (P_2 - P_1)$$

4. 肛管直肠压力测定的正常参考值及临床意义

（1）正常参考值:由于目前国际上尚缺乏统一肛管直肠测压仪器设备及方法,故各单位参考值有所不同,同时还应根据患者具体情况综合分析,不能孤立地根据数值去判断,肛管直肠压各正常参考值见表4-1。

表4-1　肛管直肠测压正常参考值

| 检查指标 | 正常参考值 |
| --- | --- |
| 肛管静息压 | 6.7～9.3kPa |
| 肛管收缩压 | 13.3～24.0kPa |
| 直肠肛管抑制反射 | 存在 |
| 直肠顺应性 | 2～6ml/cmH2O |
| 直肠感觉容量 | 10～30ml |
| 直肠最大容量 | 100～300ml |
| 肛管高压区长度 | 女性2.0～3.0cm,男性2.5～3.5cm |

（2）肛管直肠测压的临床意义

1）先天性巨结肠症:测量时直肠肛管抑制反射消失,据此可诊断该病。

2）肛门失禁:肛管静息压和收缩压显著下降,肛管高压区长度变短或消失。直肠肛管抑制反射消失者,可致大便失禁。若仍有直肠肛管抑制反射者,不会引起失禁。对肛门失禁者行括约肌修补术或成形术者,手术前后作肛管测压,可观察术后肛管压力回升及高压区恢复情况,为判定疗效提供客观依据。

3）习惯性便秘:可见直肠肛管抑制反射的阈值增大,敏感性降低。引起肛管及直肠静息压增高,肛管变长,耻骨直肠肌紧张。

4）痔:桥本等报道Ⅰ期、Ⅱ期内痔肛管静息压与正常人无明显差别,Ⅲ期内痔肛管静息压明显下降,可平均下降 22.4cmH$_2$O,手术后可基本恢复正常。

5）肛裂:Hancock 报道肛裂患者肛管静息压明显高于正常人,肛裂为(130±43)cmH$_2$O,正常人为(88±34)cmH$_2$O,高差 42cmH$_2$O,同时肛管收缩波可有明显增强,治愈后可恢复正常。如术前肛管测压、对静息压明显升高者行内括约肌切断术,疗效较好,否则效果不佳。

6）肛瘘:肛瘘术前压力与正常人无明显差别,手术切断内、外括约肌及耻骨直肠肌后,可见肛管收缩压降低,直肠肛管抑制反射减弱,肛门失禁。

7）其他:肛管直肠周围有刺激性病变,如括约肌间脓肿等可引起肛管静息压升高;直肠脱垂者该反射可缺乏或迟钝,巨直肠者直肠感觉容量、最大容量及顺应性显著增加;直肠炎症、放疗后的组织纤维化均可引起直肠顺应性下降。肛管直肠测压还可以对术前病情及术后肛管直肠括约肌功能评价提供客观指标。

（李春雨）

## 二、固态高分辨率 3D 肛管直肠压力测定

随着微型固态传感器技术上的突破,高分辨率测压技术的诞生,全球消化道动力学诊断领域发生了质的变化。高分辨率测压系统与传统测压方法相比可以更好地帮助医生了解消化道运动功能与症状之间的关系,更清晰地观察消化道静态和动态的动力学变化,更客观地诊断消化道功能性疾病。其更人性化的检查过程,使得该项技术在临床及科研中得到广泛的应用。在固态高分辨率测压技术基础之上建立的 3D 测压更有了技术上的飞跃。快速的检查方法使获得高质量的消化道动力学检查结果变得更加简便,三维空间图使识别消化道动力异常变得更加轻松。

本章介绍的固态高分辨率 3D 肛门直肠测压技术是高分辨率固态测压系统(ManoScan 3D AR)(图 4-10)。本系统采用 ManoView 胃肠动力分析软件,可方便地进行分析和显示,适合多种统计学方法处理,可以形象的描绘消化道动力学压力分布,系统全面地观察分析被测部位的功能。

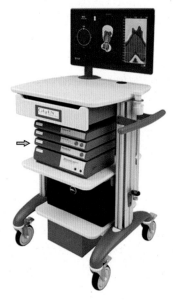

**图 4-10　固态高分辨率测压系统**
除开台车、计算机机箱和显示器外,箭头处即为该系统的核心部分:压力采集处理模块,将测压电极连接于这些模块之上即可进行测压(说明:此图中除了直肠肛管测压模块还包括其他的测压模块如食管测压模块)

1. 机制　其机制是压力感受器将导管所受到的压力变化,经压力换能器转变为电信号,然后再传输给计算机和记录装置,经软件分析处理后显示或打印出直肠肛管压力图形。ManoScan 3D AR 高分辨率固态测压系统,是在传统测压技术的基础上发展而来,主要在测压导管工艺及分析软件方面有较大改进。ManoScan 3D AR 高分辨率 3D 直肠肛管测压导管属于固态电容式测压导管,具有 256 个传感器,可检测到肛管括约肌各个方向的压力值,通过计算机重建形成直肠肛管压力的三维空间轮廓图,完整的记录直肠肛管动力数据,有助于评价括约肌的功能,不但能检测肛肠功能学变化,还能提示肛肠解剖异常。对肛肠手术的定位、评估肛门直肠括约肌和盆底肌的功能以及协调性,及患者术前术后括约肌功能评估有一定的指导意义。

2. 检查设备　ManoScan 3D AR 高分辨率固态测压系统由固态 3D 肛门直肠测压导管、电极防护套

膜、高分辨率 3D 肛门直肠压力采集模块、ManoScan Acquisition 数据采集软件和 ManoView 数据分析软件所组成。下面将主要介绍测压系统中最关键的测压导管和与之匹配使用的导管防护膜。

（1）固态 3D 肛门直肠测压导管：固态 3D 肛门直肠测压的导管（图 4-11），共有 256 个电容式压力传感器（铜色区域），以 16×16 方式排列，肛门括约肌测压长度为 7cm，测压传感器间隔为 0.4mm。每层含 16 个环绕测压传感器。环周密集分布的压力感受点能够精细而全面地探测肛门括约肌的压力，借由计算机处理即可重建出肛管括约肌的三维压力分布压力图，这种三维模式的呈现更有利于异常压力的解剖定位。

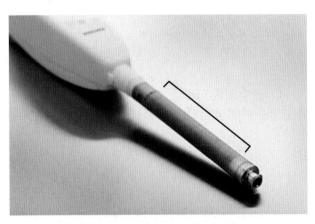

**图 4-11　高分辨率 3D 直肠肛管电极**
黑色括号囊括的黄色部分即为压力感受器分布区域，共有 16×16 共计 256 个压力感受点探测环周压力，计算机根据这 256 处压力合成为三维的压力分布图

（2）一次性电极防护套膜：高分辨率 3D 直肠肛管测压电极防护套膜（图 4-12），使用电极防护套膜可减少人力成本、提高工作效率、避免交叉感染。大幅降低电极导管的消毒次数，避免消毒过程中对电极导管的损耗，节约 90% 的清洁和消毒时间，确保电极导管的性能，有效延长电极导管的使用寿命。电极防护套膜包装中含测试过程中全部必需品（防护套膜、消毒纸巾、润滑粉及排气套等）。

3. 检查前准备

（1）详细询问病情，主要症状、用药史、治疗史、过敏史等。

（2）告知患者检查的意义、检查过程、有无痛苦及持续时间。

（3）检查前 2 小时予甘油灌肠剂 110ml 灌肠，排空大、小便。

（4）检查前避免行钡灌肠和排粪造影。

（5）检查前行直肠指诊，判断是否存在解剖结构异常。

（6）签署知情同意书。

4. 检查方法

（1）打开采集软件，选择电极。

（2）插管：患者取左侧卧位，屈髋屈膝，保持舒适，平静呼吸。导管涂润滑剂，操作者示指引导下从患者肛门缓慢插入电极。调整电极管位置，使肛门括约肌压力带大致处于固态压力感受器分布的压力捕捉区域的中央（图 4-13），患者休息 2～3 分钟以适应电极导管。

（3）数据采集与保存：嘱患者适应后，根据软件

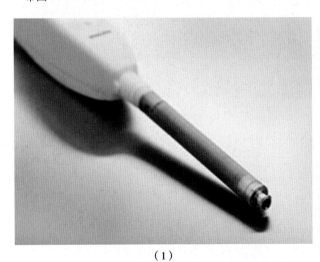

（1）

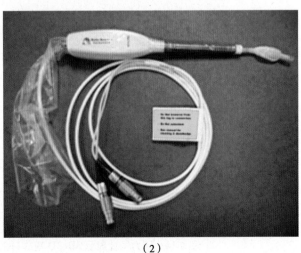

（2）

**图 4-12　高分辨率 3D 直肠肛管测压电极套膜**
（1）为高分辨率 3D 直肠肛管测压电极前端；（2）为套膜以后的电极。套膜主要包括前端的球囊和以后的薄膜。球囊除了可以充气外，其内还有两个侧孔，用于感知直肠压力。薄膜覆盖了整个压力感受器以及后面的操作手柄和部分的电极连线，可以很好地保护电极，延长使用寿命

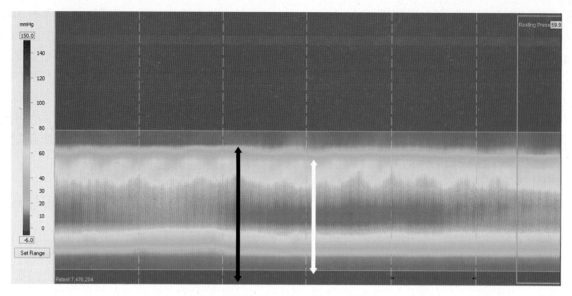

**图 4-13　导管放置位置（图片陈汉华提供，自 0 秒开始截取）**
图片最左侧为压力标尺，采用不同的颜色代表不同的压力，例如黄色约为 60mmHg，绿色约为 30mmHg。黑色箭头所示高度为固态压力感受器分布区域即固态压力感受器测压区域，可见肛管括约肌压力带（白色箭头所示高度）大致位于测压范围的中央，此时的测压电极深度为理想深度

操作向导提示，点击"start"按钮，开始测压和数据采集。在设定时间后（20 秒）测压窗口自动关闭，点击"finish"进入下一测试。依次进行收缩动作、排便动作多次测量，一般为 3～5 次。点击"start"开始向球囊内快速充气 10ml，迅速放气，在设定时间后（20 秒）测压窗口自动关闭。再重复上述步骤，依次向球囊内充气 20ml、30ml、40ml、50ml。按"finish"进入下一测试。

（4）测试结束，进行数据分析和处理。

5. 压力图像 2D/3D 模式说明　借助于测压导管密集分布的压力感受器和计算机重建，可以绘制肛管括约肌压力的三维图形（3D 模式），通过鼠标的旋转，可以从任意的角度来显示压力分布的情况，有助于括约肌压力特别是异常压力范围的定位，为病因分析和治疗提供指导意义。同时三维图形可以进一步分解为二维平面图形（2D 模式），便于进一步的理解和观察（图 4-14）。

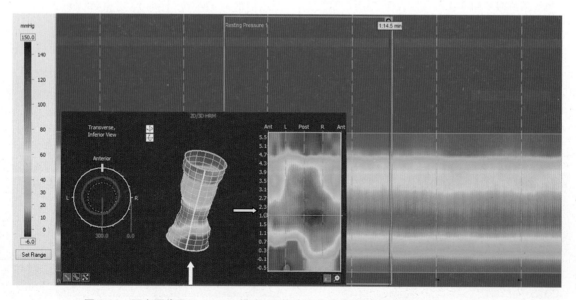

**图 4-14　压力图像显示 3D/2D 模式（图片陈汉华提供，静息压框处，2D/3D 模式）**
任意时刻的肛管括约肌压力图均可以以三维和二维的方式显示。白色箭头所指即为 3D 模式。可以用鼠标将其做任意方位的旋转。在 3D 模式中，粗白线（白色箭头正上方）为定位的重要标志，表示身体的正前方，类圆柱体上下两边可见紫色圆圈和绿色圆圈，分别代表口侧和肛侧。黄色箭头所指为 2D 模式。该模式是从 3D 模式演变而来，即在 3D 模式中沿着白色前正中线切开后展开的图形。结合 3D 和 2D 模式，即可对压力的特征进行定位。由此图可见，肛门括约肌的压力并非完全对称均匀，存在高低薄弱之分

6. 检测指标及正常参考值

（1）检测指标

1）肛管静息压（anal sphincter resting pressure，ASRP）：是指安静状态下完全放松时测得的肛管压力（图4-15）。主要由内括约肌张力产生，约占静息压的80%，反映肛管内外括约肌静息状态下的张力；

2）肛管最大收缩压（maximal squeeze pressure，MSP）：是指受检者用力收缩肛门时测得的最大肛管压力（图4-16）。主要由肛管外括约肌和耻骨直肠肌收缩产生，反映外括约肌收缩功能；

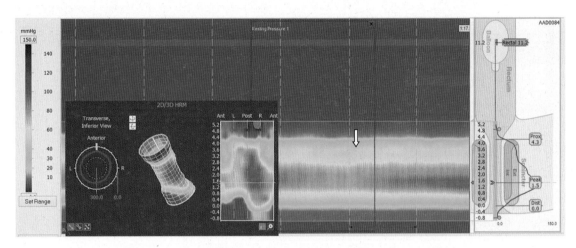

**图4-15　肛管静息压（图片陈汉华提供，静息框配2D/3D模式）**

图的最右侧绿框内为解剖模拟动画图，以肛门括约肌的最远端（Dist）为坐标原点，可见压力的峰值（Peak）位于距肛门括约肌最远端1.5cm处，肛门括约肌最近端距最远端4.3cm处。白色箭头所指的是高分辨率测压的普通压力表现模式，可见肛门外括约肌的压力是渐变的，最中央为压力最高的红黄色，介于60~100mmHg，与之紧接的是黄绿色，压力介于40~60mmHg，最边缘的为蓝绿色，压力约为20~40mmHg。结合3D/2D模式来看，可见此例肛门括约肌的最大压力处（纯红色）位于肛门括约肌的右后侧

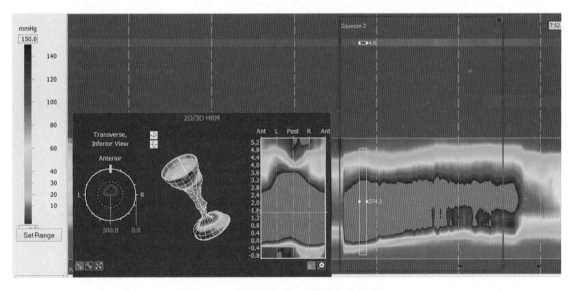

**图4-16　最大缩窄压（图片陈汉华提供）**

嘱患者夹紧肛门并坚持一段时间（红框），可见在肛门外括约肌和耻骨直肠肌共同的作用下，肛管的压力骤然升高，大部分区域的颜色变成压力很高的紫红色，最高处可达如图中普通模式里所显示的274.3mmHg。从3D/2D图可以看出紫红色区域只要位于肛管括约肌的下2/3，意味着肛管外括约肌的位置处于肛门括约肌的中远段

3）肛管高压带的长度（high bpressure zone length）：耻骨直肠肌和肛门括约肌之间可维持一个长3~4cm的高压带，是维持正常肛门自制的重要结构。主要反映耻骨直肠肌和肛门括约肌的功能。

4）排便弛缓反射（relaxation reflex，RR）：是指耻骨直肠肌和肛管外括约肌在排便状态下压力变化（图4-17）。主要反映盆底肌协调功能。

5）直肠肛管收缩反射（rectalanal contract reflex,RACR):反映肛管外括约肌的自制功能;

6)直肠肛管抑制反射(rectalanal inhibitory re-flex,RAIR):直肠扩张时,内括约肌反射性松弛,主

要反映肛管内括约肌功能(图4-18);

7)直肠感觉功能:包括直肠初始和排便感觉阈值及直肠最大耐受量,反映直肠的感觉功能。

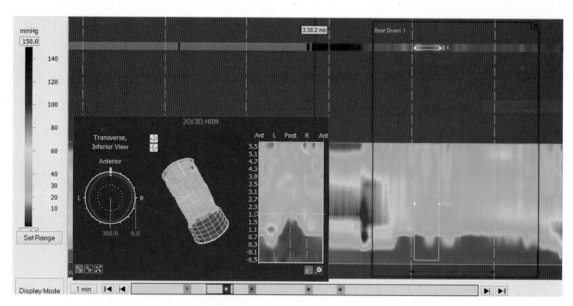

**图 4-17　排便弛缓反射**(图片彭想娇提供,**Bear Down 1**)
嘱患者开始排便动作并坚持一段时间(红框所示),可见与静息时相比,肛门括约肌压力下降明显(松弛),
颜色由先前的红黄色变为了压力较低的绿色或者蓝绿色

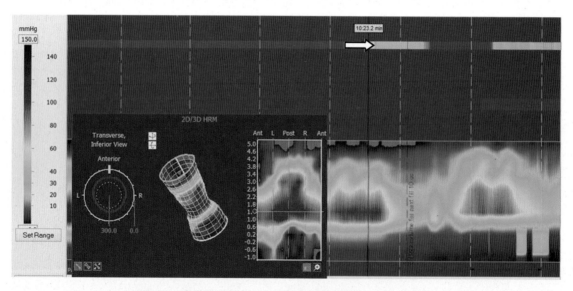

**图 4-18　直肠肛管抑制反射**(图片彭想娇提供 **RAIR 10ML**)
白色箭头处指从此时起快速向直肠内注入 10ml 气体,可见肛管括约肌出现了压力下降,颜色由最初的
红黄色变成了蓝绿色

(2)固态3D肛门直肠测压正常参考值见表4-2。

7.临床应用

(1)肛门括约肌损伤:①产伤,如分娩时会阴保护不及时造成会阴撕裂伤或修补术后发生感染;②手术损伤,如痔切除手术损伤过多的皮肤皮桥及黏膜,肛周脓肿内口一次切开、肛瘘切除和挂线疗法紧线过快损伤括约肌;③外伤,如车祸、化学等对肛

门括约肌直接损伤或形成瘢痕。

(2)先天性巨结肠症:目前,国内外报道用肛管直肠测压诊断先天性巨结肠症的阳性率已达90%以上,已经成为诊断先天性巨结肠症的特异性诊断方法。肛管直肠测压在先天性巨结肠症患儿的表现:①直肠肛管反射消失;②直肠的顺应性升高;③排便时肠道的推进性蠕动波消失,肛管的波相运

动的慢波频率减慢。

**表4-2　固态3D肛门直肠测压正常参考值**

| 检测指标 | 正常参考值 | |
| --- | --- | --- |
| | 成人 | 儿童 |
| 肛管静息压 | 50～70mmHg | 30～70mmHg |
| 肛管最大收缩压 | 120～170mmHg | 100～180mmHg |
| 肛管高压区长度 | 2～4cm | 2～4cm |
| 排便松弛反射 | 存在,压力上升/水平相 | 存在,压力上升/水平相 |
| 直肠肛管收缩反射 | 存在 | 存在 |
| 直肠肛管抑制反射 | 存在 | 存在 |
| 直肠感觉阈值 | 10～30ml | 37.3～50.7ml |
| 直肠排便阈值容量 | 50～80ml | N/A |
| 直肠最大耐受容量 | 110～280ml | N/A |

注:成人正常参考值由南京市中医院提供;儿童正常参考值由中国医科大学附属盛京医院提供

（3）排便障碍性疾病:①盆底痉挛综合征:由于盆底肌肉持续性收缩,引起盆底肌肉处于轻度收缩状态,当排便时,盆底肌肉和肛门外括约肌松弛,直肠肛管角增大,肛管内压力降低,引起排便的直肠感觉阈值升高。但应注意有人会在情绪紧张时而出现盆底痉挛综合征。②内括约肌失弛缓症:内括约肌失弛缓症和特发性巨结肠在临床上均表现为慢性便秘和直肠扩张,前者直肠肛门抑制反射消失,后者此反射存在,但肛管静息压力可能特别高,大于13.33kPa（100mmHg）。对该两种疾病的诊断有意义。③耻骨直肠肌痉挛综合征:是由于出口梗阻所导致的排便困难的综合征,测压可见肛管静息压和收缩压较正常人升高,肛管高压区延长,直肠肛管反射的松弛波降低。

（4）直肠肛管炎症性疾病:由于炎症刺激黏膜造成直肠肛管压力阈值改变,此类疾病括约肌本身无损害。

（5）支配括约肌神经病变:如脊髓拴系症术后行肛管测压时可见肛管静息压和收缩压均明显下降,肛管高压区短缩,直肠肛管反射减弱,直肠初始感觉阈值,直肠最大耐受量及直肠顺应性也相应降低。

（6）肛门直肠手术前、后功能评价:一些肛门直肠畸形手术的患者,可以通过直肠肛管测压预测其排便功能情况,如术前肛管静息压和收缩压明显降低,肛管高压区明显短缩,提示有肛门括约肌功能不良;向量容积及不对称指数可以显示出肛门括约肌是否有缺损;如直肠感觉阈值、直肠最大耐受量及

直肠顺应性明显降低时,术后有可能出现大便失禁。

（7）生物反馈治疗前、后效果评价:采用直肠肛管测压技术可对大便失禁、肛门直肠畸形术后排便功能障碍进行生物反馈治疗。自行通过锻炼改善肛门括约肌功能,改善直肠感觉,使其对小容量的感觉也能及时地收缩外括约肌,防止大便失禁。另外对特发性便秘进行此训练也能获得满意疗效。

（李春雨　向雪莲）

## 三、结肠传输试验

结肠传输试验是目前诊断结肠慢传输型便秘的重要方法,测定结肠传输功能的方法有:不透光标志物追踪法及放射性核素闪烁扫描法。后者因需特殊设备,患者暴露于核素等,使用受到一定的限制。而前者以其简单、易行、廉价、无创性、安全、可靠,不需要特殊设备等优点,得到广泛的应用,现作一介绍。

1. 机制　正常成人结肠顺行推进速度约为8cm/h,逆行速度约为3cm/h,每小时净推进距离约5cm。结肠推进速度可受诸多因素影响。如进餐后进行速度可高达14cm/h,但逆行速度不变;肌注某些拟副交感药物后,净推进速度可高达20cm/h,而一些便秘者其净推进速度可慢至1cm/h。不透光标志物追踪法,就是通过口服不透X线的标志物,使其混合于肠内容物中,在比较接近生理的条件下,摄片观察结肠运动情况。尽管结肠运输时间反映的是结肠壁神经肌肉功能状态,但一次口服20粒不透光标志物后不是20粒同时到达盲肠,标志物在结肠内的运动不是以集团式推进,这是由于标志物从口到盲肠的运行时间受进餐时间、食物成分、胃排空功能及小肠运输功能等因素影响,只能了解结肠运动总体轮廓,不能完全反映结肠各段的功能状态。为保证结果的准确可靠,标志物不能过重、应与食糜或粪便比重相似,且显示清楚,不吸收、无毒、无刺激。目前国内外已有商品化标志物供应。

2. 检查方法　从检查前3天起,停用一切可能影响消化道功能的药物,按一定标准给予饮食（每日含14g左右纤维）,保持正常生活习惯不作特殊改变。因检查期间不能用泻药,也不能灌肠,对那些已有多日未能排便,估计难以继续坚持完成检查者,待便后再按要求准备。因黄体期肠道转运变慢,故育龄妇女应避开黄体期检查。当日早餐后,吞服装有20个不透X线标志物胶体,于服后第5天和第7天各拍腹部X线片1张。读片法从胸椎棘突至第5腰

椎棘突作连线,再从第5腰椎棘突向骨盆出口两侧作切线,将大肠分为右侧结肠区,左侧结肠区、直肠乙状结肠区3个区域,通过这3个区域来描述标志物位置。标志物影易与脊柱、髂骨重叠,须仔细寻找,有时结肠、肝、脾曲位置较高,未能全部显示在X线片上,应予注意。

3. 正常参考值　正常成人在口服标志物后,8小时内所有标志物即可进入右半结肠,然后潴留于右半结肠达38小时,左半结肠37小时,直乙状结肠34小时,正常参考值是口服标志物后第5天至少排出标志物的80%(16粒)第7天全部排出。

4. 临床意义　结肠传输试验是诊断结肠慢传输型(结肠无力型)便秘的首选检查方法(图4-19)。可鉴别结肠慢传输型和出口梗阻型便秘。前者不能轻易手术,严格掌握手术适应证,后者应根据排粪造影结果选择适宜的手术方式。除标志物通过时间延长外,根据标志物分布特点便秘可分4型:①结肠慢传输型:标志物弥漫性分布于全结肠;②出口梗阻型:标志物聚集在直肠乙状结肠交界处。此型多见,常见于巨结肠、直肠感觉功能下降及盆底失弛缓综合征;③左结肠缓慢型:标志物聚集在左结肠乙状结肠区,可能为左结肠推进无力或继发于出口梗阻;④右结肠缓慢型,标志物聚集于右结肠,此型少见。

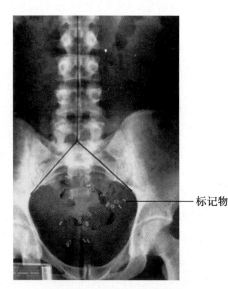

图4-19　第5天显示标记物
滞留于乙状结肠直肠内

## 四、排粪造影

通过向患者直肠内注入造影剂,对患者"排便"时肛管直肠进行动、静态结合观察的检查方法。能显示肛管直肠的功能性和器质性病变,为便秘的诊断、治疗提供依据。此法先由Broden(1968)用于小儿巨结肠和直肠脱垂的研究。20世纪70年代后期才应用于临床。我国于20世纪80年代中期由卢任华等开展临床应用研究,并制订了相应的标准。

1. 机制　向直肠注入造影剂,观察静坐、提肛、力排,排空后直肠肛管形态及黏膜像变化,借以了解排粪过程中直肠肛管等排便出口处有无功能和器质性病变。

2. 检查设备

(1) 专用坐桶:排粪造影用坐桶很重要,是取得优质影像的关键因素之一。桶壁要求与臀部组织的透X线性相近,否则拍摄的X线片中盆底组织结构与盆腔中的结构由于厚度相差太大而不能同时显示(盆底肛管部分太黑,曝光过度而不能分辨;或者盆腔部分肠管太白,曝光不足而显示不清),从而大部分测量无法进行;桶身须能升降旋转以便从不同角度观察和完成不同高度患者的拍摄,能够解决排出物的收集和卫生等问题。国内应用的主要是由上海长海医院卢仁华研制的DS-Ⅰ型坐桶(图4-20)。桶的上口适应臀形,后部中线壁内垂直矢状嵌装有暗比例尺。

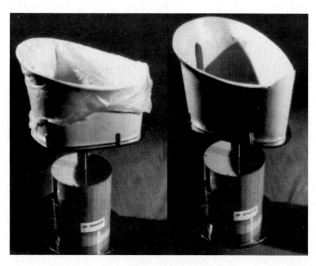

图4-20　DS-Ⅰ型坐桶

(2) 机器设备:对排粪造影用机器的要求:X线管焦点 $0.6 \sim 1.2mm$,电压 $90 \sim 115kV$,胶片 $25cm \times 30cm$ 或 $20cm \times 25cm$。在透视下选择性点片,有条件的可加摄缩影片,录像更佳;用国产200mA机亦可。

3. 检查方法　检查前夜8时冲服番泻叶 $9 \sim 15g$ 清除积粪。检查时,先将导管在透视下插入肛门,注入钡液约50ml,使之进入乙状结肠及降结肠远端,拔出导管,向肛门探入注射枪,注入糊状造影剂约 500g。嘱患者坐在坐桶上,调整高度使左右股骨重合并显示耻骨联合。分别摄取静坐、提肛、力排、排空后直肠侧位片,必要时摄正位片,同时将整个过程录制下来。

测量项目(图 4-21):①肛直角:肛管轴线与近似直肠轴线的夹角。②肛上距:耻尾线为耻骨联合与尾骨尖的连线,它基本相当于盆底位置。肛上距为肛管、直肠轴线交点至耻尾线的垂直距离。③耻

骨直肠肌长度:耻骨直肠肌于肛直交界处后方压迹至耻骨距离。④直肠前突深度:前突顶端至开口上下缘连线的垂直距离。

4. 测量项目正常参考值　测量用具为上海长海医院放射科特制含角度仪、米尺、放大、缩小尺的四合一测量尺(图 4-22)。该测量尺是根据坐桶后部中线壁内垂直矢状方向嵌放的暗比例尺在靶片距为 100cm 时所摄取照片的放大(大点片)、缩小(100mm 缩影片)率而制成的 25cm×10cm 的薄透明胶片。其放大、缩小率应与盆腔中线器官在照片上的放大、缩小率一致。用该尺的角度仪量肛直角,用放大、缩小尺分别测量大点片和缩影片上所示的各长度距离,如肛上距、乙(小)耻距、肛管长度、骶直间距、直肠前突的深度长度、直肠内套叠的深度、厚度和套叠肛门距以及其他需测量的指标。该尺是经纬线互相垂直的坐标式的,测量时只需定点,不需要划线和换算即可得出实际数值,既快、又准、用途广,使排粪造影诊断达到计量化标准,使临床治疗和疗效观察判定有计量依据。测量正常参考值见表 4-3。值得注意的是排粪造影是一个动态检查过程,前后对比分析有时比孤立参照所谓"正常值"更重要。

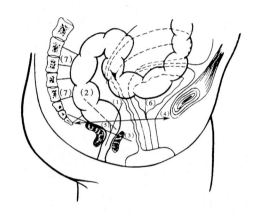

**图 4-21　排粪造影测量项目示意图**
(1)肛管轴线;(2)直肠轴线;(3)近似直肠轴线;
(4)耻尾线;(5)肛上距;(6)乙耻距;(7)骶直间距

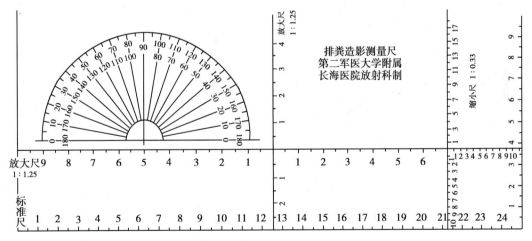

**图 4-22　四合一专用测量尺**

**表 4-3　排粪造影测量数据正常参考值**

| 测量项目 | 正常参考值 | 测量项目 | 正常参考值 |
| --- | --- | --- | --- |
| 肛直角 | | 耻骨直肠肌长度 | |
| 静态 | 70°~140° | 静态 | 14~16cm |
| 力排 | 110°~180° | 力排 | 15~18cm |
| 提肛 | 75°~80° | 提肛 | 12~15cm |
| 肛上距 | <3~4cm | 直肠前突 | <3cm,排空造影剂 |

5. 临床意义 排粪造影是诊断出口梗阻型便秘的重要检查方法,几种常见功能性出口梗阻便秘的造影如下:

(1) 直肠前突(RC):为直肠壶腹部远端呈囊袋状向前(阴道)突出(图4-23)。该征象可出现在无症状的志愿者中。因此,只有膨出大于3cm才有意义。其实并不尽然,口部巨大且开口向下的重症直肠前突也未必粪便嵌塞。真正有病理意义的直肠前突必须开口小,纵深,排粪终末钡滞留三大特征并指压阴道后壁方能排便的病史为重要的参考依据。

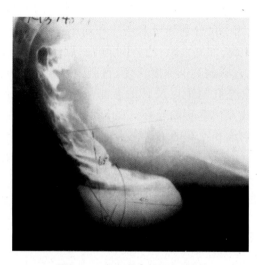

图4-23 直肠前突测量示意图

(2) 耻骨直肠肌肥厚症:肛直角小,肛管变长,排钡很少或不排,且出现"搁架征"。该征是指肛管直肠结合部后上方在静坐、力排时均平直不变或少变,状如搁板。它对耻骨直肠肌肥厚症有重要诊断价值。同时可作为与耻骨直肠肌失弛缓症的鉴别要点。

(3) 直肠前壁黏膜脱垂及内套叠:增粗而松弛的直肠黏膜脱垂于肛管上部、造影时该部呈凹陷状,而直肠肛管结合部的后缘光滑连接。当增粗松弛的直肠黏膜脱垂在直肠内形成大于3mm深的环状套叠时,即为直肠内套叠。

(4) 耻骨直肠肌失弛缓症:正常排便时耻骨直肠肌松弛肛直角变大,此病力排时肛直角增大不明显,仍保持90°左右或更小;耻骨直肠肌长度无明显增加,且多出现耻骨直肠肌压迹。

(5) 盆底痉挛综合征(SPFS):为用力排粪时盆底肌肉收缩而不松弛的功能性疾病。力排时肛直角不增大,仍保持在90°左右或更小,且多出现耻骨直肠肌痉挛压迹,即可诊断SPFS。PRMI的深度和长度的测量方法:画一直肠壶腹远段后缘向前上凹入

起点至肛管上部压迹缘处的连线,该线即为其长度;PRMI顶部至该线的垂直距离即为深度。

本症常合并其他异常。如合并RC时,则100%出现"鹅征"(图4-24),即将力排片竖摆显示:前突为鹅头,肛管为鹅嘴,痉挛变细的直肠远段似鹅颈,直肠近段和乙状结肠为鹅身尾,宛如一正在游泳中的鹅。鹅征对SPFS+RC有确诊价值。

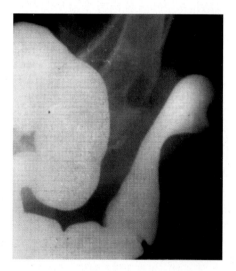

图4-24 鹅征,直肠前壁中度囊袋状突出合并耻骨直肠肌深切迹

## 五、球囊逼出试验

将球囊置于受检者的直肠壶腹部,注入37℃温水50ml,嘱受检者取习惯排便姿势尽快将球囊排出。正常在5分钟内排出。有助于判断直肠及盆底肌的功能有无异常。

## 六、盆底肌电图检查

肌电图是通过检测肌肉自发或诱发的生物电活动,借以了解神经肌肉系统功能的一种方法。1930年,Beck首先记录了狗和人的肛门括约肌电活动。Floyd和Walls于1953年首次应用于临床诊断。对于研究和诊断盆底的神经肌肉病变十分重要。可精确地反映盆底肌的功能活动,尤其是运动中的功能活动情况,能清楚地显示有些在形态学检查中无法发现的异常表现,如耻骨直肠肌失弛缓症的反常电活动。对先天性或创伤性盆底肌肉缺损有着重要的诊断价值。其另一重要用途是检查盆底支配神经受损情况,如通过诱发肌电图检查运动潜伏期的长短,来判断是否有神经损害,是肛肠动力学研究必要的

手段。继 1953 年 Hoyd 采用表面电极研究正常男性外括约肌的电活动变化后,Kawakari(1957)采用针电极比较详细地观察肛肠肌电图以来,有了迅速的发展。目前,临床上采用不同电极进行肛肠肌电图检查。

1. 针电极检查法　能较详细地记录到每一个刺激点的肌肉电活动情况,可分别记录肛门外括约肌、内括约肌及耻骨直肠肌的肌电图变化。但针电极较痛苦,患者不易接受。

2. 表面电极描记法　表面电极有两种。一是肛周皮肤电极,二是哑铃形肛塞电极,塞形电极环与肛管接触处直径为 0.8cm,此法主要引导电极下肌肉的整合电位,可较大面积地观察肛周肌肉的动作电位变化,尤其对肛门失禁能较全面地反映出肛周肌肉的功能状态。此法操作方便,无痛苦、易掌握,属无创性检查,患者易接受,尤其适于儿童。

此外,还有单纤维肌电图描记法、会阴肛管反射检查法、阴部神经终末电位潜伏期测定法,前三种主要判断肌肉失神经支配的客观指标,后两种主要判定阴部神经的传导功能状况,临床检查时最好用两种方法来全面判断括约肌的神经肌肉功能情况。凡造成括约肌功能障碍的各种原因,均可进行检查。包括:①肛管、直肠先天性异常;②创伤性:肛管直肠撕裂伤、肛裂、肛瘘、痔及直肠切除保留括约肌等手术损伤;③功能性:大便嵌塞、老年人和身体衰弱者多见;④神经性:脊髓瘤、马尾部病变,智力发育不全;⑤直肠肛管疾病:直肠脱垂、内痔脱垂、肛管直肠癌等。

(李春雨)

## 参 考 文 献

1. 侯晓华. 消化道高分辨率测压图谱. 北京:科学出版社,2014. 119-130.
2. 李春雨,汪建平. 肛肠外科手术技巧. 北京:人民卫生出版社,2013. 65-70.
3. 王维林. 小儿排便障碍性疾病的诊断与治疗. 北京:人民卫生出版社,2014. 33-36.
4. 丁义江. 丁氏肛肠病学. 北京:人民卫生出版社,2006. 100-104.
5. 喻德洪. 现代肛肠外科学. 北京:人民军医出版社,1997. 37-38.
6. 董平. 肛管直肠动力学在肛肠疾病诊治中的临床意义. 中国医刊,1999,34(9):43.
7. 余苏萍,丁义江,王业皇. 盆底肌电图与肛管直肠压力测定诊断出口梗阻便秘的价值. 中国肛肠病杂志,1998,18(1):9-10.
8. 郭俊洲. 现代腹部影像诊断学. 北京:科学出版社,2001. 386-388.
9. 黄乃健. 中国肛肠病学. 济南:山东科学技术出版社,1996. 253-254.
10. 李春雨,张有生. 实用肛门手术学. 沈阳:辽宁科技出版社,2005. 68-70.
11. 李世荣,韩英,张明智. 大肠癌的早期诊断. 北京:科学技术出版社,2000. 140.
12. Hisayuki M,Yasuhiro M,Yoshihiro M,et al. A new method for isolating colonocytes from naturally evacuated feces and its clinical application to colorectal cancer diagnosis. Gastroeneterology,2005,129(6):1918-1927.
13. Shirong L,Huahong Wang,Jichun Hu,et al. New immuno-chemical fecal occult blood test with two-consecutive stool sample testing is a cost-effective approach for colon cancer screening:Results of a prospective multicenter study in Chinese patients. Int J Can-cer,2006,118(2):3078-3083.
14. Remes-Troche JM,De-Ocampo S,Valestin J,et al. Rectoanal reflexes and sensorimotor response in rectal hyposensitivity. Dis Colon Rectum,2010,53(7):1047-1054.
15. Rao SS,Singh S. Clinical utility of coIonic and anorectal manometry in chronic constipation. J Clin Gastroenterol,2010,44(9):597-609.
16. Cheeney G,Remes-Troche JM,Attaluri A,et al. Investigation of ahal motor characteristics of the sensorimotor response(SMR) using 3-D anorectal pressure topography. Am J Physiol Gastrointest Liver Physiol,2011,300(2):G236-G240.
17. 卢任华,刘崎,章韵,等. 排粪造影的临床应用. 中华放射学杂志,1990,24(3):170.
18. 余苏萍,丁义江,王业皇. 盆底肌电图与肛管直肠压力测定诊断出口梗阻便秘的价值. 中国肛肠病杂志,1998,18(1):9-10.

# 第六节　肛肠影像学检查

肛肠影像学检查方法很多,常用的包括直肠肛管腔内超声检查、普通 X 线检查、钡灌肠检查、计算机体层成像(CT)、磁共振成像(MRI)、正电子发射体层显像(PET)、CT 仿真结肠镜检查和血管造影术等。

## 一、直肠肛管腔内超声检查

直肠腔内超声(endorectal ultrasound,ERUS)和

肛管腔内超声(endoanal ultrasound,EAUS)主要应用于对肛管直肠疾病的诊断,如直肠和肛管肿瘤的局部分期,以及对肛瘘等肛周良性疾病的诊断。

直肠腔内超声主要用于评估直肠新生物浸润的深度,正常的直肠壁显示五层结构(图4-25)。超声可通过黏膜下层的完整性与否来分辨良性息肉和浸润性肿瘤,亦可分辨浅层的 T1、T2 及深层的 T3、T4 肿瘤(图4-26)。腔内超声判断肿瘤侵犯深度的准确性为 81% ~94%。同时能检测直肠周围增大的可疑阳性淋巴结,测定阳性淋巴结的准确性为 58% ~ 83%。在术后局部复发的早期检测方面同样有效。

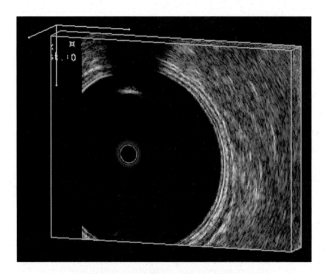

图 4-25 ERUS 的正常直肠壁

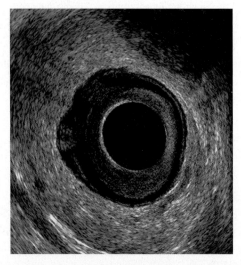

图 4-26 ERUS 直肠癌 T3

肛管内超声可用于评估肛管周围复杂的解剖结构,能很好地分辨内、外肛门括约肌和耻骨直肠肌。其适用于括约肌缺损及复杂性肛瘘者(图4-27)。由于括约肌损伤致肛门失禁者,超声可表现为回声中断

的缺损区。超声显像脓肿多表现为肛周软组织内低回声或液性暗区,脓肿早期为不均匀低回声,脓肿中期显示不均匀液性暗区,脓肿晚期为均匀性液性暗区。

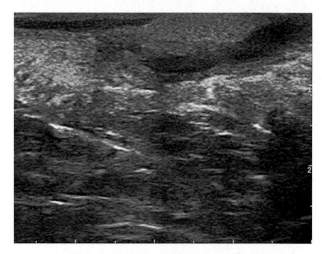

图 4-27 EAUS 显示肛管括约肌间型肛瘘

直肠肛管腔内超声的主要缺点是对有狭窄的病例,探头不能通过狭窄区,不能充分显示病变范围。其次,它仍然依赖操作者的经验。最后,在高位肿瘤和(或)管腔狭窄的肿瘤,由于探头定位困难造成高失败率。

## 二、X 线检查

X 线检查时,基于人体组织结构固有的密度和厚度差异所形成的灰度对比,称之为自然对比。依靠自然对比所获得的 X 线摄影图像,常称之为平片(plain film),如腹部平片。对于缺乏自然对比的组织或器官,可以人为引入密度高于或低于该组织或器官的物质,使之产生灰度对比,称之为人工对比。这种引入的物质称之为对比剂(contrast media),原称造影剂。通过人工对比方法进行的 X 线检查即为 X 线造影检查(X-ray contrast examination)。比如结肠钡剂灌肠检查及少量钡剂结肠传输试验等。

**(一)腹部 X 线片**

腹部 X 线片是腹部外科急腹症的首选的影像学检查方法,主要适用于消化道穿孔、梗阻和金属性异物的诊断。对于其余大多数结直肠肛门盆底病变,X 线片检查的临床应用价值不大(图4-28)。

【适应证】

1. 消化道肿瘤、炎症、外伤,以及肠道检查治疗等引起的消化道穿孔(图4-29)肠梗阻,并判断梗阻程度。

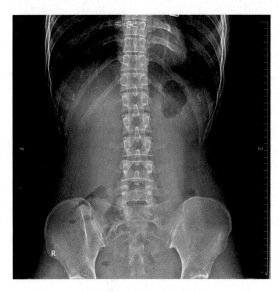

图 4-28 腹部 X 线正常

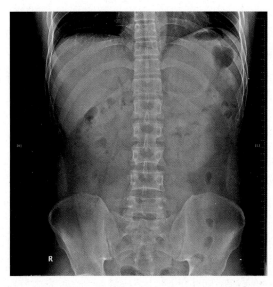

图 4-29 消化道穿孔平片,双侧膈下可见游离气体

2. 消化道不透 X 线的结石;腹部异常钙化,可根据钙化的形态、部位作出诊断。

3. 可观察腹腔内脏器(肝、肾、脾等)的轮廓、位置和大小改变。

4. 对诊断新生儿消化道畸形亦有很大的意义。先天性小肠狭窄时,闭锁以上的肠管内充气扩张并有液平面形成,而闭锁以远的肠管内无气体;先天性巨结肠、肛门闭锁、结肠旋转不良、畸形,胎粪性腹膜炎都能在腹部 X 线片上有明显的表现。

【检查前准备】 检查当天早晨禁食,尽量排空大便。

（二）钡灌肠检查

结肠钡剂造影检查具有方便、快捷、准确等优点,多年来得到广泛的临床应用,并一直作为消化道疾病诊断的基本影像检查方法之一,尤其对于较小的局灶性病变如小的溃疡的检出,具有较高的敏感性,此外还可以评估消化道的功能性改变;但结直肠肛门钡剂造影检查具有局限性,即仅能显示腔壁异常,不能评价病变的壁外延伸情况。近年来由于内镜和其他诸如 CT 等影像技术的发展,其临床应用受到了挑战,但仍不可完全取代。

常用的结肠钡剂检查方法有单对比和双对比检查两种技术。为了较直观的观察直肠肛门的排便功能,还可进行排粪造影检查。

1. 检查前准备

（1）肠道准备:肠道准备对于结肠钡剂检查相当重要,良好的肠道准备是取得钡灌肠成功的重要条件,尤其是结肠双对比造影。

检查前三天进行肠道准备。需要注意的是严格控制饮食,主要采用低纤维素饮食,可食用如米饭、稀饭、馒头、面条等;禁食含纤维素多的食物如青菜、芹菜等及高脂肪食物如奶油等。在服用药物导泻后,绝大部分患者均会出现多次腹泻,如患者终末排泄物内已无粪渣,呈水状,则肠道准备已符合清洁要求,可不必再做清洁灌肠。如患者用药后腹泻次数很少,仍有较多粪便排出,则需加做清洁灌肠,但清洁灌肠后至少需等 2 小时以上才能做钡剂灌肠检查,因清洁灌肠后肠道内会存有较多的水分,即刻做双对比钡灌肠会稀释钡浆,造成肠黏膜涂布不良。

（2）对比剂配制:结肠双对比造影用的钡剂应选用细而均匀的颗粒钡剂。粗细不均匀的颗粒钡剂,因沉淀太快,且易引起凝聚和龟裂,影响涂布和造影质量,决不可采用。钡剂浓度以配制成 70% ~ 80%（W/V）为好,太浓易引起龟裂,浓度太低则不易显示结肠的微细结构和使腔壁线显示不清。做普通单对比钡灌肠,则宜用 40%（W/V）钡浆浓度。如做稀钡灌肠,钡剂浓度配制成 15% ~20%（W/V）即可,浓度过高不能透过重叠肠曲,会影响检查时的观察。

（3）低张药物的应用:目的是松弛肠壁平滑肌,便于肠管舒张,减轻腹胀。国内最常用的低张药物为山莨菪碱（654-2）,属抗胆碱能药物,可使平滑肌松弛,解除胃肠道痉挛,并有扩张血管、散瞳和抑制腺体分泌等作用。注射后数分钟即可发生作用,药效可持续 1 ~3 小时,一般做肌内注射,每次用量为 10 ~20mg,造影前数分钟给药。注射山莨菪碱后可出现口干、面部潮红和因扩瞳引起的视物模糊等副作用,一般轻微。但对青光眼和严重的心脏病者禁用,前列腺肥大者慎用,轻度的前列腺肥大患者,可嘱其在造影前先排空小便,然后再用低张药物。

2. 结肠钡剂检查方法　主要用于检查结直肠的形态、位置、器质性状况及其某些较大或较为明显的病灶。但是,总体上说疾病检出率较低,不仅难以检出单发的1cm以下的病灶,甚至有可能遗漏较大病灶。究其原因主要是充盈相检查时肠腔内积存大量钡液,可能淹没或遮盖了病灶;其次直肠、乙状结肠位置较深,肝曲和脾曲位于肋弓深部,这些肠段的肠管弯曲、重叠又难以加压检查,加之黏膜相常因剂不能排空而效果不佳。而却又是病变的好发部位。至于充气后的"双对比"检查则因结肠内存留钡剂较多、钡剂浓度过低,未采用低张等,效果明显不如直接低张法结肠双对比造影。

结肠钡剂造影的绝对禁忌证为肠穿孔和肠坏死,急性肠炎及急性阑尾炎也不能进行结肠造影检查。

(1) 单对比钡灌肠检查:检查前做好肠道清洁准备,但要求不需像双对比造影那样高。造影前准备40%(W/V)浓度的钡浆800~1000ml,造影时在透视下用经肛管注入钡浆,使各段结肠依次充盈直至盲肠,先摄取全结肠充盈相,再变动患者体位,使重叠的肠曲展开,根据情况适当摄取点片和加压片。为详细观察直肠情况,可于仰卧左后斜位下,摄下直肠、乙结肠充盈相点片;再转至侧卧位,摄取包括骶骨、直肠后间隙和全直肠在内的点片。然后嘱患者排出钡剂后,摄取全结肠之黏膜相片,必要时加摄点片。虽然,目前结肠双对比造影已成为结肠检查的常规方法,但如遇到结肠梗阻,乙状结肠扭转及观察结肠的功能性改变时,单对比钡灌肠检查仍有相当的用处。

临床上,有时为了观察吻合口部是否通畅;或肠道过长、迂曲和重叠过多的患者,也可采用15%~20%(W/V)的钡液浓度作稀钡灌肠。肠道充盈并适当加压后摄取全结肠和(或)各段结肠的加压点片,不必再拍摄黏膜相片。由于稀钡的透过作用,适当加压,可清楚地显示各重叠肠曲的解剖情况,如肠道清洁满意,对肿瘤性病变的检出也有相当高的准确性;对年老体弱和不适宜多翻动的患者,结肠稀钡灌肠也是一种较好的检查方法(图4-30)。

(2) 结直肠双对比检查

1) 结肠双对比检查法:结肠双对比法检查通过

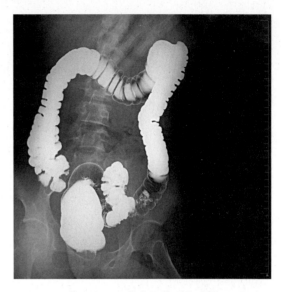

图4-30　正常大肠单对比造影

限制饮食、多饮水和给予泻剂等综合肠道准备后。钡涂布质量较做清洁灌肠后再做双对比检查,更易于显示黏膜细节。

在造影前6分钟给予肌注低张药物,也可在肌注低张药物后,就置入肛管并灌注钡浆(浓度为70%~80% W/V),因此时低张作用尚未完全发生,使钡头通过结肠各段。钡浆用量约300ml,如结肠特别冗长可适当增加钡剂的用量。造影时可采用各类灌汤袋和灌肠瓶,其作用原理相似。灌肠袋为一类似补液用的塑料袋,容积为1000~1600ml,袋的上端有一旋口,通过旋口可倒入钡剂并进行密封。袋的下端有两根引流管,一端可接肛管,一端可接注气囊,造影时通过气囊注气,使袋内压力增高而驱使钡浆注入肛管,钡浆注完后挤压灌肠袋,使袋内气体注入结肠。停止注钡和注气时,可用夹子把流出管夹住。如注入钡浆量已足够,不需再注钡而注气时,可将灌肠袋倒置,这时钡浆仍置于灌肠袋下端,两根引流管则置于灌肠袋的上方,此时位于灌肠袋上部的气体,可经肛管注入结肠。有时直肠和乙状结肠内钡浆过多影响双对比效果,可将灌肠袋置于低于床面的位置,通过体位变动,使结肠内过多的钡浆回流入灌肠袋,使用灌肠袋可对注入结肠内的钡浆和气体进行调整,相当方便。

检查时患者取俯卧位,倾斜检查台床面,使头低10°~15°,在透视下注入钡剂,一般在钡头通过脾曲,到达横结肠中部时即可停止注钡,然后注气,注入气体时应缓慢,通过气体的压力将钡剂向右半结肠推进,气体注入的量在700~1000ml,待右半结肠扩张至直径约5cm即可停止注气,然后拔除肛管。让患者做俯卧-仰卧、再从仰卧-俯卧翻转数次。为了避免升结肠内的钡剂过早反流入末端回肠，引起盆部小肠和乙状结肠等影像之间的重叠，翻转时以右侧躯体向下最好。注入钡剂和气体并经数次翻转后，钡剂在结肠表面已形成良好涂布时，即可摄片。

一般先摄取直肠、乙状结肠和降结肠下部的双对比，包括仰卧位和俯卧位相，摄片时应注意适当变动体位，尽可能使重叠之乙状结肠展开。并应包括直肠、乙状结肠部的侧位相，因为直肠中上部与乙状结肠在正位相上常相互重叠，侧位时至直肠在后，乙状结肠靠前，可充分示正位相上的重叠部。接着手取俯卧位，使降结肠内的钡剂大部分流入横结肠，再让患者做右侧卧位，然后将台面升至半立位，这时钡剂大部分流入升结肠和降结肠下方，摄取脾曲、降结肠上中部和横结肠左侧部的双对比相。摄取脾曲双对比相后再放平台面，取仰卧位摄取横结肠的双对比相。再取右前斜位，将台面升至半立位，摄取肝曲、升结肠上部和横结肠右侧部的双对比相。然后放低床面让患者头侧低 10°～15°，使盲肠内的钡剂流出至肝曲段，摄取盲肠和升结肠近端的双对比相，摄完各段肠曲之点片后，让患者再做 360°翻转数次，摄取全结肠的仰卧位和俯卧位及立式前后位片，有条件者可再摄右侧和左侧水平侧卧位片(图 4-31)。

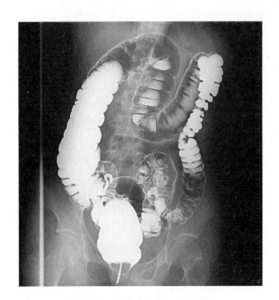

**图 4-31　正常大肠双对比造影**

2）直肠双对比造影检查：通常对直肠进行双对比检查可通过结肠检查来完成。但如临床已对病变明确定位在直肠时，则不妨进行一次只限于结肠远端(包括直肠和乙状结肠)的气、钡双对比检查。它

有着许多优点：肠道准备较易，甚至只需用开塞露去除肠腔内积粪即可；肠道内灌注(气体和钡液)量少；检查范围小；方法简单；时间短，所有这些都能减少患者不适，对老年体弱者尤其适合。而最为重要的是由于这种检查只需在直肠和乙结肠中充有钡剂，可避免盆腔内其他显影肠道的重叠，更容易获得满意的直肠双对比相。对年老、体弱、不宜翻动的患者还可选用稀钡法直肠检查，以 15%～20%钡液经肛管内灌入直肠内，在患者仰卧位透视下(可辅以适度加压)摄取点片。整个检查中不翻身，不摄黏膜相片。依靠稀钡的透过作用及轻度的加压，也可获得较满意的直肠充盈图像。

## 三、排粪造影检查

排粪造影(Defecography)通常指将模拟的粪便(如钡糊)灌入直肠乙状结肠内，在患者坐在特制的马桶上进行排便动作，在符合生理状态下对肛直部及盆底肌进行静态和动态影像学观察的一种检查方法。目前常用的是 X 线排粪造影(图 4-32)，临床上主要用于诊断直肠内脱垂、直肠前突、会阴下降综合征、盆底痉挛综合征及小肠或乙状结肠疝、会阴疝等排便障碍性疾病。

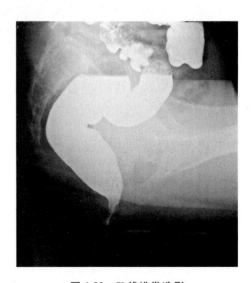

**图 4-32　X 线排粪造影**

排粪造影检查国外始于 20 世纪 60 年代后期，但一度未能推广应用，直至 80 年代初再度兴起。国内由上海长海医院于 1985 年最先开展，此后迅速在国内普及。目前已成为诊断排便障碍性疾病的常规检查。排粪造影方法简便、快速，可重复操作，不但能明确诊断此类疾病，而且可了解病变的严重程度，

范围及治疗效果,为临床治疗提供可靠的客观依据。其重要的诊断价值,目前尚无任何一种检查技术能够取代。

随着影像技术的发展,尤其是近年来磁共振成像(magnetic resonance imaging, MRI)技术的进展,MRI 作为评价盆底的影像检查手段逐渐得到了大家的认可。通过应用静态的 T2 加权序列,盆底形态在细微解剖方面可以得到清晰辨认。另外,通过应用多阵列线圈和快速半傅里叶 T2 加权成像、平衡稳态自由进动(bSSFP)或者梯度回波等快速扫描序列获取患者静息、力排和强忍相的矢状位图像,可以记录动态的排便过程。在这些图像上,影像医生可以清楚地确定耻尾线(代表了盆底的位置)和 H 线、M 线(H 线、M 线有助于判断有无盆底松弛)。基于这些静态和动态 MRI 序列,可以解释许多形态学和功能性盆底疾病。

近年来,MRI 已经用于提供临床影像资料,帮助选择手术适应证和修订治疗方案。MRI 不仅能够在静态成像方面清晰显示盆底细微结构,而且能够采用动态成像方法用于评价盆底。这种动态成像又称为盆底动态 MR 成像,如果重点观察后盆腔亦可称为 MR 排粪造影(图 4-33)。国内由中山大学附属胃肠肛门医院率先开展了 MR 排粪造影。

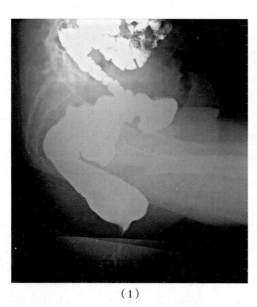
（1）

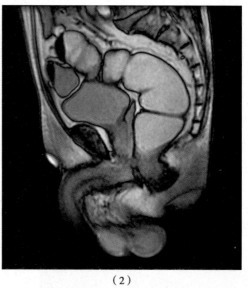
（2）

图 4-33　（1）X 线排粪造影发现直肠重度前突;（2）MR 排粪造影发现耻骨直肠肌痉挛

## 四、计算机断层扫描(CT)检查

### (一) 结肠 CT 检查

1. 肠道准备　与胃肠道其他器官一样,结直肠 CT 检查前必须做好肠道准备。肠道清洁是所有结肠检查时,发现和正确诊断结肠病变的前提。CT 检查前更要求彻底肠道清洁。对检查前一周内做过胃肠道钡剂造影者,应待钡剂排空后再进行 CT 检查。

2. 低张药物的应用　肠道蠕动和肠壁舒张程度,对 CT 图像质量和诊断分析有相当大影响。在 CT 检查时使用低张药物,可抑制肠道蠕动,减少运动伪影和降低管壁张力,有利于管腔均匀扩张。于扫描前 10 分钟肌注山莨菪碱(654-2)20mg,效果较好。也可使用静脉注射胰高糖素 1mg,但后者成本较高。

3. 肠腔内对比剂的应用　为了使管腔扩张充分,CT 检查时还必须引入一定量的对比剂,包括低密度(空气)对比剂、等密度(水)对比剂或高密度(有机碘溶液)对比剂。以水灌肠后可使肠道充分扩张,也无阳性对比剂引起的伪影,肠壁组织显示较好,横断面扫描时常用,但三维成像时水与肠壁缺乏密度对比。采用气体作腔内对比剂,此法简便,且在容积扫描的条件下,更适合三维重建与仿真内镜成像,目前应用较多。而有机碘水溶液有利于脓肿、瘘管的显示。具体方法是让患者右侧卧位于检查床上,经插入的肛管或 Foley 管,注气 1000～1500ml。结肠充分扩张的标准为乙状结肠直径 3cm,降结肠直径 4cm,横结肠和升结肠处直径 5cm。对已做过结肠造口术的患者不必在肠腔内注入生理盐水,可直接行增强前后扫描。

4. 血管内对比剂的应用　配合高压注射器快

速团注,可获得动脉期、门脉期及平衡期多期扫描图像,对大肠病变,特别是肿瘤病变的诊断极为重要,可提高病变的检出率;帮助定性和鉴别良、恶性。使用非离子型碘对比剂(300mg/ml)100ml(1.5ml/kg左右),经肘前静脉快速团注,以 2～3ml/s 的速度注射。增强扫描的时机由观察的目的而定:观察黏膜面需延迟 40～50 秒,肠壁肌层则延迟 60～80 秒。

5. 应用范围

(1) 判定结肠肿瘤的性质,明确恶性肿瘤的分期,以便做出治疗计划。

(2) 发现复发的结肠肿瘤,并明确其病理分期,便于临床上及早处理。

(3) 明确结肠肿瘤对各种治疗后的反应。评价引起大肠移位的原因。

(4) 阐明钡剂检查或内镜所发现的肠壁内和外压性病变的内部结构,便于进一步明确其性质。

(5) 对钡剂检查发现的腹部肿块作出评价。明确肿块的起源及与周围组织的关系。通过增强检查还能显示出肿块内部的细微结构。

(6) 测定 CT 值可鉴别囊性或实质性病变、脂肪瘤、血管瘤等。还可判断病变有无出血、坏死、钙化和气体存留,这是一般放射学检查所不及的。

6. 临床意义　CT 能独特地显示肠道层面,能将肠壁内、肠壁外以及邻近组织器官显现得一清二楚,对于肠道肿瘤能显示腔内形态、肠壁的浸润程度、肠外邻近组织、器官受累范围,局部淋巴结有无肿大,以及有无远处转移等(图 4-34,图 4-35)。CT 在结肠肛门疾病的诊断中占有重要地位,尤其是目前多层螺旋 CT 快速大范围扫描和强大的后处理功能为结

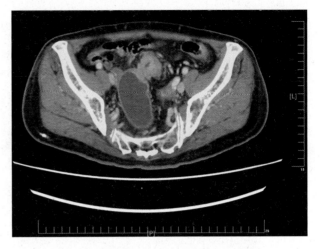

图 4-35　典型结肠病变 CT 图(乙状结肠癌)

肠肛门疾病检查提供了丰富的影像学信息。

## 五、磁共振成像检查

近年来 MRI 技术迅速发展,MRI 以其多参数、多序列、多方位成像、无辐射和良好的软组织分辨力和获取信息量大等优点,在消化道的应用有了较大的发展。直肠肛管位置相对固定,周围有良好的脂肪组织衬托等解剖优势,经过多年的探索和改进,高分辨力成像能够更好的显示直肠肛管的各层结构和与之相关的解剖细节,MRI 在直肠肛管周围疾病的影像学检查,已经作为首选的检查手段(图 4-36)。对直肠癌的新辅助放化疗前后的评价,MRI 已经是作为临床应用的常规手段(图 4-37)。MRI 可以清楚地显示肛管及肛周解剖结构,明确病变的部位、累及范围、侵犯程度以及强化方式等,为指导临床诊断与治疗后评价提供有价值的信息。MRI 对肛瘘的分型定位、内口显示、瘘管数量和走行,以及和括约肌之间的关系,已经是不可或缺的确证性影像学检查技术。

### (一) 直肠的 MRI 检查

1. 检查前准备　MRI 扫描前的准备工作与 CT 相同,在肠道清洁准备完成以后,扫描前给予低张药物注射,以抑制胃肠道的蠕动和降低肠壁的张力。

2. 腔内对比剂　经肛门插管导入对比剂,如气体、生理盐水或耦合剂 300ml 左右,也有采用 Gd-DTPA 的稀释剂进行灌肠。目的均是使直肠充分扩张。

3. 血管内对比剂的应用　直肠的常规扫描序列包括 T1WI、T2WI 序列以及 T1WI 增强扫描。增强检查应采用团注动态增强扫描方式。

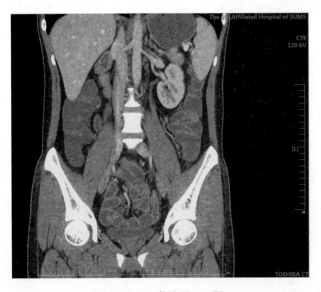

图 4-34　正常结肠 CT 图

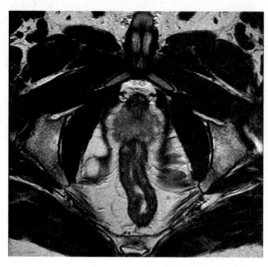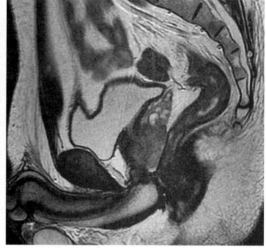

图 4-36  正常直肠 MRI 解剖图

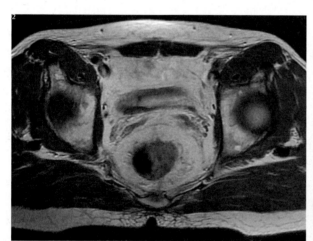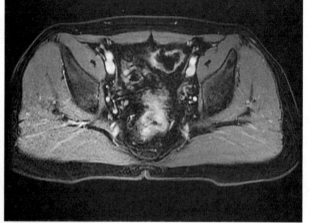

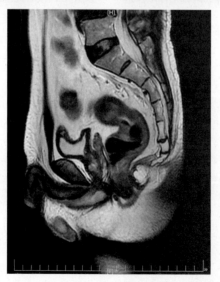

图 4-37  直肠癌 MRI 图

## （二）肛管的 MRI 检查

在过去十年中，MRI 已经成为肛瘘术前分类的主要手段。选用合适的序列，MRI 可以清楚地将瘘道及其分支与周围结构区别开来。此外，它能够任意平面成像，很容易确定瘘管的解剖行程（图 4-38）。MRI 不仅能够准确进行肛瘘分类，还可以发现其他检查不易察觉的疾病，对手术治疗及最终患者的结果均有显著的意义。

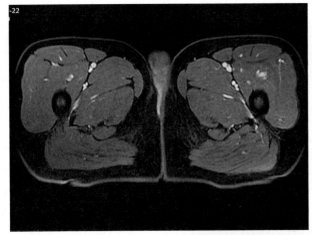
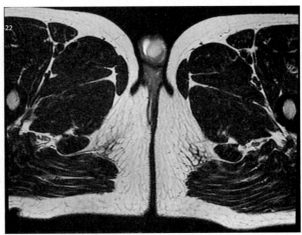
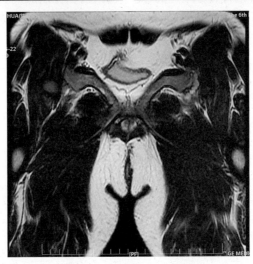

**图 4-38　典型肛瘘 MRI 图**

1. 检查前准备　肛管的 MRI 检查前不需要特殊准备。

2. 腔内对比剂　肛管腔内不需要使用对比剂。

3. 血管内对比剂的应用　增强检查应采用团注动态增强扫描方式。

## （三）MR 排粪造影检查

MRI 排粪造影（magnetic resonance defecography，MRD）　目前是全面评价盆底功能障碍性疾病（pelvic floor dysfunction disease，PFDD）盆腔器官和盆底结构病变的最佳的影像检查手段。MRD 包含两个部分，分别为磁共振盆底静态扫描序列和动态排粪造影序列。

MRD 足够的空间和时间分辨率可显示排便过程盆底细微的形态学和功能状态的改变。静态盆底矢状位、肛管冠状位和肛管轴位高分辨图像能显示盆底及肛管精细解剖数据，正中矢状位静息、提肛和力排可完整地显示排粪时肛管开放、盆腔器官位置变化、肛直角变化、肛提肌功能以及会阴下降程度等，可定量评估排便情况及盆底功能。

通过盆底 HR 扫描序列描绘盆底、肛管肌肉的磁共振详细解剖并进行肌肉厚度测量，同时动态观察和测量静息、提肛及力排时正常年轻女性盆底解剖结构形态和功能的变化，旨在获得正常女性盆底肌肉解剖数据和了解不同时相下盆底结构的功能状态，为 MRD 在 PFDD 上的诊断和临床应用提供参考标准。

静态高分辨序列冠状位、矢状位和轴位不仅能详细显示前盆腔的膀胱和尿道、中盆腔的子宫和阴道以及后盆腔肛管和直肠，还可以观察到阴道直肠窝、后方骶骨前间隙以及双侧坐骨肛门窝,同时可充分显示肠壁和尿道黏膜、分层等结构,提供详细的解剖信息,可全面评估盆底结构。

动态排粪造影序列,可详细评估膀胱颈、子宫颈、腹膜及肛直肠连接在静息、提肛和力排时的具体位置,并观察肛管长、肛直角、骶骨曲率、骶尾曲率、骶直间距和盆隔裂孔的动态变化。盆底静态高分辨序列得到了盆底及肛管肌肉的解剖数据,动态排粪造影序列发现静息、提肛和力排时盆底结构和形态变化并可定量测量相关数据。

## 六、正电子放射断层造影术

PET-CT 融合了功能和解剖两个方面的信息,它对经新辅助治疗后局部进展期直肠癌治疗效果的监测有价值。在放化疗进行中或者治疗后,SUV 值下降是提示效果较好的一项指标。FDG-PET-CT 在监测小体积肿瘤(<5～10mm)方面的价值仍然有限。

新辅助治疗后,PET-CT 对直肠系膜淋巴结转移和小的肿瘤残存方面判断是不可靠的;部分原因是由于邻近肿瘤的高吸收和膀胱内的排泄所导致的伪影,另一方面原因是放化疗后急性炎症组织反应产生的混杂影像(图 4-39)。

PET-CT 非常适用于对肿瘤复发的早期诊断。并且,PET-CT 可应用于 CT 已经证实有肝脏转移瘤患者的肝外转移瘤的检查,由此可决定治疗方案是行切除肝脏转移瘤,或者行肝外转移瘤的手术。所以,在行肝脏手术之前做 PET 全身扫描可以减少一些盲目的开腹手术。

近年来随着 MR 技术的不断进步,磁共振全身弥散加权成像技术(whole body diffusion weighted imaging,WB-DWI,简称类 PET-MRI)开始应用于临床。该技术采用反转恢复回波平面弥散序列(STIR-DWI-EPI),在抑制肌肉、脂肪、肝脏等组织背景信号的基础上,突出病变区域的弥散加权对比,大大提高了对病变的显示,尤其对转移灶的检出率(图 4-40)。将

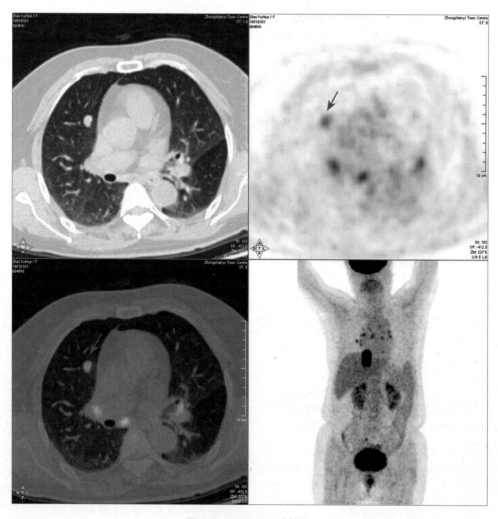

图 4-39　PET-CT 肺转移

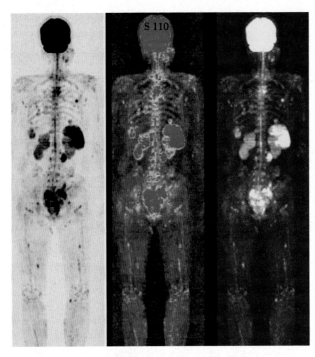

**图4-40 直肠癌腹膜后及盆腔、双侧腋窝淋巴结转移,双肺、肝脏、上段胸椎多发转移**

来,随着用氢质子的PET-MR技术的出现,利用MRI很高的软组织分辨力,结合PET的代谢和功能信息,一步到位的快速分期方法进入一个崭新的时代。

## 七、CT仿真结肠镜检查

结肠CT仿真内镜(CT virtual colonoscopy,CTVC)检查是一项新的结直肠检查技术,是与计算机技术相结合的产物,由螺旋CT先获取结直肠区域的容积数据,经三维表面重建、容积重建和腔内导航而形成类似内镜所见影像。

1. 检查前准备 肠道完全清洁至关重要,否则直接影响肠道的观察。准备方法同纤维结肠镜或传统的气钡双重造影检查。

2. 检查方法 检查前2天,进少渣饮食;前一天,口服50%的硫酸镁60ml(晨30ml,晚30ml),并大量饮水1000~2000ml,禁食至检查前,扫描前5~10分钟肌内注射山莨菪碱10~20mg,嘱患者左侧卧位,经肛门用肛管注入适量空气或二氧化碳1000~1500ml,待患者觉得腹部饱胀时再仰卧位扫定位相,观察结肠内气体足够时再行螺旋扫描,如果有必要再导入气体至结肠充气足够为止。

3. 适应证 CTVC检查舒适无创、适应范围广和患者易接受,尤其是用于无症状的高危人群的筛选检查,无穿孔、出血等并发症。对结肠梗阻性病变

的应用已超出纤维内镜的诊断范围,可从梗阻点远、近端任意观察结肠内腔病变,对5mm以上的结肠肿瘤病变的细节显示与结肠镜相似,可作为结肠镜的模拟检查培训。但是,CTVC不能观察肠黏膜颜色、水肿及细小溃疡、扁平病灶,不能活检。

4. 缺点

(1)技术限度:结肠扫描的范围很长,每一病例的重建图像达几百幅,需较高容量的螺旋CT及较高的软硬件配置。另外,图像分析耗时长,每一病例的图像分析时间20~60分钟。

(2)临床限度:像钡剂灌肠和结肠镜一样,CTVC尚有许多问题亟待解决。

1)结肠的粪便伪影易导致假阳性,从理论上讲需要用特定对比剂标记粪便,在处理图像过程中再将标记物删减。

2)凭病灶不容易检出,粪便标记有可能帮助发现扁平病灶,如果粪便标记成功的话,也可以标记正常黏膜,这样的话,很容易区别息肉和新生物,也容易发现扁平灶。

3)肠充气不足,肠液过多影响CTVC观察,易导致假阴性。如果充气过度,结肠的黏膜皱襞被展平,则影响黏膜细节的观察;充气的小肠重叠,则影响SSD的观察。

## 八、血管造影术

CT血管造影(CT angiography,CTA)是静脉内注入对比剂后,在靶血管内对比剂充盈的高峰期进行

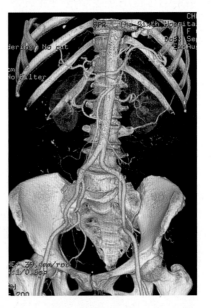

**图4-41 腹主动脉腹腔干及其分支CTA**

连续容积采集,经后处理图像重组技术,重组出可立体地显示血管影像,如腹腔干及其分支、脑血管、肺动脉、冠状动脉和肢体血管等(图4-41)。

MR血管成像(MR angiography,MRA)是利用血液的流动效应,使血管内腔成像的技术。不需要注射对比剂,无创、安全是其优点,但显示小血管及小病变尚不满意。另一种是对比剂增强MRA(contrast enhancement MRA,CEMRA),需要向血管内注射钆对比剂,适用范围更广,实用性更强。

血管介入技术(vascular interventional technique)是在医学影像设备的导引下,利用穿刺针、导丝、导管等器械经血管途径进行诊断与治疗的操作技术。常用的技术有经导管动脉栓塞术(transcatheter arterial embolization,TAE)。TAE指将导管插入靶动脉并注入栓塞材料,使靶血管闭塞,以达到治疗目的的介入技术。临床上TAE技术常用于溃疡、憩室、外伤、肿瘤、血管性病变等所致胃肠道出血。用于治疗各部位的动静脉畸形、动静脉瘘和动脉瘤等。

## 第七节　核医学检查

核医学是利用核素(nuclide)及其标志物(labeled compound)进行临床诊断、疾病治疗以及生物医学研究的一门科学,是核科学技术与医学相结合的产物,是现代医学的重要组成部分。

核医学的发展有赖于放射性药物和显像设备。目前全世界应用的显像药物有$^{99}$锝、$^{131}$碘、$^{32}$磷、$^{133}$氙、$^{67}$镓、$^{169}$镱、$^{111}$铟、$^{201}$铊、$^{111}$铟等十余种,广泛用于心、脑、肾、骨、肺、甲状腺等多种脏器疾患的检查,在临床中发挥着各自的特性和作用。20世纪70年代以来,随着正电子发射计算机断层显像仪(positron emisson computed tomography,PET)、医用回旋加速器及目前PET/CT仪器的问世及推广应用,$^{11}$碳、$^{13}$氮、$^{15}$氧、$^{18}$氟($^{18}$F)等短半衰期正电子放射性核素的应用也逐年增多,在研究人体生理、生化、代谢、受体等方面显示出独特优势,其中$^{18}$F标记的氟代脱氧葡萄糖($^{18}$F-fluorodeoxyglucose,$^{18}$F-FDG)是目前临床应用最为广泛的正电子放射性药物。

常用的显像设备包括诊疗工作中所使用的各种放射性探测仪器、显像仪器。1958年Anger发明了第一台r照相机(r camera),为核医学显像技术的应用奠定了基础,r照相机成为最基本的显像仪器。20世纪60年代推出了单光子发射计算机断层显像仪(single photon emission computed tomography,SPECT),实现了全身显像和断层显像,从而大大提高了图像的空间分辨率和诊断的灵敏度及准确性,加速了临床核医学的发展。PET是目前临床核医学领域中最先进的显像仪器,被美国2000年《时代周刊》评为20世纪最具有创意且已商业化的三大发明之一。PET与多排螺旋CT整合,就形成了超高档的多功能分子影像诊断仪PET/CT。PET/CT是核医学影像在肿瘤疾病诊断上最具革命意义的创新,它将PET对恶性病灶探测灵敏度高、特异性强的特点与CT精确解剖定位的优势联合在一起,实现了高质量的同机图像融合,对肿瘤进行早期、正确的生物学行为分析和高精度的定位。主要应用于肿瘤的诊断与鉴别诊断;肿瘤的临床分期与再分期;对肿瘤治疗疗效的判断以及监测肿瘤复发;肿瘤的预后评价等。PET/CT缺点是设备昂贵、检查费用高,一般患者难以承受。

## 第八节　肿瘤标志物检查

肿瘤标志物是指存在于恶性肿瘤细胞或由异常产生的物质或宿主对肿瘤反应而产生的物质。这类物质存在于肿瘤细胞和组织中,也可进入体液(包括血液)。迄今为止,还没有发现具有结直肠癌特异性的肿瘤体液标志,在与结直肠癌相关的肿瘤标志中,癌胚抗原(carcinoembryonic antigen,CEA)敏感性较高。

### 一、癌胚抗原(CEA)测定

CEA是最常见、最早的肿瘤标志物,是一种具有人类胚胎抗原特异性的酸性糖蛋白。CEA是在1965年由Gold和Freeman等首先从结直肠癌中发现。此抗原也出现在胚胎细胞上,故称为癌胚抗原。

1. 正常参考值　血清<5μg/L。

2. 临床意义　主要用于消化系统恶性肿瘤的诊断,分泌CEA的肿瘤大多位于空腔脏器,如结肠癌、胰腺癌、胆管癌、肝癌等;还可以用于指导各种肿瘤的治疗及随访,如肺癌、乳腺癌等CEA血清含量明显升高,大多显示肿瘤浸润,其中70%为转移性癌。一般手术切除后 6 周 CEA 水平恢复正常,否则提示有残留瘤,若 CEA 浓度持续不断升高,其数值超过正常 5 ~ 6 倍者,均提示预后不良。

CEA 增高多见于:①恶性肿瘤:CEA 增高可见于肺癌、乳腺癌、霍奇金病、甲状腺肿瘤、膀胱癌、卵巢癌、恶性肿瘤胸腔积液、妇科恶性肿瘤等;②非肿瘤性疾病:肠道炎症、肾功能不全、结肠息肉、肝硬化、慢性肝炎、闭锁性黄疸。结直肠癌患者手术前的 CEA 测定对预后很有意义,有资料表明手术前测得 CEA 血清水平低的患者,其复发率明显比 CEA 水平高的患者要低。

在结直肠癌术后,建议动态观察 CEA 血清水平变化,1 个月内最好测定 2 次,以后则坚持每 2 ~ 3 个月测定 1 次,以检查其是否有复发的可能。Denstmann 等报道,当 CEA 血清水平每月增高平均超过 12.6% 时,则提示已出现肿瘤复发,这种肠癌复发的提示可能要比出现临床信号或用医学影像方法检出早 3 ~ 6 个月。手术前增高的血清 CEA 水平,如果术后仍维持在临界值以上,则往往表明预后不好,而且一般认为已无必要再进行第 2 次手术。在行放疗或化疗的过程中,定期检测 CEA 水平,可从其浓度的下降或增高上,更早、更敏感地获得其治疗有效或无效的重要信息。

3. 注意事项　消化系统的某些良性病变如慢性萎缩性胃炎、胃溃疡、结肠息肉、阻塞性黄疸、慢性肝炎及肝硬化、肾功能不全等可使 CEA 升高,但其升高程度不及恶性病变;吸烟、妊娠可使 CEA 升高;正常血清或血浆中存在交叉反应性抗原,不同厂家试剂检测同一标本可能得到不同的结果;为了治疗或者诊断而注射鼠免疫球蛋白的患者血清中会存在鼠免疫球蛋白抗体,从而影响以鼠单抗为基础的测定方法的结果。

总之,CEA 是结直肠癌患者很重要的监测指标,美国国家癌症综合网络(National Comprehensive Cancer Network,NCCN)结直肠癌临床指南(2013)要求:监测 CEA,头 2 年每 3 ~ 6 个月 1 次,然后每 6 个月 1 次,总共 5 年。

## 二、糖链抗原 19-9(CA19-9)测定

CA19-9 是一种低聚糖类肿瘤相关抗原,在血清中以黏蛋白形式存在,不具有器官特异性。CA19-9 是 1979 年 Koprowski 等用结肠癌细胞免疫小鼠,并与骨髓瘤杂交所得 116NS19-9 单克隆抗体,它是一种分子量为 5000kD 的低聚糖类肿瘤相关糖类抗原,其结构为 Le$^a$ 血型抗原物质与唾液酸 Le$^{xa}$ 的结合物。

1. 正常参考值　ELISA:血清 CA19-9<3.7 万 U/L。

2. 临床意义　CA19-9 增高:①恶性肿瘤:消化道肿瘤明显增高。胰腺癌,肝、胆系癌,胃癌,结直肠癌的 CA19-9 水平分别为正常值的 683、535、279 和 115 倍,阳性率以胰腺癌为最高,其他恶性肿瘤如结直肠癌、胆囊癌、胆管癌、肝癌和胃癌的阳性率也会很高。②非肿瘤性疾病:慢性胰腺炎、胆石症、肝硬化、肾功能不全、糖尿病、胆囊炎、卵巢囊肿、异位症、消化道出血。CA19-9 增多往往是低浓度的或一过性的,与 AFP、CEA 等联合检测对胃肠道肿瘤的诊断效果更好。唾液污染可以使 CA19-9 升高。

## 三、糖类抗原 125(CA125)测定

CA125 在卵巢癌中的价值已得到肯定,已被作为主要标志广泛用于卵巢癌辅助诊断、疗效和复查监测。研究表明术前 CA125 阳性的患者较阴性的患者有更高的复发率,术前 CA125 升高也可初步看作是结直肠癌一项不良的预后指标。

1. 正常参考值　ELISA:血清<3.5 万 U/L。

2. 临床意义

(1)CA125 是一种糖蛋白,广泛存在于间皮细胞组织中,是很重要的卵巢癌相关抗原,在非黏液性卵巢癌和上皮细胞性卵巢癌细胞株上表达,正常或良性卵巢组织不表达,卵巢浆液性腺癌患者阳性率为 82%,Ⅲ ~ Ⅳ期的病变阳性率可达 100%,黏液性卵巢癌 CA125 不升高。CA125 升高可先于临床症状出现,因此是观察疗效的良好指标。CA125 阳性患者在手术、化疗及免疫治疗有效时,CA125 浓度可在 1 周后逐渐降至正常入水平。若不能恢复,则提示治疗无效或有残存肿瘤存在。

(2)其他非卵巢恶性肿瘤也有 CA125 阳性,如乳腺癌 40%、胰腺癌 50%、胃癌 47%、肺癌 41.1%、结直肠癌 34.2%、其他妇科肿瘤 43%。

(3)某些良性疾病如肝硬化、慢性胰腺炎、肝炎、子宫内膜异位、子宫肌瘤、子宫肌腺症、卵巢囊肿和盆腔炎症等疾病都可见 CA125 升高。其中子宫肌腺症患者 CA125 的阳性率可达 80%。肝硬化时血清中的 CA125 大幅度升高,阳性率可达 90%,而腹腔积液中的 CA125 浓度更高。心功能减退时,CA125 可大幅度升高,胸部疾病所致的胸腔积液中

的 CA125 浓度异常升高。羊水中也有较高浓度的 CA125。早期妊娠 3 个月内,CA125 可升高。CA125 短期内升高,还可与月经周期有关,月经前 10 天高 值多,增殖期均值也较分泌期高。

3. 影响因素

(1) 女性在检查 CA125 时应避开经期和孕期, 以免出现假阳性。

(2) 送检标本不能用肝素抗凝,以免影响 结果。

## 四、糖类抗原 72-4(CA72-4)测定

1. 正常参考值 0～6U/ml。

2. 临床意义:CA72-4 是一种由 cc49 和 B72.3 两株单抗识别的黏蛋白样的高分子量糖蛋白,是检 测胃癌和各种消化道癌症的非特异性肿瘤标志物。 异常升高主要见于胃肠道肿瘤、卵巢肿瘤。对胃癌、 卵巢黏液性囊腺癌和非小细胞肺癌敏感度较高,对 胆道系统肿瘤、结直肠癌、胰腺癌等亦有一定的敏感 性。对于胃癌的检测特异性较高,以>6U/ml 为临界 值。良性胃病仅<1% 者升高,而胃癌升高者比例可 达 42.6%,如与 CA19-9 同时检测,阳性率可达 56%。

(周智洋)

## 参 考 文 献

1. 焦彤. 肛管直肠疾病超声诊断. 北京:人民卫生出版社, 2012.

2. 李春雨. 肛肠病学. 北京:高等教育出版社,2013.

3. Mario Pescatori,Sthela M Murad Regadas,Andrew P Zbar. 盆 底与肛管直肠疾病影像学图谱. 傅传刚,陆建平,李卫萍 主译. 北京:人民军医出版社,2010.

4. 白人驹,徐克. 医学影像学. 北京:人民卫生出版社,2013.

5. 陈星荣,陈九如. 消化系统影像学. 上海:上海科学技术出 版社,2010.

6. 袁维堂,刘金波,杨会锋,等. 少量钡餐胃肠传输功能检查 及其临床意义-中国医师进修杂志,2006,29(4):14-16.

7. 卢任华,刘崎,章韵,等,排粪造影的临床应用. 中华放射 学杂志,1990,24(3):170.

8. 韩宝,张燕生. 肛肠病诊疗学. 北京:人民军医出版社, 2011.

9. 周智洋. 胃肠道 MRI 诊断学. 北京:人民卫生出版社, 2012.

10. 汪建平,周智洋. 直肠癌临床病理 MRI 图谱. 北京:人民 卫生出版社,2012.

11. 王毅,龚水根,张伟国,等. 动态磁共振成像与盆腔器官 造影术诊断女性盆底功能失调的对比研究. 中华胃肠外 科杂志,2005,8(3):206-209.

12. 李少林,王荣福. 核医学. 北京:人民卫生出版社,2013.

13. 蔡三军. 结直肠肛管癌. 北京:北京大学医学出版社, 2006.

14. Yang A,Mostwin J L,Rosenshein N B,et al. Pelvic floor descent in women:dynamic evaluation with fast MR imaging and cinematic display. Radiology,1991,179(1):25-33.

15. Jorg H et al. Cell surface molecules and their prognostic values in assessing colorectal carcinomas. Ann Surg,2000,231: 11.

# 第九节 病理学检查

## 一、结、直肠肛门疾病的临床病理学检查的 意义

### (一) 标本类型及意义

送检标本主要有二种:活检标本和切除标本。 临床医生应该理解不同类型的标本所能提供的信 息,以及不同类型标本的局限性。活检的目的是用 来证实特殊的诊断或随访特殊病变及疾病的进展。 活检还可以决定炎症性肠病的范围,或判断其严重 程度,确定治疗反应,发现癌或癌前病变。病理医生 和临床医生之间经常沟通,有利于标本的解释和诊 断。如临床医生要在病理申请单上注明取材部位, 不同部位的标本不要混杂放在一起,要分开送检。

临床医生还要了解切开活检和切除活检的不同,前 者纯粹是诊断性活检,后者可能既是诊断性的又是 治疗性的。切除被用于手术治疗癌或癌前病变、危 及生命的缺血、严重的溃疡性疾病、梗阻以及其他不 同的疾病。

### (二) 组织活检时注意事项

1. 病变越大,从中采取的活体组织应该越多, 因为可能存在形态的变异,而且可能只有局部区域 的病变具有诊断意义。

2. 内镜活检时,若怀疑是恶性肿瘤,至少取 6～ 8 粒组织,以获得足够的肿瘤组织,多点活检能提高 特殊染色、免疫组织化学及分子病理检测的准确性。

3. 在溃疡性肿瘤,溃疡中心部位的组织可能仅 仅显示坏死和炎症,最有意义的是在溃疡周围取包

括正常和病变的组织。

4. 活检要有足够的深度,这样才能正确分析肿瘤和间质的相互关系。

5. 位于深部的肿瘤有时伴有明显的周围组织反应,如慢性炎症、充血、纤维化、钙化及骨化,如果活检只取周围组织,得到的可能仅仅是反应性病变。

6. 临床医生在钳取组织时,应该尽量避免造成组织挤压。挤压引起的人工假象常常造成活检不能做出明确诊断。

### (三) 标本的处理

主要是手术切除标本的处理,切除标本应该纵向切开,清除血液、粪便及其他物质。若是肿瘤根治标本,要用缝线标记远切缘及近切缘,一般沿着肿瘤的对侧剪开肠管,这样就不会破坏肿瘤的完整性。切忌把未作处理的肠管直接放在固定液内固定,这样固定液不能充分接触黏膜和肿瘤,导致黏膜自溶及肿瘤组织固定不充分,随之而来是形态学失真,更为严重的是免疫组织化学和一系列分子病理检测出现假阴性结果。一些经过新辅助治疗后的标本,肿瘤可能缩减或者不明显,临床医生要在病理申请单上注明,并在标本上用缝线标记。这样病理医生就会对病变处全部取材,并做出疗效评估。

### (四) 标本的固定

1. 有些标本不需要固定,如需要术中冰冻诊断的标本、需要留取新鲜组织做分子病理诊断的标本,要求送检新鲜组织,放在干净的容器内或塑料袋内,避免放在纱布内。

2. 需要做电镜检查的标本,要用戊二醛固定。

3. 内镜活检标本或手术切开活检标本要求立即固定,固定液一般为 10% 甲醛溶液缓冲液,固定液的量为标本容量的 10 倍,室温下固定即可。

4. 内镜下黏膜剥离标本或腺瘤切除标本应用大头针钉于软木板上或塑料泡沫板上。标本离体后需在 30 分钟内用 10% 甲醛溶液缓冲液固定,固定液的量为标本容量的 10 倍,室温下固定即可。

5. 手术切除标本,按切除标本处理后需在 30 分钟内用 10% 甲醛溶液缓冲液固定,固定液的量为标本容量的 10 倍,室温下固定即可。

## 二、结直肠肛门上皮性肿瘤的临床病理学特点

### (一) 腺瘤

1. 肉眼所见　单发或多发,广基或带有细蒂。腺瘤大小不等,小者为单隐窝病变,大者直径可达十余厘米无蒂腺瘤。微小腺瘤类似于正常黏膜。典型的腺瘤为小球形,蒂长短不等,部分腺瘤呈细小乳头状,质软,易碎。

2. 组织学特征　分为管状腺瘤、绒毛状腺瘤、绒毛状-管状腺瘤,锯齿状腺瘤等。腺瘤恶变与腺瘤大小无关,主要与有无伴发高级别上皮肉瘤变有关。高级别上皮肉瘤变,指细胞失去柱状形态,细胞变圆,排列紊乱,极向消失,细胞核出现在整个上皮层。具有腺癌形态学特点的病变如果局限在上皮或仅浸润黏膜固有层,但未突破黏膜肌进入黏膜下层。肿瘤无转移的危险性,为了避免过度治疗,WHO 推荐使用"高级别上皮内瘤变"取代重度异型增生(图 4-42)、原位癌(图 4-43)和黏膜内癌(图 4-44)。低级别上皮肉瘤变指复层化的异型上皮呈柱状,核卵圆形,细胞核上浮不超过整个上皮层高度的 3/4,包括轻度异型增生和中度异型增生。

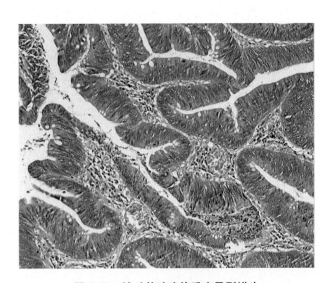

**图 4-42　绒毛状腺瘤伴重度异型增生**

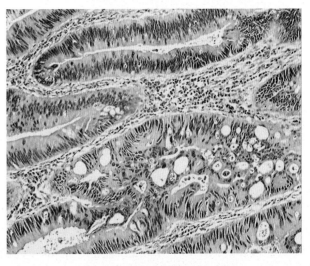

**图 4-43　绒毛状腺瘤伴原位癌**

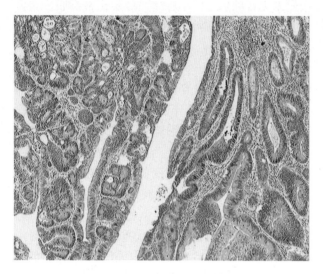

图 4-44　绒毛状腺瘤伴黏膜内癌

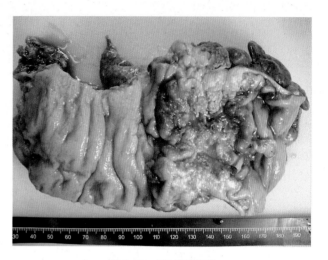

图 4-46　溃疡型肠癌

### （二）结直肠癌

1. 结直肠癌的定义　这个部位只有当肿瘤穿透黏膜肌至黏膜下层时才能诊断为浸润性癌。对活检见不到黏膜肌的病例须紧密结合临床各项检查特别是影像学检查进行综合诊断，以免造成过低诊断贻误治疗。早期结直肠癌指肿瘤组织局限于黏膜下层者。

2. 结直肠癌的大体类型　隆起型即肿瘤突向肠腔形成明显肿块（图 4-45）；溃疡型即形成深达肌层甚至全层的溃疡（图 4-46）；浸润型即肿瘤向肠壁弥漫浸润性生长，肠壁增厚僵硬（图 4-47）。

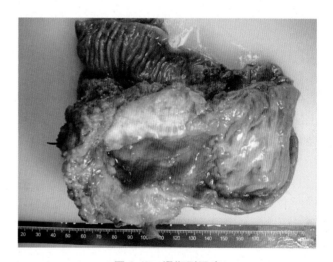

图 4-47　浸润型肠癌

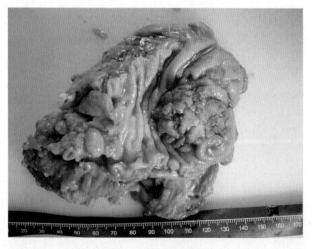

图 4-45　隆起型肠癌

3. 结直肠癌的组织学类型　乳头状腺癌，腺癌（高分化、中分化、低分化）（图 4-48，图 4-49，图 4-50），黏液腺癌（图 4-51），印戒细胞癌（图 4-52），鳞状细胞癌，腺鳞癌，髓样癌，未分化癌。

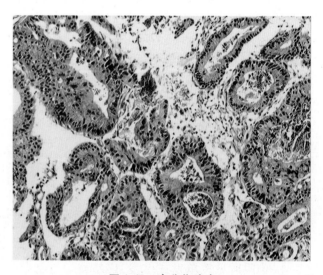

图 4-48　高分化腺癌

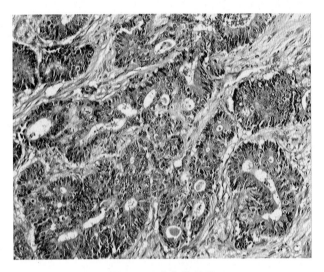

图 4-49　中分化腺癌

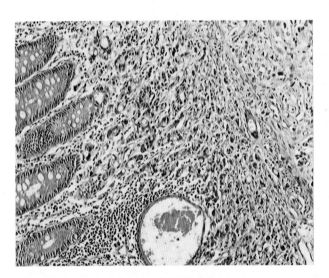

图 4-50　低分化腺癌

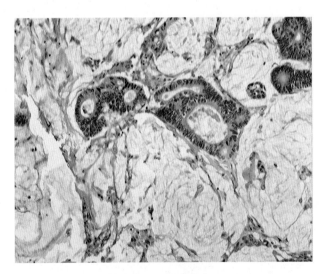

图 4-51　黏液腺癌

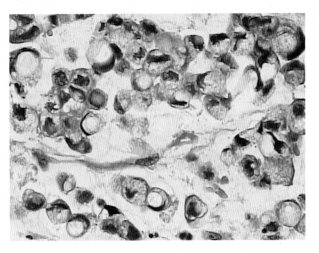

图 4-52　印戒细胞癌

4. 组织学分级　有 4 级和 2 级两种分类法,4级分类法:Ⅰ级包括高分化腺癌及乳头状腺癌;Ⅱ级包括中分化腺癌;Ⅲ级包括低分化腺癌、黏液腺癌及印戒细胞癌;Ⅳ级包括未分化癌及髓样癌。2 级分类法分为高级别浸润癌和低级别浸润癌,高级别对应 4 级分类法的Ⅰ级和Ⅱ级,低级别对应 4 级分类法的Ⅲ级和Ⅳ级。

5. 直肠系膜完整性　中低位直肠癌根治标本需要检查直肠系膜的完整性,这是评价全直肠系膜切除手术效果的重要指标之一,主要是通过对切除标本仔细观察(图 4-53),判断标准详见表 4-4。

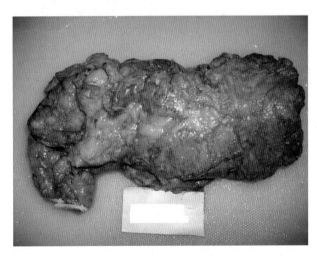

图 4-53　直肠系膜完整

6. 环周切缘(CRM)　整个直肠肿瘤和直肠系膜沿横断面连续做大切片,观察其整个周边切缘是否有肿瘤侵犯。若肿瘤浸润最深处距环周切缘的距离小于 1mm 即为阳性。此评估包括淋巴结内的肿瘤或原发肿瘤的直接浸润,如果 CRM 的阳性仅仅是

表 4-4 直肠系膜完整性的判定

| 标准判定 | 直肠系膜 | 锥形 | 缺失 | 环周切缘 |
|---|---|---|---|---|
| 完整 | 完整,光滑 | 否 | 深度小于5mm | 光滑、规则 |
| 较完整 | 中等块,不规则 | 中度 | 有缺失,但看不见固有肌层 | 不规则 |
| 不完整 | 小块 | 中度-明显 | 深达固有肌层 | 不规则 |

由淋巴结内的肿瘤造成,应该在病理报告中特别注明。对接受新辅助治疗的患者而言,阳性CRM更是一个术后局部复发的预测指标(图4-54,图4-55)。部分研究结果显示,相对于原发肿瘤的直接浸润,继发于淋巴结转移的阳性CRM带来的局部复发率较低。

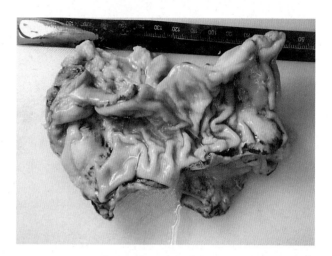

图 4-56 直肠癌治疗后 0 级(1)

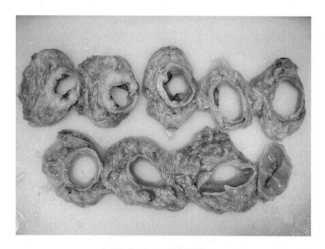

图 4-54 环周切缘 1

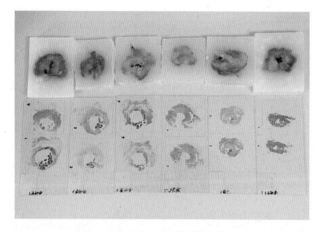

图 4-55 环周切缘 2

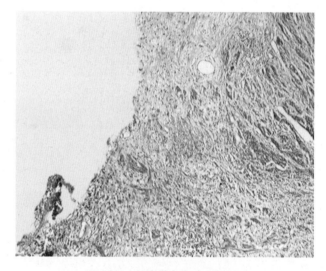

图 4-57 直肠癌治疗后 0 级(2)

7. 直肠癌新辅助治疗后疗效评估 CAP(美国病理学会)指南及第七版AJCC分期手册均要求对直肠癌标本检查时应该评价新辅助治疗后的治疗反应。最低要求如下:存在治疗反应;未发现确切的治疗反应。评估肿瘤治疗反应的分级系统改良自Ryan等的报道(图4-56~图4-59)。判断标准详见表4-5。

8. 结直肠癌病理TNM(pTNM)分期,详见表4-6。

表 4-5 直肠癌新辅助治疗后疗效评估

| 疗效分级 | 判 断 标 准 |
|---|---|
| 0(完全反应) | 无活的癌细胞残留 |
| 1(中度反应) | 单个或小簇癌细胞残留 |
| 2(轻度反应) | 残留癌灶,间质纤维化 |
| 3(反应不良) | 仅少数或未见癌细胞消退 |

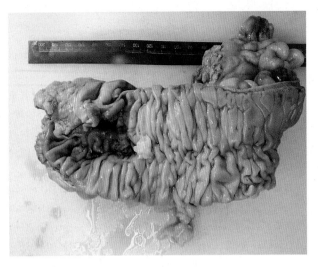

图 4-58　直肠癌治疗后 1 级(1)

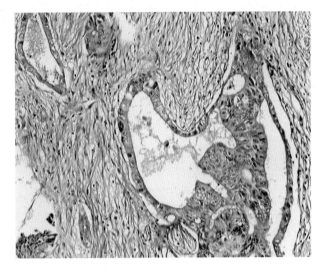

图 4-59　直肠癌治疗后 1 级(2)

表 4-6　结直肠癌 pTNM 分期

| | |
|---|---|
| T:$T_X$—原发肿瘤无法评价 | $N_{1b}$—有 2～3 枚区域淋巴结转移 |
| $T_0$—无原发肿瘤证据 | $N_{1c}$—浆膜下、肠系膜、无腹膜覆盖结肠/直肠周围组织内<br>　　有肿瘤种植，无区域淋巴结转移 |
| $T_{is}$—原位癌：局限于上皮内或浸润黏膜固有层 | $N_2$—有 4 枚以上区域淋巴结转移 |
| $T_1$—肿瘤侵犯黏膜下层 | $N_{2a}$—4～6 枚区域淋巴结转移 |
| $T_2$—肿瘤侵犯固有肌层 | $N_{2b}$—7 枚及更多区域淋巴结转移 |
| $T_3$—肿瘤穿透固有肌层到达浆膜下层，或侵犯无腹膜覆盖<br>　　的结直肠旁组织 | M:$M_0$—无远处转移 |
| $T_{4a}$—肿瘤穿透腹膜脏层 | $M_1$—有远处转移 |
| $T_{4b}$—肿瘤直接侵犯或粘连于其他器官或结构 | $M_{1a}$—远处转移局限于单个器官或部位(如肝,肺,卵巢,<br>　　非区域淋巴结) |
| N:$N_X$—区域淋巴结无法评价 | $M_{1b}$—远处转移分布于一个以上的器官/部位或腹膜转移 |
| $N_0$—无区域淋巴结转移 | 解剖分期/预后组别 |
| $N_1$—有 1～3 枚区域淋巴结转移 | |
| $N_{1a}$—有 1 枚区域淋巴结转移 | |

## 三、结直肠肛门非肿瘤性疾病的临床病理学特点

1. 炎症性肠病　最重要的非肿瘤性结直肠病变是炎症性肠病,详见炎症性肠病章节下。其次是先天性异常及获得性疾病。其中最易与结直肠癌相混淆的是孤立性直肠溃疡综合征(SRUS)和深在性囊性结直肠炎。

2. 孤立性直肠溃疡综合征(SRUS)　溃疡较浅,一般不会深达黏膜下层,常伴有缺血性肠炎改变,伴假膜形成,黏膜及隐窝增生显著呈绒毛状外观,表现为隐窝拉长、扩张,大小不等,固有层内纤维及平滑肌增生,易误诊为腺瘤或高分化腺癌。若表面见较多黏液糊,内见有再生修复的腺体易误诊为

黏液腺癌(图 4-60)。有效地预防误诊需结合临床、内镜及影像学综合做出判断。

3. 深在性囊性结直肠炎　黏膜异位到黏膜下层,可以合并孤立性直肠溃疡综合征,表现为隐窝被增生的平滑肌和纤维组织包绕。内镜检查黏膜可呈结节状隆起。显微镜下黏膜下层或固有肌层可见黏液囊肿,囊肿披覆类似于结肠黏膜的立方或柱状上皮,部分仅见黏液糊,未见披覆上皮,伴陈旧性出血及异物巨细胞反应(图 4-61)。囊肿内的黏液可发生钙化及骨化。披覆的上皮细胞一般无异型性。

4. 结直肠子宫内膜异位症　临床及内镜易误诊为结直肠癌,活检或切除标本病理可做出明确诊断,肠壁全层出现子宫内膜腺体和子宫内膜间质(图 4-62)。

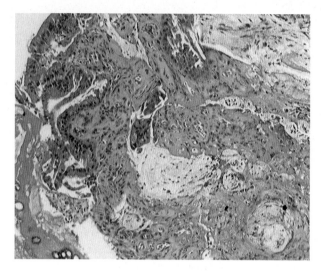

图 4-60 孤立性直肠溃疡综合征

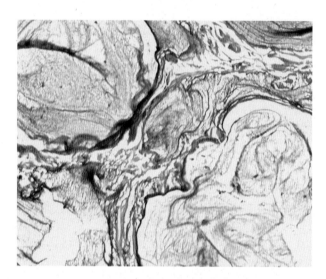

图 4-61 深在性囊性结直肠炎

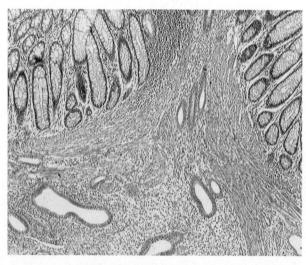

图 4-62 直肠子宫内膜异位症

（黄 艳）

## 参 考 文 献

1. 胃癌 HER2 检测指南编写组. 胃癌 HER2 检测指南. 中华病理学杂志,2011,40(8):553-557.

2. Juan Rosai. 外科病理学. 第 9 版. 回允中,主译. 北京:北京大学医学出版社,2006.

3. 结直肠癌诊疗规范,2010 年版. 卫生部医政司,2010.

4. Cecilia M,Amy E,Grant N,et al. 胃肠病理学. 第 3 版,回允中主译. 北京:北京大学医学出版社,2010.

5. Bosman FT,Carneiro F,Hruban RH,Theise ND. WHO classification of the digestive system. Lyon:IARC Press,2010:174-177. Kloppel G,Scherubl H. Neuroendocrine neoplasms of the appendix and colorectum. Paheologe,2011,32(4):314-320.

6. Ryan R,Gibbons D,Hyland JM,et al. Pathological response following long-course neoadjuvant chemoradiotherapy for locally advanced rectal cancer. Histopathology,2005,47(2):141-146.

7. Washington MK,Berlin J,Branton P,et al. Protocol for examination of specimens from patients with primary carcinoma of the colon and rectum. Arch Pathol Lab Med,2009,133:1539.

8. Edge SB,Byrd D,Compton C,et al(eds). AJCC Cancer Staging Manual 7th Edition. Springer NY,2010.

9. Rodel C,Martus P,Papadoupolos T,et al. Prognostic significance of tumor regression after preoperative chemoradiotherapy for rectal cancer. J Clin Oncol,2005,23:8688-8696.

10. Gavioli M,Luppi G,Losi L,et al. Incidence and clinical impact of sterilized disease and minimal residual disease after preoperative radiochemotherapy for rectal cancer. Dis Colon Rectum,2005,48:1851-1857.

## 附：肛门直肠疾病常用图形

### （一）肛门直肠示意图（图 4-63）

（1）横断图:内外两圆,内为虚线表示齿状线;外为实线表示肛缘。

（2）额断图:肛门直肠的额断面。

（3）矢状图:肛门直肠的矢状面。

### （二）肛门直肠疾病常用的表示符号（图 4-64）

### （三）肛门直肠手术绘图标定法

（1）方位标定法:即把肛门直肠,分八个方位,前、后、左、右、左前、左后、右前、右后位。原发性内痔多在右前、右后、左位;肛裂及痔哨多在前、后正中位;血栓外痔多在左、右两侧位;环形皮痔多见于经产妇。此法具有表面定位及深部解剖意义,不受体位变换的限制,简便实用,容易记忆,比较常用(图 4-65)。

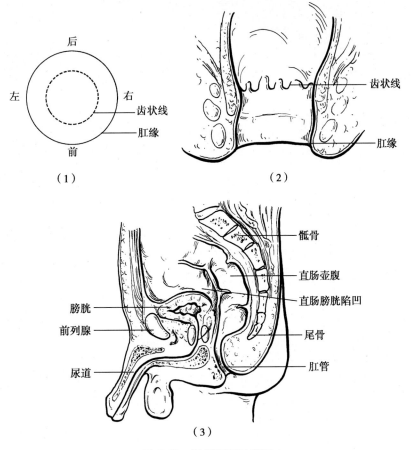

（1）

（2）

（3）

**图 4-63　肛门直肠示意图**
（1）横断图；（2）额断图；（3）矢状图

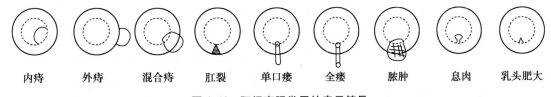

内痔　　外痔　　混合痔　　肛裂　　单口瘘　　全瘘　　脓肿　　息肉　　乳头肥大

**图 4-64　肛门直肠常用的表示符号**

（2）时钟标定法：把肛门直肠按时钟 12 小时划分 12 个部位，不固定，不论截石位或胸肘位，12 时位在上，6 时位在下。故必须同时标出体位。否则容易混淆，颠倒而弄错。此法仅有表面定位没有深部解剖意义，容易记错，不用为好（图 4-66）。

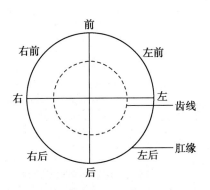

**图 4-65　肛门直肠方位标定法（截石位）**

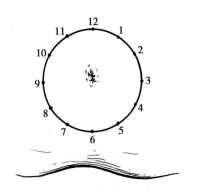

**图 4-66　肛门直肠时钟标定法（截石位）**

（李春雨）

手术是外科疾病治疗的重要手段与环节,成功与否不仅取决于手术者,还与手术中摆放的体位有直接的关系。手术体位是指手术患者的卧位,正确的手术体位是手术顺利进行的必要条件,手术时能充分显露手术视野,有利手术操作,减小手术难度,缩短手术时间,直接关系到患者生命的安危。

不同的手术常需要不同的手术体位,同一手术体位又适合于多种手术。手术时能否充分显露手术视野,有利手术操纵,减小手术难度,缩短手术时间,直接关系到患者生命的安危。手术体位的安置要以既符合手术操作的需要,又不影响患者生理功能为原则。无论我们在摆放任何体位的同时都应保持患者的呼吸循环功能,避免肢体受压及压疮的发生。

手术体位应根据手术操作需要及患者身体状况而定。常用体位有以下几种:

## 一、仰卧位

仰卧位是腹部手术最常用的体位。亦适用于头、颌面、颈、胸、四肢等部位手术。根据病情及诊疗需要,可分为去枕仰卧位、屈膝仰卧位和中凹卧位三种。常见的仰卧位是患者头部放于枕上,两臂置于身体两侧,两腿自然伸直(图5-1)。多为休息及睡眠的一种体位。

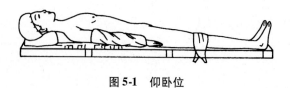

图5-1　仰卧位

## 二、侧卧位

侧卧位是检查和治疗常用的体位,对患者和检查者都比较方便,特别适合于病重、年老体弱、下肢活动不便、纤维结肠镜检查者或女性患者。一般取左侧卧位,臀部靠近床边,两腿向腹部屈曲,左腿稍伸,头部略前曲,身体呈卷曲状,使臀部充分突出暴露肛门。这种体位适用于检查、换药和简单手术,患者颇为舒适(图5-2)。

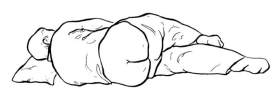

图5-2　左侧卧位

## 三、膝胸位

膝胸位是检查和换药最常用的体位。患者双膝跪于检查床上,肘关节和胸部紧贴着床,头部着床并转向一侧,腰部放松,抬高臀部。这种体位适用于肛门直肠指诊、肛镜、乙状结肠检查及术后换药。但长时间检查,患者不能耐受,故病重和年老或体弱者不宜使用,最好改用其他体位(图5-3)。

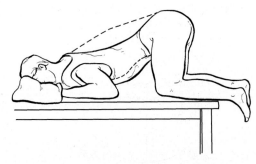

图5-3　膝胸位(虚线示体位不正确)

## 四、截石位

截石位是肛门手术最常用的体位。患者仰卧于手术台边缘,双腿抬起分开放于支架上,臀部移至手术台,使肛门和臀部充分突出和暴露。有人主张为了达到充分暴露的目的,将双脚固定于支腿架上,再将支架向左右加宽,这样不仅暴露好,而且术者和助手操作更方便。这种体位特别适用于肛门直肠手术,一般不作为检查体位(图5-4)。

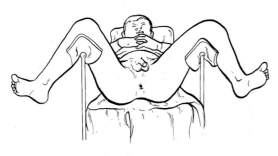

图5-4　截石位

## 五、折刀位(倒置位)

适用于骶尾部手术、肛门部手术及肛门直肠检查,但上下台不方便。患者俯卧于手术台上,髋关节弯曲于床端,两大腿下垂,两膝跪在横板上,降低床头,使臀部垫高,头部位置较低。用宽胶布贴在肛门两侧,另一端固定在手术床边,将臀部向两侧拉开,充分暴露肛门(图5-5)。

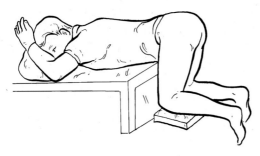

图5-5　折刀位

## 六、俯卧位

患者俯卧于手术台上,将枕头或其他物品垫在

髂前上方,使臀部垫高,两腿下垂分开,头部和双下肢较低,肛门暴露充分。双手放在颌下,或双臂放于头前。用两条宽胶布贴在肛门两侧,另一端固定在手术床边,将臀部向两侧拉开,从而更加充分暴露肛门(图5-6)。这种体位适用于体弱或手术时间较长者。

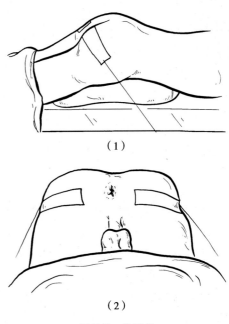

(1)

(2)

图5-6　俯卧位
(1)侧面观;(2)正面观

(聂敏　朱铄同)

## 参 考 文 献

1. 李春雨,汪建平.肛肠外科手术技巧.北京:人民卫生出版社,2013,56-57.

2. 李春雨,张有生.实用肛门手术学.沈阳:辽宁科学技术出版社,2005,64-65.

3. 贾海燕.手术体位在手术中的作用.护理研究,2005,19(3):471-473.

4. 胡晶,田耕.手术侧卧位适宜度的研究.中华护理杂志,2000,35,(7):412-413.

5. 王香兰.直肠癌手术体位存在的问题及改进措施.护理实践与研究,2014,11(11):85-86.

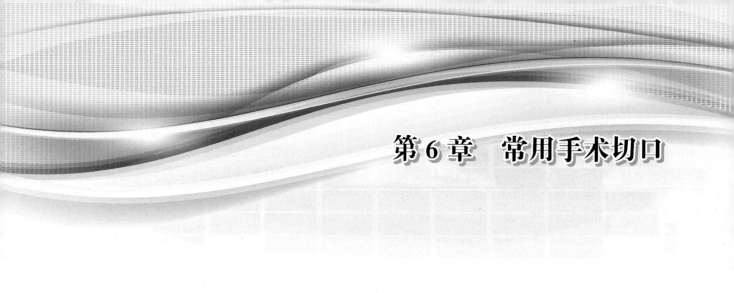

# 第6章 常用手术切口

## 第一节 腹壁的局部解剖

腹壁的局部解剖重点是腹前外侧壁的层次和腹股沟管。

### 一、腹前外侧壁的层次结构

腹前外侧壁的不同部位,其层次和结构差异很大,外科手术时,必须熟悉这些结构,以避免不必要的损伤。腹前外侧壁由浅入深依次为皮肤、浅筋膜、三层扁肌或直肌及肌鞘、腹横筋膜、腹膜外筋膜和腹膜(图6-1)。

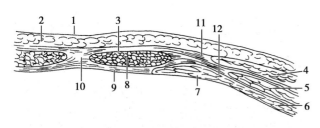

**图6-1 腹前外侧壁层次**
1. 皮肤;2. 浅筋膜;3. 腹直肌鞘前层;4. 腹外斜肌;
5. 腹内斜肌;6. 腹横肌;7. 腹横肌腱膜;8. 腹直肌;
9. 腹直肌鞘后层;10. 白线;11. 腹外斜肌腱膜;
12. 腹内斜肌腱膜

1. **皮肤** 薄而富于弹性,纹理横向,与皮下组织连接疏松,伸展性和移动性比较大。

2. **浅筋膜** 主要有脂肪组织和疏松结缔组织组成,在脐以下分为两层,表浅为脂性层(Camper 筋膜),深部为膜性层(Scarpa 筋膜)。浅筋膜内有腹壁浅动脉、浅静脉、浅淋巴管和皮神经。

3. **肌层** 肌层是腹前外侧壁的主要成分,由腹前正中线两侧的腹直肌和外侧的三层阔肌(腹外斜肌、腹内斜肌和腹横肌)及其间的血管神经构成。下5对肋间后动脉、肋下动脉、4对腰动脉、及第7~12胸神经前支穿行于腹内斜肌和腹横肌之间。腹壁上动脉下行于腹直肌与腹直肌鞘后层之间,与腹壁下动脉在脐附近吻合。旋髂深动脉发自髂外动脉,在髂前上棘处穿腹横肌而分布于三层阔肌。肌间血管神经均走行于后两层肌间,血管神经的出现皆可提示已达到的深度或层次。髂腹下神经、髂腹股沟神经和生殖股神经是腹股沟区重要神经,在斜疝手术时,应注意保护。

4. **腹横筋膜** 贴于腹横肌深面,上方连膈下筋膜,下方续髂筋膜及盆筋膜,并在腹股沟管深环处呈漏斗性突出,延续为精索内筋膜。在髂前上棘水平线以下,腹横筋膜与深面的两层即腹膜外筋膜、壁腹膜在缺乏脂肪情况下,三层常融合为一单层膜性结构。

5. **腹膜下筋膜** 由疏松结缔组织构成亦称为腹膜外间隙,在腹下部含有较多脂肪组织,与腹横筋膜及壁腹膜易于剥离。在腹股沟区有腹壁下动脉及旋髂深动脉。

6. **壁腹膜** 为腹前外侧壁的最内层,在脐以下形成5条纵行皱襞(脐正中襞、成对的脐内侧襞和脐外侧襞)及两对隐窝(腹股沟内侧窝、腹股沟外侧窝)。

### 二、腹股沟管

腹股沟管由前、后、上、下四个壁及内、外两个口。前壁:浅层为腹外斜肌腱膜,深层在管的外侧1/3 处由腹内斜肌的纤维加强;后壁:为腹横筋膜,内侧1/3 处由联合腱加强;上壁:为腹内斜肌与腹横肌形成的弓状下缘;下壁:为卷曲呈槽的腹股沟韧带。内口为腹横筋膜形成的腹股沟管深环,外口为腹外斜肌腱膜形成的三角形裂隙。男性有精索、女性有子宫圆韧带通过腹股沟管(图6-2)。

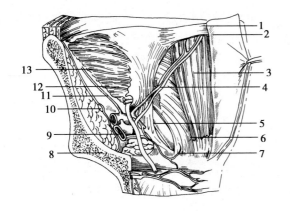

图6-2 腹股沟管解剖

1. 腹直肌鞘后层；2. 弓状线；3. 腹直肌；4. 腹壁下动、静脉；5. 精索；6. 腹股沟镰；7. 腔隙韧带；8. 输精管；9. 髂外动、静脉；10. 股神经；11. 腹股沟腹环；12. 髂腰肌；13. 腹横肌

# 第二节 结直肠疾病常用手术切口

结直肠疾病常用的手术方法包括传统的开腹手术、腹腔镜辅助手术和手助腹腔镜辅助手术,常用手术切口分为开腹手术的腹部纵切口、横切口、腹腔镜手术的操作孔以及手助腹腔镜切口和操作孔。

## 一、开腹手术切口

1. 纵切口 正中切口指沿腹白线(左绕脐或右绕脐)做的纵切口,正中偏上切口适用于回盲部、升结肠、横结肠、结肠脾曲手术。正中偏下切口适用于降结肠、乙状结肠、直肠手术。下腹旁正中切口适用于结肠的剖腹探查手术。在成人经腹直肌切口需距离正中线3cm,

分开腹直肌时应避免损伤腹壁上、下血管(图6-3)。

2. 横切口 上腹部横切口一般沿肋缘下或剑突与脐间水平横行,也可沿肋弓作凸向上的弧形切口,切口一般以两侧腹直肌外侧缘为界,在切断腹直肌时,注意勿损伤腹壁上血管。中腹部横切口在脐上或脐下2~3cm,在腹内斜肌与腹横肌之间注意保护第9~11肋间神经。下腹部横切口位于脐与耻骨联合中下1/3交界处,其长度一般限于两侧半月线之间,如手术要求显露范围不大,可采用Pfannenstiel切口,腹部各种横切口依次根据临床手术需要而采取不同切口,切口位置不同,层次结构也各有特点,手术时应十分注意(图6-4)。

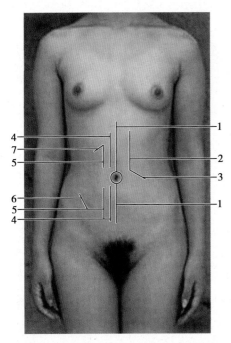

图6-3 腹部常用纵切口(引自钟世镇,腹部外科临床解剖学图谱)

1. 正中切口；2. 左经腹直肌切口；3. 斜切口；4. 右旁正中切口；5. 右经腹直肌切口；6. 阑尾切口；7. 右肋缘下切口

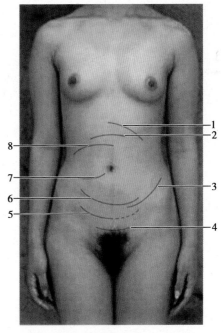

图6-4 腹部常用横切口(引自钟世镇,腹部外科临床解剖学图谱)

1. 左上腹横切口；2. 上腹横切口；3. 左下腹横切口；4. Pfannenstiel切口；5. 单或双侧腹股沟横切口；6. 下腹部横切口；7. 中腹部横切口；8. 右上腹横切口

## 二、腹腔镜操作孔

腹腔镜操作孔位置的设置有一些基本原则,可以有效利用这些操作孔进行观察以及方便手术操作。最理想的做法是将器械以与镜头视线成60°~120°的角度插入(图6-5)。目前腹腔镜手术操作孔设置不是非常科学和规范,临床医生常根据自己习惯设置不同操作孔(图6-6)。

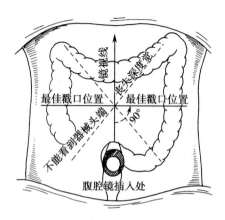

图6-5 操作孔选择 内镜视线规定了何种角度置入器械将最便于手术医生使用。角度太小将无法看到器械头端,角度太大将有损于术野的深度觉

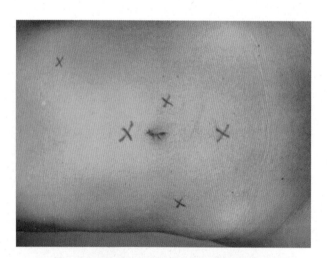

图6-6 腹腔镜操作孔选择 腹腔镜结直肠癌手术时在腹部的打孔位置及数目,脐周的四个是必需的,右下角的部位是必要时才加做

## 三、手助腹腔镜手术切口及操作孔

手助腹腔镜是近年来兴起的一种新型腹腔镜方法,手助腹腔镜结直肠手术时在腹部的手助切口一般选择在正中(左或右)绕脐,长约5~6cm,部分外观要求高的年轻患者,也有设计手助切口在脐下正中纵切口或横切口。除手助切口外,一般还需要2~3个操作孔,全结肠切除时候可能需要更多操作孔(图6-7,图6-8)。

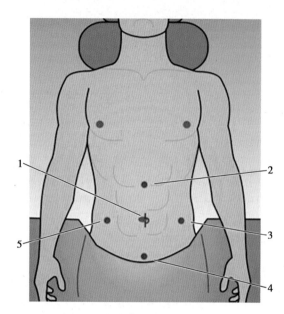

图6-7 手助腹腔镜切口及操作孔
1为手辅助孔是固定不变;左半结肠时:2为进光源,3为主操作孔;右半结肠时:5为进光源,2为主操作孔;直肠时:4为进光源,5为主操作孔

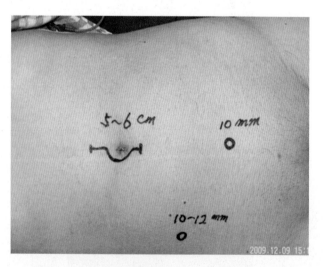

图6-8 手助腹腔镜直肠癌Dxion术切口及操作孔

## 第三节　肛门疾病常用手术切口

　　肛周疾病常用的常用手术切口包括肛周疾病痔、瘘、裂、肛周脓肿等疾病常用手术切口和低位直肠良恶性肿瘤切除的经骶、经括约肌手术切口以及经腹会阴联合切除的会阴椭圆形手术切口。

　　痔手术切口常采用"V"形切口（图6-9）；肛周脓肿是在肛周波动感最明显处做放射状切口（图6-10）或弧形切口（图6-11）；肛门内侧括约肌切开治疗肛裂则是选择肛周左后位或右后位做放射状切口（图6-12）。藏毛窦或藏毛囊肿手术多选择骶尾部做一前后方向的梭形切口（图6-13）。

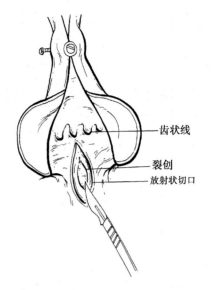

图 6-12　左后位或右后位放射状切口

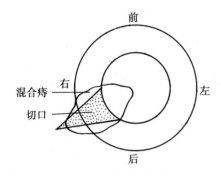

图 6-9　痔切除术"V"形切口

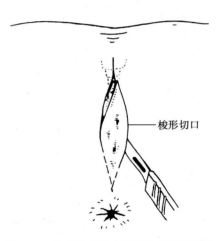

图 6-13　藏毛窦或藏毛囊肿手术梭形切口

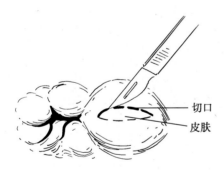

图 6-10　肛周脓肿手术放射状切口

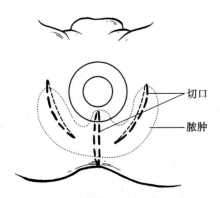

图 6-11　肛周脓肿手术弧形切口

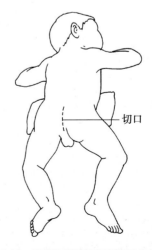

图 6-14　肛门至骶骨下缘的正中切口

自肛门至骶骨下缘的正中切口(图6-14)和肛缘外前方的横贯会阴部的弧形切口可以用来处理低位直肠的良恶性疾病,如需切除肛门的手术如腹会阴联合切除术则会考虑沿肛周的椭圆形切口(图 6-15)。

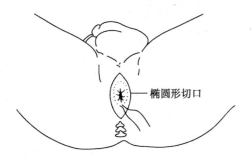

图 6-15 腹会阴联合切除术做肛周的椭圆形切口

(林建江 李春雨)

**参 考 文 献**

1. 杜如昱,王杉,汪建平主译.结肠与直肠外科学(第5版).北京:人民卫生出版社,2009,905-932.
2. 吴孟超,吴在德.黄家驷外科学.北京:人民卫生出版社,2008,1558-1569.
3. 钟世镇.腹部外科临床解剖学图谱.济南:山东科学技术出版社,2006,7-35.
4. 李春雨,汪建平.肛肠外科手术技巧.北京:人民卫生出版社,2013,184.

# 第7章 肠吻合的基本缝合方法

【概述】 肠切除吻合术是临床常见的外科操作，也是一名普通外科医生必会的基本操作，是外科医生的基本功。现在吻合方法基本分为手工吻合和器械吻合。手工吻合简单、易学，广泛应用于各层次医院，为所有普通外科医生必须掌握的基本功。与手工吻合法相比，吻合器吻合法有以下优点：①吻合口光滑平整，钉合均匀，不易漏针，止血效果好；②用吻合器可以完成某些用手工吻合不易完成的操作。如低位直肠结肠吻合和食管空肠吻合术等；③缩短手术时间。因此吻合器吻合法也得到普遍的应用。

## 第一节 手工吻合法

肠手工吻合技术以肠端-端吻合为例加以讲述。

### 一、单层缝合法

1. 用两把肠钳分别夹住待吻合肠袢的两断端，肠钳距断端约 3~5cm，靠拢肠钳，使两断端的肠系膜缘和对系膜缘两两对齐，切勿扭曲（图 7-1）。

即被分为两部分，同法在每部分的中间全层间断缝合，这样就依次将肠后壁一分为二式分割缝合，直至完成后壁的全层缝合，最后统一剪掉缝线，保留后壁两端的缝线并牵引，作为前后壁的分界标志。注意一般缝合进针处距肠断缘 0.5cm，针距 0.3cm。这种一分为二式分割待缝肠壁的间断缝合法，进针均匀，不易漏针，更能确保每次都是全层缝合（图 7-2）。

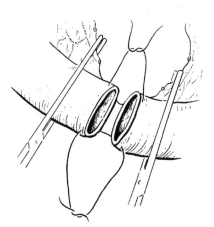

图 7-1 肠钳靠拢，肠两断端对齐

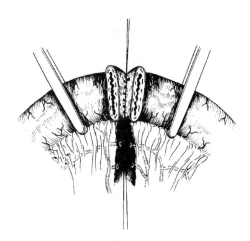

图 7-2 肠后壁间断全层缝合

2. 后壁间断全层缝合法 先分别将肠系膜缘和对系膜缘用小圆针、1号细丝线浆肌层间断缝合各一针并打结，小蚊式钳钳夹两线，助手牵引两线。在肠后壁中间作全层间断缝合，一定保证勿漏掉后壁浆肌层，打结后不剪线，助手牵引用。这样肠后壁

3. 前壁间断全层垂直褥式内翻缝合：提起后壁一端的缝线，于该缝线处一侧浆膜面距肠管边缘 0.5cm 处进针，靠近黏膜面的边缘出针，再从对侧肠管黏膜面边缘进针，缝针潜行于黏膜下层约 0.5cm，再从浆膜面出针，打结前将后壁的牵引缝线剪掉，助

手将结打在肠管的一侧,这样即可黏膜内翻浆膜面对齐,完成第一针全层垂直褥式内翻缝合。然后依次完成前壁间断缝合。注意每次进针处距肠缘0.5cm,针距0.3cm,每次打结用力要均匀,确保黏膜内翻,外露的浆膜面光滑平整(图7-3)。

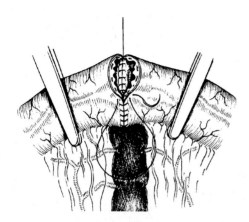

图7-3　前壁间断全层垂直褥式内翻缝合

4. 松开肠钳,用拇指和示指检查吻合口是否通畅。

## 二、两层缝合法

1. 对系膜缘对齐　用两把肠钳分别夹住待吻合肠袢的两断端,肠钳距断端约3~5cm,靠拢肠钳,使两断端的肠系膜缘和对系膜缘两两对齐,切勿扭曲。

2. 后壁第一层　浆肌层间断缝合。先分别将肠系膜缘和对系膜缘,用小圆针、1号细丝线浆肌层间断缝合各一针并打结,小蚊式钳钳夹两线,助手牵引两线。在肠后壁的中点处作浆肌层间断缝合(Lembert),缝合处距离切口缘约0.5cm。然后同法向两端缝合,针距0.3cm(图7-4)。

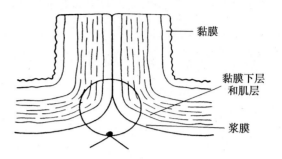

图7-4　后壁第一层浆肌层间断缝合(Lembert)

3. 后壁第二层　采用连续锁边缝合法,要全层进针,缝线收紧用力要均匀。

4. 前壁第一层　采用连续全层水平褥式内翻缝合法(Connell)。后壁的缝线到肠后壁的一端后,应由出针的同侧肠腔穿出肠外,并转向对侧肠管,从肠外穿入肠腔再从同侧浆膜面出针,收紧缝线完成第一针Connell缝合。然后用Connell法完成前壁第一层缝合(图7-5)。

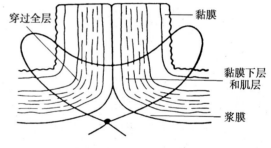

图7-5　前壁第一层Connell法缝合

5. 前壁第二层用Lembert浆肌层间断缝合法完成。

6. 松开肠钳,用拇指和示指检查吻合口是否通畅。

## 第二节　吻合器吻合法

目前临床常用的吻合器吻合法有①直线型切割闭合器(CF)完成的肠侧-侧吻合;②管状吻合器(GF)完成的肠端-端吻合或端-侧吻合;③直线型(XF)或弧形切割闭合器完成的肠残端闭合。

### 一、直线型切割闭合器(CF)完成的肠侧-侧吻合

1. 将两待吻合的肠管靠近,注意肠管不能有张力或系膜扭转。在肠壁的对肠系膜侧分别切开一小口,长约1cm,切口的两边用1号丝线间断缝合一针做牵引用(图7-6)。

2. 将装配好的CF上、下两片分开。一片经一侧肠管的切口放入肠腔,另一片经另一肠的切口插入肠腔,插入的深度约为6~10cm。将CF上下两片合拢,注意勿嵌入其他组织,调整好方向后扣紧,用手握住CF器身,拇指用力将推杆手柄向前推动至顶端,使推片及切刀完全进入针槽及刀槽内,完成了吻合及切开后将推杆手柄拉回原位(图7-7)。

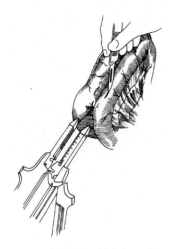

**图 7-6　肠管靠近并各切一小口**

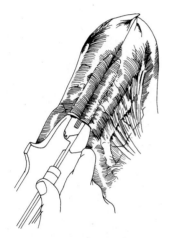

**图 7-7　拇指用力将推杆手柄向前推动，
然后将推杆手柄拉回原位**

3. 将上下两片松开，取出 CF。两肠壁上的小切口用 XF 缝合关闭 (图 7-8)。

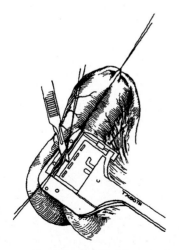

**图 7-8　两肠壁上的小切口用 XF 缝合关闭**

## 二、管状吻合器(GF)经肛门直肠与结肠的端-端吻合

1. 抵钉座的安装　将近端待吻合的乙状结肠断端周围脂肪清除 1～1.5cm，在距肠管边缘 0.5cm 处缝合荷包，用 4 号丝线全层缝合，亦可用可重复使用荷包器或一次性荷包缝合器完成。置入吻合器的"蘑菇头"即抵钉座，收紧荷包(图 7-9)。

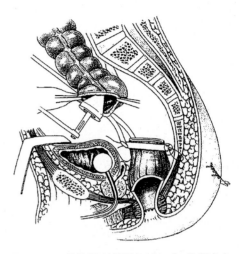

**图 7-9　乙状结肠断端置入抵钉座，收紧荷包**

2. 吻合器的置入和击发　先检查经直线型(XF)或弧形切割闭合器闭合的直肠残端有无出血，然后由会阴组医生用双手用力扩肛，能容纳 4 指，经肛门置入吻合器身，型号一般选用 29 或 33mm 的管状吻合器。逆时针旋转器身尾部的旋钮，释放穿刺器，保证带穿刺器的中心杆经直肠残端闭合线中点

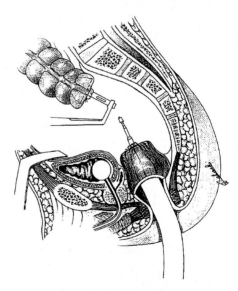

**图 7-10　经肛门置入吻合器，收紧两个荷包，
吻合器准备对合**

107

穿出，并使中心杆的橙色部分完全露出，再与抵钉座对合，这时可听到"咔嗒"声，注意两者中间勿嵌入肠外组织，特别是阴道后壁（图7-10）。顺时针旋转器身尾部的旋钮收拢吻合器，同时观察指示窗内的指示针进入绿色安全区域的后1/3部分，打开保险收紧吻合器手柄完成击发吻合（图7-11）。逆时针旋转器身尾部的旋钮1/2～3/4周，使吻合口脱开吻合器，稍倾斜器身，左右轻轻摆动数次，即可退出吻合器，检查吻合环是否完整无缺。一般不需要再行浆肌层加固缝合。缝合盆底腹膜将吻合口置腹膜外，同时吻合口周围放双腔负压引流管。

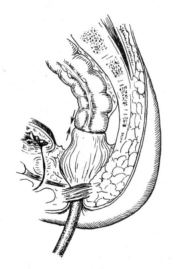

图7-11　打开保险，收紧吻合器手柄，完成击发吻合

### 三、管状吻合器（GF）完成的肠端-侧吻合

1. 抵钉座的安装　游离一侧待吻合肠管的系膜，清除肠管断端周围脂肪1～1.5cm，在距肠管边缘0.5cm处缝合荷包，用4号丝线全层缝合，亦可用可重复使用荷包器或一次性荷包缝合器完成。置入吻合器的抵钉座，收紧荷包（图7-12）。

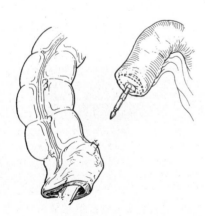

图7-12　一侧肠管断端置入抵钉座，收紧荷包

2. 吻合器的置入和击发　经另一侧肠管置入吻合器身，置入深度一般3～4cm，型号根据肠管的粗细一般选用25或29mm的管状吻合器。逆时针旋转器身尾部的旋钮，释放穿刺器，保证带穿刺器的中心杆经肠管的侧面传出，穿出点一般远离肠管的肠系膜缘。使中心杆的橙色部分完全露出后再与抵钉座对合，这时可听到"咔嗒"声，注意两者中间勿嵌入肠外组织如肠系膜等。顺时针旋转器身尾部的旋钮收拢吻合器，同时观察指示窗内的指示针进入绿色安全区域的后1/3部分，打开保险收紧吻合器手柄完成击发吻合（图7-13）。逆时针旋转器身尾部的旋钮1/2～3/4周，使吻合口脱开吻合器，左右轻轻摆动数次，即可退出吻合器，检查吻合环是否完整无缺。

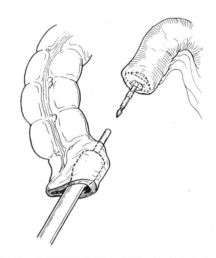

图7-13　打开保险收紧吻合器手柄完成击发吻合

3. 一侧肠管的残端用直线型切割闭合器（XF）完成肠残端闭合（图7-14）。一般不需要再行浆肌层加固缝合，1号丝线间断缝合肠系膜裂孔。

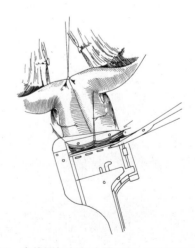

图7-14　直线型切割闭合器（XF）完成肠残端闭合

（韩方海　周东风）

## 参 考 文 献

1. 徐国成,韩秋生,王新文.普通外科手术图谱.沈阳:辽宁科学出版社.2003.

2. Robert M. Zollinger,Jr. Robert M. Zollinger,Sr. 周汉新主译.佐林格手术图谱.第 8 版.北京:人民卫生出版社,2003.

# 第8章 肠管吻合技术

【概述】 肠切除肠管吻合技术在临床上应用极广,无论是结肠还是小肠,肠段切除的多少,在操作上虽无多大区别,但其预后迥异,故在手术时必须正确判断在何处切除,切除多少为宜;特别是大范围小肠段切除时,必须慎重,以免造成短肠综合征。其次,应根据不同情况,选用适宜的吻合方式,以取得较好的效果。常用的肠管吻合方法有端-端吻合、端-侧吻合和侧-侧吻合三种。一般多采用端-端吻合,此种吻合符合生理、解剖要求。如不能进行端-端吻合时,可采用端-侧吻合术。侧-侧吻合已较少应用,其缺点较多(如盲襻综合征等),但对一些肠道肿瘤的晚期病变或严重粘连性肠梗阻的患者,适时进行此种捷径手术,以恢复肠道的通畅性,解除肠梗阻,挽救患者生命。近几年来,随着吻合器械的发展,使吻合技术更加完善、快捷、安全。

【适应证】

1. 各种原因引起的胃肠等空腔脏器的血运障碍,造成肠坏死者,如绞窄性疝、肠扭转、肠套叠、肠系膜外伤等。

2. 严重的广泛的肠损伤,修补困难者。

3. 肠憩室炎、肠瘘、克罗恩病、肠伤寒、肠结核等炎性肠道疾病引起的肠狭窄或穿孔,由于局部组织炎性水肿而脆弱,不能修补或修补不可靠者。

4. 先天性小肠闭锁、狭窄、小肠息肉、肿瘤或肠系膜肿瘤。

5. 部分小肠广泛粘连成团,导致梗阻,不能分离,或虽经分离,但肠壁浆肌层损伤较重,肠壁菲薄,活力不可靠者。

6. 复杂性肠瘘。

【禁忌证】 对于那些年老体弱,身体状况极差,特别是未行肠道准备,需急诊手术,肠壁状况极差时,吻合后容易出现吻合口瘘的患者。

【术前准备】 肠切除肠吻合术多属急诊手术,根据缺水程度纠正体液和电解质、酸碱失衡,必要时补充蛋白或输血。

【麻醉】 连续硬脊膜外腔阻滞麻醉或气管内插管全身麻醉。

【体位】 仰卧位。

【手术步骤】

1. 切口 不同情况选用不同的切口,如斜疝切口、右旁正中切口、正中切口或右侧经腹直肌切口(图8-1)。

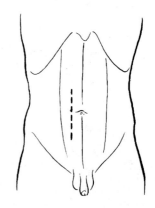

图8-1 右侧经腹直肌切口

2. 进入腹腔,探查病变的程度、范围,将病变肠段提出切口外。

3. 小肠切除范围应超过病变肠管 5～10cm,良性病变超过 5cm,而恶性病变达 8～10cm。良性病变,小肠系膜不必从根部切除可在系膜和肠管连接处分离,

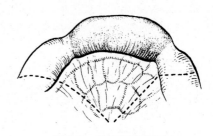

图8-2 病变切除范围

110

分离过远,易造成正常肠管的损伤,使系膜切口呈扇形。恶性病变必须将相应的肠系膜从根部进行分离,与相应的肠系膜淋巴结一并切除(图8-2)。

4. 在预定的小肠切除线以外分离附着的肠系膜约1cm,以便吻合(图8-3)。

5. 取止血钳1把、肠钳1把,分别夹住病变肠管近侧及远侧,两钳尖均指向病灶侧,且与肠管纵轴成30°角(图8-4),于两钳之间切断小肠,同法切断另一侧,移走切除的小肠及系膜。

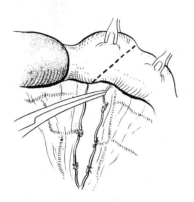

图8-3　小肠切除线

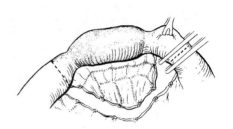

图8-4　肠管近远侧切断

# 第一节　对端吻合术

对端吻合亦称端-端吻合,是临床上最为常用的吻合方法。

【手术步骤】

1. 用于肠管横断端之间的吻合。于小肠两断端各上一把肠钳,钳夹部位距断端4~5cm。将两肠钳靠拢,方向一致。于吻合口两端各缝一浆肌层缝线作支持线(图8-5)。

2. 4号不吸收线全层间断缝合吻合口后壁,距断端边缘0.5cm处,针距0.3~0.4cm(图8-6)。后壁缝合完毕后,行前壁的全层间断内翻缝合(图8-7)。

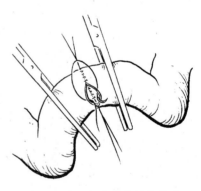

图8-7　全层间断内翻缝合前壁

3. 去掉肠钳,用4号不吸收线,行吻合口前壁外层的浆肌层间断缝合,针距0.3~0.4cm(图8-8)。

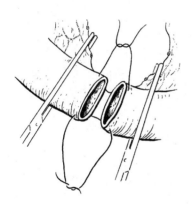

图8-5　肠钳钳夹部位及缝支持线

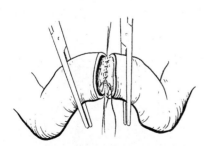

图8-6　全层间断缝合后壁

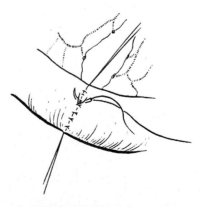

图8-8　浆肌层间断缝合前壁

4. 前壁浆肌层缝合完毕后,将两端的支持线交换位置使吻合口后壁翻转至前面,行后壁的浆肌层间断缝合(图8-9)。最后将肠系膜孔对拢缝合。

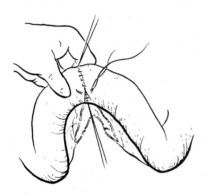

图8-9　浆肌层间断缝合前壁后壁

5. 吻合口前后壁全层缝合,亦可用可吸收肠线做连续缝合。后壁连续锁边缝合(图8-10),前壁行

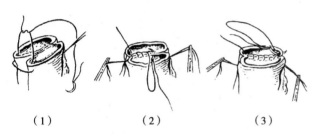

（1）　　　　　（2）　　　　　（3）

图8-10　可吸收线后壁连续锁边缝合

全层连续内翻 connell 缝合(图8-11)。前、后壁浆肌层缝合方法同前。亦可采用与胃肠道侧-侧吻合相同的吻合口前后壁连续全层缝合方法。

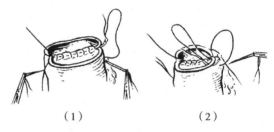

（1）　　　　　　　　（2）

图8-11　可吸收线前壁全层连续内翻 connell 缝合

6. 用示指、拇指于吻合口两侧对合,以检查吻合口的通畅情况(图8-12)。

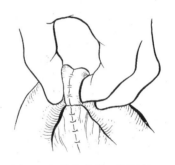

图8-12　检查吻合口通畅情况

7. 间断缝合系膜切口以封闭系膜。

# 第二节　侧-侧吻合术

【手术步骤】

## 一、胃肠侧-侧吻合

1. 用于胃肠道侧壁之间的吻合。将胃与肠壁预定吻合的部位靠拢,用 1 号不吸收线在其两端各缝一针浆肌层缝合做牵引线,先行吻合口后壁浆肌层间断缝合,针距0.3～0.4cm。其长度应略长于吻合口的长度(图8-13)。

2. 置两把肠钳分别钳夹胃壁及肠壁,钳夹部位

应距浆肌层缝合线 3～4cm 并与其平行(图8-14)。距缝合线 0.4～0.5cm 处,平行切开胃壁浆肌层,露出黏膜下层及黏膜下血管。切开长度略短于浆肌层缝合线(图8-15)。

3. 用 1 号丝线将黏膜下血管的两端靠近浆肌层切缘分束缝扎(图8-16),进行黏膜下止血。于两

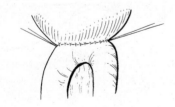

图8-13　吻合口两端浆肌层缝牵引线

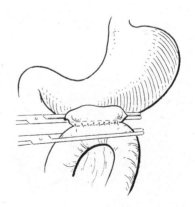

图8-14　吻合口两端上肠钳

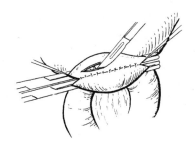

图 8-15　切开胃壁浆肌层

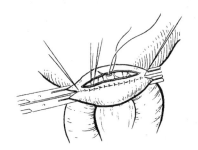

图 8-16　胃壁黏膜下止血

排缝扎线之间切开胃黏膜层(图 8-17)。

4. 距浆肌层缝合线 0.3 ~ 0.4cm 处,平行切开肠壁全层,长度与胃壁切口相等(图 8-18)。

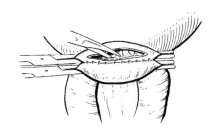

图 8-17　切开胃黏膜层

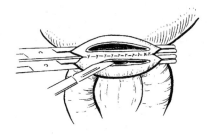

图 8-18　切开肠壁全层

5. 4 号不吸收线全层间断缝合吻合口后壁,针距 0.3 ~ 0.4cm,缝合深度不超过浆肌层缝合线(图 8-19)。

6. 4 号不吸收线行吻合口前壁的全层间断内翻缝合(图 8-20),两端缝合与后壁缝合线相接。移去两把肠钳,用 4 号不吸收线行吻合口前壁的浆肌层缝合,完成吻合(图 8-21)。

7. 吻合口亦可采用可吸收肠线来缝合。吻合

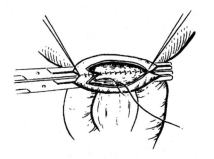

图 8-19　全层间断缝合吻合口后壁

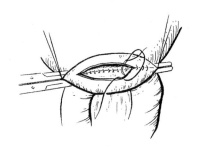

图 8-20　全层间断内翻缝合吻合口前壁

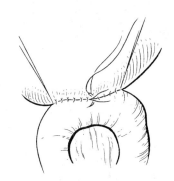

图 8-21　间断缝合吻合口前壁浆肌层

口后壁浆肌层结节缝合同前。用含双针的可吸收肠线从吻合口一侧开始做后壁的连续锁边缝合(图 8-22),注意留有足够长的尾线(图 8-23)。后壁缝合完毕后,将缝针转向吻合口前壁行全层连续内翻 connell 缝合,尾线端缝针从另一侧开始做前壁 con-

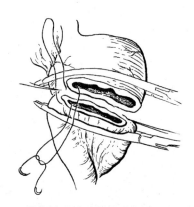

图 8-22　吻合口后壁可吸收线

113

nell 缝合（图 8-24），缝至吻合口中央两线汇合打结（图 8-25）。前壁再加不吸收线浆肌层结节缝合（图 8-26）。

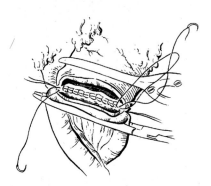

**图 8-23　足够长尾线连续锁边缝合**

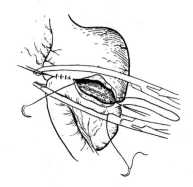

**图 8-24　前壁两侧全层连续内翻 connell 缝合**

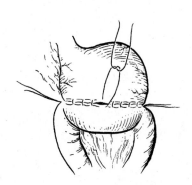

**图 8-25　中央打结**

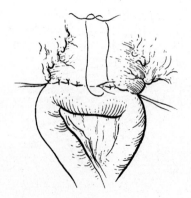

**图 8-26　前壁不吸收线浆肌层结节缝合**

## 二、小肠小肠侧-侧吻合

1. 先将两断端连续内翻缝合（图 8-27），半荷包缝合包埋两角，外层浆肌层间断缝合加强（图 8-28）。

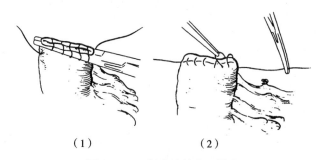

（1）　　　　　　　　（2）

**图 8-27　两断端连续内翻缝合**

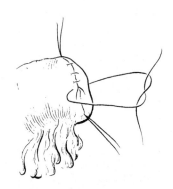

**图 8-28　两角半荷包缝合包埋，
浆肌层间断缝合加强**

2. 于两端小肠上分别置肠钳，夹取需要吻合的肠壁，靠拢两钳，不吸收线间断缝合后壁肠管的浆肌层（图 8-29），分别切开两肠管，一般吻合口长 2～3 横指宽。可吸收线连续锁边缝合后壁（图 8-30），前壁行 Connell 内翻缝合，外加浆肌层不吸收线间断缝合（图 8-31）。

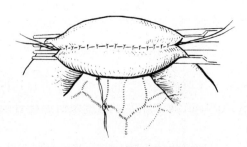

**图 8-29　不吸收线间断缝合肠管
后壁浆肌层**

3. 将小肠两断端浆肌层和就近小肠浆肌层缝合固定几针，间断缝合小肠系膜切口（图 8-32）。

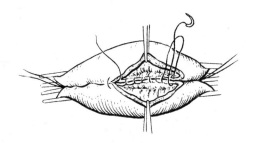

图 8-30　可吸收线连续锁边缝合后壁

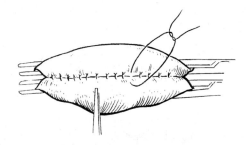

图 8-31　浆肌层丝线间断缝合

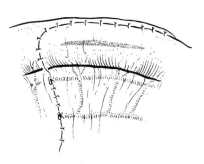

图 8-32　间断缝合肠系膜

# 第三节　端-侧吻合术

【概述】　端-侧吻合一般用于吻合肠管上、下段口径相差十分悬殊时（如胆肠吻合、回结肠吻合等），或当肠梗阻原因不能去除，需作捷径手术者，以及各种 Y 形吻合术中。吻合口需和肠道远段闭锁端靠近，否则也可能引起盲袢综合征。但这种吻合方式，临床上应尽量减少应用。

【手术步骤】

1. 用于断端与侧面的吻合。空肠的断端置一把止血钳，在侧面吻合的空肠距拟吻合 2～3cm 处置一把肠钳，肠钳尖端对肠系膜侧（图 8-33）。

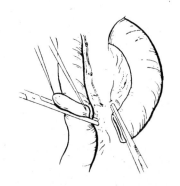

图 8-33　肠断端及吻合肠侧上肠钳

2. 靠拢两钳，肠系膜侧对肠系膜侧，距肠壁拟切开线 0.3～0.4cm 处，用 4 号不吸收线间断缝合浆肌层（图 8-34）。

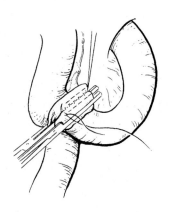

图 8-34　丝线间断缝合浆肌层

3. 于浆肌层缝合线的两侧约 0.3～0.4cm 处分别切开小肠壁全层（图 8-35），用 4 号不吸收线全层间断缝合吻合口后壁（图 8-36）。

4. 吻合口前壁用 4 号不吸收线行全层间断内翻缝合，两端与后壁全层缝线相接（图 8-37）。

5. 吻合口前壁用 4 号不吸收线行浆肌层间断缝合（图 8-38）。端-侧吻合完毕，缝合肠系膜孔（图 8-39）。

【术中注意事项】

1. 吻合部位必须是正常的胃肠壁组织。

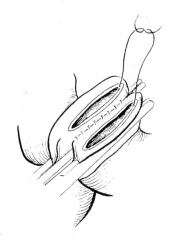

图 8-35　切开肠壁全层

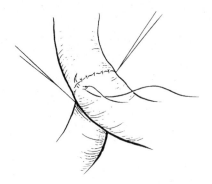

图 8-38　丝线浆肌层间断缝合

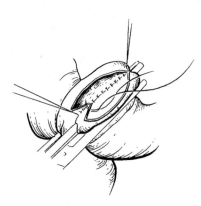

图 8-36　丝线全层间断缝合后壁

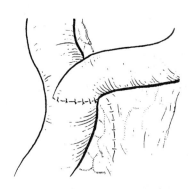

图 8-39　缝合肠系膜裂孔

2. 在分离肠系膜时，越靠近系膜根部，越应注意防止过多结扎系膜血管，以免造成肠管大面积缺血坏死。

3. 肠管断端有动脉出血，表示血运良好，且无张力。

4. 胃肠道术中应注意保护手术野，尽量减少污染。

5. 肠吻合时，吻合口的组织边缘不可内翻太多，避免造成吻合口狭窄。如黏膜外翻则影响吻合口愈合。

6. 端-端吻合时，如两断端管径相差较大，影响吻合，可调整钳夹肠管的角度使两者相称。

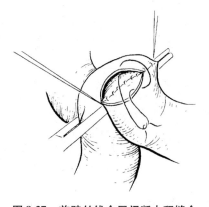

图 8-37　前壁丝线全层间断内翻缝合

# 第四节　机械吻合术

前面三节讲的是胃肠道的手工缝合法，与之相对应的为机械缝合法亦称机械吻合术，随着吻合器械的进一步发展，它将更广泛的应用于胃肠道吻合。常用吻合器有进口、国产和中外合资三大类。临床上以中外合资器械较常用，它兼顾了进口的质量好、国产的便宜等优点。常用的器械有直线缝合器、直线切割吻合器以及圆形管状吻合器等，还有其附属品如荷包钳、荷包线等。在腹腔镜广泛使用的今天，还有腔镜下使用的直线切割缝合器。

【适应证】

1. 胃肠道的食管与胃肠的吻合及直肠与结肠的吻合，即某些用手缝法不易完成的手术操作。

2. 胃大部切除术 Billroth Ⅰ、Billroth Ⅱ胃肠吻合，右半结肠切除术回肠、结肠吻合等均可使用吻合器。

【手术步骤】

（一）胃肠道残端闭锁

直线缝合器和直线切割吻合器主要用于胃肠道的缝合闭锁。常用于闭锁胃残端及十二指肠残端等。

1. 逆时针方向旋转关闭器尾端螺丝，使钉仓座与砧钉座分开。夹住肠管预定切断或缝合部位，顺时针方向旋转尾端螺丝，使钉仓座与砧钉座靠拢，夹紧肠壁（图 8-40）。

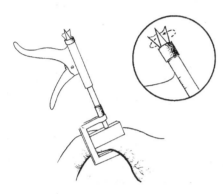

图 8-40　直线缝合器夹紧肠壁

2. 夹紧肠壁时注意窗口的刻度，将间距调节至 1～2mm，然后以适当的力量捏手柄（击发），至两个手柄靠近且捏不动为止，完成缝合（图 8-41）。

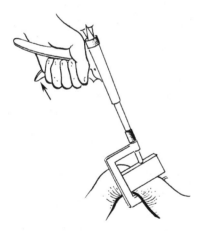

图 8-41　捏手柄（击发）

3. 沿直线缝合器需切除端切断肠管，残端常规消毒后，反时针方向旋转尾端螺丝，使钉仓座与砧钉座分开，移去缝合器（图 8-42）。

（二）胃肠道吻合

常用的是圆形吻合器和直线切割吻合器，通过胃肠道一个残端或切口进入胃或肠腔内来完成吻合。行端-端、端-侧或侧-侧的全层内翻式吻合。

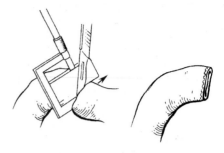

图 8-42　直线缝合器击发后切断肠管

1. 圆形吻合器吻合

（1）将用于吻合的肠管充分游离，肠管断端游离肠壁约 2cm，注意肠管的血运应良好；于吻合肠管的两断端分别做全层绕边连续缝合（图 8-43），或用荷包钳做荷包。

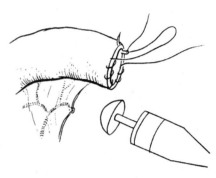

图 8-43　缝荷包

（2）将圆形吻合器的蘑菇部置入肠腔后，再由肠断端伸出，旋转尾端螺丝使钉仓座与砧钉座分开，收紧荷包缝线将肠壁结扎于中心杆上，包绕钉仓座（图 8-44）。将砧钉座置入肠管另一断端，同样收紧荷包缝线包绕砧钉座（图 8-45）。

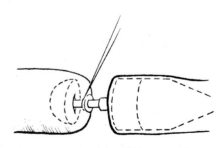

图 8-44　圆形吻合器置入肠腔

（3）顺时针方向旋转尾端螺丝使钉仓座与砧钉座靠拢，夹紧肠壁，间距 1～2mm，击发，同时完成吻合与切割（图 8-46）。

（4）逆时针方向旋转尾端螺丝分离钉仓座与砧钉座，取下吻合器。检查吻合口是否完整（图 8-47）。

117

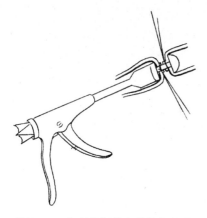

图 8-45　分别收紧荷包缝线将肠壁
结扎于中心杆

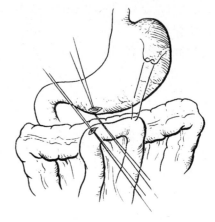

图 8-48　胃壁、空肠壁分别切小口

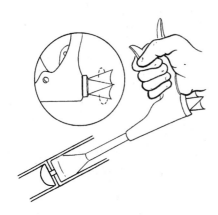

图 8-46　击发完成吻合与切割

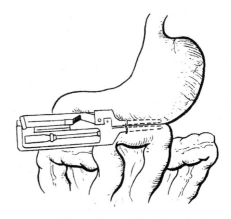

图 8-49　分别置入直线切割吻合器钉砧片和钉仓片

（3）分开钉砧片和钉仓片，取出吻合器（图 8-50）。胃壁与肠壁上的小切口可间断缝合或用直线切割缝合器缝合关闭（图 8-51，图 8-52）。

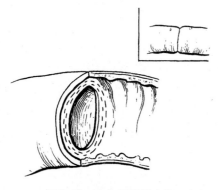

图 8-47　吻合后肠腔内外

2. 直线切割吻合器吻合

（1）在胃与空肠预定吻合部位，于胃壁及空肠壁的肠系膜对侧缘分别切一小口，长约 1cm（图 8-48）。

（2）牵开切口，分开直线切割吻合器的钉砧片和钉仓片。一片的吻合部经胃壁切口放入胃腔，另一片经空肠壁切口插入肠腔，插入的深度为 5cm，将切割缝合器两片合拢夹住胃与肠壁并扣紧，将推杆向前推动，使推片及切刀完全进入针槽及刀槽内，完成吻合及切开（图 8-49）。

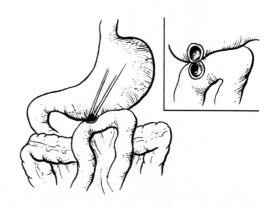

图 8-50　吻合器取出后

【术中注意事项】

1. 必须熟练掌握吻合器的性能、装卸及故障排除。

2. 如吻合后有局部出血，可行 8 字缝合止血。

3. 间距调节应适当，一般以 1～2mm 为宜。如过紧则黏膜过分挤压易断裂出血。

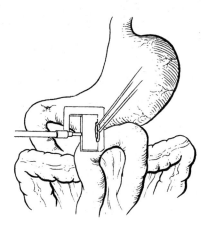

图 8-51　直线切割缝合器关闭

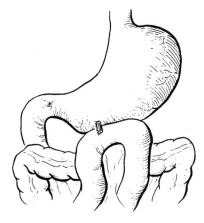

图 8-52　胃空肠吻合术后

4. 取下吻合器后,立即检查切下的两个环形的胃肠壁组织是否完整。如完整说明吻合确切。

5. 胃肠壁如有水肿、炎症时,要减少吻合器的使用。对肿瘤部位应在一定的无瘤安全区域使用吻合器。

【术后处理】

1. 持续胃肠减压,肠蠕动恢复以后可进流食。

2. 补液,维持水、电解质、酸碱平衡,适当补充胶体。应用抗生素。

【手术并发症】　肠瘘形成:多由于局部血运及全身抵抗力差等,导致吻合口不愈合或由于吻合技术欠佳等因素造成。

【述评】　胃肠道吻合术是胃肠外科最基本的技术。早期以手工缝合法为主,随着医学科学的发展,特别是医疗吻合器械的不断发展,吻合确切,缩短缝合时间,减少了吻合口狭窄等优点的全面认识,器械吻合将更广泛的应用于临床,吻合器吻合技术将被广大的医务工作者广泛接受。当然对吻合器器械的性能、装卸及故障排除必须熟练掌握,如间距调节适当,不能过紧,否则会将黏膜过分挤压,造成断裂出血等。另外,还要检查切下的两个吻合环是否完整,是说明吻合确切的重要体现。再就是对于胃肠壁水肿、炎症时不能使用吻合器,对肿瘤部位应在一定的无瘤安全区域内使用,以免造成更大花费而又吻合失败。总之手工缝合吻合法是基础,吻合器吻合法是医学发展的必然,必需认真熟练的掌握。

(陈进才　李航宇)

### 参 考 文 献

1. 徐国成,韩秋生,王新文.普通外科手术图谱.辽宁:辽宁科学技术出版社,2003.215-243.

2. 李春雨,汪建平.肛肠外科手术技巧.北京:人民卫生出版社,2013.341-559.

3. 张庆荣.肛管大肠手术图解.天津:天津科技翻译出版公司,2000.306-521.

4. 黄志强,金锡御.外科手术学.第 3 版.北京:人民卫生出版社,2005.799-823.

5. 吴孟超,吴在德.黄家驷外科学.第 7 版.北京:人民卫生出版社,2010.

# 第9章　肛肠手术风险评估

## 一、术前谈话及医疗告知的内容

手术前与患者谈话是医方向患者方履行说明告知义务。由于患者常常不具备医学知识，只有通过医生的充分告知，患方才能有效的选择医疗行为的实施，所以必然伴随着医疗告知义务。在整个医疗过程中，应随时向患者告知。使患者了解有关诊疗的事项例如病情报告、指导服药、换药方法及药物不良反应的应对和建议转院等事项。

1. 告知谈话或以书面形式出现，主要涉及患者的病情、轻重、痊愈可能性和治疗过程的说明。针对病情所采取的医疗措施的性质、理由、内容、预期的诊疗效果、医疗方法，对疾病的作用及危险程度也应该详细告知。

2. 医疗行为可能伴随着风险，如手术并发症、药物的毒副作用、医师防范风险的能力。告知可以包括：可以预期的易于防止的损害，也包括虽然可以预见但是没有确实有效防范方法的风险，还包括无法预见的极偶然的和不容易避免的非定型风险的无法明确告知。

3. 告知包括有没有可以替代的医疗措施，以及可供选择的治疗方法、疗效、技术及所需费用的不同，诊疗的费用告知是选择诊疗方式的重要因素。诊疗应该如实恰当地告知大致的费用。

4. 其他的告知内容还包括服药的方法，以及在专业知识的限制、技术水平低而无法开展诊疗的情况下劝告患者转院。

5. 告知义务中对保护性医疗措施的掌握，以避免对患者产生不利的后果为原则，包括巨大的心理压力、紧张不安、悲观恐惧、消极心理状态，使医疗活动无法进行。进行保护性医疗措施是确有必要的，也是现行法律确认的。在这种情况下告知义务是相对免除的，有时不是直接而是向患者亲属或关系人进行告知，如需手术或者特殊治疗，还需征得其同意，医师在病历中做出记载。

## 二、医疗告知的技巧

医疗告知的内容主要包括：手术的告知、手术中的一般风险及具体患者的特殊风险，扩大手术范围的解释，改变手术方式的手术同意书需重新签订；还包括特殊检查、特殊治疗的告知、输血的告知、麻醉风险的告知，以及手术后疼痛治疗的告知，术后护理的告知。

告知技巧包括：在进行医疗告知时，应使患者从熟悉的社会工作空间进入医院这个特殊的环境讲起，使患者很快进入角色，由于患者的个体素质、文化教养、生活习惯、经济条件的不同，其心理反应也是十分复杂的。作为医护人员要仔细观察、注重细节、将就语言技巧，最好用患者可以接受的语言方式与其沟通，减轻患者的心理压力。

医疗告知应该注意科学性，应向患者说明、解释相关医学和疾病的常识，医护人员应该具备扎实的疾病防治知识，才能更好地为患者服务。科学性的告知并不是医护人员自我意识的表达，而应该注重患者的理解和认知。

医护人员在语言交流方面应该注意运用得体的称呼，根据患者的身份、职业、年龄具体情况因人而异，应避免直呼其名。可以用床号代替称谓，与患者谈及其配偶或家属时应用敬称，您夫人、您母亲等。注意使用礼貌性语言等，不伤害患者的自尊心，回答患者询问时，语言要同情关切、热诚有礼，避免冷漠粗俗。对患者的隐私要注意语言的保密性，对某些诊断检查的异常结果，以及对不治之症的患者的治疗，均应使用保护性的语言。

口语的科学性通俗化表现在不说空话、假话,不模棱两可、不装腔作势,自然坦诚地与患者交谈。注意不生搬医学术语,要通俗易懂。

除语言交流以外,非语言又称身体语言也十分重要。可以手势配合口语,面部表情在非语言交流中也十分重要,坦诚的微笑对患者极富有感染力。患者焦虑时,医护人员的微笑交谈,本身就是安慰剂。查房时应以眼神环顾每位患者,使之感到自己没有被冷落。当患者向你陈述时,应该凝神聆听,患者才能意识自己到被重视、被尊重。

医护人员工作中的体态位置是否恰当,也反映医护人员的职业修养和医疗效应。体态位置比如:靠近患者站立、微微欠身与其对话、适当抚摸其躯体,或为其擦去泪水,会给患者宽慰的感受。医护人员站立时,应该双腿挺直、双臂在躯体两侧自然下垂,收腹挺胸,不倚墙而立。行走时应该步履轻盈,抬头挺胸,自然摆臂,体现庄重、有效率,也是医护价值的体现。

## 三、普通外科手术知情同意书

【范例】

普通外科手术志愿书

住院号/门诊号:＿＿＿＿＿＿＿

患者姓名＿＿＿＿＿＿性别＿＿＿＿＿年龄＿＿＿＿＿科室＿＿＿＿＿床号＿＿＿＿＿

(一) 病情诊断及拟实施医疗方案

1. 疾病诊断:

2. 拟实施的医疗方案名称:

3. 麻醉方式:

4. 拟实施医疗方案的目的及预期效果:

5. 拟实施医疗方案及其风险和注意事项:

实施本医疗方案可能发生的医疗意外及并发症包括但不限于:

(1) 可能发生麻醉意外危及生命;

(2) 手术中可能会根据病情变化再确定或变更手术方式,届时医师将征求患者家属意见,如情况危急无法及时征得患者家属意见,医师将按医疗原则从维护患者最大利益角度出发做出决定;

(3) 因患者病情(危重、复杂、全身条件差)、个体差异,手术中、手术后可能发生隐性疾患突发,多器官功能衰竭(如心功能衰竭、呼吸衰竭、肝功能衰竭、肾衰竭,DIC 等)或者难以预料的病情变化,可危及生命;

(4) 可能发生创伤性休克及输血反应引起的过敏性休克或大出血、失血性休克而危及生命;

(5) 手术中因解剖变异、严重粘连,为了达到治疗目的,可能无法避免地损伤周围及附近组织器官、血管、神经等;需要对相应的器官进行修补或重建;

(6) 肿瘤患者因病情恶变或者手术中发现肿瘤广泛转移,可能放弃手术治疗;恶性肿瘤切除后可能复发、转移、需进一步治疗;

(7) 手术中可能使用特殊医疗用品,如化疗泵、吻合器械等;手术中可能使用特殊治疗,如射频治疗、冷冻治疗等;

(8) 手术后可能发生再出血,局部、全身感染,胆漏,胰漏,肠漏或肠梗阻,吻合口漏或残端漏等,以及其他难以预料的病情变化,可能危及生命,必要时需要再次手术;

(9) 除上述情况外,本医疗措施尚有可能发生的其他并发症或者需要提醒患者及家属特别注意的其他事项,如:_____。

(二) 医师声明

1. 根据患者的病情,患者需要进行上述诊断、治疗措施。该措施是一种有效的诊断、治疗手段,一般来说是安全的,但由于该措施具有创伤性和风险性,因此医师不能向患者保证措施的效果。一旦发生上述风险或其他意外情况,医师将从维护患者利益出发积极采取应对措施。

2. 我已经尽量以患者所能了解之方式,解释该措施的相关信息,特别是下列事项:

□实施该措施的原因、目的、风险;

□并发症及可能处理方式;

□不实施该措施可能发生的后果及其他可替代诊疗方式;

□如另有关于此措施的相关说明资料,我已经交代患者。

3. 我已经给予患者充足时间,询问下列有关拟实施医疗措施的问题,并给予答复(如无请填写"无"):

(1) _____

(2) _____

医师签名:

日期: 年 月 日

时间: 时 分

(三) 患方声明

1. 医师已向我解释,并且我已经了解实施该医疗措施的必要性、步骤、风险、成功率之相关信息。

2. 医师已向我解释,并且我已经了解选择其他医疗措施之风险。

3. 医师已向我解释,并且我已经了解该医疗措施的风险和不实施该医疗措施的风险。

4. 针对我的情况,我能够向医师提出问题和疑虑,并已获得说明。

5. 我了解该医疗措施可能是目前最适当的选择,但是其仍然存在风险且无法保证一定能够达到预期目的。

6. 我已经向医师如实介绍了病史,尤其是与本医疗措施有关的病史。

7. 紧急情况处置授权。本人明白除了医生告知的危险以外,医疗方案实施中有可能出现其他危险或者预想不到的情况,在此我也授权医师,在遇到预料之外的紧急、危险情况时,从考虑本人利益角度出发,按照医学常规予以处置。

基于上述声明,我_____(填志愿或不同意)对我实施该项医疗措施。

立志愿书人签名: 与患者关系:患者之

住址: 日期: 年 月 日

电话: 时间: 时 分

_____

见证人声明:

见证人签名:

住址: 电话:

日期: 年 月 日

时间: 时 分

附注:

(一) 立志愿书人为患者本人;在患者授权他人代为知情同意时,为代理人;患者不具有完全民事行为能力时,为监护人;其他情况下为患者近亲属(无近亲属的为其关系人)。

(二) 立志愿书人非患者本人的,"与患者关系"一项应填写与患者的关系,且需附有效证件号码、身份关系证明材料、授权文件。

（三）当患方拒绝签字时，见证内容为"医师已向患方履行了有关的告知义务，患方拒绝签字"。如无见证人可以不填写。

## 四、结直肠疾病手术知情同意书

【范例】

结直肠疾病手术志愿书

住院号/门诊号：_____

患者姓名_____性别_____年龄_____科室_____床号_____

（一）病情诊断及拟实施医疗方案

1. 疾病诊断：

2. 拟实施医疗方案名称：

3. 麻醉方式：

4. 拟实施医疗方案的目的及预期效果：

5. 拟实施医疗方案及其风险和注意事项：
实施本医疗方案可能发生的医疗意外及并发症包括但不限于：
（1）麻醉并发症，严重者可致休克，危及生命；
（2）术中因解剖位置及关系变异变更术式；
（3）术中损伤神经、血管及邻近器官，如_____；
（4）伤口感染、裂开、不愈合，瘘管及窦道形成；
（5）术中、术后伤口渗血、出血；
（6）手术不能切净病灶，或肿瘤残体存留，术后复发；
（7）术后手术部位出血；
（8）术后腹膜炎，腹腔脓肿；
（9）吻合口瘘，（粪瘘）；
（10）肠粘连，肠梗阻；
（11）营养性并发症：营养不足、体重减轻、贫血、腹泻和脂肪泻、骨病；
（12）脑并发症：脑血管意外、癫痫；
（13）呼吸并发症：肺不张、肺感染、胸腔积液、气胸等；
（14）心脏并发症：心律失常、心肌梗死、心衰、心搏骤停；
（15）血栓性静脉炎，以致肺栓塞、脑栓塞；
（16）多脏器功能衰竭（包括弥散性血管内凝血）；
（17）水电解质平衡紊乱；
（18）诱发原有疾病恶发；
（19）因病灶或患者健康的原因，终止手术；

（20）本例手术的风险和注意事项是（书写编号）

_____

（21）除上述情况外,本医疗措施尚有可能发生的其他并发症或者需要提请患者及家属特别注意的其他事项,如:

_____

（二）医师声明

1. 根据患者的病情,患者需要进行上述诊断、治疗措施。该措施是一种有效的诊断、治疗手段,一般来说是安全的,但由于该措施具有创伤性和风险性,因此医师不能向患者保证措施的效果。一旦发生上述风险或其他意外情况,医师将从维护患者利益出发积极采取应对措施。

2. 我已经尽量以患者所能了解之方式,解释该措施的相关信息,特别是下列事项:

□实施该措施的原因、目的、风险;

□并发症及可能处理方式;

□不实施该措施可能发生的后果及其他可替代诊疗方式;

□如另有关于此措施的相关说明资料,我已经交付患者。

3. 我已经给予患者充足时间,询问下列有关拟实施医疗措施的问题,并给予答复(如无请填写"无"):

（1）_____

（2）_____

医师签名:

日期:　　年　　月　　日

时间:　　时　　分

（三）患方声明

1. 医师已向我解释,并且我已经了解实施该医疗措施的必要性、步骤、风险、成功率之相关信息。

2. 医师已向我解释,并且我已经了解选择其他医疗措施之风险。

3. 医师已向我解释,并且我已经了解该医疗措施的风险和不实施该医疗措施的风险。

4. 针对我的情况,我能够向医师提出问题和疑虑,并已获得说明。

5. 我了解该医疗措施可能是目前最适当的选择,但是其仍然存在风险且无法保证一定能够达到预期目的。

6. 我已经向医师如实介绍了病史,尤其是与本医疗措施有关的病史。

7. 紧急情况处置授权。本人明白除了医生告知的危险以外,医疗方案实施中有可能出现其他危险或者预想不到的情况,在此我也授权医师,在遇到预料之外的紧急、危险情况时,从考虑本人利益角度出发,按照医学常规予以处置。

基于上述声明,我_____(填志愿或不同意)对我实施该项医疗措施。

立志愿书人签名:　　　　　　　与患者关系:患者之

住址:　　　　　　　　　　　　日期　　年　　月　　日

电话:　　　　　　　　　　　　时间　　时　　分

_____

见证人声明:

见证人签名:

住址:　　　　　　　　　　　　电话:

日期:　　年　　月　　日

时间:　　时　　分

附注:

（一）立志愿书人为患者本人;在患者授权他人代为知情同意时,为代理人;患者不具有完全民事行为能力时,为监护人;其他情况下为患者近亲属(无近亲属的为其关系人)。

（二）立志愿书人非患者本人的，"与患者关系"一项应填写与患者的关系，且需附有效证件号码、身份关系证明材料、授权文件。

（三）当患方拒绝签字时，见证内容为"医师已向患方履行了有关的告知义务，患方拒绝签字"。如无见证人可以不填写。

## 五、肛门疾病手术知情同意书

肛门疾病手术志愿书

住院号/门诊号：_____

患者姓名_____性别_____年龄_____科室_____床号_____

（一）病情诊断及拟实施医疗方案

1. 疾病诊断：

2. 拟实施医疗方案名称：

3. 麻醉方式：

4. 拟实施医疗方案的目的及预期效果：

5. 拟实施医疗方案及其风险和注意事项：

实施本医疗方案可能发生的医疗意外及并发症包括但不限于：

（1）麻醉并发症，严重者可致休克，危及生命。

（2）术中因解剖位置及关系变异变更术式。

（3）术中损伤神经、血管及邻近器官，如_____。

（4）术中、术后血管损伤、大出血，致失血性休克，再次手术，甚至DIC、危及生命。

（5）术后致肛门功能障碍，如肛门狭窄、肛门失禁等。

（6）术中损伤性神经，术后性功能障碍可能。

（7）手术不能切净病灶，或残体存留，术后远期复发，需再次手术。

（8）术中（后）女性形成阴道直肠瘘之可能。

（9）术后吻合口感染，致全身性感染、吻合口瘘、吻合口脓肿或囊肿。

（10）为了避免交叉感染，使用一次性吻合器（自费）。

（11）脓肿术后形成肛瘘，二次手术或多次手术之可能。

（12）肛门外形不整，瘢痕挛缩，影响美观。

（13）术后排便困难症状无缓解，甚至加剧。

（14）伤口感染、延迟愈合或不愈合，住院时间长，费用高。

（15）术中切除组织送检病理，以明确疾病性质。

（16）因病例特殊，临床教学所需，术中、术后可能录像、照相。

（17）术中、术后心脑血管意外，如心肌梗死、脑出血等导致呼吸骤停危及生命。

（18）血栓性静脉炎，以致肺栓塞、脑栓塞，导致心跳呼吸骤停。

（19）因病灶或患者健康的原因，终止手术。

（20）本例手术的风险和注意事项是（书写编号）

_____。

（21）除上述情况外,本医疗措施尚有可能发生的其他并发症或者需要提请患者及家属特别注意的其他事项,如:

_____。

（22）需特别强调,针对肛门疾病患者,有多种疾病可能,建议患者术前行如下检查。若患者拒绝检查,且了解风险,但仍要求先行手术治疗,出现任何不良后果,由患者自负,与医院无关,并签字为据。

1) 纤维结肠镜检查:针对此患者,有多种疾病可能,如结肠癌、直肠癌、直肠息肉、溃疡性结肠炎、克罗恩病等,除外肠道良、恶性病变。

2) 肛管直肠压力测定检查:以明确肛门功能。

3) 直肠 CT、MRI 检查:为排除直肠血管性疾病,如直肠血管瘤或肿瘤性疾病。

（二）医师声明

1. 根据患者的病情,患者需要进行上述诊断、治疗措施。该措施是一种有效的诊断、治疗手段,一般来说是安全的,但由于该措施具有创伤性和风险性,因此医师不能向患者保证措施的效果。一旦发生上述风险或其他意外情况,医师将从维护患者利益出发积极采取应对措施。

2. 我已经尽量以患者所能了解之方式,解释该措施的相关信息,特别是下列事项:

□实施该措施的原因、目的、风险;

□并发症及可能处理方式;

□不实施该措施可能发生的后果及其他可替代诊疗方式;

□如另有关于此措施的相关说明资料,我已经交付患者。

3. 我已经给予患者充足时间,询问下列有关拟实施医疗措施的问题,并给予答复(如无请填写"无"):

（1）_____

（2）_____

医师签名:

日期: 年 月 日

时间: 时 分

（三）患方声明

1. 医师已向我解释,并且我已经了解实施该医疗措施的必要性、步骤、风险、成功率之相关信息。

2. 医师已向我解释,并且我已经了解选择其他医疗措施之风险。

3. 医师已向我解释,并且我已经了解该医疗措施的风险和不实施该医疗措施的风险。

4. 针对我的情况,我能够向医师提出问题和疑虑,并已获得说明。

5. 我了解该医疗措施可能是目前最适当的选择,但是其仍然存在风险且无法保证一定能够达到预期目的。

6. 我已经向医师如实介绍了病史,尤其是与本医疗措施有关的病史。

7. 紧急情况处置授权。本人明白除了医生告知的危险以外,医疗方案实施中有可能出现其他危险或者预想不到的情况,在此我也授权医师,在遇到预料之外的紧急、危险情况时,从考虑本人利益角度出发,按照医学常规予以处置。

基于上述声明,我_____(填志愿或不同意)对我实施该项医疗措施。

立志愿书人签名: 与患者关系:患者之

住址: 日期 年 月 日

电话: 时间 时 分

_____

见证人声明:

见证人签名:

住址：　　　　　　　　　电话：

日期：　　年　　月　　日

时间：　　时　　分

附注：

（一）立志愿书人为患者本人；在患者授权他人代为知情同意时，为代理人；患者不具有完全民事行为能力时，为监护人；其他情况下为患者近亲属（无近亲属的为其关系人）。

（二）立志愿书人非患者本人的，"与患者关系"一项应填写与患者的关系，且需附有效证件号码、身份关系证明材料、授权文件。

（三）当患方拒绝签字时，见证内容为"医师已向患方履行了有关的告知义务，患方拒绝签字"。如无见证人可以不填写。

（董平　李春雨）

# 第 10 章　肛肠外科围手术期处理

## 第一节　手术前准备

术前准备是所有手术治疗的必修课,术前准备的程度直接关系到手术的成败和术后相关问题的处理。在手术开始之前,还必须对全部工作进行细致而认真的全面检查,避免纰漏和不足,进行必要的补充和完善,如果对手术及预后有重要影响而不能立即解决,应考虑延期手术治疗。良好的术前准备可保证手术顺利进行,是手术成功的重要因素,不能忽视,要认真对待。

### 一、结、直肠疾病术前准备

1. 术前检查　术前应详细询问病史,在全面体格检查的基础上根据疾病种类的不同进行重点检查,全面掌握患者的疾病特点和身体情况,对患者心、肺、肝、肾等重要脏器功能进行评估,对患者耐受麻醉和手术的能力作出正确判断,选择适当的麻醉和手术方式。对于一些特殊情况或结直肠肿瘤的病患,电子结肠镜检查、腹部 CT、盆腔 CT 或盆腔磁共振、肿瘤标志物(包括消化系、前列腺或妇科)都是最基本的术前检查、还应根据病情考虑胸部 CT、呼吸系统肿瘤标志物等相关检查。另外值得提出的是随着结直肠肿瘤发病率的提高,对于便血或长期慢性肛瘘的病患,国外有观点认为应于术前完成结肠镜或至少完成乙状结肠镜检查,以利鉴别诊断。

2. 心理准备　术前患者反应剧烈,特别是肛管直肠肿瘤需行腹壁造口术的患者恐惧、悲观、失望,对术后生活、工作有很大顾虑,给手术带来不利影响,妨碍手术方案的实施。医护人员应通过对患者(包括家属)耐心、细致的思想工作,说明疾病的情况,手术的意义,手术实施的方案及其对患者术后生存质量的重要性,使他们树立战胜疾病的信心,积极配合手术治疗。

3. 身体准备　部分结、直肠疾病,主要是结直肠恶性肿瘤为慢性消耗性疾病不同程度地存在贫血、营养不良,有腹泻、梗阻者尚可出现水、电解质紊乱。由于手术损伤范围较大,对机体的耐受能力要求较高,因此术前改善营养状况和纠正水、电解质失衡显得非常重要。口服高蛋白、易消化饮食是改善营养状况的最佳途径,其氨基酸、维生素及微量元素的平衡摄入是其他途径所无法比拟的。对进食较差、消化吸收功能低下,或不能进食,短时间内要求改善营养状况的,可以考虑完全胃肠外营养。水、电解质的平衡状态应处在监控之中,如出现异常,应予以纠正。

4. 饮食　术前 3 天进食少渣饮食,术前 1 天进流食,有梗阻现象应提前禁食。

5. 肠道准备　结、直肠手术对肠道准备的要求较高,肠道准备的目的在于清除粪便、减少肠内细菌的数量,良好的肠道准备是确保手术成功,降低术后并发症的重要因素。常用的方法有清洁灌肠、全消化道灌洗、肠道水疗法和术中结肠灌洗法。

(1) 清洁灌肠:术前 3 天进少渣饮食,术前 1 天无渣流质饮食,每天服缓泻药物,术前 1 天行清洁灌肠,手术当天再行灌肠。清洁灌肠用生理盐水,温度为 38℃,每次灌注 1000ml,反复灌洗直至排出无粪渣的清亮液体为止。清洁灌肠需要严格控制饮食和服用缓泻药物,但往往造成患者不同程度的饥饿、脱水和体力消耗,营养状况低下的患者常不能耐受。

(2) 全消化道灌洗:全消化道灌洗是口服不吸收液体,增加肠容量,刺激肠蠕动,达到排除粪便,清洁肠道的作用,常用的方法有两种:

1) 口服甘露醇溶液:用 25% 甘露醇 250ml 加

水 750ml,总量 1000ml 分次口服,至排出清亮无粪渣液体为止。此方法较为简单,用量较少,患者较舒适,效果也较满意,但可以出现体液丢失过多,而且容易出现肠道积气。因此,在运用于检查时应于检查前 4 小时完成,以使肠道气体充分排出。

2)聚乙烯二醇灌洗液口服:术前不限制饮食,手术前 1 日下午开始灌洗,灌洗前禁食数小时,先肌注甲氧氯普胺 20mg 和安定 20mg,然后插入胃管,患者坐于带便桶的靠椅上,灌洗液加温至 37℃ 左右,然后以 50~60ml/min 的速度经胃管注入,每小时 3000~4000ml,灌洗 0.5 小时后患者开始排便,90 分钟后可排出不含粪渣的清亮液体,继续灌注 1 小时,总量达 6000~12 000ml。

全肠道灌洗对饮食的控制不严格,处理时间较短,患者容易耐受,其清洁度较之清洁灌肠好。但可引起腹痛、腹胀、恶心、呕吐和一定程度的水、钠吸收。因此,年纪较大、体质较差或有心肾功能不全、高血压病、肝硬化腹水者不宜采用。

(3)肠道水疗法:肠道水疗是一种能彻底清洗结直肠内的宿便、毒素和多余脂肪,最大限度地减少细菌的繁殖,保持肠内正常菌群的平衡,改善肠蠕动的治疗方法。具有很好的临床应用前景,尤其在肠道手术前行肠道水疗,不仅清洗彻底,可提供更清洁的手术区域,降低切口污染的危险性;而且还有利于术后肠道功能恢复,减少术后腹胀、排便痛苦。

(4)术中结肠灌洗法:对术前不能进行肠道准备的结肠梗阻、穿孔或大出血病例,需紧急手术时,术中可行紧急肠道准备后作结肠切除一期吻合术。方法:首先在梗阻末端插入导管,导管的另一端接一大塑料袋,然后切除阑尾,在阑尾残端或回肠末端插入一根 Foley 导管,从 Foley 导管注入 37℃ 的林格液,直到塑料袋内排出的液体无色为止。在最后注入的 3000ml 液体中加入卡那霉素 1.0g,或庆大霉素 16 万 U。在梗阻的远端从肛门插入较粗的导管,进行灌洗。在最后灌洗的 3000ml 液体中可加入卡那霉素 1.5g。用此法灌洗后的结肠,可行病变切除一期吻合术。避免了因结肠梗阻或穿孔患者先行近端结肠造口+引流术,待肠道准备后,再行造口还纳,或病变切除术等多次手术的缺点。并且术中灌洗法的切口感染率不比术前经肠道准备后行肠切除、肠吻合的切口感染率高,其感染率约 3%,但有死亡的报道。故术中行结肠灌洗的患者要进行适当挑选。而对血压不稳定,严重弥漫性腹膜炎、营养障碍和接受免疫抑制剂治疗的患者不宜使用。

6. 抗生素准备　在术前合理的运用抗生素,能有效地减少细菌的数量,是降低术后感染率的重要因素之一,避免应用对肝、肾功能有严重影响的药物。现代抗生素预防感染的原则强调,术前 2 小时静脉注射,保证手术时切口渗出的血液和组织液中有较高的浓度,才能达到最佳效果。黎沾良提出只在术前 1 日口服抗生素 2~4 次即可。临床上清洁肠道的抗生素使用应遵循如下原则:短时、广谱、高效、低毒、肠道不吸收,术前 2 小时静推 1 次,效果较为满意。

## 二、肛门疾病的术前准备

### (一)一般患者的术前准备

1. 术前检查　术前的常规理化检查包括血、尿、便常规、肝肾功能、血凝、传染病、胸部 X 线片、心电图、腹部 B 超。应全面详细掌握病史,做好全身和局部检查,明确诊断,了解实验室检查结果,如血、尿、粪常规和出凝血时间等。做胸透和心电图,根据疾病和机体情况确定有无手术禁忌证后,选择适当的麻醉和手术方式。有全身疾病和心血管疾病、糖尿病、出凝血功能障碍、严重营养不良等,术前应予以积极纠正和治疗。

2. 心理准备　肛肠疾病发病率较高,由于功能特点、解剖特点、私密性及神经分布等原因,患者在发病、就诊及治疗过程中需承受一定的痛苦和不便。这使得大多数患者在发病后或治疗开始时即存在一定的心理障碍,这种恐惧情绪极大地影响了患病人群的治疗。因此,肛肠专科的医师有必要利用自己的专业知识及临床经验,对患者进行一定的心理疏导,需向患者宣传基础的生理、解剖知识,需向患者及家属详细交代病情,了解手术方案,对术中、术后可能出现的情况作详细说明,消除患者和家属的顾虑,取得患者同意及合作,积极配合手术。

3. 药物过敏试验　肛门手术常用麻醉药为普鲁卡因和利多卡因,普鲁卡因应做皮肤过敏试验,呈阳性者可选用利多卡因。

4. 饮食准备　一般患者术前不需要控制饮食,手术前晚餐可给少渣食物或手术前 6 小时禁食即可。肛门括约肌修补术、肛管成形术、高位复杂肛瘘根治术等一些疾病的手术,术前 2 天进少渣饮食,以便手术后控制排便。选择简化骶麻、腰麻者,术晨宜禁食。

5. 皮肤准备　术前 1 天洗澡,备皮注意不要损伤皮肤,会阴及肛门部冲洗干净。肛门炎性疾病,疼痛明显者,如肛周脓肿,也可不备皮,在术中麻醉下备皮。

6. 肠道准备 普通门诊手术前不需要灌肠,只需患者在术前排空大便,排便困难者予开塞露30～40ml注入肛内或口服缓泻剂。住院患者便秘重者,手术前晚行温度为38℃盐水1000ml灌肠或用番泻叶等泡水饮服,排除积粪。对较大而复杂的手术如肛门狭窄肛管成形、皮瓣移植等手术,应清洁灌肠,用0.9%的生理盐水,每次灌注1000ml,反复灌洗,直到排出清亮液体并无粪渣为止。有条件的也可用电脑脉冲式肠道水疗机清洁肠道。

7. 药物准备 术前晚上常规口服地西泮5mg,保证良好睡眠。术前30分钟注射地西泮10mg,减少患者恐惧,术前对一般手术不给抗生素,对较大而复杂手术,术前3天开始口服庆大霉素、新霉素、甲硝唑等。

**(二)特殊患者的术前准备**

主要是合并心脏病、高血压和糖尿病的患者。应经内科系统治疗,病情稳定后,再同内科医师会诊,认为可行手术,并经特殊准备后方可手术。

1. 心脏病患者的术前准备 伴有心脏病的患者,手术死亡率与并发症,比无心脏病患者要高2～3倍。但因患结、直肠癌要限期手术,不能拖延太长时间。在经内科治疗后,心功能代偿良好,症状不明显,方可考虑手术。术前应做血钠、血钾测定,少量多次输血,纠正水和电解质平衡。期前收缩频发,可静脉点滴利多卡因。

2. 高血压患者的术前准备 因术前精神紧张、麻醉、失血等,血压易出现波动,引起脑血管意外。故不应停用降压药,保持血压稳定。一般高血压无并发症状,即使伴有左右心室肥大和心电图异常,也可考虑手术。

3. 糖尿病患者的术前准备 因周围血管缺血、酮体酸中毒及低血糖反应等,影响创口愈合,且易感染,故术前应保持血糖和尿糖最佳水平,查无酮体,代谢平衡良好,方可手术。

**(三)术前讨论**

对新开展的手术、疑难手术和合并心脑血管病、高血压、糖尿病、血液病患者的手术,还有肛门失禁、直肠脱垂嵌顿、高位复杂性肛瘘、化脓性汗腺炎等手术,参加手术的医护人员最好一起做术前讨论。对术前检查、诊断有无手术禁忌证、麻醉选择、术前准备、术式选择、术中配合等要统一认识,才能顺利完成手术。

**(四)手术记录**

手术记录是病历的组成部分,是记录手术全过程的重要医疗文献,是医疗、教学和科研的原始资料和法律根据。手术记录的好坏常代表外科医师的医疗水平。手术记录书写的要点:

1. 原则上手术记录必须由术者填写,如由参加手术的助手书写,必须经术者认定或修改后签字。

2. 要在手术后24小时内完成,项目要填全,说明要具体,特别是操作先后顺序要层次分明。

3. 记录要完全系统,实事求是,用词要确切、精炼,字迹要规整、清晰,容易辨认,决不能主观臆造,似是而非,滥用术语、含糊不清。

4. 为了补充描述的不足,要绘图表示手术部位、大小、长度、性状、切口及术式以及术中所见和经过。

5. 顺序可按体位、麻醉、消毒、切口、术中所见及经过、标本所见、绘图、小结、签名等项填写。

6. 夹在病历中间,要依据规定时间保存,可作为医疗纠纷可靠的凭据。

# 第二节 手术后处理

## 一、结、直肠疾病的术后处理

结、直肠癌行Dixon或Miles手术,或行右半结肠切除等手术的患者,术后肠功能恢复较慢,一般需要3～4天肠功能才能恢复,故术后良好的处理,是关系到患者康复的重要环节。一般大肠手术后均应进行以下处理。

1. 术后当日密切观察血压、脉搏、呼吸、尿量以及引流管是否通畅、有无出血等。

2. 持续胃肠减压3～4天,待肠鸣音恢复即可补钾,注意维持水电解质平衡,必要时应用脂肪乳剂、输血、血浆或人体白蛋白。

3. 全身应用抗生素,如头孢曲松钠、甲硝唑、庆大霉素等。

4. 腹腔引流管无明显渗液时,术后3天拔除引流管;会阴部双套管引流,应持续负压吸引,注意吸引力不能过大。若引流液每天少于10ml时逐渐拔出引流管,一般需放置 7～10 天。

5. 留置导尿。如行 Miles 手术,术后应留置导尿 1 周,在留置导尿期间,可用 0.02% 的呋喃西林液 250ml 冲洗膀胱,1 日 2 次。在拔除导尿管前 2 天开始夹管,每 2～4 小时放小便 1 次,以达到恢复膀胱张力及感觉之目的,防止术后尿潴留。

6. 蒸气或雾化吸入,每日 2 次。并注意口腔护理,防止呼吸道感染。

7. 术后 24 小时应更换敷料 1 次。如有人工肛门,应注意其血液循环及有无回缩等。

8. 肿瘤患者,术后 1 周如恢复较好,可开始免疫疗法、化疗等,亦可服用中药,增强机体免疫力。

9. 控制血糖如血糖高可静脉给胰岛素,使血糖降至接近正常即可。

10. 术后营养支持必要时可少量输血、输白蛋白。常用周围静脉营养及全肠外营养。

11. 伤口处理老年人切口愈合慢,拆线时间要适当延迟,术后用腹带包扎,减少切口张力,有利于切口愈合。

12. 结肠造口的处理

(1) 如采用钳夹或缝合关闭式造口法,术后 48 小时去除钳子,或拆除缝线。然后用粘胶式人工肛门袋,防止粪便污染衣物。并注意人工肛门的血液循环、有无出血、回缩等。

(2) 如术后立即使用粘胶式人工肛门袋,以两件式人工肛门袋为好,以便随时更换人工肛门袋的袋子部分,而贴在皮肤上的胶板部分不动。在更换袋子时或透过塑料薄膜袋,观察人工肛门的血液循环,有无出血等,此类人工肛门袋便于观察病情变化或更换敷料。

(3) 术后 2 周开始用手指检查人工肛门,注意有无狭窄,如有狭窄,应酌情 1～3 天扩张 1 次,以能顺利通过成人的第二指节为宜。

## 二、肛门疾病的术后处理

术后处理的正确与否直接关系到手术效果的好坏,正确的术后处理可促进切口早日愈合,预防并发症的发生。主要包括以下内容。

1. 休息与活动　患者术后需要适当地卧床休息,特别是手术结束刚返回病房时,嘱患者屈膝侧卧位使括约肌松弛,这样,可以减少对伤口的刺激,减轻疼痛,避免出血和虚脱。除适当休息外,还应鼓励患者早期离床活动,以利于切口的恢复,活动应以患

者无不适和对切口无刺激为度。术后 7～10 天避免剧烈活动,以防结扎线脱落引起大出血。直肠脱垂术后应平卧 5～7 天。

2. 饮食　术后一般不需要限制饮食。术后当日进易消化半流质饮食,第三日改为普通饮食。嘱患者应多食蔬菜、水果,防止便秘。忌食辛辣刺激、肥甘厚味、煿之物。少数疾病手术如直肠脱垂、肛管重建、皮瓣移植等术后需控制排便,术后禁食不禁水 2 天,改流食 2 天,半流食 2 天,然后逐渐恢复正常饮食。

3. 排尿　术后鼓励患者适当饮水,放松精神与身体,这样大多数患者可自行排尿。如长时间不能排尿,用按摩小腹部或听轻微流水声音刺激排尿。如仍无效可针刺气海、关元、中极、三阴交、阴陵泉和水道等穴。如小腹胀痛膀胱充盈隆起,可肌注新斯的明 1mg(心肌供血不足者慎用),45 分钟后可排尿,一般不需导尿。如手术后 12～18 小时仍不能排尿,方可导尿。

4. 排便　一般手术后 24 小时内不宜排便。需控制大便者则在术后 5～6 天排便,控制排便可服用麻仁软胶囊,0.6g/次,每日 1～2 次口服或舒泰清,取本品 A、B 两剂各一包,同溶于 125ml 温水中成溶液,日 1～2 次口服。为防止大便干燥,避免排便时干硬粪便对切口的冲击,术后第一次排便前或术后 48 小时仍未排便者可服用缓泻药如麻仁润肠丸,每次 1 丸,每日 2 次;或通便秘,每次 20ml,每日 2 次。术后数日未排便者,用温生理盐水 1000ml 灌肠,以帮助粪便排出,但插入肛管时应避免对切口刺激,禁止硬性插入。若出现粪便嵌塞按粪便嵌塞处理,大便次数增多也应处理。

5. 疼痛的处理　患者对术后切口疼痛和排便时切口疼痛有恐惧心理,应对其进行有关的心理护理,增加对疼痛的耐受性。术中良好的麻醉,精细的操作,可使术后疼痛降到最低限度。而术后保持大便通畅,便前坐浴和便后热敷,是减轻排便时疼痛的重要有效措施。大多数患者术后疼痛均可耐受,疼痛明显者服用洛索洛芬钠片,成人每次 1 片,每日 2～3 次,或肌内注射布桂嗪 100mg,必要时才用盐酸哌替啶 50mg,可合用异丙嗪 25mg,增强止痛作用。

6. 抗感染治疗　普通切口患者口服抗生素,常用有甲硝唑。对化脓性切口,多采用青霉素肌注。青霉素过敏者,采用庆大霉素加甲硝唑静滴。也可选用中成药如复方金银花片,有严重感染者可静脉给药。术后使用抗生素时间不宜过长,一般以 3 天为宜。

7. 肛门坐浴和热敷　肛门局部的坐浴和热敷通

过肛门的加热,能缓解肛门括约肌痉挛,减轻疼痛,减少渗出,促进血液循环和炎症吸收,加速切口愈合。

(1)熏洗坐浴:利用蒸气和水温对肛门进行加热,且有局部清洁作用。水温高时蒸汽熏浴,水温降至适度时坐浴。使用时将肛门切口浸泡在药液中,坐浴时间以5~15分钟为宜,过长时间、过高温度坐浴会引起肉芽组织水肿,影响切口愈合。常用药物有:①硝矾洗剂,系张有生研制的方剂,不用火煎。每次便后用硝矾洗剂50g加开水1000ml冲化,先熏10分钟,待水温不烫手时,再洗15分钟。或使用中药祛毒汤坐浴。本法具有消肿止痛、收敛止血、去腐生新的功效,对术后局部感染、分泌物多、创面腐肉多、切口水肿等有良好的治疗效果。②痔疾洗液(图10-1),每次便后用痔疾洗液125ml加开水1000ml冲化,先熏10分钟,待水温不烫手时,再洗15分钟。③高锰酸钾,在沸水中加入适量的高锰酸钾,浓度不超过1:5000。熏洗坐浴在排便后进行,若治疗需要,每日可坐浴1~2次或使用中药祛毒汤坐浴。

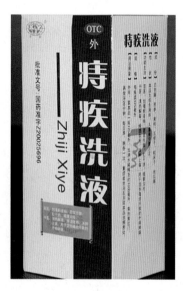

图10-1 痔疾洗液

(2)热敷:分为湿热敷和干热敷两种。湿热敷指用药物将纱布浸湿,稍拧干,敷于肛门处;干热敷常用热水袋置于肛门处。湿热敷费时费力,不常采用。

(3)其他方法:如红外线、电热、痔疮治疗机照射,每日1~2次,每次3~5分钟。

8. 伤口检查 可以及时了解伤口愈合情况,发现异常及时处理。动作宜轻柔、避免暴力,减少检查次数,避免疼痛。

(1)注射硬化剂而肛门无切口的检查:术后2~3天,可行指诊和肛门镜检查,了解有无硬结形成、黏膜有无坏死及感染情况。

(2)肛门切口的检查:应避开结扎线脱落时间,即术后7~10天,避免因检查引起结扎线过早脱落导致大出血。减少肛门镜的使用,减轻对切口的刺激。指诊和肛门镜检查可以了解痔核脱落及萎缩、引流、切口愈合、肛门功能等情况。

(3)PPH或TST手术后10~15天,可行指诊,了解吻合口愈合情况及有无狭窄。

9. 切口处理 术后切口的处理应根据疾病种类和手术方式的不同的情况作出相应的处理。

(1)缝合伤口:其处理与普通外科伤口处理相同,即保持伤口清洁,术后7天拆线。但肛门伤口易被分泌物、大便污染,女性患者易被小便污染伤口,如出现切口污染情况,应及时冲洗清洁伤口和换药,避免引起感染。术后控制排便3~5天,有利于伤口愈合,减少伤口的污染和感染。如缝合伤口出现感染,应及时拆除缝线,予以对症处理。

(2)开放伤口:肛门手术大多是开放伤口,由于分泌物、粪便的污染,应每日对伤口进行消毒和换药。

1)术后0.5~1小时观察伤口有无出血,如有出血应及时处理。术后伤口存在不同程度的渗出,渗出物较多者应及时更换外层料。

2)第一次未排便前换药只解除丁字带,更换外层敷料,不必取出凡士林纱条,减少疼痛或出血。

3)排便后及时清洁换药,可用碘伏棉球或苯扎溴铵棉球清除伤口上的分泌物、粪便,伤口放置凡士林纱条或玉红膏油纱条,以促进伤口愈合。

4)伤口肉芽组织新鲜,分泌物较少,用凡士林纱条或玉红膏纱条换药。伤口腐肉较多,创面不新鲜者,予红粉纱条换药,能去腐生新,待创面肉芽组织新鲜时改用凡士林纱条或玉红膏纱条换药。

5)创面上残留的线头、棉纱等要及时清除,以免被组织包埋,形成异物刺激,而影响切口愈合。创面血管结扎线在7天左右自行脱落,不可过早强拉结扎线,以免引起出血,术后10天尚未脱落者,要及时拆除结扎线。

6)保持引流通畅,防止假性愈合。大面积或深部脓肿,复杂性肛瘘术后存在较大、较深的脓腔和创道,由于引流不畅会引起再度感染,伤口不愈合或伤口粘连形成假愈合,遗留盲腔和瘘管,造成复发。在换药时必须保持引流通畅,防止切口粘连,使伤口从底部由里向外生长。

7)术中组织损伤较多,术后伤口有粘连、狭窄倾向者,应及时扩肛,扩肛在术后10天左右进行。

指法扩肛和器械扩肛均可,扩张时动作应轻柔,避免使用暴力,扩张口径由小逐渐变大。

8）脓肿或肛瘘术后创面情况,橡皮筋已松动,于术后 10～15 天适当紧线,以助勒割。

9）术后伤口愈合过程中出现异常情况,按有关章节处理。

10. 理疗

原理:根据中华传统医学与现代理疗医学相结合,特别研制而成,它将高强度静磁力、旋磁力、热敷热疗、按摩方法与药物等五种功能集于一体,可组合或单项使用诸功能。

适应证:各类痔疮、肛裂、便秘、肛门狭窄、肛窦炎、直肠炎、肛乳头炎、肛门失禁以及混合痔、环痔、肛裂、肛周脓肿、肛瘘等术后。

功能:具有止血、消炎、消肿、镇痛、去腐生肌,增进循环,调节自主神经的功能,疏通经络和促进药物离子导入,促进瘢痕软化恢复肛门的功能。

用法:患者侧卧位,将治疗探头套上敷药套或避孕套,外涂马应龙痔疮膏,徐徐插入肛内,开启热磁定时调节开关到患者能接受为宜,术后 10～15 天开始,每次 20 分钟,共 5～10 次。

（张书信　李春雨）

## 附：手术记录举例

中国医科大学附属第四医院
**手术记录**

| 姓名　王×× 　年龄　46 岁 　性别　男 　住院号　××× |
| --- |
| 手术日期　2009 年 11 月 11 日 16 时 50 分至 17 时 40 分 |
| 术前诊断　升结肠癌 |
| 术式及手术名称　右半结肠癌根治术 |
| 术者　李×× 　助手　朱×× 　护士　马×× |
| 术前用药 |
| 麻醉类别　气管内插管全身麻醉　量　毫升　麻醉者　王×× |
| 术中用药　详见麻醉单 |
| 术后诊断　升结肠癌 |
| 手术步骤、经过及所见 |

1. 麻醉生效后,患者取仰卧位,常规消毒,铺无菌巾。
2. 以脐为中心取右侧旁正中切口,进腹腔。
3. 先探查肝脏、盆腔和肠系膜有无转移,最后探查病灶,以决定手术方式及切除范围。肝曲肿瘤切除范围,回盲部肿瘤切除范围。
4. 用盐水纱布将小肠推向左侧,于横结肠和回肠预定切断处(距病灶至少 10cm)用纱布条穿过系膜,结扎肠管,防止癌细胞沿肠腔扩散,经结肠带穿刺注射氟尿嘧啶 1000mg 于闭合肠段内。
5. 于横结肠系膜内分离、切断、结扎于结肠动、静脉的右支,在肠系膜根部近肠系膜上动、静脉处,分离、切断、结扎右结肠动、静脉和回结肠动、静脉。
6. 将升结肠牵向左侧,剪开盲肠右侧后腹膜,向上至结肠肝曲。切断并结扎肝结肠韧带,游离结肠肝曲。
7. 向左靠近胃大弯分束切断、结扎右侧部分的胃结肠韧带。并向深部切断、结扎右侧横结肠系膜至根部,清除结肠中动脉周围淋巴结。
8. 向下切断肠系膜至回肠预定切断处。钝性分离盲肠、升结肠与腹后壁之间的结缔组织,并向内侧延伸,分离、切除已切开的后腹膜和腹膜后脂肪与淋巴结。
9. 于预定切断处置肠钳,切断横结肠,同样方法切断回肠末段(一般约 20cm)。移走右半结肠及切除的腹膜和淋巴结。
10. 将回肠断端和横结肠断端行端-端吻合。缝合右侧腹后壁腹膜切口,如缺损多,亦可不缝合。间断缝合回肠与横结肠的系膜切缘,以免发生内疝。
11. 清点器械、敷料,逐层缝合腹壁。

记录人:李××

（李春雨）

**参 考 文 献**

1. 李春雨,汪建平.肛肠外科手术技巧.北京:人民卫生出版社,2013,84-86.

2. 李春雨.肛肠病学.北京:高等教育出版社,2013,80-82.

3. 李春雨,张有生.实用肛门手术学.沈阳:辽宁科学技术出版社,2005,83-85.

4. 聂敏.吻合器痔上黏膜环切术患者的术后护理.中医杂志;2003;44(21):230-231.

5. 聂敏,李春雨,林红霞.环形混合痔76例围术期的护理.中国误诊学杂志,2009,9(14):3408-3409.

6. 叶向红,杨芳.大肠癌术前肠道准备方式的改进.中华护理杂志,1997,32(5):254.

7. 李疆,马纯雪,徐晓琼.2种口服肠道清洁法用于结直肠癌手术前准备的护理研究.温州医学院学报,2007,37(1):90.

# 第11章　术后并发症的预防与处理

## 第一节　结直肠手术常见并发症的处理

### 一、骶前出血

骶前出血系指骶骨前静脉丛或骶椎椎体静脉破裂出血，是直肠切除术的严重并发症。骶前出血来势凶猛，一般常用的止血方法多难以奏效，其原因在于骶前静脉丛经骶椎椎体与骶管内静脉丛相沟通，故实际属缺乏静脉瓣的骶椎静脉的末端，并且与腔静脉系统也有吻合支相连，因此一旦发生破裂出血就很难止住，严重者可发生失血性休克。

#### （一）原因

造成骶前出血的原因有：①骶前间隙的解剖层次不清或炎性水肿、粘连使分离困难，强行钝性分离直肠与骶骨间的粘连，撕裂了骶前筋膜使骶前静脉丛受损出血；②经腹分离骶前直肠后壁的深度不够，造成经会阴分离困难时使用强力，引起骶前静脉丛破损出血；③清除骶骨前残留的脂肪组织与淋巴结时，由于操作不慎，损伤了骶前静脉丛；④在骶前用尖头血管钳（或镊子）夹纱布压迫止血时，外露的钳尖刺破了骶前静脉丛；⑤修复盆底腹膜时，因操作不慎，缝针刺伤了骶前静脉丛。如患者体胖、患有高血压或有凝血机制障碍等，可加重骶前出血。

#### （二）处理

一旦发生骶前大出血，术者应保持冷静，尽快压住出血部位并通报麻醉师注意血压变化，快速输血，然后暴露术野止血。出血控制及血压回升后，通报麻醉师继续进行手术。如血压回升困难，当根据具体情况决定等待、终止手术或是改行其他简单省时的姑息性手术。

骶前出血时，大量的输血、输液应选择上肢静脉途径。下肢大量输血、输液能增加下腔静脉及髂静脉压力而加重出血。当行盆腔骶前压迫止血时，也可压迫上述血管而影响输血输液。

骶前静脉丛遭损伤发生出血时，应立即用温热盐水纱布垫压迫止血，如出血不十分严重，常能达到止血目的。对于大出血可作为临时应急措施，待输血后血压稳定时还须进行其他方法止血。如压迫止血效果不佳，可试用电烙止血法，也可将血管钳或金属汤匙用酒精灯灼热后，蘸以液状液体石蜡，对出血点或广泛渗血的创面进行烧灼止血。骶前出血时如压迫出血点周围可止血者一般为骶前动脉出血，可予以缝扎止血；如直接压迫骶骨前可止血，多为骶前静脉出血，需以消毒器械压塞骨孔，如用附有骨蜡的图钉或止血钉钉嵌于涌血骨孔止血，或用钝器捣碎骨孔，涂骨蜡止血或填压止血。结扎髂内动脉虽有一定效果，但因为有大量的侧支，不能完全彻底止血，因此也不推荐用预防性结扎两侧髂内动脉的方法。止血海绵压迫的方法也常有满意的效果，若加用凝血酶则效果更好。若出血量不过多，或经输血后休克得到纠正，出血已经控制。且全身情况尚好，可继续完成直肠癌切除术。否则，应立即终止手术，纱布垫暂时留置在直肠后间隙，缝合盆底腹膜、关腹。保留麻醉用的硬膜外导管，术后继续补足失血量。若在24～48小时内休克情况好转，可再开腹，取出纱布垫，完成直肠癌切除术。直肠切除后，如骶前仍有出血，最好在会阴部用大量碘仿纱条或纱垫压迫止血（如无碘仿纱条或纱垫，可用普通纱条或纱垫替代），纱条和纱垫必须连接在一起，并在手术记录上注明数量，术后72小时后，逐步拉松，慢慢取出，全部取出约需1周左右。若患者全身情况差，不能耐受直肠癌根治术，可根据具体情况，将癌块切除，缝闭癌块远端的直肠切端，同时作乙状结肠造口。

骶前出血时，绝不能匆忙乱夹或盲目缝扎止血。

由于骶前静脉丛紧密地附着在骶骨的骨膜上,钳夹或缝扎不但达不到止血目的,反而使出血范围变得更为广泛,出血程度严重,造成难以挽回的局面。

预防骶前静脉丛出血,必须了解其解剖关系。骶前静脉丛附着在骶骨前面的骨膜上,前方为盆筋膜壁层增厚而强韧的骶前筋膜覆盖。此筋膜的上方与骶骨紧密地附着,前方为直肠固有筋膜(即盆筋膜脏层),此两层筋膜之间有一间隙,称为直肠后间隙(或称为骶前间隙),内含疏松结缔组织,容易被手指分开。

### (三) 预防

为防止骶前出血,手术应在直视下进行。手术操作中,要做到仔细、轻巧。分离直肠后壁时,应在直肠后间隙内进行,既不能撕破骶前筋膜,又不能贴近直肠壁,致使直肠固有筋膜内的脂肪与淋巴结清除不够彻底。遇有较粗的结缔组织带或粘连很紧而不易分开时,宜用钝头剪刀剪断,而不应强行撕脱。随着游离的深入要相应分离直肠侧方及前面的组织,以便逐步提起直肠,开阔手术野,然后分离直达盆底。当直肠癌病变已与骶骨峡部固定时,不应强行将肿瘤自骶骨面剥离,必要时可残留少许瘤组织于骶骨前,术后行放疗。直肠切除后,有时在骶前筋膜上尚残留有脂肪或淋巴结,若使用剪刀清除,切勿伤及骶前筋膜与其深面的骶前静脉丛。使用其他锐器(如血管钳、镊子、缝针)在骶骨前进行操作时,力求避免刺伤骶前静脉丛,尤其是骶前静脉丛有明显曲张者,更值得注意。

为避免术中骶前出血,术者或第一助手应由经验丰富、能熟练完成手术者担任,术前准备须充分,特别是当患者的肿块大,估计骶前粘连重,直肠后壁受侵犯分离困难者,以及体胖、患高血压或有凝血机制障碍的患者,术前准备更应细致、认真,包括用血量、治疗抢救用药、手术器械及可能需用之材料(如止血海绵等)都应有所准备。其次应与麻醉师互通信息,以保证满意完善的麻醉效果,一旦出血可以相互配合默契,以争取最佳处理效果。

## 二、输尿管损伤

直肠癌切除术中偶可发生输尿管损伤,一般见于左侧,也可见于右侧。

### (一) 原因

造成输尿管损伤的原因有:①剪开乙状结肠两侧腹膜时,可误伤输尿管;②大块钳夹、切断肠系膜下动脉或在它的左侧结扎肠系膜下静脉时,将输尿管一并钳夹、切断、结扎;③盆腔内广泛粘连或癌肿已侵犯输尿管壁,分离时剥破了输尿管壁或伤及其血运;④钳夹、切断直肠侧韧带时,误将同侧的输尿管一齐钳夹、切断;⑤显露输尿管时,损伤了输尿管的血运,术后发生坏死或穿孔。

### (二) 处理

输尿管若误遭切开或切断,术中可见不断有浅红色血水样液体积聚于盆底部,或尿液不断由裂口或断端流出。疑有输尿管损伤而又找不到其裂口或断端时,可经静脉注入靛胭脂(每次40mg,注射后10分钟之内尿液可显蓝色),待有蓝色尿液流出,即可证实。输尿管若遭结扎或夹伤,因在术中无尿液流出,易被忽略,如术中见到一段输尿管充盈扩张;应警惕它的下段可能被误扎,并要向膀胱端作进一步探查,以找到其结扎部位。输尿管损伤后若术中未被发现,可因伤情不同而在术后出现各种症状:单侧输尿管被结扎或缠扎,患侧可无症状或仅有肾区钝痛,如被忽略,最后发生肾盂积水与肾实质萎缩。如双侧被结扎,术后立即出现无尿与尿毒症。被切断、切开或坏死者,可出现尿外渗、尿瘘的临床表现。

输尿管损伤如及时发现,应即予修复。术后24小时以上才被发现的输尿管损伤,由于组织炎性水肿,修复术易失败,宜作暂时性肾造口术,并引流外渗尿液,待2～3个月后施行修复手术。

输尿管损伤的修复术应根据具体情况而定。输尿管被切开,可用5-0肠线间断缝合管壁上切口。如切口整齐,缝合满意,可不必放置输尿管支架引流管,但应在缝合口附近置烟卷式引流一个,5～7天后拔除。输尿管被切断,若切断部位距输尿管膀胱开口6cm以上者,可作输尿管吻合术,切断部位距输尿管膀胱开口在6cm以内者,可作输尿管膀胱吻合术。输尿管支架引流可经吻合口下方的输尿管或膀胱壁上的小切口引出腹壁切口外。输尿管道夹伤、缝扎或术后狭窄,应先将已压榨的或狭窄的部分切除,然后作输尿管吻合术。若被切除段较长,可作输尿管膀胱瓣吻合术(图11-1,图11-2)。

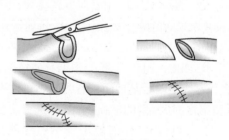

**图 11-1　输尿管吻合的两种方法**

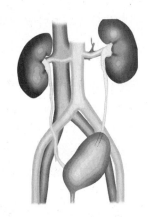

图 11-2　膀胱上移输尿管再植入术

（三）预防

预防直肠癌切除术中输尿管损伤，在操作过程中，应辨清输尿管的位置与走向，并作必要的显露，然后分离直肠。显露输尿管时应尽量避免将其自后腹壁分离，如需分离，只要分离一小段，用索带在其下方穿过，牵动索带，即可见到输尿管下段的走向。切忌为了显露输尿管或彻底清除癌肿周围组织，而将输尿管游离出较长一段并将其剥光。钳夹和切断直肠侧韧带时，必须用深钩将输尿管进入膀胱的一段向侧前方轻轻拉开，以防误伤。如术前检查发现癌肿体积较大，或与骨盆侧壁固定，可在术前经膀胱作双侧输尿管插管，以利术中定位。

有时，术者只注意到防止盆段输尿管损伤，但忽略了防止腰段输尿管损伤，是直肠癌切除术发生腰段输尿管损伤的重要原因。因此，在直肠癌切除术中，将腰段输尿管作适当的显露也是必要的。左侧输尿管在乙状结肠系膜根部与肠系膜下动、静脉很靠近，故在切断、结扎肠系膜下动、静脉前，必须将输尿管显露并向左外侧推开，以免误伤。

## 三、吻合口瘘

1979 年，美国结直肠外科学会对其成员应用 EEA 吻合器进行低位前切除吻合的经验进行了调查，在 425 位医生的 3594 例患者中，15.1% 有术中并发症，最常见的是吻合口瘘，占 9.8%。国内郁宝铭等报道，在上海瑞金医院 1954—1986 年 319 例前切除中，吻合口瘘 29 例（9.09%）。其中手法吻合后，吻合口瘘发生率为 8.36%，吻合器吻合后，吻合口瘘发生率为 13.64%。

一般认为吻合口位置越低，越容易发生吻合口瘘。其发生率，吻合口在腹膜返折以上小于 5%，在腹膜返折以下为 5% ~ 10%，超低位前切除术，约为 10% ~ 15%。

（一）临床表现

吻合口瘘一般发生在术后 3 ~ 7 天，超过 10 天发生的瘘则属迟发性瘘。目前临床常见的吻合口瘘多发生在术后 7 天以后。广西医科大学第一附属医院结直肠肛门外科 2000 年 3 月—2006 年 3 月共行直肠癌保肛手术共 301 例，26 例发生吻合口瘘。发生在术后 3 ~ 10 天 20 例，占 76.9%。其常见临床表现：①术后体温持续低热到中度发热，或恢复正常后再度升高，或不明原因的脉搏增快；②部分患者有腹痛、下腹及会阴部坠胀或不同程度的腹膜炎表现；③排便次数多、脓血便和（或）明显里急后重感；④3 ~ 7 天内的吻合口瘘常见骶前引流管引流量突然增加，由淡血性变为淡黄、混浊或粪汁样；而 7 天以后出现的吻合漏多表现为开始骶前引流为黑褐色，接着引流袋内有气体及便内容物。术后肛门排气、排便时有气体和（或）肠内容物经阴道排出；⑤直肠指诊触摸到吻合口某处有粗糙感或有明显缺损感；⑥WBC 总数及中性粒细胞增高；⑦B 超等检查可了解腹腔、盆腔积液情况；⑧CT 是目前发现早期吻合口瘘和盆腔脓肿最有效的方法。同时要注意迟发漏的出现，特别是女性患者。

（二）原因

吻合口瘘的原因包括全身因素、局部因素和技术因素。

1. 全身因素　在全身因素中，患者营养状况，特别是血浆蛋白水平，其中尤其白蛋白水平对伤口愈合最重要。低蛋白血症，特别当白蛋白 < 30g/L 时，吻合口瘘危险性很大。还有患者自身相关的因素性别、年龄、肥胖、合并糖尿病、严重的心血管疾病、贫血、低白蛋白血症等。有学者认为女性患者吻合口瘘的发生率较男性低，这可能与女性骨盆较宽大利于手术操作并且吻合口的张力容易控制有关。大多数的学者认为合并糖尿病、严重的心血管疾病、贫血、低白蛋白血症是低位直肠癌患者保肛术后吻合口瘘发生的高危因素。血浆白蛋白的降低使肠管局部水肿、愈合延迟，易导致吻合口瘘的发生。肥胖患者易发生血管病变及患糖尿病等，机体抗感染和组织修复能力均较差，加之低位吻合、其肠壁及盆壁的脂肪组织多较肥厚，手术野显露困难，吻合端肠壁肠脂垂清除过多影响局部血供、肥厚的乙状结肠系膜跨过骶岬多有张力压迫而影响血供、多而肥厚的肠脂垂在吻合时不慎嵌入吻合口等因素均易造成吻合口瘘。其他如 Vit C、微量元素锌等也对愈合有

137

影响。某些药物如激素、抗胆碱酯酶类、化疗药等都对伤口愈合有不良影响。另外，放疗剂量>50Gy（5000rad）时也可延迟伤口愈合。

2. 局部因素　在局部因素中，解剖特点是最重要因素之一，当切断肠系膜下动静脉后，近端肠管的血运，仅仅是来自肠系膜上动脉和肠系膜下动脉在结肠脾曲处的 Riolan 吻合弓及结肠边缘动脉的交通支，尤其是要将结肠牵到盆底进行吻合，肠管远侧肠系膜切除过多而发生血运障碍。直肠血供有其解剖特点：与肠系膜平行的边缘动脉发出两支终末血管，长支分布于肠系膜缘 1/3 肠壁，短支供应对系膜侧 2/3 肠壁，并发出一小支供应脂肪垂，在这两支终末血管间并无交通，故术中损伤任何一支都可能影响一部分肠壁的血供。另外下段直肠缺乏浆膜层保护，对张力的耐受性差，是低位吻合口瘘高发的原因之一。

术前肠道准备欠佳是吻合口瘘的一个重要局部因素，肠内清洁度不够，细菌繁殖，吻合口感染。从某种意义上说，肠道清洁准备比用抗生素更重要，尤其伴慢性梗阻的患者，合并不同程度的肠梗阻使肠壁扩张水肿、营养不良，近端肠腔内大量积粪将使吻合口承受沉重负荷，张力骤然增加，终将发生吻合口瘘。术后肛门括约肌紧张，当排气时肠腔内压的突然增加。

另外与肿瘤本身的因素也有密切关系，肿瘤距肛缘距离、肿瘤的大小、病理类型、分期、是否合并肠梗阻等。Rullier 等认为主要与吻合口于肛缘的距离有关，5cm 以内的发生率为 5cm 以上患者的 6 倍，而 >8cm 的结直肠吻合一般很少发生吻合口瘘。广西中医药大学附属医院资料也显示肿瘤与肛缘的距离小于 7cm 的患者发生吻合口瘘的几率大大增加（19/26 占 73.08%）。张洪伟等在分析低位保肛术后吻合口瘘的原因认为肿瘤超过肠管周长 1/2 者，手术后吻合口瘘的发生率要显著的增高，可能的原因主要是由于肿瘤的体积越大，越容易造成肠腔狭窄及肠蠕动功能的障碍。合并肠梗阻情况的患者，肠道准备可能不充分，易发生吻合口瘘。由于肿瘤分化程度差的患者在行保肛手术时，要求下切缘要距肿瘤 5cm 以上，会导致吻合口更靠近肛缘，因而发生吻合口瘘的几率增高。

3. 技术因素　吻合口瘘的技术因素有：①手法吻合过密影响血供，打结过紧产生切割作用，断端组织分离不清致使对合层次欠佳，肠断端系膜分离距离过远致使吻合口血供不良，缝合不够严密以及吻合口有张力等。②吻合口张力过大：肠蠕动恢复后，肠管近端可回缩约 2cm，牵扯吻合口。③吻合器使用不当：组织清除不彻底，使其夹在吻合口内或过度上推吻合器使切割远端肠管紧张，导致肠壁变薄或钉合不严，吻合器直径过大，撑裂肠壁。④引流管放置不正确，压迫吻合口，或盆腔引流不畅渗出液积聚，形成吻合口感染。⑤因妇科疾患行全子宫切除病例也容易出现术后吻合口瘘，甚至并发直肠-阴道瘘。⑥由于术者的手术熟练程度，吻合技术和吻合技巧不佳，可能出现吻合端肠壁肠脂垂清除过多影响局部血供、肥厚的乙状结肠系膜跨过骶岬多有张力压迫而影响血供、多而肥厚的肠脂垂、女性的阴道后壁在吻合时不慎嵌入吻合口等因素均易造成吻合口瘘。

**（三）处理**

关于吻合口瘘的诊治，一般吻合口瘘多发生在 2~5 天以后，开始骶前引流为黑褐色，接着引流袋内有气体及便内容物，常伴有下腹痛或发热。CT 是目前发现早期吻合口瘘和盆腔脓肿最有效的方法。在无明显盆腔脓肿、腹膜炎或菌血症的情况下，以保守治疗为主，确保引流通畅，抗生素盐水经双套管低压冲洗引流，辅以支持疗法，1 周多可治愈。对于瘘口较大，部分断离或直肠阴道瘘，腹部或全身炎症反应较重者，应果断行近端结肠双腔造口术。

具体措施：

（1）全身支持治疗：确诊为吻合口瘘应禁食，留置胃管行胃肠减压，以减少胃肠内容物继续进入盆底或腹腔。同时行肠外营养（TPN）支持治疗。

（2）合理应用抗生素：根据引流液培养与药敏试验，针对病原菌选择有效抗生素，并不断检查其耐药性，更换抗生素。

（3）局部治疗：由于吻合口瘘大多局限于盆底，又无腹膜刺激征，通过持续、有效的冲洗，局部炎症得到控制，多可自行愈合。

（4）手术治疗：对有弥漫性腹膜炎体征，全身中毒症状严重者；瘘口较大，并发症多，营养状况差，短期内无法愈合者；引流管已拔除或脱落，应果断行结肠造口术，以便尽早恢复饮食、改善营养、促进瘘口的愈合。

**（四）预防**

防治吻合口瘘，首先术前应重视全身情况的纠正，尤其提高血浆白蛋白水平，给予大量 VitC、补充锌、铁等，此外还应注意对隐性糖尿病、凝血功能障碍等并发症的纠正。术前应进行充分的肠道准备，如术中发现肠道准备欠佳,可在肿瘤游离,直肠切断后,将近端结肠开放置于腹腔外,并经阑尾残端置入 Foley 导尿管充分肠道灌洗,全部排空结肠内积粪后再作吻合,同时应加强肠道和全身抗生素应用。

吻合结束后,提倡经肛门向直肠内注入少量气体,观察吻合口有无气体逸出。抗生素盐水或蒸馏水冲洗及术后充分引流或肠内减压十分重要。在完成吻合后,必须考虑盆腔引流。为使引流通畅,可经骶前置双引流管,尽量远离肠壁或吻合口,术后持续负压吸引,也可在骶前放置套管进行持续滴注吸引,以保持局部无积液。最初吸出液呈血性,当吸出液无血性时即可停止滴注,单纯吸引。当每日吸出液<50ml 时,可停止吸引。在第二次正常排便后,如吸引管中无粪汁吸出,再予滴注,仍无粪汁吸出,即可去除引流管。如有粪汁吸出提示有瘘,需加强滴注吸引,并保持管道通畅,同时用无渣饮食或静脉内高营养,使肠道休息,如瘘口不大,一般可自行愈合。如吸出粪质很多,伴有腹膜炎或严重脓毒症,或不能缓解的盆腔脓肿,则必须作横结肠失功性造口以转流粪便,并从造口远端作肠腔灌洗,彻底清除残留粪质以加速愈合。目前吻合口瘘多为迟发漏,视具体情况拔除引流。有人主张于吻合口内置螺纹管支撑减压,或用三腔管置入肠腔以备术后肠腔冲洗并引流减压。术后每日扩肛 1 次,均为预防吻合口瘘的有效措施。

## 四、吻合口狭窄

吻合口狭窄是低位直肠癌前切除术使用吻合器后另一常见并发症,多出现在术后 1 ~ 3 个月。国外文献报道其发生率为 0 ~ 22%,国内一般为 2.5% ~ 10%。大多数的吻合口狭窄是较轻而无明显症状的,常常在检查时被发现。

### (一) 原因

术后吻合口狭窄的主要原因包括:

(1) 吻合口组织血供不足或处于低灌流状态,组织缺氧使纤维成分过度增生,致吻合口狭窄。因此,保持近端结肠有足够的长度,降低张力,保证吻合口两端血运,是预防术后吻合口狭窄的重要手段之一。

(2) 吻合器口径过小。目前,国内学者多主张应用 33mm 或 34mm 吻合器进行低位直肠癌前切除术后的吻合,可以预防术后吻合口狭窄的发生。对

结肠口径十分狭小的病例,有报道可以通过做结肠 J 形贮袋来解决。

(3) 肠壁外组织嵌入吻合口,使吻合口两端黏膜对合不齐,愈合过程中黏膜间肉芽组织增生纤维化致狭窄。术中操作需仔细认真,吻合前仔细清除肠管两断端肠壁周围脂肪,血管等组织,尤其直肠背侧系膜组织,避免过多组织夹在吻合口中间,可以减少术后吻合口狭窄的发生机会。

(4) 吻合口瘘和局部感染。国外多数研究表明,低位直肠癌前切除术使用吻合器后吻合口狭窄的发生率与吻合口瘘和局部感染是一致的,尤其无明显临床症状的微小瘘或渗瘘,应引起重视,其结局是吻合口未能一期愈合,肉芽组织增生及纤维化,造成吻合口狭窄。因此,预防吻合口瘘的发生是降低术后吻合口狭窄发生率的重要措施之一。

(5) 肛门括约肌痉挛。低位直肠癌吻合口狭窄发生率远较上段高,可能与术中损伤及术后局部炎症反应使肛门括约肌持续处于高张力状态有关,在收缩状态下愈合极易造成吻合口狭窄,术后早期扩肛有较好的预防作用。

(6) 胃肠功能恢复延迟,术后进食较晚。成形粪便对吻合口有一定的机械扩张作用,可以减少吻合口狭窄发生的机会。因此,术后应采取措施促进胃肠功能尽早恢复,同时鼓励患者进正常饮食,有学者主张术后 5 ~ 7 天即可进普食,必要时药物调整使大便成形,控制排便次数在 2 ~ 3 次/日。

### (二) 诊断

通过直肠指诊和内镜检查,低位直肠癌术后吻合口狭窄诊断并不难,术后应常规在患者出院前做直肠指诊,了解吻合口有无狭窄形成倾向,并要求患者术后 1 个月来院复查。

### (三) 处理

吻合口狭窄的治疗:吻合口狭窄有管状狭窄及膜状狭窄两种类型。对膜状狭窄的治疗可用手指尖强行伸入狭窄环,造成狭窄环的多处撕裂;扩张至合适程度后,用扩张管扩张吻合口即可治愈。如为管状狭窄,且不能用手指扩张至合适的程度,则应在肛周浸润麻醉下或硬膜外麻醉下,用电刀将狭窄环多处切开后用扩张器扩张以防再次造成狭窄。对于管状狭窄的治疗,相当困难,需要耐心地用不同粗细的扩张器逐步进行扩张,1 周后更换较粗的扩张管,直到满意为止,扩张 3 个月后一般不会再发生狭窄。直肠癌术后吻合口狭窄所致肠梗阻患者,还可经肠镜下于狭窄处放入合金支架而缓解梗阻症状,但对

肿瘤复发和肠道准备不充分的患者是绝对禁忌证。对于梗阻症状较重的患者可行结肠造瘘术。对吻合口狭窄的治疗原则是抢救生命，缓解症状，对症处理，提高生活质量，以体现现代医学的人性化。关于吻合口狭窄的治疗主要分为非手术和手术方法，对较轻的、无明显临床症状的吻合口狭窄可通过调整食物及控制大便形状与规律和指法扩肛来治疗，每日1次或隔日1次手指扩张，一般经2~3周可见效，如无效可采用机械扩肛，使吻合口能顺利通过示指即可。手术治疗包括狭窄松解，内括约肌切开及黏膜或皮瓣转移等。

其他引起狭窄的原因包括裂开、血供不足和吻合器使用不当引起压榨或创伤。有时，吻合口是逐渐变得狭窄的，特别是当肠功能延迟恢复和没有成形的粪便通过吻合口时。几乎所有的低位吻合，无论是手缝吻合还是吻合器吻合，早期都有一定程度的狭窄，但如果有成形的粪便及时通过就能解决。

**（四）预防**

1. 保留有效的血供及游离足够的结肠长度，是防止吻合口狭窄的重要手段。

2. 尽量选用管径为33mm或34mm的吻合器，除非结肠过细只能选用31mm。

3. 手术操作时注意清除两断端肠壁周围脂肪和血管组织各需有0.5~1.0cm的范围，对合时尤需注意，防止肠脂垂或周围其他结构被夹在吻合口中。但不宜清除范围过多，以免引起吻合口缺血。

4. 一般术后2~3周常规用指诊和直肠镜检查所有的低位吻合的吻合口。早期的狭窄可用保持每天大便成形来扩张，或定期用手法或直肠镜扩张。

## 五、吻合口出血

直肠癌术后吻合口出血是直肠癌术后较少见的并发症之一，随着手术方式和手术器械的改进，吻合器也逐渐在直肠癌保肛手术中广泛使用，传统的手工吻合逐渐减少，故目前吻合口出血逐渐减少，但是这种并发症一旦发生有生命危险，故还要引起重视。

**（一）临床表现**

术后吻合口出血发生的时间有早有晚，早的可以发生在术后一周内，也可发生较晚，有的甚至发生在术后一个月之后。但是在术后早期发生的吻合口出血一般都比较急，出血量大，严重时可危及生命，需要立即处理，甚至二次手术止血。

发生术后早期的出血，可在使用吻合器之后，出血表现为从肛门口有鲜血流出，此种急性出血常常需要紧急处理，但也可发生在术后一周之内，尤其是某些较大的出血，往往术后当日或几日，患者会表现出肛门刺激症状，肛门下坠，频繁便意，可有便血的出现，多为暗红色血块，可伴鲜血，肛查见指套染血，扩肛后会有鲜血或凝血块流出。直肠镜检查，可见到吻合口活动性出血或渗血点。少量出血患者的生命体征变化不明显，但随着出血的增加患者会出现不稳定的表现：表现为休克的症状，心率加快，脉压减少，躁动，口渴，大汗，此时定为代偿期，患者血压开始下降，神志逐渐淡漠，微循环出现紊乱。

发生于术后较晚时间的吻合口出血多见为吻合口炎症所造成的少量出血，多见于术后两周甚至一个月后，患者有较明显的直肠刺激症状，每日大便次数多达10~20次/日，同时会有大便带血或血便，生命体征无明显变化，直肠镜检查可见到吻合口炎症的表现。也有患者因为吻合口钉或者吻合口缝线刺激造成便频，黏膜受损出血，出血量往往不多。

**（二）原因**

1. 早期出血的原因

（1）吻合器应用不当：实用双吻合器进行保肛手术时，应用线型缝合器切断直肠时残端钉合不全或不紧密，造成术后残端出血。此时，出血往往较小，切缘用电凝止血多可止住。必要时丝线缝合残端即可止血。

（2）近端结肠周围处理不当：肠管两切缘尤其是近切缘肠管的肠脂垂上的血管处理不当，未正确结扎，这样造成吻合时吻合器切割脂肪垂供应血管从而使吻合口术后出血；加之进行吻合时吻合器闭合不严紧密，指示针未达到较紧密的位置时就过早的进行了吻合，致使术后黏膜下出血；还有一种情况是吻合器吻合钉巧钉在肠壁的黏膜下血管造成术后吻合口的出血；再者吻合口近端肠管的边缘动脉有可能伸入了吻合口内而被切割，这样也可能引起吻合口出血。

（3）吻合口附近浆膜下血肿形成：手工缝合时在第一层全层缝合完成任务后往往做浆肌层的第二层的缝合。此时浆膜下小血管受到缝合针的损伤形成血肿，较大的血肿会导致局部的出血，这种血管再手术当时可能无明显的出血，但随着术后患者血容量恢复和血液循环的改善，当时受刺激而痉挛未出血的小血管开始逐渐出血。对于手工吻合的情况下，常见的出血原因类似，也是缝合针吻合不严密，或是血管处理不当，造成残端活吻合口血管再术后逐渐开放造成出血。

2. 术后迟发性出血的常见原因　吻合口炎症，如吻合钉或是吻合口缝线周围的炎症破坏小血管造成出血。吻合器保肛术后，吻合钉暴露于距肛门口很近的肠腔，部分患者有明显的直肠刺激症状，便频增多达 10～20 次，损伤肠道黏膜，也会有少量的吻合口出血。比较而言采用手法吻合者，丝线对黏膜的刺激症状较金属吻合钉稍轻，患者便频历时短，出血较少。

### （三）处理

直肠癌术后吻合口出血的治疗直肠癌术后吻合口出血大多经保守治疗可以控制，不需再次手术。但较大的出血应积极采取措施，纠正休克和低血容量，同时做好手术准备。采用积极的手术治疗，止血措施得当会使绝大多数直肠癌术后吻合口出血患者得到治疗。

（1）尽快明确出血的诊断：大多数急性直肠出血表现为吻合后肛门有鲜血流出，诊断并不困难。吻合后的手术台上肛门指诊一般不会引起任何并发症，手术者多能明确诊断。极少情况下在术中台上行结肠镜检以明确出血诊断。

（2）非手术治疗手段：无论何种治疗，首先采取的治疗是非手术的治疗手段，尽可能保证循环稳定：补充血容量，补充循环血的损失，同时适量应用止血药，如：促血小板凝集药物、促凝血剂、抗纤溶剂等。对于出血量大，血红蛋白下降较大的必要时可以输血，经保守治疗后小量的出血可以停止。

（3）关腹前发现的吻合口出血：对手术结束前吻合完成后出现的吻合口出血，可在确定出血部位后实施必要的缝合止血，大多数类似出血均可经过缝合止血。但对出血量较大，缝合不满意的情况下，可以将吻合口拆除重新吻合。

（4）止血：对于术后早期吻合口活动性出血和保守治疗无效的吻合口出血，主张应该在检查后及时给予局部处理，首先应该在扩肛后清除肠腔内的积存血块，行直肠镜检查，在观察到的吻合口渗血处或出血处以凝血酶纱布压迫止血。为了保证压迫止血的确实性，可将凝血酶纱布缠绕在橡胶管周围以增加对局部的压迫，通过直肠镜观察到出血后，通过镜管送入，尽量减少对吻合口及肠道造成新的损伤。国外文献有应用双腔球囊填塞及 Foley 导尿管压迫止血成功的报道。

如果通过直肠镜观察到了有明显的搏动性出血，那么经肛门缝合结扎吻合口出血点以止血会比较合适，这种情况对于吻合口较低的患者更容易操作一些，患者经肛镜行局部加固缝合后多可以制止出血。

再次手术止血：如果以上措施无效或是吻合口出血量大而且较急，不允许有其他处理时间，此时可能需要重新开腹手术止血。进腹后，在吻合口附近加固止血缝合数针后多可以制止出血。但也有报道因为吻合口过低而无法施行加固缝合，进腹后只能行 Hartmann 手术以止血的病例。

对于发生于术后较晚出血，多是因为术后吻合口炎症或是吻合口缝线或吻合钉刺激造成的少量出血，可予以适当的保守治疗方法：服用通便药减少对吻合口的刺激，抗炎处理，应用止血药物等，多可以停止出血。

## 六、性功能障碍

性功能中，勃起是由副交感神经完成的。因为通常手术中不会损伤到盆壁筋膜外的盆内脏神经，如能完好的保留盆腔神经丛，患者不会发生勃起功能障碍；射精功能是由腰部交感神经完成的，手术过程中没有损伤到腹主动脉前神经丛及其延续的骶前神经、下腹神经，并完好地保留了盆腔神经丛，患者也不会发生射精障碍。

### （一）原因

直肠癌术后性功能障碍的原因：①神经损伤：术中牵拉、切断直肠及侧韧带过程中损伤盆神经丛，经会阴手术切除范围过大损伤阴部神经均可能导致勃起障碍。腹下神经受损可导致男性射精障碍，女性阴道润滑差或干涩，性唤起障碍及性交疼痛等。②盆底肌肉损伤：有学者认为，肛提肌及会阴肌群的切除可造成阴茎不能正常勃起。肛提肌和会阴肌群参与女性性功能和性反应，肌肉张力降低时即可出现阴道感觉丧失、无性高潮等障碍。③血管损伤及精神心理因素：手术损伤盆腔血管及血液循环，可影响性生活中盆腔充血和快感，降低患者对性的兴趣。许多患者尤其女性在直肠癌术后感觉自身形象降低，思想负担重也是术后性功能降低的重要原因之一。④年龄因素：有学者认为，患者直肠癌手术时的年龄是术后发生性功能障碍的最重要因素。术前放疗对术后男性性功能的损伤作用在术后 8 个月达到高峰，与单独直肠癌手术相比，术前放疗者其术后勃起功能、维持勃起、达到高潮、性活动积极性分别降低。

传统的低位直肠癌根治性切除术后性功能障碍发生率高达25%～75%,外科医师往往偏重于肿瘤根治性而忽视了性功能等生活质量问题。低位前切除或腹会阴切除伴发性功能主要原因是手术时解剖关系不清,在游离骶前筋膜时损伤腹主动脉分叉处的左右腹下神经,处理直肠侧韧带时损伤骨盆神经丛,而这种损伤往往与盲目钝性分离、钳夹结扎侧韧带和侧方切除程度有关。TME手术原则是在直视下于腹主动脉分叉向下明确分辨腹下神经,锐性分离直肠及系膜,在处理侧方时向外推开盆自主神经,靠近直肠侧锐性切割,这样既能保证其切除的彻底性,又能保护腹下神经和直肠壶腹部盆神经丛。在TEM原则下行手术较传统方式性功能障碍发生率亦显著减少。综合文献报道,保留或保护自主神经的手术操作,术后阳痿的发生率可降10%～28%,91%的女性术后可保持性兴奋能力。

**(二) 处理**

治疗阳痿患者时,必须了解患者术前的性生活情况,确定这时患者渴望什么。一些患者,特别是老年人,可能不需要治疗。如果阳痿对患者来说是一个很重要的问题,可以考虑进行阴茎假体植入。但关键是要正确选择患者,权衡患者需要和期望与放置植入物的危险性。

直肠癌根治术后患者性功能障碍是较常见的并发症。随着对盆腔局部解剖的深入研究和临床的观察,在直肠癌根治术中实施全直肠系膜切除(TME)时,可以完全或部分保留盆腔自主神经,以降低患者术后排尿和性功能障碍的发生率,改善患者术后的生存质量。盆腔自主神经保护(PANP)的术式可以分为4个类型:Ⅰ型即完全保留盆腔自主神经;Ⅱ型即半保留神经;Ⅲ型即部分保留神经;Ⅳ型即完全切除神经。术中应该根据病变的具体情况实施不同的术式。

完全保留神经:牵起肠系膜下动、静脉的远侧断端,于腹膜下筋膜的表面向下游离乙状结肠达骶岬下。距肿瘤上缘15～20cm切断乙状结肠及其相应的系膜,再将乙状结肠远侧断端连同肠系膜下血管一并向上、向下牵引,剪断盆腔神经丛到乙状结肠、直肠的细小分支,看准骶前筋膜与Waldeyer筋膜的界限,锐性分离至尾骨尖处。再于Denonvillier筋膜的外侧分离直肠前壁达前列腺下缘。在盆腔神经丛与直肠之间电凝切断直肠中动脉及直肠侧韧带,结扎剪断骶直肠韧带。向内剥开盆腔神经丛及下腹神经,清扫直肠中动脉根部淋巴结;清扫盆神经丛至髂

总动脉分支处的髂内淋巴结;清扫肛提肌、闭孔内肌、髂外血管、腰大肌及椎体之间的闭孔淋巴结。再向上向外牵开骶前神经及腹主动脉前神经丛,清扫髂总动脉之间的主动脉分叉处淋巴结;清扫髂总动脉外侧的髂总动脉淋巴结;清扫腹主动脉之前的腹主动脉淋巴结;清扫肠系膜下动脉根部周围的肠系膜下动脉根部淋巴结。

保留一侧或部分神经:先于十二指肠横段的下缘打开腹主动脉前的后腹膜向下剥离,切断腹主动脉前神经丛后,剥除腹主动脉的外壳,连同腹主动脉前神经丛延续的骶前神经、下腹神经及其淋巴结和脂肪结缔组织行整块切除。只保留盆腔神经丛,或者是切除一侧盆腔神经丛,只保留健侧神经。

非保留神经:切除了双侧的盆腔神经丛,或者是切断了交感神经通路上的腹主动脉前神经丛、骶前神经、下腹神经和副交感神经的盆腔内脏神经。

PANP的手术方法:①直肠上动脉不在根部盲目结扎,在辨清腹主动脉分叉处分离显露下方骶丛后再距离裸露的直肠上动脉1cm处结扎断离;②严格在"间隙"中直视下钝性分离无论在前后左右游离直肠及系膜、淋巴结清扫或会阴部操作时均保证盆腔壁筋膜骶前筋膜Denonvielier筋膜的完整;③一旦间隙不清或有肿瘤侵及上述固有筋膜则分离贴着直肠固有筋膜行进;④直肠两侧沿韧带内侧若肿瘤有侵及或间隙不清则距直肠侧约1.5cm处行进;⑤PANP组所有病例不管其位置、肿瘤浸润深度及淋巴结转移程度均完全保留盆腔自主性;⑥如果肿瘤侵及浆膜、侧韧带有淋巴结转移可行一侧保留或部分保留的PANP;⑦注意勿破坏直肠脏层筋膜,保持其光滑面的完整性以防肿瘤残留造成复发。

刘宝善等报道了保留植物性神经的直肠癌根治560例,其中完全保留神经者408例,保留一侧或部分神经者50例,非保留神经者102例。完全保留神经者,93.5%排尿功能正常,保留一侧或部分神经者63.6%为正常,非保留神经者仅29.5%为正常。完全神经保留者100%勃起功能良好、82.5%射精功能良好、14.5%有逆精现象。一侧或部分神经保留者,90%勃起功能良好,52.5%的射精功能良好,38.2%有逆精现象。

汪建平在直肠癌根治术中盆腔自主神经保留对男性性功能的影响中报道了保留盆腔自主神经与不保留盆腔自主神经两者术后的比较术后勃起功能障

碍的发生率分别为 32.7% 和 63.5%,射精功能障碍的发生率分别为 44.2% 和 71.2%。

### (三) 预防

1. 主要是要熟悉解剖,在行直肠癌根治术时尽量避免紧靠直肠外侧处理侧韧带。

2. 游离时避免过度牵拉直肠,也可减少损伤。

3. 若术中解剖盆腔神经丛和腹下神经,并加以保护,可有效地预防性功能障碍。

## 七、肠梗阻

虽然随着近代医学技术的进步,对术后肠梗阻预防比较及时,但仍有 10% 的患者可发展为绞窄性肠梗阻。一般肠梗阻的病死率为 5%,绞窄性肠梗阻更高。因此,术后及时发现和及时正确治疗肠梗阻仍是临床研究的重要课题。

术后肠梗阻可以作为早期并发症存在,也可以出现在其他任何时间。梗阻可以发生在肠道的任何部位,从十二指肠到直肠。其产生的原因包括感染、局部缺血、吻合时的技术失误、纤维化、粘连形成和肿瘤复发等。概括而言可分为非肿瘤性肠梗阻和肿瘤性肠梗阻。文献报道,结肠癌术后肠梗阻的发生率约为 9%,非肿瘤原因引起的梗阻占 51.2%,肿瘤原因引起的梗阻占 48.8%。

### (一) 术后早期肠梗阻

术后早期肠梗阻约占术后肠梗阻的 2%,临床并不少见,如果对其认识不足,处理不当,就有可能引起肠瘘、重症感染等严重并发症。

1. 炎性肠梗阻　该类肠梗阻是发生在术后早期最常见的肠梗阻类型最常见的是由于吻合因素造成的,(尽管早期梗阻特别是小肠梗阻也可以由粘连引起),由腹部手术创伤及无菌性炎症反应致肠壁水肿、渗出、粘连而形成以机械性为主的肠梗阻。占术后肠梗阻的 80%～90%,但极少发生肠绞窄,应严密观察。保守治疗无效、可能发生绞窄者需及时中转手术治疗。这类患者多有一个较明显的特征,即患者术后可能有少量通气或通便。但一旦进食马上出现梗阻症状。腹痛症状不显著,腹胀可能为弥漫性。也可能只局限于腹部某一处,这主要取决于腹部手术和肠管受累的部位和范围。腹部触诊有柔韧感,触不到明显的肠祥或包块。听诊可见肠鸣音减弱、稀少或消失,听不到金属音或气过水音。随着梗阻的逐渐缓解,肠鸣音渐渐恢复。给予胃肠减压、解痉治疗后症状能缓解。

术后早期吻合口梗阻最容易继发炎症反应甚至因脓液累积产生压力,继而出现吻合口瘘。可能出现感染甚至脓毒症的表现,应当进一步确定。轻度的不全梗阻可以用抗生素和肠道休息的方法作为期待治疗,在保守治疗中应抓住以下几个环节:①温盐水洗胃和灌肠。刺激胃肠道蠕动,同时保护胃黏膜。②全胃肠外营养。长期禁食、胃肠减压势必造成患者营养不良、低蛋白血症,导致肠壁水肿,影响肠蠕动功能的恢复,增加体液从消化道丢失,加重肠腔的狭窄和梗阻。通过营养支持可改善患者的营养状况,改善肠道功能。③应用生长抑素。术后早期肠梗阻患者消化液分泌量可以很大,加剧了肠壁水肿和肠腔的扩张。加重水电解质紊乱。给予生长抑素能减少消化液的分泌量,有利于肠功能的恢复。④皮质激素的应用。肠梗阻必定伴有肠壁的炎症水肿反应。给予肾上腺皮质激素,可促进肠道炎症和水肿的消退。⑤胃肠动力药的应用。对腹部体征已有缓解、但动力较差的麻痹性肠梗阻的患者可应用新斯的明促进肠道蠕动,在胃肠道功能恢复后给予西沙必利帮助胃肠道排空。也可以在上述措施的基础上发挥中医特色,常能获得肯定的疗效。范小华等认为,炎性肠梗阻乃因手术和炎症等破坏了气机的正常运行,使升降功能失调,腑气通行不利,导致肠道壅塞不通。而复方大承气汤具有通里攻下,理气止痛,活血化瘀,软坚散结等功效,研究表明能够直接增加肠管平滑肌细胞的电兴奋性,促进肠管收缩,增强肠道的蠕动功能,同时还能显著增加肠壁血流量,改善低灌流、缺血缺氧状态,并有效地抑制肠道细菌在肠组织中的移位。用复方大承气汤保留灌肠以及吴茱萸加粗盐各 250g 炒热后布包热敷腹部可有效促进胃肠功能的恢复。比较严重的脓毒症或高度梗阻可能需要再手术或引流,同时判断吻合口的存活性。根据狭窄的程度和梗阻的情况,决定采取处理的方法。

2. 术后早期小肠梗阻　术后早期小肠梗阻可能因腹腔内脓肿,结肠吻合口周围炎症反应或粘连引起。根据患者有无感染的迹象可以作出鉴别。腹腔内脓肿必须用引流的方法治疗,在超声波或 CT 引导下插管引流或通过剖腹术进行引流。当没有明确的脓肿存在时,可用抗生素及肠道休息的方法为炎症过程的缓解提供充分的时间。在这种情况下进行小肠减压也是有帮助的。以往对急性粘连性小肠梗阻采取何种治疗有争论,原因是尚无防止粘连的方法,术后还会发生粘连,并可以使粘连面积越来越大,程度越来越重。因此,主张急性粘连性小肠梗阻先行非手术治疗,待有腹膜炎出现或绞窄症状不能缓解时才采取手术治疗,以至部分患者至手术时肠管已明显水肿、缺血,需行肠切除,这时腹腔内已有明显的炎症,术后易有肠瘘、腹膜炎、腹腔脓肿或感染中毒等并发症。因粘连引起的小肠梗阻,应当判断其扩张的程度及肠管的存活性。如果扩张程度很小而且无可疑失活的肠管,可用减压及支持疗法治疗。如果扩张显著或有肠管失活的征象,就应当手术治疗。持续的梗阻也必须手术治疗。一般认为出现下列情况应考虑有肠缺血、肠绞窄的可能,应尽早手术探查:①起病急,有持续性伴阵发性加剧的腹痛;②呕吐物或胃肠减压抽得内容物呈血性物;③病情进展快,出现发热和体温不升或血压下降;④出现明显腹膜刺激征且不断加重;⑤腹部 X 线片有孤立肿大的肠祥且固定;⑥腹腔内积液,腹穿液为血性或暗褐色液体。另外以下两种情况也应及早考虑手术探查:第一是梗阻长期不缓解,对亚急性粘连性小肠梗阻保守治疗时间达 3 ~ 4 天仍不见好转者;第二是反复发作急性粘连性小肠梗阻者。这两种情况表明肠管往往有明显狭窄,长期反复保守治疗会导致肠缺血或患者全身情况恶化。

如果新吻合口能放在离开炎症床的地方,而且也有成功吻合所需的其他条件,那么再切除和再吻合也是可行的。最常见的谨慎的办法是用末端结肠造口,远端用 Hartmann 方法关闭或用黏膜瘘,以后再重新吻合。

3. 麻痹性肠梗阻　麻痹性肠梗阻常继发于任何腹部手术以后,都在术后早期,由于手术机械刺激或炎症反应引起的功能性肠梗阻,是以肠道不能推进内容物通过非梗阻性肠腔为特征的胃肠动力紊乱。是一组具有肠梗阻症状和体征,但无机械性肠道梗阻证据的临床综合征。患者有明显的腹胀,常累及全腹,常有反胃性呕吐,呕吐物无粪味,亦有腹膜炎体征。X 线显示整个胃肠道胀气扩张。腹部超声表现为肠管无蠕动,肠内容物呈静态或仅随体位漂动。麻痹性肠梗阻常累及全部肠管,多属继发性病变,去除病因后大多能缓解,腹膜炎、腹腔内脓肿、腹膜后感染是其最常见的原因,一般只需对症治疗。积极治疗原发病是首要工作。但有少数患者肠管过度扩张,肠壁淤血而坏死穿孔,或形成腹腔内高压而影响腹内脏器功能,如腹内压大于 3.32kPa(25mmHg,正常值为 7.5mmHg)时可导致多器官功能障碍综合征,这些患者则需手术治疗。

术后早期吻合部位梗阻也可以由于其他技术因素造成。水肿和纤维化在每个吻合口都是常见的,但是当肠管直径小且在吻合时向里折入较多组织时就可能导致梗阻,特别是在手法吻合时。但这种梗阻常是自限性的,肠壁水肿消失后,梗阻可以开放,然后通过粪团扩张使梗阻逐渐解除。

仔细地吻合口内镜检查不论对寻找梗阻原因还是制定治疗计划都是极有价值的。晚期出现的梗阻是一个不祥预兆,经常预示着吻合口部位肿瘤复发。如果初次手术时肿瘤切除彻底,那么这种并发症就很罕见。当后期出现吻合口狭窄时,应怀疑到吻合口复发的可能,采取适当的诊断方法,包括在内镜下进行活检。在没有远处转移时,可进行治愈性切除。但即使有远处转移,也应进行切除或建造旁路以防发展成完全梗阻。盆腔深部的吻合口复发只能用腹会阴切除的方法治疗,但即使是用这种根治的方法,生存率也是不乐观的。

**(二) 术后中、晚期肠梗阻**

1. 机械性或血运性肠梗阻　尽管术后早期也可以出现机械性或血运性肠梗阻,但因为术后早期致密牢固的粘连尚未形成,索带牵拉、压迫等原因造成梗阻的可能性不大,所以,梗阻多与手术操作不当有关,如肠吻合不当导致吻合口狭窄或梗阻、引流管跨过肠管表面导致肠管直接受压、腹腔裂隙关闭不严而导致内疝,甚至在肠吻合时由于吻合口两端肠腔管径相差过大而在端-端吻合术后出现肠套叠等。手术者操作不慎是导致血运性肠梗阻的重要因素,如手术中将大部分或全部肠管托出腹腔外,而在还纳时忽视了肠管的位置问题,导致肠系膜扭转;腹部小切口手术(如用 McBurny 切口行阑尾切除)时由于不能清楚看到肠管在腹腔内的摆放位置而在探查或将肠管还纳腹腔时误将肠系膜扭转等。因此,不能因为患者在术后早期就不考虑机械性或血运性肠梗阻的可能,只要症状体征符合机械性肠梗阻的临床表现,仍应积极治疗,避免出现肠管绞窄。

大部分结肠吻合口瘘的可能原因是局部缺血,因为炎症过程继发漏出和梗阻。缺血性梗阻可以作为早期并发症发生。然而,如果吻合口一端或两端血供不足,那么小量的出血可能预示着更严重的缺血过程,因为黏膜脱落发生在肠壁肌层缺血之前。缺血可以引起水肿和感染。在任何一点如果缺血达到全层,就会发生瘘。治疗方法与其他吻合口瘘相同。

然而,更常见的是缺血发生在术后的中期或中晚期,即术后 30 天到 1 年期间。黏膜和黏膜下层由于血供不足而引起脱落,但肌层经常存活。由于严重的纤维化反应引起吻合口狭窄,最终导致一定程度的梗阻。这种并发症最常见于应用吻合器吻合后。由于狭窄的形成较慢,因此一般可以发现,并采取措施防止产生更严重的问题。由于吻合器最常用于低位直肠吻合,故狭窄最常见于腹膜下的直肠。治疗采用单纯人工扩张或后壁长轴切开就可以了。切除后重新吻合的方法尽管在理论上是不错的,但在技术上经常极为困难,因为有以前盆腔分离形成的瘢痕,所以这种方法只用于多次保守治疗失败时。

2. 粘连性肠梗阻　腹部手术后最常见的中、晚期肠梗阻是粘连性肠梗阻。由于结肠癌根治性手术创伤大、渗血多,肠管暴露时间长,易污染;术后腹腔内引流管的长时间置入,引流不畅;术后患者活动晚、活动少,多次腹腔内温热灌注化疗,术后放疗等均可引发粘连,造成肠梗阻;麻醉和止痛药物应用与粘连梗阻也有一定关系。

单纯性粘连性肠梗阻可先行非手术疗法,梗阻发作后如早期治疗,病情多可缓解。治疗期间应密切观察患者的症状和体征变化,如治疗期间症状逐渐加重,应进行手术探查。但在手术时机的选择上,看法尚不一致。以往常认为粘连性肠梗阻不宜手术,认为术后仍有粘连,仍可发生肠梗阻,其实是将粘连和梗阻混为一谈。目前可以认为,对于反复发作、影响正常生活和工作的肠梗阻,必定有器质性的问题存在,应进行手术治疗,不要等到肠管绞窄才决定手术。肠管间的粘连可能简单到只有一条索带,也可能是全腹腔广泛致密的粘连。因此,在手术前应进行必要的包括患者内稳态的调整和手术组技术和物质条件等各方面的准备。为了防止粘连性肠梗阻手术后复发,可采取肠排列的方法,使肠襻呈有序排列、黏着。Noble 法(将肠管与肠管,系膜系膜间缝合固定)已被淘汰,取而代之的是 White 法,即用 Miller-Abott 管自上部空肠造口放入肠管内,一直送至盲肠,待肠襻间粘连形成固定后再拔除,达到永久性排列固定的效果。但由于空肠造口与腹壁吊置处容易成角,并且导管引出肠腔处需缝隧道,从而形成局部狭窄等原因,可以切除阑尾,从阑尾残端向近端小肠插管排列。对阑尾已切除的患者,可切开盲肠插管。排列管放置 7～10 天即可拔除。拔管前先经排列管注入 50ml 液体石蜡,30 分钟以后可十分顺利地拔管,并避免肠套叠的发生。

粘连性肠梗阻重在预防,预防措施包括减少组织缺血、保护肠管,减轻损伤,手术结束时用大量生理盐水冲洗腹腔,去除异物、血块和其他污染物等。

非肿瘤性肠梗阻还与肠扭转和内疝有关。若结肠造口处结肠方位放置不当,可引发肠扭转。内疝引起肠梗阻多见于直肠癌 Miles 术后,腹壁造口处缝闭不良或术后患者过早半坐卧位或坐位,小肠在重力作用下使盆腔腹膜裂开形成腹内疝,也可与盆腔腹膜缝合处粘连成角而发生梗阻。此外,会阴部伤口一期缝合,骶前放置引流管术后持续行负压吸引引流,易吸引活动度较大的回肠突破盆腔腹膜而形成内疝,甚至可引起嵌顿导致小肠坏死穿孔。

## 八、切口裂开

切口裂开多见于腹部切口,发生率 0.3%～3.5%。正中切口和旁正中切口较横、斜切口多见。切口裂开为一严重并发症,死亡率约 15%。

（一）原因

1. 全身因素　年老体弱、营养障碍、过度肥胖或消瘦,或伴有肾病、糖尿病、黄疸、贫血或脱水的患者;营养不良,低蛋白血症的患者,组织再生能力弱,愈合力低,容易发生切口裂开。

2. 手术操作　缝合过密、过疏或缝线太紧、太松,缝针太浅,致组织缺血、撕裂或组织间有空隙致腹腔内组织外突。缝合不严密,形成无效腔;缝合打结过紧,割裂组织;缝线过细发生断裂;切口皮肤对合不准,边缘内翻,影响愈合。

3. 术中操作　切口保护欠佳,污染严重致切口内残留有致病菌,形成毒素致切口愈合不良而裂开。

4. 腹内压增加　术后严重腹胀、呃逆、咳嗽、呕吐、喷嚏、急性胃扩张或患者躁动、挣扎,可使腹腔内压力突然增加而发生切口裂开。

5. 不合理地应用电刀　使组织变性坏死,尤其对肥胖患者,易致脂肪液化进而致切口裂开。

（二）处理

1. 术前应尽可能纠正贫血、低蛋白血症,妥善处理并存疾病,合理应用抗生素以防止切口感染。合理选择手术切口,术中注意无菌操作,防止切口污染。手术操作仔细,止血完善,防止形成切口血肿,组织缝合严密,避免结扎过紧。引流物一般不应放在切口内,应从腹壁另行戳口引出固定。及时处理能引起腹内压增高的各种因素。对有切口裂开隐患的患者,应加作张力缝合、术后 2 周拆除、术后用腹带妥善包扎。患者咳嗽时,应取平卧位,防止腹内压因膈肌突然下降而猛然增加,并用手在切口两侧按压保护。

2. 对完全裂开的切口,应以无菌敷料或无菌巾覆盖在脱出的肠管或网膜上,也可以无菌小碗扣在上面,外面以敷带包扎以减少污染。安慰患者,必要时注射哌替啶或吗啡,然后送手术室处理。经麻醉腹肌松弛后,用温生理盐水充分洗净脱出的内脏,还纳回腹腔。切口组织水肿、损伤不重者可重新分层缝合,并加作腹膜外全层张力缝合。对水肿、损伤严重者、可用粗丝线或金属线行腹壁全层间断缝合,再间断缝合皮肤。创缘组织常不必切除,有利于创口的愈合。对较大的不完全切口裂开,肠管嵌夹在切口中难以还纳者,因可发生肠管梗阻甚至绞窄坏死,也应分开皮肤、还纳内脏后,缝合腹壁。

3. 范围较小的不完全裂开或小的全层裂开,切口内无内脏嵌夹者,可用大蝶形胶布拉紧切口两侧,外面再以腹带绑紧,也能得到愈合。由切口感染引起的裂开,因肠管已和切口边缘粘连而不会脱出,可用油纱布松松地塞在创口内,外用蝶形胶布拉紧创缘,定时更换敷料,以待创口肉芽愈合,或在肉芽形成后,二期缝合创口。非手术疗法处理的切口裂开,日后切口疝的发生率可达 32%,需再次手术修补切口疝。

4. 加强营养支持,应用抗菌药物,胃肠减压,并治疗消除导致腹内压增高的因素,以防止切口再次裂开。

**(三) 预防**

1. 如术前补充营养,纠正电解质紊乱,戒烟。

2. 有污染的切口,术前预防性地应用抗生素防止切口感染。

3. 合理使用电刀,电切、电凝不可混用,杜绝电凝切开组织,功率不可过大。

4. 在完善的麻醉下手术,缝合切口,松紧、疏密、缝针深浅要适宜,腹壁严密止血,对肥胖有污染切口可视情况皮下置引流片。

5. 理想的镇痛,有效的胃肠减压,咳嗽时切口保护,腹带的有效固定,适当下床活动,促进肠蠕动,早日排气,保持大便通畅。

## 九、会阴部切口延迟愈合

**(一) 原因**

1. 年老体弱、营养不良、过度肥胖或消瘦,或伴有糖尿病、低蛋白血症的患者,容易发生切口延迟愈合。

2. 会阴部创口不缝合者,术后需长时间换药,因腔隙大,愈合时间长,容易继发切口感染。

3. 更换敷料时填塞物不当,形成内腔大,外口小造成引流不畅。

4. 术中止血不完善导致创面出血。

5. 残留不吸收缝线线头,甚至腔内残留异物(棉球、纱布条之类),导致长期不愈合或形成慢性窦道。

6. 会阴部切口一期缝合者,如术后会阴部切口感染,切口裂开;或因术中止血不完善或结扎线滑脱、骶前间隙渗血,形成血肿,积液继发感染。

7. 骶前间隙负压引流管拔出过早,加之切口深在,引流不畅,形成慢性窦道。

**(二) 处理**

1. 改善全身营养状况,对老年营养不良、贫血患者尤为重要。能进食者应高营养、高维生素饮食;不能进食者应用静脉营养支持(TPN),必要时给予新鲜血浆及白蛋白等。

2. 经腹会阴直肠切除皆用盆底腹膜与会阴部切口一期缝合,骶前间隙负压引流,术后会阴部切口延迟愈合者少见。

3. 伤口延迟愈合或有窦道,须扩大创口,清除坏死组织和异物。

4. 可用刺激性强烈的药纱布换药,促进肉芽组织生长。

5. 选用适宜的去腐生肌的外用中药治疗,如生肌散。

**(三) 预防**

1. 改善全身营养状况,针对病因,完善术前肠道准备,合理应用抗生素。

2. 术中彻底完善止血,分离时避免损伤结直肠与癌病变残留。

3. 用庆大霉素与甲硝唑 2000ml 冲洗盆腔,减少感染机会。

4. 于骶前腔隙适当位置放置负压引流管,术后尽量早用负压吸引,防止形成积液。

# 第二节　肛门手术后并发症的处理

任何手术都会产生不同的并发症,肛门部手术由于肛门、直肠及其周围组织的牵拉和损伤可致术后各种并发症。了解并发症的原因,及时采取中西医结合治疗是十分必要的。

## 一、术后疼痛

疼痛是肛肠病术后主要的反应之一。其疼痛的程度往往与手术部位和创伤的大小有关。大肠手术一般在术后 48 小时内肠蠕动不规则,患者除感到切口疼痛外还可有腹内疼痛,有时为窜痛,属内脏神经痛。当蠕动的肠段影响到切口时,则疼痛可能加重。48～72 小时后,肠蠕动恢复正常,开始排气,内脏神经痛可逐渐消失。故其术后疼痛常不剧烈。肛门直肠疾病由于解剖等一些因素的影响,往往在术后出现较剧烈的疼痛,而且持续时间较长。

### (一) 原因

1. 解剖因素　齿状线以下的肛管组织由脊神经支配,感觉十分敏锐,受到手术刺激后可产生剧烈疼痛,甚至可引起肛门括约肌痉挛,导致肛门局部血液循环受阻,引起局部缺血而使疼痛加重。

2. 排便刺激　由于手术切除了病变组织,形成创面,加之患者的恐惧心理和手术刺激,使肛管经常处于收缩状态,因而排便时的刺激可引发撕伤性的剧痛。此种疼痛又可加剧患者的恐惧心理,可使肛门括约肌在排便后长时间处于收缩状态,而致排便后的疼痛加剧。

3. 手术因素　肛门直肠手术时,损伤或创伤齿状线以下的肛管组织,如混合痔外剥内扎术,外痔切口低于齿状线,误将齿状线以下组织同内痔一并结扎,或内痔注射术,注射部位不正确等均可引起疼痛,术中钳夹、结扎括约肌,括约肌损伤后引起淤血、水肿,导致痉挛性疼痛。手术时对肛门皮肤损伤过重,牵拉组织过多也可引起疼痛。

4. 麻醉因素　麻醉不完全或麻醉作用消失后,肛门直肠的末梢神经受到刺激即可产生疼痛。

5. 其他反应或并发症影响　手术切口感染、肛门皮肤水肿、便秘、异物刺激等,可引起患者肛门直肠疼痛。此外,排尿障碍等并发症均可加重疼痛。肛门直肠术伤面愈合后形成瘢痕,瘢痕挛缩压迫神经末梢而引起疼痛。

总之,术后疼痛的因素除与肛门区感觉敏锐等上述因素有直接关系外,患者的精神状况、耐受程度、术中麻醉方式的适当与否、病变范围大小、损伤的轻重等均有一定影响。

### (二) 处理

手术后轻微的伤口疼痛一般不需治疗处理,若疼痛较为剧烈,应根据不同情况分别作出如下处理:

1. 手术后疼痛

(1) 应用镇痛药物:术后可根据疼痛的轻重缓急酌情给予镇痛药物。一般可服索米痛片、布洛芬缓释胶囊、洛芬待因等;疼痛较重时可服盐酸曲马多或肌注哌替啶等,也可应用硫酸吗啡栓纳肛。夜晚因疼痛重影响睡眠时,除用止痛剂外还可配合应用镇静安眠药物,如可给予哌替啶 50mg、异丙嗪 25mg,肌注。

(2) 针刺镇痛:镇痛迅速,无副作用。针刺时应注意手法的运用,一般用强刺激法,至疼痛减轻或消失时再予留针 10～15 分钟。取穴:承山、气衡、长强、八髎等。亦可应用耳针,在耳廓上找出反应点,用毫针刺激后再埋皮内针固定。平日可随时按压埋针处,以减轻疼痛。亦可以 0.5%～1% 普鲁卡因 10～20ml 行长强或承山穴封闭止痛。

2. 炎性疼痛　凡病变范围广泛,损伤较重或伴有炎性肿胀等现象者,采用中药镇痛效果较好,特别对术后肛缘肿胀所致疼痛效果尤佳。可用清热解毒、活血化瘀、消肿止痛之剂如止痛如神汤等内服或祛毒汤等煎汤熏洗、坐浴。亦可外敷九华膏、马应龙麝香痔疮膏、冲和膏等。对于感染所形成的脓肿,要及时切开排脓减压,开放引流;若系内痔脱出嵌顿,要及时复位;若系血栓形成,应在局麻下剥离摘除。每日可以用红外线、多元频谱仪进行肛门部理疗。如因肛门部伤口感染所致疼痛者,应在止痛的同时进行抗感染治疗。

3. 排便时疼痛　为了防止术后发生粪嵌塞或大便干结排出困难,术前术后均可酌情口服麻仁丸或果导片等,以减轻粪便冲击撕裂肛管伤口而引起疼痛。排便前,可用温水或中药坐浴,解除肛门括约肌痉挛,减轻粪便通过肛门时的阻力,排便后坐浴(用温水或 PP 粉坐浴),可清洁伤面以减少异物对创面的刺激。若大便干燥,排出困难,可用甘油灌肠剂灌肠,或用开塞露 2 支挤入肛内,以软化大便、减轻排便时的疼痛。

**4. 瘢痕疼痛**

（1）由于瘢痕压迫神经末梢，偶尔可引起局部轻微的针扎样疼痛，一般不需处理。

（2）频发的、明显的瘢痕疼痛，可外用瘢痕膏，局部注射透明质酸酶，或胎盘组织液，以促进瘢痕的软化吸收。

（3）中药熏洗：大黄 15g、芒硝 30g、制乳香 15g、没药 15g、桃仁 12g、红花 12g、当归 12g，水煎外洗，每日 15～20 分钟，每日 1～2 次，以软坚散结、活血化瘀、通络止痛。

（4）局部可用红外线照射，超声波治疗或中短波进行透热治疗。

（5）瘢痕挛缩、肛门狭窄致排便困难时，应切除瘢痕，松解狭窄，使粪便排出通畅。

**（三）预防**

1. 术前做好患者的思想工作，使其消除顾虑，坚定信心，与医护人员密切配合。

2. 手术时麻醉要完全，术中针对病情及患者体质，选择适当的麻醉方法。

3. 严格无菌操作，手术操作细心，动作轻柔，避免任意过度牵拉或挤压非手术区域的健康组织，尽量减少刺激和损伤。注射硬化剂或坏死剂时，切勿注入肛门括约肌内和齿状线以下的痛区；痔核结扎术时，不应结扎齿状线以下的肛管组织。肛门直肠手术，损伤肛管组织较多，或肛管平素狭窄细小者，可在手术时酌情切断内括约肌和外括约肌皮下部，以防止肛门括约肌痉挛。

4. **局部应用长效止痛剂** 此方法主要适用于肛门直肠疾病的术后止痛。如混合痔外剥内扎术、高位肛瘘切开挂线术等。可在手术结束前在局部切口周围注射适量复方亚甲蓝长效止痛注射液、高乌甲素、复方利多卡因注射液等长效止痛药物。用 5 号针头在肛门周围和切口边缘皮内均匀地点状注射，根据临床观察长效麻醉剂的注射应在创缘 0.5cm 之内，甚至创面基底部，注射较远，效果不佳。此法特点是一次用药后发挥作用时间长，避免了反复用药，且操作简便，副作用小。

5. **注意创面处理** 术后嘱患者多食香蕉等水果，或口服蜂蜜等润肠通便之品，避免大便干燥，以减轻排便对创口的刺激，以防止大便干结而引起排便疼痛。每次大便后及时坐浴熏洗，换药时动作轻柔，操作细心，药条放置合理，保持创口引流通畅。

# 二、尿潴留

尿潴留是指患者手术后由各种因素引起的排尿不畅或不能自行排尿，尿液存留于膀胱内。男性多于女性，发病率高达 52%。多发于术后当日，亦有持续几日。是临床较为常见并发症，临床可表现为：排尿不出或不畅，小腹胀满，或排尿频频，点点滴滴（慢性尿潴留）。

**（一）原因**

1. **解剖学因素** 肛门神经、会阴神经及阴茎背神经共同起源于第 2～4 骶神经前股合成的阴部神经，肛门和尿道部肌肉在会阴部有广泛的联系。因此，肛门直肠局部的手术创伤就很容易发生排尿不畅，甚至尿液潴留于膀胱。

2. **麻醉影响** 尿潴留的主要发病机制是膀胱肌收缩无力和尿道括约肌痉挛。而腰麻、骶管麻醉或硬膜外麻醉，除能阻滞阴部神经引起会阴部感觉丧失及肛门括约肌松弛外，还能同时阻滞盆内脏神经，引起膀胱平滑肌收缩无力和尿道括约肌痉挛，以致排尿不畅或不能自行排尿，这是术后早期尿潴留的主要发病原因。

3. **手术刺激** 肛门直肠手术局部麻醉不全，肛门括约肌松弛欠佳，手术操作粗暴，过度的牵拉、挤压、捻挫或损伤邻近的健康组织，或在前方结扎过多的组织，或在前方注入大量的药液，使局部组织张力过大，压迫尿道，或为术后肛门疼痛、肛门括约肌痉挛收缩，反射性地引起膀胱颈部及尿道括约肌痉挛，从而发生尿潴留。

4. **填塞敷料压迫** 肛门直肠手术后，由于压迫止血，肛门或直肠内常需要填塞一定的敷料或纱条，若填塞敷料或纱条过多，不仅可压迫尿道，直接影响排尿，而且，肛门在敷料或纱条等异物的刺激下，可反射性的引起膀胱颈部和尿道括约肌痉挛而产生尿潴留。

5. **前列腺增生** 原有慢性前列腺增生患者，常因肛门直肠的手术刺激而发生急性充血，加重前列腺增生症状，发生尿潴留。

6. **精神环境因素** 若患者术后精神极为紧张，或是由于环境的突然改变，不习惯于在床上或病房内排尿，肛门及尿道括约肌不能松弛而发生尿潴留。

7. **年老体弱** 年老体弱、气血不足之人，由于膀胱平滑肌收缩无力，加之肛门术后，局部疼痛、肛门及尿道括约肌痉挛而发生术后尿潴留。

**（二）处理**

1. 一般处理　一般肛门直肠疾病局麻术后应鼓励患者适当饮水,及时排尿,若术后 8 小时仍未排尿,小腹胀满,可给予局部热敷。若因对环境改变或体位变化而排尿困难者,可搀扶患者去厕所排尿,并让患者听流水声,以起到暗示和条件反射等诱导作用,从而达到排尿之目的。

2. 松解敷料法　若系肛门直肠内外填塞纱条敷料过多、过紧,可直接给予松动敷料或拉出纱条少许,即可缓解尿道压迫的情况以及肛门括约肌的痉挛情况,但要防止伤面渗血。

3. 针灸疗法　用针刺或隔姜灸中极、关元、气海、三阴交等穴,可帮助患者排尿。

4. 药物治疗　可用新斯的明 0.5mg 肌注,兴奋膀胱逼尿肌,以帮助排尿(适用于因麻醉药物作用而引起的尿潴留);亦可口服特拉唑嗪 1mg,拮抗 $\alpha_1$ 肾上腺素受体,改善慢性膀胱阻滞者的尿道功能和症状。中药可选用八正散、五苓散、金匮肾气丸等,或用单味鲜柳叶或干柳叶 30～60g 水煎服,或用大葱 250g、盐 200g,共捣成泥状,炒热贴敷小腹部均可。

5. 导尿术　上述治疗无效而叩诊患者膀胱充盈平脐时,或患者自觉症状明显,可行保留导尿术。保留导尿术操作步骤:①衣帽整洁,洗手,向患者讲解导尿的必要性,取得患者配合;②患者仰卧屈膝位,两腿略外展,助患者脱裤,将橡胶单、治疗单垫于臀下;③清洗消毒外阴或阴茎;④女性患者导尿时用左手分开并固定小阴唇,右手持导尿管插入尿道口 4～6cm,见有尿后再插入 1cm。男性患者导尿时用左手提起并固定阴茎,使阴茎与腹部呈 60°,右手持导尿管插入 20～22cm,见有尿后再插入 2cm;⑤导尿完毕可拔出导尿管;需保留导尿者,向尿管内注入生理盐水 10～15ml,再将尿管固定于床旁,并定时排放尿液。注意:如果患者膀胱极度充盈,则首次导尿排放尿量不应超过 600ml,以防止发生膀胱血肿。

6. 穿刺法　若因导尿技术问题或尿道狭窄或有前列腺肥大,不能插入导尿管,而膀胱又充盈较甚,患者痛苦较明显时,应及时给予膀胱穿刺进行排尿或行膀胱穿刺造瘘术,但穿刺时一定要注意无菌操作,以免继发感染。

**（三）预防**

1. 手术前向患者讲明术中及术后可能会出现的一些反应,消除患者的紧张情绪和思想顾虑,取得患者的密切合作,让患者术前适应环境,锻炼改变体位排尿。

2. 选择有效麻醉方法,麻醉要完全,使患者肛门括约肌充分松弛。

3. 术中操作要熟练,动作要轻快、细致,尽量减少不必要的组织损伤。

4. 术中止血应彻底,减少肛门直肠内填塞的敷料、纱条,否则,纱条或敷料过多,可压迫尿道引起排尿困难。

5. 对手术创面较大者,为防止肛门疼痛引起尿道括约肌痉挛,必要时可于肛门局部注射长效止痛药,减轻术后疼痛。

6. 若使用布比卡因等维持时间较长的麻药,在麻醉作用消失以前,患者应限制饮水。

7. 对于原有前列腺肥大、膀胱结石、膀胱炎、尿道炎而表现为排尿不畅者,术前应给予适当治疗,待症状好转后再进行手术。

## 三、术后大出血

术后大出血是指术后局部出血达 500ml 以上。包括渗血和动脉出血,是术后最严重的并发症。根据术后发生大出血的时间,分为原发性出血和继发性出血。前者是指出血发生在术后 24 小时内,后者是出血发生在术后 24 小时后,多发生在术后 7～12 天内。通常情况下在迅速失血量超过 800ml,占全身总血量的 20% 时,即出现失血性休克。其突出的临床表现为血压下降(小于 80/50mmHg)、脉搏加快(120 次/分钟)、脉压缩小、神志障碍、全身冷汗、尿量减少等。若一次出血量不超过 400ml 时,一般不引起全身症状。出血量超过 400～500ml,可出现全身症状,如头昏、心悸、乏力等。短期内出血量超过 1000ml 时可出现周围循环衰竭。因其病情急剧,应及时采取有效的措施。

**（一）原因**

1. 原发性出血

（1）术中止血不彻底,结扎线脱落或术中对搏动性出血点未作处理;或创面过大,渗血过多,如环状混合痔、严重的脓肿和肛瘘等由于术中损伤太大,创面渗血较多引起大出血。

（2）内痔结扎切除时,结扎不紧,或残端保留过少,结扎线滑脱导致出血。

（3）外痔剥离时切口超过齿状线以上,此处血管丰富处理不当导致出血。

（4）肾上腺素具有收缩血管的作用,术中使用肾上腺素,使血管收缩,术野清晰,而术后药物作用消失，血管扩张可出现大出血。

（5）术后当日过早离床活动或排尿、排便，丁字带过松引起大出血。

2. 继发性出血

（1）内痔结扎线术后7~12天脱落时，排便用力或剧烈活动致创面内血管断端处血栓脱落，引起大出血。

（2）内痔缝扎时，缝针过深、过高伤及血管、肌层和正常黏膜、脱落时引起出血。

（3）局部检查方法不当、换药粗暴，或指诊、肛门镜检查、扩肛时使用暴力，损伤正常组织，或过早强拉结扎线造成组织损伤等。

（4）局部感染、组织发生化脓感染、坏死，使局部组织和其下的血管损伤破裂，引起大出血。

（5）注射硬化剂时操作不当，药物浓度过高，剂量过大，注射过深或过浅，药物分布不匀，都能引起组织大面积坏死，诱发出血。

（6）高血压及动脉粥样硬化症使血管压力增高引起出血。门脉系统高压如肝硬化等，使门静脉系统回流障碍，压力升高导致出血。血液系统疾病如血友病、白血病、再生障碍性贫血等，因凝血机制障碍而出血。

**（二）处理**

若大量出血多不能自然止血，必须立即采用止血措施。

1. 用云南白药撒敷到创面或用吸收性明胶海绵压迫止血。内服或肌注止血剂如肾上腺色腙（卡巴克洛）、维生素K等，都不易止血。

2. 对术后创面出血或明确的止血点，必须在麻醉下缝扎止血，重新结扎出血点。

3. 对术后出血点不明确或广泛出血时，可采用纱布压迫、气囊压迫止血。

纱布卷压迫止血：取中空硬胶管或粗肛管，长10cm左右，外裹凡士林纱布块多层，卷粗些，直径约3cm，外层涂一层凡士林油或消炎膏，缓慢放入外科肛管，也可用两叶肛门镜扩肛下置入创面上。为防止纱布卷滑入直肠腔，可将纱布卷和胶管用丝线缝合一针，并固定缝在外敷纱布块上。借胶管观察是否继续出血而流出肛外纱布上，但肠腔积血不可能一次排净，仍有陈旧性暗红色血水和小凝血块排出无妨，如尚有新鲜血液流出，则应密切观察。

4. 对于痔核脱落时期引起的继发性出血，组织脆弱，不易缝扎止血。可在出血创面上部痔动脉区及周围黏膜下注射1:1消痔灵2~3ml硬化止血，加

上纱布卷压迫止血，在此基础上应用全身性止血药和抗感染治疗。

5. 因感染导致出血者应及时给予大剂量抗生素以有效地控制炎症，同时应卧床休息，控制排便，利于创面的修复。

6. 出血量较大、血压下降者，应及时补充血容量，保持水、电解质平衡。

7. 若出现失血性休克，须紧急抢救，主要包括补充血容量和积极治疗原发病、制止出血两个方面，其措施如下：

（1）一般急救措施：①体位：嘱患者去枕平卧或双下肢抬高20°，增加下肢静脉回心血量，就地抢救，不宜搬动；②吸氧：保持呼吸道通畅，鼻导管或面罩间断吸氧；③尽早建立静脉输液通路。

（2）补充血容量（扩容）：可根据血压和脉率的变化来估计失血量。首先，可经静脉快速滴注5%葡萄糖或糖盐水、生理盐水和林格液。并加入维生素C 2.5~5.0g，氨甲苯酸0.3~0.4g和抗生素，45分钟内输入1000~2000ml。再补充胶体如706代血浆、低分子右旋糖酐，尽快补充有效循环血容量，改善组织血液灌注。

（3）血管活性药物：如休克在迅速补充血容量后仍不见好转时可考虑用血管活性药物。一般多巴胺剂量为100~200mg加间羟胺20~40mg于5%葡萄糖溶液500ml中静滴，每分钟20~30滴，收缩压维持在90mmHg即可。

（4）纠正酸中毒：血气分析结果，若pH<7.3，补充5%的碳酸氢钠100~200ml。

（5）输血：不贫血的成人，1000ml以内的失血可不输血，代之以失血量3~4倍的平衡液或相当于失血量代血浆溶液。若失血量多继续有大出血，上述治疗不能维持循环容量时，可输血（全血或浓缩红细胞）。

（6）止血：在补充血容量的同时如继续出血，难以保持血容量稳定，所以休克也不易纠正。应在保持血容量的同时，在麻醉下结扎出血点。

总之，对大出血伴有休克者应在局部止血的同时迅速抢救休克，一定要边止血边抗休克，愈早愈好。不能等待纠正休克后再去止血，徒劳无功。

**（三）预防**

1. 术前必须详细了解病史，进行全面的体格检查。有凝血功能障碍及有出血倾向者，应给予治疗，等凝血功能恢复，疾病得到控制后再进行手术。

2. 术中止血应彻底，特别是术中使用肾上腺素

时尤应注意。术中对体积较大的痔核应缝合结扎，对搏动明显的痔上动脉也应缝扎。

3. 术后换药检查要轻柔，切忌使用暴力，同时应尽量减少检查次数。在痔核脱落期间，尽量减少剧烈活动，给一些润肠通便药物，防止大便干燥避免做肛镜检查等。

## 四、粪便嵌塞

便秘是肛门直肠术后常见的并发症，肛肠疾病术后，患者便意减弱，加之环境的改变、饮食的改变，术后可能出现便秘，如不及时处理，干硬的粪便就可能撑裂或擦破伤口而引起出血，或增加感染的机会，引起局部疼痛，影响伤口愈合。另外，粪便在直肠存留，可影响血液及淋巴回流，诱发或加重肛缘水肿，存留时间较长时还可发生粪便嵌塞，甚至引起宿便性溃疡。临床主要表现：大便干燥、排便困难、排便时间延长，甚至出现粪便嵌塞。积极治疗有利于伤口恢复和防止伤口感染和出血。

### （一）病因

1. 麻醉反应、伤口疼痛、卧床及腹胀等原因致食欲缺乏，少渣流质饮食，食物中纤维素含量少，肠道蠕动减弱。

2. 术后肛门直肠神经末梢因受到损伤等刺激而引起疼痛，致使肛门括约肌痉挛，造成排便困难。

3. 恐惧排便，延长排便间歇时间，致粪便水分被吸收过多。

4. 手术中过多损伤齿状线附近组织，使排便反射破坏或降低。

5. 术后卧床时间过长，肠蠕动减慢。

6. 患者或因年老体弱，气血不足，或因手术损伤，气随血耗，排便无力，使粪便在肠内停留过久，肠燥便结，不易排出。

7. 使用阿片酊类抑制肠道蠕动的药物，或使用解热镇痛药汗出过多，肠内水分减少。

8. 术前行钡剂灌肠，钡剂没有完全排出而手术。

9. 既往有便秘病史。

### （二）处理

1. 有便秘病史者，术后酌情应用麻仁滋脾丸、麻仁润肠丸、番泻叶等通便药物。

2. 中药辨证论治。

3. 经上述治疗大便仍不能排出者可用开塞露或液状石蜡 40~60ml，或 50% 甘油 40~60ml，或肥皂水 100ml 灌肠。

4. 若术后第 4 天仍无排便者，可以用温生理盐水 500~1000ml 灌肠。

5. 术后 3~4 天无排便者，应行直肠指诊检查，如发现有粪便嵌塞者，应及时将粪块捣碎，取出肛外，然后行灌肠处理。

6. 术后肛门下坠，便意频繁者应进行肛管直肠指诊检查，明确粪便嵌塞的程度。

7. 如大量质硬或黏滞粪便嵌塞，需戴手套后将大便捣碎掏出。然后应用开塞露或甘油灌肠剂灌肠，将残留粪便排出。

8. 对大便干燥者可口服润肠通便药物，或针对患者的不同情况辨证施治应用中药治疗，如热结肠燥者可用大承气汤，气虚便秘者可应用补中益气汤。防止再次发生粪便嵌塞。

### （三）预防

1. 患者第一次排便前晚，服用润肠通便药物以助排便，如麻仁丸、液状石蜡等，必要时可外用开塞露助第一次大便的排出。

2. 多吃含纤维丰富的蔬菜水果。

3. 适当活动以增加肠蠕动，并指导患者养成良好的排便习惯。

4. 术前有便秘者，手术后当晚起服用润肠通便药物，如麻仁滋脾丸、麻仁润肠丸、槐角丸、番泻叶等药物，以防止粪便壅滞嵌塞于直肠。

5. 肛门疼痛明显者可于便前温水坐浴，疼痛缓解后再行排便。

## 五、肛缘水肿

肛缘水肿是指肛肠手术后切缘皮肤出现水肿、充血、隆起或肿胀疼痛的症状。一般分为充血性水肿（切口创缘局部循环障碍，血管渗透压增加，淋巴回流障碍，组织内渗压大而引起的水肿）和炎性水肿（切缘创面感染引起水肿），两者常同时存在，相互渗透形成肛缘水肿。

### （一）原因

1. 术前准备不充分　肛肠病术前肛门部位炎症未完全消退，术前肛门及痔核周围已出现了明显水肿，多见于血栓性外痔、炎性外痔及嵌顿痔炎症未完全控制而仓促手术者，术后炎症加重，形成炎性水肿。

2. 手术操作不当，创缘循环障碍　由于手术使创缘局部原有的静脉、淋巴循环通路被破坏，或者创面压迫过紧,局部循环受阻,组织液滞留。

(1) 外痔切口选择不当,皮瓣对合欠佳,特别是曲张静脉组织及血栓剥离不彻底。由肛门部血管破损导致皮下出血,术后也易形成水肿。由于残留的痔组织内静脉与淋巴网被破坏,静脉与淋巴回流障碍,引起水肿。这种情况多发生于被保留的皮桥处及内痔结扎而外痔不作处理时的外痔处。内痔注射位置过低等,致肛门部淋巴液、血液回流受阻而成水肿。

(2) 切口引流差:常见于混合痔切除术后,齿状线上缝合结扎过多,而齿状线外又无充分引流创面,向外开放的 V 形创面太小,导致局部循环障碍。

(3) 缝合张力较大:如皮肤切除过多,保留皮桥宽度小,缝合时切口张力势必较大,导致肛门部皮肤与皮下组织受牵拉压迫,影响淋巴与静脉回流,而形成水肿。

(4) 内括约肌痉挛:术前内括约肌痉挛或肛管压力较大,术中不作处理,术后肛门疼痛,又可刺激神经末梢引起内括约肌痉挛,加重水肿的产生。

(5) 皮桥移动度过大:为了将皮桥下痔核切除干净,术中潜行切除皮桥下痔组织,导致皮桥呈悬空状态,这种皮桥在排便等时易受到挤压、扭曲、擦伤并进而引起水肿。

(6) 肛门结构较严重地破坏:有范围较大的肛周脓肿及肛瘘,手术导致肛管缺损较大,缺损处压力失衡,容易为周围组织尤其是痔组织挤向该缺损中,引起水肿。

(7) 手术时间过长与术中牵拉过多:手术时间过长与局部组织受钳夹、牵拉过多,局部受损伤程度也相对加重,受感染的机会也相对增大,故术后易发生水肿。

3. 术后处理不当

(1) 术后敷料压迫过紧,麻醉消失后肛门皮肤与皮桥不能回复到正常位置,导致肛管皮肤或皮桥嵌顿于肛门口,静脉与淋巴回流障碍,形成水肿。

(2) 术后过早地蹲厕大便或大便干燥,大便困难,导致皮桥受挤压、牵拉引起肛门部淤血,或者临厕努挣致肛门部静脉回流受阻而成水肿。

(3) 术后因惧怕疼痛,不能正常排便,粪便积滞压迫血管,使静脉、淋巴回流受阻造成水肿。

(4) 术后伤口感染引起肛门部组织炎变:手术切口感染,多因肛门部手术消毒不严格,术中不遵守无菌操作原则,或术后处理不适当,致切口感染,引起炎症性水肿。

4. 解剖方面的原因　临床上有的患者肛管组织甚至整个盆底下移,肛管上皮向下外移位(肛门括约肌结构仍不变),齿状线已下移到肛门缘位置。这种患者不管术中如何处理,术后水肿发生率特别高,甚至难以避免。

5. 麻醉原因　在局麻中,局麻药物注射过浅,又过分集中,使药液潴留于皮下组织间隙而发生水肿。

(二) 处理

1. 内治法　以清热解毒、利湿、活血化瘀为治疗原则。常用止痛如神汤和凉血地黄汤加减。常用药有黄柏、黄芩、苍术、虎杖、金银花、生地、丹皮、赤芍、枳壳、荆芥等。

2. 外治法

(1) 熏洗坐浴:应用苦参汤或祛毒汤熏洗坐浴。

(2) 药物湿敷:局部可用硫酸镁 30～60g,加开水 200～500ml 溶化后,湿敷患处,每日 2～3 次,每次 10 分钟。

(3) 油膏外敷:患处外敷黄连膏、MEBO 膏、马应龙痔疮膏等,合并感染者可外敷金黄膏。

(4) 理疗法:采用低功率激光、红外线、微波等照射、频谱治疗等,对消除痔术后水肿亦有较好的效果。

3. 手术治疗　对经上述处理而水肿不消者,必要时可在局麻下行修剪切除术。伴有血栓形成时,应及时切开,摘除血栓,促进愈合。若有脓肿形成者,应及时切开排脓,防止感染扩散。

4. 其他　若属于敷料压迫过紧,影响局部血液、淋巴循环而致淤血性水肿,可适当松动敷料,减轻局部压力,促进血液、淋巴的回流。感染引起的炎性水肿,可选用适当抗生素。

(三) 预防

1. 注意麻醉方法　注射局部麻醉药时,浸润要均匀,不要在一处皮下大量注入,避免注射过浅及药物过于集中,或选用骶麻、腰麻等其他麻醉方法。

2. 选用正确的手术方法

(1) 要正确处理混合痔的外痔部分,切口呈放射状,皮瓣要对合整齐,外痔静脉丛要进行剥离。尽量彻底剥离干净痔组织,尤其是曲张静脉组织要彻底切除,对皮桥下的痔组织可将其潜行剥离切除。对小血栓多而散在者应尽量将小血栓剥离干净。

(2) 做好皮肤与皮桥复位:手术结束时要将肛管皮肤与皮桥皮肤理平,推回到肛管内,尽量少在肛管内填压过多吸收性明胶海绵与纱布等。只要止血彻底,在肛管内放置一条油纱布即可。

(3) 低张力缝合:保留足够的皮桥数量及宽度,如果缝合创面,要对创缘皮肤作适当分离,以减低张力。

(4) 选择性松解内括约肌:对内括约肌痉挛或肛管压力较高的患者,术中要注意松解内括约肌头。

(5) 固定好皮桥:对皮桥移动度较大的患者,可用针线固定 1~2 针。肛管皮桥或黏膜桥下移明显者,可向上缝吊 1 针。

(6) 注意保持肛门形态完整:对肛瘘、脓肿范围较大者,手术时注意尽量减少组织的损伤以免留下较大缺损,并尽量将伴随的痔核等切除干净。

(7) 内痔注射药物要注射在齿状线以上。

(8) 手术中要注意无菌操作,并减少牵拉,缩短手术时间。

3. 及时正确的术后处理

(1) 大小便困难者,应及时做好润肠、软化大便和通利小便等措施,否则蹲厕过久可发生水肿。

(2) 术后适当使用抗生素,做好坐浴、清洗、换药工作。采用清热凉血利湿、解毒消肿的中药内服或外用,可减低术后水肿的发生。

(3) 术后经注射或结扎的内痔一旦脱出,要及时还纳,防止嵌顿发生水肿。

## 六、术后发热

肛肠病以手术或其他疗法治疗后,患者体温升高,称术后发热。发热是一种防御性反应,但高热可引起并发症。如术后近期内发热,体温在 37.5~38℃,白细胞计数正常或略有升高,且时间多在 1~3 日内,常为手术损伤或药物影响所致,临床可称为吸收热。一般不需处理,可自行退热。个别患者术后当日或 1~2 日内,出现高热,体温 38℃以上,一般并非感染,可能为外感,应查白细胞计数,以便区分。如术后感染所致发热,一般体温较高,可逐渐升至 38℃以上,也可突然高热,发生时间多在术后 3 日以后,如不及时处理,其持续时间较长,且热势可逐渐增重,应引起重视。

(一) 原因

1. 手术损伤、异物刺激　由于手术切割等可使术区部分组织细胞死亡,死亡之细胞术后渐被机体吸收,可出现发热;术中异物存留,如高位肛瘘挂线、内痔结扎等,局部因异物刺激,可致术后发热。另外,肛瘘等手术未彻底清除的残留坏死组织的吸收

也可引起术后发热。

2. 药物反应　如内痔插枯痔钉、注射各种药物,直肠脱垂注射明矾或其他药液后,有时可引起发热。

3. 感染　轻度感染可无发热。感染重时,由于毒素的吸收,可致发热。

4. 合并其他疾病　如术后感冒、上呼吸道感染、尿路感染等。

(二) 处理

1. 手术后吸收热　一般不需特殊处理,几日后发热可自行消退。如体温虽不超过 38℃,但自觉症状较重,或体温超过 38℃或合并外感时,可用解热镇痛药如安痛定(阿尼利定)、对乙酰氨基酚等。如突然高热可肌注安痛定,每次 2ml。中药解表剂对术后吸收热尤其合并外感时,效果较好。可服银翘散、桑菊饮等。

2. 感染发热　可用抗生素等抗菌药治疗,或服清热解毒和清热利湿剂。感染局部也要作必要清创处理。如持续发热,体温升高明显或体温波动较大,伴随出现伤口疼痛,肛门部坠胀感明显,应考虑伤口感染或脓腔处理不彻底,应仔细检查伤口并及时清创引流,积极控制感染灶。并可于处理感染灶后,给予抗生素控制感染,防止病情进一步加重。

消痔灵注射术后,如果肛门坠胀感明显,体温升高,注射部位黏膜色泽改变,或局部先出现硬结,进而转变为黏膜下波动感,应考虑局部黏膜坏死继发感染,可予甲硝唑保留灌肠,并控制全身感染,如不能控制症状,应考虑手术治疗,使黏膜下感染得到适当的引流,进而使症状得到控制。

(三) 预防

1. 术前如有发热,应查明原因,积极治疗,待体温正常后再行手术。

2. 严格无菌操作,术后注意创腔引流。

3. 术前、术后应用抗生素预防感染。

## 七、继发感染

虽然肛肠科基本手术都是在污染区进行的,但术后感染发生并不常见。这主要是由于术后伤口多为开放伤口,引流情况较好,伤口不易积存容易导致感染的污物。同时,由于采用术后坐浴治疗,避免了大部分皮肤问题(蜂窝织炎、脓肿等)。肛门病术后感染大都是在对肛门、直肠和结肠疾病实施手术或治疗时引起的继发感染。原有的感染如肛周脓肿等

不属此范围。

**（一）原因**

1. 手术或异物造成肛窦损伤而引起肛窦炎，并可沿肛腺管和肛腺体蔓延。

2. 创口处理不当，如留有无效腔或止血不彻底而形成皮下血肿等继发感染。

3. 创面部引流不畅，积液、积脓。

4. 损伤或结扎较大血管，影响局部血供。

5. 因消毒不严，细菌随药品和器械进入组织。

6. 年老体弱患者，因本身抵抗力差，也易感染。

7. 无菌观念不强，消毒不严。

8. 操作粗暴，组织损伤多，创面粗糙。

9. 术后护理不当，创面换药错误，创面污染。

10. 年老体弱或糖尿病患者，易引起伤口感染。

11. 局部伤口缝合，未及时拆线，或局部粪便污染导致缝合局部感染。

12. 伤口粪便污染未及时处理。

**（二）处理**

1. 局部出现红、肿、热、痛等感染征象时应及时处理，可外敷金黄散或黄连软膏，缝合的伤口可作间断拆线。

2. 脓肿已成者，应及时切开引流，防止感染扩散。

3. 有桥行愈合或引流不畅者，应及时敞开，填入纱条引流，防止假愈合。

4. 因感染继发大出血者，在止血的同时，应控制感染，促进创面修复。

5. 应用抗生素为防止感染扩散，对患者作全身性抗感染治疗。

6. 中药熏洗。

7. 筋膜以下的严重感染应及早扩创，多切口引流减压。对有窦道形成的应做利于引流的8字切口，同时清除肉芽组织。对少数的特异性感染：大胆扩创，清创彻底。

**（三）预防**

伤口感染的形成是一个由量变到质变的过程，即由轻度沾染→污染→感染三种不同程度。伤口感染的预防首先要防止伤口受污染，还应争取使轻度沾染者向清洁转变，加速伤口愈合。

1. 手术前准备需充分，尽量清除会阴部异物颗粒、油垢、细菌等。

2. 手术时，应严格遵守无菌操作规则，彻底消毒手术部位及周围皮肤。如作内痔注射时必须在每次进针前进行消毒。

3. 手术要细致，尽量减少患者组织损伤。皮瓣

对合应整齐，缝合不留无效腔，一般不做分层缝合，引流口应通畅。

4. 对潜行切断（如肛裂侧切等）的术式，应注意止血，防止形成皮下或深层组织的血肿。

5. 患者每天便后及时坐浴熏洗；换药时，要注意患者创面清洁，肛瘘换药要保持引流通畅，使肉芽从基底部向上生长，防止皮瓣桥形愈合。

6. 对手术损伤较重、年老体弱、气血不足的患者，术后可内服中药黄连解毒汤、五味消毒饮、仙方活命饮等，以清热解毒，预防感染；服用补中益气汤、四物汤等方加减，以益气养血扶正，增强机体抗病力，必要时可给予全身支持。

7. 抗生素的预防用药　口服甲硝唑0.2g每日3次，或术前一天起肌注或静脉滴注抗生素每日2次至术后3日。

## 八、创口延迟愈合

常见肛肠手术切口愈合时间平均为15天，严重的混合痔一般不超过4周，术后大部分伤口在5~6周内愈合，几乎所有伤口都在3个月内愈合。肛瘘复杂，创口本身大而深，生长缓慢是正常的。肛门直肠血运丰富，且抗感染能力较强，一般创口愈合良好，但临床上仍会有一些因素会导致创口愈合延迟。

**（一）原因**

1. 患者体质虚弱，营养不良，或有其他慢性疾病，如糖尿病、血液病、结核病、过敏体质等。

2. 手术切除皮肤太多，中间保留皮肤不够，肛管扩张功能不良，影响伤口愈合。

3. 术中切除皮肤过少，伤口中间保留皮肤太多，伤口对合不好，形成结节。

4. 肉芽组织过生或水肿，影响愈合。

5. 术时不仔细，未找到内口或内口处理不当，瘘管残留。

6. 伤口深部留有空腔，引流不畅形成窦道。

7. 引流不畅，创缘内翻。

8. 异物遗留（如线头、布类、鱼刺、敷料、过多凡士林残留等）。

9. 换药不当，处理欠及时，造成伤口粘连、假道形成，甚至伤口感染。

10. 有溃疡性结肠炎或克罗恩病存在。

**（二）处理**

如果伤口生长缓慢，首先应仔细进行检查，找出原因。如为手术处理不当，可再次手术，切开肛瘘支

管道,处理内口。如为肉芽组织水肿,可用高渗盐水湿敷或采用祛腐生肌中药外敷,无效时应予以剪除,出现桥形愈合应及时剪开,皮缘内翻应予修剪。如感染形成脓肿者,应及时切开引流。术后可配合使用理疗促进伤口局部循环,腐肉较多时,可使用红粉纱条祛腐生新。上皮组织生长缓慢的,可在局部使用珍珠粉等药物,促进上皮生长,加速组织修复。

（三）预防

预防术后伤口愈合缓慢,首先在术前应明确患者是否有其他慢性疾病,如果有,应适当控制后再行手术。手术时,应根据不同病情选择适当的切口,避免切除过多皮肤而致切口过大。肛瘘或脓肿手术时,还应仔细寻找原发口,明确瘘管的形态和走向,切忌人为造成"内口"。对内口和所有管道都要正确处理,使引流通畅。换药时应注意伤口情况,及时清除伤口内异物,发现问题及时处理,确保伤口从基底部向外生长。

## 九、肛管皮肤缺损

肛管皮肤缺损可以导致感觉性肛门失禁及直肠黏膜脱出,外翻的黏膜可分泌黏液,产生皮肤刺激和肛门瘙痒,外翻的黏膜还可以发生糜烂和出血等。

（一）原因

1. 肛管皮肤缺损不是一个单独疾病,而是痔瘘术后,特别是环痔切除术后,造成的一种手术后遗症。

2. 术中切除皮肤过多,或切口太低,切除了Parks 韧带,由于肛管上皮缺损,可牵拉直肠黏膜翻于肛门外面。

3. 肛管直肠外伤。

4. 因治疗目的在肛管周围注射或涂抹的药物剂量过大,造成肛管皮肤损伤。

5. 肛周感染如皮肤坏疽、坏死性筋膜炎等造成肛管皮肤缺损。

（二）治疗

1. 较小的皮肤缺损可以通过坐浴、换药而自行修复。

2. 较大的皮肤缺损出现黏膜外翻、脱垂,或出现肛门狭窄、肛门失禁者,需手术治疗。采用肛门部皮肤移植术,肛管成形术,来修补肛管上皮的缺损,治愈黏膜外翻,对于缺损部的黏膜脱出,可用硬化剂消痔灵黏膜下注射。皮肤缺损区以 S 形皮片肛管成形术。

（三）预防

1. 痔手术时应注意保留皮桥,两处创面间保留

的皮肤应在 2mm 以上。肛管皮肤切除不得超过 3/5。

2. 避免在肛管周围注射或涂抹浓度过高、剂量过大的药物,以免皮肤化学性损伤。

## 十、晕厥

晕厥是突然发生的大脑组织一过性供血不足所引起的短暂意识丧失。主要表现为意识丧失,面色苍白,重者抽搐,心率快,血压低等。在肛肠手术后,由于种种不良因素的刺激,某些患者发生晕厥。虽多为一过性的,常不需特殊处理即可恢复,但因其发生时可导致意外伤害,故急需积极防治。

（一）原因

1. 血管抑制性晕厥常因手术刺激所引起的疼痛、恐惧、受惊、情绪紧张等因素诱发。通过反射而产生广泛的周围小血管扩张,血压显著下降,脑部在低血压的状态下出现缺血,而发生晕厥。

2. 排尿性晕厥术后排尿或排尿结束时突发晕厥,多见于成人男性。

3. 体位性低血压常见于术后卧床突然站立者,或高血压病患者使用氯普芬等降压药物后,或脑动脉硬化及慢性营养不良等患者。

4. 颈动脉窦综合征常见于颈动脉窦过敏,用洋地黄后、颈动脉硬化、血栓形成或狭窄,突然转动颈部或衣领过紧,肛肠手术时均可诱发晕厥。

5. 心源性晕厥心律失常、其他心脏病。

6. 脑源性晕厥脑动脉硬化。

7. 其他晕厥低血糖,急性失血,极度疲劳、贫血等。

（二）处理

晕厥发生突然,但常能迅速好转,一般采用以下措施。

1. 检测心率、血压、呼吸情况。必要时应查血糖。

2. 晕厥发作,立即平卧,头低脚高位,松解衣领。必要时给予吸氧。

3. 若为大出血,迅速补充血容量,立即止血。

4. 针刺人中、百会、涌泉等。

5. 饮热茶、姜糖、糖开水。

6. 恢复慢者,可用 50% 葡萄糖 40ml 静脉注射,麻黄碱 0.25mg,肾上腺素 0.3mg 皮下注射。

（三）预防

1. 术前详细询问病史,心脑病史、晕厥史,全面查体,进行必要的化验检查。

2. 对有可能发生者,予以提防,有专人护理。

3. 精神紧张者,做好心理疏导,术前用药。术中血污纱布、器械等应避开患者,尽可能减少刺激。

4. 麻醉应充分,尽量减少疼痛。

## 十一、肛门坠胀

肛管直肠疾病术后因机械或炎症等刺激而引起局部"里急后重"、"胀满不适"等表现,称为肛门坠胀。肛管、直肠疾病术后短期内多有此症状,属于正常现象,其时间因手术损伤大小及人体体质的不同而有长短,一般多在 2 周左右。若持续不能缓解,应查找产生的原因。

（一）原因

1. 机械刺激　内痔、直肠脱垂、高位肛瘘等手术结扎组织过多,或肛管直肠疾病术后换药因操作和填塞纱条、药物等异物的刺激,或术后局部组织的瘢痕挛缩,或粪便嵌塞等原因所致。

2. 炎症刺激　术后创面局部发生充血水肿,或引流不畅,或假性愈合继发感染等原因引起。

（二）处理

1. 药物治疗　对坠胀较明显者可辨证服用清热利湿、解毒消肿的止痛如神汤加减,并配合清热解毒、活血祛瘀的祛毒汤等熏洗坐浴;肛内应用痔疮膏、痔疮栓等以利于坠胀的缓解。

2. 物理疗法　激光、磁疗、热敷等均可促进局部血液循环,对缓解坠胀感有一定作用。

3. 手术治疗　对桥形愈合引流不畅继发感染者,应及时手术引流。对局部瘢痕挛缩引起,经各种保守治疗不缓解的疼痛,可行手术松解。

（三）预防

1. 术中操作应轻柔,结扎的组织尽量少,以避免术后局部组织的瘢痕过多。

2. 换药时纱条填塞应既保证引流通畅又不宜过多,不要用刺激性较大的药物敷布创面。

3. 术后注意保持大便通畅,便后坐浴以保持创面清洁,减少粪便残渣对创面的刺激。

4. 术后要注意休息,避免过多的活动。

5. 忌食辛辣刺激性食物,避免腹泻及便秘的发生。

## 十二、肛门直肠狭窄

肛门直肠狭窄是指各种手术造成的术后肛门肛管及直肠腔道变窄,失去弹性,导致排便困难,大便变细,甚至出现梗阻。根据狭窄发生的部位,分为肛管狭窄和直肠狭窄。

（一）原因

1. 肛管狭窄

（1）肛门及周围组织损伤过多,形成瘢痕性狭窄。如多次行肛门局部手术,术中未能适当保留皮桥,肛管皮肤损伤过多,环状混合痔环切除,黏膜与皮肤对合不良,术后瘢痕组织挛缩引起肛管狭窄等。

（2）术后肛管部严重感染,发生大面积坏死,纤维组织增生,愈合后形成瘢痕性狭窄。

2. 直肠狭窄

（1）内痔结扎和直肠黏膜结扎时损伤黏膜过多,未保留黏膜桥,且结扎处位于同一水平面,或结扎过深,伤及肌层,出现瘢痕性狭窄。PPH 手术黏膜切除钉合不当。

（2）内痔或直肠黏膜脱垂注射硬化剂或坏死剂操作不当,注射过深或剂量过大,使直肠黏膜产生广泛性炎症,使组织硬化失去弹性,造成直肠狭窄。

（3）术后直肠黏膜发生大面积感染形成黏膜下脓肿或直肠黏膜大面积坏死,也是造成直肠狭窄的主要原因之一。

（二）处理

肛管和直肠狭窄程度较轻者,可采取保守治疗,即肛管和直肠扩张术,术后 10～15 天,每 2～3 天用手指扩肛一次,可防止因创面粘连引起狭窄,扩张时力量由轻到重,扩张的管径逐步扩大,避免暴力损伤组织,同时配合肛肠内腔治疗仪,术后 10～15 天,每日 1 次,连续 7～10 次或中药熏洗。常用熏洗方为活血散淤汤去大黄,能活血化瘀,软化瘢痕。注射硬化剂形成的狭窄,还可服用散结灵以软坚散结。手术疗法详见肛门直肠狭窄一章。

（三）预防

1. 术中应选择适当切口,尽量减少对正常组织的损伤,保留足够的皮肤和黏膜桥,预防狭窄的发生。

2. 内痔和黏膜结扎时不能过深,结扎位置不能处于同一水平面。

3. 术后应定时检查,对有粘连和狭窄趋向者,要及时行扩张治疗。同时,熟练掌握药物注射技术,了解各种注射剂的药理作用,注射不能过深,药量不能过大,且必须严格无菌操作,防止感染。

4. 术后出现感染应及时处理,包括全身和局部用药,防止局部大面积化脓性坏死,引起狭窄。

5. 嘱患者术后不可长时间服用泻药维持排便。

## 十三、肛门失禁

肛门失禁是指肛门对粪便、气体、黏液失去控制的一种严重并发症。临床根据失禁的程度分为完全失禁、不完全失禁和感觉性失禁。

### （一）原因

1. 肛门及其周围组织损伤过重，瘢痕形成，肛门闭合功能不完导致失禁，如痔环切术、痔结扎术、脓肿和瘘管手术。

2. 肛门括约肌损伤过多损伤浅层及内括约肌可出现不完全失禁。切断肛管直肠环则导致完全失禁。如肛管癌切除，高位复杂性肛瘘切除等。

3. 肛直角破坏术中切断肛尾韧带，破坏肛直角、耻骨直肠肌，贮粪作用消失，发生失禁。

4. 排便反射器破坏大面积损伤黏膜，环痔脱核期，或注射硬化剂，坏死剂，排便反射器破坏，可致感觉性失禁。偶见于痔环切术、环痔分段结扎术、直肠癌切除保留肛门术。

5. 其他年老体弱、以往肛门功能不良或多次肛门手术者。

### （二）处理

1. 不完全失禁的处理

（1）提肛运动：可随时随地进行，每次 5 分钟以上，通过提肛，可使残留的括约肌得到加强，以代偿被损伤括约肌的功能。

（2）药物治疗：使用益气养血的中药治疗，增强括约肌的收缩力，可口服补中益气丸。

（3）按摩疗法：可按摩两侧臀大肌、肛提肌及长强穴，提高肛门的制约作用。

（4）电针疗法：针刺入髎、肾俞、白环俞、承山等穴，配合电疗使肛门自主括约能力增强，缓解不完全失禁。

2. 完全性失禁可行手术，但效果不理想，详见肛门失禁一章。

### （三）预防

术中尽量减少对组织的损伤，避免瘢痕形成引起失禁，同时减少对肛管上皮和黏膜的损伤，保留排便感受器，减少对肛门括约肌的损伤，禁止切断肛管直肠环。不能切断肛尾韧带，耻骨直肠肌以避免肛直角消失而发生肛门失禁。

## 十四、腺液外渗

腺液外渗是指术后由于肛管闭合不严引起肛腺液和肠黏膜内的肠腺分泌液渗出肛门外而言，不仅指肛腺液外渗。肛门有黄色黏稠的液性分泌物，肛门口及周围皮肤潮湿、瘙痒或有皮炎，肛管有瘢痕沟。

### （一）原因

1. 肛瘘、肛裂和痔切除术后，在肛管残留沟状瘢痕闭合不严，致腺液外渗。

2. 混合痔特别是内痔，在肛管有静脉曲张性痔影响肛管闭合，腺液渗出肛外。

3. 直肠慢性炎症、肛窦炎、肛乳头肥大及炎症皆可刺激腺体分泌增多，使腺液外渗。

### （二）处理

硝矾洗剂熏洗后外敷一效散，保持干净，肛内塞入痔疮栓。只有在消炎、收敛无效时手术切除肛窦或静脉丛，破坏肛腺管使之闭塞。若肛管瘢痕沟深，可作瘢痕切除修补手术。

### （三）预防

手术时要防止损伤肛管、齿状线过多，残留较深的瘢痕沟。

# 第三节　结肠造口术并发症的处理

结肠造口术是一种简单手术，但如临床医师不慎重处理，仍有许多术后并发症。国外文献报道，结肠造口术后并发症发生率高达 21%～70%，造口并发症中有 15%～20% 的患者须再次手术。因此，我们必须认真正确地进行造口操作，尽量减少并发症的发生。

结肠造口术后的并发症有局部缺血坏死、狭窄、造口旁疝、黏膜或结肠全层脱垂、肠扭转、脓毒血症、结肠造口穿孔、出血等。脱垂、疝和狭窄更常发生在结肠造口，而表皮脱落是不常见的，因为排泄的物质与回肠造口不同。

## 一、造口出血

### （一）原因

1. 创伤如造口袋与黏膜的摩擦造成造口部黏膜糜烂所致。

2. 扩张造口时操作粗暴，导致黏膜撕裂。

3. 肠壁血管结扎不牢。

4. 造口部位的肠管静脉曲张破裂出血。

（二）处理

1. 如出血量少,则保持局部清洁,更换粪袋,促进创口愈合。

2. 静脉曲张所致出血可使用硬化剂局部注射。

3. 肠管系膜处出血且出血部位较深者,则须压迫或结扎止血。

4. 如从肠腔内出血,就需要进行结肠镜检查,明确出血部位及性质后对症处理。

（三）预防

1. 使用柔软的物品,减少对造口黏膜的摩擦、刺激。

2. 造口时对造口肠管的止血要彻底。

3. 造口检查时操作应轻柔,以免损伤黏膜,或将黏膜与皮肤连接处撕裂。

## 二、造口脱垂

造口脱垂常发生于游离度较大的部位,如横结肠部发生率较高,附着于后腹壁的降结肠部位发生率低。既可见于末端结肠造口,也可见于袢式结肠造口。脱垂发生的程度不同,可从几厘米到 30cm 或更多。

（一）原因

1. 便秘、腹泻、咳喘、过度肥胖等造成持续性腹内压升高。

2. 造口在腹直肌外侧,存在一定程度的造口旁薄弱或缺损,缺乏组织的支持。

3. 造口处切口过长、过大。

（二）处理

1. 临时性造口可以用腹带维持直至准备关闭造口。

2. 仅是黏膜脱垂时可用硬化剂注射,使其与周围组织固定。

3. 若延迟结肠造口的关闭无限期,而且脱垂产生明显的症状时,可将脱垂的远端结肠送回腹内。将远端结肠缝合留在腹腔内,近侧与皮肤缝合形成末端结肠造口,用不吸收缝线缝合筋膜以减少缺损。

4. 末端结肠造口出现脱垂时,可用切除多余的脱垂部分收紧腹部开口。

5. 若将结肠造口重建是防止复发的更确定的方法。

（三）预防

1. 对于引起持续性腹压增高的原因进行早期对症治疗,有助于防止形成造口脱垂。

2. 将造口的结肠通过腹直肌,以加强周围组织支持,预防发生造口脱垂。

3. 用非吸收性缝线将腹膜、腹直肌鞘与结肠缝合固定。

4. 腹膜外结肠造口能减少继发脱垂的可能性。

## 三、造口回缩

（一）原因

1. 双腔造口回缩机会多;常因结肠游离不充分,结肠短,外置结肠有张力或过早去除支持肠管的玻璃棒而发生。

2. 腹壁太厚或术后高度腹胀,术后早期经造口插管灌洗或用手指进行扩张时用力过猛。

3. 腹腔内有炎症、瘢痕粘连、癌肿浸润等也是造口回缩的原因。

4. 伴有结肠梗阻的患者如外置肠段长度不够,当结肠排空后,肠壁收缩,更有发生造口回缩的危险。

（二）处理

1. 造口回缩的处理方法取决于回缩的程度。如部分回缩,肠端尚在腹膜外,一般不需要做紧急手术,但须加强对创面的护理,严密观察回缩进展情况。

2. 如肠造口断端已回缩到腹腔,产生腹膜炎征象,则应立即行剖腹术,一般扩大原造口切口,将其斜向上延长(如原造口在左下腹部),游离结肠后无张力地提出腹膜外。局部污染严重、肠管或系膜提出困难时,可另选造口位置。

（三）预防

1. 术前或术中认真评估造口时结肠预留的长度,提出的结肠应确保无张力。

2. 延长拔除袢式造口应用支持杆(玻璃棒)的时间。

3. 通过袢式造口结肠的系膜孔将两侧的腹膜或皮肤缝合。

4. 造口护理时切勿用力过猛。

## 四、造口坏死

结肠造口坏死是由于造口的血供不足而引起

的。这种并发症在端式造口比袢式造口多见。坏死常局限于造口肠段的端缘,外置肠段全部坏死并延伸到腹腔内肠段而导致腹膜炎者较少见。为了及时发现和处理造口坏死,术后 5 天内应每日检查造口至少 1 次。正常黏膜颜色红润,有光泽,但可稍水肿并膨隆,触碰后可出现出血点;若出现坏死现象,则黏膜失去光泽,呈暗红色、青紫色或灰黑色,可带有恶臭分泌物,造口周围腹壁皮肤红肿疼痛。

### （一）原因

1. 术中损伤了结肠边缘动脉。

2. 腹壁造口处开孔太小或缝合过紧而影响肠壁及其系膜的血运。

3. 造口肠段及其系膜拉出时发生扭曲或有张力。

### （二）处理

1. 在治疗前必须判明坏死范围,如坏死位置表浅而局限,可在坏死区分界清楚后将坏死部分切除,局部放置引流,应用抗生素。

2. 坏死区延伸到腹膜内,已不能清楚地看到正常肠管时,应立即手术,以免结肠坏死回缩进腹腔内,引起肠内容物外溢而造成粪汁性腹膜炎。

3. 手术方式的选择　①如原为腹膜外结肠造口,切口可从造口处向外上方延长(如原造口在左下腹),暴露坏死肠管至正常组织,游离足够长度的正常肠管,提出腹膜外,切除坏死组织,行再次造口。②如原为腹膜内结肠造口,可经原切口探查腹腔,拆除结肠与腹侧壁之间的缝线,游离到血供良好的结肠,重新造口。③如造口肠管或系膜较短,提出困难,可向上在就近处造口,原切口修补后改作引流孔;如坏死段范围广泛,亦可改作横结肠造口,切忌勉强拉出,以免造成术后肠管回缩。

### （三）预防

1. 分离和切断结肠时切勿损伤肠段系膜内的供应动脉。闭合结肠旁沟或将肠段与造口处腹膜固定缝合时,亦应避免缝扎系膜内的供应动脉。

2. 应注意到腹壁开孔的大小,一般以在造口肠段旁能插入一个手指为度。

3. 造口的肠段必须做充分的游离,保证有足够的长度。造口肠段拉出切口后应再次检查肠管有无扭曲现象。

## 五、造口穿孔

穿孔部位常在结肠缝合于腹壁部分,结肠附着固定与游离之结合处亦多见。

### （一）原因

1. 早期发生原因与手术操作有关,如电灼时损伤结肠;结肠与侧腹壁固定造口时缝线穿透结肠全层或缝扎过紧;牵拉结肠用力过度。

2. 机械性损伤所致,如结肠灌洗或钡灌肠时管头刺破结肠。

3. 结肠造口进行钡灌肠造成的穿孔。

### （二）处理

1. 穿孔发生于腹膜内,短期内即可引起腹痛,产生腹膜炎征象,一旦确诊应立即手术。根据穿孔大小、时间及污染情况决定手术方式。穿孔小、时间短者可做修补术或将肠管提出腹膜外固定并修补,放置引流;穿孔大、污染严重者可行横结肠或近端肛管造口以转流粪便。

2. 穿孔在腹膜外可引起腹壁层组织感染,必须及时广泛引流,可用灌肠来控制粪便外漏,勤换敷料,促进愈合。保守治疗无效或手术后期继发于肠道炎症疾病(如憩室炎、克罗恩病)引起穿孔成瘘管,需切除瘘管及病变部,重建造口。

### （三）预防

1. 固定结肠时可利用肠系膜、肠脂垂进行缝合,或缝合仅穿过浆膜层进行固定缝合。

2. 仔细检查治疗的器械、物品是否存在缺陷,如有缺陷及时予以更换,以防损伤肠管引起穿孔。

## 六、造口狭窄

造口发生狭窄后结肠排空不畅,易导致排便过频,或粪便变细,也可出现低位不全梗阻的临床表现。

### （一）原因

1. 结肠造口狭窄大部分都是由于局部缺血引起的。

2. 局部感染和皮肤开口太小。

3. 外露的结肠浆膜因受粪便等刺激引起浆膜炎,产生肉芽组织增生,继之发生瘢痕收缩,形成环状狭窄。

### （二）处理

1. 狭窄程度较小的患者可用漏斗或导管灌洗。

2. 当狭窄环尚能通过全部小指或示指尖时,则每日以手指扩张造口 1～2 次,以能通过全部示指为度。充分扩张常常引起严重的疼痛,容易产生出血和更多的瘢痕组织。

3. 对保守治疗无效的有症状患者，或狭窄环已不能通过小指时，应将造口肠段外围的一圈瘢痕组织作环形切除，用细肠线将肠壁与皮肤边缘重新间断缝合，或采用放射状切口及 Z 形切口重新缝合切缘。

4. 造口肠端狭窄指诊时须注意肠管旁是否有肿块、疝等存在，若有则应根据具体情况进行手术治疗。

（三）预防

可将腹外斜肌腱膜或腹直肌前鞘作十字形切开或圆形切除一块，以防开孔过小。同时应注意造口端的血运。术后 1 周开始每天以示指或中指扩张造口 1～2 次，可嘱患者坚持 1～3 个月，以免发生狭窄。

## 七、造口旁疝

绝大部分患者都存在一定程度的造口旁薄弱或缺损，随着时间的延长，疝的发生率增加，但只有少数患者（可能 15% 左右）需要手术治疗。

（一）原因

1. 与造口位置选择、造口的技术及手术前后处理有关。如造口途径选择在腹直肌的外侧就比经腹直肌的发病率高。

2. 过度肥胖、持续腹内压升高等因素使造口肠管与周围组织分离，从而诱发造口旁疝的发生。

3. 造口术后局部感染、周围组织营养不良，出现萎缩等。

（二）处理

1. 早期或症状轻微的经用合适腹带或特制的造口袋后症状可缓解，并可预防其发展。

2. 疝的存在妨碍结肠造口灌洗或造口袋佩戴困难者需手术治疗。

3. 疝脱出巨大，或疝颈过小复位困难，或有造成嵌顿疝可能者，应手术治疗。

4. 疝手术应根据具体情况行疝修补，或将结肠造口更换位置。

（三）预防

1. 采用腹膜外结肠造口可减少造口旁疝的发生率。因造口肠段经腹膜外引出，消除了结肠旁沟间隙，排除小肠内疝的潜在危险，又因被覆的腹膜有一定的保护作用，可防止造口回缩、脱垂及旁疝的发生，且可减少梗阻、狭窄和造口水肿等并发症。

2. 仔细将穿过腹壁的结肠与腹膜、鞘膜等组织缝合，间距适中。

3. 永久性造口可将造口通过左侧腹直肌，以降低疝的发生率。

4. 采取有效的方法降低腹压增高的因素，以减少造口旁疝的发生。

## 八、造口周围皮肤病

（一）原因

造口周围皮炎是最易发生的并发症，轻则红肿，重则糜烂。原因可为排泄物漏出刺激皮肤引起接触性皮炎，造口器材引起的损伤性皮炎及念珠菌感染。患营养不良或糖尿病会增加感染机会。

（二）处理

1. 造口器材所致者则需要更换器材。

2. 接触性皮炎的治疗应使用皮肤保护软膏、油剂等药物（如氧化锌油膏等）治疗。

3. 顽固性糜烂、溃疡属真菌感染者，外用制霉菌素。

4. 如经各种治疗无效，可考虑手术改换造口位置。

（三）预防

1. 选择佩戴合适的、刺激性小的造口器材，避免损伤周围组织。

2. 造口周围皮肤需要经常清洁，减少排泄物对皮肤的刺激。

3. 造口处黏膜应高出皮肤 2～3cm，使粪便排出时尽可能少的接触皮肤而直接进入造口袋。

4. 加强营养，增强体质，积极控制血糖，减少皮肤感染的机会。

（张书信　李春雨）

## 参 考 文 献

1. 张书信，张燕生. 肛肠外科并发症及其防治. 北京：科学技术文献出版社,1997.268-272.

2. 李春雨. 肛肠病学. 北京：高等教育出版社,2013.80-82.

3. 李春雨，汪建平. 肛肠外科手术技巧. 北京：人民卫生出版社,2013.105-107.

4. 张书信，赵宝明，张燕生. 肛肠外科并发症防范与处理（第 2 版）. 北京：人民军医出版社.2012.

5. 李春雨，张有生. 实用肛门手术学. 沈阳：辽宁科学技术出版社,2005.88.

6. Gordon, Philip H. Principles and practice of surgery for the colon, rectum, and anus. (3rd ed.) Informa Healthcare USA, Inc. 338-340.

7. 邰建东,刘玉石,王广义.直肠癌保肛术后发生吻合口瘘的影响因素及其处理.中华胃肠外科杂志,2007,10(2):153-156.

8. 李菁,赵任.直肠癌低位前切除术后吻合口瘘的诊断和防治.外科理论与实践,2010,15(3):308-312.

9. 李世拥.直肠癌保肛术式选择及应重视的若干问题.腹部外科,2007,20(1):15-16.

10. 邵永孚,吴铁成.直肠癌根治术后盆腔局部复发的外科防治策略.中华胃肠外科杂志,2006,9(3):197-198.

11. 徐惠绵.低位直肠癌保肛手术并发症防治与对策.中国实用外科杂志,2005,25(3):141-143.

12. Chresion DB, Guillem JC. Abdominoperineal resection for rectal cancer historic and current issues. Surg Oncol clin Am,2005,14(3):569-586.

13. 董新舒,徐海涛,王平,等.915 例直肠癌前切除术后并发症临床分析.中国实用外科杂志,2008,28(2):136-138.

14. 师英强.直肠恶性肿瘤保肛手术术式选择及评价.中国实用外科杂志,2007,27(6):453-455.

15. 石景森,任予.如何应对直肠癌根治术中的骶前大出血.中华消化外科杂志,2007,5(5):394-395.

16. 严际慎,张伟,成雨.直肠癌术中骶前静脉丛出血的预防和处理.腹部外科,2003,16(5):274-276.

17. 宋纯.直肠癌手术出血的预防和处理.中国实用外科杂志,2007,27(6):400-500.

# 第12章 肛肠手术麻醉选择

对于任何外科手术来说,麻醉都是其中不容忽视的重要一环,麻醉的效果往往决定着手术的成败及质量。对于肛肠外科医师来说,尽管多数肛肠手术相对简单,但由于此特殊生理部位受多重神经支配,如果麻醉深度不够或者麻醉效果不理想,手术创伤性刺激可引起剧烈疼痛、反射性体动、呼吸心跳加速甚至喉痉挛(Brewer-Luckhardt 反射),因此其对于手术麻醉的要求也与其他外科手术有着不同之处,且不容小视。近年随着肛肠科的飞速发展,诊断及治疗技术得以日益完善,特别是在手术及麻醉方法的改进以及治疗康复过程中的中西医结合应用,使得手术创伤逐渐减小,手术质量日益改进,手术安全性得以提高,这就显著提高了临床麻醉与术后镇痛的效果,患者治疗及康复质量有了大幅度提升。但是由于当前人口老龄化加剧、疾病病种的复杂化及诸多社会因素的影响,加上肛肠科施术部位的特殊,使得临床手术及麻醉在处理的时候需要面对更加复杂的影响因素。因此,掌握肛肠麻醉相关内容对于任何一个肛肠科医师来说至关重要。

## 第一节 麻醉前准备和用药

### 一、麻醉前准备

#### (一) 详细了解病情

术前一天麻醉师应该对患者进行术前访视,以病历作为第一手了解病情的资料,但又不能盲从于病历。在访视患者的过程当中有针对性地询问病史及体格检查,详细了解患者的现病史、既往史、过敏史及体格检查结果等,明确重要脏器功能状况,对于患者病情及手术耐受性作出正确的麻醉评估。并且在评估的过程当中,提前做好常见应急状况的处理预计。

#### (二) 术前心理及生理准备

术前访视过程中应做到与患者及其家属的充分沟通与交流,消除患者对于陌生的即将施行于自己的手术及麻醉的畏惧与不安心理,取得患者的信任与理解,并对麻醉方法及常见并发症作出恰当有效的说明,签署麻醉知情同意书。对于肛肠疾病合并有高血压、糖尿病等可能导致患者不能耐受手术者,应予以内科处理,直至达到手术及麻醉许可的指标范围之内。因肛肠疾病年龄谱的范围较广,因此对于特殊人群或者有特殊要求者,如老人、小儿、生理残疾、心理脆弱者,可与管床医师沟通,酌情处理。根据肛肠科手术要求,胃肠道准备方面,成人应于麻醉前 8 小时禁食,2 小时禁饮,婴儿和儿童禁食固体食物时间同成人,牛奶及母乳禁食时间 4 小时,清液体 2 小时,其目的在于排空胃,以防发生胃内容物反流进入气管而导致吸入性肺炎甚至窒息。

#### (三) 麻醉方式的选择

为了使麻醉和手术能够安全顺利进行,在进行麻醉评估的时候,应结合对患者的病情评估及手术的需要来选择合适的麻醉方式。对于简单门诊手术如血栓外痔剥离等,局麻或者神经阻滞麻醉即可达到麻醉目的。对于住院手术来说,需根据具体情况行骶麻、硬膜外麻醉、鞍麻或腰麻。对于小儿或不予配合的儿童,可用复合麻醉以达到安全顺利手术的目的。

### 二、麻醉前用药

#### (一) 麻醉前用药目的

1. 消除或缓解患者紧张、焦虑及恐慌心理,取得整个麻醉及手术过程中患者的配合,提高麻醉及手术的安全性。

2. 提高患者痛阈,缓和(或)解除原发疾病引起的疼痛,减少应激反应,同时可与麻醉产生协同作用减少麻药用量增强麻醉效果。

3. 减少腺体细胞的分泌,保持呼吸道通畅,增强麻醉安全性。

4. 调节因麻醉或手术引起的迷走反射等不良反应,抑制交感神经兴奋性,维持血流动力学稳定性,提高患者对麻醉及手术的耐受性。

**(二) 常用麻醉前用药**

1. 安定镇静药　地西泮(安定,diazepam)、咪达唑仑(midazolam)等具有镇静催眠、安定、抗焦虑、抗惊厥等作用,同时也可一定程度上拮抗局麻药所产生的毒性反应。对于成人精神紧张者可于术前一日晚间口服地西泮 2.5～5mg 或咪达唑仑 3～5mg/kg,术前使用者可予以咪达唑仑肌注 0.04～0.08mg/kg。

2. 催眠药　苯巴比妥(苯巴比妥,phenobarbital)等具有镇静、催眠、抗惊厥等作用,同时也可拮抗局麻药的毒性反应,成人可于术前 30 分钟肌注苯巴比妥 0.1～0.2g。

3. 镇痛药吗啡(morphine)、哌替啶(pethidine)等具有镇痛、镇静作用,可与局麻药产生协同作用,减低麻药毒性,成人使用剂量吗啡肌注 0.1mg/kg,哌替啶肌注 1mg/kg。

4. 抗胆碱药　阿托品(atropine)、东莨菪碱(scopolamine)等可抑制腺体分泌,解除平滑肌痉挛和迷走神经兴奋作用,成人可于术前 1 小时肌注阿托品 0.5～0.8mg(高血压、心肺功能不全、青光眼等情况禁用)或者东莨菪碱 0.4～0.6mg。

# 第二节　常用麻醉药物

## 一、常用局麻药

局麻药按照其化学结构特点的不同可分为酯类和酰胺类两大类,酯类局麻药主要有普鲁卡因、丁卡因等,酰胺类局麻药主要有利多卡因、布比卡因、左旋布比卡因、罗哌卡因等。酯类及酰胺类两类局麻药在生化特性、作用特点、潜在过敏性上均有所不同。在化学结构稳定性上,酰胺类较酯类要强;在体内代谢途径上,酰胺类在肝脏由微粒体的酰胺酶和混合功能氧化酶所降解,而酯类则在血浆中由假性胆碱酯酶水解。按照其作用时效的长短,局麻药还可分为短效局麻药(普鲁卡因)、中效局麻药(利多卡因)和长效局麻药(丁卡因、罗哌卡因等)。常见局麻药的浓度、剂量及使用方法见表12-1。

表 12-1　常用局麻药的浓度、剂量及使用方法

| 项　　目 | 酯类 | | 酰胺类 | |
| --- | --- | --- | --- | --- |
| | 普鲁卡因<br>(奴佛卡因) | 丁卡因<br>(地卡因) | 利多卡因<br>(赛罗卡因) | 布比卡因<br>(麻卡因) |
| 作用强度(普鲁卡因=1) | 1 | 10 | 1.4 | 4 |
| 毒性(普鲁卡因=1) | 1 | 10 | 1.4(0.5%)<br>1.4～1.5(1%) | 4 |
| 显效时间(min) | 1～5 | 5～10 | 1～3 | 5～10 |
| 作用时间(min) | 45～60 | 120～180 | 60～120 | 300～420 |
| 使用浓度(%) | | | | |
| 表面麻醉 | 不用 | 0.5～2.0 | 2.0～4.0 | 不用 |
| 局部浸润 | 0.25～1.0 | 0.1(少用) | 0.25～0.5 | 0.25 |
| 神经阻滞 | 1.5～2.0 | 0.2～0.3 | 1.0～2.0 | 0.25～0.5 |
| 硬膜外腔阻滞 | 3.0～4.0 | 0.2～0.3 | 1.5～2.0 | 0.5～0.75 |
| 蛛网膜下腔阻滞 | 3.0～5.0 | 0.2～0.5 | 2.0～4.0 | 0.5 |
| 小儿应用剂量(mg/kg) | <20～25 | <2 | <10 | <2 |
| 一次最大剂量(mg) | 1000 | 40(表面麻醉)<br>80(神经阻滞) | 100(表面麻醉)<br>400(局部浸润、神经阻滞) | 150 |

1. 普鲁卡因(procaine;又名如佛卡因 novoca-ine)　为一种弱效、短效但较安全的酯类局麻药,但目前临床普鲁卡因的使用较少。使用时常以 0.25% ~ 1% 浓度的稀释液作局部浸润麻醉。麻醉时效一般仅 45 ~ 60 分钟。注意事项:①因为酯类局麻药化学构成中的对氨基化合物可形成半抗原,从而引起变态反应,因此临床使用之前需做皮试;②成人一次限量为 1g;③普鲁卡因代谢产物对氨苯甲酸有减弱磺胺类药物的作用,在使用时应注意。

2. 丁卡因(tetracaine;又名地卡因 dicaine)　为一种强效、长效酯类局麻药,黏膜穿透能力较强,其麻醉效应约为普鲁卡因的 10 倍,但其毒性作用也是普鲁卡因的 10 倍。常用于表面麻醉、神经阻滞麻醉、腰麻等,一般不用于局部浸润麻醉。使用时常用浓度为 1% ~ 2%,成人一次限量表面麻醉 40mg、神经阻滞 80mg,麻醉时效可达 2 ~ 3 小时。但目前一般较少单独使用,多与利多卡因协同使用,以使其起效更快、时效更长。

3. 利多卡因(lidocaine;又名赛罗卡因,xylo-caine)　为中效酰胺类局麻药,其具有组织弥散广、起效迅速、穿透能力强等特点,其毒性随着药物浓度及剂量的增加而加大,可应用于各种局麻方法,成人一次限量表面麻醉 100mg、神经阻滞及局部浸润麻醉 400mg。其麻醉时效可达 1 ~ 2 小时。同时,利多卡因还是 Ib 类抗快速型心律失常药,能阻断心肌细胞快钠通道,不减慢动作电位 0 相上升速度,缩短动作电位时程,可静脉用药用于快速型心律失常。注意利多卡因反复使用可产生快速耐药性。

4. 布比卡因(bupivacaine;又名麻卡因,mar-caine)　为一种强效长效酰胺类局麻药,其血浆蛋白结合率及脂溶性均较高,透过胎盘的量少,较适用于产科麻醉,基本不用于表面麻醉。常用浓度为 0.25% ~ 0.5%,成人一次限量为 150mg,时效可达到 4 ~ 6 小时,但使用时应注意布比卡因的心脏毒性。左旋布比卡因的基本特性及使用与布比卡因相似,但其心脏毒性较弱。

5. 罗哌卡因(ropivacaine)　相对其他经典局麻药来说,为一种新的强效长效局麻药,其药理特性及作用强度与布比卡因相似但强于布比卡因,且心脏毒性及起效浓度均较低。对心脏兴奋及传导抑制的作用均弱于布比卡因。常用浓度为 0.25% ~ 0.75%,成人一次限量为 150mg,起效时间与布比卡因类似,可达 4 ~ 6 小时。

## 二、常用全麻药

### (一) 静脉性全麻药

1. 丙泊酚(disoprofol,diprivan,propofol;又名异丙酚)　为一种乳白色快速、短效等渗静脉麻醉药,临床医师常称为"牛奶",具有镇静、催眠作用,有轻微镇痛作用,其优势在于起效快,苏醒迅速,代谢与排泄较快,静脉注射 1.5 ~ 2ml/kg 后 30 ~ 40 秒患者即会入睡,维持时间仅 3 ~ 10 分钟。安全剂量内持续多次输注后体内无蓄积,术后恶心呕吐发生率低。目前广泛应用于术中术后患者的麻醉诱导、麻醉维持及镇静催眠。

其药理特性是通过激活 GABA 受体-氯离子复合物而发挥作用,临床剂量时增加氯离子传导,大剂量时使 GABA 受体脱敏感,从而抑制中枢镇静系统而产生镇静催眠效应,其麻醉效价约为硫喷妥钠的 1.8 倍。丙泊酚静脉注射后分布广泛迅速,并迅速从机体消除(总体消除率 1.5 ~ 2L/min)。其代谢途径主要是通过肝脏代谢,形成丙泊酚和相应的无活性的醌醇结合物,再经肾脏从尿中排出。

丙泊酚的麻醉诱导使用通常是平稳的,极少出现兴奋,可降低脑血流量、颅内压及脑细胞代谢率,对心血管系统有明显的抑制作用。在麻醉诱导期间,由于剂量、使用的术前用药和其他药物,可能会发生低血压和短暂性呼吸暂停。呼吸暂停现象较为常见,可采用静脉输液和降低维持麻醉期间丙泊酚输注的速率来纠正低血压。在麻醉诱导、维持、复苏期间,其他副作用很少见。在复苏期间,只有少部分患者出现恶心、呕吐和头疼、惊厥和癫痫样运动,肺部水肿和手术后发热偶有出现。在丙泊酚麻醉诱导期也可能出现注射点局部疼痛,可通过联合应用利多卡因或通过使用前臂或肘前窝较粗的静脉来减轻疼痛,也可出现肌肉痉挛的情况。对静脉也有刺激作用,但血栓形成和静脉炎罕见。事故性临床外渗和动物实验表明丙泊酚的组织反应极小,给动物动脉内注射,不诱导组织反应。妊娠及哺乳期妇女、儿童、老人慎用,并注意监测。

用法用量:由于丙泊酚的优势特性在于起效快,苏醒迅速,代谢与排泄较快,安全剂量内持续多次输注后体内无蓄积,故单次注射适合于麻醉诱导及短小手术操作的麻醉镇静。大多数年龄小于 55 岁的成年患者,麻醉诱导用量为 1.0 ~ 2.5mg/kg,麻醉维持可因个体情况不同而有所差异,多使用 4 ~ 12mg/

(kg·h)的速率范围持续静脉输注维持,也可在麻醉诱导成功后每隔数分钟追加 10 ~ 40mg 静脉泵入维持。

2. 氯胺酮(ketamine,ketalar,ketaject)　为苯环利定的衍生物,具有深度镇静镇痛作用,是一种常用的速效全麻药。它能选择性抑制大脑联络径路及丘脑-新皮质系统,兴奋边缘系统,而对于脑干网状结构的影响较轻。氯胺酮分子量较小且脂溶性较高,故可以很快通过血-脑屏障,作用迅速,静脉注射后 30 ~ 60 秒即可出现患者意识消失,约 1 分钟时麻醉效用达到峰值,麻醉维持时间 15 ~ 20 分钟。也可肌内注射,肌注约 5 分钟起效,15 分钟作用最强。氯胺酮还可增加脑部血流、颅内压及脑细胞代谢率。

氯胺酮有兴奋交感神经的作用,使患者心率加快、血压及肺动脉压升高,而对于低血容量性休克及交感神经呈高度兴奋者,氯胺酮可呈现心肌抑制作用。对呼吸影响较轻,但用量过大或注射速度过快,或与其他麻醉性镇痛药配伍使用时,可引起显著的呼吸抑制甚至呼吸暂停,应特别警惕。氯胺酮可使唾液及支气管分泌物增加,对支气管平滑肌有松弛作用。主要在肝脏代谢,最终代谢产物由肾脏排出。

氯胺酮的主要副作用为可引起一过性呼吸暂停,幻觉、噩梦及精神症状。可使眼内压及颅内压升高。

用法用量:静脉使用麻醉诱导,常用 1% 氯胺酮注射液 2 ~ 5mg/kg 静注,也可在麻醉诱导成功后每隔 5 ~ 30 分钟追加首剂 1/3 ~ 1/2 静脉泵入维持。肌注常用 5 ~ 10mg/kg 用于小儿基础麻醉,麻醉维持可达 30 分钟左右。

3. 硫喷妥钠(thiopental sodium)　为超短效巴比妥类静脉全麻药,具有起效快、苏醒迅速、麻醉时间持续短等特点,有较高脂溶性,易于通过血-脑屏障,增强脑内抑制性递质 GABA 的抑制作用,从而影响突触传导,抑制网状结构上行激活系统。小剂量静脉注射,有镇静催眠作用,剂量稍大(3 ~ 5mg/kg)时,20 秒内即可使患者入睡,作用时间 15 ~ 20 分钟。大剂量可降低脑细胞代谢率及耗氧量,降低脑部血流量及颅内压。有直接抑制心肌及扩张血管作用而使血压下降,血压下降程度与所有剂量及注射速度有关,在合并低血容量或心功能不全者,血压降低则更加显著。有较强的中枢性呼吸抑制作用,表现为潮气量降低和呼吸频率减慢,甚至呼吸暂停。可抑制交感神经而使副交感神经作用相对增强,使咽喉及支气管的敏感性增加。麻醉中对喉头、气管或支气管的刺激,容易引起喉痉挛及支气管痉挛。

硫喷妥钠主要经肝脏代谢降解,肝功能障碍者,麻醉后清醒时间可能延长。

硫喷妥钠主要副作用可引起喉痉挛及支气管痉挛,偶可有低血压及呼吸暂停等。皮下注射可引起局部组织坏死,动脉内注射可引起动脉痉挛、剧痛及远端肢体坏死等。

用法用量:静脉使用麻醉诱导,常用 2.5% 硫喷妥钠注射液 4 ~ 6mg/kg 静注,维持剂量以 1g 为度,且不应超过 2g。也可用 2% 硫喷妥钠注射液 15 ~ 20mg/kg 深部肌内注射用于小儿基础麻醉,但一次限量 0.5g。短小手术的麻醉如脓肿切开引流、血管造影等,常用 2.5% 硫喷妥钠注射液 3 ~ 5mg/kg。

4. 咪达唑仑(midazolam,dormicum,速眠安)　为一种快速和相对短效的苯二氮䓬类镇静催眠药,具有较强的镇静、催眠、抗焦虑、抗惊厥及降低肌张力的作用。咪达唑仑作用起效快,半衰期较短。其镇静催眠作用为地西泮的 1.5 ~ 2 倍,静注 1 ~ 2mg 患者即可入睡。其顺行遗忘作用与剂量有关,静脉注射 5mg 以后的遗忘作用可达 20 ~ 32 分钟。其对呼吸的抑制作用与剂量及注射速度有关,静脉注射 0.15mg/kg 时即有明显的呼吸抑制作用,因此对于合并有呼吸系统疾病的患者使用咪达唑仑应注意呼吸管理。咪达唑仑为强镇静药,注射速度宜缓慢,剂量应根据临床需要、患者生理状态、年龄和伍用药物情况而定。对苯二氮䓬类过敏的患者、重症肌无力患者、精神分裂症患者、严重抑郁状态患禁用。体内代谢方面,咪达唑仑在体内完全被代谢,主要代谢物为羟基咪达唑仑,然后迅速与葡糖醛酸结合,呈无活性的代谢物,60% ~ 70% 由肾脏排出体外。

较常见的不良反应为嗜睡、镇静过度、头痛、幻觉、共济失调、呃逆和喉痉挛。静脉注射还可发生呼吸抑制及血压下降,极少数可发生呼吸暂停、停止或心搏骤停。有时可发生血栓性静脉炎。直肠给药,一些患者可有欣快感。

用法用量:咪达唑仑常作为麻醉前用药及麻醉辅助用药使用,也常用于麻醉诱导。作为麻醉前给药时,在麻醉诱导前 20 ~ 60 分钟使用,剂量为 0.05 ~ 0.075mg/kg 肌内注射,老年患者剂量酌减。全麻诱导常用 5 ~ 10mg(0.1 ~ 0.2mg/kg)。

5. 依托咪酯(etomidate,乙咪酯,宜妥利)　为一种短效催眠性静脉全麻药,具有中枢镇静催眠和遗忘作用,无镇痛和肌松作用,作用方式与巴比妥类近似,为非巴比妥类静脉镇静药,是咪唑类衍生物,安全性大,不溶于水,在中性溶液中不稳定,其突出特点为目前对心血管影响最小的静脉麻醉药,可显著减少注射痛和血管损伤等不良反应,是临床麻醉诱导常用的药物之一。麻醉起效迅速,体内代谢与清除均较快,静脉注射约30秒患者即可意识消失,1分钟时脑内浓度达到峰值。可降低脑血流量、颅内压及脑细胞代谢率,具有一定的脑保护作用,对心率、血压及心排出量的影响均很小。不增加心肌氧耗量,并有轻度扩张冠状动脉的作用。对呼吸的影响明显轻于硫喷妥钠。体内代谢方面,依托咪酯在肝脏和血浆内可被酯酶迅速水解而失去活性,其主要代谢产物为羧酸,只有2%的药物以原形排出体外,其余以代谢产物形式从肾脏(85%)和胆汁(13%)排出。其肝脏清除率很高,达 18 ~ 25ml/(kg·min),肝脏摄取率为 0.5 ~ 0.9。其代谢对肝肾功能无明显影响。

较常见的不良反应为单剂量使后可能出现肌阵挛,对静脉有刺激性,可偶有恶心,呕吐,一些病例可能出现咳嗽、呃逆和寒战,个别病例可出现喉痉挛,大剂量使用或与中枢神经抑制剂合用时,偶见短暂性呼吸暂停。一次性剂量可使肾上腺皮质对紧张刺激的反应明显减慢 4 ~ 6 小时。持续使用可能出现暂时性肾上腺皮质功能低下。

用法用量:因依托咪酯缺乏镇痛作用,故主要用于全麻诱导,且麻醉时循环稳定,呼吸抑制轻微,安全界限较大,但短期麻醉须与镇痛药合用,适用于年老体弱、危重患者或合并心血管系统疾病、呼吸系统颅内高压等的患者的麻醉。常用剂量为 0.15 ~ 0.3mg/kg。

### (二) 吸入性全麻药

1. 异氟烷(isoflurane,异氟醚)　为一种麻醉性能较强的吸入性麻醉药,组织及血液溶解度低,血/气分配系数仅1.48。异氟烷的最低肺泡有效浓度(MAC)在 10 ~ 30 岁组为 1.28,31 ~ 55 岁组为 1.15,在 55 岁以上组为 1.05。在低浓度时对脑血流无影响,高浓度时可使脑血管扩张、脑血流增加和颅内压升高。对心肌的抑制作用较轻,对心排出量的影响较小,但可明显降低外周血管阻力而降低动脉压。对冠脉有扩张作用,并有引起冠脉窃流的可能,但有利于心肌缺血的患者。不增加心肌对外源性儿茶酚胺的敏感性。对呼吸有轻度抑制作用,对支气管平滑肌有舒张作用,对呼吸道有刺激。可增强去极化肌松药的作用。异氟烷麻醉诱导和复苏均较快。麻醉时无交感神经系统兴奋现象,可使心脏对

肾上腺素的作用稍有增敏,有一定的肌松作用。无明显致吐作用,循环稳定。对中枢神经系统的抑制作用与使用剂量有关,本品在肝脏的代谢率低,故对肝脏毒性小。

常见不良反应为偶可见心律失常及白细胞数升高。对呼吸道也有刺激,麻醉诱导时出现咳嗽及刺激性喉痉挛,可发生呼吸抑制及低血压。麻醉复苏期也可有寒战、恶心呕吐等不良反应。

用法用量方面,异氟烷可用于麻醉诱导及维持,麻醉诱导时,因异氟烷吸入时有刺激性气味,易引起患者呛咳或抗拒吸入,尤其儿童不予配合而使麻醉诱导失败,故临床常在静脉诱导后以吸入异氟烷维持麻醉,常用吸入浓度为 0.5% ~ 2%,麻醉维持时易于保持循环功能稳定,停药后苏醒较快(10 ~ 15 分钟)。因其对心肌抑制轻微,而对外周血管扩张明显,因而可用于控制性降压。

2. 七氟烷(sevoflurane,七氟醚,七氟异丙甲醚) 为一种麻醉性能较强的吸入性麻醉药,血/气分配系数仅0.63,成人 MAC 在氧及氧化亚氮的混合气体中为 0.66%;在纯氧中为 1.7% ~ 2%,其优点在于麻醉起效迅速,带香味无刺激性挥发液体,麻醉深度易于掌握,成人用4%七氟烷、氧气混合气体面罩吸入诱导 2 分钟,患者意识消失。对中枢神经系统有抑制作用,七氟烷抑制中脑网状结构的多种神经元活动,且抑制深度与所给浓度、剂量相关。对脑血管有舒张作用,可引起颅内压升高。对心肌有轻度抑制,可降低外周血管阻力,引起动脉压和心搏出量降低。对心肌传导系统无影响,不增加心肌对外源性儿茶酚胺的敏感性。在 1.5MAC 以上时对冠脉有明显的舒张作用,有引起冠脉窃流的可能。对呼吸道无刺激性,不增加呼吸道分泌物。对呼吸抑制作用比较强,对气管平滑肌有舒张作用。可增强非去极化肌松药的作用并延长其作用时间。代谢方面,主要经肺呼气排泄,停止吸入 1 小时后约 40% 以原形经呼气排出。它在体内主要在肝脏代谢产生 F- 和有机氟,还可被代谢为无机氟由尿排出,对肾脏的损害低于肾毒性阈值。

主要不良反应为血压下降、心律失常、恶心及呕吐等,发生率约13%。偶可产生重症恶性高热,与其损伤体温调节中枢有关,如出现时必须立即停药,采用肌注肌松药、全身冷却及吸氧等措施。对呼吸、循环的抑制与麻醉深度相关。有一定肝肾功能损害。

用法用量方面,七氟烷常用于麻醉诱导及维持,使用麻醉面罩吸入诱导时,呛咳和屏气的发生

率很低。用于麻醉维持时常用浓度为 1.5% ~ 2.5%,循环稳定。麻醉后清醒迅速,清醒时间成人平均 10 分钟,小儿为 8.6 分钟,苏醒过程平稳,恶心呕吐发生率低。但在钠石灰中和温度升高时可发生分解。

### (三)麻醉性镇痛药

1. 吗啡(morphine)　为阿片类麻醉性镇痛药,是阿片类受体激动剂,具有成瘾性,可通过模拟内源性抗痛物质脑啡肽的作用,激动中枢神经阿片类受体而产生强大的镇痛作用,能提高痛阈,解除疼痛。对一切疼痛均有效,对持续性钝痛效果强于间断性锐痛和内脏绞痛。作用于大脑边缘系统可消除紧张和焦虑,在镇痛的同时有明显的镇静作用,改善疼痛患者的紧张情绪。对呼吸中枢有明显的抑制作用,降低呼吸中枢对二氧化碳的敏感性,过大剂量可导致呼吸衰竭而死亡,并有促进组胺释放作用而引起支气管痉挛,还可抑制咳嗽中枢产生镇咳作用。促进内源性组胺释放而导致外周动静脉扩张,血压下降及回心血量减少,脑血管扩张,颅内压增高。对心肌无明显抑制作用。可有兴奋平滑肌、镇吐、缩瞳等作用。主要用于镇痛、心肌梗死患者的镇静及减轻心脏负荷的作用、麻醉和术前给药以使患者安静并进入嗜睡状态。由于吗啡具有良好的镇痛和镇静作用,常作为麻醉前用药和麻醉辅助用药,并可与催眠药和肌松药配伍施行全静脉麻醉。成人用量 5 ~ 10mg 皮下或肌内注射。

2. 哌替啶(pethidine,德美罗,地美露)　为临床非常常用的一种合成镇痛药,其作用和机制与吗啡相似,具有镇痛、安眠、解除平滑肌痉挛的作用,用药后有欣快感并有成瘾性,但镇静、麻醉作用较小,仅相当于吗啡的 1/10 ~ 1/8,作用时间维持 2 ~ 4 小时。主要作用于中枢神经系统,对心血管、平滑肌亦有一定影响。毒副作用也较小,恶心、呕吐、便秘等症状均较轻微,对呼吸系统的抑制作用较弱。对心肌收缩力有抑制作用,可引起血压下降和心搏出量减低。

常用于麻醉前用药或术后镇痛,成人用量为 50mg,小儿为 1mg/kg 肌内注射,但是 2 岁以内小儿不宜使用。可与异丙嗪或氟哌利多合用作为麻醉辅助用药。用于术后镇痛时,成人一次用量 50mg 肌内注射,间隔 4 ~ 6 小时可重复用药。

3. 芬太尼(fentanyl)　也是一种阿片类受体激动剂,属强效麻醉性镇痛药。对中枢神经系统的作用与吗啡类似,镇痛作用产生快,但持续时间较短,镇痛效果为吗啡的 75 ~ 125 倍,持续 30 分钟,常用于麻醉前、中、后的镇静与镇痛。对呼吸有抑制作用,芬太尼与咪达唑仑配伍使用时呼吸抑制更为明显,抑制时效可长达 1 小时。个别病例使用后可能出现恶心和呕吐,约 1 小时后自行缓解,还可引起视觉模糊、皮肤发痒和欣快感。临床使用肌肉或静脉注射一次 0.05 ~ 0.1mg,于手术前 30 ~ 60 分钟肌注,诱导麻醉静注 0.05 ~ 0.1mg,2 ~ 3 分钟重复注射,维持麻醉静注或肌注 0.025 ~ 0.05mg,一般镇痛,术后镇痛肌注 0.05 ~ 0.1mg。

4. 瑞芬太尼(remifentanil)　为一种超短效的镇痛药,是芬太尼类 μ 型阿片受体激动剂,在人体内 1 分钟左右迅速达到血-脑平衡,在组织和血液中被迅速水解,故起效快,维持时间短。体内代谢不受血浆胆碱酯酶及抗胆碱酯酶药物的影响,不受肝、肾功能及年龄、体重、性别的影响,主要通过血浆和组织中非特异性酯酶水解代谢,大约 95% 的瑞芬太尼代谢后经尿排泄,体内无蓄积。瑞芬太尼的镇痛作用及其副作用呈剂量依赖性,与催眠药、吸入性麻醉药和苯二氮䓬类药物合用具有协同作用。瑞芬太尼的 μ 型阿片受体激动作用可被纳洛酮所拮抗。单独使用对循环系统的影响不明显,但可使心率明显减慢,与其他全麻药合用可引起血压和心率的降低。使用后引起肌肉强直的发生率较高。常用于麻醉诱导和维持,单次使用静注量为 0.5 ~ 1μg/kg,维持麻醉推荐剂量为 0.025 ~ 1μg/(kg·min),停药后 7 分钟左右自主呼吸恢复。

## 第三节　麻醉基础解剖

明确直肠肛门部位的局部组织解剖对于指导临床手术及麻醉有着至关重要的意义。肛门外括约肌和肛周皮肤由来自阴部神经的直肠下支的支配,该神经来自阴部神经分支($S_2 \sim S_4$)骶髓节段的神经根前部(图 12-1)。来自 $S_3 \sim S_4$ 的会阴神经也参与组成肛管和肛周皮肤的感觉神经纤维。阴部神经发自

骶丛,其走向、分支分布皆与阴部内血管相同。会阴手术时,可在坐骨结节与肛门连线的中点经皮刺向坐骨棘下方,作阴部神经阻滞麻醉。阴部内血管和阴部神经穿过闭孔筋膜形成的裂隙称阴部管(Alcock 管)。肛门直肠支配内括约肌的自主神经来自 $S_2 \sim S_4$ 副交感神经、$L_1 \sim L_5$ 的腹下交感丛、$T_{11} \sim L_2$

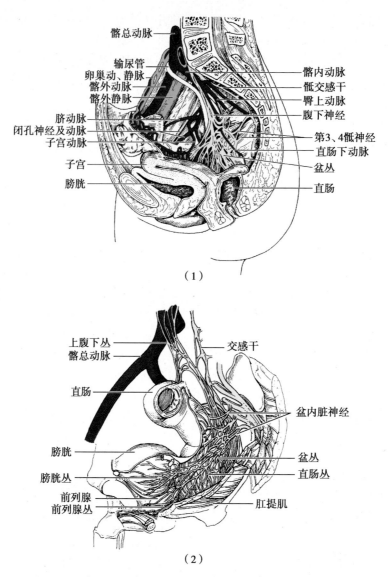

图 12-1　会阴盆腔神经分布（引自彭裕文．局部解剖学．第 7 版）

的腹腔丛和来自 $S_2 \sim S_3$ 骶交感节的内脏神经，其神经纤维均来自直肠下段。副交感神经的功能是增加直肠和膀胱的运动、降低肛门内括约肌张力，而交感神经则抑制内脏运动、增加内括约肌张力。交感神经来自脊髓第 9 ~ 11 胸节，经交感干、内脏大神经、内脏小神经，到腹腔神经节和肠系膜上神经节换神经元，节后纤维分布于肠壁。抑制肠的蠕动和分泌，使肠血管收缩。副交感神经来自迷走神经，至肠壁内器官内节换神经元，节后纤维分布于肠壁。促进

肠的蠕动和分泌。感觉神经随交感和副交感神经走向，分别传入脊髓第 9 ~ 12 胸节和延髓孤束核。其中痛觉冲动主要随交感神经传入脊髓，故小肠病变时可有牵涉性痛出现于脐周腹壁。

因此，对于肛门直肠手术来说，骶尾神经阻滞即可为我们的肛肠科手术提供良好的镇痛麻醉效果，但骶尾神经阻滞不能阻断由手术牵拉直肠或检查器械膨胀直肠所产生的自主神经感觉如牵涉感、坠胀感等。

## 第四节　常用麻醉方法

临床麻醉的主要目的是辅助患者安全度过围术期，而影响手术治疗质量的因素主要有患者自身、麻醉及手术三个方面，选择麻醉方法时需要综合考虑

的是手术需要、麻醉方法对患者的影响、手术创伤和失血对患者的影响、患者自身外科疾病和其他合并的内科疾病引起的生理病理改变。一个良好的手术

麻醉包括充分的术前准备、正确的麻醉方法选择、满意的术中监测以及整个围术期并发症的防治。综合考虑了以上因素,肛肠科常见麻醉方法可有以下几种选择:

## 一、局部麻醉

局部麻醉是指根据解剖学神经分布特点,利用局部麻醉药物来暂时阻断神经冲动传导,使这些神经所支配的躯体某一局部产生麻醉作用。狭义的局部麻醉包括表面麻醉、局部浸润麻醉、区域麻醉、神经阻滞。广义的局部麻醉还包括蛛网膜下腔阻滞、硬膜外阻滞、骶管阻滞、静脉局部麻醉。局麻常需要产生两种效果:施术局部的痛觉及感觉的消失或抑制、局部肌肉的松弛及牵拉反射的减弱。此法常由施术医师自己进行,简便易行,安全系数高,对机体生理功能影响小,且费用低廉,并发症少,门诊手术及部分住院手术最常使用,适用于位置表浅范围局限的小型手术,或者其他麻醉方式不理想时追加局部麻醉,或合并其他疾病不能耐受其他麻醉方式时。但是局麻的局限性也是显而易见的,注射部位不准确常常麻醉效果不理想、麻醉时间局限但又不能持续追加局麻药、肌肉松弛效果往往不理想等。

1. 穿刺方法　局麻穿刺部位取决于施术部位,临床常用于位置表浅范围局限的小手术的术前准备及麻醉,多在施术部位周围用局麻药作浸润麻醉。肛门手术局部麻醉一般宜先作肛周皮下菱形浸润麻醉(图 12-2),再行深部肌肉松弛麻醉。注意注射时以示指入肛贴近肠壁作引导及定位,以免注射针头穿透肠壁(图 12-3)。

2. 常用药物　常用的局麻药有酯类局麻药如

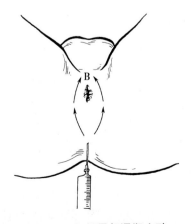

图 12-2　肛门局部浸润麻醉

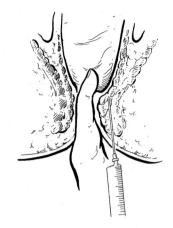

图 12-3　深部麻醉(以示指作引导)

普鲁卡因、丁卡因等,酰胺类局麻药如利多卡因、布比卡因、左旋布比卡因、罗哌卡因等。

3. 不良反应　常见不良反应为:①毒性反应:常因用药量过大或单位时间内注射药量过大、麻药误入血管、注药部位血供丰富吸收快、体质虚弱等而引起,故局麻时应掌握所用麻药的用法用量,一次用量不应超过限量,注药前应回抽无血液,根据情况适当减少麻药用量,一旦发生毒性反应应立即停止用药,吸氧及镇定镇静并对症处理。②晕厥:多由于一时性大脑缺血所致,常因恐惧、饥饿、疲劳、全身健康较差以及疼痛、体位不良等因素引起。因此,术前应做好检查,问清既往史,并做好患者的思想工作,消除其紧张情绪。③过敏反应:多表现在酯类局麻药(如普鲁卡因),分延迟反应和即刻反应。延迟反应多为血管神经性水肿,偶见荨麻疹、药疹等;即刻反应是当用极少量的药物后,突然发生惊厥、昏迷、呼吸心搏骤停而死亡。但两者均不多见。为了预防过敏的发生,术前应详细询问有无酯类局麻药物及其他药物过敏史。值得注意的是,同类局麻药的过敏反应有交叉现象,如对普鲁卡因过敏者,丁卡因也不能使用。对酯类局麻药过敏及过敏体质者,应改用酰胺类药物,如利多卡因,并预先作皮肤过敏试验,或改用其他麻醉方式。

## 二、骶管阻滞麻醉

骶管阻滞麻醉(caudal block)为肛肠科最常见的麻醉方式,属硬膜外阻滞的一种,是以骶管裂孔为穿刺进针标志点,将麻醉药品注入骶管腔内,阻滞骶脊神经,从而起到麻醉作用的一种麻醉方法。由于骶管裂孔的解剖位置正好是针灸学中隶属督脉的腰腧穴的位置,因此临床又称骶麻为腰俞麻。腰俞麻最早是用于术后封闭止痛，后广泛用于各种肛肠手术。其特点是操作简便，安全性高，最适于肛门会阴部手术，但是骶管裂孔在解剖学上变异较多，故可因定位不准或穿刺不顺利而麻醉不理想。

1. 穿刺方法 采取侧卧位，双腿尽量屈曲向腹部使骶部突出。穿刺者立于患者背侧，先以中指摸到尾骨尖，从尾骨尖沿中线向上摸，可触到骶骨末端呈 V 形或 U 形的凹陷，即骶裂孔。骶裂孔中心与髂后上棘连线，呈一等边三角形（图 12-4），可作寻找骶裂孔的参考。另外髂后上棘连线相当于第 2 骶椎，即硬脊膜囊终止部位，骶管穿刺时，不得超过此连线，否则有误入蛛网膜下腔发生全脊椎麻醉的危险。在局麻下用 20～22 号穿刺针垂直刺入皮肤，当刺过骶骨韧带时有阻力消失感，再稍进针即抵达骶管前壁，此时应将针放平，几乎与骶骨轴线平行，继续进针 1～4cm 即可（图 12-5）。用针芯在皮肤外测量深度，使针尖不得超过髂后上棘连线。接上注射器抽吸，如抽出脊脑液则穿刺失败；抽吸有回血也不应注药，以免局麻药中毒。因有简化骶管麻醉，故原始骶管麻醉已很少用。

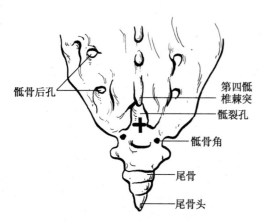

图 12-4 骶裂孔的位置

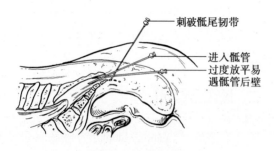

图 12-5 骶管穿刺法

2. 常用药物 ①1%～2% 利多卡因 10～20ml，一次用量不超过 1.5% 26ml（0.4g）；②0.25%～0.5% 布比卡因 10～20ml，一次用量不超过 0.25%

40ml（0.1g）。手术时间长者可酌情加 0.1% 肾上腺素，每 100ml 4～6 滴，但高血压及心脏病患者禁用。

3. 不良反应 骶管内有丰富的马尾神经及静脉丛，因此穿刺时切忌深插或盲目乱刺，以免针尖起切割作用而使这些组织损伤，或者穿破血管导致麻药吸收过多而中毒。如遇患者出现药物毒性反应如烦躁、心慌、头晕、耳鸣等，应立即停止给药，令患者平卧，必要时给氧，数分钟内症状可消失，不需要特殊处理。严重时静脉分次少量注入安定 10～20mg，或硫喷妥钠 50～100mg。术后不良反应常见为头痛、呕吐、尿潴留等。

## 三、简化骶管麻醉

简化骶管麻醉是在骶管麻醉的基础上加以改进简化操作而成。因经骶裂孔注药点正是针灸的腰腧穴，又称腰俞麻醉。适用于直肠、肛门和会阴部手术的住院患者。麻药注入在骶管腔内，骶管腔也是硬膜外腔的下部，所以也是低位硬膜外麻醉。因骶管腔已无蛛网膜下腔，故不会误刺而发生麻醉意外，比较安全。麻药注入骶管腔内使骶神经传导阻滞而产生麻醉，术中可完全无痛，还可使括约肌充分松弛，便于手术操作。本法操作简便，安全有效，被肛肠外科医师所普遍采用，是肛门手术常用的麻醉方法。

1. 寻找骶裂孔 要弄准骶裂孔的体表定位。寻找骶裂孔方法有三点：①骶裂孔是第 5 骶椎尚未愈合所形成的裂孔，距尾骨尖 4～5cm；②骶裂孔顶端是第 4 骶椎棘突与左右两个骶骨角三者构成等边三角形；③骶裂孔与两个髂后上棘呈等边三角形（图 12-6）。

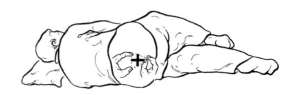

图 12-6 骶裂孔作十字形标记

2. 穿刺方法 首先，准确找到骶裂孔同骶管麻醉。然后，以拇指甲在此处压成十字形作标记，经严密消毒后，用 20ml 针管吸入麻药 20～25ml（骶管腔容积为 20～30ml），装上 7 号针头且针头斜面朝向尾骨尖，推药少许作一皮丘，垂直刺向骶裂孔，再通过骶尾韧带进入骶裂孔，此时有落空感，回吸无血，注药无阻力，回吸有血应停注药，若注入血管内易出现虚脱和麻醉中毒，应抽出另行注入（图 12-7）。先缓慢注药 5ml，观察无不良应，则可缓慢注射剩余 15ml，全部注完后改成坐位，两腿下垂，等 10 分钟左右，以针尖试刺肛门周围麻木无痛，即出现麻醉平面，此时已生效，则可改为手术体位。

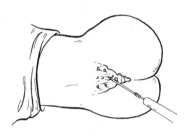

图 12-7　简化骶管麻醉法

3. 常用药物　①1%～1.5% 利多卡因 20ml；②2% 利多卡因 10ml；③0.5% 布比卡因 10～20ml。上药中可加入 0.1% 肾上腺素 1～2 滴，但高血压和心脏病患者禁用。

4. 注意事项

（1）骶裂孔畸形或闭锁，骶骨韧带骨化等，常造成穿刺困难或麻醉失败。

（2）穿刺针与皮肤垂直刺入不能向上斜刺以防穿过硬脊膜发生意外。

（3）推药前，一定要反复抽吸有无血液及脑脊液，否则不能推药。

（4）穿刺部位有感染，则不能作骶管麻醉。穿刺针过粗对组织创伤大，且易刺破血管。

（5）必须计算麻药的总量，特别是儿童要按体重千克计算，防止过量中毒。因 12 岁以下儿童的解剖生理特点，与成人不尽相同，对局麻药敏感而耐受力较差，容易中毒。一旦发生毒性反应，必须立即抢救，否则后果不堪设想，中毒严重者也有抢救无效而死亡的病例报道。所以必须引起重视。

（6）简化骶管麻醉的中毒反应和处理与局麻相同，故不赘述。有的在手术结束后，两下肢或一侧下肢出现腿软无力、麻木，不能直立和行走，故不适于门诊手术病例。

（7）因骶管腔形状不同，约有 15% 患者骶裂孔和骶管腔变异，常有麻醉不全或无效，必须补加局麻才能完成手术。

### 四、鞍区麻醉

鞍区麻醉简称鞍麻，为蛛网膜下腔麻醉的一种，麻醉范围约相当于人骑马时马鞍与人体接触的部分，麻醉平面最低，只阻滞会阴及肛门部的神经传导，是对患者生理影响最轻的脊髓麻醉方法，临床应用于成人肛门会阴部手术麻醉。

1. 穿刺方法　操作方法上体位常取坐位，备腰椎穿刺包一个，1∶1∶1 麻醉注射溶液（1% 丁卡因 1ml +10% 葡萄糖 1ml+3% 麻黄碱 1ml），其余基本上同硬外麻醉，但麻醉药物直接注入蛛网膜下腔，待麻醉平面固定后，根据手术需要，变换体位（图 12-8），所用药物根据患者情况及手术所需时间加以选择。起效时间需要 3～5 分钟，麻醉时效可达 2～3 小时。

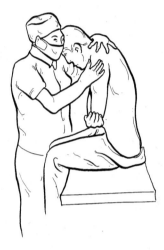

图 12-8　鞍麻时体位及助手扶持患者的姿势

2. 常用药物　常用布比卡因或利多卡因、普鲁卡因，剂量控制约同于腰俞麻。

3. 不良反应　局麻药物注入蛛网膜下腔后，随脑脊液移动弥散，麻醉平面不易控制，而且麻醉后常有头痛、尿潴留的并发症发生，所以，现多被硬膜外麻醉及腰俞麻醉代替。

### 五、蛛网膜下腔阻滞麻醉

蛛网膜下腔阻滞麻醉（spinal block）又称腰麻，以往也常称为脊麻或脊髓麻醉，属椎管内麻醉的一种，是把麻醉药物通过脊椎间隙注入蛛网膜下腔，阻断部分脊神经的冲动传导而引起相应支配区域的麻醉作用。适用于部分下腹部、盆腔、肛门和会阴部及下肢的手术。

1. 穿刺方法　椎管应用解剖由外到内为：皮肤、皮下、棘上韧带、棘间韧带、黄韧带、硬膜外腔、硬脊膜、蛛网膜、蛛网膜下腔、软脊膜、脊髓（图 12-9）。穿刺时患者应取侧卧位，背部靠手术床边缘，与床面垂直，屈髋屈膝，双手抱膝，头尽量向胸前屈曲，腰背部尽量向后弓出，以使棘突间隙张开，便于穿刺。

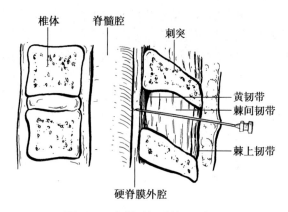

图 12-9　穿刺时经过的组织标志

穿刺点常取 $L_3 \sim L_4$ 棘突间隙,也可酌情上移或下移一个棘突间隙,定位时可以两侧髂嵴最高点的连线与脊柱交叉点为 $L_4$ 棘突或 $L_3 \sim L_4$ 棘突间隙。因成人脊髓下端平 $L_1$ 下缘或 $L_2$ 上缘,新生儿平 $L_3$ 下缘。

穿刺方法有直入法和旁入法,直入法穿刺时左手拇指示指两指固定穿刺点皮肤,将穿刺针于棘突间隙中点,与患者背部垂直,针尖稍向头侧作缓慢刺入,并仔细体会针尖处的阻力变化。当针尖穿过黄韧带时,有阻力突然消失的"落空感",继续推进常有第二个"落空感",提示已穿破硬膜与蛛网膜而进入蛛网膜下腔。如果进针较快,常将黄韧带和硬膜一并刺穿,则往往只有一次"落空感"。旁入法穿刺时于棘突间隙中点旁开 1.5cm 处作局部浸润,穿刺针与皮肤呈 75° 对准棘突间孔刺入,经黄韧带及硬脊膜而达蛛网膜下腔。本法可避开棘上和棘间韧带,特别适合于韧带钙化的老年人或脊椎畸形或棘突间隙不清楚的肥胖患者。当针尖进入蛛网膜下腔后,拔出针芯即有脑脊液流出,如未见流出可旋转针干 180° 或用注射器缓慢抽吸。经上述处理仍无脑脊液流出者,应重新穿刺。穿刺时如遇骨质,应改变进针方向以免损伤骨质。经 3 ~ 5 次穿刺仍未能成功者,应改换间隙另行穿刺。

腰麻中,阻滞平面高于 T4 称为高平面麻醉,T4 ~ T10 称为中平面麻醉,达到或低于 T10 称为低平面麻醉。麻醉平面的调节:体位调节起十分重要的作用,应在注药后 5 ~ 10 分钟内进行,包括调高低、调侧位;穿刺间隙越高,麻醉平面越高,范围越广;注药速度越快,范围越广,一般 1ml/5s;麻药剂量是主要因素。

2. 常用药物　普鲁卡因、利多卡因、丁卡因、布比卡因。

3. 不良反应　术中常见不良反应如血压下降、心率减慢、呼吸抑制、恶心呕吐等,术后常见不良反应如头痛、尿潴留、化脓性脑脊膜炎、脑神经麻痹、粘连性蛛网膜炎、马尾丛综合征等。其中腰麻后头痛为最常见的术后不良反应,其原因主要是低压性头痛,为穿刺时刺破硬脊膜或蛛网膜,脑脊液从穿刺孔漏入硬膜外腔,导致颅内压降低所致。其处理方法可嘱患者平卧休息,必要时用腹带捆紧腹部,严重者可硬膜外腔注入生理盐水、右旋糖酐、5% 葡萄糖注射液 15 ~ 30ml。

## 六、硬膜外阻滞麻醉

硬膜外阻滞麻醉(epidural block)是临床上最常用的麻醉方法之一。常用麻醉药有利多卡因、丁卡因、布比卡因。无高血压时,可加 1∶20 万肾上腺素,骶管麻醉是硬膜外阻滞麻醉的一种。硬膜外阻滞有单次法和连续法两种,单次法是穿刺成功后将预定的局麻药全部陆续注入硬膜外间隙以产生麻醉作用,因缺乏可控性、危险系数高,现临床已基本不用。连续法是在单次法的基础上发展而来,通过穿刺针,在硬膜外间隙置入塑料导管,根据病情、手术范围和手术时间,分次给药,使麻醉时间得以延长,减少麻醉并发症。临床多用于腹部及以下的手术。

1. 穿刺方法　患者取侧卧位(图 12-10),背部靠手术床边缘,与床面垂直,屈髋屈膝,双手抱膝,头尽量向胸前屈曲,腰背部尽量向后弓出,以使棘突间隙张开,便于穿刺。将 18 号匀状硬膜外穿刺针依次缓慢刺入,当穿刺针触及黄韧带时,阻力增大,有坚韧感,这时可将针芯取下,接上盛有生理盐水内一小气泡的注射器,推动注射器芯,反复试探,一旦突破黄韧带,即有阻力顿时消失的"落空感",则表示穿刺针已进入硬膜外腔。为了证实穿刺针确在硬膜外腔,必须再作抽吸,无脑脊液抽出,并注入少量空气无阻力感。此时方可插入硬膜外导管,高位穿刺点导管指向头侧,低位穿刺点导管指向尾侧,并将导管

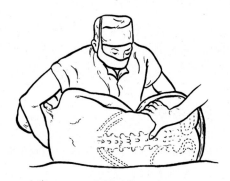

图 12-10　穿刺时体位(侧卧位)

各保留于硬膜外腔 2.5 ~ 3cm,退出穿刺针后,用胶布将导管固定于背部皮肤,让患者平卧后,注入麻醉药物5ml,观察 5 分钟,视其有无下肢麻痹,以便排除误入蛛网膜下腔(图 12-11)。穿刺位置根据手术对麻醉平面的需要而定,肛肠科手术因可涉及腹部、盆腔及会阴肛门,所以会阴肛门手术一般取 $L_4$ ~ $L_5$ 棘突间隙,下肢手术一般取 $L_3$ ~ $L_4$ 棘突间隙,盆腔及下腹手术 $T_{12}$ ~ $L_2$ 棘突间隙,中腹手术一般取 $T_9$ ~ $T_{11}$ 棘突间隙,上腹手术一般取 $T_8$ ~ $T_{10}$ 棘突间隙。

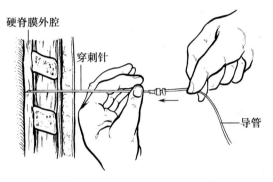

**图 12-11　硬脊膜麻醉的位置**

由于硬膜外麻醉注药量比腰麻大 3 ~ 5 倍,故应当严格掌握注药量及方法,一般先予以试验量,即 1.5% ~ 2% 利多卡因 3 ~ 4ml,5 ~ 10 分钟后观察有无腰麻现象,如无,可给追加量。硬膜外阻滞麻醉与腰麻不同,它是节段性的,影响麻醉平面的主要因素为注药容积越大,扩散越广,麻醉范围越广;穿刺间隙的高低也决定了麻醉上下平面的高低;导管插入的方向也决定了药液向颈胸段扩散还是向腰骶段扩散;同样药量情况下,一次注完产生的麻醉范围也较分次注药的范围广;药液浓度、注药速度、患者体位、患者体质等也均对麻醉平面的形成有影响。

2. 常用药物　利多卡因、丁卡因、布比卡因、罗哌卡因等。

3. 不良反应　全脊髓麻醉是硬膜外阻滞麻醉的一种严重并发症,多为硬膜外阻滞或骶麻时针尖刺入蛛网膜下腔而未发现,麻药大部分或全部注入蛛网膜下腔所致。其临床表现为呼吸肌麻痹导致呼吸困难,甚至数分钟内呼吸停止,血管扩张引起血压下降甚至心搏停止。急救处理原则为:立即人工通气、维持呼吸及循环功能。

## 七、腰硬联合阻滞麻醉

腰硬联合阻滞麻醉(combined spinal epidural an-algesia,CSEA),简称双阻滞麻醉,是利用腰麻和硬膜外麻醉的特点,将硬膜外间隙阻滞与腰麻结合在一起的麻醉方法,又称椎管内复合麻醉。CSEA 显效快、可靠性高、用药量少、麻醉阻滞完善、毒性作用小和硬膜外阻滞的时间可控等优点,使麻醉和镇痛时在技术和麻醉药品的选择上,具有较大的灵活性。缺点是操作技术要求高;需要专用的穿刺针,偶有硬膜外间隙药物或硬膜外导管自脊麻针孔进入蛛网膜下隙的可能;平面较一般硬膜外阻滞广泛。主要适用于脐以下部位的手术,或保留导管可作术后镇痛。临床最常用25G 笔尖式脊麻针单间隙穿刺。该法又分为单导管和双导管两种。

**(一) 单导管法**

1. 穿刺方法　取腰 2 ~ 3 或腰 3 ~ 4 棘突间隙。用制式(目前常用为美国 B-D 公司生产的 17G ~ 18G Weiss 硬膜外针和 25 ~ 27G Whitacre 笔尖式脊麻针。脊麻针比硬膜外针长 12mm。用于 CSEA 的制式硬膜外针尚有带背孔的 Touhy 针)或自制脊麻-硬膜外联合穿刺针先做硬膜外穿刺,达硬膜间隙后,将腰穿针缓慢通过硬膜外针内腔(及背孔)穿刺至蛛网膜下隙,间脑脊液回流通畅后,注入大比重局麻药 1.5 ~ 2.5ml(常用 0.5% 布比卡因或 1:1:1 丁卡因液),退出腰穿针,根据手术需要向头或尾端置入硬膜外导管,退针固定导管平卧后调整阻滞平面达到手术要求。如平面未达到手术要求时,可经硬膜外导管给局麻药 2ml/次,至平面升至要求为止。

2. 注意事项

(1) 脊麻针长须超过硬膜外针尖 1cm 稍多,以刺破硬脊膜。针尖以笔尖式为佳,其对硬脊膜纤维为分离而非切割,较切割式脊麻针穿刺后头痛率明显降低。

(2) 为避免脊麻针尖折断,退针遇阻力时应连硬膜外针一起拔,或旋转 180°再试拔,勿强行拔出。

(3) 若脊麻针推进几次均不见脑脊液流出,可重新行硬膜外间隙穿刺。

(4) 一次脊麻穿刺,硬膜外导管极少能进入脊麻针在硬膜上留下的针孔,但若反复穿刺,该可能性增大。如硬膜外针穿破硬脊膜又退至硬膜外间隙,则导管进入针孔的可能性很大。

(5) 为判断硬膜外导管位置的正确性,除注药前回抽外,可在脊麻平面固定后,硬膜外间隙注入等比重2% 利多卡因 1.5ml,观察阻滞平面的改变。如果导管在硬膜外间隙,平面最多升高两个阶段,若出现更高平面的阻滞,应疑有误入蛛网膜下隙的可能。

（6）脊麻给药后，硬膜外间隙容积变小压力升高，相对小量的局麻药，可出现较大范围的阻滞。

3. 局麻药应用原则 现有的局麻药几乎都存在神经毒性问题，低浓度局麻药也不能完全避免神经毒性，为确保麻醉安全，进行 CSEA 时掌握以下原则：

（1）尽量应用低浓度的局麻药；

（2）尽量避免应用利多卡因，可选择布比卡因等，若需用利多卡因剂量不超过 60mg，浓度不超过 2.5%；

（3）禁用血管收缩药来增加疗效和延长作用时间；

（4）对关节镜手术、截石位和门诊患者不主张选用利多卡因；

（5）CSEA 时，硬膜外阻滞坚持试注试验量、注药前回抽和分次注药的常规，以便安全；

（6）脊麻失败，重复穿刺应慎重；

（7）加强阻滞平面调控和生命体征监测。

### （二）双导管法

用 18G Weiss 硬膜外针穿刺成功后，同单导管脊麻一样行脊麻穿刺并置入微细导管于蛛网膜下隙，退出腰穿针，再通过硬膜外穿刺针置入一 20G 硬膜外导管于硬膜外间隙，拔去硬膜外穿刺针，两管分别加以固定。

先经硬膜外导管给试验量，5 分钟后测试该管的位置正确，再分次小量给药进行脊麻诱导，脊麻阻滞不完善，可经硬膜外间隙补充局麻药。此法与单管法相比，脊麻分次小量给药故更安全，且术中可经任意一导管追加麻药。判断硬膜外导管位置的程序在先，更为方便，腰穿针孔有导管占据，操作中无硬膜外导管或药物进入蛛网膜下隙之虑。缺点是操作技术难度更大。

### （三）优点

腰硬膜联合阻滞麻醉是一种实用性较强的麻醉方法，具有腰麻和硬膜外麻的双重优点，扬长避短。起效迅速、镇痛效果确切、肌松效果好、局麻药用量小、局麻药中毒的发生率低，且可保留硬外导管，延长麻醉时间和用于术后镇痛的优点。

## 八、针刺麻醉

针刺麻醉是以中医学传统针灸理论为指导，在人体的某些穴位或特定部位用针刺刺激，产生提高机体痛阈和调节人体生理功能变化等功效，从而达到镇痛效果。但临床实践证明，单一针刺麻醉效果并不理想。因此，针麻多用于与其他麻醉药物复合使用以减少麻药用量及提高麻醉效果的作用。临床常用的方法有针刺与局麻复合、针刺与硬膜外阻滞复合、针刺与全麻复合等，实践表明，针麻对于术后镇痛的处理效果也比较可靠，所以现多称为针刺辅助麻醉。针麻首先根据情况，结合脏腑经络理论进行选穴，再以针灸手法针刺运针，或者配合使用电刺激或穴位注射等。针刺麻醉不良反应出现较少，常见的为眩晕等，一旦出现可按照针灸学晕针办法处理。

## 九、全身麻醉

全身麻醉包括静脉全麻、吸入全麻及静脉-吸入复合全麻。静脉全麻是将一种或几种静脉全麻药物经过静脉注入，通过血液循环作用于 CNS 而产生全身麻醉的方法。其给药方式可分为单次给药法、分次给药法和持续给药法。单次给药法多用于麻醉诱导和短小手术，预定药物一次性注入以迅速达到适宜的麻醉深度。分次给药法是先使用一定剂量的静脉麻醉药，达到适当麻醉深度和麻醉效果后，再根据手术需要及患者反应分次追加麻药，以维持一定的麻醉深度，达到满意的麻醉效果，常用于大手术或耗时长的手术。持续给药法是患者在麻醉诱导后采用不同的速度连续滴入或者泵入静脉麻醉药的方法来维持麻醉深度。常用药物有丙泊酚、氯胺酮、硫喷妥钠、咪达唑仑、依托咪酯等。吸入全麻是用挥发性麻药或气体性麻药经呼吸系统吸收入血，抑制中枢神经系统而产生的全身麻醉方法。一般吸入麻醉药在体内代谢分解少，大部分以原形经肺脏呼出体外。因此，吸入麻醉具有较高的可控性、安全性及有效性。常用药物有异氟烷、七氟烷、恩氟烷、氧化亚氮等。复合麻醉是在对患者同时或先后实施静脉全麻或吸入全麻或辅以其他全身麻醉，临床根据具体情况不同，掌握不同麻醉方法的优缺点、不同麻醉方法协同使用及不同麻醉药物协同使用的优缺点等，来具体选择复合麻醉方法及麻醉药物。最常用的复合麻醉方法是静脉麻醉诱导后采取吸入麻醉或者静脉吸入复合麻醉来麻醉维持。常用药物及不良反应同前。

## 十、小儿手术麻醉

小儿肛肠外科麻醉是麻醉学当中的一个专业性

极强的方向,人体胚胎在发育的过程当中即可存在缺陷而导致新生儿患有肛肠科疾病,所以,从胚胎发育期至出生再到 14 岁左右各个年龄组均可发生肛肠外科疾病如肛瘘、先天性直肠脱垂、肛裂、血栓外痔等。因此,小儿人群的解剖及生理特殊性、代谢器官发育不完善、术中不易监测生命指征、麻醉深度不好控制等原因均导致小儿肛肠科手术的麻醉难度的加大,如何做好小儿肛肠外科的麻醉,成为肛肠科麻醉医师所必须面对的一个挑战。从事小儿肛肠外科麻醉,必须全面掌握小儿特点、生理病理及解剖差异、麻醉药物代谢特点、小儿肛肠科疾病特点等方面,规范采取相应措施,才能确保手术麻醉的安全。

1. 小儿麻醉的解剖生理　小儿出生后脱离羊水环境以及胎盘供血环境,首先需要掌握的就是循环系统和呼吸系统的特点。小儿出生后伴随胸廓运动和自主呼吸,空气进入肺内开始完善生理呼吸,婴幼儿期肺呼吸的功能残气量相对不足,术中麻醉用药或体位的改变可能导致胸腔压迫,功能残气量进一步减少,造成通气血流比值异常和血氧含量降低。另外,小儿器官发育不甚完善,在麻醉及手术过程当中任何因素引起的低氧、酸中毒、过低体温、氧中毒等,都可抑制肺泡表面活性物质的合成与分泌,从而导致一系列术中或术后肺部并发症;循环系统方面,心率是监测小儿循环稳定性的重要指标,小儿代谢快而心搏量少,维持代谢所需的排血量仅靠心率的调节来维持稳定。新生儿脱离胎盘供血后心脏泵血量约为胎儿期的 80%,血管系也减少 25%,从而使得心脏做功减少,心脏体积生理性缩小,每搏输出量与成人类似,约为 4～5ml,但是为了满足快速代谢的需要,心率约为成人的两倍,约 120～160bpm,生长至 6 岁以上则逐渐降低至成人相似水平,约 60～100bpm。由于麻醉用药、术前用药、啼哭影响、陌生环境影响等,术中监测心率可加快至 200bpm 左右,若无先天性心脏病影响,正常小儿心脏均可耐受,不予特殊处理,如果监测心率缓慢低于正常水平,则需要提高警惕,甚至是术中危险的信号。外周循环特点方面,小儿外周血液主要分布在躯干和重要脏器,四肢循环血量少,故易于出现肢冷及发绀情况。因此,小儿麻醉期间必须吸氧。

在神经系统及体温调节方面,新生儿及婴幼儿中枢及外周神经系统发育不完善,但副交感神经系统占一定的支配优势,特别是迷走神经张力较高,手术及麻醉刺激容易引起心率的变化;小儿体温中枢的发育也不健全,术中体温易受外界影响而降低,从

而导致术后苏醒延迟、呼吸抑制等,1 岁以上小儿体温又易升高,组织易于缺氧,故术中体温的监测对于小儿麻醉来说也是相当重要的。

2. 麻醉前准备　小儿术前严格访视及检查评估,全面询问病史及家族史,明确年龄、身高、体重、营养、发育及术前检查等基本情况,做好全身情况及麻醉耐受性的评估。访视评估的同时做好相关沟通工作,包括与患者家属的沟通以及患儿的信任系统的建立,尽可能减少患儿进入手术室脱离家属的恐惧啼哭可能,需要纠正的化验结果予以合适纠正。术前适量给予颠茄类药物以降低迷走神经张力,防止心率异常以及呼吸道分泌物的增加,阿托品用量 0.02mg/kg 左右,东莨菪碱用量 0.1mg/kg 左右。高热及心动过速患儿不宜用阿托品,3 个月以下的婴儿不用镇静剂,苯巴比妥钠用量 3mg/kg。

3. 麻醉方法　对于小儿肛肠科手术,主要麻醉方式是静脉麻醉、吸入麻醉及骶管麻醉,或结合疾病部位特点的复合麻醉方式,小儿常用的静脉麻醉药物有氯胺酮 1～2mg/kg,γ-羟基丁酸钠 50～80mg/kg,乙咪酯 0.3mg/kg,异丙酚 1～2mg/kg。硫喷妥钠因对呼吸有抑制作用,婴幼儿呼吸功能发育不完善,故较少用于小儿肛肠科麻醉。小儿常用的吸入麻醉药有氧化亚氮、安氟醚、异氟烷、七氟醚、氟烷等,氧化亚氮+氧气+吸入麻醉药符合麻醉已成为吸入麻醉常规方法。小儿肛肠科手术多结合骶管麻醉以使肛门松弛易于手术,骶管麻醉对小儿生理功能的影响非常小,故而小儿肛肠科手术多在基础麻醉后合并骶管麻醉,骶管麻醉方法同前。

4. 术中管理与监测　为防止术中饮食呕吐误吸或反流,小儿术前仍应禁食禁饮 4～6 小时,术中应尽量取患儿头部偏向一侧的侧卧体位,小儿脏器功能发育尚未完善,麻醉期间变化很快,术中监测与管理对于保证麻醉及手术安全至关重要,无创生命体征监测为首选。其次,麻醉医师需时刻注意患儿心率、体温、呼吸、指脉血氧饱和度、皮肤黏膜等方面的情况,一旦出现异常变化能够及时有效处理。肛肠科手术创面位于肛门直肠下端,出血量较小,但术中仍需监测出血量,及时准确的估计小儿失血量并评估循环容量的补充,同时维持静脉通道的通畅,小儿血容量按照体重估算,新生儿为 85ml/kg,婴儿 80ml/kg,小儿 70～75ml/kg,新生儿总血容量约为体重 10%,一般不超过 300ml,失血 30ml,相当于成人失血 500ml。另外,婴幼儿生长代谢率高,液体转换率快,不能耐受脱水状态,但是输液过多也会引起严

重后果,故而应及时适量补液,术中需要严密监测生命体征、出血量、尿量等情况,随时调整输液速度及输液量。

5. 术后管理　小儿肛肠科手术完毕后应完全苏醒后麻醉师陪同送返病房,严密注意生命体征及呼吸功能状态,脱离面罩给氧后,自主呼吸状态下动脉血氧饱和度能在95%左右,安返病房后患儿取平卧位头偏向一侧或侧卧位以防止呛咳或误吸,头旁放置准备好的弯盘和吸引器,患儿安返病房后仍需常规给氧,注意保暖并密切注意患儿体温变化。

　　　　　　　　　　　（俞立民　李春雨）

## 参 考 文 献

1. 吴在德,吴肇汉. 外科学. 第7版. 北京:人民卫生出版社,2008. 85-86.
2. 韩宝,张燕生. 中国肛肠病诊疗学. 北京:人民军医出版社,2011. 10.
3. 张有生,李春雨. 实用肛肠外科学. 北京:人民军医出版社,2009. 86-88.
4. 李春雨. 肛肠病学. 北京:高等教育出版社,2013. 51-52.
5. 王果,李振东. 小儿肛肠外科学. 郑州:中原农民出版社,1999. 178-188.

# 第13章 肛肠手术镇痛管理

随着人类社会发展和疾病谱的变化，人类医学模式由传统医学模式向生物、心理、社会医学模式转变。由于解剖等一系列综合因素的影响，疼痛一直以来都是肛肠疾病术后的主要并发症，往往也可能出现疼痛较剧烈的情况，而且持续时间较长，使患者康复质量大打折扣，临床处理不及时或处理不当可形成术后持续性疼痛。术后持续性疼痛又称为慢性手术后疼痛综合征（chronic postsurgical pain syndrome），是指在找不到肛门部位可能原因引起的疼痛的前提下，发生在肛门手术后至少持续2个月以上的疼痛。对肛肠外科来说，传统观点认为，肛肠术后持续性疼痛是并发于肛门原发疾病手术基础上的。近年来随着麻醉学及外科临床研究的不断深入，临床医师的观点则多倾向于认为，肛门术后持续性疼痛并不完全是肛肠手术并发症，它是一种独立的、继发性的疾病，具有自己独有的临床特征。研究认为，肛门术后持续性疼痛的发生和发展可能与神经系统的外周和中枢敏感化有关。肛门部位有其独特的解剖及生理特性，受脊神经支配的区域神经非常丰富，肛门术后持续性疼痛问题目前已被越来越多的肛肠科医师所重视。所以，手术操作完成以后，术后镇痛对于提高患者的康复质量以及消除患者对于手术和疾病的恐惧心理就显得尤为重要。而肛门术后疼痛的临床镇痛方法有很多，且各有优缺点。口服止痛药作为一种最简单有效的术后镇痛方法，临床使用最为广泛。但近年来，肛门止痛栓剂以及手术后局部注射长效止痛剂因其镇痛效果肯定、起效时间短、维持时间长以及使用方便等优点已被广泛应用于肛肠临床。硬膜外或骶管镇痛以及静脉镇痛（PCA）由于其成本高及对于全身的副作用问题，肛肠外科术后应用相对不多。

## 一、超前镇痛

肛门术后疼痛主要表现为肛门手术切口损伤导致的持久伤害性感受传入、术后伤口的炎症反应性疼痛、术后肛门括约肌痉挛性疼痛、肛门水肿疼痛等。超前镇痛是一种目的在于防止患者中枢敏感化形成的镇痛方法或镇痛理念。由于肛门术后持续性疼痛的发生和发展可能与神经系统的外周和中枢敏感化有关。因此，防止神经系统的外周和中枢敏感化的形成将有助于临床术后镇痛。所谓外周敏感化，即是指组织损伤导致炎症因子从受损的细胞中直接释放出来，主要包括 $K^+$、$H^+$、缓激肽、组胺、5-HT、ATP 和 NO 等，花生四烯酸途径的活化又使得前列腺素类和白三烯的释放增多，免疫细胞又进一步释放炎症因子和神经细胞生长因子，这些炎症因子在受损组织中起到增加痛觉感受器的敏感性、神经源性水肿和组织的痛敏状态，即产生外周敏感化。外周敏感化降低传入神经末梢的痛阈，直接导致了术中常见的疼痛高敏状态，即对疼痛敏感的增加和痛阈的下降。超前镇痛就是在对患者的手术伤害性刺激施予之前给予患者一种或多种镇痛措施以增强术后镇痛效果。其基本思路是阻止外周损伤冲动向中枢传递的一种镇痛治疗方法，它属于预防性镇痛的概念范畴。预防性镇痛就是包括能够控制疼痛敏感化的任何围术期镇痛措施或镇痛方案。完善的预防性镇痛应该是包括联合应用不同作用机制的镇痛药物或不同的镇痛措施，以减轻外周和中枢的过度兴奋状态和足够镇痛治疗时间的多模式镇痛技术。其通过协同或相加作用以减少药物剂量及副作用。主要是协同使用局麻药、阿片类药物、非甾体抗炎药（NSAIDs）和 NMDA 受体拮抗药。对于非住院患者实施的小手术，可术后口服对乙酰氨基酚或非甾体类抗炎镇痛药,对于中度疼痛者,术后可按需加入阿片类镇痛药,对于重度疼痛者可按需联合全身性阿片类药、非甾体抗炎药和硬膜外镇痛或切口浸润术后镇痛方法等。

## 二、局部镇痛

术后疼痛曾经一度为肛肠外科医师所忽视,认为是不可避免的,是手术治疗所伴随的必然现象。但是近年来随着生物医学模式的转变,术后疼痛问题已引起肛肠外科医师和麻醉师越来越多的重视,许多专家学者开始研究如何进行术后镇痛,才能让患者术后减少或无疼痛,进而得到高质量的康复治疗。在此过程中,一些长效的术后镇痛药应运而生,并为大量临床实践所证实具有良好的效果,应用广泛。

### (一) 复方亚甲蓝止痛药

亚甲蓝旧称美兰,是一种复方长效止痛药,基本组成包括1%亚甲蓝注射液20mg/2ml+长效局麻药5ml+0.9%氯化钠注射液5ml。亚甲蓝本是氰化物,为苦杏仁、亚硝酸盐等中毒的解毒剂,早期肛肠科主要用于肛周点状皮内或皮下注射治疗由肛门湿疹等引起的肛周瘙痒症。后来1973年由山西任保全发现亚甲蓝有长效止痛作用,进而推广使用至今,止痛效果肯定。但其作用机制目前尚不十分清楚,可能与亚甲蓝对末梢神经的较强亲和力有关,亚甲蓝注射后与神经末梢迅速结合,使末梢神经髓质产生可逆性损害,这种刺激性损害会产生烧灼样剧痛,称为亚甲蓝注射反跳痛,持续时间短者有约15分钟,长者可达8~10小时,多数持续4小时后而神经麻痹痛觉消失。而神经髓质的可逆性修复需在30小时后才能开始,此时才会逐渐恢复痛觉,7~15天才可完全恢复痛觉,此时创面已无剧痛感。

配方中辅以长效局麻药的目的就在于利用速效长效局麻药来降低或消除这种反跳痛,同时本身也可起到麻醉止痛效果。研究认为,亚甲蓝止痛剂无任何毒性反应,有消炎作用,故不致感染;注射亚甲蓝并不影响创面愈合,能使创面止血,较少分泌物,有助于肉芽生长而促进愈合。但是临床使用一定要注意配比要求及注射要求,使用不当可引起感官感觉性失禁、局部组织坏死、溃疡、创面愈合缓慢等情况。

注射方法常在手术结束时,将亚甲蓝止痛剂注射于痔核基底部、肛瘘内口结扎线基底部、肛周脓肿或肛瘘挂线勒割组织内,肛周点状皮内或皮下注射,也可注射少量到内外括约肌以使括约肌松弛,防止术后

括约肌痉挛性疼痛。混合痔结扎痔核之间所留皮桥不宜注药,以免引起皮桥坏死或水肿。注射部位亦不宜过深。亚甲蓝注射后有局部皮肤色素沉着,可逐渐消失。亚甲蓝吸收代谢后排尿呈绿色,代谢部位主要在肾脏,待吸收的亚甲蓝完全代谢后尿液即可正常。

### (二) 盐酸奥布卡因凝胶

盐酸奥布卡因,又名丁氧基普鲁卡因,为白色或浅黄色的透明黏稠凝胶(图13-1)。适用于各科检查、处置、小手术的表面麻醉和术后换药止痛。本品利用将盐酸奥布卡因制成水基质凝胶剂,集局麻止痛、腔道润滑、促进伤口愈合作用于一身的新一代表面黏膜麻醉剂。其主要成分为盐酸奥布卡因。作用机制是通过与神经细胞膜钠通道内侧受体结合,引起通道蛋白质构象发生变化,使钠通道闸门关闭,钠离子内流受到阻断,神经冲动传导受阻,从而产生局部麻醉作用。给药后3分钟内起效,8分钟可得到充分的麻醉效果,持续药效40分钟以上。动物表面麻醉试验结果表明:表面麻醉作用强。可用于肛肠术后换药,将消毒棉球浸润本品(根据创面大小,调整用量)涂布于肛外创面,3分钟后开始正常换药操作;直肠、结肠镜检,将本品5~10ml注入肛内和涂布肛门,3分钟后涂抹少许本品于腔镜表面润滑即行检查,尤其是有痔疮和肛裂等疾病患者,止痛润滑明显。以其广泛安全性,代谢、清除迅速,药物蓄积量低,极低的过敏反应,致毒剂量大等特点受到业内关注。同时,其麻醉效能强,在使用上实现了以低给药浓度提供稳定的麻醉以及止痛效果,这些都大幅度地提高了药物的安全性。因此,可用于肛肠科的术后疼痛、换药止痛、结肠镜检查及日常护理中,更适宜缓解患者的痛苦、紧张、焦虑等负面情绪因素。具有快速、强效、安全、方便快捷等优点。

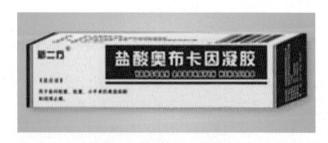

**图13-1 盐酸奥布卡因凝胶**

### (三) 泯痛尔注射液

通用名为复方薄荷脑注射液,是1982年杨里颖首先研制成功并应用于临床的一种复方止痛剂,其成分是薄荷脑、盐酸利多卡因、灭菌稀乙醇、丙三醇

溶液等。临床常肛周多点深层浸润注射或创缘皮下注射,用于术后长效止痛,时效可长达 2～10 天。一次用量不超过 20ml,否则可造成不可逆性神经肌肉组织损伤。因本止痛剂为配比好的稀释溶液,使用时不需要再稀释,注射时严禁注入血管、皮内、黏膜及椎管,否则可引起局部组织坏死、脊神经损伤甚至截瘫。局部感染及乙醇过敏者禁用。个别患者注药 30 分钟内可出现头昏、恶心和其他不适感,一般卧床休息数分钟即可缓解。部分患者也可能出现荨麻疹样风团,可给予抗过敏治疗。也有报道多数患者使用后出现一过性"烧灼刺痛感",但很快会消失。目前未发现其毒性反应及影响伤口愈合情况。体内代谢方面,一般代谢后经肾脏或胆汁排泄。

### 三、硬膜外或骶管镇痛

硬膜外或骶管镇痛是将硬膜外导管滞留在硬膜外腔或骶管腔,连接镇痛泵持续控制流量泵入镇痛药,以达到临床镇痛效果的方法。临床表明,应用局麻药硬膜外或骶管施行神经阻滞对于术后疼痛具有确切的镇痛作用。常选用 0.15% 罗哌卡因或 0.15% 丁哌卡因作镇痛剂。首次负荷剂量 3～5ml,持续输入速度 3～4ml/h,患者自控镇痛(PCA)3～4ml,间隔时间 10～15 分钟。一般镇痛时效可达 48～72 小时。

### 四、静脉镇痛

静脉镇痛是使用留置针头穿刺静脉后,连接镇痛泵持续控制流量泵入镇痛药,以达到临床镇痛效果的方法。临床常用镇痛药物及镇痛方法:8～10μg/ml 芬太尼或 0.8～1.0μg/ml 舒芬太尼+8～16mg/4～8ml 昂丹司琼的混合液 100～200ml,持续泵入速度 1～3ml/h,患者自控镇痛(PCA)1.5～3ml,间隔时间 8～15 分钟。一般镇痛时效可达48～72小时。

### 五、多模式镇痛

特耐(注射用帕瑞昔布钠),是全球第一个注射用选择性环氧化酶-2 抑制剂,属于非甾体抗炎(NSAID)药品,为白色或类白色冻干块状物(图 13-2)。①适应证:所有手术后疼痛的短期治疗,尤其在肛肠外科术后镇痛效果显著。②作用机制:帕瑞昔布是伐地昔布的前体药物,伐地昔布在临床剂量范围是选择性环氧化酶-2(COX-2)抑制剂,环氧化酶

参与前列腺素合成过程。研究表明,COX-2 作为环氧化酶异构体由炎症刺激诱导生成,从而推测 COX-2 在与疼痛、炎症和发热有关的前列腺素样递质的合成过程中发挥最主要作用。特耐是伐地昔布的无活性前体药物,注射后在体内经肝脏代谢为伐地昔布发挥作用。可快速透过血脑屏障,抑制中枢敏化,持续抗炎镇痛,7～13 分钟起效。在一些手术模型中,具有与注射用阿片类药物相当的镇痛效果,可维持 6～12 小时或更长,与阿片类药物合用时可以减少阿片类药物用量及不良反应。显著减少阿片类药物的用量 30% 左右及相关不良事件,无胃肠道反应、不影响血小板功能,安全性显著优于非选择性 NSAIDs。③用法用量:推荐剂量为 40mg,静脉注射或肌肉注射给药,随后视需要间隔 6～12 小时给予 20mg 或 40mg,每天总剂量不超过 80mg。④优点:具有起效迅速,作用持久,强效镇痛,安全可靠,无胃肠道反应,不影响血小板功能,明显缩短住院时间,加快术后恢复等优点。

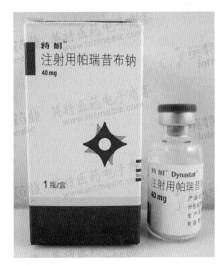

图 13-2　特耐

（李春雨　俞立民）

### 参 考 文 献

1. 吴在德,吴肇汉.外科学.第 7 版.北京:人民卫生出版社,2008.85-86.

2. 韩宝,张燕生.中国肛肠病诊疗学.北京:人民军医出版社,2011.10.

3. 张有生,李春雨.实用肛肠外科学.北京:人民军医出版社,2009.86-88.

4. 李春雨.肛肠病学.北京:高等教育出版社,2013.51-52.

5. 王果,李振东.小儿肛肠外科学.郑州:中原农民出版社,1999.178-188.

# 第14章 引流技术与术后换药

## 第一节 引 流 技 术

腹腔引流技术的历史与外科手术同样悠久,19世纪英国外科医生 Lawson Tait 有句名言":when in doubt,drain",这句话对普外科的影响持续至今,使腹腔引流成为腹部手术中使用最多、争议也最多的一项操作。近年来,关于放与不放、何时放腹腔引流的讨论一直是人们热议的焦点。在认可腹腔引流在外科治疗中的重要价值的同时,人们也开始意识到,不加选择地滥用腹腔引流不但不能提高手术的成功率,而且会带来不必要的并发症,甚至导致手术失败。

因此,对择期手术,应争取将手术做到完美,达到不需要放置引流的程度;对急诊手术或病灶处理不满意的手术,应有选择、有目的地放置引流。引流管放置时间过长或滥放,不但达不到引流的目的,而且可能继发感染,并妨碍患者康复。预防性引流应以封闭式引流为主,治疗性引流可使用负压冲洗引流。手术过程中正确地使用引流,不仅可以防止感染或感染扩散,而且保证缝合部位的良好愈合,减少并发症的发生。在某些情况下,引流的应用与否是直接关系到手术的成败和患者的生命安危,但是引流物又为异物,刺激组织,渗出液增多,使伤口急性反应期延长,可使伤口愈合时间推迟。如果引流时间过久,反而促使继发感染及瘢痕组织增多,其本身又可以引起一系列的并发症。因此,如何权衡利弊,正确选用引流,在外科手术中有着重要意义。

### 一、引流的作用

1. 将创口内或腔隙中的分泌物、血液、脓液、渗出物等引出体外。

2. 刺激组织,使渗出液增多,以中和(或)稀释毒素。

3. 渗出液中含有大量纤维蛋白原,可使局部发生粘连,局限病灶。

### 二、引流的适应证

1. 脓肿、血肿切开后。
2. 估计手术可能有渗血、渗液。
3. 胃肠道吻合不满意或有泄漏可能者需放引流。
4. 胆道胰腺和泌尿系统的手术。
5. 各种原因所致腹膜炎均应放置引流。
6. 切口严重污染,经创口冲洗等一般处理后,估计仍难以控制感染时,应在切口内放置引流。

### 三、引流物的种类

常用的引流物有如下几种(图 14-1):

1. 橡皮片引流 一般用废橡皮手套剪成,但也有薄橡皮的产品。用于表浅伤口或腹壁伤口的引

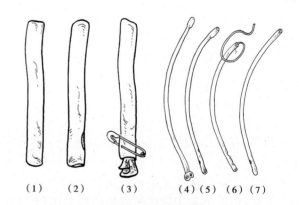

**图 14-1 常用引流物图**
(1)橡皮片引流;(2)管状橡皮片引流;(3)烟卷式引流;(4)蘑菇头引流;(5)橡皮管引流;(6)双套管引流;(7)导尿管

流,如污染严重的阑尾切口,可放置在切口内,膀胱造瘘时,放置在腹膜外间隙。

2. 烟卷式引流　用橡皮片(或已制成的管状橡皮片)裹纱布条制成烟卷状。表面光滑,富于毛细管作用,刺激性较小。可以作腹腔或深部组织引流,估计渗漏可能性不大,或者不多时使用。常用于腹腔内引流。一般在术后 2 ~ 3 天拔除,放置过久易继发感染,必要时可以换成引流管。

3. 纱条引流　用纱布或油纱布折卷而成。常用于表浅化脓伤口。有时可制成碘仿纱条,用于引流慢性脓腔,如肛周脓肿切开术后。术中放置干纱布易于创面粘住,第一次换药时疼痛,且容易出血。故术后应在 24 小时内换药。

4. 橡皮管引流　根据用途的不同,常用的有软塑料管、普通橡皮(乳胶)管或导尿管、开花或蕈状导尿管、Y 形或 T 形管及双套管引流等。多用于深部组织或腹腔内引流。可以接引流袋、引流瓶,或者负压引流。

5. 双套管引流　由粗细两管组成。粗细管各有 4 ~ 5 个小侧孔,放置时两管的侧孔不宜在同一位置,引流液先流到粗管内,再由粗管中的细管吸出。多用于持续吸引引流。内管接吸引管,外管具有防止内管与周围组织附着,以保持引流通畅,便于更换内管的作用。必要时,外管可采用硅胶管,以减少刺激。

### 四、放置引流物注意事项

1. 保持通畅　引流物必须选用光滑、弹性好易弯曲、阻力小的材料,出口处不宜太紧,引流物不要扭曲,引流管不能被堵塞,以保证引流通畅。当引流量与临床情况不符时,应仔细寻找原因,必要时可用 B 超监测。

2. 放置部位　引流物放置位置必须正确。引流液体应尽量放在最低位置,引流气体则应放置较高位置,体腔内引流物,最好不经手术切口引出。一般脓腔或腹腔引流应尽可能放置在较低的部位,或需要引流的部位。引流物不宜直接放在吻合口、大血管或脏器上以免压迫坏死,造成出血或者吻合口瘘。腹腔引流我们认为尽量不能经过切口,应另戳

小孔引出,这样可以防止切口感染、切口裂开、切口疝的发生。

3. 留置时间　引流物为异物,在能达到引流目的前提下,应尽量缩短放置时间。一般引流物放置时间为 24 ~ 48 小时;皮片引流一般术后 24 ~ 72 小时拔除;烟卷式引流,可适当延长放置时间,一般为 48 ~ 72 小时,但应逐日转动拔出 1 ~ 2cm,以利引流。脓腔内的引流物则应放至脓腔缩小接近愈合时为止。一些特殊管状引流,根据要求而定,一般不超过一周。但骶前放置的双套管引流,一般引流液不超过 5ml 时,需 15 天左右拔除。

4. 注意观察引流液体的性质及数量,以判断是否有出血、吻(缝)合口破裂、感染,引流不畅等情况,并及时采取相应处理。引流量较多者,应予记录,以供补液的参考。

5. 引流物必须妥善固定,并在病历或手术记录中详细记载其数目,以防遗忘或脱落滑入伤口中。

6. 更换敷料、引流管或引流瓶,以及拔除引流时,均应严格遵守无菌操作技术。

### 五、引流的并发症

1. 继发感染　引流物是异物,尤其是腹腔内放置时间过长所致继发感染。由于引流管留置时间过久,可能会引起组织反应,细菌滋生,发生继发感染。

2. 慢性窦道形成　由于置管时间长、反复感染、异物刺激等原因所致。

3. 引流管滑脱　因引流管固定不牢,多于患者活动时脱出。

4. 切口疝及切口感染　引流直接经过切口可使切口急性反应期延长,并污染切口,影响创口愈合,因此必须另戳小口通出腹壁,大小要适宜,过紧要影响引流,过大则肠管容易进入拔管后的引流孔,经腹壁切口引流,并致切口疝。

5. 肠梗阻　引流管直接压迫肠管,可能会导致肠梗阻、肠坏死、肠穿孔等严重并发症。

6. 拔管困难　若固定缝线过紧,或留置引流管时间过长,引起拔管困难。

7. 其他　出血、阻塞等。

# 第二节 术 后 换 药

## 一、伤口换药

【目的】 由于肛门部位及功能的特殊性,肛门部手术均是有菌手术,术后创面容易受到肠内外细菌感染,术后换药在肛肠病整体治疗过程中占有重要的位置,术后换药的好坏直接影响伤口修复的速度和时间。主要目的是观察术后伤口的变化,改善局部组织修复条件,即消毒伤口、充分引流、清除坏死组织、减轻感染、外敷药物,促进伤口修复早日愈合。所以,正确的换药可以缩短伤口愈合的时间,减轻患者的疼痛,避免术后并发症和后遗症的形成,对于肛肠疾病的治疗可收到事半功倍的效果。

【准备工作】 肛肠手术每次便后因粪便污染伤口容易感染,均需换药。换药室应在换药前用紫外线予以照射消毒,医生要戴好口罩和帽子,清洗双手。由护士或医生自己根据病情准备好换药用品。患者换药之前先解大便,如有便秘,可酌情服用通便药物,也可应用开塞露注入肛内或者灌肠通便。大便后,用硝矾洗剂或痔疾洗液熏洗坐浴肛门患部,每次 10 ~ 15 分钟。换药时,患者通常采用侧卧位或膝胸位换药,可使肛门局部显露充分,利于操作。如在病房房间换药,则应该用屏风遮挡或让其他人员回避。

【操作步骤】 医生两手各持一把镊子,右手一把是接触伤口消毒创缘和换纱条,左手一把为取递弯盘内的纱布和棉球是无菌的,两把镊子不能交换使用,即有菌镊和无菌镊不能混用。换药时患者一般采取膝胸位或侧卧位,自己用一只手将臀部扒开,以尽量暴露手术创面,医者以示指及中指分开肛门,用碘伏棉球消毒局部创面,这时创面由于受到刺激,括约肌痉挛,肛门反射性地收缩。因此,医生应充分解释换药的目的及意义,以及换药不到位可能造成的并发症,并嘱其张口呼吸,努力做排便动作以暴露创面,以减少对伤口不必要的摩擦。同时医生动作尽量轻而快,尽量顺着创面及肛直角的方向,减少患者的痛苦。对于术后尚未排便的患者,只需用消毒棉球轻擦,除去分泌物即可,不必来回擦洗创面。消毒创缘后,用棉球蘸吸伤口的渗出液,清除坏死组织,不要在伤口上往返涂擦损伤肉芽组织,要蘸吸清洁伤口。再根据伤口情况处理。

1. 缝合伤口换药

(1) 一般在术后第 2 天或第 3 天更换第一次敷料。

(2) 一把镊子直接用于接触伤口,另一把镊子专用于传递换药碗中清洁物品。

(3) 观察伤口:观察伤口处有无渗出物或皮肤红肿。若有问题,考虑伤口出现并发症,做相应处理。擦拭伤口:70% 酒精棉球或碘伏棉球由内向外消毒伤口及周围皮肤,沿切口方向,范围大约距切口 3 ~ 5cm,擦拭 2 ~ 3 遍。

(4) 如有发红、肿胀并有缝合线周围炎和伤口裂开,应尽早拆线,将伤口开放,使之引流通畅,常规换药,待二期愈合。如无感染,碘伏棉球消毒,切口皮下有橡皮片引流,术后24 ~ 48 小时拔除,如有烟卷和胶管引流,应松动逐日拔出少许,最后全部拔除。

(5) 敷料固定:用无菌纱布遮盖伤口,贴胶布固定敷料。

2. 开放伤口换药 不同的开放性伤口的肉芽情况不同,需要采取不同的处理方式。肉芽组织的擦拭需要用生理盐水棉球或碘伏棉球,禁止用酒精棉球擦拭。

(1) 结扎内痔未脱落者不要强行剥脱,以免出血。内痔已脱落残有线头应轻轻取出,如不易取出亦不应强行牵拉,待其自脱。

(2) 肛周脓肿和肛瘘挂线已松弛,无勒割作用,须紧线,即将橡皮筋两端拉紧,在原结扎线近肛端再行钳夹,钳下再用丝线结扎。

(3) 内痔、挂线已脱落,观察肉芽组织是否形成。新鲜肉芽色红坚实有弹性,无水肿和腐肉,分泌物较少,不易出血。可用油纱布或生肌玉红膏纱布条外敷或嵌入"V"形创口内,以免假愈合。

(4) 发现假性愈合应及时挑开,将纱布条嵌入创腔基底部。

(5) 肉芽组织不良,色暗红,有腐肉及脓性分泌物,肉芽生长过剩而水肿,均可用红粉纱条外敷,两天后腐肉消除,肉芽新鲜红润。创缘上皮组织生长缓慢者,可用珍珠散纱布条促进上皮生长快速。伤口脓水浸泡、糜烂湿肿者,或伤口久不愈合者,可外敷一效膏去湿拔干,消肿生肌。

(6) 创腔深广脓多,创面和创缘肿胀,伴有恶臭味,可用过氧化氢溶液或甲硝唑溶液彻底冲洗后检查发现残留无效腔,应彻底分离,填塞油纱布。外敷油调膏以提脓拔毒,消肿收敛。

(7) 创面脓多色绿,应取脓汁送检,如有铜绿假单胞菌感染即应隔离换药。可用 0.1% 苯氯乙醇、磺胺嘧啶软膏。单独用器械和敷料,器械单独再消毒,敷料则焚烧处理,防止交叉感染。

(8) 创面不良色暗,创缘潜行,有稀薄分泌物,必要时做病理检查,如系结核则按抗结核处理。这两种特殊感染创口临床少见。

【注意事项】

1. 换药前,做好患者的思想工作,使其解除顾虑,消除紧张情绪,积极配合治疗。

2. 医生操作应仔细轻柔,做到稳定、准确到位,避免毛糙粗暴,尽量减轻患者疼痛。如疼痛较重,可适当涂敷润滑止痛胶(利宁凝胶)以止痛。

3. 敷贴药布时,应填塞覆盖创面或创腔基底部,使肉芽组织从基底部逐渐生长,以预防粘连、假愈合。

4. 创面肉芽组织生长过快,高出皮面,可用平胬丹平复胬肉,或用硝酸银液腐蚀肉芽,也可直接用剪刀剪平创面。

5. 创缘水肿时,可用高渗盐水、硫酸镁纱条湿敷,或用中药消肿之剂坐浴熏洗,必要时剪除水肿的创缘。

6. 创面凹陷,创缘老化翻卷应及时予以修剪。

7. 创面周围发红、潮湿、糜烂,有湿疹发生时,可暴露创面,并用湿疹散、滑石粉等干撒于创面周围。

8. 创面愈合迟缓,可用生肌散、蛋黄油等药物换药。

9. 杜绝"三猛"的错误操作。"三猛"是指"猛擦""猛捅""猛塞"。

## 二、伤口拆线

【目的】 缝合伤口如愈合良好,已到拆线日期就可进行拆线。

【拆线时间】 一般地拆线日期为:头颈部切口为术后 3~5 天;腋下、下腹部、会阴部切口为术后 5~7 天;上腹部、胸部和臀部切口为术后 7~10 天;位于背部、四肢近关节处的切口,一般于术后 10~14 天拆线,其中跨过关节的,一般在术后 14 天拆线。减张缝线一般应于术后 14 天拆线。生长能力差的情况,包括老年人、糖尿病、贫血、低蛋白血症、肝功能不全、腹水以及应用糖皮质激素、免疫抑制剂等,切口一般愈

合较慢,故不宜过早拆线。痔结扎术后 7~14 天左右,结扎线随痔的坏死一并脱落,不用拆线。

【操作步骤】

1. 消毒伤口 用碘伏或酒精棉球从内向外消毒伤口、缝线及针眼和周围的皮肤,范围为 3~5cm(图 14-2)。

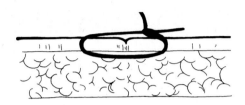

图 14-2 消毒伤口

2. 检查伤口 当证实伤口已愈合成牢固的粘合(可扪及伤口处有一道"硬脊"),此时方可拆线。

3. 提起、剪断缝线 左手用镊子轻轻提起线结,使原来在皮下的一小部分缝线露出,然后右手执剪刀,以剪尖贴着皮肤将新露出的缝线段予以剪断(图 14-3,图 14-4)。这样在抽线时,可避免原来在皮肤表面的缝线部分进入皮内而可能把细菌带入。

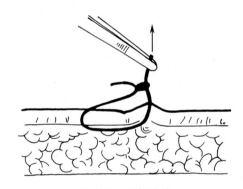

图 14-3 提起线结

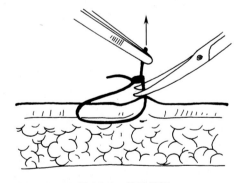

图 14-4 剪断缝线

4. 取出缝线 左手持镊就可将缝线抽出,抽线的方向只能是朝向剪断缝线的一侧,注意动作轻柔(图 14-5)。

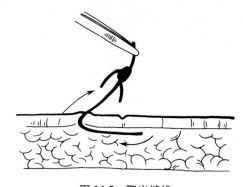

图 14-5　取出缝线

5. 拆线后　重新消毒伤口一次,然后用纱布覆盖,胶布固定。

【注意事项】

1. 无菌操作原则　凡接触伤口的物品,均须无菌,防止污染及交叉感染,各种无菌敷料从容器内取出后不得放回,污染的敷料须放入放置污物的弯盘内,不得随便乱丢。

2. 三先三后原则　换药次序先无菌伤口,再污染伤口;先污染伤口,再感染伤口;先普通感染伤口,再特殊感染伤口,如气性坏疽、破伤风、结核、耐药金黄色葡萄球菌等。

（李春雨　路瑶）

## 参 考 文 献

1. 李春雨,张有生.实用肛门手术学.沈阳:辽宁科学技术出版社,2005.92-93.

2. 朱维铭.腹部手术引流的正确置放和引流物判断.中国实用外科杂志,2011,31(1):66-68.

# 第15章 肛肠手术护理管理

护理工作是整个医疗工作的重要组成部分，它在患者的治疗和康复过程中有不可替代的作用，护理工作的质量直接关系到患者的医疗安全、治疗效果和身体康复。肛肠疾病的护理有其自身的特点，做好护理工作将会为患者的治疗和恢复提供良好的帮助，关系到能否协调医师、护士、患者三者的关系，直接影响着医疗质量。鉴于此，根据肛肠手术的专科特点，对患者进行细致、周到、完善的专科护理，可以最大限度地减少手术并发症、减轻患者的痛苦，进而促进患者早日康复。

## 第一节 饮 食 护 理

肛肠手术患者应高度重视饮食，饮食护理对医疗效果有着直接的影响。中医在防治疾病中非常重视饮食调养，远在周代就设有"食医"的专职，到了元代又编写了介绍食疗和营养的专著《饮膳正要》，同时设置了饮膳太医之职。《素问》指出："五谷为养，五果为助，五畜为益，五菜为充，气味合而服之，以补精益气。"可见古人早已认识到饮食调护在治疗中的重要地位。由此可见，合理的饮食调护是极其重要的。

### 一、饮食的种类

饮食一般分为流食、半流食、软食、普食四种。

1. 流食　适用于病势严重的高热、急性传染病、消化道疾病或手术后患者。此种膳食为液体或糊状无渣饮食，便于消化、吞咽，宜少量多餐，每2小时1次，1日6次。膳食品种可选用藕粉、麦片、豆浆、冲碎蛋花、杏仁茶、麦乳精、米汤、肉汤、果汁等。

2. 半流食　适用于高热、体弱及消化道疾病如腹泻，消化不良等的患者。半流食品可选用稀粥、面片、挂面、馄饨、豆腐脑、蛋花汤、蒸蛋等。主副食中可加嫩菜叶、菜泥、肉末、肉泥等。1日5餐，维持人体正常营养需要量。忌用蒸饭、烙饼、馒头、包子、油腻食品及含粗纤维食物、刺激性强的调味品。

3. 软食　适用于低热、消化不良、老年人、消化咀嚼不良的幼童或疾病恢复期的患者。此种膳食须采用易消化、易咀嚼、细软、无刺激性、含纤维素少的食品，一日三餐为宜。可选用软米饭、面条、面片、发糕、包子、馄饨、蛋类（非油炸）及豆制品等。忌辛辣食品和生冷食品。由于软食在烹调上要求是烂、软，可能丢失一定的营养成分，故须补充一些果汁、菜汁等。

4. 普食　适用于膳食不必受限制，消化功能正常，疾病处于恢复期的患者。可进一般饮食，一日三餐，除特殊禁忌外，要少食辛辣硬固食物，少用油腻食物。

### 二、饮食护理中的注意事项

1. 患者饮食是由医师根据病情而决定的，一定要按照医嘱的饮食种类严格执行，不能随意变动。要多巡视，多检查，发现不符合者及时纠正，以免因饮食不当影响病情。对于少数民族患者，要注意民族习惯，适当照顾。

2. 开饭前半小时应停止不必要的护理，对于卧床患者根据需要送大小便器，协助洗手，扶助老弱患者坐起，床上置小桌方便就餐。撤走一切污物，整理病室，使病室清洁整齐，空气新鲜，温度适宜，气氛和谐，餐前不要对患者谈论病情或不愉快的事情，以免影响食欲。有条件者最好在进餐时播放轻松愉快的音乐,使患者心情舒畅,增进食欲,帮助消化。

3. 患者使用之餐具应清洁整齐,食物应注意色、香、味,并注意观察患者进食情况,鼓励患者按规定吃饱吃好。对重患者要帮助进餐,必要时喂食。餐后可饮少量开水,并注意口腔清洁卫生。

4. 开饭时按医嘱严格执行饮食宜忌,巡视病房,发现不符合医嘱膳食,及时纠正,以免饮食不当而影响治疗。

患者家属或亲友送来的食物,医护人员应注意检查,对于不宜进的食物应劝其退回,并耐心讲明利害关系,以取得他们的配合。

5. 饮食要注意卫生,要有节制,要定时定量,以防传染病发生。病愈初期不要暴饮暴食,以免因饮食不慎引起疾病复发。

6. 规劝患者自觉戒掉不良的嗜好,搞好饮食调养,以维护身体健康。

7. 要做好有关饮食调理的卫生知识宣传,使患者养成良好的饮食习惯,有利于身体健康。

总之,肛肠患者饮食宜清淡易消化,富于营养之品,忌食辛辣酒类油腻炙煿及易产生肠胀气或能引起过敏的食物,肛门病如痔、瘘、肛裂、脱肛患者适当多吃些蔬菜、水果等多渣饮食,以保大便通畅,而结肠炎、肿瘤患者则宜食少渣饮食以减轻局部刺激。

# 第二节 心 理 护 理

现代医学模式为社会-心理-生理模式。心理因素在疾病的发生、发展、治疗和预后方面有极大的影响力,在护理工作中不可忽视。

## (一) 对否认型患者心理表现的护理

否认型患者不敢面对现实,极力否认癌症的诊断,认为诊断报告有错误,压抑对癌症的情绪反应,内心很不平静。为此,不可过早地勉强患者放弃他的否定心态去面对现实。对于失去理智的患者,要多予理解和关照,并注意保护患者。护理人员与患者心理沟通是非常重要的,护理人员的自身素质,体态言行对患者的心理护理有着重要影响。通过护理人员的行为,语言表情和姿势等去影响或改变患者的心理状态或行为,以减轻患者的痛苦,帮助其建立有利于治疗的最佳心理状态是十分必要的。当患者逐渐意识到自己患了癌症时,便会陷入极度的痛苦之中,这时更需医护人员和家属的体贴与关怀。

直肠癌是消化道常见的恶性肿瘤,一旦确诊后,患者在心理上会产生不同程度的压力,尤其是部分需要做人工肛门来解决排便问题的患者,很容易情绪低落,丧失与疾病作斗争的信心,影响直肠癌治疗和护理工作的进行。直肠癌患者存在的心理问题有恐惧、怀疑、悲观绝望,烦躁、易怒。针对这些问题,笔者制订了一整套心理护理措施。介绍如下:

创造良好的休养环境。环境对人的身心健康有着很大的影响,所以病房要注意保持空气清新,布置合理,物品摆设有序,温、湿度适宜,无噪声,使患者觉得像住在家里一样,消除他们对医院的恐惧和陌生感。

当患者开始接触医护人员,医护人员的言行举止就会对患者产生影响,只有医护人员的良好的形象和专业服务才能取得患者的信任和合作。反之,则会出现不利的影响,甚至出现难预料的情况。因此,医护人员必须有和蔼可亲的态度,巧妙的语言,让患者感到亲切和信赖。医护人员的语言、表情、态度、行为等是影响和改善患者情绪的主要因素。心理学认为:人类语言是一种非常实际而又十分广泛的信号,语言的刺激比其他任何刺激都重要。医护人员对患者的影响之大,是不言而喻的。

## (二) 对惊恐型患者心理表现的护理

惊恐型患者精神极度紧张,情绪反应强烈有如大难临头,坐卧不安、心神不定,陷入惊慌恐惧之中。肛肠疾病由于发病部位特殊性,使很多患者有害羞、紧张、怕痛的心理,尤其是女性患者。在检查前向患者及家属说明检查的目的和必要性,介绍检查方法,解除顾虑,取得合作。手术是肛肠疾病较为彻底的治疗方法,凡需手术的患者对手术都存在恐惧的心理,害怕疼痛,担心手术能否做干净,会不会造成肛门失禁,自己的隐私会不会被泄露,担心手术效果和术后治愈情况等问题。对这样的患者,护士应做好耐心解释工作,消除紧张、恐惧等不良心情,使患者情绪稳定,增强治愈疾病的信心。

患者对自身疾病往往有许多疑问。当患者希望了解病情时,应根据患者不同的心理特点,在允许的情况下对病情、治疗方法及预后作出详尽、准确的回答,给予安慰和鼓励,要强调有利因素,增强患者战胜疾病的信心。同时不能隐瞒不利因素,使患者有一定的思想准备,对疾病有全面的认识,现实、乐观地对待疾病,积极配合治疗。心理学研究证明,术前的心理状态与患者耐受手术的能力有直接关系。临床常可见到患者过度焦虑和紧张导致术前、术中或术后的虚脱;对手术高度畏惧的患者,由于焦虑、紧张和恐惧降低了对手术的耐受能力;对手术估计不足,缺乏必要的心理准备,也不能很好地适应手术,而且在术后产生新的心理问题,给治疗和康复带来困难。

患者最关心的问题是术后疼痛、肛门功能及术后复发。术后疼痛是患者对手术产生恐惧心理的主要因素。肛肠疾病手术大多数切口为开放性,肛门局部存在丰富的神经组织,各种因素刺激,括约肌痉挛导致术后不同程度的疼痛。疼痛使患者出现焦虑、紧张、烦躁等,而心理失调无疑会加重疼痛。疼痛的程度与疼痛刺激的部位、强度、频率成正比关系,也与患者的意志、情绪、性格、信仰等诸多心理因素有关。应帮助患者正确认识及对待疼痛,术后为患者提供良好的环境,及时有效地处理疼痛。患者保持良好而稳定的心理状态可增强对疼痛的耐受力。关于术后肛门功能的问题,应向患者详细说明手术的种类、范围、损伤程度及术后恢复情况。对疾病复发问题,向患者说明手术的效果、复发原因及预防措施,通过细致的工作使患者消除顾虑,愉快地接受手术。

**(三) 对表现为消极型患者的心理护理**

消极型患者悲观、绝望,失去对疾病治疗的信心。由于疾病的折磨,尤其是患有恶性肿瘤的患者,表现为忧郁,对治疗失去信心,常以激进狭隘的情绪代替理智。自认为治疗效果不佳,病情不见好转,症状加重或出现严重的治疗反应。患病后已是肿瘤晚期,肿瘤发生转移,有的患者绝望、哭泣、悲伤,有的患者烦躁不安、沉闷不语、严重失眠、无食欲,有的拒绝治疗,寻机自杀。有些患者一旦得知自己患了癌症以后,生的欲望会降低,而死的欲望会增加。这时,护理的主要目的就在于唤起患者的希望和战胜癌症的信念。护理过程中要用坚定的表情、不容置疑的语言取得患者的信赖。再以患者微小的病情改善事实,来帮助患者排除不良的心理状态。当患者萌发希望之后,要进一步鼓励患者承担力所能及的生活事项,鼓励他们敢于驾驭生活。

由于痔是妇孺皆知的常见病、多发病。因此,民间"痔疮"一词,几乎成为肛肠疾病的代名词,认为"十人九痔",是一种小毛病,无关紧要,不会危及生命,塞点药就会好了,一拖再拖,按痔疮进行治疗,却忽视了致命的直肠癌,最终失去最佳手术时机。发病时不注意护理,手术后不注意休息,长时间走动,坐着,在生活上不注意,照常抽烟、喝酒、吃辛辣食物,病情反复,治愈缓慢。护理人员对这种患者要耐心做工作,让患者认识到护理很重要,特别是手术后护理是非常必要的,还要监督好患者按护理要求去做。因此,患了肛肠疾病一定要早诊断、早治疗,切莫因"痔疮"而掩盖了直肠癌这一真正危害人体健康的大敌。

护理人员针对患者的特点,以亲切的语言安慰患者,用自己热情的态度、和善的劝解,使患者面对现实,真正体会到自己虽然患上癌症,但并不能让疾病压倒,自己并没有被抛弃,要树立战胜疾病的信心,重新扬起生活的风帆。

# 第三节　围手术期护理

肛肠疾病的护理,有其自身的特点,而肛门疾病和结直肠疾病的护理又不尽相同,故分两部分说明。

## 一、术前护理

### (一) 结直肠疾病的术前护理

1. 术前宣教　结肠造口手术虽是挽救直肠癌患者生命的措施之一,但许多人在术前仍难以接受,因其对患者肉体和精神都是一种严重打击。因此,术前对患者的解释和宣教是非常必要的。

2. 心理护理　心理护理在术前护理中具有重要意义。通过心理护理,可以解除患者的恐惧紧张等不良心理,使患者手术时处于最佳心理状态,为保证手术顺利创造条件。

3. 饮食准备　术前 3 天进食少渣饮食,术前 1 天改为流质饮食,一般在手术前 12 小时开始禁食,术前 4～6 小时禁水,以防因麻醉或手术中呕吐而引起窒息或吸入性肺炎。

4. 皮肤准备　皮肤的清洁是预防切口感染的重要环节,手术前 1 天应剃除手术区切口周围 15～20cm 范围内毛发,腹部手术区用 70% 乙醇擦洗。范围是从剑突到大腿上 1/3 前内侧及外阴部,两侧到腋后线,如需切除肛门还应包括会阴及肛门部。督促能活动的患者自行坐浴,洗头发,修剪指(趾)甲,更换清洁衣物。

5. 肠道准备及抗生素准备　见术前准备一章。

6. 执行麻醉科医师医嘱，准备给予术前药物。术晨测量体温、脉搏、呼吸、血压，注意有无感冒或其他变化，询问女患者是否月经来潮。

7. 根据病情需要安置胃管和导尿管，手术前取下患者的眼镜、义齿和贵重钱物，面交护士长保管。

8. 术前应采血，行血型检定和交叉配血试验，根据不同手术需要，备好足够量的全血，同时做好补液的一切准备。

9. 备好术中所用抗癌药物（如氟尿嘧啶）和特殊器械（吻合器、闭合器等）。

10. 做好结肠造口的设计与定位，便于术中操作。

**（二）肛门疾病的术前护理**

1. 肛门疾病大多数和排便异常有关，患者应多饮水，多食蔬菜水果，以帮助大便排出，养成每天定时大便的良好习惯。

2. 嘱患者每便后洗净肛门皮肤上的粪便、分泌物、汗液等，保持肛门局部卫生清洁。经常性的热水坐浴不仅可以保持局部清洁，还可以促进血液循环，减缓炎症，缓解括约肌痉挛所致疼痛。

3. 手术前一般不需要限制饮食，或进少渣饮食。

4. 术晨 2 小时甘油灌肠剂 110ml，肛内注入或手术前日晚间用温生理盐水 1000ml 灌肠排便，清除积粪，并应在术前排空小便。

5. 做好药物过敏试验和皮肤准备工作，备皮范围是髂前上棘至大腿上 1/3，包括会阴和臀部。

6. 会阴部手术区提前一日用温水坐浴或冲洗，如敷贴油膏等，应用松节油擦净油污，撒布滑石粉以保持清洁干爽。肛门局部有瘘口溃脓者以生理盐水或过氧化氢溶液冲洗瘘管、脓腔，盖贴无菌敷料固定。

7. 患者术前晚常规服用地西泮 5mg，保证患者有足够的睡眠。

## 二、术中护理

1. 事先应了解患者病情，熟悉本手术的解剖知识和手术步骤，充分估计术中可能发生的意外，认真负责、仔细检查、补充各种抢救用品及药物，杜绝差错事故。

2. 按时接者入手术室，按手术通知单核对患

者姓名、性别、床号、年龄、住院号、手术部位及所施麻醉等，特别注意查对手术部位（左侧、右侧），以免发生错误。按病情将患者安置于手术台、摆好体位，防止发生压伤。使用各种电器设备时，防止电烙器接触金属，避免烧伤。

3. 适当调节室温，保持 22～25℃。注意室内整洁安静。热情接待手术患者，让患者感到满意放心、有安全感，消除紧张情绪。注意观察患者的情绪变化，随时给予安慰、鼓励，并指导患者配合手术。

4. 了解患者思想情况，做好解释工作。避免一切不良刺激，检查患者的发卡、义齿及贵重物品是否取下，并将患者头发包好，检查手术野皮肤是否符合要求。

5. 神志不清患者或小儿患者，应适当束缚在手术床上或由专人看护，防止发生坠床事故。

6. 协助麻醉师摆好患者所需麻醉体位，根据手术需要安置手术体位，使手术野暴露清楚，固定要牢固，并注意患者舒适，防止压伤。

7. 器械护士要熟悉手术步骤，与术者密切配合，按手术步骤准确地传递器械，尽可能以手语表示，缩短手术时间，以减少患者痛苦。

8. 术中留取的标本，立即用甲醛液固定。不可遗落，需送检查，由医师填写申请单送检，术中取样培养，应及时交巡回护士送检。

9. 注意患者呼吸、血压变化，随时调整输血输液速度，保持输液管的通畅。协助取血，必须做到 9 对，即对姓名、性别、病区、床号、住院号、血瓶号、取血卡、交叉试验单及血型。

10. 巡回护士不能随便离开手术台旁，认真观察术中反应，准确执行术中口头医嘱，随时供应术中应用药品和器械。手术中口头医嘱用药，应详细记录。

11. 手术结束前，器械护士与手术医师、洗手护士仔细清点器械、纱布、纱布垫、缝针等，务必核对无误，并记录到巡回记录单上。

12. 手术完毕，协助包扎伤口，送回病室，向护送人员点交患者携带物品。

## 三、术后护理

手术后护理的目的是根据病情和手术性质的需要，在术后给予必要的护理，以尽可能减轻患者的痛苦和不适，预防并发症的发生，使患者能顺利康复，直至出院。

**（一）结直肠疾病的术后护理**

1. 在患者由手术室返回病房前，护理人员即应根据患者病情及手术后和麻醉要求，准备好所需设备、用物及急救药品等。

2. 当患者回到病房后，密切观察患者的体温、脉搏、呼吸、血压，如有异常应及时报告。检查引流管连接是否通畅，按医嘱连接持续吸引或引流装置。观察引流液的性质、颜色和数量。

3. 检查及调整输液、输血的速度，注意防止输液针头及引流管脱落。检查切口敷料有无渗血，局部有无肿胀。

4. 术后饮食肠道手术和非肠道手术的饮食决定于手术级别、麻醉的种类和患者对手术和麻醉的反应。一般术后禁食，术后第 3 天进全流食，术后 1 周进半流饮食，术后 2 周进普通饮食，施行人工肛门术者可较早进半流食和普通饮食。

5. 术后活动术后早期下床活动可以促使肠蠕动早日恢复，减少腹胀，防止并发症发生有重要作用，如肺不张、坠积性肺炎、肠粘连，患者清醒后即可活动四肢，术后 12 小时可被动活动躯体，术后 1～2 天即可自主活动。

6. 术后患者惧怕伤口疼痛而不敢咳嗽，容易出现坠积性肺炎，应鼓励患者深呼吸和咳嗽，咳嗽时护士双手帮助患者向中心推压切口，减少伤口疼痛。

7. 导尿管的护理应注意观察尿量和其性状，定时开放尿管排尿，训练患者定时排尿，尿管应尽早拔出，肛管直肠癌导尿管的拔出应在 1 周之后，留置导尿期间应防止泌尿系感染。

8. 会阴切口的护理术后会阴切口放置负压引流管应保持通畅，并注意引流物的颜色和性状、数量，保持敷料清洁干燥，如有污染和渗血，应及时更换敷料，引流管一般术后 1 周拔除，引流管拔除后可坐浴。

9. 人工肛门的护理造瘘口钳夹或暂时缝闭者，在术后 2～3 天开放。注意保护造瘘口周围皮肤，可涂抹氧化锌软膏。有稀便排出应及时清理，更换敷料并避免稀便对伤口的污染，可将造瘘口与切口用敷料分隔开。注意保护造瘘口，及时清除造瘘口的粪便，并在瘘口上覆盖凡士林纱条。密切观察造瘘口的血运情况，有无肠回缩及肠造口狭窄，如有异常应及时处理。在患者出院前应教会患者将造口袋直接佩戴在人工肛门上收集粪便并随时清洗更换。指导患者每日晨、晚用腹部加压的方式帮助排便，以尽可能形成规律性的排便，减少排便带来的麻烦。此外，还可采用结肠造口灌洗法来控制排便。

**（二）肛门疾病的术后护理**

1. 术后患者回病室后，立即测血压、脉搏、查看丁字带包扎是否松脱，局部有无渗血，并按术后医嘱执行护理。

2. 术后定时查房巡视，观察疼痛、面色、神态、排尿情况及排便后有无出血。有时出血流向直肠壶腹部，局部并无渗血，故须注意面色、脉搏、出汗及血压。如发现出血较多，应及时用干纱布填塞肛内压迫止血，并报告医师。

3. 手术后 6 小时进半流食，第 3 天即可恢复正常饮食。PPH 术后禁食 6 小时，6 小时后进流食，第 3 天半流食。应控制排便 24 小时，避免对切口带来不利影响，如水肿、出血、疼痛等。术后首次排便后用硝矾洗剂或痔疾洗液熏洗时，护士必须在场指导，并伴守在侧，以防虚脱。

4. 多食蔬菜、水果，保持大便通畅，防止便秘。

5. 术后应注意患者的排尿情况，如出现排尿困难应给予帮助，如给常规处理不能排尿者报告医师及时处理。

6. 观察切口有无出血，术后切口少量渗血是正常情况，如渗血较多或大出血应报告医师及时处理。

7. 术后每日便后用硝矾洗剂熏洗坐浴，以清热利湿，消肿止痛。

8. 换药应由医师负责，若医师手术或镜检以及值夜班时，由护士执行换药，并记入病历日志内。

# 第四节　出院健康指导

肛肠手术患者治愈出院后，患者可因各种诱发因素而再次入院，为减少复发，出院指导具有重要意义。

**（一）结直肠疾病手术健康指导**

1. 正确对待疾病，保持乐观情绪　过分焦虑、忧郁、愤怒等不良情绪会造成免疫功能减退，不利于疾病的恢复。

2. 合理调整饮食结构　饮食要多样化，要多吃低脂肪、高纤维素饮食；精米、精面和粗粮、杂粮搭配起来吃；多吃植物蛋白，少吃动物蛋白，少吃反式脂肪和饱和脂肪，少食用刺激性食物，保持大便通畅，防止大便秘结。

3. 加强营养适当增加蛋白质的摄入，但要避免长期高热量、高脂肪饮食。戒烟酒。

4. 生活规律，劳逸结合 恢复期患者可以参加散步、体操、气功、太极拳等轻微体育活动，力所能及地做一些家务，体力恢复后可以旅游、登山、郊游、游泳、跳舞等，但一定要量力而行，不要过量。

5. 养成良好的生活习惯 一定的作息时间和生活规律，不要久卧床，戒除不良嗜好，戒掉烟酒。

6. 不要滥用止痛药，如盐酸哌替啶、吗啡等药物，以防抑制呼吸。

7. 定期复查 一般大肠癌头两年的复发率最高，因此患者需要每 3~6 个月就复查一次，防止肿瘤术后的复发或转移。

8. 做好结肠造口患者术后康复指导 正确选择造口袋及更换造口袋。人工肛门应定期用示指深入造口进行扩张，以防狭窄而导致排便不畅。

**（二）肛门疾病手术健康指导**

1. 久蹲、久坐、久立、久行职业的人，应经常变换体位，并加强体育锻炼，侧重下肢及提肛运动，以改善局部血液循环。负重远行时，可行肛门按摩，每 3~4 小时 1 次，做深呼吸和提肛运动，每次 5~10 分钟。加强括约肌的收缩功能，促进静脉回流，防止肛门淤血。避免久坐潮湿之地。

2. 节制饮食，不过饮、过饱或偏食，多吃蔬菜、水果，夏季汗多，多饮开水或盐开水，适当进食清凉润肠的食物，如绿豆汤、西瓜等，少吃油煎油炸及刺激性食物，如辣椒、白酒，以减低乙醇及辛辣食物对肛门直肠部的刺激。

3. 妊娠妇女每天保持一定时间的平卧，抬高双下肢，并做适当的活动。

4. 养成良好的卫生习惯，经常洗澡和坐浴，保持肛门清洁，便后、睡前坐浴，勤换内裤。

5. 保持大便通畅，养成每日定时排便习惯，排便时间最好选择在早晨起床或早饭以后，因起立反射和早饭后产生的胃结肠反射，可使结肠蠕动加快，直肠内压增高而产生排便的反射。但同时应避免蹲厕过久，缩短排便时间，排便时做深呼吸，减少腹腔压力，不要过于用力排便。

6. 不要久忍大便，避免干硬粪块对肛门的压迫、冲击和损伤。减少粪便在直肠内的停留时间，粪便不会变为干硬。防止便秘和腹泻。

7. 积极防治便秘，便秘者应针对病因进行治疗，不应滥用泻药，过多使用泻药和灌肠会造成药物性便秘，经常便秘者，可服麻仁软胶囊、麻仁滋脾丸等润肠药。

8. 注意肛门卫生。每次大便后应注意清洗肛门，减少粪便残渣对肛管局部的刺激。

9. 提肛运动可以改善肛门局部血液循环，应锻炼肛门括约肌的功能。

10. 凡能引起腹内压力增高的疾病，应及时治疗，如痢疾、腹泻、久咳、前列腺增生等。

11. 如发现肛门疼痛、瘙痒、出血、分泌物增多，皮肤肿胀，肛内脱出物，大便变形，次数改变，或便中带暗红色血液，黏冻、脓血等，应及时去医院诊治，不可随便用药。

12. 因周身某些疾病而发作，并因病情加重而出现症状的应及早检查及时治疗。

13. 及时治疗肛窦炎、慢性肠炎、习惯性便秘等有关疾病，调节胃肠功能。

14. 便后应避免用木棍、秫秸、石块、硬纸壳、字纸擦拭肛门，可防止损伤和感染。

15. 加强肛门功能锻炼

（1）肛门舒缩运动：能促进局部血液循环，减少痔静脉淤血扩张，防止内痔和直肠脱垂。方法是：自行收缩肛门 5 秒钟，深吸气，再放松肛门 5 秒钟，深呼气，连续进行 5 分钟，每日 3~5 次。

（2）提肛运动：可增强肛门括约肌紧张力。方法是：连续而有节奏地做下蹲-站立-下蹲动作，下蹲呼气，肛门放松，站立吸气，肛门收缩。每次 1 分钟。每日 2~3 次，或足尖着地，做跳跃运动，随时可做。

（聂 敏）

## 参 考 文 献

1. 张燕生，刘仍海. 肛肠病手册. 北京：人民卫生出版社，2004. 295-296.

2. 李春雨. 肛肠病学. 北京：高等教育出版社，2013. 95-97.

3. 李春雨，汪建平. 肛肠外科手术技巧. 北京：人民卫生出版社，2013. 138-139.

4. 张有生，李春雨. 实用肛肠外科学. 北京：人民军医出版社，2009. 388-389.

5. 聂敏. 吻合器痔上黏膜环切术患者的术后护理. 中医杂志，2003，44（21）：230-231.

6. 梁小玉，石燕. 60 例高龄大肠癌患者围术期护理体会. 现代护理，2001，7（11）：32-33.

7. 童志琴. 心理干预在直肠癌 Miles 手术前后应用的效果分析. 护理与健康，2006，5（3）：219.

# 第 16 章　抗生素在肛肠外科中的应用

## 一、概述

外科感染性疾病和内科感染性疾病有着截然不同的区别,大部分外科感染由几种细菌引起,即使有些外科感染开始是由一种细菌引起,但在病程演变过程中,常发展为几种细菌混合感染。多数有明显的局部症状,与全身症状相比,局部症状常更为突出。外科感染的主要病变常为器质性,病变常集中在某个局部,表现为红、肿、热、痛和功能障碍,治疗原则往往是需要手术辅以抗生素的使用。

在肛门直肠区域,尤其是直肠由于其特定的部位和环境,寄存有大量菌群,如沙门菌属、大肠埃希菌、厌氧菌等。肛肠外科感染或者需要预防性应用抗生素均应考虑其细菌谱的特殊性。

肛肠外科的炎性疾病如肛周脓肿、细菌性痢疾、假膜性肠炎、溃疡性结肠炎等;还有肛肠外科手术后并发症的预防与治疗,如术后感染、腹膜炎、破伤风等,均可能需用抗菌药物,抗生素和磺胺类药是最常用的抗菌药物。

随着抗生素的重新认识及外科手术理念的再发展,目前抗生素在肛肠外科的临床应用主要为手术前的预防性用药。为此,需要对肛肠外科手术后感染进行一些重新认识。

## 二、肛肠外科手术后感染

肛肠外科手术后感染并发症大致包括切口、吻合口、腹腔、盆底和全身脓毒症等。目前,腹腔内及切口等术后感染并发症仍然是肛肠外科手术需要关注的问题,发生率可高达 26%。肛肠外科术后感染的发生原因主要可以概括为:①手术前患者机体状况欠佳:高龄、肥胖、贫血、免疫能力低下、营养不良

及术前长时间禁食等;大肠原发感染性疾病存在,如憩室炎、中毒性结肠炎、结肠癌已有感染、肠扭转和穿孔等;有报道术前放疗也可能是诱因之一。②大肠本身的内在因素:大肠是粪便和细菌集聚之处,需氧菌有 20 多种,厌氧菌有 50 种以上,占大肠细菌总数的 90% ~99%。厌氧菌中以脆弱型类杆菌为主,这类杆菌对大多数抗生素均有耐药性。正常情况下此菌很少致病,当全身抵抗力下降,或大肠局部屏障遭到破坏(如手术)而引起组织中氧化还原电位差(EH)降低时,才会引起细菌繁殖,造成机体全身或局部感染。③对大肠手术适应证选择不当,切口过小,术野暴露不好,副损伤大,手术操作不细,吻合口对合不全或缝合过紧缺血,手术时间过长,止血不彻底,消毒不严和引流不畅等是造成大肠手术后感染的另一主要原因。

肛肠外科手术后感染的临床表现主要为术后吸收热后的持续体温增高,白细胞数增高,重症者可有精神症状,血气分析有呼吸性碱中毒或肾功能不全等。切口感染则有明显的创口区压痛,红热或积液(脓)等。腹腔内感染有局性性或弥漫性急性腹膜炎征象,后期可表现腹胀肠麻痹和中毒性休克等严重征象。盆底感染除上述征象外,可能有膀胱或直肠刺激症状,直肠指诊(直肠未切除者)可触及 Duglas 窝有明显饱满及触痛,可行试验性穿刺确诊。厌氧菌感染灶,在上述检查图像中可出现脓腔内产气现象。

临床上,对于肛肠外科手术感染的预防主要包括:术前饮食与营养,清洁肠道以及抗生素应用三大步骤。但目前在临床上使用的方法多有不同,效果也不完全一致。

## 三、肛肠外科预防性应用抗生素

应用抗生素通常被视为是防治肛肠外科手术后

感染的最为重要的方法。国外文献报道,择期肛肠手术如不预防性应用抗生素,手术部位的感染率高达40%。

对于预防用药,目前普遍存在用药时间过长的现象。预防手术后感染,强调应在手术操作时保持机体组织的抗生素浓度在有效杀菌水平,手术结束后应尽快停用预防性抗生素。长时间应用不但失去了预防的意义,而且还有可能诱发更为严重的难治性感染。关于用药时机选择,有研究表明,围术期抗生素的预防性使用可明显减少术后感染等并发症。临床上传统的抗生素用药观点认为,术前应用抗菌药物的最佳时间是手术开始前20~30分钟,因为细菌造成术后伤口感染有一个过程,即首先在伤口内定植,然后在伤口内进行繁殖。术前20~30分钟使用抗生素,手术开始后抗生素已经在手术部位的组织内达到了有效抗菌浓度,这样可以使整个手术期间血液和组织中有较高的血药浓度,及时消灭细菌,避免术中污染腹腔的细菌多次增殖,加重感染,术中即使有细菌落入伤口也难以定植。

如果术前提前太长时间应用抗生素,则所用抗生素将杀灭体内正常菌群,而不能杀灭的细菌将产生一定程度的耐药性,这种有耐药性的细菌若术后感染了伤口将使得感染更难以控制,且不能控制手术部位的细菌定植。因而,不能提前1天甚至数天预防性应用抗生素。

对于抗生素的选择,由于在术前无法确定哪一类细菌可能会引起感染。因此,一般选用相对广谱抗生素,即能同时杀灭多种菌类的抗生素,而不选用窄谱抗生素。临床上应用较多的广谱抗生素主要包括头孢菌素类和氨基糖苷类等,并以头孢菌类的使用最为广泛。临床中头孢菌类的不良反应较少,不良反应症状也较轻,停药后可以自行消失;药动学特征所使用的抗生素可以迅速通往血清和组织中,并达到有效的浓度,此时的有效浓度是指最低抑菌浓度至少大于90%,并维持手术的全过程。抗生素预防手术感染的关键是在手术或污染发生的3小时内。所以,血和组织中的有效浓度应在术前提前到位,并能维持整个手术全过程。

## 四、肛肠外科常用抗生素

抗生素的不良反应一般包括过敏、血液学反应、肠道菌群紊乱和中枢神经毒性反应、肝脏毒性、肾脏毒性等。β-内酰胺类抗生素最常见斑丘疹或荨麻疹样过敏反应。大量使用β-内酰胺类抗生素可引起肌痉挛发作。氨基糖苷类抗生素的肾及听神经的毒性已被大家重视,老年人和肾功能障碍者应慎用。肝肾功能障碍时,抗生素的量应酌情减少,以避免在体内积蓄中毒。大环内酯类抗生素主要引起胃排空加快及小肠逆蠕动,导致恶心和呕吐(表16-1)。

近年来由于抗菌药物的不合理使用,造成的致病菌耐药性增强,随之也会产生抗菌药物相关性疾病。了解抗菌药物的临床应用情况及变化趋势,对合理使用和管理抗菌药物具有非常重要的意义。

目前,不论是青霉素还是氨苄西林对细菌的敏感性已大大降低(除链球菌外),所有细菌对它的耐药率均高达70%以上。但青霉素对部分 G⁻、G⁺阳性球菌及嗜血杆菌和各种致病螺旋体仍有良好的杀菌作用。庆大霉素对大肠埃希菌耐药率为52.6%。对其他细菌耐药率也在40%~60%之间,它造成较高耐药性的机制目前还不清楚。

第二代头孢菌素的代表药物头孢呋辛对细菌的敏感性也已经大大降低,对大多数的 G⁻细菌的耐药率较高,对部分 G⁺细菌敏感,建议在预防用药时应用。第三代头孢菌素间的耐药性差别很大,头孢他啶和头孢哌酮+舒巴坦效果最好,头孢噻肟,头孢曲松疗效较前二者为差,但可作为术前的预防用药和治疗轻度感染时使用。头孢噻肟是国内使用时间最长,但对细菌敏感性保持较好的一种抗生素,因其排泄产物已酰化衍生物仍具有抗菌活性,使之产生与体外药敏试验不相符的抗耐药性,加之价格低廉,故应用前景还是比较广泛的。目前公认的第四代头孢菌素是头孢吡肟(马斯平),文献显示具有良好的杀菌性能,抗菌谱广,不但对 G⁻细菌,就是对 G⁺细菌也有相当好的杀菌作用可作为临床重度混合性感染的首选药物,但对耐甲氧西林金黄色葡萄球菌(MRSA)仍耐药。对多数厌氧菌亦效果不佳,加之昂贵的价格,限制了其广泛使用。

化学合成药品喹诺酮类药物尤其是第3代喹诺酮类药物。它的特点是①广谱,对 G⁻细菌和 G⁺细菌均有效;②对组织穿透力强,体液内浓度高;③半衰期长;④不受质粒诱导耐药;⑤与其他抗生素具有较好的协同作用。正因为有这些特点并且成本较低造成的广泛使用使这类药品短期内耐药性增高。喹诺酮类药物对大肠埃希菌产生耐药主要因为 DNA 旋转酶 A 亚基的基因(GYRA 基因)发生突变造成的。总的来说,喹诺酮类仍可在临床上使用,但容易产生耐药。

表 16-1 临床择期性肛肠外科手术常用预防性抗生素及优缺点

| 抗生素(用量) | 优 点 | 缺 点 |
| --- | --- | --- |
| 头孢西丁(1g) | 低毒性,覆盖需氧菌和厌氧菌 | 半衰期短(45 分钟),对革兰阴性菌不敏感 |
| 头孢替坦(1g) | 低毒性,覆盖需氧菌和厌氧菌,半衰期长(4 小时) | 对革兰阴性细菌不敏感 |
| 氨苄西林/舒巴坦(1.5～3.0g) | 对厌氧菌敏感 | 半衰期短(1 小时),对新型大肠埃希菌不敏感 |
| 厄他培南(1g) | 对革兰阴性菌敏感,半衰期长(3.5 小时) | 价格昂贵 |
| 头孢唑林(1g)+甲硝唑(500mg) | 广谱抗生素 | 缺少择期性肛肠外科手术预防性使用的临床报道 |
| 头孢呋辛(500mg)+甲硝唑(500mg) | 广谱抗生素 | 缺少择期性肛肠外科手术预防性使用的临床报道 |
| 氨基糖苷类(庆大霉素或妥布霉素 1mg/kg)+克林霉素(300～600mg) | 对革兰阴性菌敏感 | 氨基糖苷类药物毒性 |
| 喹诺酮类(环丙沙星或左氧氟沙星 500～750mg)+克林霉素(300～600mg) | 广谱抗生素 | 缺少择期肛肠外科手术预防性使用的临床报道 |
| 氨曲南(1g)+克林霉素(300～600mg) | 广谱抗生素 | 氨曲南对对革兰阳性菌不敏感并且不能与甲硝唑同用 |
| 氨基糖苷类(庆大霉素或妥布霉素 1mg/kg)+甲硝唑(500mg) | 对革兰阴性菌敏感 | 氨基糖苷类药物毒性 |

硝基咪唑类衍生物甲硝唑及替硝唑等,因其硝基可被厌氧菌的低氧化还原电位的电子转递蛋白还原,产生有细胞毒性的中间复合物及氧自由基,影响细菌的 DNA,使细菌的 DNA 合成受抑制而死亡,其临床对厌氧菌药敏试验敏感率可达 95% 以上,从而与抗需氧菌抗生素联合被广泛应用于临床。

## 五、肛肠外科预防性使用抗生素的应用原则

1. 准确判断适应证 对可能感染的手术,才应预防性使用抗生素。

2. 选择合适的抗生素 理论上应选择半衰期长,组织穿透力强,抗菌谱广并针对大肠内革兰阴性杆菌的药物(尽量不联合用药)。在同等有效的药物种类之间选择毒性低、价格便宜的药物。

3. 剂量要足 不能因为是预防用药而降低药物剂量。

4. 用药时机要恰当 在细菌污染发生前开始用药,一般在麻醉诱导期静脉滴入。如果手术时间较长,术中可以重复使用抗生素。一般来说,对于半衰期小于 1 小时的药物,术中每 2 小时重复使用一次。

5. 应用时间要短 一般择期手术,手术结束后便不会再有污染发生,因此手术后不需要继续给药。如果术中发现明确的感染灶,如临床需要则术后持续使用抗生素。

(张 森)

## 参 考 文 献

1. Nakamura T,Mitomi H,Ihara A,et al. Risk factors for wound infection after surgery for colorectal cancer. World journal of surgery,2008,32(6):1138-1141.

2. Karlsson S,Andersson L,Berglund B. Early assessment of nutritional status in patients scheduled for colorectal cancer surgery. Gastroenterology nursing:the official journal of the Society of Gastroenterology Nurses and Associates,2009,32(4):265-270.

3. Pineda CE,Shelton AA,Hernandez-Boussard T,et al. Mechanical bowel preparation in intestinal surgery:a meta-analysis and review of the literature. Journal of gastrointestinal surgery:official journal of the Society for Surgery of the Alimentary Tract,2008,12(11):2037-2044.

4. Anderson,D. J.,K. Podgorny,S. I. Berrios-Torres,et al. Strat-

egies to prevent surgical site infections in acute care hospitals:2014 update. Infect Control Hosp Epidemiol, 2014, 35 (6):605-627.

5. Dellinger, E. P. Re:"Colon preparation and surgical site infection". Am J Surg,2012,204(5):804-805.

6. Fry, D. E. Colon preparation and surgical site infection. Am J Surg,2011,202(2):225-232.

7. Fry, D. E. The Prevention of Surgical Site Infection in Elective Colon Surgery. Scientifica( Cairo),2013,2013:896-297.

8. 王宇男,王铁岩.肠内营养在结直肠癌术前肠道准备中的应用.齐齐哈尔医学院学报,2006,27(2):137-139.

9. 李龙,王忠荣,王亮.预防小儿腹部Ⅱ类切口感染247例体会.中国普外基础与临床杂志,2007,14(1):38.

# 第 17 章　内镜技术在肛肠外科中的应用

## 第一节　电子结肠镜在肛肠外科中的应用

**【历史】**　1969 年,日本松永滕友研制成光导纤维结肠镜,诊治结直肠疾病,得到广泛应用和迅速发展。具有操作简便、安全性大,确诊率高等优点,是临床诊断肠道疾病的有效方法。20 世纪 90 年代出现的电子结肠镜,使内镜技术跨入了电子时代,这种内镜有电视摄像系统,通过信息处理,经电视荧光屏显示、成像和析像均达到良好效果。其 120~180cm 可弯曲的镜身可达大肠的任何部位,不仅可做诊断,还能在内镜下进行多种手术,如切除大肠息肉、大肠出血的止血、肠扭转复位、假性肠梗阻的治疗等,还可从肛门插入电子结肠镜清除回肠多发性息肉。肛肠外科在基础研究及临床方面都有了巨大发展,这与结肠镜在肛肠外科的应用是分不开的,它不但可以诊断深处肠腔内的疾病,而且还能治疗许多肠道疾病,这不能不说是对肠道疾病诊治的革新。

**【应用范围】**　随着大肠癌的急剧增加,电子结肠镜的应用明显提高了大肠及回肠末端疾病的正确诊断率,重要的是可以用来治疗一些大肠疾病,如切除大肠息肉、大肠出血的止血、结肠扭转复位、假性肠梗阻的治疗等,还可从肛门插入电子结肠镜清除回肠多发性息肉。

**【术前准备】**

1. 查血常规、出凝血时间、心电图、肝肾功、血糖检查。

2. 饮食准备　息肉摘除前 1 天全流质饮食,如感饥饿,可进无渣的藕粉、糖水,当天禁早餐。

3. 肠道准备　禁用甘露醇行肠道准备,以防产生易燃气体甲烷,在电灼息肉时碰到火花产生爆炸,导致肠穿孔。有以下 3 种方法可选用。

(1) 口服硫酸镁法:检查前 4 小时口服 25% 硫酸镁 200ml 再口服 1500ml 5% 葡萄糖水或温开水,一般腹泻 5~6 次后即可开始治疗。

(2) 聚乙二醇电解质散法:①舒泰清:术前晚 8 点或术晨 5 点将舒泰清(6 大包+6 小包)全部倒进有刻度的量杯或纸杯中,加温开水至 750ml,搅拌溶解后匀速半小时左右服完,共服用 4 盒,两小时左右服完。②和爽:术晨 5 点取和爽 137.12g 溶解于 2000ml 温开水中,拌匀,2 小时内匀速服完,直至排出清水样便。③恒康正清:术前晚 8 点及术晨 5 点各取恒康正清 1 盒(A、B、C 各 1 小包)将各小包内粉末一起倒进有刻度的量杯或纸杯中,加温开水至 1000ml,搅拌溶解后匀速半小时左右服完。

(3) 磷酸钠(辉灵)法:术晨 5 点取磷酸钠盐原液 45ml 口服,随即在半小时内饮温开水 800~1000ml。8 点按同样的方法重复一次。

**【麻醉】**　不需要麻醉,或静脉全麻(所谓的无痛肠镜)。

**【体位】**　常采取左侧卧位,术中根据情况可改变体位,以利进镜。

**【手术需要的器械】**　电子内镜系统包括电子结肠镜(图 17-1)、主机(图 17-2)、光源(图 17-3)和

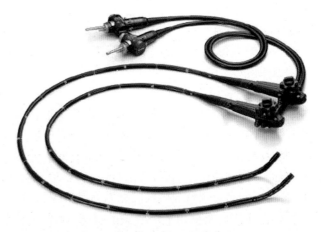

**图 17-1　电子结肠镜**

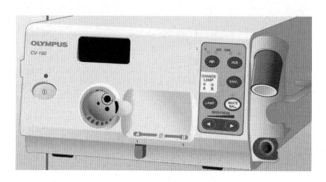

图 17-2 主机

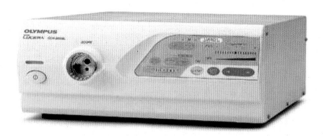

图 17-3 光源

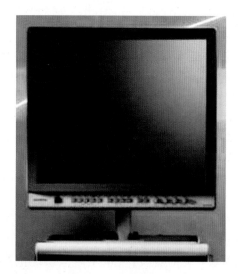

图 17-4 内镜监视器

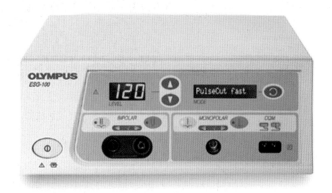

图 17-5 高频电发生器

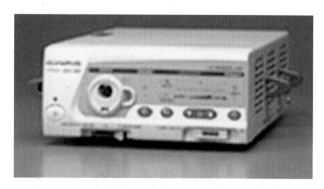

图 17-6 氙灯光源

边缘及表面不规则特征,与正常规则的黏膜形成对比,这对于检出和鉴别病灶十分有利,有助于发现表浅、难辨病灶。而且方法简单、安全,对人体无不良影响。

2. 肠镜下切除结肠息肉

(1) 圈套摘除息肉:①清除息肉周围的粪水及黏液,充分显露息肉,以防导电击伤肠壁;②圈套丝应套在息肉颈部,小息肉提起悬空,大息肉应使息肉头部广泛接触肠壁,切勿接触过少,避免烧伤肠壁;③大于3cm的分叶状的息肉应从息肉周围逐块向息肉蒂部烧除。不是分叶状的巨大息肉,每次圈套息肉组织不能大于2cm;④每次通电2~4秒,酌情可通电1次或多次;⑤通电见圈套丝处发白或冒白烟时,令助手逐渐收紧圈套器,边收紧圈套器边间断通电。防止因通电不足或收紧圈套器过快产生凝固不全而出血,或因通电过久而烧穿肠壁,套圈丝尖端勿接触息肉旁正常肠壁以免发生肠穿孔。

(2) 热活检钳钳除息肉:①热活检钳钳住息肉头部提起,使息肉基底部形成一细长假蒂,通电时假蒂部位的电流密度增大产生高温摘除息肉;②钳杯内的息肉受电流影响小,可行组织学检查。

3. 电凝器凝除息肉 ①息肉小于0.5cm;②电凝器对准息肉头部,凝除息肉2/3才能达到治疗目的。

内镜监视器(图 17-4)。另外,包括一个高频电发生器(图 17-5)和氙灯光源(图 17-6)以及照相设备。操作过程的必备附件包括:活检钳、圈套器、注射针和回收钳等(图 17-7)。

【手术步骤】

1. 肠镜下染色技术 肠镜易于发现隆起和凹陷较明显的病灶,但对于表浅平坦、稍微隆起或稍凹陷的病灶易漏诊。这样的病灶,采用肠镜下染色技术,有助于提高检出率。肠镜发现可疑病灶时,喷洒染料,常用的有亚甲蓝、靛卡红、复方碘溶液等,分布于黏膜沟、间隙,充填到平坦溃疡的缝隙、糜烂灶和皱襞,清晰地显示黏膜微细变化,勾勒出病灶轮廓、

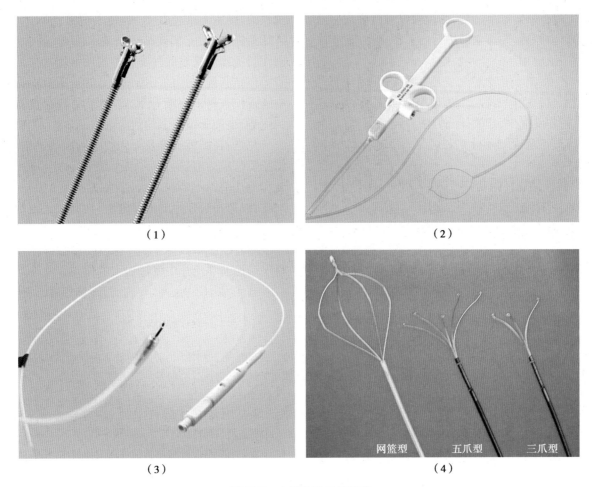

（1）　　　　　　　　　　　　　　（2）

（3）　　　　　　　　　　　　　　（4）

**图 17-7　内镜诊治系统附件**
（1）活检钳；（2）圈套器；（3）注射针；（4）回收钳

4. 内镜下黏膜切除术（EMR）　应用内镜下黏膜切除术（endoscopic mucosal resection，EMR）后，广基或无蒂息肉直径>2 cm 者，也可以经内镜摘除，避免剖腹手术，减少了患者的损伤，而且治疗效果理想。EMR 常用的治疗方法为在黏膜下注射生理盐水后，使病变向上浮起，然后用针状电刀环绕病灶四周分离病变，再用圈套器切除。对于较大的病灶，可采用多次、分步切除法。操作时应注意息肉切除的完整性及并发症的预防。这种切除广基息肉的方法具有简便、创伤小、并发症少、疗效可靠等优点。此外，许多学者采用 EMR 治疗消化道黏膜的早期癌，但需严格掌握适应证，即病变局限于黏膜（m）和黏膜下层（sm1），直径<2cm。此外还要求操作者熟练掌握超声肠镜检查及镜下治疗的技能。

5. 内镜黏膜下剥离术（ESD）　内镜黏膜下剥离术（endoscopic submucosal dissection，ESD）是指利用各种电刀对>2cm 病变进行黏膜下剥离的内镜微创技术。该技术可实现较大病变的整块切除，并提供准确的病理诊断分期。随着内镜器械的不断发展，ESD 已成为消化道早癌及癌前病变的首选治疗方法。2006 年，我国开始临床应用 ESD，目前已逐渐普及。适用于早期结直肠癌及癌前病变。它的应用解决了 EMR 难以切除>2cm 的病灶及分次切除难以得到完整标本、评估困难和不准确的局面，也解决了肿瘤组织残留、复发率较高的问题。ESD 治疗方法为确定病变范围后，距病灶边缘约 3～5 mm 处进行电凝标记。于病灶边缘标记点外侧行多点黏膜下注射，将病灶抬起，与肌层分离，有利于 ESD 完整地切除病灶，减少穿孔和出血。沿标记点或标记点外侧缘切开病变周围部分黏膜，进行黏膜下剥离。术中一旦发生穿孔，可用金属夹缝合裂口后继续剥离病变，也可先行剥离再缝合裂口。在大肠内行 ESD 是近年出现的新技术，手术难度大，技术要求高，需经验丰富的术者实施，且手术时间较长，出血、穿孔的发生率较高。但可一次性完整切除较大的病灶，复发率低、创伤小、恢复较快，避免了经腹腔手术及其负面影响。

6. 大肠出血的治疗　下消化道出血的病因很

多,诊治均有一定难度,但结肠镜检查可明确大多数患者的出血原因,并可立即进行内镜下止血,近年来得到了广泛应用。

7. 乙状结肠扭转复位 乙状结肠扭转分急性暴发型及亚急性型两种。结肠内镜治疗乙状结肠扭转是一种并发症少、疗效佳的方法。经肠镜复位、减压,行肠道准备后,再行冗长乙状结肠切除,并发症少。

8. 假性结肠梗阻治疗 该病易发生在年老、体弱及长期卧床者,或行胰十二指肠切除等大手术后的患者。多由于自主神经功能失调引起,病死率高达30%。近年来应用结肠镜治疗假性结肠梗阻,取得了较好疗效。故结肠镜检查是治疗假性结肠梗阻的较好方法,对决定是否手术或选用何种手术方案具有重要意义。

9. 术中肠镜诊治 是在剖腹术中应用肠镜协助术者诊治大、小肠疾病的有效方法。适用于大、小肠内用手触摸不到的微小病变、触摸不清的病变,如血管瘤、结肠息肉、癌变经肠镜摘除后需根治者;大、小肠多发性病变,如P-J综合征、多发性血管瘤等;部分腹膜外脏器(十二指肠、升结肠、降结肠)肠腔内的病变难以扪及时;以及肠造口还纳寻找造口远端肠管的所在位置等。

【前景与评述】 近年来,电子结肠镜本身也不断改进,应用技术不断提高,范围不断拓展,取得了新的发展。如近年来电子变焦肠镜及超声肠镜应用于临床,提高了对肠道疾病诊断的正确率。电子变焦肠镜对肠黏膜病变进行放大,可以观察大肠上皮表面腺体形态的改变,从而提高对大肠黏膜微小病变的诊断水平;超声肠镜不但在视屏上能清楚地显示肠壁及肠腔的形态变化,而且还可显示超声所获得的肠壁病变的大小、侵犯肠壁的深度和与肠外的

关系等,肠镜下染色技术、肠镜下黏膜切除术、内镜下球囊扩张术、支架或减压管置入术等新技术的开展使肠镜诊治疾病的种类和范围明显增加。同时随着操作结肠镜技术的不断改进,急诊肠镜检查及术中肠镜检查得以逐渐开展,体现了结肠镜直观微创的优势,也使肠镜应用的适应证进一步扩大。

总之,在肠镜镜型及操作技术不断改进情况下,结肠镜已成为肛肠外科一项重要的诊疗手段,其诊断和治疗范围不断扩大,使我们对病变的判断更为准确,以选择最理想的治疗方法,从而获得更为理想疗效。同时也对肛肠外科医师提出了更高的要求。今后随着结肠镜技术的进一步发展,必将在肛肠外科疾病诊断和治疗中发挥更大的作用。

(李春雨 王继见)

## 参 考 文 献

1. 李春雨.肛肠病学.北京:高等教育出版社,2013.43-44.
2. 李春雨,汪建平.肛肠外科手术技巧.北京:人民卫生出版社,2013.462-473.
3. 周殿元,徐富星.纤维结肠镜临床应用.上海:上海科学技术出版社,1987.10-37.
4. 于皆平,雷享朗.纤维结肠镜临床应用技术.长沙:湖南科学技术出版社,1990.79-87.
5. 孟荣贵,王颢,廖秀军.结肠镜在肛肠外科应用进展.临床外科杂志,2005,13(10):609-610.
6. Rex DK,Goodwine BW. Method of colonoscopy in 42 consecutive patients presenting after prior incomplete colonoscopy. Am J Gastroenterol, 2002,97(5):1148-1151.
7. Morino M, Allaix ME. Transanal endoscopic microsurgery: what indications in 2013. Gastroenterol Rep(Oxf), 2013,1(2):75-84.
8. Heidary B, Phang TP, Raval MJ et al. Transanal endoscopic microsurgery:a review. Can J Surg,2014,57(2):127-138.

# 第二节 经肛门内镜微创手术(TEM)

【历史】 人们很早以前便开始对低位直肠病变采用经肛门局部切除的手术方式。但有明显的局限性:①它能处理的病变深度仅限于肛管及下段直肠;②肛管口径有限,操作空间狭小;③受视野的影响病变部位显露不佳而操作困难,影响手术切除的质量。与经肛门局部切除术相比,经骶尾部入路的术式将手术范围延伸至直肠中段,但被认为有较高的并发症发生率,因而只在小范围内被少数医生所采用。对于直肠较高部位的病变,即使为良性病变

或早期的直肠癌,患者也只能接受创伤较大的经腹腔入路手术。由德国医生Gerhard Buess和Wolf公司于1980—1983年共同研发出了一套手术用直肠镜系统,用于经肛门内镜下微创手术(transanal endoscopic microsurgery,TEM),1983年首次应用于临床。TEM通过一种经过特殊设计的直肠镜,把高质量的视觉系统和压力调节充吸气装置结合起来,直肠镜直径4cm,轴长分7.5cm、12cm和15cm、20cm两种,以适应不同部位的病灶,通过固定装置固定于

手术台。术者可在充气、扩展开的肠腔内,通过目镜带来的放大、清晰、三维立体的视觉效果或内镜成像系统的显示器画面,通过直肠镜面板上的四个用特制的橡胶袖套密闭的操作孔,运用各式特殊的内镜器材包括组织抓钳、剪刀、直的和弯的针状尖头电凝器等,实现腔镜手术的各种操作,包括切割、止血、缝合等,并可使用超声刀、氩气刀等。从而显著提高了局部切除手术的质量。

【应用范围】　TEM 适用于无法进行电子结肠镜治疗的距肛缘 4～18cm 的各种类型的腺瘤、复发性腺瘤、低风险直肠癌(良好分化、没有淋巴和神经浸润的 $T_1$ 期病变)、吻合口瘘及吻合后的直肠狭窄等。对某些有特定指征的 $T_2$、$T_3$ 期直肠癌也是合适的治疗方法,如对不愿或不能耐受经腹根治性手术的高龄或高手术风险患者的姑息性手术及有广泛转移患者的局部控制。

【适应证】

1. 广基的或无蒂的直肠腺瘤,尤其是绒毛状腺瘤。

2. 分化良好或中等分化的早期直肠癌。

3. 高龄或者有严重并发症的高手术风险的直肠癌患者的姑息性切除。

4. 直肠的其他肿瘤(类癌、间质瘤、脂肪瘤等)或直肠周围的其他良性肿瘤。

5. 直肠的良性狭窄或吻合口狭窄。

6. 直肠低位前切除手术后吻合口瘘的修补。

7. 直肠出血的诊断、治疗及活组织检查。

8. 直肠阴道瘘或肛瘘内口的黏膜易位修补。

9. 采用 TEM 技术经直肠或阴道进入腹腔内做其他手术,即 NOTES 技术(natural orifice transluminal endoscopic surgery)。

【禁忌证】

1. 距肛门缘<4cm 的病变,因直肠内镜的前面为 45° 的斜面,常造成直肠漏气,不能建立手术操作空间。

2. 距肛门缘>20cm 的病变,因直肠内镜的长度不能充分暴露病变部位,手术无法操作。

3. 腹膜返折以上直肠前壁肿瘤,在 TEM 下行全层切除,容易进入腹腔,虽然即刻行腔内连续缝合修补可能成功,但对于此类病例十分慎重。

4. 同时性多原发结直肠肿瘤。术前应行全结肠镜、钡灌肠造影或多排螺旋 CT 结直肠重建等检查予以排除。

5. $T_1$ 期高复发危险或者分期更晚(例如 $T_2$ 期或以上)的直肠癌。

6. 肛门括约肌功能不良的患者。因 TEM 术中须经肛门插入外径 4cm 的直肠内镜直至手术结束,可能会对肛门括约肌造成一定程度的影响,术后发生肛门括约肌功能受损甚至肛门失禁。

【麻醉】　全麻、腰麻、骶麻、鞍麻、局麻。

【体位】　根据病变位置选择合适的手术体位,原则是使直肠镜插入后病变尽量位于视野右下方。直肠前壁病变采用折刀俯卧位,后壁病变采用截石位,左侧壁和右侧壁病变分别采用左侧卧位、右侧卧位。

【手术需要的器械】

1. 直肠内镜　直径 40mm,轴长 10cm 和 20cm 两种规格与操作器械固定装置相连接:4 个孔,3 个孔可以同时插入 3 个操作器械,此 3 孔装有单向瓣的橡胶帽(图 17-8)。

2. 直肠内镜固定装置(Martin 臂)(图 17-9)。

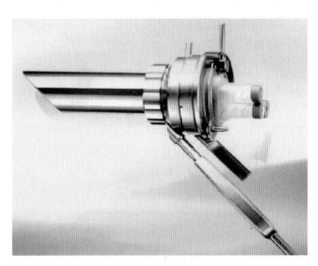

图 17-8　直肠内镜

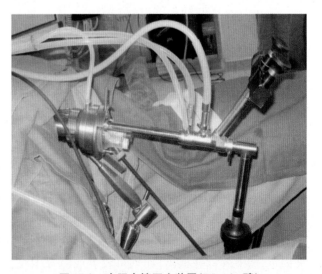

图 17-9　直肠内镜固定装置(Martin 臂)

3. TEM 专用气泵（保持直肠内有恒定压力）（图 17-10）。

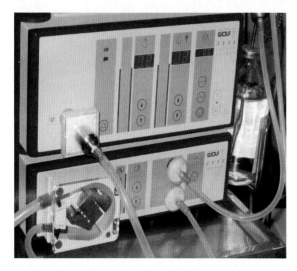

图 17-10　TEM 专用气泵

4. 特制组织钳、持针器、剪刀、针式电钩等（图 17-11）。

【手术步骤】

1. 常规消毒、铺巾，扩肛。

2. 经肛门插入直肠镜并调节位置，保持 $CO_2$ 充气状态，最大速率为 6L/min，直肠腔内的 $CO_2$ 压力可自动调节保持在 12～15mmHg 之间，以防结肠过度扩张。

3. 在立体视镜和腔镜系统下，先于瘤体的基底部注射 1:200 000 肾上腺素溶液以减少出血并抬高黏膜。

4. 切除边界（距肿瘤边缘约 10mm）用针形电刀电灼标出（图 17-12）。

5. 沿着预设的标记线进行精确的切除可以保证肿瘤在合适的切缘下被完整切除；对于未癌变的绒毛状腺瘤（$T_0$ 期），倾向于施行黏膜下切除。如果术前活检提示为恶性，但经直肠超声检查显示未侵出黏膜下层（Tis 或 $T_1$ 期），则应用超声刀施行全层切除，保证标本的完整性，而且有 1cm 的切缘（图 17-13）。

6. 手术创口予以腔内缝合。先在体外将一根 7～10cm 长带缝针的单丝可吸收缝线的尾端用一银夹固定，经直肠内镜送入直肠腔内，从创口一端开始，用特制的镊子和持针钳进行腔内缝合，为单层连续不锁边缝合，直至创口闭合，缝线另一端再用一银夹固定，剪下缝针并退出，如创口较大或缝合困难，可用多根缝线分次缝合（图 17-14，图 17-15）。

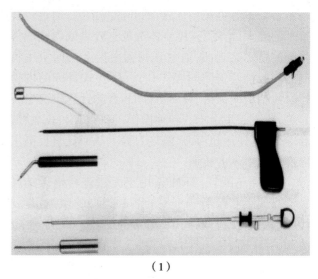

（1）

（2）

图 17-11　特制组织钳、持针器、剪刀、针式电钩

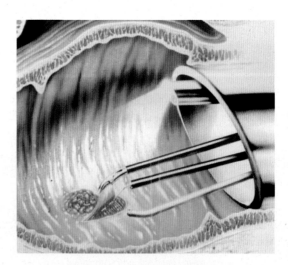

图 17-12　针形电刀电灼标记

200

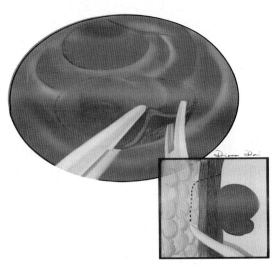

**图 17-13　沿标记线切除肿瘤**

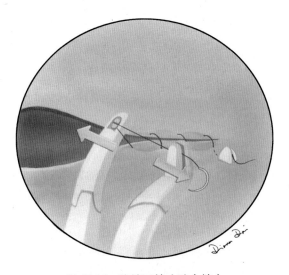

**图 17-14　连续不锁边腔内缝合**

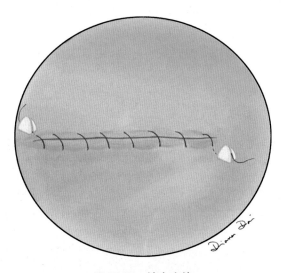

**图 17-15　缝合完毕**

【术中注意事项】

1. 注意切除范围,需保持肿瘤完整性;

2. 术中注意切除深度,以防进入腹腔;

3. 动作轻柔,防止将肿瘤组织夹碎;

4. 彻底止血。

【常见的并发症】

1. 术中、术后创面出血　术中出血表现为喷血或明显的渗血,鲜有大出血;术后则表现为肛门口敷料被血液浸湿或出现血便;TEM 术中出血,即使少量也可能造成视野不清,遇出血时处理的原则是迅速、准确止血,切忌慌乱;要迅速吸尽腔内血液,找到出血点电凝止血,或用准备好的纱布块压住出血部位,换用超声刀或 LigaSure 钳夹止血。

2. 穿入腹腔　术中见到肠壁破口和腹腔内容物可立即发现穿入腹腔,大多数的穿破口可在 TEM 下行肠道的连续修补,少量的腹腔积气和积液可自行吸收。大范围的肠道全层破裂或腹腔污染严重,则改行开腹或腹腔镜下肠修补并冲洗清理腹腔,放置引流。少数术中没发现的肠壁破口,术后可形成腹腔积液和继发感染,严重者出现全腹膜炎,需根据情况抗感染治疗、脓肿引流甚至粪变转流(末端回肠、横结肠或乙状结肠造口)。

3. 术后肠瘘　位于腹膜返折以下的小的渗漏可能仅有局部炎症和直肠刺激征,可经抗炎、理疗、饮食控制、局部引流好转;腹膜返折以下的明显渗漏或腹膜返折以上的肠瘘则有腹腔或盆腔积液、脓肿形成、全腹膜炎和全身炎症反应综合征,需抗炎、局部引流、脓肿引流、腹腔冲洗清理、粪变转流(末端回肠、横结肠或乙状结肠造口)。

4. 直肠狭窄　常因肠壁切除过多、肠壁重叠缝合、局部感染瘢痕增生等引起患者腹胀、便秘、大便变细、排便困难。直肠指诊:局部狭窄,手指不易通过。可用次数递减的手指扩张法或 Foley 导尿管或球囊扩张器进行扩张治疗。

5. 直肠阴道瘘　女性患者直肠前壁肿瘤行全层切除时误伤阴道或创口周围感染,局限性脓肿穿破所致。常需肠造口粪便转流,部分瘘自行愈合,部分需在合适的时机对瘘行修补手术。

6. 尿道损伤　在男性直肠下段前壁肿瘤行全层切除时偶尔会损伤尿道。术中可见导尿管外露,损伤不大用可吸收线做间断缝合修补并留置导尿管 2 周以上或加做耻骨上膀胱造瘘。术中未发现而术后出现尿瘘时,导尿管还在则保留 3 周,再定期做尿道扩张;已拔出导尿管则应尽量再次置入导尿管支撑 3~4 周,无法置入的尿道横断伤则需行尿道会师手术。大便次数增多或失禁。由于 4cm 直径的直肠内镜对肛门长时间的扩张,肛门括约肌功能受损,术后短期内大便次数增多或控便不佳,不需要特殊处理,可对症治疗。

7. 肛门疼痛 一般程度不重,持续时间不长,与肛门括约肌受损有关,适当应用止痛药物既可消除。但需排除肠瘘和局部感染造成的疼痛。

8. 皮下气肿和阴囊气肿 是直肠肿瘤切除过程中 $CO_2$ 气体通过破裂的肠壁进入腹膜外间隙。此并发症大部分不影响手术进行,术后 $CO_2$ 气体会缓慢吸收,严重时需中转手术。

9. 能量器械导致的热损伤或电灼伤 常见受损的脏器是肠管,术中不易发现,因肠壁坏死而致肠穿孔,常在术后数天至数周才出现临床表现,方被确诊。

10. 尿潴留 常因年老体弱、前列腺增生、肛门疼痛、不习惯床上排尿、肛门内填充物或压迫止血纱布致膀胱逼尿肌痉挛等引起。需留置尿管 1~2 周,多数患者可自行恢复排尿。

11. 下肢深静脉血栓形成 TEM 的特殊体位必然会导致下肢静脉回流缓慢,加上术后、肿瘤患者血液高凝,部分患者术后有下肢深静脉血栓形成。腓肠肌静脉丛血栓,临床表现不明显,经抗凝和溶栓治疗 1~2 周可恢复正常;髂股静脉血栓,下肢静脉回流受阻临床表现典型,除抗凝和溶栓治疗外,根据情况在介入下放置下腔静脉滤器后置管溶栓或取栓。

【前景与评述】 经肛门途径完全切除直肠较大的肿块往往需要借助特制的 Parks 和 Mayo 拉钩,暴露勉强,视野较差,进入肛门距离有限,切除效果不理想,局部复发率较高。通过结直肠软镜进行内镜治疗,虽然有效,但大的肿瘤是零星切除的,很难

保证完整切除。直肠中上段病变经括约肌切除(Mason 术)和经骶尾入路切除(Kraske 术)及经腹手术创伤较大,并发症较多。TEM 避免了大手术引起的并发症和腹部伤口,相对安全,并发症少,住院时间短,局部复发率低。对中上段直肠的较大的良性病灶及早期癌肿,TEM 是一种治愈性的、安全有效的微创手术方法,有较大的临床应用价值,是直肠肿瘤局部外科治疗的一个进步。这种微创手术方法兼备了内镜、腹腔镜和显微手术的优点,能最大限度地避免施行肠造口术。

(王继见 顾海涛)

## 参 考 文 献

1. 邱辉忠. 经肛门内镜微创手术. 北京:中国协和医科大学出版社,2011.85-113.

2. 李春雨,汪建平. 肛肠外科手术技巧. 北京:人民卫生出版社,2013.462-473.

3. 周殿元,徐富星. 纤维结肠镜临床应用. 上海:上海科学技术出版社,1987.10-37.

4. Morino M, Allaix ME. Transanal endoscopic microsurgery: what indications in 2013. Gastroenterol Rep(Oxf), 2013, 1 (2):75-84.

5. Heidary B, Phang TP, Raval MJ, et al. Transanal endoscopic microsurgery: a review. Can J Surg, 2014, 57(2):127-138.

6. Bigard MA, Gaucher P, Lassalle C. Fatal coldnic explosion during cold-noscopic polybectomy. Gastroenterology, 1979, 77 (6):1307-1310.

7. Rex DK, Goodwine BW. Method of colonoscopy in 42 consecutive patients presenting after prior incomplete colonoscopy. Am J Gastroenterol, 2002, 97(5):1148-1151.

8. 何永刚,尹路. TEM 在直肠肿瘤局部切除中的作用. 外科理论与实践,2010,(7):338-341.

9. 周岩冰. 早期大肠癌微创治疗进展. 实用肿瘤杂志,2013, (06):245-247.

# 第18章 吻合器在肛肠外科中的应用

【历史】 1908年，匈牙利医师 Hultl 和 Fisher 发明具有现代意义的缝合器，用于胃切除吻合术中，它由各种金属部件组装而成，体积大且重达5kg，操作不便，未能推广应用。1924年，Von-Pitz 使用 B 形缝合钉进行了改进，保证缝合部位有良好的血供。1954年，前苏联莫斯科实验外科器械研究所开始设计和设计吻合器，1960年研制出端-端吻合器 EEA（End to End Anastomosis），成功应用于食管、胃肠道的吻合手术。1972年，美国 Ravitch 发展了前苏联的吻合器，设计了一系列产品，包括 LDS（Ligating-Dividing Stapling），用于结扎分离系膜和大网膜血管；GIA（Gastro-Intestinal Anastomosis）用于胃肠道侧-侧吻合；TA（Thoracic-Abdominal）用于胃肠道的缝合，尤其是深部手术，如低位直肠吻合和胃食管吻合，此后吻合器进入迅猛发展时代。1985年，Hardy 发明生物可分解吻合环（biaframentable anastomosis ring，BAR）应用于消化道吻合术。

我国的吻合器研发起步较晚，1973年河南邵令方设计了手摇式食管胃缝合器；1975年，江苏吴维继设计了自动内翻食管胃吻合器；1978年，上海手术器械六厂研制成功 GF-1 型管型消化道吻合器和 ZF 线性缝合器，并成功用于临床。

【应用范围】 回肠储袋的侧-侧吻合，回肠结肠端-端吻合或端-侧吻合、侧-侧吻合术；结肠储袋的侧-侧吻合，结肠手术后端-端吻合或端-侧吻合、侧-侧吻合术；直肠手术后端-端吻合或端-侧吻合，如回肠肛管吻合和储袋肛管直肠吻合。还有闭合器应用的残段闭合或者切除；腹腔镜发展下的肠切除吻合及经肛门部分肠组织切除术，如 PPH 等。

【适应证与禁忌证】

1. 适应证 肠与肠之间的切除吻合，尤其是直肠癌的手术强烈推荐，可大大提高保肛率和缩短手术时间。

2. 禁忌证 是相对的，如消化道黏膜水肿，肌层过厚，愈合能力差，不宜使用；管壁过细或肌层过薄，易发生管壁撕裂；管壁切断疑有癌组织残留，或切断组织损伤严重者，也不宜做机械吻合。

【麻醉与体位】

1. 麻醉 结直肠的手术通常都需要全身麻醉，PPH 等肛门部手术可以选择骶管麻醉或者腰麻或者硬膜外麻醉。

2. 体位 结肠的手术为仰卧位，直肠的手术多采用截石位，PPH 等肛门部手术可采用截石位或折刀位。

【手术需要的器械】

1. 管型吻合器 用于各种腔道的吻合，可以在腔道组织内击入两排/三排环形排列的缝钉，使两层腔道组织缝合，内置的环形刀切除多余的组织，完成腔道吻合（图18-1）。目前国内和国外均有多个公司的多种产品问世。

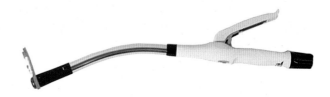

图18-1 管型吻合器

2. 线型闭合器 包括直线型（图18-2A）和弧形（图18-2B），由于盆腔操作空间小，低位直肠手术远端直肠的闭合时常用弧形闭合器，回结肠肠管的闭合用直线型即可。

3. 侧-侧吻合器 可以同时在组织的两侧各击入两排交叉排列的缝钉，然后推刀在两侧缝合好的组织之间进行切割离断，完成侧-侧吻合，又称线性切割缝合器（图18-3）。

4. 荷包缝合器 有可重复使用和一次性使用

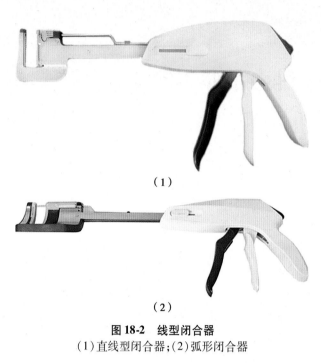

（1）

（2）

**图 18-2　线型闭合器**

（1）直线型闭合器；（2）弧形闭合器

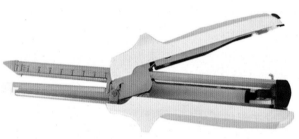

**图 18-3　侧-侧吻合器**

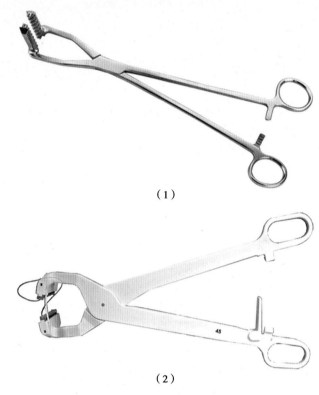

（1）

（2）

**图 18-4　荷包缝合器**

（1）可重复荷包缝合器；（2）一次性荷包缝合器

两种。可重复使用由上下两个叶片组成,叶片均有相对应的带孔凹凸牙槽,钳夹组织时,组织嵌入牙槽内,用带线直针穿过牙槽时自动做好荷包缝合(图18-4A);一次性使用荷包缝合器本身自带有缝线(图18-4B)。常用于肠管残端放置管型吻合器抵钉座或残端的包埋。

5. 生物可降解吻合环　专为肠吻合设计,待吻合的两肠管残端用可吸收线做荷包缝合后置入吻合环,收紧荷包,将两吻合环对接完成肠管的吻合。吻合环在术后 2～4 周降解排出体外,体内无异物残留,肠管损伤小,组织反应轻(图18-5)。

6. 腹腔镜下切割缝合器　用于腹腔镜下结直肠的离断及闭合(图18-6)。

7. PPH 吻合器　用于痔切除或直肠脱垂手术(图18-7)。

8. 厚度仪　用于测量管壁厚度的仪器,操作比较简单,颚嘴夹在肠管上就可以读出组织的厚度,可以根据待缝组织的厚度选择不同高度的缝钉进行吻合或缝合(图18-8)。

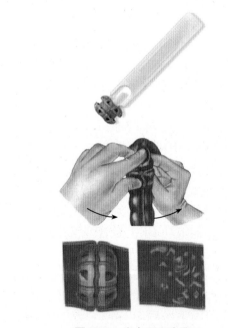

**图 18-5　吻合环组合图**

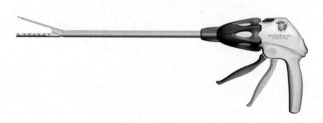

**图 18-6　腔镜切割缝合器**

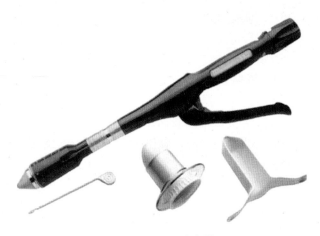

图 18-7　PPH 吻合器

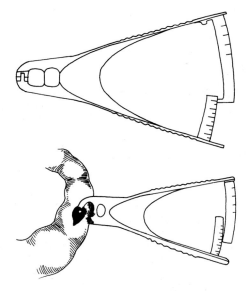

图 18-8　厚度仪

9. 管腔探头　为测量待吻合管腔的直径而设计的,从插入管腔的探头号数可得知管腔的直径,从而选择相应大小的管型吻合器;大多数外科医师在积累一定经验后,多采取目测的方法选择管型吻合器的号数(图 18-9)。

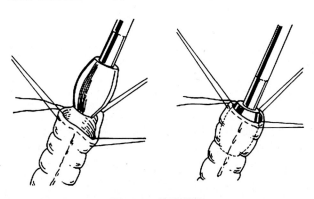

图 18-9　管腔探头

【手术步骤】

（一）结肠切除

右半/横结肠/左半结肠/乙状结肠、回结肠(结肠结肠)端-侧吻合术,以右半结肠手术为例。

1. 结肠切除后,末端回肠荷包缝合,置入管型吻合器抵钉座。

2. 提起横结肠,从横结肠断端插入管型吻合器,距断端约 4～5cm 处肠壁上戳一小孔,连接吻合器两部分,击发吻合,完成回结肠端-侧吻合。

3. 横结肠断端使用直线型闭合器闭合。

（二）结肠切除

右半/横结肠/左半结肠/乙状结肠、回结肠(结肠结肠)侧-侧吻合术,以右半结肠手术为例。

1. 右半结肠切除后,从回肠及横结肠置入侧-侧吻合器,常用 60mm 和 80mm 两种。

2. 将拟闭合的两肠段系膜对侧靠拢,侧-侧吻合器对合、关闭、钉合、切割,完成侧-侧吻合。

3. 回肠和横结肠残端使用侧-侧吻合器或者直线型闭合器关闭。

（三）结肠切除

右半/横结肠/左半结肠/乙状结肠、回结肠(结肠结肠)端-端吻合术(吻合环法),以横结肠手术为例。

1. 横结肠切除后,分别在升结肠和降结肠两断端做荷包缝合,把持吻合环手柄,分别置入吻合环,收紧荷包。

2. 修整荷包,剪去多余可吸收线,肠管系膜对系膜,对合两侧吻合环,完成吻合,必要时系膜侧加固数针减张。

（四）乙状结肠/直肠切除、结肠直肠端-端吻合术

1. 乙状结肠/直肠切除后,直肠端使用弧形(直线型)缝合器闭合,近端结肠做荷包缝合,放置管型吻合器抵钉座,收紧、结扎荷包缝线。

2. 充分扩肛,冲洗直肠残端,伸入管型吻合器,与结肠行端-端吻合。

（五）乙状结肠/直肠切除、结肠成形、结肠直肠端-端吻合术

1. 适用于低位直肠切除术,吻合口距离齿状线 4cm 以内。

2. 结肠成形:近端结肠距离远端荷包 4～6cm 处从系膜对侧纵向切开约 8cm 肠壁,3-0 可吸收缝线全层横向缝合。

3. 其余步骤同乙状结肠切除,结肠直肠端-端吻

205

合术。

**（六）乙状结肠/直肠切除、结肠 J 贮袋、直肠 J 贮袋端-侧吻合术**

1. 适用于低位直肠切除后,吻合口距离齿状线4cm 以内。

2. 结肠 J 贮袋:远端结肠对折 6～8cm,形成 2 个 6～8cm 长结肠肠袢,顶端处开口,置入侧-侧吻合器,再对系膜进行侧-侧吻合。

3. 顶端结肠开口处做荷包缝合,置入管型吻合器抵钉座,收紧、结扎荷包缝线。

4. 充分扩肛,冲洗直肠残端,伸入管型吻合器,与 J 贮袋行端-端吻合。

**（七）结肠造口术**

1. 常规方法结肠切除术后,近端结肠做荷包缝合,置入管型吻合器抵钉座,收紧、结扎荷包缝线。

2. 在拟结肠造口部位切开腹膜、肌肉及筋膜,用抵钉座的轴经腹膜切口顶起,作一小切口伸出皮肤。

3. 管型吻合器与伸出的抵钉座连接击发,完成结肠与皮肤的切割、吻合。

**（八）腹腔镜下直肠端-端吻合术**

1. 充分游离病灶周围肠管并裸化,使用腹腔镜下切割缝合器离断闭合远端肠管。

2. 就近做小切口,放入保护套,拖出近端肠管及病灶,腹腔外切除病灶,近端肠管做荷包缝合,置入管型吻合器抵钉座,收紧、结扎荷包缝线,放回腹腔内。

3. 关闭腹腔,重新建立气腹,经肛门深入管型吻合器,行结肠直肠端-端吻合。

**（九）PPH 手术**

1. 用圆形肛管扩肛器进行扩肛,在扩肛器引导下置入透明肛镜并固定,充分显露痔上黏膜。

2. 根据病变情况,在肛镜缝扎器的显露下,于齿状线上方 2.5～4.0cm 处做单荷包或双荷包缝合。

3. 旋开圆形吻合器至最大位置,将钉砧头导入并使之置于荷包线之上,将荷包线收紧并打结。用带线器将荷包线尾端从吻合器侧孔中拉出。

4. 适度牵拉荷包线,同时旋紧吻合器;击发吻合,松开手柄,静待 30 秒,将吻合器旋开移出,检查切除黏膜的完整性。

**【术中注意事项】**

1. 选择口径适宜的吻合器;

2. 吻合端肠壁周围的组织应清除干净,防止闭合不全;

3. 保证吻合口良好的血供;

4. 吻合口无张力;

5. 吻合前进行肠腔冲洗,避免肿瘤细胞残留吻合口引起近期复发;

6. 旋紧吻合器进行对合时,两断端不能绷的太紧,否则吻合完成后肠管回缩会引起吻合口狭窄;

7. 击发和退出时动作要轻柔,以免撕裂吻合口;

8. 吻合完毕认真检查上下两个切割圈是否完整;

9. 经肛门充气检查吻合口有无渗漏,如有应及时补针并考虑行预防性造口;

10. 术后引流通畅,防止盆腔、骶前感染;

11. 最重要的是严格掌握适应证,对于慢性梗阻病例,因肠壁肥厚、水肿明显而慎用,晚期病例不能应用吻合器强行保肛。

**【常见的并发症】**

1. 吻合口瘘 结直肠吻合口瘘的临床表现是从引流管中引流出气体、脓或者粪便,可伴有腹膜炎,或肛门流脓。

（1）原因

1）全直肠系膜切除手术原则易引起吻合口处组织血供不良。

2）由于盆腔特殊的解剖结构,造成手术视野狭窄,组织游离不充分,吻合口张力过大。

（2）预防

1）在中低位直肠癌中一定要保证近端肠管血运,术中应反复确认。

2）吻合口瘘多发生在术后 1～2 周,可通过术中充气试验、经肛门注入亚甲蓝溶液检查,术后指诊检查在低位吻合(5cm 内吻合口)中慎用。

3）吻合口两端肠管系膜不宜游离过长,以刚超过器身外缘为宜,以保证肠管有充足的血供。注意吻合时肠段不能扭曲,防止系膜血管受压。

4）吻合口两端肠管的脂肪组织要切除干净,以防过多组织嵌入致吻合不全,但组织切除也不宜超过 2cm,否则会影响吻合口处肠管的血供。

（3）处理:腹膜炎局限的吻合口瘘患者,可采用保守疗法,并密切观察患者病情,若腹膜炎加重应及时行肠造口。对于已确诊的大瘘口、漏出液较多或有其他器官复合瘘,并已出现盆腔炎症、腹膜炎或全身炎性反应者,则应早期造口。

2. 吻合口狭窄

（1）定义:结肠镜不能自由通过吻合口,临床表现为排便或排气时左髂窝痛、腹胀、便秘、排泄物分割成块或粪便变细。

（2）原因

1）由于下消化道组织过厚，常发生吻合不全，缝合补救时导致组织包埋过多。

2）吻合器型号选择不当，过大引起组织撑开损伤，过小引起组织挛缩。

3）吻合口炎症或者患者自身体质以及预防性造口手术后吻合口长期失用。

（3）预防

1）术中避免肛门外括约肌、盆底肌的损伤。

2）保持术中操作清洁、无菌，可减少炎性反应发生。

3）术后早期扩肛，但动作要轻柔，以免撕裂吻合口。

（4）处理：吻合口狭窄分为膜状狭窄、管状狭窄两种。对于膜状狭窄，可用手指尖伸入将狭窄环撕裂扩肛处理，或者在结肠镜下用球囊扩张法。对于管状狭窄，手指扩张不合适的可电刀纵性切开狭窄环，扩肛处理。对于症状较重，上述治疗效果不佳的患者可行结肠造口术，再二期修复吻合口。

3. 吻合口出血

（1）定义：引流管或直肠有鲜血流出，呈进行性出血。

（2）原因：吻合口两端的肠脂垂及其血管未处理完善，PPH手术时痔上动脉损伤出血。

（3）预防：吻合口两端组织清理恰当，尤其是回肠系膜组织血供丰富；吻合器使用在击发前后宜停留约20秒并指针在指示窗的后半部分；PPH手术吻合完后注意检查痔上动脉有无损伤出血，及时缝扎。

（4）处理：大部分患者经保守治疗即可痊愈，如经肛门直肠腔内灌注止血药物，也可尝试肠镜下钛夹钳夹止血，情况危急者需二次手术。

4. 直肠阴道瘘

（1）定义：在直肠与阴道之间形成的由上皮组织构成的病理通道。临床表现为从阴道产生气流，并有粪便或脓液分泌。

（2）原因

1）患者因素，如肿瘤分期过晚，患者术前放疗后盆腔组织水肿。

2）术者的经验不足，手术视野不清楚，击发吻合器时，阴道后壁被钉入。

3）直肠吻合口瘘，吻合口周围感染，局限性脓肿。

（3）预防

1）视野要显露良好。

2）吻合器击发前应确认阴道后壁的位置。

3）手工缝合时注意勿将吻合口和阴道后壁缝合在一起。

4）吻合完成后可经阴道探查。

5）合理使用高频电刀，以免造成直肠和阴道壁的损伤。

（4）处理：大部分患者经保守治疗可痊愈。对于阴道高位瘘和复杂瘘的患者一般均要实施转流造口。结肠造口可使粪便改道，减轻局部炎性反应，加快缺损处愈合速度。

【前景与评述】　随着吻合器的设计和工艺逐渐完善，吻合器在外科领域的应用日趋广泛，尤其在结直肠外科的应用正发挥着越来越重要的作用，使许多手工操作较为困难和复杂的手术变得容易和简便。正确使用和掌握好吻合器技术，不仅可以提高手术操作的效率、质量，还能帮助外科医生较方便、更准确、高质量地完成难度大的消化道重建手术。然而，器械吻合只是一种辅助手段，使用吻合器仍然应该遵循外科手术的基本原则，解剖清晰、切开准确、止血完善、缝合牢靠。外科医生应该对吻合器的结构原理和性能非常熟悉，器械护士也应该进行培训，熟悉各种吻合器的组件、性能和各种型号吻合器的最佳适应证。

总之，机械缝合技术的出现和推广，是外科手术学的一大飞跃，简化了手术操作，减少了术后并发症，提高了手术的安全性，并促进了外科手术向微创化和自动化方向发展。今后，随着生物材料等相关科技的发展，符合人体生理的消化道重建必将迈上新的台阶。

（高　枫）

## 参 考 文 献

1. 李春雨，汪建平. 肛肠外科手术技巧. 北京：人民卫生出版社，2013. 613-619.

2. 赵华，皮执民. 胃肠外科学. 北京：军事医学科技出版社，2011. 745-758.

3. Hardy TG, Pace WG, Maney JW. A biofragmentable ringfor suture less bowel anastomosis：an experimental study[J]. Dis Colon Reetum，1985，28（7）：484-490.

4. 李世拥. 胃肠吻合器和缝合器技术的发展. 中华普外科手术学杂志（电子版），2009，3（2）：464-468.

5. 汪建平,黄美近.肛肠外科应用吻合器的现状和展望.大肠肛门病外科杂志,2003,9(增刊).

6. 陈凛,边识博.胃肠外科吻合器应用相关并发症及处理.中国实用外科杂志,2013,33(4):278-281.

7. 杨向东,余腾江,贺佳蓓,等.结直肠管型吻合器的应用方法与技巧.结直肠肛门外科杂志,2011,17(6):394-396.

8. 季加孚,步召德.吻合器在直肠癌外科手术中的合理应用.中国实用外科杂志,2007,27(6):451-453.

9. 杨传勇,曹志新.吻合器在结肠手术中的应用.临床外科杂志,2002,10(4):248-249.

# 第19章 腹腔镜技术在肛肠外科中的应用

【历史】 腹腔镜技术是20世纪80年代末兴起的一项新技术,由于腹腔镜技术具有简便、微创、患者易接受等特点,使得近年来被广泛应用于普通外科、肛肠外科、泌尿外科、妇产科、胸外科等各个领域。以腹腔镜外科为代表的微创外科发展经历了三个阶段:20世纪90年代初开始了以腹腔镜胆囊切除为主的良性病变脏器的切除与功能修复,20世纪90年代中后期开展了胃肠道恶性肿瘤的切除,21世纪初开始进入了消化道肿瘤微创外科快速发展与普及的时代。微创外科经历了从良性疾病的治疗到恶性肿瘤的根治性手术的历程。外科手术经历了从传统的开腹手术到被誉为"第二次革命"的腹腔镜手术的过渡,近年来,又正在经历从多孔腹腔镜手术向单孔腹腔镜手术乃至经自然腔道内镜下的体表无瘢痕手术的演变。

【应用范围】 在肛肠外科领域,目前已有大量文献报道腹腔镜技术已用于诊断性腹腔镜检查、粘连松解术、直肠悬吊术、造口术、造口旁疝修补术、良恶性肿瘤的结直肠切除术等。下面就以结肠癌行腹腔镜乙状结肠切除术为例,介绍一下手术方法。

【适应证与禁忌证】

1. 适应证 适用于乙状结肠癌,通常降乙交界处癌按降结肠癌处理,直乙交界处癌按直肠癌处理。

2. 禁忌证 肿瘤侵犯周围组织,盆壁有浸润或转移;腹腔严重粘连;重度肥胖;合并易引起出血的疾病等;高龄、体弱,伴有其他严重疾患的心、肺、肝、肾、功能不全者,无法耐受全麻或长时间气腹者。

【麻醉与体位】

1. 麻醉 气管内插管全身麻醉。

2. 体位 患者仰卧、低腿膀胱截石位,臀部垫高。麻醉成功,建立气腹后取头低足高、左侧抬高

位,术者站在患者右侧,持镜手位于术者左手侧,助手站在患者左侧。

【手术需要的器械】 腹腔镜的组成:腹腔镜主镜、气腹机、冷光源、冲洗水泵、监视器、摄像系统、高频电刀和手术器械。手术器械包括气腹针、穿刺套管、分离钳、抓钳、手术剪、吸引和冲洗管、施夹器和止血夹、超声刀、腹腔镜直线切割闭合器、圆形吻合器。

【手术步骤】

1. 脐上缘放置直径10~12mm套管,充气后建立气腹,置入30°镜作为观察孔,腹腔镜直视下右侧髂前上棘内侧12mm穿刺孔为主操作孔,左、右侧脐旁腹直肌外缘及左侧髂前上棘内侧各作5mm穿刺孔为辅助操作孔。人工气腹压力设置在12~15mmHg之间。

2. 先以腹腔镜探查腹腔内有无广泛转移及肝脏等远处脏器转移,再探查了解肠系膜及系膜根部淋巴结肿大的情况、肿瘤位置及有无近端肠管梗阻表现。

3. 分别向上外侧及下外侧牵拉降乙结肠和直乙结肠交界处的肠系膜,辨认腹主动脉分叉处。在骶岬水平切开脏腹膜,沿腹主动脉向上切开腹膜直达肠系膜下动脉根部(图19-1)。

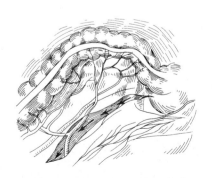

**图19-1 切开乙状结肠内侧腹膜**

4. 继续将乙状结肠向左侧牵拉,辨认乙状结肠系膜后方的 Toldt 间隙,分离乙状结肠后方直至显露左侧输尿管及生殖血管(图 19-2)。

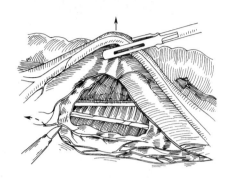

图 19-2 分离 Toldt 间隙

5. 裸化肠系膜下动脉(IMA),清扫血管周围淋巴结,在距腹主动脉 1~2cm 处切断 IMA(图 19-3)。在 IMA 的左侧游离,显露肠系膜下静脉 IMV,在同样水平结扎、离断 IMV(图 19-4)。

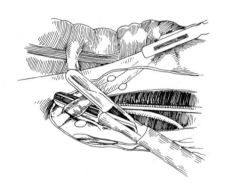

图 19-3 游离肠系膜下动脉

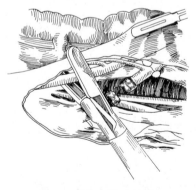

图 19-4 游离肠系膜下静脉

6. 向右侧牵引乙状结肠系膜,切开乙状结肠系膜与左侧壁腹膜之间的 Toldt 线,进入左 Toldt 间隙,在其系膜后方向内侧继续游离,直至与内侧游离平面完全贯通,并向上方延伸至结肠脾曲水平(图 19-5)。

7. 完全游离乙状结肠后,用超声刀游离预切断

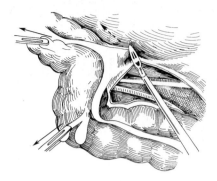

图 19-5 游离降乙结肠后外侧

肠段处的系膜并裸化肠管,通过 12mm 的主操作孔置入腔镜下的切割闭合器切断肠管(图 19-6)。

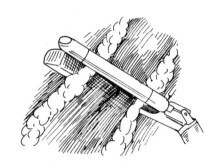

图 19-6 切断并闭合肠管

8. 于耻骨联合上方作一长约 5cm 的横切口,进入腹腔后用保护套保护切口,从切口处取出游离的乙状结肠标本。游离系膜至预切除肠管处(近端切缘应距肿瘤 10cm 以上),离断肠管、移除标本,近端肠管内置入吻合器抵钉座,将其放回腹腔。

9. 缝合切口,重新建立气腹,经肛门置入吻合器,与近端肠管抵钉座对和后完成吻合(图 19-7)。

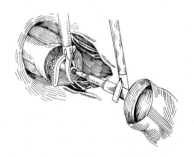

图 19-7 吻合肠管

10. 生理盐水冲洗创面,查无活动性出血后,于吻合口放置引流管,由穿刺孔引出。

【术中注意事项】

1. 游离乙状结肠时,应保证在 Toldt 筋膜浅层,避免损伤输尿管、生殖血管及神经等。当肿瘤侵犯、严重粘连时,解剖结构发生变化,辨认输尿管会有一

定困难,可术前行输尿管插管。

2. 解剖肠系膜下动脉时应于根部裸化,以便于钳夹、切断,必要时可剥离血管外膜。清扫血管根部淋巴结时要注意周围神经和淋巴管道的保护。

3. 为保证良好的吻合口血供,避免吻合口瘘,高位乙状结肠癌手术可保留直肠上和1~2支乙状结肠动脉,低位乙状结肠癌手术可保留左结肠动脉,但都必须同时清扫肠系膜下动脉根部淋巴结。

4. 大多数情况下乙状结肠切除术不需要游离脾区,但少数患者乙状结肠较短,切除肿瘤后肠管吻合长度不够,则必须松解结肠脾曲以满足吻合。

5. 高位乙状结肠癌如远端肠管保留过长,可行近端肠管-远端肠管端-侧吻合或侧-侧吻合。

【常见的并发症】

1. 腹腔内出血 术中出血多因视野不清、解剖不熟、操作粗糙损伤血管所致。少量出血可继续在腹腔镜下积极止血,如出血量较多,则应立即中转开腹。

2. 输尿管损伤 术中选择正确的解剖层次、明确输尿管的位置及走向,尽量避免损伤输尿管。如发现其确实损伤,应积极行输尿管修补术。

3. 肠管损伤 多因解剖层次不清、对肠管的不正确的牵拉与钳夹或热力损伤导致。术中发现的肠管穿孔应及时予以修补,并留置引流管以便术后观察。术后2~3天出现的延迟性穿孔,应予以剖腹探查。

4. 吻合口瘘 多为吻合口张力过大、血供不佳、肠道准备欠佳或患者营养不良所致。一旦发现吻合口瘘,应予以禁食补液,并积极观察患者局部及全身的情况。如腹腔内污染不重,全身情况尚可,可通常引流,必要时腹腔冲洗;如保守治疗无效,应积极手术治疗。

【前景与评述】 腹腔镜技术在外科手术中的应用越来越广泛,临床上不仅用于手术治疗,还可用于腹腔镜检查。随着腹腔镜技术的广泛深入运用,微创理念及快速康复理念也得以发展。针对腹腔镜外科的基础研究不断深入,其为腹腔镜手术的开展提供了理论依据,仍将是未来研究的热点。机器人辅助腹腔镜技术也开始走上腹腔镜外科手术的舞台。此外,自然腔道技术也正处于新的验证研究阶段。虽然腹腔镜手术与传统手术比较有许多优点,但其就腹腔内手术范围及其形成的创伤与传统手术相比,基本上是一致的。此外,腹腔镜手术要完成一些复杂的技术操作也是比较困难的。再者,腹腔镜手术还有一些独有的并发症,如腹壁穿孔时可引起腹腔脏器损伤等。因此,对于腹腔镜技术的合理应用还要根据患者耐受性、医师技术水平、医院医疗设备等三方面综合考虑,以确定最佳的手术方式进行治疗。

（张庆怀）

## 参 考 文 献

1. 王玉成,张庆怀,所荣增. 新编肛门直肠和结肠外科学. 天津:天津科技翻译出版公司,2010,256-260.

2. Marvin L. Corman. 结肠与直肠外科学. 杜如昱等译. 北京:人民卫生出版社,2009:1087-1119.

3. 池畔,李国新,杜晓辉. 腹腔镜结直肠肿瘤学. 北京:人民卫生出版社,2013:77-95.

4. Braga M, Frasson M, Vignali A, et al. Laparoscopic resection inrectal cancer patients: outcome and cost-benefit analysis. Dis Colon Rectum,2007,50(4):464-471.

5. Poon JT, Law WL, Fan JK, et al. Impact of the standardized medial-to-lateral approach on outcome of laparoscopic color-ectalresection. World J Surg,2009,33(10):2177-2182.

6. Kobayashi M, Okamoto K, Namikawa T, et al. Laparoscopic lymphnode dissection around the inferior mesenteric artery for cancerin the lower sigmoid colon and rectum: is D3 lymph node dissectionwith preservation of the left colic artery feasible. Surg Endosc,2006,20(4):563-569.

7. Leung KL, Kwok SP, Lam SC, ct al. Laparoscopic resection of rectosigmoid carcinoma:prospective randomized trial. Lancet, 2004,363(9416):1187-1192.

# 第 20 章　生物材料在肛肠外科中的应用

## 一、盆腹膜重建生物材料

1. 盆腹膜重建解剖基础　盆腹膜是腹腔内的腹膜经骨盆上口向下移行于盆腔内的腹膜,并被覆于盆腔各壁和盆腔脏器,形成许多皱襞和陷凹,在性别上因器官的不同而有差异。在男性,腹后壁的壁腹膜入盆腔后,包被乙状结肠下部并形成乙状结肠系膜。向下覆盖于直肠上 1/3 的前面和两侧以及直肠中 1/3 的前面,在直肠中下 1/3 交界处向前返折到精囊和输精管壶腹的上部,并覆盖于膀胱底的上份膀胱上面,再向上返折延续为腹前壁的壁腹膜。直肠与膀胱之间的腹膜移行处,即直肠膀胱陷凹,陷凹的底距肛门约 8～9cm,为站立和坐位时男性腹膜腔的最低部位。女性盆腔内腹膜覆盖膀胱和直肠的情况与男性相似。但由于女性盆腔内子宫和阴道的存在,直肠前面的腹膜向前返折到阴道后壁的上部(阴道后穹隆),并向上盖于子宫颈和体的后面,继而绕过子宫底,沿子宫前面下降至子宫峡部转至膀胱。在直肠与子宫之间腹膜移行形成直肠子宫陷凹,陷凹的底距肛门约 5～8cm,为站立和坐位时女性腹膜腔的最低部位。在子宫前面与膀胱上面之间,腹膜返折形成膀胱子宫陷凹。

2. 不可吸收材料　非可吸收材料的应用相对更多,主要有以下一些种类。硅植入物。在盆底腹膜重建中应用这种硅化橡胶假体合成衬垫,在术后填入盆腔;但由于需行二次手术移除悬吊物,引起盆腔感染的几率也高,故已较少使用。聚丙烯是最常使用的假体材料,使用的方式和常规的补片方式相似。而它的主要危险在于,如果把补片直接置于内脏器官上,同时手术部位接受过放疗或被细菌污染,会明显增加并发症的发生率。这种永久材料,因为具有大孔结构,会引起强烈的纤维血管浸润,整合入

缺损周边的肌筋膜组织。将其直接置于内脏器官或肠管之上时,可引起宿主反应,造成致密粘连,进而引起一系列并发症,如肠梗阻、肠穿孔、肠道皮肤瘘等。扩展型聚四氟乙烯补片(expanded polytetrafluoroethylene mesh)。据报道,其表面的小孔结构可以减少粘连,从而带来较少的并发症。但一旦扩展型聚四氟乙烯补片被感染或暴露,补救措施通常会失败,只能移除。复合材料(包括一个聚丙烯补片体和表面抗粘连屏障层)。与单用聚丙烯补片相比,可以减少腹部粘连,但由于其还是永久假体材料,因感染的情况而需移除材料,特别是当用于受污染区域或因表层皮肤裂开而暴露术区时。

3. 可吸收材料　1999 年,Kusunoki 等使用了可吸收补片(生物可吸收膜 Seprafilm)进行盆腹膜重建。在腹会阴联合切除术后首先用双层 Vicryl 补片进行盆底重建,在关腹前再将 Seprafilm 修剪到合适的大小放置于盆底与小肠之间和中线切口处。实际上是用了三层补片来关闭缺损的盆腹膜。其优点是有利于患者术后放疗。Seprafilm 是用透明质酸制成的生物可吸收膜,可提供一个理想的机械性屏障,在直肠切除术后有效地阻止粘连的形成。此外得到广泛好评的聚乙醇酸补片,由于材料比较可靠,临床结果反应比较好,很少有术后补片相关的并发症。

4. 盆膜重建的价值　盆腹膜重建主要目的就是使小肠保留在盆腔外,避免放射性肠炎,减少肠梗阻和肠粘连的发生,减少小肠暴露于复发瘤灶区域的机会。在盆腔器官切除术后,部分患者腹膜后隙不能闭合,致使在腹内压增高时,小肠从缺损的盆底腹膜降入盆腔,导致会阴疝的发生。而且小肠能耐受的放疗剂量较低,对直肠肿瘤围术期的放疗剂量往往会超过其耐受剂量,为保护小肠,将其排除在盆腔外十分必要。尽管盆腹膜是否关闭、关闭一侧还是双侧、肠管与肠系膜在盆腔内的方位等细节问题

尚存在争议,但有作者提出,除腹腔镜以外,所有开放式前切除术不仅应常规关闭盆腹膜,而且应该对解剖过的盆底结构进行一定程度的修复或重建。因为通过盆重建可以达到:①恢复原有盆腔大体形态或结构的完整性,将所有吻合口与盆腔相关并发症阻止或局限于在小盆腔内,使创伤带来的可能性后果局部化,盆腔出血或感染的观察与处理变得相对容易。②可明显减少炎性肠梗阻、粘连性肠梗阻等近远期并发症。③如果近远期吻合口或吻合口周围局部复发,可以再次得以完成改良式后入路复发癌切除术,而手术中不易伤及小肠。④如果盆腔复发或 $R_1$、$R_2$ 型姑息性手术,实施术后盆腔放疗相对安全。⑤尽可能的盆腔形态结构重建可能对术后肛门功能产生正面影响。⑥一旦吻合口瘘发生,几乎均可以使粪瘘及感染局限于封闭的并且间隙已经很小的盆底甚至肛旁,而几乎不会造成腹腔感染扩散或膈下积液感染,也不会发生可导致死亡的突发败血症与休克。

5. 展望　盆腹膜重建技术的使用在降低手术并发症和直肠肿瘤患者综合治疗方面是有积极作用的。但目前直肠肿瘤切除术后盆腹重建技术仍处于技术的探索阶段,加之重建方式和材料类型繁多,各种重建技术之间或者应用材料之间临床疗效差异尚需要对照研究以获得依据,特别是在使用补片材料后,患者术后功能性的评价和术后并发症的观察尚待进一步研究,该技术是否可以提高患者的生存质量也是一个重要的研究内容。

## 二、生物可分解吻合环的应用

1. 生物可分解吻合环的特性　生物可分解吻合环(biaframentable anastomosis ring,BAR)是一种生物降解吻合环,它由聚甘醇酸(占 87.5%)和硫酸钡(占 12.5%)组成,钡剂不透 X 射线。其物理构造是由两个半环状物通过节卡连接而成,中心部为虚空状,可通过胃管,进食的流质在 BAR 未分解前即可顺利通过。该环生物可溶性良好,无异物反应,且于术后 2~3 周即可水解为小碎片而排出体外,不遗留任何异物。BAR 设计工艺合理,使吻合操作极为简便,同时,BAR 具有高强度的抗肠暴裂能力和很好的抗渗漏能力,由于其扣锁力度恰到好处,能很好地防止吻合口出血和有效地减少吻合口的坏死。环的支架作用能很好地防止术后吻合口狭窄。动物实验以及临床研究表明,即使在局部接受过放射治疗或

近期使用类固醇药物,用 BAR 作消化道吻合,结果也能正常愈合,由于 BAR 吻合操作极为简便,在术野暴露不良时也能顺利操作,故而可大大地缩短了麻醉和手术时间,十分有利于患者的术后康复,快速完成手术还可减轻麻醉和手术对机体的打击,减少肺部感染等术后并发症的发生。正因为如此,特别适合于急诊的或要求手术尽早完成的高危病例。

2. BAR 在肠吻合中的应用　肠吻合的愈合过程并未充分阐明,各种吻合技术对其愈合过程的差异可能产生影响。近年国外研究表明,常见的分解吻合环与传统手工缝合、吻合器以及可分解 BAR 三者在并发症、死亡率和患者的临床过程等方面并无差异。但是无庸置疑,手工缝合存在花费更多的时间,在一定的情况下缝合困难,以及由此导致的不安全因素,因此更快速、安全、易于掌握的吻合技术成为理想的临床选择。吻合器和吻合环在临床应用已有一定时间,快速和安全性都得到认可。在我国 BAR 的价格比线形吻合器及其他闭合器的价格更优惠。

1985 年,Hardy 等报道了一种生物可分解吻合环完成无缝线的肠吻合,目前已是国际上流行的无缝线肠吻合新方法。大量研究表明,BAR 与手工吻合与线形吻合器相比,BAR 吻合更安全、可靠。一方面,由于 BAR 在术后 2~3 周内保证吻合口的密闭,有报道表明,BAR 有比手工缝合和吻合器更高强度抗肠"暴裂"能力,因此,理论上有高强抗渗漏能力。另一方面,环作为肠内支架是最好的肠扩张器,而其他方法均无此功能,这对肠的扩张较其他器械安全、均匀、持续、充分,能有效地防止吻合口狭窄。使用 BAR 手术操作简便,容易掌握,缩短手术时间。手工缝合操作繁琐,应用线形吻合器虽可提高效率,但在行侧-侧吻合后,还需要再次更换钉仓闭合其后的断端,而 BAR 不需要。另外,与 BAR 比较,应用线形吻合器更多地需要剔除脂肪和游离系膜以保证更长的肠管用于吻合。相比较而言,应用 BAR 进行吻合时操作步骤少,因而手术效率高,可缩短麻醉和手术时间。尤其是对于急诊或合并其他高危心肺疾病,或有多个吻合口的患者,节约时间更显示出其有利于患者康复的价值。

## 三、藻酸盐敷料的应用

1. 简介　藻酸盐医用敷料成分为藻酸盐,是在海藻中提取的天然多糖碳水化合物,为一种天然纤

维素。藻酸盐医用膜,由藻酸盐组成的一种高吸收性能的功能性伤口敷料。该医用膜接触到伤口渗出液后,能形成柔软的凝胶,为伤口愈合提供理想的湿润环境,促进伤口愈合,缓解伤口疼痛。

2. 藻酸盐作用机制

(1) 安全无毒性:藻酸盐医用膜是在海藻中提取的天然多糖碳水化合物,为一种天然高分子材料,对人体无任何毒性,可安全使用。

(2) 高吸湿性:藻酸盐医用膜可吸收相当于自身重量的 11 倍液体。

(3) 止血性:藻酸盐医用膜接触伤口渗液释放 $Ca^{2+}$,能促进凝血酶原激活物的形成,加速血凝过程。

(4) 成胶性:吸收伤口渗出液,与渗液发生 $Na^+/Ca^{2+}$ 离子交换,在创口表面形成一层稳定的网状凝胶。为伤口营造一个利于组织生长的微环境(微酸、无氧或低氧、适度湿润)。

(5) 促进伤口愈合:微酸、无氧或低氧、适度湿润的伤口环境促进生长因子释放,刺激细胞增殖,提高表皮细胞的再生能力和细胞移动,促进伤口愈合。

(6) 抑菌性:①密封性好,使伤口与外界细菌隔绝;②有害细菌被固定在纤维内部,有效抑制了有害细菌繁殖且减少细菌与创面接触的机会;③湿润、微酸的环境有利于中性粒细胞发挥作用,增强局部杀菌能力,降低感染发生率。

(7) 减少局部疼痛:表面形成的水凝胶体有效保护神经末梢,避免外界刺激;不易与伤口粘连,易移除,减少伤口疼痛。

(8) 减少瘢痕形成:由于对创面无刺激,无损伤,所以瘢痕形成少。

3. 藻酸盐敷料在肛周疾病术后中临床应用

肛瘘、肛周脓肿是肛肠外科常见的肛周疾病,术后系开放性伤口,易受粪便污染而感染,可使局部发生炎性水肿,进一步导致疼痛加剧,同时肛周局部血液循环丰富,创面易发生出血,渗出物多,影响创口愈合。因此,选用适合的材料进行局部换药至关重要。传统方法包括坐浴、依沙吖啶尔纱条外用及止痛药等对症疗法,但病程较长,或因疼痛给患者带来不便。藻酸盐辅料是湿性敷料的一种,其活性成分为海藻中具有高亲水性、类似凝胶并能被生物降解的藻朊,覆盖创面后与创面渗出液接触,通过离子交换将不溶性藻酸钙变为可溶性藻酸钠,同时释放钙离子,故具备止血功能,用于术后创口填塞起到良好

的止血引流的作用。吸收性能好,可吸收自身重量的 20 倍渗出液,吸收液体后膨胀成藻酸钠凝胶,在创面形成柔软、潮湿、类似凝胶半固体物质,使伤口与外界隔绝,形成一个密闭的无大气氧环境,加速新生微血管增生,对维持湿润环境提高表皮的再生能力,加快表皮细胞移动、促进创面愈合有重要意义。另外、其所形成的凝胶能防止创口脱水,调节生理性分泌,使创口形成一种膜状保护结构,减少排便刺激,起到隔绝粪便的作用,避免了二次污染的机会。肛周术后创面疼痛是常见症状之一,患者常因患处灼痛而坐卧不安,行动不便,影响休息和睡眠,以致经常需要使用止痛药物。而湿性愈合环境避免了伤口神经末梢的暴露、脱水和某些炎症性物质的刺激,从而达到止痛效果,而且换药时能一次脱离创面,更换时疼痛较小,不粘伤口,不易损伤新生组织,易于被患者接受。

4. 使用方法

(1) 用生理盐水清洗伤口,轻轻蘸干伤口周围皮肤;

(2) 当藻酸盐医用膜被渗出液浸透时,需要及时更换;

(3) 当肉芽组织开始形成,渗出液减少,更换医用膜的次数也相应减少;

(4) 在开始阶段,一般需每天更换医用膜;

(5) 每片藻酸盐医用膜覆盖伤口的时间最长不能超过七天。

5. 注意事项

(1) 藻酸盐医用膜可以用于受到感染的伤口的治疗,但需在医护人员指导下使用,并配合其他治疗措施,而且,医护人员需经常评估患者临床指征,检查伤口情况。

(2) 如果伤口主要是由动脉供血不足或是糖尿病足溃疡造成,使用本医用膜的条件是:在医护人员指导下使用,并且,医护人员需经常评估患者临床指征,检查伤口情况。

(3) 藻酸盐医用膜不适用于机体生理机制无法控制、必须借助外科手段止血的大量、持续出血的情况。

(4) 万一出现过敏反应,立即停止使用。

(5) 对于干性创面,不建议使用本医用膜。

(6) 藻酸盐医用膜更换多次后的累积使用时间如超过 30 天,其遗传毒性和亚慢性毒性影响尚未得到确认。

(李立 汪晓东)

# 第21章  机器人手术在肛肠外科中的应用

【历史】 2000 年美国食品和药物管理局（FDA）批准了达芬奇手术系统，使其成为美国第一个可在手术室使用的机器人系统。由 Intuitive Surgical 公司开发的达芬奇系统使用的技术使外科医生可以到达肉眼看不到的外科手术点，这样他们就可以比传统的外科手术更精确地进行工作。达芬奇手术机器人具有以下优势，在欧美发达国家得到了广泛的推广应用：

1. 达芬奇手术机器人拥有三维影像技术，可以向术者提供高清晰的三维影像，突破了人眼的极限，并且能够将手术部位放大 10～15 倍，使手术的效果更加精准。

2. 达芬奇手术机器人的机器手臂非常灵活，而且具有无法比拟的稳定性及精确度，能够完成各类高难度的精细手术。

3. 达芬奇手术机器人治疗疾病创伤非常小，不需要开腹，手术创口仅在 1cm 左右，大大减少了患者的失血量及术后疼痛，住院时间也明显缩短，有利于术后的康复。

【应用范围】 手术机器人提供宽阔视野和准确、灵活的控制能力，能够清楚呈现组织、器官的解剖构造和神经血管束的走行，精细的分离有利于淋巴结的清扫，准确的缝合保证了吻合的高质量。现在已经广泛应用于心胸外科、泌尿外科、妇科以及腹部外科手术。机器人直肠癌根治性手术具有优势，下面以直肠癌低位前切除术（Dixon Operation）为例，给予简述。

【适用证与禁忌证】 同腹腔镜手术

【麻醉与体位】 全身麻醉，体位一般采用截石位（图 21-1）。

【手术所需要的器械】

1. 达芬奇机器人由三部分组成 手术医生控制台、床旁机械臂系统、成像系统（图 21-2）。

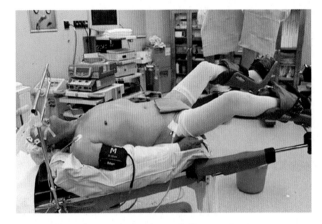

图 21-1　手术体位

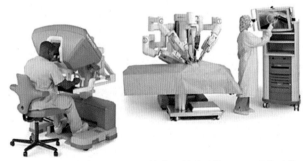

手术医生控制台　　　　床旁机械臂系统　　　成像系统

图 21-2　达芬奇机器人构成

2. 手术机器人工作臂的特点 一般腹腔镜器械只有 5 个自由度（即上下、左右、进出、旋转、抓持），而机器人的工作臂有 7 个自由度（即上下、左右、进出、旋转、抓持以及腕式摇摆和俯仰），可以在比较狭小的空间里，完成各种复杂的手术操作（图 21-3，图 21-4）。

【手术步骤】

1. 分离乙状结肠系膜的右侧，分离过程中应注意两侧输尿管的位置及走向，解剖暴露肠系膜下动脉和静脉，清扫血管根部淋巴结，在根部切断肠系膜

215

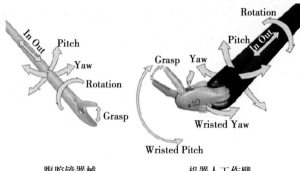

腹腔镜器械　　　　机器人工作臂

图 21-3　手术机器人工作臂

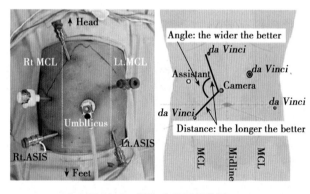

图 21-4　操作孔位置的选择

下动脉,高位结扎肠系膜下静脉。但有时应注意保留结肠左动脉,以避免吻合口血供不足产生吻合口瘘。

2. 沿着直肠固有筋膜与盆壁筋膜的间隙行锐性分离,低位直肠肿瘤的骶前分离应至尾骨尖部平面以下。

3. 切开直肠前腹膜返折,于 Denonvillier 筋膜之间的间隙将直肠前壁与精囊分离(女性在直肠生殖膈平面进行分离)。切断两侧的侧韧带并注意保护盆腔的自主神经。最后将直肠游离至肿瘤下方至少3cm。

4. 在肿瘤下方3cm处用腹腔镜切割缝合器切断直肠。在下腹做相应大小的小切口,用塑料袋保护好切口,将带肿瘤的近端直肠乙状结肠拉出腹腔外,切除肠段。将圆形吻合器砧座放入近端结肠,重新建立气腹,使用吻合器在腹腔镜直视下作结肠-直肠端-端吻合。吻合口必须没有张力,无扭转。

【术中注意事项】

1. 手术全过程要注意输尿管行走方向,避免损伤。

2. 注意不损伤盆腔神经丛,保证泌尿生殖功能。

【术后处理】　同腹腔镜手术

【常见的并发症】　包括出血、吻合口瘘。

【前景与述评】　早期手术机器人主要用于腹部外科,开展了一些比较简单的手术,但并没有表现出比腹腔镜手术更明显的优势,因而未推广应用。近年来,随着手术机器人在其他外科领域的成功开展,其在腹部外科的应用和研究又重新活跃,迅速开展了各种手术。根据其对第二代腹腔镜手术的影响程度,可将手术机器人腹部外科手术分为三类:①对常规开展的腹腔镜手术基本没有影响的机器人手术,例如机器人胆囊切除、抗反流的胃底折叠、疝修补、阑尾切除、可调节捆扎带胃减容和良性胃肠肿瘤的切除等。②可显著提高腹腔镜手术效果的机器人手术,范围比较广泛,包括机器人肝叶切除、复杂胆道重建、胃旁路减重、胃癌根治、结直肠癌根治、胰腺部分切除和胰十二指肠切除等。③目前在腹腔镜下难以完成,唯有手术机器人能精准完成的一些手术,例如内脏动脉瘤切除吻合、细口径的胆管空场吻合、复杂的腹腔内淋巴结清扫等。

（刘　海）

## 参 考 文 献

1. Baek SJ, Al-Asari S, Jeong DH, et al. Robotic versus laparoscopic coloanal anastomosis with or without inter-sphincteric resection for rectal cancer. Surg Endosc, 2013, 27(11): 4157-4163.

2. Baek SK, Carmichael JC, Pigazzi A. Robotic surgery: colon and rectum. Cancer J, 2013, 19(2): 140-146.

3. Peterson CY, McLemore EC, Horgan S, et al. Technical aspects of robotic proctectomy. Surg Laparosc Endosc Percutan Tech, 2012, 22(3): 189-193.

4. Baik SH, Lee WJ, Rha KH, et al. Robotic total mesorectal excision for rectal cancer using four robotic arms. Surg Endosc, 2008, 22(3): 792-797.

下篇  各  论

# 第22章 阑尾手术

## 第一节　阑尾切除术

【概述】　距今大约 500 年前，人类首次记载了近似阑尾炎病程的医学文献。到 1875 年 Groves 在加拿大成功完成了首例阑尾切除术。1886 年，病理学家 Fitz 明确提出，盲肠周围炎是由阑尾炎引起。他创造了"阑尾炎"这个术语，并预示阑尾炎的最终治疗是剖腹手术。在这之后的百余年中，阑尾切除术日趋完善，被公认为是治疗阑尾炎最可靠、最有效的方法。阑尾切除术是腹部外科中最基本、最常用的一种手术。但由于阑尾炎症所引起病理改变程度、阑尾位置往往存有较大差异，手术难度相差较大。阑尾为一腹膜内器官，长约 5～7cm，少数不足 2cm 或长达 20cm，直径约 0.5～0.8cm。阑尾为一盲管，其根部位于盲肠末端 3 条结肠带汇合之处，与盲肠相通。尖端游离，可伸向任何方向。常见的部位有回肠前位或后位、盲肠下位、盲肠后位、盲肠外侧位等（图 22-1）。所以，在阑尾手术时，应先找到盲肠，顺结肠带向下寻找，在 3 条结肠带的汇合处，即能找到阑尾根部。阑尾系膜中有阑尾动脉和静脉。阑尾动脉起于回结肠动脉，为一终末支，一旦血液循环受阻，极易发生阑尾坏疽；阑尾静脉通过回结肠静脉到肠系膜上静脉入门静脉。因此，在阑尾化脓时，

有可能导致门静脉炎或肝脓肿，必须予以重视，以提高治疗效果，避免或减少术后并发症和后遗症的发生。

【适应证】

1. 急性单纯性阑尾炎。

2. 急性化脓性、坏疽性阑尾炎。

3. 急性阑尾炎穿孔致弥漫性腹膜炎。

4. 小儿、老年性阑尾炎，因确诊较难，且患者抵抗力较差，易致阑尾穿孔形成弥漫性腹膜炎，宜早行手术治疗。

5. 妊娠急性阑尾炎，早期（3 个月以内）早做手术；中、晚期不能用抗生素控制者，亦应手术治疗。预产期或临产期急性阑尾炎症状较重者也应施行手术。

6. 慢性阑尾炎、慢性阑尾炎急性发作或复发性阑尾炎。

7. 阑尾周围脓肿经手术引流或非手术治疗治愈 3 个月以后仍有症状者，可以行阑尾切除术。

8. 其他如阑尾寄生虫、类癌、腹腔内其他脏器疾病累及阑尾等。

【禁忌证】

1. 急性阑尾炎发病已超过 72 小时，或已有包块形成，阑尾的局部炎症性水肿已很明显，此时期不适合手术治疗。

2. 阑尾周围脓肿经治疗而无症状者，不必强行做阑尾切除术。

【术前准备】

1. 急性阑尾炎，患者体质好可以不用特殊准备。

2. 脱水、电解质和酸碱平衡紊乱者，术前要纠正。

3. 合并腹膜炎者，要联合、大剂量使用广谱抗

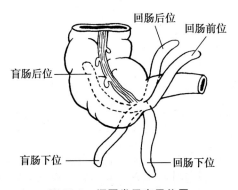

**图 22-1　阑尾常见变异位置**

生素,控制感染。

4. 特殊类型的阑尾炎,术前需特殊准备。

5. 术前不灌肠。

6. 会阴部、下腹部备皮。

【麻醉】 局麻、硬膜外麻醉或腰麻、小儿用全身麻醉。

【体位】 平卧位。

【手术步骤】

1. 切口 通常采用麦氏切口。麦氏点是右髂前上棘与脐连线中外1/3交界点,麦氏切口是经过此点做一垂直于上述连线长约5~7cm的切口,也可选用右下腹经腹直肌切口,以利于手术中切口延长和探查(图22-2)。切开皮肤与皮下组织;按腱膜方向剪开腹外斜肌腱膜,显露腹内斜肌,剪开腱膜。然后术者及助手各持一把止血钳,交错插入腹内斜肌和腹横肌,边撑开边分开肌纤维,直到腹膜;再用甲状腺拉钩拉开肌肉,充分显露腹膜(图22-3)。用两把止血钳交替

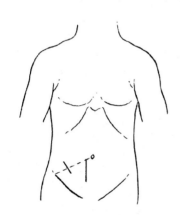

图22-2 阑尾手术切口

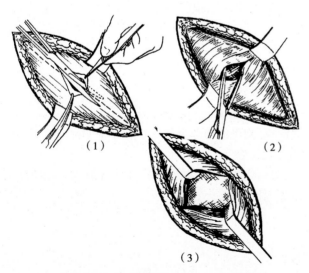

图22-3 切口腹壁各层组织,进入腹腔

(1)剪开腹外斜肌腱膜;(2)分离腹内斜肌和腹横肌;(3)拉开肌肉,显露腹膜

提起腹膜,使之与腹腔内容物分开,按皮肤切口方向剪开腹膜进入腹腔镜,再用两把止血钳夹住切口的腹膜边缘固定于手术巾上,以保护切口(图22-4)。

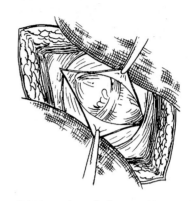

图22-4 切开腹膜,显露回盲部

2. 游离阑尾 用拉钩牵开切口,暴露术野,右髂窝寻找盲肠,结肠袋、肠脂垂等提示盲肠(图22-5)。找到盲肠后,顺结肠带寻找阑尾。当阑尾位于腹膜后位,有时需扩大切口,直视下游离阑尾。

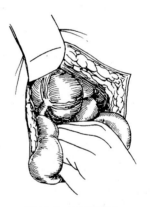

图22-5 寻找阑尾

3. 处理阑尾系膜 阑尾钳夹住阑尾,提出切口,暴露阑尾及系膜。剪断并结扎系膜。当炎症致组织水肿时,可分次切断结扎,直至完全游离阑尾系膜根部(图22-6)。

4. 切除阑尾 距阑尾根部0.5cm用4号丝线在盲肠壁做荷包缝合,其直径恰好包埋阑尾残端,紧靠阑尾根部直血管钳压榨,用4号丝线在压榨部处结扎阑尾,蚊式血管钳在靠近线结处剪断。若根部炎症严重或坏疽,可直接结扎。在血管钳与结扎线之间切断阑尾,残端碘伏涂擦,包埋入荷包缝合(图22-7)。最后可将阑尾系膜或邻近脂肪结缔组织覆盖阑尾残端。

5. 关闭切口 用0号可吸收线或4号丝线连续缝合腹膜,关闭腹腔。以盐水等冲洗伤口,减少切口

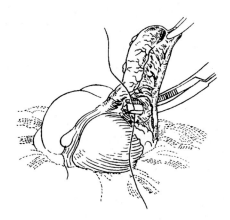

图 22-6　结扎阑尾动脉

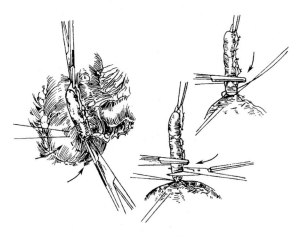

图 22-7　切除阑尾

感染可能性。以干纱布沾干切口,1 号丝线间断缝合腹内斜肌腱膜,4 号丝线间断缝合腹外斜肌腱膜,再细丝线间断缝合皮下组织和皮肤。

【术中注意事项】

1. 妊娠合并阑尾炎,阑尾位置随子宫增大而向外上方推移。

2. 麦氏切口最常用,但由于阑尾位置变异较多,应根据腹部压痛最明显部位调整。术中暴露不清时,可上下适当扩大切口。

3. 与术前诊断不一致,应进一步探查排除其他疾患:如腹腔内有气体、液体或食物残渣,或有胆汁性渗出液,应探查胃、十二指肠及胆囊以除外胃、十二指肠溃疡穿孔或急性胆囊炎;女性患者腹腔内有血性渗出液,应探查输卵管及卵巢,以除外输卵管破裂或黄酮囊肿破裂,女性患者还应考虑附件炎、盆腔炎可能;若阑尾正常,应考虑克罗恩病、憩室炎、肠系膜淋巴结炎等,须探查距回盲部 100cm 内的回肠。如探查发现有腹腔内疾患应扩大切口或改行经腹直肌切口以获得良好暴露。

【术后处理】

1. 一般阑尾切除术后不需要特殊处理,早期下床,促进肠蠕动恢复,预防肠粘连。

2. 肠蠕动恢复后进食流食。

3. 抗生素应用　阑尾切除术患者因穿孔或急性发炎等可能导致细菌污染腹腔及切口。因此,阑尾切除术患者应常规给予广谱抗生素并联合应用抗厌氧菌抗生素如甲硝唑等。

4. 妊娠期阑尾术后给予镇静药物,继续用黄体酮。

5. 放置引流者,应根据脓液量,术后 24～72 小时拔除。

6. 对阑尾穿孔并发腹膜炎者,应按腹膜炎处理。

【手术并发症】

1. 术后切口感染　是常见并发症,多见于化脓、坏疽或穿孔阑尾炎。一般在术后 2～3 天出现体温升高,切口处胀痛或跳痛,切口局部有红肿或压痛加重,轻者可加用有效抗生素,如怀疑切口下积液或积脓,应将切口敞开,清除血块、脓液或线结,充分引流。预防措施包括切口保护,切除阑尾时保护好周围组织、组织止血彻底及缝合时避免无效腔。缝合腹膜冲洗、浸泡切口。

2. 术后腹腔感染　包括腹膜炎及腹腔脓肿,多由于阑尾残端结扎不牢、结扎线脱落、腹腔内污染严重,残留炎症或血肿所致。若术后 4～5 天患者体温再度升高,腹痛及白细胞升高和局部触痛、脉搏增快,应警惕腹腔感染的可能,常规直肠指诊或盆腔检查,以排除盆腔脓肿,也可经 B 超及 CT 确诊。大多数腹腔脓肿可经抗感染治疗治愈;但脓肿如进行性增大,可通过直肠镜下穿刺引流或 B 超引导下穿刺置管。必要时手术切开引流。

3. 粘连性肠梗阻　多发生于穿孔并发腹膜炎者。一般表现为不完全肠梗阻,由水肿、粘连所致,经积极抗感染及全身支持治疗,梗阻多可缓解。如不好转,为完全性肠梗阻,需再次手术。

4. 术后出血　有腹腔内出血、腹膜后出血及肠腔出血等。腹腔内出血常由阑尾系膜结扎线脱落所致。严重者发生右下腹部包块,出血性休克,甚至回盲部坏死。治疗应立即输血,输液,再次剖腹手术止血。

5. 粪瘘　多发生于坏疽性阑尾炎,阑尾根部穿孔或盲肠病变严重者。常见于术后数日内,由切口排出粪臭分泌物,如见到食物残渣即可确定。一般局限于阑尾周围,很少污染游离腹腔。如远端肠道无梗阻,经换药可自行闭合。

【述评】 急性阑尾炎的死亡率一般低于 0.1%,坏疽性阑尾炎为 0.6%,而阑尾炎穿孔并发腹膜炎时,可高达 5% 左右,因此早期正确诊断,及时有效治疗至关重要。阑尾切除术一般情况下手术操作较容易,但有时也很困难,如异位阑尾。因此,绝不能认为阑尾炎是"小病",阑尾切除术是"小手术"。必须予以重视,以避免或减少术后并发症或后遗症发生。

# 第二节 阑尾逆行切除术

【概述】 某些情况下,为避免急性炎症时肿胀的阑尾破裂,在试图将阑尾提至创口前,先结扎并切断阑尾根部更为安全。

【适应证】

1. 盲肠后位阑尾炎。

2. 阑尾系膜过短。

3. 阑尾因炎症粘连不易提出切口外。

【禁忌证】 同阑尾切除术

【术前准备】 同阑尾切除术

【麻醉】 同阑尾切除术

【体位】 同阑尾切除术

【手术步骤】

1. 切口 同阑尾切除术 1。

2. 先将盲肠提起,显露阑尾根部。用弯止血钳在阑尾根部穿过阑尾系膜,用可吸收线或不吸收线结扎阑尾根部。在结扎线远侧 0.5cm 处用直止血钳夹住阑尾,在结扎线与止血钳间切断阑尾。阑尾残端处理与前述相同。然后逐步分段用弯止血钳夹切断阑尾系膜(图 22-8 ~ 图 22-10)。用丝线贯穿缝合结扎系膜,直至移除阑尾。在阑尾根部的盲肠壁上做荷包缝合,将阑尾残端埋入。

3. 切口处理同前述。

【术中注意事项】 同阑尾切除术

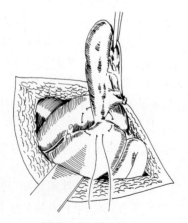

图 22-8 荷包缝合

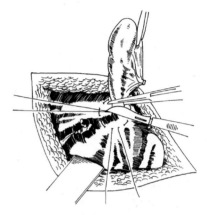

图 22-9 切除阑尾

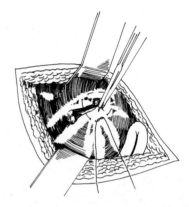

图 22-10 包埋阑尾残端,结扎荷包缝线

【术后处理】 同阑尾切除术

【手术并发症】 同阑尾切除术

【述评】 由于阑尾基底部与盲肠的关系恒定,所以阑尾的位置也随盲肠的位置而变异。盲肠和阑尾有很多种异位的可能,即使盲肠在右下腹一般的位置,阑尾还可因为盲肠发育与盲肠位置关系有差异。阑尾居盲肠后内者约 66%,阑尾尖端指向有 4 种类型,其中盲肠后指向上方占大多数,指向盆腔和髂窝占 1/3,逆行切除阑尾临床较常采用,但术中探查尤为重要,需认真寻找阑尾,探查其与周边组织的关系,阑尾粘连较重时,不可硬性分离切除阑尾,要边探查边分离边切除,切除阑尾后认真探查周围肠管完整性及所切阑尾完整性。

## 第三节 阑尾脓肿引流术

【概述】 阑尾脓肿作为急性阑尾炎中较为严重的一种分类疾病,其治疗困难程度较穿孔型、坏疽型、化脓性阑尾炎更重,且在临床发病率较高。阑尾脓肿的位置因阑尾的位置不同而异,脓肿也可位于右髂窝、盆腔及肝下间隙等。阑尾炎症导致周围组织充血、水肿、脆弱、粘连广泛,解剖关系不清,一期手术切除阑尾确有困难。脓肿处置引流管不仅可以起到引流脓液的作用,还可以观察残端瘘的发生情况,如发生残端瘘还可起到引流作用,增加了手术治疗的可靠性。术中操作得当,处理合理,并不增加手术的并发症。

【适应证】 阑尾脓肿开始用抗生素治疗多可治愈,保守治疗后疼痛逐渐加重,或脓肿增大,中毒症状加重,包块触及液波感,或感染迅速向周围扩散时,应立即切开引流。

【禁忌证】 阑尾周围脓肿形成后,全身症状不明显者,尤其是婴儿、儿童,应当尽量保守治疗,不作切开引流,待全身症状消失,包块消散,局部无压痛3个月后择期行阑尾切除术。或阑尾炎再次发作时立即手术。

【术前准备】 术前应给予补液及抗生素。

【麻醉】 持续硬膜外麻醉或局麻。

【体位】 平卧位。

【手术步骤】

1. 于右下腹肿块隆起明显处或压痛最明显部位做切口,常位于髂嵴之上内方,一般长约3~5cm。切开皮肤、筋膜及分离肌肉各层,切开腹膜时要特别注意腹膜与腹腔内脏器粘连情况。一般脓肿壁多由侧腹壁腹膜、盲肠、小肠和升结肠围绕而成。腹膜常构成脓肿的前壁。因此,切开腹膜即可进入脓腔。

2. 切开脓肿前,一定要做试验性穿刺,抽出脓液后沿穿刺针用弯止血钳或手指分开脓肿壁,排出并吸净脓液,再扩大切开,取出坏死组织和肠石,然后用温盐水反复冲洗脓腔并吸净。根据脓腔大小,放置1~2条烟卷引流或双腔管引流,由切口引出(图22-11)。在巨大的脓肿或阑尾周围组织炎症水肿明显者,明智之举是行单纯引流术,关于阑尾切除的时机,若阑尾游离,可见于脓腔内,在不破坏脓腔的原则下可考虑将其切除,但应尽可能减少操作,否则应避免切除阑尾。一般在阑尾脓肿治愈后2~3个月。此时阑尾周围炎症已经消退,粘连较松弛,切

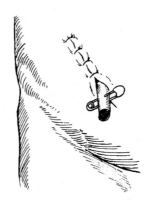

图22-11 切口烟卷引流

除阑尾较安全。

3. 当阑尾脓肿位于盆底时,可经直肠或阴道壁做一纵切口引流,但应注意勿损伤肠袢和膀胱,因此在术前必须让患者排尿或导尿,且在切开前应先穿刺(图22-12),然后沿穿刺针用尖刀片切开,再用血管钳插入脓腔,撑开止血钳,扩大引流口,放出脓液。排出脓液后,取一根软橡胶管放入脓腔内,从肛门引出。橡皮管顶端剪2~3个侧孔,以利于脓肿引流,最后取出肛门扩张器,用胶布固定胶管。

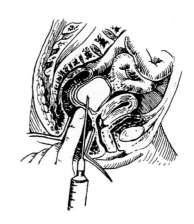

图22-12 经直肠引流盆腔脓肿

【术中注意事项】

1. 切开腹膜后,如有大网膜覆盖,可将其分离、结扎,充分显露脓肿壁。如为肠管时则应避开肠管显露脓肿壁,切勿直接分离炎症水肿的肠壁,防止肠管被撕裂。

2. 切开脓肿前,一定要先用粗穿刺针抽脓,抽出脓液后再作切开,以免损伤内脏。

3. 切开前要准备好吸引器吸出脓液,防止腹膜腔被污染。

【术后处理】

1. 引流物在术后 3 天左右开始逐渐向外拔除，至 5 ~ 7 天或脓液彻底引流后完全拔除。

2. 继续使用抗生素。

【手术并发症】 术中损伤肠管、膀胱等引起的并发症。

【述评】 阑尾周围脓肿是急性阑尾炎未得到及时、有效的治疗，大网膜及周围组织器官将化脓的阑尾粘连、包裹形成的化脓性炎症包块，也可以是阑尾穿孔形成腹膜炎后被周围组织局限于阑尾周围所形成。其发生率约占急性阑尾炎的 5% ~ 10%。临床工作中，但由于脓肿的位置不同、脓肿周围所包绕组织不同、引流方法的正确与否，致使阑尾周围脓肿切开引流术后并发症也常有不同程度的发生。工作中要根据患者具体临床症状，综合后加以分析，提高手术技巧，合理使用抗生素，提高治愈率，减少并发症。

# 第四节 阑尾肿瘤切除术

## 一、阑尾类癌

胃肠道类癌最常发生于阑尾。阑尾类癌多发生于年轻人。类癌细胞不仅在形态上有癌细胞的特征，在生物学行为上偶尔也有浸润和转移的现象，是一种恶性程度较低的肿瘤。临床表现上多为良性，如能及时切除，预后良好。阑尾类癌通常较小，一般无任何症状。当类癌位于阑尾远端时，可形成黏液囊肿；如位于阑尾根部，可导致慢性炎症。故常表现为急慢性炎症而行阑尾切除术，术后组织学检查时才明确诊断。

阑尾类癌一般多累及阑尾远端部分，尖端肿大成为一硬块，其切面呈灰白色或棕黄色，癌细胞主要位于黏膜及黏膜下层，但偶尔会侵及肌层或黏膜下层；极少数病例，也可有区域淋巴结或肝转移。此类病例即使有转移，其病程进展亦缓慢。鉴于阑尾类癌恶性程度低，大多数情况下发生于阑尾远端的类癌仅需行阑尾切除术，也有文献报道即使已有淋巴管侵犯，单独行阑尾切除术加阑尾系膜切除，亦可使 96.3% 的病例存活 5 年。但在以下情况下应行右半结肠切除术：①类癌大于 2cm；②局部淋巴结发现转移；③阑尾切缘发现有浸润，提示有残留癌组织；④类癌已侵入阑尾根部时或盲肠壁已受侵犯。

## 二、阑尾腺癌

阑尾腺癌的病例非常罕见，一般术前很难确诊，术中诊断率约 38%，多数在阑尾切除术后被病理检查所诊断，还有部分病例是在其他腹部手术时切除阑尾，经病检发现。

腺癌多发生于阑尾基底部，恶性程度较高，由于癌细胞浸润沿淋巴管途径转移，常造成阑尾管腔狭窄、阻塞，阑尾腔压力增高，引流不畅，继发细菌感染，诱发阑尾炎。癌常沿回结肠系膜淋巴系统转移，还可经血行转移至肝脏，也可转至卵巢。

阑尾腺癌大多见于老年人，因此中老年人急性阑尾炎或其并发症时，应警惕阑尾炎与阑尾肿瘤并存的可能。切除的阑尾标本应常规立即剖开检视，如有可疑立即行冷冻病理检查，以便提高确诊率，争取一次性手术处理。

术前确诊的阑尾腺癌，应及早行右半结肠切除术，5 年生存率可达 65%，而单纯行阑尾切除术者仅 20% 存活 5 年。如行阑尾切除术未能识别本病，兼病理检查证实为阑尾癌者，应及早再次剖腹行右半结肠切除术。

## 三、阑尾黏液性肿瘤

阑尾黏液性囊肿并非实质性肿瘤而系阑尾黏膜的黏液细胞尚有功能时阑尾腔发生梗阻，分泌的黏液潴留于腔内，使阑尾成为充满黏液的囊肿。随着腔内压力的增高，阑尾壁受压，黏膜萎缩，黏液细胞分泌功能消失，不再分泌黏液，故阑尾黏液囊肿是一自限性病变，囊肿一般不会超过 3cm×8cm。临床可表现为右下腹包块或回盲部肿瘤，亦可以急慢性阑尾炎、阑尾脓肿就诊，还可以表现为肠梗阻、卵巢囊肿蒂扭转、肠套叠等并发症。B 超及 X 线钡餐具有诊断价值。术中应避免破裂引起黏液外溢。手术切除是唯一的治疗方法。当黏液囊肿仅限于阑尾时，行阑尾切除即可。当黏液囊肿延伸到阑尾外时，应行扩大手术治疗。

阑尾黏液性肿瘤分为阑尾黏液性囊腺瘤和黏液性囊腺癌，前者为良性，后者为恶性。阑尾黏液性囊腺癌不发生淋巴和血行转移，但有时伴有胆囊囊液性囊腺癌。阑尾黏液性肿瘤一般行阑尾全切除术即可，术中应防止囊肿破裂，以免引起腹膜种植转移，形成腹膜假黏液瘤。如已形成假性黏液瘤，应尽量彻底切除或反复多次手术处理。

# 第五节　腹腔镜阑尾切除术

【概述】　自 1988 年 Kurt Semm 报道了首例腹腔镜阑尾切除术以来，这一术式已为越来越多的临床医师所采用，大宗文献报道用腹腔镜治疗阑尾炎与普通方法相比较是安全可行的，并具有以下特点：①腹腔镜阑尾切除术的手术指征与开腹阑尾切除术相同，且腹腔镜诊断明显提高了手术诊断的准确性；②腹腔镜阑尾切除术与开腹手术相比并未延长手术时间，对于成人及儿童是安全的。阑尾穿孔或脓肿并非腹腔镜手术禁忌证；③腹腔镜阑尾切除和开腹手术住院时间相同，术后恢复正常活动时间早。

【适应证】
1. 急性单纯性阑尾炎。
2. 急性化脓性、坏疽性阑尾炎。
3. 慢性阑尾炎。

【禁忌证】
1. 早晚期妊娠阑尾炎。
2. 严重出血倾向的阑尾炎患者。
3. 不能够耐受气腹及有严重的腹腔粘连的患者。

【术前准备】
1. 常规留置胃肠减压管及尿管。
2. 对有严重感染或极其虚弱的患者应注意纠正水、电解质及酸碱平衡紊乱。
3. 对伴有败血症、化脓性腹膜炎患者，应及时给予高效抗生素，通过提高血液内抗生素浓度来增强手术效果，抗生素的选择应考虑到广谱且能抑制厌氧菌，预防腹腔感染。

【麻醉】　气管插管全麻或者持续硬膜外麻醉。
【体位】　平卧位。
【手术步骤】
1. 气腹建立及套管置入　脐部小切口建立气腹，在直视下插入 12mm 穿刺套管，保持手术进程中高流量二氧化碳，其他用 30°或 45°腹腔镜探查。直视下于下腹部耻骨联合上放置 5mm 套管（图 22-13）。
2. 暴露阑尾　腹腔镜检查腹部时，首先应确定阑尾的位置，并排除其他疾病的可能。如发现由于其他疾病导致的腹膜炎，而无阑尾炎时，应处理相应的外科疾病，并保留阑尾。由于阑尾靠近髂血管及

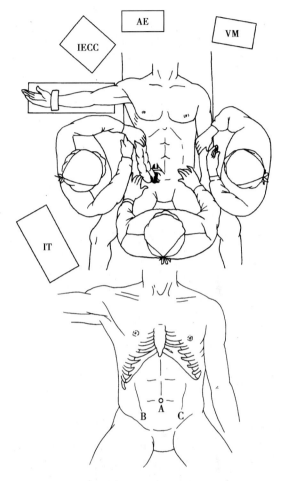

**图 22-13　阑尾切除术患者的体位和穿刺点的位置**
AE：麻醉师　VM：监视器　IECC：内镜位置　控制台　IT：器械台　A、B、C 为穿刺点

右侧输尿管，在分离时需注意。腹腔镜下阑尾尖部向内旋转，故在探查开始时，从脐部插入腹腔镜头可取得最好的术野。如果阑尾为盲肠后位时，可用抓钳及剪刀，沿着侧腹膜游离盲肠，避免损伤输尿管、结肠、血管等组织结构。明确阑尾病变后，患者取头低仰卧位，并向手术解剖区域反方向旋转。沿结肠带向下找到阑尾根部，也可顺着回肠末端找到阑尾。锐性分离局部粘连，游离回结肠结合处，适当牵拉结肠带，暴露阑尾（图 22-14）。
3. 处理阑尾系膜　阑尾根部及系膜的处理顺序，要依据具体情况而定。处理阑尾系膜的方法包括有双极电凝、施夹、预制环状结扎带及腔内切割缝合器等。腔内切割缝合器从脐部插入。一般来说，

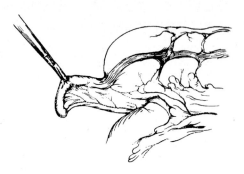

图 22-14 寻找阑尾

切割缝合器足以有效止血（图 22-15）。

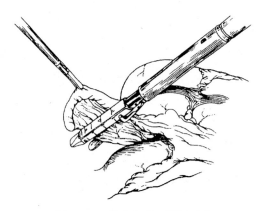

图 22-15 分离和处理阑尾系膜

4. 切除阑尾 内镜下双环结扎及腔内切割缝合器都能较好地确保阑尾根部离断（图 22-16），单环结扎及金属夹都不可靠。如果用环状结扎法，则必须先用电凝或钛夹，分离阑尾系膜，但在阑尾周围炎时往往是困难的；如果应用腔内切割缝合器断离阑尾根部，甚至可将一小部分盲肠连同阑尾切除，保证与健康组织分离清楚。

5. 取标本 阑尾切除后，将其装在标本袋内从脐部孔取出，以避免污染脐部，一旦标本接触脐部戳孔，其脐炎发生率可达 10%。取出阑尾后，重建气

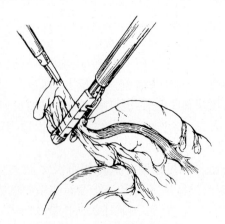

图 22-16 钉合器处理阑尾根部

腹，恢复体位，以免冲洗液流入左上腹。用生理盐水冲洗盆腔及下腹部，尽可能吸净液体。对弥漫性腹膜炎的患者，应置大于 33 号的改良潘氏引流管，不易堵塞。引流管从右下套管孔带出，或单独戳孔从右下腹引出，并缝合固定。充分冲洗所有戳孔，大于 5mm 的戳孔必须用可吸收线缝合关闭。

【术中注意事项】

1. 术中暴露阑尾过程中应小心防止弄损伤阑尾，当碰到中度炎症的阑尾时，可用无创伤组织钳轻轻地夹住阑尾系膜处牵拉。

2. 炎症严重时，需用预先做好的环状结扎带结扎，注意不要过紧，以避免器械处理时导致阑尾穿孔破裂。

3. 对于盲肠后位阑尾炎，阑尾大部穿孔或与升结肠紧密粘连，且阑尾根部明显红肿时，游离阑尾系膜困难。可先分离阑尾根部，逆行游离切除阑尾。在牵引系膜时，应特别小心，以防撕扯，此时使用切割缝合器有很大帮助。

【术后处理】

1. 对于阑尾炎穿孔或术中发现伴有严重疾病的患者，应加强广谱抗生素及抗厌氧菌药物，直到患者退热及肠道功能恢复。对多数无并发症的患者，24 小时的静脉补液及抗生素治疗即可获满意效果。

2. 当患者使用抗生素 5 ~ 7 天后，仍有发热、白细胞升高、肠梗阻者，应行 B 超、CT 检查排除盆腔脓肿。对已确定的术后脓肿，可在 B 超引导下，经皮穿刺脓肿引流术。极为严重的腹腔脓肿、早期肠梗阻等，则需要再次手术。

【手术并发症】

1. 同阑尾切除术。

2. 气腹针或套管穿刺时的潜在损伤，气腹导致心脏前负荷加重，气道阻塞性疾病的加剧以及套管穿刺处形成 Richter 疝。

【述评】 腹腔镜阑尾切除术是一种安全、疗效确切的手术，它不需要开腹关腹，手术术野广阔，不受肥胖及阑尾位置影响，寻找阑尾方便快捷，省略了残端荷包包埋，较传统开腹手术简化。还具有以下优点：损伤小，术后疼痛轻，术后恢复快，胃肠道干扰小，术后胃肠功能恢复快，并可以在不扩大损伤的情况下探查发现并治疗阑尾以外的疾病。腹腔镜阑尾切除术的缺点在于术者需要经过一定的训练，费用较传统开腹手术贵，少数情况下，如腹腔粘连严重，内脏损伤及大出血等需中转开腹手术。

（赵 任）

## 参 考 文 献

1. 汪建平,詹文华.胃肠外科手术学.北京:人民卫生出版社,2005.678-687.
2. 皮执民,刘栋才,赵华.肛肠外科手术学.北京:军事医学科学出版社,2008.207-230.
3. 王存川.实用腹腔镜外科手术学.北京:人民军医出版社,2009.63-74.
4. HM Zollinger.佐林格外科手术图谱.第 8 版.周汉新,余小舫,潘凯,等译.北京:人民卫生出版社,2003.146-153.
5. 宋盛春,张冬梅.逆行切除双阑尾 1 例.武警医学,2005,16(2):127-128.
6. 沈云富.阑尾周围脓肿 I 期阑尾切除脓肿引流.中国实用医药,2007,2(6):92-93.

# 第 23 章　溃疡性结肠炎手术

【概述】　溃疡性结肠炎(ulcerative colitis, UC)的病理特点是以结、直肠黏膜形成广泛溃疡,多数从直肠开始向近端发展,可累及全结肠。较深的溃疡会引起出血和穿孔;纤维组织增生可导致肠壁增厚、肠腔狭窄引起肠梗阻;UC 是一种癌前病变,溃疡之间黏膜组织增生形成的假性息肉会发生不典型增生、癌变。UC 实属内科疾病范畴,只有当内科治疗无效或发生了肠梗阻、大出血、肠穿孔及癌变等并发症时,才考虑手术治疗。常用的手术方式包括:结肠直肠全切除、永久性回肠造口术,结肠全切除、回肠直肠吻合术,结肠直肠次全切除、升结肠直肠吻合术,结肠直肠全切除、回肠贮袋肛管吻合术。

## 第一节　结直肠全切除、永久性回肠造口术

【适应证】

1. 病变累及全结肠、直肠,内科治疗不能缓解的 UC 患者。

2. UC 患者合并低位直肠癌患者。

【禁忌证】　合并有严重其他脏器器质性病变,不适宜进行手术者。

【术前准备】

1. 改善全身一般状况纠正贫血、低蛋白血症及水、电解质紊乱;必要时予胃肠道营养或静脉高营养等支持;

2. 肠道准备术前 1 天进流质饮食;术前 1 天予肠道清洁准备;

3. 确定回肠造口位置;

4. 手术当日留置胃肠减压管;

5. 麻醉诱导期静脉预防性使用抗生素。

【麻醉】　一般选用气管插管全身麻醉。也可采用静脉复合或连续硬膜外麻醉。

【体位】　膀胱截石位,术前决定只做结肠部分切除或左半结肠切除者可取仰卧位。

【手术步骤】

1. 切口　腹部正中切口,上自脐与剑突连线中点,下至耻骨联合上缘(图 23-1)。逐层切开进入腹腔,注意勿损伤膀胱。

2. 探查腹腔　了解肝、胆、胰、脾、胃、小肠、结

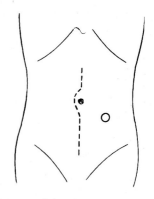

图 23-1　腹部正中切口及造口位置

肠及直肠情况。

3. 分离结肠、直肠　将小肠推向上腹部,并用盐水纱布垫隔开。使手术床呈头低脚高位,充分暴露盆腔。提起乙状结肠,于直肠上段两侧打开后腹膜及腹膜返折,沿直肠四周向下分离至肛提肌水平(图 23-2)。

4. 游离回盲部及升结肠　提起盲肠,从盲肠外侧打开侧腹膜,向内侧分离至回肠末段,再沿升结肠外侧向上分离,切断并结扎肝结肠韧带,推开升结肠后方疏松组织,勿损伤肾周脂肪囊,将升结肠内翻,此时可显露十二指肠第 2、第 3 段,右输尿管中、上段及右侧精索血管等,应注意保护勿损伤(图 23-3 ～图 23-5)。

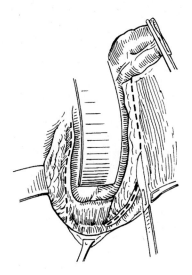

图 23-2　分离直肠

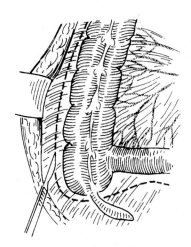

图 23-3　游离回盲部及升结肠

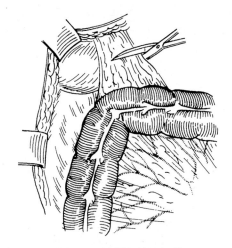

图 23-4　切断肝结肠韧带

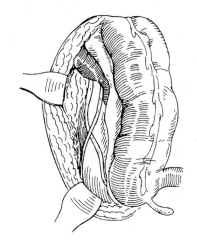

图 23-5　向内侧翻起升结肠

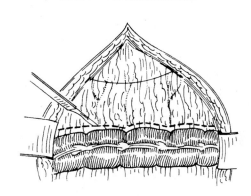

图 23-6　分离保留大网膜

于降结肠外侧打开侧腹膜（图 23-7），向上分离至脾曲，向下沿降结肠、乙状结肠外侧分离至盆腔与直肠游离处相会合。暴露左输尿管及左精索血管，注意保护勿损伤（图 23-8）。全结肠、直肠游离后，打开结肠系膜，依次切断回结肠动脉、右结肠动脉、结肠中动脉等，近端妥善双重结扎。回肠无病变者，在距回盲瓣 2cm 处切断回肠（图 23-9）。

7. 切除会阴部　手术时再次消毒会阴部，荷包缝闭肛门，绕肛缘做椭圆形切口，切开皮肤、皮下组织，于尾骨尖前方切断肛尾韧带，切开肛提肌与盆腔

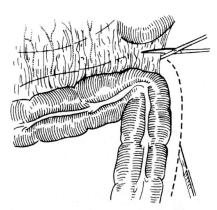

图 23-7　分离、切断脾结肠韧带，剪开侧腹膜

5. 游离横结肠　提起大网膜，从右向左在靠近横结肠缘处分离大网膜直至脾曲，将大网膜完整保留（图 23-6）。

6. 游离脾曲　分离、切断并结扎脾结肠韧带，

229

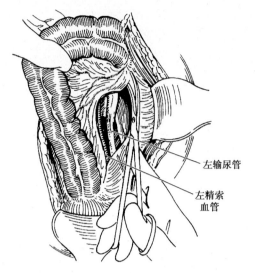

图 23-8 暴露左输尿管及左精索血管

左输尿管

左精索血管

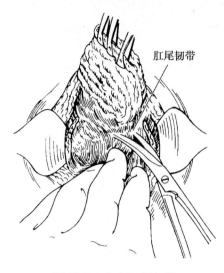

肛尾韧带

图 23-11 切断肛尾韧带

缝合会阴部切口(图 23-12)。

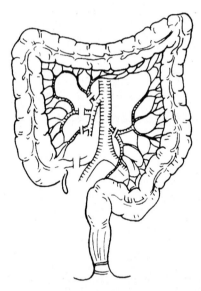

图 23-9 切断、结扎结肠系膜血管及回肠

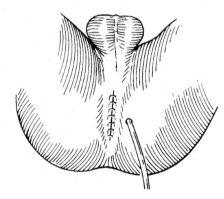

图 23-12 放置引流管,缝合会阴部切口

相通,拉出结肠、直肠及肛管(图 23-10,图 23-11),移去标本。

8. 冲洗、缝合 冲洗盆腔,骶前置引流管,从会阴部切开处的旁边另戳孔引出固定,关闭盆底腹膜,

9. 造口 于右下腹造口处切除直径约 2.5～3cm 皮肤、分离皮下组织,十字形切开肌鞘。分离肌层,切开腹膜外筋膜,从腹膜内沿右侧腹膜外切开处分离腹膜外间隙并与右下腹壁切开相通,将末段回肠经腹膜外从该切口引出,且应高于皮肤 2～3cm(图 23-13),注意勿使系膜扭转。将造口肠管与腹直肌前鞘缝合数针,以防回缩。冲洗腹腔,将大网膜

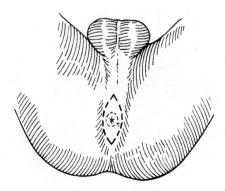

图 23-10 会阴部切口

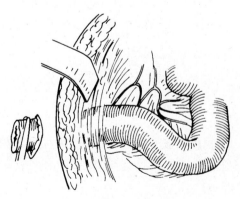

图 23-13 末端回肠经腹膜外引出

置于小肠与切口之间,以减少与腹壁之间的粘连,分层缝合关腹。最后将引出的回肠端打开并外翻,肠管全层与皮肤圆形切口行皮内间断缝合,先上下左右缝合一针固定,然后行肠端、肠管浆肌层及皮内缝合,以使造口略高出周围皮肤 1cm(图 23-14)。

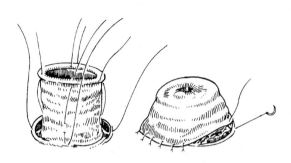

**图 23-14　缝合回肠造口**

【术中注意事项】

1. 为避免结肠游离后直肠游离困难,可先游离直肠,然后再游离结肠。这样术野干净,便于操作。

2. 采用电刀分离组织可减少出血,缩短手术时间。

3. 在主干切断、结扎结肠、直肠动脉,可减少结扎次数。在切断肠系膜下动脉时,应离开根部 1cm以上,避免损伤腹主动脉前神经丛及盆腔内脏神经,这样可保留盆腔自主神经,保证术后正常排尿功能及男性性功能。

4. 回肠造口位置的选择因人而异,应在术前确定,肥胖者造口应在腹部隆起最高处上缘,以便于术后自行管理造口。较瘦者造口不要太靠近髂骨,以免影响造口器具的使用。

5. 经腹膜外造口可预防造口肠段脱垂及回缩,减少造口旁疝的发生,也减少腹腔内感染的机会。

6. 术毕应即贴上造口袋,避免肠液污染腹部切口。

【术后处理】

1. 术后禁食,2～3 天后可进流质饮食,1 周后进半流饮食。

2. 注意观察造口肠端有无缺血、坏死等。

3. 术后预防性使用抗生素 2～3 天。

4. 恢复进食后可适当给予抑制肠蠕动、减慢排空的药物。注意纠正水、电解质紊乱。

5. 骶前引流管术后 1 周左右拔除。术后第 3 天开始夹导尿管,每 3～4 小时放 1 次,1 周后拔除导尿管。

【手术并发症】

1. 肠粘连、肠梗阻　一般术后 1～2 周发生率较高。术中腹腔内充分止血,关腹前冲洗干净,术后鼓励早期下床活动,可减少发生率。

2. 腹腔感染　一般发生率较低,但一旦感染治疗较困难。故术中应做到严格无菌操作,关腹前用大量生理盐水洗腹腔,保持引流管通畅,使用有效抗生素。

3. 造口肠端缺血、坏死　腹膜外造口可预防造口脱垂、回缩、腹腔内感染、造口旁疝及腹内疝等,但须注意腹膜外潜行分离时应使之较宽松,应将腹膜拉平,避免肠管及其系膜血管受压,并且肠管不能有张力,以防造口肠端缺血、坏死及回缩。

# 第二节　结肠全切除、回肠直肠吻合术

【适应证】　结肠病变显著,直肠病变轻微或无病变者。

【禁忌证】　同结肠直肠全切除、永久性回肠造口术。

【术前准备】　同结肠直肠全切除、永久性回肠造口术。

【麻醉】　全身麻醉或连续硬膜外麻醉。

【体位】　膀胱截石位。

【手术步骤】

1. 切口、探查同结肠直肠全切除术。

2. 游离、切除全结肠　游离全结肠至乙状结肠与直肠交界处。逐步分离、结扎回盲部、升结肠、横结肠、降结肠及乙状结肠系膜,保留直肠上动脉(图 23-15)。分别于回肠末端及直肠上端钳夹、切断,取出全结肠。

3. 吻合　游离末段回肠系膜、将回肠末段在无张力、血运良好的情况下拉至盆腔入口处,与直肠行端-端吻合。也可采用管状吻合器吻合(图 23-16),亦可徒手吻合(图 23-17)。

4. 关腹　吻合完毕后冲洗腹腔,放置盆腔引流管,从下腹部另戳孔引出。关闭系膜间隙,分层缝合关腹。

【术中注意事项】

1. 回肠直肠吻合如用徒手缝合时,须注意缝合对称,因回肠与直肠口径相差较大,缝合时要注意调整针距,避免缝合不全引起吻合口瘘。

2. 术毕前肛门内放置引流管,减少直肠内积液、积气,降低压力,有利于吻合口生长。

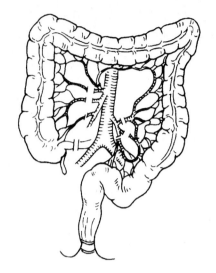

图 23-15 分离、结扎全结肠系膜

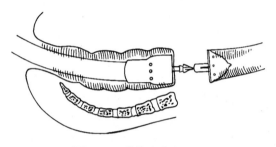

图 23-16 管状吻合器吻合

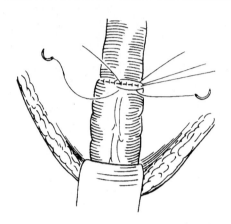

图 23-17 徒手吻合

时予静脉营养,必要时予输血及白蛋白等。

2. 预防性使用抗生素 2～3 天。

3. 术后 5 天拔除肛门内引流管。

4. 术后 3～4 天开始进流质饮食,以后逐渐过渡到半流质、正常饮食。

5. 盆腔引流管术后一般 1 周左右拔除。

6. 由于残留的直肠有病变复发及癌变的可能,术后须定期复查、随访。

【手术并发症】

1. 吻合口瘘 术中要保证吻合口两端肠管血运良好及无张力,缝合要妥善牢靠。

2. 盆腔感染 关腹前盆腔应冲洗干净,保持引流管通畅。

【术后处理】

1. 加强支持疗法及时纠正电解质紊乱,有条件

## 第三节 结肠直肠次全切除、升结肠直肠吻合术

【适应证】 适用于横结肠、降结肠及乙状结肠有多发性病变,而升结肠及直肠未发现病灶,且术后可定期行内镜复查者。

【术前准备、麻醉及体位】 同结肠全切除、回肠直肠吻合术。

【手术步骤】

1. 切口、探查同结肠直肠全切除术。

2. 游离全结肠及直肠中、上段。

3. 切除范围依次分离、结扎升结肠、横结肠、降结肠、乙状结肠系膜及直肠上动脉,保留回结肠血管(图 23-18)。分别于升结肠近端及直肠中段处切断肠管、移去标本。

4. 分离回盲部系膜,使回盲部能无张力地拉下至盆腔,将升结肠与直肠对拢(图 23-19)。

5. 切除阑尾后,将升结肠近端、回盲部连同系膜向后倒转,拉下进入盆腔,与直肠中段行对端吻合,可采用手工缝合或吻合器吻合(图 23-20)。

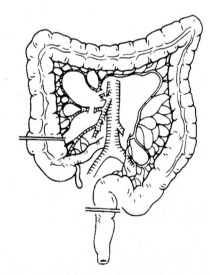

图 23-18 切除范围图

6. 置盆腔引流管和肛门内引流管,关闭肠系膜间隙,冲洗腹腔,逐层缝合关腹。

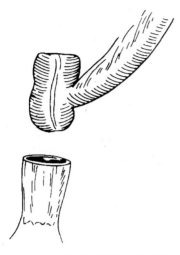

图 23-19　将升结肠与直肠对拢

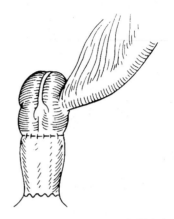

图 23-20　手工缝合或吻合器吻合

【术中注意事项】

1. 横断升结肠近端时须注意回肠结肠动脉供应范围,以保证吻合口有良好的血供。

2. 充分松解回盲部及末段回肠系膜,但切勿损伤回盲部血管,升结肠及回盲部倒转拉入盆腔系膜不能过分扭转,否则,可导致供血不良。

【术后处理、并发症】　同结肠全切除、回肠直肠吻合术。

## 第四节　结肠直肠全切除、回肠贮袋肛管吻合术(Pouch 手术)

【适应证】　全大肠多发性病变,肛门括约肌功能良好者,年龄<60 岁,体质尚好者。

【禁忌证】

1. 肛管有明显瘢痕或肛周感染未控制者。

2. 年龄>60 岁或肛门括约肌功能较差者。

【术前准备、麻醉及体位】　同结肠直肠全切除术。

【手术步骤】

1. 切口、探查、游离同结肠直肠全切除术。

2. 切除肠管　直肠游离至腹膜返折水平。然后升结肠、横结肠、降结肠、乙状结肠及直肠系膜的大血管妥善结扎。分别于回肠距回盲瓣 2cm 处及直肠中段切除肠管,移出标本(图 23-21)。

3. 直肠黏膜剥离　保留直肠肌鞘,有以下两种方法:①经腹保留直肠肌鞘法:在直肠中段环形切开肌层,于黏膜下注入 1:20 万肾上腺素生理盐水后,自上而下将黏膜剥离至尽量低位(图 23-22)。会阴手术组牵开肛门,于齿状线上缘环形切开,向上分离,切除直肠黏膜,留下长约 5cm 的直肠肌鞘。②经会阴部外翻拖出直肠保留直肠肌鞘法:将直肠游离至肛提肌上缘,扩肛,经肛门伸入组织钳,将直肠中、下段经肛管外翻拉出肛门外,直视下将直肠黏膜剥离后,把直肠肌鞘送回盆腔(图 23-23)。

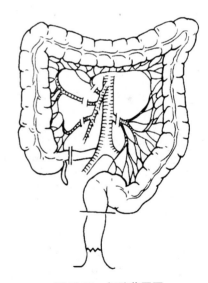

图 23-21　切除范围图

4. 游离回肠　提起末段回肠及系膜,仔细观察血管走向,在保证回肠远侧段血运的情况下,切断系膜的第一、第二级血管弓,一般情况下应保留回结肠动、静脉(图 23-24),后腹膜亦需分离到尽量高处,以使末段回肠系膜有足够的游离度,保证回肠袢在制成贮袋后拉至盆腔与肛管吻合无张力(图 23-25)。

5. 回肠贮袋的制作　常用的回肠贮袋有三袢

233

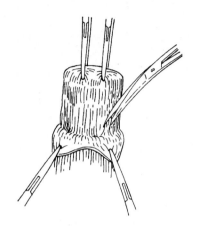

图 23-22 剥离直肠黏膜

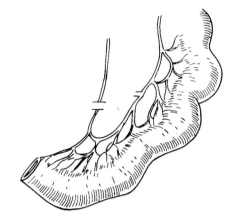

图 23-25 未保留回肠、结肠血管的回肠游离法

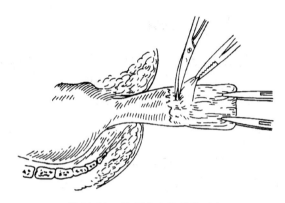

图 23-23 外翻式直肠黏膜剥离

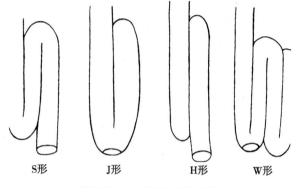

S形　　　J形　　　H形　　　W形

图 23-26 回肠贮袋的形状

缝合(图 23-27)。

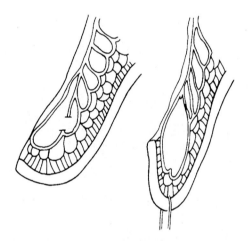

图 23-24 保留回肠、结肠血管的回肠游离法

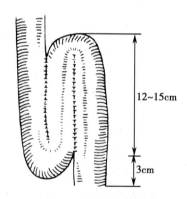

图 23-27 襻间浆肌层缝合

的 S 形,二襻的 J 形及 H 形,四襻的 W 形(图 23-26)。回肠系膜较长则可用 J 形、W 形,系膜较短者可用 S 形、H 形。根据笔者的经验,J 形贮袋在操作制作以及功能上都有一定的优势,也是目前较多采用的一种贮袋方式。

(1) S 形贮袋

1) 将末段回肠折叠排列成三襻的"S"形,每襻长 12~15cm,远端预留 3cm 长的输出段。

2) 相邻的两襻肠管间拟定切线处先行浆肌层

3) 然后距浆肌层缝合 0.5cm 处的系膜对侧缘纵行切开三个肠襻的肠壁全层,邻近的肠襻切缘对缝,形成贮袋后壁(图 23-28)。

4) 将两侧的肠壁切缘拉拢、对缝(先全层、后浆肌层缝合),形成贮袋前壁(图 23-29)。

(2) J 形贮袋

1) 将末段回肠对折,形成二襻的"J"形,每襻长 15cm,回肠末端缝闭,两襻间行全层及浆肌层缝合。

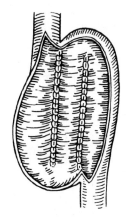

图 23-28　贮袋后壁

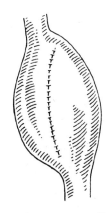

图 23-29　S 形贮袋

2）在系膜对侧缘拟定切线处先行浆肌层间断缝合，距缝线 0.5cm 纵行切开两袢肠壁全层，相邻切缘全层间断或连续对缝，形成贮袋后壁（图 23-30）。两侧切缘拉拢、全层缝合后，再浆肌层缝合形成前壁（图 23-31）。

（3）H 形贮袋

1）距回肠末端 35cm 处切断肠管，两断端缝闭，然后把近侧肠袢拉下与远侧肠袢靠拢行侧-侧缝合，吻合长度约 30cm，远侧肠袢下方输出段肠管预

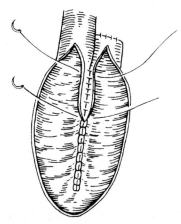

图 23-30　J 形贮袋后壁

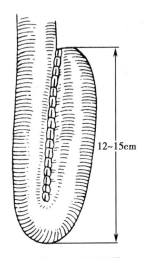

图 23-31　J 形贮袋

留 3cm，形成侧-侧吻合的 H 形贮袋（图 23-32）。

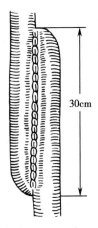

图 23-32　H 形贮袋

2）在制作时可将切断后的远侧肠段倒置后再行侧-侧吻合，该倒置肠管的部分逆蠕动有利于增强贮袋的贮便功能。

3）将 H 形贮袋拉入盆腔，经直肠肌鞘与肛管吻合，在距贮袋 40cm 处行回肠单腔或双腔造口，3 个月后行造口还纳术。

（4）W 形贮袋

1）将 40～50cm 长的末段回肠折叠为四袢，每袢长 10～12cm。远侧两个肠袢低于近侧肠袢 2cm，使之形成贮袋后无张力地拉至盆腔。

2）相邻肠袢间行浆肌层缝合（图 23-33）。

3）于系膜对侧缘切开肠壁，两袢间切缘全层缝合形成贮袋后壁（图 23-34）。

4）将两侧肠袢的外侧切缘拉拢、对缝（先全层，后浆肌层缝合）形成贮袋前壁，前下方留约 3cm 的开口作吻合用（图 23-35）。

贮袋亦可用直线形切割吻合器制作，每把吻合

235

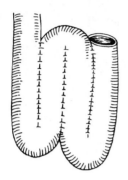

图 23-33 W 形贮袋的浆肌层缝合

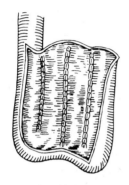

图 23-34 全层缝合形成贮袋后壁

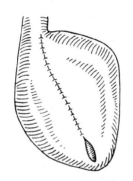

图 23-35 W 形贮袋制作完毕

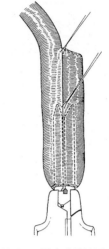

图 23-36 用吻合器制作贮袋

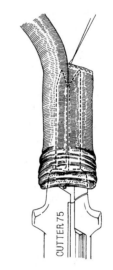

图 23-37 用第二把吻合器延长吻合口

器的长度是 7.5cm,故需用两把吻合器。

回肠末端的血管分离后,将回肠末端返折 17cm(贮袋长 15cm,另 2cm 留作闭合用)。在回肠返折的顶端做一荷包缝合后切开肠管,消毒后,先从一肠管插入吻合器的钉钻叉,再从另一肠管插入钉仓叉,然后将肠系膜对侧缘对好后,再将钉钻叉与钉仓叉对合行小肠的侧-侧吻合(图 23-36)。

再取另一吻合器,仍从第一把吻合器的切口插入,然后将已吻合好的小肠往吻合器的后部拉(吻合器的后部有一空隙,有一定容量,无吻合钉)。紧接第一次吻合处行第二次吻合,延长吻合口到 15cm 左右(图 23-37)。最后在两把吻合器吻合的接合部行浆肌层加强缝合数针。

吻合器插入的贮袋顶端小肠切口的边缘用 4 号缝线荷包缝合,放入抵钉座进行吻合。如不用吻合器吻合,可将该切口拉到肛门,与肛管行徒手吻合。

6. 贮袋与肛管吻合 可采用徒手吻合,也可采用吻合器吻合。

(1)徒手吻合:将贮袋做好后,在贮袋顶端的前、后、左、右各缝一针牵引,并用不同型号的钳子夹好作为标记(以防贮袋扭转),从直肠肌鞘拉出肛门与肛管吻合(图 23-38,图 23-39)。先用丝线将贮袋浆肌层与肛管间断缝合,再全层缝合。

(2)吻合器吻合:贮袋即将做好时,将圆形吻合器的抵钉座放入贮袋内(图 23-40)。然后继续完成贮袋缝合,即抵钉座放入贮袋的缝合(图 23-41)。

将直肠游离到肛提肌水平后,在直肠中段上钳切断,移除标本。然后在直肠远端做一荷包缝合从肛门拖出,再继续分离直肠至齿状线。然后在齿状线上方 1cm 处做荷包缝合(图 23-42)。吻合器的中心杆

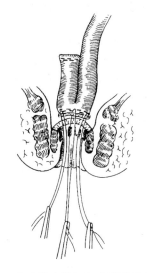

图 23-38　在贮袋上缝标记牵引线拉出肛门外

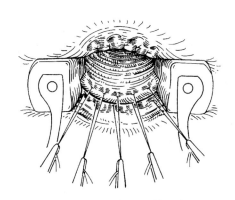

图 23-39　贮袋与肛管吻合

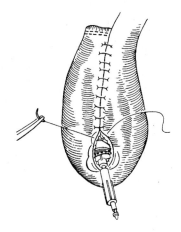

图 23-40　抵钉座放入贮袋内

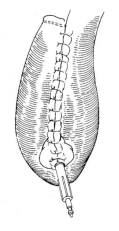

图 23-41　完成贮袋缝合

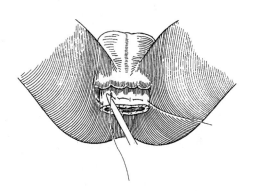

图 23-42　距齿状线 1cm 处做荷包缝合

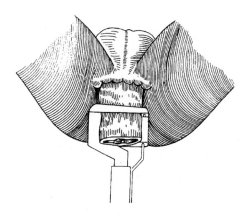

图 23-43　闭合器闭合残端

插入肛门,结扎荷包缝合,准备吻合。拖出直肠亦可用闭合器闭合残端(图 23-43)。如用闭合器闭合者,吻合器的中心杆穿过闭合的中部,准备吻合(图 23-44)。吻合好后将吻合口送回肛门内(图 23-45)。

吻合好后吻合口即在齿状线处。如吻合口欠满意可再经肛门缝合数针。然后在肛门内放置凡士林纱布引流。关闭盆底腹膜重建盆底同 Dixon 手术。

7. 贮袋近侧转流性回肠造口　在贮袋近侧约 50cm 处行回肠保护性造口,多做双腔造口,以防造口近端肠液流入远端(图 23-46)。造口方法同结肠造口术。

8. 关腹　冲洗腹腔及盆腔,盆腔置负压引流管,缝合盆底腹膜,分层缝合关腹。

【术中注意事项】

1. 剥离直肠黏膜时,应注意彻底止血,并将黏膜完全剥离,避免病变复发及直肠肌鞘内积血而发

237

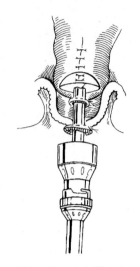

图 23-44 吻合器吻合

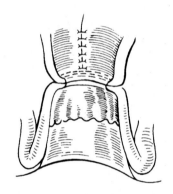

图 23-45 吻合器送回肛门内

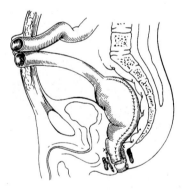

图 23-46 转流性回肠造口

生"袖套状感染"。

2. 末段回肠系膜的游离一定要注意两点:一是要尽量松解,保证肠管有相应的长度,使制成贮袋后无张力地拉入盆腔与肛管吻合;二是注意血运,以保证贮袋及吻合口的正常生长愈合。术中可将回肠祥折叠成贮袋状后试行拉下,如果能较松弛地拉至盆腔内最低处或经切口外拉至耻骨联合下缘,则可视为长度已够。

3. 徒手制作贮袋采用电刀切开肠壁,可减少出

血,便于操作。侧-侧吻合器制作贮袋既快又好,但较昂贵。

4. 贮袋缝合应注意各个转弯处要牢靠稳定,避免因缝合不全而导致贮袋漏。贮袋制成后可行注水试验检查有无渗漏。

【术后处理】

1. 术后静脉高营养,预防性使用抗生素,注意水电解质平衡等。

2. 保持盆腔及肛门内引流管通畅,肛门内引流管可于术后 1 周内拔除。

3. 术后第 5 天可开始进流质饮食,进食后排便次数太多可给予复方樟脑酊等。

4. 术前使用激素的患者,术后应继续使用并逐渐减量停药。

5. 行转流性回肠造口者,3 个月后行造口还纳术。

【并发症】

1. 贮袋漏及吻合口瘘 在分离回肠系膜时应注意保证末段回肠的血运,避免张力,妥善缝合及吻合。一旦发生贮袋漏或吻合口瘘,应及时引流,并静脉补充高营养。

2. 吻合口狭窄 术后 2 ~ 3 周扩肛,以防吻合口狭窄。

3. 贮袋炎 多见于 UC 患者,可有反复腹泻、腹痛、发热、黏液血便等,用甲硝唑等药后多可缓解;病变严重者应切除贮袋行回肠造口。

【述评】 炎症性肠病经内科系统治疗多可缓解症状,但若疗效不好或出现了某些并发症,则需要外科手术治疗。手术原则首先要严格掌握手术适应证,其次是要根据病变的程度、累及范围及患者的身体状况来选择手术方式。

对于全结肠型 UC 患者,结肠直肠全切除术是彻底性的治疗方法,但由于必须造口常令患者难以接受,现多用保肛术式。如果患者老年、体质差,肛门括约肌功能不全或合并有低位直肠癌时,仍应采用回肠造口。该术式术后,近期内由于粪便较稀不易管理,但 1 ~ 2 年后由于小肠上皮的结肠化,可部分代偿性吸收水分,粪便可变黏稠,甚至大便可成形,排便亦会有规律性而易于管理。控制性回肠造口术,粪便的排出得到控制。结肠全切除、回肠直肠吻合术可用于少数直肠未发现病变者,该术式简单,易于操作,由于水分吸收受到影响,虽直肠完全保留,但术后仍有排便次数多等问题,而且术后直肠仍有发生 UC 癌变的可能。结肠直肠次全切除、升结肠直肠吻合术的病例选择同前,由于保留了部分升

结肠,更重要的是保留了回盲部,术后大便次数可较回肠直肠吻合少。结肠直肠全切除、回肠贮袋肛管吻合术是一种较为理想的术式,该术式切除了全部大肠,保留了肛门,排便得以控制。但术中必须切除全直肠黏膜,在齿状线上 0.5~1cm 处的过渡黏膜上行吻合,术后病变不会复发。有文献报道,随着时间的推移,各种形状的贮袋功能差异不大,但还有待于时间的考验,临床上应根据具体情况来选择使用。

（孟荣贵　徐晓东）

## 参 考 文 献

1. 孟荣贵,喻德洪. 现代肛肠外科手术图谱. 郑州:河南科学技术出版社,2003.359-364.

2. 李春雨,汪建平. 肛肠外科手术技巧. 北京:人民卫生出版社,2013.483-485.

3. Madoff R D,Douglas W,Goldberg S M. Ileoanal anastomosis and ileal pouchs.//Sawyers J L,Williams L F. Difficult Problems in General Surgery. Chicago:Year Book Medical Publishers,1989.133-153.

4. 孟荣贵,徐晓东,于恩达,等. 全大肠切除回肠贮袋肛管吻合术治疗家族性腺瘤性息肉病 45 例分析. 中华普通外科杂志,2007,22(3):187.

5. 高枫,唐宗江,陈力生. 结直肠切除回肠贮袋的应用. 中国实用外科杂志,1995,15(9):563

# 第 24 章　克罗恩病手术

【概述】　克罗恩病主要表现为一种慢性非干酪样肉芽肿性炎症,病变可累及从口腔到肛门的胃肠道各个部位,但以回盲部为高发,呈穿壁性,多节段性炎症、具有"跳跃性"、非对称性分布之特点;克罗恩病多以内科药物治疗为主,外科治疗主要是解决其并发症问题。

对于大肠克罗恩或肉芽肿性结肠炎的手术治疗有不同意见,一部分外科医生认为早期积极手术切除可治愈,预防发生严重并发症,避免全身情况恶化,手术并发症发病率和死亡率均低。另一部分医生认为不能预示切除手术效果,不能避免复发,常需多次手术,易发生切除过多肠段的副作用。积极手术有手术的危险,且不能根治,术后复发率高,手术前后需应用免疫抑制剂以控制症状及预防复发,又看到有些患者永远不需手术,因此主张只有发生并发症时,才采用手术治疗。应按患者情况、病变部位、侵犯范围和并发症的性质,选择相应手术方法。肛门部克罗恩病按结肠或直肠有无炎症和炎症轻重选择不同手术。

【适应证】

1. 急性肠穿孔引起急性弥漫性腹膜炎需急诊手术。

2. 中毒性巨结肠需积极手术。

3. 大出血经积极治疗后效果不佳,需做全结肠切除和直肠切除术。

4. 慢性肠穿孔形成腹腔脓肿。

5. 肠内瘘和腹壁肠瘘。

6. 长期药物治疗无效或进行性加重、有癌变可能、重度营养不良、严重肛周疾病等肠外表现。

7. 肠狭窄性肠梗阻、腹部包块等高度怀疑克罗恩病。

8. 手术后复发者。

9. 儿童和青年发育迟缓。

【禁忌证】

1. 年老体弱或有严重的心、肝、肺、肾、免疫和内分泌系统并发症,无法耐受手术。

2. 有严重的水、电解质和酸碱平衡紊乱。

3. 血液系统疾病,如凝血功能障碍。

4. 长期应用免疫抑制药物,如类固醇和硫唑嘌呤。

【术前准备】　大部分克罗恩病的患者极度衰弱,需积极做手术前准备。

1. 纠正水、电解质和酸碱平衡紊乱。

2. 纠正贫血及其他血液病。

3. 停止或减少免疫抑制药物,如类固醇和硫唑嘌呤。

4. 肠道准备。

## 第一节　部分结肠切除吻合术

【概述】　这种手术是最好的手术方式,适用于部分结肠病变的患者。因复发常发生在切除线的近侧,大多数外科医生主张切除近侧距离肉眼或冰冻无病变边缘 5～12cm 肠管,远侧 5cm 肠管,有时需切除增厚的肠系膜和淋巴结。应按病变部位选择不同手术。

【适应证】　适用于部分结肠病变比较局限的

患者。

【禁忌证】　年老体弱或有严重的器质性疾病无法耐受手术。

【术前准备】

1. 加强营养支持、纠正水、电解质和酸碱平衡紊乱。

2. 常规肠道准备　口服肠道抗生素如甲硝唑

片,一般 5~7 天。术前 2~3 天可进流质饮食,每日服缓泻剂,如番泻叶;术前晚及术晨清洁洗肠。

【麻醉】　连续硬脊膜外腔阻滞麻醉或气管内插管全身麻醉。

【体位】　仰卧位。

【手术步骤】

（一）右侧结肠部分切除、回肠结肠吻合术

适用局限于回盲部和升结肠克罗恩病。

1. 以脐为中心取右下腹正中线旁切口或经腹直肌切口,进腹腔（图 24-1）。

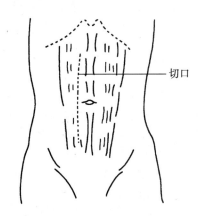

图 24-1　腹部切口选择

2. 游离升结肠、盲肠和末段回肠。结扎切断回结肠动脉和右结肠动脉分支。切断末段回肠和升结肠下部（图 24-2）,注意保护右侧输尿管。

3. 切除有病变的升结肠、盲肠和回肠,做回肠与升结肠端-端吻合（图 24-3）。

4. 有的缝合回肠和升结肠断端,做回肠升结肠侧-侧吻合（图 24-4）。

（二）横结肠切除吻合术

适用局限于横结肠克罗恩病。

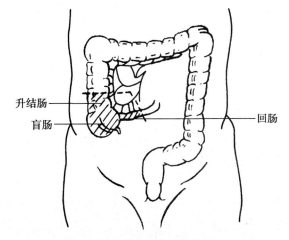

图 24-2　回肠、盲肠、升结肠切除

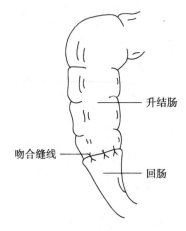

图 24-3　回肠、升结肠端-端吻合

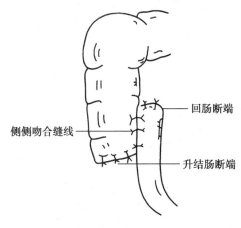

图 24-4　回肠、升结肠侧-侧吻合

1. 上腹中线切口入腹,将横结肠牵向切口上方,结扎切断结肠中动脉,游离横结肠和大网膜（图 24-5）。

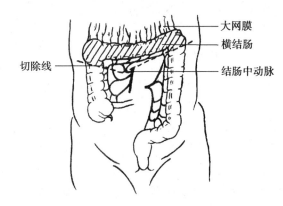

图 24-5　横结肠切除

2. 切除有病变部分的横结肠和大网膜,做结肠端-端吻合（图 24-6）。

（三）乙状结肠切除吻合术

适用局限于乙状结肠克罗恩病。

1. 取左下腹正中线旁切口入腹探查。

241

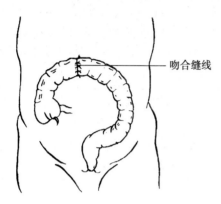

图 24-6　结肠结肠吻合

2. 将乙状结肠向右上方牵拉,切开乙状结肠外侧腹膜,游离乙状结肠,牵出腹外。

3. 结扎切断乙状结肠动脉,于病变两端安全距离切断乙状结肠。冲洗消毒乙状结肠断端,做端-端吻合(图 24-7)。

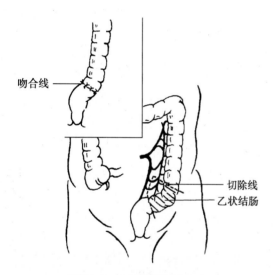

图 24-7　乙状结肠切除吻合

【术中注意事项】

1. 回盲部切除分离过程中,注意保护右侧肾脏、输尿管、生殖血管及十二指肠降部和水平部。

2. 横结肠全切时,注意保留系膜内的边缘动、静脉,否则将影响结肠的血运。切断脾结肠韧带时注意保护脾脏及胰腺尾部。

3. 病变肠管切除长度近端距病变 10cm,远端距病变 5cm。结扎回结肠动脉后,回肠末端的切除长度不少于 15 ~ 20cm,否则易引起肠坏死或吻合口瘘。

4. 术中尽可能多保留大网膜,应尽力保留有功能的肠管。肠管条件较好时可用吻合器吻合,但手工吻合效果更可靠。吻合口处必须血运良好、无张力。

5. 切除肠段必须送病理检查,除外结肠癌可能。

【术后处理】

1. 胃肠减压至肛门排气、无腹胀。然后可进流质饮食,逐渐增加进食量,过渡至半流食。

2. 静脉输液,补充热量、水、电解质、蛋白等肠外营养支持。亦可给全血、血浆。

3. 术前 30 分钟全身预防性应用抗生素。

【手术并发症】　克罗恩病外科治疗最常见的并发症是肠瘘。术后一旦明确肠瘘发生,应尽早给予肠外营养,使用生长抑素,减少体液丢失,同时迅速控制肠瘘引起的感染、出血、水电解质紊乱等并发症,避免患者向重度营养不良和多器官功能障碍发展。确保引流通畅,促使可控制的管状瘘形成。引流欠通畅时,考虑是否再次手术干预。后期可停用生长抑素,改用生长激素,增加肠瘘自愈机会。

【述评】　部分结肠切除吻合术治疗克罗恩病,目前尚存在许多问题,关于手术适应证、术式选择和并发症的处理方法,还有待进一步的探讨和研究。在临床上不能简单地认为采用某段肠管的切除就可以治愈此种疾病,手术只仅仅是解决内科药物治疗不能解决的并发症问题。对于绝大多数患者,当出现梗阻、穿孔、癌变等并发症时,采用病变肠段切除,仍然是解除症状的首选方法,可切除主要病变肠段,降低克罗恩病复发率。本节中无论是回盲部和(或)升结肠切除、横结肠切除、乙状结肠切除都是采用病变肠段切除的方法,最大限度保存了结肠的功能,患者的生活质量得以明显提高。其主要风险是残留肠段病变复发率明显增加。病变肠段旷置术可解除肠梗阻,但复发率更高,主要用在危重患者的抢救性手术。

## 第二节　全结肠切除、回肠直肠吻合术

【概述】　结肠病变广泛不能做部分切除吻合,直肠无病变、膨胀性好、肛门括约肌功能良好、肛门部无感染或瘘管、回肠病变不严重的患者,适用这种手术。这种手术是最简单的保留直肠和肛门括约肌手术,避免回肠造口,并发症较少,是一种常用的手术方式。但手术后应定期随诊注意检查直肠黏膜有

无病变发生,必要时再取活检。

【适应证】

1. 结肠病变显著,回肠病变不严重的患者。

2. 直肠能膨胀,容量未减少,黏膜平滑,无狭窄,无严重病变发生或无病变者,肛门括约肌功能良好。

【禁忌证】

1. 合并有严重其他脏器器质性病变,不适宜进行手术者。

2. 直肠亦有严重病变发生。

3. 排粪频繁,不能控制排粪。

4. 不能确定是克罗恩病的其他病变。

【术前准备】

1. 改善全身一般状况　纠正贫血、低蛋白血症及水、电解质紊乱;必要时给予胃肠道营养或静脉高营养支持。

2. 肠道准备　术前 1 天进无渣流质饮食;术前 1 天晚及当日晨给予清洁灌肠,口服肠道抗生素,如庆大霉素、甲硝唑等。

3. 手术当日留置胃肠减压管。

4. 术前 0.5 ~ 2 小时预防性使用抗生素。

【麻醉】　连续硬脊膜外腔阻滞麻醉或气管插管全身麻醉。

【体位】　膀胱截石位。

【手术步骤】

1. 取左下腹正中旁切口或经腹直肌切口,上自脐与剑突连线中点,下至耻骨联合上缘(图 24-8)。逐层切开腹壁入腹,注意勿损伤膀胱。

2. 游离、切除全结肠　游离全结肠至乙状结肠与直肠交界处。逐步分离、结扎回盲部、升结肠、横结肠、降结肠及乙状结肠系膜血管,保留直肠上动脉(图 24-9)。距肛门缘 10 ~ 15cm 直肠上端钳夹、切

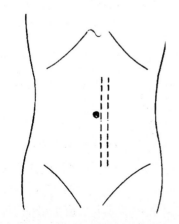

图 24-8　左下腹正中旁切口和经腹直肌切口

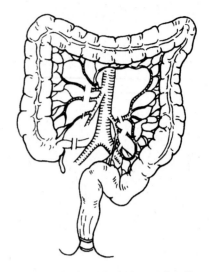

图 24-9　分离、结扎全结肠系膜血管、保留直肠上动脉

断,距回盲瓣 10 ~ 15cm 回肠近端钳夹切断,取出全结肠。

3. 吻合　游离末段回肠系膜、将回肠末段在无张力、血运良好的情况下拉至盆腔入口处,与直肠行端-端吻合。也可采用经肛门管状吻合器吻合(图 24-10),亦可手工吻合(图 24-11)。

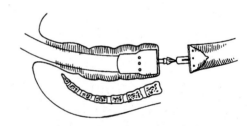

图 24-10　经肛门管状吻合器吻合

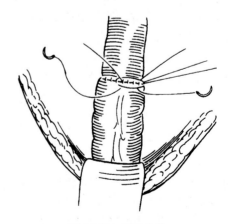

图 24-11　手工吻合

另外手工吻合时,如回肠腔小,可纵行切开一部分回肠断端,使肠腔与直肠腔大小一致,做端-端二层吻合(图 24-12),有的缝合回肠断端,将回肠侧方

与直肠断端做端-侧吻合(图24-13)。

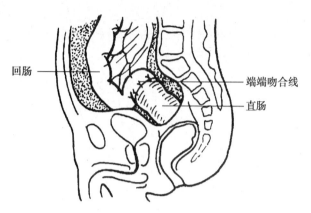

回肠
端端吻合线
直肠

图24-12 回肠直肠端-端吻合

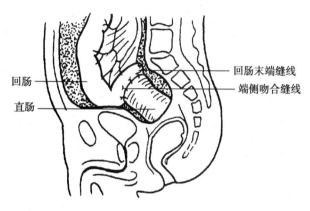

回肠
回肠末端缝线
端侧吻合缝线
直肠

图24-13 回肠直肠端-侧吻合

4. 关腹 吻合完毕后冲洗腹腔,放置盆腔引流管,从下腹部另戳孔引出。关闭系膜间隙,逐层缝合腹壁关腹。

【术中注意事项】

1. 回肠直肠吻合如用手工吻合时,须注意缝合对称,因回肠与直肠口径相差较大,缝合时要注意调整针距,避免缝合不全引起吻合口瘘。

2. 手术结束前肛门内放置引流管,减少直肠内积液、积气,降低压力,有利于吻合口生长。

【术后处理】

1. 加强支持疗法 及时纠正电解质紊乱,有条件时予静脉营养,必要时予输血及白蛋白等。

2. 预防性使用抗生素2天。

3. 肠功能恢复,肛门排气后,拔除肛门内引流管。

4. 术后第2天开始进无渣流质饮食,肠功能恢复后逐渐过渡到半流质、正常饮食。

5. 盆腔引流管术后1周左右拔除。

6. 由于残留的直肠有病变复发及癌变的可能,术后须定期复查、随访。

【手术并发症】

1. 吻合口瘘 术中要保证吻合口两端肠管血运良好及无张力,缝合要妥善牢靠。

2. 盆腔感染 关腹前盆腔应冲洗干净,保持引流管通畅。

3. 排便稀、次数多 与全大肠切除,失去故有功能有关。近年来有人采用回肠末端反转折叠形成贮袋的方法,增加了水分吸收,对术后腹泻有一定帮助。

【述评】 此种手术是最简单的保留直肠和肛门括约肌的手术,手术的前提条件是直肠及肛管无病变、肛管括约肌环完整且功能正常。此种手术避免了回肠造口,减少了肠液的丢失,使肛门的可控性得以充分发挥。在无重度感染,严重粘连时手术操作本身相对简单,术后并发症也少。缺点是失去了结肠特有的储存粪便、吸收水分的重要功能,使患者在手术后早期大便次数多,以稀便为主,经常出现肛周湿疹等,严重时,可适当应用减少肠蠕动药物(如口服地芬诺酯:5mg,3~4次/日),减少大便次数,随着时间的推移,此症状可逐渐好转。再就是克罗恩病发病范围广,残留直肠仍有病变复发及癌变的可能性,故术后必须严密观察。

## 第三节 全结肠直肠切除、回肠造口术

【概述】 大肠克罗恩病侵犯结肠、直肠、肛管和肛门部的患者适用于全结肠直肠切除和永久性回肠造口术。缺点是有回肠造口引起的一系列问题及会阴部伤口有时愈合不良等。

【适应证】

1. 病变累及全结肠、直肠,内科治疗不能缓解者。

2. 疑合并低位直肠癌者。

【禁忌证】 合并有严重其他脏器器质性病变,不适宜进行手术者。

【术前准备】

1. 改善全身一般状况 纠正贫血、低蛋白血症及水、电解质紊乱;必要时予胃肠道营养或静脉高营养等支持;

2. 肠道准备 术前1天进无渣流质饮食;术前1天晚及当日晨给予清洁灌肠;

3. 确定回肠造口位置；

4. 手术当日留置胃肠减压管；

5. 术前 0.5～2 小时预防性使用抗生素。

【麻醉】　连续硬脊膜外腔阻滞麻醉或气管插管全身麻醉。

【体位】　膀胱截石位。

【手术步骤】

1. 切口同全结肠切除、回肠直肠吻合术。并于腹壁画出回肠造口部位(图 24-14)。

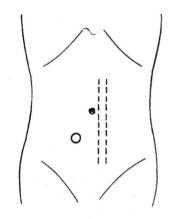

图 24-14　左下腹正中旁切口及造口位置

2. 探查腹腔了解肝、胆、脾、胰、胃、小肠、结肠及直肠情况。

3. 分离解剖直肠,将小肠推向上腹部,采用头低脚高位,充分暴露盆腔。提起乙状结肠,于直肠上段两侧打开后腹膜及腹膜返折,沿直肠四周向下分离至肛提肌水平(图 24-15)。

4. 游离回盲部,提起盲肠,从盲肠外侧打开侧腹膜,向内侧分离至回肠末段,再沿升结肠外侧向上分离,切断并结扎肝结肠韧带,推开升结肠后方疏松

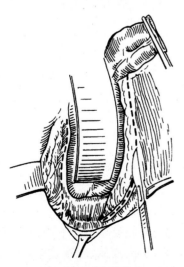

图 24-15　分离直肠

组织,勿损伤肾周脂肪囊,将升结肠内翻,可显露十二指肠,右侧输尿管及精索血管等,注意保护(图 24-16～图 24-18)。

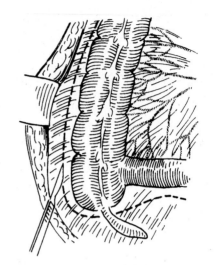

图 24-16　游离回盲部及升结肠

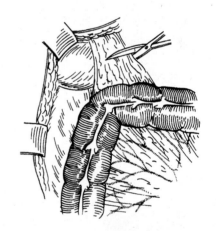

图 24-17　切断肝结肠韧带

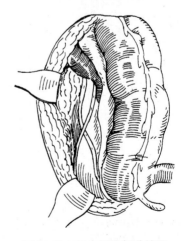

图 24-18　向内侧翻起升结肠

5. 提起大网膜,沿横结肠附着处,从右向左分离大网膜直至脾曲,将横结肠完全游离,保留完整大

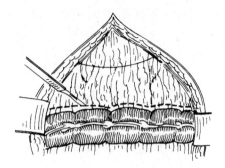

图 24-19 分离、保留大网膜

网膜(24-19)。

6. 分离、切断并结扎脾结肠韧带,于降结肠外侧打开侧腹膜(图 24-20),向上分离至脾曲,向下沿降结肠、乙状结肠外侧分离至盆腔与直肠游离处相会合。暴露左侧输尿管及精索血管,注意保护(图 24-21)。

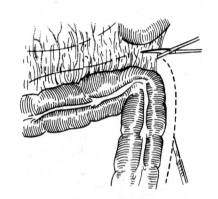

图 24-20 分离、切断脾结肠韧带、剪开侧腹膜

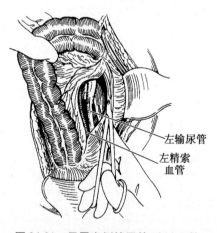

左输尿管
左精索血管

图 24-21 显露左侧输尿管、生殖血管

7. 全结肠、直肠游离后,打开结肠系膜,依次切断回结肠动脉、右结肠动脉、结肠中动脉等,近端妥善双重结扎。回肠无病变者,在距回盲瓣 10~12cm 处切断回肠(图 24-22)。

8. 消毒会阴部,荷包缝闭肛门,绕肛缘做椭圆

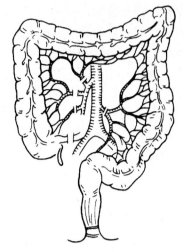

图 24-22 切断、结扎结肠系膜血管及回肠

形切口,切开皮肤、皮下组织,于尾骨尖前方切断肛尾韧带,切开肛提肌与盆腔相通,拉出结肠、直肠及肛管(图 24-23,图 24-24),移去标本。

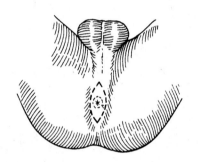

图 24-23 会阴部切口

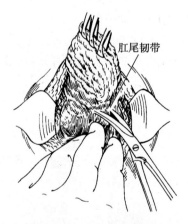

肛尾韧带

图 24-24 切断肛尾韧带

9. 冲洗盆腔,骶前置引流管,从会阴部切开处的旁边另戳孔引出固定,关闭盆底腹膜,缝合会阴部切口(图 24-25)。

10. 最后行回肠造口。于右下腹预设造口处切除直径约 2.5~3cm 皮肤、分离皮下组织,十字形切开肌鞘。分离肌层,切开腹膜外筋膜,从腹膜内沿右

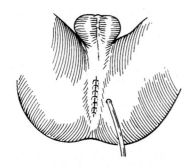

**图 24-25　盆腔放置引流管、缝合会阴部切口**

侧腹膜外切开处分离腹膜外间隙并与右下腹壁切开相通,将末段回肠经腹膜外从该切口引出,且应高于皮肤 2～3cm(图 24-26),注意勿使系膜扭转。将造口肠管与腹直肌前鞘缝合数针,以防回缩。冲洗腹腔,将大网膜置于小肠与切口之间,以减少与腹壁之间的粘连,逐层关腹。最后将引出的回肠端打开并外翻,肠管全层与皮肤圆形切口行皮内间断缝合,先上下左右缝合一针固定,然后行肠端、肠管浆肌层及皮内缝合,以使造口略高出周围皮肤 1cm(图 24-27)。

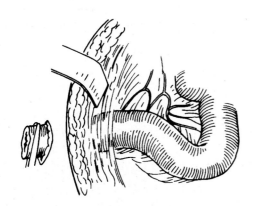

**图 24-26　末端回肠经腹膜外引出**

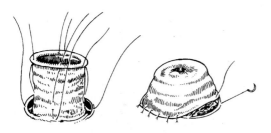

**图 24-27　缝合回肠造口**

【术中注意事项】

1. 在做全结肠切除时,先游离直肠,再游离全结肠。可得到干净术野,便于操作。

2. 采用电刀锐性分离组织可减少出血,缩短术时间。

3. 肠系膜下动脉切断时,应离开根部 1cm 以上,直肠壁分离不可广泛,以免损伤腹主动脉前神经丛及盆腔内脏神经丛。这样可保留盆腔自主神经,保证术后正常排尿功能及性功能。

4. 回肠造口位置的选择因人而异,应在术前确定,肥胖者造口应在腹部隆起最高处上缘,以便于术后自行管理造口。较瘦者造口不要太靠近髂骨,以免影响造口器具的使用。

5. 经腹膜外造口可预防造口肠段脱垂及回缩,减少造口旁疝的发生,也减少腹腔内感染的机会。造口术毕即贴上造口袋,避免肠液污染腹部切口,也便于护理。

【术后处理】

1. 术后第 1 天禁食,第 2 天进水,第 3 天进流质饮食,1 周左右进半流食。

2. 注意观察造口肠端有无缺血、坏死等。

3. 术前半小时预防性使用抗生素 1 次,术后据患者情况可用到 48 小时。

4. 恢复进食后可适当给予抑制肠蠕动,减慢排空的药物。注意纠正水、电解质紊乱。

5. 骶前引流管术后 1 周左右拔除。

6. 术后第 3 天开始夹闭导尿管,每 2～3 小时放 1 次,训练逼尿肌功能,促使膀胱功能恢复,有尿意,约 7 天前后拔除导尿管。术中如采用腹腔镜手术,完整保存腹腔及盆腔神经丛,一般术后第 3 天可拔除尿管。

【手术并发症】

1. 肠粘连、肠梗阻　一般术后 1～2 周发生率较高。术中腹腔内充分止血,关腹前冲洗干净,术后鼓励早期下床活动,可减少发生率。

2. 腹腔感染　一般发生率较低,但一旦感染治疗较困难。故术中应做到严格无菌操作,关腹前用大量生理盐水洗腹腔,保持引流管通畅,使用有效抗生素。

3. 造口肠端缺血、坏死　腹膜外造口可预防造口脱垂、回缩、腹腔内感染、造口旁疝及腹内疝等,但须注意腹膜外潜行分离时应使之较宽松,应将腹膜拉平,避免肠管及其系膜血管受压,并且肠管不能有张力,以防造口肠端缺血、坏死及回缩。

【述评】　全结肠直肠切除、回肠造口术几乎切除了全部病变的肠段,术后的发病率明显降低,解决了出血、中毒性肠炎、肠穿孔、肠瘘以及癌变等问题。但手术范围大、创面大、术中操作的技术难度要求较高,否则会造成医源性的排尿困难、性功能障碍等并

发症。再就是肠粘连、腹壁造口性并发症,使患者的生活质量明显下降。所以在临床上应酌情应用。并

向家属明确说明手术可能出现的并发症及回肠造口术引来的生活不便。

## 第四节 腹会阴联合切除、结肠造口术

【概述】 经腹会阴联合切除术产生100多年来,一直是直肠恶性肿瘤的重要治疗方法。对克罗恩病手术,手术范围不像肿瘤根治那么严格,但一定要注意保护盆腔神经丛。这种手术适用于直肠、肛门部和乙状结肠的克罗恩病,应按病变范围选用不同手术。

【术前准备】

1. 术前常规肠道准备。

2. 术前0.5~2小时静脉应用抗生素预防感染。

3. 术前留置尿管。

4. 术前腹部备皮。

【麻醉】 连续硬脊膜外腔阻滞麻醉或气管插管全身麻醉。

【体位】 仰卧位和截石位结合。

【手术步骤】

**(一)腹会阴联合直肠切除、乙状结肠造口术**

适用于直肠克罗恩病并有肛门部严重病变或有恶变趋势、结肠无病变的患者,适用这种手术。切除直肠、肛管和肛门周围组织做乙状结肠造口(图24-28)。

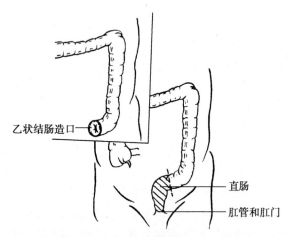

图24-28 切除直肠肛管和肛门周围
组织、乙状结肠造口

1. 取左下腹旁正中切口,入腹探查。

2. 将小肠推向上腹,牵开切口。提起乙状结肠,沿乙状结肠两侧白线切开后腹膜,并向Douglas窝方向延伸汇合,游离乙状结肠和直肠(图24-29)。

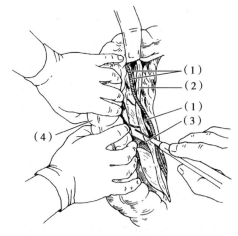

图24-29 切开左侧白线、沿融合筋膜游离
(1)左侧精索动静脉;(2)左侧输尿管;
(3)左侧髂血管;(4)乙状结肠

3. 沿腹主动脉表面的肾前筋膜向上分离,直到肠系膜下动脉根部,切断并结扎肠系膜下动静脉(图24-30)。注意保护腹腔神经丛。

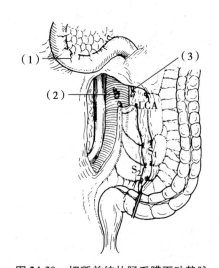

图24-30 切断并结扎肠系膜下动静脉
(1)十二指肠;(2)肠系膜下动脉;(3)肠系膜下静脉

4. 提起直肠,沿骶前间隙向下分离(图24-31),并打开Denonvilliers筋膜(图24-32),游离直肠一周达肛提肌水平。注意保护盆腔自主神经丛。

5. 在拟定切断处切断乙状结肠,两残端应用橡胶手套包裹。远残端折叠后放于直肠后末端。

6. 腹部乙状结肠造口 在左侧髂前上棘与脐连线之腹直肌外侧做3~4cm圆形切口,切除皮肤和

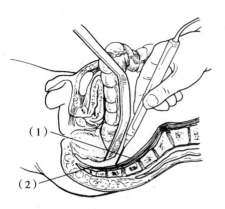

**图 24-31　沿骶前间隙游离直肠**
（1）骶前筋膜；（2）直肠骶骨切带

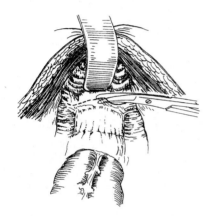

**图 24-32　在 Denonvilliers 筋膜间分离直肠前壁**

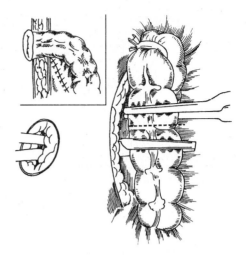

**图 24-33　切断乙状结肠、左下腹造口**

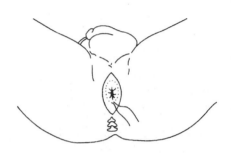

**图 24-34　会阴部切口**

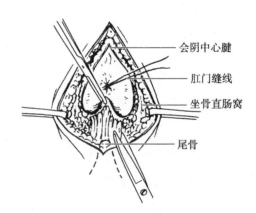

会阴中心腱

肛门缝线

坐骨直肠窝

尾骨

**图 24-35　会阴部切口**

皮下组织，切开腹直肌前鞘，分开腹直肌，切开腹直肌后鞘和腹膜，创口大小可容两指为宜。将乙状结肠近断端自上述创口引出，将腹直肌后鞘和腹膜与拖出乙状结肠浆肌层间断缝合固定，将腹直肌前鞘和腹膜与拖出乙状结肠浆肌层间断缝合固定（图 24-33）。亦可采用腹膜外隧道法进行外置，如回肠末端外置。

7. 会阴部常规消毒铺巾。缝闭肛门，围绕肛门做一椭圆形切口（图 24-34），前端达会阴中心腱，后端达尾骨尖，两侧达坐骨结节内侧。切开皮肤、皮下组织，进入坐骨肛管窝（图 24-35）。

8. 后部切口继续深入，切断肛尾韧带（图 24-36），进入骶前间隙到盆腔，向两侧断肛提肌（图 24-37），触到乙状结肠远残端，经直肠后拖出会阴创口外（图 24-38）。

9. 左手向外下牵拉直肠，分离直肠前部，切开会阴横肌和直肠尿道肌或阴道后壁，在直肠前部和盆腔游离面会合（图 24-39）。移除标本。

10. 切除直肠后，用大量盐水经腹腔冲洗盆腔，使液体经会阴部切口流出，彻底止血，盆腔置橡胶引

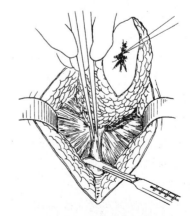

**图 24-36　切断肛尾韧带**

249

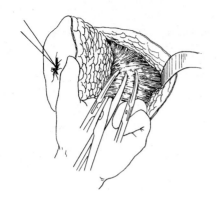

图 24-37 切断肛提肌

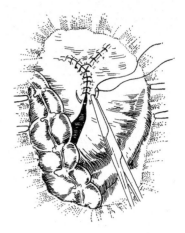

图 24-40 关闭盆底腹膜

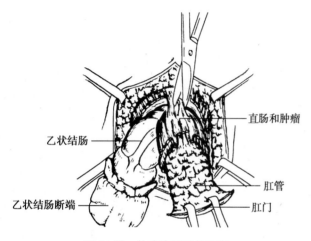

直肠和肿瘤

乙状结肠

肛管

乙状结肠断端

肛门

图 24-38 拖出直肠乙状结肠

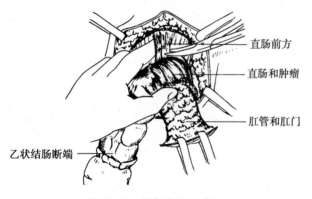

直肠前方

直肠和肿瘤

肛管和肛门

乙状结肠断端

图 24-39 切断直肠尿道肌

流管一根经会阴部创口一侧引出(见图 24-25),固定。间断缝合会阴创口。创口无菌敷料覆盖固定。

11. 清点器械敷料无误后,再次检查盆底创面出血情况,无出血,缝合关闭盆底腹膜(图 24-40),依次缝合腹壁各层,关腹。

12. 打开拖出乙状结肠残端,修整后接粪袋。

**(二)腹会阴联合直肠乙状结肠降结肠切除、横结肠造口术**

适用于直肠克罗恩病向上蔓延到乙状结肠和降结肠,向下侵犯肛门部的患者,做这种手术。切除左

半结肠、直肠和肛门周围组织,做横结肠造口。

手术步骤 1、2、3、4 步同腹会阴联合直肠切除、乙状结肠造口术。

5. 游离左半结肠 同全结肠直肠切除、回肠造口术之步骤 6。

6. 横结肠左半及乙状结肠、直肠游离后,沿乙状结肠系膜切断处向上,依次切断左结肠动脉及拟定横结肠病变近端 10~15cm 处结肠中动脉之左侧支,近端妥善双重结扎。同时切断横结肠,两残端应用橡胶手套包裹。备横结肠近端腹壁造口。远残端折叠后放置于直肠后肛尾韧带上方。

7. 腹部横结肠造口 根据横结肠的长短决定造口位于右上腹或左上腹,临床上在此多采用单腔造口。在选定位置皮肤,用组织钳提起,切开 3~4cm 圆形切口,切除皮肤和皮下组织,切开腹直肌前鞘,分开腹直肌,切开腹直肌后鞘和腹膜,创口大小可容两指为宜。将横结肠近断端自上述创口引出,将腹直肌后鞘和腹膜与拖出之横结肠浆肌层间断缝合固定,将腹直肌前鞘和皮下与拖出横结肠浆肌层间断缝合固定(图 24-41)。

8. 会阴部手术同腹会阴联合直肠切除、乙状结肠造口术之 7、8、9、10 步。

9. 切除左半结肠、直肠后,用大量盐水冲洗腹腔、盆腔,使液体经会阴部切口流出,彻底止血,盆腔置橡胶引流管一根经会阴部创口一侧引出(图 24-25),固定。间断缝合会阴创口。创口无菌敷料覆盖固定。

10. 清点器械敷料无误后,再次检查腹腔、盆底创面出血情况后,缝合关闭盆底腹膜(图 24-40),依次缝合腹壁各层,关腹。

11. 打开拖出之横结肠残端,修整后接粪袋。

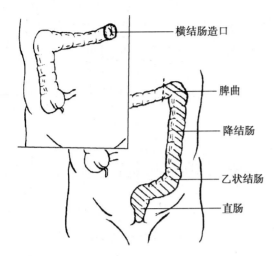

横结肠造口

脾曲

降结肠

乙状结肠

直肠

**图 24-41　切除左半结肠、直肠和
肛管周围组织、横结肠造口**

【术中注意事项】　同全结肠直肠切除、回肠造口术。要强调的是：

1. 横结肠外置肠管应尽可能突出于体表 2.5cm 以上，不宜有张力，以免回缩。

2. 过度牵引肠管或结肠系膜游离不够，或者肠系膜缘游离过多易导致结肠部分或完全坏死，严重者坏死肠管可延伸至腹腔内引起腹膜炎，术中应注意。

3. 勿过多切断腹壁肌肉，缝合切口大小应恰当，切口过于松弛则术后可能发生肠脱出或切口疝。

【术后处理】　同全结肠直肠切除、回肠造口术。

【手术并发症】　同全结肠直肠切除、回肠造口术。

【述评】　克罗恩病侵犯直肠肛门部并有恶变趋势或向上蔓延到乙状结肠和降结肠时可采用此手术方式，适用回盲部、升结肠及横结肠右半无病变的患者。从而保存了部分结肠的功能，提高了患者的生活质量。其主要风险是残留结肠段病变的复发。此手术虽然切除了主要病变的肠段，解决了出血、癌变等问题。但手术范围仍大，特别是盆腔操作的技术要求较高，以保护好盆腔神经丛，减少排尿困难、性功能障碍等并发症的发生。再就是无论横结肠造口还是乙状结肠造口都是患者难以接受的手术。应向患者及家属明确说明手术可能出现的并发症及造口术引来的不便。

# 第五节　肠 瘘 手 术

【概述】　肠瘘是因克罗恩病的慢性浸润，在肠管之间、肠管与其他脏器或者体外出现病理性通道是克罗恩病的一个很重要的严重的病理阶段，如不能及时处理，患者会因严重感染、体液丢失、重度营养不良等一系列病理生理改变导致多功能脏器衰竭而死亡。在临床上，因病变部位，局部感染的严重程度临床表现不同，诊断要靠腹部 CT 及瘘管造影等检查来完成。肠瘘分为肠内瘘和腹壁肠瘘，常并有全身或局部炎症和脓肿的存在。其手术是非固定手术，带有一定的盲目性，有时由于粘连致密、感染严重而仅行引流和造瘘，故应选择合适的时机，以最大限度地减少损伤。

【适应证】

1. 未愈的管状瘘：影响管状瘘愈合的因素主要有病变本身、瘘口附近的残余脓肿以及瘘管瘢痕化血运差等。

2. 唇状瘘：多是由于黏膜外翻所致，很少能自愈。

【禁忌证】

1. 有严重心肺功能障碍，不能耐受手术。

2. 手术时机不成熟，如感染未控制、全身情况差，瘘管发生后时间较短等。由于炎症、感染、营养不良等因素，早期手术的成功率不高，可谓之相对禁忌证。

【术前准备】

1. 术前行常规肠道准备。

2. 术前如有感染，可治疗性应用抗生素；如无明显感染，可予术前 0.5～2 小时静脉应用抗生素预防感染。

3. 术前备皮、留置尿管等。

4. 术前注意纠正水、电解质酸碱平衡紊乱，加强营养支持。

【麻醉】　连续硬脊膜外腔阻滞麻醉或气管插管全身麻醉。

【体位】　仰卧位。

【手术步骤】

（一）肠内瘘手术

这种肠瘘是侵犯两段肠管或器官。常见的有回肠乙状结肠瘘和回肠直肠瘘，其次是回肠膀胱瘘、结肠膀胱瘘；也有结肠结肠瘘、结肠直肠瘘和结肠十二指肠瘘等。下面仅介绍回肠乙状结肠瘘手术。

回肠乙状结肠瘘是炎症缩窄的回肠袢由瘘管与

乙状结肠交通(图 24-42)形成。常并有炎症肿块,使乙状结肠发生炎症,应按乙状结肠和腹内炎症轻重程度选择不同手术。

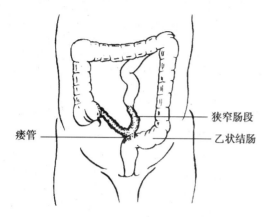

图 24-42 回肠乙状结肠瘘

1. 回肠升结肠和乙状结肠切除吻合术 这种手术适用于回肠远端和乙状结肠有广泛炎症和肿块的病例。

(1) 整块切除有病变的回肠、盲肠和一部分升结肠,切除 7 ~ 10cm 乙状结肠和炎症肿块(图 24-43)。

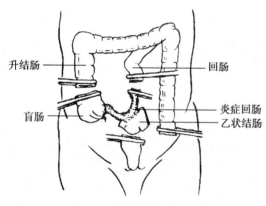

图 24-43 切除病变回肠、盲肠、一部分
升结肠和乙状结肠

(2) 回肠与升结肠端-端吻合,乙状结肠断端做端-端吻合(图 24-44)。

2. 回肠、升结肠和乙状结肠切除吻合、回肠造口、引流腹腔 适用于腹内并有感染的病例。如上法做两个切除吻合,并做近侧回肠造口和充分引流腹腔(图 24-45)。以免再次出现肠瘘可能。

3. 回肠升结肠切除吻合、乙状结肠缝合术 乙状结肠壁无明显炎症的病例可做这种手术。切除有病变的回肠和盲肠,做回肠升结肠吻合。再由乙状结肠切除回肠瘘管,修剪乙状结肠瘘口,双层缝合肠

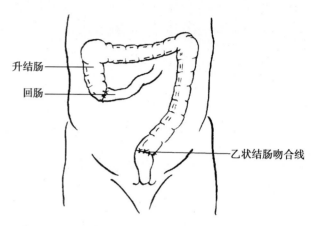

图 24-44 回肠升结肠端-端吻合、乙状结肠端-端吻合

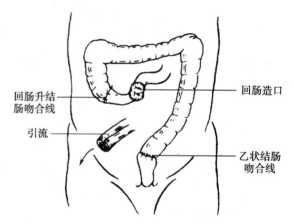

图 24-45 回肠升结肠、乙状结肠切除吻合、
回肠造口、腹腔引流

壁伤口,或用网膜闭合伤口(图 24-46),减少再次瘘的发生。

(二) 腹壁肠瘘手术

这种肠瘘常由单纯切开引流腹内脓肿造成或因瘘使原手术切口感染裂开引起。应口服水溶性造影剂,如碘海醇,进行肠道放射线检查,再由瘘口注入

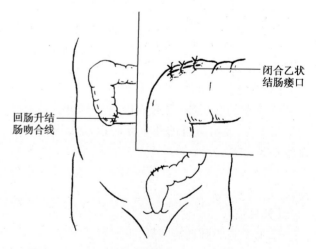

图 24-46 回肠升结肠切除吻合、乙状结肠瘘口闭合

做窦腔放射线造影,以确定肠瘘的形成及瘘口外腹壁间脓腔病变的大小,如发现大型脓肿引流不畅或肠管远侧肠梗阻存在等,应开腹引流,必要时再次行肠切除吻合手术治疗。

【术中注意事项】

1. 在手术过程中,由于肠管粘连成块,近远端肠管都难以区分、局部带瘘肠管,特别是怀疑低位瘘应考虑行此段肠管腹壁外置是最安全的。

2. 多处肠管因瘘切除,如条件允许是可以吻合的,为了预防瘘的发生,可行近端回肠造口。如回肠升结肠吻合和乙状结肠切除吻合、回肠造口、腹腔引流术。如一次性肠切除吻合术,应注意放置可冲洗的腹腔引流管,预防瘘的发生。

3. 手术结束时,要用大量等渗盐水(6000ml 以上)冲洗腹腔,放置双套管负压引流,预防发生腹腔感染。并对行广泛剥离的病例作肠内插管小肠内固定术,避免术后发生粘连性肠梗阻,导致手术失败。

【术后处理】

1. 加强支持疗法,无论应用何种营养支持方法,均要求有适当的热能与蛋白供应质量,以达到正氮平衡,并注意电解质紊乱和酸碱平衡失调。

2. 预防性使用抗生素 2 天。

3. 术后第 2 天开始进无渣流质饮食,肠功能恢复后逐渐过渡到半流质、正常饮食。

4. 肠瘘或腹腔脓肿部均用双套管 24 小时持续负压引流,等肠功能恢复,正常排气、排便后,引流液正常,量又不多时拔除。

【手术并发症】　肠瘘和严重腹腔感染是最常见并发症。常有革兰阴性杆菌败血症及多器官功能障碍,可并发感染性休克、胃肠道大出血、黄疸、急性呼吸窘迫综合征、神志昏迷等情况,应加强监护,及时治疗。

【述评】　肠瘘手术是非固定手术。手术以切除引起并发症的肠段,最大限度恢复肠道的连续性,保持原有的各肠段的功能为原则。要注意手术时机的掌握,对于有症状的肠内瘘多需手术治疗,切除肠瘘的肠段。否则以严密观察为主,不要急于手术。对于长期使用大剂量激素控制症状的患者,如发生肠瘘合并腹腔感染、出血时,需急诊手术;可在 3 天左右的时间内将激素按总剂量的 1/3 逐渐减量并维持进行手术,以解决主要并发症。必要时可先行病变肠管切除,并行近远端肠管的双腔造口术。

## 第六节　肛门部克罗恩病手术

肛门部克罗恩病发病率按克罗恩病的部位不同而不同,直肠克罗恩病的发病率最高,其次是结肠,小肠克罗恩病较少。有些肠内未发现病变,肛门部是最初的表现。常表现为溃疡、肛裂、脓肿、肛瘘、结缔组织外痔和肛管狭窄。小型溃疡可引起大型脓肿破坏肛门括约肌,穿入坐骨肛门窝,或穿入阴道形成直肠阴道瘘。药物或手术治愈肠内病变后肛门部病变可以好转,有的还可自愈。如在肠内病变活动期手术,则伤口常愈合不良,并可加重局部扩展。对于肛门部克罗恩病,诊断明确后,仍以药物等非手术治疗为主,当出现肛周脓肿或出现威胁肛管直肠环的深部脓肿,需要在积极的药物治疗稳定期进行手术治疗为佳。脓肿手术以简单切开引流为主,防止广泛破坏。对肛瘘在肠内病变静止期做肛瘘切开术。直肠内病变严重和肛门括约肌破坏明显时的应做回肠造口或结肠造口术,必要时造口的基础上行直肠切除术。

【述评】　克罗恩病可发生在胃肠道的不同部位,临床表现不同,有的症状较轻为慢性进程,有的迅速发展可危及生命。由于这种病的变化异常和不能预示性,最佳手术时机还有争论。①切除术是现在较好的手术方法,可切除主要病变肠段复发率降低。②捷径手术可解除肠梗阻,但病变仍未切除,且可能发生癌变。故捷径手术只用在抢救危重患者时,手术后应尽早做病变肠切除术。

部分结肠克罗恩病手术应尽力保留有功能的肠管。只切除大体检查有病变的肠段,并在柔软的肠管吻合。部分切除安全,很易减轻症状,维持肠的正常功能。多处病变、直肠无病变和很少肛门部病变的患者,可做全结肠切除回肠直肠吻合或回肠乙状结肠吻合。结肠部分切除或次全结肠切除回肠直肠吻合或直肠乙状结肠吻合的并发症或复发率无显著差别。总之,需根据患者年龄和健康状况、结肠病变侵犯范围、直肠状态和肛门周围病变程度,选择相应的手术方法。

(陈进才)

## 参 考 文 献

1. 张庆荣.肛管大肠手术图解.天津:天津科技翻译出版公司,2000.306-521.

2. 李春雨,汪建平.肛肠外科手术技巧.北京:人民卫生出版社,2013.341-559.

3. 吴孟超,吴在德.黄家驷外科学.第7版.北京:人民卫生出版社.2010.

4. 徐国成,韩秋生,王新文.普通外科手术图谱.辽宁:辽宁科学技术出版社.2003,215-243.

5. 黄志强,金锡御.外科手术学.第3版.北京:人民卫生出版社,2005.799-823.

# 第 25 章　结肠慢传输型便秘手术

## 第一节　结肠全切除、回肠直肠吻合术

【概述】　结肠慢传输型便秘是因结肠壁肌肉、神经的结构和功能障碍导致传输无力而引起的顽固性便秘,有一部分患者经严格的内科保守治疗无效。Arbuhnot 于 1908 年首次提出经腹结肠切除治疗慢性顽固性便秘,到 20 世纪 80 年代后逐渐为临床外科医师所接受。近年来,文献报道手术治疗结肠慢传输型便秘逐渐增多,国外多采用结肠全切除、回肠直肠吻合术治疗结肠慢传输型便秘,成功率较高。国内也有学者推崇该术式。

【适应证】

1. 符合罗马Ⅲ诊断标准,结肠传输时间明显延长(大于 72 小时)。

2. 病史长、有长期大量服用刺激性泻剂史者。

3. 经严格非手术治疗 6 个月以上无效者。

4. 排除结肠有器质性病变。

5. 临床上无明显的焦虑、抑郁等精神障碍者。

【禁忌证】

1. 发病时间短,未经严格的保守治疗者。

2. 伴有全消化道传输缓慢者。

3. 不能耐受腹部手术者。

4. 凡精神异常症状严重者,手术要特别慎重。

【术前准备】

1. 常规准备　按腹部手术常规做实验室和心肺功能检查,包括:血常规、凝血功能、肝肾功能、血糖等生化指标、胸部 X 线检查以及心电图检查等。

2. 肠道准备

(1) 抗生素的应用:口服抗革兰阴性菌和厌氧菌药物。常用的有:卡那霉素或 PPA+甲硝唑或替硝唑。一般要求服药 3 天以上。

(2) 清洁肠道:目前常用的清洁肠道的方法有三种:①常规法:术前进流质饮食或给予瑞素等肠内营养剂 3 天,每日给番泻叶 10 ~ 20g 代茶饮或蓖麻油 30ml 口服。术前日用 0.1% ~ 0.2% 的肥皂水或辉力灌肠剂清洁灌肠。②快速法:术前 8 小时给予 25% 硫酸镁 250ml 加水 2500 ~ 3000ml 口服。也可用聚乙二醇电解质 A、B、C 药包各 2 包加温开水 2000ml,首次口服 1000ml,以后每 15 分钟口服 250ml 直至服完。一般在服药 2 ~ 3 小时后即能彻底清洁肠道,给药前不需要限制饮食。③洗肠法:即应用电脑洗肠水疗机于手术前 4 ~ 6 小时洗肠,既可达到很好的清洁效果,又避免了大量饮水和限制饮食之弊端,同时也避免了患者频繁跑厕所排便引起的痛苦和体力消耗。

【麻醉】　全麻或连续硬膜外麻醉。

【体位】　仰卧位或截石位。

【手术步骤】

1. 切口　取左侧正中旁切口,上起脐剑连线中点,下止耻骨联合上缘(图 25-1)。

2. 游离、切除肠管

(1) 提起回盲部,剪开右侧后腹膜,向上达肝区(图 25-2)。切断、结扎升结肠系膜及其血管和回

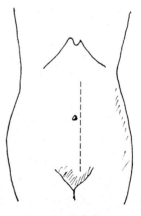

**图 25-1　腹部切口**

255

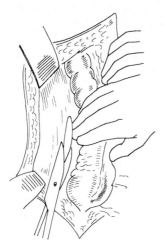

图 25-2　游离升结肠

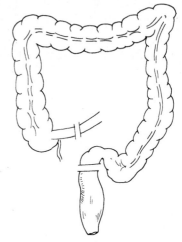

图 25-4　切断回肠和直肠

肠末段系膜及其血管。

（2）切断、结扎肝结肠韧带及肝曲血管。注意勿伤及其后方十二指肠。

（3）沿横结肠切断大网膜，切断横结肠系膜，切断、结扎中结肠动静脉。

（4）切断结扎脾结肠韧带。

（5）沿降结肠外侧切开后腹膜，下达直肠上段（图 25-3）。切断、结扎左结肠动静脉和乙状结肠动静脉，游离降结肠及乙状结肠。

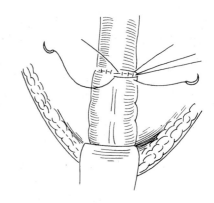

图 25-5　徒手回肠、直肠吻合

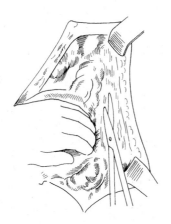

图 25-3　游离降结肠

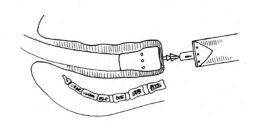

图 25-6　用吻合器行回肠、直肠吻合

（6）保留直肠上动静脉，沿直肠壁游离直肠上段。

（7）按常规切除阑尾。

（8）距回盲部 6～8cm 处切断回肠，于直肠上端切断直肠（图 25-4）。

3. 吻合　徒手或用消化道吻合器行回肠、直肠端-端吻合（图 25-5，图 25-6）。

4. 将残留的乙状结肠和降结肠系膜与左侧后腹膜切缘间断缝合，消除降结肠床创面。缝合关闭

系膜裂孔。冲洗腹腔后关腹。

【术中注意事项】

1. 切口向上腹部延伸要足够长，使肝曲、脾曲充分显露，以免过度牵拉造成肝裂伤或脾裂伤。

2. 游离升结肠和肝曲时，注意辨认和保护十二指肠的腹膜后部分。同时注意勿伤及右侧输尿管。

3. 缝合关闭肠系膜与后腹膜之间缝隙，防止内疝发生。

4. 保持吻合口无张力。

【术后处理】

1. 因该手术范围广泛，创面大，从手术区内丢失的血浆及液体量较多。所以，手术后应及时补充血容量，注意水电解质平衡和能量供给，必要时给与

新鲜血浆。尿量保持每小时 30～50ml 为宜。

2. 胃肠减压至肠蠕动恢复。

3. 留置导尿管至自行排尿为止。

4. 静脉给予抗生素 3～5 天。

5. 术后早期离床活动及多次少量饮水,以促进肠蠕动恢复,减少肠粘连。

6. 饮食管理:胃管拔出后开始进流质 2 天,术后第 5 天进半流质,第 7 天进普食。

【手术并发症】　结肠全切除术后的主要并发症有:粘连性肠梗阻、吻合口瘘、吻合口狭窄及腹泻。

1. 粘连性肠梗阻　到目前为止,肠粘连仍是腹腔内手术后难以避免的并发症。结肠全切除术手术范围大,术后肠粘连发生率高,因此要求术中仔细操作,术毕腹腔内注入防粘连剂,术后早期离床活动,并可早期少量多次饮水,以促进肠蠕动恢复,减少肠粘连。一旦出现粘连性肠梗阻,应按肠梗阻的治疗原则,先行非手术治疗,包括补液、纠正水电解质失衡、胃肠减压、高渗盐水灌肠等。非手术治疗无效者行手术治疗。

2. 吻合口瘘　造成吻合口瘘的原因有缝合不当、肠系膜血管结扎过多导致吻合口血供不良以及肠腔内气体或粪便充盈。发生吻合口瘘后,如果腹膜炎明显且范围广泛,应开腹充分引流,并行临时性回肠造口,待瘘口愈合后将回肠造口关闭还纳。若炎症局限,可将腹壁切口缝线拆除几针,放置引流管充分引流,结合抗感染、营养支持等非手术治疗待其愈合。

3. 吻合口狭窄　主要是由缝合不当、瘢痕增生及炎性水肿引起。轻度狭窄,不必处理,经粪便扩张,多可自行缓解。炎症性水肿引起的狭窄是暂时性的,经消炎处理后即可缓解。狭窄明显者可用气囊或扩张器扩张,重度狭窄则需手术处理。

4. 腹泻　全结肠切除术后近期内多有腹泻,多数患者经口服洛哌丁胺等药物和随时间的推移,腹泻逐渐好转。部分患者出现顽固性腹泻,需要较长时间应用止泻药治疗。

【述评】　结肠全切除、回肠直肠吻合术治疗结肠慢传输型便秘疗效显著,国外学者公认其为治疗结肠慢传输型便秘的标准术式。但该手术创伤大,手术范围广,手术后小肠粘连性梗阻的发生率高达 17%,再手术率为 12%。因此,术中减少创伤、术毕和术后防止粘连十分必要。另外,该手术后多出现腹泻,尽管大部分在术后较短时间内症状缓解或消失,但仍有部分为顽固性腹泻,需要较长时间用药物治疗,给患者带来新的痛苦,所以要严格掌握手术适应证。

# 第二节　结肠次全切除术

【概述】　由于结肠全切除、回肠直肠吻合术术后发生腹泻率高,有的甚至是难治性腹泻,有些学者提倡行结肠次全切除术治疗结肠慢传输型便秘,疗效满意。术式包括:顺行结肠次全切除、升结肠直肠吻合和盲肠直肠吻合,倒结肠次全切除、回肠乙状结肠吻合。手术保留了回盲瓣和直乙交界,限制了小肠内的稀便快速进入直肠,对排便有很好的缓冲作用,避免了腹泻发生。

## 一、结肠次全切除、升结肠直肠吻合术

【适应证】

1. 同结肠全切除、回肠直肠吻合术。

2. 盲肠和升结肠收缩功能应正常。

【禁忌证】

1. 同结肠全切除、回肠直肠吻合术。

2. 升结肠和盲肠明显扩张、收缩无力者。

【术前准备、麻醉、体位】　同结肠全切除、回肠直肠吻合术。

【手术步骤】

1. 切口　同结肠全切除回肠、直肠吻合术。

2. 游离、切除肠管

(1) 依次游离盲肠、升结肠、肝区、横结肠、脾区、降结肠、乙状结肠至直肠上段,游离回盲部和升结肠时注意保护回结肠动静脉及升结肠供应血管。

(2) 距回盲瓣 6～8cm 处切断升结肠,于直肠上段切断直肠(图 25-7)。

3. 吻合　将回盲部及升结肠向背侧逆时针翻转 180°,徒手或用消化道吻合器行升结肠、直肠端-端吻合(图 25-8)。

4. 将残留的乙状结肠和降结肠系膜与左侧后腹膜切缘间断缝合,消除降结肠床创面。缝合关闭系膜裂孔,将回盲部固定于右侧结肠床处。冲洗腹腔后关腹。

【术中注意事项】

1. 注意确认和保护回结肠动静脉,确保升结肠

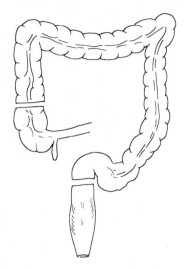

图 25-7 切断升结肠和直肠

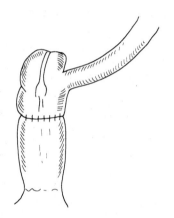

图 25-8 升结肠、直肠吻合

保留部分有良好的血运。

2. 将盲肠及升结肠旋转时应辨清方向,防止系膜扭转,造成肠管坏死。

3. 关闭升结肠和直肠系膜与后腹膜之间缝隙,防止内疝发生。

4. 将盲肠固定于右侧结肠床上,但要保持吻合口无张力。

【术后处理】 同结肠全切除、回肠直肠吻合术。

【手术并发症】 结肠次全切除术后的主要并发症基本同结肠全切除回肠、直肠吻合术,但一般不会发生腹泻。

## 二、结肠次全切除、盲肠直肠吻合术

【适应证、禁忌证、术前准备、麻醉、体位】 同结肠次全切除、升结肠直肠吻合术。

【手术步骤】

1. 切口、游离肠管基本同"结肠次全切除升结

肠-直肠吻合术"。注意应在距回盲部 3～4cm 处切断升结肠。

2. 吻合

(1) 在直肠断端缝荷包,置入吻合器钉座,收紧荷包线,备吻合用。

(2) 敞开升结肠断端,消毒升结肠和盲肠腔后将吻合器放入升结肠腔内,中心连接杆自阑尾残端穿出与钉座连接,旋紧吻合器并击发,完成盲肠-直肠吻合(图 25-9,图 25-10)。

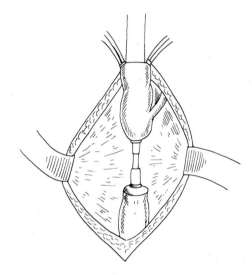

图 25-9 用吻合器行盲肠、直肠吻合

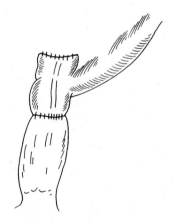

图 25-10 盲肠、直肠吻合

3. 封闭升结肠断端 缝合关闭系膜裂孔和左侧腹膜切口,将回盲部固定于升结肠床处。冲洗腹腔后关腹。

【术中注意事项】

1. 升结肠切断线应在距回盲瓣 3～4cm,升结肠近段保留过长,术后会出现升结肠淤积,过短会影响回盲瓣功能。

2. 其余同结肠次全切除、升结肠直肠吻合术。

【术后处理】　同结肠全切除升结肠、直肠吻合术。

【手术并发症】　结肠次全切除、盲肠直肠吻合术后除偶发升结肠残端瘘外，其余主要并发症同结肠次全切除、升结肠直肠吻合术。造成升结肠残端瘘的原因有缝合不当、升结肠残端血供不良以及肠腔内气体或粪便充盈。一旦发生升结肠残端瘘应即开腹充分引流，可行瘘口缝合，必要时行临时性回肠造口，待瘘口愈合后将回肠造口关闭还纳。

## 三、结肠次全切除、回肠乙状结肠吻合术

【适应证】
1. 同结肠全切除回肠、直肠吻合术。
2. 升结肠和盲肠明显扩张、收缩无力者。

【禁忌证、术前准备、麻醉、体位】　同结肠全切除、回肠直肠吻合术。

【手术步骤】
1. 切口　同"结肠次全切除升结肠-直肠吻合术"。
2. 游离切除肠管
（1）依次游离回肠末端、回盲部、升结肠、肝区、横结肠、脾区、降结肠、乙状结肠近 2/3 段。
（2）距回盲瓣 6～8cm 处切断回肠，于乙状结肠中远 1/3 交界处切断乙状结肠（图 25-11）。

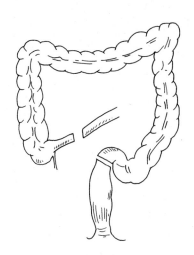

图 25-11　切断回肠和乙状结肠

3. 吻合　徒手行回肠、乙状结肠端-端吻合（图 25-12）。

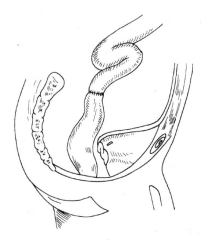

图 25-12　回肠、乙状结肠吻合

4. 缝合关闭系膜裂孔，冲洗腹腔后关腹。

【术中注意事项】
1. 乙状结肠切断线应在中远 1/3 交界处，乙状结肠保留过长会导致便秘复发。
2. 其余同结肠全切除、回肠直肠吻合术。

【术后处理、手术并发症】　同结肠全切除、升结肠直肠吻合术。

【述评】　由于结肠次全切除、升结肠（盲肠）直肠吻合术保留了回肠末段、回盲瓣、盲肠和部分升结肠，这就保存了这些肠管吸收水、电解质、维生素的功能和回盲瓣的正常节制功能以及升结肠、盲肠的储袋功能，尤其是盲肠直肠吻合后盲肠的逆蠕动更增加了其储袋功能，对排便有很好的缓冲作用。江从庆等对 16 例行结肠次全切除、逆蠕动盲肠直肠吻合术治疗的慢传输型便秘患者术后进行了随访，随访内容包括排便情况、并发症、生活质量及满意度。平均随访期为 3 年，结果所有患者术后无严重并发症及死亡。术后 1 个月每天平均排便 4 次（3～6次），半液体状大便。术后 3 年平均每天排便 2 次（1～3 次），固体状大便。随访期间所有患者控便能力良好，无大便失禁发生。

回肠乙状结肠吻合术保留了直乙交界的"第二括约肌"功能和乙状结肠远段的吸收功能，有效地防止术后腹泻。

## 第三节　结肠旷置术

【概述】　由于结肠全切除和结肠次全切除术创伤大、并发症多，对老年便秘患者难以耐受。有学者推崇行结肠旷置治疗老年性结肠慢传输型便秘，文献报道疗效满意。且创伤小、恢复快、并发症少。

手术方式有:盲肠直肠吻合术和回肠乙状结肠吻合术。

**【适应证】**

1. 同结肠全切除回肠、直肠吻合术。

2. 不能耐受结肠全切除和结肠次全切除手术者。

**【禁忌证、术前准备】** 同结肠全切除回肠、直肠吻合术。

**【麻醉】** 连续硬膜外麻醉。

**【体位】** 截石位。

**【手术步骤】**

**(一)盲肠直肠吻合术**

1. 切口 取中下腹部正中切口或旁正中切口,依次切开腹壁各层。

2. 游离肠管 提起盲肠,游离回盲部、升结肠近段及回肠远段。距回盲瓣4cm切断升结肠,封闭升结肠近切端。按常规切除阑尾。

3. 吻合 消毒升结肠远段和盲肠腔,经盲肠置入吻合器钉座,钉座杆自阑尾残端穿出。充分消毒直肠后,经肛门放入吻合器,中心连接杆自直肠上段右前壁穿出并与钉座杆连接,旋紧吻合器并击发,完成盲肠直肠吻合(图25-13)。

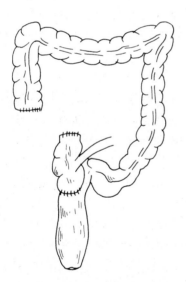

**图 25-13 盲肠、直肠吻合**

4. 封闭升结肠断端,缝合关闭系膜裂口,逐层关腹。

**(二)回肠直肠(乙状结肠)吻合术**

1. 切口 取中下腹部正中切口或旁正中切口,依次切开腹壁各层。

2. 游离肠管 提起回肠远段,距回盲瓣6~8cm切断回肠,封闭回肠远切端,近切端缝荷包,置入吻合器钉座备用。按常规切除阑尾。

3. 吻合 充分消毒直肠后,经肛门放入吻合器,中心连接杆自直肠上段(或乙状结肠下段)右前壁穿出并与钉座杆连接,旋紧吻合器并击发,完成回肠直肠(乙状结肠)吻合(图25-14,图25-15)。

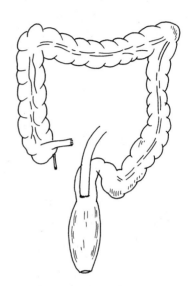

**图 25-14 回肠、直肠吻合**

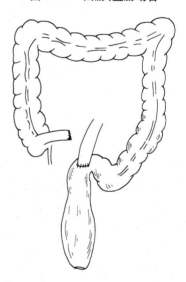

**图 25-15 回肠、乙状结肠吻合**

4. 缝合关闭系膜裂口,逐层关腹。

**【术中注意事项】**

1. 升结肠切断线应在距回盲瓣4cm,升结肠近段保留过长,术后会出现升结肠淤积,过短会影响回盲瓣功能。

2. 游离、切断升结肠和回肠系膜时注意保护供应旷置肠管的动静膜,确保旷置肠管有良好的血运。

**【术后处理、手术并发症】** 同结肠次全切除术。

【述评】　结肠旷置术以其创伤小、恢复快、并发症少等优点用于治疗老年性结肠慢传输型便秘，疗效满意。李红岩等采用升结肠和盲肠与乙状结肠并行和吻合口近侧乙状结肠人工瓣膜的方法对结肠旷置术进行了改进，减少了粪便反流，避免了旷置结肠盲袢综合征的发生。因有部分患者术后腹胀症状持续存在和旷置结肠发生病变后症状隐蔽，容易误诊等弊端，应严格掌握手术指征。

# 第四节　腹腔镜结肠(次)全切除术

【概述】　自 1991 年美国的 Jacobs 等进行首例腹腔镜右半结肠切除术以来，随着手术器械和设备的不断研发，腹腔镜下解剖学的进一步深入，手术技巧的提高，应用腹腔镜技术完成复杂的肠道手术已越来越成熟。腹腔镜微创技术在取得相同或者更好疗效的同时，更加符合治愈疾病提高生活质量的原则。腹腔镜技术在结肠慢传输型便秘手术的运用，按切口以及采取方式的不同大致可分为以下三类：①完全腹腔镜结肠切除术；②腹腔镜辅助结肠切除术；③手辅助腹腔镜结肠切除术。手术方法有：①腹腔镜结肠全切除术：全结肠切除回肠直肠吻合术；②腹腔镜结肠次全切除术：回肠乙状结肠吻合或盲肠(升结肠)直肠吻合；③腹腔镜结肠部分切除术：主要用于缩肠部分节段传输减慢的患者，临床应用相对不多；④腹腔镜全结肠直肠切除术：主要应用在结肠慢传输型便秘第一次全结肠切除术后便秘复发，经再次诊断为直肠无力的患者，或者结肠慢传输型便秘同时存在超短型巨结肠的可能。

【适应证】　结肠慢传输型便秘。

【禁忌证】

1. 全身情况较差，虽经术前治疗不能纠正者。

2. 血液病以及凝血机制障碍者。

3. 高龄患者。

4. 有严重心肺肝肾疾患不能耐受手术者。

5. 有腹腔较大手术史或腹腔内严重粘连者。

6. 重度肥胖者。

7. 凡精神异常症状严重者，手术要特别慎重。

【术前准备】　同常规开腹结肠（次）全切除手术。

【麻醉】　气管插管全麻。

【体位】　截石位，放低双腿。

【手术步骤】

**(一) 腹腔镜辅助手术**

**1. 单手术者腹腔镜辅助手术**

(1) 穿刺孔安排：A 孔：脐下皮褶处。气腹针穿刺气腹后(气腹压力 12～15mmHg)入 10mm Trocar，再进 30°腹腔镜；B 孔(主操作孔)：麦氏点，入 12mm Trocar，进超声刀及切割器；C 孔(副操作孔)：右侧脐水平腹直肌外缘，入 5mm Trocar。助手操作孔：D 孔：左侧反麦氏点，入 5mm Trocar；E 孔：左侧锁骨中线肋缘下，入 5mm Trocar。

(2) 游离肠管：术者立于患者右侧，按直肠上段-乙状结肠-降结肠-结肠脾曲-横结肠-结肠肝曲-升结肠-盲肠顺序游离全结肠。运用超声刀切开乙状结肠与骨盆壁腹膜愈着处，沿着 Toldt 间隙，交替用超声刀和血管集束结扎系统(LigaSure)靠近结肠逐步游离乙状结肠、降结肠，切断脾结肠韧带，打开横结肠左侧胃结肠韧带，切断横结肠系膜左半至结肠中动脉处，于结肠中动脉近端上一锁扣夹或用线结扎，再用 LigaSure 切断。主刀变换位置于患者两腿之间或左侧，再顺序游离横结肠右半、结肠肝曲、升结肠和盲肠，保留回结肠动静脉及支配盲肠分支动脉(拟行回肠直肠吻合时可切断回结肠动静脉)。

(3) 标本取出和肠管吻合：将全部结肠及系膜完整游离后，关闭气腹，在下腹部正中沿皮纹做一长 5～6cm 的横切口进腹，将游离的结肠拖出体外。

升结肠直肠吻合：直视下于直肠上段用切割闭合器横断直肠，距回盲瓣 5～6cm 处切断升结肠，切除阑尾，移去标本。于升结肠切端缝荷，包放入吻合器钉座。扩肛后经肛门放入管状吻合器并与抵钉座链接，行升结肠与直肠端-端吻合。

盲肠直肠吻合：于盲肠预断处置荷包钳、切断盲肠，切除阑尾，盲肠做一荷包缝合，置入吻合器抵钉座并与由肛门置入的吻合器连接，行盲肠直肠吻合，缝合关闭升结肠切端。

回肠直肠吻合：游离并切断回肠末段，近切端缝荷包，置入抵钉座并与经肛门置入的吻合器连接，行回肠直肠吻合。

(4) 冲洗腹腔，检查术野，缝合系膜裂孔，关腹后重建气腹，在腹腔镜下再次检查腹腔肠管、脾脏等，理顺小肠，冲洗吸净残液后盆腔放置橡胶引流管。

**2. 双手术者腹腔镜辅助手术**

(1) 穿刺孔安排：先在脐下做一 10mm 切口，气腹针穿刺、气腹,从此戳孔置入腹腔镜,做全腹观察,探查了解腹内脏器情况。再分别于剑突与脐连线的中点做 5mm 的第一主操作孔,右锁骨中线肋缘下 5cm 处做 10mm 的第二主操作孔,左锁骨中线肋缘下 4cm 处做 5mm 的辅助操作孔。

(2) 游离肠管:术者一立于患者左侧,术者二立于患者右侧,持镜助手立于患者两腿之间。腹腔镜下手术顺序:术者一从胃结肠韧带中部开始,向右侧用超声刀靠近结肠切断胃结肠韧带,交替用超声刀和血管集束结扎系统(LigaSure),靠近结肠逐步游离右半横结肠、结肠肝曲、升结肠及盲肠。术者二从胃结肠韧带中部开始,同样方法向左侧切断胃结肠韧带,逐步游离左半横结肠、结肠脾曲、降结肠、乙状结肠及直肠上段。

(3) 其余操作同"单手术者腹腔镜辅助手术"。

**(二) 手助腹腔镜手术**

患者截石位,术者立于患者两腿之间。首先在脐上进 12mm Trocar,气腹满意后进腹腔镜探查。然后在下腹正中作横切口或纵切口,长约 6~7cm,依次切开腹壁各层组织后,将手助器装置(蓝蝶)底座涂抹液体石蜡,折叠放入腹腔内,利用其弹性和辅助手的引导,确保底座将壁腹膜完全覆盖封闭,必要时在切口两端用 7 号丝线各全层缝合 1 针加强其密闭性。安装蓝蝶后,术者将辅助手放入腹腔内,在腹部左侧进 10mm Trocar,由此孔进超声刀。交替用超声刀和血管集束结扎系统(LigaSure)按乙状结肠、降结肠、横结肠、升结肠和盲肠顺序游离全结肠。游离一段、检查一段,避免重复暴露一个视野,有助于缩短手术时间,并保证手术的连贯性。经安装蓝蝶的切口拖出游离的肠管,按以上"腹腔镜辅助手术"所述行肠管切断和吻合。

**【术中注意事项】**

1. 游离结肠时,一定要在充分显露的前提下,找准解剖层次,耐心操作,避免损伤周围脏器。游离结肠肝曲时易损伤十二指肠,游离结肠易损伤脾脏、胰尾。游离乙状结肠、降结肠和升结肠时注意勿损伤左右侧输尿管。游离结肠时因过分靠近结肠,可造成结肠分破,术中发现后可用大的钛夹暂时夹闭或缝合破口,避免污染腹腔,继续手术。

2. 手助腹腔镜操作过程中,手在腹腔内移动肠管时可能接触腹腔镜镜头从而影响视野,要求术者和扶镜助手配合默契,避免手对腹腔镜视野的负面影响。另外,在腹腔内手的操作易导致组织渗血,术者手进入腹腔内时即带入一干纱布及时擦拭血迹,

以保持视野清晰。

**【术后处理】**

1. 术后应及时补充血容量,注意水电解质平衡和能量供给,必要时给与新鲜血浆。尿量保持每小时 30~50ml 为宜。

2. 术后次日晨可给予少量饮水,下床活动,绝大部分患者在术后 24~48 小时内即可恢复肠道功能,此时可开始逐步恢复进半流饮食,多数患者在术后 3~4 天即可出院。

3. 静脉给予抗生素 3~4 天。

**【手术并发症】**

1. 术中常见并发症

(1) 出血:对小的活动性出血,应找到出血点,用超声刀止血;对于较大的活动性出血,应找到出血的血管,用 Ligaure 或上锁扣夹止血;对于镜下不能控制的出血,则应及时中转开腹手术。

(2) 误伤腹内脏器:术中游离结肠肝曲时易损伤十二指肠,游离结肠脾曲时可能损伤脾脏,游离结肠时如过分靠近结肠,可造成结肠破裂。一定要在充分显露的前提下,找准解剖的层次,避免对周围脏器的损伤。

2. 术后常见并发症

(1) 深静脉血栓:由于较长时间在气腹下手术,术后深静脉容易形成血栓,栓子脱落可引起急性肺梗死导致患者死亡。所以建议术中对患者下肢使用加压装置。

(2) 粘连性肠梗阻:到目前为止,肠粘连仍是腹腔内手术后难以避免的并发症。腹腔镜手术后小肠肠粘连梗阻与开腹手术相似,因此要求术中仔细操作,术毕腹腔内注入防粘连剂,术后早期离床活动,并可早期少量多次饮水,以促进肠蠕动恢复,减少肠粘连。一旦出现粘连性肠梗阻,应按肠梗阻的治疗原则,先行非手术治疗,包括补液、纠正水电解质失衡、胃肠减压、高渗盐水灌肠等。非手术治疗无效者行手术治疗。

(3) 吻合口瘘:造成吻合口瘘的原因有缝合不当、肠系膜血管结扎过多导致吻合口血供不良以及肠腔内气体或粪便充盈。发生吻合口瘘后,如果腹膜炎明显且范围广泛,应开腹充分引流,并行临时性回肠造口,待瘘口愈合后将回肠造口关闭还纳。若炎症局限,可将腹壁切口缝线拆除几针,放置引流管充分引流,结合抗感染、营养支持等非手术治疗待其愈合。

(4) 吻合口狭窄:主要是由缝合不当、瘢痕增

生及炎性水肿引起。轻度狭窄,不必处理,经粪便扩张,多可自行缓解。炎症性水肿引起的狭窄是暂时性的,经消炎处理后即可缓解。狭窄明显者可用气囊或扩张器扩张,重度狭窄则需手术处理。

(5)腹泻:全结肠切除术后近期内多有腹泻,多数患者经口服洛哌丁胺等药物和随时间的推移,腹泻逐渐好转。部分患者出现顽固性腹泻,需要较长时间应用止泻药治疗。

【述评】　近年来随着腔镜技术的不断成熟,手术器械的日益进步,包括超声刀、LigaSure、腔内切割缝合器及吻合器等的应用,使腹腔镜结肠(次)全切除手术的应用不断增多,并发症逐渐减少。然而,由于①该手术范围广,手术平面多,难度大;②镜下组织结构、解剖层次复杂,易发生脏器损伤;③涉及腹腔内多个视野,需多次更换镜头位置和其他器械,手术时间长;④对手术医师的要求更高,学习曲线长;⑤手术适应证不广泛等原因,限制了腹腔镜结肠(次)全切除手术在临床上的广泛应用。

20世纪90年代中期兴起的手助腹腔镜手术,在保留腹腔镜手术微创优点的同时发挥手的敏感触觉和灵巧操作的特点,使腹腔镜手术难度降低,安全性大大提高,缩短手术时间。与标准腹腔镜比较,手助腹腔镜手术使术者的手可以直接接触拟切除的器官,控制出血,协助进行牵引和显露,减少中转剖腹率,尤其是对肥胖患者有更明显的优势。其手助切口与完全腹腔镜的标本取出口大小类似,术后并发症和恢复时间也无差异,但可明显缩短手术时间,对于复杂的结肠全切除术或结直肠切除术更适用。同时,手助腹腔镜手术也可帮助腔镜外科医师较快地通过学习曲线。手助腹腔镜手术的不足之处是手在腹腔内影响视野。

(田　波)

## 参 考 文 献

1. 孟荣贵,喻德洪.现代肛肠外科手术图谱.河南:河南科技出版社,2003.244-248.

2. 李春雨,汪建平.肛肠外科手术技巧.北京:人民卫生出版社,2013.439-442.

3. 王存川.普通外科腹腔镜手术图谱.第2版.北京:科学出版社,2012.293-304.

4. 金定国.中西医结合肛肠病治疗学.安徽:安徽科技技术出版社,2004.340-343.

5. Knowles CH,Scott M,Lunniss PJ. Outcome of colectomy for slow transit Constipation. Ann Surg,1999,230:627-638.

6. Blachut k,bednarz W,Paradowski L. Surgical treatment of constipation. Roez Akad Med Bialymst,2004,49:47.

7. Nylund G,Oresland T,Fasth S,et al. Long-term outcone afer colectomy in Severe idiopathic constipation. Colorectal Dis,2001,3(4):253-258.

8. 田波,陈国庭,段全红,等.慢传输型便秘患者结肠神经丝蛋白和S-100蛋白的表达及意义.中华医学杂志,2000,80(6):443-445.

9. 童卫东,李朝阳,刘宝华,等.慢传输性便秘结肠Cajal间质细胞减少与细胞凋亡的关系.第三军医大学学报,2004,26(12):1049-1051.

10. 张根福,张明璈,宋安,等.结肠慢运输性便秘诊断及治疗研究.中华普通外科杂志,2000,15(11):653-654.

11. 刘宝华.结肠慢传输性便秘外科治疗国内外进展.中国普外基础与临床杂志,2007,14(6):630-631.

12. 孟荣贵,郝立强,傅传刚,等.结肠慢运输型便秘诊断和治疗.中国实用外科杂志,2002,22(12):719-721.

13. 代全武,喻家菊,兰明银,等.结肠旷置术治疗顽固性慢传输性便秘.中华胃肠外科杂志,2003,6(6):394-396.

14. 田波,马善符,段全红,等.结肠切除治疗结肠慢传输型便秘12例体会.大肠肛门病外科杂志,1997,3(4):20-21.

15. 江从庆,钱群,艾中立,等.结肠次全切除逆蠕动盲直吻合术治疗慢传输性便秘的远期疗效.中华外科杂志,2007,28(3):1041-1043.

16. 李红岩,张秋平,赵发.改良结肠旷置术治疗老年顽固性慢传输性便秘的临床研究.医师进修杂志,2005,28(3):12-14.

17. 赵士彭.腹腔镜结肠(次)全切除术发展现状.中华临床医师杂志(电子版),2012,6(21):6644-6646.

18. 嵇武,李宁,黎介寿.腹腔镜结肠全或次全切除术.中国实用外科杂志,2009,29(10):878-880.

19. 钟育波,邱磊,谢沛标,等.腹腔镜辅助结肠次全切除盲-直肠吻合术治疗重度慢传输型便秘.广东医学,2012,33(13):1934-1936.

20. 王桐生.手助腹腔镜结肠切除术的进展.中国微创外科杂志,2003,3(1):85-86.

21. 王晓豪,林才照,崔焌辉,等.手助腹腔镜结肠次全切除术的临床应用.浙江医学,2007,29(7):722-723.

# 第26章 结肠憩室手术

【概述】 结肠憩室是指结肠黏膜和黏膜下层经肠壁肌层缺损或薄弱处向外突出形成囊袋状的病理结构,多个憩室的存在称为结肠憩室病。可分为真性憩室病和假性憩室病,真性憩室病是肠壁全层膨出,通常为先天因素所致,可能是由于肠壁发育异常引起,部分患者有家族遗传史;假性憩室指仅黏膜和黏膜下层,无肌层的膨出。多数憩室病是继发形成的,发病年龄多大于60岁。在西方发达国家甚为常见,60岁以上人群患病率在35%~50%,低纤维素饮食是主要原因,我国发病率远低于西方,低于5%,而随着我国近年来生活方式、饮食结构西化以及结肠镜、X线钡剂造影检查、CT等的广泛普及应用,结肠憩室的发病率及检出率逐年增多。

单纯性结肠憩室病患者90%以上无临床症状,仅少数患者有腹部不适、腹痛或排便习惯改变,而这10%的患者中仅一小部分需要外科手术治疗。结肠憩室常见的并发症有肠梗阻、穿孔、脓肿形成、内外瘘及大出血,结肠憩室壁因血供特殊,愈合能力差,肠壁较薄等特点,导致其易出现各种并发症。手术指征为:内科治疗效果不佳、炎症反复发作及出现各种并发症者。手术目的是切除病变的结肠、脓肿、瘘管、消除感染病灶和血源性感染源。无并发症的患者行一期切除吻合术,有并发症的行分期手术。

结肠憩室中以往认为右半结肠多于左半结肠,但目前好发部位由右半结肠转为左半结肠为主,右半结肠以盲肠憩室常见,左半结肠憩室通常位于乙状结肠,多为不全梗阻、局限性脓肿,瘘管和腹膜炎等。盲肠及升结肠憩室炎的手术治疗行右半结肠切除术,详见相关章节。在此以常见的乙状结肠憩室为例,介绍常见的几种手术方式。

## 第一节 结肠一期切除吻合术

【适应证】

1. 择期手术通常用于无并发症的结肠憩室炎,待急性发作6~8周后急性症状消散,作一期切除吻合。包括有症状的盲肠和升结肠憩室炎者、不能排除结肠癌者、有肠管狭窄、瘘口、梗阻表现或侵犯膀胱、输尿管者、反复腹痛发作伴发热、肿块、白细胞增多者。

2. 急诊手术往往针对一些出现并发症的急性憩室炎,需积极作一期切除吻合术。包括结肠穿孔3~5小时内,有时即使穿孔较大,发生腹膜炎的患者在应用有效的抗生素及腹腔冲洗后,也可作一期切除吻合;急诊手术还包括并发局限性腹膜炎、肠系膜脓肿、小型瘘管形成或大出血者。

【禁忌证】 结肠憩室炎坏疽穿孔导致全腹膜炎者、形成大型脓肿者、复杂性瘘管者、肠梗阻合并全身状况不佳无法作一期切除吻合者。

【术前准备】 术前纠正改善机体全身状况,尽可能使患者接近生理状态,以耐受手术,减少和预防术后并发症。包括心理准备、抗生素预防控制感染,纠正水电解质失衡、营养支持治疗以及肠道准备等。术前置胃管、导尿管。

【麻醉】 气管内插管全身麻醉。

【体位】 仰卧位或截石位。术中可能同时经会阴部操作或吻合器操作或者术中可能行结肠镜检查,应考虑采用截石位。

【手术步骤】

1. 采用正中切口,切开皮肤、腹白线和腹膜,探查腹腔。

2. 提起网膜,小心分离腹盆腔粘连,将小肠推向左侧,切开乙状结肠外侧腹膜,根据病变情况及乙结肠长短决定是否游离脾区。

3. 沿乙状结肠系膜右侧分离、切断、结扎乙状结肠系膜,视结肠的长度决定是否保留左结肠动脉,保证降结肠和直肠上段吻合时无张力。因为是非肿瘤手术,不必切除更多的淋巴结,可以在更靠近肠管处进行切除肠系膜,除非肠系膜炎症及水肿非常严重而无法承受结扎。

4. 分离盆腔腹膜,游离直肠上段的后壁以足够吻合即可,因此处很少有憩室发生,此外可以保证血供。

5. 行全部乙状结肠段切除,降结肠和直肠上段吻合最佳,可作端-端或端-侧吻合。可使用吻合器或手工吻合,手工吻合时注意黏膜内翻缝合。

6. 直肠后或骶前放置引流管。

【术中注意事项】

1. 术中注意保护脾脏及结肠中血管。

2. 保证吻合时无张力及良好血供。

3. 急性炎症者结肠需作扩大切除,切开侧腹膜后钝性分离乙结肠后壁时注意避免损伤腹膜后器官,如输尿管和生殖血管。切除乙状结肠直至无硬变部分远端 1～2cm。

4. 尽量不必游离腹膜返折前壁及广泛的骶前解剖,因为这样会打开新的平面,导致潜在的盆腔感染。

5. 若伴随炎症、缝合欠可靠、患者营养状况不佳等情况,有建议加作近端造口。

6. 良好的引流,可减少、预防或及时发现吻合口瘘的发生。

【术后处理】

1. 术后持续的胃肠减压,直至胃肠蠕动恢复,出现排气,根据胃肠道恢复情况及吻合情况调整饮食。

2. 术后建议继续使用抗生素 1 周左右。

3. 保持引流管通畅。

【手术并发症】

1. 腹腔内感染或脓肿形成。

2. 肠瘘。

3. 切口感染。

## 第二节　结肠切除吻合、近端造口术

【适应证】

1. 结肠憩室炎形成弥漫性腹膜炎和明显粪便污染者。

2. 肠道准备不佳或未作肠道准备者。

3. 术中发现肠梗阻,肠腔内大量粪便,肠壁水肿者。

4. 曾用或正在使用类固醇激素治疗者。

【禁忌证】　结肠憩室炎、严重腹膜炎、腹腔巨大脓肿者、复杂性瘘管、全身状况不佳无法作肠道吻合者。

【术前准备】　同结肠一期切除吻合术。

【麻醉】　气管内插管全身麻醉。

【体位】　同结肠一期切除吻合术。

【手术步骤】

1. 同结肠一期切除吻合术。

2. 于横结肠作袢式造口,或横结肠近端单腔造口远端封闭,亦可作末端回肠近端造口远端封闭。

3. 术后 6～8 周乙状结肠镜或钡剂灌肠检查,吻合口通畅无狭窄、无瘘口者,可关闭造口。

【术中注意事项】　同结肠一期切除吻合术及肠造口术。

【术后处理】　同结肠一期切除吻合术及肠造口术。

## 第三节　结肠切除吻合、结肠内分流术

【适应证及禁忌证】　同结肠切除吻合、近端造口术。

【术前准备、麻醉及体位】　同结肠一期切除吻合术。

【手术步骤】

1. 切除病变乙状结肠,将近端向外翻转 4cm。再将一条柔软薄壁橡胶筒的一端缝合于外翻乙状结肠的黏膜和黏膜下层(图 26-1)。

2. 翻回乙状结肠近端,将乙状结肠后壁与直肠后壁吻合(图 26-2)。

3. 将橡胶筒拉入直肠并由肛门拉出,乙状结肠前壁与直肠前壁吻合(图 26-3)。冲洗盆腹腔,放置

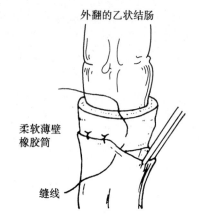

图 26-1 软橡胶筒与外翻乙状结肠近端缝合

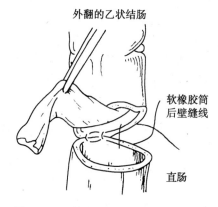

图 26-2 乙状结肠后壁与直肠后壁吻合

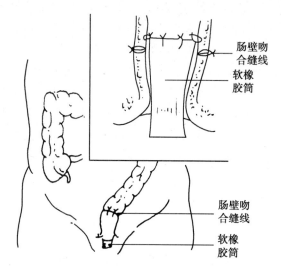

图 26-3 橡胶筒牵出肛门及前壁吻合

引流管。术毕 2~4 周后橡胶筒会自行脱落,由肛门排出。

【术中注意事项】

1. 缝合橡胶筒的一端于乙状结肠的黏膜和黏膜下层,勿缝合肠壁全层。

2. 乙状结肠与直肠吻合时勿缝合至橡胶筒。

【术后处理及并发症】 同结肠一期切除吻合术。

# 第四节 Hartmann 手术

【适应证】

1. 结肠憩室炎坏疽穿孔合并粪质性腹膜炎或弥漫性化脓性腹膜炎者。

2. 形成大型脓肿,合并乙状结肠急性蜂窝织炎或憩室周围脓肿者。

3. 形成复杂性瘘管者。

4. 存在严重的肠梗阻合并全身状况不佳无法作吻合者。

【麻醉】 气管内插管全身麻醉。

【体位】 仰卧位。

【手术步骤】

1. 采用正中切口,探查腹腔憩室穿孔部位。明确部位后若污染严重,可用大量生理盐水冲洗腹腔。

2. 穿孔的两端肠管系绳环扎,减少腹腔污染的来源(图 26-4)。

3. 纱布覆盖穿孔肠段,快速沿降结肠与乙状结肠侧缘分离侧腹膜,并游离乙状结肠系膜直至横断乙状结肠水平(图 26-5)。

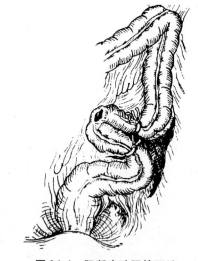

图 26-4 阻断穿孔肠管两端

4. 切除乙状结肠段及脓肿,可使用关闭器或丝线连续缝合,封闭远端结、直肠残端,外层浆肌层间断缝合,可把残端固定于侧腹膜一针,以使下次重建肠道连续性时便于寻找。

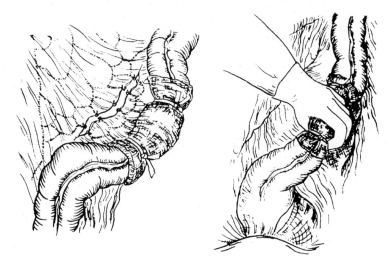

**图 26-5　纱布覆盖穿孔段肠管,游离系膜**

5. 近端结肠保证血供和无张力的情况下,与左下腹腹直肌处作腹壁切口并造口,必要时游离结肠脾曲。

6. 盆腔放置单腔或双腔引流。

【术中注意事项】

1. 若乙状结肠合并部分肠段坏死,行直肠残端缝合不安全,可切除坏死肠段后行双腔造口。

2. 若发生在乙状结肠近降结肠的穿孔,其系膜足够长或游离后足够长,可考虑将穿孔的肠段提出腹壁作穿孔处造口术;其系膜不够长者尽量游离脾区以便二次手术,条件不允许者可作左上腹肠造口。

【术后处理】

1. 术后 6 周,患者病情好转,急性炎症消散,可行二次手术。

2. 游离直肠,拆除乙状结肠造口并剪修乙状结肠残端,使用环状吻合器行乙状结肠直肠端-端吻合,恢复肠道连续性,或采用手工缝合。

## 第五节　三期乙状结肠切除术

【适应证】

1. 结肠憩室坏疽、游离穿孔、全腹膜炎、粪质性腹膜炎、大型脓肿和复杂性瘘管不能安全游离乙状结肠者。

2. 病情危重和全身衰弱不能耐受急症结肠切除术者。

【手术步骤】

1. 一期手术行横结肠袢式造口术和乙状结肠憩室炎感染区引流,引流时需分离炎性肿块,分开各个小腔,使引流通畅。待患者度过危险期,病变结肠有一段休息期,以增加其切除的安全性。但结肠造口后无法停止憩室炎进展,由于远侧结肠收缩影响引流,可使无功能结肠内的憩室炎加重。

2. 二期手术术后数周或数月后切除有病变的乙状结肠,与直肠作断端吻合。但在延迟切除期间围绕乙状结肠感染和化脓,易生成大量纤维组织,增加切除吻合的困难。

3. 三期手术切除吻合数月后,吻合口无异常,可关闭横结肠造口。

【术中注意事项】

1. 一期手术时注意通畅引流。

2. 二期手术需完全切除病变肠段及清除坏死组织,确保吻合肠段无张力、血供及活力。

【述评】　对于无法用饮食调整控制、或内科治疗不佳、发生并发症的结肠憩室均应进行手术治疗。以往多主张二期手术,即一期造口,二期行肠吻合。而近年来越来越多的临床医师倾向于尽量一期手术,以避免造口给患者带来身心的不便及再次手术增加的创伤和经济负担。术式的选择应根据术中具体情况而定,正确地选择术式可减少并发症的发生,提高术后生活质量。

对于择期手术的患者可选择一期手术。

慢性反复发作的憩室炎,不能排除结肠癌者,有肠管慢性炎症形成狭窄、瘘口、梗阻表现者可一期手术。根据具体情况行憩室切除、憩室内翻缝合、肠段切除吻合或结肠次全切及全切术。单纯的憩室切除术及憩室内翻缝合术可用于小憩室和病变范围较小的广基型憩室。单纯的憩室切除术行楔形切除,术中切除距憩室基底部 0.5cm 的正常肠壁,切除后横行间断两层缝合。但术后易复发,故通常不作为常规,而建议彻底地切除病变肠管。结肠憩室位于右半结肠者可选择右半结肠切除术;位于左半结肠者可作左半结肠切除术;位于乙状结肠者则行乙状结肠切除,降结肠、直肠端-端吻合术;结肠多发性憩室病,不必切除所有病变结肠,症状严重者可行结肠次全或全切除术。报道显示结肠全切可降低术后腹膜炎发生率和急诊再手术发生率,优于结肠次全切,但死亡率无差异。左半结肠和乙状结肠可根据具体情况行或不行近端肠造口。采用术中肠道灌洗,可以更多地施行一期肠切除吻合术。有报道显示出现结肠膀胱瘘、结肠阴道瘘者经良好的术前准备,大多可行一期修补。

随着微创技术的发展,也可选择腹腔镜手术或机器人手术。开腹与腹腔镜手术在手术时间、术后并发症等方面无差异,而减轻术后疼痛、术后肠道恢复及住院时间上,微创手术显著优于开腹手术,但应把握好指征。

对于出现并发症需急诊手术的患者,手术治疗可采用:

(1)当急诊手术发现感染局限于肠系膜,或仅有小范围的感染时,可行一期切除病灶进行肠吻合。

(2)术中发现憩室穿孔或非冰冻骨盆的盆腔脓肿,尽可能切除病变作结肠双腔造口。如远端结肠无法提到腹膜外,则可选择横结肠造口保护下的病变切除加肠吻合术,并引流盆腔,而不作 Hartmann 手术。

(3)若腹腔内污染严重,或患者存在营养状况差、糖尿病、免疫缺陷,或长期使用类固醇激素或抗肿瘤化疗药物,则切除病变后,需要行双腔造口术或 Hartmann 手术。

(4)不能一期切除病变的肠段,应尽可能行降结肠造口,而非横结肠造口。横结肠造口适用于远端结肠完全梗阻,巨大盆腔脓肿,降结肠有严重疾病,或极度肥胖手术困难的患者。

(5)对于合并严重休克、身体状况差、无法耐受长时间手术者,手术以清除病灶、转流粪便、抢救生命为主,此时选择穿孔或坏死肠段外置造口是明智的。待病情稳定后行二期手术。

尽量行一期手术,如进行较为充分的术前准备后仍感不安全,可选择切除病变肠段吻合的同时行近端造口,或行 Hartmann 手术,以后行造口关闭,通常不主张三期手术。术中、术后的腹腔灌洗,有效的引流,可保证一期吻合的安全性,减少并发症的发生,降低患者死亡率。

CT 或 B 超引导下憩室脓肿经皮穿刺引流术:

当患者脓肿直径>4cm、并局限于骨盆、腹内或腹膜后,未形成腹膜炎者,可行 CT 或 B 超引导下经皮穿刺引流术。经皮穿刺引流术大大提高了根治性手术成功率,减少了二期手术率,减轻了患者痛苦。但当脓肿内容物为粪渣时,应及早手术治疗。

随着人口老龄化及饮食结构的改变,结肠憩室病有逐年增加的趋势,每年因并发症死亡者占 1/10 000。预防结肠憩室病并发症的发生首先应去除其病因,调节饮食结构,进行内科通便、抗肠道痉挛治疗,急性炎症时采用无渣或流质饮食加使用抗生素治疗。对存在结肠憩室病者,行结肠镜及气钡灌肠时应缓慢,避免肠腔压力过大。对于内科治疗症状反复发作≥2 次者,预防性手术可有效阻止并发症的发生,对于出现并发症或疑似癌变者,更应尽早手术,择期手术疗效优于急诊手术。

(赵 任)

## 参 考 文 献

1. Sabinston DC. 克氏外科学. 王德炳,主译. 第 2 版. 北京:人民卫生出版社. 2002.
2. 李春雨,汪建平. 肛肠外科手术技巧. 北京:人民卫生出版社. 2013.
3. 胡麦,主译. 普通外科手术策略. 第 3 版. 北京:中国医药科技出版社. 2008.
4. 吴阶平,裘法祖. 黄家驷外科学. 第 6 版. 北京:人民卫生出版社. 2004.
5. 张庆荣. 临床肛门大肠外科学. 天津:天津科技翻译出版公司. 1992.
6. 喻德洪. 现代肛肠外科学. 北京:人民军医出版社. 1997.
7. 高春芳. 现代结直肠手术学. 济南:山东科学技术出版社. 2004.
8. 金虎. 现代肛肠病学. 北京:人民军医出版社. 2009.
9. 赵宝明,张书信. 大肠肛门病学. 北京:第二军医大学出版社. 2004.

# 第27章 结肠扭转手术

## 第一节 乙状结肠扭转手术

乙状结肠扭转有急性和慢性两种,急性扭转可往下腹部或腹部左侧突然发生阵发性绞痛,临床表现明显,迅速加重,可早期出现休克;慢性的发病比较缓慢,多见于成年男性,有不完全性肠梗阻临床表现,治疗后排出大量气体。症状迅速消失,可反复发作,时轻时重。肠减压后可见三种类型(图27-1):①扭转180°,是直肠上方和乙状结肠下部的轻度扭转,形成单纯性肠梗阻,肠系膜血液循环无严重影响;②超过360°扭转,肠袢的入口和出口都有闭塞,

造成两处闭袢性梗阻,一在乙状结肠,另一在扭转与回盲瓣之间,严重影响肠壁血液循环;③回肠乙状结肠扭转或扭转综合征,是回肠围绕乙状结肠,并通过其下方成结,形成两处闭袢性梗阻。

## 一、单纯乙状结肠扭转复位术

【概述】 单纯乙状结肠复位术是一种简单而安全的手术方式,虽然手术死亡率低,但其复发率可

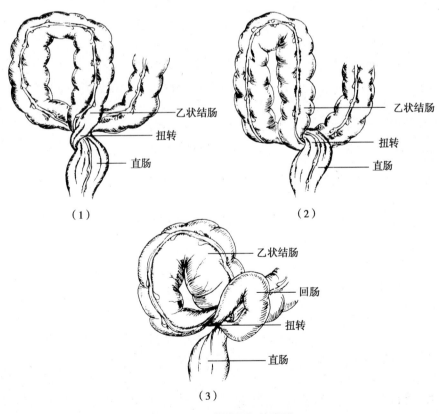

图 27-1 乙状结肠扭转类型
(1)乙状结肠扭转 180°;(2)乙状结肠扭转 360°;(3)回肠乙状结肠扭转

高达 25%。术中要注意探查乙状结肠系膜根部,确认肠袢扭转的方向,复位时应将整个乙状结肠向扭转的相反方向进行复位。复位后,要准确判定肠袢生机良好,排除系膜血液供应无障碍。

【适应证】 术中探查扭转的乙状结肠肠袢生机良好。

【禁忌证】 术中见扭转肠袢部分或全部出现坏死;肠袢有明显缺血征象;系膜存在血液供应障碍。

【术前准备】 对患者心肺肾等重要脏器的功能进行检查,充分进行术前评估,必要的术前纠正;术前进行输液,扩充血容量,必要时输血及白蛋白;术前留置胃管。

【麻醉】 持续硬膜外麻醉或全身麻醉。

【体位】 平卧体位。

【手术步骤】

1. 切口 左下腹正中或经左侧腹直肌切口。

2. 手术探查 患者臀部抬高,较头部高 25°~30°,将小肠用湿纱布覆盖,以宽拉钩牵向上方,显露乙状结肠。探查乙状结肠及其系膜扭转方向及范围,观察肠管血运供应情况,估算腹腔渗液的多少和污染的程度。

3. 复位 术者可用手将扭转的乙状结肠向扭转的相反方向复位;也可由助手经肛门插入肛管或软质硅胶管,术者协助将肛管或硅胶管通过扭转处,为防止其脱落,可将其在肛门处固定(图 27-2)。

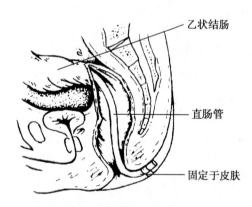

图 27-2 直肠管留于乙状结肠内

4. 肠减压 复位后用手可将肠内容物依次由近向远侧段挤压,尽可能将乙状结肠及近侧段结肠内聚集的粪便及气体经肛门排出。

【术中注意事项】

1. 术中正确判断扭转乙状结肠的生机,如发现坏死或即将坏死,应立即取消单纯乙状结肠扭转复位术,改为坏死肠管切除一期吻合术或肠管切除近

侧端结肠造口术。

2. 坚持手术无菌操作原则,肠减压时,注意保护腹腔,防止因挤压肠管(破裂或穿孔)而导致的腹腔再次污染,肠减压手法要轻柔,避免暴力。

3. 无菌生理盐水冲洗腹腔,避免因渗液过多或吸收不全而导致的术后腹腔感染。

【术后处理】

1. 经肛门留置的肛管或硅胶管保留 3~7 天,保持扭转处肠腔通畅,避免乙状结肠术后再次发生扭转。

2. 持续胃肠减压至肠蠕动恢复,早期下床活动,加速肠蠕动恢复。

3. 禁食期间,静脉输入营养(脂肪乳和氨基酸)及水和电解质,充分保证热量的供给和水电解质平衡。

4. 静脉输入广谱抗生素 3~5 天或根据患者的具体情况选择用药的时间。

【手术并发症】

1. 迟发型乙状结肠破裂 乙状结肠因扭转后出现血液供应障碍,肠黏膜缺血坏死脱落,肠壁变薄,可出现延迟性肠壁全层坏死穿孔。

2. 术后肠梗阻 腹腔渗液较多导致术后腹腔严重粘连或乙状结肠扭转复发导致肠梗阻。

【述评】 由于乙状结肠为腹膜内位器官,系膜较长,根部较狭窄,肠袢活动度较大,部分患者乙状结肠冗长,因此单纯乙状结肠扭转复术后复发率较高。单纯乙状结肠扭转复术虽然其术后复发率较高,但因其手术方法简单,手术时间短,对患者打击小,对一般状态较差,生命体征不稳的急危重患者是一种比较好的选择,降低了急诊手术的术中和术后死亡率,为二期手术赢得了机会。

## 二、乙状结肠系膜折叠缝合术

【概述】 乙状结肠固定术是在乙状结肠单纯复位术的基础上,考虑单纯乙状结肠扭转复位术术后易出现复发而设计。Tiwary 发现乙状结肠扭转的患者,乙状结肠伴有一个较长的系膜和一个狭窄的基底,手术应纵形切除乙状结肠系膜上的纤维带,然后横形缝合,使系膜基底变宽以减少乙状结肠的活动度。

【适应证】 同单纯乙状结肠扭转复位术。

【禁忌证】 同单纯乙状结肠扭转复位术。

【术前准备】 同单纯乙状结肠扭转复位术。

【麻醉】 连续硬膜外麻醉或全身麻醉。

【体位】　平卧体位。

【手术步骤】

1. 切口　同单纯乙状结肠扭转复位术。

2. 手术探查　同单纯乙状结肠扭转复位术。

3. 复位　同单纯乙状结肠扭转复位术。

4. 固定　用不可吸收缝线将过长的乙状结肠系膜与肠轴做"百叶窗"式折叠缝合(图 27-3),肠系膜每折叠缝合一次的距离是 2cm,可根据系膜的长短折叠缝合 3～5 次,缩短过长的系膜,限制肠袢活动,防止术后复发。

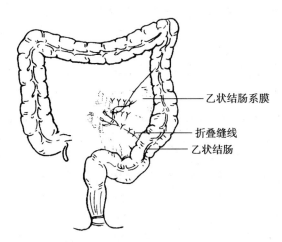

图 27-3　乙状结肠系膜折叠缝合术

乙状结肠系膜

折叠缝线

乙状结肠

【术中注意事项】

1. 同单纯乙状结肠扭转复位术。

2. 在系膜折叠缝合时要注意系膜的血液供应,防止因系膜多次缝合而出现的肠袢血液供应障碍,若发生血液供应障碍应立即更改其他术式。

【术后处理】　同单纯乙状结肠扭转复位术。

【手术并发症】

1. 主要同单纯乙状结肠扭转复位术。

2. 术后肠管坏死穿孔　肠系膜折叠缝合后,由于乙状结肠扭转的肠管已经出现水肿,折叠缝合使系膜血管迂曲明显,加重了肠管血液供应障碍,肠管可出现缺血坏死及穿孔。

【述评】　乙状结肠系膜折叠缝合术由于增宽了乙状结肠的系膜根部,降低了乙状结肠肠袢的活动度,理论上应较单纯乙状结肠扭转复位术的术后复发率低,另外此手术方法操作时间短,难度低,对患者打击小。

## 三、乙状结肠复位固定术

【概述】　乙状结肠固定术是在乙状结肠单纯复位术的基础上设计的另一种术式。若患者一般状态较差,扭转乙状结肠无血液供应障碍,可考虑采用此种术式。术中将乙状结肠浆肌层与横结肠或与左侧腹壁壁腹膜用不可吸收缝线固定,术后可不考虑进行二次手术切除冗长的乙状结肠。

【适应证】　非绞窄性扭转、乙状结肠无血液循环障碍者。

【禁忌证】　同单纯乙状结肠扭转复位术。

【术前准备】　同单纯乙状结肠扭转复位术。

【麻醉】　连续硬膜外麻醉或全身麻醉。

【体位】　平卧体位。

【手术步骤】

1. 切口　同单纯乙状结肠扭转复位术。

2. 手术探查　同单纯乙状结肠扭转复位术。

3. 复位　同单纯乙状结肠扭转复位术。

4. 固定　乙状结肠复位后,用不可吸收丝线与横结肠肠壁浆肌层缝合(图 27-4),或与左侧腹壁壁腹膜缝合固定(图 27-5),或将乙状结肠折叠使其与降结肠并行排列,降结肠内侧与乙状结肠浆肌层间断缝合固定(图 27-6)。

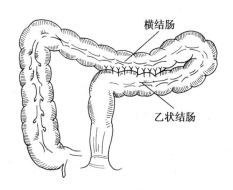

横结肠

乙状结肠

图 27-4　乙状结肠与横结肠固定术

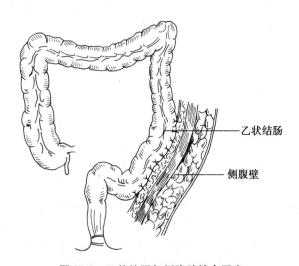

乙状结肠

侧腹壁

图 27-5　乙状结肠与侧腹壁缝合固定

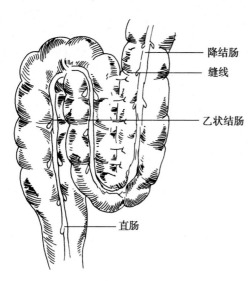

图 27-6　结肠并排折叠固定

【术中注意事项】

1. 同单纯乙状结肠扭转复位术。

2. 乙状结肠与横结肠或与侧腹壁壁腹膜缝合时,注意缝线不能穿透乙状结肠或横结肠肠壁全层,以免术后发生肠漏。

【术后处理】　同单纯乙状结肠扭转复位术。

【手术并发症】

1. 同单纯乙状结肠扭转复位术。

2. 迟发型肠破裂穿孔　由于扭转的乙状结肠肠壁水肿或缝合处张力较大,缝线致肠壁浆肌层破损,肠壁变薄,迟发性发生肠破裂。

【述评】　乙状结肠扭转固定缝合术,手术操作简便省时,如果术中观察扭转的乙状结肠血液供应无障碍,肠壁无坏死者,可选择此手术方式。

## 四、乙状结肠切除腹壁结肠造口术

【概述】　扭转的乙状结肠已发生部分或全部坏死时,需要切除坏死的肠管,同时行近侧端结肠造口术。乙状结肠发生扭转后,扭转的肠袢很快出现血液循环障碍,继而发生较窄性低位肠梗阻,最后出现肠坏死和肠穿孔。这类患者通常年龄较大,伴随疾病较多如心肺及糖尿病等慢性疾病。此病特点:发病急,病情危重,腹腔感染严重,一部分患者常合并感染性休克。该手术方式简单易操作,手术时间短,创伤小,有利于患者术后恢复,而且术后并发症较少。缺点是需要进行二期手术,若直肠坏死切除较多,腹腔粘连严重,二次手术难度较大。

【适应证】　乙状结肠部分坏死或全部坏死,肠

壁水肿明显,一般状态不佳,生命体征不稳的患者。

【禁忌证】　同单纯乙状结肠扭转复位术。

【术前准备】　同单纯乙状结肠扭转复位术。

【麻醉】　全身麻醉。

【体位】　仰卧体位。

【手术步骤】

1. 切口　同单纯乙状结肠扭转复位术。

2. 手术探查　同单纯乙状结肠扭转复位术。

3. 切除坏死肠管及肠减压术　游离乙状结肠系膜,切断并结扎及其供应血管,自坏死肠管远侧约3cm处切断直肠(尽可能保留较多的直肠),将乙状结肠提出腹壁切口外,自坏死肠管近侧3~5cm处切断肠管(约降结肠部位),切除乙状结肠。肠减压术:用吸引器吸出或消毒容器收集近侧段肠腔内容物进行减压;也可在拟行切除肠管(降结肠)的近侧端的切线处近侧2cm处先做荷包缝合,切除坏死的乙状结肠,然后自近侧结肠断端置入吸引器头或直径较粗的胶管,收紧荷包线,最后通过吸引器或胶管对近侧扩张的肠管进行持续性减压。

4. 造口　若肠袢坏死的位置较高,可行结肠双腔造口术(Mikulicz手术)(图27-7);若肠袢坏死的位置较低,无法将远侧肠段提出腹壁外,可选择Hartmann手术,即闭合远侧段肠管断端,将近侧的降结肠提出腹壁切口外做单腔结肠造口术(图27-8)。

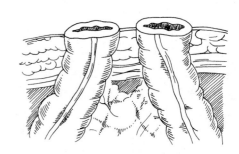

图 27-7　Mikulicz 手术

【术中注意事项】

1. 坚持术中无菌操作原则,最大限度防止在肠减压时,肠内容物对腹腔的污染。

2. 对降结肠进行单腔造口时,要注意造口部位的选择,一般为反麦氏点处,要切除直径3cm大小的圆形皮肤,以防造口狭窄;注意造口部位各层筋膜(腹直肌前后鞘)开口的大小正确选择,开口过小可造成造口狭窄,过大可出现造口旁疝或造口内陷。

【术后处理】

1. 早期同单纯乙状结肠扭转复位术。

2. 术后安置造口粪便收集袋,加强造口的护

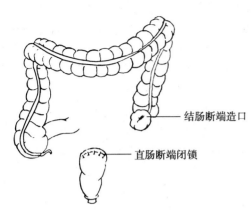

结肠断端造口

直肠断端闭锁

图 27-8　Hartmann 手术

理,发现问题及时处理。

3. 若患者一般状态较佳,无手术禁忌证,可于术后 3 个月对造口进行手术还纳。

【手术并发症】

1. 主要同单纯乙状结肠扭转复位术。

2. 术后可出现造口狭窄、造口旁疝、造口内陷和造口坏死等。

【述评】　扭转的乙状结肠出现部分或全部坏死时可应采用坏死肠管切除,远侧直肠断端闭合,近侧端结肠单腔或远近侧端结肠双腔造口术,一般不进行一期肠切除肠吻合术,其原因如下:乙状结肠扭转发病急,很快发展为绞窄性肠梗阻,患者病情较重,一般状态较差;结肠内细菌较多,肠腔内常有大量粪便;肠壁水肿明显,腹腔渗液较多,腹腔污染较重;结肠肠壁较薄,血液供应较差。上述原因决定了坏死乙状结肠切除后,不能一期吻合术,否则会出现高百分比的吻合口瘘,危及患者生命。

## 五、乙状结肠切除一期吻合术

【概述】　乙状结肠扭转后不发生或发生部分坏死或全部肠祥坏死,可行正常扭转肠祥或坏死肠段切除,一期吻合术。术后由于一期肠切除肠吻合术有较高的吻合口瘘发生率及术后死亡率,其适应证必须具备如下条件:①腹腔渗液较少,污染较轻;②预行吻合的肠管水肿不明显,扭转肠祥的近侧结肠肠腔内容物较少或经肠减压(内疏通)能将肠内容物排出体外;③患者一般状态较好,生命体征平稳;④严格遵守结肠吻合的"三原则"和术中操作无菌术;⑤术中进行顺行性结肠灌洗(切除阑尾,经阑尾残端置管,用生理盐水进行灌洗,最后一次灌洗液中放入抗生素)术,减少肠道内细菌总量。术中提倡

不进行扭转肠祥复位而行肠祥切除术,这样可减少扭转肠祥复位后的毒素吸收,减轻患者的中毒症状,有利于全身感染的控制,减少术后并发症。

【适应证】　乙状结肠未出现坏死或出现部分或全部坏死,腹腔渗液少,污染轻,肠壁水肿不明显,患者一般状态较好,生命体征平稳者。

【禁忌证】　腹腔渗液较多,腹腔污染严重,患者一般状态较差,生命体征不稳,远近侧段结肠肠壁水肿明显者。

【术前准备】　同乙状结肠扭转单纯复位术。

【麻醉】　连续硬膜外或全身麻醉。

【体位】　截石体位。

【手术步骤】

1. 切口　同单纯乙状结肠扭转复位术。

2. 手术探查　同单纯乙状结肠扭转复位术。

3. 分离切除坏死肠祥　于乙状结肠系膜内,切开壁腹膜,游离乙状结肠系膜及血管,切开乙状结肠外侧脏腹膜,切断并结扎乙状结肠血管,充分松动乙状结肠,自坏死肠祥远端 3～5cm 处,用切割闭合器或荷包钳夹闭切断直肠,将乙状结肠提出腹壁切口外,近侧断端直接放置消毒盆内进行肠腔减压或在拟行切除肠祥的近侧 5cm 处做荷包缝合,自荷包线远侧 2cm 处切断肠管,移除切除的肠祥,将吸引器插头或直径较粗的塑料管插入近侧肠腔内 10～15cm,收紧荷包线,进行肠腔初步减压术。

4. 术中结肠顺行性灌洗:切除阑尾,自残端置入直径 1.0cm 塑料或硅胶管,缝线固定。用生理盐水进行结肠顺行灌洗,直至流出的灌洗液变为清亮,最后一次灌洗中加用庆大霉素 16U,甲硝唑 250ml (图 27-9)。

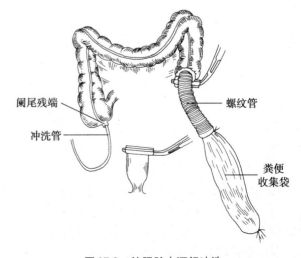

阑尾残端

螺纹管

冲洗管

粪便收集袋

图 27-9　结肠腔内顺行冲洗

5. 肠吻合 选择合适口径的吻合器进行降结肠与直肠端-端或端-侧吻合（图27-10）。

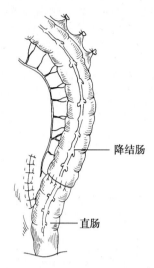

图27-10 降结肠与直肠端-端吻合术

【术中注意事项】

1. 严格遵守术中无菌操作原则,尽可能避免因手术操作而造成的再次腹腔内污染。

2. 术中结肠顺行灌洗时,要注意近侧肠管的血液供应情况,降结肠断端在直肠吻合前,要多次用碘伏进行消毒。

3. 由于乙状结肠扭转后,近侧结肠明显扩张,吻合时,降结肠断端口径与直肠断端口径相差较大,可选择端-侧吻合或侧-侧吻合术。

【术后处理】

1. 持续性胃肠减压3～4天,为预防吻合口发生瘘,可于术后留置肛管进行直肠肠腔减压或定时(每日2次)用手进行扩肛直至肠道功能恢复。

2. 禁食3～4天,静脉输液以保证患者的营养和水电解质平衡,肠蠕动功能恢复后要尽早经口进食。

3. 全身应用广谱抗生素3～5天。

【手术并发症】

1. 吻合口瘘 乙状结肠扭转合并肠坏死后,行坏死肠祥一期切除吻合术,术后有较高吻合口瘘发生率,其原因如下:结肠肠壁较薄,血液供应较差;肠内有大量粪便和细菌;腹腔内渗液较多,细菌污染严重;肠管壁明显扩张,水肿严重;发病急,患者一般状态较差。

2. 术后腹腔感染或脓肿形成。

【述评】 乙状结肠扭转后无论发生或不发生结肠坏死都可进行乙状结肠切除一期吻合术,虽然其手术方式最大的缺点是术后吻合口瘘发生率较高,但若能严格掌握手术适应证和禁忌证,术中进行规范化的结肠顺行性灌洗术,减少术中腹腔污染因素,运用好结肠吻合技术如夏穗生教倡导的"上要空,下要通,口要正"的原则及术后正确支持治疗和护理,吻合口瘘发生率会大大降低,避免了患者因临时性造口术还需要经历二次造口手术还纳的痛苦和经济负担。

# 第二节 盲肠扭转手术

## 一、右半结肠切除术

【概述】 盲肠扭转后出现肠坏疽和穿孔的发生率较高,立即进行急诊手术切除扭转的肠管是降低术后患者死亡率和并发症的有效措施。选择切除扭转的肠祥后,可根据患者的一般状态和扭转肠管的病理生理条件,选择一期右半结肠,回肠与横结肠吻合术或回肠单纯造口术。由于盲肠扭转后行单纯的复位术,其复发率较高,目前临床上已经被弃用。因此,右半结肠切除术及回肠与横结肠一期吻合术已成为盲肠扭转的首选手术方式。

【适应证】 术中发现盲肠出现部分或全部坏死,腹腔内渗出较少,污染不严重,而且患者一般状态较好,生命体征平稳者。

【禁忌证】 同乙状结肠扭转手术。

【术前准备】 同乙状结肠扭转手术。

【麻醉】 全身麻醉。

【体位】 仰卧体位。

【手术步骤】

1. 切口 右侧腹部旁正中或经右侧腹直肌切口。

2. 手术探查 患者取仰卧体位,将小肠用湿纱布覆盖,以宽拉钩牵向左上方或侧方,显露盲肠及升结肠。探查盲肠及其系膜扭转方向及范围、肠管扩张、肠壁水肿及其系膜血液循环等情况,正确判断扭转肠祥是否存现或即将出现坏死。

3. 复位和肠减压术 可将盲肠向扭转的反方向复位,复位后用手可将肠内容物依次自近侧段向远侧段挤压,直至远侧段回肠及结肠内聚集的粪便及气体经肛门排出体外;若扭转的肠祥近段扩张不明显,为了节省手术时间,扭转肠祥也可不需要进行复位,可直接切除右半结肠。

4. 肠切除肠吻合　若扭转肠祥肠壁水肿不明显,腹腔渗液较少,污染不严重,患者一般状态良好,身命体征平稳者,可行右半结肠切除,末段回肠与横结肠吻合术。

【术中注意事项】

1. 严格遵守术中无菌操作原则,尽可能通过各种手段防止腹腔再次发生污染。

2. 用大量温盐水冲洗腹腔,直至冲洗液为清亮。

3. 根据预吻合肠管的具体情况选择合适口径吻合器进行吻合。

4. 注意和坚持结肠吻合术的"三原则"。

【术后处理】

1. 持续性胃肠减压3～5天,早期下床活动,改善肺功能,促进肠道功能的恢复。

2. 禁食期间,给患者静脉输注营养液及水、电解质溶液,提供必要的营养支持,保持水电解质平衡食。

3. 全身应用广谱抗生素3～5天。

【手术并发症】

1. 吻合口或肠穿孔　若手术前肠扭转时间较长,腹腔渗液较多,污染较重,吻合口水肿明显或手术创伤应激,可出现肠黏膜坏死,严重者可出现吻合口瘘或肠穿孔。

2. 腹腔内感染和脓肿形成　由于腹腔污染严重,盐水冲洗不彻底;术中操作再次污染腹腔;患者营养状态差;吻合口瘘或肠穿孔等,可于术后出现腹腔感染和腹腔脓肿。

3. 术后出现麻痹性或粘连性肠梗阻。

【述评】　由于手术切除了扭转的肠管,有效去除了扭转的病因,只要患者能够耐受手术,目前右半结肠切除术仍然是治疗盲肠扭转的首选手术方法。

## 二、盲肠固定术

【概述】　盲肠发生扭转后若肠祥生机良好,肠系膜血运供应无障碍,患者一般状态较差,不能耐受进一步手术,可将扭转的盲肠复位后,选择盲肠固定术。固定术的方法简单,如仅用不可吸收线将游离的盲肠固定于右侧结肠旁沟处,此术式对患者打击小,术后并发症少。目前由于单纯的盲肠扭转复位术术后有较高的复发率,因此已被临床弃用。

【适应证】　术中未发现盲肠出现坏死征象,不

能耐受进一步手术者。

【禁忌证】　同乙状结肠扭转手术。

【术前准备】　同乙状结肠扭转手术。

【麻醉】　连续硬膜外麻醉或全身麻醉。

【体位】　平卧体位。

【手术步骤】

1. 切口　右侧上腹部旁正中切口或右侧经腹直肌切口。

2. 手术探查　患者取仰卧位,将小肠用湿纱布覆盖,以宽拉钩牵向左上方,显露盲肠及升结肠。探查盲肠及其系膜扭转方向及范围,观察扭转肠管是否存已经出现坏死以及其系膜血液供应是否存在障碍。

3. 复位　将扭转的盲肠按扭转的反方向复位。

4. 肠减压　复位后用手可将肠内容物由近侧段向远侧段挤压,直至盲肠及远侧端内聚集的粪便及气体经肛门排出。

5. 固定　用不可吸收缝线将游离盲肠肠壁浆肌层与右侧-侧腹膜缝合固定(图27-11)。

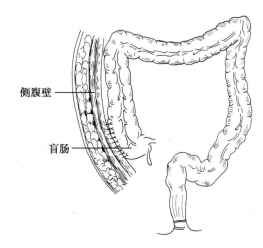

**图 27-11　盲肠固定于侧腹壁**

【术中注意事项】

1. 缝合固定盲肠时,注意进针深度不可穿透肠壁全层,否则会出现肠瘘。

2. 盲肠缝合固定后,若发现扭转盲肠肠祥已经出现坏死,应立即切除坏死的肠管,可根据患者的一般状态、腹腔污染程度及肠管的病理生理情况选择肠一期切除吻合术或单纯肠造口术。

【术后处理】　同乙状结肠扭转固定术。

【手术并发症】　同乙状结肠扭转固定术。

【述评】　盲肠固定术可作为治疗盲肠扭转的另一种手术方式,术中判断扭转的盲肠生机良好,肠

壁水肿不严重,患者一般状态较差,不能耐受肠切除肠吻合,可行盲肠固定术。虽然此手术方法简单,对患者打击小,术后并发症少,但术后复发率较高,选择此方法要慎重。

# 第三节 横结肠扭转手术

## 一、横结肠扭转复位固定术

【概述】 横结肠扭转复位后,由于其肠系膜较长,根部较窄,肠管活动度较大,单纯复位后肠扭转的复发率较高,所以目前临床较少采用,除非患者一般状态较极差,生命体征不稳,不能耐受进一步手术者,才采用此种手术方法;复位后的横结肠若生机良好,患者一般情况较好时,可将横结肠浆肌层与升结肠浆肌层或与侧腹壁腹膜缝合固定。

【适应证】 术中证实扭转的肠襻生机良好,肠管管壁水肿较轻者。

【禁忌证】 同乙状结肠扭转手术。

【术前准备】 同乙状结肠扭转手术。

【麻醉】 连续硬膜外麻醉或全身麻醉。

【体位】 平卧体位。

【手术步骤】

1. 切口 上腹部正中或经右侧腹直肌切口。

2. 探查 用无菌湿纱布覆盖小肠,显露扩张的横结肠;观察横结肠及其系膜扭转方向及范围;辨别扭转肠管的生机,如肠管的色泽、血管搏动和蠕动情况等,确认肠管是否存在坏死或即将出现坏死。

3. 观察腹腔积液量的多少、颜色、是否有臭味,必要时进行腹水生化检查和细菌培养,便于术后指导治疗。

4. 复位 将扭转的横结肠向扭转相反方向复位。

5. 肠减压 复位后可将肠内容物依次由结肠近侧段向远侧段挤压,直至将结肠内聚集的粪便及气体经肛门排出。

6. 固定术 将已复位横结肠用不可吸收丝线固定于右侧升结肠(浆肌层缝合)(图27-12)或将横结肠浆肌层与侧腹壁壁腹膜固定(图27-13)。

【术中注意事项】

1. 为预防肠瘘的发生,横结肠与升结肠或与侧腹壁壁腹膜缝合固定时,仅能缝合肠管的浆肌层,不能进针过深,穿透肠壁全层;固定缝合处不要有张力,以免局部张力过大,出现肠浆肌层裂开。

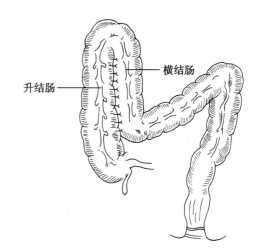

图27-12 横结肠与升结肠固定术

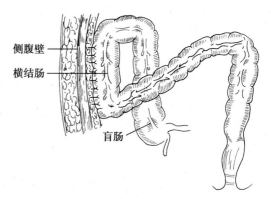

图27-13 横结肠与侧腹壁固定术

2. 术中若腹腔渗出较多,避免术后发生腹腔感染或脓肿,可用大量(1000ml以上)无菌生理盐水冲洗腹腔,直至冲洗液变为清亮为止。

【术后处理】 同乙状结肠扭转复位固定术。

【手术并发症】 同乙状结肠扭转复位固定术。

【述评】 横结肠扭转复位固定术是一种简便省时,对患者创伤小,术后并发症少的手术方式,其临床效果虽然没有循证医学证实,但对发病急,一般状态较差,生命指征指征不平稳的年老体弱患者是一种较好的首选方式。横结肠扭转单纯复位术,由于横结肠为腹膜内位器官,活动度较大,其系膜根部较窄,血液供应相对小肠而言较差,单纯复位后极易术后复发,所以目前临床很少采用。

## 二、横结肠部分或全部切除一期吻合术

【概述】　横结肠扭转复位后,若扭转的肠管出现部分或全部坏死,腹腔渗液较少,患者一般状态较好,生命体征平稳时,可施行坏死结肠切除,一期行横结肠与横结肠吻合术或右半结肠切除或左半结肠切除术,必要时行扩大右半结肠切除术。

【适应证】　术中探查发现扭转的横结肠出现或即将出现部分或全部坏死,腹腔渗液较少,而且患者一般状态较好,生命体征平稳者。

【禁忌证】　同横结肠扭转复位固定术。

【术前准备】　同横结肠扭转复位固定术。

【麻醉】　连续硬膜外麻醉或全身麻醉。

【体位】　平卧体位。

【手术步骤】

1. 切口　同横结肠扭转复位固定术。

2. 手术探查　同横结肠扭转复位固定术。

3. 复位　将扭转的横结肠反方向复位后,观察其色泽、蠕动及血液供应等生机情况。

4. 肠减压　复位后,如果扭转肠祥未出现明显坏死时,用手可将肠内容物依次向远侧段肠管挤压,尽可能将结肠内聚集的粪便及气体经肛门排出;如果肠管出现明显坏死,不可用手挤压肠管,以免肠管破裂,肠内容物溢出污染腹腔。

5. 肠切除肠吻合术　根据扭转横结肠的坏死范围,可选择横结肠部分切除术,横结肠与横结肠吻合术(图 27-14);右半结肠切除,回肠与横结肠吻合术(图 27-15);左半结肠切除,横结肠与降结肠或直肠吻合术(图 27-16);右半结肠扩大切除术,回肠与降结肠(图 27-17)。

【术中注意事项】

1. 注意坚持术中无菌操作原则,避免肠切除肠吻合或肠减压时肠管破裂时肠内容物污染腹腔;肠

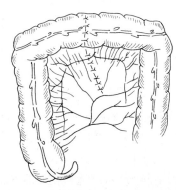

图 27-14　横结肠与横结肠吻合术

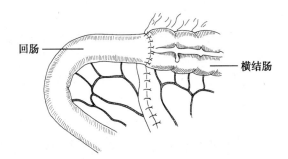

图 27-15　回肠与横结肠吻合术

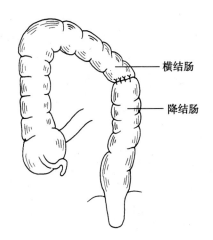

图 27-16　横结肠与降结肠吻合

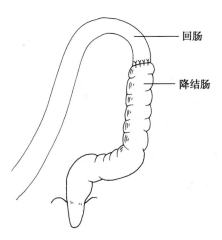

图 27-17　回肠与降结肠吻合

减压时手法要轻柔,避免暴力操作。

2. 正确判断扭转横结肠坏死的范围和程度。坏死肠管居横结肠中部,范围较少时,可行横结肠部分切除术、横结肠与横结肠吻合术;坏死肠管范围较大,接近结肠肝曲时,可行右半结肠切除术、回肠与横结肠远侧段吻合术;坏死肠管接近结肠脾曲时,可行左半结肠切除、横结肠近侧段与降结肠吻合术;全部横结肠坏死,可行扩大右半结肠切除、回肠与降结肠吻合术。

3. 术中要坚持结肠吻合的“三原则”,即“口要

松、上要空、下要通"。

4. 术中要密切观察患者的一般情况,注意生命体征的变化,根据手术中扭转横结肠坏死的范围和程度,选择合适的手术方法。

【术后处理】 同乙状结肠切除一期吻合术。

【手术并发症】 主要同乙状结肠扭转一期吻合术;一部分患者术后可出现腹泻,随着回肠末段(100～150cm)对水吸收的增加(代偿),腹泻症状缓解。个别患者可出现顽固性腹泻,需进行静脉输液,同时给予口服止泻药物如蒙脱石散和洛哌丁胺等。

【述评】 横结肠属腹膜内位器官,其系膜较长,根部较短,活动度较大,单纯扭转复位,复发率较高,临床效果不理想;复位后的横结肠予以固定,其疗效还需要临床大宗病例去验证;手术切除扭转的肠袢是治愈横结肠扭转的一种有效方法,虽然手术具有一定的死亡率和术后并发症,但只要严格掌握手术适应证,术中根据患者的具体情况,选择合理的手术方式,以及术后积极正确的治疗和护理,大部分患者都可以得到治愈。

## 三、横结肠部分切除远近端结肠双腔造口术

【概述】 横结肠扭转复位后,由于扭转的肠管出现部分或全部坏死,腹腔渗液较多,污染较重,而且患者一般状况较差,生命体征不稳,只能简单快速地施行坏死结肠切除术,不能耐受进一步肠吻合术,所以坏死肠管切除后,将远端及近端结肠行双腔造口术。

【适应证】 扭转的肠袢出现部分或全部坏死,患者一般状态较差,腹腔污染较重,患者生命体征不稳,不能耐受进一步手术(如肠管游离和肠吻合)者。

【禁忌证】 同乙状结肠扭转手术。

【术前准备】 同乙状结肠扭转手术。

【麻醉】 连续硬膜外麻醉或全身麻醉。

【体位】 平卧体位。

【手术步骤】

1. 切口 上腹部右侧经腹直肌切口或正中切口。

2. 手术探查 同横结肠扭转复位固定术。

3. 游离并切除部分或全部坏死的肠管。

4. 肠减压 切除坏死肠管后,用吸引器自结肠近侧断端吸出近侧段肠管内的粪便和气体。若近侧段肠管内容物较多或较稠吸引器无法吸出时,可利

用无菌塑料套(腔镜套)收集近侧段结肠内容物(见图27-8)。

5. 结肠造口术 近侧结肠断端与远侧结肠断端分别于腹壁开口提出,可吸收线或不吸收丝逐层缝合固定造口(图27-18)。

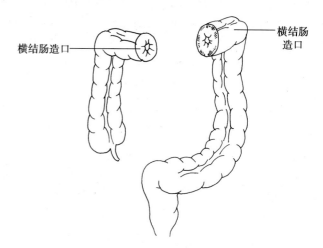

图27-18 横结肠部分切除、双腔造口术

【术中注意事项】

1. 正确判断坏死结肠的切除范围,保留的结肠远近侧断端和肠段要有良好的血液供应,避免术后再出现坏死。

2. 结肠减压时,要保护好腹腔,采取有效的方法(如无菌塑料套收集肠内容物)进行肠腔减压,尽可能避免肠内容物对腹腔的再一次感染。

3. 造口的肠袢要避免张力,系膜避免扭转,造口的结肠断端血液供应要充分;造口部位避免自切口提出,否则易出现切口裂开或感染,严重者可出现造口回陷;造口应分别自腹壁开口提出,这有利于术后护理。

【术后处理】

1. 持续性胃肠减压至肠蠕动恢复。

2. 禁食期间,静脉输液以维持患者的水电解质平衡和营养状态。

3. 术后常规应用广谱抗生素,根据患者的具体情况酌情选择合适的停药时间,避免过度用药,产生二重感染。

4. 造口还纳时间 一般选择手术后3个月还纳造口,也可根据患者的具体情况可提前于术后2个月或延迟至术后6个月时还纳造口。

【手术并发症】

1. 造口内陷 是双腔造口比较常见的并发症,通常原因是造口肠袢有张力或两造口自腹壁一处开

口(腹壁缺损较多)提出所致。

2. 造口旁疝　通常为小肠脱出,其原因造口肠袢与腹壁各层缝合不确切或与腹壁开口残留腔隙过大所致。

3. 造口周围皮肤感染或湿疹。

【述评】　横肠结一旦扭转,会出现绞窄性低位肠梗阻,病情急危重,其死亡率可高达33%。由于横结肠扭转后很快出现血液供应障碍,扭转的肠袢很快出现坏死,严重者出现穿孔。手术时,大部分患者一般情况较差,生命体征不稳,腹腔渗液较多,腹腔污染严重,保留的结肠水肿明显,若强行进行一期结肠吻合,其吻合口发生瘘的机会较高,一旦发生吻合口瘘,患者几乎无法挽救。因此,横结肠部分切除远近端结肠双腔造口术是治疗横结肠扭转后肠坏死的首选术式。

(刘铜军　李春雨)

## 参 考 文 献

1. Bhatnagar BN, Sharma CL. Nonresective alternative for the cure ofnongangrenous sigmoid volvulus. Dis Colon Rectum, 1998,41(3):381-388.

2. Miller R, Roe AM, Eltringham WK, Espiner HJ. Laparoscopicfixation of sigmoid volvulus. Br J Surg, 1992,79(5):435.

3. Akgun Y. Mesosigmoplasty as a definitive operation in treatment of acute sigmoid volvulus. Dis Colon Rectum, 1996,39(5):579-581.

4. Ballantyne GH, Brandner MD, Beart RW Jr, et al. Volvulus of the colon. Incidence and mortality. Ann Surg, ,1985,202:83-92.

5. Mulas C, Bruna M, García-Armengol J, Roig JV. Management of colonic volvulus. Experience in 75 patients. Rev EspEnferm Dig,2010,102:239-248.

6. Lau KC, Miller BJ, Schache DJ, et al. A study of large-bowel volvulus in urban Australia. Can J Surg,2006,49:203-207.

7. Ballantyne GH, Brandner MD, Beart RW Jr, et al. Volvulus of the colon. Incidence and mortality. Ann Surg, 1985,202:83-92.

8. Ruiz-Tovar J, Calero García P, Morales Castiñeiras V, et al. Caecal volvulus:presentation of 18 cases andreview of literature. Cir Esp,2009,85:110-113.

9. Mellor SG, Phillips RK. The aetiology and management of sigmoid volvulus in the UK:how much colon need be excised? Ann Royal Coll Surg Engl,1990,72:193-195.

10. Mulas C, Bruna M, García-Armengol J, et al. Managementof colonic volvulus. Experience in 75 patients. Rev Esp Enferm Dig,2010,102:239-248.

11. Majeski J. Operative therapy for cecal volvulus combiningresection with colopexy. Am J Surg,2005,189:211-213.

12. Madiba TE, Thomson SR. The management of cecal volvulus. Dis Colon Rectum,2002,45:264-267.

13. Ciraldo A, Thomas D, Schmidt S:Case report:transverse colon volvulus associated with Chilaiditis Syndrome. Internet J Gastroenterol,2000,1:1.

14. 李志海,伍英常,谢宝珊,等.162 例乙状结肠扭转的手术治疗体会.实用外科杂志,1988,8(1):21.

15. 夏穗生.论低位肠梗阻与急症一期切除吻合.实用外科杂志,1988,1:1.

# 第 28 章　结肠梗阻手术

## 第一节　梗阻性结肠癌手术

梗阻性结肠癌较常见,结肠癌是结肠梗阻的原因,梗阻是结肠癌的晚期症状,多表现为慢性梗阻,仅10%的结肠癌患者表现为急性梗阻。特别是左半结肠肠管较细,水分经过吸收粪便较干,且此部位的癌肿常趋于浸润性,易引起肠腔狭窄和肠梗阻。急性大肠癌梗阻常表现为闭袢性梗阻,肠管高度膨胀,肠壁严重充血水肿,血液循环障碍,易发生肠坏死、肠穿孔,肠道细菌大量生长繁殖,而且肠黏膜屏障功能损害,肠道细菌侵入血液循环,可引起严重的肠源性感染。再则,急性大肠癌梗阻以老年患者居多,患者伴发疾病多,各脏器功能低下,免疫功能减低,常伴低蛋白血症及严重的水、电解质紊乱,从而加重病情及增加手术危险性。因此,对梗阻性大肠癌应高度重视,积极做好术前准备,及时采用合理的手术方法,提高梗阻性大肠癌的治疗效果。

### 一、右半结肠一期切除吻合术

梗阻性右半结肠癌施行右半结肠切除较安全,发生吻合口瘘的机会少。因此,近年来治疗意见已基本取得一致,即在充分肠减压的基础上行右半结肠一期切除吻合术。对肿瘤不能切除的病例,一般主张行回肠与梗阻病变远端的结肠吻合,以解除梗阻。

【适应证】
1. 盲肠、升结肠及横结肠右侧梗阻性癌;
2. 无肠穿孔及弥漫性腹膜炎者;
3. 患者全身情况较好,无严重贫血、低蛋白血症;
4. 无心肺等重要脏器的严重伴发疾病;
5. 无腹腔广泛浸润转移者。

【禁忌证】
1. 全身情况差、严重营养障碍及贫血者;
2. 伴有严重心肺肝肾等疾病不能耐受此手术者;
3. 伴有肠坏死或肠穿孔及腹膜炎或有腹腔广泛浸润转移者。

【术前准备】　梗阻性结肠癌患者由于恶心呕吐,不能进食,伴有脱水、电解质紊乱,病情多较危重,甚至可出现休克症状,故抓紧时间做好术前准备十分重要。尽可能在2~3小时内完成各项准备,以免延误手术时机,发生肠坏死、肠穿孔等严重并发症。

1. 放置胃肠减压管持续减压,避免麻醉中因呕吐发生误吸。
2. 检查血清钾、钠、氯、二氧化碳结合力、非蛋白氮、肌酐、血细胞比容等指标,交叉配血,备血600~2000ml。
3. 纠正脱水、电解质及酸碱平衡紊乱。
4. 对严重贫血及低蛋白血症的患者,可适量输全血、血浆或白蛋白。
5. 应用抗厌氧及需氧菌的广谱抗生素。
6. 了解心肺肝肾等重要脏器功能。
7. 对重症患者,经积极抗休克治疗仍无明显好转者,多伴有肠绞窄或肠坏死,应在抗休克的同时立即进行手术。
8. 留置导尿管。

【麻醉】　硬膜外阻滞麻醉或全身麻醉。

【体位】　仰卧位。

【手术步骤】
1. 切口　以脐为中心经右腹直肌切口、切开腹膜后,应用切口保护器以注意保护切口免受污染及防止癌细胞种植在切口上。

2. 探查　确定病变肠管范围及梗阻肠管情况，探查有无肠系膜淋巴结、肝脏或盆腔转移，确定能否行根治性手术切除。虽有淋巴结转移，但能切除者应争取将肿瘤切除，清扫肿大淋巴结。如肿瘤侵犯肝脏、小肠、输尿管等脏器、应将转移病变一并切除。确定切除范围后，提起横结肠及末端回肠，在上、下端各距肿瘤约 10cm，用粗丝线结扎右半结肠及回肠末端肠系膜上的边缘血管。结扎回肠末端，以防止脱落的肿瘤细胞在肠腔内扩散或沿肠系膜的边缘静脉播散至远处（图 28-1）。

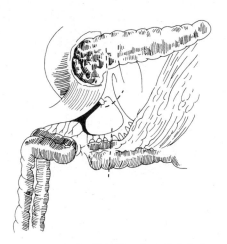

图 28-2　切断、结扎结肠中动静脉右支

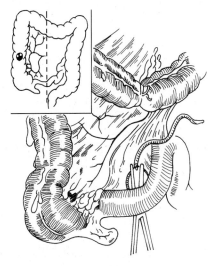

图 28-1　结扎右半结肠及回结肠系膜上边缘血管

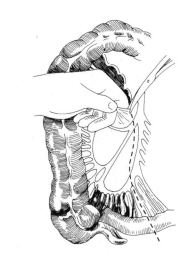

图 28-3　分离、切断、结扎右结肠
动静脉及回结肠动静脉

3. 处理引流血管、淋巴结　自结肠中段处切开胃结肠韧带，切断走向胃大弯的胃网膜右血管诸分支。清除幽门下方的淋巴结，然后游离结肠肝曲，结扎肠系膜血管，从横结肠系膜开始，结扎、切断结肠中动、静脉右支（图 28-2）。再往下分离、结扎、切断右结肠动静脉及回结肠动静脉（图 28-3）。并将位于肠系膜上静脉右侧及其前方的肿大淋巴结一起切除。最后将肠系膜充分游离。若肿瘤位于肝曲附近，常需将大部分横结肠切除，并切断、结扎结肠小动脉的左支。

4. 游离右侧结肠　将盲肠及升结肠牵向左侧，沿结肠外侧自髂窝至结肠肝曲、剪开升结肠侧腹膜（图 28-4）。钝、锐性交替分离，将盲肠及升结肠从后腹壁游离，注意勿损伤十二指肠、输尿管、精索（卵巢）内血管等。有时肿瘤与输尿管或十二指肠粘连，应小心地用刀或剪刀分离，避免损伤（图 28-5）。

5. 肠减压　将右侧结肠提出切口外，以盐水纱布填塞腹膜后创面。在肿瘤近侧切开梗阻的结肠、剪开回肠末端结扎线，由近向远挤压空肠、回肠，排

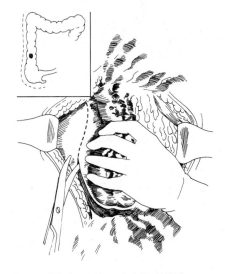

图 28-4　剪开升结肠侧腹膜

空肠内容物。

6. 结肠切除吻合　在预定切线上各夹一把有齿血管钳，距血管钳约 5cm 处的健侧肠管上各夹一

281

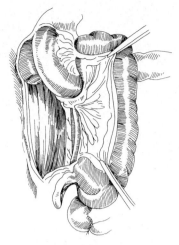

图 28-5 仔细分离肿瘤与十二指肠等组织的粘连

把肠钳,切除回肠末端、盲肠、升结肠及右半横结肠。一般采用回肠与横结肠对端吻合,也可行端-侧吻合或侧-侧吻合(图 28-6~图 28-8)。缝闭横结肠系膜

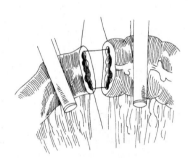

吻合前

吻合后

图 28-6 回肠与横结肠端-端吻合

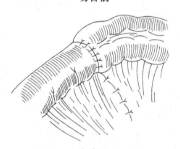

图 28-7 回肠与横结肠端-侧吻合

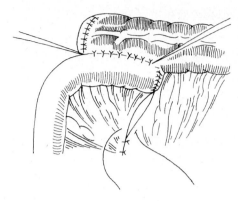

图 28-8 回肠与横结肠侧-侧吻合

与回肠系膜之间的裂隙。检查无出血后,蒸馏水冲洗术野。分层缝合腹壁切口,腹腔置负压球引流,从右下腹切口引出。

【术中注意事项】

1. 术中应着重预防癌细胞的扩散。所以,首先应切断病变结肠的引流血管及淋巴,广泛切除肠系膜,最后才游离盲肠及升结肠;

2. 梗阻的右侧结肠高度膨胀,肠壁水肿变薄。因此,游离右侧结肠时操作应轻柔,以防造成肠破裂,污染腹腔。行肠减压过程中,注意保护切口及手术野,防止粪便溢出造成切口及腹腔污染;

3. 游离右侧结肠时注意辨清输尿管走向,防止损伤输尿管;

4. 游离结肠肝曲时注意保护后方的十二指肠,以防造成损伤。

【术后处理】

1. 术后持续胃肠减压至肠蠕动恢复;

2. 禁食 3~4 天,静脉输液维持营养及水;

3. 全身应用抗生素 3~5 天;

4. 引流管 48~72 小时拔除。

## 二、结肠次全切除术

近年来许多学者主张对位置较高的梗阻性左半结肠癌采用结肠次全切除术(扩大右半结肠切除术),其理由:①回肠结肠吻合,远端结肠清洁,小肠血液循环好、不扩张,吻合较安全;②可同时切除同时性多原发癌;③一次性手术避免了分期手术的诸多缺点。

【适应证】

1. 横结肠左侧、脾曲、降结肠梗阻性癌;

2. 同时性结肠多原发癌。

【禁忌证】

1. 全身情况差、严重营养障碍及贫血者；

2. 伴有严重心肺肝肾等疾病不能耐受此手术者；

3. 伴有肠坏死或肠穿孔及腹膜炎或有腹腔广泛浸润转移者。

【术前准备】　同右半结肠一期切除吻合术。

【麻醉】　硬膜外阻滞麻醉或全身麻醉。

【体位】　仰卧位。

【手术步骤】

1. 切口　左侧旁正中或正中切口。

2. 游离结肠　沿结肠外侧自髂窝至结肠肝曲，切开后腹膜，切除部分胃结肠韧带，剪开左结肠外侧后腹膜。锐性将左、右半结肠充分游离。在根部结扎、切断回结肠动、静脉，结肠中动、静脉，左结肠动、静脉，切除相应肠系膜，并按要求清扫系膜淋巴脂肪组织，结肠切除范围(图 28-9)。

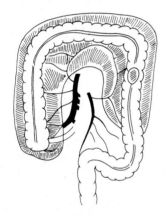

图 28-9　结肠次全切除范围

3. 肠减压　将结肠提出切口外，接于消毒盆内，以盐水纱布填塞腹膜后创面。在肿瘤近侧切开梗阻的结肠，由近向远挤压空肠、回肠，排空肠内容物。

4. 结肠切除吻合　在预定切线上各夹一把有齿血管钳，各距血管钳约 5cm 处的健侧肠管上夹一把肠钳，切除回肠末端、右半结肠及部分左半结肠。采用回肠乙状结肠对端吻合或端-侧吻合。缝合乙状结肠与回肠系膜裂隙。

【术中注意事项】　同右半结肠一期切除吻合术及左半结肠一期切除吻合术。

【术后处理】

1. 术后持续胃肠减压至肠蠕动恢复；

2. 禁食 3~4 天，静脉输液维持营养及水；

3. 全身应用抗生素 3~5 天；

4. 引流管 48~72 小时拔除。

## 三、左半结肠一期切除吻合术

左侧结肠梗阻性癌由于梗阻近端肠腔聚集大量含菌量极多的粪便，结肠血供来自末梢血管，加上肠壁炎症水肿而血液循环较差，影响吻合口愈合。因此，一期切除吻合术后吻合口瘘发生率高。传统方法采用分期手术，但分期手术可增加癌细胞种植扩散，使一些初次手术能切除的肿瘤在再次手术时已无法切除或已广泛转移；一些年老体弱患者对短期内再次手术难以承受，以致丧失手术时机，患者需承受多次手术的痛苦及经济负担。目前多数学者主张，左侧结肠梗阻性癌如果情况允许应尽量争取一期切除肿瘤，如患者全身情况好，肠管具有活力，经肠减压及结肠灌洗后，可行一期肠切除吻合术。如一期吻合有发生吻合口瘘之虑时，可采用结肠造口术。

【适应证】

1. 适用于降结肠、乙状结肠梗阻性癌。

2. 患者全身情况较好，无心肺等重要脏器严重病变，无严重贫血及低蛋白血症者。

3. 经肠减压或术中结肠灌洗，吻合口肠壁血液循环好，富有光泽、有弹性者。

4. 无肠坏死及肠穿孔者。

【禁忌证】

1. 全身情况差、严重营养障碍及贫血者；

2. 伴有严重心肺肝肾等疾病不能耐受此手术者；

3. 伴有肠坏死或肠穿孔及腹膜炎或有腹腔广泛浸润转移者。

【术前准备】　同右半结肠一期切除吻合术。

【麻醉】　硬膜外阻滞麻醉或全身麻醉。

【体位】　仰卧位。

【手术步骤】

1. 切口　左侧旁正中或经左腹直肌切口，自肋缘下至耻骨联合上方。切口要够长，才能显露充分。

2. 肠减压及术中结肠灌洗　在梗阻远端按要求切断结肠或直肠，剪开结肠外侧腹膜，游离肠袢及系膜，将膨胀肠袢提出腹壁切口外、行术中结肠灌洗。切口用中无菌单及盐水垫(或者切口保护器)保护好，以防污染。灌洗方法同乙状结肠扭转手术。

3. 游离　先将降结肠及乙状结肠牵向右侧，在其外侧剪开侧腹膜(图 28-10)。锐性分离降结肠的

283

腹膜后附着，在肾脏前面，以手指钝性分离，游离结肠与肾包膜间的纤维、脂肪组织，剪开肾包膜前方的纤维组织层（图 28-11），将结肠连同其系膜向内侧翻转（图 28-12）。分离中注意保护左侧输尿管及精索内（卵巢）血管。继续向上分离，剪开脾结肠韧带及大网膜与横结肠上缘的附着（图 28-13）。注意在牵拉降结肠时勿用力过猛，以防撕裂脾脏下极包膜引起出血。从横结肠上缘分开大网膜后，打开小网膜囊，在胰尾部背面钝性分离（图 28-14），剪开胰腺

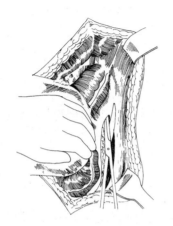

图 28-10　剪开降结肠侧腹膜

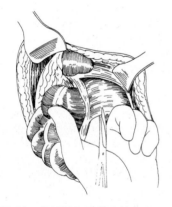

图 28-11　剪开肾包膜前方的纤维组织层

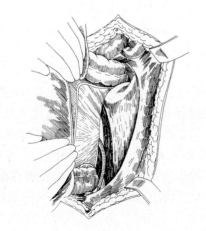

图 28-12　将结肠及其系膜向内侧翻转

下缘与结肠系膜之间的纤维、脂肪组织（图 28-15）。切断横结肠系膜附着的纤维束带，此处常有小血管分叉，须钳夹后切断、结扎止血。将左侧横结肠及脾曲从腹膜后附着游离（图 28-16）。

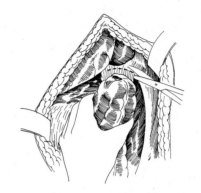

图 28-13　剪开脾结肠韧带

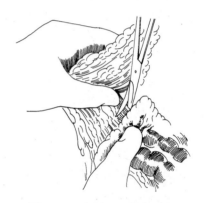

图 28-14　在胰尾部背面分离

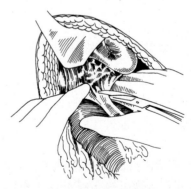

图 28-15　剪开胰腺下缘与结肠系膜之间的纤维和脂肪组织

4. 清扫淋巴组织　提出横结肠及大网膜，充分显露腹主动脉前方及左侧腹膜。剪开十二指肠悬韧带，游离十二指肠空肠曲（图 28-17），将十二指肠牵向右侧，以便清除腹主动脉周围的淋巴组织。在腹主动脉前面，沿小肠系膜与腹后壁的附着处剪开腹膜，在根部切断、结扎及缝扎肠系膜下静脉（图 28-18）。切开腹主动、静脉前的疏松组织，从左肾静脉

下方开始,向下锐性分离腹主动脉前及左侧的淋巴组织,继续向下分离,切除髂动脉前及周围的淋巴、脂肪组织(图 28-19)。在相当于左、右髂内动脉起点处结扎、切断直肠上血管及乙状结肠系膜(图 28-20)。

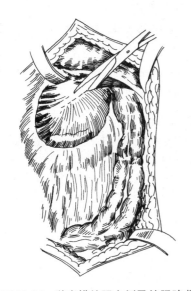

图 28-16　游离横结肠左侧及结肠脾曲

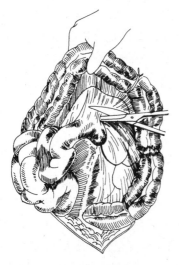

图 28-17　游离十二指肠空肠曲

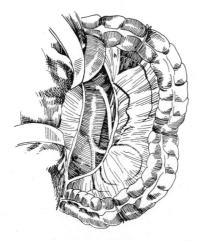

图 28-18　切断、结扎及缝扎肠系膜下静脉

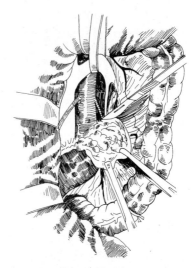

图 28-19　切除髂动脉前及周围的淋巴、脂肪组织

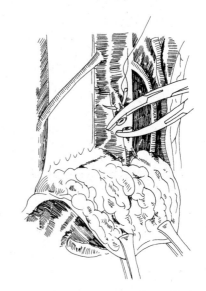

图 28-20　切断、结扎直肠上血管及乙状结肠系膜

5. 切除、吻合　在预定切线处各上一把有齿血管钳及一把肠钳,切除左半结肠,移去切除肠管(图 28-21),将横结肠断端拉至盆腔与乙状结肠下端或直肠端-端吻合(图 28-22)。

【术中注意事项】

1. 分离左半结肠时,动作应轻柔,切忌猛力牵拉及挤压,以防造成梗阻肠管破裂而污染腹腔。

2. 肠减压及结肠灌洗时注意保护肠管,防止粪便溢出。污染切口及腹腔。

285

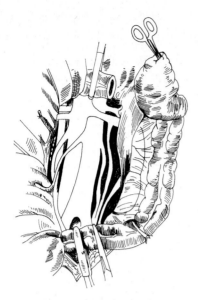

**图 28-21 钳夹、切除左半结肠**

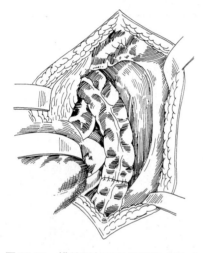

**图 28-22 横结肠与乙状结肠端-端吻合**

3. 游离结肠脾曲时,勿用力过猛牵拉结肠,以防撕裂脾脏下极包膜引起脾出血。

4. 分离中辨清楚并充分显露左侧输尿管,防止误切断、误结扎输尿管。

5. 充分游离结肠,使肠吻合口无张力。

6. 通过肠减压及术中灌洗,彻底排空结肠内粪便。

7. 吻合口应仔细缝合,要吻合可靠。

【术后处理】 同右半结肠一期切除吻合术。

【手术并发症】

1. 吻合口瘘 一旦发生,后果非常严重,可造成弥漫性腹膜炎及败血症,死亡率很高。因此,应尽量减少其发生。一旦发生吻合口瘘应及时有效地处理:①近端肠管做腹壁回肠双腔造口。②清除腹腔内因吻合口瘘引起的肠内容物及其脓液,放置引流

管、术后充分引流及灌洗。

2. 腹腔感染及腹腔脓肿形成 行术中肠减压以及切除结肠时可能造成粪便污染,导致术后腹腔感染,可引起弥漫性腹膜炎及脓肿形成。因此,肠切除中应尽量避免或减少粪便污染,对伴有肠穿孔或者术中肠减压时有粪便污染者,需用大量蒸馏水反复冲洗腹腔以防止肿瘤种植以及腹腔感染或脓肿形成,局部放置引流管引流。

3. 肠梗阻 术后早期肠梗阻多为麻痹性肠梗阻,一般采用积极的非手术疗法,输液,应用抗生素、胃肠减压、加强营养等全身支持疗法,大都可缓解。多见于合并局限性或弥漫性腹膜炎肠坏死穿孔的病例,手术时肠管有损伤、感染或因炎性水肿粘连也可表现为不完全性肠梗阻,虽经非手术治疗多可缓解,但也有发展成机械性肠梗阻需再次手术解除梗阻。术后晚期肠梗阻常由肠粘连或粘连带所致,大都表现为机械性肠梗阻。常需手术解除粘连或切断束带。偶有需要肠部分切除或肠捷径吻合。术中大量冲洗吸净腹盆腔积液,整理小肠排列顺序,并选择性放置防粘连材料可预防其发生。

4. 吻合口狭窄 主要是吻合时吻合口口径太小,或者将对侧造口黏膜一并缝入可导致术后吻合口狭窄甚至闭合,术中选择合适口径吻合器或做肠管端-侧或侧-侧吻合可避免。

【述评】 结肠癌并发梗阻是晚期症状,也是常见的并发症,如何正确处理直接影响预后。结肠癌伴发的梗阻是低位,往往缓慢发生。由于回盲瓣的作用,结肠癌发生完全性梗阻呈闭袢性改变,肠管扩张明显,严重时可造成血供障碍,引起肠壁坏死、穿孔,出现粪性腹膜炎。这种低位梗阻常导致水电解质和内稳态的严重失衡。对梗阻性结肠癌尤要重视围术期的处理,包括抗生素的应用,补充水与电解质,维持酸碱内稳态平衡;也要重视肠道清洁和术后处理,同时掌握合适的手术时机和手术方式也直接影响患者预后和转归。

结肠癌梗阻手术时机选择:结肠癌并发梗阻时诊断明确时,或临床怀疑结肠癌梗阻时,应积极准备手术治疗,其急诊手术指征:①经短时间保守治疗症状无改善或进行性加重者;②并发腹膜炎时应立即行手术;③如梗阻合并中毒性休克,应在抗休克的同时,积极进行手术。只有去除病因,休克才能彻底纠正。

术前准备和术中肠道清洁:①纠正水电解质和内稳态失衡;②胃肠减压;③肠道准备:不完全性梗

阻的患者术前用剧烈的泻剂,如番泻叶、甘露醇等可诱发完全性梗阻。对完全性梗阻者术前禁用肠道灌洗,这种不合适的处理可加重梗阻,甚至导致肠缺血坏死、穿孔;④抗生素的应用:结肠癌梗阻时,患者腹胀呕吐严重,可以在术前和术中经静脉给予抗生素,宜选用抗厌氧菌和革兰阴性杆菌为主的抗生素,如甲硝唑和头孢类抗生素。

术中减压和灌洗的目的是为了减轻肠管张力,恢复肠壁血供,①一期切除肿瘤后,将近端开放肠管提出腹壁外及清除肠道内粪便及大量细菌。其方法:F14～16 导尿管,用生理盐水灌洗至肠腔清洁,再拔出导管并处理阑尾残端,然后行肠管对端吻合;②游离病变后,在梗阻近端切开肠壁或横断肠管,用大口径塑料管或螺纹管插入肠管,用条带扎紧松开肠钳后,将肠管另一端置入无菌长条状腔镜用引流袋内,即可由梗阻近端向远端排空肠内容物,同时也可在盲肠插入导尿管行清洗灌肠,当肠管内粪渣较稠时,此法多不理想,而且容易污染术野。减压和灌洗时注意手术野周围应用纱垫保护,防止污染。

结肠癌梗阻时手术方式:结肠癌梗阻手术治疗的目的是解除梗阻,切除肿瘤,恢复肠道的连续性。右半结肠癌合并急性梗阻,除非肿瘤非常晚期无法切除,或病情危重,不能耐受根治性手术,都应行右半结肠切除,一期吻合术。左半结肠梗阻传统的方法是分二期手术,先行梗阻近端肠造口减压,解除梗阻,二期切除病灶后,造口还纳恢复肠道连续性。该手术的缺点除增加一次痛苦外,更主要的是延误了肿瘤的治疗。另一种 Hartmann 手术,在切除肿瘤后,直肠远端封闭,结肠近端造口,该手术的优点是一期切除了肿瘤,待病情允许时再行二期手术,恢复肠道的连续性。现在也有许多作者选择性对左半结肠癌梗阻者施行一期切除术。梗阻性结肠癌行结肠一期切除吻合术,可使患者免受分期多次手术的痛苦,减轻患者的经济负担,提高治疗效果。但如掌握不当,易发生吻合口瘘,加重病情甚至导致患者死亡。据报道。一旦发生吻合口瘘,其死亡率高达 50%。因此,应严格掌握适应证、切忌不顾患者的实际情况盲目追求一期切除吻合术,而给患者造成严重后果。只有在患者全身情况良好,经肠减压及结肠灌洗后结肠内粪便排出彻底,切除病变肠管后近端肠管活力正常的情况下才能考虑一期切除吻合术。如患者全身情况差,伴心肺等脏器严重疾患,手术耐受性很差,则应采用分期手术:即先行病变近端结肠造口,二期再行肠切除吻合术。

结肠癌伴发穿孔的治疗:梗阻性结肠癌并发穿孔的发生率约为 3%～6%,穿孔部位可位于梗阻的肿瘤部位或在梗阻的近端,由于回盲瓣的作用,癌肿性结肠梗阻多呈闭袢型梗阻。在盲肠或结肠固定部位可以发生缺血、坏死、穿孔。结肠癌穿孔后可以出现三种结局:①急性穿孔引起弥漫性腹膜炎;②炎性肿块或腹腔脓肿,多见于固定部位结肠后腹膜后穿孔,在腹膜后间隙形成脓肿;③穿透至邻近器官形成瘘,如结肠小肠瘘、结肠胃瘘等。结肠穿孔的治疗方式:①穿孔小,时间短,腹腔污染不严重,可采取一期切除吻合术;污染较重,肠壁水肿明显,担心一期吻合后发生吻合口瘘,可以切除梗阻和穿孔段肿瘤,远端关闭,近端造口,再择期行二期吻合;如果无法一期切除肿瘤,可行结肠近端造口或短路手术,二期切除肿瘤。②对于形成炎性肿块或包裹性脓肿者,可经短时间的准备,争取一期切除肿块行肠吻合。③对于穿孔形成脓肿,症状较重者,应先作近端造口或短路手术,使粪便转流,并引流脓肿,进行抗感染治疗,待症状控制后再行切除术。④形成内瘘症状不严重者,经过全身和肠道准备再行手术,可以行一期切除术。肿瘤引起穿孔或形成内瘘,腹腔多有种植或转移,按 Dukes 分期均为 D 期,根治性切除的可能性很小,5 年生存率较差。穿孔后癌细胞会脱落于腹腔,除了注意用大量蒸馏水清除污染外,更要重视腹腔癌细胞种植的危险,污染严重的部位还应放置引流。

# 第二节　乙状结肠扭转手术

结肠扭转的发病率在地区上有很大差异,在美国,结肠扭转占结肠梗阻病例的 1%～4%,而在东欧、北欧及亚洲一些地区则高达占 30%～50%。在我国的肠扭转病例中,约有 80% 为小肠扭转,20% 为结肠扭转。在结肠扭转中 90% 发生于乙状结肠,少部分发生在盲肠,横结肠扭转极少见,升、降结肠固定于侧腹壁,不发生扭转。乙状结肠扭转是结肠绞窄性梗阻较为多见的一种,于 1836 年由 VonRokitansky 首先描述。患者年龄多在 40～50 岁,北方多见而南方少见,由于乙状结肠系膜较长,活动度较大,远、近端系膜附着点近,形成一个狭窄的"V"形,形成发生乙状结肠扭转的解剖学基础。同时,由于乙状结肠内粪便积聚,通过重力作用以其系膜为固定点沿系膜的长轴旋转可诱发扭转,扭转分为顺时针方向和逆时针方向,以逆时针扭转常见(图28-23)。乙状结肠扭转小于180°为生理性扭转,不出现症状,当扭转至360°以上时,系膜血管将发生绞窄,直肠、乙状结肠段肠管也因轴的旋转而发生狭窄甚至梗阻,近端肠管则因梗阻加重扭曲,从而迅速形成一个绞窄性闭祥梗阻。扭转肠祥内气体、液体积聚,肠腔内压力增加,进一步影响肠壁血运。如扭转不及时解除,肠壁发生坏死,可导致肠穿孔和腹膜炎。

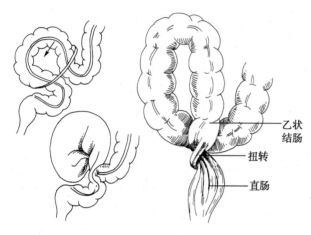

**图28-23 乙状结肠逆时针扭转**

## 一、乙状结肠扭转复位加乙状结肠固定术

如发现肠祥生机良好而无坏死征象者,可行乙状结肠扭转复位加乙状结肠固定术。

【适应证】

1. 乙状结肠梗阻经非手术复位失败者。

2. 乙状结肠梗阻经非手术复位后复发,或非手术治疗复位后,由于乙状结肠冗长,为了防止复发而施行乙状结肠切除术。

3. 非手术疗法无效,病程超过48小时,有肠坏死趋势者。

4. 乙状结肠梗阻有肠坏死或腹膜炎征象者。

5. 乙状结肠梗阻插镜观察见肠腔内有血性粪水,肠黏膜有溃烂、坏死或溃疡形成者。

【禁忌证】 全身情况差或有严重心肺肝肾疾患不能耐受手术者。

【术前准备】

1. 按肠梗阻原则处理,包括胃肠减压、补液,纠正水、电解质、酸碱平衡失调,控制血压、血糖。

2. 如果全身情况好,血压、脉搏正常,乙状结肠扭转无绞窄现象者,应首先采用非手术治疗包括经软结肠内镜或直肠插管减压,复位后将肛管固定留置2～3天,以助肠减压及肠壁水肿消退,且有预防早期复发的作用。但非手术复位后扭转复发的机会较多,常需择期行乙状结肠切除手术,手术可在复位后2～3周,肠梗阻症状缓解,肠管水肿消退后进行。

【麻醉】 对较重的患者可用气管内插管全身静脉复合麻醉,辅以肌肉松弛剂,能充分供氧并维持麻醉在较浅水平。对症状较轻的早期患者,可采用持续硬膜外阻滞麻醉。

【体位】 仰卧位。

【手术步骤】

1. 切口 左下腹旁正中或经腹直肌切口。

2. 探查 患者头低臀高位,将小肠以湿纱布垫覆盖,以宽拉钩牵向上方,显露乙状结肠。探查乙状结肠及其系膜扭转方向及范围,肠管膨胀及血液循环变化等情况。

3. 复位 将扭转的乙状结肠复位。术者右手伸入盆腔引导助手自肛门插入肛管或塑料软粗导管,通过扭转处,直达膨胀的乙状结肠,当即有大量气体和稀粪自肛管排出,膨胀的肠管立刻得以缓解。将肠祥按其扭转相反方向回转即可复位。复位后,留置肛管的头端要超过远端梗阻之肠腔,并予保留3天后取出。

4. 肠减压 复位后可向远端挤压,将乙状结肠及近端结肠内积聚的粪便及气体经肛门排出,充分减压。

5. 乙状结肠固定术 乙状结肠扭转复位术手术虽然简单有效,但术后复发的机会多,所以近年多主张乙状结肠非绞窄性扭转复位后,乙状结肠血液循环良好,无肠祥及系膜坏死者,可行乙状结肠折叠固定术,可有效预防复发。

(1)结肠折叠固定术是将乙状结肠折叠使其与降结肠并行排列,降结肠内侧与乙状结肠浆肌层间断缝合固定(图28-24)。

(2)乙状结肠腹膜被覆术是沿结肠旁沟腹膜开一长切口,将乙状结肠经腹膜切口牵入腹膜外间隙,再将腹膜缝于乙状结肠,使其粘连固定(图28-25)。

(3)另外有乙状结肠横结肠固定术,是将乙状结肠与横结肠缝合数针,使乙状结肠固定。乙状结肠腹壁固定术是乙状结肠缝于腹前壁固定。乙状结肠系膜折叠缝合使肠系膜变窄。

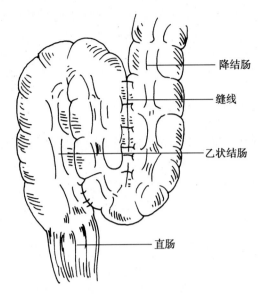

图 28-24　结肠折叠固定术

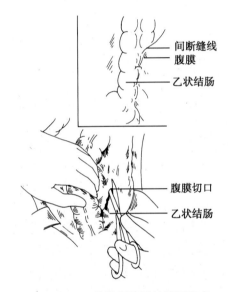

图 28-25　乙状结肠腹膜被覆固定术

【术中注意事项】

1. 乙状结肠扭转发生多急骤,病程进展迅速,可于短时间内发生肠绞窄坏死甚至肠穿孔,引起腹膜炎等全身中毒症状。因此,应及时诊断及治疗、对非手术治疗失败者应积极手术治疗。

2. 扭转的乙状结肠高度膨胀,肠壁水肿菲薄,血液循环障碍。因此,复位及行肠减压过程中,操作应轻柔,切忌动作粗暴。以防肠破裂穿孔,造成腹腔污染。行肠切除减压或术中结肠灌洗过程中,注意保护切口及术野,防止粪便溢出,造成切口及腹腔污染。

3. 肠管活力的判断　解除梗阻后正确判断肠管的生机十分重要,生机良好的可结束手术,否则必须予以切除。如肠管已呈麻痹和扩大,无蠕动,或外界刺激后无收缩力,或肠壁已呈紫黑色或暗黑色,相

对的肠系膜终末小动脉已无搏动,可以确定肠管已无生机,必须予以切除和一期吻合,尽量不做小肠造口术,只有在弥漫性化脓性腹膜炎时不宜作一期小肠吻合,因有吻合口裂开之危机。如有可疑,可用 0.5% 普鲁卡因溶液作肠系膜根部封闭,并用温热等渗盐水纱布敷盖肠管,观察 20 ~ 30 分钟,如肠管血运仍不佳和肠壁色泽不转红者,仍需切除该段肠管。至于多普勒超声探查血流,静脉内注射荧光素钠检查肠管有无黄色荧光,肌动电流描记法、温度记录法以及肠管浆膜和黏膜 pH 测定法等仅在实验研究中应用,缺乏临床价值。如遇有肠管生机可疑时,只要病情许可,病变肠袢又不很长,还是以切除较为安全。

4. 游离乙状结肠及系膜时,注意辨清输尿管的走行和解剖,常规显露输尿管,防止损伤输尿管及腹膜后血管。

【术后处理】

1. 肛管保留 3 ~ 7 天,过早拔除则易复发。

2. 持续胃肠减压至肠蠕动恢复、肛门排气。

3. 禁食期间,静脉输液以维持营养及水、电解质平衡,肠功能恢复后逐渐经肠道进食。

4. 全身应用广谱抗生素 3 ~ 5 天。

5. 因单纯复位复发率高,因此,应待急性期过去。局部情况好转,患者全身及肠道经充分准备后行二期手术切除冗长的乙状结肠。通常二期切除吻合术在第 1 次手术后 2 ~ 3 周施行。

## 二、乙状结肠切除结肠腹壁造口术

如果扭转的乙状结肠部分或全部坏死时,应行扭转乙状结肠切除,结肠腹壁造口术。

【适应证】　同乙状结肠扭转复位加乙状结肠固定术。

【禁忌证】　全身情况差或有严重心肺肝肾疾患不能耐受手术者。

【术前准备】　同乙状结肠扭转复位加乙状结肠固定术。

【麻醉】　同乙状结肠扭转复位加乙状结肠固定术。

【体位】　仰卧位。

【手术步骤】

1. 切口　同乙状结肠扭转复位加乙状结肠固定术。

2. 探查　同乙状结肠扭转复位加乙状结肠固定术。

3. 切除、造口 分离、切断并结扎乙状结肠系膜及血管,切断坏死肠管远端,剪开乙状结肠外侧腹膜,将乙状结肠游离并提出腹壁切口外,行近端肠减压,最好在拟定切除肠管处做荷包缝合后插入肠减压器行扩张肠管减压,切除坏死肠管。如果坏死部位较高,可行结肠双腔造口术(Mikulicz 手术)(图28-26)。如肠祥坏死的位置较低,无法提出远端外置者,可选择 Hartmann 手术(图28-27),即缝闭远侧肠断端,将降结肠提出做单腔结肠造口。

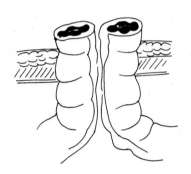

图 28-26　Mikulicz 手术

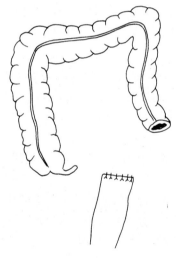

图 28-27　Hartmann 手术

【术中注意事项】 同乙状结肠扭转复位加乙状结肠固定术。

【术后处理】

1. 早期处理同乙状结肠扭转复位加乙状结肠固定术。

2. 术后接人工肛门袋、加强腹壁结肠造口的护理。

3. 3 个月后行肠造口闭合术。

## 三、乙状结肠切除吻合术

如患者全身情况好,无严重腹膜炎,肠管血供良好,经术前非手术复位减压或术中肠减压及结肠灌洗后可行一期乙状结肠切除吻合术。

【适应证】 同乙状结肠扭转复位加乙状结肠固定术。

【禁忌证】 全身情况差或有严重心肺肝肾疾患不能耐受手术者。

【术前准备】 同乙状结肠扭转复位加乙状结肠固定术。

【麻醉】 同乙状结肠扭转复位加乙状结肠固定术。

【体位】 仰卧位。

【手术步骤】

1. 切口 同乙状结肠扭转复位加乙状结肠固定术。

2. 探查 同乙状结肠扭转复位加乙状结肠固定术。

3. 切除 分离、切断并结扎乙状结肠系膜及血管,切断坏死肠管远端,剪开乙状结肠外侧腹膜,将乙状结肠游离并提出切口外。

4. 术中结肠灌洗 术中结肠灌洗可彻底清除肠内容物、减少结肠内细菌数量,改善肠壁血液循环,有利于结肠吻合口愈合,防止吻合口瘘发生。方法:在梗阻远端切断结肠,游离后提出切口外,插入螺纹管结扎固定,将其接于手术台下塑料袋或桶中,切除阑尾,经其残端插入 18F 的 Foley 导尿管,如阑尾已切除者经末端回肠切口插管灌洗(切口应距离回盲瓣 15cm 以上,不可太近,否则易发生吻合口瘘);管经过回盲瓣括入盲肠,并在插管近端上一把肠钳,阻断末端回肠、防止反流。用 37℃的生理盐水 3~6L 灌洗结肠,并挤压粪便以利排出,灌洗至流出液清亮为止(图28-28)。

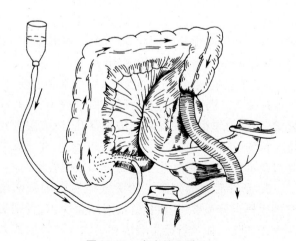

图 28-28　术中结肠灌洗

5. 肠吻合　将乙状结肠大部分切除后行乙状结肠近端或降结肠与直肠端-端吻合(图28-29)。

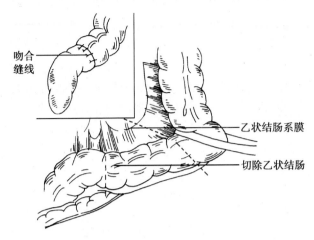

吻合缝线

乙状结肠系膜

切除乙状结肠

图 28-29　乙状结肠切除吻合术

【术中注意事项】　同乙状结肠扭转复位加乙状结肠固定术。

【术后处理】　同乙状结肠扭转复位加乙状结肠固定术。

【手术并发症】

1. 吻合口瘘　一旦发生,后果非常严重,可造成弥漫性腹膜炎及败血症,死亡率很高,因此,应尽量减少其发生。一旦发生吻合口瘘应及时有效地处理:①近端肠管做腹壁结肠造口或回肠双腔造口;②清除腹腔内因吻合口瘘引起的肠内容物及其脓液,放置引流管、术后充分引流及灌洗。

2. 腹腔感染及腹腔脓肿形成　切除乙状结肠时可能造成粪便污染,导致术后腹腔感染,并且乙状结肠扭转一旦发生肠祥坏死或穿孔,肠内容物进入腹腔,可引起弥漫性腹膜炎及脓肿形成。因此,肠切除中应尽量避免或减少粪便污染,对扭转肠祥坏死穿孔者,用大量生理盐水反复冲洗腹腔,冲洗干净后再加抗生素如甲硝唑灌洗,局部放置引流条或引流管。

3. 肠梗阻　术后早期肠梗阻多为麻痹性肠梗阻,一般采用积极的非手术疗法,输液,应用抗生素、胃肠减压、加强营养等全身支持疗法,大都可缓解。多见于合并局限性或弥漫性腹膜炎肠坏死穿孔的病例,手术时肠管有损伤、感染或因炎性水肿粘连也可表现为不完全性肠梗阻,虽经非手术治疗多可缓解,但也有发展成机械性肠梗阻需再次手术解除梗阻。术后晚期肠梗阻常由肠粘连或粘连带所致,大都表现为机械性肠梗阻。常需手术解除粘连或切断束带。偶有需要肠部分切除或肠捷径吻合。术中大量冲洗吸净腹盆腔积液,整理小肠排列顺序,并选择性放置防粘连材料可预防其发生。

4. 吻合口狭窄　主要是吻合时吻合口口径太小,或者将对侧造口黏膜一并缝入可导致术后吻合口狭窄甚至闭合,术中选择合适口径吻合器或做肠管端-侧或侧-侧吻合可避免。

5. 造口相关并发症　可出现造口脱垂以及造口旁疝等。脱垂肠管长度可从几厘米到30cm,祥式横结肠造口较末端乙状结肠造口多10倍,在腹内压升高时偶可导致急性脱垂,若肠管经常脱出,粪袋与脱出之肠壁黏膜接触摩擦,而致顽固性溃疡,有时需手术治疗。术中严密缝合固定造口肠段与腹壁组织,造口肠祥用支持杆固定,选择合适部位行造口以及造口处切口不宜过大可预防此并发症发生。造口旁疝,即小肠从结肠旁脱出,发病率为10%左右,仅次于造口脱垂。疝的发生与造口位置的选择、造口技术及手术前后的处理有关,而造口周围肌肉和组织的萎缩、营养不良、术后感染、慢性咳嗽、过度肥胖以及尿路梗阻等腹内压增高的因素都可诱发造口旁疝的发生。目前认为经腹直肌旁造口及经剖腹切口处造口最易发生造口旁疝,而经腹直肌造口可减少造口旁疝的发生。

6. 肠扭转复发　常发生于乙状结肠扭转复位手术后,乙状结肠扭转复位后将过长的乙状结肠按小肠排列术的方法平行折叠固定于降结肠内侧,一般不作肠系膜缩短缝合术,因系膜缩短后常可能再次引起扭转,最根本的方法是二期手术将过长的乙状结肠切除吻合。对血运明显不良、术前已有乙状结肠过长症状或复发者,可考虑切除过长结肠,近端造口,远端缝闭,留待二期手术修复重建。

【述评】　乙状结肠扭转手术的疗效与下列因素密切相关:

1. 正确掌握手术适应证　对乙状结肠扭转应有足够认识,早期明确诊断,对无肠绞窄及坏死征象者,可先行非手术治疗、待扭转复位、经充分肠道准备后择期手术,但非手术治疗失败或有肠绞窄征象者,应及早手术、防止发生肠坏死和穿孔。一旦发生肠穿孔,则可致严重的腹膜炎,增加手术的困难,加重病情,严重者可危及患者的生命。

2. 合理选择手术方法　乙状结肠扭转手术各有其优缺点,应结合患者的全身情况及病情合理选择。单纯乙状结肠扭转复位加结肠系膜折叠缝合术手术简单安全有效,但术后有一定复发率。因此,一般主张复位术后2～3周,再行乙状结肠切除吻合术。该方法尤其适合年老、休弱成伴有心肺等重要脏器严重病变,不宜接受复杂手术的患者。一旦发生扭转肠祥绞窄坏死,应当机立断行乙状结肠切除。不适宜一期吻合者,应行腹壁结肠造口。坏死部位较高者,可行远、近端结肠双腔造口( Mikulicz 手术);此法的优点是:二期行肠造口还纳术操作方便,可直接将造口肠管游离,在切口外吻合后送入腹腔,逐层缝合切口。肠坏死部位较低者,适宜行关闭远侧断端、结肠近侧单腔造口( Hartmann 手术);该方法的优点是能充分切除坏死肠段,并发症少,手术安全。乙状结肠切除吻合术是防止肠扭转复发的最佳手术。近年来不少作者推荐一期乙状结肠切除吻合术,但此手术具有发生吻合口瘘的潜在危险。因此,应严格掌握,切忌盲目追求一期切除吻合而给患者带来严重后果。

3. 准确判断扭转肠管的血运　肠管血运的判断实际上也就是肠管活力及生机的判断,绞窄性肠梗阻手术中常会遇及此类问题。临床医生一直在寻找更敏感、可靠的方法,包括肉眼观察,术中多普勒超声监测肠系膜对侧肠壁搏动性血流以判断肠管活力,自肠系膜动脉注射锥虫蓝,应用血氧含量计测定

肠对系膜缘的氧饱和度,使用肠平滑肌张力测定,肌电活动分析,红外线体积扫描,肠管表面温度测定,放射性核素微球注入动脉用闪烁技术测定其吸收率等,但许多方法因需要特殊设备或专门技术而未能在临床常规使用。迄今临床最常用的还是手术时肉眼观察肠壁色泽,肠蠕动以及有无动脉搏动和肠黏膜出血加以判定。若肠管已呈黑色,表面失去光泽,腹腔或疝囊内为混浊、腐臭渗液;肠壁变薄、软、无弹性、无蠕动,经机械刺激无收缩;肠系膜血管无搏动,表示肠管已坏死。倘若肠管呈不同程度的紫褐色或紫红色,不能判定生机,则首先应解除绞窄状态,以温热等渗盐水纱布垫湿敷,或回纳腹腔观察 15 分钟左右,或用 0.5% 普鲁卡因 20 ~ 30ml 行肠系膜根部阻滞,如肠管色泽转红润、系膜小血管恢复搏动、机械刺激诱发肠蠕动能通过受累肠管,三者具其一,表示肠管已恢复生机。必要时可重复温热盐水纱布垫湿敷观察 1 ~ 2 次,若仍不能恢复生机,则需手术切除。如肠管恢复生机,但有散在的点状或小片状肠壁组织色泽可疑,则可将周围正常浆肌层行间断缝合修补,但术后须严密观察,以防穿孔。

## 第三节　结肠损伤手术

结肠损伤是较常见的腹内脏器损伤。结肠在腹内脏器中含菌量最多、每克粪便含菌量约 $10^8$ 个,大部分为厌氧菌,一旦损伤极易引起感染。且结肠壁薄,血液循环差,故损伤后愈合能力差、加上术后结肠胀气,易发生吻合口瘘。结肠损伤后感染率高达 25%,感染是术后发生严重并发症及死亡的重要原因。因此,结肠损伤的早期诊断和及时有效的手术治疗非常重要。

### 一、结肠穿孔修补、盲肠造口术

【适应证】
1. 一期手术指征
(1) 伤后至手术时间在 4~6 小时以内。
(2) 年龄在 60 岁以下,血浆白蛋白>35g/L。
(3) 无严重的基础疾病如糖尿病或肝硬化等,没有合并其他器官的严重损伤。
(4) 无严重休克或休克得到纠正者或失血量不超过正常血容量的 20%。
(5) 肠内粪便少,腹腔没有严重的污染。

(6) 无肠系膜血管的严重损伤,肠管局部血供良好。
(7) 经过肠道准备的医源性损伤。
(8) 低速非爆炸性损伤或刀伤所致的小穿孔。
2. 二期手术指征
(1) 年龄>60 岁,营养状况较差或合并有严重的基础疾病。
(2) 受伤到手术时间 4 小时以上。
(3) 腹腔污染严重。
(4) 合并有腹腔内 2 个以上器官的严重损伤。
(5) 合并有盆腔内 2 个以上器官的严重损伤。
(6) 先天性巨结肠灌肠所致的穿孔。
(7) 合并休克。
【禁忌证】
1. 患者全身情况差或有严重心肺肝肾疾患不能耐受手术者。
2. 结肠广泛损伤穿孔伴有严重腹膜炎及全身感染者。
【术前准备】
1. 输液,如有休克,应积极抗休克治疗。

2. 应用强有力的广谱抗生素。

3. 胃肠减压。

【麻醉】　持续硬膜外麻醉或全麻。

【体位】　仰卧位。

【手术步骤】

1. 切口　经右腹直肌切口逐层切开进腹。

2. 探查　仔细探查了解盲肠或升结肠穿孔的部位及大小,对腹部穿透性损伤,应切开升结肠外侧腹膜,游离盲肠及升结肠,检查其后壁有无穿孔。并仔细探查腹腔,了解有无其他脏器损伤。

3. 缝合　剪除裂口边缘的坏死组织,用 1-0 号丝线全层间断缝合,再间断缝合浆肌层,并利用附近肠脂垂及大网膜覆盖加强保护。

4. 盲肠造口　在右下腹切除直径约 3cm 大小的皮肤及皮下组织,"十"字剪开腹外斜肌腱膜及腹膜。盲肠稍加游离后,从该切口牵出腹壁切口处,将腹膜与盲肠壁缝合 8～10 针关闭盲肠与腹壁的间隙,再将腹外斜肌腱膜、皮肤与盲肠缝合。造口应立即开放。

5. 引流　大量温生理盐水充分冲洗腹腔,彻底清除从结肠裂口溢入腹腔的肠内容物,缝合口附近放置负压球引流。

【术中注意事项】

1. 术中仔细探查全结肠,了解穿孔的部位及大小,对腹部穿透性损伤,应切开升结肠外侧腹膜,游离盲肠及升结肠,检查其后壁有无穿孔,并检查腹膜后组织及输尿管、十二指肠等脏器有无损伤。

2. 术中仔细检查结肠系膜血管有无损伤,同时了解受损系膜相应结肠血供是否良好,如果结肠血供差,应及时行结肠切除术,对于有结肠多发损伤的部位,应根据未损伤肠管范围、部位以及肠管血供情况选择合适的手术,必要时可以行全结肠切除术或回肠造口术。

3. 术中需要予以大量生理盐水冲洗腹盆腔以避免粪便污染,同时放置引流管行腹盆腔引流;术中术后加强抗炎以补液支持治疗,及时纠正酸碱失衡和水电解质紊乱。

【术后处理】

1. 术后持续胃肠减压至肠蠕动恢复;

2. 禁食,纠正水、电解质及酸碱失衡,静脉营养支持治疗;

3. 全身应用抗生素 3～5 天;

4. 仔细观察引流管引流,3～5 天拔除引流管。

## 二、右半结肠切除术

【适应证】　同结肠穿孔修补、盲肠造口术。

【禁忌证】

1. 患者全身情况差或有严重心肺肝肾疾患不能耐受手术者。

2. 结肠广泛损伤穿孔伴有严重腹膜炎及全身感染者。

【术前准备】

1. 输液,如有休克,应积极抗休克治疗。

2. 应用强有力的广谱抗生素。

3. 胃肠减压。

【麻醉】　持续硬膜外麻醉或全麻。

【体位】　仰卧位。

【手术步骤】

1. 切口　右腹直肌切口。

2. 冲洗　用组织钳夹住损伤的肠壁破口,外加纱布垫包裹,以减少手术时对腹腔的污染。吸净腹腔内渗出液、粪便及血块等,以大量温生理盐水冲洗腹腔。

3. 探查　对回盲部的损伤,一般宜广泛游离升结肠,以减少感染向腹膜后扩散。升结肠的广泛损伤,由于结肠肝曲位置较深,需将其全部游离。在升结肠外侧剪开后腹膜,钝性分离盲肠及升结肠并提出切口外,仔细检查腹膜后组织及输尿管、十二指肠等脏器有无损伤。

4. 右半结肠切除　肠系膜不必切除过多,可靠近肠管进行右半结肠切除,保留回肠、结肠血管主干,以免影响保留肠段的血液循环(图 28-30)。

5. 吻合　受伤时间短、腹腔污染不重者,可行

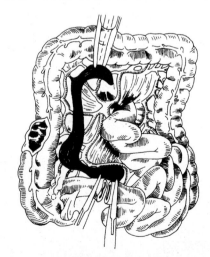

图 28-30　切除右半结肠系膜时勿损伤血管主干

回肠与横结肠对端吻合术(图28-31),用1-0号丝线全层间断缝合,再间断缝合浆肌层,吻合口应无张力。

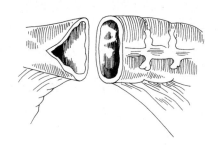

图28-31 回肠与横结肠对端吻合

6. 造口 结肠创伤严重、腹腔污染重,不宜行一期吻合者,可行结肠、回肠双腔造口(图28-32)。或将横结肠与回肠切端均从一个腹壁切口牵出,行双腔造口。

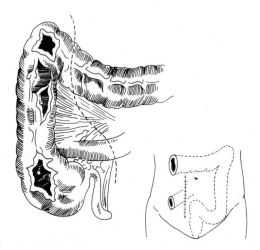

图28-32 回肠结肠双腔造口

7. 引流 大量生理盐水清洗腹腔,吸净清洗液、右结肠旁及盆腔放置双套管或负压球引流。

【术中注意事项】 同结肠一期切除吻合术。

【术后处理】 同结肠一期切除吻合术。

## 三、结肠损伤部外置造口术

【适应证】 同结肠穿孔修补、盲肠造口术。

【禁忌证】

1. 患者全身情况差或有严重心肺肝肾疾患不能耐受手术者;

2. 结肠广泛损伤穿孔伴有严重腹膜炎及全身感染者。

【术前准备】

1. 输液,如有休克,应积极抗休克治疗。

2. 应用强有力的广谱抗生素。

3. 胃肠减压。

【麻醉】 持续硬膜外麻醉或全麻。

【体位】 仰卧位。

【手术步骤】

1. 切口 经左腹直肌切口。

2. 探查 探查腹腔、了解结肠损伤部位、范围以及肠系膜血管有无损伤,了解腹腔内有无其他脏器损伤。

3. 造口 横结肠及乙状结肠活动度较大,结肠损伤部可直接提出切口外置行结肠造口(图28-33A);结肠脾曲及降结肠的损伤,因结肠位置较深且固定,应将外侧腹膜切开充分游离结肠,使损伤肠段外置不致有张力。若伤口较小,可行缝合后外置;若损伤超过结肠周径的一半或结肠系膜损伤严重影响肠壁血液循环,须将损伤肠管切除,行双腔式结肠造口(图28-33B),或将损伤结肠的远、近端分别拉出造口,以后再择期行结肠吻合术。

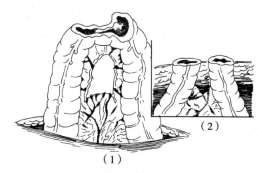

(1) (2)

图28-33 切除损伤肠管后外置行双腔式结肠造口

4. 引流 大量温盐水清洗腹腔,放置负压球或烟卷引流。

【术中注意事项】 同结肠一期切除吻合术。

【术后处理】 同结肠一期切除吻合术。

【手术并发症】

1. 腹盆腔感染及脓肿形成 结肠损伤穿孔时肠内容物进入腹腔,可引起腹膜炎及脓肿形成,术后容易导致腹腔感染及脓肿形成。因此,术中应仔细探查,发现穿孔结肠,并尽量避免或减少粪便污染腹盆腔,对有结肠坏死穿孔者,用大量生理盐水反复冲洗腹盆腔,局部放置引流管引流。

2. 吻合口瘘 因结肠损伤后,穿孔处肠管因炎症反应充血水肿,单纯修补或者行肠切除吻合术后容易导致术后肠吻合口瘘,严重者可造成弥漫性腹膜炎及败血症,应尽量减少其发生。发生吻合口瘘后可在近端肠管行腹壁结肠造口或回肠双腔造口,清除腹腔内肠内容物及其脓液,放置引流管引流、术后引流、灌洗并加强抗感染治疗。

3. 肠梗阻　肠管损伤、手术时污染以及炎性水肿粘连可导致肠梗阻,大多经非手术治疗多可缓解,但也可发展成机械性肠梗阻需再次手术解除粘连或切断束带。偶有需要肠部分切除或肠捷径吻合。术中大量冲洗吸净腹盆腔积液,整理小肠排列顺序,并选择性放置防粘连材料可预防其发生。

【述评】　结肠损伤以开放性损伤最多见,大多为穿透性损伤,战时多为枪弹伤,平时多为锐器伤引起,共约占 95%。钝器所致的穿孔性损伤仅占 5% 左右。在腹部闭合性损伤时,可因暴力撞挤腹壁使结肠在腹壁与脊柱和骨盆间被挤破,或自高处下坠而撕破结肠。此外,一些诊断或治疗如结肠镜和钡灌肠等,也可引起结肠损伤。

结肠损伤有其一定的特殊性:①升结肠和降结肠位置较固定,而且部分在腹膜后,有时只伤及腹膜后部分,损伤后不易察觉,常被遗漏。此部位的损伤可以引起严重的腹膜后感染,且容易扩散。故探查必须仔细,若伤口位于腰背部。尤其是有肾损伤时,则必须探查结肠“裸区”及弯曲部。若发现升结肠或降结肠前壁有撕裂伤时,应检查其后壁,以免漏诊。Weil 等认为,腹内肠管的非对称性穿孔,腹膜后血肿,腰部伤口,靠近结肠肝、脾区的肾损伤,以及进出伤口在结肠腹膜返折以下者,是结、直肠腹膜后探查的适应证。②结肠壁较薄,血运较差,愈合能力不如小肠。在结肠系膜有损伤时,形成血肿,血液渗至肠壁,不易分辨肠管是否尚有生存活力。③结肠内容物较干,流动性小,污染范围不大,尽管含细菌甚多,感染力较小肠内容物为强,但刺激性较小,左侧结肠尤为如此。因此,结肠破裂后早期反应轻,腹膜刺激征不明显,尤其是腹膜后损伤,临床表现不典型,导致早期诊断困难。结肠损伤常伴腹内其他脏器损伤,如肾、小肠、胰腺及肝脏等,由于消化液的刺激可影响结肠裂口的愈合。结肠破裂晚期由于粪便污染所致的严重感染,可发生严重的腹膜炎,使患者发生全身中毒表现,甚至败血症及感染性休克等,常可因此危及生命,因此凡疑有结肠损伤,均应及时给

予手术探查及治疗。

结肠损伤的治疗方式及效果与受伤时间、患者年龄、是否有合并伤、术前和术中失血量、污染或感染的程度,以及是否有感染性休克等有关。总的来说结肠损伤的基本术式可分为两种:① I 期修补或 I 期切除吻合术;②修复加近端结肠造瘘或切除加近端结肠造瘘。目前,对在什么情况下采用何种术式各家意见尚不完全一致,但多数人认为,结肠损伤后 6 小时以内,伤员一般情况好,全身中毒症状及腹腔污染不重,单纯结肠伤且伤口较小或合并伤轻微,对此可选用 I 期修复。反之,若伤后在 6 小时以上,术前低血压,术中出血量在 1L 以上,合并有两个以上器官损伤,伤口较大,大量粪便外溢,腹腔污染及全身中毒症状重,对此则应行 I 期切除加造瘘术或行损伤肠段外置术,待 3～4 周后患者情况改善再行造瘘修复术。也有人主张,即使行 I 期修复或切除吻合术也应在近端行造瘘术,待炎症消退、吻合口愈合后再关闭瘘口。

各段结肠损伤的处理原则:①盲肠和升结肠损伤:若损伤不重、污染轻者,可行局部缝合修补;若污染重者,应在回盲瓣近侧 20cm 处做回肠造瘘远侧封闭,并予以腹腔引流。若损伤严重,可做右半结肠切除或外置,回肠末端造瘘,横结肠做黏膜瘘,3～4 周后 II 期切除肠瘘,做回横结肠吻合术。②横结肠损伤:损伤轻者可行单纯缝合修补术,若损伤重则行损伤段外置,3～4 周后 II 期关闭肠瘘。③左半结肠损伤:损伤轻可修补,视具体情况选用近侧去功能性造瘘,远侧关闭;若损伤重可将损伤肠段切除,近侧造瘘,远侧关闭。④乙状结肠损伤:损伤轻可行单纯修补;若损伤重则将损伤肠段外置,II 期切除肠瘘;若损伤肠段不能外置,则切除损伤肠段,近端造瘘,远端关闭。

因此,及早诊断结肠损伤,术中仔细探查避免遗漏肠穿孔或腹膜后肠管穿孔出血,同时大量生理盐水反复冲洗避免或减少粪便污染腹盆腔,围术期加强抗感染治疗等对于患者的预后及转归均非常重要,切不可因结肠损伤范围不大而麻痹大意,最终导致严重术后并发症。

# 第四节　乙状结肠梗阻内镜减压术

【概述】　乙状结肠梗阻的通常做法是急诊行肠造瘘术,二期再行吻合手术。两次手术增加了患者痛苦,降低生活质量。目前也可以采用非手术治疗,在内镜帮助下,将减压管放置到乙状结肠梗阻部

位的近端。减压成功后可以一期手术,同时行梗阻病灶切除及肠吻合术。

【适应证】

1. 全身情况较好。

2. 左侧结肠梗阻患者,一般梗阻部位在脾曲远端。

【禁忌证】

1. 患者一般情况较差,无法耐受操作者。

2. 有腹膜炎体征,怀疑有肠穿孔或绞榨性肠梗阻患者。

3. 病灶巨大,肠腔完全梗阻的患者。

【术前准备】

1. 患者禁食、胃肠减压。

2. 营养支持治疗。

3. 清洁灌肠。

【麻醉】 不需要麻醉或全身静脉麻醉。

【体位】 采用左侧卧位。

【手术关键步骤】 首先将内镜通过梗阻部位,将润滑过的导丝通过病灶部位到达梗阻上方,撤出内镜。将润滑过的导管由导丝放置到梗阻部位上方,撤出导丝。如立即看到有气体或液体引出,说明减压成功。

【术中注意事项】 术中注意观察患者生命体征及腹部情况,观察有无明显肠出血情况,如有明显腹痛腹胀甚至有腹膜炎体征,应立即停止操作,行腹部 X 线片或 CT 检查,必要时急诊手术治疗。

【术后处理】 继续禁食、胃肠减压。观察患者有无明显腹痛腹胀加重,有无腹膜炎体征,有无下消化道出血情况,患者排气排液较多,腹痛腹胀明显缓解后,可以停止胃肠减压。

【手术并发症】

1. 肠出血。

2. 肠穿孔。

【述评】 左半结肠患者中约有 15% 会出现急性肠梗阻症状,许多患者为高龄,有水、电解质紊乱及酸碱失衡等状况,且肠梗阻使近端肠管扩张、水肿,因此一期手术切除肿瘤并行肠吻合术风险较大。传统手术通常一期行肠造瘘术,条件合适的患者还要经过二、三次开腹手术,再行肠吻合术。目前可以采用非手术治疗,在内镜帮助下,将减压管放置到乙状结肠梗阻部位的近端。减压成功后可以一期手术,同时行梗阻病灶切除及肠吻合术。内镜下减压手术有出血及肠穿孔的风险,如果仔细操作,发生几率较小。同时术中注意密切观察患者生命体征及腹痛及腹部体征,如果出现及时处理,一般不会造成严重后果。总的说来内镜下置管减压安全、简便,值得在左侧结肠梗阻患者中推广应用。

# 第五节 乙状结肠扭转或假性肠梗阻内镜治疗术

【概述】 乙状结肠扭转或假性肠梗阻的通常可采用硬质乙状结肠镜、钡剂灌肠或放置直肠导管等治疗措施,但这些治疗并发症较高,且治疗后再次发生扭转或梗阻几率较高。而急诊手术因肠管扩张、水肿,手术风险较大。近年来文献报道应用软式结肠镜治疗乙状结肠扭转或假性肠梗阻,取得较好的疗效。

【适应证】

1. 全身情况较好。

2. 乙状结肠扭转或假性梗阻。

【禁忌证】

1. 患者一般情况较差,无法耐受操作者。

2. 有腹膜炎体征,怀疑有肠穿孔或绞榨性肠梗阻患者。

3. 机械性肠梗阻的患者。

【术前准备】

1. 患者禁食、胃肠减压。

2. 营养支持治疗。

3. 清洁灌肠。

【麻醉】 不需要麻醉或全身静脉麻醉。

【体位】 采用左侧卧位。

【手术关键步骤】 首先将内镜到达梗阻部位,充入适量气体,将近端结肠扩张,可以排空大量气体及粪便。继续在直视下将内镜进入肠腔,通过冗长的乙状结肠,并进入右侧结肠,继续抽空近端结肠的气体及粪便。

【术中注意事项】 术中注意观察患者生命体征及腹部情况,观察有无明显肠出血情况,如有明显腹痛腹胀甚至有腹膜炎体征,应立即停止操作,行腹部 X 线片或 CT 检查,必要时急诊手术治疗。

【术后处理】 继续禁食、胃肠减压。观察患者有无明显腹痛腹胀加重,有无腹膜炎体征,有无下消化道出血情况,患者排气排液较多,腹痛腹胀明显缓解后,可以停止胃肠减压。

【手术并发症】

1. 肠出血。

2. 肠穿孔。

【述评】 乙状结肠扭转或假性肠梗阻的以往多采用非手术治疗,如硬质乙状结肠镜、钡剂灌肠或放置直肠导管等,但这些治疗失败率较高,治疗失败后多需要急诊手术治疗,急诊手术由于肠管扩张、水肿,因此风险较大。而软式结肠镜可以通过扭转或梗阻部位,成功进行扭转肠管复位,并能吸出近端结肠积聚的大量气体及粪便。在术前充分减压及肠道准备后,进行乙状结肠切除手术,既能有效降低手术风险,又能解决非手术治疗后复发率较高的问题。

（李德川）

## 参 考 文 献

1. 万德森,潘志忠. 大肠癌. 北京:中国医药科技出版社,2004. 57-68.
2. 仲剑平,方国恩. 腹部外科手术并发症的预防与处理. 北京:中国协和医科大学出版社,2012. 96-106.
3. 李春雨,汪建平. 肛肠外科手术技巧. 北京:人民卫生出版社,2013. 507-516.
4. 孟荣贵,喻德洪. 现代肛肠外科手术图谱. 河南:河南科学技术出版社,2003. 281-298.
5. 张庆荣. 肛管大肠手术图解. 天津:天津科技翻译出版公司,2000. 338-343.
6. 黄莚庭. 腹部外科手术并发症. 北京:人民卫生出版社,2000. 378-401.
7. 胡国斌. 现代大肠外科学. 北京:中国科学技术出版社,1996. 93-94,193-194.
8. Christopher G. Willett 著. 顾晋主译. 下消化道肿瘤学. 北京:北京大学医学出版社,2004. 95-109.
9. 蔡三军. 结直肠肛管癌. 北京:北京大学医学出版社,2006. 231-258.
10. 黄显凯,张连阳,蒋耀光. 胃肠创伤治疗学. 北京:人民卫生出版社,2011. 202-217.
11. 陈永安,鞠应江,王寿先. 现代外科急诊学. 天津:天津科学技术出版社,2009. 277-279.
12. 王世文. 急诊医学. 兰州:甘肃科学技术出版社,2007. 731-734.
13. 王戎. 当代胃肠外科. 济南:济南出版社,2007. 282-285.
14. 金鸿宾. 创伤学. 天津:天津科学技术出版社,2003. 1206-1209.
15. 李建业,周异群. 实用腹部外科. 天津:天津科学技术出版社,1999. 129-130.
16. Cirocchi R,Farinella E,Trastulli S,et al. Safety and efficacy of endoscopic colonic stenting as a bridge to surgery in the management of intestinal obstruction due to left colon and rectal cancer:a systematic review and meta-analysis. Surg Oncol,2013,22(1):14-21.
17. Kube R,Granowski D,Stübs P,Mroczkowski P,et al. Surgical practices for malignant left colonic obstruction in Germany. Eur J Surg Oncol,2010,36(1):65-71.
18. Hennekine-Mucci S,Tuech JJ,Brehant O,et al. Management of obstructed left colon carcinoma. Hepatogastroenterology,2007,54(76):1098-1101.
19. Yeo HL,Lee SW. Colorectal emergencies:review and controversies in the management of large bowel obstruction. J Gastrointest Surg,2013,17(11):2007-2012.
20. Suthers JM,Pinchbeck GL,Proudman CJ,et al. Risk factors for large colon volvulus in the UK. Equine Vet J,2013,45(5):558-563.
21. Osiro SB,Cunningham D,Shoja MM,et al. The twisted colon:a review of sigmoid volvulus. Am Surg,2012,78(3):271-279.
22. Suleyman O,Kessaf AA,Ayhan KM. Sigmoid volvulus:long-term surgical outcomes and review of the literature. S Afr J Surg,2012,50(1):9-15.
23. Halabi WJ,Jafari MD,Kang CY,et al. Colonic volvulus in the United States:trends,outcomes,and predictors of mortality. Ann Surg,2014,259(2):293-301.
24. Atamanalp SS. Sigmoid volvulus:diagnosis in 938 patients over 45. 5 years. Tech Coloproctol,2013,17(4):419-424.
25. Lazovic RG,Barisic GI,Krivokapic ZV. Primary repair of colon injuries:clinical study of nonselective approach. BMC Gastroenterol,2010,10:141.
26. Mansor S,Bendardaf R,Bougrara M,et al. Colon diversion versus primary colonic repair in gunshot abdomen with penetrating colon injury in Libyan revolution conflict 2011(a single center experience). Int J Colorectal Dis. 2014.
27. Glasgow SC,Steele SR,Duncan JE,et al. Epidemiology of modern battlefield colorectal trauma:a review of 977 coalition casualties. J Trauma Acute Care Surg,2012,73(6 Suppl 5):S503-S508.
28. Sambasivan CN,Underwood SJ,Kuehn RB,et al. Management and outcomes of traumatic colon injury in civilian and military patients. Am Surg,2011,77(12):1685-1691.
29. Frago R,Ramirez E,Millan M,et al. Current management of acute malignant large bowel obstruction:a systematic review. Am J Surg,2014,207(1):127-138.
30. Chéreau N,Lefevre JH,Lefrancois M,et al. Management of malignant left colonic obstruction:is an initial temporary colostomy followed by surgical resection a better option? Colorectal Dis,2013,15(11):e646-653.
31. Shingu Y,Hasegawa H,Sakamoto E,et al. Clinical and oncologic safety of laparoscopic surgery for obstructive left colorectal cancer following transanal endoscopic tube decompression. Surg Endosc,2013,27(9):3359-3363.
32. De Giorgio R,Knowles CH. Acute colonic pseudo-obstruction. Br J Surg,2009,96(3):229-239.
33. Batke M,Cappell MS. Adynamic ileus and acute colonic pseudo-obstruction. Med Clin North Am,2008,92(3):649-670.
34. Durai R. Colonic pseudo-obstruction. Singapore Med J,2009,50(3):237-244.
35. Weinstock LB,Chang AC. Methylnaltrexone for treatment of acute colonic pseudo-obstruction. J Clin Gastroenterol,2011,45(10):883-884.

# 第 29 章　肠套叠手术

【概述】　肠套叠是指一段肠管套入与其相连的肠腔内，并导致肠内容物通过障碍，属于肠梗阻的一种类型。肠套叠可分为原发性和继发性两类，原发性肠套叠多发生于婴幼儿，继发性肠套叠则多见于成人。原发性肠套叠的治疗分为非手术治疗和手术治疗，继发性肠套叠以手术治疗为主。肠套叠的非手术治疗主要为灌肠，辅以按摩、麻醉或解痉剂。20 世纪初，由于气灌肠治疗肠套叠易失败致患儿死亡，因而改用 X 线透视下钡灌肠治疗肠套叠。由于钡灌肠并发穿孔亦可导致严重的后果，因此 20 世纪 60 年代推广复位率高、并发症少且操作简便的空气灌肠。近年来应用 B 超监测下行生理盐水灌肠和（或）结肠镜下充气复位法，使肠套叠的非手术治疗踏上一个新台阶。肠套叠的手术治疗方法主要包括手术中复位固定和肠段切除吻合法。肠套叠的手术治疗方法应用于非手术治疗不能复位或灌肠复位后出现腹膜刺激征及全身情况恶化的患者；或者病程超过 48 小时，或怀疑有肠坏死。

【分类】　根据套入部位不同可分成以下几种类型。

1. 回盲型　此型临床最多见，占 50%～60%。回盲瓣是套入的头部，带领回肠末端进入升结肠，盲肠、阑尾也随之翻入升结肠内（图 29-1）。

2. 回结型　较多见，约占 30%。回肠套入回肠末段，穿过回盲瓣进入升结肠，但盲肠和阑尾一般并不套入。

3. 回回结型　占 10%～15%。回肠先套入远端回肠内，然后在整个套入结肠内，乃形成一种回回结型复套。

4. 小肠型　比较少见，即小肠套入小肠。按套入部位不同又可分为空-空肠、回-回肠、空-回肠三种类型。其中，回-回肠型约占肠套叠总数的 6%～10%。

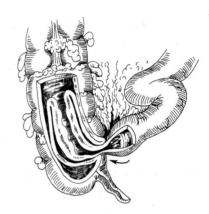

**图 29-1　回盲型肠套叠**

5. 结结型　此型少见，占 2%～5%。是一段结肠套入相邻一段结肠内。

6. 多发性肠套叠　本型极为罕见，仅占 1% 左右。如回结套加小肠套，或小肠上有两个套叠。

【适应证】

1. 经空气灌肠等非手术治疗未能复位；

2. 肠套叠时间超过 48 小时，有可疑肠坏死者；

3. 经非手术治疗复位后出现腹膜刺激征及全身情况恶化；

4. 成人型肠套叠多为继发性，多需手术治疗。

【禁忌证】

1. 同结肠梗阻手术；

2. 症状轻，非手术治疗能够缓解者。

【术前准备】

1. 术前应给予抗生素。

2. 无脱水及酸中毒的病儿，可在开放静脉通道、放置鼻胃管后及早行手术治疗。

3. 如有脱水及酸中毒或休克时，须行短期的补液、输血及抗休克治疗。经上述积极矫治后立即进行手术。

【麻醉】　全身麻醉或连续硬膜外麻醉。

298

【体位】　仰卧位或者截石位。

【手术步骤】

1. 切口　右侧腹直肌或右旁正中切口(图 29-2)。

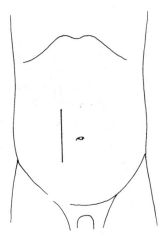

图 29-2　右旁正中切口

2. 探查　进腹后应进行仔细探查,找到病灶所在部位,观察套入肠管的局部情况及全身情况。发现套叠部位及其范围,观察套入肠管是否有坏死,选择适宜的手术方法。

3. 手法复位　若套叠肠管色泽红润,无坏死或变色斑点,可试将套入部自远端向近端交叉捏挤,使套入肠管逐渐退出完全复位(图 29-3),切勿在近端用力猛拉。观察系膜动脉搏动、静脉有无梗阻及肠壁损伤等情况,查找有无肿瘤等套叠诱因。若无这些情况,可用温盐水垫湿敷复位后肠段,必要时利多卡因系膜血管周围注射,观察肠管是否恢复正常。

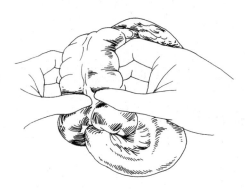

图 29-3　手法复位

4. 肠切除及其吻合　当套叠的肠管复位后,如发现肠壁有较广泛的出血或损破、坏死,或套叠系肿瘤、局部肠管病变等引起时,则根据病变的性质进行肠管部分切除或区域根治性切除。并根据肠管切除的部位、肠系膜血管损伤的情况进行端-端吻合或端-侧吻合。根据肠管切除部位、肠系膜损伤情况行端-端吻合(图 29-4)或端-侧吻合(图 29-5)。

5. 关腹　套叠部位处理结束后,根据腹腔污染的程度进行腹腔冲洗,如有肠坏死较重或污染程度较重,放置腹腔引流管,逐层关腹。

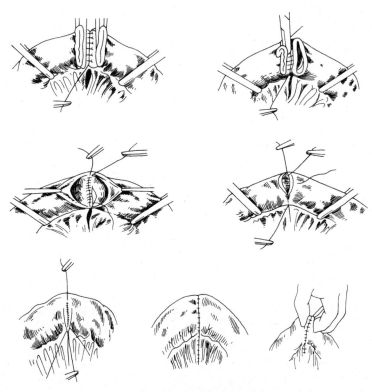

图 29-4　端-端吻合术

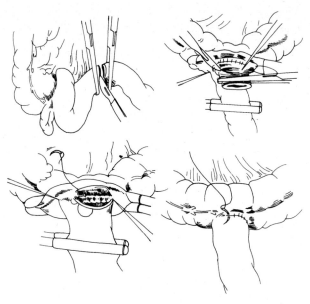

图 29-5 端-侧吻合术

【术中注意要点】

1. 手法复位困难时,可将手指伸入套叠鞘内,扩张紧缩环。必要时,可切开鞘部,松解紧缩环,将套入部复位,然后对肠壁切口行单层褥式缝合。

2. 若仅为局限性肠管坏死,可予浆肌层间断缝合包埋,但应注意勿包埋过多而引起肠狭窄。

3. 因患儿全身情况严重,可先行坏死肠段切除,断端外置造口,以后再行二期肠吻合术。

4. 如为游离度较大的盲肠,应做盲肠与后腹膜及回肠与结肠的固定(图 29-6)。

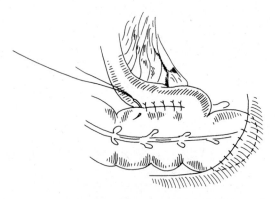

图 29-6 盲肠与后腹膜固定

【术后处理】

1. 持续胃肠减压至肠功能恢复。

2. 禁食期间应静脉补液、营养支持、维持水与电解质平衡。

3. 应用有效抗生素。

4. 做肠外置或肠造口者,必须经常更换敷料,注意保护皮肤,待病情好转,再做进一步手术。

【常见的并发症】

1. 肠坏死或吻合口瘘。

2. 粘连性肠梗阻。

【评述】 肠套叠是小儿肠梗阻的常见病因,多发生于 4~10 个月的婴儿。成人肠套叠临床少见,其中 70%~90% 的病例多由器质性病变引起,常难以自行复位,一经确诊,应尽早手术治疗。1998 年,Poddoubnyi 首先报道应用腹腔镜技术治疗小儿肠套叠,但肠套叠近端肠管的扩张及患者全身情况制约腹腔镜的应用。相信随着微创外科学技术及影像学技术的不断发展,必将给肠套叠的诊断和治疗带来新的契机。

（高　枫）

## 参 考 文 献

1. 黄志强,金锡御. 外科手术学. 北京:人民卫生出版社,2012.789-790.

2. 黎介寿,吴孟超,黄志强. 普通外科手术学. 北京:人民军医出版社,2012.340-341.

3. 李春雨. 肛肠病学. 北京:高等教育出版社,2013:272-273.

4. 梁存河,李东冰. 胃肠外科手术技巧. 北京:人民军医出版社,2009.50-51.

5. 刘续宝,肖乾虎. 腹部外科手术要点及围术期处理. 北京:科学出版社,2010.241-243.

6. 陈孝平. 外科学. 北京:人民卫生出版社,2011.559-560.

7. 吕云福,邹声泉,詹文华,等. 肠梗阻诊断治疗学. 北京:人民卫生出版社,2007.330-332.

8. 皮执民,刘栋才,赵华. 肛肠外科手术学. 北京:军事医学出版社,2007.465-469.

9. WHO(2002) Acute intussusception in infants and children. Incidence, clinical presentation and management: a global perspective. Geneva: World Health Organization. Document WHO/V & B/02.19.1-98.

10. Azar T, Berger DL. Adult intussusception. Ann Surg 1997; 226:134-138.

11. Poddoubnyi IV, Dronov AF, Blinnikov OI, et al. Laparoscopy in the treatment of intussusception in children. J Pediatr Surg,1998,33:1194-1197.

12. 黄从云,彭淑牖. 胃肠道吻合的沿革. 中华胃肠外科杂志,2006,8(6):545-547.

# 第 30 章　乙状结肠冗长症手术

## 第一节　小儿乙状结肠冗长症手术

【概述】　乙状结肠冗长症是一种先天性结肠畸形,是结肠在发育过程中因基因再复制而生长过长所致,乙状结肠冗长可以与其他结肠冗长同时存在,也可单独发生,以乙状结肠冗长最为常见。因为乙状结肠肠管过长,两端附着点宽度变窄,使乙状结肠系膜变长,使该段肠管容易扭曲打折。本病产生临床症状与系膜过长和附着点的宽度变窄有关。另外,该段结肠靠结肠盆侧韧带把乙状结肠的髂部和盆部交界处附于盆缘,乙状结肠部分的肠梗阻症状常常是由此引起的,此部两端附着点固定的越牢固,引起临床症状的机会就越大。再有乙状结肠的生理功能主要是吸收水分和储存粪便,其规律性蠕动功能远较其他肠道差,易导致此段结肠潴留大量粪便,常年排便习惯不当可造成乙状结肠肠壁增厚、肌层神经节细胞变性、肠段冗长加重。冗长的肠管又可使便秘的症状加重,如此恶性循环的结果造成顽固性慢传输型便秘和混合型便秘。早在 1909 年 Lane即尝试用结肠切除来治疗冗长结肠和特发性便秘,取得了比较好的效果。乙状结肠冗长小儿 25% ~ 40% 有症状,即慢性便秘和腹痛,大部分属无症状的健康小儿。60% 乙状结肠冗长症病儿,1 岁以内出现便秘;40% 病儿便秘出现于 3 ~ 6 岁。其治疗方法有非手术和手术 2 种。非手术治疗是治疗乙状结肠冗长症的主要方法,也适合于所有有症状的乙状结肠冗长症病儿。非手术治疗为排便训练、饮食、药物、电刺激和生物反馈等综合疗法,并需要反复进行和坚持不懈。绝大部分病儿症状缓解或治愈。需要手术的病儿随时间呈明显下降趋势,且持慎重态度。曾用于治疗小儿乙状结肠冗长症的手术方式繁多,几乎用于治疗先天性巨结肠的经典术式均曾用于乙状结肠冗长症的治疗,目前主要选择经腹或经肛行乙状结肠、直肠切除术。

【适应证】
1. 经非手术治疗无效的顽固性便秘。
2. 非手术治疗中乙状结肠进行性扩张或肌电图显示动力下降。
3. 非手术治疗中腹痛发作不缓解,且除外其他原因的。

【禁忌证】
1. 严重营养不良或合并小肠结肠炎不能耐受手术者。
2. 合并其他系统严重畸形,待严重威胁生命的畸形纠正后手术。

【术前准备】
1. 术前做钡灌肠、直肠测压检查。
2 术前常规清洁灌肠等肠道准备 1 周,术日晨加灌 1 次。
3. 灌肠期间给予低渣、易消化、高蛋白、高维生素食物,必要时给予肠道内高营养,积极改善营养不良,提高病儿机体抵抗力。
4. 术前 3 天给予肠道灭菌剂,减少肠道内细菌,降低手术后感染率。
5. 术前放置胃管及导尿管。

【麻醉和体位】　持续脊膜外麻醉或全身麻醉。病儿仰卧位,臀部垫高,双下肢消毒后用无菌巾包裹。

【手术步骤】
（一）　改良 Soave 法（经肛门手术）
1. 扩肛,并于肛门全层缝 4 根牵引线,使肛门开放。
2. 于齿状线上方做 2 根牵引线,将齿状线以上的直肠黏膜提起。

3. 距齿状线 0.5cm 处环形切开直肠黏膜一周（图 30-1）。

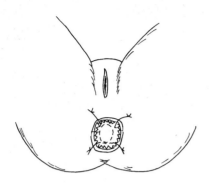

图 30-1　环形切开直肠黏膜

4. 沿黏膜下层向上分离直肠黏膜，边分离边以电刀止血，分离至 6~7cm 长（图 30-2），此时游离黏膜已超过盆腔腹膜，肠管较为游离。遂切开直肠肌层，与腹腔贯通，环形切断浆肌层，游离的直肠上段及乙状结肠，即可较容易地拖出肛门外。

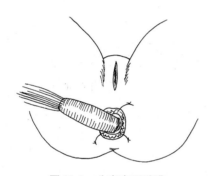

图 30-2　分离直肠黏膜

5. 依次结扎切断结肠系膜，拖出乙状结肠，切取部分肠壁组织活检，确定切除的断端，此时从后壁纵行切开直肠肌鞘，弧形切除多余的肌鞘，使保留的肌鞘前高后低，前方保留距齿状线 3cm，后方 0.5cm（图 30-3）。

6. 将保留的近端肠管浆肌层与直肠肌鞘做间断缝合一周，拖出肠管全层与齿状线上方的直肠黏膜间断缝合一周（图 30-4，图 30-5）。

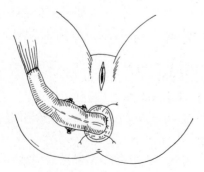

图 30-3　弧形切除多余的肌鞘

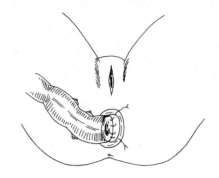

图 30-4　间断缝合肠管浆肌层与直肠肌鞘

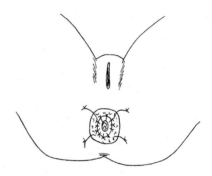

图 30-5　间断缝合拖出肠管与直肠黏膜

**（二）乙状结肠切除术（经腹手术）**

1. 左下腹经腹直肌切口，逐层切开入腹。

2. 提起乙状结肠，纱垫将小肠推向右上方。

3. 乙状结肠系膜根部左侧切开，向上达结肠脾曲，向下达直肠中上段，在 Toldt 平面向右侧钝性分离，注意保护左侧输尿管。

4. 左结肠血管下方切开腹膜进入 Toldt 间隙，与对侧切口相会合，向下在肠系膜下血管浅面逐支分离、切断、结扎乙状结肠血管。

5. 预切除的肠段两侧裸化肠壁，切断后移出标本。

6. 断端全层间断缝合加浆肌层间断缝合。

7. 左结肠旁沟置引流，另凿孔引出。

8. 逐层关闭腹腔。

【术中注意要点】

1. 环形切开直肠黏膜分离直肠黏膜时，一定要小心，避免分破，以防术后引起感染。

2. 分离拖出结肠的系膜时，应妥善结扎系膜血管，一旦发生回缩或出血应立即转为开腹或腹腔镜止血。

3. 拖出肠管与肛管吻合时不应张力过大。

4. 术中拖出困难或疑有其他畸形时应及时转为开腹手术。

【并发症】

1. 拖出肠管系膜出血　术后密切观察病情变

化,如发生系膜血管结扎线松脱将可能引起腹腔内大出血,必要时应开腹探查及腹腔镜下止血。

2. 拖出肠管回缩　术中拖出肠管应游离充分,防止张力过大和末端肠管血运不良,如发生上述并发症应及时做盆腔引流及结肠造口术。

3. 吻合口狭窄及便秘症状复发　吻合口为环形,故术后必须坚持扩肛。如直肠肌鞘保留过多,可能导致便秘,有时病变肠管切除不彻底也可引起复发。

【述评】　小儿乙状结肠冗长症非手术治疗效果良好,手术治疗应持谨慎态度。经腹切除冗长乙状结肠,保留了大部分直肠及肛管,远期效果不佳,便秘易复发,且有肠粘连及吻合口出血等并发症之可能。而经肛门的改良 Soave 术式不需开腹,能较准确地测量所切除的乙状结肠长度,只要术者有足够的经验,目前推荐使用此术式。

# 第二节　成人乙状结肠冗长症手术

【概述】　早在 1909 年 Lane 即尝试用结肠切除来治疗冗长结肠和特发性便秘,取得了比较好的效果。成人乙状结肠冗长行乙状结肠固定、乙状结肠部分切除、乙状结肠切除远期效果欠佳,便秘容易复发,大多数学者主张扩大切除:包括乙状结肠、部分降结肠和直肠中上段。

【应用范围】　对于乙状结肠冗长所致的顽固性便秘,原则上首先应采取系统的保守治疗,包括调节饮食、口服肠动力药物及不含刺激性的中药治疗,必要时可行温盐水或肥皂水灌肠,多数患者可得到明显改善。当经上述系统治疗,症状无明显改善者,才考虑手术治疗。

【适应证】

1. 具有典型的临床表现:长期的顽固性便秘及服用刺激性泻剂史。

2. 患者有强烈的手术要求。

3. X 线钡剂灌肠提示:结肠弯延、扩张、迂曲或盘曲冗长超过正常长度的 35% ~40%。

4. 经积极保守治疗 1 ~2 年以上而无效或疗效较差。

5. 排除结肠慢性传输性便秘。

6. 并发急性梗阻、扭转或肿瘤者。

【禁忌证】

1. 全身性疾病　出血性疾病,严重心脏疾病、呼吸系统疾病,不能耐受麻醉者。

2. 有传染性疾病、精神疾病、心理不健全或不稳定者。

3. 对手术期望过高、心理准备不充分、抱有不切实际要求者。

【麻醉】　全身麻醉,硬膜外麻醉加全身麻醉。

【体位】　截石位,双侧髋关节微曲、外展,方便经肛门置入吻合器行肠吻合术,双侧上肢内收于身体两侧。

【手术步骤】

1. 乙状结肠切除术(详见乙状结肠切除术一章)。

2. 腹腔镜下扩大乙状结肠切术

(1) 腹部常规消毒、铺巾,置入导尿管。

(2) 套管穿刺位置:在脐上缘或右侧缘置 10mm 套管,充气后置入腹腔镜作为观察孔,腹腔镜直视下在右腹直肌外侧缘脐上 2~3cm 处置入 5mm 套管作为辅助操作孔。在左腹直肌外侧缘脐平面上方 2~3cm 处置入 5mm 套管作为助手主操作孔,左髂前上棘与脐连线中外 1/3 处置 5mm 套管作为助手辅助操作孔,于麦氏点置入 12mm 套管作为主刀主操作孔。

(3) 助手用肠钳经主操作孔将乙状结肠翻向左侧并提起乙状结肠系膜向头侧牵拉,经辅助操作孔用肠钳将直肠牵向左前腹壁,使得乙状结肠系膜张开,主刀经辅助操作孔用抓钳牵起乙状结肠右侧的后腹膜使之处于适当的张力下,主刀经主操作孔用超声刀切开乙状结肠系膜右侧根部,向上至肠系膜下动脉根部,向下至直肠膀胱陷凹或直肠子宫陷凹。

(4) 向上切开时患者采取头高脚底 15°、右侧倾斜 15°,助手用肠钳经主操作孔将横结肠向头侧提起,暴露十二指肠空肠曲。从肠系膜下动脉后方分离进入 Toldt 间隙,注意保护左侧的输尿管及生殖血管,由内向外分离至左侧结肠旁沟,上至肠系膜下动脉根部(图 30-6)。

(5) 分离结扎肠系膜下动脉,打开肠系膜下动脉血管鞘,分开周围组织,裸化血管,近心端上 Hom-Lok 夹或生物夹,远心端上钛夹,超声刀离断(图 30-7)。

(6) 分离结扎肠系膜下静脉,肠系膜下静脉位于肠系膜下动脉右上方,显露肠系膜下静脉,近心端

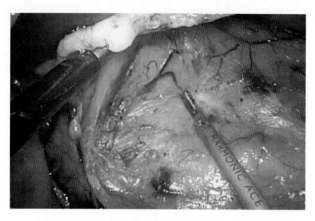

图 30-6 肠系膜下动脉后方分离进入 Toldt 间隙

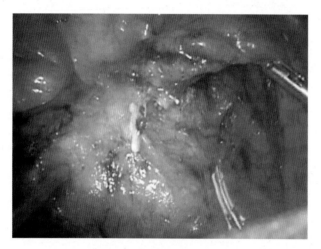

图 30-7 离断肠系膜下动脉

上 HomLok 夹或生物夹,远心端上钛夹,超声刀离断(图 30-8)。

(7) 继续向头侧及外侧游离 Toldt 间隙,经左肾包膜前方达脾曲,从肠系膜下静脉根部上方切开左半横结肠系膜到达胰腺平面,向胰尾方向切开达脾曲。

(8) 向下切开时采取头底脚高 30°、右侧倾斜

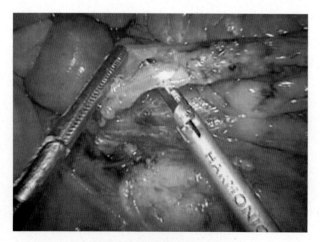

图 30-8 游离肠系膜下静脉

15°,助手用肠钳经主操作孔将肠系膜下动脉残端向前腹壁提起显露骶前间隙,用超声刀或电凝钩锐性分离至腹膜返折平面以下,以利吻合。

(9) 完整游离降结肠、乙状结肠及直肠中上段:提起乙状结肠,牵向右侧,沿乙状结肠左侧系膜根部及降结肠的腹膜返折处切开,即可与对侧相会合,此时的降结肠、乙状结肠及直肠中上段仅有一层腹膜与左侧腹壁固定相连,向下切开至直肠膀胱陷凹或直肠子宫陷凹,向上切开至脾曲。降结肠、乙状结肠及直肠中上段已完全游离。

(10) 游离脾曲及左半横结肠,向下牵拉降结肠,暴露脾结肠韧带,并离断(图 30-9)。沿左半横结肠上方离断胃结肠韧带。

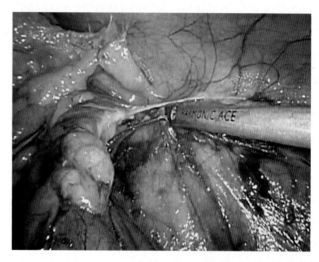

图 30-9 沿左侧结肠旁沟游离脾曲

(11) 左半横结肠、降结肠、乙状结肠和直肠中上段游离完毕,于直肠中上段使用超声刀切断直肠系膜并裸化肠管(图 30-10),经 12mm 主操作孔置入腔镜切割闭合器,切断闭合肠管(图 30-11)。

(12) 经左侧腹下方 5mm 操作孔延长至 5cm,逐层切开进腹,置切口保护套,抓钳取出乙状结肠,于降结肠、乙状结肠交界处,或更上方的降结肠(根据迂曲、扩张肠管的部位决定)裸化肠管,切断后移除标本。近端肠腔内置入 29 或 32 吻合器抵针座,并放入腹腔,重新建立气腹,在腹腔镜直视下经肛门将吻合器连接杆穿出,与近端吻合器抵针座对合,在无扭曲、无张力、无组织嵌入情况下完成吻合。

(13) 冲洗腹腔、检查无活动性出血,于盆腔放置引流管经穿刺孔处引出。

【术中注意要点】

1. 裸化肠管时,主刀应仔细辨认,避免造成肠壁损伤。

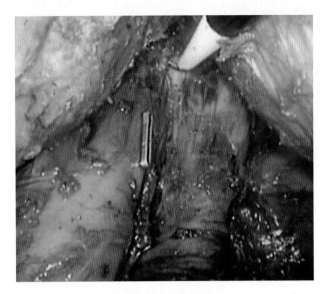

图 30-10 裸化肠管

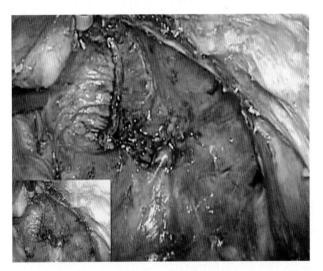

图 30-11 切断闭合直肠

2. 游离结肠脾曲时,牵拉适度,避免造成脾撕裂。

3. 注意保护左侧输尿管、生殖血管及神经。

4. 吻合应无张力,必要时向右侧游离横结肠,甚至根部切断结肠中血管。

【常见的并发症】 腹腔内出血、吻合口瘘、吻合口出血、吻合口狭窄、输尿管损伤、肠粘连肠梗阻、Trocar 疝。

【述评】 成人乙状结肠冗长常有多年便秘史,冗长的乙状结肠腔内长期的大便储积,使肠腔扩张,肠黏膜萎缩,肌间神经节细胞数量减少,细胞核皱缩、空泡化,可延伸至直肠和降结肠。因而仅乙状结肠切除则未能完全切除病变肠段,治疗效果不理想,便秘易复发。目前大多数学者主张行包括部分直肠和降结肠在内的扩大切除术。腹腔镜微创手术为患者带来了诸多益处,创伤小、痛苦少、恢复快,更易为患者所接受。与开腹手术比较,在手术时间、治疗效果、并发症等方面无显著差异。因此,腹腔镜手术较开腹手术更有优势。

(王继见 顾海涛)

## 参 考 文 献

1. 陈江谊,马少锋,陆金荣等.乙状结肠冗长症的诊断及手术治疗.实用儿科临床杂志,2007,(11):835-836.

2. 王正康.乙状结肠冗长症的外科治疗.中国实用外科杂志,2002,22(12):710-711.

3. 许芝林,赵铮,王龙等.经肛门行乙状结肠套叠式拖出治疗乙状结肠冗长症.中华小儿外科杂志,2006,(10):558-559.

4. 王小林,魏明发,易斌等.小儿乙状结肠冗长症病理特点分析.临床外科杂志,2004,(2):109-110.

5. 梁忆波,崔琳,周东风.成人乙状结肠冗长症的诊断与外科治疗.中国现代普通外科进展,2013,16(11):907-910.

6. 张发宏,陈顾委,红照.腹腔镜辅助手术治疗成人乙状结肠冗长症12例体会.腹腔镜外科杂志,2011,(7):536-537.

7. 杨维良,张新晨,张好刚等.成人结肠冗长症的诊断与外科治疗82例报告.中华普通外科杂志,2007,22(12):905-908.

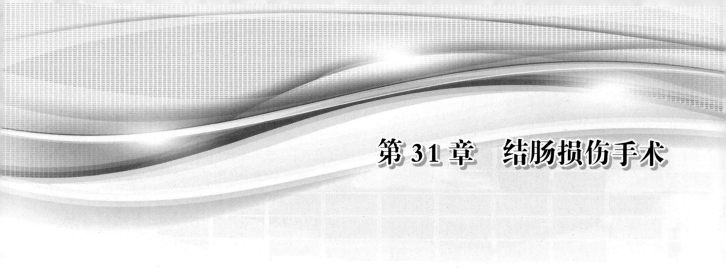

# 第 31 章　结肠损伤手术

【概述】　结肠损伤是较常见的腹腔内脏器损伤,仅次于小肠,占腹部外伤的 10%～22%,战时约占 11%～38%。结肠损伤多为开放性损伤,往往合并其他脏器损伤。

结肠损伤位置与腹部受伤的方式和部位相关,前腹部受到钝性外伤时,位置靠前、活动度大的横结肠、乙状结肠易受累;腰、肋部钝伤易使升、降结肠受损伤;挤压造成的肠腔内压急剧上升所致的胀裂常发生在内径大的盲肠;腹部穿透伤,从穿刺或贯通伤的伤道可大致估计结肠受伤的部位。

结肠损伤的主要原因大致可分为:①来自对腹部的猛烈撞击、挤压伤等钝性损伤;②来自对腹部的刺伤、枪伤、弹片伤等穿透性损伤;③结肠镜检查及内镜下操作、插入肛管、灌肠等医源性损伤。

结肠损伤的结果可包括:①肠壁挫伤,无穿孔,无血运障碍;②系膜挫伤,血管破裂出血或形成系膜血肿;③肠壁小范围破裂,破裂周围肠壁仍较正常,无血运障碍;④肠壁大面积撕裂或横断;⑤结肠系膜主要供血血管受损所致肠壁血运障碍、肠坏死。

结肠损伤的病理生理特点主要为:①结肠肠壁薄,血液循环较差,易积气,故愈合能力欠佳,创口缝合后易破裂形成瘘口;②升结肠、降结肠为腹膜间位器官,后壁固定,位于腹膜后,损伤后易导致严重的腹膜后感染,临床表现往往隐匿而容易漏诊延误治疗的时机;③结肠钝性损伤时易漏诊和误诊;④结肠肠腔内粪便含大量细菌,一旦破裂,腹腔污染严重,感染率高,使得结肠损伤术后感染成为术后并发症发生和死亡的主要原因。因此,早期诊断和及时的处理显得异常重要。根据不同的结肠损伤程度和结果,应选择合理的手术方式。

## 第一节　结肠穿孔缝合、盲肠造口术

【适应证】
1. 盲肠或升结肠较小的穿孔,尤其适用于裂口小于 2cm 者。
2. 术前无严重休克,腹腔污染不重者。
3. 伤后 6～8 小时内,腹壁无广泛组织缺损。
4. 无肠系膜血管损伤。

【禁忌证】　较大的穿孔,存在严重的休克,腹腔严重污染,肠系膜血管损伤者。

【术前准备】
1. 若存在休克者,应积极抗休克治疗以降低死亡率。
2. 主张联合使用抗生素,加用对厌氧菌有效的药物如甲硝唑。
3. 行胃肠减压以减少术后肠胀气。

【麻醉】　气管内插管全身麻醉或持续硬膜外麻醉。

【体位】　仰卧位。

【手术步骤】
1. 下腹正中切口或右侧经腹直肌切口行剖腹探查。若裂口较小,周围肠壁正常,可剪去裂口边缘坏死组织,裂口全层 4-0 间断或连续缝合,间断缝合浆肌层。可将附近脂肪垂及大网膜覆盖以加强。
2. 若为盲肠、升结肠、降结肠的穿透性损伤,应切开其外侧后腹膜,检查后壁是否有损伤。为保证缝合处愈合良好,可加做盲肠造口以减压。
3. 以不吸收线在盲肠前结肠带处做两个同心荷包缝合,彼此相距 1cm。在荷包缝合中央做一小切口(图 31-1)。
4. 从切口插入双导管吸引管,吸出肠内容物(图 31-2)。

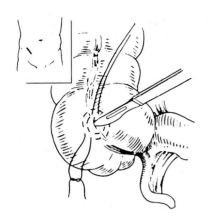

图 31-1　结肠带处做荷包缝合

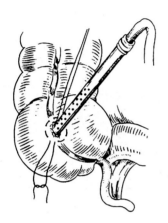

图 31-2　插入双导管吸引管

5. 取出吸引管,插入一蕈状导管,结扎第 1 荷包缝线,剪去线尾(图 31-3)。

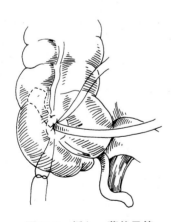

图 31-3　插入一蕈状导管

6. 结扎第 2 荷包缝合线,使盲肠壁内翻。再将线尾穿过腹膜后打结,使盲肠壁固定于腹膜上。造口管从腹壁切口或右下腹另一戳口引出(图 31-4)。

7. 逐层缝合腹壁切口,并将造口管固定于皮肤上(图 31-5)。

【术中注意事项】

1. 所有腹部损伤,在术中要仔细探查腹腔,防

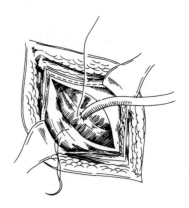

图 31-4　固定盲肠壁

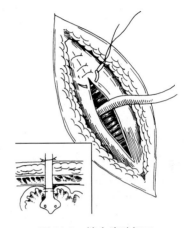

图 31-5　缝合腹壁切口

止漏诊。防止术中漏诊,要注意以下几点:

(1) 手术野照明要良好,并备好吸引器,随时吸除腹腔内积血、消化道内容物或慢性渗出液。保证手术野清洁,视野清楚,尽量做到在直视下探查。照明不良,麻醉不满意,手术野不充分,常是术中漏诊的原因之一。

(2) 腹腔探查应有步骤的进行,尽量做到一次而又确实的探查。特别要注意固定段结肠的探查,如对升结肠和降结肠有怀疑时,应切开侧腹膜探查后壁。脾曲结肠位置较高且深,也是结肠伤容易漏诊的部位。有伤道者应找出其全过程。

(3) 对微小的损伤,如结肠壁上有小血肿,均应仔细检查。据报道结肠伤漏诊者约有 30% 是因为局部小血肿未加注意而造成漏诊。

(4) 腹腔内污染物之多少不能完全反映有无结肠伤,如患者在缺水、空腹、大便干结等情况下,即使有穿孔,腹腔污染也可能不严重,因此,探查应十分仔细。

2. 若破口周围肠壁不健康,特别是爆炸性伤,缝合前应剪除不健康的肠壁,直至有出血为止。

3. 手术结束时应充分冲洗腹腔,并吸净腹腔内

冲洗液。

4. 引流应可靠,引流置于吻合口或修补部之附近,不可与缝合部直接接触。

【术后处理】

1. 术后持续胃肠减压,直至胃肠蠕动恢复,出现排气,根据胃肠道恢复情况及吻合情况调整饮食。

2. 术后建议继续使用抗生素 1 周左右。

3. 保持引流管通畅,24 ~ 72 小时后拔除引流,如引流物较多,可延长引流时间。

【手术并发症】

1. 腹腔内感染或脓肿形成。

2. 肠瘘。

3. 切口感染。

【述评】 需严格把握手术指征,对于不符合手术适应证的患者应及时变更手术方式,以免引起术后严重并发症,对于符合适应证的患者术后给予抗感染治疗后能够将对患者的损伤做到最小,使患者获得最大效益。

# 第二节 盲肠、升结肠损伤部分切除术(一期吻合)

【适应证】

1. 有较广泛的盲肠、升结肠损伤或存在系膜血管损伤影响肠壁血运者。

2. 术前无严重休克,血容量丧失不超过正常血容量的 20%。

3. 腹腔污染较轻,粪便流出少。

4. 不超过两个腹腔内脏器的损伤。

5. 伤后 6 ~ 8 小时内即行手术者。

【禁忌证】 存在严重的休克,腹腔严重污染,手术治疗在损伤后超过 8 小时,腹腔内多脏器损伤者。

【术前准备】 同结肠穿孔缝合、盲肠造口术。

【麻醉】 气管内插管全身麻醉或持续硬膜外麻醉。

【体位】 仰卧位。

【手术步骤】

1. 下腹正中切口或右侧经腹直肌切口行剖腹探查。明确肠管损伤的部位、程度、是否存在合并伤及腹腔污染的情况。

2. 损伤处使用纱布包裹以防止其内容物外漏,肠钳夹住损伤肠段两端的肠壁,减少对腹腔的污染。清理腹腔内粪便、积血、积液。使用温热氯己定水及大量生理盐水冲洗腹腔,然后进行手术操作。

3. 于升结肠外侧切开后腹膜,钝性分离盲肠及升结肠。根据肠管损伤的部位、损伤的程度、范围及系膜血管血液供应区域来决定肠管切除范围(图31-6)。亦可先将损伤肠管所属的血管处理妥善后游离肠管。

4. 对于盲肠损伤,不宜过多广泛地游离升结肠,可直接将升结肠与末端回肠做吻合,以减少腹膜后感染的机会。而对于升结肠的广泛损伤,由于结肠肝曲位置较深,应将其完全游离后实施右半结肠

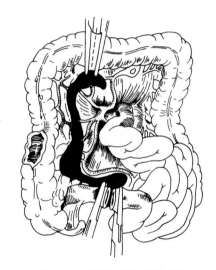

图 31-6 肠损伤拟切除的范围

切除,回肠横结肠吻合。若肠管管径基本一致,可行端-端吻合(图 31-7),若口径相差较大可行端-侧吻合。

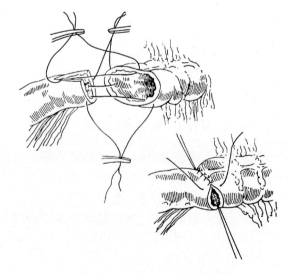

图 31-7 回肠横结肠端-端吻合

5. 吻合肠管后再次使用大量温热氯己定及生理盐水冲洗腹腔。吸净膈下、两侧结肠旁沟、盆腔的液体。

6. 右侧结肠旁沟放置引流,另行切口引出。

【术中注意事项】

1. 探查腹腔要仔细,尤其是腹膜后组织和脏器,如十二指肠、输尿管,防止遗漏。

2. 切除肠管直至正常组织处,严重水肿或可疑血供不佳的肠管不建议作一期吻合或缝合。

3. 切除肠管时应保存相应的系膜血管血供,避免吻合口因血供不佳影响愈合。肠管断端处系膜上的小动脉应有明显的搏动。吻合口保持无张力。

4. 充分探查后于手术结束时充分冲洗腹腔,并吸净腹腔内积液,以减少腹腔内感染的发生。

【术后处理】　同右半结肠切除一期吻合术。

【手术并发症】　同右半结肠切除一期吻合术。

## 第三节　左半结肠损伤术中肠道灌洗后一期切除吻合术

【适应证】　左半结肠损伤或血运障碍,无严重休克,无严重腹腔污染者。

【禁忌证】　同盲肠、升结肠损伤部分切除一期吻合。

【术前准备】　同结肠穿孔缝合、盲肠造口术。

【麻醉】　气管内插管全身麻醉或持续硬膜外麻醉。

【体位】　截石位。

【手术步骤】

1. 游离破裂的肠管,经破口插入较粗的减压管或螺纹管,结扎牢固,以防止肠内容物及灌洗液漏出。

2. 常规切除阑尾,经切除口插入 Foley 导尿管,做荷包缝合并收紧缝线,结扎。向导尿管气囊内注入 10 ~ 20ml 生理盐水。

3. 位于左半结肠的固体粪便可将其直接挤压入减压管。经导尿管内注入生理盐水及甲硝唑或氯己定生理盐水,反复冲洗肠道内粪便以清洁肠腔(图31-8)。

4. 破口远端肠道钳夹控制后,经肛门插管冲洗清洁肠腔。然后可行损伤部切除吻合。

【术中注意事项】

1. 注意保护切口,避免污染。

2. 术中肠道灌洗时,要求保护手术野,防止冲洗时肠腔内容物污染腹腔。插管及挤压肠管时手法

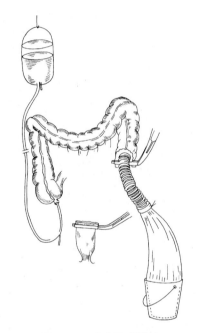

**图 31-8　术中肠道灌洗**

要轻柔,以避免损伤肠管及其血运。

3. 肠切除吻合后,可在吻合口近侧做横结肠造口以防止吻合口瘘。术后 2 ~ 4 周回纳造口。不作造口者亦可经肛插入肛管或引流管以减压。

4. 保持吻合口血供及无张力,必要时游离结肠脾曲甚至结肠肝曲。

【术后处理】　同左半结肠切除一期吻合术。

【手术并发症】　同左半结肠切除一期吻合术。

## 第四节　结肠损伤处外置造口术

【适应证】　横结肠或乙状结肠活动度较好的肠管。

【术前准备】　同结肠穿孔缝合、盲肠造口术。

【麻醉】　气管内插管全身麻醉或持续硬膜外麻醉。

【体位】　仰卧位。

【手术步骤】

1. 横结肠及乙状结肠的系膜大多较长,活动度大,将损伤肠祥外置较容易(图31-9)。

2. 若破口较小,可缝合后行外置,底部可置一

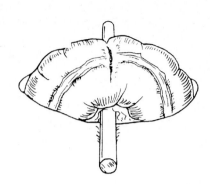

**图 31-9 损伤结肠外置**

支撑棒(图 31-10)。术后观察 10 天左右修补处愈合及血运均良好者即可回纳肠袢。

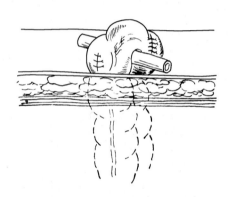

**图 31-10 补损伤后,结肠外置**

3. 若损伤超过结肠周径的一半,或者结肠系膜损伤严重影响肠壁血液循环者,需切除损伤肠段,并做双腔造口(图 31-11);也可将结肠的近、远端分别拉出造口,以后择期手术。

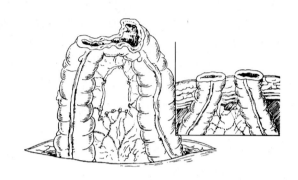

**图 31-11 除损伤肠段,双腔造口**

【术中注意事项】

1. 肠袢上若有网膜附着应予以剥离并还纳腹腔,血管断端仔细结扎。

2. 腹壁切口大小应适当,太小可造成造口狭窄,过大可形成造口旁疝。肠管与腹壁间应固定妥当。

3. 横结肠近肝区或脾区及降结肠的损伤,由于其位置较深且固定,应充分游离结肠切开侧腹膜,使损伤的肠段外置后不致有张力而引起造口回缩。

【术后处理】 同结肠造口术。

【手术并发症】 同结肠造口术。

# 第五节 结肠造口术

【概述】 结肠损伤行粪便转流,无法一期切除吻合或作为减压以利于吻合口愈合者。结肠造瘘口的手术种类很多,如橡皮管造瘘口、单腔造瘘口、双腔造瘘口及袢式造瘘口(图 31-12)。主要按照手术目的加以选择。

## 一、盲肠造口术

【适应证】 用于临时性解除结肠内压力,盲肠极度膨胀有坏死穿孔的危险。

【麻醉】 局部浸润麻醉或持续硬膜外麻醉。

【体位】 仰卧位。

【手术步骤】

1. 取阑尾切口,长约 5cm。切开腹膜后,以血管钳提起腹膜边缘,使膨胀的盲肠膨出于切口外,周围垫以湿纱布保护切口。

2. 在盲肠前壁上以丝线作一荷包缝合线,于缝线中央置管减压,连接吸引器并尽量将结肠内容物吸除(图 31-13)。

3. 当盲肠萎陷后拔除减压管,置入一 24～26 号蕈状导尿管,拉紧、结扎荷包缝线(图 31-14)。

4. 在距离导尿管 1cm 左右另作一荷包缝线,结扎时将导尿管连同盲肠壁向肠腔内塞入,再将尾线分别穿过两侧腹膜切口边缘(图 31-15)。

5. 在造瘘上下方将腹膜切口边缘与盲肠浆肌层各缝合一针。三根缝线结扎后,造瘘处便紧贴于腹膜上。

6. 缝合腹膜,逐层清洗并缝合切口(图 31-16)。

【术中注意事项】

1. 勿污染切口,注意切口的保护及清洗。

2. 置入导尿管的肠壁切口尽量小,避免发生肠内容物外漏。

3. 导尿管宜剪去尖端,以减少损伤并保持良好引流。

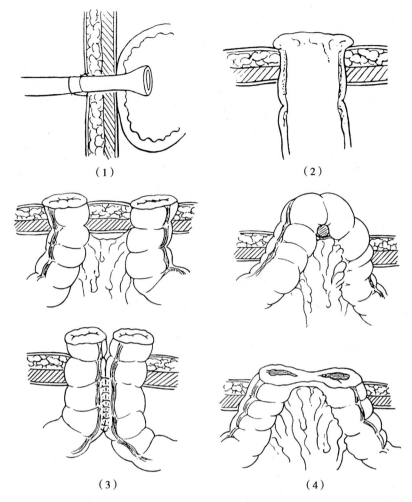

（1）　　　　　　　　　　　　（2）

（3）　　　　　　　　　　　　（4）

**图 31-12　肠造瘘的类型**
（1）橡皮管造瘘口；（2）单腔造瘘口；（3）双腔造瘘口；（4）袢式造瘘口

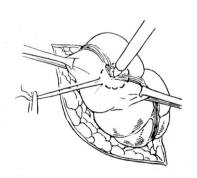

图 31-13　荷包缝合

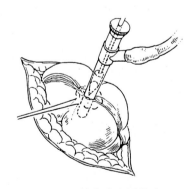

图 31-14　缝线中央置管减压

311

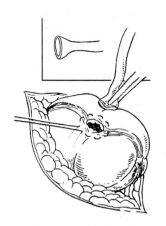

图 31-15　置入导尿管

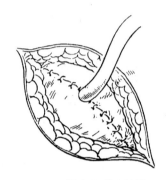

图 31-16　缝合腹膜结扎缝线

4. 距离导尿管 1cm 外缘作一荷包包埋导管及盲肠以加固。

5. 缝合造瘘于腹膜上,注意不要穿透肠壁,仅缝合盲肠浆肌层。

【术后处理】

1. 术后将导尿管接于床旁引流瓶内。

2. 有时导管易被黏稠的粪便阻塞,可用生理盐水冲洗,需要时可通过导管内向结肠内注入甲硝唑、卡那霉素等,或行结肠灌洗。

【手术并发症】

1. 导尿管被粪便阻塞,失去减压作用。

2. 经久不愈的瘘管。

3. 腹壁疝。

## 二、横结肠造口术

【适应证】　左结肠损伤。

【麻醉】　局部浸润麻醉或持续硬膜外麻醉或气管内插管全身麻醉。

【体位】　仰卧位。

【手术步骤】

1. 一般多选用右侧横结肠袢式造口,虽粪便转流不完全,但方法简便,二期手术亦方便。

2. 取右上腹直切口或横切口,切开腹膜后将横结肠连同附着的大网膜一并提至切口外(图 31-17)。

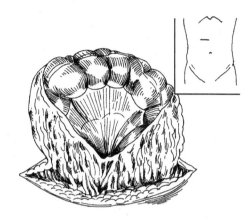

图 31-17　手术切口,横结肠提至切口外

3. 若近端肠腔扩张较严重,结肠系膜变短,肠袢比较固定难以提出,可连接吸引器吸出肠腔内气液体以减压。

4. 分离外置横结肠上缘的大网膜,在横结肠系膜的无血管区靠近肠管以血管钳分开一空隙,穿过一质硬支撑管,两端连接一橡皮管或质软塑料管,将横结肠袢外置并固定于腹壁上,以防止其回缩(图 31-18)。

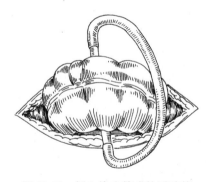

图 31-18　插入橡皮管或软质胶管

5. 将腹膜边缘与结肠上的脂肪垂及结肠系膜缝合数针,部分缝合切口。直接切开外置肠壁,外翻缝合造口。若腹胀不严重者,可 3 日后纵行切开肠壁,10 日时亦可横断肠管,使之成为两个分开的瘘口(图 31-19)。

【术中注意事项】

1. 在横结肠系膜的无血管区靠近肠管处穿过支撑管,以免损伤血管。

2. 腹膜与结肠系膜缝合时,不要缝合在结肠壁上,以免结肠收缩时撕裂肠壁形成结肠壁侧壁瘘、发

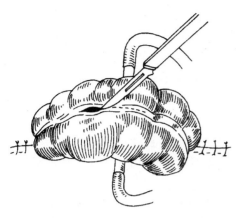

**图 31-19　纵向切口,排除肠内容物**

生切口或腹腔感染。

3. 造口处的切口感染及缝线异物刺激、腱膜上的开口过小等是造成造口狭窄的常见原因,术中应避免。

4. 术中游离肠袢应充分,否则外置后有张力,肠管切断后断端往往容易回缩,严重者可缩回至腹腔而引起腹膜炎。故外置肠管应尽可能突出于体表2.5cm 以上,不宜有张力或过早地切断肠管。

5. 过度牵引肠管或结肠系膜血管受压,或者肠系膜缘游离过多易导致结肠部分或完全坏死,严重者坏死肠管可延伸至腹腔内引起腹膜炎,术中应注意。

6. 勿过多切断腹壁肌肉,缝合切口大小应恰当,切口过于松弛则术后可能发生肠脱出或切口疝。

【术后处理】

1. 支撑管一般术后 10 日左右,待肠壁与腹壁切口初步愈合时再将其拔除。

2. 若局部愈合良好,可于 6 周之后根据需要关闭结肠造口。

3. 若出现造口狭窄,术后 2 周开始,用手指轻轻扩张造瘘口,每周 1～2 次,可预防造口进一步缩小。若为瘢痕狭窄者,可在局部浸润麻醉下切除造口周围瘢痕组织,再将黏膜与皮肤缝合。出现造口回缩或肠管血运障碍者,必要时应立即再次手术。

【手术并发症】

1. 造瘘口狭窄。

2. 造瘘口回缩。

3. 结肠坏死。

4. 切口疝及肠脱出。

## 三、乙状结肠造口术

【适应证】　乙状结肠或直肠的损伤。

【麻醉】　局部浸润麻醉或持续硬膜外麻醉或气管内插管全身麻醉。

【体位】　仰卧位。

【手术步骤】

1. 左下腹切口(相当于右下腹的阑尾切口),约5～7cm。十字形切开腹外斜肌腱膜,分离腹壁肌肉,切开腹膜,提出乙状结肠。

2. 一般选用乙状结肠移动度较大的部位作造口,应使乙状结肠位置自然,以免发生扭曲或牵拉过紧。

3. 可行单腔或双腔或袢式造口(图 31-20),同横结肠造口术。

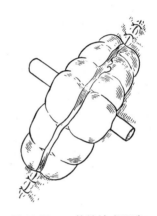

**图 31-20　乙状结袢式肠造口**

【术中注意事项】　同横结肠造口术。

【术后处理】　同横结肠造口术。

【手术并发症】　同横结肠造口术。

【述评】　结肠损伤的处理原则是做好较充分的术前准备,尽早手术,清除坏死肠段、彻底冲洗腹腔及积极的腹腔引流。结肠损伤可采用一期或二期手术,目前越来越多主张一期手术治疗。总结结肠损伤的主要手术方式有以下几种:

1. 结肠损伤一期缝合修补或切除吻合　随着受伤后及时的急救措施、广谱抗生素的应用、术中肠道灌洗、对于腹腔内污染的积极处理等方面的进展,对结肠损伤采用一期缝合或一期切除吻合而不造口者逐渐增多。但若出现腹腔内严重感染、全身或腹腔内严重多发性损伤、有严重的基础疾病如控制不佳的糖尿病、肝硬化等者,为一期修复的禁忌。此外,失血性休克、高龄、手术时间已有延迟者、高速火器伤等患者选择一期修复应慎重。

2. 损伤肠段一期修补或切除吻合,加近端结肠造口　损伤肠段已被修补或切除吻合,因腹腔内感染较严重,或腹腔内合并其他脏器损伤、患者自身条件欠佳,对其是否能有良好的愈合存在顾虑时,可加做近端结肠造口以减除吻合口的压力和张力,以保证缝合处或吻合口的愈合。其缺点是需二期手术关闭造口。

3. 损伤肠段一期切除,断端造口 将损伤肠段行切除,两断端提至腹壁外,或者仅将近端提出作造口,远端闭合后旷置于腹腔。此手术方式能有效控制腹腔内感染,并避免了一期行吻合口的并发症发生,但需行二期肠吻合术。

4. 损伤肠段一期修补,外置 对于损伤肠管行一期修补,修补后置于腹壁外,术后若修补处愈合及血运均可,则可早期行二期手术,回纳肠袢。此手术优点在于:术后若修补处愈合不佳发生瘘,或肠壁血运不佳发生坏死,不会导致二次打击造成严重的腹膜炎;若术后修补处愈合及血运良好,可早期二期手术,手术相对简单,只需回纳肠袢至肠腔内即可。其缺点在于:升结肠、降结肠由于位置相对固定,在技术上外置较困难,需游离较多肠管;术后腹壁留有肠袢,护理难度较高,需及时更换敷料并保持肠袢的相对湿度。

5. 损伤肠管外置造口 直接将损伤穿孔肠段外置,作腹壁结肠造口,数周后择期行肠切除吻合。此种方式操作简便、创伤小,操作时间短,并能有效消除腹腔内感染。适合于全身情况危重,肠壁损伤范围广或存在血运障碍、腹腔污染严重、腹腔内有较多器官损伤等情况。仍需二次手术。

按照结肠的不同部位损伤,可做以下相应的处理:

盲肠、升结肠损伤,裂口小、边缘整齐的可以一期缝合,必要时做盲肠造口减压;损伤严重的可行右半结肠切除、回肠横结肠吻合;污染严重者,可切除后作回肠及横结肠造口。因升结肠在血液循环及粪便性质等方面与降结肠的差异,升结肠外置后往往导致大量肠液外流,造口周围皮肤容易发生糜烂坏死,而一期吻合血供较降结肠好,通常吻合口发生瘘的情况少见,故即使较重的右半结肠损伤,有条件者仍可考虑一期切除吻合手术。

横结肠同样,根据具体情况可作一期修补、切除吻合或外置术。

降结肠裂口小、条件好者可作修补及近端转流性造口;结合实际情况,可术中肠道灌洗后行一期切除吻合;严重损伤者,可切除后两端造口。

乙状结肠对于裂口不大者偶尔可一期缝合;创伤严重者应切除,两端造口;若远端过短可予以封闭,近端造口。

无论采用何种手术方式,术中要尽可能彻底清除漏出的结肠内容物,并用大量生理盐水冲洗,盆腔置入引流管,防止脓肿形成,修补或吻合口附近必要时也应放置有效的引流。当暂时性结肠造口治疗目的已达到时,即可行造口关闭术,一般于第一次手术6周后进行。近来,由于有效的抗生素的应用,手术处理的进步及围术期的支持治疗,不少患者采用修补或一期切除吻合的方法治疗,获得满意的效果。

(赵 任)

## 参 考 文 献

1. 张庆荣. 临床肛门大肠外科学. 天津:天津科技翻译出版公司,1992. 300-301.
2. 喻德洪. 现代肛肠外科学. 北京:人民军医出版社,1997. 269-270.
3. 赵宝明,张书信. 大肠肛门病学. 上海:第二军医大学出版社. 2004.
4. 金虎. 现代肛肠病学. 北京:人民军医出版社,2009. 331-332.
5. 吴阶平,裘法祖. 黄家驷外科学. 第6版. 北京:人民卫生出版社. 2004.
6. 汪建平,詹文华. 胃肠外科手术学. 北京:人民卫生出版社,2005. 714-722.
7. Sabinston DC. 克氏外科学. 王德炳,主译. 第2版. 北京:人民卫生出版社. 2002.
8. 黄志强,金锡御. 外科手术学. 第3版. 北京:人民卫生出版社,2005. 799-808.
9. Marvin L Corman. 结肠与直肠外科学. 吕厚山,主译. 第4版. 北京:人民卫生出版社,2002.
10. 陈孝平. 外科学. 第2版. 北京:人民卫生出版社,2010. 506-507.
11. 黎介寿,吴孟超,黄志强. 普通外科学. 第2版. 北京:人民军医出版社,2005. 374-376.
12. 王佐军,高亚,赵永同,译. 外科手术技巧图谱. 第3版. 北京:世界图书出版公司,1998. 360-366.

# 第 32 章　结直肠良性肿瘤手术

【概述】　结直肠良性肿瘤主要有结直肠腺瘤、平滑肌瘤、脂肪瘤等,其中腺瘤性息肉最为常见。治疗上主要为经内镜电切术、经肛门局切术、经腹肠段切除术或楔形切除术。经内镜切除术主要由内镜室医师完成;经肛门局切术的手术方法参照直肠类癌经肛门局切术;经腹肠段切除术或楔形切除术则根据良性肿瘤发病部位不同而采取不同术式。而且随着内镜手术水平不断提高,经腹行良性结直肠肿瘤切除的病例越来越少。本文以结肠腺瘤行左半结肠切除为例,介绍一下手术方法。

【适应证】　内镜无法切除的结肠脾曲、降结肠、乙状结肠腺瘤。

【禁忌证】　患者一般情况差,无法耐受手术者。

【术前准备】

1. 术前晚口服泻药行肠道准备。

2. 术前 0.5～2 小时静脉应用抗生素预防感染。

3. 术前留置尿管。

4. 术前腹部备皮。

【麻醉】　全麻或连续硬膜外麻醉。

【体位】　仰卧位。

【手术步骤】

1. 取左下腹旁正中切口,依次切开腹壁各层,进入腹腔。

2. 将降结肠、乙状结肠牵向右侧,沿降结肠旁沟剪开侧腹膜,上至脾区,下至直肠、乙状结肠交界处(图 32-1),钝性分离降结肠及其系膜与腹膜后组织。

3. 将胃推向右上方,沿胃大弯向左切开胃结肠韧带,继将结肠脾曲牵向右下方,剪断脾结肠韧带。使左半结肠完全游离,按预定切除范围,靠近结肠系膜缘分束切断、结扎肠系膜及其血管(图 32-2)。

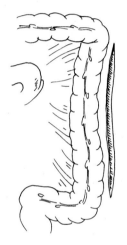

**图 32-1　切开降结肠、乙状结肠外侧腹膜**

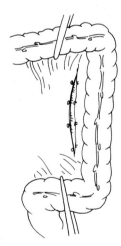

**图 32-2　结扎、切断预定切除范围内的肠系膜和血管**

4. 在拟定近切断面并排夹上一把有齿直血管钳及一把肠钳,在两钳之间将其切断,同法切断拟定远切断面,移除标本。

5. 断端肠管端-端吻合,闭合肠系膜裂口(图 32-3)。

6. 彻底止血,以温盐水冲洗腹腔,置引流管于

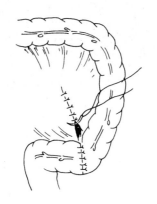

**图 32-3　闭合肠系膜裂口**

吻合口旁,清点器械敷料无误后,逐层关腹。

**【术中注意事项】**

1. 游离结肠脾曲时,注意勿损伤脾及胰尾。

2. 将左半结肠系膜从后腹膜壁层分离时,应避免损伤左侧肾、输尿管和生殖血管。

3. 吻合口处必须无张力。

**【术后处理】**

1. 禁食、胃肠减压及静脉补液,肠蠕动恢复、肛门排气后可拔出胃管,进食流质。

2. 腹腔引流管,在排气排便后如无吻合口瘘征象即可拔除。

3. 留置导尿管,1～3 天即可去除导尿管。

**【手术并发症】**

1. 出血　常为血管结扎不牢固所致。少量出血,对生命体征影响不大,可以行止血、输液、输血等保守治疗。出血量大应立即剖腹探查止血。

2. 输尿管损伤　只要术中沿着正确的解剖平面游离,一般不会损伤输尿管。若发现损伤,应立即予以修补。

3. 吻合口瘘　多为吻合口张力过大、吻合口血运不佳、肠道准备欠佳、患者营养不良所致。对于瘘口周围脓肿局限、患者全身症状较轻者,可予以通畅引流、冲洗、全身营养支持及抗感染治疗。若全身中毒症状重,应在抗休克的同时积极开腹清除感染灶,并行肠造瘘术。

4. 肠梗阻　常由局部粘连或小肠内疝引起。早期肠梗阻可行胃肠减压、纠正水电及酸碱平衡、抗感染及营养支持等保守治疗。若症状加重、有肠绞窄时,应及时手术探查。

5. 脾损伤　分离脾结肠韧带时,手术操作粗暴、术野显露差等易引起脾包膜撕裂及脾实质损伤。应根据脾脏损伤程度及术中情况行凝固止血或缝合修补术或脾切除术。

**【述评】**　对左半结肠良性病变,不需要结扎、切断肠系膜下动脉及清扫淋巴结,只需切除包括病变下方 5cm,上方 15cm 左右的肠管并 V 形切除肠系膜。

（张庆怀）

## 参 考 文 献

1. 张庆荣. 肛管大肠手术图解. 天津:天津科技翻译出版公司,2000.458-461.

2. 王玉成,张庆怀,所荣增. 新编肛门直肠和结肠外科学. 天津:天津科技翻译出版公司,2010.201-209.

3. Marvin L. Corman. 结肠与直肠外科学. 第 2 版. 杜如昱,王彬,汪建平译. 北京:人民卫生出版社,2009.982-992.

4. Santhanam AN, Sillar RW, Roberts-Thomson IC. Education and imaging. Gastrointestinal: gastrointestinal lipomas. J Gastroenterol Hepatol,2006,21(10):1628.

5. Kurome M, Kato J, Nawa T, et al. Risk factors for high-grade dysplasiaor carcinoma in colorectal adenoma cases treated with endoscopicpolypectomy. Eur J Gastroenterol Hepatol, 2008,20(2):111-117.

# 第 33 章 结直肠息肉手术

大肠黏膜向肠腔内突起的实质性病变统称为大肠息肉。根据息肉数目的多少,分为单发性息肉、多发性息肉及结肠息肉病。单发性息肉是指大肠内只有 1 枚息肉;多发性息肉是指大肠内有 2 枚以上的息肉;结肠息肉病是指结肠内有百枚以上的腺瘤性息肉。大肠息肉除新生儿外,其余年龄均可发生。40 岁以上发病率明显增高;50 岁的发病率是 40 岁的 2 倍;60～80 岁发病率最高,并且以腺瘤性息肉增加显著。

息肉大体可分为长蒂息肉、短蒂息肉、宽基底息肉、丝状息肉和桥形息肉。结肠镜下息肉形态学分型(山田分型)可分为Ⅰ型:息肉隆起与黏膜间夹角大于 90°;Ⅱ型:息肉无蒂,与黏膜间夹角接近 90°;Ⅲ型:息肉有亚蒂,与黏膜间夹角小于 90°;Ⅳ型:息肉有蒂,蒂的长短不一。息肉病理学诊断分为腺瘤性(管状腺瘤、绒毛状腺瘤、高级别上皮肉瘤变、腺瘤);错构瘤性/幼年性息肉;炎性息肉;增生性息肉。息肉的组织学分类方法较多,我国多采用新生物和非新生物性两大类分类方法。

1. 新生物性息肉 多呈淡红色,常有充血、糜烂。新生物性息肉又分以下三类:①管状腺瘤性息肉:癌变率较低;②管状绒毛状腺瘤性息肉:癌变率较高;③绒毛状腺瘤:癌变率最高。

2. 非新生物性息肉 包括以下四类:①错构瘤性息肉:包括幼年性息肉及 P-J 综合征息肉,一般认为不会癌变或者癌变率很低;②炎症性息肉:包括炎性息肉、良性淋巴样息肉等;③化生性息肉:即增生性息肉;④其他:如肠黏膜肥大赘生物等。2～4 类的非新生物性息肉一般认为不会癌变。

另外,超声内镜将黏膜内癌(m 癌)与黏膜下癌(sm 癌)定义为早期癌变。黏膜内癌又分为:①上皮内癌和(或)黏膜内癌仅浸润固有膜表层为 $m_1$;②癌组织浸润固有膜中层为 $m_2$;③癌组织浸润固有膜深层或黏膜肌层为 $m_3$;sm 癌又分为:①癌组织浸润黏膜下层上 1/3 为 $sm_1$;②浸润黏膜下层中 1/3 为 $sm_2$;③浸润黏膜下层下 1/3 为 $sm_3$。

息肉恶变率方面,小于 1cm 的腺瘤性息肉恶变率为 0.2%～1.3%,1～2cm 的恶变率为 1.2%～9.5%,大于 2cm 的恶变率为 27%～40%。从形态上看,小息肉以及有蒂息肉恶变率低;宽基底较大的息肉恶变率较高;广基底较大的息肉,如息肉头部有溃疡,几乎 100% 恶变。

## 第一节 大肠息肉内镜摘除术

【概述】 经结肠镜用高频电或微波、激光摘除或凝除大肠、小肠息肉,是目前治疗息肉的主要方法。此类方法避免了传统剖腹手术给患者带来的痛苦,并且 1 次可摘除多枚息肉,从安全角度考虑:如为年轻无动脉硬化患者,息肉有蒂,1 次可以圈套摘除 1cm 大小息肉 10 枚左右,凝除小息肉可在 30 枚左右。但对于有动脉硬化的老年患者,1 次圈套摘除不应多余 5 枚,凝除不超过 20 枚。如息肉恶变经内镜摘除后,癌肿只浸润到黏膜层,可不行根治术;如癌肿浸润到黏膜下层,但息肉有蒂、残蒂无癌,肿瘤分化好,淋巴管及血管无癌栓,经内镜摘除后可密切观察随访。

【适应证】

1. 无蒂的小息肉;

2. 有蒂的大息肉,但蒂<2cm;

3. 息肉呈宽基底,但息肉本身<2cm。

【禁忌证】

1. 有严重高血压,冠心病者;

2. 有严重腹痛、腹胀、恶心、呕吐等肠梗阻症状者;

3. 有出血性疾病者;

4. 有弥漫性或局限性腹膜炎,或疑有肠穿孔者;

5. 息肉基底>2cm;

6. 息肉恶变已浸润到蒂部;

7. 息肉集簇存在,范围较广者;

8. 妊娠期患者;

9. 患者较衰弱,或不能配合者;

10. 装有心脏起搏器患者慎用。

【术前准备】

1. 常规行血常规、凝血功能检测;

2. 模拟试验检查高频电发生仪工作是否正常,并且根据息肉大小调整电流强度;

3. 息肉摘除前 2 天半流质饮食、前 1 天流质饮食、当天禁早餐。如感饥饿者,可进少量糖水;

4. 肠道清洁准备主要有以下三种方法:

(1) 口服硫酸镁法:检查前 4 小时口服 25% 硫酸镁 150 ~ 200ml,再服 5% 葡萄糖(或温开水)1000 ~ 2000ml,2 小时内服完。服后 45 分钟开始腹泻,一般腹泻 5 ~ 6 次后肠道多较清洁,即可接受检查、治疗。

(2) 聚乙二醇电解质散(PEG)法:检查前 4 小时将肠道准备所需剂量全部溶解于 2000ml 温开水中,拌均匀,每小时约 1L 的速度匀速口服,不可太快,以免恶心、呕吐,直至排出清水样便,推荐服用方法为首次服 500 ~ 1000ml,以后每隔 15 分钟服 250ml,至排出清水样便。

(3) 磷酸钠盐法:检查前 4 小时口服磷酸钠盐原液 45ml,而后 30 分钟内饮温开水 800 ~ 1000ml。3 小时后按同样的方法重复口服 1 次。

息肉摘除前禁用甘露醇行肠道准备,以防产生易燃气体甲烷,在电灼息肉时碰到火花产生气体爆炸,发生肠穿孔。

【麻醉】 常规结肠镜检查不需使用任何麻醉及镇静;无痛苦结肠镜检查常规使用丙泊酚。

【体位】 常规取左侧卧位,双膝屈曲暴露臀部,插镜顺利时,可以该体位一直进镜至回盲部。操作不顺利时,进镜至肝曲后患者可改为仰卧位,以增加肝曲弯曲部角度,以助进镜,特殊进镜困难患者进镜至脾曲即可改为仰卧位。对于双人法肠镜,肠镜助手腹部压迫手法辅助进镜对于顺利进镜效果良好。对于单人肠镜法,当取仰卧位时,被检者右脚可搭于其左膝,呈"跷二郎腿"状,该法较利于术者操作。此处依据笔者经验,非镇痛、镇静结肠镜在治疗方面较无痛肠镜优势明显,因患者可自如变换体位,有利于病变显露及术者操作。

【手术步骤】

1. 圈套摘除息肉法

(1) 清除息肉周围的粪水及黏液,防止导电击伤肠壁。

(2) 必要时调整患者体位,使息肉暴露在 3、6、9 点位置。充分显露息肉,以便圈套。

(3) 抽换肠内空气 2 ~ 3 次,以防肠内易燃气体浓度高,引起爆炸。

(4) 圈套丝应套在息肉的颈部,小息肉提起悬空摘除(图 33-1),大息肉应使息肉头部广泛接触对侧肠壁(图 33-2),切勿接触过少,电流密度大燃烧肠壁(图 33-3)。圈套丝套在息肉颈部,提起悬空摘除:①息肉被圈套住;②收紧圈套丝;③提起息肉,电凝和勒死息肉;④息肉被切除。

(5) >3cm 不是分叶状的巨大息肉,每次圈套不能>2cm,以防当切割到一定程度时,被切割部分相互接触,电流密度分散不能产生高温,使圈套丝陷入息肉组织内,进退不能。

(6) >3cm 的巨大分叶状息肉,应从息肉周围逐叶向息肉蒂部凝除,使息肉蒂内较大的血管多次受到热及电流的影响而凝血。切勿盲目套入蒂部,因视野不清或蒂凝固不全而发生并发症。

(7) 一般高频电发生仪使用 Endo-Cut 模式电切功率调在 45,接通电源,通电,每次通电 2 ~ 4 秒,

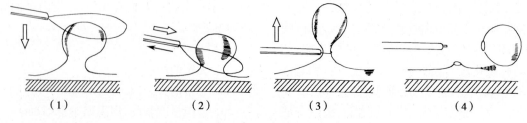

**图 33-1 圈套丝套在息肉颈部,提起悬空摘除**
(1)息肉被圈套住;(2)收紧圈套丝;(3)提起息肉,电凝和勒死息肉;(4)息肉被切除

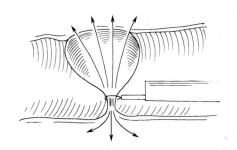

图 33-2　息肉头部广泛接触对侧肠壁（正确）

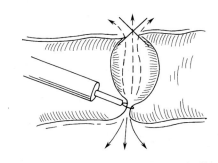

图 33-3　息肉头部广泛接触对侧肠壁（错误）

酌情可通电 1 次或多次。通电见圈套丝处发白烟时，方令助手逐渐收紧圈套器，边收紧圈套器边间断通电。术者和助手一定要配合得当，防止因通电不足或收紧圈套器过快产生凝固不全而出血，或因通电过久而击穿肠壁。

（8）如为中青年患者、凝血功能好、息肉有蒂，而且术者技术熟练，可一次圈套摘除 1～2.5cm 息肉 10 枚左右；如为老年、高血压患者，一次摘除不应超过 5 枚。上海长海医院行一次圈套摘除 1～2.5cm 息肉最多者为 96 枚，一次凝除最多者为 100 余枚。但应注意在被凝除息肉间一定要留有正常黏膜。

2. 热活检钳钳除息肉法　多用于 0.5cm 大小的息肉。

（1）一般高频电发生仪使用 Endo-Cut 模式电切功率调在 45。

（2）钳住息肉头部提起，使息肉基底部形成一细长假蒂，通电时假蒂部位的电流密度增大产生高温摘除息肉（图 33-4）。钳环内的息肉受电流影响较小，可行组织学检查。

3. 电凝器凝除息肉法

（1）一般高频电发生仪使用 Endo-Cut 模式电切功率调在 45。

（2）电凝器对准息肉头部凝除。凝除息肉 2/3 才能达到治疗目的，剩余部分因受到高温的影响已遭破坏，在愈合过程中会自行坏死脱落。故电凝时

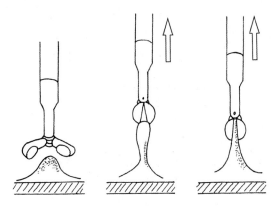

图 33-4　热活检钳钳除息肉法

不宜凝除过深，以防穿孔。

【术中注意事项】

1. 在摘除息肉过程中，术者与助手要配合得当，即通电与收紧圈套器要合适，不要因通电不足、收紧圈套器过快而出血，也不要因通电时间过长或电流过大、收紧圈套器过慢而致肠穿孔。

2. 避免圈套丝尖端部接触息肉旁正常肠壁而发生肠穿孔（图 33-5）。

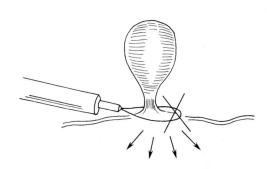

图 33-5　圈套丝尖端部接触息肉旁正常肠壁

3. 热活检钳钳除息肉时，将息肉头部夹住后一定要提起，使息肉基底形成一细长假蒂，否则容易烧穿肠壁。

4. 分叶摘除息肉时，避免摘下来的息肉接触还未摘掉的息肉，发生导电烧伤肠壁。

5. 回收标本　单个息肉可用篮式取出器套住息肉或用内镜吸住息肉随镜退出。1 次摘除多枚息肉者，如让患者随大便排出，应记录息肉形态、部位，以便定位；或术中在 1 枚息肉上钳取多块组织送检；或用双镜法取出息肉，即一镜留在肠腔内继续摘除息肉，另一镜从肛门插入取出息肉，以便息肉癌变行根治术时的定位。

【术后处理】

1. 补液并依据息肉摘除数目及术中操作情况决定是否留观及留观时间，不常规使用止血剂及抗

生素。息肉摘除较多、较大者,补液基础上酌情应用止血剂及应用抗生素。

2. 息肉摘除术后随访时间制定的主要依据为术后病理结果。

3. 腺瘤性息肉恶变属原位癌者,半年内 1 ~ 2 个月复查 1 次,半年至 1 年内 3 个月复查 1 次,如无异常,可酌情延长复查时间。

4. 事实上,笔者所在长海医院数目较少的小息肉几乎均在门诊进行,且不需要留观。但是这部分患者术后宣教需到位。

【手术并发症】

1. 肠穿孔 原则上肠穿孔一旦发生立即手术治疗。

2. 息肉残蒂出血 包括术中出血及术后一周左右焦痂脱落出血,可经内镜用高频电电凝止血。方法:高频发生电仪用凝固电流 2 ~ 3 档,电凝器接触出血处通电 2 ~ 3 秒,通电 1 次或几次,在提起电凝器时再通电 1 ~ 2 次,使焦痂断裂,防止拉掉焦痂再出血。也可采用钛夹止血和局部注射止血。

3. 腹膜后气囊肿 应用抗生素,待其逐渐吸收,并注意心肺功能。

4. 息肉术后综合征 患者腹痛主诉明确,压痛可阳性,但局限,无肌紧张。经过延长禁食、水时间,加强营养尤其是白蛋白的补充,抗感染等处理,一般效果良好。

【述评】 对肠道散发性息肉经内镜用高频电或微波治疗,是对肠道息肉治疗的一大进步,其适应证广,并发症少,治愈率高,并且可以减少肠癌的发生。经内镜用高频电治疗肠道息肉较用激光或微波好,因为标本可回收送病理检查,而其他两种方法则较困难。另笔者认为内镜专家如果是外科医生,可提高对大息肉及无蒂息肉的切除率,至少是对这类息肉的尝试,因为外科医生拥有自行处理内镜治疗方面并发症的能力。

# 第二节 结、直肠息肉剖腹术加内镜摘除术

【概述】 采用剖腹手术加纤维或电子内镜经肛门插入摘除大肠及回肠息肉,是一种良好的清除肠道息肉的方法。该方法较安全、在切除、凝除息肉过程中如发生出血,可立即缝扎止血。

【适应证】

1. 息肉蒂≤1cm。

2. 无出血倾向,心肺及肝肾功能正常,具备剖腹手术指征。

【禁忌证】

1. 肠穿孔及腹膜炎。

2. 水、电解质紊乱。

3. 有严重高血压,心、肺、肾等功能不全,不能耐受手术。

【术前准备】

1. 肠道准备 方法同第一节大肠息肉内镜摘除术,但肠道准备时间需提前至至少术前晚间22:00之前。

2. 内镜的准备内镜多采用标准五槽洗法。

3. 开腹手术常规术前谈话签字并结合结肠镜诊疗谈话签字。

【麻醉】 持续硬膜外麻醉或全身麻醉。

【体位】 截石位。

【手术步骤】

1. 皮肤的消毒、切口同剖腹手术。

2. 插镜 内镜从肛门插入,至回盲部。

3. 摘除息肉 经内镜用高频电火微波摘除结肠息肉。内镜所见到的大息肉不能经内镜摘除时,应切开肠壁逐个切除。如果息肉较密集者,可行肠段切除。

【术中注意事项】

1. 内镜医师向肠腔内注水、气要适当。注气过多则肠腔膨胀,不利插镜;过少则妨碍进镜。故注气、注水要适当,使肠腔微微张开即可。

2. 摘除息肉过程中,认为残蒂有出血可能时应缝扎。

【术后处理】

1. 持续胃肠减压待肠功能恢复后,拔除胃管进流质饮食,然后逐渐恢复到正常饮食。

2. 适当使用抗生素。

3. 补液,注意纠正水、电解质紊乱。

【手术并发症】 感染、出血、穿孔。

【述评】 事实上,对于结肠、直肠息肉的该种处理方法目前有很大部分可利用双镜联合法,即"腹腔镜辅助并监视下行肠镜下息肉摘除"。笔者对于巨大息肉摘除过程可能存在潜在穿孔等风险的患者采用该方法,效果良好。首先腹腔镜可以监视肠镜息肉摘除的操作,其次操作过程中一旦发生出血、穿孔等并发症可在腔镜下进行治疗。

# 第三节　经肛门直肠息肉摘除术

【概述】　经肛门切除可以防止再进行恢复肠道连续性的手术。

【适应证】

1. 直肠带蒂息肉能脱出肛门外者。

2. 直肠下端(距肛缘7cm以下)息肉。

3. 息肉蒂≥2cm能拉到肛门缘者。

【禁忌证】　超出适应证所述指标者。

【术前准备】

1. 息肉较小能拖出肛门外切除者,不需要肠道准备,术前用温盐水清洁灌肠。

2. 息肉较大或者息肉不能拖出肛门外切除者,应行术前肠道准备,其方法同大肠息肉内镜摘除术。

【麻醉】　息肉能脱出肛门外者,可不用麻醉。如不能拖出肛门,可用骶麻或腰麻。

【体位】　截石位或折刀位,笔者认为折刀位更具有操作优势。

【手术步骤】

1. 息肉能脱出肛门外的手术

(1) 扩肛;

(2) 用手指将息肉勾出肛门外,或用组织钳夹住息肉牵拉至肛门外或肛缘;

(3) 用血管钳夹息肉蒂部,用7号不吸收缝线结扎,然后在结扎的远端再用4号不吸收缝线贯穿缝扎(图33-6),切除息肉;

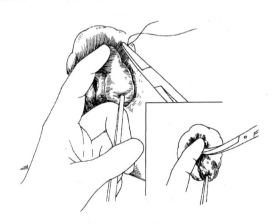

图 33-6　将息肉拖出肛门外切除

(4) 在肛门内放凡士林纱条,包扎。对于可拖出肛门外的息肉还有一种简便的办法,即用 Allis 钳牵出息肉,使其与黏膜和黏膜下组织形成假蒂,然后在基底部以侧-侧吻合器进行切除吻合。该法简便易行,有利于切缘止血。

2. 息肉不能拖出肛门外的手术

(1) 扩肛后在息肉的上下左右各缝一针牵引线拉出肛门外,沿息肉边缘0.5~1cm切开黏膜及黏膜下组织(图33-7),逐步切除息肉。可边切除边缝合直肠壁,这样既有利于止血,又可防止切除息肉后肠壁回缩,创面难以缝合。切除息肉可用电刀,有利于止血,当然,如果使用超声刀,效果则更佳。

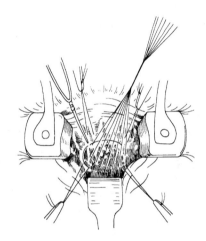

图 33-7　在息肉边缘缝牵引线

(2) 息肉切除后用3-0号可吸收缝线间断或连续缝合黏膜下组织及肌层(图33-8),再间断缝合黏膜层。

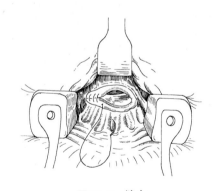

图 33-8　缝合

【术中注意事项】

1. 不能拉出肛门外的息肉切除时,不宜切除过深,以免切穿肠壁。如万一切穿肠壁,缝合时应先做肠壁的全层缝合,再缝合黏膜层。

2. 牵拉息肉时不要用力过猛,因息肉蒂脆,容易拉断。

【术后处理】

1. 术后补液,禁食 2 ~ 3 天,可用阿片类药物控制排便,肠壁全层切穿者,禁食,补液时间应延长。

2. 对于不能拖出肛门的息肉术后,适当应用抗生素先锋霉素+甲硝唑效果较好。

【手术并发症】　感染、出血、穿孔。

【述评】　息肉经肛门局部切除应当且推荐利用超声刀。另经肛门局部切除适应证目前在逐步扩展,尤其是 TEM 技术可以使距肛门 20cm 病灶经肛门切除,不需要开腹。当然,值得商榷的是,距肛门 7cm 以上的息肉在结肠镜下操作也相对可行,且费用更低。

# 第四节　经骶直肠息肉切除术

【概述】　经骶切除同样可以防止再进行恢复肠道连续性的手术。

【适应证】

1. 息肉较大或基底较宽,不宜经肛门切除。

2. 息肉癌变但局限于黏膜及黏膜下层。

【禁忌证】

1. 直肠肿瘤位于腹膜返折线以上。

2. 肛门括约肌功能明显减退。

【术前准备】　同直肠癌手术。

【麻醉】　持续硬膜外麻醉或腰麻。

【体位】　折刀位。在头部、两肩部及两侧髂部垫软枕,腹部及下胸部悬空以利呼吸,双手置头旁,双腿稍分开并下垂。

【手术步骤】

1. 切口　骶骨旁开一横指(约 1.5cm)即尾骨尖上 3 横指(约 5cm)与骶骨平行向下做 6 ~ 8cm 的长切口,切开皮肤、皮下组织,显露臀大肌后缘(图 33-9),并注意辨认肛门外括约肌、肛提肌、肛尾韧带及骶脊韧带。因为肛门括约肌与肛提肌相互交织,故难以辨别,但是肛提肌与骶脊韧带之间易辨别。

2. 分离　钳夹、切断、缝扎部分臀大肌、肛提肌,肛门括约肌尽量不切断(图 33-10),肌肉切断后必须缝扎,缝线剪断,以待切除病变后缝合切口时将两侧的缝线相互结扎以建盆底用。切开肛提肌后显露筋膜,从上至下剪开并分离,结扎 Waldeyer 筋膜

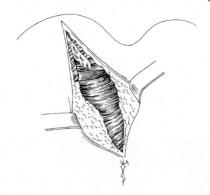

图 33-9　切开皮肤、皮下组织,显露臀大肌后缘

(图 33-11),此时要注意侧方的神经及血管,分离应紧贴直肠壁进行。

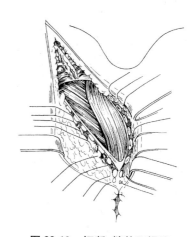

图 33-10　切断、缝扎肛提肌

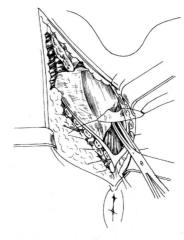

图 33-11　分离、结扎 Waldeyer 筋膜

3. 切除息肉　分离直肠周围组织,游离显露直肠,用纱布条穿过直肠前壁提起直肠(图 33-12),然后切开肠壁,切除息肉(图 33-13)。如息肉有恶变,应切除距息肉边缘 2cm 的直肠壁。息肉切除后,仔细止血。

4. 缝合　全程间断缝合直肠后(图 33-14),再缝合直肠外膜层,然后用大量的生理盐水冲洗手术野,最后用 0.5% 甲硝唑液冲洗。放置半橡皮管(即

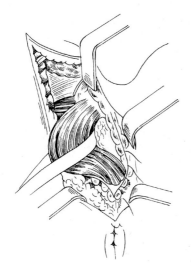

图 33-12　游离、提起直肠

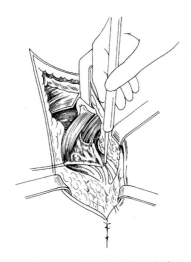

图 33-13　切开肠壁、切除息肉

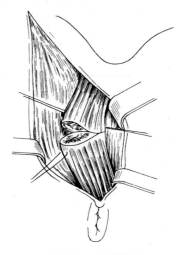

图 33-14　缝合直肠

将小橡皮管剖开,一分为二)引流,从切口引出,再逐层缝合切口。

【术中注意事项】

1. 切口不宜过大,以防损伤骶神经及血管。在分离直肠时,如果不是恶性肿瘤,应紧靠直肠壁分离,以免损伤神经和血管。

2. 在切断肛提肌时注意与肛门括约肌的鉴别,一般不切断肛门括约肌,臀大肌只是切断后外侧少部分。

3. 该手术止血要彻底。如止血彻底可不放置

引流管。

4. 避免损伤骶尾神经,术者应充分熟悉局部解剖,术中仔细操作。

【术后处理】

1. 术后禁食 3~5 天,补液,应用抗生素。

2. 术后 5~7 天可进流质饮食,逐渐过渡到少渣饮食,2 周后恢复正常饮食。

3. 术后 36~48 小时拔出引流管,保持会阴部清洁。

【手术并发症】

1. 创面出血　由于骶前静脉丛丰富,再游离直肠时容易损伤出血。

2. 肛门失禁　在分离切断肛提肌时,由于肛门括约肌与肛提肌不易分开,有时容易切断肛门括约肌,导致肛门失禁。但如术中注意鉴别,并将切断的肌肉全部缝合好,则肛门失禁是可以避免的。

3. 切口瘘　一旦发生就应充分引流并禁食,给予深静脉高营养,或行乙状结肠造口术。笔者采用本术式行直肠肿瘤切除 10 余例,暂无并发症。

【述评】　经骶入路切除直肠巨大息肉及肿瘤是一种较好的手术途径,可避免剖腹术的并发症,并且手术较简单,治疗病变较彻底,但该手术要熟悉局部解剖,以免损伤骶神经和血管。

# 第五节　内镜下黏膜切除术(EMR)

【概述】　内镜下黏膜切除术(endoscopic mucosal resection,EMR)最早于 1973 年由 Dyhle 等首先报道的黏膜下注射生理盐水高频电切除结肠息肉的方法而来。1984 年,多田正弘等首次将该技术用于诊治早期胃癌,并将其命名为 EMR。该方法突破了传统的内镜下治疗方法无法控制切除病变的深度这

一局限性,同时降低了因切除过深容易引起穿孔、出血等风险发生的可能性及因切除过浅易有病变残留或复发的可能性。应用该技术对胃肠道早期癌、平坦型腺瘤及黏膜下肿瘤进行切除,其根治疗效、安全性、经济性均优于传统内镜疗法。

EMR技术主要包括:黏膜下注射法,分片EMR术,透明帽辅助法EMR术(Cap-EMR术)及套扎EMR术等。已成为大肠广基及平坦型病变内镜下治疗的重要方法。

【适应证】 EMR主要用于消化道无蒂隆起型病变和平坦、凹陷性肿瘤的切除。早期消化道肿瘤无周围淋巴结转移且能整块切除术EMR术治疗的基本原则。近年来,随着内镜设备、附件的改进和内镜诊疗技术的提高,治疗适应证有所扩大。但是,该方法对于直径大于1.5cm以上的病变很难取得完整标本,而且切除后容易残留病变。结直肠肿瘤的适应证如下:

1. 绝对适应证黏膜癌(m)浸润至$sm_1$层;

2. 相对适应证浸润至$sm_2$层,$sm_3$层无脉管侵袭的高分化腺癌。

【禁忌证】

1. 病变深度、大小超过适应证范围。

2. 严重的心肺疾病患者。

3. 凝血功能异常,有出血倾向者。

4. 局部注射后,病变抬举不完全者。

【术前准备】

1. 器材准备 EMR专用的带钩的圈套器,根据病变大小适当选择型号,常用的圈套器有Olympus 16U及19U EMR专用圈套器;内镜专用注射针,针尖伸出部分长度要求4~5mm,常用的注射针有Olympus 200U专用注射针;灭菌注射用生理盐水,亦可酌情选用3%~5%的注射用高渗盐水;高频电刀设备;止血缝合夹(钛夹);三爪钳或五爪钳。

2. 患者准备 术前查血型、出血及凝血时间、心电图;术前根据各医院结肠镜检查肠道准备常规进行肠道准备。

【麻醉】 常规结肠镜检查不需使用任何麻醉及镇静;无痛苦结肠镜检查常规使用丙泊酚。

【体位】 常规取左侧卧位,双膝屈曲暴露臀部,插镜顺利时,可以该体位一直进镜至回盲部。操作不顺利时,进镜至肝曲后患者可改为仰卧位,以增加肝曲弯曲部角度,以助进镜,特殊进镜困难患者进镜至脾曲即可改为仰卧位。对于双人法肠镜,肠镜助手腹部压迫手法辅助进镜对于顺利进镜效果良好。对于单人肠镜法,当取仰卧位时,被检者右脚可搭于其左膝,呈"跷二郎腿"状,该法较利于术者操作。此处依据笔者经验,非镇痛、镇静结肠镜在治疗方面较无痛肠镜优势明显,因患者可自如变换体位,有利于病变显露及术者操作。

【手术步骤】

1. 内镜检查发现病灶后,通过内镜注射针向癌灶基底部注射适量生理盐水,根据病灶大小不同,每个病灶注射5~10ml不等,使病灶隆起。然后用圈套器圈套切除,切除后观察如创面无活动性出血,收集切除标本送病理检查。

2. 病灶小于2cm的可连同病灶周围少许正常黏膜依次整块圈套切除。

3. 大于2cm的病灶,应在染色及明确病变范围之后,采用整块或分次切除包块标记点在内的病灶。

4. 切除后,行创面残端染色,观察是否有残留肿瘤组织,如有残留则必须进一步清除,防止复发。

【术中注意事项】

1. 选择注射进针点是基础,套切部位是关键。

2. 于黏膜下注射甘油果糖+肾上腺素+亚甲蓝使病变隆起,便于圈套息肉。

3. 选用带钩的专用圈套器圈或普通圈套器圈套病变。

4. 病灶切除后,应仔细观察创面,确定无活动性出血后再退镜,否则应即行内镜下止血治疗。

5. 若渗出性出血,可采用电凝方法或基底部注射1:10 000去甲肾上腺素;若搏动性出血或可见血管残端,采用金属夹止血,最好用钛夹封闭创面止血。

6. 五爪钳回收切除标本。

【术后处理】

1. 密切观察生命体征,注意有无便血、腹痛、发热等症状;

2. 禁食24~48小时,逐渐过渡到流质、半流质饮食;

3. 禁食期间静脉补充液体,并常适当给予抗生素、止血药物等;

4. 术后2个月内镜随访,以确定创面和(或)局部有无复发;

5. 整块切除的病灶,每年1次内镜随访,有利于早期发现其他部位是否有新生肿瘤;

6. 姑息性切除或对切缘的评估不确定而淋巴结转移为阴性者,每6个月1次内镜检查,以便尽早确定病灶局部是否有复发征象。

【手术并发症】

1. 出血　分为术中出血和迟发出血,大多可在内镜下成功止血,少量渗血者,用去甲肾上腺素 8 ~ 16mg 或凝血酶 4000 ~ 6000U 加入生理盐水 20 ~ 40ml 中,稀释后喷洒创面;创面较大、渗血较多者,用 1 ~ 3 枚钛夹夹闭创面或氩离子激光(APC)烧灼止血。

2. 穿孔　为此法最重要并发症,避免发生该并发症的最关键之处在于黏膜下注射的量要适中,尽可能使病灶与黏膜下层分离,并根据术中操作情况适时追加注射。穿孔一旦发生,如果发现及时,可在内镜下用钛夹缝合,若发现较晚或穿孔较为严重,需行外科手术修补。

3. 感染　术后出现发热等情况一般提示感染,可予以抗感染治疗。

4. 疼痛　疼痛情况主要发生于胃部,结、直肠进行该操作疼痛发生较少,一旦发生、可通过口服 PPI,适当延长禁食时间而得到缓解。

5. 狭窄　发生率较低,主要原因为黏膜切除范围过大所致,故术前应仔细设计黏膜切除范围,避免该并发症。

6. 病变残留及局部复发严格掌握适应证,完整切除病变。术后定期随访,及时发现残留病变或局部复发。

该法避免手术并发症的关键在于严格掌握手术适应证并遵守操作规范,例如:①对于直径>2.0cm 病变可以选择分片或分次切除;②术前行染色或 NBI 内镜检查,正确判断病变范围,减少残留病灶;③1 次内镜切除病变不要超过 10 个,否则容易出血;④抬举征必须阳性。对难以判断深度的病变常规行超声内镜检查,如深度超过黏膜下层的病变,不强行治疗,否则容易穿孔。

【述评】

1. 优缺点

优点:损伤小,适用于结肠各部位病变,对肌层无损伤,如操作正确,可避免穿孔危险;对小型平坦型病变可一次性切除干净;出血发生率低,配合钛夹缝合可基本防止出血发生;切下标本电凝损伤小,便于病理观察。

缺点:操作难度较大;需用特殊器材(注射针及带钩圈套器);不适于较大病变。

2. 经验与技巧

(1) 进针部位选择:可选择病变口侧或肛侧的边缘进针,以口侧为佳,对病变深度较浅的病灶亦可于病变中央直接进针。

(2) 进针深度:进至黏膜下为最佳。

(3) 生理盐水注射量掌握:对直径 10mm 大小的病变,一般注射 2 ~ 5ml 生理盐水即可,大者可适当增加注射量,如注射量超过 5ml 而病变尚无明显隆起,则表明进针过深已进入肌层,此种情况易致操作失败。

(4) 电流选择:尽量选择 Endo-cut 模式。应避免用大额凝固电流,否则易损伤肌层导致穿孔,并可使切下标本产生电凝损伤。

# 第六节　内镜黏膜下剥离术(ESD)

【概述】　内镜黏膜下剥离术(endoscopic submucosal dissection,ESD)是近年来随着内镜器械及注射技术的进步,由 EMR 逐渐发展而来,它的应用解决了 EMR 难以切除直径>2cm 的病变及分次切除后不能得到完整病理标本、肿瘤组织标本残留、复发率较高等问题,突破了肿瘤整块切除受到病变大小和部位的限制。

【适应证】

1. 侧向发育性肿瘤;

2. 只要无固有基层浸润、无淋巴结转移,无论病灶位置及大小,均可切除。

【禁忌证】

1. 病变深度、大小超过适应证范围;

2. 严重的心肺疾病患者;

3. 凝血功能异常,有出血倾向者;

4. 病变基底部黏膜下注射抬举较差的病变,提示病变可能浸润黏膜下层或固有肌层。

【术前准备】　同 EMR。

【麻醉】　常规结肠镜检查不需使用任何麻醉及镇静;无痛苦结肠镜检查常规使用丙泊酚。

【体位】　常规取左侧卧位,双膝屈曲暴露臀部,插镜顺利时,可以该体位一直进镜至回盲部。操作不顺利时,进镜至肝曲后患者可改为仰卧位,以增加肝曲弯曲部角度,以助进镜,特殊进镜困难患者进镜至脾曲即可改为仰卧位。对于双人法肠镜,肠镜助手腹部压迫手法辅助进镜对于顺利进镜效果良好。对于单人肠镜法,当取仰卧位时,被检者右脚可搭于其左膝,呈"跷二郎腿"状,该法较利于术者操作。此处依据笔者经验,非镇痛、镇静结肠镜在治疗方面较无痛肠镜优势明显,因患者可自如变换体位,有利于病变显露及术者操作。

【手术步骤】

1. 标记 应用 APC 于病灶边缘 0.5cm 正常黏膜处进行标记,以确定 ESD 切除范围(图 33-15)。

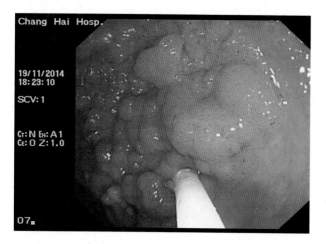

图 33-15 直肠大小约 3~4cm 大小侧向发育型息肉

2. 黏膜下注射 选择注射进针点,对病灶区域及其周围正常黏膜于黏膜下注射甘油果糖+肾上腺素+亚甲蓝使病变隆起(图 33-16),确定抬举征良好,便于进行边缘切开和黏膜下剥离操作(图 33-17)。

3. 预切开 Flex 刀或针刀于病灶标记点外缘 2~5mm 处逐步环形切开肿瘤边缘(图 33-18),在切开边缘的过程中,如遇到扩张的黏膜下层血管,应使用电凝将血管凝固,防止剥离过程中血管出血而影响手术操作(图 33-19)。

4. 剥离病变 Flex 刀、IT 刀等逐步分离、切割、剥离病变黏膜下层,逐步将病灶剥离,直至完整切除

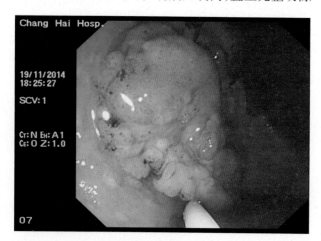

图 33-16 黏膜下注射

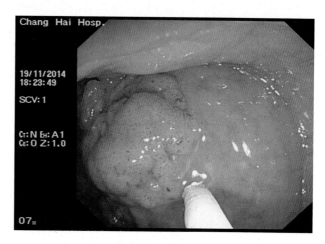

图 33-17 抬举良好

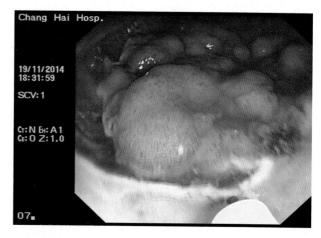

图 33-18 切开息肉边缘

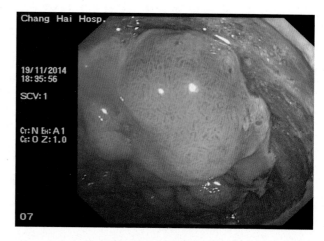

图 33-19 切开息肉边缘

(图 33-20,图 33-21)。

5. 剥离至病灶基底小于 1cm 时也可用圈套器完整圈除病变。

6. 彻底检查手术创面,对创面内的活动性出血灶、裸露的血管等,以热活检钳、氩气刀等烧灼使其凝固,最好用钛夹封闭创面止血(图 33-22)。

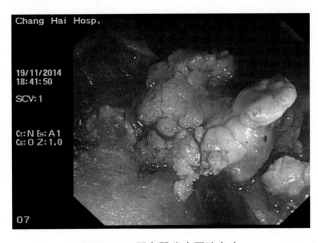

图 33-20　圈套器分次圈除息肉

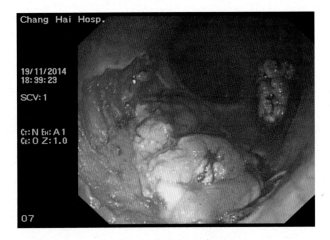

图 33-21　息肉部分圈除后

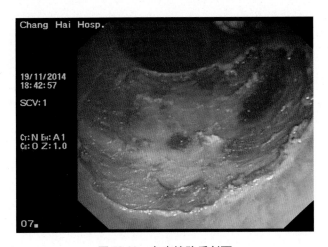

图 33-22　息肉摘除后创面

7. 五爪钳回收切除标本。

【术中注意事项】

1. 在切开边缘的过程中,如遇到扩张的黏膜下层血管,应使用电凝将血管凝固,防止剥离过程中血管出血而影响手术操作。

2. 在剥离过程中,可反复进行黏膜下注射,以形成黏膜下水垫,利于手术操作,防止剥离过程中损伤固有基层引起穿孔等并发症。

3. 在剥离过程中,如遇到出血点或者暴露的黏膜下血管或血管丛,应及时以热活检钳或电切刀电凝烧灼,防止术中术后出血。

【术后处理】

1. 密切观察生命体征,注意有无便血、腹痛、发热等症状。

2. 禁食 24～48 小时,逐渐过渡到流质、半流质饮食。

3. 禁食期间静脉补充液体并常适当给予抗生素、止血药物等。

4. 术后 2 个月内镜随访,以确定创面是否与(及)局部有无复发有关。

5. 整块切除的病灶,每年 1 次内镜随访,有利于早起发现其他部位是否有新生肿瘤。

6. 姑息性切除或对切缘的评估不确定而淋巴结转移为阴性者,每 6 个月 1 次内镜检查,以便尽早确定病灶局部是否有复发征象。

【手术并发症】

1. 出血　分为术中出血和迟发出血,大多可在内镜下成功止血,少量渗血者,用去甲肾上腺素 8～16mg 或凝血酶 4000～6000U 加入生理盐水 20～40ml 中,稀释后喷洒创面;创面较大、渗血较多者,用 1～3 枚钛夹夹闭创面或氩离子激光(APC)烧灼止血。

2. 穿孔　为此法最重要并发症,避免发生该并发症的最关键之处在于黏膜下注射的量要适中,尽可能使病灶与黏膜下层分离,并根据术中操作情况适时追加注射。穿孔一旦发生,如果发现及时,可在内镜下用钛夹缝合,若发现较晚或穿孔较为严重,需行外科手术修补。

3. 感染　术后出现发热等情况一般提示感染,可予以抗感染治疗。

4. 疼痛　疼痛情况主要发生于胃部,结、直肠进行该操作疼痛发生较少,一旦发生、可通过口服 PPI,适当延长禁食时间而得到缓解。

5. 狭窄　发生率较低。主要原因为黏膜切除范围过大所致,故术前应仔细设计黏膜切除范围,避免该并发症。

6. 病变残留及局部复发　严格掌握适应证,完整切除病变。术后定期随访,及时发现残留病变或局部复发。

【述评】　ESD 治疗的优点是:①可以一次性全

部切除大的病灶;②病理组织学可判断是确实的一次性完整切除;③病变复发率低。其不足之处在于手术时间较长,术中出血、穿孔的发生率较高,手术难度较大,对操作者技术要求高。

(于恩达)

## 参 考 文 献

1. 孟荣贵,喻德洪. 现代肛肠外科手术图谱. 郑州:河南科学技术出版社,2003. 304-307.

2. 李春雨,汪建平. 肛肠外科手术技巧. 北京:人民卫生出版社,2013. 468-470.

3. Marvin L. Corman. 结肠与直肠肛门外科学. 第5版. 北京:人民卫生出版社,2009. 77-106.

4. Marvin L. Corman. 结肠与直肠肛门外科学. 第5版. 北京:人民卫生出版社,2009. 621-683.

5. 李春雨,张有生. 实用肛门手术学. 沈阳:辽宁科技出版社,2005. 203-204.

# 第34章  黑斑息肉综合征手术

黑斑息肉综合征(Peutz Jeghers 综合征)由 Peutz 在 1921 年最先报道。以青少年多见,常有家族史,属于错构瘤一类,可癌变。多发性息肉可出现在全部消化道,以小肠为最多见,特别是空肠,但也可以出现在胃、结肠、直肠。在口唇及其周围、口腔黏膜、手掌、足趾或手指上有色素沉着,呈黑斑,也可为棕黄色斑。该病最常见最难处理的症状为腹痛。常常由于肠梗阻引起,肠梗阻为息肉本身引起或肠套叠。另一个常见的症状为肠道出血。诊断该综合征通常根据家族史、皮肤色素沉着和胃肠道症状。此病由于范围广泛,无法手术根治,多采取临床随访。小肠多发性息肉确实需要手术者,可选剖腹术加经小肠切口插入内镜清除术,当并发肠道大出血或肠套叠时,可做部分肠切除术。

## 第一节  小肠多发性息肉剖腹术加经小肠切口插入内镜清除术

【概述】  采用剖腹术加纤维或电子内镜经小肠切口插入清除小肠息肉,是一种良好的清除肠道息肉的方法。此法避免了仅凭术中手摸探查、切除小肠息肉这一方法的如下弊端:①常使息肉遗留;②需反复多次手术。

【适应证】

1. P-J 综合征,且无肠梗阻及明显肠粘连;

2. 息肉蒂≤1cm;

3. 无出血倾向,心肺及肝肾功能正常,具备剖腹手术指征。

【禁忌证】

1. 小肠多发息肉合并有急性肠梗阻;

2. 肠穿孔及腹膜炎;

3. 水、电解质紊乱;

4. 有严重高血压,心、肺、肾等功能不全,不能耐受手术。

【术前准备】

1. 肠道准备  ①术前半流质饮食 2 天,流质饮食 1 天;②术前 2 天开始服卡那霉素 1g,3 次/日,甲硝唑 0.4g,3 次/日;25% 硫酸镁 30ml,1 次/晚;③配血备用;④备皮;⑤插胃管;⑥留置导尿。

2. 内镜的准备  ①软性结肠镜用 OES CF-P I 型纤维结肠镜最好,因镜身细,能防水;或电子肠镜;②用 CF-IBW 型不能防水的纤维结肠镜亦可,该镜只浸泡镜身,操作部及导光束段可不浸泡,用乙醇擦拭即可。可选用镜身较细的内镜,便于操作。另需准备关节镜套,将镜身套入其中,以利于无菌操作。

【麻醉】  持续硬膜外麻醉或腰麻,最理想方式为全身麻醉。

【体位】  平卧位。

【手术步骤】

1. 皮肤消毒、铺巾同剖腹术。腹部切口多采用剖腹探查切口。

2. 小肠切口、插镜  进入腹腔后探查,在最大的息肉处切开小肠(最好在小肠中段),在息肉的蒂部结扎后再缝扎;切除息肉,肠壁切口不缝合。在切口的边缘用 4 号不吸收缝线做荷包缝合后,将该段肠管牵出腹壁切口外。在小肠切口周围加盖无菌治疗巾,防止污染。内镜从小肠切口插入(图 34-1)后,适当收紧荷包缝合线打结。并且由手术者保护该切口,防止污染和拉伤小肠切口。

3. 摘除息肉  内镜先向切口近端插入,插镜动作要轻柔。方法是逐渐向镜身上套入肠袢,内镜应插入到十二指肠。边插镜边仔细观察,手术者亦用透照法观察,这样肠内细小病变均不易遗漏。在插

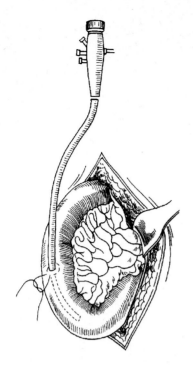

**图 34-1 从小肠切口插入内镜**

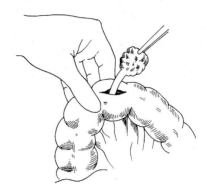

**图 34-2 切开肠壁拉出息肉**

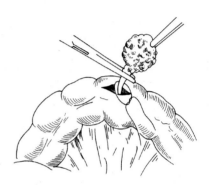

**图 34-3 结扎切除息肉**

镜过程中,室内光线要暗。内镜插入十二指肠即达目的,然后开始退镜,边退镜,边观察,发现小息肉或息肉蒂≤1cm,当即经内镜用高频电或微波摘除。摘除的方法同大肠息肉经内镜摘除法。大息肉不经内镜摘除者,在肠壁上用不吸收线缝一针作标记,待镜退出后再切开肠壁切除。退镜到切口处,不要将镜退出,将镜转向切口的远端,以同样的方法寻找及摘除息肉。但内镜在向远端插入前,先在回肠末端上一把肠钳,以防气体进入大肠,术后发生腹胀。切开肠壁时结肠的切口应开在结肠带上,纵切纵缝,小肠的切口应纵切横缝。切口稍小于息肉的直径,挤压息肉时可撑大切口挤出,暴露于切口外,在息肉根部先结扎、后缝扎,切除息肉,而后全层及浆肌层间断缝合,关闭肠壁切口(图 34-2,图 34-3)。如此操作可多处切开肠壁拉出、切除息肉。

【术中注意事项】

1. 内镜医师向肠腔内注气、注水要适量,以肠腔微微张开为宜。

2. 插镜时应由助手负责保护小肠切口,防止插镜中拉伤小肠切口。

3. 长蒂大息肉切除后出血,用钛夹封闭息肉蒂部后,再进行圈套器电凝切除。

4. 发现残蒂出血时,需缝扎止血。

【术后处理】

1. 禁食、持续胃肠减压,避免腹胀。待肠蠕动恢复后进流质饮食,然后逐渐恢复到正常饮食。

2. 预防性应用抗生素预防、控制感染。

3. 补液。

【手术并发症】

1. 肠穿孔。

2. 息肉残端出血。

3. 肠瘘。

4. 肠梗阻。

5. 息肉复发。

【述评】 此手术方法有如下优点:①清除息肉较彻底,不易遗漏,术后复发较少;②肠壁切口较小,损伤小、肠瘘及腹腔污染机会少;③术后肠粘连、肠梗阻发生几率较小;④十二指肠等不易用手探查到病变的部位,用内镜容易发现病变;⑤有效防止手术切开十二指肠摘除息肉发生十二指肠瘘的危险;⑥该方法较安全,在切除、凝除息肉过程中如发生出血,可立即缝扎止血。

## 第二节　小肠多发性息肉剖腹术加小肠套叠法切除术

**【概述】**　该方法克服了行术中肠镜摘除大息肉的危险,同时避免了在肠壁上做多个切口发生肠瘘的危险。

**【适应证】**　P-J 综合征者一段小肠内有多个较大的息肉。

**【禁忌证】**　息肉已引起肠套叠、肠梗阻者。

**【术前准备】**　同小肠多发性息肉剖腹术加经小肠切口插入内镜清除术。

**【麻醉】**　持续硬膜外麻醉或腰麻,最理想方式为全身麻醉。

**【体位】**　仰卧位。

**【手术步骤】**

1. 先行术中结肠镜检查及摘除息肉,如某段肠管内有较集中的多发性大息肉,经内镜摘除困难者,则可用此法摘除息肉;

2. 先切除其中的 1 枚息肉,此切口不缝合,用两把鼠齿钳将切口牵开,用盐水纱垫保护好切口,然后用手挤法逐个将靠近小肠切口的息肉切除;

3. 距切口较远的息肉不能用手挤出时,用鼠齿钳或弯卵圆钳伸入肠腔将息肉体部夹住,缓慢轻柔的往切口处拖,逐渐形成人为的肠套叠,然后将息肉牵出切口外予以切除,结扎后再缝扎残蒂,查无出血后将套叠肠管复位。

4. 此法反复操作可切除距离小肠切口远、近端 30~40cm 的多枚大息肉。

**【术中注意事项】**

1. 在摘除息肉过程中,术者与助手配合协调,通电与收紧圈套器要合适,否则,容易导致出血或肠穿孔。

2. "人造"肠套叠过程动作需轻柔,不可强行牵拉息肉,避免因牵拉而导致息肉"蒂部"断裂。

3. 长蒂大息肉的营养动脉较粗,电凝不充分时易发生出血,为防止息肉切除时或切除后出血,可先用尼龙绳圈套息肉蒂部后,再行切除,切除后用钛夹封闭残端。

**【术后处理】**

1. 禁食、持续胃肠减压,避免腹胀。待肠蠕动恢复后进流质饮食,然后逐渐恢复到正常饮食。

2. 预防性应用抗生素预防、控制感染。

3. 补液。

**【手术并发症】**

1. 肠穿孔。

2. 息肉残端出血。

3. 肠瘘。

4. 肠梗阻。

5. 息肉复发。

**【述评】**　术中内镜治疗小肠多发性息肉,其肠壁切口少,腹腔污染少,术后并发症少,治疗息肉较彻底,术后复发少,避免了患者反复多次剖腹术切除息肉的痛苦,故此术是目前治疗小肠多发性息肉的最佳方法。

(于恩达　孟荣贵)

### 参 考 文 献

1. 孟荣贵,喻德洪. 现代肛肠外科手术图谱. 郑州:河南科学技术出版社,2003. 304-307.

2. Marvin L. Corman. 结肠与直肠肛门外科学. 第 5 版. 北京:人民卫生出版社. 627-629.

# 第 35 章  家族性腺瘤性息肉病手术

【概述】 家族性腺瘤性息肉病(familial adeno-matous polyposis,FAP)是常染色体显性遗传性疾病,家族遗传倾向明显,子女发病率50%。患者在青少年期在全大肠生长腺瘤性息肉,如不采取治疗将100%发生癌变,在45岁左右癌变率较高,占大肠癌发病的1%。为避免大肠癌的发生,确诊FAP后,应行预防性结肠切除术。

FAP的手术方式有:①结肠全切除、回肠直肠吻合术;②结肠直肠全切除、回肠造口术;③结肠直肠全切除、回肠肛管吻合术(IAA);④结肠直肠全切除、回肠贮袋肛管吻合术(IPAA)等。目前临床上最常用的为IPAA。该术式既保留了肛门括约肌,又有一定的贮便能力,术后排便次数能够控制在3~5次/日。手术方法同溃疡性结肠炎的全大肠切除、回肠贮袋肛管吻合术。

【适应证】

1. 盲肠至直肠远端息肉密集者。

2. FAP行全结肠切除、回肠直肠吻合术后,直肠息肉程度严重。

3. 年龄<60岁者。

【禁忌证】

1. 肛门括约肌松弛者。

2. 有肛瘘、肛周脓肿者。

3. 肛门部瘢痕有狭窄者。

【术前准备、麻醉、体位、手术步骤、术中注意事项】 同第23章溃疡性结肠炎手术。

【述评】 FAP病变发生于大肠黏膜,分布广泛,病理为腺瘤性,是癌前病变,如不手术治疗,可发生结肠、直肠癌或多发性大肠癌。预防性全大肠切除是FAP唯一彻底的有效治疗方法。全结肠切除后,回肠造口给患者的生活、工作等带来诸多不便,故患者不易接受;回肠直肠吻合虽保留了直肠,但残留直肠黏膜有发生息肉甚至癌变的危险;回肠肛管吻合虽保留了肛门,但术后大便次数多,仍要承受较大的痛苦;而回肠贮袋肛管吻合术是减少术后排便次数、提高术后生活质量的良好术式,只要运用得当,术后效果较好,患者生活质量较高,故目前提倡应用较多的术式。目前认为残留直肠发生癌变的高危因素包括:直肠内息肉量多(>20枚)、残留直肠较长(>10~15cm)、术后未能定期检查直肠以及初次行结肠切除时已有癌变。据统计16%回直肠吻合的患者最终需补行全大肠切除术。长期观察结果认为全大肠切除术后回肠贮袋内发生癌变的可能性小。有报道术后贮袋内有息肉生长,对贮袋内有腺瘤者,建议每2年对贮袋进行一次活检随访。FAP如有癌变,应根据癌灶所在部位行根治性切除,只要无远处转移、无广泛浸润,术后效果也是好的,如直肠息肉癌变属中、晚期,则不应做贮袋手术。

硬纤维瘤已成为FAP患者接受大肠病灶切除术后的主要致死原因之一,严重影响患者预后和生活质量,应注重加强对腹部手术后的硬纤维瘤发病的随访观察,早期诊断及时采取治疗。对硬纤维瘤的治疗策略存有争议,目前普遍认为发生于四肢、腹壁者,由于手术并发症少,首选考虑手术切除,但术后复发率可高达20%~80%。笔者认为采取局部扩大切除,保证切缘阴性,能够有效降低局部复发率。但发生于腹、盆腔和肠系膜组织者早期一般无症状,难以发现,大多数患者出现梗阻、出血后就诊,瘤体多已严重侵及血管、空腔脏器和神经等重要组织,手术切除率低,术后易出现肠瘘、短肠综合征甚至手术刺激会促进瘤体迅速进展等严重并发症,因此对无消化道梗阻、严重肾盂积水等并发症者,不主张进行手术。手术以解除梗阻为目的,如采取小肠短路术、放置输尿管支架等。服用NSAIDs类药物联合雌激素拮抗剂对抑制硬纤维瘤生长有一定的疗效。也有报道采用放疗、细胞毒性药物(多柔比星,达卡巴嗪等)治疗有一定作用,但由于考虑到对机体的副损伤以及患者的依从性等方面,该法还有待进一步探讨。

（孟荣贵　徐晓东）

## 参 考 文 献

1. 孟荣贵,喻德洪. 现代肛肠外科手术图谱. 郑州:河南科学技术出版社,2003.366-367.

2. 孟荣贵,徐晓东,于恩达,等. 全大肠切除回肠贮袋肛管吻合术治疗家族性腺瘤性息肉病45例分析. 中华普通外科杂志,2007,22(3):187.

3. 徐晓东,于恩达,刘连杰,等. 家族性腺瘤性息肉病伴发硬纤维瘤的诊治探讨. 中华普通外科杂志,2010,25(7):596.

# 第36章 结直肠间质瘤手术

## 第一节 结肠间质瘤手术

### 一、结肠间质瘤切除术

【概述】 结肠间质瘤手术的手术方式等同于结肠恶性肿瘤手术,但手术范围不需要行区域淋巴结的清扫。一般分为:右半结肠切除术、横结肠切除术、左半结肠切除术,乙状结肠切除术。但大部分结肠间质瘤术前取得确诊病理的可能性较小,遂建议按结肠癌手术范围进行根治性手术。考虑目前腹腔镜结直肠手术的技术逐渐成熟,小于5cm的结肠间质瘤可考虑在腹腔镜或者手助腹腔镜下进行手术切除,但需注意术中肿瘤的完整性,防止医源性播散。

【适应证】 结肠间质瘤。

【禁忌证】 存在无法耐受手术的因素。

【术前准备】 同结肠癌根治术术前准备。

【麻醉】 全麻、硬膜外麻醉。

【体位】 平卧位。

【手术步骤】

1. 严密消毒后,取平卧位,留置导尿,可取腹部正中、右侧旁正中、左侧旁正中等适合不同结肠肿瘤位置的手术切口。探查腹腔内原发肿瘤部位,并注意保护防止破裂,并探查腹腔内种植转移情况。

2. 根据图示范围按不同部位切除肿瘤及相应肠管,行楔形切除或者行肠段切除,不需要行系膜根部淋巴结清扫(图36-1)。

【术中注意事项】

1. 术中注意保护瘤体,防止肿瘤破裂出血,导致医源性播散。

2. 进行病理术中冰冻检查,了解肿瘤的性质,切除足够的范围。

3. 术中严密探查腹腔内其他部位,切除可能存

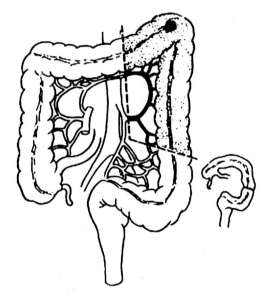

图 36-1 肿瘤切除范围

在的微转移灶。

【术后处理】

1. 肛门排气后可尽早进食流质饮食。

2. 补液,应用抗生素,预防感染。

3. 术后 10 天拆线。

4. 术后病理结果明确后进行危险度评级,根据不同危险度进行伊马替尼的辅助治疗。

【手术并发症】

1. 吻合口瘘 术中进行吻合时出现吻合口瘘,如果保守治疗无效需行手术治疗。

2. 术后出血 术后腹腔引流管渗血、血红蛋白下降,进行输血等治疗无效后需行剖腹探查止血。术后吻合口出血,可考虑肠镜下止血,如果肠镜下止血效果不好,仍有持续出血,可考虑经腹止血。

3. 肠粘连,肠梗阻 术后表现为腹痛、肛门停

止排气排便,腹部 X 线片提示存在梗阻情况,需行胃肠减压、补液支持治疗,积极寻找原因后解除梗阻原因,如果内科保守治疗无效则可考虑行剖腹探查二次手术。

4. 尿瘘　术中损伤输尿管未发现,术后发现尿瘘,早期可考虑行膀胱镜下双 J 管植入,如果无法实施,需行二次手术修补置管。

【述评】　结肠间质瘤手术方式与开腹手术没有太大差别,主要取决于肿块的大小和部位,可做楔形切除或者肠段切除,如手术难度较大,必要时多采用扩大切除以保证切缘阴性。随着外科技术的不断进步,腹腔镜下结肠间质瘤手术逐渐被接受,相信腹腔镜手术必然成为部分 GIST 手术治疗的重要选择方案。

## 二、腹腔镜或手助腹腔镜下间质瘤切除术

详见腹腔镜结肠手术。

# 第二节　直肠间质瘤手术

## 一、直肠局部切除术

【概述】　直肠间质瘤根据病变的位置,可予以经腹局部切除、经肛门局部切除或经骶前局部切除。这三种手术方式分别适用于不同的临床情况,主要取决于病灶距肛距离、部位、大小等。经腹局部切除往往应用于距肛门 5cm 以上的病变,尤其是女性,骨盆较宽,易采用此方式。经肛切除一般病灶距肛 5cm 以下,且病灶较小,原则上病灶直径小于 3cm。经骶局部切除主要适用于病灶位于骶前,需联合骶骨部分切除;如果存在肿瘤切除需牺牲肛门功能,则建议行局部切除或者行药物治疗后争取行保留肛门功能的局部切除手术。

【适应证】　直肠间质瘤。

【禁忌证】　存在无法耐受手术的因素。

【术前准备】　同直肠癌根治术术前准备。

【麻醉】　全麻、硬膜外

【手术步骤】

（一）经腹局部切除术

1. 患者取膀胱截石位。严密消毒后,取膀胱截石位,留置导尿,可取下腹部正中手术切口。探查盆腔原发肿瘤部位,并注意保护防止破裂。

2. 肿瘤常位于肌层,切开肠壁后即可将肿物完整切除,切除后缝合创面,充分冲洗止血后根据情况放置盆腔引流管。

（二）经肛局部切除术

1. 患者取膀胱截石位。严密消毒后,取膀胱截石位,留置导尿,用丝线四角缝合,牵开肛门,充分暴露。

2. 探及肿瘤后,局部切开肠壁,肿瘤四周游离,要完整切除。

3. 认真缝合肿瘤创面,充分止血。

4. 如果渗血明显,可考虑行凡士林或者纱条局部填塞。

（三）经骶局部切除术

1. 患者取俯卧位(分腿)。严密消毒后,取俯卧位,留置导尿。

2. 根据肿瘤部位,选择骶部切口,逐渐进入骶前后切除部分骶骨。

3. 切开肠壁后,肿瘤四周进行游离,完整切除肿瘤后,缝合肿瘤创面,注意保护周围神经组织,充分止血。

4. 如果渗血明显,可考虑行凡士林或者纱条局部填塞。

【术中注意事项】

1. 术中注意保护瘤体,防止肿瘤破裂出血,导致医源性播散。

2. 经腹或者经骶手术需注意保护神经及输尿管。

3. 肛周的间质瘤需注意对肛门括约肌功能的保留。

4. 术中严密探查腹腔内其他部位,切除可能存在的微转移灶。

【术后处理】

1. 局部切除手术对于肠道功能扰动较小,可近早恢复流质饮食。

2. 补液,应用抗生素,预防感染。

3. 术后 10 天拆线。

4. 术后病理结果明确后进行危险度评级,根据不同危险度进行伊马替尼的辅助治疗。

【手术并发症】

1. 肠瘘　局部切除后缝合创面,出现局部肠瘘,如果保守治疗无效需局部穿刺引流或者行转流术。

2. 术后出血　局部切除后创面出血形成局部血肿,或者出现骶前及腹腔内进行性出血,行输血等

治疗无效后需行探查止血术。

3. 局部感染　局部手术或者经骶手术,局部感染形成脓腔,需行局部切开引流或者局部穿刺引流。

4. 术后肛门功能异常　手术引起括约肌损伤,导致肛门功能异常,或者局部切除缝合后局部狭窄,导致排便功能异常。

【述评】　直肠间质瘤局部切除可保留肛门功能,但可能会存在术后剥离面广、影响神经,导致术后排尿困难而留置导尿管时间较长。目前也有 TEM 技术应用于局部切除,需不断总结经验。

## 二、直肠前切除术

【概述】　直肠前切除是直肠间质瘤的常用方法之一,如果部位合适,切除后可保肛,当然是一个很好的手术方式。通常肿瘤位于直肠 5cm 以上,且大于 5cm,已累及肠壁,在无法分离的情况下,则采用前切除术,这样可以彻底切除肿物。手术切缘要求达到 R0,切缘 1cm 基本足够。

【适应证】　直肠间质瘤。

【禁忌证】　存在无法耐受手术的因素。

【术前准备】　同直肠癌根治术术前准备。

【麻醉】　全麻、硬膜外麻醉。

【体位】　膀胱截石位。

【手术步骤】

1. 严密消毒后,取膀胱截石位,留置导尿,可取下腹部正中手术切口。探查盆腔原发肿瘤部位,并注意保护防止破裂。

2. 不需要行肠系膜下动脉根部淋巴结清扫,但需要找到正确的手术层次,需保留盆神经的前提下游离直肠后间隙,在肿瘤远端 1~2cm 处游离直肠系膜,近端肠管切缘在 5cm 左右即可。

3. 在保证 1cm 远切缘的前提下行乙状结肠直肠吻合,必要时用可吸收线加固吻合口。

4. 冲洗止血后放置盆腔引流管。

【术中注意事项】

1. 术中注意保护瘤体,防止肿瘤破裂出血,导致医源性播散。

2. 术中减少出血等情况,需按照 TME 层次游离直肠间隙。

3. 对于间质瘤的直肠前切除,一般建议性 R0 切除,切缘 1cm 足够。

4. 术中注意保护盆神经及输尿管。

【术后处理】

1. 待肛门排气后可考虑进食流质饮食,术后早期注意血栓性事件发生。

2. 补液,应用抗生素,预防感染。

3. 术后 10 天拆线。

4. 术后病理结果明确后进行危险度评级,根据不同危险度进行伊马替尼的辅助治疗。

【手术并发症】

1. 肠瘘　前切除后吻合口瘘发生,首先考虑内科保守治疗,如果保守治疗无效需局部穿刺引流或者行转流术。

2. 术后出血　出现腹腔内进行性出血,行输血等治疗无效后需行探查止血术,术后吻合口出血,可考虑行肠镜下吻合口止血,如果无法实施,可考虑经腹止血。

3. 感染　切除吻合后局部出现感染,需加强抗炎及引流。

4. 术后排便排尿功能等异常　前切除后有一综合征,容易引起排便困难及排尿困难,术中需注意保护双侧盆神经,同时术后需加强功能锻炼。

5. 术后性功能异常　前切除术后容易引起性功能障碍,术中注意保护双侧盆神经。

6. 尿瘘　损伤输尿管未发现,术后发现尿瘘,早期可考虑行膀胱镜下双 J 管植入,如果无法实施,需行二次手术修补置管。

【述评】　直肠前切除手术是常用的方法之一,可保留肛门功能,又能完整切除肿瘤,但肿瘤位置及大小有特定要求,目前也有像直肠肛管吻合术等术式应用于直肠间质瘤,但仍需部分临床研究经验的积累。

## 三、腹会阴根治术

【概述】　近年来靶向药物治疗的进展导致施行腹会阴联合切除术的术式日益减少。目前认为能够保留直肠功能尽量采用保守手术,虽然有局部手术后仍有复发的报道,但原则上保留肛门及功能是一个不容忽视的中药方面。

【适应证】

1. 药物治疗后肿瘤未见缩小,即肿瘤对药物无效或耐药;

2. 肿瘤巨大,位于肛门 5cm 一下,且与直肠壁无法分离;

3. 复发的病例,在经过一、二线药物治疗后,未见明显改善,影响排便功能。

【禁忌证】　存在无法耐受手术的因素

【术前准备】　同直肠癌腹会阴联合切除术术前准备

【麻醉】　全麻、硬膜外

【体位】　膀胱截石位

【手术步骤】

1. 严密消毒后,取膀胱截石位,留置导尿,可取下腹部正中手术切口。探查盆腔原发肿瘤部位,并注意保护防止破裂。

2. 不需要行肠系膜下动脉根部淋巴结清扫,但需要找到正确的手术层次,需保留盆神经的前提下游离直肠后间隙,遵循 TME 原则。

3. 在骶岬前进入骶前间隙,直视下锐性分离游离直肠背侧到盆底,超越尾骨尖。

4. 向上向后提起直肠,用剪刀、电刀或剥离子分离直肠前壁,使之与膀胱、输精管、精囊、前列腺后壁分开(女性应将直肠与阴道后壁分开)

5. 会阴组　肛周充分消毒后用 7 号丝线绕肛门缘做一荷包缝合,关闭肛门口。再在距离肛门2~3cm 处做一棱形切口,前面到会阴中间,后面到尾骨尖端,切开皮肤和皮下组织,结扎出血点。用组织钳夹住肛门侧皮肤切口的两侧边缘,包住肛门。手持组织钳,把肛门拉向另一侧,用拉钩将切口外侧边缘向外牵开,沿坐骨结节及臀大肌内侧缘继续分离,并尽量切除坐骨肛门窝脂肪,显露肛提肌,注意结扎肛门动脉,将肛门直肠推向前方,在尾骨尖前方切断肛门尾骨韧带,显露肛提肌,用左示指插入肛提肌上面的直肠后间隙,将左侧髂骨尾骨肌向下牵拉,使左前髂骨尾骨肌显露更加明显,在紧贴其外侧附着处用电刀切断,注意结扎出血点。然后用同法用电刀切断右侧髂骨尾骨肌,将肛门直肠向前牵拉,用电刀横形切开盆筋膜壁层,用手指钝性分离,伸入骶骨前间隙,与腹部手术组会合。然后将远端乙状结肠和直肠拉出切口外,切断直肠尿道肌和部分耻骨直肠肌。在男性应按留置导尿管所标志的尿道位置细心分离,避免损伤尿道膜部;在女性须将直肠与阴道分离。这样就将肛门、直肠和乙状结肠由会阴部切除,盆腔创面经彻底冲洗及止血后,在创口内放 1 根负压引流管,在切口左侧做戳创引出。会阴部皮肤切口用不吸收线间断褥式缝合。

6. 关闭腹膜,乙状结肠近端行左下腹腹膜外造口。

【术中注意事项】

1. 术中注意保护瘤体,防止肿瘤破裂出血,导致医源性播散。

2. 术中减少出血等情况,需按照 TME 层次游离直肠间隙。

3. 术中注意保护盆神经及输尿管。

【术后处理】

1. 待造口排气后可考虑进食流质饮食,术后早期注意血栓性事件发生。

2. 补液,应用抗生素,预防感染。

3. 术后 10 天拆线。

4. 术后病理结果明确后进行危险度评级,根据不同危险度进行伊马替尼的辅助治疗。

【手术并发症】

1. 术后出血　出现腹腔内进行性出血,行输血等治疗无效后需行探查止血术,术后吻合口出血,可考虑行肠镜下吻合口止血,如果无法实施,可考虑经腹止血。

2. 感染　切除吻合后局部出现感染,需加强抗炎及引流。

3. 术后排便排尿功能等异常　前切除术后有一综合征,容易引起排便困难及排尿困难,术中需注意保护双侧盆神经,同时术后需加强功能锻炼。

4. 术后性功能异常　前切除术后容易引起性功能障碍,术中注意保护双侧盆神经。

5. 尿瘘　损伤输尿管未发现,术后发现尿瘘,早期可考虑行膀胱镜下双 J 管植入,如果无法实施,需行二次手术修补置管。

6. 造口相应并发症,造口坏死、造口感染、造口狭窄、造口疝,根据不同的情况需对症处理。

【述评】　伊马替尼治疗后,采用腹会阴联合切除的手术逐渐减少。目前传统观念认为服药后肿瘤缩小需再手术的观点逐渐动摇。而靶向治疗的进展,使得腹会阴联合切除术后的复发率减少,生存率增加。但对于肿瘤大于5cm,有出血坏死者多为恶性,仍需考虑牺牲肛门。

(李德川　唐卫中)

## 参 考 文 献

1. 师英强,梁小波. 胃肠道间质瘤. 北京:人民卫生出版社,2011. 97-98.

2. Fiore M1,Palassini E,Fumagalli E,et al. Preoperative imatinib mesylate for unresectable or locally advanced primary gastrointestinal stromal tumors(GIST). Eur J Surg Oncol,2009,35(7):739-745.

3. Xiao CC1,Zhang S,Wang MH,et al. Clinicopathological features and prognostic factors of rectal gastrointestinal stromal tumors. J Gastrointest Surg,2013,17(4):793-798.

4. 胡伟国,马君俊,陆爱国,等. 腹腔镜手术治疗胃和小肠间质瘤. 中华胃肠外科杂志,2007,10:35-38.

5. 胃肠间质瘤中国专家组. 胃肠道间质瘤诊断与治疗中国专家. 中华胃肠外科杂志,2009,12:536-539.

6. 胃肠间质瘤中国专家组. 胃肠道间质瘤诊断与治疗中国专家. 中华胃肠外科杂志,2009,12:106-109.

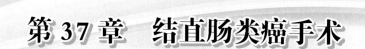

# 第 37 章　结直肠类癌手术

结直肠类癌是一种生长缓慢,具有潜在恶性的神经内分泌肿瘤。其诊断需要综合临床、影像学、内镜及组织病理学等多种检查方法,同时应检测多个神经内分泌指标。由于结直肠类癌对放化疗均不敏感,手术仍然是目前首选的根治性治疗手段。手术原则应根据原发肿瘤的大小、部位、浸润程度、淋巴结受累及有无肝脏等远处转移而决定式式。一般认为,类癌直径在 1cm 以下行局部切除,1~2cm 作局部扩大切除,超过 2cm、且有肌层侵犯及淋巴结转移、局部或扩大切除术后复发者应做根治性切除术。具体术式包括经内镜电切术、经肛门切除术、右半结肠切除术、左半结肠切除术、(低位)前切除术和经腹会阴联合切除术以及经肛门内镜显微手术(TEM)。鉴于经内镜电切术主要有内镜中心完成,本章主要介绍其余几种术式。

## 第一节　直肠类癌经肛门切除术

【概述】　直肠类癌在结直肠类癌的发病中占有较高的比例,直肠类癌的治疗应综合各种因素进行个体化治疗,主要以手术切除为主。其中肿瘤大小及肌层浸润是判断类癌良、恶性的最重要指标,也是选择治疗方式的主要依据。研究表明,肿瘤良、恶性与大小显著相关,肿瘤直径 ≥2.0cm 者 60%~80% 有转移,≥1.0 且<2.0cm 者 10%~15% 有转移,<1.0cm 者转移不足 2%。因此,一般将肿瘤直径是否≥2cm 作为判断直肠类癌良、恶性的关键指标。直径在 1cm 以下者,可经肛行局部切除。对于直径 1~2cm 则需要借助经直肠腔内超声、全腹 CT/MRI、骨扫描等检查技术来综合判断。如类癌已侵及肌层或有周围淋巴结转移,应行直肠癌根治手术。直径>2cm 者则应作根治性切除如腹会阴联合切除或前切除术等。当然,对于患者高龄、一般情况差,术前评估考虑不能耐受开腹手术的,也可以考虑经肛门局部切除。

【适应证】

1. 直肠类癌直径小于 1cm,或直径 1~2cm,但术前检查考虑未侵及肌层、没有淋巴结转移或远处转移者。

2. 直肠类癌距离肛缘 7cm 以内或指诊能够摸到,通过向下牵拉可以切除的。

3. 直径>1cm,但患者高龄,一般情况差,无法耐受开腹手术者。

【禁忌证】

1. 直肠类癌直径大于 2cm 或术前检查考虑有侵及肌层、淋巴结转移或肠外转移者。

2. 直肠类癌距离肛缘较远,考虑不能通过牵拉向下完成切除者。

3. 肛周病变导致无法进行经肛门操作者。

【术前准备】

1. 术前晚口服泻药行肠道准备。

2. 术前 0.5~2 小时静脉应用抗生素预防感染。

【麻醉】　腰麻。

【体位】　截石位。

【手术步骤】

1. 严格消毒后,扩张肛管和直肠,以牵开器牵开直肠,显露肿瘤。在肿瘤远侧肠壁穿入牵引缝线,向下牵引肿瘤。肿瘤处黏膜下注射肾上腺盐水溶液,用电刀距肿瘤边缘 0.5cm 左右标记切除线。

2. 用电刀沿标记线加深切口至黏膜下层,并沿黏膜下层和肌层间分离,完整切除肿瘤(图 37-1)。

3. 创面仔细止血,用 2-0 可吸收缝线横向缝合

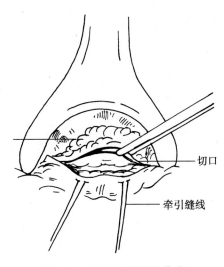

图 37-1　沿标记线切除类癌

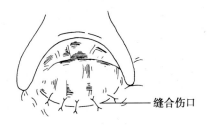

图 37-2　缝合创面

创面(图 37-2)。

【术中注意事项】

1. 手术体位应根据病变位置而定,原则是使肿瘤置于术野下方。如病变位于直肠后壁采用截石位,病变位于直肠前壁采用折刀位,病变位于直肠左壁采用左侧卧位,病变位于直肠右壁则采用右侧卧位。

2. 对于切除深度,应该视类癌侵犯层次而定,原则上应该完整切除类癌,不能有肿瘤残留。

3. 缝合创面时,应遵循横向缝合的原则,以防缝合后肠腔狭窄。

4. 如果创面无法缝合或无法完全缝合,可以考虑敞开创面,但术后要密切观察创面有无出血或感染。

【术后处理】

1. 术后第 1～2 天应予以禁食补液,适量饮水,第三天进食流食。

2. 术后 1～2 周门诊复查,查看创口愈合情况。

【手术并发症】

1. 出血　造成出血的原因大多是因术中止血不彻底、直肠创面缝合后裂开等致。少量出血可行保守治疗,大量出血应再次手术止血。

2. 直肠吻合裂开　与吻合张力过大或缝合技术欠佳有关,表现为术后肛门排出脓血性液,常伴发热。指诊或肛门镜检查可确诊,多数经抗生素、通畅引流等治疗可治愈。

3. 直肠阴道瘘　女性患者当直肠内病灶位于直肠前壁,且病情又需要作肠壁全层切除时,手术易伤及阴道后壁,严重者可并发直肠阴道瘘。术中应严格掌握直肠病灶的切除深度,以切至直肠外脂肪为度。

【述评】　直肠类癌经肛门局切术术野暴露欠佳,肿瘤又位于黏膜下,单凭肉眼和手感难以判断肿瘤安全切缘,以致容易发生类癌残留。术中应行冷冻病理组织活检防肿瘤组织残余,根据病理结果,如侵犯肌层及浆膜层应行根治性手术。虽然直肠类癌是一种潜在恶性肿瘤,但仍有复发的可能,术后应定期随访。术后定期行内镜检查是最佳随访手段,应在术后 3 个月、6 个月、1 年、2 年较长一段的时间内随访。

# 第二节　右半结肠切除术

【概述】　右半结肠切除术切除范围包括 10～25cm 末端回肠、盲肠、升结肠、部分横结肠、肠系膜和淋巴脂肪组织。该术式对于回盲部、升结肠、结肠肝曲、近侧横结肠部位的恶性结肠类癌的治疗,是个合适的手术选择。

【适应证】　回盲部、升结肠、结肠肝曲、近侧横结肠部位的结肠类癌,直径大于 2cm,或直径 1～2cm,但术前检查怀疑侵及肌层、淋巴结转移者。

【禁忌证】

1. 病变已穿透肠壁,侵犯周围重要器官,比如侵犯十二指肠、胰腺等考虑肿瘤无法切除者。

2. 高龄、体弱,伴有其他严重疾患的心、肺、肝、肾、功能不全者,无法耐受开腹手术。

【术前准备】

1. 术前尽量改善患者全身情况,如纠正贫血、低蛋白血症或电解质紊乱等。

2. 术前晚口服泻药行肠道准备。

3. 术前 0.5～2 小时静脉应用抗生素预防感染。

4. 术前留置尿管。

5. 术前腹部备皮。

【麻醉】　全麻或连续硬膜外麻醉。

【体位】　仰卧位。

【手术步骤】

1. 常规消毒后,铺无菌巾单。取右侧旁正中切口(图37-3),依次切开腹壁各层入腹。探查肝脏、盆腔和肠系膜有无转移,淋巴结有无增大,最后探查病灶,以决定手术方式及切除范围。

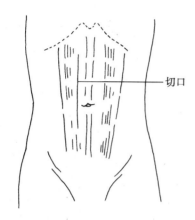

图 37-3　腹部切口

2. 牵开腹壁,用湿纱布将小肠包裹后推入左侧腹腔。在肿瘤两端拟切除范围的内侧,用纱布带结扎肠管。于横结肠系膜游离显露结肠中动静脉右支,在根部予以结扎、切断。在肠系膜根部近肠系膜上动静脉处显露右结肠动静脉、回结肠动静脉,在根部予以切断结扎(图37-4)。

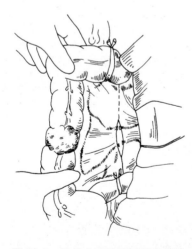

图 37-4　结扎右半结肠动脉和静脉

3. 将升结肠和盲肠推向左侧,在升结肠旁沟自下而上剪开侧腹膜,向上至结肠肝曲(图37-5),沿Toldt筋膜钝性分离盲肠、升结肠与腹后壁之间的结缔组织(图37-6),注意勿损伤十二指肠、输尿管、生殖血管等。

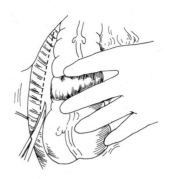

图 37-5　剪开升结肠外侧腹膜

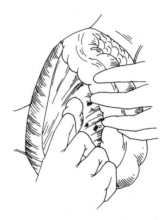

图 37-6　切开升结肠外侧后腹膜,游离
升结肠及回盲部

4. 切断并结扎肝结肠韧带,从中央切开胃结肠韧带,切断走向胃大弯的胃网膜右血管各分支,游离结肠肝曲及右半横结肠(图37-7,图37-8)。向上切断、结扎右侧横结肠系膜至横结肠预定切断处,向下切断肠系膜至回肠预定切断处。

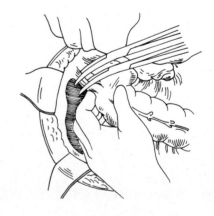

图 37-7　游离结肠肝曲

5. 于横结肠及回肠末端病变侧的预切除线上,各夹一把有齿血管钳,离该血管钳约3cm处的健侧肠管各夹一肠钳,整块切除回肠末端、盲肠、阑尾、升结肠、右半横结肠、部分大网膜及所清扫的淋巴组织

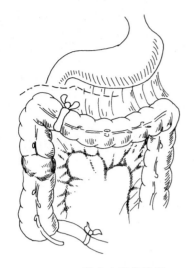

图 37-8　游离右半横结肠

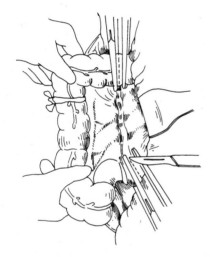

图 37-9　切除结肠和回肠

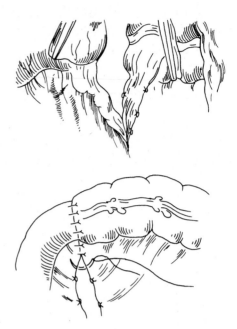

图 37-10　回肠横结肠端-端吻合

（图 37-9）。

6. 将回肠断端和横结肠断端行端-端吻合（也可行结肠-回肠的端-侧或侧-侧吻合），间断缝合回肠与横结肠的系膜边缘（图 37-10）。

7. 彻底止血，放置引流管至吻合口旁，逐层关腹。

【术中注意事项】

1. 手术时应先将预定切除的肠管上下端结扎，以阻止癌细胞在肠腔内播散。

2. 在游离肠管前首先要处理结肠各供应血管，一方面可以减少切除物中血液存留丢失，另一方面可以避免术者挤压造成肿瘤细胞经血行播散。

3. 游离右半结肠时，注意在后腹膜下筋膜前方进行，以免损伤输尿管、睾丸（或卵巢）动静脉、十二指肠及胰腺等。

4. 胃结肠韧带血管较多，要确切止血。切断部位不要太靠近胃壁，以免术后胃充盈时导致结扎线脱落，造成大出血。

5. 分离肠系膜时，注意保留肠管断端附近肠系膜的血管，以免影响吻合口的血液供应。

6. 结扎回结肠动脉后，回肠末端的切除长度不少于 15~20cm，以免引起肠坏死或吻合口瘘。

【术后处理】

1. 术后 48 小时内应用抗生素预防感染。

2. 禁食、胃肠减压，直至肠蠕动恢复、肛门排气后即可拔除。

3. 术后静脉营养支持，维持水电解质平衡，术后第二天可进少量水，待排气后可进食流质饮食，以后可逐渐改为半流质和少渣饮食。

4. 在肛门排气排便后，如无吻合口瘘征象即可拔除腹腔引流管。尿管一般在术后 3~5 天拔除。

5. 鼓励患者尽早活动，以减少血栓形成。术后 6 小时麻醉完全苏醒后即可在床上活动四肢，次日可在床上翻身活动。如恢复顺利，术后第 3 日即可下地活动。

6. 术后 1 周可每日口服液体石蜡。

【手术并发症】

1. 出血　常为血管结扎不牢固所致。少量出血，对生命体征影响不大，可以行止血、输液、输血等保守治疗。出血量大应立即剖腹探查止血。

2. 输尿管损伤　只要术中沿着正确的解剖平面游离，一般不会损伤输尿管。若发现损伤，应立即予以修补。

3. 吻合口瘘　多为吻合口张力过大、吻合口血运不佳、肠道准备欠佳、患者营养不良所致。对于瘘口周围脓肿局限、患者全身症状较轻者,可予以通畅引流、冲洗、全身营养支持及抗感染治疗。若全身中毒症状重,应在抗休克的同时积极开腹清除感染灶,并行肠造瘘术。

4. 肠梗阻 常由局部粘连或小肠内疝引起。早期肠梗阻可行胃肠减压、纠正水电及酸碱平衡、抗感染及营养支持等保守治疗。若症状加重、有肠绞窄时,应及时手术探查。

5. 十二指肠损伤 多由局部解剖不清、广泛粘连引起。术中若发现损伤,应根据损伤程度和部位不同行相应处理。

【述评】 行右半结肠切除术时应先切断病变结肠的淋巴及血管干,广泛切除肠系膜,最后再游离盲肠及升结肠,预防癌细胞扩散。分离时应在十二指肠前间隙进行,避免在分离过程中损伤十二指肠及输尿管。

# 第三节 左半结肠切除术

【概述】 左半结肠切除术切除范围包括左半横结肠、大部分大网膜、结肠脾曲、降结肠和部分乙状结肠及其系膜。该术式对于发生在左半横结肠、结肠脾曲、降结肠和乙状结肠上部的恶性结肠类癌是个合适的选择。

【适应证】 左半横结肠、降结肠和乙状结肠上部等部位的结肠类癌,直径大于 2cm,或直径 1 ~ 2cm,但术前检查怀疑侵及肌层、淋巴结转移者。

【禁忌证】

1. 病变已穿透肠壁,侵犯周围重要器官,比如胰腺等,考虑肿瘤无法切除者。

2. 高龄、体弱,伴有其他严重疾患的心、肺、肝、肾、功能不全者,无法耐受开腹手术。

【术前准备】 同右半结肠切除术。

【麻醉】 全麻或连续硬膜外麻醉。

【体位】 仰卧位。

【手术步骤】

1. 常规消毒后,铺无菌巾单。取左侧旁正中切口,依次切开腹壁各层入腹。探查肝脏、盆腔和肠系膜有无转移,淋巴结有无增大,最后探查病灶,以决定手术方式及切除范围。

2. 用盐水纱布将小肠推向腹腔上部,先将降结肠及乙状结肠牵向右侧,在其外侧剪开侧腹膜(图37-11),在距肿瘤远近端约 10 ~ 15cm 处用结扎带结扎肠管,沿 Toldt 融合筋膜游离降结肠及乙状结肠上部(图37-12)。

3. 沿胃大弯分束切断、结扎左侧胃结肠韧带,进入小网膜腔,直至结肠脾曲(图37-13)。向下牵拉横结肠和降结肠,切断左膈结肠韧带和脾结肠韧带,游离结肠脾曲(图37-14)。

4. 结扎并切断中结肠动脉左支及其伴行静脉,再于根部切断并结扎左结肠动静脉和部分乙状结肠动静脉(图37-15),如肠系膜下动静脉周围有淋巴

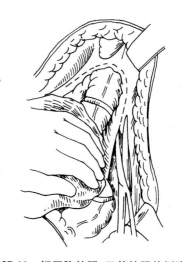

图 37-11 切开降结肠、乙状结肠外侧腹膜

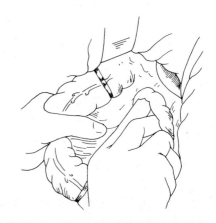

图 37-12 沿 Told 融合筋膜游离左侧结肠

结转移,也应在根部予以结扎、切断。由乙状结肠下端开始分束结扎、切断乙状结肠系膜,向横结肠中左 1/3 处分束结扎横结肠系膜,使左半结肠游离。

5. 于横结肠及乙状结肠末端病变侧的预切除线上,各夹一把有齿血管钳,离该血管钳约 3cm 处的健侧肠管各夹一肠钳,然后于两者之间切开,移除标本(图37-16)。

6. 将横结肠断端和乙状结肠断端行端-端吻合,

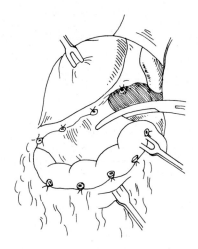

图 37-13　切断胃结肠韧带

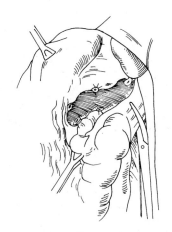

图 37-14　游离结肠脾曲

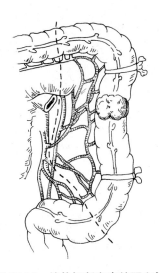

图 37-15　结扎切断左半结肠血管

间断缝合横结肠与乙状结肠的系膜边缘(图 37-17)。

7. 彻底止血,放置引流管至吻合口旁,逐层关腹。

【术中注意事项】

1. 将左半结肠系膜从后腹膜分离时,应常规显露左侧输尿管和生殖血管,避免损伤。

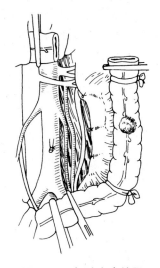

图 37-16　切除左半结肠

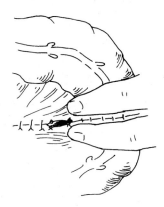

图 37-17　横结肠乙状结肠端-端吻合

2. 游离降结肠时,要看清降结肠右侧器官,包括十二指肠末端和胰尾,避免损伤。

3. 在游离结肠脾曲时要特别小心,避免脾撕裂,也可以在游离脾曲前在脾后方垫上纱布垫,以抬高脾脏,使术野变浅,这样可以使操作更加容易,避免脾损伤。

4. 胃结肠韧带血管较多,要确切止血。切断部位不要太靠近胃壁,以免术后胃充盈时导致结扎线脱落,造成大出血。

5. 在游离乙状结肠时,如发现系膜有明显淋巴结转移时,应结扎、切断肠系膜下动静脉,并清扫其周围淋巴结。

6. 乙状结肠横结肠吻合应在无张力状态下进行,吻合方式也可以端-侧吻合,借助吻合器、闭合器行端-侧吻合可以加快手术进程,缩短手术时间。

【术后处理】　同右半结肠切除术

【手术并发症】

1~4 点同右半结肠切除术

5. 脾损伤:分离脾结肠韧带时,手术操作粗暴、术野显露差等易引起脾包膜撕裂及脾实质损伤。应根据脾脏损伤程度及术中情况行凝固止血或缝合修补术或脾切除术。

【述评】 左半结肠切除术的手术关键在于肠系膜下血管的解剖,清除该血管根部的淋巴脂肪组织并分别予以结扎和切断,然后将相应肠管和肠系膜切除。该术式适用于全身情况良好,癌肿较广泛的病例。对左半结肠良性病变,或全身情况较差的者,可只切除肿瘤下方 5cm、上方 15cm 左右的肠管,并保留肠系膜下血管,V 形切除肠系膜。

# 第四节 低位前切除术

【概述】 低位前切除术对乙状结肠下部及直肠恶性类癌是个合适的选择,切除范围包括部分乙状结肠和部分直肠及其相应系膜组织。其中前切除术吻合口位于腹膜返折以上,低位前切除术吻合口位于腹膜返折以下。在确保肿瘤切缘阴性的前提下,肿瘤距离下切缘应该在 1～5cm 比较合适。近年来吻合口及闭合器等器械的发展,对该术式的进行提供了很好的支持。

【适应证】 乙状结肠下部结肠类癌和直肠类癌(距肛缘 5cm 以上),直径大于 2cm,或直径 1～2cm,但术前检查怀疑侵及肌层、淋巴结转移者。

【禁忌证】

1. 病变已穿透肠壁,侵犯周围重要器官,比如骨性骨盆等考虑肿瘤无法切除者。

2. 高龄、体弱,伴有其他严重疾患的心、肺、肝、肾、功能不全者,无法耐受开腹手术。

【术前准备】 同右半结肠切除术。

【麻醉】 全麻或连续硬膜外麻醉。

【体位】 仰卧位和截石位结合。

【手术步骤】

1. 常规消毒后,铺无菌巾单。取左侧旁正中切口,依次切开腹壁各层入腹。探查肝脏、盆腔和肠系膜有无转移,淋巴结有无增大,最后探查病灶,以决定手术方式及切除范围。

2. 用湿纱布将小肠推向上腹部,充分暴露手术野,用纱布条在肿瘤近端结扎肠管。提起乙状结肠,牵向右侧,沿乙状结肠左侧白线切开侧腹膜,向上延伸到左结肠外侧沟,向下沿盆侧壁到直肠膀胱或子宫陷凹(图 37-18)。

3. 牵起乙状结肠,向内侧沿 Toldt 筋膜表面游离,注意显露左侧输尿管及生殖血管,并加以保护(图 37-19)。再将乙状结肠牵向左侧,切开乙状结肠右侧腹膜,向上至肠系膜下动脉根部平面以下,向下至直肠膀胱或子宫陷凹,与对侧切口汇合(图 37-20)。

4. 向左牵拉乙状结肠,游离肠系膜下动脉,在根部予以结扎切断,然后继续沿 Toldt 筋膜表面向

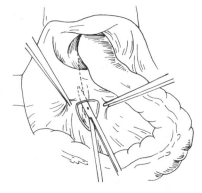

**图 37-18 剪开乙状结肠左侧腹膜**

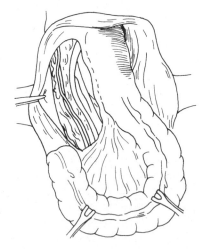

**图 37-19 显露并保护输尿管和生殖血管**

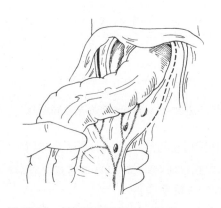

**图 37-20 切开右侧腹膜,与对侧切口汇合**

左侧游离,于同一平面结扎切断肠系膜下动静脉(图 37-21)。

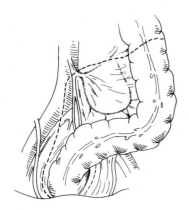

图 37-21　切断并结扎肠系膜下动静脉

5. 牵起乙状结肠,在骶岬前面进入骶前间隙,在直肠固有筋膜和骶前筋膜之间,直视下锐性游离直肠后壁,如肿瘤为乙状结肠或上端直肠类癌,可分离至肿瘤下方 5cm,如果肿瘤位置较低,则行直肠系膜全切除(图 37-22)。

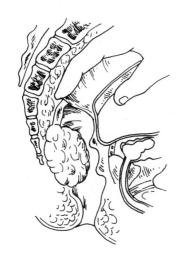

图 37-22　沿骶前间隙游离直肠

6. 将直肠牵向右上方,贴近直肠固有筋膜外侧游离,显露左侧直肠侧韧带,予以结扎、切断,同法结扎切断右侧-侧韧带(图 37-23)。向上拉紧直肠,显露直肠膀胱(子宫)陷凹处的腹膜,沿 Denonvillier 筋膜与直肠固有筋膜之间的间隙分离直肠前壁,使之与前方膀胱、精囊腺及前列腺分开(女性则为阴道后壁)(图 37-24)。

7. 在类癌以远拟定切断直肠的部位(肿瘤下方 1～5cm),切开直肠周围系膜,然后应用凯图闭合切断直肠。

8. 在拟定切断乙状结肠的部位(距肿瘤上缘至

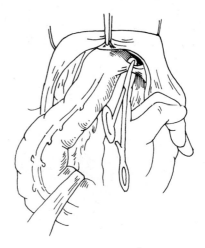

图 37-23　结扎切断侧韧带

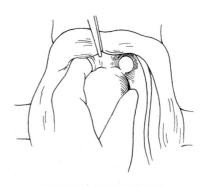

图 37-24　分离直肠前壁

少 8～10cm),游离相应结肠系膜至肠壁。乙状结肠拟切断近端上荷包钳,远端上有齿血管钳,中间切开,移除标本。乙状结肠近切端内置入抵钉座,荷包线结扎固定。

9. 患者取膀胱截石位,常规消毒会阴部,铺无菌巾单。清洁近端残留直肠肛管。扩肛后,经肛门置入吻合器,旋转调节旋钮,伸出穿刺器,穿透直肠残端,与抵钉座连接,旋转调节旋钮,击发吻合(图37-25)。

10. 彻底止血,缝合盆底腹膜,放置引流管至吻合口旁,逐层关腹。

【术中注意事项】

1. 开腹时切开腹膜至膀胱上缘时,应推开膀胱以防损伤。

2. 由外向内游离乙状结肠时,应在 Toldt 筋膜表面进行,游离平面过深容易损伤输尿管及生殖血管。

3. 游离直肠后壁时要注意沿骶前筋膜前表面进行,破坏骶前筋膜易致骶前静脉损伤,可引起大出血。

4. 游离直肠前壁时,应在 Denonvilliers 筋膜后方进行(如肿瘤位于前壁且侵出系膜,为保证足够的

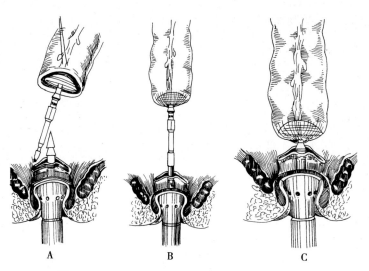

图 37-25　经肛门置入吻合器,结肠、直肠吻合完成

切缘,应切除此层筋膜),切开层面偏向前面可损伤前列腺后静脉丛或阴道壁,偏向后面会损伤直肠前壁,均可引起出血,术中可根据出血情况调整切开平面。

5. 直肠侧方游离时应注意贴近直肠,勿损伤盆丛,侧韧带也可应用电刀或超声刀直接切开,可减少术中出血。

6. 肠吻合应无张力,必要时可游离降结肠及结肠脾曲。

7. 乙状结肠直肠吻合也可以侧端吻合,从而不必改变体位,借助吻合器闭合器行端-侧吻合可以加快手术进程,缩短手术时间。

【术后处理】　不常规留置胃管,余处理同右半结肠切除术。

【手术并发症】

1~4 同右半结肠切除术。

5. 骶前静脉损伤大出血　主要由于肿瘤与骶前筋膜紧密粘连、手术操作不当、患者肥胖等因素引起。一旦发生应立即予以压迫止血或图钉止血。

6. 排尿功能障碍和性功能障碍　主要是由于盆腔自主神经不同程度的损伤引起。因此,实施保留盆腔自主神经的全直肠系膜切除术,在保证根治的前提下,能极大的降低该并发症的发生率。

7. 直肠阴道瘘　主要是由于术中分离直肠阴道隔时损伤阴道后壁所致。如术后早期发现、周围炎症不重、瘢痕尚未形成、2cm 以下的低位瘘,可局部予以冲洗,肛门引流大便。对于较长时间的直肠阴道瘘,常伴有不同程度的局部炎症及瘢痕,需要手术修补瘘口。

【述评】　随着对直肠恶性肿瘤生物学特性的深入研究,吻合技术、吻合器械的发展及患者对术后生活质量要求的提高,使直肠恶性肿瘤外科治疗模式发生了根本性的变化。从传统的单纯追求根治术挽救生命的观点转变为在根治性切除肿瘤的同时,力求保留肛门功能以提高术后生活质量,(低位)前切除术已经成为直肠恶性肿瘤的标准术式,据文献报道,其术后复发率和 5 年生存率与 Miles 术无统计学差异。目前肿瘤距肛缘 5cm 以上的直肠恶性肿瘤可行(低位)前切除术。

## 第五节　经腹会阴联合切除术

【概述】　经腹会阴联合切除术,是 1908 年由 Miles 提出的治疗直肠恶性肿瘤的经典术式。该术式切除范围包括乙状结肠及其完整系膜、直肠及全部系膜、肛提肌、坐骨肛门窝内脂肪组织、肛管和肛门周围 3cm 范围以内皮肤,并将乙状结肠拉出左下腹壁行永久性结肠造口。

【适应证】　直肠下段类癌(距肛缘 5cm 以下),直径大于 2cm,CT/MRI 或直肠腔内超声证实肿瘤侵

及肛门括约肌或伴淋巴结转移者。

【禁忌证】

1. 病变已穿透肠壁,侵犯周围重要器官,比如骨性骨盆等考虑肿瘤无法切除者。

2. 高龄、体弱,伴有其他严重疾患的心、肺、肝、肾、功能不全者,无法耐受开腹手术。

【术前准备】

1~5. 同右半结肠切除术。

6. 女性患者应先做阴道检查,如有癌肿浸润,需切除阴道后壁者,应术前 2 天开始每天冲洗阴道。

7. 低位较固定的肿瘤,或肿瘤位于直肠前壁且有泌尿系症状者,应行膀胱镜检查及逆行输尿管造影等,以了解泌尿生殖系统有无浸润。

8. 术前应常规行造口定位,避免术中定位不当。

【麻醉】　全麻或连续硬膜外麻醉。

【体位】　仰卧位和截石位结合。

【手术步骤】

1. 腹盆腔游离性操作同低位前切除术。分离直肠后壁时,应充分游离直肠系膜及后壁至尾骨尖肛提肌平面;分离直肠前壁时,向尾侧游离至前列腺尖端或女性会阴中心腱;分离直肠两侧时,结扎、切断两侧-侧韧带至肛提肌平面。

2. 在拟定切断乙状结肠处切断乙状结肠及其相应系膜,两断端用酒精棉球消毒处理后用粗丝线结扎,套入橡胶手套结扎固定。远断端折叠后填塞于游离后直肠后末端。

3. 会阴部操作

（1）患者取膀胱截石位,常规消毒会阴部（女性应消毒阴道）,铺无菌巾单。

（2）用粗丝线荷包缝合闭锁缝闭肛门,围绕肛门做一棱形切口,前端达会阴中心腱,后端达尾骨尖,两侧达坐骨结节内侧（图 37-26）。

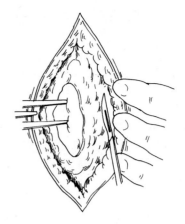

图 37-27　切开皮肤和皮下组织

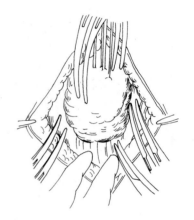

图 37-28　切断肛尾韧带

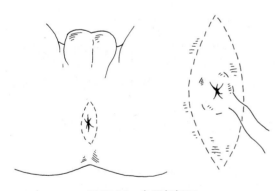

图 37-26　会阴部切口

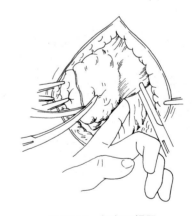

图 37-29　切断肛提肌

（3）切开皮肤、皮下组织,进入坐骨肛门窝,清除坐骨直肠间隙内大部分脂肪组织,至肛提肌下方（图 37-27）。

（4）将肛门直肠牵向前方,在尾骨尖前方切断肛尾韧带,继续向上切开后方肛提肌,进入骶前间隙,和盆腔游离面会合（图 37-28）。

（5）两侧沿坐骨结节和臀大肌内缘经坐骨肛门窝显露肛提肌,贴近盆壁切断结扎两侧肛提肌,和盆腔游离面会合（图 37-29）。

（6）以手经会阴切口进入盆腔,将已游离的乙状结肠、直肠从骶骨前拉出,以利于直肠前壁的分离（图 37-30）。

（7）将肛门直肠向下向后牵拉,切开耻骨直肠肌和直肠尿道肌,继续向上分离直肠前壁和尿道、前列腺或阴道,在直肠前部和盆腔游离面会合（图 37-31）,移除标本。

（8）以温盐水冲洗盆腔,彻底止血,骶前置橡胶引流管一根经会阴部创口一侧引出,固定。间断

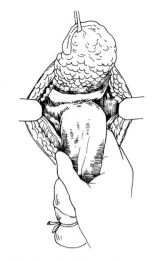

图 37-30 拉出乙状结肠和直肠

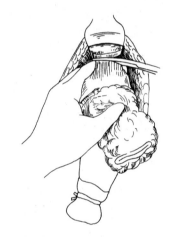

图 37-31 切断耻骨直肠肌和直肠尿道肌

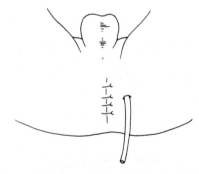

图 37-32 缝合会阴部切口,骶前放置引流

缝合会阴创口,创口无菌敷料覆盖固定(图 37-32)。

4. 腹部结肠造口和关腹

(1)患者恢复仰卧位,在左侧髂前上棘与脐连线中外 1/3 交界处(即术前标记处),做一直径约 2.5~3cm 圆形切口,切除皮肤和皮下组织,十字切开腹外斜肌腱膜,分开腹内斜肌和腹横肌,切开腹膜,创口大小可容两指为宜(图 37-33)。

(2)将乙状结肠断端自上述切口拉出腹外约

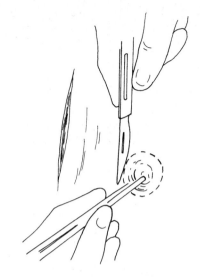

图 37-33 在拟定造口处切除皮肤和皮下组织

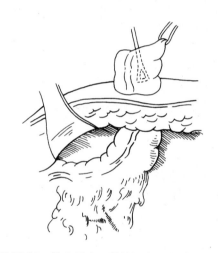

图 37-34 缝合固定乙状结肠断端与腹壁各层

3~4cm,将腹膜及腹外斜肌腱膜分别与乙状结肠浆肌层间断缝合固定(图 37-34)。

(3)清点器械敷料无误后,彻底止血,缝合盆腔腹膜。

(4)依次缝合腹壁创口,敷料覆盖。

(5)打开拖出乙状结肠残端,修建高度,将乙状结肠残端与皮肤间断缝合,造瘘口接造口袋。

【术中注意事项】

1~5. 同第四节(低位)前切除术

6. 会阴部直肠肛管后部游离时准确找到肛尾韧带是关键,切断肛尾韧带后很容易就可以进入盆腔,和盆腔游离面会合。注意避免会阴部游离面不要太靠后,以避免进入盆腔后损伤骶前静脉丛。

7. 会阴部游离肛门前方时容易损伤男性后尿道或女性阴道后壁,应在切断后方、侧方肛提肌后进行,必要时可将左手示指伸入直肠前壁与前列腺之间做引导,女性患者可将左手示指伸入阴道触及后壁作为引导。

8. 老年女性盆腔腹膜也可以不缝合,将子宫覆盖盆腔底部即可。

9. 乙状结肠造口时注意造口结肠尽量不要扭转。

【术后处理】

1. 术后 48 小时内应用抗生素预防感染。

2. 该术式创伤较大,术后应严密观察生命体征,术后给予静脉营养支持,维持水电解质平衡,必要时输血,术后第二天可进少量水,待排气后可进食流质饮食,以后可逐渐改为半流质和少渣饮食。

3. 密切观察骶前引流液的量及性状,如有活动性出血,应及时对症处理。如引流液量逐渐减少、颜色变淡,每日少于 30～50ml 时,可拔除引流管。

4. 术后应留置尿管 1 周左右,拔除尿管后仍应注意观察排尿情况,如排尿困难,残余尿超过 60ml,应再次留置导尿管。

5. 鼓励患者尽早活动,以减少血栓形成。术后6 小时麻醉完全苏醒后即可在床上活动四肢,次日可在床上翻身活动。如恢复顺利,术后第 3 日即可下地活动。

6. 术后 1 周应每日观察造口肠壁颜色,注意有无回缩、出血或坏死等情况。术后 2 周应对造口指诊,注意有无狭窄。

【手术并发症】

1～7. 同第四节　低位前切除术

8. 结肠造口并发症

（1）造口坏死:常发生于术后 24～48 小时,主要是由于造口血供不足造成的。如局部坏死,可继续严密观察。如坏死达筋膜层,造口无活力,应急诊手术,切除坏死肠段,重新造口。

（2）造口回缩:常继发于造口处感染和缺血,此外肠管与腹壁固定不当或游离造口肠管不够充分,使外置肠管的张力过大也可致造口回缩。一旦出现需急诊剖腹手术,解除张力、切除坏死肠管、重新造口。

（3）造口狭窄:造口轻度缺血、坏死经保守治疗后,造口周围组织感染或造口时切口过小均可导致造口狭窄。轻度狭窄可行手法或器械扩张,经保守治疗无效的需要手术处理。

【述评】　经腹会阴联合切除术（Miles 手术）历经 100 多年来已成为治疗低位直肠或肛管恶性肿瘤的经典术式。该术式根治彻底、复发率低、5 年生存率高,是直肠恶性肿瘤外科治疗史上的里程牌。但该术式的缺点是需要腹部做永久性结肠造瘘,不仅给患者生活上带来了不便,也给患者造成了一定的心理负担。目前随着对直肠恶性肿瘤的解剖、生物学特性等研究的进步,以及新型吻合器的问世、腹腔镜技术和机器人技术的发展,越来越多的低位直肠恶性肿瘤可行保肛手术,从而减少了 Miles 手术。但对于距肛门 5cm 以内的恶性肿瘤,目前 Miles 手术仍是外科手术治疗的标准术式。而且随着近年来肠造口的康复治疗水平的提高,Miles 手术术后患者的生活质量也有了极大的提高。

# 第六节　经肛门内镜显微手术（TEM）

【概述】　经肛门内镜显微手术系统（transanal endoscopic microsurgery,TEM）由德国外科医师 Gerhard Buess 和德国 Wolf 公司于 20 世纪 80 年代共同研制,并于 1983 年正式应用于临床。这是一种全新的手术系统,手术器械经特制的直肠镜插入手术部位,在监视器下完成组织的分离、解剖和缝合等各种操作,是一种集内镜、腹腔镜和微创手术于一身的新手术,与传统的直肠肿物局部切除术相比,TEM 具有优良的术野显露和宽敞的操作空间,创伤小,出血少,解剖精确,从而为肿瘤的彻底完整切除并最终获得良好的疗效创造了极好的条件。

【适应证】

1. 直肠类癌直径小于 1cm,或 1～2cm,或直径1～2cm,但术前检查考虑未侵及肌层、没有淋巴结转移或远处转移者。

2. 患者高龄,一般情况差,无法耐受开腹手术者。

【禁忌证】　肿瘤直径大于 2cm,或直径为 1～2cm 但侵及肌层、有淋巴结转移或远处转移者,如果并非出于姑息治疗的目的则不适宜行 TEM。

【术前准备】

1. TEM 术前充分的评估和准备十分必要,需要全面了解病史,尤其应注意患者的控便能力。术前肠道准备和预防性抗生素的使用应与传统经腹直肠手术一样进行。

2. 所有病例术前常规行指诊、结肠镜、病理活检、经直肠腔内超声、盆腔磁共振及肛门直肠测压等检查明确肿瘤的位置和大小、病理类型、术前肿瘤分期、肛门括约肌功能。

【麻醉】　全麻或连续硬膜外麻醉。

【体位】　手术体位应根据病变位置而定,原则是使肿瘤置于术野下方。如病变位于直肠后壁采用截石位,病变位于直肠前壁采用折刀位,病变位于直肠左壁采用左侧卧位,病变位于直肠右壁则采用右侧卧位。

【手术步骤】

1. 轻柔扩肛达 4 指宽后,将已润滑的专用直肠镜(有 12cm 和 20cm 两种长度的直肠镜供选择)缓慢插入直肠,选择最佳手术视野后将直肠镜通过(Martin 臂)固定在手术台上(图 37-35)。盖上直肠镜后面板,插入镜头,连接各种管线,调整通气量,将气压控制在 12~15mmHg,使直肠持续充盈。

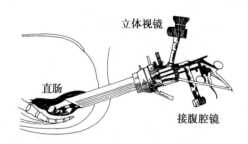

图 37-35　插入直肠镜并固定

2. 将针形电刀和组织钳等操作器械通过后面板上的孔隙插入直肠。先用针形电刀在肿瘤四周距离肿瘤边缘 0.5cm 和 1cm(良性病变 0.5cm,恶性病变 1cm)的正常黏膜上做环周点状烧灼,做好的标记为拟切除范围(图 37-36)。

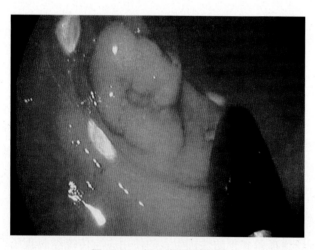

图 37-36　标记拟切除范围

3. 然后沿着标记线进行肿瘤切除,用电刀在切线的某点加深切口,通常选择在病灶右下缘,操作基本遵循从右向左,由浅入深,由远(肛门侧)及近的原则。切口深度依据病情而定,如为良性切至黏膜下或深浅肌层,如为恶性则切至肠壁外脂肪,即全层切除(图 37-37)。切下的肿瘤标本周边平展,用多枚大头针固定在一小块泡沫上,经甲醛溶液溶液处理后立即送检。

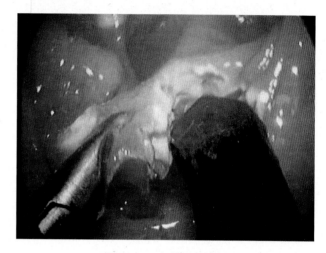

图 37-37　完整切除标本

4. 用 3-0 可吸收线严密可靠地缝合创面以防止术后创面裂开和创面出血,横向行进的缝合方式可最大限度地避免术后出现肠腔狭窄(图 37-38),术毕冲洗和消毒肠腔。

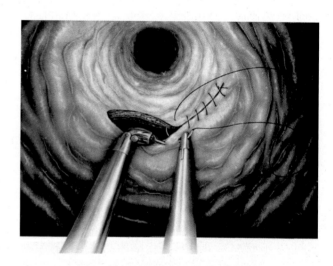

图 37-38　用可吸收线连续缝合创面

【术中注意事项】

1. 如果创面无法缝合或无法完全缝合,可以考虑敞开创面,但术后要密切观察创面有无出血或感染。

2. 直肠的全层切除应掌握在腹膜外进行,否则极易形成穿孔。肿瘤位于前壁的女性患者,手术时应避免损伤阴道壁,造成直肠阴道瘘。

3. 术中操作要轻柔,止血要彻底。否则,少量出血即影响视野,使手术操作变得困难。

【术后处理】

1. 术后第 1 天即可下床活动并拔除尿管。

2. 术后第 1~2 天应予以禁食补液,适量饮水,第三天进食流食。

3. 术后 1~2 周门诊复查,查看创口愈合情况。

【手术并发症】

TEM 的并发症少且轻。轻微的并发症包括尿潴留、发热、疼痛和少量出血。严重的并发症为大量出血、直肠吻合裂开、穿孔和直肠阴道瘘等。

1. 出血　造成出血的原因大多是因术中止血不彻底、直肠创面缝合后裂开等致,该并发症大多发生在 TEM 应用的初期,可能操作不熟练有关。少量出血可行保守治疗,大量出血应再次手术止血。

2. 直肠吻合裂开　与吻合张力过大或缝合技术欠佳有关,表现为术后肛门排出脓血性液,常伴发热。指诊或纤维肠镜检查可确诊,多数经抗生素、通畅引流等治疗可治愈。

3. 直肠阴道瘘　女性患者当直肠内病灶位于直肠前壁,且病情又需要作肠壁全层切除时,手术易伤及阴道后壁,严重者可并发直肠阴道瘘。术中应严格掌握直肠病灶的切除深度,以切至直肠外脂肪为度。

4. 穿孔　对位于腹膜返折以上直肠或下段乙状结肠的病灶,全层肠壁切除时易造成肠穿孔。一旦出现穿孔,应立即予以缝合,修补不满意者可中转开腹修补或行肠造口。若术后发现腹腔内感染者,则必须及时行肠造口术。

【述评】　随着近年来微创治疗技术的飞速发展,TEM 作为直肠肿瘤治疗领域的一项新技术,已经得到越来越多的关注和重视。TEM 具备了内镜、腹腔镜的优点,能极大地减轻患者的痛苦和不适感,减少患者的创伤,有较低的并发症发生率和较短的术后住院时间,而且能最大限度地避免施行肠造口术。TEM 的出现为直肠中上段肿瘤的治疗开辟了一条新的途径,为直肠良性肿瘤的治疗提供了一种理想的治愈性手术方法。同时,对于早期直肠恶性肿瘤或有严重并发症的直肠恶性肿瘤患者,TEM 同样提供了一种可供选择的治疗方法。TEM 手术后可以获得完整的肿瘤病理标本,为判断病变的生物学特性和肿瘤浸润深度提供了最好的保证,这为决定类癌患者的治疗方法提供了有力的保证。目前已经有越来越多的大宗病例报道证实了该手术的有效性和安全性。手术后的肿瘤局部复发率和 5 年存活率分别为 6% 和 96%,远优于经肛门途径等传统切除术后的 18% 和 64%。术后总并发症为 4%,明显低于经肛门切除的 14%,更低于经直肠后切除的 30%。

（张庆怀）

## 参 考 文 献

1. 张庆荣. 肛管大肠手术图解. 天津:天津科技翻译出版公司,2000. 382-393.

2. 王玉成,张庆怀,所荣增,等. 新编肛门直肠和结肠外科学. 天津:天津科技翻译出版公司,2010. 241-255.

3. 黎介寿,吴孟超,黄志强. 普通外科手术学. 北京:人民军医出版社,2005. 477-494.

4. Marvin L. Corman. 结肠与直肠外科学. 第 2 版. 杜如昱,王彬,汪建平译. 北京:人民卫生出版社,2009. 962-969.

5. Konishi T1,Watanabe T,Nagawa H,et al. Treatment of colorectal carcinoids:A new paradigm. World J Gastrointest Surg,2010,27(5):153-156.

6. Avenel P1,McKendrick A,Silapaswan S,et al. Gastrointestinal carcinoids:an increasing incidence of rectal distribution. Am Surg,2010,76(7):759-763.

7. Cuffy M1,Abir F,Longo WE. Management of less common tumors of the colon,rectum,and anus. Clin Colorectal Cancer,2006,5(5):327-337.

8. Goede AC1,Winslet MC. Surgery for carcinoid tumours of the lower gastrointestinal tract. Colorectal Dis,2003,5(2):123-128.

9. Varas MJ1,Gornals JB,Pons C,et al. Usefulness of endoscopic ultrasonography(EUS) for selecting carcinoid tumors as candidates to endoscopic resection. Rev Esp Enferm Dig,2010,102(10):577-582.

10. Yangong H1,Shi C2,Shahbaz M1,et al. Diagnosis and treatment experience of rectal carcinoid(a report of 312 cases). Int J Surg,2014,12(5):408-411.

11. Son HJ,Sohn DK,Hong CW,et al. Factors associated with complete local excision of small rectal carcinoid tumor. Int J Colorectal Dis,2013,28(1):57-61.

12. Kumar AS1,Sidani SM,Kolli K,et al. Transanal endoscopic microsurgery for rectal carcinoids:the largest reported United States experience. Colorectal Dis,2012,14(5):562-566.

# 第 38 章 结肠癌手术

## 第一节 概 述

结肠癌是一种常见的消化道恶性肿瘤,生长比较缓慢,从肿瘤发生到产生临床症状,约需 600 多天形成肿块,环肠腔内生长一周约需 1 年半至 2 年的时间。

### 一、临床表现

早期可无症状,且与常见消化道症状不容易区分,因而容易被忽视。结肠癌的临床症状与肿瘤发生部位、病期的早晚、有无并发症等相关。常见的临床症状有①大便性状或排便习惯改变:如大便次数增多,不成形便,腹泻或便秘,脓血便,左半结肠癌发生梗阻时,腹泻与便秘会交替出现,甚至有里急后重感。右半结肠肿瘤出血时少有鲜血便,出血量少时会有黑便;左半结肠肿瘤出血量较大或乙状结肠下段出血,以暗红色黏液血便多见。②腹痛:如腹部隐痛,多为排便后缓解。随着疾病进展逐渐加重,出现阵发性绞痛。疼痛持续或缓解时间与梗阻的程度有关;肿瘤穿孔后出现腹膜炎症状与体征。③腹部包块及肠梗阻症状:出现腹部肿块,多为瘤体本身或肿瘤浸润周围组织或脏器,以右半结肠多见,在老年和消瘦患者肿块更易被触及。随着肿瘤的进展导致肠腔开始狭窄,出现完全或不完全肠梗阻表现如腹胀、腹部不适及排便困难,排气排便减少,甚至腹胀加重,停止排气排便。肠梗阻多为肿瘤晚期表现,以左半结肠多见。④全身症状:癌肿晚期由于慢性失血、生长消耗、破溃感染等往往出现贫血、消瘦、乏力、发热等全身表现。不同部位结肠癌可直接浸润周围组织与脏器出现相应临床表现,如肝曲癌可侵犯或压迫胆道系统,出现梗阻性黄疸及肝功能异常,需要与其他梗阻性黄疸相鉴别;如侵犯或压迫两侧肾、输尿

管时,可出现血尿、排尿困难、腰背部胀痛、肾或输尿管扩张;常见血行转移到肝脏,可出现肝大、腹水及黄疸等表现;转移至肺,出现咳嗽、血痰;转移至脑,会出现精神改变,头痛甚至昏迷;转移至骨,出现骨痛、病理性骨折。癌肿还可播散至全腹,可引起癌性腹膜炎,导致腹腔积液、肿瘤种植腹盆腔等。

由于左、右半结肠在胚胎解剖学、生理病理学上差异,因而左半右半结肠癌的临床表现也不同。右半结肠胚胎期由中原肠发生,肠系膜上动脉供血,静脉回流途径:肠系膜上静脉-门静脉-右肝,生理功能以吸收水分和电解质为主,肠内容物多表现为稀、糜粥样,病理组织以隆起肿块型为主,因而右侧结肠癌三大主要临床特点为腹部隐痛、腹部包块、贫血。左半结肠胚胎期由后原肠发生,肠系膜下动脉供血,静脉回流途径:肠系膜下静脉-脾静脉-门静脉-左肝,生理功能以贮存大便、排便为主,肠内容物表现为成形或块状的干结便为主,病理类型为浸润缩窄型常见,因此左侧结肠癌三大临床特点:便血、便频及肠梗阻表现。

早期结肠癌无明显异常体征;肿瘤进展后,可见局部腹部隆起,可触及腹部包块,当肿瘤与周围组织、脏器浸润则不易推动。伴有肝转移或腹腔广泛转移后,会有黄疸、腹水表现;消瘦明显者,可见舟状腹。少数患者可见左侧锁骨上肿大淋巴结。合并不全肠梗阻或完全肠梗阻时,可闻及异常肠鸣音,阵发性高调音。结肠癌患者直肠指诊多数为阴性,但可排除合并有直肠癌和盆底种植。

### 二、检查方法

右半结肠癌患者更易引起贫血。大便潜血检查

最早应用于无症状人群大肠癌筛查,临床常联合应用免疫学和化学法两种方法检测可进一步提高准确率,如对隐血试验阳性者进一步行钡剂灌肠 X 线检查及纤维结肠镜检查。除结肠癌外,其他结肠器质性疾病也可以隐血试验阳性,但结肠功能性疾病则很少发生大便隐血试验阳性。临床中常用的与结肠癌相关的肿瘤标志物癌胚抗原(carcinoembryonic antigen,CEA)和糖类抗原(carbohydrate antigen,CA)19-9。主要用于消化系统恶性肿瘤的诊断,以结肠癌中阳性比例最大,约占患者总数的 50% ~ 60%,尤其在肝转移患者中阳性率更高,甚至高达 80%。癌胚抗原测定对结肠癌的特异性诊断意义不大,但对预测预后及术后随访预测复发或转移有较高价值。癌胚抗原一般术后 6 周癌胚抗原水平恢复正常,否则提示有肿瘤残留,若癌胚抗原浓度持续不断升高,其数值超过正常 5 ~ 6 倍,提示复发转移,术后监测癌胚抗原,有助于早期发现复发和转移。NCCN 结肠癌临床指南建议结肠癌根治术后应定期复查癌胚抗原,2 年之内,每 3 ~ 6 个月 1 次,此后每 6 个月复查 1 次,共 5 年。

结肠癌的发生发展是一个多步骤、多阶段及多基因参与的细胞遗传性疾病。随着分子生物学的发展,结肠癌癌变是由正常细胞突变而来的过程中发生一系列基因突变。K-ras 的突变激活是肿瘤细胞恶性转化的主要原因之一,有研究表明,结直肠癌患者中 K-ras 基因的突变率约为 35% ~ 40%,K-ras 基因为野生型的结直肠癌患者,经抗 EGFR 单克隆抗体治疗疗效明显。同时对于野生型患者进一步检测 BRAF 基因突变情况,若 BRAF-V600E 基因突变,似乎预后不佳。

## 三、诊断要点

结肠癌的诊断包括定性诊断和定位诊断两个方面,肠镜下病理组织活检是结肠癌定性诊断的金标准,钡灌肠、腹盆腔 CT 等检查是结肠癌定位诊断的常用方法。不明原因的贫血和乏力;消化不良;持续性右侧腹部隐痛不适;右侧腹部可扪及肿块;粪便潜血试验阳性;考虑右半结肠癌可能。排便习惯改变,便频、便秘或二者交替;血便或黏液血便;结肠梗阻性症状,包括进行性排便困难,便秘和腹部胀痛;考虑左半结肠癌可能。结肠镜发现病变并经活检病理证实;气钡灌肠造影可见特征性 X 线表现。值得注意的是早期大肠癌可以不出血或间歇性出血,容易发生漏诊。完整而准确的诊断需与结肠息肉、溃疡性结肠炎、克罗恩病、慢性细菌性痢疾、阿米巴肠病、肠结核、结肠血吸虫病等鉴别。

## 四、治疗原则

结肠肿瘤的外科治疗已有一百多年历史,近年来,随着医疗手术器械的发展、结肠外科理论和操作技术的进步、对器官胚胎学发生的再认识,结肠癌的治疗得到了迅速的发展,目前外科手术治疗仍是唯一可以治愈结肠癌的手段,但以外科、内科、放疗为基础的多学科协作诊疗模式(multidisciplinary team,MDT)综合治疗已成为提高诊治效率的主要模式。结肠癌外科手术治疗适应证包括:①全身状态和主要器官功能可耐受手术;②肿瘤局限于肠壁;③癌肿侵犯周围脏器但可以整块切除,区域淋巴结能完整清扫;④已有肝、肺、卵巢等远处转移经评估转移灶可全部切除;⑤广泛侵袭或远处转移已无法根治,选择姑息手术处理梗阻、大出血、穿孔等并发症。

结肠癌的手术治疗基本原则是:

1. 无瘤原则 肿瘤手术"无瘤"操作,避免肿瘤细胞由于外科医生的操作不当而造成医源性扩散,"无瘤"操作应贯穿整个手术过程。主要包括:①切口保护:完成开腹切口操作后即缝合切口边缘或使用切口保护器、纱布垫保护切口。②探查:先探查远离肿瘤部位的腹腔脏器,最后探查肿瘤肠段,尽量不直接接触肿瘤完成探查。探查时不接触、少接触以及轻柔接触原则;③肿瘤隔离:对肿瘤明显侵出的浆膜表面使用纱布或需切除的网膜缝合覆盖,也可用生物胶涂肿瘤表面以隔离;④更换手套及手术器械:一旦术中接触过肿瘤及在肿瘤标本离体后,应及时更换手套和接触过肿瘤的器械后以完成后续手术操作;⑤先结扎血管:在术中尽可能先结扎肿瘤区域的主要动静脉,以降低肿瘤经血液循环播散风险;⑥腹腔冲洗:标本离体后 43℃双蒸馏水或加入 5-Fu 进行腹腔创面的冲洗,以清洗或破坏手术过程中脱落的肿瘤细胞。

2. 合理肠段切除、规范的淋巴结清扫 结肠癌根治手术的基本要求。肠壁淋巴组织沿肠管长轴分布,自肿瘤由近及远约每 5cm 为一站,多数肿瘤沿肠壁浸润不超过一站,因此肠管切除范围距离肿瘤边缘至少 6 ~ 10cm。淋巴道转移是主要转移方式,应进行规范的淋巴清扫术包括结肠上、结肠旁、中间组和中央组淋巴结。

3. 完整结肠系膜切除（complete mesocolic excision, CME） 全结肠系膜切除概念：直视下锐性游离脏壁层之间筋膜间隙，保持脏层筋膜的完整性，充分暴露营养血管并结扎，最大限度地减少腹腔肿瘤播散和区域淋巴结清除。主要适用于 I ~ III 期的结肠癌。在 Toldt 融合平面把结肠系膜肠系膜完整切除，肿瘤侵犯或主要的淋巴引流局限在脏层筋膜包绕的结肠系膜内，系膜开口血管根部，至于肠系膜根部，CME 的外科平面为两层筋膜在解剖层面上向腹腔及腹膜后延续，左侧脏层筋膜从左侧向上经乙状结肠、降结肠、胰腺背侧，把脾脏包绕，右侧脏层筋膜经盲肠向上经升结肠、胰头、十二指肠，均于肠系膜根部终止。

## 五、手术分类及术式选择

### （一）手术分类

结肠癌的外科手术治疗可分根治性切除、扩大根治性切除和姑息性切除，根治性切除多适合治疗早、中期肿瘤，扩大根治性适合局部晚期侵犯邻近脏器但可达到根治性切除的结肠癌，姑息性切除主要用于治疗晚期肿瘤。

结肠癌的根治性切除要求整块切除肿瘤以及其上、下两侧的 10cm 以上的肠管，并包括相应区域的 1、2、3 站淋巴结。肿瘤切除后的满意度采用残留肿瘤分类（residual tumor classification）来表示，具体如下：①R0，术中无肉眼肿瘤残留，术后无病理切缘阳性；②R1，肉眼未见肿瘤残留但标本显微镜下切缘肿瘤残存；③R2，术中肉眼肿瘤残留；④RX，是否残存肿瘤无法估价。

结肠癌的扩大根治性切除是在标准根治性切除的范围上，扩大切除范围。主要体现在以下几方面：①淋巴结清除的范围扩大至第三站，即肠系膜上血管供血区清扫至肠系膜上血管根部淋巴结；肠系膜下血管供血区淋巴清扫至肠系膜下血管根部淋巴结；②切除肿瘤主干血管上、下各一根主干血管并清扫其所属区域淋巴结；③肠管切除的范围达到 10 ~ 15cm 即可；④切除肿瘤侵犯周围器官和组织，能达到根治性切除。

对已经晚期或全身性转移而无法达到根治性切除，为了缓解或预防肿瘤梗阻、出血或穿孔等急症的发生而采取的手术称为姑息性手术。随着晚期结肠癌在综合治疗模式下可以转化或降期的治疗水平不断提高，姑息性手术的实际应用目的只是减少肿瘤负荷或缓解肿瘤出血梗阻等症状，达到提高生活质量，延长生命的作用。

### （二）术式选择

右半结肠根治性切除术适合盲肠癌、升结肠癌或结肠肝曲癌；侵及盲肠或有淋巴结转移的阑尾腺癌。左半结肠根治性切除适合结肠脾曲癌、降结肠癌及肠系膜血管根部淋巴结转移的乙状结肠癌。横结肠中部癌宜选择横结肠根治性切除术，横结肠靠近脾区宜选择左半结肠根治性切除术，靠近肝区宜选择扩大右半结肠根治性切除术。无肠系膜下血管根部淋巴结转移的乙状结肠癌选择乙状结肠根治切除术。肠道准备不良、有大量积粪的横结肠癌、结肠肝曲癌及某些梗阻性左半结肠癌选择扩大右半结肠切除术。梗阻性左半结肠癌手术指征：①患者无严重心肺及其他脏器疾病，能耐受根治性切除者；②肠道梗阻时间短，肠壁无浆肌层撕裂，血运良好；③术中肠道灌洗理想，除去粪便充分者；④估计吻合口松弛无张力，血运好，达到吻合口近端空、远端通的要求；⑤完全性梗阻者，在保守治疗 4 ~ 6 小时不缓解；不完全性梗阻者，也应在保守治疗 24 小时不缓解的。梗阻合并中毒性休克者，则应在抗休克同时及时手术，去除病因。结肠次全切除术适合同时存在多源的结肠癌、再次发生的异时性结肠癌或近端结肠极度扩张、大量积粪的梗阻性左半结肠癌。

## 第二节 术前肠道准备

结直肠是人体内最大的细菌和毒素库，细菌种类有 400 多种，占粪便干重量的 10% ~ 20%。术前的肠道清洁准备的目的是清除粪便、减少肠道内细菌的数量、减低腹内压力、清除局部感染，这样有利于术中操作，降低腹腔感染及吻合口瘘的发生率。术前肠道准备效果是否良好的判断标准：结肠腔内空虚，不增加肠黏膜的水肿；肠道内细菌总量减少，不会导致菌群失调；清洁方式对患者容易接受，耐受性良好，不影响患者水电解质平衡；对肿瘤刺激小，不造成瘤体破裂、播散或出血。完成良好的术前肠道准备可以通过下列两种方式：①通过机械清洗肠腔中固体物质，减少肉眼可见的潜在污染源，称机械准备；②通过口服不吸收性抗生素抑制肠黏膜表面和黏液上部附着的细菌，称抗生素准备。具体措施如下：

1. 饮食控制　原则是高蛋白,足热量,并含有充足电解质的少渣或无渣饮食。传统的方式为,术前 3 天进半流食,术前 1 天进全流食,可有效减少肠道内的粪便量及食物残渣,但准备时间长部分患者可能出现体液失衡和能量不足,应视情况给予静脉输液支持。为避免这种情况目前提倡术前 1 天无渣半流或全流质饮食,术前口服肠内免疫营养制剂的要素饮食,可改善患者的营养状况并调节免疫功能,在保证肠道良好的清洁同时最大限度缩短术后肠功能恢复时间。要素饮食制剂发展很快,临床应用最多的制剂为安素(Ensure)和能全素(Nutrison),配制成等渗溶液。术前 2~3 天口服,可最大限度地减少肠腔内粪便量且患者无任何痛苦。口服要素饮食患者能量不减少,故不会因灌肠消耗体力。对年老体弱、不完全性肠梗阻,用要素饮食加缓泻剂行肠道准备也是可行的。

2. 抗生素肠道灭菌准备　细菌不仅存在于大肠粪便中,还存在于肠道黏膜和黏液。通过良好的机械清洗法可去除大肠中的粪便,以及粪便中的细菌,但对黏附于大肠黏膜和黏液上的细菌却作用甚微。口服或肠外应用抗生素可抑制肠黏膜表面附着及黏液中的细菌,从而降低术后腹腔内及切口的感染发生率。随着临床加强预防性使用抗生素的管理,且如何正确地预防性使用抗生素仍存争议,目前已不积极应用。

(1) 口服预防性抗生素的传统用法是常联合用 2 种抗生素,用药时间大多是在术前 3 天开始,如甲硝唑联合卡那霉素或链霉素,术前第 3 天起,连服三天,笔者所在医院目前常规采用口服四次肠道准备法术前 1 天口服甲硝唑 0.4,3 次/天;卡那霉素 1.0,3 次/天。手术日晨再加服一次,与传统方法的比较,术后并发症并无增加。各医院可能都有自己常用的肠道准备方案,随着全肠道盥洗的应用能达到良好的清洁效果,口服抗生素这步准备方法可能会停用。

(2) 肠外抗生素的应用包括静脉、肌肉或皮下注射给药,可减少口服给药时肠道内源性耐药菌株和肠道菌群失调的产生。理想的围术期肠外抗生素选择应符合以下标准:①高效杀菌力;②抗菌谱广;③高度的组织渗透力;④维持组织内有效浓度时间长;⑤不良反应少。给药时间:首次给药时间以术前 2 小时为宜,亦可在麻醉开始前给药。应保证在污染可能发生前使患者有关组织达到足够的药物浓度。围术期肠外抗生素的应用应尽可能缩短,能覆盖感染危险期即可。一般认为,右半结肠手术后感染危险期为 12 小时,左半结肠手术的感染危险期为 24 小时。

3. 肠道机械性清洗　包括:机械性消化道灌洗和口服导泻药物等方法。近来多项随机对照研究结果认为术前的机械性肠道准备并未减少吻合口瘘、肠腔感染、切口感染的发生率,反而会增加上述并发症的风险。快速康复外科理念也不主张术前行机械性清洗。目前口服导泻药物已经取代了传统的机械性肠道准备。

常用的口服导泻药物主要包括:①番泻叶:可水解产生大黄素,刺激肠蠕动,引起腹泻。其使用剂量不宜大,一般以 5~10g 为宜。通常在服用 4~7 小时后引起腹泻,此方法价廉、刺激性小、护理简单。②聚乙二醇电解质溶液(polythyleneglyco-elcetrolyte lavage solutions, PEG-ELS):是一种等渗、平衡的电解质灌洗液,聚乙二醇是一种长链高分子聚合物,在消化道内不被吸收和代谢,其通过氢键结合固定肠腔内的水分子,增加粪便含水量并迅速增加粪便体积、加速肠蠕动,达到清洁肠道的作用。用法是:术前一日晚上,患者口服或通过胃管注入聚乙二醇电解质灌洗液,速度为 1~1.25L/h,排便逐渐变为水样便,直至排出液清亮。主要特点:不脱水,不破坏电解质平衡和肠道正常菌群,不损伤肠道黏膜,不产生可燃气体,清洁肠道迅速,大量应用对液体或电解质的平衡无明显改变,肾衰、急性心衰及慢性阻塞性肺疾患等患者均可应用,副作用小。口服其良好的清洁肠道效果国内外均有报道,对全身影响小,所需准备时间短,是目前效果最佳、导泻速度最快的肠道清洁剂。③无硫电解质灌洗液(sulfatefree electrolyte solution, SF-ELS)和 PEG-ELS 相比,除具有与 PEG-ELS 相同的优点外,还因其不含硫酸盐,所以口感比 PEG-ELS 好,具更好耐受性。

对于有不全梗阻或长期便秘的患者,应提前进行肠道准备,除了进行饮食控制外,应术前 3 天开始服用蓖麻油或硫酸镁等缓泻剂,并且在手术日清晨据情况灌肠,以确保肠道准备效果。具体用法:术前 3 天开始每晚口服 50% 硫酸镁 30ml,或服蓖麻油 30ml,术前 1 天晚改服 50% 硫酸镁 70~80ml,然后服 5% 葡萄糖盐水 1000ml。对于所有肠道准备效果不佳时,术晨仍排粪液则视为肠道准备无效,需补充进行清洁灌肠,术晨或当日术前 3 小时,取温开水或 0.9% 生理盐水 500~800ml 加入灌肠器,软质肛管

外涂以润滑剂,插入肛门内 6～10cm,使水缓慢灌入

直肠后将肛管拔出,等待 20 分钟后进行排泄。

# 第三节　右半结肠根治切除术

【概述】　右半结肠癌的切除范围包括回肠末段 15cm,盲肠、升结肠、结肠肝曲和横结肠右半及相应的系膜。淋巴结的清扫范围至肠系膜上动脉根部旁淋巴结。肿瘤若侵犯胆囊、右肾或右侧输尿管,可行相应的扩大根治术。结肠癌直接浸润周围脏器,若能完整切除亦能取得较好的效果。

【适应证】　适用于盲肠、升结肠、结肠肝曲癌、肿瘤靠近肝曲的横结肠癌以及阑尾腺癌。

【禁忌证】

1. 晚期结肠癌,估计淋巴结广泛转移难以完全清扫干净;

2. 合并远处多发转移;

3. 全身情况差或合并心肺疾病难以承受麻醉和手术。

【术前准备】

1. 纠正术前的贫血或低蛋白血症。

2. 完善有关检查,常规行肝脏 CT 或 B 超检查,了解有无肝脏转移。如果患者有糖尿病,应将血糖控制在基本正常范围,心肺肾功能不全者应积极处理。

3. 术前留置胃管和尿管。为减少患者不适,目前有条件医院在麻醉后留置胃管和尿管。

4. 麻醉诱导前可静脉注射预防性使用抗生素。

【麻醉】　气管内插管静脉复合麻醉或持续硬膜外麻醉。

【体位】　仰卧位。

【手术步骤】

1. 切口　取正中切口或右侧经腹直肌切口;若取正中切口由右侧绕脐(图 37-3)。

2. 探查并显露右半结肠　探查前用切口保护圈保护切口。进腹后先探查有无腹水;肝脏、盆腔及肠系膜淋巴结有无转移,从直肠开始触摸结、直肠,以免遗漏多源瘤;最后再检查原发病灶大小、活动度以及与邻近器官的关系,以判断切除病灶的可能性。若肿瘤侵犯至其他脏器,可能时应将其一并切除。探查完成后,用温生理盐水纱布垫保护小肠与大网膜,并用深部拉钩向左侧腹腔拉开,显露右侧结肠(图 38-1)。

3. 无瘤措施　预定切断的横结肠及距回盲部 15cm 左右用两根细纱带分别结扎横结肠和回肠,边缘血管亦一并结扎在内。如果肿瘤可疑侵及浆膜层,需用干纱布垫包裹肿瘤或表面涂以化学黏胶,将

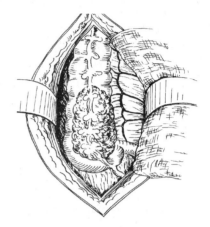

图 38-1　显露右侧结肠和肿瘤

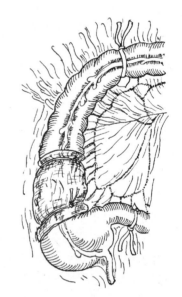

图 38-2　结扎肿瘤远近侧肠腔,肿瘤
表面用纱布垫包裹

肿瘤予以隔离(图 38-2)。

4. 游离右半结肠　手术床体位左倾,将盲肠及升结肠牵向左侧,沿右结肠旁沟自髂窝至结肠肝曲切开升结肠外侧后腹膜,自回盲部至升结肠将右侧结肠与结肠系膜向中线牵拉,此时需注意避免损伤十二指肠与输尿管(图 38-3)。然后将肝结肠韧带结扎切断(图 38-4),分离结肠肝曲。将胃结肠韧带右侧切开,分离横结肠右段(图 38-5)。

5. 阻断血供　切开横结肠中段和回肠末段(距回盲瓣 10～15cm 处)的系膜,将结肠右动脉、静脉,回结肠动脉、静脉和结肠中动脉、静脉的右侧分支分

离,于根部双重结扎并切断(图 38-6)。

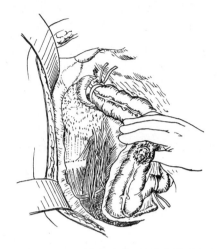

图 38-3　将结肠推向中线,显露腹膜后组织

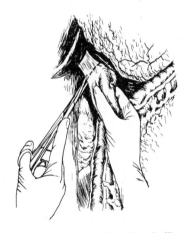

图 38-4　结扎切断肝结肠韧带

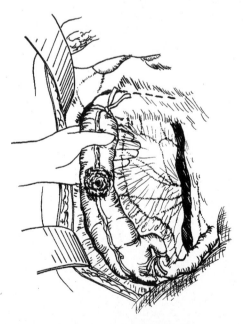

图 38-5　切开胃结肠韧带

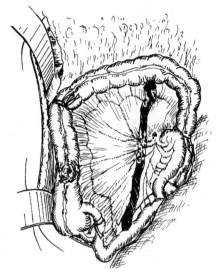

图 38-6　结扎、切断肠系膜血管

6. 切除病灶　于横结肠拟切除线(距肿瘤边缘 10cm 以上)和末段回肠(距盲肠 15cm 处)钳夹肠管,其中回肠末端应斜行钳夹。切除端肠管用十二指肠钳(或全齿直止血钳)夹住,保留端肠管以无损伤肠钳夹住,分别切断末段回肠和横结肠(图 38-7)。至此,将末段回肠、盲肠、升结肠和右半横结肠连同系膜、右半部大网膜、腹膜后脂肪及淋巴组织一并切除。

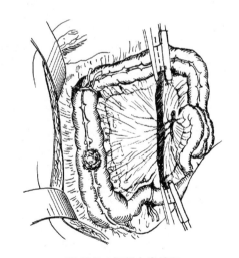

图 38-7　切断右半结肠

7. 消化道重建　方法:①手工法:将回肠、横结肠行端-端吻合术。先用 1 号丝线于后壁两端各缝 1 针牵引线,间断缝合后壁浆肌层和全层(图 38-8),最后缝合前壁全层和浆肌层。吻合完毕后,关闭系膜裂孔(图 38-9),右侧腹后壁腹膜裂口缺损较大时,应尽量缝合减少创面或用回肠系膜加以覆盖固

定。回肠和横结肠的吻合,亦可采用端-侧吻合或侧-侧吻合(图 38-10)。②吻合器法:回肠和横结肠的吻合可采用吻合器行端-侧吻合或侧-侧吻合(图 38-11)。③回肠、横结肠的吻合还可以用吻合环吻合(图 38-12)。

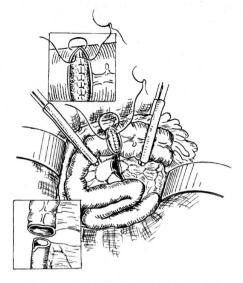

图 38-8 吻合回肠横结肠吻合口的后壁

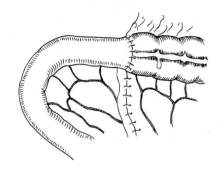

图 38-9 吻合完毕,封闭系膜孔

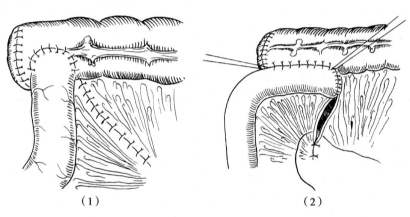

（1）　　　　　　　　（2）

图 38-10 回肠横结肠吻合
（1）回肠横结肠端-侧吻合;（2）回肠横结肠侧-侧吻合(手工)

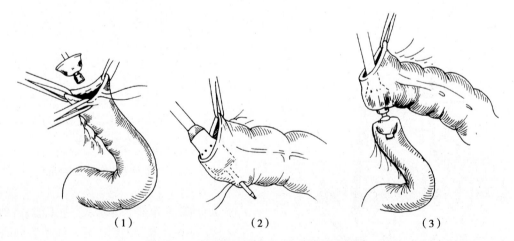

（1）　　　　　（2）　　　　　（3）

图 38-11 回肠横结肠吻合(吻合器端-侧吻合)

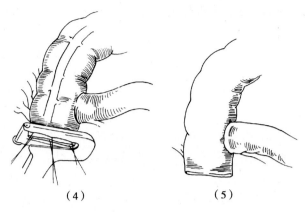

（4） （5）

**图 38-11 回肠横结肠吻合（吻合器端-侧吻合）（续）**
（1）回肠荷包缝合，置入抵钉座；（2）横结肠断端置入管型吻合
器；（3）连接吻合器两部分，击发吻合；（4）线型缝合器闭合横
结肠；（5）完成吻合后外观

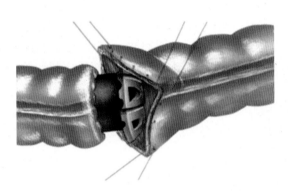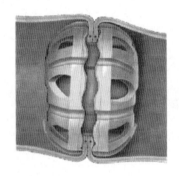

**图 38-12 回肠横结肠吻合（吻合环端-端吻合）**

8. 关腹 温蒸馏水反复冲洗腹腔后检查创面止血，逐层缝闭腹壁各层。一般可不放引流，创面若渗血较多，则置腹腔引流管，自切口旁引出。

**【术中注意事项】**

1. 手术过程中要严格执行"无瘤技术"，最大限度地减少术中肿瘤细胞的"医源性播散"可能。如先缝扎血管、绑扎肠管、侵出浆膜的肿瘤表面隔离、双蒸水冲洗腹腔。游离右半结肠时，注意勿损伤十二指肠、右肾、性腺血管和输尿管。

2. 右半结肠根治性切除的关键步骤是肠系膜上静脉的充分游离，以完成各分支血管根部和第三站淋巴结的清扫，这区域血管较多，操作需细致，视野要清晰。

3. 因回肠末段是回结肠动脉供血，为避免术后吻合口瘘的发生，吻合时既要注意血供，又要注意无张力，且吻合口远近端要通。若回肠过细，可沿回肠对系膜侧切开，以保证与横结肠断端对合准确，或行回肠-横结肠端-侧或侧-侧吻合。吻合后关腹前要检查回肠1m左右的血供情况。

4. 向左侧游离大网膜，结扎、切断胃网膜左血管时，先在脾左侧垫以大纱布抬高脾脏，同时切断脾结肠韧带，以免撕破脾被膜。

5. 手术完毕时，热（一般42℃）无菌蒸馏水冲洗腹腔和腹膜后，吸净积血及血块。

**【术后处理】**

1. 术后当日吸氧，取仰卧位，密切观察血压、脉搏、呼吸和体温，待血压、脉搏平稳24小时后改半卧位。如病情需要转重症科监护。

2. 术后禁食、静脉补液，必要时输血，禁食期间注意口腔护理。继续胃肠减压，待肛门排气（多数患者在术后3~5天恢复）后，若患者不感腹胀即可拔除胃管。

3. 拔管后可进流质饮食，逐渐过渡到半流质和普通饮食。鼓励早下床活动，术后2周内禁直肠镜检和灌肠。

4. 积极控制感染，应用广谱抗生素。

5. 术后留置尿管，一般情况下术后24小时可以拔除。

6. 创口疼痛术后48小时内最剧烈，可给予适量镇痛剂。

7. 术后根据患者的全身情况、肿瘤分期和诊疗规范,决定是否行辅助化疗。

8. 术后定期复查 B 超、肠镜、血 CEA 等,以早期发现转移或复发病灶。

【主要手术并发症】

1. 吻合口瘘 多发生在术后 1 周左右,主要表现为局部腹膜炎和发热等全身症状,由于右侧的结肠内容物呈浆糊态且富含消化酶,故发生吻合口瘘后其漏出物直接进入腹腔后,患者的腹膜炎症状及全身症状均较严重。对于全身情况严重者,可行吻合口外置;若腹腔内污染不重,全身情况尚可耐受者,可暂行腹腔引流,引流时须保持引流管畅通,若无效可考虑重作吻合或同时作回肠造口。

2. 机械性肠梗阻 多与腹腔内感染或小肠与切口缝合部发生粘连以及腹部手术后内疝形成有关。前者一旦发生,先行非手术治疗,无效时则需作粘连松解术。内疝形成者应尽早再次手术解除压迫。

3. 输尿管损伤 术中如损伤了输尿管的血运,术后易发生坏死、穿孔。若术中即发现损伤,则应行缝合或吻合,并放置输尿管支架管;若在 24 小时后始发现损伤时,因合并炎症、水肿,修补常失败。可先做暂时性肾盂造口术,并引流外渗尿液,待 2~3 个月后再做修复手术。

4. 吻合口狭窄 轻度狭窄不用处理,因粪便有扩张作用,可自行缓解;重度狭窄,则必须手术治疗。

【述评】 右半结肠根治切除按肿瘤部位不同,手术范围稍有差别。右半结肠根治切除的标准应将右侧结肠、右结肠系膜前叶、右结肠系膜后叶(融合成右 Toldt 筋膜和胰十二指肠前筋膜),及右结肠系膜前后叶之间的血管淋巴组织整块切除。当肿瘤位于回盲部仅需游离脾区结肠,当肿瘤位于结肠脾曲,需结扎胃网膜右血管并清扫幽门下淋巴结,同时完整切除胰十二指肠前筋膜。切除后可见清晰的手术范围:上至胰头和十二指肠,下至右输尿管和髂总动脉交叉处。从完整系膜切除(CME)的理念上看,衡量右半根治性切除的手术效果的标准有:①右 Toldt 筋膜和胰十二指肠前筋膜完整切除;②肠系膜上静脉外科干的裸露,因其右侧有回结肠静脉、右结肠静脉、胃肠静脉干汇入,肠系膜上动脉发出回结肠动脉、右结肠动脉、结肠中动脉横过该外科干支配右半结肠。

# 第四节 左半结肠根治切除术

【概述】 切除左侧 1/2 或 1/3 横结肠及其相应系膜、降结肠及其系膜和部分乙状结肠及其系膜,肠管两切缘距离肿瘤边缘需大于 10cm,根部离断左结肠血管、中结肠血管和乙状结肠血管的第 1~2 支。清扫切除区域系膜的淋巴结、上述血管根部淋巴结和肠系膜下血管根部淋巴结。

【适应证】 结肠脾曲、降结肠和乙状结肠上段的恶性肿瘤。

【禁忌证】

1. 晚期结肠癌,估计淋巴结广泛转移难以完全清扫干净;

2. 合并远处多发转移;

3. 全身情况差或合并心肺疾病难以承受麻醉和手术。

【术前准备】

1. 纠正术前的贫血或低蛋白血症。

2. 完善有关检查,常规行肝脏 CT 或 B 超检查,了解有无肝脏转移。如果患者有糖尿病,应将血糖控制在基本正常范围,心肺肾功能不全者应积极处理。

3. 术前留置胃管和尿管。为减少患者不适,目前有条件医院在麻醉后留置胃管和尿管。

4. 麻醉诱导前可静脉注射预防性使用抗生素。

【麻醉】 气管内插管静脉复合麻醉或持续硬膜外麻醉。

【体位】 仰卧位

【手术步骤】

1. 切口 取正中切口,由于需游离脾区,切口应足够长。切口保护套保护切口,置 C 形腹部拉钩以充分暴露。

2. 探查 进入腹腔后,由远至近探查。是否有腹水。先探查盆底有无结节,然后探查肝、胆、脾、胃、小肠、结肠和直肠、系膜和腹主动脉旁淋巴结,最后探查原发病灶的大小、活动度以及与周围器官的关系。

3. 显露左半结肠 体位调整为头高右侧卧位,利用小肠重力向右侧、右下腹倾斜。右侧用温盐水纱布垫保护小肠与大网膜,显露左侧结肠和肿瘤位置(图 38-13)。

4. 无瘤措施 在横结肠近脾脏水平和乙状结

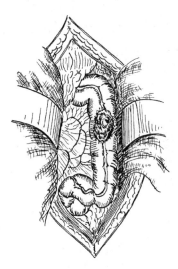

图 38-13　显露左侧结肠和肿瘤

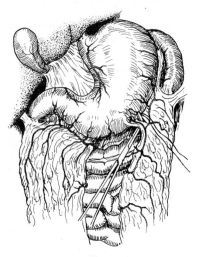

图 38-15　结扎切断左半侧大网膜

肠远端水平分别用纱带结扎结肠肠腔，将边缘血管一并结扎在内（图 38-14），如果肿瘤可疑侵及浆膜层，需用干纱布垫包裹肿瘤或涂以化学黏胶，将肿瘤予以隔离。

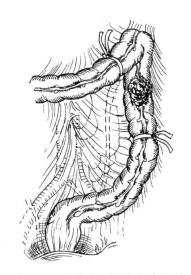

图 38-14　肿瘤两侧结扎，阻断肠腔

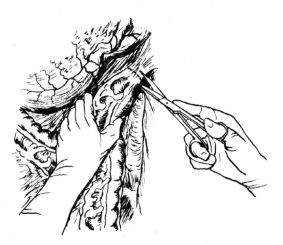

图 38-16　结扎切断脾结肠韧带

5. 游离左半结肠　从大弯侧胃网膜左侧血管弓上开始切开大网膜，并向左游离，结扎、切断胃网膜左血管和脾结肠韧带（图 38-15），可以用超声刀或 Ligasure 直接离断网膜和结肠系膜。游离结肠脾曲（图 38-16），注意避免损伤肾脏和胰尾。然后沿降结肠后外侧腹膜将降结肠完全游离（图 38-17）。降结肠与升结肠虽同为腹膜间位器官，但降结肠直径小，所以所占腹膜间位少，游离较容易。

6. 处理血管　沿横结肠系膜根部与胰体下缘交界处切开后腹膜，将十二指肠第三段向上牵开，即可显露腹主动脉及肠系膜下动脉根部，将其周围的

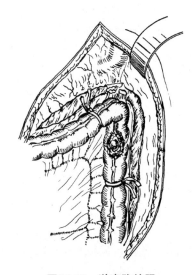

图 38-17　游离降结肠

脂肪淋巴组织全部清除,并结扎、切断肠系膜下动脉(图38-18)。然后在肠系膜下动脉左侧相同平面结扎切断肠系膜下静脉,如肠系膜下动脉根部淋巴结

肿大,应在更高位置胰腺下缘贴近根部结扎肠系膜下静脉。或保留直肠上动脉,在左结肠动脉的起始部结扎、切断左结肠动、静脉。

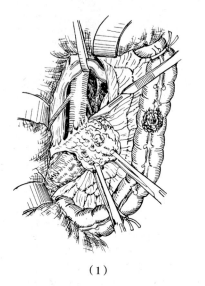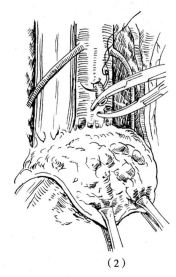

(1)                                    (2)

**图38-18** (1)清除腹主动脉旁和肠系膜下动脉根部的淋巴脂肪组织;(2)结扎切断肠系膜下动脉

7. 切除相应系膜 提起拟切除肠段,注意保留吻合部位的血管弓,直视下避开左肾及其肾上腺、左输尿管和生殖血管(图38-19),分离系膜至拟行吻合之结肠处。

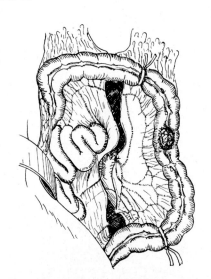

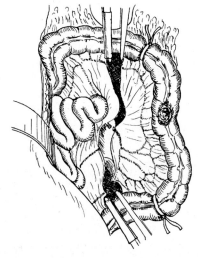

**图38-20** 整块切除肿瘤所在部位的肠管和系膜

后缝闭系膜缺损。

10. 引流与缝合 冲洗腹腔后,然后于左侧结肠旁沟处放置一引流管,从切口左侧腹壁另戳孔引出,分层关腹。如果肿瘤已侵及浆膜层,可用42℃热水配化疗药溶液行腹腔化疗,引流管夹闭在术后2~4小时才开放。

**图38-19** 游离结肠系膜至拟切除肠管处

8. 病变部整块切除 切断横结肠和乙状结肠结扎带远侧之肠管(图38-20),将包括大网膜、横结肠左半、脾曲和降结肠及其系膜和淋巴结作整块切除。

9. 消化道重建 横结肠-乙状结肠或直肠端-端吻合(图38-21),吻合应采用手工法、吻合器或吻合环,手工吻合连续锁边吻合易引起吻合口狭窄。然

【术中注意要点】

1. 手术过程中要严格执行"无瘤技术",最大限度地减少术中肿瘤细胞的"医源性播散"可能,提高手术效果,改善术后长期生存率。

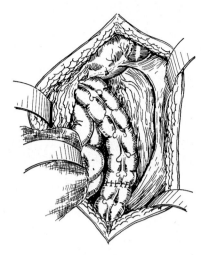

图 38-21　降结肠-乙状结肠下断端-端吻合

2. 游离脾结肠韧带时,注意不可用力过猛地牵引结肠,以免撕裂脾脏;将左半结肠系膜从后腹膜壁层分离时,应常规显露胰尾、左侧肾脏、输尿管和生殖血管,避免损伤诸脏器。

3. 横结肠-乙状结肠或直肠端-端吻合血供好、无张力,而且缝扎松紧要合适,以避免发生吻合口瘘;若张力较大,可游离结肠肝曲部位。

【术后处理】

1. 术后当日吸氧,取仰卧位,密切观察血压、脉搏、呼吸和体温,待血压、脉搏平稳 24 小时后改半卧位。如病情需要转重症科监护。

2. 术后禁食、静脉补液,必要时输血,禁食期间注意口腔护理。继续胃肠减压,待肛门排气(多数患者在术后 3～5 天恢复)后,若患者不感腹胀即可拔除胃管。

3. 拔管后可进流质饮食,逐渐过渡到半流质和普通饮食。鼓励早下床活动,术后 2 周内禁直肠镜检和灌肠。

4. 积极控制感染,应用广谱抗生素。

5. 术后留置尿管,一般情况下术后 24 小时可以拔除。

6. 创口疼痛术后 48 小时内最剧烈,可给予适量镇痛剂。

7. 术后根据患者的全身情况、肿瘤分期和诊疗规范,决定是否行辅助化疗。

8. 术后定期复查 B 超、肠镜、血 CEA 等,以早期发现转移或复发病灶。

【主要手术并发症】

1. 左侧输尿管和生殖血管的损伤。

2. 脾脏和胰腺尾部的损伤。

3. 吻合口瘘和吻合口狭窄。

# 第五节　横结肠根治性切除术

【适应证】　横结肠中部癌。

【禁忌证】

1. 晚期结肠癌,估计淋巴结广泛转移难以完全清扫干净。

2. 合并远处多发转移。

3. 全身情况差或合并心肺疾病难以承受麻醉和手术。

【术前准备】

1. 纠正术前的贫血或低蛋白血症。

2. 完善有关检查,常规行肝脏 CT 或 B 超检查,了解有无肝脏转移。如果患者有糖尿病,应将血糖控制在基本正常范围,心肺肾功能不全者应积极处理。

3. 术前留置胃管和尿管。为减少患者不适,目前有条件医院在麻醉后留置胃管和尿管。

4. 麻醉诱导前可静脉注射预防性使用抗生素。

【麻醉】　气管内插管静脉复合麻醉或持续硬膜外麻醉。

【体位】　仰卧位

【手术步骤】

1. 切口　取上腹部正中切口。

2. 探查　进入腹腔后,首先用切口保护套隔离保护切口,然后按由远至近原则探查,注意有否血性腹水。先探查盆底有无结节,然后探查肝、胆、脾、胃、小肠、结肠和直肠、肠系膜和腹主动脉旁淋巴结,最后探查原发病灶的大小、活动度以及与周围器官的关系。

3. 无瘤措施　如果肿瘤可疑侵及浆膜层,用干纱布垫包裹肿瘤或表面涂以化学黏胶以隔离肿瘤,然后分别在肿瘤的近、远侧,分别用纱带结扎横结肠肠腔,将边缘血管一并结扎在内(图 38-22)。

4. 游离横结肠　由胃网膜血管弓上开始,先向左游离左半侧大网膜至结肠脾曲,分离、结扎、切断胃网膜左血管和脾结肠韧带。再沿胃网膜右血管弓游离右半大网膜,结扎、切断胃网膜右血管,在十二指肠第 2 段前面及腹侧壁向下分离直至结肠肝曲,

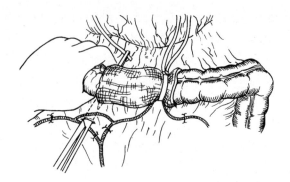

图 38-22　结扎横结肠肿瘤两侧肠管

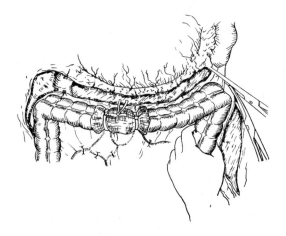

图 38-23　游离横结肠和结肠的肝区、脾区

将横结肠和结肠肝曲完全游离（图 38-23）。

　　5. 切断横结肠系膜　V 形切断横结肠系膜（图 38-24），向前上方牵开横结肠，切开横结肠系膜与胰腺下缘交界处，向下分离，显露结肠中动脉及静脉，分离后于根部切断并双重结扎，并清除其周围淋巴结（图 38-25）。

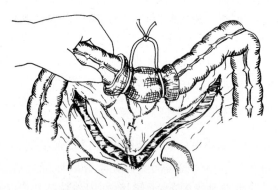

图 38-24　V 形切开横结肠系膜

　　6. 肠管离断　在预定切除水平将两端结肠切断。

　　7. 整块切除肠管及相应系膜　分别将横结肠边缘血管结扎、切断，整块切除包括全部大网膜、相应横结肠及其系膜和淋巴结（图 38-26）。

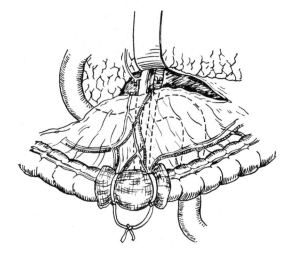

图 38-25　结扎切断横结肠中动脉及其静脉

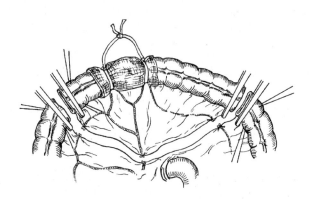

图 38-26　整块切除横结肠、大网膜和横结肠系膜

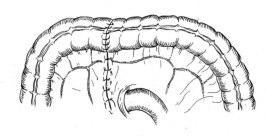

图 38-27　升、降结肠端-端吻合，闭合系膜裂孔

　　8. 消化道重建　将升、降结肠作端-端吻合，吻合完毕后缝闭系膜缺损处（图 38-27）。

　　9. 关腹　无菌热双蒸馏水冲洗腹腔后逐层关腹，若肿瘤侵及浆膜层，可行腹腔化疗。

　　【术中注意要点】

　　1. 手术过程中要严格执行"无瘤技术"，最大限度地减少术中肿瘤细胞的"医源性播散"可能，提高手术效果，改善术后长期生存率。

　　2. 游离结肠脾曲时，不宜用力牵拉以免撕破脾包膜。肝结肠、脾结肠韧带均需逐一结扎切断。

　　3. 如估计吻合口张力过大时，可进一步游离右半结肠或脾曲以利对拢。吻合时针距不宜过疏或过密,系膜不能扭曲,并且处理好近吻合口的肠脂垂。如吻合两断端口径大小有差异时,应采用先缝两侧缘,再缝中点方法,使"一端伸,一端缩",最终同步完成缝合。此外,注意建立的吻合口应宽大、畅通。

4. 术中若见副中结肠动脉应一并于根部结扎切断。

【术后处理】

1. 术后当日吸氧,取仰卧位,密切观察血压、脉搏、呼吸和体温,待血压、脉搏平稳 24 小时后改半卧位。如病情需要转重症科监护。

2. 术后禁食、静脉补液,必要时输血,禁食期间注意口腔护理。继续胃肠减压,待肛门排气(多数患者在术后 3~5 天恢复)后,若患者不感腹胀即可拔除胃管。

3. 拔管后可进流质饮食,逐渐过渡到半流质和普通饮食。鼓励早下床活动,术后 2 周内禁直肠镜检和灌肠。

4. 积极控制感染,应用广谱抗生素。

5. 术后留置尿管,一般情况下术后 24 小时可以拔除。

6. 创口疼痛术后 48 小时内最剧烈,可给予适量镇痛剂。

7. 术后根据患者的全身情况、肿瘤分期和诊疗规范,决定是否行辅助化疗。

8. 术后定期复查 B 超、肠镜、血 CEA 等,以早期发现转移或复发病灶。

【并发症】

1. 吻合口瘘和吻合口狭窄　预防和处理见右半结肠切除术。

2. 脾脏损伤　多为游离结肠脾曲时撕裂脾被膜所致,术中多能发现,一般不需要切除脾脏,可用电凝、粘胶或修补等方法进行处理。术后若出现大量腹腔出血,应积极探查。若为脾脏损伤,先进行修补止血,如果无效可行脾切除术。

# 第六节　乙状结肠根治性切除术

【概述】　切除范围:切除癌肿在内的切缘距肿瘤边缘应大于 10cm 的乙状结肠肠段及相应肠管系膜,如病灶位于乙状结肠起始段,还需要游离部分降结肠,包括所属的系膜,如病灶位于乙状结肠下段,则还需要游离部分直肠上段。在肠系膜下血管发出左结肠血管分支后予以离断或直接于肠系膜下血管根部离断。清扫切除区域系膜的淋巴结及血管周围的淋巴脂肪组织。

【适应证】　无肠系膜下血管根部淋巴结转移的乙状结肠癌。

【禁忌证】

1. 晚期结肠癌,估计淋巴结广泛转移难以完全清扫干净。

2. 合并远处多发转移。

3. 全身情况差或合并心肺疾病难以承受麻醉和手术。

【术前准备】

1. 纠正术前的贫血或低蛋白血症。

2. 完善有关检查,常规行肝脏 CT 或 B 超检查,了解有无肝脏转移。如果患者有糖尿病,应将血糖控制在基本正常范围,心肺肾功能不全者应积极处理。

3. 术前留置胃管和尿管。为减少患者不适,目前有条件医院在麻醉后留置胃管和尿管。

4. 麻醉诱导前可静脉注射预防性使用抗生素。

【麻醉】　气管内插管静脉复合麻醉或持续硬膜外麻醉。

【体位】　仰卧位

【手术步骤】

1. 取中下腹正中切口,1/4 在脐上,3/4 在脐下。

2. 进入腹腔后,用切口保护圈保护切口。然后探查有无腹水;肝脏、盆腔及肠系膜淋巴结有无转移,从直肠开始触摸结、直肠,以免遗漏多源瘤;再检查原发病灶大小、活动度以及与邻近器官的关系,以判断切除病灶的可能性。若肿瘤侵犯至其他脏器,可能时应将其一并切除。

3. 在肿瘤近、远侧分别用纱布带结扎乙状结肠肠腔,系膜血管一并结扎在内(图 38-28)。如果肿瘤可疑侵及浆膜层,用干纱布垫包裹肿瘤或表面涂以化学黏胶以隔离肿瘤。

4. 提起乙状结肠向内牵拉,切开乙状结肠左侧的后腹膜,上至降结肠,下达上段直肠两侧腹膜,保证两切缘距离肿瘤边缘至少 10cm。显露腹膜后组织,注意保护左侧的输尿管和生殖血管(图 38-29)。

5. 在肠系膜下动脉根部附近切开腹主动脉左侧缘的后腹膜,向下向上游离,即可显露腹主动脉及肠系膜下动脉根部(在腹主动脉分叉的近端约 4cm),清除周围淋巴脂肪组织,于乙状结肠动脉根部双重结扎切断(图 38-30),同时处理伴行静脉。

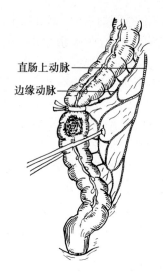

图38-28　显露乙状结肠肿瘤、结扎肿瘤所在的肠段

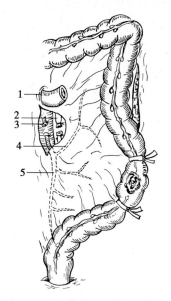

图38-31　结扎肠系膜下动、静脉
1. Treitz 韧带；2. 肠系膜下静脉；3. 肠系膜
下动脉；4. 左结肠动脉；5. 直肠上动脉

6. 扇行分离拟切除的乙状结肠系膜，注意血管弓的走行，保证吻合口有充足的血供，再分别切断乙状结肠近、远侧的肠管，整块切除病变乙状结肠及其系膜和淋巴结。

7. 消化道重建　降结肠和直肠端-端吻合，多采用吻合器吻合（图38-32），缝闭或胶合系膜缺损。

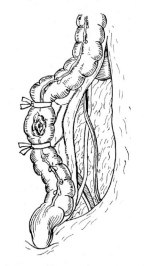

图38-29　游离乙状结肠、注意左输尿管与生殖血管

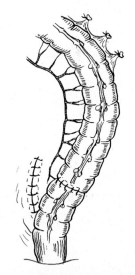

图38-32　切除后结肠直肠吻合，封闭系膜孔

【术中注意要点】

1. 手术过程中要严格执行"无瘤技术"，最大限度地减少术中肿瘤细胞的"医源性播散"可能。

2. 有时输尿管可能紧靠肠系膜下动脉起始处，在将乙状结肠及其系膜从后腹膜壁层分离时，须常

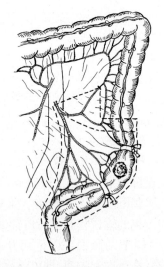

图38-30　结扎乙状结肠动脉及切除范围

如该处淋巴结明显大，则于肠系膜下动脉根部双重结扎切断，同法处理肠系膜下静脉（图38-31）。

规显露并妥善保护左侧输尿管和生殖血管,以避免对这些脏器的损伤。

3. 降结肠-直肠端-端吻合张力大,则应游离部分降结肠加以松解。

4. 乙状结肠癌,若见肠系膜下动脉根部淋巴结转移阳性,则行左半结肠切除术。

【术后处理】

1. 术后当日吸氧,取仰卧位,密切观察血压、脉搏、呼吸和体温,待血压、脉搏平稳 24 小时后改半卧位。如病情需要转重症科监护。

2. 术后禁食、静脉补液,必要时输血,禁食期间注意口腔护理。继续胃肠减压,待肛门排气(多数患者在术后 3~5 天恢复)后,若患者不感腹胀即可拔除胃管。

3. 拔管后可进流质饮食,逐渐过渡到半流质和普通饮食。鼓励早下床活动,术后 2 周内禁直肠镜检和灌肠。

4. 积极控制感染,应用广谱抗生素。

5. 术后留置尿管,一般情况下术后 24 小时可以拔除。

6. 创口疼痛术后 48 小时内最剧烈,可给予适量镇痛剂。

7. 术后根据患者的全身情况、肿瘤分期和诊疗规范,决定是否行辅助化疗。

8. 术后定期复查 B 超、肠镜、血 CEA 等,以早期发现转移或复发病灶。

【主要手术并发症】

1. 左侧输尿管的损伤。

2. 吻合口瘘和吻合口狭窄。

# 第七节　扩大右半结肠根治性切除术

【适应证】　横结肠近端癌和结肠肝曲癌,或者为肠道准备不良,有大量积粪的横结肠癌、结肠肝曲癌及某些梗阻性左半结肠癌。

【禁忌证】

1. 晚期结肠癌,估计淋巴结广泛转移难以完全清扫干净;

2. 合并远处多发转移;

3. 全身情况差或合并心肺疾病难以承受麻醉和手术。

【术前准备】

1. 纠正术前的贫血或低蛋白血症。

2. 完善有关检查,常规行肝脏 CT 或 B 超检查,了解有无肝脏转移。如果患者有糖尿病,应将血糖控制在基本正常范围,心肺肾功能不全者应积极处理。

3. 术前留置胃管和尿管。为减少患者不适,目前有条件医院在麻醉后留置胃管和尿管。

4. 麻醉诱导前可静脉注射预防性使用抗生素。

【麻醉】　气管内插管静脉复合麻醉或持续硬膜外麻醉。

【体位】　仰卧位

【手术步骤】

1. 切口　取腹正中切口,切口要足够长,以便术中暴露良好。

2. 探查　进入腹腔后,先用切口保护套隔离保护切口,然后由远至近探查。先探查盆底有无结节,然后探查肝、胆、脾、胃、小肠、结肠和直肠、肠系膜和腹主动脉旁淋巴结,最后探查原发病灶的大小、活动度以及与周围器官的关系。

3. 无瘤措施　在预定切断水平用纱布带分别结扎横结肠和回肠末段,边缘血管一并结扎在内,一般来说,应距离癌肿边缘上、下方不少于 10cm 作为肠管切断水平。如果肿瘤可疑侵及浆膜层,需用干纱布垫包裹肿瘤或化学胶涂肿瘤侵出面,将肿瘤予以隔离。

4. 分离大网膜　由胃网膜血管弓上开始向左游离左半侧大网膜,分离、结扎、切断胃网膜左血管,根据需要游离或不游离结肠脾曲、降结肠。然后沿胃网膜血管弓向右侧游离横结肠及结肠肝曲。从回盲部开始显露右结肠旁沟,直视下剪开右后外侧腹膜,游离盲肠和升结肠,至此拟切除部分肠管已完全游离。

5. 处理血管和系膜　在胰头前面解剖出胃-结肠静脉共同干(图 38-33),将共同干的结肠支(结肠右静脉)结扎、切断,一并清除血管周围的脂肪淋巴组织。于胰腺钩突部内侧、胰腺下缘水平解剖出肠系膜上血管和结肠中血管,将结肠中血管根部的脂肪淋巴组织亦清除,并结扎、切断结肠中血管根部。然后,沿肠系膜上血管方向剪开后腹膜,分离、解剖结肠右血管和回结肠血管,先后在诸血管根部予以结扎、切断。将拟切除肠段和相应系膜从根部至肠缘分离、结扎。期间可提起肠管,观察血管弓的走行,保证吻合口有充足的血供。

6. 病灶切除　于横结肠左 1/3 或更远处和末段回肠钳夹、切断肠管,移除回肠末段、盲肠、升结

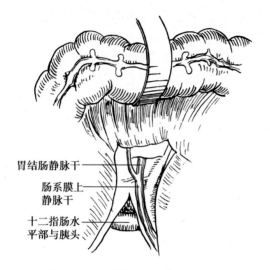

胃结肠静脉干

肠系膜上
静脉干

十二指肠水
平部与胰头

**图 38-33　显露胃-结肠静脉共同干**

肠、横结肠及其系膜。

7. 消化道重建　将回肠、横结肠断端行端-端吻合,吻合方法同右半结肠切除术。再将系膜缘对合缝闭。

8. 关腹　用双蒸馏水冲洗腹腔,逐层缝闭腹壁。视创面渗液情况决定放置引流。

【术中注意事项】

1. 手术过程中严格执行"无瘤术原则"。同右半结肠。

2. 整块切除右半结肠时,应特别注意十二指肠和右侧输尿管的解剖关系,避免损伤十二指肠第 3 段及右侧输尿管。

3. 向左侧游离大网膜并结扎切断胃网膜左血管后,应垫高脾脏位置并切断脾结肠韧带,以避免撕破脾脏包膜。

4. 结肠肝曲癌可向胃大弯右侧淋巴结和幽门下淋巴结转移,故应将胃网膜右血管连同右半侧大网膜一并切除,并于根部切断胃网膜右动脉,清除幽门下淋巴结。

【术后处理】

1. 术后当日吸氧,取仰卧位,密切观察血压、脉搏、呼吸和体温,待血压、脉搏平稳 24 小时后改半卧位。如病情需要转重症科监护。

2. 术后禁食、静脉补液,必要时输血,禁食期间注意口腔护理。继续胃肠减压,待肛门排气(多数患者在术后 3 ~ 5 天恢复)后,若患者不感腹胀即可拔除胃管。

3. 拔管后可进流质饮食,逐渐过渡到半流质和普通饮食。鼓励早下床活动,术后 2 周内禁直肠镜检和灌肠。

4. 积极控制感染,应用广谱抗生素。

5. 术后留置尿管,一般情况下术后 24 小时可以拔除。

6. 创口疼痛术后 48 小时内最剧烈,可给予适量镇痛剂。

7. 术后根据患者的全身情况、肿瘤分期和诊疗规范,决定是否行辅助化疗。

8. 术后定期复查 B 超、肠镜、血 CEA 等,以早期发现转移或复发病灶。

【主要手术并发症】

1. 术后胃无张力症偶见于切除胃网膜血管者,特别是横结肠癌合并胃大弯切除时极易发生。发生后均应保守治疗,短者 10 天左右,长者 40 天均可缓解。

2. 存在肛门括约肌功能不良的患者可能术后会出现顽固性腹泻,因而强调对这类患者不宜行扩大切除术。

【述评】　右半结肠切除扩大手术耗时较长,出血量较常规右半结肠切除略多,但吻合口瘘的发生率并未增加。特别对进展期结肠癌(Dukes B、C 期),或分化差及多发癌,行常规标准根治术切除范围不足易导致复发,为减少局部复发,提高 5 年生存率,行扩大根治术非常必要。而且扩大根治术清除了全部淋巴结,可以最大限度地减少转移淋巴结的残留。但结肠癌血行转移达 70% 以上,行扩大切除术时更应加强"无瘤观念与措施",以免随着手术范围扩大,增加血行转移机会。

# 第八节　梗阻性左半结肠切除术

【概述】　外科治疗结肠癌性梗阻的目的:一是解除梗阻,二是切除肿瘤,三是恢复肠管的通畅。左半结肠癌所致梗阻的手术采用的术式选择有以下几种:①肿瘤一期切除一期吻合;②一期切除吻合,近侧结肠造口,二期关闭造口;③Hartmann 造口术,即一期根治性切除肿瘤后,直肠远端封闭,结肠近端造口,可二期闭瘘恢复肠道连续性;④采用扩大右半结肠切除术治疗左侧梗阻性结肠癌,行回肠乙状结肠或回肠直肠吻合;⑤一期造口,二期切除吻合,三期关闭造口;⑥对于不能切除的肿瘤,施行单纯造瘘或回结肠吻合的捷径手术。术式选择不一,各有利弊,应根据患者的全身情况、肿瘤局部浸润情况及手术者的技术水平进行选择。随着术中肠道灌洗术的临床应用、新型抗生素的预防性应用及临床医生手术技术的提高,越来越多学者倾向于在适宜条件下对梗阻性左半结肠癌患者行一期切除吻合术。

对无法行根治术的情况仍需行单纯粪便转流:其原理是将肠内容由结肠近端引流到结肠远端,避开肿瘤引起的梗阻部位。因回盲瓣影响,回肠造瘘解除结肠梗阻慎用。适应于患者一般情况差,不能耐受麻醉;肿瘤局部侵犯广泛无法切除;肿瘤远处转移;结肠癌引起梗阻等。手术方式包括盲肠造口术、结肠祥造瘘和内短路术。①盲肠造口术:一般指盲肠置管造口引流,局麻或者开腹将盲肠直接固定在右下腹,将带有蘑菇头的管子或者 Foley 导尿管经腹壁置管放入盲肠,置管造瘘只在暂时减压或者不能结肠祥造瘘的情况下使用。②结肠祥造瘘:适用于梗阻性结肠癌分期切除的一期手术,或是无法根治切除的晚期结肠肿瘤的姑息疗法。一般选择横结肠在右上腹造口,造瘘口的位置要远离正中切口和肿瘤。因结肠造口还纳相对困难,如为暂时性造口选择时需要慎重。③短路手术:适合不能手术切除的、梗阻部位在盲肠到乙状结肠之间的结肠癌性梗阻。可以避免肠造口。多采用盲肠-乙状结肠侧-侧吻合。④支架置入术:内镜下支架置入先缓解梗阻,1～2 周后肠壁水中消除后行根治性切除。

【适应证】

1. 患者无严重心肺及其他脏器疾病,能耐受根治性切除者。

2. 肠道梗阻时间短,肠壁无浆肌层撕裂,血运良好。

3. 术中肠道灌洗理想,除去粪便充分者。

4. 估计吻合口松弛无张力,血运好,达到吻合口近端空、远端通的要求。

5. 完全性梗阻者,在保守治疗 4～6 小时不缓解;不完全性梗阻者,也应在保守治疗 24 小时不缓解的。梗阻合并中毒性休克者,则应在抗休克同时及时手术,去除病因。

【禁忌证】

1. 晚期结肠癌,估计淋巴结广泛转移难以完全清扫干净;

2. 合并远处多发转移;

3. 全身情况差或合并心肺疾病难以承受麻醉和手术。

【术前准备】

1. 纠正术前的贫血或低蛋白血症。

2. 完善有关检查,常规行肝脏 CT 或 B 超检查,了解有无肝脏转移。如果患者有糖尿病,应将血糖控制在基本正常范围,心肺肾功能不全者应积极处理。

3. 术前留置胃管和尿管。为减少患者不适,目前有条件医院在麻醉后留置胃管和尿管。

4. 麻醉诱导前可静脉注射预防性使用抗生素。

【麻醉】　气管内插管静脉复合麻醉或持续硬膜外麻醉。

【体位】　仰卧位

【手术步骤】

1. 切口　取足够长腹正中切口。

2. 探查　探查前用切口保护圈保护切口。进腹后先探查有无腹水;肝脏、盆腔及肠系膜淋巴结有无转移,从直肠开始触摸结、直肠,以免遗漏多源瘤;再检查原发病灶大小、活动度以及与邻近器官的关系,以判断切除病灶的可能性。按左半结肠切除术常规切除病灶。

3. 经阑尾或回肠末段切口插管行术中肠道灌洗(图 38-34),病灶远端肠腔亦行生理盐水灌洗(图 38-35)。

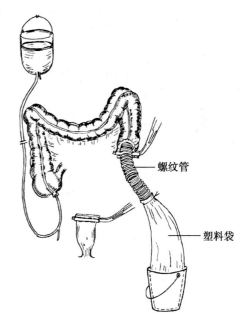

螺纹管

塑料袋

**图 38-34　近端结肠顺行灌洗**

4. 灌洗完毕后,再用 1% 的甲硝唑 200ml 灌洗,用碘伏消毒结肠两断端,行端-端吻合,视肠管扩张程度采用适合安全的吻合方式。缝闭系膜缺损。

5. 冲洗腹腔　用 0.1% 苯扎溴铵或 3000～4000ml 温生理盐水冲洗腹腔,梗阻性结肠癌多已侵及结肠浆膜面,应行腹腔盥洗化疗或区域化学粒子

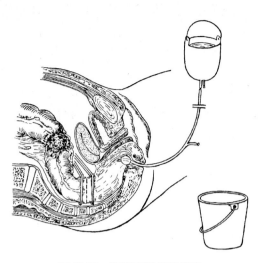

图 38-35  远端直肠逆行灌洗

植入。

6. 吻合口旁放置引流管  从侧腹壁另戳口引出，逐层关腹。

【术中注意要点】

1. 一期切除吻合术中对吻合口的处理原则是"上要空、口要正、下要通"。①保证吻合口近端结肠腔的粪便洗净，抗生素冲洗，必要时行有效的盲肠造瘘术；②要保证吻合口无明显炎症、水肿，有良好的血运，没有张力；③吻合口两侧肠腔口径大小相似，行端-端吻合为主；④注意肠管吻合时无机械性狭窄、扭曲，也无功能性障碍。

2. 梗阻近端的肠管可多切除一些，如行扩大右半结肠切除术，可连同受累的回肠末段一并切除。尽量选择血运良好、水肿较轻，肠壁脆性小的地方做切线离断肠管。

3. 操作中注意用纱垫保护好术野，避免粪便污染。

4. 术中分离结肠时，注意勿损伤输尿管、肾脏、膀胱等器官。

5. 引流要放在吻合口附近，但不能压住吻合口，引流管要求柔软，但不致被压瘪。

【术后处理】

1. 术毕即给予扩肛，持续 5～10 分钟，除去肛门括约肌正常张力，以后每日扩肛 1～3 次，至肛门自动排气为止。

2. 肠道恢复排气排便后可进流质，逐步恢复正常饮食。

3. 留置导尿管，观察尿量和尿的颜色，注意有无血尿情况，一般术后 1～2 天可拔除。

4. 术后继续抗生素及营养支持疗法。

5. 保持术后引流管通畅，认真观察引流物的量

和性状，及时发现术后吻合口瘘或腹腔内出血等并发症。该引流属于安全引流，一般不需要负压吸引，至多为低负压吸引。待自肛门正常排气排便，日引流量低于 30ml，引流液性质无异常时可考虑拔管。一般情况下，该手术引流管拔除可以比常规手术延迟 1～2 天，应更慎重些。

【并发症】

1. 吻合口瘘  多发生在术后 1 周左右，轻者可仅有少许吻合口周围渗漏，引流管内有粪水样液体流出，表现为轻微的临床症状。重者可能发生吻合口大部乃至完全裂开，引起局限性或弥漫性腹膜炎。瘘的发生可能有以下几方面原因：①急诊手术未能行充分的肠道准备；②梗阻近端肠腔内多量积粪未能清除；③梗阻近端结肠与远端肠腔口径及肠壁的厚度差别太大，一期吻合困难；④术中腹腔的污染与感染；⑤结肠吻合口远侧仍有梗阻或不完全梗阻，包括肛门括约肌的持续痉挛状态引起吻合口张力较大以致发生破裂；⑥吻合技术上的缺陷。一般根据患者术后临床表现及体检可发现吻合口瘘，必要时可通过口服药用炭末、直肠指诊、B 超或腹部照片等检查确定。一旦发生吻合口瘘，但无腹膜炎表现，引流管通畅，可暂行保守治疗，改善患者全身状况，加强营养支持疗法；选用抗生素时应同时给抗厌氧菌药；合并糖尿病者，应用胰岛素治疗；停止用各种影响免疫功能的抗癌药；用低分子右旋糖酐与丹参类药物改善组织微循环。若引起局限性腹膜炎，则仅行腹腔引流或将感染创口敞开引流即可，有条件时应采用肠外营养（PN）疗法，如吻合口远端肠管无梗阻，多数患者在全身营养支持治疗下 2～4 周内可愈合。引起弥漫性腹膜炎者可行横结肠造口术使粪便转流，或将原吻合口拆开，近远端肠管分别造口，待腹腔感染控制，伤口愈合后再择期手术处理。

2. 感染  包括因肠袢坏死、肠穿孔后产生粪性腹膜炎致全身性感染、术后留置导尿管所致泌尿系感染、肺部感染以及术后腹部切口感染等局部感染。治疗上应选用大剂量广谱并对肾脏损害较小的抗生素（包括抗厌氧菌药物），应静脉用药，以保持血中药物达到治疗浓度。同时纠正水电解质与酸碱代谢紊乱，防止多器官功能衰竭。对于术后局部感染则应视感染部位、范围与是否形成脓肿，采取相应的处理方法。包括穿刺抽吸、B 超引导下穿刺置管引流和必要时经腹切开引流放置较粗的硅胶管引流。

【述评】  左半结肠具有特殊的解剖、生理特点：①壁薄、血液供应差；②肠内容物多呈固态，含菌

浓度高;③梗阻时近端结肠扩张、水肿,与远端肠腔口径相差悬殊,吻合易出现张力,手术难度大。故传统的梗阻性左半结肠癌手术多选择先行一期结肠造瘘,2 周后再行二期切除或吻合术,甚至需行三期手术,防止吻合口瘘,以策安全。但分期手术有以下一些缺点:①患者需经多次手术的痛苦、住院时间长,且有老年患者因难以耐受而放弃手术治疗;②首次剖腹未做切除的肿瘤待再次手术时可能已失去根治性切除的机会。Hartmann 手术对于一般情况差、局部肠管的吻合条件亦差,如肠壁水肿严重、组织脆弱的患者不失为一种既可一期切除肿瘤,又十分安全的手术方法。缺点仍是患者需要行第 2 次手术以关闭肠造口。应用扩大的右半结肠切除术治疗左半结肠癌性梗阻虽能同时一并切除可能存在的"同时癌"或"异时癌",并且因为回肠血运好、细菌少而吻

合安全,但其手术创伤大,以及术后可能出现顽固性腹泻,均使其应用受限。相比之下,一期切除吻合术不但减少了患者多次手术的痛苦及经济负担,而且其 5 年生存率也显著高于分期手术。此外,随着抗生素应用的不断进步、外科营养的加强、各种外科技术的改进,特别是近年来术中肠道灌洗术的合理运用,一期切除吻合术后的吻合口瘘和切口感染等并发症的发生率也大大减少,因而,一期切除吻合术作为对梗阻性左半结肠癌的一种较理想术式选择正受到越来越多学者的推崇。对于这类患者,笔者亦主张术中行充分的肠道准备,一期切除、吻合。但是,对术中灌洗后肠管光泽、血运无改善,肠壁水肿无减轻,以及一般情况差,远近肠管口径相差 2 倍,或有重要脏器功能不全者,则不宜行一期切除吻合术,可行近端造口,二期吻合或改行其他术式。

# 第九节 结肠次全根治性切除术

【适应证】

1. 同时存在多源的结肠癌。

2. 再次发生的异时性结肠癌。

3. 近端结肠极度扩张、大量积粪的梗阻性左半结肠癌。

【禁忌证】

1. 晚期结肠癌,估计淋巴结广泛转移难以完全清扫干净;

2. 合并远处多发转移;

3. 全身情况差或合并心肺疾病难以承受麻醉和手术。

【术前准备】

1. 纠正术前的贫血或低蛋白血症。

2. 完善有关检查,常规行肝脏 CT 或 B 超检查,了解有无肝脏转移。如果患者有糖尿病,应将血糖控制在基本正常范围,心肺肾功能不全者应积极处理。

3. 术前留置胃管和尿管。为减少患者不适,目前有条件医院在麻醉后留置胃管和尿管。

4. 麻醉诱导前可静脉注射预防性使用抗生素。

【麻醉】 气管内插管静脉复合麻醉或持续硬膜外麻醉。

【体位】 仰卧位

【手术步骤】

1. 体位与切口 取仰卧位,以脐为中心腹正中切口。

2. 结肠次全切除的手术步骤是扩大的右半结肠切除术和左半结肠切除术的加合(参考相关章节)。但需要注意以下要点:①首先隔离末端回肠和乙状结肠远端;②结肠中、右及回结肠血管应在起始部结扎切断;肠系膜下动脉在其根部结扎切断,并在其左侧约 2~3cm,十二指肠空肠曲的左侧结扎切断肠系膜下静脉;③全部清扫肠系膜上血管和腹主动脉周围的脂肪淋巴组织(图 38-36);④分离后腹膜时,必须清除显露双侧输尿管和生殖血管;⑤最后离断末端回肠及远端乙状结肠,将肠管及其系膜整块切除。

3. 消化道的重建 根据两肠管断端口径的情况,可采用回肠-乙状结肠端-端或端-侧吻合(图 38-37)。最后关闭系膜缺损。

【术中注意事项】

1. 严格遵守"无瘤原则",减少种植性播散。

2. 游离后腹膜时,应常规显露两侧输尿管和生殖血管,加以保护。

【术后处理】

1. 术后当日吸氧,取仰卧位,密切观察血压、脉搏、呼吸和体温,待血压、脉搏平稳 24 小时后改半卧位。因本手术创面大,失血会较多,如病情需要转重症科监护。

2. 术后禁食、静脉补液,必要时输血,禁食期间注意口腔护理。继续胃肠减压,待肛门排气(多数患者在术后 3~5 天恢复)后,若患者不感腹胀即可拔

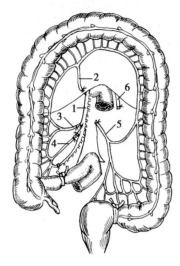

**图 38-36 结肠次全切的范围和结扎的血管**
1. 肠系膜上动脉;2. 中结肠动脉;3. 右结肠动脉;
4. 回结肠动脉;5. 肠系膜下动脉;6. 肠系膜下静脉

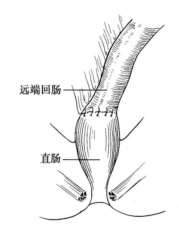

远端回肠

直肠

**图 38-37 回肠直肠吻合术**

除胃管。

3. 拔管后可进流质饮食,逐渐过渡到半流质和普通饮食。鼓励早下床活动,术后 2 周内禁直肠镜检和灌肠。

4. 术后多数患者出现大便次数较多或水样稀便,可酌情应用止泻剂。

5. 积极控制感染,应用广谱抗生素。

6. 术后留置尿管,一般情况下术后 24 小时可以拔除。

7. 创口疼痛术后 48 小时内最剧烈,可给予适量镇痛剂。

8. 术后根据患者的全身情况、肿瘤分期和诊疗规范,决定是否行辅助化疗。

9. 术后定期复查 B 超、肠镜、血 CEA 等,以早期发现转移或复发病灶。

【主要手术并发症】 同左半、右半结肠根治切除术。

（黄美近 汪建平）

## 参 考 文 献

1. 汪建平,詹文华.胃肠外科手术学.北京:人民卫生出版社,2001.

2. 万德森,潘志忠. 大肠癌. 北京:中国医药科技出版社,2004.

3. 吴孟超,吴在德. 黄家驷外科学. 第 7 版. 北京:人民卫生出版社,2010.

4. 吴在德,吴肇汉.外科学. 第 7 版.北京:人民卫生出版社,2012.

5. 李春雨,汪建平.肛肠外科手术技巧.北京:人民卫生出版社,2013.

6. 李世拥. 实用结直肠癌外科学. 北京:人民卫生出版社,2012.

7. NCCN. The NCCN colon cancer clinical practice guidelines in oncology(version 2. 2014). Fort Washington:NCCN,2014.

8. Honhenberger W,Weber K,Mztzel K,et al. Standardized surgery for colonic cancer:complete mesocolic excision and central ligation technical notes and outcome. Colorectal Dis,2009,11(4):354-364.

9. Complete mesocolic excision with central vascular ligation produces an oncologically superior specimen compared with standard surgery for carcinoma of the colon. J Clin Oncol,2010,28(2):272-278.

10. The National Comprehensive Cancer Network. NCCN clinical practice guidelines in oncology TM-colon cancer. V3,2011.

11. Green BL,Marshall HC,Collinson F,et al. Long-term follow-up of the Medical Research Council CLASICC trial of conventional versus laparoscopically assisted resection in colorectal cancer. British Journal of Surgery,2013,100(1):75-82.

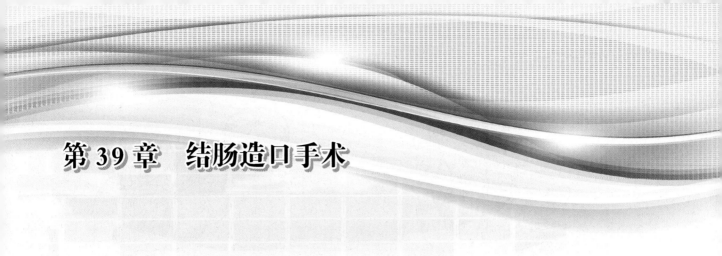

# 第 39 章　结肠造口手术

## 第一节　乙状结肠单腔造口术

【概述】　乙状结肠单腔造口术,是临床常用的手术之一,其操作并不复杂,但要避免出现造口常见的并发症,造口过程中应小心仔细,必须遵从血供好、无张力、创伤小、污染轻等基本原则。乙状结肠单腔造口术多用于 Miles 术或 Hartmann 术。

【适应证】

1. 低位直肠癌根治术后,做永久性人工肛门,如直肠、肛管经腹会阴联合切除术后,也称 Miles 手术。

2. 暂时性肠道转流(如直肠外伤、梗阻、憩室炎并发穿孔及急性腹膜炎时)。

3. 永久性肠道转流(如放射性直肠炎或直肠瘘管)。

4. Hartmann 术或改良的 Hartmann 术。

【禁忌证】　乙状结肠造口无绝对禁忌证。但结肠造口的并发症较多,要充分考虑患者的护理难度及心理承受能力,可避免的永久性结肠造口应尽量避免。

【术前准备】

1. 对患者要说明必须施行乙状结肠造口术(人造肛门)的理由,征求患者同意,并做好患者心理工作,尽量减少患者紧张、焦虑情绪。

2. 完善术前相关检查,如血常规、血型、生化、凝血功能、胸部 X 线片、腹部 X 线片、B 超、心电图等,排除手术禁忌证。

3. 尽量改善患者全身情况,如结肠急性梗阻者,及时纠正失水和电解质紊乱,并做胃肠道持续减压,必要时输血或白蛋白。

4. 病情允许,应口服抗生素,并清洁灌肠,减少肠道内细菌,有利于防止感染。

5. 麻醉后在严格无菌技术下安置导尿管。

6. 术前所有的患者都应估量一下仰卧、坐位、站立时乙状结肠造口的位置,并做一记号,以免术中定位不当。

【麻醉】　持续硬膜外麻醉或全身麻醉。

【体位】　膀胱截石位。

【手术步骤】

1. 行左下腹部旁正中切口,上自脐上 2 ~ 4cm,下至耻骨联合。进入腹腔后,用湿盐水纱布垫将小肠推向上腹部,充分显露手术野。提起乙状结肠,拉向右侧,游离乙状结肠(图 39-1)。

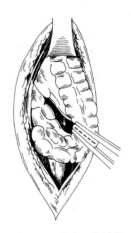

**图 39-1　游离乙状结肠**

2. 切断乙状结肠,近端结肠断端暂用纱布保护,远端结肠断端用粗不吸收线做荷包缝合,使残端包埋入肠腔,送入骶前凹内(图 39-2)。

3. 在切口左侧,相当髂前上棘与脐孔连线的中、外 1/3 交界处(即术前做造口记号处)。做一直径约 2.5 ~ 3cm 的圆形切口,将皮肤、皮下组织和腹外斜肌腱膜切除。顺肌纤维方向分开腹内斜肌和腹横肌,切开腹膜。用一把有齿直止血钳自此造口处

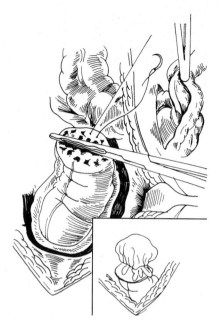

图 39-2 切断乙状结肠

伸入腹腔内,将近端乙状结肠断端自造口处拉出腹外约 4～6cm,做人造肛门用(图 39-3)。

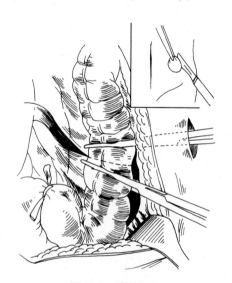

图 39-3 腹壁切口

4. 近端结肠壁的脂肪与腹膜、筋膜和皮下组织各用细不吸收线间断缝合数针。将肠壁外翻与周围皮肤边缘用可吸收线间断缝合一圈,每针相隔 1cm(图 39-4)。

5. 在肠管断端周围沿皮肤切缘捆绑一圈油纱(排便后可拆除油纱),并用消毒的透明人工肛门袋封闭造口,可防止出血、渗漏及伤口感染,且便于术后观察造口血运及愈合情况。

【术中注意事项】

1. 拉出造口的肠管应无张力,是预防回缩的重

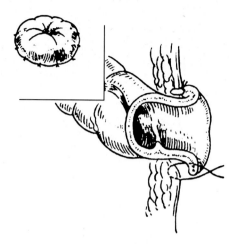

图 39-4 缝合肠壁与皮肤

要措施。

2. 造口肠管要有明显的动脉搏动,以防止坏死。

3. 造口肠管要垂直拉出,防止扭转及梗阻。

4. 避免过分修剪造口边缘,以防止缺血及脱垂。

5. 腹膜外造口可防止内疝、脱垂和回缩。

【术后处理】

1. 外置的结肠切开后,初期粪便可能较稀且多,应注意保持造口周围的清洁,干燥。

2. 避免外翻的肠黏膜与衣物摩擦,术后可立即使用人工肛门,教患者自己使用人工肛门袋。

3. 继续持续胃肠减压,待肠鸣音恢复,人造肛门排气后,可进流食。禁食期间应静脉补液。

4. 直肠切除后,多数患者有排尿功能障碍,留置导尿管可防止尿潴留和膀胱膨胀,保存膀胱壁的张力,一般留置导尿管在术后 7 天左右拔出,拔出后仍需注意观察排尿情况,如排尿困难,或残余尿超过 60ml,应继续放留置导尿管。

5. 如采用肠壁与皮肤开放缝合法,在术后 1 周内应每天观察造口肠壁的颜色,注意有无回缩、出血或坏死等情况。

6. 术后 2 周,人工肛门处应做手指检查,注意有无狭窄,如有狭窄倾向,则须定期用手指扩张。

【手术并发症】

1. 回缩 这是一种少见的早期并发症,多见于肠壁与腹膜开放缝合法,回缩的原因主要是手术时拉出于腹壁外的结肠及其系膜过短或张力过高所致。如属轻度回缩,造口边缘的黏膜尚全部可见时,经换药及手指扩张,防止狭窄,如狭窄严重,宜重建造口。如属重度回缩,造口边缘已不能见到,或已有局部腹膜刺激体征,应立即手术处理。

2. 缺血性坏死 多由于合并术后其他并发症，如疝、脱垂及狭窄等，影响了结肠中动脉的血循所致。坏死多为局限性，通常在肠系膜对侧距造口几厘米处，轻者留置观察，黏膜将自行坏死脱落，长出肉芽组织或上皮化自愈。如肠段坏死广泛，应立即再手术处理。切口自造口处斜行向上方延伸，将近端的健全结肠游离后，再拉出至腹壁外造口，并切除坏死肠段。预防的方法，术中对造口段的血运要倍加保护，防止误伤；拉出的结肠及系膜不能有张力或扭曲；腹壁造口处开孔不能太小以至挤压肠壁和系膜。凡并发急性造口脱垂时要积极治疗，避免恶化发生坏死。

3. 狭窄 这是一种较常见的后期并发症，多见于外置造口法。由于肠管拖出腹壁外约 3～4cm，腹壁各层都与浆膜层间断缝合，因此浆膜易受粪便、分泌物等刺激而引起浆膜炎，炎性肉芽组织增生，日久瘢痕挛缩，导致结肠造口皮肤平面的环状狭窄。如狭窄在皮肤平面，尚能容纳全部小指伸入时，则每天以手指扩张，多能逐步改善，直至能通过全部示指为度。如狭窄区不能通过小指，多需采用结肠造口修复术，将结肠造口周围、皮肤平面的一圈瘢痕和挛缩组织环形切除，再以铬制细肠线间断缝合肠壁和皮肤边缘。如狭窄在皮肤平面以下的腹壁层，严重者也需手术修复，但若早期用手指扩张也可得到纠正。目前自采用黏膜和皮肤一期缝合的造口法后，狭窄倾向已大为减少。凡采用外置造口者，术后都应早期定期扩张，以防狭窄。

4. 腹壁切口感染 多因肠内容物所致，因此手术时应小心操作。

【述评】 乙状结肠单腔造口术多为永久性，故术前应充分与患者沟通，征求患者同意，能行乙状结肠袢式造瘘的尽量不行乙状结肠单腔造口术，本术式操作简单，术中应仔细、谨慎，发生并发症后要尽早处理。

# 第二节 乙状结肠袢式造口术

【概述】 乙状结肠袢式造口术又称乙状结肠双腔造口术，此手术常用，操作简单，快速，效果明显，造口关闭也容易，乙状结肠袢式造口术是为了达到肠减压目的，若处理不当，常达不到上述目的，有时反而导致一些并发症的发生，甚至危及患者生命。

【适应证】

1. 直肠外伤、梗阻及狭窄，为保证修补处的愈合，可行暂时性乙状结肠造口。

2. 直肠癌手术时需做暂时性或永久性乙状结肠造口。

3. 重症复杂性肛肠疾病，如高位复杂性肛瘘、复杂性畸胎瘤、直肠阴道瘘等疾病，需要做乙状结肠袢式造口术，减少粪便污染，有利于伤口的愈合。

4. 高位直肠肛门闭锁时，为保证根治性手术成功，常需要在术前行乙状结肠造口术。

5. 未成熟儿或同时合并其他系统的畸形的无肛病儿，应先做乙状结肠造口，待情况好转后，再做直肠肛门成形术。

6. 先天性无肛，病儿病情危重，有严重营养不良或吸入性肺炎的。

7. 设备及技术条件不足，无足够把握进行无肛的根治性手术时，为抢救病儿生命，可先行乙状结肠袢式造口术，待日后转专科医院治疗。

8. 先天性巨结肠应选择乙状结肠袢式造口术，

待 3 个月后施行根治性手术较为安全。或先天性巨结肠合并肠炎、高度营养不良不能耐受根治性手术时；先天性长段巨结肠术前清洁洗肠困难者，也应先行结肠造口术。

9. 新生儿结肠闭锁，病情危重不能进行肠切除吻合者，应先做结肠双腔造口，以便迅速解除梗阻，改善一般情况。

10. 结肠损伤或穿孔或直肠肛门损伤，在修补损伤的同时，为保证修补部位的愈合而须行结肠造口术。

【禁忌证】

1. 身体条件不能耐受手术。

2. 辅助检查有手术禁忌证。

【术前准备】

1. 完善相关检查，如血常规、血型、生化、凝血功能、胸部 X 线片、腹部 X 线片、B 超、心电图等，排除手术禁忌证。

2. 术前做肠道准备，于术前 1 周每日生理盐水结肠灌洗，以便清除结肠内粪便，解除腹胀，恢复肠道通畅，减轻中毒症状，改善营养状况，治疗肠炎。

3. 如有水电解质紊乱，应及时给予纠正。贫血者可少量多次输血。

4. 灌肠期间给予低渣、易消化、高蛋白、高维生素食物，必要时给予肠道内高营养，积极改善营养不良,提高病儿机体抵抗力。

5. 术前应口服抗生素,减少肠道内细菌,降低手术后感染率。

6. 术前配血。

7. 术前放置胃管,手术区消毒后安放导尿管。

【麻醉】 全麻、持续硬膜外麻醉,病情危重时也可做基础加局部麻醉。

【体位】 平卧位。

【手术步骤】

1. 常规消毒后,在左下腹做一切口(相当于右侧的阑尾切口),长约 5～7cm,开腹后,将准备造口的乙状结肠提出腹腔,在所对应的肠系膜选一无血管区予以切开,然后逐渐扩大,使能容纳一根塑料管(约小指粗细)通过(图 39-5)。

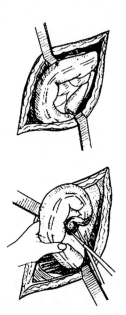

图 39-5  提出乙状结肠

2. 将较硬的塑料管通过结肠系膜裂孔,然后将造口远端及近端结肠浆膜层与腹膜、筋膜和皮肤间断缝合。在塑料管两端穿上橡皮管,固定塑料管,使其不滑脱(图 39-6)。

3. 缝合切口,肠管周围以油纱包敷,促进肠管与皮肤尽快形成粘连。肠管以凡士林纱布敷盖。

4. 术后 48～72 小时取出塑料管,以电刀沿结肠带方向切开。肠黏膜外翻完成结肠造口(图 39-7)。

【术中注意事项】

1. 乙状结肠袢式造口位置一般选在乙状结肠移动度较大的部位,使乙状结肠的位置自然,以免发生扭曲或牵拉过紧。

2. 缝合注意事项同乙状结肠单腔造口术。

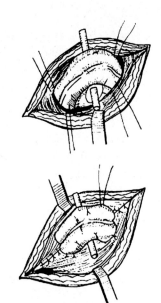

图 39-6  导入塑料管

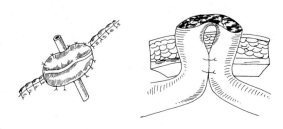

图 39-7  切开肠壁

3. 切开结肠带时应注意避免把结肠下层也切开。

【术后处理】 同乙状结肠单腔造口术。

【手术并发症】

1. 腹腔内及切口感染  因结肠造口术属于有菌手术,有时甚至是在无肠道准备下紧急施行的,故污染腹腔及切口的机会较多。因此,如有可能尽量做好术前肠道准备,不能肠道准备的病例术中也应当妥善保护腹腔及切口不被污染,切开肠管后可以碘伏消毒。术后应用抗生素预防感染。

2. 造口肠管脱垂  常见于造口之间腹壁诸层缝合过松,致使造口肠管口径过大,随着肠蠕动可能造成脱垂。预防方法是造口肠管与腹壁缝线要缝合严密,不可过松,以留一小指为限。

3. 造口狭窄  乃缝合造口的腹壁过紧造成。造口缝合过紧时术后造口处肠管发生严重水肿,甚至可导致循环障碍。远期造成出口梗阻,排便困难,甚至可使造口近端结肠扩张,形成肠石。一旦发现上述情况时应及早扩张治疗。

4. 造口回缩  拖出肠管要有足够长度,如游离不够,拖出肠管有张力,术后导致回缩,回缩后的造口排出的粪便直接浸渍腹壁,使腹壁发生糜烂,使假肛的护理变得困难。

【述评】　乙状结肠袢式造口术多属于暂时性的,或直肠肿瘤的姑息性手术治疗方式,其操作简单,并发症较少,造口关闭也容易,效果确切,且相对经济,临床使用广泛。

# 第三节　横结肠袢式造口术

【概述】　横结肠袢式造口术又称横结肠双腔造口术,较为安全有效,能完全转流肠内容物,减压效果满意率为85% ~ 95%。但也存在不足,造口凸出体外部分体积较大,护理不便。结肠穿孔患者行横结肠造口术后,如造口远端肠腔存在梗阻,则肠内容物仍可能持续污染肠腔。

【适应证】

1. 不能切除的左半结肠癌或狭窄,伴有梗阻者,需做永久性横结肠造口。

2. 伴有梗阻的左半结肠和直肠癌或狭窄者,行切除术的术前准备。

3. 左半结肠有炎性水肿,吻合后估计吻合口愈合不良或血循环欠佳者,做暂时性横结肠造口。

4. 作为复杂性肛瘘、直肠膀胱瘘或直肠阴道瘘等疾病的术前准备。

5. 左结肠或直肠损伤时,为保证修补处的愈合,可行暂时性横结肠造口术。

【禁忌证】

1. 凡右半结肠有梗阻性病变者,不宜行横结肠造口术。

2. 乙状结肠扭转是绝对禁忌证,因这种闭袢性梗阻,不能经横结肠造口减压。

【术前准备】

1. 结肠急性梗阻者,应及时纠正失水和电解质紊乱,并做胃肠道持续抽吸减压,必要时输血或白蛋白。

2. 如病情允许,应口服抗生素,以减少肠道内细菌,有利于防止感染。

【麻醉】　硬膜外麻醉或局部浸润麻醉。

【体位】　平卧位。

【手术步骤】

1. 在脐与剑突连线中点的右侧做一横切口,长约8cm,切断右腹直肌。进入腹腔后,取出右侧横结肠,沿横结肠边缘剪开连着于该段横结肠的大网膜(图39-8)。

2. 左手捏住横结肠的系膜缘,右手用止血钳在肠系膜无血管区戳一小口(图39-9)。

3. 将1根较硬的塑料管通过此孔,在塑料管两端

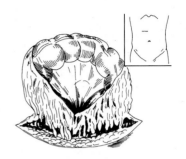

图 39-8　腹壁切口,取出右侧横结肠

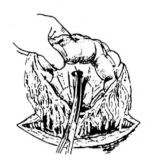

图 39-9　戳口位置

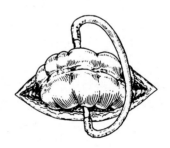

图 39-10　引入塑料管

穿上橡皮管,固定塑料管,使其不滑脱(图39-10)。

4. 切口两端的腹膜稍缝数针,以免肠袢膨出(以能在结肠旁插入一指为宜),将造口远端及近端结肠浆膜层与腹膜、筋膜和皮肤间断缝合。造口部肠曲和切口周围用油纱布覆盖,外加干纱布垫包扎(图39-11)。

5. 待术后3天用电刀在肠段的结肠带上纵行切开,取出塑料管,将肠黏膜外翻完成结肠造口(图39-12)。

【术中注意事项】

1. 行肠腔减压时,须将横结肠多提出一些,要先缝合荷包缝线再穿刺抽液;缝合浆肌层与腹膜时,缝

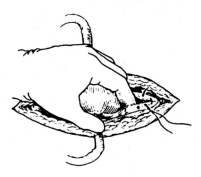

图 39-11 缝合固定

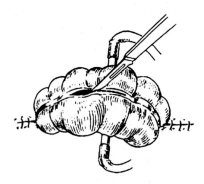

图 39-12 切开肠壁

针不可穿透肠壁全层,以防肠内容物外溢污染腹腔。

2. 肠袢与腹膜缝合前,应认真辨别其远、近端,以防扭转。

3. 腹壁切口缝合松紧要适当,过紧可能影响造口肠袢的血液循环及引起排便不畅;过松可引起肠脱出。一般以缝合后结肠旁能伸入一示指较合适。

4. 腹膜与结肠系膜缝合时,不要缝在结肠壁上,以免结肠收缩时撕裂肠壁形成结肠侧壁瘘,发生切口或腹腔感染。缝线除皮肤外,都该用可吸收线,以免因感染后形成窦道。

5. 在双腔人工肛门术中,必须注意固定穿过结肠的塑料管,以防滑脱。

【术后处理】

1. 非梗阻病例,一般在术后 2~3 天切开肠壁,造口有粪便排出,需更换敷料。

2. 手术时做插管减压者,术后连接引流瓶,并固定好勿使脱出,以免粪便污染腹壁切口,术后 3~4 天切开结肠时拔除。

3. 支撑肠段的塑料管在术后 2 周内拔除。不宜过早,以免外置肠段缩进腹腔。

4. 术后常规抗炎、止血、营养支持等对症治疗。

【手术并发症】

1. 造口肠管内陷 是双腔造口术比较多见的并发症。主要与外置肠管过短、缝合固定不确切及过早拔掉或滑脱起支持作用的塑料管有关。治疗方法:将肠管与腹膜缝合处切开,提出内陷的造口结肠,再与腹膜重新缝合、固定,并经造口肠袢系膜无血管区插入一玻璃棒,抬高结肠,防止回缩。

2. 小肠脱出 由于造口肠管与腹膜缝合不确实或残留的空隙过大所致。治疗方法:立即开腹将脱出的小肠还纳腹腔,将腹壁切口两侧的皮肤和腹膜缝合、固定。预防方法:除注意术中适宜缝合技术外,还应避免肠管过度胀气。

3. 造口周围感染 如已有脓肿出现,应即剪去皮肤缝线引流,以免感染向腹腔内发展,同时应加强抗生素及全身治疗。

【述评】 横结肠造口术比盲肠造口术安全而有效,因可完全减压,完全转流粪渣。但有以下缺点,如造口较大,护理不便;穿孔远端肠腔的粪便仍可继续污染腹腔。

# 第四节 盲肠造口术

【概述】 Pillare 在 1776 年首次在右腹股沟处行盲肠造口术,为直肠癌致肠梗阻患者减压,但其方法未能推广。直至 1950 年盲肠造口术才应用于:①远端结肠梗阻;②近端分流保护远端肠吻合口;③盲肠扭转;④中毒性巨结肠减压;⑤假性肠梗阻。盲肠造口术既可以得到满意的减压效果,且麻醉药物用量也少,如结肠梗阻未得到满意的减压,其死亡率为 12%~56%。

【适应证】

1. 急性结肠梗阻(特别是横结肠梗阻),患者全身情况差,不能一期切除时,可作暂时性盲肠造口术。

2. 在结肠吻合术中,若吻合不太满意,特别是横结肠吻合处,可同时做盲肠造口术,以利术后短期内减压,保证吻合口愈合。

3. 腹部 X 线片见盲肠异常扩张,若直径 > 13cm,应立即行盲肠造口术,以防穿孔。

4. 适用于盲肠及升结肠较小的穿孔,腹腔污染不严重。

【禁忌证】

1. 身体条件不能耐受手术。

2. 辅助检查有手术禁忌证。

3. 穿孔较大,腹腔污染严重。

【术前准备】

1. 抗休克　伴有休克的结肠伤,其病死率可高达80%。因此,术前积极而有效的抗休克在结肠伤的治疗中具有重要的意义。

2. 抗生素的应用　目前多主张联合用药,如庆大霉素和氯林可霉素联合使用,术前开始用药,术后继续使用7～8天。

3. 胃肠减压　可防止术后肠胀气。

4. 完善相关检查,如血常规、血型、生化、凝血功能、胸部X线片、腹部X线片、B超、心电图等,排除手术禁忌证。

5. 结肠急性梗阻者,及时纠正失水和电解质紊乱,并做胃肠道持续抽吸减压,必要时输血或白蛋白。

【麻醉】　全麻、连续硬膜外麻醉

【体位】　平卧位。

【手术步骤】

1. 经右下腹直肌做一斜切口,游离盲肠。用不吸收线做两个同心荷包缝合,切除阑尾(图39-13)。

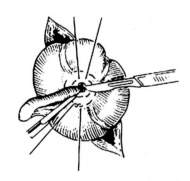

图 39-13　切除阑尾

2. 从切口插入吸引管,吸出肠内容物(图39-14)。

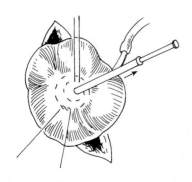

图 39-14　吸出肠内容物

3. 取出吸引管,插入造瘘管,结扎荷包缝线,将造口管从腹壁切口引出(图39-15)。

4. 将盲肠与腹膜缝合固定,将造瘘管固定于皮

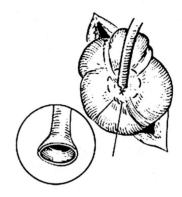

图 39-15　插入造瘘管

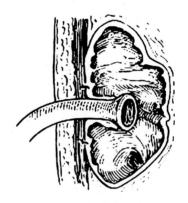

图 39-16　缝合固定

肤(图39-16)。

【术中注意事项】

1. 应严格注意无菌操作,否则将引起难以控制的感染,甚至危及患者的生命。

2. 所有缝线不应穿入肠腔内,特别是穿过膨胀盲肠的缝线要特别细心,否则将发生漏液或破裂,后果严重。

【术后处理】

1. 继续胃肠减压,直至肠蠕动恢复、肛门排气、即可拔除。减压期间须静脉补液。

2. 术后第2天可进少量水,第3天进流食,第5天改半流食,以后根据情况逐渐改为软食。

3. 继续使用抗生素。

4. 术后将导管接于床旁引流瓶内,每日观察引流量。有时导管易被黏稠的粪便阻塞,可用盐水冲洗。

5. 病情好转,不需继续造瘘时,即可将导管拔除,造瘘口可在数日内自愈。

【手术并发症】　同乙状结肠单腔造口术

【述评】　盲肠造口术临床应用较少,主要用于暂时性减压,待病情好转后再行下一步治疗。

## 第五节 隐性结肠造口术

【概述】 隐性结肠造口术,又称隐性人工肛门或皮下人工肛门,最早由 Turnbull 于 1967 年提出。

【适应证】 晚期直肠癌、盆腔或其他肿瘤,不能手术切除,近期排便情况尚好,预计在近期内将发生肠梗阻且必须做人工肛门。

【禁忌证】 凡患者预计在短期内不会发生肠梗阻者,都不宜行此手术。

【术前准备】 同乙状结肠造口术术前准备。

【麻醉】 局麻或持续硬膜外麻醉或全麻。

【体位】 平卧位。

【手术步骤】

1. 充分消毒铺巾后,将肿瘤近端结肠自切口拖出,腹壁筋膜经肠系膜裂孔用细线间断缝合(图 39-17)。

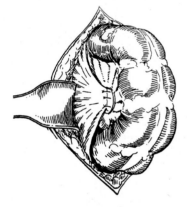

图 39-17 取出结肠

2. 在肠系膜对侧切开结肠祥,并将结肠切缘与皮肤用细线间断缝合(图 39-18,图 39-19)。

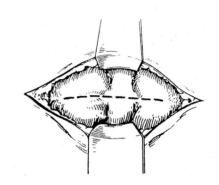

图 39-18 切开结肠

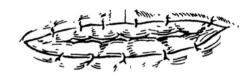

图 39-19 缝合固定

【术中注意事项】 在肠祥上用细线将皮肤行间断缝合时,要有足够的空隙,不能影响结肠血供及功能。

【术后处理】 注意造口的护理。

【手术并发症】 同乙状结肠单腔造口术

【述评】 隐性结肠造口术安全有效,操作简单,在手术过程中应注意操作仔细,不能影响结肠血供。

## 第六节 结肠造口关闭术

【概述】 结肠造口关闭术,是指将暂时性的结肠造口关闭,放入腹腔。可极大地提高患者的生活质量。

【适应证】 结肠造口关闭术适用于暂时性结肠造口术后,患者情况好转,造口远端的肠道通畅,可以将造口关闭。一般在造口术后 3 个月左右。

【禁忌证】

1. 造口远端有梗阻者不宜关闭。

2. 患者原有病情无明显好转,不宜关闭。

【术前准备】

1. 完善相关检查,如血常规、血型、生化、凝血功能、胸部 X 线片、腹部 X 线片、B 超、心电图等,排除手术禁忌证。

2. 术前做肠道准备,于术前 1 周每日生理盐水结肠灌洗,以便清除结肠内粪便,解除腹胀,恢复肠道通畅,减轻中毒症状,改善营养状况,治疗肠炎。

3. 灌肠期间给予低渣、易消化、高蛋白、高维生素食物,必要时给予肠道内高营养,积极改善营养不良,提高病儿机体抵抗力。

4. 术前应口服抗生素,减少肠道内细菌,降低手术后感染率。

【麻醉】 硬膜外麻醉、全麻或局部浸润麻醉。

【体位】 平卧位。

【手术步骤】

1. 常规消毒,铺巾,切开切口周围皮肤和皮下组织,分离结肠。切口周围的瘢痕组织和结肠与切口周围粘连组织也要切除(图 39-20)。

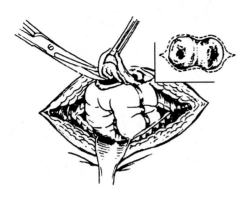

图 39-20　分离结肠

2. 用 2-0 号可吸收线做横行全层连续内翻缝合,关闭造口(图 39-21)。

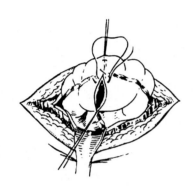

图 39-21　横行缝合结肠

3. 再用细不吸收线做一排浆肌层间断缝合。更换手套,重新消毒手术野皮肤,更换手术巾及全部污染器械(图 39-22)。

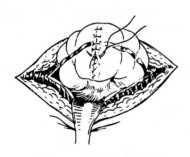

图 39-22　缝合结肠浆肌层

4. 将肠段放回腹腔,若结肠与腹壁有粘连,则应分离(图 39-23)。

5. 常规关腹,可用盐水、甲硝唑液冲洗创口,在切口处安放一引流条引流(图 39-24)。

【术中注意事项】

1. 如手术时发现有远端肠梗阻,如肠结核,克罗恩病及异物等情况存在,则应对上述病变进行适

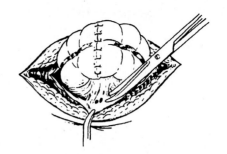

图 39-23　放入腹腔

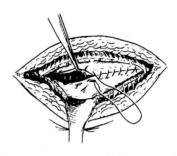

图 39-24　关腹

当处理。

2. 术中游离结肠时,应避免切破肠壁。

3. 在闭合造口时,应将黏膜内翻,肠壁与腹膜应充分分离,不能有张力。

4. 放置结肠时,应注意观察结肠是否发生扭转,粘连。

【术后处理】

1. 继续胃肠减压,直至肠蠕动恢复、肛门排气、即可拔除。减压期间需静脉补液。

2. 术后第 2 天可进少量水,第 3 天进流食,第 5 天改半流食,以后根据情况逐渐改为软食。

3. 继续使用抗生素。

【手术并发症】

1. 吻合口瘘　若缝合技术完善,则系肠胀气或肠系膜血管结扎过多所致。前者与肠麻痹同时存在,不易察觉;后者临床表现清楚,主要为晚期腹膜炎的表现。如腹部炎症明显,且范围广泛,应开腹引流;如炎症局限,可将切口缝线拆除几针,放入引流,用非手术疗法待其愈合。

2. 吻合口狭窄　轻度狭窄,不必特殊处理,由于粪便的扩张作用,大多可自行缓解。重度狭窄,则须手术处理。

【述评】　结肠造口关闭术是将结肠造口关闭,放入腹腔的过程,本术式操作简单、术中应注意操作,避免并发症的发生。

(杨向东　宋会勇)

## 参 考 文 献

1. 喻德洪.肠造口治疗.北京:人民卫生出版社,2004.115-139.
2. 李春雨,汪建平.肛肠外科手术技巧.北京:人民卫生出版社,2013.352-356.
3. 汪建平,詹文华.胃肠外科手术学.北京:人民卫生出版社,2005.807-809.
4. 方先业,鲍子雨,刘爱国,等.腹部外科手术技巧.北京:人民军医出版社,2005.155-159.
5. 喻德洪.肠梗阻时肠造口的应用.中国实用外科杂志,2000,20(8):499.

# 第40章 回肠造口手术

## 第一节 回肠单腔造口术

【概述】 回肠单腔造口术,也称小肠单腔造口术,小肠的主要生理功能为消化吸收营养物质,小肠液内含有多种酶。小肠造口后易引起消化吸收障碍及水电解质紊乱,造成患者脱水。旷置过多小肠则可引起严重的营养不良。故小肠造口术应严格掌握适应证。一旦患者情况允许时,应尽早关闭造口,以便减少并发症的发生。

【适应证】

1. 回肠造口术适用于结肠损伤或结肠穿孔。

2. 某些疾病需要做永久性回肠造口术,如溃疡性结肠炎、家族性结肠息肉病须做全结肠切除,可选择性做回肠永久性造口。

3. 小肠破损严重,患者情况差,不允许做较复杂的手术操作。

4. 远端肠袢有病变需要旷置。

【禁忌证】 回肠造口无绝对禁忌证。

【术前准备】

1. 合并中毒性休克时,应立即抗休克治疗,边抢救,边做好手术的准备。

2. 立即查血、尿常规、血生化检查,如钾、钠、氯、二氧化碳结合力、尿素氮、血气分析、血细胞比容,了解血浓缩的程度及水电解质失调的程度,制订初步的补液措施及计划。

3. 立即开放静脉通道,休克严重时可行静脉切开,快速输液,以便迅速改善脱水、酸中毒。必要时输血或血浆,以提高胶体渗透压。

4. 放置胃管,行胃肠减压。补充维生素 $B_1$ 及维生素 C、维生素 K。

5. 应用抗生素。

【麻醉】 全麻或持硬麻。

【体位】 仰卧位。

【手术步骤】

1. 做左腹部正中切口,游离回肠,在距回盲瓣 15cm 处切断肠管(图 40-1)。

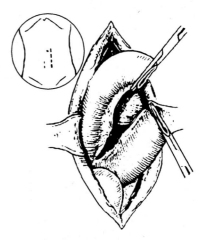

**图 40-1 切口位置与游离回肠**

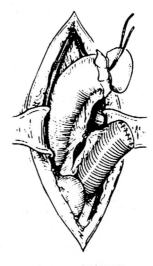

**图 40-2 切断回肠**

2. 远端肠管做两层荷包缝合,将肠管封闭后置入腹腔,近端包扎(图40-2)。

3. 作右下腹小切口,一般以右下腹部相当于脐与髂前上棘连线中点的内侧为宜,切口大小应能容纳二指而不紧(图40-3)。

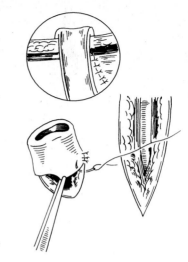

图40-5 缝合外翻的黏膜边缘与切口皮肤

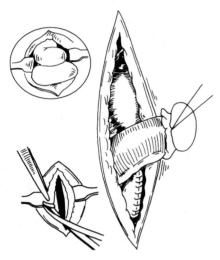

图40-3 腹壁切口

4. 将近端回肠从切口引出,回肠系膜与腹膜缝合(图40-4)。

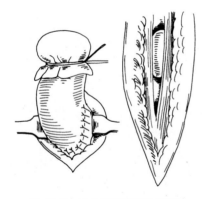

图40-4 缝合回肠系膜与腹膜

5. 将引出的肠壁黏膜外翻,套住回肠外壁,将外翻的黏膜边缘与切口皮肤缝合固定(图40-5)。

6. 逐层缝合腹部切口,关腹(图40-6)。

【术中注意事项】 同乙状结肠单腔造口术。

【术后处理】

1. 术后胃肠减压,待肠蠕动恢复后拔除胃管。

2. 维持水电解质平衡:肠蠕动恢复后,回肠造口可排出大量肠液,易致水及电解质平衡紊乱,此时应准确估算损失量,按补液原则补充。待1~2周后,肠管吸收增加,肠液排出量逐渐减少,粪便变稠,此时则较易维持水电解质平衡。

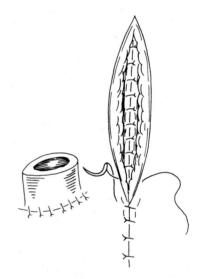

图40-6 关腹

3. 妥善保护造口周围皮肤,防止糜烂。因小肠液内含有多种消化酶,较易侵蚀皮肤,造成糜烂,日久则形成溃疡。早期可用保护膜保护,或以医用胶在皮肤上涂布。皮肤如已糜烂,可以氧化锌、甲紫糊膏保护。

4. 病情好转后,应及早关闭造口,避免长期丢失肠液。

【手术并发症】

1. 术后并发腹腔内及切口感染导致腹部伤口裂开,预防的方法是:①估计术后有可能发生切口裂开者,应在术中给予减张缝合;②积极加强支持疗法,包括输入蛋白质、血浆及全血,同时及早灌注营养液及其他高热量、高维生素饮食;③选用有效抗生素,预防腹腔及切口感染;④术后保持胃管通畅,以减少腹胀;⑤保持水及电解质平衡,以促进切口愈合。

2. 造口肠管脱垂 预防方法是造口肠管通过的腹壁筋膜层戳孔不宜过大;造口肠壁浆肌层应妥善与腹膜层、筋膜以及皮肤缝合固定。

3. 造口狭窄 因造口瘢痕组织挛缩而致。预防方法:造口不可过紧过小,术后 2 周起予以扩张。

4. 造口肠管回缩 由于小肠系膜较短,术后持续牵拉所引起。另一原因是肠管在腹壁外保留过短。肠管回缩后应重新手术拉出腹壁,妥善固定。

5. 肠梗阻 多见于肠管粘连后粘连带压迫所致,有时也可见到以造口肠管为轴心肠管扭转。一旦发生梗阻,应及时手术解除梗阻。

【述评】 回肠单腔造口术,患者多因急诊入院,病情危重,常常合并水及电解质紊乱,甚至合并休克,故应尽快施术,不可拖延过长,贻误病情。

# 第二节 回肠袢式造口术

【概述】 回肠袢式造口术,也称回肠双腔造口术,是临床上常用的一种手术方式。

【适应证】

1. 回肠袢式造口术适用于结肠损伤或结肠穿孔。在修补结肠病变之后做暂时性回肠造口,可使结肠得到充分休息,保证结肠病变顺利恢复,减少结肠瘘的发生。

2. 回肠袢式造口用于远端肠管有阻塞、肠黏膜本身的分泌亦难以通过的情况或是患者情况极其危重,不允许有过多的操作。

3. 绞窄性肠梗阻、肠坏死或外伤性肠破裂,有严重休克、衰竭、不能耐受一期切除者。

【禁忌证】 回肠袢式造口无绝对禁忌证。

【术前准备】 同回肠单腔造口术。

【麻醉】 全麻或持硬麻。

【体位】 仰卧位。

【手术步骤】

1. 将选择好的肠袢系膜缘的血管分离切断 2 ~ 3cm。将肠袢从原腹部的适宜部位引出腹壁 3 ~ 5cm (图 40-7)。

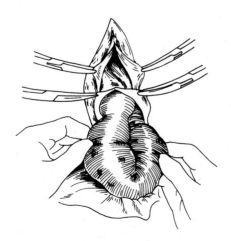

图 40-7 取出回肠

2. 将外置肠袢的肠系膜与切口腹膜缝合固定,吸引器吸出肠内容物(图 40-8)。

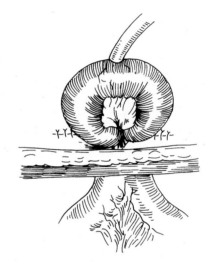

图 40-8 缝合外置的肠系膜与切口腹膜

3. 切除外置的肠袢(图 40-9)。

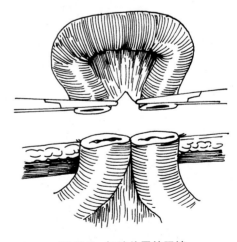

图 40-9 切除外置的肠袢

4. 造口处与周围皮肤缝合,为使部位肠腔内容物能继续进入远段肠管,可于 4 ~ 5 日后在造瘘口肠管间加以钳夹,使受夹部位肠管坏死后,近、远段肠管互相连通(图 40-10)。

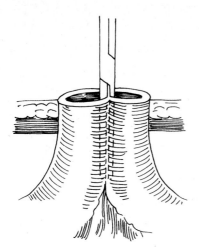

**图 40-10 缝合造口处与周围皮肤**

【术中注意事项】

1. 在多数情况,小肠造口术是腹部其他的附加手术。但在少数情况下,小肠造口是一单独的手术。小肠造口是为肠灌食或肠减压,需要灌食的患者常有营养不良,需要肠减压的患者则常有肠梗阻或肠道炎性病变。在术前应考虑到腹壁切口与肠切开处能否愈合,对患者的营养状况进行测定,必要时可先给予肠外营养。

2. 特别要注意的是在有腹水的情况下,应慎重进行这一手术,以防止肠造口部的腹膜不能愈合,以致肠液从造口处溢至腹腔。

3. 不应缝合肠壁过多造成肠腔狭窄。

【术后处理】

1. 术后用弧形玻璃管或胶皮导管连接远、近端肠管,减少肠液外漏,以预防严重的水与电解质平衡失调。

2. 术后胃肠减压,待肠蠕动恢复后拔除胃管。

3. 妥善保护造口周围皮肤,防止糜烂。因小肠液内含有多种消化酶,较易侵蚀皮肤,造成糜烂,日久则形成溃疡。早期可用保护膜保护,或以医用胶在皮肤上涂布。皮肤如已糜烂,可以氧化化锌、甲紫糊膏保护。肠腔内置管将肠液引出,以减少其与皮肤的接触。严重的皮肤糜烂可用烤灯烘烤。

4. 病情好转后,应及早关闭造口,避免长期丢失肠液,尤其是高位小肠造口。

【手术并发症】 同回肠单腔造口术。

【述评】 回肠祥式造口术安全简单有效,回纳时机应个体化,灵活运用相关手术技巧能有效减少并发症,缩短手术时间。

(杨向东 宋会勇)

## 参 考 文 献

1. 喻德洪. 肠造口治疗. 北京:人民卫生出版社,2004. 115,139.

2. 汪建平,詹文华. 胃肠外科手术学. 北京:人民卫生出版社,2005. 807-809.

3. 方先业,鲍子雨,刘爱国,等. 腹部外科手术技巧. 北京:人民军医出版社,2005. 155-159.

4. 喻德洪. 肠梗阻时肠造口的应用. 中国实用外科杂志,2000,20(8):499.

# 第41章　腹腔镜结肠手术

1990 年,Jacobs 在美国完成首例腹腔镜右半结肠切除术以来,随着对结肠及其周围解剖结构认识的加深,手术经验的积累,腹腔镜设备和术中器械的发展,腹腔镜结肠手术技术逐渐成熟、定型,目前已开展传统的各种择期结肠手术术式,包括右半结肠切除术、左半结肠切除术、横结肠切除术、乙状结肠切除术和全结肠切除术等。以超声刀、电钩、LigaSure 等电外科系统为主要切割、凝血设备,以止血夹为血管夹闭结扎手段,以腔镜下切割缝合器、吻合器等为肠道切断、闭合或吻合方法。迄今为止,循证医学证据已证实腹腔镜结肠癌手术与传统手术相比,能够遵循同样的肿瘤学原则,如肿瘤及周围组织的整块切除、肿瘤操作的不接触原则、足够的切缘和彻底的所属区域淋巴结清扫等,达到同样的根治效果。由于结肠是空腔器官,其系膜是薄片状结构,因此 4~6cm 的腹壁切口就能将肿瘤段结肠及其系膜移出体外,故具有创伤小、疼痛轻、机体各脏器功能恢复快、对患者自身免疫功能影响较小等优点。在我国,2009 年卫生部医疗服务标准专业委员会制定了《结直肠癌诊断和治疗标准》,已将腹腔镜结肠癌手术纳入为治疗的标准方案之一。

## 第一节　腹腔镜右半结肠切除术

【概述】　腹腔镜右半结肠切除术最初曾经被认为是难度最低的初级腹腔镜手术,但这种认知显著低估了腹腔镜右半结肠切除术的难度,事实上腹腔镜右半结肠切除术发展相对滞后,至 21 世纪初相关技术才逐渐成熟,应用日趋普及。与开放手术一致,腹腔镜右半结肠切除术的切除范围包括回肠末段 10~15cm、盲肠、升结肠、肝曲结肠、横结肠(右半或至肿瘤下 10cm)、其系膜和淋巴结(进展期恶性肿瘤应清扫肠系膜上血管根部的中央淋巴结)、右半大网膜(图 41-1)。与开放手术不同,腹腔镜右半结肠切除术通常选择先处理血管后游离肿瘤的内侧入路,先分离肿瘤周围组织、游离肿瘤后再处理结肠血

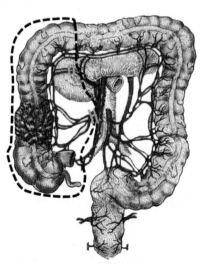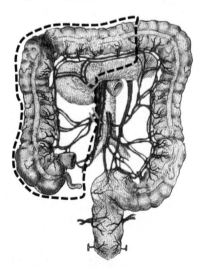

**图 41-1　腹腔镜右半结肠切除术手术切除范围**

387

管的外侧入路法主要适合于初学者或肿瘤偏大并无法判断能否切除时。

【适应证】 阑尾、盲肠、升结肠以及结肠肝曲的恶性肿瘤。

【禁忌证】 ①肿瘤直径>6cm，或与十二指肠、输尿管等周围脏器广泛浸润者；②急性肠梗阻、穿孔等需急诊手术者；③存在病理性肥胖、腹腔内广泛粘连、合并妊娠等腹腔镜使用受限的情况；④合并凝血功能障碍、门脉高压症等可能导致难以控制出血的疾病，或严重的心肺疾病及感染等不能耐受长时间气腹的疾病者。

【术前准备】

1. 血常规、凝血象、肝肾功、心电图、胸部 X 线片等评估主要脏器功能及麻醉风险。结肠镜、钡灌肠、超声或 CT 等明确结肠肿瘤诊断。

2. 肠道准备 术前 1 天流质饮食。无梗阻者术前 1 天口服泻药顺行肠道准备，有梗阻者术前晚和当天早晨清洁灌肠。

3. 纠正贫血及低蛋白血症 术前使血红蛋白升至 90g/L 以上，白蛋白至 30g/L 以上。

4. 预防性使用抗菌药物 术前 0.5 小时经静脉给予 1 个剂量抗生素预防感染。

5. 留置鼻胃管和导尿 手术麻醉后，留置鼻胃管与气囊导尿管。

【麻醉】 气管插管复合静脉麻醉，或硬膜外麻醉加气管插管静脉麻醉。

【体位】 仰卧位、分腿位，双上肢内收便于手术人员站位。手术开始后体位调整至头低足高、右高左低，使右半结肠位于高位。

【手术步骤】

1. 手术人员站位 术者站于患者左侧，第一助手站于患者右侧，扶镜手站于患者两腿中间（图41-2）。

2. 套管及切口位置 常采用五孔法（图41-3）：①脐下 5cm 处，10mm，置入 30°腹腔镜作为观察孔；②左锁骨中线肋弓下缘 3～5cm 处，12mm，为主操作孔；③右锁骨中线肋弓下缘 3～5cm 处，5mm，助手操作孔；④左侧髂前上棘与脐连线中外 1/3 处，5mm，术者副操作孔；⑤右髂前上棘与脐连线中外 1/3 处，5mm，助手辅助操作孔。根据肿瘤位置调整主操作孔和助手操作孔高低，根据肿瘤大小取上腹部 4～6cm 正中切口作为标本取出口。

3. 建立气腹及探查 气腹针穿刺建立气腹，可能有粘连者采用开放法直接放置套管建立气腹，气

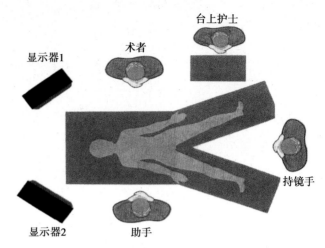

图 41-2 腹腔镜右半结肠切除术手术人员及设备位置

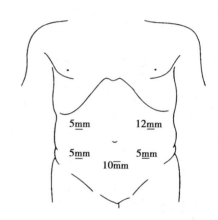

图 41-3 腹腔镜右半结肠切除术套管位置

腹压维持在 12～15mmHg（1mmHg＝0.133kPa）。安置各套管后，由远及近依次探查腹膜、肝脏、胃、胆囊、胰腺、大网膜、小肠、结肠、直肠、子宫及附件、肠系膜上血管根部淋巴结和原发肿瘤病灶。确定腹腔镜下切除后调整体位，使大网膜、横结肠、小肠移向腹腔内左上方，充分暴露升结肠及其系膜。若发现肿瘤可能无法在腹腔镜下切除，应果断转为开腹手术。

4. 回结肠血管离断 将小肠移至左上腹部，大网膜上翻于肝胃之间；助手向右下前侧牵拉末端回肠段，拉紧回结肠血管，并辨认清楚肠系膜上静脉（图41-4），超声刀切开肠系膜上静脉前方腹膜，沿血管鞘向上分离至十二指肠水平段下方，在肠系膜上静脉右侧显露、锁扣夹结扎并切断回结肠静脉，在肠系膜上静脉左侧显露、锁扣夹结扎并切断回结肠动脉（图41-5），清扫回结肠血管根部淋巴结。

5. 右结肠血管离断 由离断回结肠血管处进入右结肠系膜和右侧肾前筋膜间的融合筋膜间隙（Toldt 间隙），超声刀钝性加锐性分离，向右扩展至

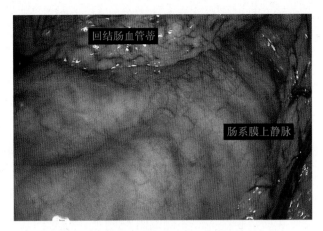

图 41-4 牵拉回结肠血管,辨认肠系膜上静脉

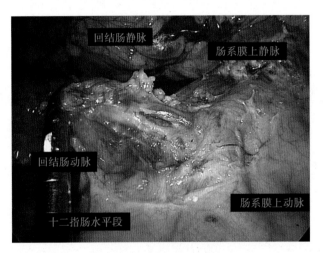

图 41-5 显露回结肠血管

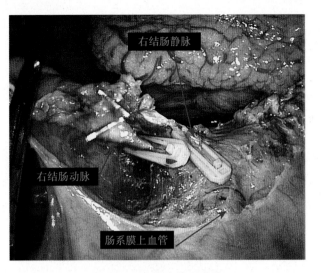

图 41-6 离断右结肠动脉

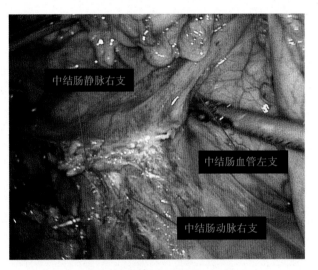

图 41-7 显露中结肠动脉右支

生殖腺血管外侧,向上沿十二指肠水平段和降段、胰腺钩突和胰头,应特别注意右结肠静脉、胃网膜右静脉和胰十二指肠上前静脉汇合而成的胃结肠静脉干,其在胰头前方汇入肠系膜上静脉,该静脉干构成复杂,变异常见,静脉壁薄,容易撕裂,且腔镜下止血难度大,应仔细辨认、牵引显露力度适度,显露后锁扣夹钳夹、切断右结肠静脉,在肠系膜上静脉左侧分离、钳夹并离断右结肠动脉(图 41-6),清扫右结肠血管根部淋巴结。

6. 中结肠血管离断 向前上张紧中结肠血管蒂,以胰腺颈部及肠系膜上静脉为标志,于根部解剖中结肠血管。肿瘤位于盲肠或升结肠行标准右半结肠切除时,沿中结肠血管右侧切开横结肠系膜,于根部分离、钳夹和离断离断中结肠动静脉右支(图 41-7),并清扫周围淋巴结。若肿瘤位于肝曲结肠或横结肠右侧行根治性扩大右半结肠切除时,由根部分离、钳夹及离断结肠中动静脉,并清扫周围淋巴结。

7. 胃网膜右血管离断 处理中结肠血管后进入小网膜囊,暴露胃后壁。行标准右半结肠切除时,可保留胃网膜右动静脉。行扩大右半结肠切除术时,需解剖离断胃网膜右动静脉,在右结肠静脉处上方,于根部仔细分离、钳夹及离断胃网膜右静脉(图 41-8);在其左侧胰头表面、幽门后下缘胃十二指肠动脉发出分支处,于根部分离、钳夹及离断胃网膜右动脉,清扫周围淋巴结。

8. 右半结肠周围游离 将大网膜翻向下,于中线由下而上劈开大网膜至胃结肠韧带近胃处。行标准右半结肠切除时,可保留胃网膜血管弓,在弓外转向右离断大网膜。行扩大右半结肠切除术时,需切除胃网膜血管弓,在弓内转向右离断胃网膜血管弓到胃壁上的分支(图 41-9)。继续向右切开大网膜跨十二指肠降段处、肝结肠韧带(图 41-10),沿肝曲结肠转向下切开右结肠旁沟侧腹壁黄白交界线,并绕过回盲部,与已由内分离的 Todlt 间隙贯通,并切

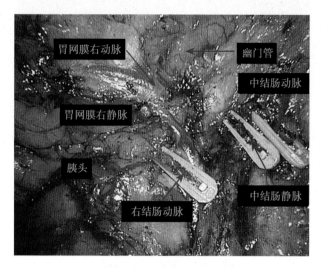

**图 41-8　显露胃网膜右静脉**

（图中标注：胃网膜右动脉、幽门管、中结肠动脉、胃网膜右静脉、胰头、中结肠静脉、右结肠动脉）

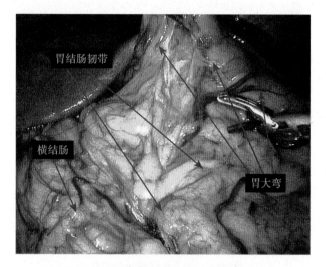

**图 41-9　弓内离断胃网膜血管到胃壁上的分支**

（图中标注：胃结肠韧带、横结肠、胃大弯）

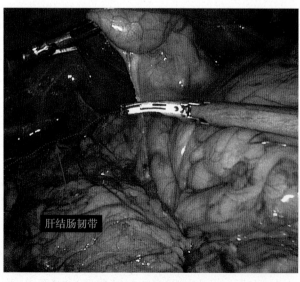

**图 41-10　切开肝结肠韧带**

（图中标注：肝结肠韧带）

开小肠系膜根部右髂窝内附着处,向左上游离小肠系膜至十二指肠下缘,完成全部右半结肠游离。

9. 取出标本及肠切除吻合　经 5cm 上腹部正中切口入腹,用保护套保护切口全层,在抓钳的引导下先取出回盲部肠管,后逐渐将升结肠、肝曲结肠、横结肠及网膜取出。进一步分离预定切除线处系膜至肠系膜缘,横结肠预切线位于其中段或距肿瘤 10cm 以上远侧肠段,回肠预切处位于其末端 10～15cm 处。遵循无菌要求切断横结肠及回肠,移去标本。根据术者习惯,采用手法缝合或吻合器吻合,行回肠和横结肠端-端、端-侧或侧-侧吻合,完成肠道重建(图 41-11)。注意吻合前吻合端有活动性出血确保血供良好,吻合肠管无扭转。吻合器吻合后应确定各吻合处无活动性出血,间断缝合关闭结肠和小肠系膜后,将吻合部位肠管送回腹腔,置于腹后壁创

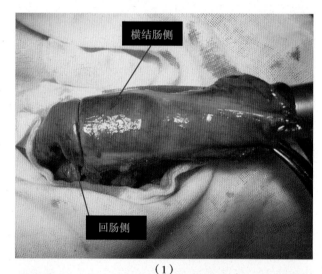

（图中标注：横结肠侧、回肠侧）

（1）

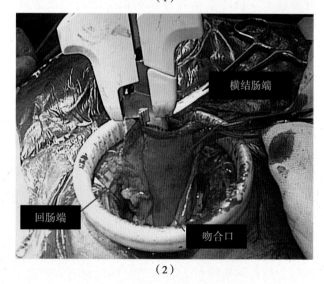

（图中标注：横结肠端、回肠端、吻合口）

（2）

**图 41-11　行吻合器回肠-横结肠吻合**
（1）端-端吻合;（2）侧-侧吻合

面上。

10. 冲洗术野留置引流　分层关闭辅助切口，重建气腹。蒸馏水冲洗腹腔，检查术野无活动性出血。于肝肾隐窝创面处放置单腔引流管一根（图41-12），经右下腹辅助操作孔引出。理顺肠管，防止扭曲等，放尽气腹，缝合各套管切口，术毕。

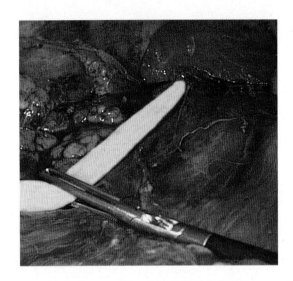

**图 41-12　于肝肾隐窝处留置单腔引流管**

【术中注意事项】

1. 避免损伤重要解剖结构　术者应熟悉腔镜下主要解剖结构的空间关系，特别注意辨认肠系膜上静脉，切勿将其误认为回结肠血管而离断，尤其是肥胖者。进入 Toldt 间隙时应注意保持右半结肠系膜及肾前筋膜完整，或预先辨认重要组织结构，避免损伤十二指肠、下腔静脉、右侧输尿管、生殖腺血管。

2. 遵循结肠全系膜切除　右半结肠癌根治术应遵循结肠全系膜切除的原则，应将右侧结肠、右侧结肠系膜前叶、融合成右 Toldt 筋膜和胰头十二指肠前筋膜的右侧结肠系膜后叶，以及前后叶之间的血管淋巴组织整块切除，标志是完整切除右 Toldt 筋膜和胰头十二指肠前筋膜。否则，可导致系膜后叶及

黏附于其上的淋巴组织残留，清扫不彻底，增加术后局部复发率。

3. 清扫第三站淋巴结　右半结肠根治性切除应清扫肠系膜上血管周围中央淋巴结（第三站），达到 D3 手术标准，充分显露肠系膜上静脉外科干是基础，其右侧有回结肠静脉、右结肠静脉、胃结肠静脉干等汇入，左侧为肠系膜上动脉，其发出的回结肠动脉、右结肠动脉、结肠中动脉可从外科干的前方或后方横过行向右侧。为彻底地清扫中央淋巴结，必须先充分解剖出肠系膜上静脉，在其右侧切断各主干静脉根部，在其左侧切断各主要动脉分支根部。沿肠系膜上静脉和动脉鞘内解剖，既有助于辨认解剖结构，妥善处理各分支血管，避免出血，也是行 D3 淋巴结清扫的基本技术方法。

4. 中转指征　中转开放手术的主要原因是癌肿侵犯周围脏器且较固定、广泛粘连、肥胖、术中出血和损伤重要脏器。前几种情况在手术前及探查阶段就应仔细评估判断，应避免不必要的尝试而延长手术时间和增加手术并发症发生率。而如果发生"意外"出血，以纱布压迫、超声刀烧灼多数可有效止血，如在腹腔镜下难以控制和确定性止血（如胃结肠静脉干撕裂等），或重要结构损伤（肠系膜上静脉损伤等），应及时中转开放手术。

【术后处理】

1. 术后密切观察生命体征等，注意有无腹腔内出血。

2. 静脉镇痛，24 小时后下床活动，48 小时后拔除导尿管。

3. 肛门排气后拔除鼻胃管，可开始少量饮水，逐步过渡到流质、半流食和软食。进食排大便，确认无吻合口漏后拔除腹腔引流管。

4. 维持水、电解质平衡，若存在营养不良可行肠外营养支持。

# 第二节　腹腔镜左半结肠切除术

【概述】　与开放手术一致，腹腔镜左半结肠切除术的切除范围包括横结肠（左半或至肿瘤上10cm）、脾曲结肠、降结肠、部分乙状结肠、其系膜和淋巴结（进展期恶性肿瘤应清扫肠系膜下血管根部的中央淋巴结）、左半大网膜（图41-13）。与开放手术不同，腹腔镜左半结肠切除术通常选择先处理血管后游离肿瘤的内侧入路，先分离肿瘤周围组织、游

离肿瘤后再处理结肠血管的外侧入路法主要适合于初学者或肿瘤偏大并无法判断能否切除时。

【适应证】　结肠脾曲及降结肠的恶性肿瘤。

【禁忌证】　①肿瘤直径>6cm，或与胃、脾、胰体尾、输尿管等周围脏器广泛浸润者；②急性肠梗阻、穿孔等需急诊手术者；③存在病理性肥胖、腹腔内广泛粘连、合并妊娠等腹腔镜使用受限的情况；④合并

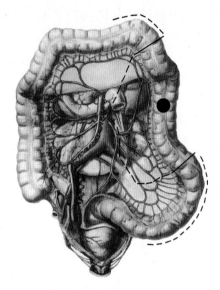

图 41-13 腹腔镜左半结肠切除术手术切除范围

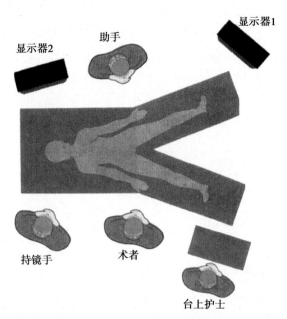

图 41-14 腹腔镜左半结肠切除术手术人员及设备位置

凝血功能障碍、门脉高压症等可能导致难以控制出血的疾病,或严重的心肺疾病及感染等不能耐受长时间气腹的疾病者。

【术前准备】

1. 血常规、凝血、肝肾功、心电图、胸部 X 线片等评估主要脏器功能及麻醉风险。结肠镜、钡灌肠、超声或 CT 等明确结肠肿瘤诊断。

2. 肠道准备 术前 1 天流质饮食。无梗阻者术前 1 天口服泻药顺行肠道准备,有梗阻者术前晚和当天早晨清洁灌肠。

3. 纠正贫血及低蛋白血症 术前使血红蛋白升至 90g/L 以上,白蛋白至 30g/L 以上。

4. 预防性使用抗菌药物 术前 0.5 小时经静脉给予 1 个剂量抗生素预防感染。

5. 留置鼻胃管和导尿 手术麻醉后,留置鼻胃管与气囊导尿管。

【麻醉】 气管插管复合静脉麻醉,或硬膜外麻醉加气管插管静脉麻醉。

【体位】 仰卧位、分腿位,双上肢内收便于手术人员站位。若拟行横结肠直肠吻合则取截石位。手术开始后体位调整至头低足高、左高右低,使左半结肠位于高位。

【手术步骤】

1. 手术人员站位 术者站于患者右侧,第一助手站于患者左侧,扶镜手站于患者右侧术者上方(图41-14)。

2. 套管及切口位置 常采用五孔法(图41-15):①脐下缘处,10mm,置入 30°腹腔镜作为观察孔;②右下腹麦氏点处,12mm,为主操作孔;③右锁

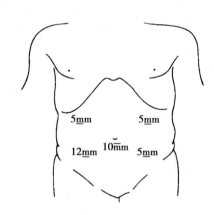

图 41-15 腹腔镜左半结肠切除术套管位置

骨中线肋缘下 3～5cm 处,5mm,辅助操作孔;④左下腹麦氏点处,5mm,助手操作孔;⑤左锁骨中线肋缘下 3～5cm 处,5mm,助手辅助操作孔。根据肿瘤位置调整术者和助手辅助操作孔高低,根据肿瘤大小取左上腹 4～6cm 经腹直肌切口作为标本取出口。

3. 建立气腹及探查 气腹针穿刺建立气腹,可能有粘连者采用开放法直接放置套管建立气腹,气腹压维持在 12～15mmHg(1mmHg=0.133kPa)。安置各套管后,由远及近依次探查腹膜、肝脏、胃、胆囊、胰腺、大网膜、小肠、结肠、直肠、子宫及附件、系膜根部淋巴结和原发肿瘤病灶。确定腹腔镜下切除后调整体位,使大网膜、横结肠、小肠移向腹腔内右方,充分暴露左半结肠及其系膜。若发现肿瘤可能无法在腹腔镜下切除,应果断转为开腹手术。

4. 肠系膜下动脉或其左结肠分支血管离断 将小肠移至右上腹部,大网膜上翻于肝胃之间;助手

向腹侧牵拉直肠上段,拉紧乙状结肠系膜,并辨认清楚肠系膜下、直肠上动脉(图41-16),超声刀在骶骨岬前方切开肠系膜下、直肠上动脉右侧腹膜,进入Toldt间隙,注意保留肾前筋膜完整,显露保护肠系膜下神经丛、左输尿管及左生殖腺血管(图41-17)。向左侧分离至左生殖腺血管外侧、左结肠旁沟,下上至肠系膜下动脉根部。于肠系膜下神经丛远侧骨骼化肠系膜下动脉和直肠上动脉起始段。根据肿瘤位置和肠管保留需要确定是否保留肠系膜下动脉。若肿瘤位于脾曲结肠或降结肠上段,拟行保留肠系膜下动脉的D3手术,则沿直肠上动脉向上于其左侧方分离出左结肠动脉和乙状结肠动脉第一支,于根部钳夹、离断上述两动脉(图41-18),清扫肠系膜下动脉根部淋巴结。若肿瘤位于降结肠下段,拟行切除肠系膜下动脉的D3手术,则沿肠系膜下动脉根部钳夹、离断之(图41-19),清扫肠系膜下动脉根部淋巴结。

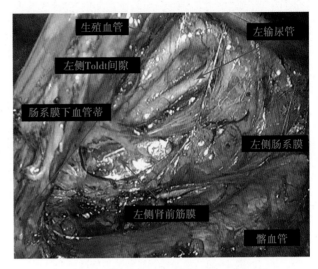

图41-17　进入左Toldt间隙,显露左输尿管

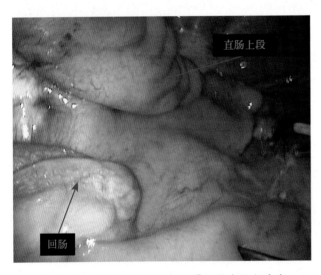

图41-16　牵拉直肠,辨认肠系膜下及直肠上动脉

5. 肠系膜下静脉离断　继续向上外侧分离左Toldt间隙,上内侧达十二指肠空肠曲、屈氏韧带处,外侧达左结肠旁沟,在近胰腺下缘显露、钳夹、离断肠系膜下静脉(图41-20)。

6. 中结肠血管或其左支离断　沿胰腺下缘切开横结肠系膜,进入小网膜囊。向右侧切开横结肠系膜至胰腺颈部,显露中结肠血管及其分支(图41-21)。肿瘤位于降结肠时,沿中结肠血管左侧切开横结肠系膜,于根部分离、钳夹和离断离断中结肠动静脉左支,并清扫周围淋巴结。若肿瘤位于脾曲结肠时,由根部分离、钳夹及离断结肠中动静脉,并清扫周围淋巴结。

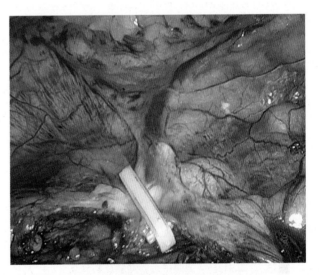

图41-18　于根部钳夹、离断左结肠动脉及
乙状结肠动脉第一支

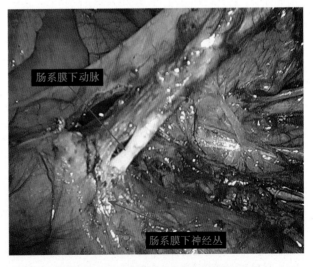

图41-19　于根部钳夹、离断肠系膜下动脉

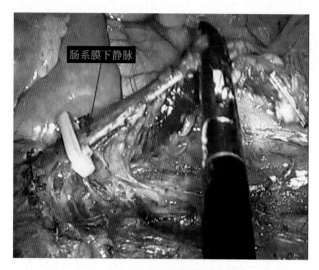

图 41-20 根部离断肠系膜下静脉

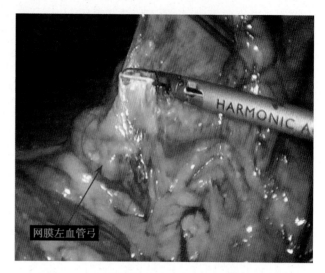

图 41-22 于胃网膜血管弓内向左分离胃结肠韧带

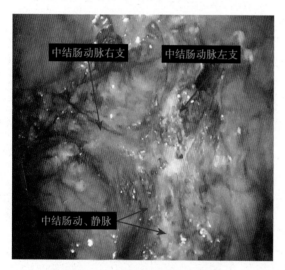

图 41-21 显露中结肠动脉及其分支

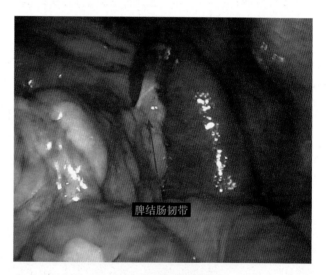

图 41-23 切开脾结肠韧带

7. 胃结肠韧带及胃网膜左血管离断 将大网膜翻向下,于中线由下而上劈开大网膜至胃结肠韧带近胃处。肿瘤位于降结肠时,可保留胃网膜血管弓,在弓下向左离断胃结肠韧带。肿瘤位于脾曲结肠时,需切除胃网膜血管弓,在弓内转向左离断胃网膜血管弓到胃壁上的分支(图 41-22),于脾下极水平钳夹、离断胃网膜左血管。

8. 左半结肠周围游离 继续向左切开脾结肠韧带,松解脾曲(图 41-23),沿脾曲结肠转向下切开左结肠旁沟侧腹壁黄白交界线,至乙状结肠系膜根部,与已由内分离的 Todlt 间隙贯通,完成全部左结肠游离。

9. 取出标本及肠切除吻合 经 5cm 左上腹腹直肌切口入腹,用保护套保护切口全层,在抓钳的引导下先取出乙状结肠肠管,后逐渐将降结肠、脾曲结肠、横结肠及网膜取出。进一步分离

预定切除线处系膜至肠系膜缘,横结肠预切线位于其中段或距肿瘤 10cm 以上近侧肠段,乙状结肠预切处位于肿瘤远侧 10~15cm 处,经肛门插入吻合器吻合者预切处位于直肠上段。遵循无菌要求切断结肠,移去标本。根据术者习惯,采用手法缝合或吻合器吻合,行端-端、端-侧或侧-侧吻合横结肠和乙状结肠,或经肛门插入吻合器吻合横结肠和直肠,完成肠道重建。注意吻合前吻合端有活动性出血确保血供良好,吻合肠管无扭转。吻合器吻合后应确定各吻合处无活动性出血,间断缝合关闭结肠系膜裂孔,将吻合部位肠管送回腹腔,置于腹后壁创面上。

10. 冲洗术野留置引流 分层关闭辅助切口,重建气腹。蒸馏水冲洗腹腔,检查术野无活动性出血。于吻合口旁放置单腔引流管一根,经左下腹辅

助操作孔引出。理顺肠管,防止扭曲等,放尽气腹,缝合各套管切口,术毕。

【术中注意事项】

1. 避免损伤重要解剖结构　术者应注意辨认肠系膜下动脉、肠系膜下静脉,进入 Toldt 间隙时应注意保持左半结肠系膜及肾前筋膜完整,或预先辨认重要组织结构,避免损伤左侧输尿管、生殖腺血管。离断胃结肠韧带和胃网膜左血管时注意与脾脏保持 1~2cm 距离,避免损伤脾脏。离断横结肠系膜根部时注意避免损伤胰腺。中转指征见本章第一节右半结肠部分。

2. 遵循肿瘤根治原则　结肠全系膜切除和清扫第三站淋巴结见本章第一节右半结肠部分,充分显露肠系膜下动脉时应避免损伤其根部周围的肠系膜下神经丛。

3. 避免吻合扭转和吻合口张力　对于乙状结肠较长者,吻合时要确认其系膜无扭转。切除肠管范围应恰当,要避免吻合口有张力。

【术后处理】

1. 术后密切观察生命体征等,注意有无腹腔内出血。

2. 静脉镇痛,24 小时后下床活动,48 小时后拔除导尿管。

3. 肛门排气后拔除鼻胃管,可开始少量饮水,逐步过渡到流质、半流食和软食。进食排大便,确认无吻合口漏后拔除腹腔引流管。

4. 维持水、电解质平衡,若存在营养不良可行肠外营养支持。

# 第三节　腹腔镜横结肠切除术

【概述】　与开放手术一致,腹腔镜横结肠切除术的切除范围包括肝曲结肠、横结肠、脾曲结肠、其系膜和淋巴结(进展期恶性肿瘤应清扫肠系膜上血管根部的中央淋巴结)、大网膜(图 41-24)。腹腔镜横结肠切除术是腹腔镜结直肠手术中难度较大的手术,术野横跨上腹腔两侧,涉及肝、胃、脾、胰、十二指肠和诸多血管结构,术者需要清晰的解剖知识和腹腔镜手术技能。

【适应证】　横结肠中部的恶性肿瘤。

【禁忌证】　①肿瘤直径>6cm,或与胃大弯、胰、十二指肠或小肠等周围脏器广泛浸润者;②急性肠梗阻、穿孔等需急诊手术者;③存在病理性肥胖、腹腔内广泛粘连、合并妊娠等腹腔镜使用受限的情况;④合并凝血功能障碍、门脉高压症等可能导致难以控制出血的疾病,或严重的心肺疾病及感染等不能耐受长时间气腹的疾病者。

【术前准备】

1. 血常规、凝血、肝肾功、心电图、胸部 X 线片等评估主要脏器功能及麻醉风险。结肠镜、钡灌肠、超声或 CT 等明确结肠肿瘤诊断。

2. 肠道准备　术前 1 天流质饮食。无梗阻者术前 1 天口服泻药顺行肠道准备,有梗阻者术前晚和当天早晨清洁灌肠。

3. 纠正贫血及低蛋白血症　术前使血红蛋白升至 90g/L 以上,白蛋白至 30g/L 以上。

4. 预防性使用抗菌药物　术前 0.5 小时经静脉给予 1 个剂量抗生素预防感染。

5. 留置鼻胃管和导尿　手术麻醉后,留置鼻胃管与气囊导尿管。

【麻醉】　气管插管复合静脉麻醉,或硬膜外麻醉加气管插管静脉麻醉。

【体位】　仰卧位、分腿位,双上肢内收便于手术人员站位。手术开始后体位调整至头高足低,使横结肠位于高位。

【手术步骤】

1. 手术人员站位　术者站于患者左侧,第一助手站于患者右侧,扶镜手站于患者两腿间(图 41-25)。

2. 套管及切口位置　常采用五孔法(图 41-

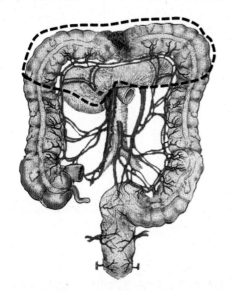

**图 41-24　腹腔镜横结肠切除术手术切除范围**

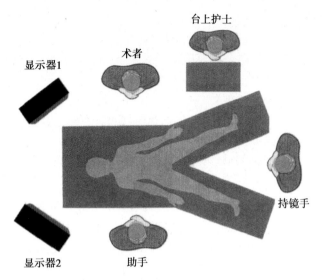

图 41-25 腹腔镜横结肠切除术手术人员及设备位置

26)：①脐下缘处，10mm，置入 30°腹腔镜作为观察孔；②左锁骨中线肋缘下约 3～5cm 处，12mm，为主操作孔；③左锁骨中线脐下 1～2cm 水平，5mm，辅助操作孔；④右锁骨中线肋缘下约 3～5cm 处，5mm，为助手操作孔；⑤右锁骨中线脐下 1～2cm 水平，5mm，辅助操作孔。根据肿瘤大小取 4～6cm 上腹正中切口作为标本取出口。

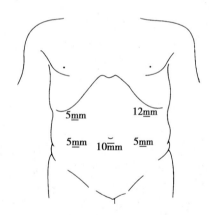

图 41-26 腹腔镜横结肠切除术套管位置

3. 建立气腹及探查 气腹针穿刺建立气腹，可能有粘连者采用开放法直接放置套管建立气腹，气腹压维持在 12～15mmHg（1mmHg＝0.133kPa）。安置各套管后，由远及近依次探查腹膜、肝脏、胃、胆囊、胰腺、大网膜、小肠、结肠、直肠、子宫及附件、系膜根部淋巴结和原发肿瘤病灶。若发现肿瘤可能无法在腹腔镜下切除，应果断转为开腹手术。

4. 中结肠血管离断 将小肠移至左腹部，大网膜上翻于肝胃之间；助手提起横结肠，拉紧其系膜，并辨认清楚肠系膜上静脉，超声刀沿肠系膜上静脉方向左胰腺下缘切开后腹膜，打开其血管鞘。在其

右侧分离出肠系膜上动脉，打开其血管鞘。清扫肠系膜上血管周围中央淋巴结。与根部分离、钳夹、离断中结肠动脉（图 41-27），在其右侧于根部分离、钳夹、离断中结肠静脉，清扫其根部周围淋巴结。若肿瘤在近肝曲结肠，则需根部离断右结肠动脉和静脉，清扫其根部周围淋巴结。

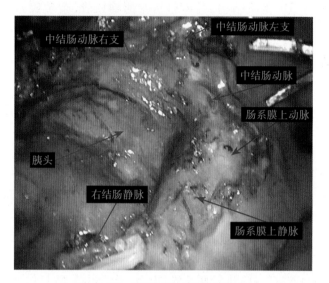

图 41-27 于根部钳夹中结肠动脉

5. 横结肠系膜离断 沿中结肠血管离断处进入 Todlt 间隙，沿十二指肠向上达胰腺表面，向左前切开胰腺被膜进入小网膜囊，沿胰体尾切断横结肠系膜至脾曲附近（图 41-28）；向右沿右结肠血管上方切开横结肠系膜至肝曲结肠附近。

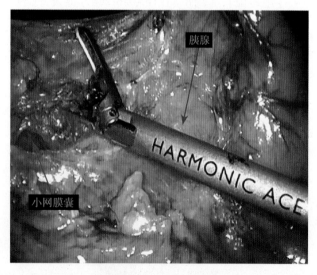

图 41-28 进入小网膜囊

6. 胃网膜血管离断 将大网膜翻向下，于胃大弯靠左侧在胃网膜血管弓内切开胃结肠韧带，进入小网膜囊，向左离断胃网膜血管弓到胃壁上的分支，于

脾下极水平钳夹、离断胃网膜左血管（图 41-29）。在胃网膜血管弓内向右离断胃网膜血管弓到胃壁上的分支。在胃网膜右静脉汇入胃结肠静脉干的近端，仔细分离、钳夹及离断胃网膜右静脉；在其左侧胰头表面、幽门后下缘胃十二指肠动脉发出分支处，于根部分离、钳夹及离断胃网膜右动脉，清扫周围淋巴结。

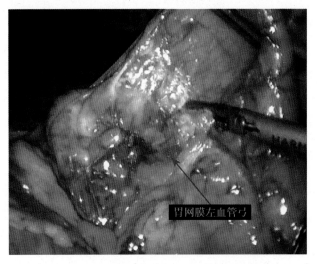

**图 41-29　胃网膜血管弓内离断胃结肠韧带**

7. 横结肠周围游离　于胃网膜左血管离断处继续向左切开脾结肠韧带，松解脾曲，沿脾曲结肠转向下切开左结肠旁沟侧腹壁黄白交界线，至乙状结肠系膜中部（图 41-30）。继续向右切开大网膜跨十

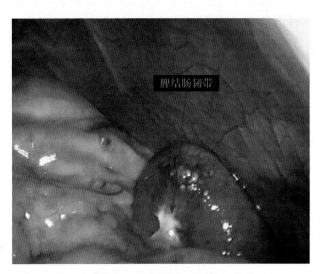

**图 41-30　离断脾结肠韧带**

二指肠降段处、肝结肠韧带，沿肝曲结肠转向下切开右结肠旁沟侧腹壁黄白交界线，至盲肠。完成拟切除组织游离。

8. 取出标本及肠切除吻合　经 5cm 上腹正中切口入腹，用保护套保护切口全层，在抓钳的引导下取出横结肠及网膜取出。进一步分离预定切除线处系膜至肠系膜缘，结肠左、右预切线分别位于距肿瘤 10cm 以上远侧、近侧肠段。遵循无菌要求切断结肠，移去标本。根据术者习惯，采用手法缝合或吻合器吻合，行端-端或侧-侧吻合结肠，完成肠道重建。注意吻合前吻合端有活动性出血确保血供良好，吻合肠管无扭转。吻合器吻合后应确定各吻合处无活动性出血，间断缝合关闭结肠系膜裂孔，将吻合部位肠管送回腹腔。

9. 冲洗术野留置引流　分层关闭辅助切口，重建气腹。蒸馏水冲洗腹腔，检查术野无活动性出血。于吻合口附近放置单腔引流管一根，经辅助操作孔引出。放尽气腹，缝合各套管切口，术毕。

【术中注意事项】

1. 避免损伤重要解剖结构　术者应注意辨认肠系膜上静脉，进入 Toldt 间隙时应注意区分中结肠血管和右结肠血管，分离胃结肠静脉干时应仔细，避免撕裂出血，注意保护胰腺、十二指肠、脾。中转指征见本章第一节右半结肠部分。

2. 遵循肿瘤根治原则　结肠全系膜切除和清扫第三站淋巴结见本章第一节右半结肠部分。

3. 避免吻合口张力　切除肠管范围应恰当，要避免吻合口有张力，必要时扩大游离范围。

【术后处理】

1. 术后密切观察生命体征等，注意有无腹腔内出血。

2. 静脉镇痛，24 小时后下床活动，48 小时后拔除导尿管。

3. 肛门排气后拔除鼻胃管，可开始少量饮水，逐步过渡到流质、半流食和软食。进食排大便，确认无吻合口瘘后拔除腹腔引流管。

4. 维持水、电解质平衡，若存在营养不良可行肠外营养支持。

# 第四节　腹腔镜乙状结肠切除术

【概述】　与开放手术一致，腹腔镜乙状结肠切除术的切除范围包括肿瘤近、远侧 10cm 以上乙状结肠、其系膜和淋巴结（进展期恶性肿瘤应清扫肠系膜下血管根部的中央淋巴结）（图 41-31）。

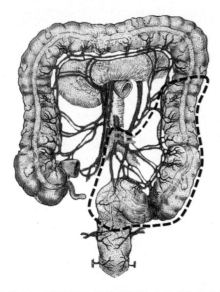

图 41-31　腹腔镜乙状结肠切除术手术切除范围

【适应证】　适用于乙状结肠癌。降结肠与乙状结肠交界处癌通常行左半结肠切除术,乙状结肠直肠交界处癌通常行直肠前切除术。

【禁忌证】　①肿瘤直径>6cm,或与输尿管等周围脏器广泛浸润者;②急性肠梗阻、穿孔等需急诊手术者;③存在病理性肥胖、腹腔内广泛粘连、合并妊娠等腹腔镜使用受限的情况;④合并凝血功能障碍、门脉高压症等可能导致难以控制出血的疾病,或严重的心肺疾病及感染等不能耐受长时间气腹的疾病者。

【术前准备】

1. 血常规、凝血、肝肾功、心电图、胸部 X 线片等评估主要脏器功能及麻醉风险。结肠镜、钡灌肠、超声或 CT 等明确结肠肿瘤诊断。

2. 肠道准备　术前 1 天流质饮食。无梗阻者术前 1 天口服泻药顺行肠道准备,有梗阻者术前晚和当天早晨清洁灌肠。

3. 纠正贫血及低蛋白血症　术前使血红蛋白升至 90g/L 以上,白蛋白至 30g/L 以上。

4. 预防性使用抗菌药物　术前 0.5 小时经静脉给予 1 个剂量抗生素预防感染。

5. 留置鼻胃管和导尿　手术麻醉后,留置鼻胃管与气囊导尿管。

【麻醉】　气管插管复合静脉麻醉,或硬膜外麻醉加气管插管静脉麻醉。

【体位】　截石位,两髋关节微屈,外展 45°,屈膝 30°,双下肢高度低于腹部,双上肢内收便于手术人员站位,手术开始后收体位调整至头低脚高 30°。

【手术步骤】

1. 手术人员站位　术者及第一助手站于患者右侧,扶镜手站于患者左侧(图 41-32)。

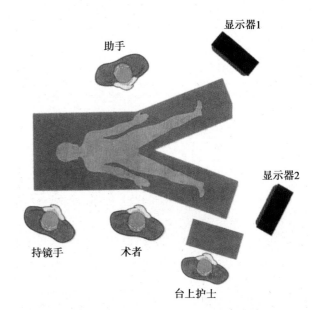

图 41-32　腹腔镜乙状结肠切除术手术人员及设备位置

2. 套管及切口位置　常采用五孔法(图 41-33):①脐孔,10mm,置入 30°腹腔镜作为观察孔;②右下腹麦氏点,12mm,主操作孔;③右侧脐上腹直肌外缘,5mm,辅助操作孔;④左髂前上棘内侧偏下方,5mm,辅助操作孔;⑤左侧脐上腹直肌外缘,辅助操作孔,5mm。根据肿瘤位置调整术者和助手辅助操作孔高低,根据肿瘤大小取左下腹 4~6cm 麦氏切口作为标本取出口。

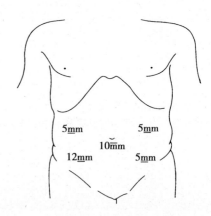

图 41-33　腹腔镜乙状结肠切除术套管位置

3. 建立气腹及探查　气腹针穿刺建立气腹,可能有粘连者采用开放法直接放置套管建立气腹,气腹压维持在 12~15mmHg(1mmHg=0.133kPa)。安置各套管后,探查由远及近,最后探查肿瘤病灶,即腹膜-肝脏-胃-胆囊-胰腺-大网膜-小肠-结直肠-盆腔-

血管根部淋巴结-原发肿瘤病灶。最后将床调至头低右倾位,使大网膜、小肠移向腹腔内右上方,充分暴露乙状结肠及其系膜。若发现肿瘤可能无法在腹腔镜下切除,应果断转为开腹手术。

4. 肠系膜下动脉离断　将直肠向腹侧牵起,保持乙状结肠系膜稍紧张,从下向上切开乙状结肠系膜中线侧,进入左结肠系膜与肾前筋膜之间的融合筋膜间隙(Toldt 间隙)。逐渐扩展 Toldt 间隙,保持左结肠系膜、肾前筋膜的完整性,避免损伤肠系膜下神经丛、左输尿管及左生殖腺血管。直至肠系膜下动脉根部,钳夹、离断之,清扫其周围淋巴结(图 41-34)。必要时可保留左结肠动脉,在其远侧钳夹、离断肠系膜下动脉。

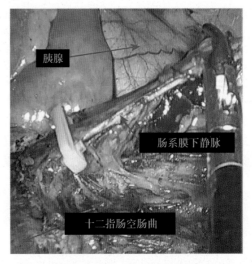

图 41-35　根部钳夹肠系膜下静脉

系膜裸化肠管(图 41-37)。至此,完成降结肠、乙状结肠和直肠上段及其系膜的游离。

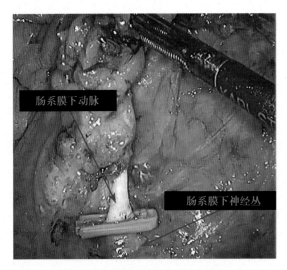

图 41-34　根部钳夹肠系膜下动脉

5. 肠系膜下静脉离断及近侧肠管裸化　继续向头侧及外出分离左 Toldt 间隙,内至十二指肠空肠曲,外达左结肠旁沟。在近胰腺下缘处显露肠系膜下静脉,于其根部钳夹、离断,清扫其周围淋巴结(图 41-35)。向肠管裁剪结肠系膜,离断边缘血管弓至乙状结肠或降结肠预切处,也可待标本经切口提出后离断边缘血管弓。

6. 降结肠、乙状结肠和直肠上段的后外侧游离及直肠裸化　向右牵引乙状结肠系膜,以乙状结肠外侧与左侧腹壁间粘连带为其起点,沿黄白交界线(Toldt 线)向头侧切开左结肠旁沟腹膜返折。将乙状结肠向右侧翻转,在其系膜后方向内侧游离,使外侧与内侧平面完全贯通,并向上延伸至脾曲结肠,离断膈结肠及脾结肠韧带。向远侧延长乙状结肠两侧腹膜切口至直肠上段,游离直肠上段系膜后间隙(图 41-36)。于肿瘤远侧 10cm 以上用超声刀离断直肠

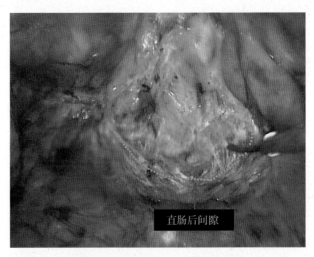

图 41-36　游离直肠上段系膜后间隙

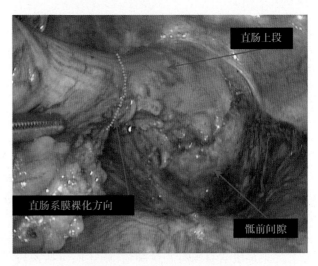

图 41-37　裸化直肠上段肠壁

7. 切断肠管移出标本及肠道吻合 经12mm主操作孔置入腔镜下切割缝合器切断直肠上段(图41-38)。于左下腹做5cm左右反麦氏切口,进入腹腔并置保护套保护全层切口,经切口用抓钳夹住直肠近侧断端,逐渐将游离的乙状结肠切除标本取出,进一步裸化结肠近侧断端,保证距离肿瘤在10cm以上,上荷包钳、穿荷包缝合线后离断肠管,移去标本。近端肠腔内置入合适直径之管状吻合器抵钉座,结

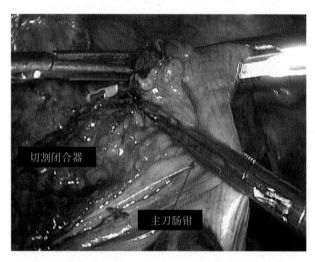

**图41-38 切割缝合器切断直肠**

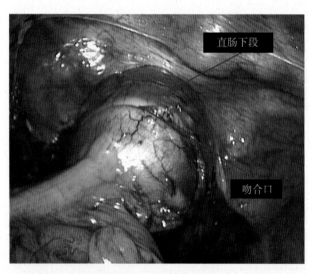

**图41-39 吻合结肠两断端**

扎荷包缝合线,将其放入腹腔。关闭切口腹膜,重建气腹。腹腔镜引导下经肛门置入吻合器,与近端肠管抵钉座对合后完成吻合(图41-39)。注意避免吻合口扭转和张力。

8. 冲洗术野留置引流 蒸馏水冲洗腹腔,检查术野无活动性出血。于吻合口附近盆腔低处放置单腔引流管一根,经左下腹辅助操作孔引出。放尽气腹,缝合各套管切口,术毕。

【术中注意事项】

1. 避免损伤重要解剖结构 术者应注意辨认肠系膜下神经丛、输尿管和生殖腺血管。如果有左肾积水等考虑乙状结肠肿瘤浸润输尿管时,要特别小心,必要时术前经膀胱镜留置输尿管内插管帮助术中辨认。处理肠系膜下静脉时要注意保护胰腺、十二指肠,游离脾曲时避免撕伤脾脏。

2. 遵循肿瘤根治原则 乙状结肠癌根治术应遵循结肠全系膜切除的原则,沿Toldt间隙分离。乙状结肠根治性切除应清扫肠系膜下血管周围中央淋巴结(第三站),达到D3手术标准,可以自肠系膜下血管根部或左结肠血管远侧离断,沿肠系膜下动脉和静脉鞘内解剖,既有助于辨认解剖结构,妥善处理各分支血管,避免出血,也是行D3淋巴结清扫的基本技术方法。

3. 避免吻合口张力 切除肠管范围应恰当,要避免吻合口有张力,必要时扩大游离范围。

4. 中转指征 见本章第一节右半结肠部分。

【术后处理】

1. 术后密切观察生命体征等,注意有无腹腔内出血。

2. 静脉镇痛,24小时后下床活动,48小时后拔除导尿管。

3. 肛门排气后拔除鼻胃管,可开始少量饮水,逐步过渡到流质、半流食和软食。进食排大便,确认无吻合口瘘后拔除腹腔引流管。

4. 维持水、电解质平衡,若存在营养不良可行肠外营养支持。

## 第五节 腹腔镜全结直肠切除术

【概述】 与开放手术一致,腹腔镜全结直肠切除术的切除范围包括从盲肠到齿状线的全部结直肠。如果某段结直肠有恶性肿瘤,则还应包括该段肠管所属系膜和淋巴结(进展期恶性肿瘤应清扫肠系膜下血管根部的中央淋巴结,图41-40)。腹腔镜全结直肠切除术的游离结合了腹腔镜低位直肠前切除、左半结肠切除、右半结肠切除和横结肠切除术等多种手术游离方法,本节以全结直肠切除术治疗家

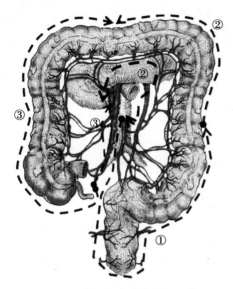

图 41-40　腹腔镜全结直肠切除范围

族性腺瘤性息肉病为例介绍腹腔镜全结直肠切除术。

【适应证】　家族性腺瘤性息肉病、结肠多原发癌、溃疡性结肠炎、结肠多节段克罗恩病、慢传输型顽固性便秘登。

其中按切除结直肠的范围又分 3 类：①全结直肠切除术，适用于家族性腺瘤性息肉病、溃疡性结肠炎等。切除回盲部至直肠（齿线上 0.5cm），回肠（或回肠储袋）肛管吻合术，加或不加近侧回肠保护性造口术。②全结肠切除术，适用于结肠多原发癌、结肠多节段克罗恩病、慢传输型顽固性便秘等。切除回盲部至直肠乙状结肠交界处，回肠直肠吻合。③次全结肠切除术，适用于结肠多原发癌、结肠多节段克罗恩病、慢传输型顽固性便秘等。保留回盲部行升结肠直肠吻合，或保留部分乙状结肠行回肠乙状结肠吻合。

【禁忌证】　①肿瘤直径>6cm，或与胃大弯、胰、十二指肠或小肠等周围脏器广泛浸润者；②急性肠梗阻、穿孔等需急诊手术者；③存在病理性肥胖、腹腔内广泛粘连、合并妊娠等腹腔镜使用受限的情况；④合并凝血功能障碍、门脉高压症等可能导致难以控制出血的疾病，或严重的心肺疾病及感染等不能耐受长时间气腹的疾病者，应全结直肠切除手术时间长，对心肺功能要求更高。

【术前准备】

1. 血常规、凝血、肝肾功、心电图、胸部 X 线片等评估主要脏器功能及麻醉风险。结肠镜、钡灌肠、超声或 CT 等明确结肠肿瘤诊断及恶性肿瘤位置。

2. 肠道准备　术前 1 天流质饮食。无梗阻者

术前 1 天口服泻药顺行肠道准备，有梗阻者术前晚和当天早晨清洁灌肠。

3. 纠正贫血及低蛋白血症　术前使血红蛋白升至 90g/L 以上，白蛋白至 30g/L 以上。

4. 预防性使用抗菌药物　术前 0.5 小时经静脉给予 1 个剂量抗生素预防感染。

5. 留置鼻胃管和导尿　手术麻醉后，留置鼻胃管与气囊导尿管。

【麻醉】　气管插管复合静脉麻醉。

【体位】　仰卧、分腿位，双上肢内收，双下肢外展 45°，两髋关节微屈，膝关节屈 30°。根据手术进程，调整体位至手术操作部位于高位，小肠移向相应的低位利于术野的暴露，如游离左半结肠、脾曲时取左高右低位，游离右半结肠、肝曲则取右高左低位。

【手术步骤】

1. 手术人员及显示屏位置　术者起始站位同左半结肠切除术。2～3 台显示屏置于手术台的两侧，根据手术进程调整显示屏位置和手术人员位置。

2. 套管及切口位置　常采用五孔（同左半结肠切除术）或六孔法（图 41-41），以六孔法为例：①脐下缘处，10mm，置入 30°腹腔镜作为观察孔；②右髂前上棘上内 2 横指置入 12mm 套管作为主操作孔；③右腹直肌旁平脐处置入 5mm 套管作为术者辅助操作孔；④在左髂前上棘与脐连线中外 1/3 处置入 5mm 套管为助手主操作孔，若术中需调整为术者主操作孔，则可改为 12mm 套管；⑤左侧锁骨中线脐上 2～3cm 处置入 5mm 套管为助手副操作孔；⑥右侧锁骨中线肋缘下 2cm 置入 5mm 套管作为助手第二辅助操作孔。若行回肠保护性造口，可于右下腹主操作孔处圆形切除 3～4cm 直径皮肤，逐层切开腹壁，保护切口后取出标本；若不行回肠保护性造口，可于右下腹或耻骨上，根据肿瘤大小取 3～6cm 切口，保护后取出标本。腹腔镜全结直肠游离切除范围较广，手术中术者可根据手术需要灵活增加或减少手术套管数量和大小，以保证手术安全、顺利进行（图 41-41）。

3. 建立气腹及探查　气腹针穿刺建立气腹，可能有粘连者采用开放法直接放置套管建立气腹，气腹压维持在 12～15mmHg（1mmHg=0.133kPa）。安置各套管后，由远及近依次探查腹膜、肝脏、胃、胆囊、胰腺、大网膜、小肠、结肠、直肠、子宫及附件、系膜根部淋巴结和原发肿瘤病灶。若发现肿瘤可能无法在腹腔镜下切除，应果断转为开腹手术。

4. 手术切除范围　如果良性病变，则应保留大

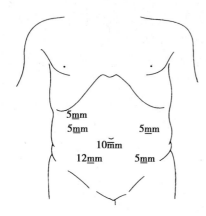

**图 41-41 腹腔镜全结直肠切除术套管位置**

网膜,可以从结肠边缘血管弓内侧钳夹、离断回结肠血管、右结肠血管、中结肠血管、左结肠血管、各支乙状结肠血管和直肠上血管;如右半结肠或左半结肠有恶性病变,则相应切除右侧或左侧半大网膜,并根据恶性肿瘤根治要求在根部钳夹、离断回结肠血管、右结肠血管、中结肠血管、左结肠血管、各支乙状结肠血管和直肠上血管。

5. 结直肠游离顺序 根据肿瘤学原则,应先游离良性肠段,再游离恶性肠段。如果可能,则建议按直肠、左半结肠、右半结肠、横结肠的顺序游离,既利用原有解剖结构固定脏器,又减少术者及助手的换位。与直肠、左半结肠、右半结肠和横结肠切除术一样,先游离直肠后、结肠内侧,离断主要血管,恶性肿瘤节段从根部钳夹、离断结直肠血管并清扫第3站淋巴结;然后游离直肠两侧及前方,向下直至肛提肌裂隙水平,裸化直肠末端,经会阴部充分消毒肛管直肠并扩张肛管至4指,通过12mm主操作孔将切割闭合缝合器置入进行直肠远端切断闭合。自乙状结肠外侧向上切开结肠旁沟腹膜返折至脾结肠韧带,自回盲部向上切开结肠旁沟腹膜返折至肝结肠韧带,并游离末段回肠;保留大网膜则提起大网膜切断其横结肠附着处,若切除大网膜则自胃网膜血管弓内离断并需要钳夹离断胃网膜左和右血管。最后汇合全结直肠内侧和外侧分离平面,完成从从直肠远端到回肠的游离。

6. 标本取出及肠道连续性重建 经右下腹回肠造口切口或耻骨上方做切口,用塑料薄膜保护切口全层,将全结直肠肠管从切口中取出。在预吻合回肠平面,游离系膜,裸化肠管,直线切割缝合器切断回肠,移除全结直肠标本。以切割缝合器在回肠末端建立 10~15cm 的 J 形储袋,自切开处置入29mm管状吻合器的抵钉座,荷包缝合并打结,使近

侧肠管呈待吻合状态。检查无活动性出血,肠管血运良好后,将近侧肠管送回腹腔。缝闭腹膜,重建气腹。将吻合器经肛门插入肛管直肠,在腔镜监视下自直肠远端闭合处戳出中心杆,将回肠抵钉座与吻合器中心杆对接锁定,检查待吻合小肠系膜无扭转后,吻合部位两侧肠管间未夹入其他组织后激发吻合。

7. 冲洗术野留置引流 蒸馏水冲洗腹腔,检查术野无活动性出血。于盆腔低处吻合口附近放置单腔引流管一根,经左下腹操作孔引出。放尽气腹,缝合各套管切口,术毕。

【术中注意事项】

1. 避免损伤重要解剖结构 术者应注意辨认肠系膜上静脉,进入 Toldt 间隙时应注意区分中结肠血管和右结肠血管,分离胃结肠静脉干时应仔细,避免撕裂出血,注意保护胰腺、十二指肠、脾。中转指征见本章第一节右半结肠部分。

2. 避免出血并发症 术中术后出血是腹腔镜全结肠切除术最常见的并发症,由于体位变动和小肠遮盖等,其他手术常规的在手术最后阶段检查有无活动性出血的方法不适用于腹腔镜全结肠切除术,只能在手术时松解一段、游离一段、检查一段,确认无出血后,再进行下一节段分离,不但有助于缩短手术时间,保持手术的连贯性,也是避免出血并发症的可靠方法。

3. 遵循肿瘤根治原则 结肠全系膜切除和清扫第三站淋巴结见本章第一节右半结肠部分。

4. 避免吻合口张力 部分患者回肠系膜较短,将回肠拉入盆腔吻合可能存在张力,可通过裁剪回肠系膜来减少张力,但裁剪时要注意保护回肠边缘血管,避免吻合口缺血。如果行回肠保护性造口,应注意适当靠近端,避免增加回肠肛管吻合口张力。

5. 腹腔镜全结肠切除术由于涉及腹腔内多个视野,需多次更换镜头和术者位置、体位和其他器械,手术时间较长,要求手术者在体力和思想上做好充分的准备,在手术中耐心冷静。

6. 腹腔镜全结直肠切除术以横结肠、脾曲和肝曲的游离较困难,手术层面多,涉及十二指肠、胰腺、脾、肝和大网膜等脏器,应辨清结构,避免损伤。

【术后处理】

1. 术后密切观察生命体征等,注意有无腹腔内出血。

2. 静脉镇痛,24 小时后下床活动,48 小时后拔除导尿管。

3. 肛门排气后拔除鼻胃管，可开始少量饮水，逐步过渡到流质、半流食和软食。进食排大便，确认无吻合口漏后拔除腹腔引流管。

4. 全结直肠切除术后常出现腹泻，排稀便每天数次至20余次，有时夜间不能自制，可用洛哌丁胺（易蒙停）控制，但应少量多次（如0.25～0.5片/次），3个月后排便多在10次/天以内，仅少数半年后仍需使用抗腹泻药。

5. 维持水、电解质平衡，若存在营养不良可行肠外营养支持。

（张连阳　李春穴）

## 参 考 文 献

1. The Japanese Gastric Cancer Association. Guidelines for the treatment of gastric cancer. Tokyo：Kanehara，2004.

2. 中国抗癌协会大肠癌专业委员会腹腔镜外科学组，中华医学会外科分会腹腔镜与内镜外科学组.腹腔镜结肠直肠癌根治手术操作指南（2006版）.外科理论与实践，2006，11（5）：462-464.

3. 汪建平，詹文华.胃肠外科手术学.北京：人民卫生出版社，2005，947-949.

4. Nakajima K，Lee SW，Cocilovo C，et al. Hand assisted laparoscopic colorectal surgery using GelPort. Surg Endosc，2004，18：102-105.

5. Scheidbach H，Schneider C，Hugel O，et al. Oncological quality and prelim inary long term results in laparoscopic coloerectal surgery. Surg Endosc，2003，17：903-910.

6. 郑民华.腹腔镜结直肠癌手术的原则与评价.中华外科杂志，2005，43（17）：1105-1108.

7. 张连阳，刘宝华，陈金萍，等.腹腔镜与开放性全结肠切除术治疗结肠慢传输性便秘的比较.第三军医大学学报，2004，26：1039-1041.

8. 张连阳，刘宝华，陈金萍，等.腹腔镜全结肠切除术中超声刀的应用.中华胃肠外科杂志，2005，8：146-147.

# 第42章  出口梗阻型便秘手术

便秘是多种疾病的一个症状，一般指排粪量太少、太硬、太困难，7 天内排便次数少于 2～3 次者。近年来，通过盆底动力检查，如结肠传输试验、肛管直肠压力测定、排粪造影、盆腔造影、气囊逼出试验及盆底肌电图等，将便秘分为慢传输型便秘（也叫结肠型便秘）和出口梗阻型便秘（也叫直肠型便秘）。前者是结肠贮袋或结肠传输功能异常，而盆底肌功能正常，后者是直肠顺应性、排便感觉、盆底肌功能排便反射等功能异常，而结肠运行正常。少数患者为混合型，两者都不正常。

出口梗阻型便秘是指直肠肛管出口处阻塞而引起的顽固性便秘。包括：①直肠前突；②直肠内脱垂；③耻骨直肠肌综合征；④内括约肌失弛缓症；⑤盆底痉挛综合征；⑥会阴下降综合征；⑦孤立性直肠溃疡综合征。其特点是排便时盆底出口处出现梗阻，患者自觉大便在肛门口处不能或不易排出，排便有时要需用手法协助排便，如用手指伸入直肠内抠大便，或在阴道内、会阴部加压协助排便。前四种疾病可行手术，并能取得一定的效果。即使是前四种疾病，也要经过系统保守治疗无效时，才考虑手术治疗。

治疗原则：临床上，对于常见的功能性便秘，保守治疗是首选的治疗方法，但不主张采用峻泻剂，而强调"三多"，即多饮水、多食富含纤维多食物、多运动。在保守治疗无效的情况下再考虑手术治疗。保守治疗主要方法有：

1. 饮食疗法饮　食疗法是治疗和预防各种便秘的基础方法。多饮水，一般要求清晨饮水是为 1000ml，每日饮水总量为 2000～3000ml；多进富含纤维素的食品，以菌藻类、芝麻、豆类等，每餐 10～15g 等。

2. 养成良好的排便习惯　首先应克服已有的不良习惯，如人为抑制便意，排便时看书、吸烟而导致排便时间过长，过度用力排便等不良习惯，利用正常的排便条件反射排便，在早晨起床后和进餐后结肠产生集团蠕动，可将粪便推进直肠引起粪便，故每天早起后排便 1 次最好。

3. 运动疗法　排便需提高腹内压，主要依靠膈肌、腹肌的力量。故加强体育锻炼，以改善胸、膈、腹肌的力量，有利于排便。多运动，特别是顺时针地腹部按摩，最好每日 2 次，每次 10 分钟。

4. 药物治疗　对于便秘患者应使用胃肠动力、润肠通便药，如西沙必利 5～10mg，每日 2～3 次口服。对于较严重的便秘患者，可酌情应用泻剂，特别是刺激性泻剂，如果导片、中药的番泻叶、大黄，应慎用、少用、间断地使用。必须熟悉各类泻剂的特点，切忌滥用。若长期用泻剂易致结肠黑变病，并可产生泻剂依赖。

5. 生物反馈治疗　通过生物反馈训练可学会正确的排便。常用的生物反馈方法有 3 种：压力反馈、肌电反馈和排粪造影生物反馈法，前两种较常用，尤其肌电反馈治疗方法应用最多。

特别应指出的是，有些便秘症状可经外科手术消除或者缓解，但手术前必须排除结、直肠息肉、肿瘤、是否合并结肠慢传输型便秘、有无全身性疾病如甲状腺功能低下、糖尿病、低钙血症等，否则单纯手术治疗，往往不能取得满意疗效。要明确出口梗阻因素是单一的。若是多因素存在，则会给治疗带来困难。

# 第一节　直肠前突手术

直肠前突(RC)是指直肠前壁和阴道后壁向前突入阴道穹隆,它是由于直肠前壁、直肠阴道隔和阴道后壁薄弱所形成,又称直肠前膨出(图42-1)。

【分类】

1. 分度　1999年全国便秘诊治新进展学术研讨会拟订的直肠前突分度标准,根据排粪造影检查,将直肠前突深度分为3度:轻度为6~15mm,中度为16~30mm,重度大于31mm。深度在20mm以下的直肠前突常见于健康无症状者。

2. 分位　Blatghford和Nichols等按突出部位高低将直肠前突分为低位(阴道下1/3)、中位(阴道中1/3)和高位(阴道上1/3)3种。

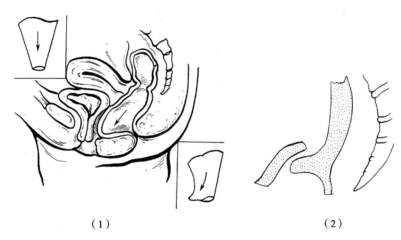

（1）　　　　　　　　　　　　　　　　（2）

**图 42-1　直肠前突**
(1)矢状面示意图;(2)排粪造影像,呈囊袋状

对有症状的直肠前突患者,经过严格的保守治疗无效时,可考虑手术治疗。手术治疗的原则是修补薄弱的直肠阴道隔。路径可经阴道修补或经直肠修补,同时治疗伴有的肛肠病变。

## 一、经直肠直肠前突闭式修补术(Block 手术)

【适应证】　轻度、中度的中低位直肠前突,此术对于单纯的中度直肠前突较为适用。

【禁忌证】

1. 临床上有明显的焦虑、抑郁及其他精神异常者,不宜手术。

2. 弥漫性阴道运动功能失调者,如肠胃激惹综合征。

【术前准备】

1. 术前晚进流食或无渣饮食,术晨禁食。

2. 术前晚先服1次,术晨清洁灌肠,并用棉球清除直肠前突囊袋内粪便及洗肠液。

3. 术前晚及术晨分利用0.1%苯扎溴铵(新洁尔灭)冲洗阴道1次。

4. 术晨酌情给予口服肠道抗生素,如甲硝唑、庆大霉素或妥布霉素等。

5. 术前留置导尿。

【麻醉】　简化骶管麻醉或鞍麻。

【体位】　取折刀位。

【手术步骤】

1. 常规消毒肛周皮肤、直肠及阴道,用手指轻轻扩张肛门,以容纳3~4指为宜。

2. 暴露直肠前壁,将肛门直肠拉钩或S形拉钩伸入肛门内,牵开肛门和直肠远端,助手协助暴露直肠前壁(图42-2),术者用左手示指探查直肠阴道隔薄弱部位。

3. 术者另一示指插入阴道将突入阴道的直肠前突部分顶回直肠腔内。

4. 根据前突大小,用大弯血管钳纵行钳夹直肠前壁黏膜层,再用2-0铬肠线自齿状线上方1cm开始,自下而上连续缝合黏膜、黏膜下层及部分肌肉组织,修补缺损的直肠阴道隔,直到耻骨联合处(图42-3)。

5. 缝合时应保持下宽上窄,应保持所折叠缝合

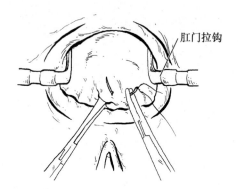

图 42-2 暴露直肠前壁

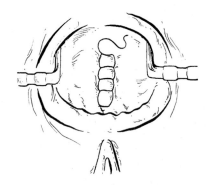

图 42-3 连续锁边缝合,修补直肠阴道隔

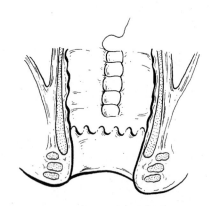

图 42-4 修补缝合完毕

的直肠黏膜肌层呈柱状,防止在上端形成黏膜瓣(图 42-4)。

6. 于肛门后位略偏一侧行减压切口,松解外括约肌下部及部分内括约肌。

7. 凡士林纱条填入肛内,并嵌入肠腔,外用塔形纱布压迫,丁字带固定。

【术中注意事项】

1. 术者左手示指应伸入阴道内作引导,以防缝针穿透阴道黏膜,使术后并发直肠阴道瘘。

2. 修补直肠阴道隔时,缝扎直肠黏膜肌层应与直肠纵轴平行。

3. 缝针必须穿过直肠黏膜下层和肌层(图 42-5),但勿穿透阴道黏膜,否则易形成直肠阴道瘘。

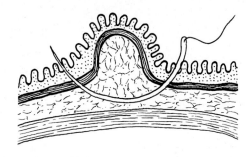

图 42-5 缝合针穿过直肠黏膜下层和肌层

4. 缝合每一针前先用 0.1% 苯扎溴铵、碘伏消毒 1 次,以预防感染。

5. 缝合后行指诊,如仍感前突明显,可并排做同样缝合,中间应留有正常黏膜。

【术后处理】

1. 术后禁食 2 天,只补液,第 3 天始进流质饮食,以后逐渐恢复普食。

2. 术后 5 天内给予抗生素治疗预防感染。

3. 对有排尿困难或尿潴留患者,先行肌注新斯的明 0.1mg,45 分钟可排尿,仅必要时。留置导尿 2~3 天。

4. 术后第 4 天服润肠通便药,以利大便通畅。

5. 指导患者定时排便,多饮水,多吃高纤维食物。

【疗效】 Block 等报道治疗中度直肠前突 60 例,有效率为 97.0%。辽宁的王荣、刘希家 2004 年报道 30 例,经随访 1~3 年无复发,排便正常。

## 二、直肠黏膜切除绕钳缝合修补术

【适应证】 轻度、中度直肠前突。

【术前准备、麻醉、体位】 同 Block 手术。

【手术步骤】

1. 显露直肠前壁黏膜同 Block 手术。

2. 在齿状线上 1cm 处用组织钳提起直肠前正中位黏膜,用中弯止血钳钳夹 5~6cm 的直肠黏膜组织(图 42-6),注意要使被钳夹的黏膜组织上窄下宽。

3. 用组织剪或手术刀将止血钳上方的黏膜切除(图 42-7)。

4. 自齿状线上 0.5cm 处,用 0 号铬肠线或 4 号丝线绕钳连续缝合直肠黏膜和肌层。缝合到耻骨联合水平,即缝合顶点超过止血钳尖端 1cm 左右(图 42-8)。边抽止血钳边拉紧缝线,在缝线的顶、底部各再缝合 1 针,打结后,分别与绕钳缝合线打结。

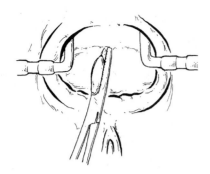

图 42-6 钳夹直肠前壁黏膜

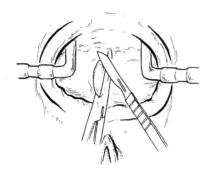

图 42-7 钳上切除直肠黏膜

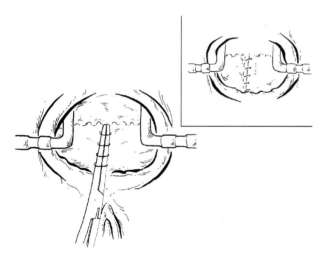

图 42-8 绕钳连续缝合

5. 于肛门后位略偏一侧行减压切口,松解外括约肌下部及部分内括约肌。于直肠内放置包绕油纱条的橡胶管,观察有无出血。

6. 凡士林纱条填入肛内,并嵌入肠腔,外用塔形纱布压迫,丁字带固定。

【术中注意事项】

1. 缝合时缝针要穿过肛提肌,以加强直肠阴道隔。

2. 钳夹切除肠黏膜宽度以 2 ~ 3cm 为宜。

3. 术者左手示指放在阴道内作引导,缝针注意勿穿透阴道黏膜,以免术后感染造成直肠阴道瘘。

4. 钳夹直肠前壁黏膜时,一定要保持被钳夹的直肠黏膜组织与直肠纵轴平行。

5. 彻底止血,防止血肿形成导致感染。

【术后处理】

1. 如无出血可于术后 24 小时将橡胶管拔除。

2. 术后 2 天内禁食,只补液。然后进无渣饮食或流质。视情况于术后 4 天后逐渐恢复正常饮食。

3. 术后 5 天内给予抗生素预防感染。

4. 术后第 4 ~ 5 天给予润肠通便药物,如麻仁软胶囊等。

5. 有排尿困难或尿潴留者,可留置导尿 2 天。

## 三、直肠黏膜切开修补术

【适应证】 重度直肠前突。

【术前准备、麻醉、体位】 同 Block 手术。

【手术步骤】

1. 充分扩肛,一般使肛门容纳 4 指为宜。

2. 用肛门直肠拉钩牵开肛门,充分显露直肠前壁。术者用左手示指自阴道插入并将阴道后壁推向直肠侧。用 1 : 10 万或 1 : 20 万去甲肾上腺素生理盐水 50ml 注入直肠前突部位的黏膜下层(图 42-9),达到止血或直肠黏膜与肌层分开的目的。

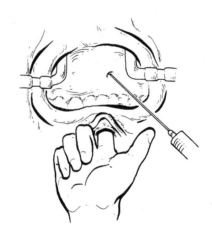

图 42-9 黏膜下注射去甲肾上腺素生理盐水

3. 用组织钳在齿状线上方 1cm 处夹起直肠黏膜(图 42-10)。用止血钳夹住直肠黏膜,长 5 ~ 6cm。用手术刀在止血钳下方切除直肠黏膜(图 42-11)。切除后可显露薄弱的阴道隔(图 42-12)。

4. 用组织钳提起直肠黏膜肌瓣边缘,用组织剪或手术刀锐性在其下游离两侧直肠黏膜肌瓣(图 42-13)。达肛提肌边缘后再游离 1cm 左右,以显露肛

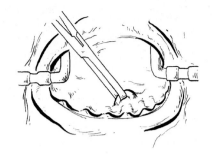

图 42-10　齿状线上 1cm 处钳夹直肠前壁黏膜

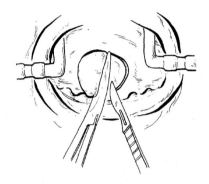

图 42-11　自钳下切除多余直肠黏膜

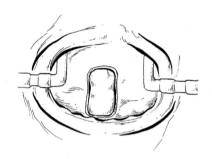

图 42-12　显露直肠肌层

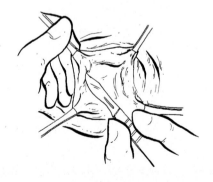

图 42-13　游离两侧直肠黏膜,显露肛提肌

提肌。

5. 用 4 号丝线间断缝合两侧的肛提肌,分别至肛提肌的两侧边缘进出针,缝合 4 ~ 5 针。打结后使两侧的肛提肌对合,加强直肠阴道隔(图 42-14)。

6. 修剪多余的直肠黏膜肌瓣,用 2-0 铬肠线间断或连续缝合直肠黏膜肌瓣(图 42-15)。

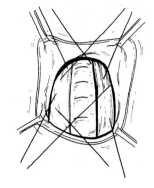

图 42-14　间断缝合两侧肛提肌

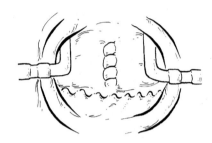

图 42-15　缝合直肠黏膜切口

【术中注意事项】

1. 缝合肛提肌时,一般自右侧肛提肌进针,从左肛提肌边缘内侧出针;再自左侧肛提肌边缘内侧进针,自左侧肛提肌出针。

2. 应自上而下顺序打结。

3. 缝合肛提肌,不应留无效腔。

4. 游离直肠黏膜肌瓣时要多带一些直肠肌层,以防术后黏膜瓣坏死。

5. 缝合黏膜瓣前一定要仔细止血,否则易形成血肿而导致感染。

【术后处理】

1. 术毕时用一绕有凡士林油纱条的橡胶管放置于直肠内,观察有无出血,并可压迫局部切口。如 24 ~ 48 小时无出血,可拔除。

2. 重度直肠前突患者多有结肠转运功能差,一般在术后 4 ~ 5 天晚开口服麻仁胶囊,通便灵等以协助粪便排出。

3. 饮食、预防感染等同 Block 手术。

【疗效】　Ho 等报道经肛门手术 21 例,有效率为 91%。

## 四、经阴道切开直肠前突修补术

【适应证】　重度中位直肠前突伴阴道后壁松弛或脱垂者。

【术前准备】

1. 术前 1 日进流质或无渣饮食。术晨禁食。

2. 术前晚洗肠 1 次,术晨清洁洗肠,在患者排净粪便及洗肠液之后,用干棉球擦拭直肠前突部位,清除在此部位积存的粪便及洗肠液。

3. 术前 1 日晨做阴道冲洗,冲洗后置阴道栓 1 枚。术日晨用 0.1% 依沙吖啶冲洗阴道。

4. 术日晨酌情给予抗生素。对精神紧张者,可给予地西泮 10mg 肌注。

【麻醉】　简化骶麻或鞍麻。

【体位】　取截石位。

【手术步骤】

1. 用组织钳牵开两侧小阴唇,切开两钳之间以后阴道壁与会阴部的皮肤边缘作椭圆形的切口(长 5~6cm,宽 1.5~2cm)(图 42-16)。

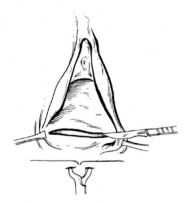

图 42-16　阴道后壁椭圆形切口

2. 在切口中部用组织剪刀尖部贴阴道黏膜下向上分离阴道直肠间隙,达直肠前突部位以上(图 42-17)。并向会阴切口两侧剪开阴道黏膜,达组织钳固定点。

3. 用组织钳牵开拟切开阴道后壁的顶点,沿正中线纵行剪开阴道后壁(图 42-18)。

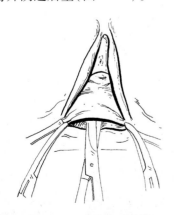

图 42-17　分离阴道黏膜

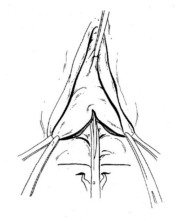

图 42-18　纵行剪开并游离阴道黏膜

4. 用组织钳向外上方牵拉左侧阴道瓣,分离左侧阴道后壁与直肠间的组织,使突出的直肠左侧游离。

5. 直肠充分游离后,分离、显露左右两侧的肛提肌。修补直肠前突部,如直肠前突部呈球状用 1 号细丝线或 2-0 铬肠线做几个荷包缝合直肠前突部,各同心圆荷包线缝合后,自内向外,顺序打结(图 42-19)。

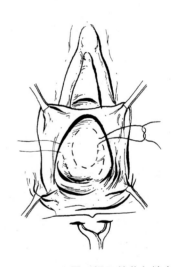

图 42-19　显露肛提肌并荷包缝合

6. 如直肠前突部呈筒状,用间断缝合。缝合时仅缝合直肠表面的筋膜,勿穿透直肠黏膜。

7. 用 4 号丝线间断缝合肛提肌 4~5 针,加强直肠阴道隔(图 42-20)。切除多余的阴道黏膜,根据会阴松弛情况和直肠前突的深度,决定切除阴道黏膜多少。注意勿切除过多,以防阴道及阴道口狭窄。

8. 用 0 号铬肠线自内向外间断缝合阴道黏膜(图 42-21)。

9. 缝合会阴部以下组织及皮肤(图 42-22)。

【术中注意事项】

1. 一般自两侧会阴切口端斜向阴道后壁切除

409

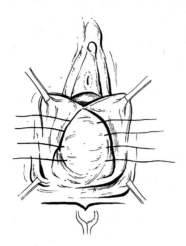

图 42-20 间断缝合肛提肌边缘

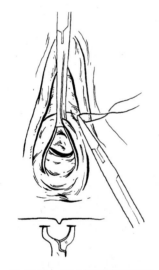

图 42-21 缝合阴道黏膜切口

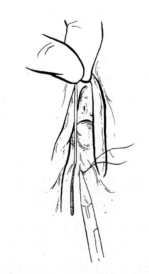

图 42-22 缝合阴道外口皮肤

顶点,剪去的 1cm 宽的阴道黏膜,愈向顶端切除愈小。

2. 切除阴道黏膜时注意勿切除过多,以免缝合过紧,易产生局部缺血,甚至坏死。

3. 缝合时一定要认真止血,以防局部血肿形成。阴道创口有血者,可用凝血的 1000U 溶解的纱布条贴敷于创口。

4. 缝合直肠前壁黏膜时,宜用左手示指插入直肠做引导,以防止穿透直肠黏膜,以免形成直肠阴道瘘。

【术后处理】 同前。术后每天用高锰酸钾液坐浴。

【疗效】 1999 年王建民报道 80 例,总有效率 90%。

## 五、吻合器直肠黏膜环切钉合术(PPH 术)

【适应证】 直肠远端内套叠即直肠黏膜内脱垂,直肠前突。

【禁忌证】

1. 凝血机制不健全者。

2. 严重心脑血管疾病、严重肝肾疾病、肺结核活动期、糖尿病者或妊娠妇女。

3. 伴有腹泻或瘢痕体质、直肠炎等。

【术前准备】

1. 器械 PPH 吻合器 1 套(图 42-23)。

2. 查血尿常规,出血和凝血时间。

3. 术前排净大、小便。

4. 术晨禁食,肛周剃毛。

【麻醉】 长效局麻或腰俞麻醉。

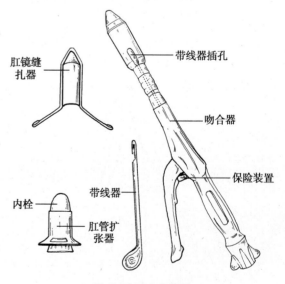

图 42-23 吻合器械

【体位】　截石位或侧卧位。

【手术步骤】

1. 常规用碘伏消毒会阴部皮肤和肠腔（女性患者同时做阴道消毒），铺巾。以肛管扩张器内栓充分扩肛。

2. 肛管内置入特制肛管扩张器（CAD33），取出内栓并加以固定（图 42-24）。

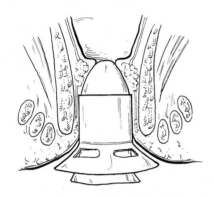

图 42-24　插入肛管扩张器

3. 通过 CAD33 将肛镜缝扎器（PAS33）置入，缝针高度在齿状线上方约 2～3cm 处用薇乔 2-0 可吸收肠线自 3 点处开始顺时针沿黏膜下层缝合一周，共 5～6 针（图 42-25），女性患者应注意勿将阴道后壁黏膜缝入。荷包缝线保持在同一水平面，可根据脱垂实际程度行单荷包或双荷包缝合。

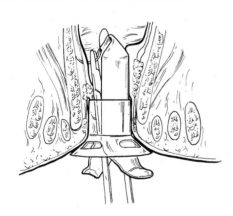

图 42-25　荷包缝合

4. 将特制的 PPH 吻合器（HCS33）张开到最大限度，将其头端插入到两个荷包缝线的上方，逐一收紧缝线并打结，用带线器（ST100）经吻合器侧孔将缝线拉出肛外（图 42-26）。

5. 缝线末端引出后用钳夹住，向手柄方向用力牵拉结扎线（图 42-27），使被缝合结扎的黏膜及黏膜下组织置入 HSC33 头部的套管内，同时顺时针方向旋转收紧吻合器，打开保险装置（女性患者一定要

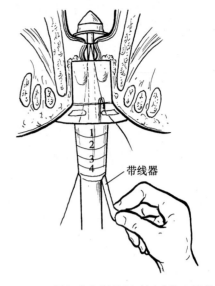

图 42-26　置入吻合器并通过侧孔钩出缝线

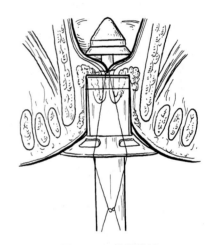

图 42-27　拉紧缝线

做阴道指诊，防止阴道直肠瘘）后击发，关闭 HCS33 状态 30 秒左右，可加强止血作用（图 42-28）。

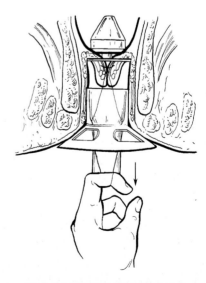

图 42-28　击发吻合器，完成吻合

6. 将吻合器反方向旋转 180°,轻轻拔出,认真检查吻合口部位是否有出血,对于活动性出血,局部用 2-0 肠线或 4 号丝线缝合止血(图 42-29)。

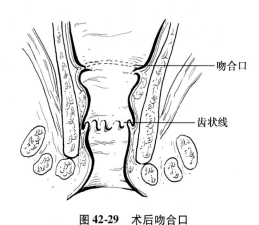

**图 42-29 术后吻合口**

7. 肛内放置引流管,以利引流。

【术中注意事项】

1. 荷包缝合高度在齿状线上方约 3～4cm 处用 2-0 可吸收肠线沿黏膜下层缝合一周。

2. 荷包缝合的深度在黏膜下层,有时可达浅肌层。太浅易引起黏膜撕脱,吻合圈不完整,影响手术效果;过深则易损伤括约肌,引起吻合口狭窄或大便失禁。

3. 荷包缝合时缝线一定要选择光滑的可吸收肠线或丝线,否则容易导致黏膜下血肿,引起术后感染。

4. 女性患者,缝合直肠前壁、关闭吻合器及吻合器击发前应做阴道指诊,检查阴道后壁是否被牵拉至吻合器内,防止阴道后壁一并切除,引起直肠阴道瘘。

5. 取出吻合器后,检查吻合口,看是否完整、有无出血点。若有活动性出血点,一定要缝扎止血。对于渗血,可局部压迫止血。

【术后处理】

1. 术后当日禁食或给流食,次日半流食 2 天,以后逐渐恢复普食。

2. 术后适当应用抗菌、止血药物及静脉输液,预防感染、出血。

3. 老年人或前列腺肥大者可留置导尿 48 小时。

4. 术后第 2 天口服润肠通便药物。

5. 注意观察术后出血。手术创面若有出血,应及时处理。

6. 术后 24 小时拔除引流管。

7. 一般观察 3～7 天,定期随访。术后 15 天指法扩肛。

【述评】 本术式手术操作简便,住院时间短,痛苦小,并发症少,临床疗效确切,备受医师和患者欢迎。

## 六、PPH、硬化剂注射术

【概述】 2003 年,李春雨首先提出应用 PPH 注射手术治疗直肠前突、直肠内套叠引起的出口梗阻型便秘,疗效确切,已通过辽宁省科技成果鉴定。PPH 注射手术是在 PPH 手术基础上辅助注射术的一种治疗痔的微创手术。通过 PPH 手术环形切除凹陷或松弛的直肠黏膜及黏膜下层,修补薄弱的直肠阴道隔,再于吻合口上、下方黏膜处注射硬化剂,加强黏膜与肌层间粘连、固定,从而提高了疗效。

【适应证】 直肠前突、直肠内脱垂;各种类型的内痔、混合痔、环形混合痔。

【禁忌证】 同 PPH 术。

【术前准备】

1. 器械 PPH 吻合器 1 套。喇叭式肛门镜 1 套、5ml 及 20ml 注射器各 1 支、5 号长针头 1 支。

2. 药物 硬化剂如芍倍注射液 10ml、聚桂醇注射液 20ml 或消痔灵注射液 20ml。

3. 查血尿常规,出血和凝血时间。

4. 术前排净大、小便。

5. 术晨禁食,肛周剃毛。

【麻醉】 长效局麻或腰俞麻醉。

【体位】 截石位或侧卧位。

【手术步骤】

1. PPH 术 同本章 PPH 手术操作。

2. 注射术 将聚桂醇注射液或芍倍注射液与 0.9% 氯化钠注射液,按 1∶1 稀释后,于吻合口上、下方黏膜处点状注射硬化剂,饱满为度,痔面颜色变浅白(图 42-30)。同一部位可重复注射,一处用量 1～3ml 总量视痔大小而定在 10～20ml,以加强黏膜与肌层间粘连、固定。

【术中注意事项】

1. 缝针高度在齿状线上方约 3～4cm 处用 2-0 可吸收肠线沿黏膜下层缝合一周。

2. 女性患者,缝合直肠前壁、关闭吻合器及吻合器击发前应做阴道指诊,检查阴道后壁是否被牵拉至吻合器内,防止阴道后壁一并切除,引起直肠阴道瘘。

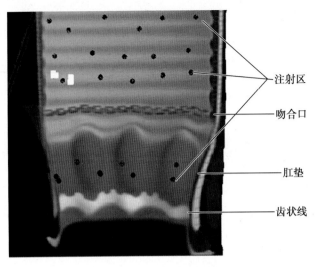

图 42-30 注射部位示意图

3. 注射部位应在吻合口上、下方黏膜处点状注射,饱满为度,痔面颜色变浅白。

4. 不应将药物注射到吻合口上,防止术后吻合口瘢痕挛缩致吻合口狭窄。

5. 同 PPH 术注意事项。

【术后处理】 同 PPH 术。术后每天便后痔疾洗液坐浴,常规换药。

【述评】 此手术操作是将 PPH 手术与注射术有机结合,均在齿状线以上无痛区进行,故微创、无痛,效果可靠,术后并发症少,值得临床推广。

### 七、涤纶补片直肠前突修补术

近年来有专家认为,直肠前突修补应解决直肠前突的原因,即加固薄弱的直肠阴道隔,国外使用向直肠阴道隔置入 Marlex 网取得成功,此法即基于该原因而设计。

【适应证】 重度高位直肠前突。

【术前准备】 同经阴道切开直肠前突修补术。

【麻醉】 简化骶麻或鞍麻。

【体位】 取截石位。

【手术步骤】

1. 于阴道后壁注入适量生理盐水充盈,在齿状线上方直肠前壁,作 4~6cm 正中纵向切口,深达黏膜下层,显露薄弱的直肠阴道隔,在黏膜下层向两侧分离约 3cm(图 42-31)。

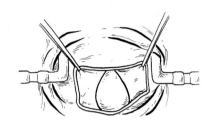

图 42-31 显露直肠阴道隔

2. 选用涤纶网补片 2~4cm,用无损伤涤纶线,按平行褥式缝合,针距为 0.5cm。两边分别缝至左右肛提肌边缘,上下缝于会阴中心缝上,先固定四角,再加强四边(图 42-32)。

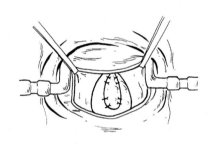

图 42-32 置入涤纶补片,缝合伤口

3. 再修剪直肠黏膜瓣,缝合黏膜切口。

【术中要点】 为减少损伤,可于切口向两侧潜行分离,将涤纶补片续入。补片要平整,缝合要牢固。

【术后处理】 同经阴道切开直肠前突修补术。

【疗效】 1998 年报道了 18 例,随访 0.5~2年,复查排粪造影均无复发。

## 第二节 直肠内脱垂手术

直肠内脱垂(IRP)是在排便过程中近端直肠黏膜层或全层套叠入远端直肠腔或肛管内,不超出肛门外缘的一种功能性疾病(图 42-33),又称直肠内套叠、隐性直肠脱垂或不完全性直肠脱垂。本病为外脱垂的 3~10 倍,以女性多发,男女之比为1:6.53,以 50~70 岁多发。

【分类】 1999 年全国便秘诊治新进展研讨会拟订的直肠内脱垂的诊断标准分为轻、中、重度:正常<3mm;轻度 3~15mm;中度 16~30mm;重度>31mm 或多处套叠或厚度>5mm。

Pescatori 等(1999 年)将直肠黏膜内脱垂分为 3度:Ⅰ度直肠黏膜脱垂在肛管直肠环以上,Ⅱ度直肠

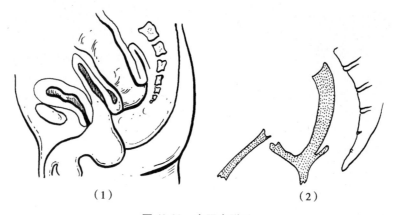

**图 42-33 直肠内脱垂**
（1）矢状面示意图；（2）排粪造影像,呈"武士帽"征

黏膜脱垂在齿状线水平,Ⅲ度直肠黏膜脱垂在肛管水平。作者认为直肠黏膜脱垂的程度与症状有显著的相关性。

## 一、直肠黏膜套扎术

【适应证】 直肠远端或中段黏膜内脱垂。

【禁忌证】 黏膜急性炎症、糜烂、肠炎、腹泻等。

【术前准备】

1. 术晨禁食。

2. 术前晚洗肠 1 次,术晨清洁灌肠。

3. 术前酌情给予抗生素,如甲硝唑、妥布霉素等。

4. 女性患者宜在术前 1 日及术晨冲洗阴道。

5. 术晨留置导尿。

【麻醉】 简化骶管麻醉或局部麻醉。

【体位】 截石位、折刀位、侧卧位均可。

【手术步骤】

1. 充分扩肛,使肛管可容纳 4 指以上为宜。

2. 用组织钳钳夹齿状线上方 1cm 左右的直肠松弛的黏膜。

3. 用已套上胶圈的两把弯止血钳,用其中的 1 把钳夹被组织钳钳夹的黏膜根部,再用另 1 把止血钳将圈套至黏膜根部。

4. 为了保证胶圈不致滑脱,可在套扎前在黏膜根部剪一小口,使胶圈套在小切口处(图见内痔套扎术)。

5. 依同法套扎其他松弛黏膜,直至直肠壶腹处,每圈 1～3 处,向上套扎 2～3 排,套扎总数最多 9 处。被套扎的黏膜 7～10 天缺血坏死脱落,其瘢痕组织可使直肠黏膜与直肠肌层粘连固定。

【术中注意事项】

1. 套扎时注意深度不要超过黏膜下层。

2. 套扎术后注意休息,不要过多活动,防止套扎黏膜脱落期并发出血。

3. 套扎前在黏膜根部剪一小口,使胶圈套在小切口处,防止胶圈滑脱。

【术后处理】

1. 术后禁食 3 天,第 4 天开始进流质饮食,以后恢复普食。

2. 术后 5 天内给予抗生素治疗。

3. 留置导尿 48 小时。

4. 术后第 4 天给予润肠通便药物。

5. 便后硝矾洗剂熏洗,常规换药。

6. 手术创面仍有渗血,可用云南白药覆盖创面。

## 二、直肠黏膜纵行折叠、硬化剂注射术

【适应证】 直肠远端黏膜内脱垂、直肠远端内套叠、中段直肠内套叠。

【禁忌证】 同胶圈套扎术。

【术前准备】 同胶圈套扎术。

【麻醉】 简化骶管麻醉或鞍麻。

【体位】 取截石位。

【手术步骤】

1. 充分扩肛,使肛管容纳 4 指以上。

2. 用组织钳夹持左、后、右直肠黏膜,再以长弯止血钳沿直肠纵轴夹持松弛的直肠黏膜,夹持长度以排粪造影所测长度为准,一般为 7cm,电刀烧灼钳上直肠黏膜(图 42-6,图 42-7)。

3. 自齿状线上 0.5cm 用 2-0 铬肠线向上连续缝合(见图 42-8)。用此法分别在直肠前或后壁及

做侧纵行折叠缝合松弛的直肠黏膜共 3 行。

4. 取 1∶1 消痔灵注射液,于各纵行缝叠黏膜柱之间的黏膜下层进行柱状注射,总量一般为 15 ~ 20ml。

【术中注意事项】

1. 在纵行缝扎黏膜柱时,要保持与直肠纵轴平行,间距要适当。

2. 缝扎之柱状黏膜长度应依据排粪造影所测长度为标准,一般在 7 ~ 8cm 即可。

3. 注射药物以低浓度大剂量为宜,即消痔灵 1∶1 混合液。

4. 注射硬化剂时,术中严格无菌技术,正确掌握操作方法。

【术后处理】 同胶圈套扎术。

## 三、直肠周围注射术

【适应证】 直肠远端或中段黏膜内脱重。

【禁忌证、术前准备、麻醉、体位】 均同胶圈套扎术。

【手术步骤】 见直肠周围注射术图。

## 四、吻合器直肠黏膜环切钉合术(PPH 术)

【适应证】 直肠远端内套叠即直肠黏膜内脱垂,直肠前突。

【手术步骤】 详见本章第一节直肠前突手术。

【术中注意事项】 详见本章第一节直肠前突手术。

## 五、改良 Delorme 手术

【适应证】 直肠内脱垂,套叠深度达 8cm 以上者。

【术前准备】

1. 术前 2 天进流质或无渣饮食,术前 1 天禁食,只补液,术晨禁食。

2. 术前 2 ~ 3 天服抗菌药物,如甲硝唑 0.5g,每日 3 次。

3. 术前 1 天口服泻剂,如 20% 甘露醇 250ml 生理盐水至 750ml 频服。

4. 术晨清洁洗肠(或大肠水疗)。

5. 女性患者术前 2 日及术晨行阴道冲洗。

6. 留置导尿。

【体位】 折刀位。

【麻醉】 连续硬膜外麻醉或全身麻醉。

【手术步骤】

1. 用肛门直肠拉钩先将肛门直肠左、右牵开,于齿状线上 0.5cm 处黏膜下层注射 1∶20 万去甲肾上腺素(正肾)生理盐水 20ml。前位、后位注射完毕后,再用肛门直肠拉钩上、下牵开肛门直肠,同法在左、右侧注入 1∶20 万去甲肾上腺素生理盐水,总量在 80ml 左右。

2. 于齿状线上 1 ~ 1.5cm 处用电刀环形切开直肠黏膜(图 42-34)。

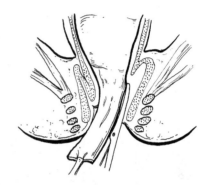

**图 42-34 齿状线上 0.5cm 环形切开直肠黏膜**

3. 用组织钳夹住近端直肠黏膜的边缘,并向下牵拉,然后用组织剪沿黏膜下层向上锐性游离直肠黏膜,显露直肠肌层,环形分离一周,游离直肠黏膜后,黏膜管游离的长度不要依据术前排粪造影的直肠内套叠的总深度而定,一般在切口上 6 ~ 15cm。

4. 将分离后的黏膜下层做横向折叠缝合,一般用 4 号丝线缝合 4 ~ 6 针即可(图 42-35)。如果将黏膜下的肌层做垂直折叠缝合,一方面加强盆底的功能,另一方面可减少肌层出血,同时消除无效腔。

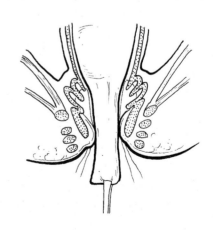

**图 42-35 折叠缝合直肠远端肌层**

5. 在距游离的直肠黏膜管最高点下方 2cm 用电刀切除直肠黏膜(图 42-36)。

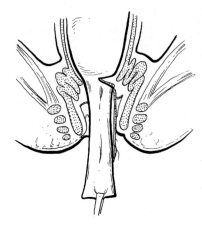

**图 42-36 切除直肠黏膜管**

6. 用 0 号铬肠线间断缝合,首先上、下、左、右各缝合 4 针,再在每两针间断缝合,针距为 0.3cm 左右(图 42-37)。

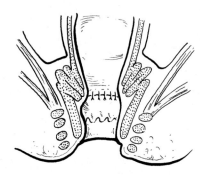

**图 42-37 间断缝合**

7. 吻合完毕后,肛管直肠远端放置包裹有油纱条的橡胶管。

【术中注意事项】

1. 本手术的难点在于游离直肠黏膜后,游离时一定要在直肠黏膜下层进行,并可将左手示指伸入直肠黏膜管内,同时牵拉夹持直肠近端的组织钳,使被游离的黏膜管有一定强力,以利游离。

2. Delorme 手术强调剥离黏膜为 10~15cm,有时手术操作困难,黏膜容易被撕破,对重度脱垂者剥离 15cm,一般剥离到黏膜松弛消失为止。如果过多剥离黏膜可导致吻合处张力过大,发生缺血坏死,近端黏膜回缩等严重并发症。

3. 若合并直肠前突,在吻合直肠黏膜前,用 4 号丝线间断缝合两侧的肛提肌,加强直肠阴道隔。

4. 术后最严重的并发症是局部感染,因而术前肠道准备尤为重要,术中严格无菌操作,彻底止血,防止吻合口张力过大。

【术后处理】

1. 术后禁食 4~5 天,然后恢复正常饮食。

2. 术后 3 天内给予止血药,如酚磺乙胺等。

3. 术后 5~7 天内给予抗菌药物。

4. 术后 2 天拔除肛管。

5. 术后 4~5 天拔除留置导尿管。

6. 术后 4~5 天可给予润肠通便药物,如麻仁滋脾丸协助排便,防止大便干燥。

# 第三节 耻骨直肠肌综合征手术

耻骨直肠肌综合征(PRS)亦有人称耻骨直肠肌肥厚,是因耻骨直肠肌纤维粗大,肌组织肥厚,引起盆底出口梗阻,进而导致进行性排便困难的一种疾病。早在 1964 年,美国 Wasserman 首次报道 4 例痉挛型肛门直肠狭窄,实施耻骨直肠肌部分切除术,效果良好,存在耻骨直肠肌纤维肥大,致命名为"耻骨直肠肌综合征"。

## 一、耻骨直肠肌部分切除术

【适应证】 排粪造影等检查证实为耻骨直肠肌肥厚所致的排便困难,经各种保守治疗无效者。

【禁忌证】

1. 诊断为耻骨直肠肌肥厚,但未用保守治疗者,不宜首先采用手术治疗。

2. 骶尾部有感染者不宜手术。

【术前准备】

1. 术前 2 天进软食,手术当天禁食。

2. 术前灌洗肠 1 次,术晨清洁灌肠。

3. 术前 3 天口服肠道抗生素,如甲硝唑等。

4. 备皮自尾骨至肛门。

5. 术前留置导尿。

【麻醉】 简化骶管麻醉、鞍麻。

【体位】 取折刀位,屈髋至 135°。

【手术步骤】

1. 自尾骨尖上方 1~1.5cm 处向下至肛缘,作纵行切开,长约 5~6cm,至深筋膜,显露尾骨尖,即为耻骨直肠肌上缘的标志。

2. 术者左手示指插入肛门,扪及后正中位肥厚的耻骨直肠肌,将其向切口方向提起,分离耻骨直肠肌表面组织并将其切开。仔细分辨肥厚的耻骨直肠肌与外括约肌深部(图 42-38),用弯止血钳自尾骨尖下方游离耻骨直肠肌下缘,在耻骨直肠肌后面与直肠壁之间向下游离,达外括约肌深部上缘,然后沿耻骨直肠肌与外括约肌交界处将耻骨直肠肌下缘游离长约2cm左右(图42-39)。

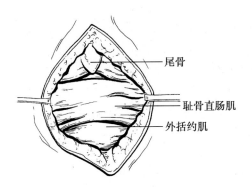

图 42-38　显露耻骨直肠肌图

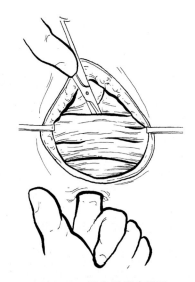

图 42-39　游离耻骨直肠肌

3. 用两把止血钳钳夹被游离的耻骨直肠肌,在止血钳内侧将其切除1.5~2.0cm(图42-40),耻骨直肠肌断端缝扎止血(图42-41)直肠内指诊可触及一个V形缺损,若仍能触及纤维条索,可再予以切除。

4. 用生理盐水冲洗创面,检查直肠后壁无损伤、局部无活动性出血,放置橡皮条引流,缝合皮下组织及皮肤。

【术中注意事项】

1. 游离耻骨直肠肌是该术式的关键,游离时注意一定不能损伤直肠后壁。

2. 在游离耻骨直肠肌后壁时,术者左手示指应置入直肠腔内,防止损伤直肠壁。

3. 切除耻骨直肠肌后两断端必须缝合止血,以防出血和感染。

4. 手术后感染是最常见的并发症,因此术中

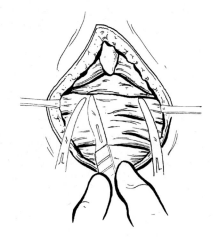

图 42-40　钳夹并切断已游离的耻骨直肠肌

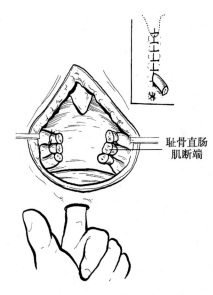

图 42-41　结扎耻骨直肠肌断端

操作要细,止血要彻底。术后换药要严格无菌操作,给予广抗生素,一旦发现感染,应立即拆除缝线引流。

5. 不要损伤或切除外括约肌深部组织。

【术后处理】

1. 术后禁食3天,第4天开始进流食,以后恢复正常饮食。

2. 术后24小时拔除引流条。

3. 术后给予抗生素药物5天。预防感染。

4. 术后第4天给予润肠通便药物。

5. 大便后应坐浴换药,保持伤口清洁。

6. 术后8~10天拆线。

## 二、耻骨直肠肌后位切开挂线术

【适应证】　耻骨直肠肌肥厚。

【术前准备、麻醉】 同前。

【体位】 取截石位。

【手术步骤】

1. 肛周及肛管常规消毒。

2. 用肛门拉钩扩开肛门,自左后位或右后位作一切口,长 3～4cm,逐层切开,显露尾骨尖。

3. 用左手示指伸入肛门,扪清肥大的耻骨直肠肌上缘,右手持球头探针自切口处进入,从下缘向上寻找,在左手示指引导下,于该肌束上缘穿出(图42-42)引入橡皮筋。

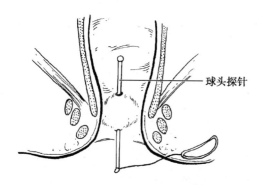

图 42-42 探针于肌束上缘穿出

4. 切开切口与内口之间的皮肤及皮下组织,修剪皮瓣呈 V 形,聚拢橡皮筋,松紧适度后于钳下结扎(图42-43)。

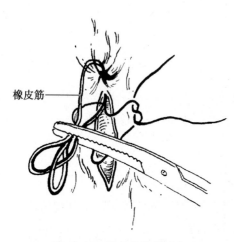

图 42-43 钳下结扎橡皮筋

【术中注意事项】

1. 游离耻骨直肠肌是本术式的关键,游离时注意一定不能损伤直肠后壁。

2. 探针入肛后以示指抵住引导,以免损伤直肠前壁。

3. 橡皮筋张力要适度,拉制在 10～15 天割断耻骨直肠肌较佳。

4. 手术后感染是最常见并发症。因此,术中要细致操作,彻底止血,术后换药严格无菌操作,适当给予抗生素。

【术后处理】 同前。

## 三、耻骨直肠肌后方切断术

【适应证】 耻骨直肠肌肥厚性便秘。

【术前准备、麻醉】 同前。

【体位】 取折刀位,屈髋至 135°。

【手术步骤】

1. 常规消毒肛围及肛内,自尾骨尖上方向下作正中切口,长的 3～4cm。显露外括肌及尾骨突(图42-44)。

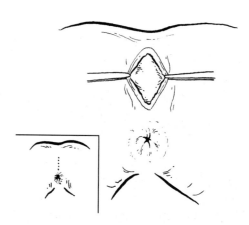

图 42-44 显露外括约肌及尾骨尖

2. 以示指伸入肛内,自尾骨前下缘向上顶起耻骨直肠肌,仔细从直肠后壁钝性分离耻骨直肠肌肌束,用弯止血钳挑起宽约 1.5cm 部分肌束,用剪刀或手术刀将此肌束切断,使切除区呈 V 形,无缺损。凡挑起的纤维束均应切除(图42-45)。

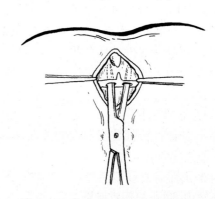

图 42-45 切断部分耻骨直肠肌肌束

3. 间断缝合皮下组织及皮肤,伤口置引流条,包扎。

【术中注意事项】

1. 尾骨尖为耻骨直肠肌上缘标志,应分清外括约肌与耻骨直肠肌后再行分离。

2. 挑出切断的肌层多少依患者病情决定,一般以感觉肛管直肠环处有明显凹陷为度。

3. 因耻骨直肠肌与直肠附着较紧,后方切断后肌束不易回缩,故分离距离应适当延长。切断部分亦勿过少。

【术后处理】

1. 术后禁食 3 天,第 4 天开始进流食,以后恢复正常饮食。

2. 术后给予抗生素药物 5 天。预防感染。

3. 术后第 3 天给予润肠通便药物。

4. 大便后应坐浴换药,保持伤口清洁。

(李春雨　喻德洪)

## 第四节　内括约肌失弛缓症手术

内括约肌失弛缓症(ASAI)是有特殊病理生理基础的、以直肠排空障碍性便秘为主要症状的一种肛管直肠功能紊乱性疾病,也称为内括约肌痉挛性便秘。

### 一、后位内括约肌全束部分切除术

【适应证】　内括约肌失弛缓症。

【术前准备、麻醉】　同前。

【体位】　取截石位。

【术前准备】

1. 术前 1 日禁食或无渣饮食,术晨禁食。

2. 术晨洗肠 2 次。

3. 术前 2 日口服肠道抗生素。

【麻醉】　骶管麻醉或局麻。

【体位】　折刀位。

【手术步骤】

1. 充分显露肛门,仔细辨认触摸括约肌间沟。麻醉后,内括约肌松弛下移,此时,外括约肌皮下部也下移,并退居内括约肌的后外侧。

2. 自后正中位括约肌间沟处纵行切开肛管皮肤,长 1～1.5cm,显露内括约肌的游离缘,可见珠白色的内括约肌(图 42-46)。

3. 用组织剪或中弯止血钳沿内括约肌的内侧面潜行游离,游离部分全束内括约肌,深达齿状线上方 0.5cm(图 42-47),游离出宽约 1～1.5cm,深约 3cm 内括约肌。

4. 用两把止血钳钳夹内括约肌呈倒 V 形,组织剪切除止血钳内之间的内括约肌,两断端各缝合 1 针(图 42-48)。

5. 用 7 号丝线自后正中位齿状线上 0.5cm 处进针,在切口下缘出针,横行缝合切口。缝合后触及正中位有一凹陷(图 42-49)。

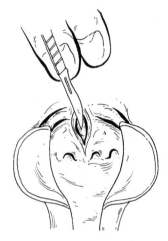

图 42-46　纵向切口

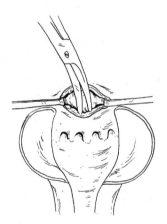

图 42-47　游离内括约肌

【术中注意事项】

1. 手术时注意将肥厚的内括约肌全部切断,切断肌环后强力扩肛 1 次,以防由于内括约肌切断不全导致术后复发或治疗无效。

2. 局部切口有渗血,可予压迫止血,若有活动性出血时应缝扎止血。

3. 个别患者术后可发生应激性便失禁,一般在 1～2 个月内可自行恢复正常肛门节制功能,不需要

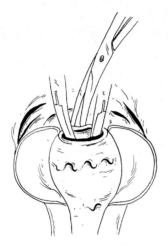

图 42-48 钳夹并切除内括约肌

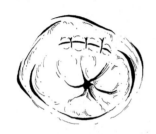

图 42-49 横行缝合切口

特殊处理。

【术后处理】

1. 术后 2~3 天进流质,以后进半流食。

2. 术日及术后 3 天给予抗生素治疗。

3. 术后每日坐浴,换药。

4. 术后 7 日拆线,遗留创面每日换药。

## 二、内括约肌失弛缓征括约肌检括术

【适应证】 内括约肌失弛缓征或轻度耻骨直肠肌综合征引起的便秘。

【手术步骤】

1. 取截石位,肛周及肛管常规消毒,棱形局麻生效后,双手食、中指涂液体石蜡,先伸入右手示指以润滑肛门,然后再背向伸入左手示指,指腹压住肛门后正中位,同时向外后方用力撑开肛管(图 42-50)。

2. 进而再伸入两手中指同样扩肛,扩开狭窄环。指括时出现肛管黏膜撕裂,黏膜下组织及部分肌层断裂,少量鲜血渗出(必要时结扎止血),双指纳入感肛门松弛为佳(图 42-51)。

【术中注意事项】

1. 此法与肛裂扩肛术相似,但本法目的是扩开痉挛或肥厚的狭窄环,解决便秘,因此较后者扩肛力

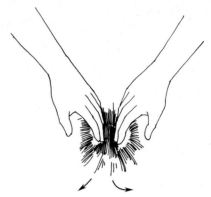

图 42-50 指腹分别向后外方分力

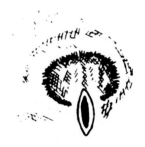

图 42-51 黏膜撕裂,黏膜下及肌层部分断裂

度要适当加大。

2. 此法与内痔扩肛不同,不要在肛周反复做顺时针、逆时针的扩张,以免造成肛管多处裂伤,且便秘不能纠正,属于盲目检括。

3. 忌在肛门前位用力,否则将前位肛管或直肠阴道隔撕裂,属于暴力检括。

【述评】 本术式松解痉挛的内括约肌从而达到治疗目的,简单易行,疗效确切。

## 三、内括约肌失弛缓征直肠后切除术

【概述】 解除失迟缓的内括约肌张力。

【适应证】 内括约肌失迟缓征引起的便秘。

【手术步骤】

1. 取俯卧位,于肛门尾骨之间纵形切口 3~5cm(图 42-52)。

2. 分离肛尾筋膜,牵开耻骨直肠肌,暴露内括约肌。

3. 在示指于肛内配合下,分离肌层,切除肌层 1~2cm,宽度以病变距离为准,切断内括约肌(图 42-53)。

4. 耻骨直肠肌回位,缝合肛尾筋膜,缝合伤口。

【术中注意事项】

1. 分离肌层时要防止损伤直肠黏膜,以防漏粪感染。

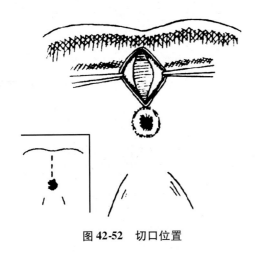

图 42-52　切口位置

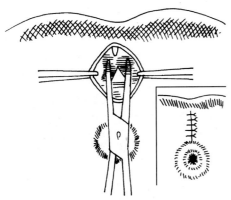

图 42-53　切断肌层

2. 术后坚持灌肠及扩肛 3 个月,以帮助恢复功能。

【述评】　操作简便,损伤小。

## 四、内括约肌失弛缓征长强穴埋线法

【概述】　穴位埋线达到缓解内括约肌或耻骨直肠肌痉挛的目的。

【适应证】　内括约肌失弛缓征引起的便秘。

【手术步骤】

1. 取截石位或侧卧位,局麻生效后,取 16 号针头刺入长强穴,深 2～3cm,将 2cm 长的 1 号肠线推入针心,再以曲别针顶住针心内肠线,退出针头,撤出曲别针(图 42-54)。

2. 针孔贴消毒纱布,术后按肛门开放伤口护理换药。

【术中注意事项】

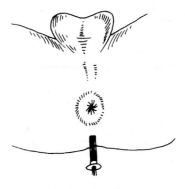

图 42-54　长强穴埋线

1. 肠线应埋于皮肤内,不可暴露于皮肤外。

2. 嘱患者培养按时排便的习惯。

【述评】　简便易行,有效率 88.6% 。

## 五、内括约肌失弛缓征生物反馈疗法

【概述】　利用声音或可视图像的反馈刺激大脑,训练患者调控外括约肌的收缩,反射性地调节病变肌群反应,建立正常排便规律,从而纠正便秘。

【适应证】　内括约肌失弛缓征、耻骨直肠肌综合征、外括约肌功能失调等原因导致的功能性便秘。

【手术步骤】

1. 治疗前向患者详细讲解正常排便机制、生物反馈治疗的机制、图像的识别。

2. 治疗中将治疗仪与患者连接好,取坐位或卧位,面对治疗仪并观察图像曲线的变化,医生指出患者在静息、屏气、用力时的异常所在,指导患者如何调控括约肌的收缩,鼓励其尝试直至正常排便曲线出现 3 次以上。

3. 每周治疗 2 次,持续 5 周以上。

【术中注意事项】

1. 此疗法成功的关键不在于便秘的类型、患者的一般状况或使用的反馈方式,而在于患者能否坚持。

2. 目前国内常使用的反馈仪器是肌电图介导或肛肠压力介导。

【述评】　有确定的疗效,无副作用,治疗费用低。

# 第五节　会阴下降综合征联合术式

【概述】　用缩短直肠前壁固定黏膜、上提固定直肠、缩小骶直间距、提高子宫直肠窝、悬吊乙状结肠或切除部分乙状结肠等手术方法,纠正排便障碍。

【适应证】　会阴下降综合征经多年保守治疗

无效者。

【手术步骤】

1. 按直肠经腹手术术前准备，全麻或硬膜外麻醉，必要时可用二管。下腹正中切口或旁正中切口，从耻骨联合上缘至脐。

2. 开腹后探查有无内脏下垂、子宫直肠窝深度；内疝的内容物并予以还纳；骶直分离、子宫后倾及下垂的程度；头向提拉直肠观察会阴下降的程度（一般 4cm），为决定手术方案提供参考。

3. 缩短直肠前壁拉开直肠与子宫，暴露疝底，以 7 号丝线间断缝叠肛提肌及其筋膜（不必切开暴露），缩小盆底肌下口，加强盆底肌。将直肠前壁做数层横行折叠缝合，缩短直肠前壁（图 42-55）。

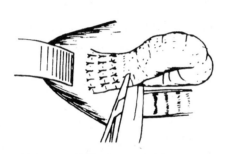

图 42-55 缝叠肛提肌，缩短直肠前壁

4. 上提固定直肠，缩小骶直间距继续以 7 号丝线沿缝叠肛提肌的路线至直肠前外侧转向侧后骶前，直至骶Ⅲ、Ⅱ的高度，同法缝对侧（图 42-56）。

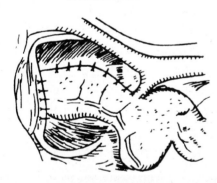

图 42-56 固定直肠

5. 处理子宫下垂、后倾、提高子宫直肠窝向前上方提拉子宫，将子宫圆韧带折叠加强拉紧，缝于同侧腹内斜肌和腹横肌最下缘的肌纤维及其筋膜上，上提缝合子宫主韧带于同侧盆壁，子宫体、宫颈的接合部上缘与折叠的直肠前壁缝合，提高子宫直肠窝（图 42-57）。

6. 提高盆底将盆壁腹膜及其下方结缔组织缝于直肠、子宫适当位置，检查盆底位置抬高度达到满意（图 42-58）。

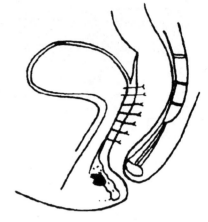

图 42-57 封闭子宫直肠窝

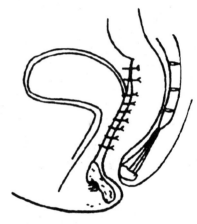

图 42-58 将腹膜缝于直肠

7. 悬吊或部分切除乙状结肠将乙状结肠缝于左髂窝或左侧腰大肌筋膜上，如需行乙状结肠部分切除者则切除后行端-端吻合术（图 42-59）。术后按直肠经腹术护理换药。

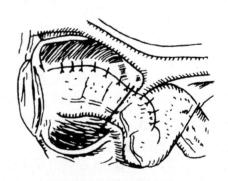

图 42-59 切除乙状结肠

【术中注意事项】

1. 术中注意不要伤及输尿管、输卵管等正常器官。

2. 术后恢复期保持大便软化通畅，忌用力排便。

3. 术后可用中药辨证施治帮助排便,训练养成排便规律,3 个月内不从事重体力活动。

【述评】　彻底纠正病理解剖位置,解除排便障碍。

## 第六节　盆底痉挛综合征综合疗法

【概述】　盆底痉挛综合征是一种以盆底肌痉挛收缩为特征的盆底功能失调综合征。排粪造影可见肛管直肠角不增大反而缩小;肛管测压示压力增高;肌电图显示耻骨直肠肌和外括约肌在排粪过程中反常电活动(不松弛反而收缩)。临床表现为会阴胀满感,便急感,排便极为困难,自然便次 1 次/3~21 天,平均 10 天一次。均有长期过度用力排便史。由此导致盆底肌功能失调,进而导致或加重直肠前突、耻骨直肠肌痉挛性肥大、直肠内套叠、直肠前壁黏膜脱垂、会阴下降、痔疮、肛裂等一系列病症。故治疗须使用综合措施。

【适应证】　盆底肌功能失调引起的出口梗阻病症。

【手术治疗】

1. 手术解除耻骨直肠肌痉挛,使排便时直肠角变钝(参考耻骨直肠肌综合征手术)。

2. 纠正直肠前突或直肠前壁黏膜脱垂,以减少或消灭前突陷凹(参考直肠前突手术)。

3. 纠正直肠内套叠、痔疮、肛裂等加重盆底痉挛的因素(参考各有关式式)。

4. 使用长效麻醉剂封闭肛管括约肌群,或切断部分内括约肌同时定期扩肛,或气球充气法刺激肛管直肠排便反射,促进便意发生,逐渐养成按时排便的习惯。

## 第七节　直肠孤立性溃疡综合征外科治疗

【概述】　本征是因耻骨直肠肌张力增高,排便困难,排便时用力过度,导致直肠黏膜内脱垂,进而出现黏膜炎症、坏死缺血损伤而引发。

【诊断】　多位于直肠前壁,距肛门 7~10cm处,单发,直径 2cm 以内,表浅,边界清楚,边缘呈炎性变。以青壮年为多见,男女差别不大。以黏液鲜血便、排便困难及肛门下坠或骶部隐痛为主要表现。患者感到大便努挣难下,肛门阻塞感,每日多次排便仍有排不尽感。

【鉴别诊断】　本征溃疡部位硬变呈结节状或绒毛状,易误诊为直肠癌、克罗恩病,鉴别方法是组织学检查(本征组织学特点是固有层血管闭塞及腺体变性)。

【手术治疗】　本征溃疡愈合的前提是排便困难症状的缓解,因此手术治疗应针对耻骨直肠肌痉挛、直肠黏膜内脱垂、直肠前突等病因,参考选择各症相应术式。若直接行溃疡灶手术则疗效不佳,且复发率高。

（荣文舟　李春雨）

## 第八节　STARR 微创手术

【概述】　出口梗阻型便秘( outletobstructive constipation,OOC)病因复杂,患者痛苦大,总体治疗效果不理想,一直是临床医生的一个难题。Longo 于 2003 年首先报道了吻合器经肛直肠切除术( Stapled Trans-anal Rectal Resection,STARR),用于治疗直肠前突和直肠黏膜内套叠引起的出口梗阻型便秘,取得良好的疗效。

STARR 手术是近年从国外引进的一种治疗出口梗阻型便秘的新术式。其主要原理是采用经肛双吻合器(PPH)完成直肠全层切除。采用 2 把肛肠吻合器分别切除直肠中下段前壁及后壁冗长、脱垂的黏膜及黏膜下层肠壁组织并钉合。此术式可缩小直肠前突的宽度与深度,吻合口通过使黏膜下层与肌层瘢痕粘连,加强了直肠前壁的力量,减轻了直肠前突的程度,从而消除了直肠下端因排便形成的囊袋状结构,达到恢复正常解剖结构动态功能的作用,使直肠的顺应性降低,从而改善各种症状,纠正直肠前突和直肠黏膜内脱垂两种解剖异常,从而治疗出口梗阻型便秘。该手术具有手术操作简单、住院时间和手术时间短、并发症少、恢复快等优点。

【适应证】

1. 单纯直肠前突和(或)直肠黏膜脱垂、内套叠

引起的排便障碍,经保守治疗无效者;

2. 直肠前突合并直肠黏膜内脱垂;

3. 直肠前突、直肠黏膜内脱垂合并内痔或混合痔。

4. 重度出口梗阻型便秘,有生活质量的改变或有进一步治疗愿望者。

【禁忌证】

1. 直肠全层外脱垂(直肠脱垂);

2. 会阴部感染者;

3. 直肠阴道瘘者;

4. 炎性肠病(包括直肠炎);

5. 肛门失禁;

6. 肛门狭窄;

7. 直肠或直肠周围显著纤维化;

8. 慢性腹泻、直肠炎;

9. 曾行直肠吻合术者;

10. 妊娠妇女、儿童;

11. 门静脉高压症;

12. 全身性疾病 出血性疾病、严重心脏疾病、呼吸系统疾病不能耐受麻醉者。

【术前准备】

1. 特殊检查 结肠镜检查、排粪造影和结肠传输试验检查。

2. 肠道准备 术前 1 日晚及手术当天早晨肥皂水清洁洗肠 1 次。

3. 器械准备 肛肠吻合器 2 个,护肠板(金属压舌板)。

【麻醉】 采用双阻滞麻醉或连续硬膜外麻醉,不能行椎管内麻醉者改全麻。

【体位】 截石位。

【手术步骤】

1. 常规消毒肛周、直肠及阴道,铺巾。

2. 扩肛后置入透明肛门镜,取出内芯,将肛门镜缝合固定于肛周(图 42-60)。

3. 使用肛镜缝扎器在 10 点、12 点及 2 点钟的位置距齿状线 5cm 处以 2-0 可吸收线行前端缝合 3 针,深至黏膜下层(图 42-61),侧面的缝合线系在中间缝合的一条线尾上。

4. 将压肠板从肛门镜后侧窗口插入,以保护直肠后壁(压肠板弧度为 72°)(图 42-62)。

5. 将旋开的吻合器插入至吻合器头超过荷包缝线,收缩荷包线并打结,再将荷包缝线分别从吻合器两个侧孔勾出,并钳夹。牵拉缝线,闭合并击发吻合器,全层切除前半圈直肠,完成直肠前壁吻合(图

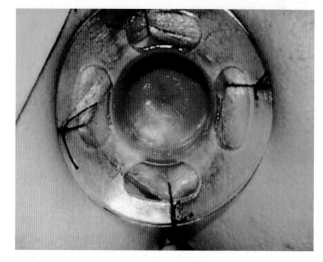

图 42-60 固定肛门镜

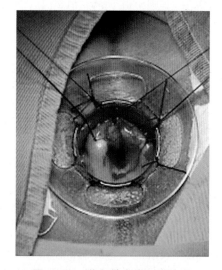

图 42-61 荷包缝合直肠前半圈

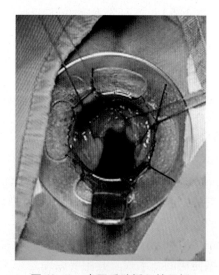

图 42-62 直肠后壁插入护肠板

42-63)(女性击发前行阴道指诊,以防阴道后壁嵌入吻合器)。

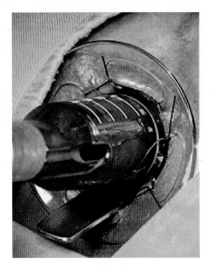

图 42-63　置入吻合器,击发、吻合

6. 移去吻合器,检查吻合口(图 42-64),观察侧方"猫耳状"的桥形连接,并予以剪断(图 42-65)。若有活动性出血点用可吸收线缝扎止血。

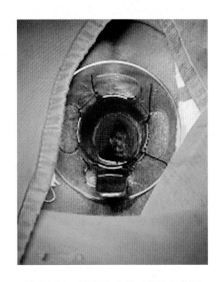

图 42-64　取出吻合器,检查吻合口

7. 用 2-0 可吸收线分别于两个后壁缝合应位于相对于"猫耳"的位置,第三个缝合应位于 6 点钟位置(图 42-66)。

8. 将压肠板换位,从肛门镜前侧窗口插入,以保护直肠前壁(图 42-67)。

9. 置入第二把吻合器,收缩荷包线并打结,将荷包线从两侧孔勾出并保持牵引,闭合并击发吻合器(图 42-68),全层切除后半圈直肠,完成后壁吻合(图 42-69)。

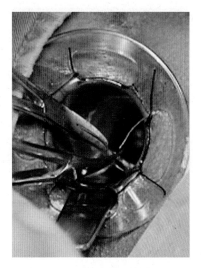

图 42-65　剪断吻合口黏膜连合处

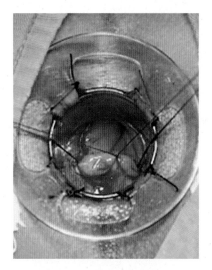

图 42-66　荷包缝合直肠后半圈

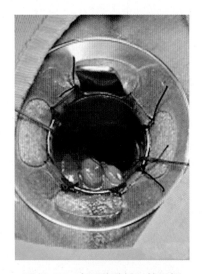

图 42-67　直肠前壁插入护肠板

425

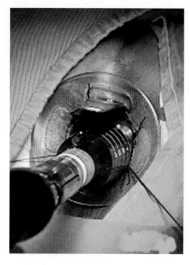

图 42-68　置入第 2 把吻合器

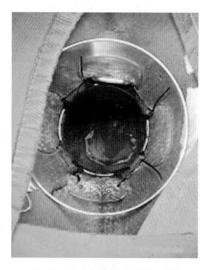

图 42-69　完成直肠后壁吻合

10. 检查吻合口,包埋残留的"猫耳",并缝合 4-5 针(图 42-70)。切除标本送病检(图 42-71),包扎、固定。

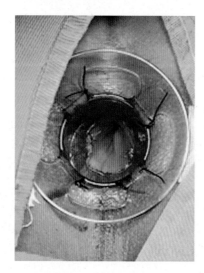

图 42-70　吻合后情况

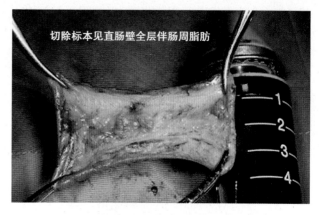

图 42-71　切除直肠黏膜(图片均由邵万金提供)

【术中注意要点】

1. 缝合前壁时,进针不能太深,以免将阴道壁拉入钉仓吻合,术后形成直肠阴道瘘,击发前需示指指诊确认阴道后壁的完整性。

2. 缝合后壁时,两个后壁缝合应位于相对于"猫耳"的位置,第三个缝合应位于 6 点钟位置

3. 吻合前将肛门镜前侧或后侧窗口插入压肠板,以保护直肠后壁或前壁。

4. 前、后壁吻合位置不能在同一平面,以免术后肠腔狭窄。

5. 术中若有活动性出血点,应缝合止血确切。

6. 合理处理"猫耳",建议包埋残留的"猫耳",并缝合 4~5 针,以加强前壁和后壁的缝合线。

【术后处理】

1. 麻醉成功后运用抗生素 1 次,术后使用抗生素 3 天。

2. 禁食 3 天,3 天后进流质饮食。

3. 术后留置尿管 24 小时。

【手术并发症】　直肠阴道瘘、盆腔感染、吻合口出血、直肠肛管狭窄、肛门下坠感、阻塞感等。

【述评】　STARR 手术因分别切除直肠中下段前壁及后壁冗长、脱垂的黏膜及黏膜下层,缩小了直肠前突的宽度与深度,加强了直肠前壁的力量,吻合口使黏膜下层与肌层瘢痕粘连,减轻了直肠前突的程度,降低了直肠的顺应性,并使肛垫上移且阻断了内痔血供,所以能同时治疗直肠前突、直肠黏膜内脱垂和内痔。STARR 同时纠正了直肠前突和直肠套叠两种解剖异常,理论上疗效应优于传统手术。STARR 具有加强直肠阴道隔、纠正直肠容积以及切除多余直肠套叠组织等独特优势,能够恢复直肠顺应性,改善直肠肛门排便功能。该手术安全有效、创伤小、出血少,但有吻合口出血、直肠阴道瘘及直肠

肛管狭窄等并发症,远期效果有待进一步研究。

(李春雨 邵万金)

# 参 考 文 献

1. 喻德洪. 现代肛肠外科学. 北京:人民军医出版社,1997. 477-480.

2. 王维林. 小儿排便障碍性疾病的诊断与治疗. 北京:人民卫生出版社,2002. 103-104.

3. 李春雨,汪建平. 肛肠外科手术技巧. 北京:人民卫生出版社,2013. 445-448.

4. 李春雨,张有生. 实用肛门手术学. 沈阳:辽宁科技出版社,2005. 229-239.

5. 李春雨. 肛肠病学. 北京:高等教育出版社,2013. 187-190.

6. 荣文舟. 中华肛肠病学图谱(第2版). 北京:科学技术文献出版社,2004. 253-257.

7. 安阿玥. 肛肠病学. 北京:人民卫生出版社,1998. 229.

8. 张有生,李春雨. 实用肛肠外科学. 北京:人民军医出版社,2009. 312-315.

9. Lechaux JP. Results of Delorme's Procedure for Rectal Prolapse. Dis Colon Rectum,1995,38(3):301-307.

10. Alves A,Coffin B,Panis Y. Surgical management for slow transit constipation. Ann Chir,2004,129(8):400-404.

11. Schultz I,Mellgren A,Dolk A,et al. Long-term results and functional outcome after Ripstein rectopexy. Dis Colon Rectum,2000,43(1):35-43.

12. Kalbassi MR,Winter DC,Deasy JM. Quality of life assessment of patients after ileal pouch anal anastomosis for slow transit constipation with rectal inertia. Dis Colon Rectum,2003,46(11):1508-1512.

13. Longo A. Obstructed defecation because of rectal pathologies. Novel surgical treatmen:t stapled transanal rectal resection(STARR). AnnualCleveland Clinic Florida ColorectalDisease Symposium,2004.

14. Pescatori M,Gagliardi G. Postoperative complications after procedure for prolapsed hemorrhoids(PPH)and stapled transanal rectal resection(STARR)procedures. Tech Coloproctol,2008,12(1):7-19.

15. Lang RA,Buhmann S,LautenschlagerC,et al. Stapled transanal rectal resection for symptomatic intussusception:morphological and functional outcome. Surg Endosc,2010,5.[Epub ahead of print].

16. FrascioM,StabiliniC,RicciB,et al. Stapled transanal rectal resection foroutletobstruction syndrome:results and follow-up. World J Surg,2008,32(6):1110-11151.

17. GelosM,Frommhold K,Mann B1Severemesorectalbleeding after stapled transanal rectal resection(STARR-operation) using the C'ontourTranstar curved cutter stapler. ColorectalDis,2010,12(3):265-266.

18. Ram E,Alper D,Atar E. Stapled transanal rectal resection:a new surgical treatment for obstructed defecation syndrome[J]. Isr Med Assoc J,2010,12(2):74-77.

19. 刘宝华. 便秘的诊断与治疗. 北京:军事医学科学出版社,2002. 76-77.

20. 杨新庆. 直肠前膨出的治疗进展. 中国实用外科杂志,1993,13(12):717.

21. 李实忠,屠岳,林琛,等. 盆底松弛综合征的病理生理与外科治疗的研究. 中华外科杂志,1998,36(9):548.

22. 张胜本,黄显凯,张连阳,等. 直肠内套叠62例分析. 中华外科杂志,1991,29(3):180.

23. 王振军,杨新庆. 出口梗阻型便秘的外科治疗. 中国实用外科杂志,2013,33(11):932-934.

24. 唐清珠,子树明,顾成义. STARR手术治疗出口梗阻型便秘214例的临床分析. 中华普外科手术学杂志,2010,4(3):281-287.

25. 丁健华;赵克. 经肛吻合器直肠切除术治疗直肠前突及直肠内套叠. 中国实用外科杂志,2013,33(11):937-939.

26. 车勇军,梁德森,连蕾. 直肠前突治疗的新选择——STARR. 中国普外基础与临床杂志,2011,18(11):1231-1233.

直肠黏膜或全层及部分乙状结肠向下移位,称为直肠脱垂。多发于小儿、老人及体弱营养不良的重体力劳动青壮年,自然灾害和饥荒时期多见。近年来,由于人民生活水平不断提高,营养丰富,体质增强,发病数逐年下降,目前临床上已少见。

直肠脱垂分为内脱垂和外脱垂,前者因不脱出肛门外又无明显特殊症状,常被患者和医师所忽视。1980年后有的学者研究发现直肠内脱垂是顽固性便秘的原因之一,所以有的文献在出口梗阻型便秘中论述。后者因脱出肛门外临床多见。按Gcahrs又分为不完全脱垂(直肠黏膜脱垂)和完全性脱垂(直肠全层脱垂)。都脱出肛外又称直肠脱出。

2002年我国制定的诊断标准:

一型:不完全性直肠脱垂,即直肠黏膜脱垂(图43-1)。表现为直肠黏膜层脱出肛外,脱出物呈半球形。

二型:完全性直肠脱垂,即直肠全层脱垂(图43-2)。脱出的直肠呈圆锥形,脱出部可以直肠腔为中心呈同心圆排列的黏膜环形沟。

二型根据脱垂程度临床上又分为Ⅲ度(图43-3):

Ⅰ度:直肠壶腹内肠套叠,即隐性直肠脱垂、内

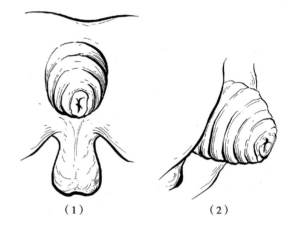

**图43-2　直肠全层脱垂Ⅱ型**
(1)正面观;(2)侧面观

脱垂。

Ⅱ度:直肠全层脱垂于肛门外,肛管位置正常,肛门括约肌功能正常,不伴有肛门失禁。

Ⅲ度:直肠和部分乙状结肠及肛管脱出于肛外,肛门括约肌功能受损,伴有肛门不完全性或完全性失禁。

幼儿多直肠黏膜脱垂,随着身体的成长有自然治愈的可能。故先用非手术疗法,一是调整饮食结构,养成正常排便习惯,平卧排便,便后臀部夹紧,胶布固定。消极地等待自愈;二是积极地频服中药补中提肛汤,促进早日治愈。如到成年尚不能治愈可行手术。成人直肠脱垂非手术疗法无明显疗效,应早期手术。如不手术因长期反复脱出,损伤阴部神经而至肛门失禁,脱垂肠段黏膜并发感染、水肿、糜烂出血或绞窄坏死。

直肠脱垂术式繁多,据说有100种左右,每种术式都是根据某一病因学设计而成的,但病因尚未完全明确,效果不一,也不理想。有经肛门手术、经骶部手术、经腹手术。国外以经腹手术为主,国内经肛门手术为主,术式不少,各有技巧,有的手术在国内

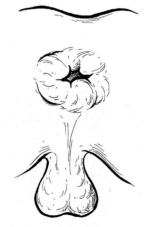

**图43-1　直肠黏膜脱垂Ⅰ型**

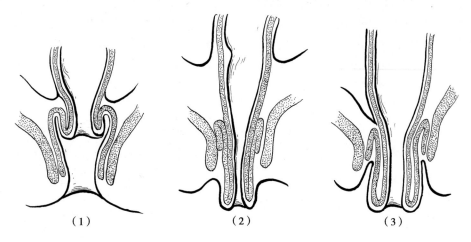

**图43-3　Ⅱ型Ⅲ度分类法**
(1)直肠内套叠(Ⅰ度);(2)直肠全层脱出(Ⅱ度);(3)直肠并乙状结肠脱出(Ⅲ度)

尚未报道,手术技巧有待于专家去开展,去熟练,去体验,去总结和积累。手术技巧要体现微痛无痛,安全有效。根据病情和医师惯用的术式,选好适应证,实施个体化治疗,才能收到良好的效果。

# 第一节　经肛门手术

【概述】　经肛手术,操作简便,创伤小出血少,并发症少,符合微创无痛手术的发展趋势,为患者所乐于接受,在门诊就可以完成手术。是目前肛肠专科医院和肛肠科门诊普遍应用的术式。

【适应证】　直肠黏膜脱垂或全层脱垂,严重心血管等内科严重疾病,不能接受腹部复杂手术的患者,拒绝开腹的患者,糖尿病及老年人。

【禁忌证】　合并血液病、糖尿病严重脱出。

【术前准备】　备皮、排尽大小便或灌肠排便。

【麻醉】　简化骶管麻醉。

【体位】　截石位。

【手术步骤】　术式很多,方法各异。

## 一、注射术

有人说注射不算手术,这是狭义的手术概念。外科手术来源于希腊文,外科(surgery)原义是手工、手艺和手法;手术(operation)原义是操作,两者合译为手工操作,所以凡是用手工操作去治病均可算外科手术,不仅是指开刀而言,这是广义的手术概念。

直肠脱出注射术在我国多用,故加以介绍。

直肠脱出注射术已有50多年的历史,最早用95%乙醇、50%葡萄糖、5%鱼肝油酸钠、5%苯酚甘油及镁制剂。国外主要用于幼儿、老人的直肠黏膜脱垂。在国内多用中药6%～8%明矾注射液、消痔灵注射液和芍倍注射液,取得较好的效果。

### (一)直肠黏膜下注射术

用于直肠黏膜脱垂,注射术步骤有:

1. 脱位点状注射法　嘱患者用力努臀使黏膜脱出肛外,再行消毒,用两把血管钳或组织钳夹住向外牵拉固定。由齿状线上0.5～1.0cm处,在前、后、左、右位黏膜下层注药,每点注射消痔灵原液1ml,点距0.5～1.0cm。如脱出较长在3.0～5.0cm者,则在四点注药上方1.0cm的右前、右后、左前、左后位再注药各1ml平行交错,必要时再加一平行交错点注药(图43-4),消毒后送回肛内,填以凡士林油纱条或塞入痔疮栓纱布包扎。

2. 脱位条状注射法　脱出后钳夹黏膜,示指伸

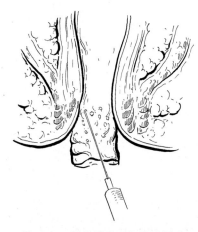

**图43-4　脱位黏膜下点状注射法**

429

入肠腔作引导,在左右前后位肠段远端进针,在黏膜下穿行至距齿状线 0.5～1.0cm 开始边退针边注药,每条注药 10ml 左右,以黏膜发白略凸起为度(图43-5)。消毒后送回肛内,填以油纱条包扎。

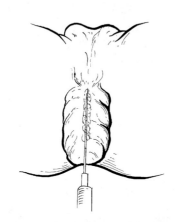

**图 43-5　脱位直肠黏膜下条状注射法**

3. 肛镜下条状注射法　如果钳夹牵拉也不易脱出肛外可在肛镜下注药,但不如脱位注射法方便、准确。即在两叶肛镜扩张下于齿状线上 0.5cm 进针,沿黏膜下向上穿行至尽量高度,边注药边退针,共左前、左后、右位三条,每条注药 10ml 左右(图43-6)。

**【术后处理】**　口服抗生素,控制排便 2 天。

**(二) 直肠周围注射法**

1. 严密消毒,严格无菌操作。于左右肛外 1.5cm 进针,另示指伸入直肠内作引导,针尖刺入皮肤、皮下组织进入坐骨直肠间隙,进入 5cm 针尖有阻力即达肛提肌,再进针穿过肛提肌进入骨盆直肠间隙有落空感。直肠内示指触及针尖在直肠壁外侧可自由摆动,防止针尖刺入肠腔,再向上进针不能超过

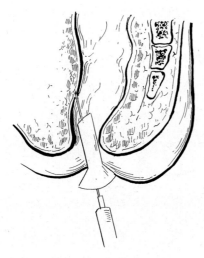

**图 43-6　肛镜下黏膜条状注射法**

9cm,用力注药使其充斥以上间隙,再边退针边注药至 6cm 处注完,绝不能注入肌内,每侧注射消痔灵原液 15ml 或 8% 明矾液 10ml(图43-7)。

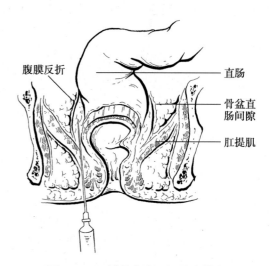

**图 43-7　两侧骨盆直肠间隙注射法**

2. 再于肛尾间沟中点即长强穴进针,在直肠内示指引导下,沿骶曲向上穿行 8cm 左右,未穿进肠壁及骶前筋膜,进入直肠后深间隙内,边注药边退针,共注消痔灵 15ml(图43-8),直肠前方严禁注药,重新消毒,肛内填以油纱条包扎。

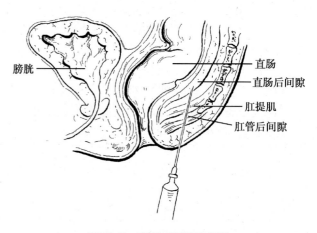

**图 43-8　直肠后间隙注射法**

**【疗效】**　中医研究院广安门医院等 6 所医院,用 6% 明矾液,行直肠黏膜下、骨盆直肠间隙和直肠后间隙注射术,治疗成人完全直肠脱垂 214 例,一次注射者 165 例,二次注射者 49 例。治愈 213 例(直肠复位,排便或增加腹压时不脱出肛外),好转 1 例(排便时直肠黏膜或全层轻度脱出),治愈率 99.5%,平均疗程 13 天。进行 1～4 年随访 137 例,治愈 96 例(70.1%),好转 18 例(13.1%),复发 23 例(16.8%)。均无直肠狭窄、结肠功能紊乱、排便障

碍、性功能减退等后遗症。一次总量 25~45ml。本组有 3 例术后感染,原因是操作失误及无菌技术不严有关。均经切开引流后愈合。该院李国栋等用明矾液行直肠周围注射,使直肠与直肠侧韧带粘连、直肠与骶前筋膜粘连的方法治疗成人完全性直肠脱垂,近期治愈率 99%,且无并发症和后遗症,复发率也较低。山东中医药大学附属医院黄乃健用 7% 的试剂明矾即硫酸钾铝,行直肠周围注射术治疗直肠全层脱垂。效果良好。但他又指出明矾液注射只能固定肠管,对括约肌松弛病例无明显增强张力作用,必要时须手术紧缩肛括约肌。如仍有黏膜外翻肛口,可做直肠黏膜结扎术。

【作用机制】 常用的 6% 明矾液和消痔灵,主要成分是硫酸钾铝[$KAl(SO_4)_2 \cdot 12H_2O$]注入直肠黏膜下盆骨直肠间隙和直肠后间隙铝离子游离出来产生无菌性炎症引起局部纤维化,使直肠黏膜与肌层、直肠与周围组织粘连固定,是一种化学固定术。

## 二、直肠黏膜结扎术

### (一) 直肠黏膜分段结扎术

是由张有生研制的环状混合痔分段结扎术移植用于直肠黏膜脱垂。

【手术步骤】

1. 嘱患者努臀使直肠黏膜脱出肛外或钳夹牵拉肛外,严密消毒,铺巾。

2. 于左前、左后、右前、右后位,各用两把血管钳、内臂伸入直肠腔内、外臂自齿状线上 1.0cm 处钳夹,在两钳间切开至钳尖,内外黏膜缝合一针,完成分段为四个独立黏膜片。

3. 提起其两侧血管钳,各段以大弯血管钳在两侧血管钳尖下横行钳夹,卸掉两侧血管钳,在大弯血管钳下,行贯穿 8 字结扎。

4. 依同法处理其他黏膜片。重新消毒,送回肛内,填以油纱条或痔疮栓,纱布包扎。

【术中注意事项】 黏膜反复脱垂肛门松弛,故不宜松解肛门括约肌,分段结扎后瘢痕愈合能使肛管缩小。

【术后处理】

1. 少渣半流食,控制排便 2~3 天。

2. 每便后熏洗坐浴,痔疮栓塞肛。

3. 口服抗生素防止感染,1 周后结扎的黏膜脱落。换药至愈合。

### (二) 直肠黏膜结扎术(Gamti 术)

1923 年由 Gamti 首先创用,即在脱出肛外肠段的松弛黏膜上行多点、无规律、不定点结扎,使黏膜短缩故又称直肠黏膜短缩术。临床应用后发现结扎黏膜脱落后有渗血和出血现象,二次结扎止血而消失。因此,张有生改在左前、左后、右位无血管走行区,做纵行排列结扎黏膜并在结扎点及其黏膜下注射消痔灵硬化剂。既能防止坏死黏膜脱落后出血,又能使黏膜与肌层粘连固定。形成纵行的三个链条状黏膜瘢痕。此法优点是在脱出后直视下结扎,较在肛镜下直肠内操作方便、准确,改称直肠黏膜排列结扎术。

【适应证】 直肠全层脱垂。

【禁忌证】 黏膜发炎、水肿、合并肠炎者。

【术前准备】 术晨禁食不禁水,排净大便或灌肠排便。

【麻醉】 不需要麻醉、局麻、简化骶麻。

【体位】 截石位。

【手术步骤】

1. 嘱患者咳嗽和努臀增加腹压使肠段尽量脱出,如未脱出可在扩肛下钳夹牵出肛外(图 43-9),用 0.1% 苯扎溴铵或新洗灵纱布洗刷消毒。

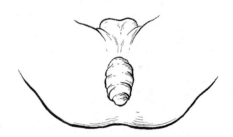

**图 43-9 直肠全层脱出肛外**

2. 分别在原发痔相反区(左前、左后、右位)齿状线上 1.5cm 纵行钳夹直肠黏膜,钳下单扎或缝扎,暂不剪线留做牵引(图 43-10)。三个部位横排结扎,同步向脱出远端纵行排列结扎,直至肠腔口部能通过两横指为止(图 43-11)。

3. 在三个结扎链条中间如仍有松弛黏膜,可避开血管补加结扎 2~3 点。

4. 牵拉缝线在结扎点及其黏膜下注射消痔灵直至凸起发白为止。

5. 边剪线边自动回位,肛内填以油纱条包扎固定。

【术后处理】

1. 绝对卧床,补液加抗生素。

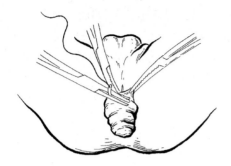

图 43-10　结扎直肠黏膜

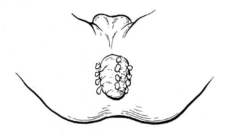

图 43-11　排列结扎完毕

2. 禁食 1～2 天，再改少渣半流食 1～2 天至普食。

3. 控制排便 4～5 天。首次排便困难时不要用力排便，可用开塞露注肠帮助排便。

4. 便后硝矾洗剂熏洗坐浴，痔疮栓塞肛。

近期复发率为 27%。唐加龙采用排列结扎加括约肌折叠术治疗直肠全层脱垂 8 例，1 例术后 1～5 年复发，治愈 7 例，随访至今未复发。

## 三、肛门缩窄术

### （一）肛门环缩术（Thiersch 手术）

1890 年由 Thiersch 首先创用金属丝环缩肛门，因无弹性，环缩略紧则排便困难，环缩略松则无何作用，黏膜仍能脱垂。后经张有生反复试用胶皮圈，硅胶管均因弹性过大，环缩无力，丝线也无弹性，铬肠线也无弹性，两周即吸收，作用时间短。对比结果选用一次性输液器细塑管最好，环缩若紧因有弹性用力排便可撑大肛门而排出，环缩若松因弹性不大，仍有环缩力和支持作用。但平行接头结扎不紧，排便用力容易挣脱，后在平行接头结扎点两侧再钳夹一扣，在塑料管夹沟内丝线紧扎，则不易挣脱。

【适应证】　直肠黏膜脱垂伴肛门松弛收缩无力者。

【禁忌证】　同直肠黏膜结扎术。

【术前准备】　同直肠黏膜结扎术。

【麻醉】　局麻、简化骶麻。

【体位】　截石位。

【手术步骤】

1. 严密消毒后，于前后肛缘外 1.5cm 处，各行 0.5cm 小切口（图 43-12）。

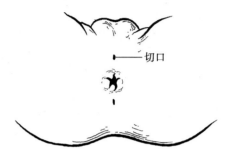

图 43-12　前后切口

2. 用动脉瘤针或大弯血管钳自前切口伸入沿一侧肛周皮下穿行，自后切口穿出，夹住粗塑管一端，退回前切口，将塑料管引入一侧肛周皮下。再从前切口再伸入大弯血管，沿另一侧肛周皮下穿行，自后切口穿出，再夹住粗塑管另一端，引入皮下再退回前切口（图 43-13）。

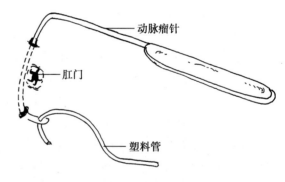

图 43-13　引入塑料管

3. 两端塑料管交叉，示指伸入肛内，令助手拉紧两端有勒指感，在交叉处钳夹，在交叉两侧平行塑料管各钳夹一扣，在夹沟内丝线结扎，卸掉交叉处血管钳，在夹沟内结扎，剪断平行接头多余的塑料管，共三条结（图 43-14），再将平行接头移开前切口至一侧皮下，以免刺激和压迫切口而不愈合。重新消毒后，丝线缝合前、后切口，各缝 1 针（图 43-15）。

【术后处理】

1. 禁食 3 天后改半流食。

2. 控制排便 3 天，以后保持大便通畅。

3. 补液，应用抗生素，预防感染。

4. 术后 7 天拆线，减少剧烈活动。

术后 6 个月取出塑料管，如无不良反应或老年

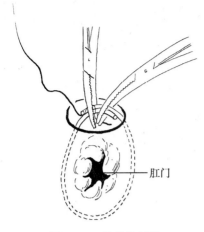

图 43-14　结扎塑料管

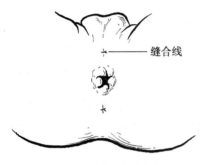

图 43-15　缝合切口(术后)

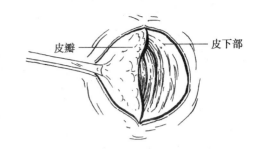

图 43-16　弧形切开游离并内翻皮瓣

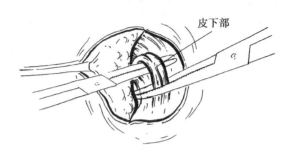

图 43-17　挑出外括约肌折叠缝合肌束

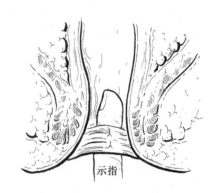

图 43-18　缝合折叠肌束固定在外括约肌皮下部

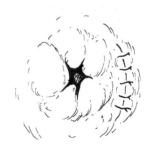

图 43-19　间断缝合切口

人也可不取。

**(二)肛门紧缩术(肛门括约肌折叠术)**

【适应证】 直肠脱垂伴肛门松弛收缩无力者。

【术前准备】 同肛门环缩术。

【麻醉】 局麻、简化骶麻。

【体位】 截石位。

【手术步骤】

1. 侧方紧缩法

(1)消毒后,在左或右侧肛缘外 1.5cm 作一长 3cm 弧形切口。切开皮肤,皮下组织,游离肛缘皮瓣,暴露外括约肌皮下部(图 43-16)。

(2)用血管钳游离并挑起外括约肌皮下部肌束(图 43-17)。另示指伸入肛内,用肠钳夹住被挑起的肌束根部,用丝线间断贯穿缝合钳下肌束 3 针(图 43-18)。

(3)肛内示指略有勒指感即可,去掉肠钳用丝线间断缝合折叠部分,固定在外括约肌皮下部的肌膜上。间断缝合切口(图 43-19),纱布包扎。

2. 后方紧缩法

(1)消毒后,距肛门后缘 2.5cm 处,沿肛缘后半周作弧形 U 形切口(图 43-20),切口长度按肛门松弛程度而定,如肛门松弛 3 横指以上,可紧缩肛门全周的 1/2;如在 3 横指以下,可紧缩肛门全周的 1/3。

(2)切开皮肤和皮下组织,游离切开皮瓣至齿状线(图 43-21),并将游离皮瓣向上牵拉,推入肛内,暴露肛门外括约肌浅部,肛尾韧带和肛管后三角(图 43-22)。

(3)将松弛的两侧外括约肌浅部牵拉重叠缝合,闭合肛管后三角间隙(图 43-23),全层缝合肛门

433

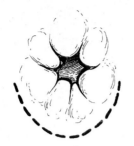

图 43-20 弧形切口

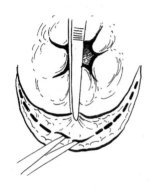

图 43-21 分离皮瓣

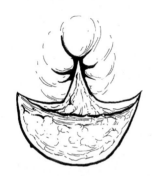

图 43-22 皮瓣上翻暴露肛门括约肌

皮肤切口,以肛管内可伸入一横指为度,最后将游离皮瓣从肛内拉出作梭形切除,使肛内切口对合良好,根据情况,可缝合 1~2 针(图 43-24)。重新消毒后肛内填油纱条,外敷纱布包括固定。

【术后处理】 同肛门环缩术。

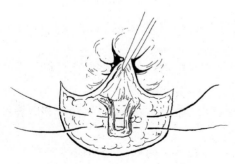

图 43-23 向下拉紧括约肌缝缩两针

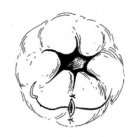

图 43-24 缝合切口

## 四、直肠全层脱垂三联术

直肠全层脱垂经腹手术损伤大、出血多,患者痛苦。因为反复脱出使直肠黏膜与肌层分离,松弛下垂,括约肌松弛又无承托作用,术后仍有部分直肠黏膜脱垂,患者认为治疗不彻底,再行二次直肠黏膜结扎。故不愿接受经腹手术,要求经肛门手术治愈。因此,1970 年张有生开始研究经肛门手术,改进直肠黏膜结扎术为排列结扎术和肛门环缩术。用二联术治疗直肠全层脱垂 15 例,近期全部治愈。其中 1 例术后 2 个月复发,又依同法二次治愈。随诊 5~8 年无复发。曾在《实用外科杂志》(1981 年 1 卷 2 期)作了初步报道。随着病例的增多,有的患者术后排便不畅,直肠内有坠胀感,经进一步检查认为二联术使外脱垂变成内脱垂所致,又行消痔灵直肠周围注射,术后患者顿觉轻快,直肠坠胀消失,排便通畅。其后直肠全层脱垂均用三联术(直肠黏膜排列结扎术+肛门环缩术+直肠周围注射术)治疗。单一手术治疗差,联合应用则提高疗效。

【适应证】 直肠全层脱垂(Ⅱ~Ⅲ度脱垂)。

【禁忌证】 黏膜发炎、水肿、合并肠炎者。

【术前准备】 术前排净大小便,如有便秘,术前 1 天晚口服 20% 甘露醇 250ml,或开塞露灌肠排便。

【麻醉】 简化骶管麻醉。

【体位】 截石位。

【手术步骤】

1. 先做直肠黏膜排列结扎术,为有充分时间使脱出肠段术后缓慢复位,以便直肠周围注射后粘连固定。

2. 再行肛门环缩术(因操作简便、容易掌握、利于推广,故未用肛门紧缩术),重新消毒,重换敷布、器械和手套再行手术。

3. 最后严密消毒做消痔灵直肠周围注射术。

【术中注意事项】

1. 三联术的顺序不能颠倒。先结扎直肠黏膜,再做肛门环缩术,最后做直肠周围注射术。

2. 环缩用的导管尽量选择塑料管,既柔软,又有弹性。

3. 环缩后肛门大小以示指通过顺利为度。

4. 将平行接头移开前切口至一侧皮下,以免刺激和压迫切口而不愈合。

【术后处理】

1. 绝对卧床休息,控制排便 4～5 天。

2. 禁食不禁水 3 天,后改半流食到普食。

3. 补液,应用抗生素,预防感染。

4. 口服润肠通便药,防止大便干燥。

5. 每次便后用硝矾洗剂熏洗坐浴,常规换药。

6. 术后第 7 天拆线。避免剧烈活动、重体力劳动。

7. 术后 6 个月如有不适可取出塑料管,如无不适或老人可保留不取。

【作用机制】　直肠全层脱垂常由黏膜脱垂年久失治,逐渐加重而将肌层牵拉下移而致全层脱垂,因此黏膜特别松弛,通过排列结扎使黏膜紧缩,注射消痔灵又使黏膜与肌层粘连。因此,黏膜不再牵拉肌层故不脱出,但脱垂因直肠壁与其周围组织分离、松弛。仅靠紧缩黏膜的张力,阻止肌层脱垂冲击作用有限,时间一长,已被分离,松弛的肌层不断冲击粘连而逐渐又失去张力而复发。如不结扎黏膜只注射消痔灵与肌层粘连,松弛的黏膜张力极小容易下垂而复脱,环缩的肛门不能持久地承托下垂的黏膜导致塑料管松弛,用力排便撑开而复发。因此必须在直肠周围注射消痔灵,铝离子游离产生无菌性炎症而与周围组织粘连。如此内外双层粘连固定直肠肌层,故患者自觉直肠坠胀感,堵塞感消失,排便通畅,轻快感。

【疗效】　张有生报道,共治疗 94 例,病程 5～35 年,Ⅲ度脱垂 56 例,Ⅱ度脱垂 38 例。近期全部治愈,平均疗程 15.8 天。其中 3 例因平行接头结扎不紧,干便排出用力撑开,重新置入塑料管而治愈。1 例术后 2 个多月切口感染破溃不愈合,取出塑料管后很快愈合。随访半年后来诊取管 55 例,因无不适和老年人,未取管者 39 例,取管后仍有肛周皮下纤维环。均无复发,无何后遗症。

吴明铨等用消痔灵直肠黏膜下注射和直肠周围注射加肛门紧缩术治疗直肠全层脱垂 16 例,一次性治愈 14 例,二次治愈 2 例,随访 3 年无复发。

刘保全 1986 年以来用直肠黏膜结扎术、肛门紧缩术治疗Ⅰ、Ⅱ、Ⅲ度直肠脱垂 36 例,全部治愈,一次治愈 35 例,二次治愈 1 例。

曾莉等用消痔灵注射、瘢痕支持固定术、肛门环缩术治疗Ⅱ、Ⅲ度直肠脱垂 56 例,治愈 54 例,好转 2 例,治愈率 96.4%,随访 3 年无复发。

吴宗徽等 1999～2004 年用直肠黏膜下注射、直肠周围注射和肛门环缩术治疗直肠全层脱垂 32 例,随访 1～6 年,一次治愈 30 例,2 例复发。

胡捷等 1991～1998 年用硬化剂直肠周围注射、直肠黏膜柱状结扎、外括约肌折叠缝扎和肛门紧缩术治疗直肠脱垂 24 例,治愈 22 例,好转 2 例,随访 3～6 个月 16 例,复发 3 例。

【述评】　Ⅰ、Ⅱ度脱垂效果较好,Ⅲ度直肠全层脱垂由于直肠全层反复脱出,致使肛括约肌极度松弛,甚至肛门失禁,收缩和支持作用减弱,即使结扎黏膜,因肛括约肌无力承托也会逐渐下移又脱垂或外翻,故必须行环缩肛门。三种手术单独应用效果不好。联合应用,取长补短,相辅相成,比单一手术作用增强,效果则好。三联术创伤小,痛苦少,疗效确切,并发症少,无后遗症。是一种微创无痛,安全可靠的术式,从而减少或避免了开腹手术的痛苦和经济负担。是目前治疗直肠全层脱垂比较理想的手术,故应首选此手术,除非经肛门手术无效才可选用开腹有效的手术,才是明智之举。

## 五、吻合器痔上黏膜环切术

吻合器痔上黏膜环切术,简称 PPH 手术,这是从 PPH 手术治疗环状混合痔移植用于治疗直肠黏膜脱垂。通过肛管扩张器,将肛管缝扎器置入,在齿状线上 5～6cm 处或最大游离缘处用 7 号丝线通过缝扎器做两圈黏膜下荷包缝合,缝合线自左右两位置引出,将张开到最大限度地吻合器头端伸入到环扎处上端,收紧缝线并打结,用持线器将缝线从吻合器侧孔拉出,适当牵引、旋紧吻合器击发,取出吻合器,彻底止血。

【手术步骤】　同第 51 章痔的手术技巧。

【术中注意事项】　同第 51 章痔的手术技巧。

【疗效】　宋铎、关世春于 2001 年 5 月～2003 年 2 月经肛门镜下吻合器(PPH)治疗直肠黏膜脱垂 39 例,效果良好,随访 1～3 年无复发。任翔英 2001 年用 PPH 手术治疗 15 例直肠黏膜脱垂,症状消失,均未复发。由于吻合器所切除的肠黏膜宽度有限,适于Ⅰ、Ⅱ度脱垂(<5cm)。

## 六、黏膜切除缝合术

直肠黏膜切除缝合术通过切除脱垂的黏膜和肠壁,使直肠腔缩小。黏膜和肌层粘连牢固不再下脱,使本病治愈。此类手术多数比上述各种手术的损伤性大,应慎重选择。

【适应证】 适用于肛管和直肠下部黏膜脱垂。

【禁忌证】 黏膜发炎、水肿、合并肠炎者。

【术前准备】

1. 术晨禁食,排净大便或灌肠排便。

2. 口服抗生素,术前夜清洁灌肠。

【麻醉】 骶管麻醉,小儿可全麻。

【体位】 截石位。

【手术步骤】 如单纯黏膜外翻,且局限于肛周某侧,可按痔的孤立切除术,如"痔"切除间断结扎术,或"痔"切除缝合术均可。如脱垂黏膜波及肛管周围,可间断切除脱垂黏膜,创面缝合或分段钳夹结扎,被缝扎创面间留有正常黏膜,有利于创面的愈合,又不易致肛门狭窄。其手术步骤与痔切除缝合术相似。

1. 牵开肛管和直肠下部,由齿状线上方到脱垂上部以弯血管钳或痔钳纵行夹起直肠黏膜,向下牵拉(图43-25),在脱垂上部钳端下方穿过一条缝线,紧紧结扎(图43-26)。

2. 与痔切除缝合术相同,切除钳夹起的黏膜,

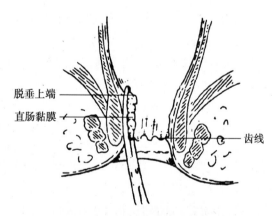

图 43-25 钳夹松弛的直肠黏膜

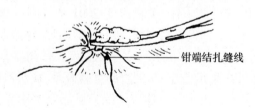

图 43-26 钳端下方结扎缝线

围绕钳做连续缝线去钳后结扎缝线。同法切除缝合2～4处,直肠内放一窄条凡士林纱布。

【术中注意事项】

1. 黏膜反复脱垂肛门松弛,故不宜松解肛门括约肌。

2. 黏膜缝合宜紧密不留无效腔,以防术后肠腔内容物流入切口造成感染。分段结扎后瘢痕愈合能使肛管缩小。

【术后处理】

1. 半流食,控制排便2～3天。

2. 便后熏洗坐浴,痔疮栓塞肛。

3. 口服抗生素防止感染,1周后结扎的黏膜脱落。换药至愈合。

## 七、黏膜纵切横缝术(Bacon 法)

通过纵切横缝使直肠黏膜短缩,肠腔扩大而不脱出。

【适应证】 直肠黏膜脱出和轻度直肠全层脱出。部分黏膜外翻较全周壁黏膜外翻,效果更好。

【术前准备】 口服抗生素,术前夜清洁灌肠。

【麻醉】 骶管麻醉,小儿可在基础麻醉下鞍区麻醉,如不能配合手术,全麻也可。

【体位】 截石位。

【手术步骤】

1. 如部分黏膜外翻,切口亦短;如全周壁黏膜或肠壁全层外翻,可于脱垂前面正中位齿状线上1～2cm处,向内纵行切开黏膜至黏膜下层(图43-27),切口长度随脱出物大小而不同,为4～6cm,将黏膜与肌层钝性分离,充分止血。

2. 再将切口向两侧牵拉,变纵切口为横切口,多余黏膜皱褶剪除。将黏膜内缘与肌层缝合,以免黏膜收缩,最后间断缝合横切口(图43-28)。

3. 脱垂后面以同法纵行切开横行缝合(图43-

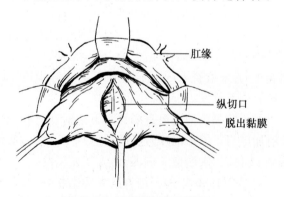

图 43-27 脱垂黏膜前面纵切口

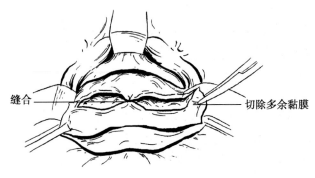

**图 43-28　横行缝合纵切口**

29）。前面和后面缝合完毕，将脱垂复位（图 43-30）。取 10cm 长橡皮管，裹凡士林纱布块，纳入肠腔。

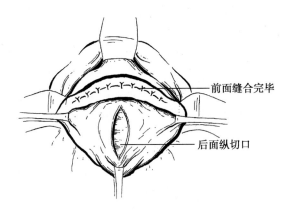

**图 43-29　后面纵向切口**

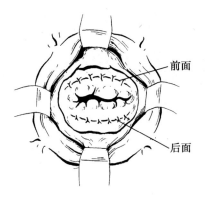

**图 43-30　前后缝合完毕**

【术后处理】　卧床 24 小时可取出凡士林纱卷，控制排便 4~5 日，后灌肠排便，每便后坐浴换药。

## 八、直肠黏膜袖状切除肠壁折叠术（Delorme 手术）

1900 年，Delorme 首先提出脱垂肠管黏膜环切术，即更广泛的 Whitehead 环切术。1936 年，David

又加肌层折叠缝合，使之更加完善。各国用法相同。

【适应证】　Ⅱ~Ⅲ度脱垂，且年老和体弱患者。

【术前准备】　口服抗生素，术前夜清洁灌肠。

【麻醉】　骶管麻醉，小儿可在基础麻醉下鞍区麻醉，如不能配合手术，全麻也可。

【体位】　截石位。

【手术步骤】

1. 消毒后牵出脱垂，直肠黏膜下注射肾上腺素盐水溶液。于齿状线上 1.0~1.5cm 处环形切开黏膜，用电刀或剪将底部黏膜由肌层做袖状分离到脱垂顶端（图 43-31）。

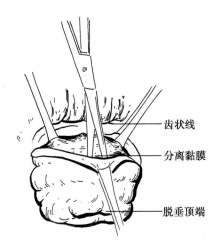

**图 43-31　环形切开黏膜并分离至脱垂顶端**

2. 向下翻转袖状黏膜，用 4 号丝线分 6~8 处纵行穿过黏膜下层和肌层，折叠肠壁（图 43-32）。

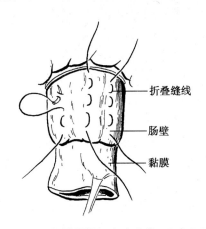

**图 43-32　将缝线纵行穿过黏膜下层和肌层**

3. 切除多余袖状黏膜，牵紧各条缝线，使肠壁肌层折叠（图 43-33）。

4. 彻底止血，结扎折叠缝线，将近端黏膜与齿状线上黏膜间断缝合，并将折叠肠壁复回盆腔（图 43-34）。

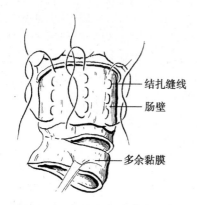

图 43-33 切除多余黏膜结扎缝线

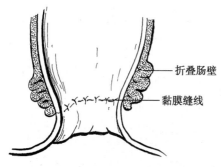

图 43-34 缝合远近端黏膜,将脱垂推入盆底

【术中注意事项】

1. 环形切开脱垂肠管黏膜时,应选在齿状线近侧约 1～1.5cm 处为宜。

2. 在缝合直肠壁时,不能缝合过深,进针深度为黏膜下层和肌层,不要穿透肌层。

3. 在折叠缝合肠壁时,应纵行折叠缝合。

4. 在分离直肠过程中,不能损伤直肠。

5. 切除多余袖状黏膜时应注意彻底止血。

【术后处理】 同黏膜纵切横缝术。

【述评】 Berman 于 1990 年报道了 1984—1985 年间采用 Delorme 术式,在直肠下段环形切开肠黏膜,分离后折叠直肠本身之环肌,治疗女性直肠脱垂 21 例,年龄 20～79 岁,随访 3 年以上,15 例术前症状几乎大部消失。

此法不仅能缩短脱出肠管,而且埋藏于肛周折叠增厚的肠壁肌层亦可增强括约肌的张力。适用于脱垂肠段短于 3～4cm 的卧床或衰弱患者,无炎症的直肠脱垂。其优点手术创伤小,不经腹腔,直视下手术,全身干扰小,术后恢复快,87% 的患者效果良好。但剥离黏膜时间较长,出血较多,因对直肠支持组织未加修整,疗效不易巩固,远期复发率较高,常有排便困难不能缓解。目前多采用其改良术式。

438

## 九、会阴部直肠乙状结肠部分切除吻合术 (Mikulicz 手术)

【概述】 1889 年,Mikulicz 首先报道了会阴部直肠乙状结肠部分切除吻合手术,手术比较简单,但复发率高。

【适应证】 直肠全层脱垂,脱出较常发生嵌顿,肠管红肿,有坏死倾向的绞窄性脱垂。

【禁忌证】 嵌顿性直肠脱垂,虽有淤血,水肿,但无狭窄坏死倾向,一般手法不能回位,而用高野氏简易复位法,即用大直血管钳,夹持无菌纱布块,伸入脱出远端肠腔内,利用纱布与肠黏膜的摩擦力,从中心将脱出肠段带回,复位后纱布留置卸钳取出。不做此术改做他术。

【术前准备】 口服抗生素,术前晚清洁灌肠。

【麻醉】 连续硬膜外麻醉或骶管麻醉,年老体弱者也可用局麻,小儿可在基础麻醉下鞍区麻醉,如不能配合手术,全麻也可。

【体位】 截石位。

【手术步骤】

1. 用苯扎溴铵棉球消毒脱出的肠管,铺巾。钳夹肠管向外牵拉,切开外层肠管(图 43-35)。

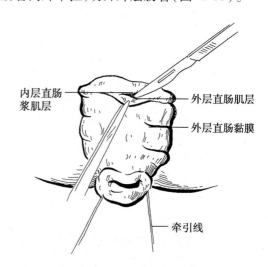

图 43-35 切开外层肠管

2. 先在脱垂肠管作两针牵引线,在距肛缘 2cm 左右环形切开脱出外层肠壁黏膜层。如不慎切开腹膜,直肠前腹膜凹陷内有小肠嵌出,注意勿损伤肠管,则将小肠推回腹腔,并缝合腹膜。脱出肠管前壁切断后,用细丝线间断缝合内、外两层肠管浆肌层(图 43-36)。

3. 缝合前后壁全层用 00 号铬肠线全层间断缝

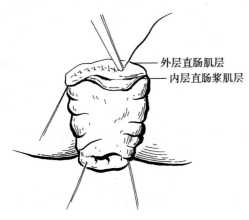

图 43-36　缝合内外两层前壁浆肌层

合内、外层肠管(图 43-37,图 43-38)。

4. 采取边切边缝法环形切除整个脱出的坏死肠管,可减少出血(图 43-39)。吻合完毕,还纳肠管(图 43-40),将凡士林纱布卷填入肛内包扎。

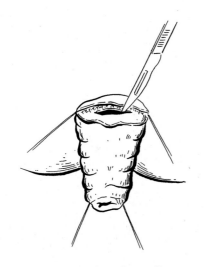

图 43-37　切开内层肠管

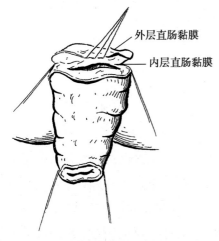

图 43-38　缝合肠壁全层

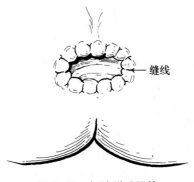

图 43-39　切除脱垂肠管

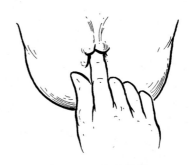

图 43-40　还纳肠管

【术后处理】　禁食不禁水,补液加抗生素,卧床控制排便 3～5 日,2 周内不应直肠指诊,灌肠,术后 4 日口服液体石蜡帮助排便。术后 6 日体温升高时,可轻柔指诊吻合口有无漏出和盆内炎症,如有缝线裂开和化脓,可用肛镜冲洗消毒。

【疗效】　Altemeier 先在脱出肠管前或后壁,由脱出远端至近端做纵行切开后,再于近端环形切除全层肠壁,行端口吻合。他于 1977 年报道治疗 159 例,复发 8 例。并发膀胱炎 14 例,肾盂肾炎 7 例;会阴部脓肿 6 例;盆腔脓肿 4 例;出现腹水 3 例,直肠狭窄 2 例。

【述评】　此种手术虽然简单,但复发率高,损伤重,出血多,并发症较多。切除过少易复发,切除过多因吻合口张力大不易愈合。

## 十、会阴部直肠乙状结肠切除、肛提肌折叠术(Altemeir 手术)

【概述】　会阴部直肠乙状结肠部分切除术(Altemeir 手术),Altemeir 主张经会阴部一期切除脱垂肠管,从会阴部入路,可看清解剖变异,便于手术,不用开腹。1917 年,Altemeir 做改良会阴切除术,包括消除直肠膀胱陷凹和直肠子宫陷凹,折叠肛提肌和切除过长的乙状结肠和直肠。

【适应证】

1. 老年人、体弱不能耐受经腹手术者。

2. 肠管脱出时间较长,嵌顿不能复位或肠管已坏死者。

【术前准备】

1. 术晨禁食,排净大便或灌肠排便。

2. 口服抗生素,术前 1 天输注抗生素,预防感染。

3. 术晨 3 时口服舒泰清,将舒泰清(6 大包和 6 小包)加温水至 750ml,30 分钟内服完,2 小时之内服完温开水 3000ml。

4. 留置导尿。

【麻醉】 全身麻醉或硬膜外阻滞麻醉,老年或体弱的也可用局部麻醉。

【体位】 折刀位或截石位。

(1) 常规消毒会阴部皮肤与肠腔,铺巾。用钳将脱垂肠管向下牵拉,尽量拉出全部脱垂肠管(图43-41)。

(2) 在齿状线近侧约 1.5~2cm 处环形切开脱垂肠管外层的直肠全层肠壁,结扎出血点(图43-42)。

(3) 将脱垂外层向下翻转,在直肠远侧断端每一象限穿入牵引缝线(图 43-43)。

(4) 下牵直肠和乙状结肠。在肠裤前面显露直肠膀胱陷凹或直肠子宫陷凹腹膜,切开腹膜切入

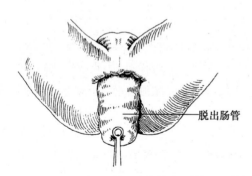

图 43-41 向下牵拉脱垂肠管

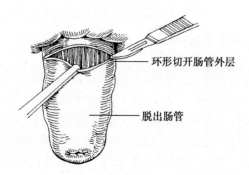

图 43-42 环形切开外层肠壁的全层

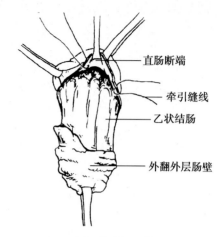

图 43-43 向下翻转,并在远侧断端穿入牵引缝线

盆腔。将乙状结肠前壁腹膜与直肠远侧断端腹膜连续缝合,闭合凹陷(图 43-44)。

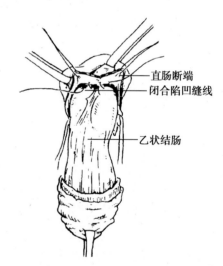

图 43-44 下牵乙状结肠闭合陷凹

(5) 下牵乙状结肠,找到两侧肛提肌,在肠前面将两侧肛提肌牵拢并间断折叠缝合,消除盆底缺损,以加强盆底(图 43-45)。

(6) 将肛门外多余的肠管从前后正中线处分

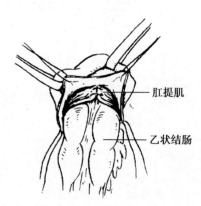

图 43-45 缝合肛提肌,消除盆底缺陷

别纵行向上剪开,至环形切开的外层直肠残端处,在前后正中线将肠壁与直肠断端黏膜全层缝合,作为牵引缝线(图 43-46)。

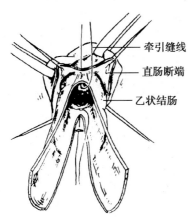

**图 43-46　纵行剪开肛管前壁和后壁**

(7) 结扎切断乙状结肠系膜,在肛门外约 2cm 斜行切断乙状结肠。向两侧剪去脱垂肠壁,切除多余的肠组织。提起牵引缝线,对合肠管断端,边剪边与外层肠管断端全层间断缝合(图 43-47)。

(8) 全层缝合肠管一周结束后,将吻合口轻轻送入肛内(图 43-48),再置入外包凡士林纱布的橡皮管,外覆敷料包扎固定。

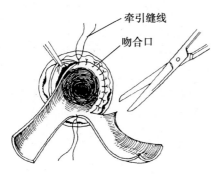

**图 43-47　剪去多余肠壁,边剪边缝**

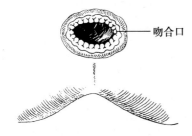

**图 43-48　将吻合口送入肛内**

【术中注意事项】

1. 环形切开脱垂肠管外层时,应在齿状线近侧约 1.5～2cm 处为宜。

2. 如果脱垂肠管较长,在前方切开外层肠壁时,须注意在内、外层肠管间下降之腹膜囊内有小肠进入的可能,宜先回纳小肠后再切开。

3. 内层多余肠管应边切边缝,防止断端肠管回缩影响吻合。

4. 切开外、内层肠管时应注意断端彻底止血。

【术后处理】

1. 禁食 5 天,从流质饮食逐渐恢复到正常饮食。

2. 进食后应保持大便通畅,必要时给予缓泻剂。

3. 静脉补液,全身应用抗生素,必要时全身支持。

4. 术后 24～48 小时拔除肛门内所置橡皮管,便后换药。

【述评】　本术式适用于老年人、体弱不能耐受经腹手术者,且对脱垂肠管有嵌顿水肿甚至已坏死者,亦能及时手术。经会阴部切除脱垂乙状结肠和直肠,术中将肛提肌折叠缝合,消除盆底缺损,加强了术后疗效,但术后仍有个别患者复发。

## 十一、Weinlechner 人工坏死术

【历史】　1867 年,Weinlechner 首先提出此种术式。

【适应证】　绞窄性直肠全层脱垂,肠管已变黑坏死,绝不能手法复位,又无法做其他手术者。

【麻醉】　长效局麻、简化骶麻。

【体位】　截石位。

【手术步骤】　冲洗消毒后,用一橡皮圈套在脱出肠段近端尚未完全坏死部位,再取一硬橡皮管在脱出肠段远端肠腔口部,缓慢插入至近端橡皮圈套内,这样橡皮环更能勒紧脱出肠管,而成为人工促进坏死,最终脱落。此法患者须忍受嵌顿,坏死的痛苦,用长效麻醉可减轻痛苦。此外,尚有发生腹膜炎或腹膜穿孔的危险。

【术后处理】　同直肠脱出经会阴切除术。

【疗效】　目前尚无报道,但张有生曾遇一幼儿病例,脱出长约 20cm,嵌顿后绞窄坏死,脱出肠管变黑坏死,肿胀,渗液,已失去各种手术机会,全身状况不佳,只有做此种简易手术,结果 1 周后全部自然脱落,术后补液加抗生素,家属护理,加强营养而存活下来,未发生腹膜炎或穿孔。

## 十二、直肠内瘢痕支持固定术

沈阳李润庭采用直肠黏膜结扎术与注射术相结合的术式。

【适应证】 直肠全层脱垂。

【术前准备】 同肛门环缩术。

【麻醉】 简化骶麻。

【体位】 截石位。

【手术步骤】

1. 直肠用达金液清洗干净。在齿状线上 1.5cm 处,分别在左前、左后、右中 3 个部位,用长直大血管钳,纵行钳夹直肠黏膜 5 ~6cm(图 43-49)。

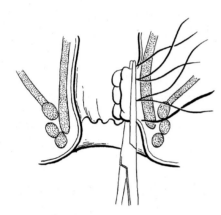

**图 43-49 钳夹直肠黏膜**

2. 在血管钳上注射明矾枯痔液达到黏膜膨胀,变成灰白色,待 10 分钟后,再用血管钳挤压捻挫被夹住的黏膜成坏死组织薄片状,卸掉挤压血管钳。

3. 用圆针和 7 号丝线,在血管钳下,按三等分贯穿两针,分段结扎(图 43-50)。3 个部位依次同法操作(图 43-51)。术毕直肠用达金消毒液消毒,肛内放消炎栓 1 枚,外敷纱布固定。

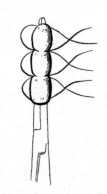

**图 43-50 丝线分段贯穿结**

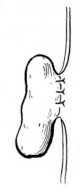

**图 43-51 结扎后形状**

【术中注意事项】

1. 三个结扎点要避开 3 个母痔区,结扎点之间要保留健康黏膜,术终以指诊通过为度。

2. 三个结扎点距齿状线不应在一个水平线上,贯穿结扎不得穿入肌层,血管钳夹住黏膜与肠壁。

【术后处理】 每便后温水坐浴,肛内放消炎栓,口服液体石蜡或麻仁丸,口服抗生素防止感染。

## 十三、直肠黏膜原位固定术

【适应证】 适用于直肠内脱垂。

【麻醉】 简化骶麻。

【体位】 截石位。

【手术步骤】

1. 直肠内消毒后,手指扩肛,容纳 4 指,在直肠后壁及两侧分别用 2-0 肠线纵行缝合松弛的黏膜共三排,故称直肠黏膜多排缝合固定术,缝合高度可参照排便造影片上套叠的高度和深度达 7 ~8cm。三排缝合间可注射 4% 的明矾液 20ml,增强固定效果。

2. 男性应避免在前壁操作,以防损伤前列腺。术毕于肛内放小油纱条。

【注意注意事项】 严格无菌操作以防伤口感染。

【术后处理】 每便后熏洗坐浴,肛内注入九华膏,不必每日换药。

## 十四、肛门成形术

用于大便失禁的直肠脱垂,切除脱出部分的肠管,肛管黏膜和皮肤缝合、为减少肛周皮肤的张力,可切开减张,并向肛管内移动皮瓣,如有瘢痕和过度狭窄,可行全围切除,于两侧切开移动 S 状皮瓣与切除的直肠黏膜缝合。还有王刃等将逆向双侧带骨膜臀大肌祥肛门成形术治疗直肠脱垂,满足各种原因引起的大便失禁患者的治疗,可重建、恢复肛门功能。

## 十五、手法复位术

直肠脱出后不能自行复位或复位有困难者,或发生嵌顿和绞窄时,但无脱出肠管坏死者,应首选手法复位再择期进行手术治疗。

【适应证】

1. 直肠脱出后不能自行复位或复位有困难者。

2. 直肠脱垂嵌顿或绞窄者(图 43-52)。

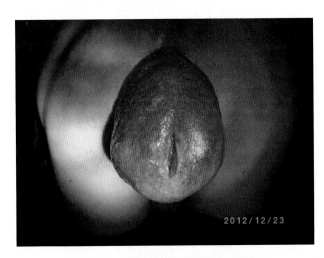

图 43-52　复位前(脱出肠管超过 15cm,
直径超过 10cm,图片由李春雨提供)

【麻醉】　不需要麻醉。

【体位】　膝胸位或左侧卧位。

【术前准备】　卵圆钳或长镊子 1 把、干纱布垫 1~2 块(图 43-53)。

【手术步骤】

1. 小儿脱出复位术　将患儿俯卧于医生的双膝上,较大儿童可取胸膝位,以手指缓慢地将脱出的直肠推入肛内,清洁肛周皮肤,外敷一效散,用宽胶布将两臂拉拢固定。

2. 成人全层脱垂复位术　应尽快复位,以免脱出肠管充血水肿,防止发生嵌顿和绞窄则复位困难。取左侧卧位医生在背侧,用纱布包裹手指持续加压,于脱出顶端,手指应随脱出的直肠进入肛门使脱出直肠通过括约肌而复位,如脱出时间较长,肠管充血水肿,徒手不能复位时有人主张在局麻下均能复位。

3. 简易复位术　1985 年,日本高野正博报道应

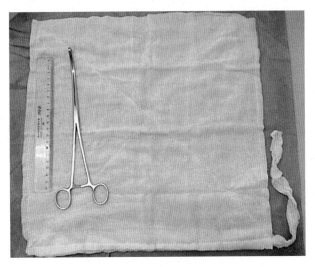

图 43-53　卵圆钳、干纱布垫

用简易复位法,治疗直肠脱垂嵌顿,后经张有生临床应用效果良好。日本高野氏认为以上两法是从脱出肠管周围往中心加压,所用力量不能顺利作用于肛门中心,用力过猛难以复位甚至压伤。

(1)先用高渗盐水湿敷,减轻水肿,然后给予还纳。

(2)用卵圆钳或长镊子夹住干纱布垫的一端,然后包绕在钳子上(图 43-54)。

(3)从脱出顶端的肠腔将干纱布缓慢地向直肠腔内塞入,利用干纱布和直肠黏膜的摩擦力,将脱出的肠管带入肛内顺利复位。

(4)置入肠腔片刻完全复位后停留 30 分钟,再压住肛门口缓慢取出卵圆钳,以免取钳子时纱布随之脱出(图 43-55)。

【术中注意事项】

1. 切忌麻醉,体位最好选择膝胸位,便于操作。

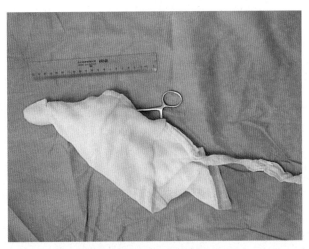

图 43-54　钳子上包绕大干纱布

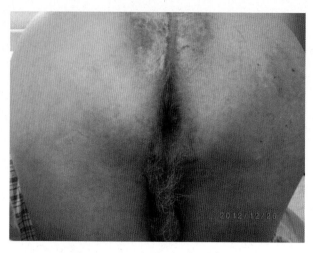

图 43-55　复位后(图片由李春雨提供)

2. 复位时用力不能过猛,否则难以复位甚至损伤肠管或肠穿孔。

3. 卵圆钳或长镊子一定要夹住干纱布垫的一端,然后将其包裹住。

4. 按照向前、后、左、右、前的方向缓慢向肠腔内还纳。

5. 复位结束停留 30 分钟后,再缓慢取出卵圆钳或长镊子,注意勿将干纱布垫带出肛外。

【术后处理】

1. 禁食 3 天。

2. 1～2 天后取出肛内干纱布垫。

3. 口服抗生素防止感染 3 天。

4. 每便后熏洗坐浴,痔疮栓塞肛,换药至愈合。

(张有生　李春雨)

# 第二节　经骶部手术

## 一、直肠后壁黏着术(Sick 法)

直肠后壁黏着术(Sick 法,1909 年)于肛尾间沟做一纵向切口,并逐渐剥离至直肠后壁层,使成一开放创口,肛管不切开,创口填塞纱布,10 日左右即可取出,或术后每日换药填塞新纱布,使创面由基底部逐渐生长。由于创口结缔组织增生可将直肠后壁粘连固定。方法简便易行损伤小,但疗效欠佳。只能用于轻度脱垂,其后 Ritter 在此基础上不仅填塞后位切口,并于直肠周围穿过一纱条环,从而引起更大范围的粘连,但易损伤邻近组织或影响其功能。有时可穿破腹膜,故临床少用。

## 二、经骶部直肠缝合固定术

Ekehorn 于 1909 年首用。用一大弯针穿粗丝线,由尾骨的左侧穿过皮肤、皮下组织和直肠壁进入直肠腔内。再由尾骨右侧由内向外穿出(图 43-56),另一手示指伸入直肠作引导,最后将尾骨两侧缝线,结扎于覆盖的敷料上(图 43-57)。术后 10～20 天可取出缝线。

由于炎症的结果,直肠后缝合部位产生结缔组织而使其与尾骨区粘连固定。此法简便易行但疗效不易巩固。Tuttle 用一系列缝线横行穿过直肠肌(图 43-58),再将各缝线穿过骶骨侧的组织再予结扎而形成了骶区直肠固定(图 43-59)。

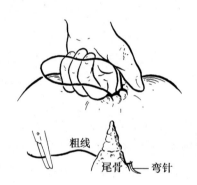

图 43-56　由尾骨左侧穿进右侧穿出

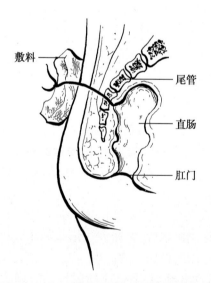

图 43-57　将尾骨两侧缝线结扎于敷料上

Venrneuic 应用的直肠固定术是先在肛门尾骨间切开,分层剥离,暴露直肠,最后将直肠后壁与皮肤缝合固定。Marchant 将直肠与骶骨和尾骨筋膜缝

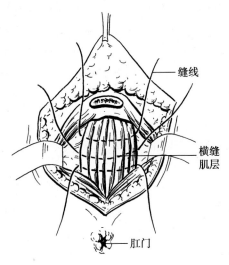

图 43-58 横缝直肠肌层

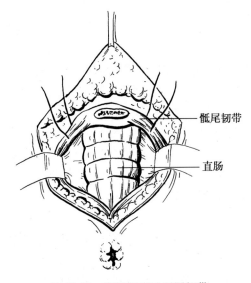

图 43-59 直肠固定于骶尾韧带

合固定而 Konig Franke 等仅将直肠与尾骨筋膜缝着。Hoffman 法是在肛门后位作一 U 形切口,暴露直肠,所形成深创面内用肠线缝合,外用金属线紧紧缝合。

## 三、经骶部直肠固定术

取俯卧位,由肛后 1cm 处向骶尾关节纵行切开,暴露外括约肌。尾骨可暂时移于一侧,充分暴露直肠后壁,自上而下至直肠环,或由直肠环向上连续或间断缝合,形成纵行皱襞,固定于骶前骨膜。左右肛提肌要充分重叠缝合,同时缝合括约肌形成纵行皱襞,将尾骨移回原位,与之缝合固定。此术术后疼痛剧烈,目前还不多用。

上述这些都是在骶部施术,不需剖腹,故临床上

称为外固定,而经腹手术则为内固定。

【述评】 直肠脱垂至今病因不明,学说很多。常因直肠黏膜脱出年久失治发展到全层脱出,故必须手术,其术式繁多,至今已有 100 余种手术。但尚无理想的标准手术,手术途径主要有,①经腹手术:有时并发感染、出血、肠麻痹或肠梗阻甚至死亡,如 1972 年报道 Graham 盆底修复术 408 例,其手术死亡率 2.8%,复发率 6.4%,并可损伤盆神经。1984 年报道 Orr 手术 290 例,其手术死亡率 1.3%,并发症率 4%,复发率 4.2%。1978 年,报道 Ripstein 手术 1000 例中其 183 例出现粪便嵌塞、骶前出血、直肠狭窄和盆腔感染。另有 7 组共 484 例,手术死亡率 0~5%。Wells 手术死亡率和并发症同上,复发率 0~12%,有些植入的 Ivalon 海绵因感染需切除。1989 年,报道乙直肠切除直肠固定术 102 例,其中 4 例发生吻合口并发症,2 例需再手术,复发率 0~9%。有时后遗肠粘连而经常腹痛、排便困难,泌尿系统和性功能减退等。②经肛门手术:范围小,创伤轻,不用开腹,老年人易耐受手术,感染机会小,死亡率低,但仍有一定的并发症,会阴部及盆腔脓肿、直肠狭窄及复发率高等。如直肠黏膜结扎术,复发率 27%;肛门环缩术复发率 36%,因线管断裂、感染、粪便嵌塞而需取出者 33%;会阴直、乙状结肠部分切除术,操作简便,并发症少。1970 年报道 507 例,手术死亡率 0.6%,复发率 40.8%。Delorme 手术直肠黏膜袖切除和肠壁折叠术,操作简便,手术死亡率低,并发症少,复发率 0~30%。在这些手术中,以直肠悬吊加前壁折叠术较好,术后直肠全层不再脱出。但笔者也发现有些病例年久失治,因反复脱出造成的直肠黏膜和肛括约肌极度松弛,即使做直肠悬吊加前壁折叠术或单行直肠周围注射,术后仍有黏膜外翻或脱出,不能彻底治愈。后经学习 Ganti——三轮氏术,肛门环缩术,二联手术,使其彻底治愈由此引发设想先行经肛门二联术(直肠黏膜排列结扎术加肛门环缩术),无效时再行开腹手术。结果二联术行之有效,共治疗直肠全层脱出 15 例,术后随访半年,拆除塑料管后,因异物反应纤维组织增生,肛周皮下仍可触到纤维环,尚可继续环缩和支持作用。认为疗效很好,手术可行。但二联术对重症全层脱垂,效果较差,有的复发,又得开腹。此时又有报道用中药明矾液行直肠周围注射术,经临床应用,效果良好,故将开腹悬吊改作消痔灵原液或芍倍注射液或聚桂醇注射液直肠周围注射,由此组成中西医结合三联术治疗

全层脱垂,临床效果满意,避免了经腹手术带来的并发症。

（张有生　李春雨）

## 参 考 文 献

1. 李春雨,汪建平.肛肠外科手术技巧.北京:人民卫生出版社,2013.318-322.
2. 李春雨,张有生.实用肛门手术学.沈阳:辽宁科技出版社,2005.181-189.
3. 李春雨.肛肠病学.北京:高等教育出版社,2013.116-117.
4. 黄乃健.中国肛肠病学.济南:山东科技出版社,1996.820-824.
5. 张有生,李春雨.实用肛肠外科学.北京:人民军医出版社,2009.230-236.
6. 张庆荣.肛管大肠手术图解.天津:天津科技翻译出版公司,2000.174-175.
7. 孟荣贵,喻德洪.现代肛肠外科手术图谱.郑州:河南科学技术出版社.146-147.
8. 张有生.直肠全层脱垂简易手术法.实用外科杂志,1981,1(2):104.
9. 张有生,李师.直肠全层脱垂三联术.中国肛肠病杂志,2005,25(1):13.

# 第三节　经腹部手术

## 一、直肠前悬吊固定术（Ripstein 手术）

【概述】　直肠前悬吊固定术（Ripstein 手术）是当今美国、加拿大、澳大利亚及欧洲等国家最常用的手术方法。1969 年,Ripstein 认为直肠全层脱垂是一种肠套叠,不论是先天性还是后天性的,直肠失去固定处,变成直形肠管就能发生肠套叠。他认为盆底缺损是继发性变化,如能使直肠与骶骨窝固定,防止直肠变直就不会发生肠套叠。手术要点是游离直肠后壁至尾骨尖,提高直肠,用宽 5cm 的 Teflon 条带将直肠上部包绕,与直肠前壁缝合并固定在骶骨隆凸下的骶前筋膜和骨膜上。该手术优点是提高了盆腔陷窝,手术简单,不切除肠管,复发率和死亡率低。其并发症主要是便秘乃至肠梗阻、直肠狭窄、悬吊固定不牢以及骶前静脉丛出血。Gorden 综合文献报道1111 例,复发率 2.3%,并发症率 16.5%。Tjandra（1993）在 27 年内用该手术治疗完全性直肠脱垂142 例,随访 1～15 年,复发率为 8%。我国学者马万里等 1992 年 7 月—2001 年 8 月用涤纶布行直肠骶骨悬吊术治疗直肠脱垂 38 例,术后切口感染 2例,并发尿潴留 1 例,全部治愈,随访 1～9 年无复发。

【适应证】　成人完全型直肠 Ⅱ～Ⅲ度脱垂,特别适用于骶骨直肠分离或严重直肠内套叠者。

【禁忌证】
1. 直肠脱垂并发嵌顿、急性炎症较重;
2. 直肠脱垂伴有严重便秘者。

【术前准备】
1. 与一般腹部手术相同,但需肠道准备。
2. 先消除腹内压增高的因素,如慢性咳嗽、习惯性便秘、慢性腹泻、排尿困难等。
3. 纠正营养不良状况及患者心理障碍。
4. 术晨胃肠减压、留置导尿管。
5. 按各手术要求,准备取阔筋膜,或准备 Teflon 网悬吊、Ivalon 或丝绸带。

【麻醉与体位】　持续硬膜外麻醉。头低仰卧位,使小肠倒向上腹,以利直肠前陷凹的显露。平卧位。

【手术步骤】
1. 常规消毒下腹部皮肤,铺手术巾。
2. 下腹正中或左下腹直肌旁正中切口,自耻骨联合上缘至脐（图 43-60）。按层次切开腹壁。切开腹膜时注意勿损伤膀胱。进入腹腔后改为头低脚高位。
3. 探查腹腔,主要探查有无乙状结肠冗长、Douglas 陷凹过深及骶骨直肠分离等异常情况。
4. 用纱垫将小肠推向上腹或用塑料袋装起小肠,放置一侧。S 形拉钩牵开子宫,显露盆底。
5. 切开直肠两侧腹膜,绕过 Douglas 陷凹底与对侧汇合（图 43-61）。提起直肠,在直肠固有筋膜

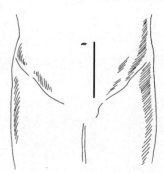

**图 43-60　左下腹直肌旁正中切口**

鞘与骶前筋膜之间,钝性向下分离至尾骨尖(图43-62)。注意防止损伤双侧输尿管及肠系膜下动脉。

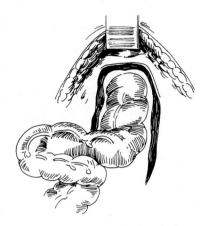

图 43-61 切开直肠两侧腹膜

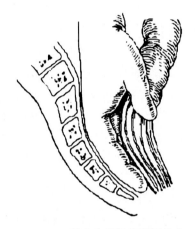

图 43-62 游离直肠后壁到尾骨尖

6. 直肠完全脱垂患者 Douglas 陷凹常较深,一般不需深入分离直肠前间隙。多数患者不需切断直肠侧韧带。将直肠充分游离后牵向头侧,用5cm宽的 Teflon 网片覆盖于骶骨岬下5cm处的直肠前壁及两侧,先将网片右侧缘与骶骨中线左侧1.5cm处的骶前筋膜缝合3针(图43-63)。

7. 修剪左侧 Teflon 网条,使缝合后没有张力,

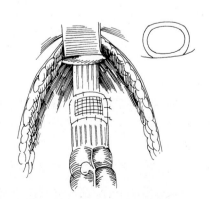

图 43-63 缝合网片右侧缘

且可在直肠后壁放入1手指。网片左侧骶前固定同右侧(图43-64)。然后,将网片上下缘间断缝合于直肠前壁及两侧(图43-65,图43-66)。

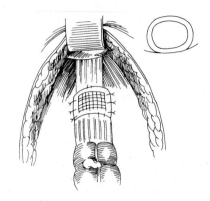

图 43-64 缝合网片左侧缘

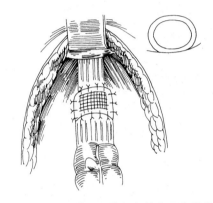

图 43-65 将网片上下缘间断缝合于直肠前壁

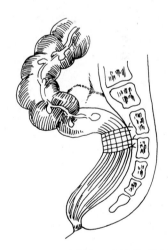

图 43-66 将网片缝合于直肠前壁及两侧

8. 另一种固定 Teflon 网的方法为,将 Teflon 网条中间与骶骨中线筋膜丛向间断缝合固定(图43-67),再将网条两端向前绕至直肠两侧及前壁,分别缝合固定。但直肠前壁中央留出3cm宽空隙,以防止直肠狭窄粪便通过受阻(图43-68)。

9. 不需要修补盆底组织,缝合直肠侧腹膜及盆

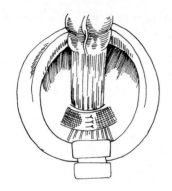

图 43-67 网片中央于中线处与
骶前筋膜纵向缝合固定

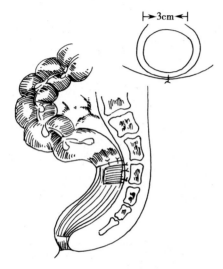

图 43-68 将网片两侧向前包绕直肠

底腹膜。如果无明显出血,可以不放置引流。如果发生骶前出血,必须在盆腔内放置负压引流管,经左下腹戳口穿出。

【术中注意事项】

1. 直肠应完全游离到盆底部,抬高直肠,使其固定。

2. 缝合 Teflon 于直肠壁时不能损伤直肠,若直肠弄破,不宜植入。

3. 分离直肠后壁,要防止骶前出血。

4. 止血要彻底,否则易致感染。

【术后处理】

1. 保留导尿管数日。

2. 禁食,常规补液。

3. 常规应用抗生素防止感染。

4. 48~72 小时后拔除引流管。

5. 肠道功能恢复并排气后,逐渐过渡到正常饮食,并保持大便通畅。

6. 术后 7 天腹部切口拆线。

7. 术后卧床休息 2 周。

8. 出院后 3 个月内避免重体力劳动。

【手术并发症】 Gorden 等综述了 1111 例 Ripstein 手术结果。复发率 2.3%,并发症为 16.5%,粪块堵塞 6.7%,骶前出血 2.6%。狭窄 1.8%,盆腔脓肿 1.5%,小肠梗阻 1.4%,阳痿 1.8%。瘘 0.4%。我国马万里等 1992 年 7 月—2001 年 8 月用涤纶布行直肠骶骨悬吊术治疗直肠脱垂 38 例,术后切口感染 2 例,并发尿潴留 1 例,全部治愈,随访 1~9 年无复发。

【述评】 该术式将直肠充分游离后悬吊固定于骶前筋膜上,恢复了直肠与骶骨间的生理弧度,提高了盆腔陷窝,手术不复杂,不切除肠管,复发率和死亡率低。需要注意本术式对伴有严重便秘者不宜选择使用。

## 二、直肠后悬吊固定术(Well 手术)

【概述】 直肠后悬吊固定术即 Well 手术(Ivalon 海绵植入术)。由 Well 于 1957 年首先报道,直到 1971 年才逐渐推广。手术要点是游离直肠至肛门直肠环后壁。分开部分侧韧带后,用不吸收缝线将半圆形 Ivalon 海绵薄片缝合在骶骨凹内,将直肠向上提拉并放入到薄片前面,将薄片与直肠侧壁缝合,直肠前壁保持开放约 2~3cm 宽,以免直肠狭窄、嵌顿或梗阻,再将盆底腹膜缝在固定的直肠上。此手术优点在于直肠与骶骨的固定,使直肠变硬,防止肠套叠形成。本术式疗效良好,死亡率及复发率均较低。主要并发症是盆腔感染。Marti(1990)收集文献报道 688 例 Well 手术,感染率 2.3%,手术死亡率 1.2%,复发率 3.3%。

【适应证】 同 Ripstein 直肠固定术。

【禁忌证】 脱垂肠管伴有感染或坏死,术中分破直肠者。

【术前准备】

1. 口服新霉素及甲硝唑 2~3 天,肌注维生素 $K_1$,并予以少渣饮食。

2. 术前 1 天静脉给予预防性抗生素。术前清洁灌肠,放置导尿管。

【麻醉与体位】 全麻或连续硬膜外麻醉。头低臀高仰卧位。

【手术步骤】

1. 常规消毒下腹部及大腿上 1/2 皮肤,铺无菌手术巾。

2. 取下腹正中或左旁正中切口,自耻骨联合上缘至脐水平按层次切开腹壁,切开腹膜时注意勿损伤膀胱。进入腹腔后改为头低脚高位。

3. 探查腹腔,主要探查是否 Douglas 陷凹过深、乙状结肠冗长及骶骨直肠分离等异常情况。

4. 用纱垫将小肠推向上腹,或将小肠装入塑料袋内,放置一侧。S 形拉钩牵开子宫,暴露盆底。

5. 在直肠及乙状结肠两侧,靠近肠管处切开腹膜,自肠系膜下动脉处向下切开至直肠两侧,绕过 Douglas 陷凹底与对侧会合(图 43-69)。

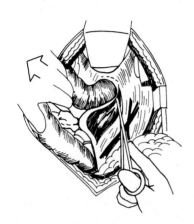

图 43-69　切开直肠两侧腹膜

6. 游离直肠及乙状结肠两侧,注意保护双侧输尿管及肠系膜下动脉,将直肠充分游离,分离骶前间隙至肛门直肠环的后壁。向下分离直肠前间隙至肛提肌水平。游离骶前间隙时宜选用锐性分离法。以免因骶前静脉撕裂而造成难以控制的出血。切断直肠侧韧带上 1/3(图 43-70)。注意保护骶前神经丛。

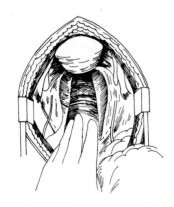

图 43-70　充分游离直肠至肛提肌水平

7. 将直肠充分游离后用深部拉钩牵向前方,充分显露骶前。把 3mm 厚的 Ivalon 海绵片修剪成 15cm×10cm 宽窄,用之前须用生理盐水浸泡 1~2 分钟。在骶骨中线用中号无创缝合线穿入骶前筋膜或骨膜(图 43-71),共缝入 3~5 针。

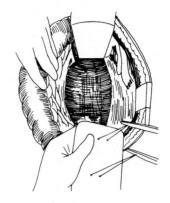

图 43-71　将 Ivalon 海绵片缝于骶骨中央

8. 再将缝线穿入 Ivalon 海绵中间,使其长轴与直肠一致。把海绵片滑至骶前贴紧,结扎缝合线(图 43-72)。

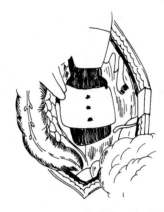

图 43-72　Ivalon 海绵片已植于骶前

9. 将直肠放回骶前,并向头侧拉紧,将海绵片两侧包绕直肠侧壁。直肠前壁留 2~3cm 空隙。将海绵片与直肠壁浆肌层缝合(图 43-73)。

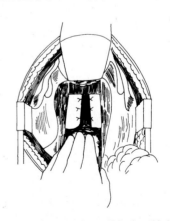

图 43-73　两侧包绕直肠,并与直肠缝合固定

10. 缝合直肠两侧腹膜,关闭 Douglas 陷凹,尽量抬高盆底(图 43-74)。放置负压吸引于骶前,逐层缝合腹壁,引流管自腹壁戳口引出。

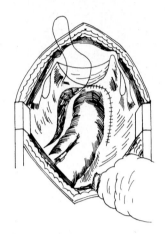

图 43-74 缝合盆底腹膜前壁中央留出 2～3cm 空隙

【术中注意事项】

1. 术前应进行充分的肠道准备,术中 Ivalon 海绵薄片植入前应常规应用抗生素,止血应彻底,尤其不能损伤骶前静脉丛。

2. 术中不能分破直肠,若术中分破直肠、则不宜植入海绵薄片。缝合肠壁时,缝针不能刺穿肠壁,以免肠内细菌污染术野。

3. 术中不能损伤盆腔自主神经,否则男性可导致术后阳痿。

【术后处理】

1. 禁食 3 天,静脉输液,常规应用抗生素 5 天预防感染。

2. 3 天后进流质饮食,然后改半流质饮食,逐渐恢复正常饮食。注意保持大便通畅。

3. 骶前引流管于术后 3 天拔除。

4. 留置尿管 3～5 天。

5. 腹壁切口于术后 7 天拆线。

【手术并发症】 最严重的并发症是盆腔化脓性感染,若有感染,海绵薄片成为异物,须及时吸出。其他并发症尚有肠腔狭窄、骶前出血、阳痿等。

【述评】 本术式将直肠提高后,通过薄片与骶骨固定。海绵薄片植入后,能使直肠变硬,有效防止肠套叠形成及直肠脱垂再度发生。死亡率及复发率均较低。有人报道,盆腔感染发生后取出海绵薄片,亦无直肠脱垂复发。故 Penfold 认为,本术式的成功不在于直肠与骶骨固定,而是使直肠变硬,防止肠套叠形成。

## 三、直肠骶骨悬吊术(Orr 手术)

【概述】 直肠骶骨悬吊术(Orr 手术)由 Orr 于

1974 年提出用两条股部阔筋膜将直肠固定于骶骨上,每条宽 2cm,长 10cm,将筋膜带一端缝在直肠前外侧壁,向上牵紧直肠,将两条筋膜的另一端固定于骶岬上方的筋膜,达到悬吊的目的。该法效果良好,但为了获取阔筋膜须加做股部切口,增加了手术创伤。近年来主张用尼龙、丝绸带或由腹直肌鞘取下的两条筋膜替代阔筋膜带固定直肠。手术要点是剪开直肠两侧侧腹膜到 Douglas 陷凹会合,适当游离直肠两侧,不游离直肠后壁。将固定带的一端先缝合固定在近 Douglas 陷凹的直肠两前外侧壁上,然后在骶骨岬处作一 T 形切口,向上提起固定带将直肠及乙状结肠远端拉直,固定带的另一端缝合固定在骶骨岬上。左侧的固定带可以穿过乙状结肠系膜的无血管区到右侧,固定在右侧的骶骨岬上(图 43-75)。该术式并发症不多,一般不致直肠狭窄,但应注意盆腔感染的可能。Loygne 于 1972 年报道用此法治疗 140 例,手术后死亡 2 例,复发率为 3.6%。上海长海医院用该方法治疗成人完全性直肠脱垂 20 余例,脱出长度为 8～26cm,固定用纺丝绸带,绸带宽 1.5cm,长 12cm,固定方法同前。20 例随访 10 年以上,无 1 例复发。

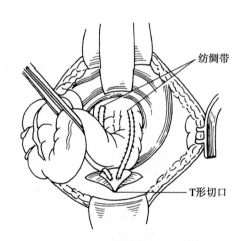

图 43-75 纺绸带悬吊固定直肠

【适应证】 部分及完全直肠脱垂者。

【禁忌证】 脱垂肠管伴有感染或坏死者。

【术前准备】

1. 常规肠道准备。

2. 术前留置导尿管。

【麻醉及体位】 全麻或持续硬膜外麻醉。头低臀高仰卧位。

【手术步骤】

1. 先在大腿外侧取 2cm 宽、10cm 长的阔筋膜 2根,准备作直肠悬吊用(图 43-76)。近年来用同样大小的医用尼龙带或丝绸带等纤维织物作悬吊用，或从腹直肌前鞘取 2 条筋膜代替阔筋膜。如上海长海医院喻德洪等采用 2 条 1cm 宽、12cm 长的纺绸带悬吊直肠，效果相同。

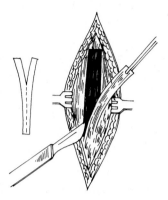

**图 43-76　大腿外侧取阔筋膜**

2. 常规消毒腹部及大腿上 1/2 皮肤，铺手术巾。

3. 取下腹正中或旁正中切口，自耻骨至脐，按层次切开腹壁，进入腹腔切开腹膜时注意勿损伤膀胱。

4. 探查腹腔，主要探查乙状结肠过长、Douglas 陷凹过深以及骶骨直肠分离等异常情况。

5. 将小肠用纱垫推向上腹，S 形拉钩牵开子宫，显露盆底。游离乙状结肠与左髂窝处的粘连带。

6. 切开直肠系膜左右两侧根部腹膜至 Douglas 陷凹，与对侧会合。将直肠两侧适当分离，直肠后壁不必分离。向上提起乙状结肠，在骶骨岬处做横向切口或 T 形切口，显露骶骨筋膜（图 43-77，图 43-78）。

7. 向上牵拉直肠，将两条筋膜条或纺绸带一端分别缝合于直肠前壁两侧；最下端缝于 Douglas 陷凹最低处；另一端向上牵直，分别缝于骶骨岬处骶骨筋

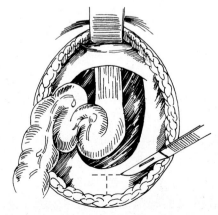

**图 43-77　骶骨岬处做横向切口或 T 形切口**

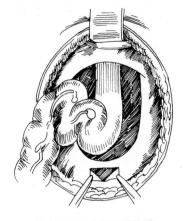

**图 43-78　显露骶骨筋膜**

膜上。左侧筋膜条或纺绸带另一端从乙状结肠系膜根部无血管区穿过到达骶骨岬处（图 43-79），缝合固定在骶骨岬上。

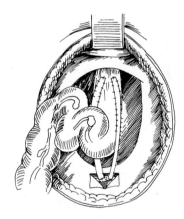

**图 43-79　纺绸带穿过乙状结肠系膜根部**

8. 间断缝合关闭直肠两侧腹膜，重建盆底，置筋膜条或纺绸带于腹膜外，缝合封闭 Douglas 陷凹（图 43-80）。分层缝合腹壁切口。

【术中注意事项】　筋膜带或纺绸带与直肠及骶骨筋膜的缝合要牢固，缝合时悬带要拉直，才能起到悬吊作用。悬带与骶骨筋膜缝合时，要避开筋膜

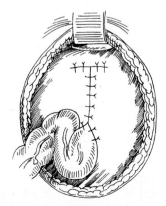

**图 43-80　缝合封闭 Douglas 陷凹**

下血管,使其不受损伤。亦可直接缝在骶骨岬上。

【术后处理】

1. 禁食2天,静脉补液,全身抗生素应用预防感染。

2. 2天后从流质饮食开始逐渐恢复正常饮食。进食后保持大便通畅。

3. 腹壁切口于术后7天拆线。

【并发症】 该术式一般不会造成直肠狭窄,但应预防盆腔感染。

【述评】 该术式在直肠悬吊固定术中,不必游离直肠前后壁,操作简单、安全,疗效可靠,并发症少、死亡率及复发率均低。上海长海医院喻德洪采用纺绸带代替阔筋膜条后,不必再在大腿外侧切口,使用纺绸带悬吊固定直肠治疗成年人完全性直肠脱垂20余例,脱垂长度8~26cm,随访10年以上,无1例复发。

## 四、直肠前位固定术(Nigro 手术)

【概述】 直肠前位固定术(Nigro 手术)又称耻骨直肠肌悬吊术,由 Nigro 于1970年首先报道。Nigro 认为,由于耻骨直肠肌松弛无力,不能将直肠拉向前方,肛管直肠角消失,使直肠呈垂直位以至脱出。因此,他主张再建直肠吊带,重建肛管直肠角,这是该术式的主要目的。术中用 Teflon 网带与直肠下端的侧方及后方缝合固定,最后将 Teflon 带缝在耻骨上,达到悬吊目的。手术要点是用 Teflon 条带之一端与下端直肠的后方和侧方缝合固定,将直肠拉向前方,后将 Teflon 条带的另一端收紧并缝合于耻骨上。本法优点是盆腔固定好,可改善膀胱功能。缺点是操作难度较大,手术须熟悉盆腔解剖的有经验者进行。主要并发症为出血和感染。Nigro 报道60例,随访10年,均无复发。

【适应证】 Ⅱ~Ⅲ度直肠脱垂,尤其是盆底缺损大、肛直角完全消失者。

【禁忌证】 脱垂肠管伴有感染或坏死者。

【术前准备】

1. 常规肠道准备。

2. 术前清洁灌肠。

3. 留置导尿。

【麻醉】 全麻或持续硬膜外麻醉。

【体位】 头低臀高仰卧位。

【手术步骤】

1. 平卧位。

2. 常规消毒下腹部皮肤,铺手术巾。

3. 取下腹正中或旁正中切口,自耻骨联合上缘至脐水平,按层次切开腹壁。切开腹膜时注意勿损伤膀胱。进入腹腔后改为头低脚高位。

4. 探查腹腔,主要探查乙状结肠冗长、Douglas 陷凹过深及骶骨直肠分离等异常情况。

5. 用纱垫将小肠推向上腹,或将小肠装入一特制塑料袋内,封口,放置一侧。S 形拉钩牵开子宫,显露盆底。

6. 将乙状结肠提起,从右侧切开其侧腹膜,下至 Douglas 陷凹底。绕过陷凹底,左侧同样切开乙状结肠及直肠侧腹膜与右侧在陷凹底会合。提起直肠,游离骶前间隙至肛提肌水平。注意保护双侧输尿管及肠系膜下动脉(图43-81)。

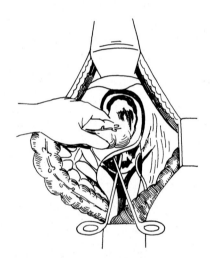

**图43-81 切开直肠两侧腹膜,游离直肠后间隙至肛提肌**

7. 打开膀胱前间隙,显露耻骨联合。用一长弯钳从耻骨联合一侧向下至同侧闭孔处,再向后去,到达直肠后间隙(已游离)做一潜行隧道,先将一纱布条从隧道穿过,对侧同样手术。

8. 把 Teflon 网片剪成3cm×20cm 长条,中段缝合固定在直肠下端后壁及侧壁,并尽量向下固定。用3-0 不吸收无创缝合线行浆肌层缝合数针,勿穿入肠腔。在纱条引导下将 Teflon 网条两端穿过两侧隧道,至耻骨结节,拉紧网条并将两端缝至两侧耻骨筋膜或骨膜,用3-0 不吸收无创缝合线从耻骨结节向耻骨支缝合3~4针。剪修一端网条,使其长短适,缝合后保持一定张力。并将直肠像耻骨直肠肌一样向前向上悬吊固定(图43-82,图43-83)。

9. 在膀胱前间隙放置引流条,缝合关闭此间隙。缝合直肠及乙状结肠侧腹膜,切除加深的

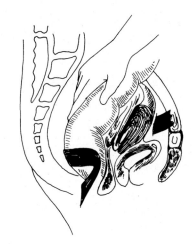

**图 43-82　Teflon 网条缝合固定在
直肠下端后壁及侧壁**

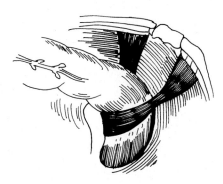

**图 43-83　Teflon 网条固定
在耻骨,向前悬吊直肠**

Douglas陷凹腹膜,重新缝合关闭盆底。骶前间隙不关闭,视具体情况决定是否放置骶前引流。逐层缝合腹壁切口。

【术中注意事项】

1. 用大弯钳分离隧道时,方向一定要准确,应仔细小心操作。

2. 将 Teflon 网条中段缝合固定在直肠下端后壁及两侧壁时,一定要在直肠下端,重新形成"肛直角",注意缝针不能穿入肠腔,以免术后造成盆腔感染。

3. 收紧 Teflon 网条,两端缝合固定在耻骨梳韧带前,应注意其所留长度是否合适,缝合后既要保持一定张力,使直肠像正常耻骨直肠肌一样被向前、向上悬吊,又因悬带无收缩与松弛作用,故不能压迫过紧,应恰到好处。

【术后处理】

1. 禁食 3~4 天。

2. 常规补液及应用抗生素,积极预防感染。

3. 留置尿管 2~3 天。

4. 如果放置引流管,在 48 小时后拔除。

5. 进食后保持大便通畅。

6. 腹壁切口于术后 7 天拆线。

【手术并发症】　主要并发症为分离骶前及穿通隧道时出血,盆腔感染,直肠受压过紧可致狭窄。

【述评】　本术式较直肠骶骨固定更好,既重建了"肛直角",改变了直肠的垂直状态,又间接支持了膀胱,可改善膀胱功能。Nigro 报道 60 多例,随访 10 年以上,无 1 例复发。但此手术操作难度较大,需要有经验的医师进行手术。

## 五、直肠后固定术

【概述】　Cutaitt 于 1959 年做过这种手术。该手术切开腹膜返折,游离直肠后间隙,将直肠适当拉直后以数条丝线固定在骶骨岬前方的骶前筋膜上。当形成粘连后,直肠与骶骨形成可靠固定。提高了直肠膀胱或直肠子宫陷窝,增加了肛提肌功能,限制直肠过度活动,盆底腹膜与直肠下 1/3 成角固定,恢复直肠正常解剖角度和盆底肌的张力,维持了直肠的生理功能。由于骶前的充分游离和直肠周边固定,使直肠与周围组织紧密结合防止了直肠脱垂的复发。此手术优点在于,避免肠切除吻合,手术简便易行,术后恢复较快。有些患者术后出现严重便秘,并发粘连和肠梗阻与切除术相同。国内学者徐学汇等,于 1985—1988 年采用直肠上提骶骨岬固定,直肠下端盆底腹膜成角固定治疗直肠脱垂 54 例,近期无手术死亡和腹部并发症。术后 15 天内有 17 例(32%)患者有不同程度的排便困难,经过对症处理均治愈。术后随访 1~13 年无复发,无大便失禁和顽固性便秘发生。

本术式操作简便,创伤小,并发症少,是治疗直肠脱垂的一种理想术式。

【适应证】　部分及完全直肠脱垂者。

【禁忌证】　脱垂肠管伴有感染或坏死者。

【术前准备】

1. 常规肠道准备。

2. 术前留置导尿管。

【麻醉及体位】　全麻或持续硬膜外麻醉。头低臀高仰卧位。

【手术步骤】

1. 常规消毒下腹部及大腿上 1/2 皮肤,铺手术巾。

2. 取下腹正中或旁正中切口,自耻骨至脐,按层次切开腹壁,进入腹腔切开腹膜时注意勿损伤膀

453

胱。

3. 探查腹腔,主要探查乙状结肠过长、Douglas陷凹过深以及骶骨直肠分离等异常情况。

4. 将小肠及大网膜轻轻推向上腹部,用纱布垫兜起与盆腔隔离,S形拉钩牵开子宫,以便充分显露盆腔、直肠、膀胱或直肠子宫陷窝。

5. 上提乙状结肠及直肠,在骶骨岬两侧沿直肠左右向下纵行剪开后腹膜用海绵钳或手钝性分离直肠后壁(骶前筋膜间隙)疏松组织,使直肠游离达尾骨尖。向下分离直肠前间隙至肛提肌水平。

6. 辨清骶骨岬,在其最突出位置的骶前筋膜穿入数条带针的缝线。再将直肠牵向后并牵向上拉直,将最下的带针缝线横行穿过直肠后壁的固有筋膜、脂肪组织和肌层浅部 3～4 针,同法向上穿入各条缝线(图 43-84)。

7. 牵紧各条缝线,分别结扎后剪短。使直肠固定于骶骨(图 43-85)。再将盆腹膜围绕直肠缝合,注意在靠近直肠下端 1/3 处缝合固定直肠前壁,恢复肛门直肠角。盆腔内放吸引引流,缝合腹壁。

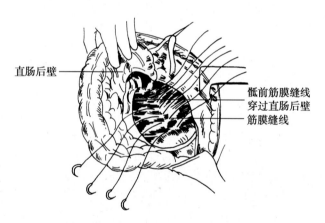

直肠后壁

骶前筋膜缝线穿过直肠后壁筋膜缝线

图 43-84　于骶前筋膜穿入数条带针的缝线

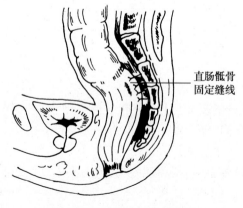

直肠骶骨固定缝线

图 43-85　将直肠固定于骶骨

【术中注意事项】

1. 直肠脱垂患者骶前间隙比较疏松,手术分离并不困难,原则上应沿直肠后壁解剖间隙钝性分离,防止损伤骶前静脉丛,避免造成难以控制的出血。

2. 骶骨岬固定,应选在无血管区的骶前骨膜上进针,直肠后壁进针应选在直肠肌层与黏膜下层之间。固定时张力适中,打结不要太紧,以免撕脱肠壁。

【术后处理】

1. 术后平卧一周,使直肠与骶前之间产生较紧密粘连,防止脱垂复发。

2. 一周内进流质饮食。

3. 术前排便困难者,术后早期均有不同程度的排便困难,可服少量缓泻药物。

4. 术后 7 天切口拆线,术后 5 天拆除腹腔引流。

【手术并发症】

1. 术后早期便秘,可用缓泻剂调理。

2. 术后出现严重便秘,并发粘连和肠梗阻与切除术相同。

【述评】　该术式仅将直肠周围间隙游离并加以固定,避免肠切除吻合,手术简便易行,术后恢复较快。是一种操作简便,创伤小,并发症少,治疗直肠脱垂的一种理想术式。

## 六、扩大的经腹直肠后固定术

【概述】　扩大的经腹直肠后固定术是针对直肠套叠和滑动疝两个病因学说的发病机制设计的术式。Mann 认为至今没有一种广泛适应的术式,是因为直肠脱垂解剖学异常改变很复杂。他在 wells 术和 wedell 改良法(即将海绵薄片与游离直肠缝合包绕,省去了与骶骨的固定而加强了直肠壁,这可避免骶前出血)的基础上设计了扩大的经腹直肠后固定术。手术原则是尽可能地纠正直肠脱垂的各种解剖学异常。手术要点:①在盆腔内提起脱垂肠段,拉直后固定。②防止直肠壁内套叠。③促进直肠与骶前间的粘连。④将直肠上、中部固定在骶骨岬。⑤剥离前方过深腹膜陷凹。⑥加强直肠阴道间隔,提高直肠子宫腹膜陷凹,⑦悬吊子宫,并与直肠前壁一起提起。⑧将腹膜最底处固定在骨盆口水平。这样除了肛提肌间隙及肛门括约肌松弛外,其他解剖学异常均已纠正。Mann 报道 59 例扩大的经腹直肠后固定术后随访 2 年,直肠脱垂皆治愈。主要并发症:47% 有便秘,19% 发生失禁,其中 8 例术前排便正常者术后未发生排便功能方面的并发症。Mann 提出：①随着外科技术提高，本术解剖学疗效较成功。②为了预防术后功能性并发症，术前应认真检查结肠功能。③该术可致阳痿，青年患者宜选其他术式。

【适应证】　直肠部分或完全脱垂者。

【禁忌证】　全身情况差，不能耐受剖腹手术者。

【术前准备】

1. 术前常规肠道准备。

2. 术前 2 天半流质饮食，术前 1 天进流质饮食。

3. 保留导尿。

【麻醉】　全麻或持续硬膜外麻醉。

【体位】　头低臀高仰卧位。

【手术步骤】

1. 常规消毒腹部及大腿上 1/2 皮肤，铺手术巾。左下腹旁正中切口进腹（图 43-86），用纱垫将小肠推向上腹部，充分显露盆腔。

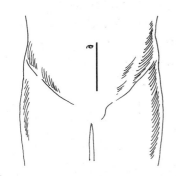

图 43-86　左下腹旁正中切口图

2. 向上牵拉乙状结肠，于乙状结肠下段向下切开乙状结肠系膜左侧根部腹膜及直肠左侧腹膜，再切开乙状结肠系膜右侧根部腹膜及直肠右侧腹膜，至男性的膀胱直肠陷凹或女性的子宫直肠陷凹底部向对侧会合（图 43-87）。

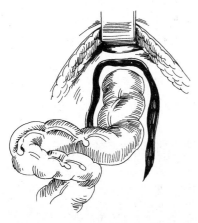

图 43-87　切开直肠左右侧腹膜

3. 左手向上牵拉乙状结肠，右手在直肠故有筋膜鞘与髓前筋膜之间分离，向下分离达尾骨尖（图 43-88）。

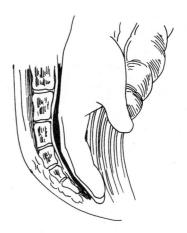

图 43-88　游离直肠后壁

4. 用电刀或剪刀逐步分离直肠前间隙，男性分离至前列腺，女性分离至阴道上段（图 43-89）。

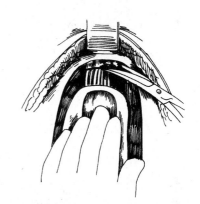

图 43-89　游离直肠前壁

5. 两侧分离至直肠侧韧带上缘，不切断侧韧带（图 43-90）。

6. 将直肠向上牵拉，将直肠左右两侧后壁分别与骶前筋膜，用小圆针 1-0 号丝线或无损伤缝合针

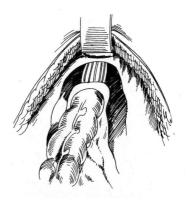

图 43-90　游离直肠侧壁

455

间断缝合3~5针,最上一针缝在骶骨岬下方(图43-91,图43-92),将直肠缝合固定于骶前筋膜及骶骨岬上。

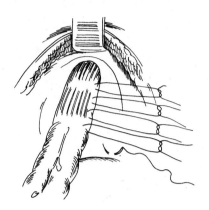

图43-91 缝合直肠后壁与骶前筋膜

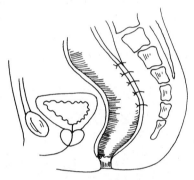

图43-92 缝合后侧面观

7. 缝合盆底腹膜、重建盆底:检查骶前静脉无损伤出血,将男性的膀胱腹膜切缘或女性的子宫腹膜切缘,间断缝合于提高了的直肠前壁上(图43-93)。并将直肠、乙状结肠两侧腹膜切缘与直肠、乙状结肠下段两侧间断缝合,关闭盆底(图43-94)。间断缝合腹壁各层。

【术中注意事项】

1. 在分离直肠后间隙时,一定要在直肠固有筋膜鞘与骶前筋膜间的疏松结缔组织中进行,不能损

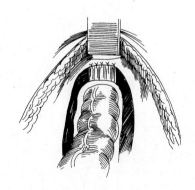

图43-93 缝合腹膜于直肠前壁上

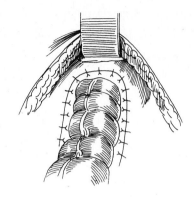

图43-94 关闭腹腔

伤骶前筋膜,否则将造成骶前静脉丛大出血。

2. 将直肠左右两侧后壁与骶前筋膜缝合时,应看清骶前筋膜,避开骶前静脉,为做到这一点,最好每一针先缝骶前筋膜,再缝直肠壁,先不打结,两侧全部缝合结束后,检查无出血,再将直肠壁靠拢骶骨,缝线一一打结。

3. 在分离直肠过程中,不能损伤直肠;在缝合直肠壁时,应只缝在肌层内,不能缝穿黏膜。

【术后处理】

1. 仰卧位,留置导尿5天。术后禁食2天,从流质饮食逐渐恢复到正常饮食。

2. 进食后应保持大便通畅,卧床大便2周,必要时给缓泻剂。

3. 3个月内避免重体力劳动。

【手术并发症】

1. 主要并发症有便秘和便失禁。

2. 在分离直肠后壁及缝合骶前筋膜的过程中,不慎可致骶前静脉丛破裂大出血。

3. 男性患者如损伤盆内自主神经,术后可出现阳痿。

【述评】 此术式能将直肠提高后牢固地固定在骶前筋膜上,术后疗效较好,不会造成直肠狭窄。对直肠脱垂超过10cm的病例,应选择其他合理术式。为了提高疗效,1959年天津滨江医院张庆荣教授在此术式的基础上,将直肠及乙状结肠下段的前壁和两侧用4号丝线将浆肌层横行间断折叠缝合5~6针,共缝3~4排,使直肠及乙状结肠缩短。

## 七、沈克非手术(直肠前壁折叠术)

【概述】 沈克非手术又称直肠前壁折叠术,由我国著名外科专家沈克非于1953年根据成人完全性直肠脱垂的发病机制,提出了直肠前壁折叠术。

手术经腹游离提高直肠,将乙状结肠下段向上提起,在直肠上端和乙状结肠下端前壁自上而下或自下而上做数层横行折叠缝合。每层用丝线间断缝合 5~6 针。每折叠一层可缩短直肠前壁 2~3cm,每两层折叠相隔 2cm,肠壁折叠长度一般为脱垂两倍(一般折叠以不超过 5 层为宜)。肠壁折叠的凹陷必须是向下,缝针不得透过肠腔,只能穿过浆肌层。手术要点包括:①提高直肠膀胱(子宫)陷窝,消灭疝囊,使直肠不至脱出;②紧缩肛提肌:将直肠两侧松弛的肛提肌分离后缝合紧缩,以增强其对直肠的支持作用,并加强括约肌;③折叠缩短直肠前壁。由于折叠直肠前壁,使直肠缩短、变硬,并与骶髂部固定(有时将直肠侧壁缝合固定于骶髂前筋膜),既解决了直肠本身病变,也加固了乙状结肠、直肠交界处的固定点,符合治疗肠套叠的观点。该术式的优点是手术不切开肠腔,在完全无菌操作下进行,且比直肠切除术简单。长海医院报道了 41 例,复发 4 例(9.8%),出现并发症 12 例,其中排尿时下腹痛 7 例,残余尿 2 例、腹腔脓肿 1 例、腹内侧神经炎及切口感染各 1 例。

【适应证】　Ⅱ度及脱出长度不超过 10cm 的Ⅲ度脱垂。

【禁忌证】　不能耐受开腹手术的直肠脱垂患者。

【术前准备】

1. 常规肠道准备。

2. 术前按放留置导尿管。

【麻醉】　连续硬膜外麻醉或全身麻醉。

【体位】　平卧位。

【手术步骤】

1. 常规消毒下腹部皮肤,铺手术巾。

2. 下腹正中或旁正中切口,自耻骨联合上缘达脐,按层次切开腹壁。切开腹膜时注意勿损伤膀胱。进入腹腔后改为头低脚高位。

3. 探查腹腔,主要探查 Douglas 陷凹加深、乙状结肠冗长及骶骨直肠分离等异常情况。

4. 用纱垫将小肠推向上腹,S 形拉钩牵开子宫,显露 Douglas 陷凹。

5. 拉紧直肠,切开直肠两侧及陷凹底腹膜(图 43-95)。

6. 游离直肠前间隙达肛提肌,显露肛提肌,用 4 号丝线在直肠前间断缝合两侧松弛的肛提肌 3~4 针(图 43-96)。

7. 将直肠向上拉紧,自上而下地横行折叠缝合直肠前壁及侧壁。逐步抬高并显露直肠下部。每层

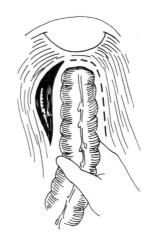

图 43-95　切开直肠两侧腹膜图

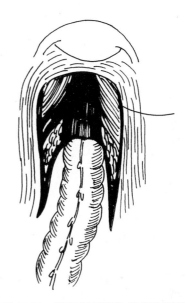

图 43-96　游离直肠间隙,显露肛提肌,并于直肠前缝合肛提肌

用 4 号丝线间断缝合浆肌层 5~6 针,可使肠管缩短 2~3cm。通常折叠 3~5 层(图 43-97,图 43-98)。折叠缩短肠管的长度,最好为直肠脱垂长度的 1 倍。如果直肠脱垂超过 10cm,应选择其他方法修补直肠脱垂。

8. 游离 Douglas 陷凹内过多的腹膜并切除,重新缝合关闭 Douglas 陷凹使盆底抬高,缝合直肠两侧腹膜,逐层缝合腹壁,不需要放置引流。

【术中注意事项】

1. 充分游离直肠使有足够的直肠前壁便于折叠,将直肠后壁缝合固定在骶前筋膜。

2. 将直肠两侧松弛的肛提肌分离后缝合紧缩,以增强其支持直肠的作用并加强肛管括约肌。

3. 肠壁折叠的凹陷必须是向下,以避免肠内容物进入折叠间隙内。缝针只能穿过浆肌层,不得透

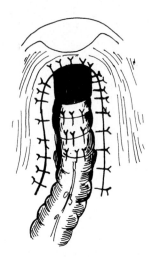

**图 43-97** 于直肠前壁横行折叠缝合肌层 3~5 处,以缩短直肠前壁;并缝合侧腹膜以抬高盆底

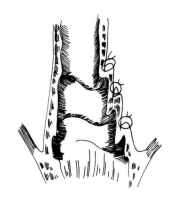

**图 43-98** 折叠直肠前壁肌层的矢状面

过肠腔以防感染。

4. 在直肠前壁横行折叠 2~3 层,一般不超过 5 层,缩短直肠前壁,最后提高封闭直肠膀胱(子宫)陷凹,消灭疝囊,使直肠不至于脱出。

【术后处理】

1. 禁食 1~2 天后给流食。

2. 常规补液及应用抗生素。

3. 保持大便通畅,必要时可给缓泻药及软化粪便的药物。

4. 术后 7 天腹壁切口拆线。

【手术并发症】 长海医院报道直肠前壁折叠术 41 例,复发 4 例(9.8%),出现并发症 12 例,其中排尿时下腹痛 7 例,残余尿 2 例、腹腔脓肿 1 例、腹内侧神经炎及切口感染各 1 例。

【述评】 直肠前壁折叠术适用于 Ⅱ 度直肠脱垂或脱垂不超过 10cm 的 Ⅲ 度直肠脱垂。在实际应用过程中,在采用直肠前壁折叠将直肠抬高后,其两侧壁与骶前筋膜及骶骨岬骨膜缝合固定,可望提高治愈率。手术是否修补已损伤的肛提肌目前尚存有

异议,国内不少学者认为,修补已损伤的肛提肌意义不大,可不予处理。因此,手术中应根据患者病情及术者经验加以取舍。手术不涉及肠腔,是在完全无菌操作下进行,且比直肠切除术简单,是其优点。

## 八、乙状结肠切除术

【概述】 该手术仅切除冗长的乙状结肠,不做直肠及其侧副韧带的悬吊、折叠和固定,适用于直肠脱垂伴有便秘的患者。优点是乙状结肠切除后可消除原来可能存在的肠道症状如便秘,而其他悬吊手术有时可加重肠道症状;省去了悬吊和固定的手术操作过程,使手术相对简单;同时可避免将远端直肠缝至骶前筋膜时引起大出血的风险。手术的缺点是由于乙状结肠的切除有吻合口瘘的危险。手术要点是直肠应游离至侧韧带平面,吻合应在骶骨岬平面或其下进行,避免复发。本手术与直肠癌前切除类似,故有一般大肠切除吻合的并发症。过去 Goldberg 强调将直肠固定在骶骨骨膜上,但 Corman 等认为切除乙状结肠已足够,不需要加做固定。

【适应证】 适用于直肠脱垂伴有便秘的患者。

【禁忌证】 全身情况差,不能耐受剖腹手术者。

【术前准备】

1. 术前常规肠道准备。

2. 术前 1 天给全身应用抗生素。

3. 术前清洁灌肠,术晨置胃管、导尿管。

【麻醉】 全麻或持续硬膜外麻醉。

【体位】 头低臀高仰卧位。

【手术步骤】

1. 常规消毒下腹部皮肤,铺手术巾。

2. 下腹正中或旁正中切口,自耻骨联合上缘达脐,按层次切开腹壁。切开腹膜时注意勿损伤膀胱。进入腹腔后改为头低脚高位。

3. 探查腹腔,主要探查 Douglas 陷凹加深、乙状结肠冗长及骶骨直肠分离等异常情况。

4. 切开直肠及乙状结肠两侧腹膜,充分游离直肠前、后间隙达肛提肌水平(图 43-99),注意勿损伤两侧输尿管、肠系膜下动脉及骶前静脉丛。

5. 将直肠上提,切除冗长的乙状结肠(图 43-100),然后将乙状结肠与直肠做端-端吻合(图 43-101)。

6. 吻合结束后,间断缝合盆底腹膜,逐层缝合腹壁。

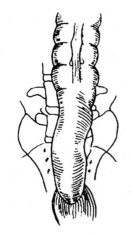

**图 43-99　经腹游离直肠图**

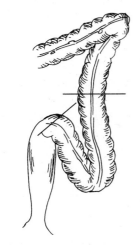

**图 43-100　切除冗长的乙状结肠**

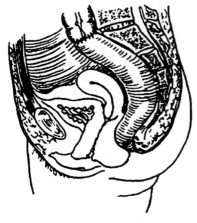

**图 43-101　乙状结肠、直肠端-端吻合**

【术中注意事项】

1. 分离直肠后间隙时,注意不要损伤直肠壁,不要撕破骶前筋膜,以免骶前静脉丛出血。

2. 将直肠左右两侧后壁缝至骶前筋膜时,注意不要损伤骶前静脉及直肠壁。

3. 游离直肠后不做直肠后壁两侧与骶前筋膜

间断缝合固定。

【术后处理】　同直肠前壁折叠术。

# 九、直肠固定乙状结肠切除术(Frykman 术)

【概述】　直肠固定乙状结肠切除术(Frykman 术)又称 Goldberg 手术,由美国明尼苏达大学 Frykman(1950)首创,主张经腹游离直肠后提高直肠,将直肠侧壁与骶骨骨膜固定。并将肛提肌折叠缝合,同时切除冗长的乙状结肠,可显著降低术后便秘发生率。Frykman 认为该术纠正了所有导致直肠脱垂或与其有关的解剖异常,并可同时修复伴随的盆底疾病。该手术疗效好,术后复发少,是目前治疗直肠脱垂较满意的手术。但手术较复杂,与直肠癌前切除类似,故有一般大肠切除吻合的并发症。少数患者术后出现持续便失禁,可考虑行括约肌成形或 Parks 术。部分患者术后可能有黏膜脱垂,应用硬化剂注射治疗有良效。目前,已有文献报道提示结肠切除直肠固定术有很好的临床效果。Goldberg(1980)报道该手术 103 例,仅 13 例死亡,并发症为 12%。随访中仅 8 例有黏膜脱垂,后经注射治疗或胶圈套扎后好转。

Watts 等(1985)报道,102 例患者术后复发率仅为 1.9%,发生吻合相关的并发症约 4%,Tjandra 等(1993)报道了 18 例患者行结肠切除直肠固定术,粪失禁的发生率从术前 28% 降低至 17%,便秘发生率从术前 37% 降低至 19%。Lechaux(2001)报道了 35 例,随访 10~93 个月,无 1 例复发及盆腔感染。但亦有人认为只行直肠前切除,不作直肠固定,可取得同样的疗效,并避免了骶前固定出血的危险。结肠切除的手术指征是直肠脱垂患者术前已存在便秘。应该认真判断患者是否存在慢传输型便秘。若存在慢传输型便秘,则要求在行直肠固定术的同时行次全结肠切除。

【适应证】　部分及完全直肠脱垂,伴有严重便秘及乙状结肠冗长者。

【禁忌证】　全身情况差,不能耐受剖腹手术者。

【术前准备】

1. 术前常规肠道准备。

2. 术前 1 天给全身应用抗生素。

3. 术前清洁灌肠,术晨置胃管、导尿管。

【麻醉】　全麻或持续硬膜外麻醉。

【体位】　头低臀高仰卧位。

【手术步骤】

1. 常规消毒腹部及大腿上 1/2 皮肤,铺手术巾。左下腹正中或旁正中切口,自耻骨联合上缘至脐按层次进腹,切开腹膜时注意勿损伤膀胱。进入腹腔后改为头低脚高位。

2. 探查腹腔 主要探查 Douglas 陷凹过深、乙状结肠冗长或骶骨直肠分离等异常情况。

3. 用纱垫将小肠推向上腹部或将小肠装入一塑料袋中,放置一侧。S 形拉钩牵开子宫。

4. 切开直肠及乙状结肠两侧腹膜,绕过陷凹底,充分游离直肠前、后间隙达肛提肌水平,注意勿损伤两侧输尿管、肠系膜下动脉及骶前静脉丛。

5. 游离直肠后,向上提高,将直肠后壁两侧与骶前筋膜间断缝合固定(详见"直肠固定术")。然后,提起冗长的乙状结肠,拟定切除的肠段,使吻合后的结肠既能拉直,吻合口又无张力(图 43-102)。

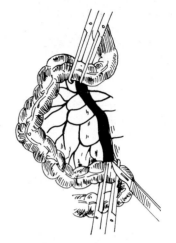

**图 43-103 切除肠段**

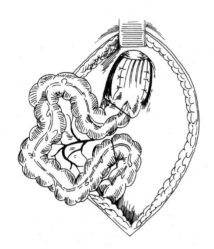

**图 43-102 拟定切除肠段图**

6. 将预定切除的乙状结肠系膜呈扇形分次钳夹、切断、结扎。然后于结肠上、下端拟定切线,分别在拟定的切线处各上两把有齿直钳,然后在两把有齿直钳间切断(图 43-103)。

7. 切除冗长的乙状结肠后,将上下断端的两钳靠拢,两侧各缝一针牵引缝线后,用细线间断缝合吻合口后壁浆肌层(图 43-104)。

8. 切除钳夹过的肠壁组织,上下断端仔细止血,间断缝合吻合口后壁全层(图 43-105)。

9. 间断内翻缝合吻合口前壁全层(图 43-106)。

10. 间断缝合吻合口前壁浆肌层(图 43-107)。

11. 吻合结束后,间断缝合系膜裂孔,缝合盆底腹膜,注意封闭 Douglas 陷凹(图 43-108)。

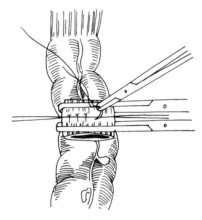

**图 43-104 缝合吻合口后壁浆肌层图**

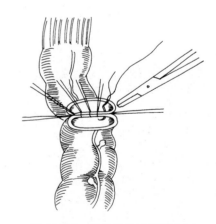

**图 43-105 缝合吻合口后壁全层**

12. 骶前放置负压吸引,引流管自尾骨附近戳口引出。按层次缝合腹壁。

【术中注意事项】

1. 分离直肠后间隙时,注意不要损伤直肠壁,不要撕破骶前筋膜,以免骶前静脉丛出血。

2. 将直肠左右两侧后壁缝至骶前筋膜时,注意不要损伤骶前静脉及直肠壁。

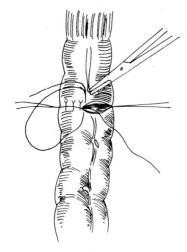

**图 43-106　间断内翻缝合吻合口前壁全层**

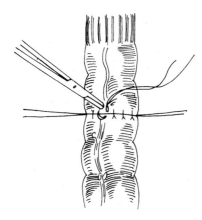

**图 43-107　缝合吻合口前壁浆肌层**

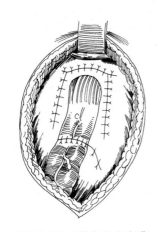

**图 43-108　缝合盆底腹膜**

3. 在切除冗长的乙状结肠时,所留结肠长度应合适,过长可致复发,过短则吻合口有张力,易致吻合口瘘。

4. 缝合盆底腹膜时,应分层折叠缝合,使 Douglas 陷凹适当得以抬高。

【术后处理】

1. 仰卧位,保留导尿 5 天,术后禁食 4 ~ 5 天。

从流质饮食逐渐恢复正常饮食。进食后应保持大便通畅,必要时给缓泻剂,卧床大便 2 周。

2. 常规补液及应用抗生素。抗生素一般用 3 天。

3. 骶前引流管在 48 ~ 72 小时内拔除。

4. 术后 7 ~ 8 天腹壁切口拆线。

5. 3 个月内避免重体力劳动。

【手术并发症】　肠梗阻,吻合口瘘,骶前静脉丛大出血。

【述评】　此术式除进行直肠固定外,还将冗长的乙状结肠予以切除,加强了术后疗效。但术后仍有个别患者复发。若有直肠黏膜脱垂复发,可采用直肠黏膜下硬化剂注射疗法治疗。

(李恒爽)

## 参 考 文 献

1. 张东铭. 盆底肛直肠外科理论与临床. 第 2 版. 北京:人民军医出版社,2011.

2. 张东铭. 结直肠盆底外科解剖与手术学. 合肥:安徽科学技术出版社,2013.

3. 孟荣贵,喻德洪. 现代肛肠外科手术图谱. 郑州:河南科技出版社,2003.

4. 张东铭. 大肠肛门局部解剖与手术学. 第 2 版. 合肥:安徽科学技术出版社. 2006:201-203.

5. 张庆荣. 肛管大肠手术图解. 天津:天津科技出版社,1999. 169-170.

6. 徐学汇,等. 直肠盆底骶骨岬固定治疗直肠脱垂的远期疗效. 实用医药杂志,2002,19(9):651-653.

7. 汪建平,詹文华. 胃肠外科手术学. 北京:人民卫生出版社,2005. 851-853.

8. 孙嵩洛,等. 涤纶带悬吊联合直肠前加固治疗完全性直肠脱垂 89 例报告. 山东医药,2006,46(36):73.

9. 卢庆华,蒋干超. 直肠前切除术治疗成人完全性直肠脱垂 7 例报告. 实用医学杂志,2005,21(20):2291-2292.

10. 陆立. 直肠脱垂的临床研究现状. 中国肛肠病杂志,2000, 20(1):31.

11. 张殿文,李德林. 治疗成人完全性直肠脱垂新手术方法. 天津医药,1960,1:66-70.

12. ANGELO DI GIORGIO,DANIELE BIACCHI,et al. Abdominal rectopexy for complete rectal prolapse:Preliminary results of a new technique. Int J Colorectal Dis,2005,20:180-189.

13. FENGLER S A,PEARL R K,PRASAD M L,et al. Management of recurrent rectal prolapse. Dis Colon Rectum,1997, 40:832-834.

14. JACOBS L K,LIN Y J,ORKIN B A. The best operation for rectal prolapse. Surg Clin North Am,1997,77(1):49.

15. KIM DS,TSANG CB,WONG WE,et al. Complete rectal prolapse:evolution of managment and results. Dis Colon Rectum,1999,42:460.

16. MADIBA T E. Surgical management of rectal prolapse. Arch Surg,2005,140:63-73.

17. MUNZ Y,MOORTHY K,KUDCHADKAR R,et al. Robotic assisted rectopexy. Am J Surg,2004,187(1):88-92.

18. MARCHAL F,BRESLER L,AYAV A,et al. Long-term results of Delorme'sprocedure and Orr Loygue rectopexy to treat complete rectal prolapse. Dis Colon Rectum,2005,48:1785-1790.

19. SCHULTZ I,MELLGREN A,DOLK,et al. Long-term results and functional outcome after Ripstein rectopexy. Dis Colon Rectum,2000,43:35-43.

20. TJANDRA JJ,FAZIO VW,CHURCH JM,et al. Ripstein procedure is an effective treatment for rectal prolapse without contstipation. Dis Colon Rectum,1993,36(5):501-507.

# 第四节 经腹腔镜手术

【概述】 直肠脱垂可以经腹入路行直肠固定术和(或)结肠切除术。传统开腹手术中的游离、悬吊、缝合,甚至特殊的一些固定方法,都可以在腹腔镜下施行。自从1992年首次开展腹腔镜直肠固定手术以来,因其微创而逐渐被人关注,国内外相关文献报道逐渐增多,很可能是直肠脱垂手术治疗的未来发展方向。

Kariv等对腹腔镜修复(laparoscopic repair,LR)和开放性经腹修复(open abdominal repair,OR)治疗直肠脱垂的远期疗效进行了病例对照研究(case-control study),1991-12/2004-04共有86个配对患者,平均5年的随访,表明两组的功能结果和复发率基本一致,但LR较OR住院时间明显缩短。腹腔镜手术具有创伤小,术中出血少、术后疼痛轻微、肠功能恢复快、美容效果更好,住院时间短的等诸多优点,对老年患者更具优势,1994年Samuel等最早对1例80岁的女性患者在腹腔镜下行直肠悬吊固定术,效果良好。但是,腹腔镜手术效果、并发症发生率等受术者技术水平影响较大,需要专门的训练和较长的学习曲线,并要求选择合适的患者、严格把握指征;而且缺乏随机临床对照研究及长期随访资料,对其疗效评价,尚需进一步研究。

外科治疗的目的是消除直肠脱垂、改善引起脱垂的所有条件。而直肠脱垂是因为解剖和功能上的失调,常常伴有便秘和(或)大便失禁。在直肠解剖复位的同时,一定要想到功能的问题,因此在直肠固定术中可能需要采取额外的手术措施。在直肠脱垂合并顽固性便秘的患者,如果有乙状结肠扩张、冗长,需要在直肠固定联合乙状结肠切除手术,如果证实有结肠传输功能障碍者,可以联合结肠次全切除手术。而伴大便失禁的患者,行直肠缝合固定手术而不额外切除肠段能取得很好的治疗效果。

直肠固定的手术方式多种多样,大体可分为悬吊固定和缝合固定,悬吊的材料和固定的方法各有不同。目前,没有足够的资料去支持或者反驳任何一种方式,具体选择可根据患者的情况和医生的经验而定。本节主要介绍常用的悬吊和缝合固定方法。

【适应证】 部分及完全直肠脱垂者,患者无不宜行腹腔镜手术的其他情况。有严重的便秘症状的患者,若乙状结肠扩张、冗长,则需联合乙状结肠切除;若证实有结肠传输功能障碍,可以联合结肠次全切除、回肠直肠吻合手术。

【禁忌证】 同开放性经腹手术。

【术前准备】

1. 常规肠道、阴道准备。

2. 术前留置导尿管。

3. 拟作结肠切除者可预防性应用抗生素。

4. 签手术知情同意书,术前应向患者及家属充分说明手术情况,特别是术中可能中转开腹,取得患者和家属的同意。

5. 估计手术时间较长者,宜采用防止下肢深静脉形成的措施,术中可在用弹力绷带缠绕双腿,术后早期使用抗凝药物。

【麻醉】 全身麻醉。

【体位】 单纯固定手术可采用头低臀高30°~45°的仰卧位,并右倾斜30°,需要结肠切除者可采用改良的截石位,腿稍弯曲。术者站在患者右侧,助手站在患者左侧,扶镜者站在术者左侧后方或患者头端,电视监视器置于患者脚端靠左。患者麻醉后插入输尿管导管。

【手术步骤】 以用内镜钉合器(EndoStapler)及合成材料的固定术、用骶骨平头钉和合成材料的固定术以及缝合固定术三种常用的腹腔镜直肠固定手术为例。

1. 气腹的建立和穿刺点选择 脐上或脐下做1cm的小切口作为观察孔,用布巾钳提拉腹壁,Veress气腹针经此口穿刺入腹腔(可用注射器的针筒装水做滴水试验确认),按标准方法用二氧化碳自动气腹机经气腹针注气产生气腹,维持压力于12~15mmHg。用10mm Trocar经脐部切口穿刺入腹,插入10mm 0°或30°腹腔镜,作腹腔初步检查。然后,根据情况确定出两个附加的操作孔,一般右手为主操作孔,用10~12mm Trocar穿刺,左手为第一辅助操作孔,用 5mm Trocar 穿刺,根据需要可以增加其他的辅助操作孔,可供助手协助使用。操作孔的位置要根据不同的手术方式和不同手术者习惯而确定。左右平脐 3～5cm 腹直肌旁、髂前上棘内上方、耻骨上方都是常用的操作孔选择位置。观察孔、主操作孔、第一辅助操作孔,三者之间呈三角关系,距离合适。

2. 直肠悬吊固定术

(1) 借助内镜钉合器及合成材料进行的直肠悬吊固定术

1) 游离直肠及盆底:患者取头低臀高位,将盆腔内的小肠放回腹腔内。在解剖盆腔之前,任何遮挡视野、影响操作的器官从盆腔内提出,如需要的话可以固定于腹壁上(如子宫或膀胱)。左手用一把腔镜用肠管抓持器将乙状结肠直肠交界处肠管牵向左上方,右手用另一把肠管抓持器提拉中 1/3 直肠肠管,将脱垂的直肠完全还纳入盆腔内。助手将乙状结肠提起拉向 11 钟位的方向,从而使乙状结肠直肠交界处右侧腹膜返折产生张力。用超声刀从右边输尿管中段平面靠左侧开始,纵行剪开腹膜,边推边分,正确找到 Toldt 间隙,一旦腹膜切开,气体渗透进入此间隙内,解剖变得简单易行,并提供了一个无血管平面。继续向下,在直肠系膜后方被膜外和骶前筋膜(Waldeyer 筋膜)之间分离直到盆底部,注意不要损伤下腹下神经丛。直视下向盆两侧间隙分离侧韧带,到直肠前方 Douglas 腔汇合,剪开 Denonvilliers 筋膜深入直肠前间隙,注意不要损伤 $S_3$～$S_5$ 的盆侧壁的自主神经和直肠前侧方的血管神经丛(NVB)。这样直至盆底的直肠得到了充分的游离。在女性,可由助手通过阴道放置钝的 Hulka 宫颈钳抬高宫颈和宫体,使 Douglas 腔的牵开和显露变得相当容易。也有作者将大号注射器套管放入阴道以抬高宫颈,可以达到同样效果。在向盆底进行游离操作时,助手可将手指放在阴道内帮助抬高阴道,从而将直肠与阴道分开。在男性,可以用刚性膀胱镜将膀胱颈部和前列腺抬高。

2) 用钉合器、聚丙烯网完成直肠悬吊固定:完成游离直肠后,将一卷好的大小约 6cm×10cm 的三角形聚丙烯网经主操作孔纳入盆腔并放置于骶前间隙。然后用内镜钉合器,将聚丙烯网钉于骶岬上。一般需要钉 3～4 枚钉子。固定好聚丙烯网后,用抓钳抓持直肠,使之略有张力。聚丙烯网包绕直肠后方,运用钉合器将左右臂妥善固定在直肠外膜上。钉合的钉子仅沿着聚丙烯网的上下缘排列。聚丙烯网固定好后,其左右臂之间在直肠前壁应保持 2cm 的间距,以防直肠狭窄,术后排便困难。

(2) 借助骶骨平头钉和合成材料进行的直肠悬吊固定技术:用骶骨平头钉、聚丙烯网完成直肠悬吊固定的手术,游离直肠、盆底步骤同前。直肠游离后,经耻骨上操作孔放入骶骨平头钉加压套管旋钉器,在骶骨嵴的下方以骶骨平头钉将聚丙烯网钉在骶骨上。聚丙烯网与直肠的固定如上所述。最初的骶骨平头钉加压套管旋钉器前端没有可弯曲的关节,经耻骨上穿刺口放入腹腔后不易伸至骶前,有作者改经阴道顶部插入旋钉器,大大方便了手术操作。这一改进特别适用于已经切除子宫的老年患者。在术前清洁阴道的情况下,术后感染的机会并不增高。带关节的旋钉器问世后,即使经耻骨上方放入腹腔,未作子宫切除的女患者尤为有用。

(3) 伴有乙状结肠冗长的直肠悬吊固定术:如需切除冗长的乙状结肠,则不宜使用合成材料固定直肠。不然会增加术后感染的机会,影响吻合口愈合。为此,Berman 等在骶骨平头钉上开了可容缝线穿过的小孔,通过这些缝线将直肠侧韧带缝合在平头钉上,将直肠固定于骶骨。改进后的手术不需要上述直肠固定术中的合成材料,使得在行直肠固定术的同时切除冗长的乙状结肠成为可能。

3. 直肠缝合固定术　直肠缝合固定手术在游离直肠及盆底的时候比直肠悬吊固定手术基本相同,所不同的是需要保留直肠的侧韧带、完整显露骶前间隙即可。手术较上述直肠悬吊固定术简便,且可同时行乙状结肠切除术。自骶骨远侧开始,由远及近以 2-0 Prolene 不吸收缝线沿中线两侧将直肠系膜交错缝于骶前筋膜,共 5～6 针,最后一针应位于骶岬上或下方数厘米处。也有人用不吸收缝线将直肠后壁系膜 1/3 直接缝合固定于骶骨岬上,只固定两针即可。有作者认为保留两侧直肠侧韧带保存了支配直肠的自主神经,可减少术后便秘的发生。

【术中注意事项】

1. 防止缝透肠壁引起补片感染。

2. 按照正确的解剖层面游离直肠,防止损伤盆腔神经与周围脏器。

3. 对于伴有便秘的直肠脱垂患者,应同时行乙状结肠切除术,甚至结肠次全切除。

4. 如需切除冗长的乙状结肠,则不宜使用合成材料固定直肠。不然会增加术后感染的机会,影响吻合口愈合。

5. 注意应将盆底腹膜带或合成材料缝合在直肠侧后壁,在直肠前壁至少应开放 2cm 宽的间隙,不可在直肠前壁交叉压迫直肠,避免产生梗阻和排便困难。

6. 腹膜带或合成材料悬吊直肠,将直肠固定在骶骨岬上，要保持松紧适度，悬吊过松弛可导致脱垂复发，而悬吊过紧则可导致或加重便秘。

7. 如果肛门括约肌很松弛，同时进行肛门缩窄术。

【术后处理】

1. 术后待肛门恢复排气后给与流质饮食。

2. 每晚服缓泻剂，辅助排便。

3. 术后2周内尽量卧床休息，使聚丙烯网片与骶骨岬与直肠后壁充分粘连。

4. 3个月内避免重体力劳动。

【并发症】

1. 便秘　总体上大约9%的患者术后会发生便秘，有报道认为运用人工网片者便秘的发生率可高达20%~40%。

2. 直肠狭窄　本节介绍的直肠后方固定手术，直肠狭窄的发生率低，但是直肠前固定手术（Ripsten手术）有机械性狭窄的风险。特别是有便秘病史的患者，不能采用直肠前固定手术。

3. 盆腔感染　术中正确的解剖间隙和层次、充分引流是减少感染的关键。一旦发生感染，需要取出置入的人工网片。

4. 术后排尿功能和性功能障碍　术中损伤支配膀胱和性功能的盆腔自主神经丛，可能导致术后排尿和性功能障碍，预防的方法就是在术中沿着Toldt间隙和Waldeyer筋膜前间隙的无血管平面解剖，游离直肠侧前方的时候注意保护血管神经丛。

5. 异物感　罕见的患者在应用人工网片后有直肠和骶尾区的异物感，尤其是有精神敏感型的患者，需要注意。

【述评】　直肠脱垂手术方式种类较多，可以经腹或经会阴入路进行直肠复位固定或者切除手术。虽有多种外科方案治疗功能失调，没有一种方法可以100%的成功治愈。目前尚无充足的资料认可一个理想的方法。适当地选择患者，有充分的资料支持使用微创的治疗方法。而正确的临床判断和患者选择上严格的标准是手术成功的关键要素。

腹腔镜手术和开腹手术在治疗原则上没有根本性的差异。当外科医生完成学习周期，能熟练使用器械在腹腔镜下完成盆腔内的手术操作，对患者所带来的好处无疑是巨大的。在本手术中主要体现在微创、美观、并发症少、住院时间短等方面。但是不熟练的医生给患者带来的潜在危害也是致命性的。所以，对于直肠脱垂这类良性疾病，在选择腹腔镜手术的时候需要根据自己的技术水平和条件，慎重而为。

评价直肠脱垂术后治疗效果，不仅仅是并发症及复发率，还包括功能的评估。直肠固定手术后增加了

患者便秘的风险。为了避免患者不满意，术前充分告知很重要。研究认为，引起便秘的高危因素主要有：40岁以下；人工网片的使用；直肠侧韧带的分离；直肠前固定等。但是腹腔镜下进行直肠固定手术，便秘的风险却大大降低。每一种直肠固定术后的复发率具体不清楚。直肠缝合固定并分离直肠侧韧带的复发率为2%~6%，然而保留直肠侧韧带时复发率达10%。所以，对于直肠脱垂，符合生理学上的治疗方法（如保留侧韧带）却有相当高的复发率，而较少适合生理学的手术方式（切断侧韧带）的复发率较低。

对于老年直肠脱垂伴有盆腔多脏器脱垂（膀胱、子宫）或盆底下降的患者，单纯行直肠固定效果不好，涉及整个盆腔脏器的悬吊复位，请阅读参考其他文献。

（李恒爽）

## 参 考 文 献

1. Kariv Y, Delaney CP, Casillas S, et al. Long-term outcome after laparoscopic and open surgery for rectal prolapse: a case-control study. Surg Endosc, 2006, 20: 35-42.

2. Samuel PK, Kwok, FRCS, et al. Laparoscopic reclopexy. Dis Colon Rectum, 1994, 37: 947-948.

3. Rose J, Schneider C, Scheidbach H, et al. Laparoscopic treatment of rectal prolapse: experience gained in a prospective multicenter study. Langenbecks Arch Surg, 2002, 387: 130-137.

4. Madbouly KM, Senagore AJ, Delaney CP, et al. Clinically based management of rectal prolapse. Surg Endosc, 2003, 17: 99-103.

5. Heah SM, Hartley JE, Hurley J, et al. Laparoscopic suture rectopexy without resection is effective treatment for full-thickness rectal prolapse. Dis Colon Rectum, 2000, 43: 638-643.

6. Baker R, Senagore AJ, Luchtefeld MA. Laparoscopic-assisted vs. open resection. Rectopexy offers excellent results. Dis Colon Rectum, 1995, 38: 199-201.

7. Aitola PT, Hiltunen KM, Matikainen MJ. Functional results of operative treatment of rectal prolapse over an 11-year period: emphasis on transabdominal approach. Dis Colon Rectum, 1999, 42: 655-660.

8. Zittel TT, Manncke K, Haug S, et al. Functional results after laparoscopic rectopexy for rectal prolapse. J Gastrointest Surg, 2000, 4: 632-641.

9. Marusch F, Gastinger I, Schneider C, et al. Experience as a factor influencing the indications for laparoscopic colorectal surgery and the results. Surg Endosc, 2001, 15: 116-120.

10. 李英超. 腹腔镜辅助下盆底腹膜带直肠悬吊术治疗儿童完全性直肠脱垂. 中国微创外科杂志, 2009, 9(7): 582-584.

11. 于波. 腹腔镜直肠悬吊术治疗直肠脱垂的临床疗效观察. 临床军医杂志, 2012, 40(4): 957-958.

# 第44章　直肠肛管损伤手术

## 第一节　直肠损伤手术

随着严重创伤救治水平的提高,尤其是创伤体系建设进步、液体复苏和抗生素进展、伤后确定性手术处理时间缩短、麻醉技术提高等,近30余年来结直肠损伤的救治水平有了明显进步,但仍存在并发症发生率高(15%~75%)、腹膜外结直肠损伤漏诊率高、不按照循证医学证据仍过多选用转流造口手术等问题。结直肠损伤的危害包括早期的出血和后期因粪便污染而导致的感染并发症,治疗的关键是早期确定性手术。

### 一、经腹直肠损伤一期修补术

【概述】　一期修补手术是建立在伤后迅速送入医院行确定性手术的基础上。

【适应证】

1. 腹膜内段直肠损伤,不超过25%周径;
2. 受伤距手术时间在6~8小时以内;
3. 粪便外溢少,腹腔污染较轻,如肠镜电切或手术时损伤者;
4. 单纯直肠损伤,未合并其他脏器损伤。

【禁忌证】

1. 腹膜内段直肠损伤超过25%周径,或腹膜外直肠损伤者;
2. 贯通伤或火器伤,有肠壁缺损,邻近的多处损伤;
3. 受伤距手术时间在8小时以上,污染重;
4. 伴随其他脏器损伤,合并休克,或有并存病等。

【术前准备】

1. 建立静脉通道及复苏　对于血流动力学不稳定者,应建立两根静脉通道,出血控制前采用限制性复苏策略。

2. 应用广谱抗生素　直肠损伤易发生感染并发症,应尽早应用头孢类广谱抗生素和甲硝唑。

3. 留置尿管　常规留置尿管,既有利于观察尿量,也便于术中排空膀胱显露直肠。

4. 皮肤准备　应准备腹部和会阴部皮肤。

【麻醉】　全身麻醉。

【体位】　怀疑直肠损伤,应采用截石位。

【手术步骤】

1. 切口　常选用正中切口,可彻底探查腹腔内所有部位、能快速切开和缝合,创伤较小。也可经腹直肌探查切口。

2. 控制出血　入腹后首先清除腹腔积血,采取填塞、压迫等方法暂时性控制出血,然后根据出血原因行损伤血管结扎、损伤实质脏器切除等确定性止血措施。

3. 探查　控制出血后应有序地探查全腹腔脏器,诊断损伤部位,控制腹腔污染。根据腹腔损伤情况和患者的全身情况,完成各损伤脏器处理、重建,或行损害控制性手术。

4. 直肠损伤处理　显露盆腔,发现直肠损伤后,完成全腹腔探查和处理后,阻断乙状结肠,冲洗盆腔;清除肠壁破口周边缺乏生机的创缘,细丝线横行全层间断缝合肠壁裂口,加浆肌层缝合包埋(图44-1)。

5. 腹腔冲洗及引流　根据污染情况,6~9L加热到体温的温生理盐水冲洗腹盆腔,修补处附近放置引流管(图44-2)。更换手套后关闭腹膜,冲洗切口,逐层关腹。

【术中注意事项】

1. 出血控制后,或无腹腔内大出血时,应系统

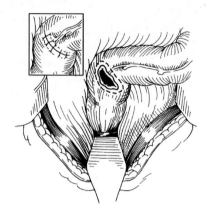

图 44-1 间断缝合肠壁裂口

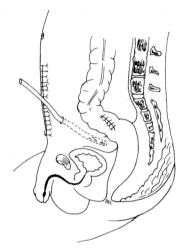

图 44-2 修补处放置引流管

探查腹腔脏器,探查结直肠应从盲肠至直肠,不能满足于找到一、二处损伤,任何遗漏都会导致功亏一篑的严重后果。

2. 当发现直肠穿孔时,可暂时连续缝合关闭破口。然后继续系统探查,最后进行修补。子弹或弹片造成直肠肠管前壁穿破时,或腹膜后血肿、水肿等,应切开直肠侧腹膜,探查直肠侧壁及系膜。

3. 术毕应扩肛至 4 指,使术后短期内肛门括约肌保持松弛状态,便于直肠内气体和粪便随时排出,保持肠腔空虚和低压状态,以利缝合处愈合。

【术后处理】

1. 监护及复苏 直肠损伤术后应常规监测生命体征,积极复苏,维持血流动力学稳定。

2. 维持水电解质平衡及营养支持 肠道功能恢复后进流质饮食,逐渐过渡到正常饮食。

3. 感染防治 常规应用头孢类广谱抗生素和甲硝唑。

4. 引流管护理 术后进食排便,确定直肠修补处无瘘后拔出引流管。

## 二、经腹直肠损伤修补、乙状结肠去功能性造口术

【概述】 结肠造口是使降低直肠损伤死亡率简单、可靠和安全的经典方法,去功能性乙状结肠造口的目的是粪便转流,保证损伤修复处愈合,减轻腹腔内感染,避免术后修补处或吻合口瘘等。经腹直肠损伤修补、乙状结肠去功能性造口术适用于具备一期修补条件,又可能发生瘘者。具有操作容易、还纳简单等优点。

【适应证】

1. 直肠损伤不超过25%周径,包括腹膜内段或腹膜外段直肠;

2. 伤后至确定性手术时间超过 8 小时、腹腔污染重,或合并其脏器损伤等不适合行单纯一期修补者。

【禁忌证】 腹膜内段或腹膜外段直肠损伤超过25%周径,或贯通伤、火器伤,应行损伤段切除而不是修补。

【术前准备】 同经腹直肠损伤一期修补术。

【麻醉】 全身麻醉。

【体位】 怀疑直肠损伤,应采用截石位。

【手术步骤】

1. 切口、控制出血、探查及直肠损伤处理 同经腹直肠损伤一期修补术。

2. 乙状结肠去功能性造口 可根据具体情况选择应用以下 3 种方式。

(1) 标准式袢式造口:分离乙状结肠外侧粘连,作 5cm 左下腹麦氏切口逐层切开腹壁,经此切口将松解的乙状结肠提出,用一玻璃管穿过外置肠管系膜(图 44-3),或经系膜切口缝合两侧腹膜(或一并缝合筋膜),支撑外置肠管,不用支撑棒有利于术

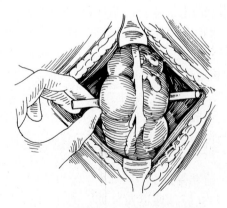

图 44-3 外置乙状结肠,插入玻璃管

后造口袋安置,避免粪便污染腹腔。将肠壁与腹壁筋膜层固定数针(图 44-4)。可一期沿结肠带切开结肠,将肠壁与皮肤缝合;也可二期肠功能恢复后切开肠壁完成造口。

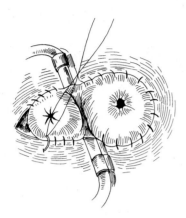

图 44-4　肠管与腹膜层缝合固定

(2) 远端肠道关闭法袢式造口:操作同标准袢式造口,但需关闭袢式结肠造口的远侧端,达到完全转流(图 44-5)。

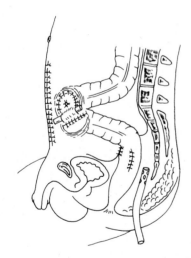

图 44-5　远端肠道关闭法襻式造口术

(3) 双腔造口:近端乙状结肠端式造口与左下腹,远端乙状结肠黏膜瘘做于剖腹切口下端。

3. 腹腔冲洗及引流　根据污染情况,6～9L 加热到体温的温生理盐水冲洗腹盆腔,修补处附近放置引流管。更换手套后关闭腹膜,冲洗切口,逐层关腹。

【术中注意事项】

1. 出血和污染控制、扩肛　同经腹直肠损伤一期修补术。

2. 避免内疝　自左麦氏切口提出乙状结肠保护性造口,应关闭乙状结肠系膜与侧腹壁之间的腹膜间隙,避免内疝发生。

【术后处理】

1. 监护及复苏等　同经腹直肠损伤一期修补术。

2. 乙状结肠造口护理　应观察造口结肠的血供,并安置造口袋。完全松解乙状结肠避免张力状态下提出乙状结肠是避免其回缩的关键,支撑棒应确保无回缩可能后拔出,通常 1 周左右。

3. 乙状结肠造口还纳　术后 3～6 个月,全身情况恢复,无切口感染并发症,肠镜、钡灌肠证实修补处愈合无狭窄,可行乙状结肠造口还纳术恢复肠道的连续性。

## 三、损伤直肠切除、远端关闭、近端乙状结肠端式造口术

【概述】　也称 Hartmann 手术,用于直肠有严重、广泛的损伤,修补有危险,可能发生盆腔并发症时。但切除过多则增加二期还纳时的难度。

【适应证】

1. 直肠破损严重,无法修补者,如破裂口超过25% 周径,多处损伤,或毁损伤等;

2. 爆炸伤造成直肠损伤范围广泛,无法修补者。

【禁忌证】　若合并肛管损伤,则应行经腹会阴切除。

【术前准备】　同经腹直肠损伤一期修补术。

【麻醉】　全身麻醉。

【体位】　怀疑直肠损伤,应采用截石位。

【手术步骤】

1. 切口、控制出血、探查　同经腹直肠损伤一期修补术。

2. 直肠损伤处理　游离损伤段直肠,裸化远近端预切处,于损伤部位以下以切割缝合器切断肠管,或切断后手法两层缝合关闭远侧直肠断端;切断直肠近端,移出切除的损伤段直肠。

3. 乙状结肠端式造口　于左下腹麦氏点为中心切除5cm 直径的皮肤,逐层切口腹壁形成通过两指的隧道,将近端乙状结肠提出腹壁造口。

4. 腹腔冲洗及引流　根据污染情况,6～9L 加热到体温的温生理盐水冲洗腹盆腔,修补处附近放置引流管(图 44-6)。更换手套后关闭腹膜,冲洗切口,逐层关腹。

【术中注意事项】

1. 出血和污染控制、扩肛　同经腹直肠损伤一

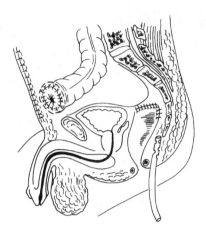

图 44-6 损伤直肠切除、远端关闭、
近端乙状结肠端式造口术

期修补术。

2. 避免内疝 自左麦氏切口提出乙状结肠保护性造口,应关闭乙状结肠系膜与侧腹壁之间的腹膜间隙,避免内疝发生。也可采用经腹膜外隧道提出乙状结肠的方法,但还纳时难度进一步增加。

【术后处理】

1. 监护及复苏等 同经腹直肠损伤一期修补术。

2. 乙状结肠造口护理 应观察造口结肠的血供,并安置造口袋,避免造口并发症。

3. 乙状结肠造口还纳 术后 3~6 个月,全身情况恢复,无切口感染并发症,肠镜、钡灌肠证实修补处愈合无狭窄,可行乙状结肠造口还纳术恢复肠道的连续性。如果直肠远断端在腹膜返折以下,应术前插置两侧输尿管导管,便于术中判断避免损伤输尿管。

## 四、腹膜外直肠损伤手术

【概述】 腹膜外直肠损伤的基本手术方式为去功能性结肠造口,可根据具体情况选择标准式袢式造口、远端肠道关闭法袢式造口、双腔造口、Hartmann 手术或经腹会阴直肠切除后永久性乙状结肠造口。对腹膜外直肠损伤应非常慎重的选用一期修补,适应证仅为术前已行肠道准备的盆腔、会阴盆底手术中意外损伤者,并且术后严密观察一旦发生瘘应及时行近侧肠道去功能性造口。根据情况选择性应用骶前引流、远侧直肠灌洗和直肠伤口修补。对于经腹途径难以显露的伤口,则不强求一定直接修补,只要转流彻底、感染得到控制,未经修补的直肠创伤,除毁损伤外,一般都能自行愈合。

【适应证】 腹膜返折以下直肠损伤者。

【禁忌证】 若合并肛管损伤,则应行经腹会阴切除。

【术前准备】 同经腹直肠损伤一期修补术。

【麻醉】 全身麻醉。

【体位】 应采用截石位。

【手术步骤】

1. 切口、控制出血、探查 同经腹直肠损伤一期修补术。

2. 乙状结肠去功能性造口 是必需的基本方法,直肠损伤修补后造口方法同经腹直肠损伤修补、乙状结肠去功能性造口术;直肠损伤段切除后的造口方法同损伤直肠切除、远端关闭、近端乙状结肠端式造口术。

3. 直肠损伤处理 对腹膜外直肠损伤应非常慎重的选用一期修补,适应证主要为术前已行肠道准备的盆腔、会阴盆底手术中意外损伤者。应强调对局部修补不满意、高危险的患者仍需行结肠造口。

(1) 直肠损伤处修补:适用于①容易显露的损伤处;②在暴露探查周围脏器如膀胱、髂内血管、阴道时,同时发现的损伤;③伴泌尿生殖系统损伤时,应修补以避免直肠尿道瘘、直肠阴道瘘发生。

1) 经腹直肠伤口修补:当发现腹膜返折的后下方有积血或粪样污染时,可切开腹膜返折处探查直肠段有无损伤破口,如发现裂口,应采用细丝线两层间断缝合,较长的纵形缝合修补可能导致直肠狭窄,应力争横形缝合。修补后,于肠壁外放置引流管,关闭盆底腹膜切口使引流管和伤口位于腹膜外。

2) 经会阴直肠修补:适用于会阴部开放性损伤并伴直肠和肛门括约肌损伤者;在完成腹腔探查、乙状结肠去功能性造口后,关闭腹部切口。在尾骨前方切开肛尾韧带达骶骨前间隙,对直肠破口采用全层及肌层的两层间断缝合修补(图 44-7)。如显露困难可将尾骨切除以扩大手术野,便于直肠伤口的修补。彻底冲洗术野,放置引流管,关闭切口。

3) 经肛管直肠修补:直肠下段的黏膜浅表裂伤出血量大者,可经肛管缝合直肠黏膜损伤处、止血。

(2) 直肠损伤段切除:游离损伤段直肠,裸化远近端预切处,于损伤部位以下以切割缝合器切断肠管,或切断后手法两层缝合关闭远侧直肠断端;切断直肠近端,移出切除的损伤段直肠。

4. 远侧直肠灌洗 直肠损伤时,造口远侧肠腔内有较多粪便时,可行远侧直肠灌洗。灌洗时充分扩张肛管至 4~6 指,或经肛管插入大号肛管,通过直肠近端或肛管灌入生理盐水,冲洗存留于肠腔内

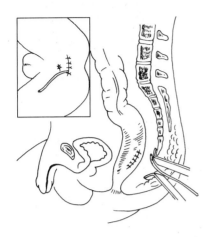

**图 44-7　经会阴直肠修补骶前引流术**

的粪便,直至直肠空虚、清洁为止,需灌洗液 2 ~ 9L,可最后加用碘伏溶液。灌洗时注意保护术野避免污染,若成形粪便较多,可先挤出或掏出远端直肠内粪便,再用生理盐水冲洗

5. 腹腔冲洗及引流　根据污染情况,6 ~ 9L 加热到体温的温生理盐水冲洗腹盆腔。在完成直肠损伤修补、结肠造口后,腹膜内段直肠损伤修补后可于伤口旁留置单腔管引流经腹壁另戳孔引出。引流管也可经尾骨前切口引出,方法是在尾骨尖前缘作3 ~ 5cm 的小切口,切开肛尾韧带,经肛门括约肌与尾骨间,用手指或血管钳钝性分离进入直肠后、骶前间隙,也可放置 Penrose 引流或橡皮引流管。更换手套后关闭腹膜,冲洗切口,逐层关腹。

【术中注意事项】

1. 出血和污染控制、扩肛　同经腹直肠损伤一期修补术。

2. 避免内疝　自左麦氏切口提出乙状结肠保护性造口,应关闭乙状结肠系膜与侧腹壁之间的腹膜间隙,避免内疝发生。也可采用经腹膜外隧道提出乙状结肠的方法,但还纳时难度进一步增加。

3. 大网膜间置　为减少、避免术后发生直肠膀胱瘘、直肠尿道瘘或直肠阴道瘘,有学者推荐修补后,在直肠与其他脏器之间填塞大网膜的方法。

4. 取出异物　探查直肠破口时,如有异物或碎骨片等,应完全取出。

5. 是否显露腹膜外段直肠　腹膜外段直肠损伤由于显露困难,需游离大部分直肠,一律要求修补损伤破裂口,技术上有时难以达到,并可能增加感染并发症,故是否修补直肠伤口仍有争议。对于经腹途径难以显露的伤口,不强求一定要直接修补,只要转流彻底、感染得到控制,未经修补的直肠损伤,除毁损伤外,一般都能自行愈合。

6. 是否灌洗远侧直肠　远侧直肠灌洗可减少直肠内细菌的数量,避免术后粪便干结形成肠石,或直肠破口未缝合时持续性污染。但灌洗液可能流入直肠周围间隙,导致感染并发症,一直以来对远侧直肠灌洗的争议较大。事实上多数直肠损伤者直肠相对空虚,取截石位时大多数粪便可手法掏出,常可避免直肠灌洗。有学者认为由于花费较长时间、患者需取截石位和操作麻烦,提出远侧直肠灌洗仅用于直肠破裂口大和高能武器损伤时。

7. 放置引流管　直肠腹膜外伤口行经腹修补者、已形成肛提肌上方的直肠周围感染或脓肿时可于骶前留置双腔或单腔引流管,引流管可经腹膜外于腹部另戳孔引出,也可经尾骨前肛门后做切口引出;未行修补者、骶前间隙行广泛分离者,应留置骶前引流,若盆底腹膜未切开,可经尾骨前切口安置。

【术后处理】

1. 监护及复苏等　同经腹直肠损伤一期修补术。

2. 乙状结肠造口护理及还纳　同损伤直肠切除、远端关闭、近端乙状结肠端式造口术。

3. 拔出　引流管通常于术后 5 ~ 10 天拔除。

## 五、直肠肛管毁损伤经腹会阴直肠肛管切除、乙状结肠造口术

【概述】　即 Miles 手术,用于肛管、肛门括约肌、腹膜外直肠严重毁损伤时,有报道用于直肠癌合并直肠损伤者。

【适应证】　①会阴部严重损伤;②直肠、肛管及肛门括约肌重度毁损伤,手术无法修复肛门括约肌功能者。

【禁忌证】　临床上应充分考虑到永久性结肠造口对患者术后生活质量的影响,本术式禁用于未确定直肠肛管损伤无法修复时。

【术前准备】　同经腹直肠损伤一期修补术。

【麻醉】　全身麻醉。

【体位】　应采用截石位。

【手术步骤】　同经腹会阴直肠癌根治术。

【术中注意事项】　同经腹会阴直肠癌根治术。

【术后处理】　同经腹会阴直肠癌根治术。

(张连阳)

## 参 考 文 献

1. Woo K,Wilson MT,Killeen K. et al. Adapting to the changing paradigm of management of colon injuries. Am J Surg,2007,

194(6):746-749.

2. Maxwell RA, Fabian TC. Current management of colon trauma. World J Surg,2003,27:632-639.

3. American College of Surgeons, Committee on Trau-ma. Advanced trauma life support for doctors:student manual. 6th

ed. Chicago:First Impression,1997.

4. Bircher M. Rectal perforation in unstable pelvic fractures:the use of flexible sigmoidoscopy［letter］. Injury,2003,34:247.

5. 张连阳. 结直肠损伤. 创伤外科杂志,2012,14(3):287-289.

# 第二节　肛管损伤手术

临床上,肛管直肠损伤不多见,占腹部外伤的0.5%～5.5%,但肛管直肠损伤的合并伤约为56.2%～79.6%,常伴有骨盆骨折、尿道断裂、膀胱损伤、子宫破裂以及盆腔大出血等。由于肛管直肠局部解剖结构特殊,一旦发生损伤,伤情往往较为复杂。如不及时作出明确诊断,采取果断的治疗措施,感染极易扩散到肛管直肠周围间隙,可引起脓毒血症,或将直接影响肛门直肠的功能修复,出现肛门狭窄、大便失禁等,常会造成不良后果,甚至危及生命。肛管直肠损伤是临床上一个非常复杂的问题,因其原因、部位、症状不同,处理方法各异,没有固定疗法和定型手术。

治疗原则:彻底清创、仔细止血、充分引流、预防感染。手术时尽可能地保留健康组织,避免括约肌再损伤,要尽可能修复肛门括约肌,防止肛管括约肌进一步损伤及感染扩散,减少并发症和死亡率是治疗关键。

对于肛门括约肌是否损伤,以及损伤的程度与功能状态,应作出正确评估。不伴有肛门括约肌损伤的轻度肛管损伤,如肛管壁的擦伤、伤口小、轻度裂伤且污染轻者,应彻底清创,考虑行单纯缝合;如损伤范围大、局部污染重,已形成肛门直肠周围脓肿者,彻底清创,创面开放引流。伴有括约肌损伤的肛管损伤患者伤情往往比较复杂,术后并发症多,治疗困难,治疗前需认真评估括约肌损伤的程度和范围,建议常规行经直肠腔内超声及肛管直肠压力测定检查。单纯的括约肌损伤如果伤口小、污染轻、就诊时间早,可以一期修补而不用肠造口;如果就诊时间晚,则需要根据伤口情况选择一期修补或延迟修补。对于肛管损伤较重、伤口深,同时伴有肛门括约肌损伤,但括约肌收缩力尚好者,可考虑括约肌断端修补。如果有其他合并外伤、污染严重者,建议行肠造口术,同时清创引流,待伤口愈合后,再择期行括约肌修补术。对于损伤严重者,如直肠和肛门括约肌几乎完全破损无法修复,或直肠穿透性损伤伴骨盆骨折是应考虑直肠全切并行永久性乙状结肠造口。

## 一、清创缝合术

【适应证】　对于轻度肛管损伤,伤口小、污染轻者,可行单纯清创缝合。

【术前准备】

1. 查血常规、出血和凝血时间。

2. 维持营养及水电解质平衡,尽早手术。

3. 肛门周围备皮。

4. 术前排净大小便。

【麻醉】　连续硬膜外或全麻。

【体位】　截石位。

【手术步骤】

1. 肛管会阴部损伤应早期彻底清创,用3%过氧化氢溶液、生理盐水反复冲洗伤口及创腔,进行彻底清创。

2. 用剪刀最大限度去除坏死组织和异物。

3. 清创后,如单纯性肛门括约肌断裂者,可用2-0可吸收线将括约肌断端按层次缝合,放置橡皮条引流。

4. 用4号丝线间断缝合肛管皮肤,尽量注意保持完整的肛门外形。

【术中注意事项】

1. 伤口及创腔反复冲洗,进行彻底清创。

2. 最大限度去除坏死组织和异物。

3. 尽可能保留或减少肛门括约肌的损伤。

【术后处理】

1. 术后禁食3天。全身应用抗生素7天。

2. 加强全身支持疗法,注意水与电解质的平衡。

3. 保持大便通畅,予润肠通便药物,协助排便。

4. 术后7～10天拆线。

5. 定期扩肛,加强肛门功能锻炼。

【并发症】　肛周脓肿、肛瘘、盆腔感染、肛门失禁、肛管直肠狭窄等。

## 二、清创引流术

【适应证】　适用于肛管、肛门周围损伤范围大、局部感染较重已形成脓肿者。

【禁忌证】　肛门括约肌严重损伤。

【术前准备】

1. 查血常规、出血和凝血时间。

2. 维持营养及水电解质平衡,尽早手术。

3. 肛门周围备皮。

4. 术前排净大小便。

【麻醉】　长效局麻或简化骶管麻醉。

【体位】　截石位、患侧卧位。

【手术步骤】

1. 彻底冲洗伤口,清除坏死组织和异物。

2. 在感染中心位置或波动明显处,做放射状切口或弧形切口,因病位不同略有差异,切口与脓肿等大。

3. 切开后常有脓液溢出,再插入血管钳撑开切口,大量脓血排净后,分离其间隔组织,以利引流。

4. 大量脓血排净后,用3%过氧化氢溶液、生理盐水依次冲洗脓腔。

5. 清除病变部位坏死组织和异物,修剪切口,使其引流通畅。

6. 冲洗脓腔,放置胶胶管引流(图44-8)。填以纱布,包扎固定。

7. 若感染部位与肛管相通时,可在肛管破溃位置、齿状线处寻找内口,引入橡皮筋,内外两端橡皮筋合拢,丝线结扎(图44-9)。

【术中注意事项】

1. 局限性小感染行放射状切口,弥漫性大感染行弧形切口,切口和感染病位等大。

2. 彻底分离脓腔后用3%过氧化氢溶液、生理

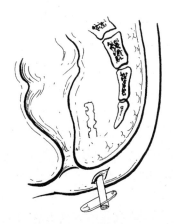

图 44-8　放置引流管

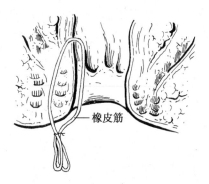

图 44-9　挂入橡皮筋

盐水先后冲洗脓腔,可去污消毒、清洁创面。

3. 橡胶引流管位置最好放置在脓腔最深处,以利引流。

4. 切忌用刀切开肛提肌、肛尾韧带。以免损伤肌纤维、阴部内动脉。

5. 行高位脓肿切开时,示指伸入直肠内作引导,用止血钳钝分离,以免损伤直肠。

6. 在齿状线处寻找内口时动作要稳准轻柔,挂线要与在脓肿最高点、探针与示指间最薄处穿透。切忌盲目用探针穿通直肠黏膜导致假内口。

【术后处理】

1. 术后禁食3天,全身应用抗生素。

2. 加强全身支持疗法,注意水与电解质的平衡。

3. 术后7天左右拔出引流管。

4. 便后痔疾洗液坐浴熏洗。

5. 定期扩肛,加强肛门功能锻炼。

【并发症】　肛周脓肿、肛瘘、肛门失禁、肛管直肠狭窄等。

## 三、肛管损伤缝合修补术

对于肛管损伤较重、伤口深,同时伴有肛门括约肌损伤,但括约肌收缩力尚好者。单纯清创缝合无法达到理想的治疗效果,用可吸收线一期彻底清创缝合,放置引流,括约肌断端修补多可成功。

【适应证】　肛管损伤较重、伤口深,同时伴有肛门括约肌损伤,但括约肌收缩力尚好者。

【禁忌证】

1. 损伤的肛门括约肌已萎缩或纤维化,术中难以寻找或难以修补者。

2. 肛门括约肌损伤伴伤口感染者。

【术前准备】

1. 查血常规、出血和凝血时间。

2. 术前3天进半流食,术前1天进流食,术晨禁食。

3. 术前晚及术晨各清洁灌肠一次。

4. 术前3日起口服抗生素卡那霉素1g,甲硝唑0.4g,每日3次。

5. 检查肛门收缩功能,探明括约肌断端位置。

6. 若伤口有感染,应在感染控制后6～12个月内修补,以免肌肉萎缩。

7. 维持营养及水电解质平衡,尽早手术。

【麻醉】　连续硬膜外或全麻。

【体位】　截石位。

【手术步骤】

1. 用3%过氧化氢溶液、生理盐水彻底清洗创口。

2. 去除缺乏生机的肛管壁裂口创缘坏死组织和异物,尽可能地保留健康组织。

3. 将皮瓣向肛门侧翻开,显露肛门括约肌,寻找其断端,游离内、外括约肌的两断端(图44-10)。保留断端上的部分结缔组织,使缝合时不易撕裂肌纤维。

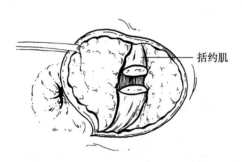

图44-10　游离内、外括约肌的两断端

4. 用两把组织钳夹住内、外括约肌的断端,用丝线或肠线端对端褥式缝合内括约肌瘢痕组织断端,用重叠褥式缝线固定外括约肌瘢痕组织断端,使肛门可伸入示指(图44-11)。

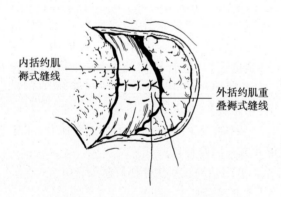

图44-11　褥式缝合修补括约肌

5. 用2-0可吸收线缝合黏膜和周围组织,用丝线间断缝合皮下及皮肤切口,切口内置引流管(图44-12)。

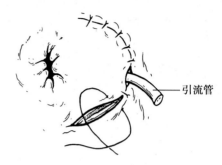

图44-12　缝合皮肤切口

【术中注意事项】

1. 分离括约肌断端时,注意勿损伤肛管壁。

2. 缝合括约肌断端,缝线不宜过多和太紧,以免引起肌肉断端坏死和感染。

3. 重建肛门皮肤时,缝合务必确切,以防形成肛瘘。

【术后处理】

1. 术后流食2天,后改半流食3天,逐渐给少渣饮食。

2. 给予静脉补液内加抗生素,3～5天,防止感染。

3. 术后5～7天内拔除引流管。

4. 控制大便5天可以大便。予润肠通便药物,协助排便。

5. 术后皮肤7～10天拆线。

【并发症】　肛管直肠狭窄、肛门失禁、盆腔脓肿、肛瘘等。

## 四、重度会阴裂伤修补术

【概述】　会阴裂伤按损伤程度可分为四度,具体分为:Ⅰ度:仅阴道上皮损伤;Ⅱ度:会阴肌肉损伤,但不包括肛门括约肌;Ⅲ度:会阴损伤累及肛门括约肌复合体,肛门内括约肌和外括约肌均撕裂,但肛门直肠黏膜完整;Ⅳ度:会阴损伤累及肛门括约肌复合体以及肛门直肠黏膜,肛门、直肠和阴道完全贯通,直肠肠腔外露。会阴Ⅲ度和Ⅳ度裂伤称之为重度会阴裂伤,其发生率为0.6%～20%。多因分娩时或分娩后未及时修补或修补失败造成。会阴Ⅲ～Ⅳ度裂伤是阴道分娩的严重并发症,如不及时行括约肌修补术或处理不当,影响排便功能,导致肛门失禁、阴道直肠瘘、阴道膨出和阴道松弛等并发症，给患者带来巨大的痛苦，严重影响患者的生活质量。

手术目的是修补撕裂的肛门括约肌、肛提肌，重建会阴体，以控制大便和排气，恢复正常的肛门功能和阴道功能，提高生活质量。

【适应证】

1. 用于会阴Ⅲ～Ⅳ度裂伤。

2. 会阴陈旧裂伤，阴道口松弛伴性生活不满意者。

【禁忌证】　会阴Ⅰ～Ⅱ度裂伤。

【术前准备】

1. 术前 3 天开始进食少渣半流食、流食、禁食各 1 天。

2. 术前口服甲硝唑 0.2～0.4g，一日 3 次，连服 3～5 天，抑制肠道细菌。

3. 术前 3～5 天每日坐浴，术前 1 天阴道冲洗，冲洗后置阴道栓 1 枚，以保持会阴清洁。

4. 术晨口服舒泰清或清洁灌肠，保持肠道清洁。

【麻醉】　硬膜外麻醉或双阻滞麻醉。

【体位】　截石位。

【手术步骤】

1. 诊断为会阴Ⅲ度或Ⅳ度裂伤后，仔细检查裂伤部位、裂口长度、辨认解剖层次关系，将伤口用生理盐水冲洗，碘伏消毒，重铺无菌单。

2. 阴道内放入带尾纱布堵塞，有明显出血的地方可用 3-0 号可吸收线结扎。修剪裂伤边缘，行"Ω"形切口（图 44-13）。

3. 用组织钳在皮下仔细寻找肛门括约肌断端。用两把组织钳挟持断裂的直肠阴道壁末端，可见因肛门括约肌撕断退缩后的两个小凹陷，此处即为断裂的肛门括约肌的断端。

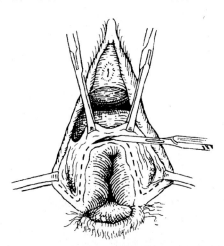

图 44-13　"Ω"形切口

4. 提起阴道壁的边缘，用组织剪刀尖部贴阴道黏膜下向上分离阴道直肠间隙，沿正中线纵行剪开阴道后壁至适当高度（图 44-14）。

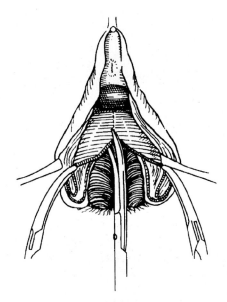

图 44-14　纵行剪开阴道后壁

5. 向两侧分离阴道黏膜瓣，显露出肛提肌及肛门括约肌的两侧断端（图 44-15）。

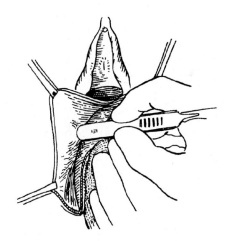

图 44-15　分离阴道黏膜

6. 用 2-0 号可吸收线，细圆针间断重叠的方法先缝合直肠前壁撕裂处。第一针应于裂口顶端上方 0.5cm 处缝合，缝合间距约 0.5cm，间断缝合撕裂的直肠壁（图 44-16）。缝合时不能穿透直肠黏膜，并注意缝合阴道直肠筋膜，重建及加固阴道直肠隔膜。

7. 用组织钳自两侧凹陷处夹取肛门括约肌断端，向前方和内侧牵拉，拉拢后用 7 号丝线间断缝合肛门括约肌断端 2～3 针，重叠部分被包埋（图 44-17）。

473

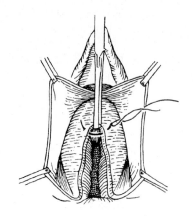

图 44-16  间断缝合直肠壁

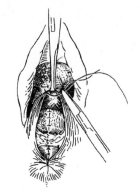

图 44-19  缝合阴道黏膜

10. 用 2-0 可吸收线间断缝合皮下组织及会阴皮肤(图 44-20)。

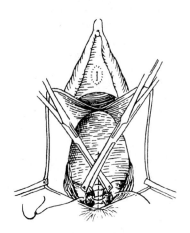

图 44-17  缝合肛门括约肌断端

8. 用左手另戴手套插入肛门做指导,用 7 号丝线或 1 号不吸收缝线间断缝合肛提肌 2~3 针,使损伤的肛提肌修复(图 44-18)。

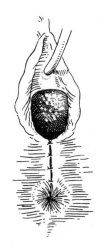

图 44-20  缝合会阴皮肤

11. 手术完毕后,取出阴道纱布块,示指放入肛门内检查肛门括约肌收缩力及有无缝线穿过直肠黏膜。

【术中注意事项】

1. 保证会阴重度裂伤修补成功之关键在于术前充分的肠道准备,术前 3 天开始进少渣饮食;并口服甲硝唑 0.2~0.4g,一日三次;术前禁食,术前清洁灌肠。

2. 术时外阴阴道及裂伤处彻底消毒,之后在裂伤肠管上方放置干棉球,避免肠内容物排除污染伤口。

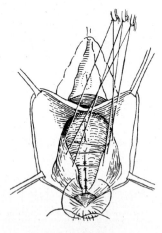

图 44-18  缝合肛提肌

9. 剪除多余的阴道黏膜,用 1 号可吸收线缝合裂伤无效腔,间断缝合阴道黏膜(图 44-19)。注意新会阴口大小,用 2 指(宽 4cm)试新形成阴道松紧度,以确定会阴体的高度。

3. 术中确定新会阴口大小十分重要,以保证两指(宽 4cm)松为度。应注意会阴体勿缝合过高,以免阴道口狭小而致性生活疼痛或困难。

4. 缝合线用合成可吸收缝线;缝合直肠壁时,缝线不应穿透直肠黏膜。

5. 缝合完毕后应常规另戴手套伸入肛门检查

直肠,缝穿者需拆除缝线重新缝合。

【术后处理】

1. 禁食 1～2 天后改无渣半流食,进食少渣半流食 5 天。

2. 控制大便,术后第 4 天晚上服缓泻剂,第 5 天开始大便。

3. 术后应用抗生素 5～7 天,预防和控制感染。

4. 术后每日常规冲洗外阴两次,并于便后及时冲洗,保持外阴清洁。

5. 给予必要的支持疗法。

6. 术后皮肤 7～10 天拆线。

【述评】　会阴撕裂修补手术成功的关键是正确解剖肛门括约肌的位置,证实无误后切实双重缝合。缝合的方法有断端吻合缝合法和断端交迭缝合法两种。妇科专家偏爱前者,而肛肠外科专家愿意选择后者。

重视修补手术前后的处理也是手术成功的因素。应避免患者在术后 3 天内排便及大便干燥,术前、术后控制患者的饮食,同时注意防止发生切口感染,术前、术后服用抗生素、加强阴道冲洗、以减少切口周围的污染。术中及手术前后的多个环节都关系到手术的成败,不可忽视。

## 五、乙状结肠造口术

肛管及肛门周围损伤感染严重,伤口过大、过深,易导致肛门括约肌修补失败,或肛门括约肌功能丧失者,常做乙状结肠造口,转流粪便,预防感染,利于伤口愈合。

【适应证】

1. 肛管及肛门括约肌重度撕裂伤者。

2. 肛管部广泛性组织缺损或坏死者。

3. 肛门括约肌功能丧失者。

4. 需转流粪便,预防性肠造口。

【手术步骤、术中注意事项、术后处理、并发症】见第 39 章结肠造口术,不再赘述。

【述评】　开放性肛管损伤诊断不难,但对闭合性损伤且肛门外无伤口者,因常被其他脏器损伤的表现掩盖,易延误诊断,有报道延误诊断率为 50%。

尽早明确诊断,制定正确治疗方案,不但可以减少并发症,而且还可避免不必要的肠造口给患者带来的痛苦。破损口的处理主要依据术者的经验、条件以及操作的方便程度,只要破损口处理得当、造口适当,预后效果良好。

(李春雨　姜可伟)

## 参 考 文 献

1. 李春雨,汪建平. 肛肠外科手术技巧. 北京:人民卫生出版社,2013.283-285.

2. 李春雨. 肛肠病学. 北京:高等教育出版社,2013.276-277.

3. 孟荣贵,喻德洪. 现代肛肠外科学图谱. 郑州:河南科学技术出版社,2003.129-131.

4. 张有生,李春雨. 实用肛肠外科学. 北京:人民军医出版社. 2009.

5. 刘新民. 妇产科手术学(第3版). 北京:人民卫生出版社,2011.591-594.

6. 丁义江. 丁氏肛肠病学. 北京:人民卫生出版社,2006.398.

7. Aigmueller T,Umek W,Elenskaia K,et al. Guidelines for the management of third and fourth degree perineal tears after vaginal birth form the Austrian Urogynecology Woeking Group. Int Urogynecol J,2013,24(4):553-558.

8. 李东冰. 肛门直肠周围脓肿的诊断与治疗. 中国临床医师,2002,30(8):9-10.

9. 邹景平,周学伟,孙万日.闭合性直肠破裂12例报告.中国普通外科杂志,2004,13(5):397-389.

10. 李晓伟,王雁,张晓伟,等. 12例会阴Ⅲ度裂伤行肛门括约肌修复术后盆底支持功能情况分析. 实用妇产科杂志.2014,30(5):342-344.

# 第45章 肛管直肠异物手术

【概述】 肛管直肠是消化管的终末端,一般异物均易自行排出体外,部分异物可在直肠肛管处存留引起肠壁损伤,造成不良后果。根据异物进入原因可分为三类:①口源性:由于不慎或精神病患者、小儿将不消化的异物吞下,如动物骨头、果核、瓜子、铁钉、纽扣、义齿等经消化道到直肠肛门,不能排出体外;②肛源性:因意外事件、医疗意外、性自慰行为、肛门瘙痒等原因,把异物塞入肛门直肠内,常见有香水瓶、可乐瓶、木棒、手电筒、灯泡等。③内源性:消化道内形成的柿石、巨大胆结石或食用大量纤维素不被吸收形成的肠石聚集在直肠(图45-1,图45-2)。

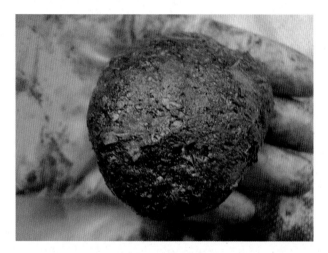

**图45-2 巨大肠石**

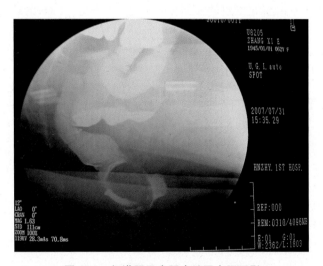

**图45-1 钡灌肠示直肠末端巨大肠石影**

肛门指诊对于异物大小、形状、位置的判断至关重要,条件允许时再配合肛门镜检查,这样可以避免使用肛门镜时将异物推向上方划伤肠壁。对于肛门指诊与肛门镜检查不满意者应选择腹部X线检查,明确异物的大小、位置以及在直肠的走向。一旦确诊异物不能自行排出,应尽早手术治疗。根据不同异物的特征灵活采取不同取异物的方法,坚持个性化治疗,同时须保持异物的完整性,是治疗本病的关键。一般异物能够成功从肛门取出,若无法单纯从肛门取出,应配合开腹联合取出。

## 第一节 经肛异物取出术

【适应证】 肛管、直肠中下段异物。

【禁忌证】

1. 严重的心、肝、肾、血液系统疾病患者。

2. 全身情况差,不能耐受手术者。

【术前准备】

1. 完善X线、血常规、心电图等术前常规检查。

2. 备齐相关器械、药物。

3. 术前6小时禁食,清洁肠道。

【麻醉】 选择局麻或椎管内麻醉。

【体位】 截石位或侧卧位。

【手术步骤】

1. 麻醉满意后,肛门部及直肠内常规消毒、铺无菌巾。

2. 扩肛　双手示指伸入肛门,动作轻柔,逐步用力,以肛内容纳六指为宜。

3. 方式选择　①异物横向刺入肠壁者,充分暴露术野后,用血管钳夹持异物末端反向拔出;②异物纵向刺入肠壁者,用血管钳夹持异物末端顺肠腔纵轴取出;③异物较长、横位卡住者,两把血管钳夹持异物两端,中间剪断后取出;④异物为果仁者,可用卵圆钳取出;⑤异物为玻璃瓶、灯泡等,表面光滑,难以夹持者,可取软质丝线网,以血管钳送入直肠套住异物上缘,向外牵拉取出或纱布包裹异物,慢慢向外牵拉取出,若有破碎,应卵圆钳轻夹碎片,逐片取出;⑥异物较大、较长者,助手可协助按压患者下腹部,向下推挤,术者用血管钳或卵圆钳夹持异物远端,顺肠腔纵轴及骶尾角方向取出,必要时切开肛尾韧带及切除部分尾骨。

4. 冲洗、止血　生理盐水冲洗,拭干,观察有无残留。直肠黏膜擦伤可用油纱压迫止血;合并黏膜下脓肿者可切开引流;创面出血较多、黏膜有撕裂伤时可缝扎止血。

【术中注意事项】

1. 充分麻醉,保持良好术野,取得患者积极配合。

2. 动作轻柔,操作谨慎,保护直肠肛管,防止增加损伤。

3. 术毕,肛门镜再次检查,防止异物残留及漏诊。

【术后处理】

1. 破伤风抗毒素常规脱敏注射。

2. 术后常规应用抗生素,预防感染。

3. 大便后及时换药,坚持提肛锻炼。

4. 有心理疾病者,积极心理治疗。

【手术并发症】

1. 直肠损伤及直肠瘘。

2. 肛门收缩功能不良,肛门失禁。

3. 术后感染形成窦道。

【述评】　术前详细询问病史,配合相关检查,充分了解异物形状、位置走向、质地、表面光滑度。术时选择合适麻醉使肛门括约肌完全松弛,操作动作轻柔,选择合理的取出方式,避免暴力,防止增加直肠肛管的损伤。术毕,再次检查,防止异物残留及漏诊。

# 第二节　腹肛联合异物取出术

【适应证】　直肠破裂或穿孔、高位肠梗阻、腹膜炎形成、直肠上端异物经肛门不能取出者。

【禁忌证】　同经肛异物取出术。

【术前准备】　同经肛异物取出术。

【麻醉】　椎管内麻醉或全麻。

【体位】　截石位或仰卧位。

【手术步骤】

1. 麻醉满意后,术区常规消毒、铺无菌巾。

2. 切口　选择腹直肌旁切口,进腹、护腹。

3. 方式选择　进腹探查:①异物表面光滑、移动度可、未穿破肠管时,通过结肠外、盆腔内辅助将异物推入直肠末端、肛管内,经肛门取出;②异物未穿破肠管、移动度差者,沿肠管纵轴切开,卵圆钳夹持取出异物,间断缝合肠管切口;③异物已穿破肠管,肠壁损伤严重、已形成腹腔污染者,异物取出后冲洗腹腔,行乙状结肠或横结肠造瘘术。

4. 关腹　逐层缝合腹膜、肌腱、皮下、皮肤。

【术中注意事项】

1. 结肠外、盆腔内辅助时动作轻柔,避免异物穿破肠管。

2. 腹腔污染严重时认真冲洗,肠管涂抹防粘连剂,防止术后肠粘连。

3. 关闭腹腔前应仔细止血。

【术后处理】

1. 破伤风抗毒素常规脱敏注射。

2. 术后常规应用抗生素,预防感染;营养支持,提供机体所需能量。

3. 手术切口常规换药至拆线。

4. 有心理疾病者,积极心理治疗。

【手术并发症】

1. 肠粘连、肠梗阻、肠破裂、腹腔感染。

2. 手术切口出血、感染、脂肪液化、裂开。

3. 造瘘口出血、水肿、狭窄、回缩、嵌顿。

【述评】 因异物位置较高,合并直肠破裂或穿孔、高位肠梗阻、腹膜炎形成,经肛门不能取出者,需开腹协助取出,进腹探查,根据具体情况选择不同术式,同时防范术后并发症的发生。

（刘佃温 杨会举）

## 参 考 文 献

1. 赵宝明,张书信. 大肠肛门病学. 上海:第二军医大学出版社,2004.
2. 何永恒,凌光烈. 中医肛肠科学. 北京:清华大学出版社,2011.

# 第46章 直肠绒毛状腺瘤手术

直肠绒毛状腺瘤也称直肠乳头状腺瘤,多见于60岁以上老年人,占腺瘤的15%。多发生在直肠,多数广基、无蒂,多为暗红色,如地毯、花坛样突出或呈菜花状,质软易碎,触之易出血、能活动。若触之固定或硬结,则提示有癌变可能。直径在2cm以上,绒毛状腺瘤容易癌变已被公认,癌变率为30%～35%,故绒毛状腺瘤为癌前病变。

治疗原则:腺瘤>2cm用手术切除,腺瘤≤2cm用内镜摘除。直肠绒毛状腺瘤手术方法有许多,目前国内常用的手术有:经肛门切除缝合术、经骶切除术、高频电圈套切除术、经腹切除术、经腹直肠前切除术及直肠腺瘤肛门镜微创手术等。

## 第一节 经肛门切除缝合术

【适应证】
1. 适用于距肛缘5～7cm扁平、广基息肉。
2. 直径在2cm以下息肉。
3. 广基绒毛状腺瘤且扩肛后暴露良好者。

【术前准备】
1. 术前行结肠镜检查,了解全结肠、直肠情况。
2. 术前取活检做病理检查。
3. 必要时可肠道、抗生素准备。

【麻醉】 简化骶麻。

【体位】 截石位。

【手术步骤】
1. 常规消毒后,扩张肛门至4指,牵开肛门,用组织钳夹住瘤体部,距息肉边缘约0.5～1cm处拟定梭形切除线(图46-1)。

2. 于拟定的切除线处切开直肠黏膜层和黏膜下层,完整切除瘤体基底部(图46-2)。

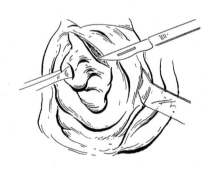

**图46-2 切除瘤体基底部达黏膜下层**

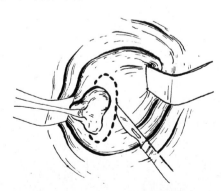

**图46-1 牵引瘤体,拟定切除线**

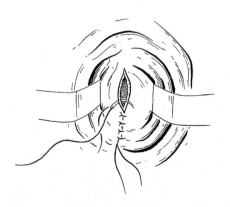

**图46-3 缝合创面**

3. 边切边缝,用 3-0 号铬肠线或 4 号丝线间断或连续缝合创面(图 46-3)。

4. 切除息肉送病理检查,检查创面有无活动性出血后,凡士林纱布填入直肠腔,包扎。

【术中注意事项】

1. 钳夹息肉根部黏膜时,要夹在息肉根部稍下方,不能夹过多正常黏膜,以免缝合后黏膜张力过大,使之裂开。

2. 为防止切除后创面回缩,边切边缝是安全的措施,既保证可靠缝合,又防止术后出血。

3. 为了防止肠黏膜广泛渗血,连续缝合针距不能过远。

4. 对广基息肉,形态不整,尤其在成年人,应考虑有恶变之可能。宜先做病理检查,排除恶变后,方可按息肉手术处理。但不宜用电灼术。

# 第二节  经骶切除缝合术

【概述】 直肠腺瘤无蒂或亚蒂,特别是绒毛状腺瘤直径>2cm 者,癌变率可达 50% 。因此,对无蒂或亚蒂直肠腺瘤要引起临床高度重视,应及早将其完全切除。内镜下切除可能出现切除不彻底,且易出现穿孔等并发症。经肛门切除直肠腺瘤切除完全,且具有创伤小,痛苦少,费用低,并发症少,手术时间短,避免做人工肛门造口术。

【适应证】

1. 直肠腺瘤距肛门 10cm 以内无蒂或亚蒂,局限于黏膜层或黏膜下层,经肛门手术有困难。

2. 息肉广基而体积较大,不易经肛门切除。

3. 复发性绒毛状腺瘤或病变固定。

4. 腹膜返折下方息肉,经腹部做切除也有困难者。

【禁忌证】 有凝血功能障碍而未纠正者。

【术前准备】

1. 纤维结肠镜检查了解全大肠,检查血糖等。

2. 术前 3 日始进少量饮食,口服肠道抗生素。

3. 术前 1 日进流食,晚清洁灌肠。

4. 术晨清洁灌肠,女性患者置尿管。

5. 有条件者大肠水疗以清洁肠道。

【麻醉与体位】 硬膜外麻醉。俯卧位,臀部垫高,两腿稍分开。

【手术步骤】

1. 取矢状切口,在骶尾部中线由骶骨下端至肛门缘上方 2cm 处作 4~6cm 切口(图 46-4)。

2. 切开皮肤、皮下,显露尾骨、肛尾韧带、肛门外括约肌及肛提肌(图 46-5)。

3. 切开尾骨骨膜,骨膜下剥离后切除尾骨,切断肛尾韧带。

4. 结扎骶中动脉,沿正中线切开肛提肌,切开直肠固有筋膜,游离直肠后组织,向两侧牵开,显露直肠后壁(图 46-6)。

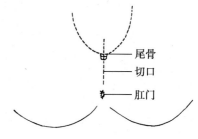

图 46-4  矢状切口

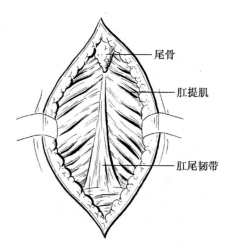

图 46-5  切开皮肤、皮下,暴露肛提肌

5. 经直肠后壁可扪及息肉,缝合悬吊后,用电刀纵向切开直肠后壁,但不切断括约肌。

6. 显露直肠息肉,距息肉边缘 0.5~1cm 于上、下、左、右 4 角上各缝 1 针做牵引,即"降落伞法"。在其外侧作横梭形切口,全层切除息肉。

7. 边切边缝,关闭创面。彻底止血后清洗直肠,横行缝合直肠后壁伤口,其黏膜、肌层和筋膜分别作间断或连续缝合(图 46-7)。

8. 冲洗骶尾部切口,缝合直肠后脂肪肛提肌,直肠后间隙置引流管,缝合皮肤切口。

【术中注意事项】

1. 尽量不要切断括约肌,若一定要切断,应先

480

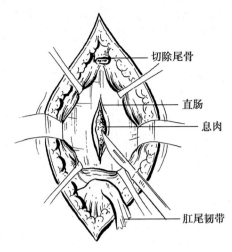

**图 46-6　分离直肠后组织,纵行切开直肠后壁**

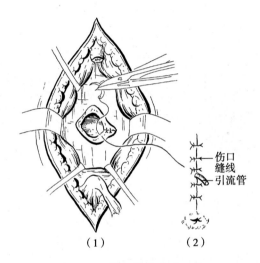

**图 46-7　横行缝合黏膜下层**

在肌肉断端穿入牵引缝线作标志,以免肌肉断端回缩后不易缝合。

2. 切除尾骨,创面应止血;若息肉位置更高,必要时可切除第 4、5 骶椎。

3. 切开直肠后壁前,应嘱助手示指于肠腔内判断息肉所在位置。若在前壁或侧壁,则在相应的后壁切开;若在后壁可于肿瘤处直接作横梭形切口切除之。同时,切开直肠壁出血较多,应彻底止血。

4. 切除尾骨时,若损伤周围动脉,应缝扎止血。

5. 强调切除息肉作横梭形切口,边切边缝,关闭创面,便于操作,避免肠腔狭窄,而直肠后壁切开处可纵向关闭,不致狭窄。

6. 闭合直肠切口应横行缝合,保持肠腔能畅通。

7. 直肠后间隙放置引流后,减少积液、积血,对预防术后感染有积极意义。

【术后处理】

1. 一般术后禁食 3～5 日,静脉补液,补充营养。

2. 选用对需氧菌和厌氧菌敏感的广谱抗菌药物,预防伤口感染。

3. 术后 5～7 日可进流质饮食,逐渐过渡到少渣饮食,2 周后恢复普食。

4. 术后 2～3 天后拔除直肠后间隙内引流,保持会阴部清洁干燥,5～7 天后可拔除留置导尿管;8 天拆线。

5. 术后 3～4 周后作内镜检查,观察直肠内伤口愈合情况。

【手术并发症】

1. 吻合口瘘多与手术缝合不佳有关,一旦发生瘘,应做结肠造口,待吻合口愈合后关闭造口。

2. 伤口感染与直肠后间隙未置引流条或过早拔除,造成间隙内积液、积血而继发感染有关,一旦脓肿形成,及时拆线引流。

3. 骶前出血。

4. 术后复发。

# 第三节　腺瘤高频电圈套切除术

【适应证】　高位腺瘤。

【禁忌证】　有凝血功能障碍而未纠正者。

【术前准备】　患者需进行较好的肠道准备。

【麻醉】　一般不需麻醉,或肛门局部麻醉,小儿需静脉麻醉。

【体位】　胸膝位。

【手术步骤】

1. 在直肠镜或乙状结肠镜下寻找息肉。

2. 在直视下用高频电凝圈套器将息肉的蒂部套住。或用组织钳将息肉拉入圈套器中。

3. 然后慢慢收紧圈套器,并同时接通电灼器,烧灼息肉蒂部,去除息肉。

4. 对广基息肉可分块烧灼。亦可应用纤维结肠镜的高频凝器装置进行电凝切除(图 46-8)。

【术中注意事项】

1. 收紧圈套器时不可用力过猛,以免将息肉强行勒下,引起出血。

2. 烧灼时应距肠壁 0.3～0.5cm,以免灼伤肠壁,引起肠穿孔。切除标本送病理检查。

3. 腺瘤基底宽者需要配合透明帽进行吸引结

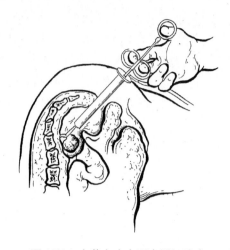

图 46-8 有蒂息肉电圈套器切除术

扎。

【术后处理】

1. 术后禁食 1 天,补液,卧床休息 1 天,后无渣半流饮食 3～5 天。

2. 适量抗生素抗感染治疗 2～3 天。

3. 控制排便 24 小时,以后保持大便通畅。

4. 留院观察是否有并发症发生,若发现便血等情况,及时急诊处理。

【手术并发症】 出血、溃疡、息肉不脱落。

【述评】 直肠绒毛状腺瘤经肛门手术切除是最常用的方法。结扎摘除术操作简便,不需要特殊器械,且能够对息肉组织做病理检查,应用比较广泛。电灼术因瘤体组织被破坏,不能做病理检查是其缺点。胶圈套扎术适用于息肉位置较高,不能脱出肛外者。术后瘤体组织因缺血坏死而脱落,也不能做病理检查。高频电圈套术因需用特殊设备,操作比较复杂,目前应用尚不广泛。直肠息肉经肛门不能处理或高度怀疑癌变者,适用于经腹手术切除。特别是有蒂息肉,其蒂>2cm 或无蒂或广基多发性息肉,即使病理检查无恶变,也应经腹或经骶切除。纤维结肠镜的广泛应用,使得内镜下息肉微创治疗得以开展。利用高频电发生器产生的电凝、电切和电凝电切混合电流,使组织迅速凝固、坏死而达到腺瘤切除。通过内镜对腺瘤进行电凝或电切术,具有损伤小、痛苦小、安全、经济及并发症少等优点,可以显著降低患者的创伤和痛苦,是替代手术治疗的一种有效微创技术。内镜下高频电切术已成为直肠腺瘤的首选治疗方法。

(李春雨)

# 第四节 直肠腺瘤经腹切除术

【适应证】

1. 直肠腺瘤较高,位于腹膜返折以上者。

2. 腺瘤蒂≥2cm 或>2cm 的广基腺瘤难以经内镜摘除者。

3. 无心肺肝肾等重要脏器的严重伴发疾病。

【禁忌证】

1. 直肠腺瘤位于适宜经内镜切除者。

2. 直肠腺瘤位于距肛门 8cm 以下,可经肛门切除者。

3. 全身情况差、严重营养障碍及贫血者。

4. 伴有严重心肺肝肾等疾病不能耐受此手术者。

【术前准备】

1. 完善有关检查,常规行肝脏 CT 或超声检查,了解有无肝脏转移。

2. 血 CEA 等肿瘤系列检查。

3. 肠道准备,其方法同结肠手术。

4. 纠正术前的贫血或低蛋白血症。

5. 麻醉诱导前可静脉注射预防性使用抗生素。

6. 如果患者有糖尿病,应将血糖控制在基本正常范围,心肺肾功能不全者应积极处理。

7. 术前留置胃管和尿管。

【麻醉】 双阻滞麻醉或气管内插管全身麻醉。

【体位】 仰卧位或截石位。术中可能同时经会阴部操作或吻合器操作或者术中可能行结肠镜检查,应考虑采用截石位。

【手术步骤】

1. 取左下腹旁正中切口或经右腹直肌切口。切开皮肤、腹白线和腹膜,探查腹腔。

2. 逐层进入腹腔,显露直肠,术者用手触摸直肠,寻找腺瘤所在位置。若是多发性腺瘤或腺瘤较小者,术中应用内镜检查定位,并在相对应的直肠浆膜面缝标记牵引线。

3. 提起直肠,用刀纵行切开腺瘤部肠壁(图 46-9),找到腺瘤,有蒂、亚蒂者,用 7 号丝线在蒂根部结扎,然后切除腺瘤(图 46-10)。断端结扎后在贯穿缝扎(图 46-11)。

4. 广基腺瘤在横梭形切除之后缝合创面。横形缝合直肠切口时,应先全层缝合,再缝合外膜层(图 46-12)。

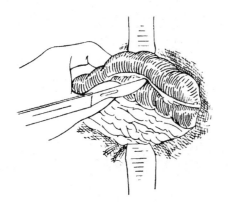

图 46-9　切开肠壁

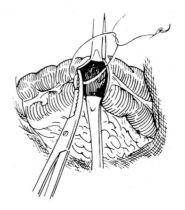

图 46-11　缝扎基底部

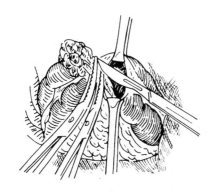

图 46-10　钳夹、切除腺瘤

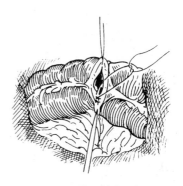

图 46-12　横行缝合肠切口

5. 用温蒸馏水冲洗盆腔后,逐层缝合腹壁各层。

【术中注意事项】

1. 术中常需电子结肠镜检查定位,以免遗漏腺瘤,故应采取截石位。

2. 切开肠管前,用纱布保护好肠壁切口。直肠内有内容物时,应先用肠钳在近端夹闭肠管,防止肠内容物外溢,污染肠腔。

【术后处理】

1. 术后持续的胃肠减压,直至胃肠蠕动恢复,出现排气。

2. 根据胃肠道恢复情况及吻合情况调整饮食。

3. 术后建议继续使用抗生素 1 周左右。

## 第五节　直肠腺瘤经腹直肠前切除术

【适应证】

1. 腺瘤位于腹膜返折以上,呈地毯状,占据肠壁 1/3 或 1/2 周以上息肉者。

2. 局限在直肠上段的多发性腺瘤或巨大而广基腺瘤。

【禁忌证】　直肠腺瘤有蒂者,不必采用本术式,宜切开肠壁切除或经内镜切除。

【术前准备】　直肠腺瘤经腹切除术。

【麻醉】　硬膜外麻醉或全麻。

【体位】　仰卧位或截石位。

【手术步骤】

1. 取左下腹旁正中切口或腹直肌切口。

2. 切开皮肤、腹白线和腹膜,探查腹腔。将小肠置于上腹腔并用大块纱布阻隔,防止其滑入下腹

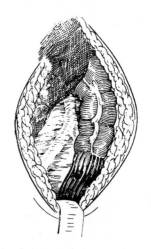

图 46-13　显露直肠、乙状结肠

腔。探查腹腔,显露直肠、乙状结肠(图46-13)。用手触诊直肠,确定腺瘤位置、大小,决定直肠切除范围。

3. 剪开直肠两侧腹膜,靠近肠管切断直肠系膜。腺瘤位于高位直肠者,不必切断直肠上动脉。腺瘤位于中低位直肠者,应切断直肠上动脉,在盆筋膜脏层与壁层之间(即骶前间隙)向下游离直肠,以减少出血,便于解剖。在距肿瘤1cm以上的肠管两端,钳夹、切断直肠(图46-14)。

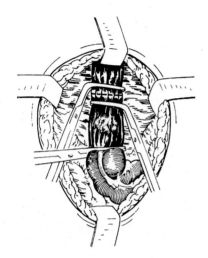

**图46-14 钳夹、切断直肠**

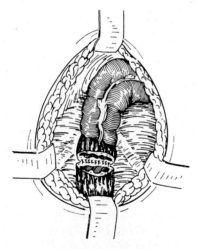

**图46-15 吻合肠管**

4. 将近切端乙状结肠或直肠送入盆腔,于直肠远端行开放式端-端肠管吻合(图46-15)。

5. 温无菌蒸馏水冲洗盆腔,彻底止血后,缝合关闭系膜裂孔。骶前放置引流管。关腹,逐层缝合腹壁切口。

【术中注意事项】

1. 开腹下方切口到耻骨结节时注意不要损伤膀胱,打开腹膜至膀胱上缘时注意偏向一侧,一旦损伤,及时缝合。

2. 切除标本应做冷冻切片组织学检查。如有恶变,特别是浸润性癌,应按直肠癌处理,改行直肠根治性手术。

3. 游离直肠后方时电刀需随骶骨凹陷平面转向腹侧,将此筋膜切断,避免损伤骶前静脉丛,引起骶前大出血。

4. 低位直肠肿瘤切除术后,远端直肠位置过低无法手法吻合者,可采用吻合器吻合,或行改良Bacon手术,或行结肠肛管吻合(Parks手术)术等。

【术后处理】

1. 禁食 鼻胃管胃肠减压,无特殊情况术后次日可拔除胃管。肛门排气后可逐步恢复饮食。

2. 禁食期间静脉补液,维持水电解质平衡及提供能量。

3. 肛门排气后开始进食,恢复饮食从流汁开始,次日可改为半流质,两次排便后,根据患者饮食习惯恢复普食。

4. 术后建议继续使用抗生素1周左右。

【并发症】

1. 吻合口瘘 是较为多见的严重并发症,一旦发生,多数需行横结肠造口转流粪便。瘘口小者应禁食,应用TPN使其愈合。防止吻合口瘘,除吻合口缝合要严密、血供好、无张力外,还应注意患者的全身营养状况等。

2. 盆腔积液 较少见,多为引流不畅所致。故术后一定要保持引流通畅。

# 第六节 直肠腺瘤经肛门括约肌切除术

## 一、经肛门后括约肌切开切除术

【适应证】

1. 腺瘤位置距离肛缘较近,瘤体较大,广基,地毯状或多发者。

2. 难以经肛门切除,经骶入路手术显露或切除困难者。

【禁忌证】 直肠腺瘤能够经肛门或经骶尾入路切除者。

【术前准备】　同直肠癌手术。

【麻醉】　双阻滞麻醉或气管内插管麻醉。

【体位】　折刀俯卧位(图 46-16)。双侧臀部可以用胶布向两侧拉开固定到手术台上,显露肛门。

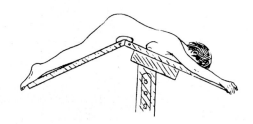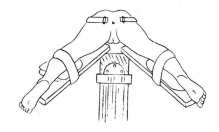

图 46-16　折刀位

【手术步骤】

1. 自骶尾关节旁至肛缘作一后方正中切口,长 10~12cm 左右(图 46-17)。

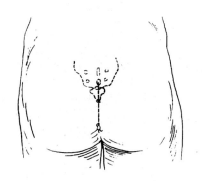

图 46-17　骶尾部切口

2. 切开皮肤、皮下组织,显露尾骨、骶尾韧带、肛提肌及肛门外括约肌。

3. 剥离尾骨骨膜,结扎骶中动脉或骶外侧动脉分支,切断肛尾韧带、切除尾骨(图 46-18)。

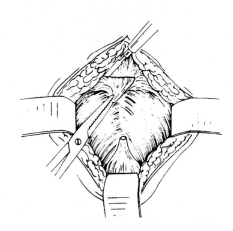

图 46-18　切除尾骨

4. 纵行切开肛提肌和直肠骶管筋膜达直肠后间隙,显露直肠后壁。

5. 向下切断尾骨前方的耻骨直肠肌及位于肛缘上方的肛门外括约肌(图 46-19),切断时应将耻骨直肠肌和肛门外括约肌各部断端分别用线结扎标记,以便缝合修补时对位准确。

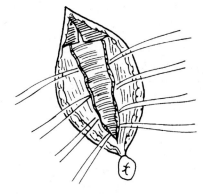

图 46-19　切断耻骨直肠肌及肛门外括约肌

6. 对于直肠后壁肿瘤,以示指伸入直肠内判断腺瘤位置、范围,则距瘤 0.5~1cm 用电刀全层楔形切开肠壁,完整切除腺瘤(图 46-20)。用 3-0 号可吸收线横行全层连续缝合关闭直肠切口(图 46-21)。对于直肠前壁肿瘤,则直接纵行切开直肠显露肿瘤,向下切开肛门内括约肌和肛管筋膜,直视下切除腺瘤(图 46-22),然后彻底止血,分层或全层缝合切口

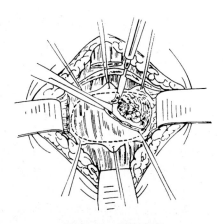

图 46-20　切除腺瘤

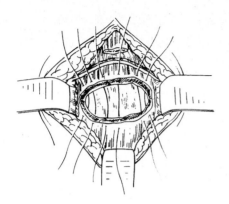

图 46-21 缝合

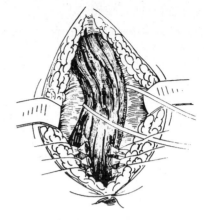

图 46-24 牵提直肠

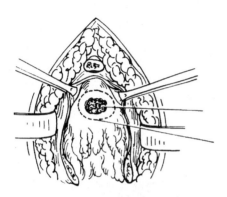

图 46-22 切开直肠后壁,切除腺瘤

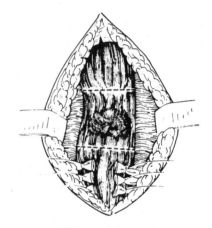

图 46-25 直肠切线

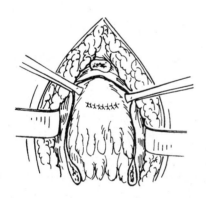

图 46-23 缝合

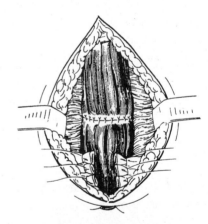

图 46-26 直肠端-端吻合

(图 46-23)。

7. 对于广基、地毯状、沿肠壁环绕生长的腺瘤,则宜行直肠节段性切除,即在肛提肌和直肠之间由两侧向中间游离,在直肠前汇合,穿一布带牵提直肠(图 46-24),距腺瘤 1cm 切除部分直肠肠段后(图 46-25),做直肠端-端吻合(图 46-26)。先缝合直肠全层,在缝合肌层及外膜层。

8. 用氯己定溶液冲洗后再用碘伏液冲洗创口,缝合直肠、肛管后壁切开处,依次对拢缝合肛门外括约肌各部和耻骨直肠肌的断端。

9. 前放置引流管,逐层缝合盆腔壁层筋膜、肛提肌及皮下组织和皮肤。

【术中注意事项】

1. 在不切断肛门括约肌的情况下即能切除腺瘤时,尽量不要切断肛门括约肌。

2. 如必须切断肛门括约肌,应先结扎、后切断,并保留断端结扎线做牵引标记。不要直接切断,防止括约肌断端回缩造成修复困难。

3. 游离直肠时,避免损伤骶正中动脉,以免损伤后动脉回缩导致止血困难。

4. 切开肠腔时要用碘伏纱布擦拭肠腔,肠管吻合完毕时用稀碘伏溶液冲洗局部。

5. 术中止血要严密,根据手术野渗血情况,可酌情留置引流管。

【术后处理】

1. 保持会阴部清洁,及时更换敷料,女性患者应留置导尿 7～10 天。

2. 术后 48～72 小时拔除引流管。

3. 术后禁食 3～5 天,同时补液,应用抗生素。

4. 为防止大便污染伤口,术后可口服鸦片酊合剂等。

【并发症】

1. 粪瘘 主要是直肠切口发生。原因包括缝合不严密、肠道准备不够、创口污染严重、局部血肿形成等因素。粪漏的预防:良好的肠道准备及严格的无菌操作,包括预防性应用抗生素、术中伤口冲洗、直肠切口缝合确切等。

2. 大便失禁 肛门括约肌切开后只要给予解剖性修复,完全能恢复正常功能。文献报道对切开肛门括约肌的安全性作了充分肯定,但如果手术医生对肛门直肠解剖不清楚、手术操作掌握不充分、肛门括约肌修复方法不当以及发生感染等情况下,可造成大便失禁。预防的关键在于肛门括约肌的正确修复和预防感染等。

## 二、经肛门前括约肌切开切除术

【适应证】

1. 腺瘤位置距离肛缘较近,瘤体较大,广基者。

2. 难以经肛门切除或经骶入路手术显露或切除困难者。

【禁忌证】

1. 月经前及月经期女性患者。

2. 未婚女性患者慎用。

3. 女性盆腔及生殖器急性炎症期患者。

【术前准备】

1. 按结肠手术要求行肠道准备。

2. 避开月经期。

3. 做妇科常规检查。术前 3 天用 1∶1000 氯己定液冲洗阴道,每天 1 次,术前晚冲洗后涂甲紫。

【麻醉】 双阻滞麻醉或气管内插管麻醉。

【体位】 截石位。

【手术步骤】

1. 肛门前方横切口(图 46-27),长 5～6cm。

2. 切开皮肤、皮下组织,用剪刀向上分离直肠阴道隔(图 46-28),显露肛门外括约肌、直肠前壁。

3. 切断肛门外括约肌(图 46-29),在中线纵行切开肛管、直肠前壁,显露直肠后壁腺瘤,并将其切除(图 46-30)。切除腺瘤时,先用电刀在距腺瘤 0.5～1cm 切开直肠壁全层,然后完整切除腺瘤。仔细止血后,用可吸收线缝合切口。缝合直肠、肛管前壁切开处(图 46-31)。缝合修补肛门外括约肌断端(图 46-32)及肛提肌。缝合皮下组织及皮肤。

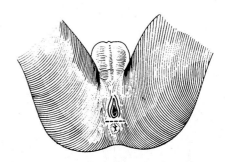

图 46-27 肛门前方横切口

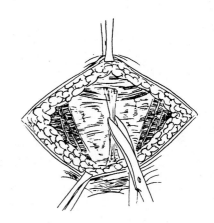

图 46-28 分离直肠阴道隔

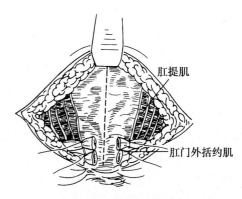

图 46-29 切断肛门括约肌

487

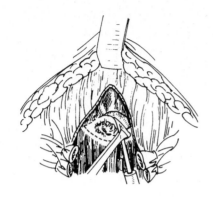

图 46-30　切开直肠前壁,切除直肠后壁腺瘤

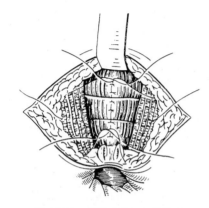

图 46-31　缝合直肠、肛管前壁

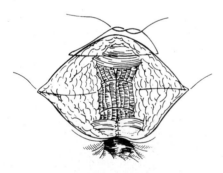

图 46-32　缝合肛门外括约肌

【术中注意事项】

1. 分离直肠阴道隔时要在直肠与阴道疏松组织间进行,若分离层次不对,则容易出血及损伤阴道、直肠。

2. 切断肛门括约肌时同样要结扎、标记。

3. 严格无菌操作,缝合前冲洗切口。

【术后处理】　同经肛门后括约肌切开术。

【并发症】

1. 直肠阴道瘘　为术中损伤阴道壁或直肠缝合处渗漏感染穿透阴道所致。预防方法为分离直肠阴道隔时要层次清楚、正确,必要时手指伸入阴道作引导。如术中损伤了阴道,应立即修补。

2. 大便失禁　主要是切口感染或肛门括约肌对位缝合不佳所致,故应高度重视。

【述评】　直径在2cm以上的直肠绒毛状腺瘤,恶变率高达30%~35%。根据腺瘤不同部位、大小、形态及恶变程度来选择不同的手术方式。一般来说,肿瘤距肛门较近者,宜选择经肛门切除术;位置较高但位于腹膜返折以下或直肠巨大息肉及肿瘤经肛门手术困难者,宜选择经骶尾入路切除术,一种较好的手术途径,可避免剖腹术的并发症,并且手术较简单,治疗病变较彻底,但该手术要熟悉局部解剖,以免损伤骶神经和血管。肿瘤位于腹膜返折以上,宜选择经腹切除术。经肛门括约肌切除术手术复杂,需要切断肛门括约肌,因而除特殊情况外,一般很少采用。局部切除术仅限于没有恶变的原位癌或局限在黏膜下层的浸润癌。对肌层受侵犯的患者,应行经腹根治性切除术。

(陈春生)

# 第七节　直肠腺瘤肛门镜微创手术(TEM)

【概述】　肛门镜的微创手术(transanal endoscopic microsurgery,TEM),于20世纪80年代末在德国、英国等国家相继开展,改进了一些直肠病变的治疗方法,并取得了满意效果。TEM手术系统由特殊的直肠镜、专用手术器械和视镜显像系统构成。有各种成角的专用手术器械可供选择以最佳的通道通过特殊直肠镜进入直肠内,包括针形电刀、特制的组织镊、持针器、特制的剪刀、吸引器头以及注射针。银夹施夹器可以用来容易地锚定缝线,5mm的超声刀也可以用于解剖分离。TEM不但对肛门括约肌的损伤小,而且对早期直肠癌也能经TEM切除治愈,故认为TEM在治疗肛肠外科疾病方面将会起到重要作用。

【适应证】

1. 距肛门4~18cm以下只侵犯到肠壁的良性疾病。

2. 恶性肿瘤侵犯到黏膜层或黏膜下层者($T_1$期病变)。

3. 肛门无明显瘢痕,无肛周感染。

4. 晚期直肠恶性肿瘤致肠腔狭窄、肠梗阻,为了切除部分肿瘤解除梗阻。

【禁忌证】

1. 肛门瘢痕、狭窄,硬式直肠镜不能插入者。

2. 恶性肿瘤侵犯到黏膜下层、肌层等,须行根治术等手术者。

3. 严重心血管疾病不能耐受人工气腹者。

4. 有剖腹手术的禁忌证。

【术前准备】

1. 术前全面了解病史,尤其注意患者的大便控制能力。

2. 做全面的体格检查,并且明确肿瘤的性质,而且,特别要评价肛门的紧张度。

3. 通过全结肠镜检查或者钡灌肠检查除外同时多原发的肿瘤,并取活检明确肿瘤的性质。所有患者必须术前明确直肠肿瘤距齿状线(或肛缘)的距离、肿瘤大小和肿瘤以截石位钟点形式记录的位置。肿瘤的这些特征在决定患者行 TEM 时采用何种体位和何种手术方式十分重要。

4. 术前经直肠超声检查明确直肠肿瘤浸润肠壁深度。

5. 术前肠道准备和预防性抗生素的使用与正规经腹直肠手术一样进行。放置尿管在术中减除膀胱压力和控制尿排出量十分有用。

【麻醉】　全身麻醉或连续硬膜外麻醉。

【体位】　仰卧位。

【手术步骤】

1. 用碘伏常规消毒会阴部皮肤和肠腔(女性患者同时做阴道消毒),铺手术巾单。

2. 确认肛门括约肌充分松弛后,示指扩肛到能容纳 4~5 指。扩肛时勿用暴力,以防拉断肛门括约肌及撕伤皮肤。

3. 根据肛门的大小选择粗细不同的直肠镜,经肛门向直肠内将涂有润滑剂直肠镜管缓缓插入,直视下循腔进镜,抵达直肠远端,取出内芯,连接直肠镜管的封帽及冷光源(图 46-33)。

4. 将病变充分暴露在视野下,固定好支架,使直肠镜管固定在一个良好的位置,以利切除病变。然后接通气腹机、高频电刀等部件,手术即可开始(图 46-34)。

5. 根据病变的不同性质,用电凝器在距离病变 5mm 的正常直肠黏膜上围绕病变点状烧灼一周,作为黏膜切除范围的标记(图 46-35)。若是直肠绒毛状腺瘤,则需在腺瘤边缘的 1.0~1.5cm 处切除;如腺瘤癌变侵犯到黏膜层,则应在肿瘤边缘的 1.5~

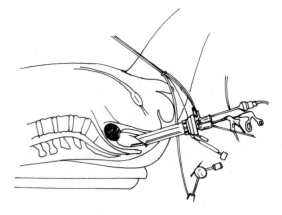

图 46-33　直肠镜插入肠腔

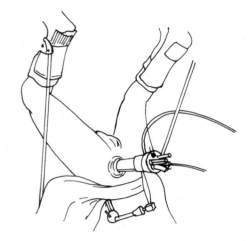

图 46-34　固定直肠镜

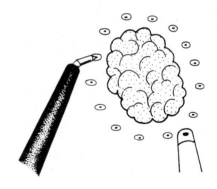

图 46-35　标明切除范围

2.0cm 处切除。用高频电刀或用弯剪逐步分离切除肿瘤(图 46-36)。如腺瘤未恶变或有蒂息肉恶变只浸润到黏膜层,只切到黏膜下层即可;如息肉恶变浸润到黏膜下层,在切除过程中,则应将直肠全层切除。

6. 仔细检查创面底部有无出血,若出血用可吸收线缝扎止血,查无出血后缝合切口。如只切到黏膜下层者,可用 4-0 可吸收线连续缝合黏膜及黏膜下层即可;如切除肠壁全层,应先缝合肠壁全层后,

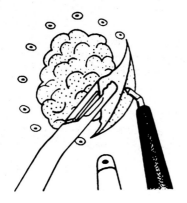

**图 46-36 切除肿瘤**

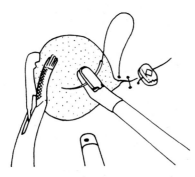

**图 46-37 缝合切口**

再缝合黏膜层(图 46-37)。

【术中注意事项】

1. 该手术应由有操作腹腔镜经验的医师进行。

2. 选择直肠镜管的粗细应合适,太粗容易损伤肛门括约肌;过细则不利于手术操作。

3. 整个手术过程中充分地显露手术视野是手术成功的关键。

4. 在直视下循腔进镜,切勿盲目进镜而损伤肠管。

5. 在切除过程中,可随时充气将肠腔撑开,使手术视野显露良好,以便手术顺利进行。

6. 缝合切口时,缝线一定要抽紧,以防切口对合不好而导致感染或术后出血。

【术后处理】

1. 术后应用抗生素预防感染。

2. 注意保持水电解质平衡。

3. 便后用痔疾洗液坐浴(恶性肿瘤除外)。必要时用太宁栓塞肛,每天 1~2 次。

4. 术后 2 周行直肠指诊,了解切口愈合情况。

5. 恶性肿瘤术后,前半年每 1~2 月复查一次,后半年可 2~3 月复查一次。如无可疑发现,以后可延长复查时间。

(安少雄 王正亮)

## 参 考 文 献

1. 杜如昱,主译.结肠与直肠外科学.第 2 版.北京:人民卫生出版社,2009.

2. Michael RB Keighley, Norman S Williams. SURGERY OF THE ANUS,RECTUN & COLON. 第 2 版.北京:科学出版社,2003.

3. 孟荣贵,喻德洪.现代肛肠外科手术图谱.郑州:河南科学技术出版社,2003,215-225.

4. 李春雨,张有生.实用肛门手术学.沈阳:辽宁科技出版社,2005,199-202.

5. 黄筵庭,主编.腹部外科新手术.北京:北京医科大学北京协和医科大学联合出版社,1996.

6. 张东铭,主编.盆底肛直肠外科理论与临床.第 2 版.北京:人民军医出版社,2011.

7. 邱枫,钟英强.实用消化内镜治疗技术.北京:人民军医出版社,2009,153-174.

8. 林国乐,依沙克·司马义,吴斌,等.直肠绒毛状腺瘤手术方式的探讨.中华胃肠外科杂志,2003,6(3):171-173.

9. 郭志义,庞明辉,胡康.结直肠腺瘤的诊断及外科处理:附 406 例报告.中国普通外科杂志,2007,16(9):236-237.

10. 吴江,罗庆元,朱丽蓉.经内镜黏膜下注射生理盐水切除大的无蒂结直肠息肉.中国内镜杂志,2004,10(3):64-66.

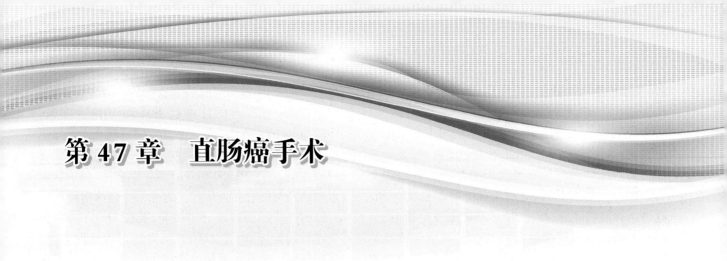

# 第 47 章　直肠癌手术

## 第一节　概　　述

### 一、直肠癌手术的解剖学基础

直肠是消化管道的末端,自第 3 骶椎平面与乙状结肠相连,在齿状线与肛管相连,全长 12～15cm。在冠状面上有 3 个弯曲,上部凸向右侧,中部凸向左侧,下部凸向右侧。直肠上 1/3 前面和两侧有腹膜覆盖;中 1/3 只有前面有腹膜覆盖,并向前返折形成直肠膀胱凹或直肠子宫凹;下 1/3 全部位于腹膜外,因此直肠为腹腔内外各半的器官。直肠有上、中、下 3 个半月形横皱襞,皱襞的位置与 3 个侧屈的位置相对,其中中皱襞最大,位置相对恒定,位于直肠壶腹上方,距离肛门约 7.5cm,这一高度相当于盆腔直肠膀胱凹或直肠子宫凹与肛门的距离,是直肠镜观察的重要标志。直肠临床外科理论认为,由盆腔筋膜脏层包绕直肠后壁和两侧壁的血管、神经、脂肪以及淋巴组织所形成的结构称为直肠系膜,直肠癌在没有淋巴结转移的情况下,临床切除病理标本也常检测到癌细胞巢和血管小癌栓,成为直肠癌盆腔局部复发的根源。在男性,上段直肠的前方通过直肠膀胱凹与膀胱底上部和精囊相邻;下段直肠的前方与膀胱底、前列腺、精囊腺、输精管壶腹及输尿管盆段相邻。在女性,上段直肠的前方通过直肠子宫凹与子宫颈、阴道后穹隆相邻,阴道下部与阴道后壁相邻。直肠后方是骶尾骨和梨状肌。

直肠的血液供应来自肠系膜下动脉的直肠上动脉和髂内动脉的直肠下动脉、骶正中动脉,直肠下段部分来自两侧阴部内动脉的分支肛管动脉,直肠上动脉是直肠的主要血管,是肠系膜下动脉的第三分支,位于直肠系膜内。直肠的静脉在肛管壁形成直肠静脉丛,分内外两部分,直肠内静脉丛位于黏膜下,会合成直肠上静脉;直肠外静脉丛位于浆膜下,汇合成直肠下静脉,两部分有广泛交通吻合支。直肠的淋巴如直肠周围的直肠旁淋巴结,这些淋巴结分上、中、下三组沿直肠上动脉排列,引流入肠系膜下淋巴结。

直肠由交感神经和副交感神经支配,盆腔自主神经主要结构有肠系膜下丛、上腹下丛(腹下神经丛)、下腹下丛(盆神经丛)、腹下神经(骶前神经、射精神经)、盆内脏神经(勃起神经)和盆丛的分支直肠支、膀胱支、前列腺支、子宫阴道支。来自脊髓腰 1～3 交感神经节前纤维在肠系膜下神经节交换神经元,与来自脊髓骶 2～4 的副交感神经束在直肠侧韧带两旁形成盆丛,分出的部分纤维上行,经上腹下丛(骶丛)到肠系膜下丛,沿肠系膜下动脉的分支分布于左半结肠和直肠上段。来自胸 11 到腰 2 的交感神经部分纤维与来自腰 3～4 交感神经节发出的左右腰内脏神经,在腹主动脉前髂总动脉分叉处到骶骨岬前方中线稍偏左处形成一略呈三角形的扁片网状结构即上腹下丛,长约 4cm,宽约 1cm,位于直肠上动脉的右侧腹后壁腹膜的后方,上腹膜下筋膜的前方,由骶神经丛的两下角各发出一支束状的腹下神经也称骶前神经,射精神经。骶前神经损伤在男性可使精囊、前列腺失去收缩能力,不能射精,导致绝育;在女性阴道感觉功能、润滑和容积性扩张障碍,因而影响性高潮。骶部副交感神经支配排尿和阴茎勃起,直肠手术时损伤可导致勃起和排尿功能障碍。上腹下丛发出的射精神经,骶交感干的分支(骶内脏神经)和由脊髓骶 2～4 骶神经合并成的盆内脏神经构成盆丛,位于腹膜返折稍下方,直肠与髂内动脉之间,为一薄片状四方形网状结构,左右各一,前后长约 4cm,上下长约 3cm。贴近直肠固有筋膜,与盆侧壁之间则有一定距离,直肠中动脉从其中间穿过。

腹下神经(射精神经),由骶丛的两下角发出左右两支,呈束状约3mm粗细,在盆腔壁腹膜(直肠系膜背面)外,盆腔脏层筋膜浅面沿髂内血管内侧下行。在行直肠手术时,此两条神经容易受到损伤。这两条神经切除后,排便、排尿功能不发生影响,但不能射精。盆内脏神经(勃起神经)是阴部神经丛的脏支,为副交感神经,主要由第2~4骶神经前支分出的副交感节前纤维,沿盆膈上面前行,若在手术中被破坏,射精功能亦多丧失。盆丛术中解剖投影区域为后正中线第3骶椎上缘平面以下2.6~2.3cm,和正中线旁开2.5cm。该神经紧贴直肠侧韧带外侧,若切断侧韧带过于偏外时有可能受损。前列腺支支配前列腺,精囊腺、输精管,阴茎海绵体及尿道海绵体,交感神经兴奋使精囊及输精管收缩,发生射精,副交感神经引起阴茎海绵体血管扩张,使阴茎勃起。子宫阴道支支配阴道壁,阴蒂海绵体,前庭腺,前庭大腺和尿道。盆腔自主神经受损,女性性快感亦大大降低。

## 二、直肠癌手术方式的演变

直肠癌的手术方式包括局部切除术、Dixon术、保留肛门括约肌的手术、Hartmann术、Miles术、腹腔镜直肠癌根治切除术等,在手术中必须贯彻全直肠系膜切除、保留盆腔自主神经等的标准直肠外科理论,各种术式的演变经历近200年。

早在1825年,Jacques Lisfrance首次对低位直肠癌进行了经会阴根治性切除术。1874年,为了改善直肠肿瘤手术的入路,Kocher推荐了一种扩大的骶骨切口,包括切除尾骨。19世纪末出现了经腹腔切除高位直肠肿瘤的报道。1908年Miles报道了采用的经腹会阴联合直肠切除术。这一经典术式的出现被认为是低位直肠癌手术发展的一个里程碑。经腹肛拖出式直肠癌吻合术,Miles术在一定程度上改善了既往术式易于误入后腹膜引起大出血,术后发生永久性便失禁以及淋巴引流清扫不彻底等诸多不利因素。1939年,Dixon医师开始了经腹直肠前切除治疗中-高位直肠癌,手术创伤小且保留了患者的肛门功能。这期间对于肿瘤下缘距离肛门7cm以内患者几乎无一例外地均要行Miles术。随着直肠外科病理理论研究的进展,直肠远端安全切缘的标准不断降低,Ravitch于1970年推广环状吻合器在胃肠

道外科的应用,使许多低位直肠癌的吻合得以完成,因而Miles术所占的比例已下降到10%~20%。1972年,Parks提出经腹切除肛管拖出吻合术治疗更低位的直肠癌。手术操作要求经腹分离直肠直到肛提肌水平,并于其上0.5cm环形切断直肠,经齿状线近端结肠与肛管黏膜吻合。为避免吻合口瘘可加做一暂时性横结肠造口。1982年,英国Heald等提出全直肠系膜切除术。该术式可降低术后复发率、提高保肛率。全直肠系膜切除术的手术原则是:①直视下在骶前间隙中进行锐性分离;②保持盆筋膜脏层的完整无破损;③肿瘤远端直肠系膜的切除不得少于5cm。随着淋巴结廓清范围的扩大及全直肠系膜切除术的应用,进展期直肠癌的生存率已有明显改善,但另一方面,大范围的淋巴结清扫及全直肠系膜完整切除已使许多患者的泌尿及生殖系统功能受到不同程度的影响。为了改善直肠癌患者术后的生活质量,尽可能地使患者泌尿系统及生殖功能维持正常,近年来保留盆腔自主神经的直肠癌根治术已逐渐开展。如何根治肿瘤并保存正常的性功能已成为结直肠肛门外科医师所面临的挑战。

## 三、直肠癌手术方式选择的理论依据

直肠癌的根治性手术主要有四大种类:①局部切除术;②直肠前切除术(anterior resection,AR)又称Dixon术以及各种改良的Dixon术;③腹会阴联合直肠癌根治术(abdominoperineal resection,APR)亦称Miles术;④经腹直肠切除、结肠造口术(Hartmann术)。现代直肠肿瘤外科要求医师在肿瘤根治与生存质量之间寻求一个平衡点,因而正确选择术式对直肠外科医师来说是一个考验。因为选择错误无疑会给患者带来无法弥补的损害,甚至是生命的代价。直肠癌术式的决策是在多因素综合分析的基础上而作出的,这些因素主要包括肿瘤的部位、肿瘤的浸润深度及局部扩散情况、肿瘤的分化程度和患者的全身情况。直肠癌旁局部区域的评估是决定术式的主要方法。

1. 肿瘤的位置

(1)腹膜返折平面以上的肿瘤,原则是都可行Dixon手术,因为上段直肠只有向上的淋巴引流,故不需要再行扩大与侧方淋巴清扫。

(2)距齿状线5cm以上的肿瘤,通常能行Dixon手术。因为直肠壶腹屈卧在骶凹处,游离后拉直可延长3cm左右。

（3）大多数有经验的外科医师,对中高分化癌肿只要在肿瘤下缘的切除 3cm 以上,还能与远端直肠或肛管吻合,癌肿未浸润肛提肌的前提下,仍能行 Dixon 手术或 Bacon 术或 Parks 术。齿状线上 3cm 以内的癌肿并已侵及黏膜下层,原则上行 Miles 术。

2. 癌肿的浸润程度

（1）癌肿局限于黏膜层,小于 3cm 的,可行局部切除术,如在直肠后壁距齿状线 6cm 以内可截石位,距癌肿边缘 2cm 切除直肠壁全层,应可见直肠外脂肪。直肠前壁的癌肿可经阴道切除或骶尾入路切除;距齿状线 6cm 以上的癌肿经肛门内镜下切除或俯卧折刀位,经骶尾入路切除。切除后的标本行冰冻活检,如癌肿穿透黏膜下层,有小血管或淋巴管的浸润或低分化或未分化癌,需再追加根治性手术。

（2）术前直肠指诊癌肿已固定时,宜行术前放疗,一般给 40~45Gy,放疗后休息 4 周,一般情况下肿瘤会明显缩小,此时再行手术,切除率将有一定程度的提高,如无条件放疗,也应行插管介入区域化疗,化疗后 1 周内行手术。

（3）癌肿若侵及子宫或阴道后壁应行后盆脏器清除。切除后再根据上述原则决定是否行结肠造口或低位吻合术。

（4）男性患者癌肿侵犯膀胱三角区或前列腺,可考虑行全盆腔脏器清除术。

（5）癌肿广泛浸润与盆壁固定,俗称冰冻盆腔,可行横结肠双腔造口以解除或预防梗阻。

（6）对腹膜返折以下周围浸润较广泛,分离后

尚能切除的癌肿,对根治性切除的彻底性可疑,局部复发的可能性较大或盆壁淋巴结已有转移的,而盆膈未被侵及的癌肿,可行 Hartmann 术,术中在可能残留癌肿组织部位放置银夹,以备术后辅助放疗。2年后无局部复发或远处转移,可关闭结肠造口,重新吻合,恢复肠道的连续性。

3. 癌肿的分化程度　癌肿的分化程度低,则恶性程度高,所以在考虑根治性切除的彻底性方面应予以足够的重视。但要明确界定癌肿的分化程度与手术方式的选择的量化标准是困难的。有经验的外科医师遇到低分化直肠癌时,其远端切除的距离都会力争达到 5cm 以上,以策安全。也有资料显示,直肠癌细胞不同分化程度之间的根治性切除术后的分组比较,局部复发率无统计学意义,而对远处的复发转移有影响。

大样本的临床病理学研究已经证实,分化好或中等分化的直肠癌,2cm 的远端切缘是恰当的清除范围,分化差的癌可能要求至少 5cm 的远端切缘。大量的临床研究表明影响直肠癌预后的重要因素是癌的固定程度、直肠旁的淋巴结转移和组织学分化程度。而肿瘤的大小和从齿状线到肿瘤的距离对预后几乎没有影响。

直肠癌术式选择的年龄因素是相对因素,个体差异较大,对身体情况很差,难以耐受手术者,也可采取缩小手术的方式,减少手术创伤和打击,术后给予放疗或化疗亦能收到良好效果。

（汪建平　黄美近）

# 第二节　直肠癌的局部切除术

近年来随着对结、直肠癌的重视,疾病普查在城镇逐渐开展,早期直肠癌的诊出率也逐渐增高。对于部分早期直肠癌,相对于直肠癌根治性切除,直肠癌局部切除具有手术创伤小,风险低、康复快、能保肛以及术后无性功能和泌尿功能的障碍等优点,加之操作步骤较简单,当前越来越多的受到外科医生的采用。

直肠癌的局部切除是指完整切除肿瘤及其周围部分正常组织,切除的范围至少是:环周应包括距肿瘤边缘外 10mm 的正常组织,深度应包括全层的直肠壁和肠壁外脂肪组织。直肠癌局部切除有以下几种方法:①经肛局部切除;②经骶尾部局部切除;③经肛门括约肌的局部切除;④经肛门内镜显微外科手术( transanal Endoscopic Microsurgery, TEM )。

除上述之外还应包括结肠镜下的局部切除,但此文暂不涉及。

## 一、经肛局部切除术

【概述】　经肛门直肠癌局部切除是采用经人体自然腔道进行的外科手术,具有创伤小,疼痛轻、康复快和体表无切口以及术后并发症少等优点,加之该术式操作简单,不需要特殊设备和器械,因而是被广大外科医生采用最为普遍的一种术式。然而,想要获得理想的外科治疗效果,需要严格把握其手术适应证。

【适应证】　适应证包括:①$T_1N_0$期以下高中分化腺癌;②肿瘤距肛缘 8cm 以内;③肿瘤大小<3cm,

病变范围<肠周的30%。

**【禁忌证】** 伴发直肠海绵状血管瘤或直肠血管扩张或具有全身出血倾向等疾病为此手术禁忌证。

**【术前准备】** 术前肠道准备与大肠手术前准备相同。抗生素仅于术前半小时静脉给入一剂足量敏感的抗生素即可。直肠腔内超声可以明确早期肿瘤浸润深度以及区域淋巴结有无肿大,建议有条件的医院列为常规的术前检查项目。

**【麻醉】** 骶麻、单次蛛网膜下腔麻醉或连续性硬脊膜外麻醉;也可采用气管内插管的静脉复合全身麻醉。对于采取特殊手术体位如俯卧位的患者建议采用全麻以策安全和舒适。

**【体位】** 视病变部位而定,原则上应将病灶摆放在术野的正下方。位于直肠前壁的肿瘤宜采用折刀式俯卧位,侧壁、后壁的肿瘤宜采用头低截石位(图47-1,图47-2)。

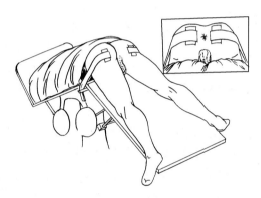

图47-1 折刀俯卧位

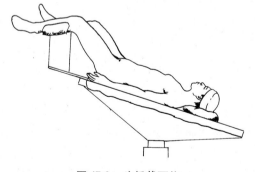

图47-2 头低截石位

**【手术步骤】**

1. 手术野皮肤消毒和铺巾后先进行扩肛,扩肛时两手交叉,先用双手示指插入肛门并勾住肛门内外括约肌缓慢向两侧扩开(图47-3)。该过程应持续3~5分钟,使肛门括约肌产生疲劳,切忌使用暴力以免肛管和黏膜撕裂。扩肛也可以用圆形肛窥进行(图47-4)。充分扩张肛门至四指。扩肛后,可肛

周缝合6~8针将肛门用小儿圆形腹部拉钩固定(图47-5)。

2. 旋转置入肛门窥镜,在肿瘤周围2cm注射1/20万的肾上腺素溶液(图47-6)。

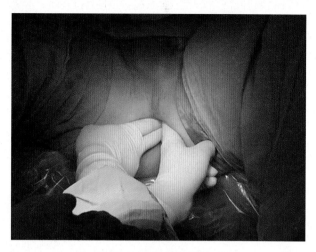

图47-3 手指扩肛

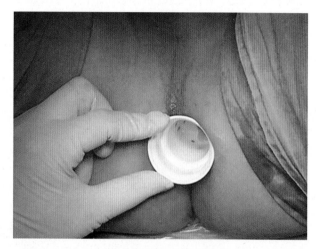

图47-4 圆形肛窥扩肛

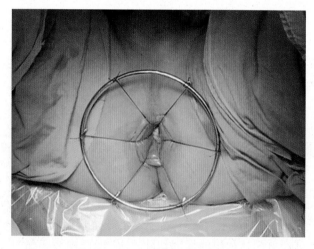

图47-5 肛门拉钩固定拉开肛门

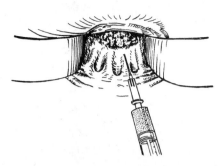

图 47-6 肿瘤周围注射 1∶200 000
肾上腺素溶液

3. 在肿瘤周围外缘 1cm 一周缝 6～8 根缝合线,以牵引瘤体(图 47-7)。

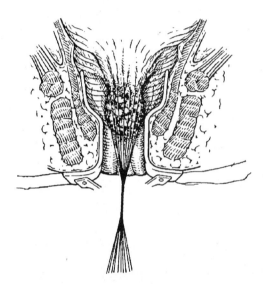

图 47-7 距离肿瘤周围 1cm 缝合牵引
线 6～8 针,牵引瘤体

4. 在牵引线外侧,用电刀切开黏膜、黏膜下层、肌层和部分肠壁外脂肪,盘状全层切除肿瘤及直肠壁(图 47-8)。

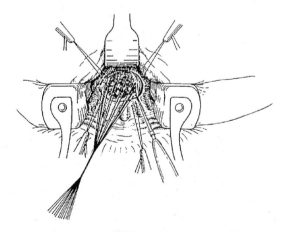

图 47-8 在牵引线外侧全层切除肿瘤

5. 将直肠创面对缘后,用 2-0 可吸收缝合线或 4 号丝线间断横形全层缝合(图 47-9)。

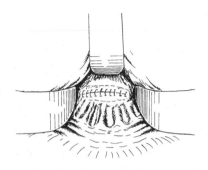

图 47-9 缺损直肠横行全层缝合

【术中注意事项】

1. 对于肿瘤位于直肠前壁的患者,术中要避免损伤男性的前列腺和女性阴道后壁。

2. 因肠腔内可能有肿瘤细胞的脱落,创面应用大量的蒸馏水冲洗后再缝合。

3. 如果肿瘤位置较高,也可置入 S 形窄拉钩或 Parks 拉钩来显露肿瘤。

4. 肿瘤切除后,要表明肿瘤的上下左右各个方向,并送病理检查以决定下一步的治疗方案。

【术后处理】

1. 术后继续应用抗生素 1～3 天。

2. 术后流质饮食 3 天,然后以少渣半流质饮食 4 天。

3. 术后按照直肠癌原则定期随访。

【手术并发症】

1. 创面局部出血 是最主要的并发症,其原因主要为分离过深或缝合切口技术不当所致。后壁发生的出血主要为损伤直肠系膜内的血管,前壁发生的出血主要为损伤前列腺或阴道壁的静脉丛。一旦发现,大量的出血(每次血便>100ml)保守治疗无效应该立即手术电凝或缝扎止血。保持合适的切除范围及采用正确的缝合技术是预防该并发症的关键。

2. 尿潴留 是另一较为常见的并发症。一旦发生及时留置尿管,辅以药物治疗一般三天左右可恢复正常排尿。

3. 肛门失禁 因为扩肛过度导致括约肌短暂失禁有时在老年人中可见,但经过一周左右时间均可恢复正常功能。

## 二、骶尾入路局部切除术

【概述】 骶尾入路局部切除术即 Kraske 手术,

最早由 Kocher 在 1875 年提出,但是由于 1885 年
Kraske 详细描述了这种手术方式并在此后此术式得
到一定程度的推广,故此种手术以他的名字来命名。
与经肛局部切除手术相比,其治疗早期直肠癌的手
术并发症明显较高,随着 TEM、吻合器等手术技术及
器械的发展及使用,此类手术的临床应用日益减少。

【适应证】 适用于治疗距离肛门 5~10cm、肿
瘤中高分化程度的 $T_1$ 期直肠癌。

【禁忌证】 伴发直肠海绵状血管瘤或直肠血
管扩张或具有全身出血倾向等疾病为此手术禁忌
证。不能耐受常规根治手术的患者,例如患有较多
伴随疾病的老年直肠癌患者为相对禁忌证。

【术前准备】 同经肛门局部切除术

【麻醉】 气管内插管的静脉复合全身麻醉或
联合蛛网膜下硬脊膜外麻醉。为了安全考虑首选前
者。

【体位】 折刀俯卧位。双侧臀部可以用胶布
向两侧拉开固定到手术台上(图 47-10)。

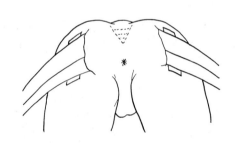

图 47-10 折刀俯卧位

【手术步骤】

1. 常规消毒手术区域和直肠腔内,标记骶骨两
侧缘和坐骨结节。经尾骨旁骶尾部纵向切口,长约
8cm,距肛门缘 2cm(图 47-11)。

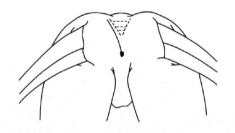

图 47-11 骶尾部纵切口

2. 依次切开皮肤、皮下组织达骶尾骨。在切口
上缘附近可见左侧的臀大肌下缘,在切开的靠近肛
门缘附近可见外括约肌浅部,进一步分离,显露肛提
肌,切开肛尾韧带,根据需要用咬骨钳咬除尾骨和
骶$_5$。切开附着于骶尾骨侧缘上的肛提肌腱膜,切断

肛提肌。纵行切开骶前筋膜和直肠系膜,此时可以
看到直肠(图 47-12,图 47-13)。

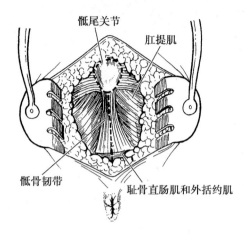

图 47-12 切开肛尾韧带,切除尾骨

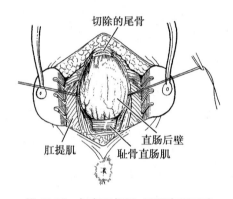

图 47-13 切断肛提肌,显露直肠后壁

3. 对于直肠后壁肿瘤,术者可以直肠内手指为
引导,确定病变的部位,距离肿瘤 1cm 进行直肠壁的
全剥离(图 47-14)。对于直肠前壁肿瘤,直接纵行
切开直肠显露肿瘤。距肿瘤边缘 1~2cm 围绕肿瘤
缝合 6~8 针,在缝合线外侧切开直肠全层,直至看
到直肠外脂肪组织,全层盘状切除肿瘤和部分直肠
(图 47-15)。

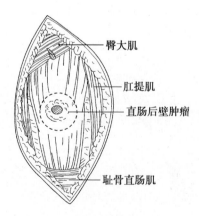

图 47-14 切除直肠后壁的肿瘤

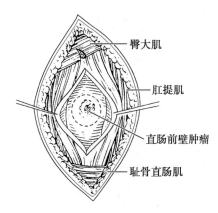

**图 47-15　切开直肠后壁,显露直肠前壁的肿瘤**

4. 肿瘤切除后,直肠后壁的缺损用可吸收线行 Gambee 法一层,横行缝合(图 47-16)。直肠前壁缺损结节间断横行缝合,后壁纵行 Gambee 缝合、闭锁(图 47-17)。

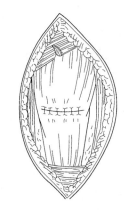

**图 47-16　横行缝合直肠后壁**

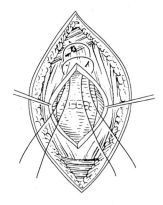

**图 47-17　切除病变后,横行缝合前壁,
纵行缝合直肠后壁**

5. 经两侧臀部放入细的引流管,放置在直肠周围。逐层缝合盆腔壁层筋膜、肛提肌,皮下脂肪组织和皮肤。

【术中注意要点】

1. 游离直肠时,避免损伤骶正中动脉,以免损伤后动脉回缩导致止血困难。

2. 切开肠腔时要用碘伏纱布擦拭肠腔,肠管吻合完毕时用稀碘伏溶液冲洗局部。

3. 术中止血要严密,根据手术野渗血情况,可酌情留置引流管。

【术后处理】

1. 术后继续应用抗生素 1～3 天。

2. 术后流质 3 天,少渣半流质 4 天。

3. 骶尾部伤口两周拆线。

【手术并发症】

1. 出血　咬除骶骨尾骨时可能损伤骶前静脉丛或直肠系膜内骶正中动脉引起大出血。一旦发生骶前静脉丛损伤,钳夹、缝扎都很困难,主要应用压迫止血、止血纱布压迫止血或图钉法压迫止血,仍然不能奏效时,可用碘仿纱布填塞压迫止血,术后分期逐条拔除。

2. 切口感染和直肠皮肤瘘　主要发生在直肠后壁切开处,粪便从骶尾部切口流出。其原因有缝合不够严密、肠道准备欠佳、伤口污染以及局部形成血肿等,最后继发感染,影响直肠切口的愈合。放置引流是预防瘘的关键。

【述评】

1. 原则上穿透黏膜层,侵及黏膜下层的癌(SM 癌)要切除直肠壁全层,而且要明确邻近区域淋巴结有无肿大,所以特别强调术前的腔内超声检查,黏膜癌(M 癌)理论上切除黏膜下层就可以达到根治目的。但临床上有时难以确认,故仍建议全肠壁盘状切除。

2. 这种切口可能要切除尾骨和部分骶骨,骶骨可以切除第 4、5 骶椎,不会引起大的出血,骨断端用骨蜡或电凝止血。缝合前应仔细止血冲洗干净分层缝合、消灭无效腔,一旦感染,将延迟愈合,有时窦道经久不愈。

## 三、经括约肌局部切除术

【概述】　该手术由 Bevan 在 1917 年就在芝加哥临床外科杂志上有过描述。后来 Mason 于 20 世纪 70 代在短短的几年内连续多篇发表他在这方面的临床研究,在外科学界影响很大,后来人们用他的名字来命名该手术为 York-Mason 手术。在所有直肠癌局部切除的手术中,该手术在手术野显露和手术操作空间方面最具优势。但由于该手术术中切断所有括约肌,人们普遍担忧术后是否会出现肛门括约肌失禁。因此,国内外采用该方法治疗直肠疾病的报道甚少。

**【适应证】** 适用于治疗距离肛门 2～10cm、肿瘤中高分化程度的 $T_1$ 期直肠癌。

**【禁忌证】** 术前肛门功能不良者为此手术禁忌证,余同 Kraske 术

**【术前准备】** 同 Kraske 术

**【麻醉】** 气管内插管的静脉复合全身麻醉或联合蛛网膜下硬脊膜外麻醉。为了安全考虑首选前者。

**【体位】** 折刀俯卧位。双侧臀部可以用胶布向两侧拉开固定到手术台上。

**【手术步骤】**

1. 自骶尾关节旁至肛缘作一后方正中切口,长10～12cm 左右,切开皮肤和皮下脂肪后,根据肿瘤距肛缘的距离来决定是否切除尾骨(肿瘤下缘距肛缘>6cm 时,切除尾骨会使术野得到更好地显露)。用咬骨钳或用脑外科的线锯将尾骨咬除(图 47-18)。

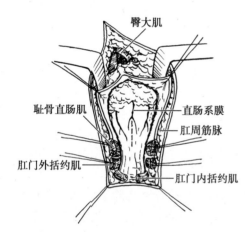

图 47-18 经括约肌切开显露直肠后壁

2. 切断尾骨前方的耻骨直肠肌及位于肛缘上方的肛门外括约肌,分别用血管钳分离上钳,切断后用丝线于断端两侧对应缝线标记(图 47-19)。

3. 在肛管后缘作两针牵引线,并在两针牵引线之间切开肛管和直肠后壁,一直向上直至能清楚显露直肠内的病灶。

4. 保护切口,用乳突牵开器牵开切口,距肿瘤边缘 1～2cm 围绕肿瘤缝合 6～8 针,在缝合线外侧切开直肠全层,直至看到直肠外脂肪组织,将包括直肠在内的整块肠壁和肠壁外脂肪完整切除(图 47-20)。

5. 取走标本后,用可吸收线间断全层横行缝合

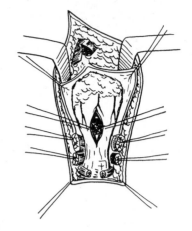

图 47-19 于肿瘤的对应部位纵行切开直肠壁

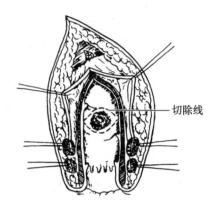

图 47-20 切开直肠壁后,显露肿瘤
(虚线为肿瘤的切除范围)

直肠壁。然后逐层缝合切开的直肠后壁(图 47-21)。

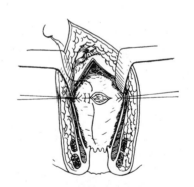

图 47-21 直肠壁对缘横行缝合

6. 用大量生理盐水冲洗创面后首先将原标记耻骨直肠肌的两断端作端-端间断缝合,同样将肛门外括约肌深浅两组的断端作端-端间断缝合,最后缝合切口的皮下脂肪和皮肤切口。于尾骨前方放置引流以防术后伤口积液感染。

**【术中注意事项】** 在切断耻骨直肠肌及肛门外括约肌的深浅两组时,将它们的断端作一缝扎标

记,以便修复时能准确对端缝合。余同 Kraske 术

【术后处理】　同 Kraske 术。

【手术并发症】　术后出现肛门功能失禁的并发症罕见。余同 Kraske 术。

【述评】　在所有直肠癌局部切除的手术中,该手术良好的术野显露和宽敞的操作空间为切除肿瘤创造了重要的手术条件,也为完成高质量手术提供了重要的保障。然而,由于该手术术中需要切断所有括约肌及耻骨直肠肌,广大外科医生担忧术后是否会出现肛门括约肌失禁。因此国内外采用该方法治疗直肠早期癌的相比 Kraske 手术使用更少。

（汪建平　康亮）

## 四、经肛门的显微切除术(TEM)

【概述】　经肛门的显微切除术( transanal endoscopic microsurgery,TEM)是麻醉下使肛门括约肌松弛,手术器械经肛门插入直肠内,进行在内镜观察下外科手术,与内镜下黏膜切除手术( endoscopic mucosal resection,ETR)不同(图 47-22)。TEM 手术操作可以分为给直肠内充气的正压法和常压法。前者需要应用保持直肠腔内气体封闭的手术器械,使肠腔膨胀、扩大直肠腔内固有的空间,进行手术操作;后者在直肠腔内压力正常情况下,不需要保持气体的密闭性,利用直肠固有的管腔空间进行手术。

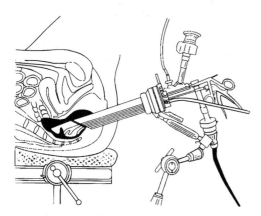

**图 47-22　经肛门内镜直肠肿瘤切除术手术简图**

【适应证】

1. 巨大的腺瘤、广基的绒毛状息肉、基底部直径在 2.5cm 以上。

2. 黏膜以及黏膜下层癌、无淋巴管、血管侵袭者。直肠类癌、直径在 1.5cm 以下。

3. 即使淋巴管和血管侵袭的黏膜下层癌以及一部分进展期直肠癌有时需进行姑息手术。

4. 通过内镜下黏膜切除术不能彻底切除的大的黏膜层病变。

5. 内镜下黏膜切除术后的残留黏膜病变。

6. 需要切除直肠壁全层的病变。根据切除的标本进行病理组织学判断肿瘤浸润的深度。

【禁忌证】

1. $T_1$ 期高复发危险或者更后期(例如 $T_2$ 期或以上)的直肠癌,如果并非出于姑息治疗的目的。

2. 同时性多原发结直肠肿瘤。

3. 腹膜返折以上直肠前壁肿瘤如采用 TEM 行全层切除,容易切穿进入腹腔,须十分慎重。

4. 肛门括约肌功能不良的患者。

【术前准备】

1. 完善 X 线、血常规、心电图等术前常规检查。

2. 备齐相关器械、药物。

3. 术前 6 小时禁食,清洁肠道。

【麻醉】　通常气管插管静脉麻醉,根据患者全身情况和切除病变的难易程度,有时采用硬膜外麻醉或鞍麻。

【体位】　根据病变的部位,如果病变位于直肠后壁采用截石位,前壁采用折刀位,也可以左侧或右侧卧位,理想的位置是病变中央出现在视野中央 5 点方向。

【手术步骤】

1. 麻醉满意后,肛门部及直肠内常规消毒、铺无菌巾。

2. 插入直肠镜　确认肛门括约肌充分松弛后,使用黏膜表面麻醉性润滑剂,扩肛。仔细装置内筒,经肛门向直肠内插入外径 40mm 的直肠镜管,附有观察窗口和光源。插入的要点是掌握直肠的解剖学走向,在向直肠腔内充气的同时,通过手术用的直肠镜管照明、观察直肠内腔,向直肠腔内注气使直肠内腔膨胀,顺着直肠的生理性弯曲,小心的插入直肠镜管到达病变部位。由于直肠镜管外涂沫润滑剂和黏膜表面麻醉剂可防止插入时损伤直肠壁。直肠镜管前端的斜形面对向病变部位,拔除内芯,调整好镜管的位置,用支持固定装置固定直肠镜体在手术台上,进行手术操作。注意前端的斜形面勿损伤直肠壁。连接内镜下的电视录像装置和电视监视设备,显示出肠腔内图像,术者在观察影像下进行手术。

3. 切除黏膜层肿瘤　用单极电刀在距离病变 5mm 的正常直肠黏膜上围绕病变点状烧灼一周,作为黏膜切除范围的标记(图 47-23,图 47-24)。其次,用 23G 的注射器向黏膜下层注入有血管收缩剂

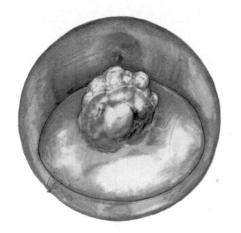

图 47-23 直肠壁内黏膜层肿瘤

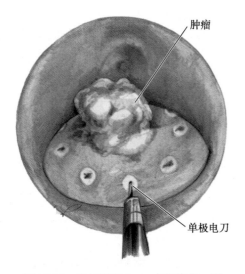

图 47-24 肿瘤周围 5mm 点状烧灼一周

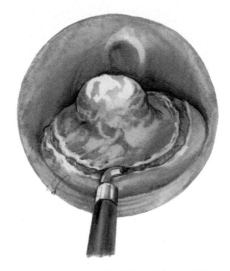

图 47-26 沿电极点状标记线切开黏膜层

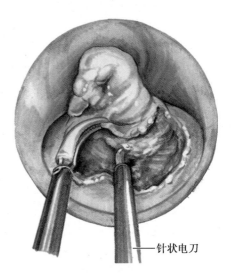

图 47-27 用电刀切开黏膜下层,沿浅
肌层表面剥离肿瘤

的生理盐水,在病变的黏膜周围点状注射,使病变部位的黏膜层浮起(图 47-25),易于切除。用单极电刀沿着标记线切开黏膜一周(图 47-26),用把持器把持切开的正常直肠黏膜,用电刀向黏膜下层进行切除,到达固有肌层浅面(图 47-27)。有时可以看见紧靠黏膜下层的血管,用电凝一个一个仔细止血

(图 47-28)。比较粗的血管或动脉性出血可先用前端细的血管钳夹住、电凝止血(图 47-29、图 47-30)。用电刀切除黏膜时,不要沿着一个方向切除,通过内

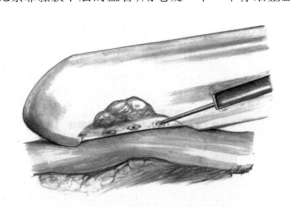

图 47-25 肿瘤的黏膜下层注射生理
盐水,使黏膜层隆起

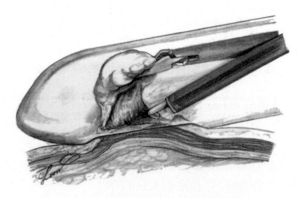

图 47-28 使用针状电刀,切开黏膜下层,
沿肠壁肌剥离肿瘤和黏膜下层

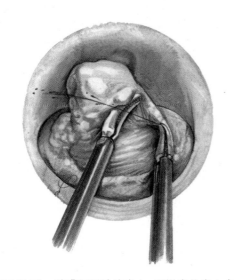

图 47-29 黏膜下层动脉出血,用钳夹住出血点

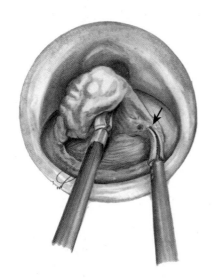

图 47-30 钳夹住出血点,电凝止血

镜观察前后、左右,随时改变方向,不要过度烧灼组织,以免发生术后瘢痕性收缩,引起直肠腔的变形和狭窄。固有肌层为略呈白色的组织,有时可以确认环状肌层的肌纤维(图 47-31)。不要过于牵拉病变的部位,易于引起固有肌层的损伤以及穿孔。损伤固有肌在没有发生穿孔的情况下不必处理,发生穿孔时用可吸收缝线间断缝合。如果以后处理有发生穿孔部位扩大和直肠内容物流出的危险。黏膜切除结束后,为了排除游离的肿瘤细胞和肠内容物等,用 500~1000ml 的生理盐水冲洗局部。缝合修补黏膜的缺损部位时,应与肠管的长轴方向垂直、横行缝合(图 47-32)。术者根据情况可连续缝合或者间断缝合,如果连续缝合有引起吻合口狭窄可能时应进行间断缝合。进针顺序是首先从靠近直肠镜的黏膜侧进针,对侧黏膜面出针,用 4-0 可吸收线缝合。手术结束时,拔除直肠镜前仔细观察直肠内腔,确认有无

损伤(图 47-33)。拔除结肠镜后如果肛管皮肤撕裂、皲裂可以外用痔疮栓等治疗。

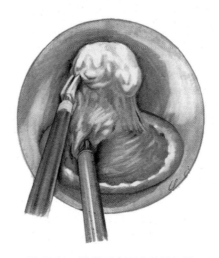

图 47-31 沿肌层表面完整的切除肿瘤和周围黏膜

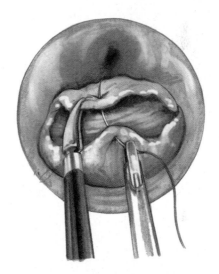

图 47-32 横向间断缝合黏膜缺损

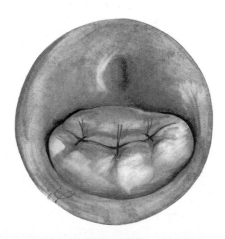

图 47-33 间断缝合黏膜层,完成手术

4. 切除直肠壁全层　首先与切除黏膜病变的方法相同,用电刀在病变周围的黏膜进行标记,在切开黏膜部位的稍稍靠近内侧切开直肠肌层,确认肌层的两侧边缘进行缝合。直肠固有肌层略呈白色,肌层外侧的脂肪组织层呈黄白色(图47-34)。有的患者直肠肌层很薄,切开肌层需要注意,慎重确认直肠壁各层结构,用电刀切开直肠壁肌层,也可以合并切除直肠壁外的脂肪组织,由于支配直肠的血管丰富,如果损伤有时难以电凝止血,需要缝扎止血。局部彻底止血、冲洗干净后,缝合直肠壁的缺损。缝合肌层时应采用横行间断缝合(图47-35),注意不要引起直肠腔狭窄、变形。两断端张力大小适宜,结扎线松紧适度,不要引起肌层撕裂,然后间断横向缝合直肠黏膜层(图47-36)。

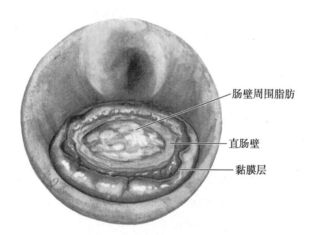

图 47-34　切除直肠壁全层后示意图

肠壁周围脂肪

直肠壁

黏膜层

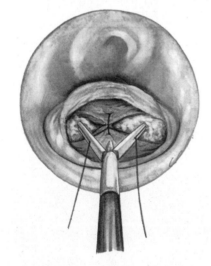

图 47-35　横向间断缝合肠壁肌层缺损

【术中注意事项】

1. 手术中出血　对于黏膜下层血管出血可以电凝止血,黏膜下和肿瘤周围比较粗的静脉性出血

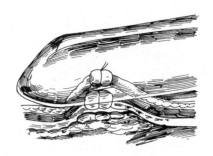

图 47-36　缝合肠壁肌层和黏膜层

和动脉出血,先进行钳夹,再烧灼止血。直肠周围脂肪组织中出血可以缝扎止血。

2. 穿破直肠壁　进行黏膜切除时如果直肠壁穿透性损伤可以缝合修补。肠内容物外溢要充分冲洗、吸引出肠内容物后再进行修补。如果直肠壁缺损较大、缝合修补张力较大有裂开可能、肠壁周围肠内容物污染较重,肠壁周围放置引流、修补肠壁,进行预防性结肠造口。

【术后处理】　手术后有轻微肛门疼痛,一过性便失禁发生率为10%左右,多数在几天内好转。开始手术时插入直肠镜前扩肛动作轻柔可以防止一过性便失禁的发生。手术后有轻度低热,术后3天日内口服抗生素。直肠壁全层切开的病例应经该给予抗生素5~7天。黏膜层切除的病例手术后第1天可以进水和流质饮食,术后第2天恢复普通饮食。直肠壁全层切开的病例根据切除范围的大小和缝合情况,决定开始进食的时间。如果没有问题,从术后第2天开始进食流质饮食,逐渐恢复正常饮食。手术后第5~7天可以进行结肠镜检查,如果黏膜层哆开可以观察,直肠壁全层哆开合并周围组织感染时,应暂时性结肠转流术。

对于TEM和内镜下黏膜切除术及经肛门切除的标本进行详细的病理组织学检查,早期癌尤其是黏膜下层癌判断组织学分化类型、淋巴管、血管侵袭,如果没有发现淋巴管和血管侵袭,治疗原则与黏膜层癌相同。否则进行开腹直肠癌根治术(图47-37)。

【手术并发症】

1. 术后出血　黏膜层止血不彻底,缝合创面渗血,手术后发生出血,可全身及局部应用止血药物(注射用血凝酶或凝血酶原复合物等),局部压迫止血。比较粗的血管或动脉性出血可再次麻醉下、扩肛,电凝或缝扎止血。手术后5~7天发生出血多为缝合创面感染或电凝组织坏死、脱落,创面出血。可以压迫或冲洗干净创面缝合止血。

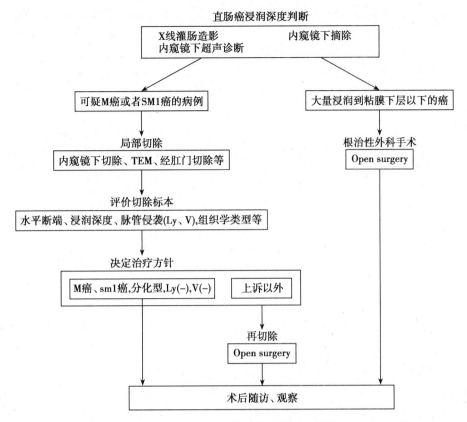

图 47-37  TME 手术后处理原则示意图

2. 直肠狭窄  可以分为黏膜狭窄和直肠壁全层狭窄。黏膜层缺损较大,缝合技术问题或过度烧灼黏膜及黏膜下层组织或者手术创面感染,引起术后瘢痕收缩,发生直肠腔的变形和狭窄,可定期逐渐扩肛,解除黏膜狭窄。直肠壁全层狭窄待感染控制后可进行瘢痕切除再次吻合,解除狭窄。

3. 黏膜或者直肠壁裂开  肿瘤直径较大,黏膜或直肠壁缺损范围大,缝合部位张力较大,黏膜下层止血不完善、出血合并感染,肠内容物外溢或直肠周围脂肪组织出血、感染、破溃导致黏膜或直肠壁裂开,冲洗、引流创面,待创面愈合后二次整形切除瘢痕,修补直肠缺损,治疗直肠狭窄。

4. 发生直肠阴道瘘、延迟性穿孔可先进行横结肠造口、转流,愈合后还纳造口肠管。骶骨前及腹膜后间隙感染者可充分引流感染部位,结肠造口转流。

【述评】  TEM 手术是一个微创手术,手术操作与通常的手术没有差异。手术操作熟练者需要经过特殊的训练。对于早期直肠癌经肛门途径外科治疗,除 TME 外有内镜下黏膜切除术、黏膜下层切除术和经肛门肿瘤切除,内镜下黏膜切除术的优点是可以到达高位直肠,而且确保术野显露良好,但是切除病变比较小,并且切除深度仅可以到达黏膜下层。经肛门直视下外科切除的优点是对于比较大的病变

可以进行外科切除和缝合,可切除和缝合直肠壁全层的病变,但是一般只能对低位直肠病变进行外科处理。TME 手术与经肛门外科切除术相同,操作熟练者可以切除直肠壁全层病变,并对直肠壁的缺损部分进行缝合。切除范围:距肛缘 20cm 以内的直肠病变,与经骶骨和经腹腔的直肠部分切除术比较侵袭性小。正压性 TEM 手术向直肠腔内充入 $CO_2$,气体正压导致直肠腔内扩张、手术空间扩大。对于下段直肠不仅可以切除黏膜病变而且可以切除直肠固有肌层及一部分周围脂肪组织。对于上段直肠和乙状结肠由于没有固定在后腹膜,直肠壁被浆膜覆盖,切除肠壁全层导致 $CO_2$ 逸出流入腹腔,不能保持直肠内正压,难以完成手术。常压法与正压法比较,切除病变即使切除肠壁全层,在常压下术野没有明显变化,肠内容物不从直肠壁缺损部分外溢,很少污染腹腔,而且缝合闭锁肠壁全层缺损部分比较容易。缺点为术野空间狭窄,需要手术者操作熟练。

(韩方海  李英儒)

## 参 考 文 献

1. 汪建平. 中华结直肠外科学. 北京:人民卫生出版社.2015.

2. 汪建平,詹文华. 胃肠外科手术学. 北京:人民卫生出版社.2005.

3. 韩方海,张肇达,詹文华,等. 直肠癌保肛手术. 北京:人民卫生出版社,2009.

4. 李春雨,汪建平. 肛肠外科手术技巧. 北京:人民卫生出版社,2013.

5. Harewood GC. Assessment of publication bias in the reporting of EUS performance in tagging rectal cancer. AM J Gastroenterol,2005,100(4):808-816.

6. Yimei J,Ren Z,Lu X,et al. A comparison between the reference values of MRI and EUS and their usefulness to surgeons in rectal cancer. Eur Rev Med Pharmacol Sci,2012,16(15):2069-2077.

7. Michael RB,Norman SW. Surgery of The Anus,Rectum and Colon. 北京:科学出版社,2003.

8. Onaitis M,Ludwig K,Perez-Tamayo A,et al. The Kraske Procedure:A Critical Analysis of a Surgical Approach For Mid-Rectal Lesions. J of Surg Oncol,2006,94(3):194-202.

9. Mason AY. Surgical access to the rectum—a transsphincteric exposure. Proc R Soc Med,1970,63:91-94.

10. Graham RA,Hackford AW,Wazer DE. Local excision of rectal carcinoma:a safe alternative for more advanced tumors. J of Surg Oncol,1999,70(4):235-238.

11. 邱辉忠,林国乐,吴斌等. 经肛门括约肌直肠肿瘤切除术97例临床疗效. 中华外科杂志,2007,45(17):167-169.

12. 邱辉忠,吴斌,林国乐等. 经肛门括约肌手术在直肠外科的应用. 中华普通外科杂志,2009,24(12):977-980.

13. Buess G,Hutterer F,Theiss J,et al. Das System fur die transanale endoskopische Rektumoperazion. Chirurg,1984,55:677-680.

14. 木下 敬弘,金平 永二,大村 健二:経肛門的内視鏡下マイクロサ-ジェリ-(TEM)器具. 消化器外科,2000,23:832-839.

15. Lezoche E,Guerrieri M,Paganini A,et al. Is transanal endoscopic microsurgery(TEM) a valid treatment for rectal tumors? Surg Endosc,1996,9:1106-1112.

16. Menthes B,Buess G,Schafer D,et al. Local therapy of rectal tumors. Dis Colon Rectum,1996,39:886-892.

17. Steele RJ,Hershman MJ,Mortensen NJ,et al. Transanal endoscopic microsurgery-initial experience from three centres in the United Kingdom. Br J Surg,1996,83:207-210.

18. Heintz A,Morschel M,Junginger TC. Comparison f results after transanal endoscopic microsurgery and radical resection for T1 carcinoma of the rectum. Surg Endosc,1998,12:1145-1148.

19. Kwaan MR,Goldberg JE,Bleday R. Rectal carcinoid tumors:review of results after endoscopic and surgical therapy. Arch Surg,2008,143(5):471-475.

20. Moore JS,Cataldo PA,Osler T,et al. Transanal endoscopic microsurgery is more effective than traditional transanal excision for resection of rectal masses. Dis Colon Rectum,2008,51(7):1026-1030.

21. Serra-Aracil X,Vallverdú H,Bombardó-Junca J,et al. Long-term follow-up of local rectal cancer surgery by transanal endoscopic microsurgery. World J Surg,2008,32(6):1162-1167.

22. Clark J,Ziprin P. Local excision and transanal endoscopic microsurgery in the management of rectal cancer with a focus on early carcinoma. Future Oncol,2008,4(1):113-124.

23. Duek SD,Issa N,Hershko DD,et al. Outcome of transanal endoscopic microsurgery and adjuvant radiotherapy in patients with T2 rectal cancer. Dis Colon Rectum,2008 Apr,51(4):379-384.

24. Suppiah A,Maslekar S,Alabi A,et al. Transanal endoscopic microsurgery in early rectal cancer:time for a trial. Colorectal Dis,2008,10(4):314-327.

25. Kreissler-Haag D,Schuld J,Lindemann W,et al. Complications after transanal endoscopic microsurgical resection correlate with location of rectal neoplasms. Surg Endosc,2008,22(3):612-616.

## 第三节 腹会阴联合直肠癌切除术(Miles 术)

### 一、传统 APR 手术

【概述】 1908 年,Miles 首次报道腹会阴联合切除直肠癌术(APR 术,又称 Miles 术式),将直肠癌的腹部和会阴部手术一期完成,并做永久性结肠造口。自此直肠癌复发率从原来的高达 80% 下降至 30% 左右,5 年生存率也从当时的不到 5% 提高到近 20%。极大地提高了直肠癌手术的愈后,成为当时距肛缘 7cm 以下低位直肠癌手术的"金标准"。然而,此术式创伤大,导致术后性功能及排尿功能的障碍率高、同时永久性造口严重影响人的生活质量。随着对直肠癌疾病的逐步认识和手术技术及设备的进步,此术式近年来有被各种形式的保留肛门功能的手术所取代的趋势。

【适应证】

1. 巨大的、浸润性的或分化差的距齿状线 5cm 以内的直肠癌(直肠下段癌)。

2. 距齿状线上 1cm 以内或累及齿状线的直肠癌。

3. 肛管癌经新辅助/辅助放化疗后肿瘤退缩不明显的患者。

【禁忌证】

1. 高龄、体弱、全身情况太差或因伴发其他严重疾病无法耐受麻醉和手术者。

2. 直肠癌局部广泛浸润呈冰冻骨盆无法切除者。

【术前准备】

1. 肠道准备同其他结直肠手术前的肠道准备。

2. 老年患者肺功能差,术前可行 7 ~ 10 天的呼吸功能锻炼,改善通气和换气。

3. 纠正低蛋白血症和贫血,一般血红蛋白应在 90g/L 以上,如果全身情况较差时,可以给予胃肠外营养治疗。

4. 女性患者应常规进行阴道检查,了解肿瘤是否侵犯阴道后壁。如果肿瘤侵犯阴道,术前 2 日行阴道冲洗。

5. 低位且固定的肿瘤,如果有泌尿系症状时,应该行膀胱镜检查或泌尿系造影检查,了解泌尿系有无侵犯。

6. 术前留置胃管、气囊尿管,做好造口的标志,备同型血 800 ~ 1000ml。

7. 取得患者的配合,向患者解释清楚手术和永久性造口的必要性。

【麻醉】　静脉吸入复合全身麻醉联合连续硬膜外麻醉。

【体位】　头低足高的膀胱截石位,双腿外展,臀部垫高 10cm,臀大肌平面应稍突出于手术床,以便于会阴部操作(图 47-38)。

【手术步骤】

1. 切口　下腹部正中切口向右绕脐,自耻骨联合向上止于脐上 3 ~ 4cm(图 47-39)。切开腹膜时,应向一侧推移膀胱,沿膀胱外侧缘剪开腹膜。如为女性患者,可将子宫及其附件与切口下部固定以利于暴露。

2. 入腹后间断丝线缝合、置入切口保护膜保护切口或放置切口保护圈,将小肠移到上腹腔用大纱布隔开,术中要注意小肠扭转或系膜根部受压发生的缺血坏死。

3. 探查腹腔　打开腹腔,按照从远到近的原则探查腹腔,重点探查肝脏、脾脏、大网膜、腹膜、全部结肠、结肠系膜、腹主动脉、肠系膜下动脉根部、膀胱、卵巢(女性)等处是否有转移结节及淋巴结。最后小心探查肿瘤,如果肿瘤侵出浆肌层,以干纱布将

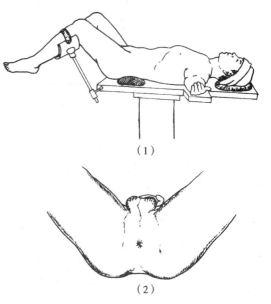

（1）

（2）

图 47-38　截石位
（1）侧面观;（2)正面观

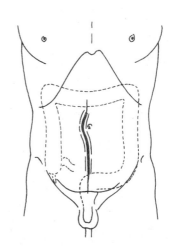

图 47-39　腹正中切口

肿瘤隔离,避免直接接触肿瘤,防止肿瘤细胞脱落产生种植转移。观察肿瘤有无浸润膀胱、前列腺或子宫及其附件,根据探查结果决定手术的切除范围。

4. 估计肿瘤能切除后,在肿瘤近端用纱布带结扎肠腔,并向远端注入 5-Fu 1.0g(图 47-40)。

5. 游离乙状结肠　探查完毕后,用腹腔自动拉钩牵开腹腔,用湿纱布垫或治疗巾把小肠移向右上腹部。提起乙状结肠,切开其左侧后腹膜(图 47-41)。用超声刀或电刀将乙状结肠系膜与左侧腹膜的先天性粘连切开,向内侧沿 Toldt 筋膜表面游离,显露腹膜后组织,游离过程中注意保护生殖血管及左输尿管(图 47-42)。至肠系膜下动脉根部平面后向盆腔游离至膀胱直肠陷凹处(或直肠子宫陷凹)。再分离切除左髂动、静脉前的脂肪淋巴组织。同法游离乙状结肠系膜的右侧,注意保护右侧的输尿管

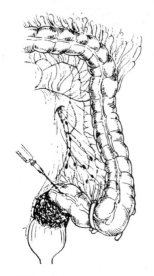

图 47-40 结扎乙状结肠,阻断肠腔内注入 5-Fu

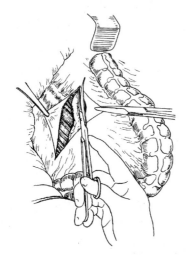

图 47-41 剪开乙状结肠左侧后腹膜

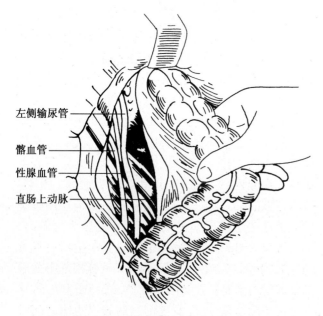

左侧输尿管
髂血管
性腺血管
直肠上动脉

图 47-42 游离乙状结肠,显露左侧腹膜后组织

及性腺血管(图 47-43)。右侧盆底腹膜剪开线与左侧剪开线在膀胱直肠陷凹处会合(图 47-44)。

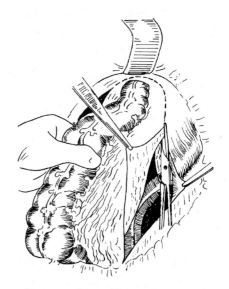

图 47-43 切开乙状结肠右侧后腹膜

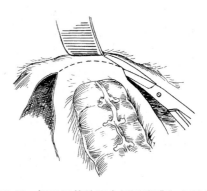

图 47-44 切开乙状结肠右侧后腹膜与左侧会合

6. 从右侧沿右 Toldt 筋膜线向上方游离回到肠系膜下动脉根部。距离腹主动脉部位约 1cm 处双重结扎切断肠系膜下动脉根部,继续沿 Toldt 筋膜表面向左侧游离,结扎切断肠系膜下静脉(图 47-45)。

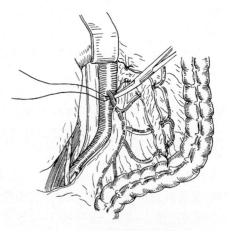

图 47-45 清扫肠系膜血管根部,于根部结扎切断肠系膜下动脉

如发现该处淋巴结肿大在十二指肠水平段以下分离切除腹主动脉旁疏松结缔组织,肠系膜下静脉应在胰腺下缘 1cm 处切断、结扎,注意保护下腹上神经。至此乙状结肠游离完毕。

　　7. 游离直肠后方　提起乙状结肠和系膜,用电刀或超声刀沿骶岬前方、盆壁筋膜(骶前筋膜)与直肠内脏筋膜之间(Holly 平面)向下方切开直肠后与骶骨间的疏松组织(图 47-46),进一步用长弯剪、电刀或超声刀在骶前筋膜脏、壁两层之间直视向下锐性分离直肠达尾骨尖水平,切断骶尾韧带(图 47-47)。然后置入纱布垫于直肠后方。分离时应注意解剖层次,不可深入骶前筋膜壁层背面,以免损伤骶前静脉丛和盆腔神经丛,引起大出血或术后出现性功能障碍。

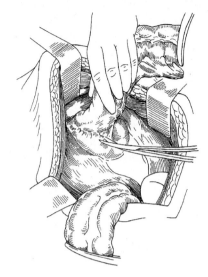

图 47-46　自骶前向下游离直肠后壁

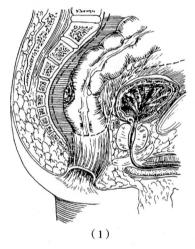

（1）

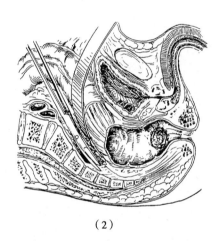

（2）

图 47-47　全直肠系膜的游离、切除范围

　　8. 游离直肠前方　沿之前确定的切除线及后方切除平面之间游离直肠前方。向前牵开膀胱或子宫,向上牵拉直肠暴露直肠膀胱凹或直肠子宫凹,在 Denonvilliers 筋膜与直肠固有筋膜之间的疏松结缔组织间分离前壁(图 47-48),但如果肿瘤位于前壁且侵出系膜,为保证足够的环周切缘,此 Denonvilliers 筋膜必须切除。按照上述原则一直游离至前列腺远端。操作时不能过于向前或向后,向后则易分破直肠前壁污染腹腔,向前易损伤女性阴道后壁和男性前列腺、精囊腺及支配泌尿生殖的神经分支。

　　9. 游离直肠两侧　游离直肠两侧用右手推开右侧-侧韧带上下疏松组织,将直肠向左侧牵拉,显露右侧-侧韧带,如果肿瘤未浸润直肠侧壁浆膜层,可靠近直肠壁用长弯血管钳钳夹、结扎切断(图 47-49,图 47-50),如果肿瘤浸润浆膜层,可紧贴盆壁结扎切断直肠侧韧带。同法处理左侧直肠侧韧带(图 47-51)。游离侧方尤其在侧方转向前方时,注意靠

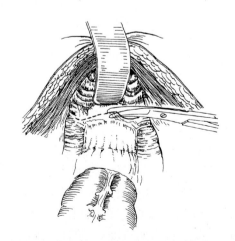

图 47-48　在 Denonvilliers 筋膜间分离直肠前壁

近直肠,贴近直肠固有筋膜层外侧切开双侧-侧韧带,避免损伤盆丛神经,有时侧韧带内有直肠中动脉经过,注意结扎止血。至此腹部直肠全部游离完毕。

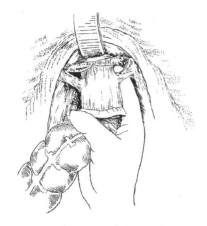

图47-49 分离直肠两侧-侧韧带

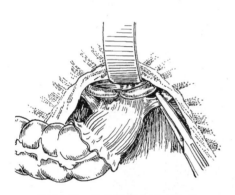

图47-50 结扎切断右侧-侧韧带

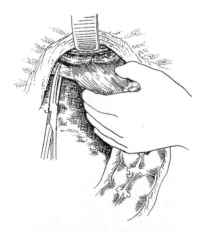

图47-51 切断左侧-侧韧带

10. 于适当的部位切断乙状结肠及其系膜,远端粗丝线双重结扎后,外裹手套扎紧,放于盆腔内直肠后方(图47-52)。在左下腹脐与髂前上棘连线中点经腹直肌无皮肤皱褶处作一直径约2.5~3cm的圆形切口,将乙状结肠近端拖出单腔造口(图47-53)。造口肠管浆肌层分别与腹膜、腹直肌前鞘、皮

下缝合固定,肠管断端全层外翻与皮肤缝合。缝合造口乙状结肠与侧腹壁之间的间隙,防止发生内疝(图47-54)。

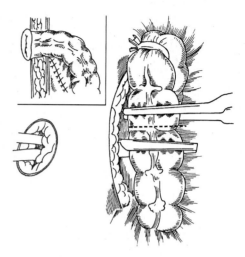

图47-52 切断乙状结肠行左下腹造口

11. 会阴部手术组 重新消毒会阴部(女性同时应消毒阴道)、肛门,粗丝线荷包缝合关闭肛门,留长线头做牵引用(图47-55)。按长径为前后方向的椭圆形切开皮肤和皮下组织,前达尿道球部至肛缘的中点,后至尾骨尖,切口两侧距肛缘3cm(图47-56)。如为低位直肠癌可适当扩大切口,皮肤皮下组织切除范围可更大。女性患者如果肿瘤浸润阴道后壁,可同时切除阴道后壁的部分或全部(图47-57)。清除坐骨肛门窝内的大部分脂肪组织,将肛门向前上方牵拉,在尾骨前切断肛尾韧带(图47-58)。

12. 切断肛尾韧带后,用左手示指从切口下方分离肛提肌,直至直肠后间隙,达肛提肌深面,在腹部组术者的协助下,用血管钳或手指与盆腔贯穿会师,然后向左侧分离肛提肌结扎切断(图47-59)。同法切断另一侧肛提肌。

13. 探查骶前间隙,估计能通过切除之直肠标本后,伸入卵圆钳,钳住乙状结肠远端切断后,将游离切断的远端乙状结肠、直肠从骶前拉出(图47-60)。

14. 用超声刀或电刀切断一侧的耻骨尾骨肌和耻骨直肠肌(图47-61),同法结扎切断另一侧的肌肉。然后沿前列腺基底部平面,切断直肠尿道肌或阴道后壁分离(图47-62),移去直肠。游离直肠前壁时始终在会阴部横肌的后面进行,防止损伤尿道。

15. 移除直肠后,用大量的温蒸馏水经腹腔冲洗盆腔,使液体从会阴部切口流出,彻底止血。腹腔

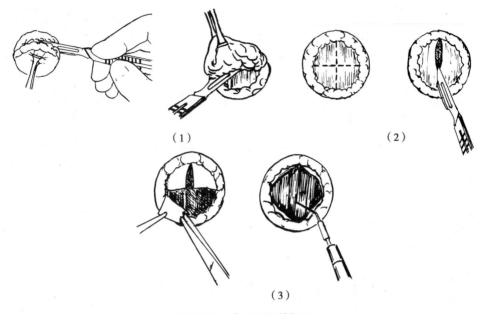

（1）

（2）

（3）

**图 47-53　人工肛门的切口**
（1）切除直径 2cm 的皮肤和皮下组织；（2）十字切开腹直肌前鞘；
（3）切除腹直肌前鞘的四角，劈开腹直肌

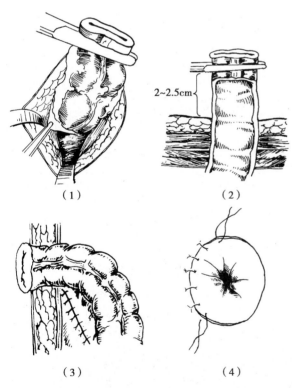

（1）

2~2.5cm

（2）

（3）

（4）

**图 47-54　拉出乙状结肠，分别与腹壁各层间断缝合固定**

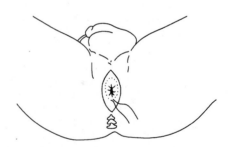

**图 47-55　会阴部切口**

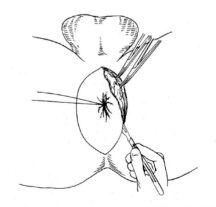

**图 47-56　距肛缘 3.0cm 切开皮肤和皮下组织**

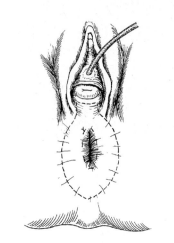

图 47-57 切除阴道后壁的会阴部切口

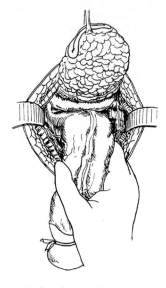

图 47-60 经会阴部切口拉出乙状结肠和直肠

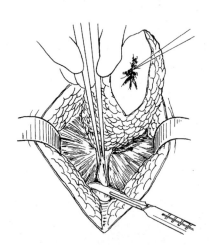

图 47-58 切断肛尾韧带

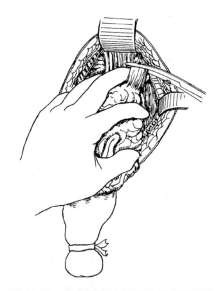

图 47-61 切断耻骨直肠肌和耻骨尾骨肌

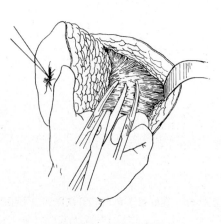

图 47-59 切断肛提肌

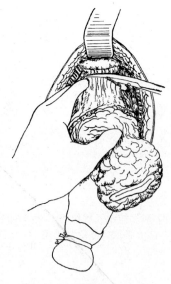

图 47-62 切断直肠尿道肌

手术组清理腹腔,缝合盆底腹膜(图 47-63),必要时可以游离大网膜填塞骶前空腔。关闭腹部切口,腹腔一般不放引流。如有切开的阴道后壁连续缝合止血(图 47-64),会阴部手术组于骶前留置引流管,从会阴部切口旁戳孔引出。分层缝合会阴部切口(图 47-65)。

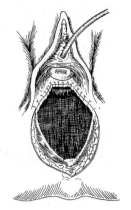

图 47-64 阴道后壁切缘连续缝合

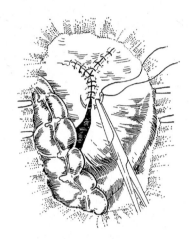

图 47-63 关闭盆底腹膜

16. 术毕,分别包扎腹部及会阴部切口,造口一期开放,安放人工肛袋。

【术中注意事项】

1. 开腹下方切口到耻骨结节时注意不要损伤膀胱,打开腹膜至膀胱上缘时注意偏向一侧,一旦损伤,及时缝合。

2. 乙状结肠系膜与侧方腹膜有先天性粘连,游离此粘连时注意不要误以为是 Toldts 线,平面过深易打开腰大肌筋膜,进入腹膜后平面。

3. 由外向内游离乙状结肠系膜时需注意在 Toldts 筋膜表面,左侧生殖血管和输尿管均在此筋膜平面深面。输尿管在髂内外血管交叉处最表浅,容易损伤,尤其在体型肥胖者该操作平面不易掌握,容易损伤。此筋膜向上延续为 Gerota 筋膜,要游离近端降结肠时平面在 Gerota 筋膜表面,防止打开该筋膜进入肾前脂肪层甚至进入肾后间隙。

4. 切断肠系膜下动脉根部时注意离开根部 1cm 左右,太靠近根部结扎切断可损伤下腹上神经丛。

5. 直肠后方游离平面在直肠固有筋膜和骶前筋膜之间,注意游离至骶$_4$水平时两层筋膜增厚为直肠骶骨筋膜,游离时电刀需随骶骨凹陷平面转向腹侧,将此筋膜切断,如继续按原来方向可能损伤骶前静脉丛;侧方游离时注意贴近直肠,勿损伤盆丛,切断侧韧带时注意有时有直肠中动脉经过,注意结扎止血;前方游离时注意除非肿瘤位于前壁且侵出系

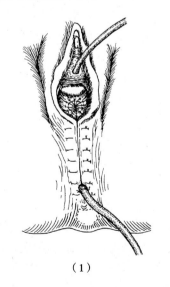

(1)

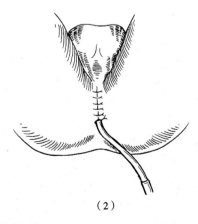

(2)

图 47-65
(1)缝合会阴部切口,骶前引流(合并阴道后壁切除者);
(2)缝合会阴部切口,骶前引流

膜,否则游离平面在 Denonvilliers 筋膜后方,保持精囊腺前列腺包膜(女性为直肠子宫阴道膈)完整,勿损伤盆丛在前方器官的分支。

6. 如果肿瘤位于一侧并侵出系膜或浆膜,为保证足够的环周切缘,侵出处可选择性多切除一部分组织。

7. 会阴组游离直肠后壁进入盆腔后,腹部手术组应给予指导,防止盲目分离撕破骶静脉丛引起大出血。

8. 会阴组分离直肠前壁时,应从会阴浅横肌后缘进行,切断耻骨直肠肌和直肠尿道肌时应将直肠从骶前拖出后,向下牵引直肠,触摸到导尿管,逐钳分离切断,注意避免损伤后尿道。

9. 造口的位置,大小要适中,分层缝合,防止出现造口并发症。

【术后处理】

1. 直肠癌 Miles 手术创伤较大,术后应该严密观察生命体征,注意有无休克的发生和水电解质的失调,维持稳定的血压和尿量,必要时可以输血。

2. 平卧 5 天以上,因盆腔空虚,过早坐位,内脏下移,对盆底腹膜压力增大,易引起盆底疝。

3. 术后第一天可拔除胃管,并少量进水。

4. 术后应用与术前使用的相同的抗生素控制感染,一般应用 1~3 天。

5. 术后应留置尿管 5 天以上,拔管前先夹闭 1~2 天,每 4 小时开放一次,以恢复膀胱的排尿功能。同时测定残余尿,如果小于 100ml,可以拔除尿管,如果大于 100ml,应该更换尿管,继续留置。

6. 盆腔引流管引流 3~5 天,引流液少于 50ml/d,无血性液即可拔除引流管。

7. 严密观察造口,及时发现和处理并发症。

【手术并发症】

1. 骶前静脉丛破裂出血　是直肠癌手术中最凶险的并发症,具有来势猛,出血量大,止血困难的特点,处理不当可导致患者死亡,发生率 1% 左右。引起骶前静脉丛出血的原因可分为以下几点:①分离直肠后壁时解剖层次不清以及钝性分离撕破骶前静脉;②腹腔组游离直肠未达尾骨尖,会阴组向上分离太高,层次太深,撕破静脉丛;③肿瘤浸润骶前筋膜,分离时撕裂骶前静脉丛。为了预防骶前静脉丛破裂出血,术中应做到以下几方面:①分离直肠后壁,应在直视下于骶前筋膜脏、壁两层之间锐性分离;②腹腔组游离直肠时应达到尾骨尖水平,会阴组向上游离直肠进入盆腔后最好在腹腔组指导下进

行;③术中吸引器头勿直接接触骶前静脉;④术前发现肿瘤已侵及骶前,可行放疗减少浸润,或术中残留部分肿瘤,用银夹标志,术后给予放疗。术中一旦发生骶前静脉丛破裂出血,切勿慌张,盲目钳夹止血将导致更大范围的出血。结扎、缝合及应用电凝止血,常常不能奏效。应该一边压迫止血,加快输血输液速度,另一方面调整手术野,便之暴露清楚,用吸收性明胶海绵、止血纱布压迫止血,如不能奏效,可用吸收性明胶海绵加钛钉止血,或用少量自体肌肉,捣碎后以吸收性明胶海绵为垫托,直接压在出血处,然后用热盐水纱布压迫,观察数分钟后取出纱布,多能取得止血的效果。也有人报道凿去局部骨质涂以骨蜡止血,理论上讲,出血凶猛,凿骨止血的操作较为困难,作者在此方面没有经验,不宜评论。如果仍然不能有效止血,可在骶前留置碘仿纱布压迫止血,术后 7 天后逐天间断拔出。

2. 输尿管损伤　直肠癌术中损伤输尿管时有发生。左侧腰段和两侧骨盆段是最常见的损伤部位。为此在直肠癌切除时,应常规显露保护输尿管,解剖层次要清楚,不可盲目大束结扎,以免损伤。如果术中发现输尿管确实损伤,可根据损伤情况行输尿管修补、内置支架端-端吻合,输尿管膀胱种植或带蒂回肠间置代输尿管等。

3. 尿道损伤　腹会阴联合直肠癌切除术中尿道损伤的发生率在 0.7%~6.7% 左右,最常见的损伤部位是尿道球部和膜部。尿道损伤常见原因为:①腹组分离直肠前壁不够低,会阴组分离时解剖不清或会阴组强行牵拉直肠而损伤尿道;②肿瘤位于直肠前壁浸润尿道,分离时不可避免地损伤尿道。为此术前应常规留置尿管,作为术中游离直肠的标志。腹组应将直肠分离至肛提肌水平,会阴组应在会阴深、浅横肌的后缘,肛管直肠前方之间分离。如果术中发现尿道损伤,应给予缝合吻合,留置尿管在二周以上。

4. 尿潴留　排尿功能障碍是 Miles 术后最常见的并发症之一,据统计发生率达 50% 左右,只是尿潴留的程度不一,排尿功能障碍的发生除了与术中损伤膀胱肌层及供应它的神经纤维、盆腔神经丛的损伤外,尚有直肠切除后,盆腔脏器向后移位前关。此外,年老体弱及前列腺肥大亦是排尿功能障碍的因素。一旦出现尿潴留,应测定残余尿量,如果超过 50ml,应留置导尿管,留置尿管期间应注意尿道外口的护理,定时更换导尿管,并进行膀胱功能恢复的训练,多数患者在术后 2~4 周内多能自行恢复排尿功

能,长期留置尿管者,则比较少见。

5. 性功能障碍　性功能障碍是 Miles 术后一个主要的并发症,其发生率在 50% ~ 100% ,包括阳痿、勃起不全和射精功能障碍。性功能障碍导致直肠癌术后患者生活质量的降低。盆腔自主神经的保护术( pelvic autonomic nerve preservation, PANP) 在临床上的应用,降低了性功能障碍的发生。盆腔神经丛的损伤导致了术后患者出现勃起功能不全或阳痿。下腹下神经亦称射精神经,射精神经的损伤和盆丛副交感神经的损伤引起患者射精量减少或射精不能。神经损伤是无法恢复的,减少性功能障碍的发生,关键在于预防,术者要熟悉盆腔神经的解剖走行,神经显露后要加以保护,尽可能避免损伤。

6. 结肠造口的并发症及其处理(详见结肠造口术章节)。

7. 会阴部切口的并发症。

(1) 会阴部切口出血:多由于术中止血不彻底或结扎线滑脱所致,骶前静脉丛损伤的病例更易发生。出血量较少时可以局部加压包扎止血,出血量较大时,须行手术止血。

(2) 会阴部创口延迟愈合:创面感染,缝线等异物残留以及引流不畅是其主要原因。因此,术中应尽量用电刀止血,减少异物存留。经过换药创口不愈且窦道较深者,可进行适当的清创,除去坏死组织、异物和不健康的肉芽组织。放疗后患者创口愈合尤其慢。

8. 急性肠梗阻　常见原因有:①造口肠祥与侧腹膜封闭不完善或未封闭,引起内疝;②小肠粘连;③盆底腹膜缝合处裂开,小肠疝入盆底。如果发生可先给予保守治疗,一旦发生腹膜炎体征应行手术治疗。盆底、腹膜裂开形成的内疝常常引起严重的后果,往往需急诊手术探查。

【述评】　尽管因为对低位直肠癌远处转移的不断认识、新辅助治疗的日渐认识、各种吻合器械的发明和腹腔镜技术的不断进步,保功能手术在近 20 年来取得了巨大的进步,然而对于进展期低位直肠癌而言,经腹联合会阴直肠癌根治术仍然是金标准手术之一,在肿瘤的根治性治疗上具有不可替代的地位。

(汪建平　康亮)

## 参 考 文 献

1. 汪建平,詹文华.胃肠外科手术学.北京:人民卫生出版社,2005.

2. 汪建平.中华结直肠外科学.北京:人民卫生出版社,2015.

3. 李春雨,汪建平.肛肠外科手术技巧.北京:人民卫生出版社,2013.

4. Lange MM,Rutten HJ,van de Velde CJ. One hundred years of curative surgery for rectal cancer:1908-2008. EJSO,2009,35(5):456-463.

5. 汪建平.重视结直肠癌外科手术患者术后生存质量的提高.中国普外基础与临床杂志,2007,14(6):625-627.

6. 汪建平.低位直肠癌手术的性功能保护.中国实用外科杂志,2005,25(3):134-136.

7. 顾晋.低位直肠癌的外科手术.肿瘤学杂志,2006,12(1):27-30.

8. 汪建平,黄美近,宋新明,等.全直肠系膜切除并自主神经保留术治疗直肠癌的疗效评价.中华外科杂志,2005,43(23):1500-1502.

9. 汪建平,蔡观福,黄美近.手术者因素对直肠癌患者术后性功能的影响.中国实用外科杂志,2005,25(11):688-689.

10. 汪建平,周军,宋新明,等.女性直肠癌根治术中保留盆腔自主神经 120 例分析.中华普通外科杂志,2005,20(10):619-621.

## 二、直肠癌 ELAPE 手术

【概述】　1908 年 Miles 报道了低位直肠癌手术方式(腹会阴联合切除术,APR),指出直肠癌手术要求切除足够的坐骨肛门窝脂肪组织、会阴皮肤、肛提肌,并强调经腹切除直肠系膜淋巴结的重要性。该术式成为治疗低位直肠癌的标准术式。在近 20 年的临床实践发现,传统的 APR 存在较高的标本环周切缘( circumferential resection margin,CRM) 阳性率和术中穿孔率,是导致 APE 术后预后差的重要原因。2007 年,瑞典的 Holm 教授提出了柱状 APR( cylindrical APR) 切除的概念,其强调将肛管、肛提肌和低位直肠系膜整块切除,使标本没有狭窄的"外科腰",降低了 CRM 阳性率和术中穿孔率,在一定范围内得到认可和推广。但由于该术式会阴区切除范围大,术后会阴切口并发症发生率较高,故未被广泛接受和开展。进一步研究发现,低位直肠癌极少侵入坐骨肛门窝脂肪组织。因此,对于低位直肠癌,除非肿瘤完全侵犯肛门外括约肌或可疑坐骨肛门窝组织受侵,否则不必切除坐骨肛门窝脂肪组织。由此提出了肛提肌外腹会阴联合切除术( extralevator abdominoperineal excision,ELAPE) 。

【适应证】

1. 进展期直肠癌,浸润性弥漫性生长或分化差的距齿状线 5cm 以内的直肠癌(直肠下段癌)。

2. 进展期直肠癌,局限型或者分化好,但伴有淋巴结转移或者癌周浸润者。

3. 肛管癌或者肛门周围癌。

【禁忌证】

1. 高龄、体弱、全身情况极差或者伴有严重的心、肺、血液系统疾病无法耐受手术或者麻醉者。

2. 直肠癌局部广泛浸润甚至冰冻骨盆者。

【术前准备】

1. 肠道准备　术前 3 天进食半流饮食,术前 1 天进食全流饮食,术前晚口服复方聚乙二醇电解质散行肠道准备。

2. 纠正贫血、低蛋白血症等。

3. 患者有泌尿系症状时,术前行泌尿系造影或者膀胱镜检查,了解有无受侵;女性患者,术前常规行阴道检查,如有受侵,则术前行阴道冲洗。

4. 术前留置尿管、胃管。

5. 术前确定造口位置,并做好标记。

【麻醉】　气管内插管、静脉复合麻醉。

【体位】　腹部部分手术采取平卧位,会阴部分手术采取俯卧折刀位。

【手术步骤】

（一）腹部手术

1. 体位与切口　取平卧位,下腹部正中切口向右绕脐,自耻骨联合向上止于脐上 5cm(图 47-66)。

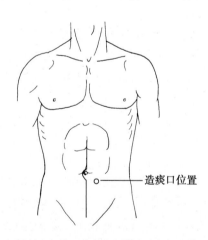

图 47-66　切口与预设造瘘口位置

2. 腹腔探查　切口保护圈保护切口后,按照从远到近的顺序,依次探查肝脏、全部结肠、腹膜、腹主动脉旁、肠系膜下动脉及髂动脉处有无淋巴结转移,邻近脏器有无侵犯,直肠肿瘤的浸润程度。确定手术范围后,置头低脚高位,用湿纱布将小肠置于上腹部,置入腹腔拉钩,充分暴露术野(图 47-67)。

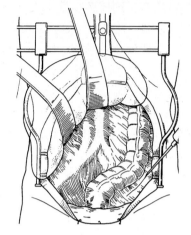

图 47-67　暴露术野

3. 游离乙状结肠及直肠上段　用纱布带结扎肿瘤近端肠管。将乙状结肠向前内侧牵拉,切开其左侧后腹膜,将乙状结肠系膜从后腹壁完全游离,注意保护左侧输尿管及生殖血管(图 47-68)。向上、向内侧充分游离乙状结肠系膜,直至显露腹主动脉及左髂总血管,注意保护腹下神经;向下切开盆底腹膜至直肠子宫陷凹(膀胱直肠陷凹)处。将乙状结肠牵向左侧,切开乙状结肠系膜右侧,注意保护右侧输尿管及生殖血管。向下切开盆底腹膜至直肠子宫陷凹(膀胱直肠陷凹)处,与左侧游离汇合。

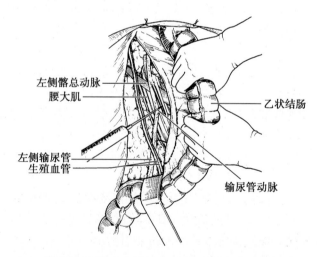

图 47-68　游离乙状结肠,显露左侧腹膜后组织

左侧髂总动脉
腰大肌
左侧输尿管
生殖血管
乙状结肠
输尿管动脉

4. 处理肠系膜下血管　目前血管处理方式分为高位结扎及低位结扎。前者指在肠系膜下动脉根部结扎,后者指左结肠动脉发出处远端结扎肠系膜下动脉。笔者通常采用高位结扎。充分清扫肠系膜下动脉根部淋巴及脂肪组织后,于其根部结扎,近端双重结扎或缝扎。同法处理肠系膜下静脉。于十二指肠水平段以下清楚腹主动脉前及其两侧脂肪组

织,注意保护腹下神经。沿乙状结肠系膜无血管区,切处相应淋巴引流区域的乙状结肠系膜,注意保护边缘血管弓。

5. 游离直肠　严格遵循直肠全系膜切除术(TME)的原则进行直肠的游离。

首先游离直肠后壁,将直肠牵向前下方,解剖出直肠后间隙,即直肠固有筋膜与骶前筋膜(Waldeyer筋膜)之间的疏松脂肪组织。沿此间隙按照从上向下、从后方向两侧的顺序锐性分离直肠后方,注意保护盆腔静脉丛。后方游离至切开骶4水平附近的骶骨直肠筋膜为止(图47-69)。

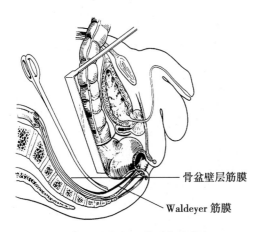

骨盆壁层筋膜

Waldeyer筋膜

**图47-69　直肠系膜后方的游离**

然后,游离直肠前方。清除直肠两侧组织后,于直肠前方汇合,开始游离直肠前方。向下牵拉直肠,向上牵拉膀胱或子宫,于腹膜返折前方1cm处切开腹膜。在Denonvilliers筋膜前方与精囊腺、子宫之间的疏松组织之间向下分离。前方的游离止于精囊腺下方(子宫颈部)(图47-70)。

最后,游离直肠侧方。直肠前后壁游离完毕后,

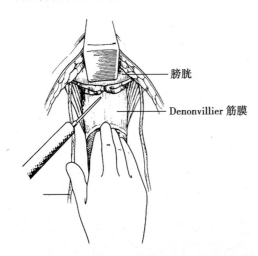

膀胱

Denonvillier筋膜

**图47-70　Denonviller筋膜前面进行直肠前壁的游离**

向对侧牵拉直肠,可显露直肠侧韧带。沿腹下神经确认盆腔神经丛位置,用电刀或者超声刀离断侧韧带,偶有出血者予以结扎。侧方的游离止于侧韧带的离断。

6. 切断乙状结肠　于适当的位置离断乙状结肠及其系膜,远端用粗丝线结扎,套入无菌手套扎紧,放入盆腔内直肠后方(图47-71)。

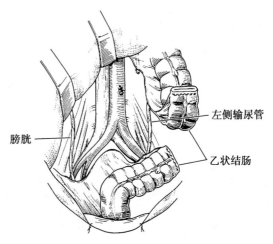

膀胱

左侧输尿管

乙状结肠

**图47-71　切断乙状结肠**

7. 乙状结肠造口　在左侧髂前上棘与脐连线中点处做一直径约3cm的圆形切口,切除皮肤和皮下组织。"十"字形切开腹直肌前鞘,分开腹直肌纤维,切开腹膜,腹壁切口以可容纳两指为可。将乙状结肠近端提出于腹壁外2～2.5cm,将腹直肌前鞘、腹膜与肠管浆肌层缝合固定,再将造口肠管断端全层外翻与真皮缝合,造口高出腹壁1cm为宜(图47-72)。缝合造口肠管与侧腹壁之间的间隙,避免产生内疝。

8. 关闭盆底腹膜、切口缝合　用大量的温蒸馏水冲洗腹腔后,缝合关闭盆地腹膜,然后逐层缝合腹壁各层。

**(二)会阴部手术**

1. 体位与切口　翻转体位,取俯卧折刀位(图47-73)。用7号丝线荷包缝闭肛门。以肛门为中心,做一椭圆形切口,前方从尾骨尖处开始,后方至会阴部,外侧距肛门约3～4cm。根据肿瘤大小及切除的难易程度,决定是否切除尾骨(图47-74)。

2. 切除肛提肌　切开显露肛门外括约肌皮下部,沿括约肌与脂肪间隙的交界处(黄白交界处)向深面分离,辨认肛提肌。沿肛提肌下缘向外上方继续解剖达盆侧壁至肛提肌的起始点。切除尾骨或切断Waldeyer筋膜,进入直肠后间隙。用超声刀沿盆

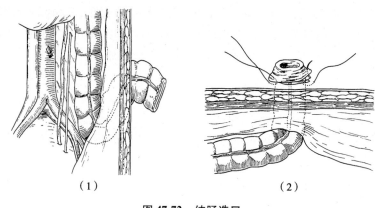

**图 47-72　结肠造口**
(1)结肠拉出腹壁外;(2)肠黏膜与腹部缝合固定造口

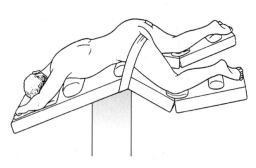

**图 47-73　会阴部手术体位**

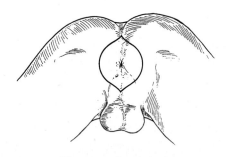

**图 47-74　会阴部切口**

壁从后向前切断两侧肛提肌(图 47-75)。注意保护肛提肌深面的血管神经束。将离断的乙状结肠及直肠拖出盆腔,术者左手示指伸入盆腔,将直肠向上方

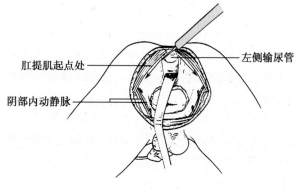

肛提肌起点处　　　　　　　左侧输尿管

阴部内动静脉

**图 47-75　切除肛提肌**

牵拉,在直视下游离直肠前壁,避免损伤前列腺或阴道后壁。在会阴横肌的后方切断盆底肌纤维,完整取出标本。

3. 关闭会阴切口　大量温蒸馏水冲洗盆腔,留置 1~2 条盆腔引流管。用肌皮瓣或生物补片重建盆底后,分层关闭会阴部切口。

4. 造瘘口一期开放,安放人工肛袋。

【术中注意事项】

1. 游离乙状结肠系膜时,注意保护双侧输尿管及生殖血管。

2. 直肠后方游离时,找准正确的层面,解剖出直肠后间隙,在直肠固有筋膜与骶前筋膜(Waldeyer筋膜)之间的无血管层面进行锐性分离。直肠前壁游离时,在 Denonvilliers 筋膜前方与精囊腺、子宫之间的疏松组织之间进行锐性分离。直肠侧壁游离时,注意保护盆腔神经丛。

3. ELAPE 手术不同于传统的 APR 手术,ELA-PE 要求肛提肌完整切除,因此对于腹腔手术操作的范围有明确的界定,即:在后方需在骶尾关节处停止分离;在侧方需在肛提肌起点处停止分离;在前方需分离到精囊腺下方(男性)或子宫颈部(女性)即停止。

4. 会阴部分手术操作时,需要辨认出肛提肌的起始处,完整切除肛提肌。先从直肠后方进入腹腔,有助于手术操作的顺利进行。

5. 造口位置、大小要合适,避免出现造口相关的并发症。

【术后处理】

1. 术后常规予以补液、抗感染等治疗。

2. 留置导尿时间一般为一周左右,拔除尿管注意进行排尿给你锻炼。

3. 盆腔引流管一般留置一周左右,注意观察引

流液的量及颜色,引流每日少于 20～30ml 时予以拔除。

4. 注意观察会阴部伤口的愈合情况,定期换药。

5. 严密观察造口,观察有无出血、缺血、回缩、梗阻、造口旁疝等。

【手术并发症】

1. 骶前静脉丛破裂出血。

2. 输尿管、尿道损伤。

3. 盆腔感染或血清肿。

4. 尿潴留。

5. 性功能障碍。

6. 术后肠梗阻。

7. 会阴部伤口相关的并发症,如出血、愈合不良等。

8. 造口相关的并发症,如缺血坏死、出血、狭窄、回缩或者造口旁疝等。

9. 会阴部或者骶骨的慢性疼痛。

【述评】　ELAPE 手术腹部操作有明确的手术平面及边界,腹部操作向下分离不必过深。到达预定的手术边界即停止分离,可降低手术难度,缩短学习曲线。会阴部操作解剖标志明确,操作层面清晰,符合临床精细解剖外科的发展趋势。该手术的近期疗效明显,环周切缘阳性率和肠穿孔发生率明显降低。从近期疗效看,ELAPE 是进展期低位直肠癌值得推荐的手术。

(韩方海　李洪明)

## 参 考 文 献

1. 汪建平,詹文华. 胃肠外科手术学. 北京:人民卫生出版社,2005.

2. 万远廉,严仲瑜,刘玉村. 腹部外科手术学. 北京:北京大学医学出版社,2010.

3. Mulsow J, Winter DC. Extralevator abdominoperineal resection for low rectal cancer:new direction or miles behind?. Arch Surg,2010,145:811-813.

4. Wibe A, Syse A, Andersen E, et al. Norwegian Rectal Cancer Group. Oncological outcomes after total mesorectal excision for cure for cancer of the lower rectum:anterior VS. abdominoperineal Colon Rectum,2004,47:48-58.

5. Holm T, Ljung A, Haggmark T,et al. Extended abdominoperineal resection with gluteus maximus flap reconstruction of the pelvic floor for rectal cancer. Br J Surg,2007,94:232-238.

6. Stelzner S, Holm T, Moran BJ, et al. Deep pelvic anatomy revisited for a description of crucial steps in extralevator abdominoperineal cancer[J]. Dis Rectum,2011,54:947-957.

7. Sinna R1, Alharbi M, Assaf N, et al. Management of the perineal wound after abdominoperineal resection. J Visc Surg. 2013;150:9-18.

8. Asplund D, Haglind E, Angenete E. Outcome of extralevator abdominoperineal excision compared with standard surgery. Results from a single centre. Colorectal Dis. 2012,4:1191-1196.

9. Welsch T,Mategakis V,Contin P,et al. Results of extralevator abdominoperineal resection for low rectal cancer including quality of life and long-term wound complications. Int J Colorectal Dis. 2012,28:503-510.

10. Vaughan-Shaw PG,Cheung T,Knight JS,et al. A prospective case-control study of extralevator abdominoperineal excision (ELAPE) of the rectum versus conventional laparoscopic and open abdominoperineal excision:comparative analysis of short-term outcomes and quality of life. Tech Coloproctol. 2012,16:355-362.

11. Singh B,Lloyd G,Nilsson PJ,Chaudhri S. Laparoscopic extralevator abdominal perineal excision of the rectum:the best of both worlds. Tech Coloproctol. 2011,16:73-75.

12. Patricio B. Lynn, Angelita Habr-Gama, Rodrigo O, et al. Cylindrical abdominoperineal resection rationale,technique and controversies. Journal of Coloproctology,2013,33:167-173.

# 第四节　直肠低位前切除术(Dixon 术)

【概述】　经腹直肠前切除术是指经腹保留肛门的乙状结肠癌、直肠癌切除术,1897 年 Cripps 报道了第一例有计划的直肠癌前切除手术。后来该术式得到美国的 Mayo W、Balfour 和 Dixon 等人的完善和扩展,在 1938 年 Dixon 详细报道后,这一术式被正式命名成为直肠癌低位前切除术(Dixon 术)。

经腹直肠前切除术根据吻合口的部位分为:①高位前切除术,指吻合口重建在腹膜返折以上;②低位前切除术,指吻合口重建在腹膜返折以下;③超低位前切除术,指吻合口重建在盆膈上筋膜以下的直肠肛管吻合。

【适应证】

1. 乙状结肠和直肠上段癌,实际上这个部位的肿瘤所施行的是高位前切除术,切除这一位置的癌肿没有必要广泛游离直肠的中下段和实施全直肠系膜切除。

2. 中下段直肠癌肿,术前直肠指诊,癌肿下缘距齿状线 4cm 以上,切除癌肿下缘 2cm 以上后,肛直肠环(肛提肌)完整,无癌肿浸润。

【禁忌证】

1. 低位直肠癌当切除癌肿下缘 2cm 时,需一并切除肛管直肠环,因横断或切除肛管直肠环将不可避免地导致肛门失禁。

2. 中下段直肠癌已侵犯周围组织,盆壁有浸润或转移,直肠癌肿虽能切除,但复发可能性较大者。

【术前准备】　同 Miles 术。

【麻醉】　静脉吸入复合全身麻醉,或联合持续硬脊膜外麻醉。

【体位】　头低足高的膀胱截石位,双腿外展,臀部垫高 10cm,臀大肌平面应稍突出于手术床,以便于会阴部操作。

【手术步骤】

1. 下腹部正中切口,右侧绕脐。

2. 入腹后,有步骤地探查腹腔有无癌肿转移。首先触摸肝脏有无结节,胆囊有无结石,脾脏大小和质地,胃十二指肠有无肿瘤和溃疡,大网膜有无转移结节,然后检查主动脉前、肠系膜下血管和髂内血管附近淋巴结有无转移。探查所有结肠,最后查明肿瘤的部位、范围和周围浸润的情况。下图为低位直肠癌前切除手术的清扫范围(图 47-76)。

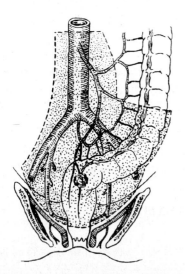

图 47-76　直肠前切除的清扫范围

3. 肿瘤上方 8～10cm 用纱布带结扎乙状结肠肠腔,肿瘤下方可用无损伤血管钳夹闭肠腔,然后向肠腔内注入 5-Fu 1.0g,进行肠腔内化疗(图 47-77)。

4. 助手提起乙状结肠向右侧牵拉,显露左侧结肠旁沟,用剪刀剪开左侧壁腹膜至膀胱直肠陷凹

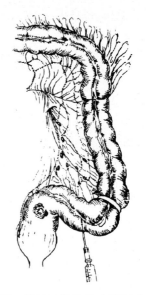

图 47-77　结扎乙状结肠,远端注入 5-Fu

(男)或直肠子宫陷凹(女),注意保护左侧输尿管和性腺血管(图 47-78)。

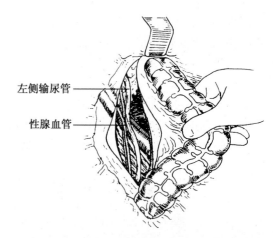

图 47-78　切开乙状结肠左侧后腹膜,显露腹膜后组织,注意保护输尿管和性腺血管

5. 向上提起直肠和乙状结肠,自右侧从上向下分离腹膜,并与左侧腹膜切开线汇合(图 47-79)。

6. 清扫腹主动脉周围的脂肪结缔组织和淋巴结,于肠系膜下动脉根部结扎切断,近端双重结扎,必要时可缝扎(图 47-45)。

7. 向前牵拉直肠,用长弯剪刀自骶岬处开始分离直肠后间隙(图 47-46)。向下剪开骶前筋膜,直视下在脏、壁两层筋膜之间用剪刀或电刀进行锐性分离,达到尾骨尖水平,将直肠系膜全部切除(图 47-47)。

8. 分离直肠至尾骨尖水平后,术者将手插入直肠后辨认两侧的直肠侧韧带。然后将直肠向后向上牵引,在 Denonvillier 筋膜和直肠固有筋膜之间锐性

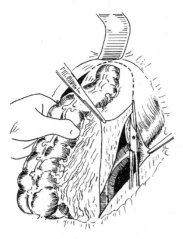

**图 47-79　切开右侧后腹膜,与左侧切开线会合**

分离直肠和膀胱之间的联系(图 47-48)。

9. 向上牵拉双侧精囊,分离精囊、前列腺和直肠之间的界面。用剪刀剪开 Denonvilliers 筋膜(直肠膀胱隔)时不应过于向两侧扩展,以免损伤男性性功能的神经。直肠和精囊分离完毕,此时直肠前后壁已经完全游离。

10. 直肠前后壁游离后,靠近直肠侧壁分离、结扎、切断两侧直肠侧韧带(图 47-80),避免损伤盆神经丛。结扎侧韧带时。要注意辨认两侧的输尿管和腹壁下神经,防止损伤。两侧-侧韧带结扎切断后,直肠两个弯曲被拉直,使得直肠被伸长>3cm,有利于低位前切除。

11. 在癌肿远侧上一把大直角钳或无损伤钳,自肛门插入胶管用碘伏液冲洗约 500～1000ml,然后再用 0.5% 5-Fu 液或 1% Gtrimide 冲洗(图 47-81)。目的是机械冲洗和化学杀灭脱落的癌细胞,避免吻合口种植。

12. 冲洗完毕后,如用手法吻合,距远端切除肠管 2.0cm 处上一把无损伤血管钳和支气管钳,在两钳之间切断(图 47-82)。近端上两把 Kocher 钳。在两钳之间切断,移除已切断的肠管。

13. 如用手法吻合,直肠远端上一把无损伤大血管钳,以牵引远端直肠,近端上一把肠钳,避免肠内容物流出,吻合口两侧各缝一针牵引线,细丝线间断缝合后壁浆肌层,再用可吸收线缝合后壁全层。间断内翻缝合前壁全层,浆肌层缝合加固完成吻合(图 47-83)。

14. 如采用吻合器进行吻合,在直肠和乙状结肠游离完毕后,采用荷包缝合器或线形切割闭合吻合器于肿瘤远端闭合直肠的拟切除处,冲洗远端后切除肠管及肿瘤(图 47-84)。然后近端结肠拟切除

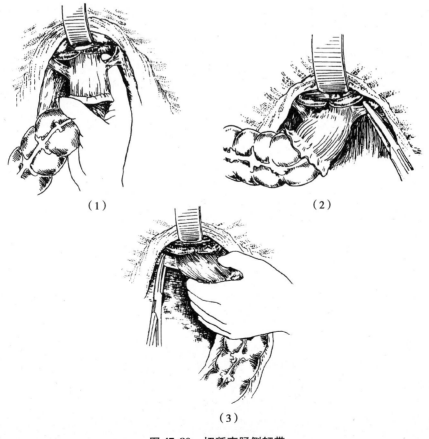

(1)

(2)

(3)

**图 47-80　切断直肠侧韧带**

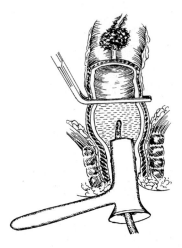

图 47-81　在肿瘤远端上一把直角钳,自肛门进行冲洗

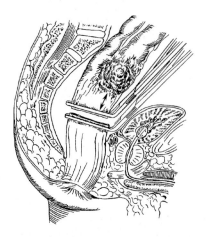

图 47-82　距肿瘤下端 2cm 切断直肠

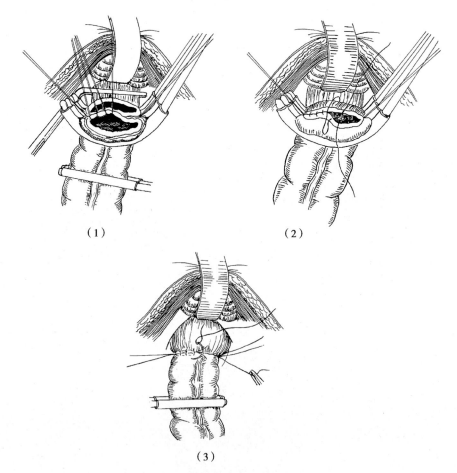

（1）

（2）

（3）

图 47-83　吻合口前后壁的吻合
（1）后壁吻合；（2）前壁吻合；（3）浆肌层间断缝合

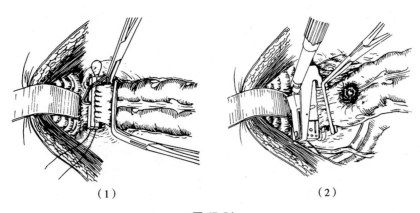

（1）　　　　　　　　　　　（2）

**图 47-84**

（1）荷包缝合器缝合直肠残端；（2）线性切割吻合器切割封闭直肠残端

的部位上一把荷包缝合器，穿入缝线，在标本侧上一把直钳，紧贴荷包缝合器将结肠切断，移去标本（图47-85）。

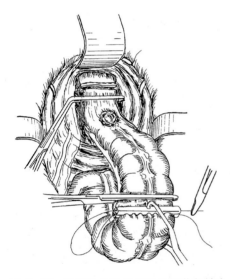

**图 47-85　拟切除的乙状结肠处行荷包缝合**

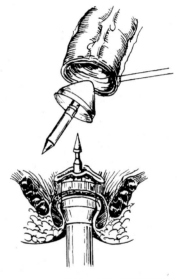

**图 47-86　抵针座插入近端结肠腔**

15. 经肛门插入带中心杆穿刺头的管型吻合器，向前推进达直肠钉合线处。中心杆穿刺头经钉合线前或后方穿出并充分伸入盆腔，再用止血钳取出中心杆穿刺头。松开结肠断端的荷包器，将带座杆的抵钉座置入结肠近端（图47-86）。收紧荷包线病打结于杆上。

16. 将抵钉座杆插入吻合器中心孔，对合吻合器，准备吻合（图47-87）。击发完成吻合后，吻合口浆肌层缝合加固数针，退出吻合器。

17. 吻合完毕，充气实验检查吻合口有无狭窄和漏缝（图47-88），温无菌蒸馏水冲洗盆腔，彻底止血后，盆腔留置引流管自切口旁引出，缝合盆底腹膜并关闭腹壁各层组织。

【术中注意事项】　除与腹会阴联合直肠癌切

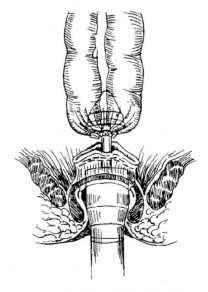

**图 47-87　对准吻合器，准备吻合**

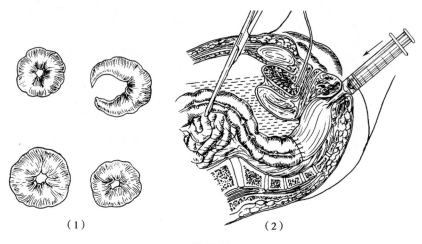

**图 47-88**
(1)检查切除圈是否完整(右上方为不完整切除圈,其余完整切除圈);(2)自肛门
注入空气,观察吻合口有无漏气

除术腹腔组的注意要点相同以外,尚需注意以下几点:

1. 吻合处的肠壁应有 1cm 左右完全去除周围的脂肪和血管组织,以保证吻合顺利进行,但是清除范围不宜过大,以免影响血供。

2. 吻合口应无张力,否则应该游离结肠脾曲。

3. 直肠切断进行吻合前,扩张肛门至 4~6 指。保留段直肠应该灌洗清洁,防止开放吻合时污染盆腔和肿瘤细胞的种植转移。

4. 应用吻合器吻合时,应选择合适大小的吻合器。在吻合时,慎防周围组织被夹入吻合口。吻合完毕,检查吻合口有无漏液以及切除圈的完整性。

5. 手术完毕,应该常规进行盆腔引流,以免盆腔积液影响吻合口的愈合。

【术后处理】

1. 禁食 鼻胃管胃肠减压,无特殊情况术后次日可拔除胃管。肛门排气后可逐步恢复饮食。禁食期间静脉补液,维持水电解质平衡及提供能量。

2. 双腔管引流低负压持续吸引,一般持续 4~5天,待有肛门排气排便,日引流量<30ml,予以拔除。

3. 尿管接床边袋,一般情况下待 4~5 天拔除引流管后考虑拔除,尿管留置超过 5 天,应夹管行膀胱充盈训练>7 天应用抑菌液或抗生素溶液灌洗。

4. 肛门排气后开始进食,恢复饮食从流汁开始,次日可改为半流质,两次排便后,根据患者饮食习惯恢复普食。

【手术并发症】

1. 骶前静脉破裂出血 见腹会阴联合直肠癌根治术。

2. 输尿管损伤 见腹会阴联合直肠癌根治术。

3. 排尿功能和性功能障碍 见腹会阴联合直肠癌根治术。

4. 吻合口瘘 吻合口瘘是直肠前切除的最主要的并发症,文献报道其发生率在 2%~10% 之间,低位吻合术后瘘的发生率高于高位吻合术后。吻合口瘘常见原因为吻合口血供不良,张力过大,吻合技术有缺陷及肠道准备欠佳和全身营养状况不良等。凡对吻合口愈合有疑虑时,可行暂时性回肠或横结肠造口。一旦发生吻合口瘘,引流管中出现粪样液体但无全身症状者,可给予保守治疗,包括抗生素的应用,营养支持及充分冲洗引流。如果出现明显的腹膜炎体征,则应行剖腹探查进行充分的腹腔引流,没有造口的行回肠或横结肠造口。

5. 吻合口狭窄 吻合口狭窄是直肠低位前切除术后的另一个并发症,其发生率约在 0~22% 左右。常见原因包括应用的吻合器官径较细、吻合口瘘后的瘢痕收缩引起狭窄,以及吻合口内夹入周围的血管脂肪组织愈合后引起的狭窄。超低位吻合后,因肛管括约肌的收缩,亦可引起狭窄。吻合口狭窄如能早期发现,通过扩张治疗几乎均能治愈,如果就诊较晚,瘢痕狭窄严重,扩张治疗困难,可切开狭窄的瘢痕再行扩张治疗。

6. 切口的感染。

【述评】 在英国的 Heald 提出 TME 的概念后,在临床病理上也认识到,直肠肠壁的向下方侵犯一般不超过 2cm,所以肠壁切除的下切缘多数情况下 2~3cm 即满足手术的要求,但病理大切片研究显示:肿瘤在系膜中的癌灶可以超过肿瘤下方 4cm,因此直肠系膜切除的下切缘需要达到 5cm 以上,对于中低位直肠,如果无法达到 5cm 以上的系膜切缘,则清除低至肛提肌平面的全直肠系膜切除则非常重要。目前来说,前切除术为临床上应用最为广泛的术式。

（汪建平　康亮）

## 附 1　应用吻合器的直肠癌低位前切除术

### （一）单吻合器的直肠癌低位前切除吻合

1. 乙状结肠和直肠的游离同上,切断直肠后,直肠残端手工荷包缝合（图 47-89）。亦可以应用荷包器进行荷包缝合（图 47-90）。

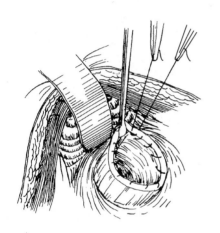

图 47-89　直肠残端的手工荷包缝合

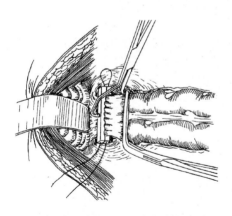

图 47-90　荷包缝合器缝合直肠残端

2. 在结肠的近端上一把荷包缝合器,穿入缝线,荷包缝合后,用三把皮钳牵引断端,将抵钉座置入结肠肠腔（图 47-91）。收紧荷包缝合线并打结于中心杆上。

3. 经肛门插入不带抵钉座的管型吻合器直达直肠荷包缝合处,松开荷包缝合线,逆时针转动调节螺杆,露出中心杆。收紧荷包缝合线并打结于中心

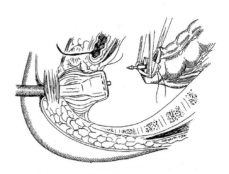

图 47-91　抵钉座插入近端结肠腔

杆上。此时两个荷包线都已收紧,准备将中心杆对合（图 47-92）。

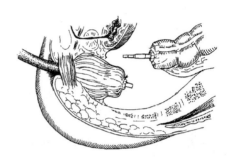

图 47-92　收紧荷包,吻合器准备对合

4. 对合和靠拢吻合器（图 47-93）,检查吻合口周围组织全部内翻包埋后,击发吻合器完成吻合（图 47-94）。

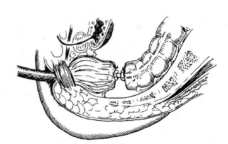

图 47-93　对合和靠拢吻合器

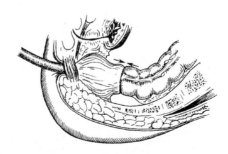

图 47-94　击发吻合器,完成吻合

5. 松动抵钉座少许,沿吻合口作数针浆肌层加强缝合,轻轻转动并缓慢退出吻合器（图 47-95）。

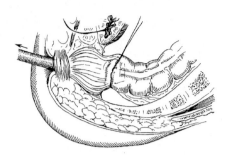

图 47-95　吻合口浆肌层缝合加固,退出吻合器

6. 吻合器退出后,应该检查吻合口有无出血以及切除圈是否完整(图 47-96)。

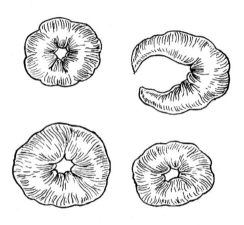

图 47-96　检查切除圈是否完整(右上方为
不完整切除圈,其余完整切除圈)

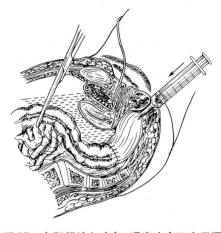

图 47-97　自肛门注入空气,观察吻合口有无漏气

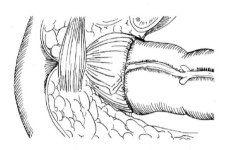

图 47-98　单吻合器吻合完毕示意图

7. 吻合完毕,盆腔内倒入温蒸馏水或生理盐水,自肛门注入空气 50～100ml 观察吻合口有无漏气(图 47-97)。如果吻合口有漏气,应该加针缝合

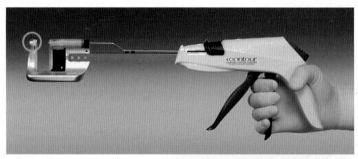

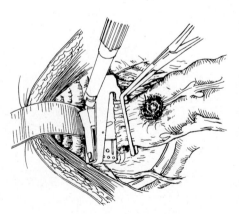

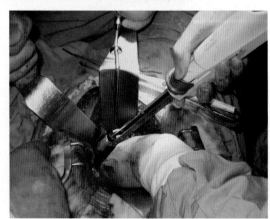

图 47-99　用线性切割吻合器切割封闭直肠残端

以防止术后出现吻合口瘘,至此已经吻合完毕(图47-98)。

### (二) 双吻合器的低位直肠癌切除吻合

1. 直肠和乙状结肠游离完毕后,可曲式线形吻合器的鳄嘴跨过直肠的拟切除处,对合击发吻合器,在其标本侧上一把直角钳,紧贴吻合器切断直肠(图47-99)。

2. 在乙状结肠拟切除的部位上一把荷包缝合器,穿入缝线,在标本侧上一把直钳,紧贴荷包缝合器将结肠切断,移去标本(图47-100)。

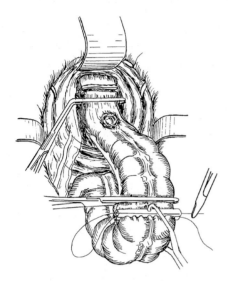

图 47-100　在拟切除的乙状结肠处行荷包缝合

3. 经肛门插入带中心杆穿刺头的管型吻合器,向前推进达直肠钉合线处。中心杆穿刺头经钉合线穿出并充分伸入盆腔,再用血管钳取出中心杆穿刺头。松开结肠断端的荷包器,将带座杆的抵钉座置入结肠近端(图47-85)。收紧荷包线并打结于座杆上。

4. 将抵钉座杆插入吻合器的中心孔,对合吻合器,准备吻合(图47-86)。击发完成吻合后吻合口钉合线处浆肌层加固数针。然后检查吻合口止血情况、切除圈是否完整,并做测漏试验。

## 附 2　结肠 J 形贮袋,远端直肠或肛管吻合

直肠残端若少于4cm,结肠直接与直肠残端或肛管吻合,大多数的患者在术后一年内大便次数明显增多,储粪与控制排便的能力均较弱,少许患者排便10～20次/日,术后生活质量较差,受J形回肠贮袋的启示,有些学者用结肠制作成贮袋,然后与低位直肠残端或肛管吻合,在术后1年内,储便和控制排便能力均大大改善。日本学者比较J形结肠贮袋的

长度,得出结论以5cm长度最适宜,过长将可能出现贮袋炎或排便不尽,需灌洗排便,经对照研究,若直肠残端>4cm,制作贮袋与否,对控便和减少排便次数无影响。一般认为:直肠残端<4cm可以制作结肠J形贮袋,以改善术后控便功能,减少排便次数。为防止贮袋炎的发生或可能出现排便不尽,J形结肠贮袋的长以5cm为宜。

1. 直肠和乙状结肠的游离以及肿瘤的切除同前,直肠远端的关闭用可曲式直线切割吻合器。由于要求结肠贮袋与直肠远端或肛管无张力吻合,常常需要游离结肠脾曲。

2. 将结肠远端5cm肠管对折制作结肠贮袋,如果制作贮袋的顶端可以达到耻骨联合下2～3cm,即表明贮袋可以与肛管或直肠下端行无张力吻合。手工或吻合器关闭结肠的残端。

3. 在结肠对系膜缘并列缝合牵引线,在贮袋顶端的结肠带上纵行切开长约2cm的切口,彻底止血后,结肠的两臂插入直线型切割吻合器,闭合吻合器,推进切割刀,闭合两柄完成侧-侧切割和吻合(图47-101)。

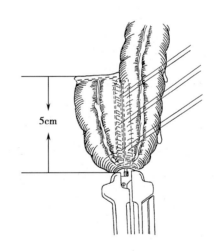

图 47-101　结肠 J 形贮袋的制作

4. 在结肠贮袋远端的切开处作荷包缝合,插入30F的气囊导尿管并收紧荷包,近端结肠上方夹一把肠钳,向贮袋内注入无菌生理盐水检查贮袋有无渗漏,同时也可以清除贮袋内的粪便和血液(图47-102)。如果未发现漏液,拔除尿管,如果发现漏液,则缝合漏液处。

5. 将管型吻合器的抵钉座插入结肠贮袋的顶端并收紧荷包(图47-103),然后通过肛门将吻合器的器身推进到横切线处,在其中心将中心杆施出,并使抵钉座中心杆与吻合器中心杆对合在一起,击发完成吻合(图47-104)。

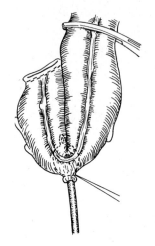

**图 47-102　结肠贮袋的测漏**

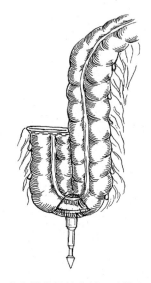

**图 47-103　吻合器的抵针座插入贮袋顶端,收紧荷包**

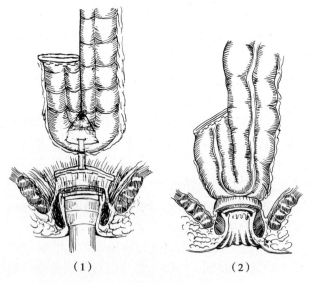

（1）　　　　　　　　　　　（2）

**图 47-104**
（1）吻合器抵针座与击发枪的咬合,准备击发吻合;
（2）结肠贮袋-直肠或肛管吻合完毕示意图

6. 直肠低位前切除术,由于结肠与直肠残端吻合,尤其是 J 形结肠贮袋的充填作用,骶凹不空虚,所以一般情况下盆底腹膜的缝合并不困难,可以将两侧的腹膜缝于结肠的两侧,重建盆底,将吻合口置于腹膜腔外,或用 Z-T 粘合胶粘合腹膜。尽量使腹腔内的创面浆膜面化,减少术后的粘连,骶凹放置双腔引流管。

## 附3　结肠成形与直肠或肛管吻合

制作结肠贮袋时,操作时间长,制成的贮袋有一半肠管是逆向蠕动,粪便可能在贮袋内形成小循环;结肠贮袋:肛管吻合后,有少部分患者出现贮袋炎或排便不尽,需要灌肠处理。结肠远端成形术,可以预防上述两个问题,而且可以节约侧-侧吻合器的使用,降低费用。

1. 结肠、直肠和肿瘤的游离及切除同前,直肠残端用线型切割缝合器封闭。

2. 结肠成形术自结肠断端边缘向上 5cm,在结肠带之间纵行切开结肠肠壁约 5～6cm,然后用 2-0 的可吸收缝线横行间断缝合,使结肠末端增粗,类似贮袋样结构,增加储粪量(图 47-105)。

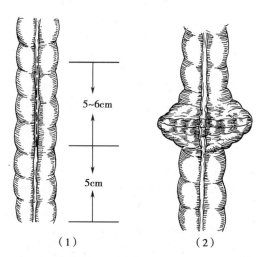

（1）　　　　　　　　　　　（2）

**图 47-105**
（1）距结肠残端5cm,纵行切开结肠 5～6cm;
（2）横行间断缝合结肠切口,进行结肠成形

3. 结肠成形后,手工或荷包缝合器荷包缝合结肠残端,将环型吻合器的抵钉座插入结肠腔内并收紧荷包。通过肛门将吻合器的器身推进到直肠残端,在其中心将中心杆施出,并使抵钉座中心杆与吻合器中心杆对合在一起,击发完成吻合(图 47-106)。

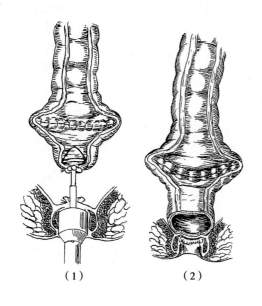

**图 47-106**
（1）吻合器咬合，准备吻合；（2）成形结肠与
直肠或肛管吻合完毕的示意图

（汪建平　黄美近）

# 第五节　直肠癌超低位前切除术

【概述】　直肠癌 Dixon 手术又称经腹直肠癌前切除术（anterior resection，AR），开创了直肠癌保肛手术的先河。即使是当今的 21 世纪该手术依然是直肠癌的标准术式。直肠癌经腹前切除术（AR）适合于肿瘤下缘距肛门 7cm 以上直肠癌，对于肿瘤下缘距肛门 7cm 以内的低位直肠癌，甚至是 5cm 以内的超低位直肠癌来说能否行 AR 手术学界尚有争议。但随着医疗器械的发展和医生专业化水平的不断提高，直肠癌低位前切除术（low anterior resection，LAR）和超低位前切除术（extra-low anterior resection，ELAR）变为可能。超低位前切除术（ELAR）是指根据 TME 原则游离直肠，距肿瘤下缘至少 2cm 切除直肠及其系膜，仅保留肛提肌内 1.5～2cm 的直肠，利用双吻合技术完成结肠直肠端-端吻合，吻合口平肛提肌上缘，距齿状线 1.5～2cm，距肛缘 4cm 以内。

【适应证】　病理确诊的直肠腺癌；癌肿下缘在齿状线上 1.5cm 左右即距肛缘 4cm 左右；术前评估肿瘤无肛提肌和骶骨侵犯，侧方淋巴结无肿大或疑有转移但肛提肌和骶骨未侵犯即保肛手术不影响根治性；可以完成结肠-直肠吻合术。

【禁忌证】　直肠癌侵犯齿状线；盆腔侧壁淋巴结广泛转移；肿瘤侵犯肛提肌、骶骨、盆腔侧壁、前列腺；合并严重的肠梗阻。直肠癌合并同时性多发性肝转移者。

【术前准备】
1. 术前常规，进行电子内窥结肠镜检查并取活组织进行病理组织学诊断，病理学确诊为直肠腺癌，测量肿瘤下缘距离肛缘或齿状线的距离。

2. 腹盆腔 CT 和 MRI 检查评估肿瘤部位、大小、淋巴结转移状况和范围，有无侵犯其他脏器和肝脏转移等。

3. 经直肠腔内超声检查，明确肿瘤浸润肠壁的深度，有无肠旁淋巴结转移，肛提肌和骶骨有无侵犯，对保肛适应证的选择具有重要价值。

4. 全身情况评估包括心肺功能、肝肾功能、出血凝血时间、艾滋病、梅毒抗体检查、有无心脏和大血管病变等，预测手术耐力和术后康复情况。

5. 肠道准备　术前 3 日开始口服抗生素：庆大霉素 8 万 U，3 次/日，甲硝唑 0.4g，3 次/日，进无渣流质饮食。手术前日下午口服复方聚乙二醇电解质，加水 1000～2000ml。

【麻醉】　气管内插管全麻。

【体位】　截石位（图 47-107），手术开始后头低臀高，便于观察盆腔和经肛置入吻合器身。

【手术步骤】

1. 下腹部正中绕脐切口，一般脐上 2～3cm，远端至耻骨联合。切开皮肤、皮下组织、腹白线及腹膜。向下切开锥状肌时注意不要损伤膀胱。上切口保护膜保护切口创面。

2. 首先探查肝脏有无转移结节，然后探查腹主动脉和下腔静脉周围，肠系膜内，肠系膜下动脉根部及盆腔侧壁有无肿大淋巴结，盆底和腹腔内腹膜有

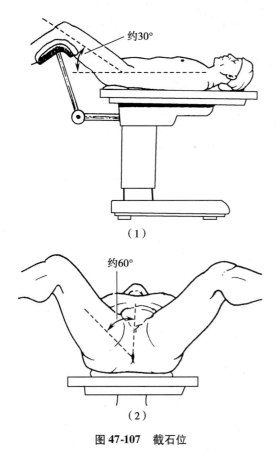

（1）

（2）

图 47-107 截石位

无播散的癌结节。从回盲部开始，依次探查升结肠、肝曲、横结肠、脾曲、降结肠和乙状结肠，注意有无多原发肿瘤和其他病变。腹膜返折以下的肿瘤常经腹不能探及，可让助手经肛门用手指上推肿瘤再探查以明确直肠肿瘤的部位、大小、有无浸透肠壁、肠旁有无淋巴结肿大，与骶骨、盆腔侧壁、前列腺、膀胱或子宫、阴道有无浸润。

3. 用大的叶状拉钩撑开腹壁，用一块大纱布包裹小肠还纳到上腹部，显露乙状结肠和直肠上段（图47-108）。助手向右上方提起乙状结肠，切开乙状结肠系膜与左侧壁腹膜的融合线（white line），松解乙状结肠与左腹侧壁的粘连，向上到降结肠和左侧壁

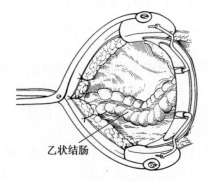

图 47-108 还纳小肠到右上腹，显露乙状结肠

腹膜融合线，在 Toldt 融合筋膜内向内侧分离，注意不要损伤左侧生殖动静脉和左侧输尿管（图 47-109）。

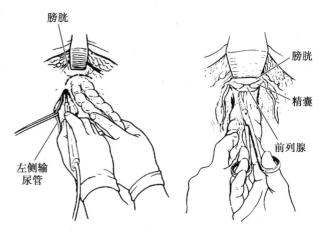

图 47-109 切开盆底直肠侧腹膜和腹膜返折部位

4. 向左上方提起乙状结肠，切开右侧后腹膜，在右侧骶骨岬前面切开盆腔腹膜，向下到达腹膜返折部位，向上到十二指肠水平部。在骶骨岬稍下方用电刀向后面分离可见直肠固有筋膜和盆腔脏层筋膜之间的疏松间隙、呈白色，向右侧、下方、上方分离，可见右侧腹下神经轻轻抬起直肠固有筋膜，显露和分离骶前间隙，保留左右腹下神经。在骶骨岬前面，从腹下神经丛下方开始，沿着直肠固有筋膜与腹膜下筋膜浅层的间隙向上分离，达到肠系膜下动脉根部（图 47-110）。向左侧在 Toldt 筋膜融合筋膜内分离，注意不要损伤肾前筋膜。

5. 切开肠系膜下动脉根部周围的肾前筋膜，清扫肠系膜下动脉周围淋巴结，肠系膜下动脉根部结

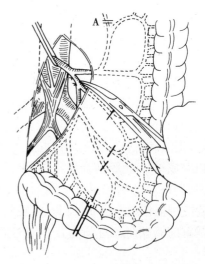

图 47-110 切断乙状结肠动脉分支主干，保留边缘动脉

扎、切断。向左侧在结肠系膜内分离,切断左结肠动脉主干和肠系膜下静脉,切断乙状结肠动脉干 Ⅰ ~ Ⅲ分支,保留边缘动脉弓,确保吻合的近端肠管血运良好。在距腹膜返折 10 ~ 15cm 处上荷包钳,其远侧端上 Kocher 钳,沿荷包钳切断乙状结肠,松开荷包钳,检查近端肠管的荷包缝合是否完整,置入吻合器的抵钉座,收紧荷包,准备吻合(图 47-111)。远端肠管可用 7 号丝线缝扎。

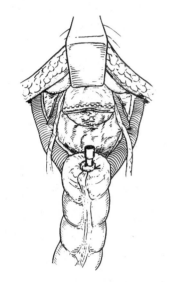

图 47-111　置入吻合器的抵钉座,
收紧荷包,准备吻合

6. 切开直肠左侧腹膜向下到达腹膜返折部位,与先前的右侧腹膜切线会师。沿着直肠系膜左侧,在骶骨岬的部位进入盆腔脏层筋膜与直肠固有筋膜之间形成的间隙,确认、保护上腹下神经,在直肠固有筋膜与盆腔脏层筋膜之间向下锐性分离。用 S 形拉钩向前、上拉起直肠后壁,沿着骶骨弯曲用电刀或者超声刀在直肠系膜外侧间隙分离,再由直肠系膜后面向两侧分离,用电刀或者超声刀切断直肠侧韧带,直到直肠裂孔处,即术者经盆腔可见肛提肌的肌纤维,保留左右腹下神经和盆腔神经丛(图 47-112)。在分离上述组织时可由助手经会阴在两坐骨结节之间努力向上推送肛门,使其向上推移 3 ~ 4cm,便于盆腔内的操作。

7. 直肠前壁从 Denonvilliers 筋膜前面开始分离,用两把 Allis 钳轻轻上提精囊或者阴道后壁,术者左手轻轻下压直肠前壁,显露和确认正常解剖间隙,向下分离到前列腺中部或者阴道中下 1/3,显露肛提肌上间隙,使之与直肠后面和侧面达同一个解剖平面(图 47-113)。

8. 直肠肛侧切断缘的处理即直肠的裸化,用 S

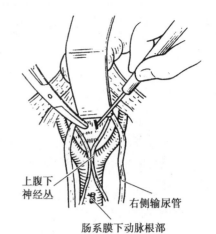

图 47-112　分离直肠后壁,切断
直肠骶骨韧带

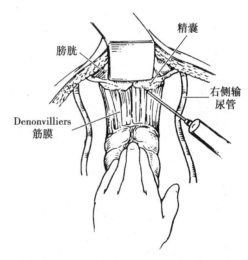

图 47-113　分离直肠前壁到会阴中心腱
附近,切除 Denonviliiers 筋膜

形拉钩向前、上拉起直肠后壁,用长米式钳分离,用电刀或超声刀切断直肠骶骨韧带和多余的直肠系膜组织,逐渐向直肠壁靠近,同法分离直肠两侧的系膜,注意勿损伤肠壁组织。向后轻轻下压直肠前壁,直角拉钩拉起精囊和前列腺,在 Denonvilliers 筋膜前面分离露肛提肌上腔。在前列腺下缘用电刀或超声刀切断 Denonvilliers 筋膜。这样就在直肠肌鞘内游离直肠到齿状线上缘附近。在拟切断的部位术者用右手示指和拇指轻轻对掐,感觉两指间无肿瘤,即能确保肿瘤下缘距切缘 2cm。也可在两指对掐后由助手经肛门探查无肿瘤可触及。这时可上弧形切割闭合器或可转向带关节头的切割闭合器,闭合后再次由助手经肛门探查有无肿瘤残留,确认无误后完成击发,切除直肠及其系膜(图 47-114)。

9. 三间隙立体淋巴结清扫　按上述直肠癌全直肠系膜切除后,三间隙立体淋巴结清扫:首先分离

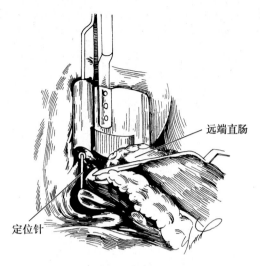

图 47-114 弧形切割闭合器切断、闭合远近端肠管

和保护上腹下神经丛和左右腹下神经,把自主神经从肾前筋膜上分离、悬吊,清扫腹主动脉、下腔静脉周围淋巴结和髂总动静脉周围淋巴结。向内侧剥离左右腹下神经和盆腔神经丛,清扫髂内动脉及其分支周围的淋巴结,清扫髂外动静脉周围、闭孔周围淋巴结,保留盆腔神经丛以及到前列腺和膀胱颈部的分支。

10. 助手充分扩肛到 4 指,用苯扎溴铵或碘伏冲洗直肠肛管,术者经腹腔再次检查直肠断端闭合情况。确定闭合端可靠无误后,助手经肛门轻轻插入直径 31 ~ 33mm 的吻合器,轻轻上顶直肠肛管残端,同时可以把盆底上移,确认吻合切割平面没有软组织和阴道后壁,旋转调节旋钮伸出穿刺器,靠吻合器闭合钉后侧穿出直肠壁,穿刺器充分伸出再与抵钉座对合,这时可听到"咔嗒"声,顺时针旋转器身尾部的旋钮收拢吻合器,同时观察指示窗内的指示针进入绿色安全区域的后 1/3 部分,打开保险收紧吻合器手柄完成击发吻合(图 47-115)。逆时针旋转器身尾部的旋钮 1/2 ~ 3/4 周,使吻合口脱开吻合器,稍倾斜器身,左右轻轻摆动数次,即可退出吻合

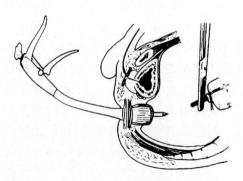

图 47-115 吻合器进行结肠-直肠(肛管)吻合术

器,检查吻合环是否完整无缺。一般不需要再行浆肌层加固缝合。盆底腹膜关闭之前,结肠充气实验可验证吻合口的确切性。缝合盆底腹膜将吻合口置腹膜外,同时吻合口周围放双腔负压引流管。

【术中注意事项】

1. 遵循 TME 原则保证直肠及其系膜的根治性切除。直肠的下切缘距肿瘤的距离目前存有争议,但多数学者主张在自然状态下距肿瘤 1.5 ~ 2cm 断肠即足够,另外环周切缘要达到 2mm 以上才安全。关于侧方淋巴结清扫目前也有争议,有学者认为如果术前评估认为无侧方淋巴结肿大,或术中未探及肿大淋巴结亦可不必清扫侧方淋巴结,以免增加手术创伤。笔者也认为侧方淋巴结清扫不作为常规操作进行,如按照上述 TME 原则操作,多数病例淋巴结清扫的个数均在 15 枚以上。

2. 寻找正确的解剖间隙即筋膜间隙特别重要,这样不仅可以确保全直肠系膜切除还能减少对邻近脏器的损伤和出血。肠系膜下血管的显露和结扎要确保在其根部进行;在右侧骶骨岬部位切开后腹膜,沿着解剖学标志线向下方切开,在骶骨岬下方分离和寻找筋膜腔,这个部位直肠固有筋膜和盆腔脏层筋膜之间间隙宽。直肠前壁要从 Denonvilliers 筋膜前面开始分离。

3. 弧形切割闭合器能否轻松地置入关键在于直肠予切缘的裸化情况,直肠周围系膜要充分地游离,否则闭合器置入困难或闭合器内嵌入组织过多导致闭合不全。直肠残端闭合不全,可用 4 号丝线间断缝合加固断端,保证远断端闭合确实、可靠。现在有可转向带关节头的切割闭合器,不仅可应用于腹腔镜手术,亦可在开腹手术时应用,即使是狭小的盆底空间也可轻松置入。

4. 预防性回肠或结肠造瘘问题目前尚存争议,多数学者认为如果直肠远切缘闭合确实可靠,吻合无张力,近端结肠血运良好,预防性回肠或结肠造瘘不作为直肠癌超低位前切除术的常规操作。盆底腹膜关闭之前,结肠充气实验是必要的。

【术后处理】

1. 术后常规心电监测观察生命体征变化,主要是血压、脉搏、呼吸、体温和血氧饱和度等。引流物的性质和量的观察至关重要,能发现有无术后盆腔出血、输尿管损伤、吻合口瘘等。引流管一般在患者第一次安全排便后拔除。

2. 胃肠减压管不作为常规放置,通常应用质子泵抑制剂和减少胃肠胰液分泌的生长抑素 3 ~ 5 天。

如果患者腹胀明显,出现吻合口瘘,肠内容物外溢到盆腔和腹腔没有局限,应留置胃管直到患者排气、排便,腹胀消失。

3. 术后可进行短期的肠道外营养支持(TPN),但术后早期 EN 是安全可行的。我们常采用 PN 和 EN 相结合方式予营养支持,术后 24 小时后即可让患者进清水或流质饮食,这并不增加吻合口瘘的风险。

4. 直肠癌超低位前切除手术属 Ⅱ 类手术。因此,围术期预防性应用抗生素符合规范。通常在开始手术前 30 分钟静脉滴注抗生素,术后 48 小时停用能有效地预防切口和腹腔内的感染。

【手术并发症】

1. 吻合口瘘　为直肠癌超低位前切除术后最常见和最严重的并发症。吻合口瘘的发生既与患者的病情和全身情况有关,也与术者手术操作及术后处理有关。一般经充分引流后多能愈合,如炎症不能局限,有腹膜炎或引流量较大,可行横结肠双腔造口,转流粪便。影像学和结肠镜证实吻合口愈合,除外吻合口狭窄和盆腔复发后,再还纳造口结肠。

2. 吻合口出血　常与双吻技术操作不熟练或没有结扎吻合口附近动脉有关。经保守治疗无效者,可经肛门寻找吻合口出血点,缝扎止血。

3. 吻合口狭窄　并不多见,最常见的原因是吻合器直径太小,其次是吻合口瘘后炎症愈合和吻合口复发等。根据不同的原因可选择经肛钝性扩张,横结肠造口或行腹会阴联合切除术。

4. 术后尿潴留　发生率越来越少,因为只要遵循全直肠系膜切除的原则,就可以保留腹上神经丛、左右腹下神经、盆腔神经丛、到前列腺和膀胱的神经分支。

5. 低位前切除术后综合征　术后排便次数增加、便急、里急后重感,大便不成形和稀便,部分患者可出现排便时间延长、便秘等症状,有学者称这些症状为低位前切除术后综合征。主要与下段直肠保留

较少,直肠容量降低、直肠感觉不敏感、吻合钉刺激和吻合口水肿等因素有关。一般嘱患者训练排便反射,规律饮食和适当应用止泻剂,多能在三月左右症状缓解。

【述评】　无论是理论还是实践都证实肿瘤下缘距肛门 7cm 以内的低位直肠癌,甚至是 5cm 以内的超低位直肠癌行超低位前切除术(ELAR)是可行的。研究证明直肠癌超低位前切除术与 Miles 手术有同样良好的根治效果,而且因为保留了肛提肌内 1.5~2cm 的直肠黏膜,使直肠黏膜内的 Meisner 神经节得以保留,而排便反射的发动则依靠 Meisner 神经节,这样患者就能保留正常的排便功能。因此,行超低位前切除术的患者生活质量明显优于结肠-肛管吻合的患者。

另外需要提醒术者的是应重视术前评估即术前分期,术中的根治性原则和器械的应用至关重要,术后营养支持和并发症的及时发现和处理亦不应忽视。

(韩方海)

## 参考文献

1. 高桥孝(日). 大肠癌根治术学. 韩方海,唐宗江,陈利生,主译. 北京:人民卫生出版社,2003.

2. 刘超,徐琳,刘宝善等. 直肠癌超低位前切除应用器械吻合 342 例分析. 中国实用外科杂志,2007,27(7):543-545.

3. 周东风,李扬,庞国栋等. 直肠癌远端移行黏膜 COX-2BCL-2 蛋白的表达与临床意义. 中华胃肠外科杂志,2011,14(6):448-451.

4. 韩方海,张肇达,周总光,等. 弧形切割吻合器在低位直肠癌超低位前切除术中的应用. 中华胃肠外科杂志,2007,10(1):60-63.

5. 韩方海,张肇达,周总光,等. 低位直肠癌保肛手术. 中国普通外科杂志,2002,11(11):678-681.

6. 韩方海,吴凌云. 直肠肛管淋巴流向. 中国现代普通外科进展,1999,2(2):51-53.

7. 韩方海,张肇达. 低位直肠癌保肛手术应重视的几个问题. 结直肠肛门外科杂志,2006,12(5):267-269.

# 第六节　经腹直肠癌切除、近端造口、远端封闭术(Hartmann 手术)

【概述】　1923 年,Hartmann 等报道 Hartmann 手术方式,方法是将原发肿瘤切除后,远端肠管封闭,近端肠管造口,由于不进行消化道重建,因此安全性较高。与腹会阴联合切除术相比,Hartmann 手术可以避免会阴部的伤口带来的并发症,而且创伤小,患者住院时间缩短。进展期肿瘤往往因为全身

转移及肠梗阻、出血、穿孔等情况而导致肠管水肿、营养不良、腹膜炎甚至败血症、休克等全身状况而面临急诊手术,由于 Hartmann 手术既切除了原发病灶,又最大可能地避免了吻合口瘘的发生,因此既可以缓解症状,结合多学科治疗后甚至可以取得较好的治疗效果,又可以减少术后并发症的发生,是直肠

癌姑息手术和条件不允许做复杂手术情况下的理想选择之一。

【适应证】

1. 适用于全身一般情况差,不能耐受 Miles 手术者。

2. 直肠癌并发急性梗阻或穿孔而不宜进行 Dixon 手术者。

3. 直肠癌广泛浸润盆腔周围组织,原发肿瘤虽能切除,但局部复发的几率较大而不宜做低位吻合者。

【禁忌证】 同 Miles 术。

【术前准备】

1. 常规准备同腹-会阴联合直肠癌切除术。

2. 该手术多用于体质较差的或出现梗阻、穿孔患者,术前应加强基础疾病的治疗,进行胃肠减压,胃肠外营养支持,纠正水电解质、酸碱失衡,应用必要的抗菌药物。

【手术步骤】

1. 乙状结肠和直肠的游离同经腹直肠癌低位前切除术,必要时游离部分或全部降结肠。

2. 于拟切除处结扎切断乙状结肠边缘血管,乙状结肠中部用两把有齿血管钳在结扎带近端阻断肠腔,距离肿瘤上缘 10cm 处切断乙状结肠(图 47-116)。

3. 于直肠肿瘤下缘不少于 2cm 处切断直肠,移除标本(图 47-117)。直肠残端用细丝线间断内翻缝合,浆肌层间断缝合加固(图 47-118)。亦可以用切割闭合器切除并关闭直肠残端(图 47-98)。

4. 于左下腹脐与左髂前上棘连线中点切口,行乙状结肠造口(图 47-119)。具体方法见腹-会阴联合直肠癌切除术相关部分。

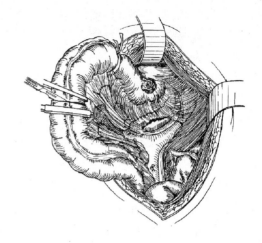

图 47-116 切断乙状结肠

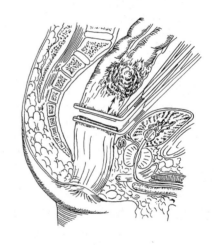

图 47-117 距肿瘤下缘 2.0cm 切断直肠

5. 彻底冲洗腹腔、盆腔,缝合关闭盆底腹膜,盆腔内骶前留置引流管自腹部切口旁引出。逐层关闭腹部切口。

【术中注意事项】

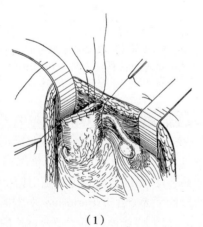

(1)

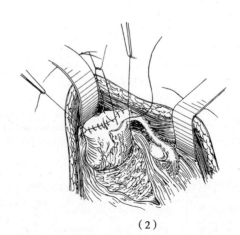

(2)

图 47-118

(1)全层间断缝合直肠残端;(2)浆肌层缝合加固

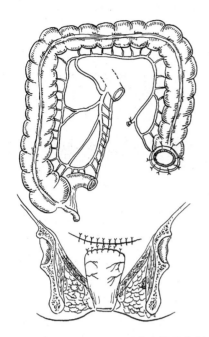

**图 47-119　Hartmann 手术完毕示意图**

1. 同经腹直肠癌切除术外,游离结肠时要防止分破肠管污染腹腔。

2. 直肠残端关闭后,可将残端固定于侧腹壁或一侧盆壁,或在残端处留置适当的标记,以利于日后手术残端的寻找和游离。

【术后处理】

1. 同经腹直肠癌切除术。

2. 如为直肠癌梗阻或穿孔患者,术后要加强营养支持治疗,纠正水、电解质酸碱失衡,应用抗生素控制或预防感染。

3. 术后 3 个月,经确认无局部残留或远处转移的,为了改善患者的生活质量,可行乙状结肠-直肠端-端吻合术。也可以术后随访 2 年,如果局部无复发,远处无转移,患者要求恢复肠道的连续性,可行乙状结肠-直肠端-端吻合术。

【手术并发症】

1. 腹部及造口并发症同腹-会阴联合直肠癌根治术。

2. 此类患者经常营养状况及局部肿瘤情况比较进展,易出现腹腔内感染,术后加强支持对症营养治疗很重要。

【述评】　随着生活水平的不断提高及保健意识的日益增强,肿瘤早期发现率日益增多,晚期进展肠癌日益减少,而且内镜技术的不断进步将部分梗阻性肠癌通过支架置入的方法将急诊手术转化为择期或限期手术。因此,Hartmann 手术的应用越来越少,多被一期吻合的手术方法取代。

# 第七节　经腹直肠切除、结肠肛管吻合术(Parks 手术)

【概述】　直肠切除、结肠肛管吻合术(Parks术)是由 Parks 于 1972 年首先提出的一种手术方式,主要应用于低位直肠癌。由于管状吻合器在临床应用越来越普遍,很多术者使用吻合器进行结肠肛管吻合取代以往人工缝合的方式。由于结肠-肛管直接吻合在 6 个月后排便次数与结肠贮袋或结肠成形后与肛管吻合差异不大,且后者有贮袋炎、顽固性便秘等棘手并发症,故目前已少采用。最大一宗134 例 Parks 术的随访资料报道,总的 5 年生存率达73%。术后排便次数为平均 2 次/天,其中 1/5 的患者>4 次/天,术后排便次数随时间推移逐渐减少。

Parks 术后是否行暂时性粪便转流尚无定论,主要根据吻合的满意度有关,中山大学附属第六医院在新辅助放化疗后手术的患者常规进行临时回肠造口,3 个月后无吻合口并发症的情况下进行回纳手术。

【适应证】

1. 低位直肠癌切除后,直肠残端过短,低位吻合有困难者;

2. 非家族性息肉病的多发性结肠腺瘤,直肠末端腺瘤较多,而近端结肠无腺瘤;

3. 家族性腺瘤性息肉病行全结直肠切除,回肠贮袋-肛管吻合,实际上也是应用 Parks 术的适应证。若肿瘤较大,浸润较深,分化差,恶性程度高,一般不宜行此手术方式,而应行经腹会阴联合根治性切除术。

【禁忌证】　同 Miles 术。

【术前准备】　同 Miles 术。

【麻醉】　同 Miles 术。

【体位】　同 Miles 术。

【手术步骤】

1. 腹部手术同 Dixon 术,结扎肠系膜下动脉时注意保护左结肠动脉,可以保留较长的乙状结肠,避免结肠拖出肛管时张力过大,也不至于乙状结肠末端供血不足。一般情况下,保留了左结肠动脉,多不需分离结肠脾曲,按全直肠系膜切除的原则,游离直肠至肛提肌平面。

2. 在左结肠动脉的分支以下,结扎肠系膜下动

533

脉,以保证降、乙结肠有较好的血供(图47-120)。在癌肿上方10cm切断乙状结肠(图47-121),一般情况下游离的乙状结肠越过耻骨联合下方2cm,肛管吻合术多没有张力。与Dixon术同法,在直肠与膀胱、前列腺间隙锐性或钝性分离至前列腺平面以下。

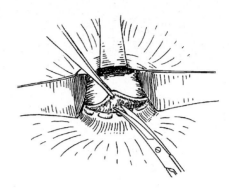

图47-122 切除直肠下段黏膜

4. 经外括约肌隧道将近端结肠拖出肛门外,于齿状线上方行结肠肛管吻合(图47-123)。全层一层间断缝合,缝合组织包括结肠全层、肛门内括约肌和肛管黏膜断端(图47-124,图47-125),吻合也可以采用吻合器进行,近端结肠荷包缝合后置入钉砧头,再于直肠远端行荷包缝合,将吻合器对合后收紧荷包线于中心杆上完成吻合(图47-126)。

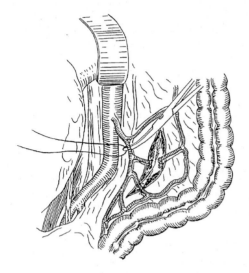

图47-120 于左结肠动脉分支下结扎肠系膜下动脉

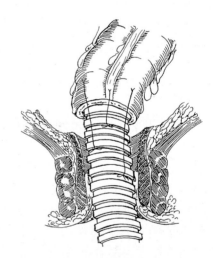

图47-123 套入螺纹管经肛管将结肠
近端拉出肛门外

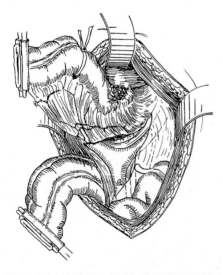

图47-121 在肿瘤上方10cm切断乙状结肠

3. 肛门部手术 扩肛4~6指后,置入肛门自动拉钩,显露齿状线及直肠下段直肠黏膜,于齿状线上0.5cm直肠黏膜下层注射1:200 000肾上腺素液,使黏膜层隆起,便于分离并减少出血。在齿状线上方约0.5cm作环形切口,切开肛管黏膜、黏膜下层,在黏膜下层向上分离到肛提肌上约1cm,环形切断肛管全层,直至全周切断,标本从腹部切口移除(图47-122)。切断过程中,腹部术者可用手指伸入肛管和外括约肌之间加以引导。

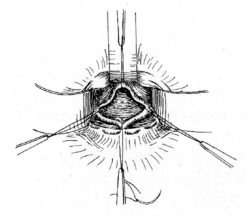

图47-124 结肠残端与齿状线上直肠
黏膜间断全层吻合

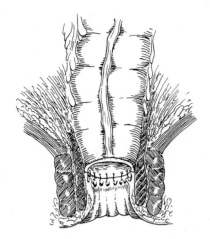

图 47-125　结肠-肛管吻合完毕情况

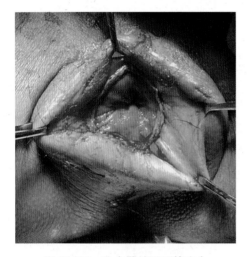

图 47-126　吻合器结肠肛管吻合

5. 手术创面及切口处理　于骶前间隙吻合口后方放置引流管,自左下腹经腹膜外引出。间断缝合乙状结肠两侧腹膜,重建盆底腹膜。肛门内可置入裹以凡士林纱布的肛管达吻合口以上。

【术中注意事项】

1. 游离乙状结肠、降结肠时,勿损伤降结肠和乙状结肠血管弓,以免吻合口血运不良。为确保血供,清扫肠系膜下动脉根部淋巴结时,可采用清除动脉周围脂肪、淋巴组织而保留血管的方法,并在左结肠动脉分支以下切断肠系膜下动脉。游离左半结肠时,注意勿损伤肠系膜下动脉和结肠中动脉左侧支之间的交通支。在进行吻合前,要再次确认结肠断端的血运。

2. 吻合口必须无张力,左半结肠要充分游离,必要时游离脾曲。

3. 吻合前,肛管一定要充分扩张至完全松弛,一般要扩肛至 4~6 指,防止术后肛管有张力,影响肠内容物的排出,进而引起吻合口瘘。

4. 结肠经肛管拖出时,务必不要扭转,一般在腹腔中应做好标记。

5. 吻合前,肛管要用碘伏或者氯己定充分冲洗,尽量清除脱落癌细胞。

6. 术后盆腔内双套管引流管须持续负压吸引,避免盆腔积液、积血,防止盆腔感染的发生。

【术后处理】　同直肠低位前切除术。

【手术并发症】

1. 与 Dixon 手术和 Miles 手术相同,可发生骶前及盆腔出血、吻合口出血、吻合口瘘、吻合口狭窄、盆腔感染、输尿管损伤、肠梗阻、排尿与性功能障碍等。

2. 拖出吻合结肠段缺血、坏死、回缩。其发生的原因有:①拖出肠段血供不佳;②术后肛管括约肌强烈收缩以致影响结肠段的血供;③拖出肠段较短有张力。如果术后发生拖出肠段缺血,程度较轻,范围小,可以应用血管扩张剂以及骶管或硬膜外注射少量利多卡因,达到松弛括约肌的作用。如果缺血较严重或保守治疗无效,则应切除坏死肠段,重新拖出吻合并行暂时性腹部结肠或拆除吻合作永久性腹部造口术。

3. 术后排便功能障碍　Parks 手术的术后排便功能一般来说是良好的,但尚不十分理想。结肠肛管吻合术后肛门括约肌功能与吻合口离肛缘的距离有关,Gamagami 报道该距离小于 2cm 肛门功能良好率为 50%,2~3cm 为 68%~80%。关闭造口后半年内患者尚有排便时间延长、便频、残便感等;6 个月后明显好转,但少数患者会有较顽固的便秘,此为结肠痉挛之故,称为直肠切除后综合征,因而一些学者使用 J 形结肠贮袋与肛管吻合,以中和结肠的痉挛。J 形贮袋的长度以 8~10cm 为宜。

【述评】　该术式保留了肛门直肠环的主体结构,最大限度保留了肛门功能,目前成为低位直肠癌的主要术式之一。Braun 等将该术式与 Miles 术比较,该术式的 5 年生存率、局部复发率分别为 62% 与 11%,而 Miles 术则分别为 53% 与 17%。总体上讲,该术式的肿瘤学效果等同于经腹会阴联合切除术(Miles 术)。

## 第八节 直肠经腹切除+结肠经肛拖出吻合术（Bacon 手术）

【概述】 Bacon 术，即直肠经腹切除，结肠经肛拖出延期吻合术。1945 年 Bacon 提出他设计的这种手术方法，用于直肠和乙状结肠癌，当时由于 Dixon 术有较高的吻合口瘘的发生率，故 Bacon 设计了将结肠经肛拖出，2 周后再切除肛门外多余的结肠，理论上讲在腹腔抑或盆腔内无吻合口，可以减少和避免吻合口瘘发生，但目前不论是 Dixon 术的手法吻合还是吻合器吻合，其瘘的发生率已降到可以接受的程度，直肠的低位吻合或结肠肛管吻合的术后控制排便功能显然优于 Bacon 手术。更令患者难以接受的是，该术式会造成结肠黏膜的肛门外翻，引起肛门周围的湿疹及不适。所以，目前临床上已很少采用 Bacon 术，多采用 Parks 手术，以减少黏膜外翻。

【适应证】 低位直肠癌切除后，直肠残端过短，低位吻合有困难者；非家族性息肉病的多发性结肠腺瘤，直肠末端腺瘤较多，而近端结肠无腺瘤。

【禁忌证】 同 Miles 术。

【术前准备】 同 Miles 术。

【麻醉】 同 Miles 术。

【体位】 同 Miles 术。

【手术步骤】

1. 游离肠管同 Parks 术。

2. 结肠近切端缝一荷包缝合，插入小儿螺纹管约 10cm，拉紧荷包线后结扎。连同螺纹管、结肠自肛门拖出，拖出约 3cm，用 4 号丝线将结肠浆肌层和肛管对称缝合固定 6～8 针（图 47-127）。

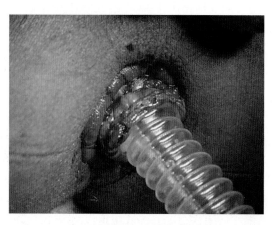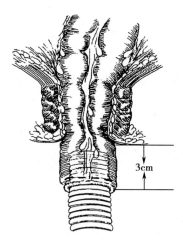

3cm

**图 47-127** 软管和结肠经肛管拉出肛门外，完成吻合

3. 手术 2～3 周后切除突出于肛门外已坏死的结肠残端。

【术中注意事项】 同 Parks 术。

【术后处理】

1. 一期手术后 2～3 周后行二期手术，切除肛管多余结肠，做肛门成形术；

2. 二期手术 2 周后开始肛扩，每天 1～2 次，若无肛门狭窄，以后可逐渐减少扩肛次数；

3. 注意密切观察拖出结肠的血运，有无坏死、回缩。

【手术并发症】 Bacon 术的并发症与 Parks 术基本相同，但是还有以下特有的并发症。拖出肠管坏死多由于将结肠往肛门外拖时用力过大，将系膜血管损伤，如肠管坏死段缩回至盆腔内，应再次手术。

【述评】 Bacon 术与 Parks 术方式基本相同，区别在于 Parks 术是将结肠近切端环形一圈缝合在肛管上，Bacon 术只是将结肠经肛管拖出（拖出约 2～3cm）不直接进行吻合，术后 2～3 周再二期手术进行修剪和切除肛门外已坏死的结肠残端。由于吻合器械的进步、停留在体外结肠残端坏死形成的恶臭、可能更差的肛门功能以及此类手术需要进行二期手术而被患者所拒绝。该术式越来越被人少采用，目前仅用于在对估计直接吻合容易造成吻合口并发症的患者中方酌情选用。

## 第九节　经腹经肛低位直肠癌括约肌间切除、结肠肛管吻合术（ISR 术）

【概述】　1987 年，针对位于下 1/3 段的直肠癌，Basso 首先介绍了先经肛管切除内括约肌，然后再经腹切除肿瘤的术式。Kusunoki 在 1992 年和 Schiessel 在 1994 年的报道表明，此种手术在病理学术后和直肠肛管功能方面都取得了较好的效果。1991 年，Jacobs 报道腹腔镜全直肠系膜切除直肠癌手术后，由于腹腔镜手术提供了更为清晰准确的手术操作平面，能够在直视下达到由于狭窄的盆腔受限开腹手术视野不能涉及的肛提肌平面以下，并且目前已有大宗报道腹腔镜直肠癌手术至少可以取得与开腹手术同样的治疗效果，在减少对患者创伤、加速康复方面又有着明显的优势，因而结合腹腔镜技术的 ISR 手术有望成为低位直肠癌保肛手术的最终选择。

与 Parks 和 Bacon 手术不同的是，后两者没有切除内括约肌，仅切除直肠下段黏膜及黏膜下层。由于 ISR 手术切除了内括约肌，使得下段直肠癌的保肛根治手术能达到最大的可能。术前需综合临床、MRI、直肠超声对肿瘤进行评估及对术前肛门功能进行评估。

【适应证】　适合距齿状线 0.5 ~ 1.5cm 以上，小于 5cm 低位直肠癌，新辅助治疗后肿瘤缩小达到上述要求、保肛愿望强烈者亦可行此手术。

【禁忌证】　肿瘤如果浸润至外括约肌及盆壁肌肉为禁忌证。

【术前准备】　同 Dixon 术。

【麻醉】　同 Dixon 术。

【体位】　同 Dixon 术。

【手术步骤】

1. 腹部游离肠管同 Parks 术。

2. 肛门部手术　手术体位、肛管消毒及显露方法、肿瘤隔离、游离先后顺序均同 Bacon 和 Parks 手术。不同之处在于切除平面更靠直肠壁外侧（图 47-128），如果行部分内括约肌切除，则从齿状线上缘环形切开黏膜后，向外侧切断内括约肌，沿直肠纵肌向近端切开直至与腹部切开之骶前间隙会合。如果行全部内括约肌切除，切开平面则在括约肌间沟，此处实为肛管鳞状上皮层。而后沿内括约肌外侧向近端将内括约肌全部切除（图 47-129）。经肛门取出标本后可以用吻合器直接将结肠与肛管进行吻合，也

可以采取类似 Bacon 手术的方法，拖出结肠，2 周后行拖出结肠切除。

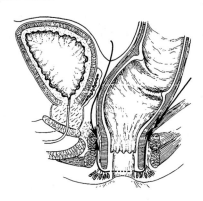

图 47-128　经括约肌手术路径

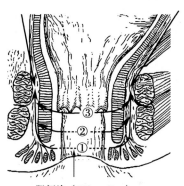

肌间沟（Hilton line）

图 47-129　经括约肌手术分类
①完全 ISR　②次全 ISR　③部分 ISR

3. 新辅助放化疗后患者通常行保护性回肠造口，3 个月后还纳。

【术中注意事项】　经肛门手术时，保证手术游离平面非常重要，经括约肌间沟进入游离平面，将内括约肌切除，平面正确时可以见到直肠纵肌，切忌平面不能过外过深损伤太多肛门外括约肌，会造成术后肛门失禁的严重后果。平面过浅过内会因为切除内括约肌不足而又无法达到肿瘤根治性。

【术后处理】　同 Dixon 术。

【手术并发症】　同 Parks 术。

【述评】　Tilney 总结了 1998 年以来多个中心报道的 ISR 手术病理学愈后，其中局部复发率 9.5%，全身复发率 9.3%，5 年生存率 81.5%。除局部复发率较 Dixon 手术稍高外，其他方面均取得了满意的结果。中山大学附属胃肠肛门医院（中山六

院)自 2008 年开始开展这项手术,至今已完成了 138 例,在目前的随访结果中,取得了相近的结果。

到目前为止,ISR 手术是既保证了直肠癌的根治原则(肿瘤整块切除,TME、CRM 阴性)、又最大限度地保留原位肛门功能的低位直肠癌根治手术,尤其在基本与此术式同步发展的腹腔镜技术的日益成熟下,结合腹腔镜技术的 ISR 手术有望成为低位直肠癌保肛手术的最佳选择。

# 第十节 直肠癌的全直肠系膜切除术(TME 手术)

【概述】 全直肠系膜切除(total mesorectal excision,TME)是指将直肠固有筋膜内包含的直肠系膜全部切除。最早由英国的 Heald 于 1978 年提出此概念来进行直肠肿瘤的切除并于 1982 年报道了治疗的结果。临床上有二种 TME 切除的概念:①狭义 TME,切除系膜至肛提肌水平;②广义 TME 切除,切除系膜至肿瘤下方 5cm 以上。

从解剖学角度来看,直肠周围组织与盆壁之间存在直肠周围间隙,其分别被脏层和壁层筋膜包绕,其中脏层筋膜包绕在直肠侧后方的脂肪组织、血管、淋巴管称为直肠系膜。在临床病理研究结果来看,肿瘤在系膜中的癌灶可以超过肿瘤下方 4cm,因此直肠系膜切除的下切缘需要达到 5cm 以上,对于中低位直肠,如果无法达到 5cm 以上的系膜切缘,则需要将终于肛提肌裂孔平面的全直肠系膜切除。

【适应证】 同 Dixon 术。

【禁忌证】 同 Dixon 术。

【术前准备】 同 Dixon 术。

【麻醉】 同 Dixon 术。

【体位】 同 Dixon 术。

【手术步骤】 同 Dixon 术。

【术中注意事项】

1. 在分离过程中,注意保证分离平面位于直肠后间隙,分离平面太靠近背侧易误进入骶前筋膜内导致骶前静脉丛损伤出血,过浅又易进入直肠系膜内导致直肠系膜切除不完整,直至分离到直肠系膜结束的部位肛提肌裂孔处。分离过程中需切断较为致密的直肠骶骨筋膜和直肠尾骨韧带。

2. 采用锐性分离的方法,强调电刀或超声刀直视下进行锐性分离的重要性,从而减少了肿瘤的播散以及出血的可能,保证系膜切除的完整性和自主神经的保留。

3. 游离间隙时可先从后方游离,在肠系膜下丛神经的浅面向下方及弧形向侧方分离,到达腹膜返折水平时,由两侧向直肠前方中间汇合,由前壁腹膜返折处切开,进入一疏松间隙,可见灰白光滑的邓氏筋膜(Denonvilliers 筋膜)。男性显露精囊腺尾部,女性可看到宫颈及部分阴道后壁,此时注意保留精囊腺包膜的完整,到达此处时分离平面及时向内向后收,避免过于靠近外侧损伤血管神经束(NVB)。继续向下分离直到肛提肌裂孔水平。

4. 分离直肠侧方间隙,注意过于偏向外侧,容易损伤盆丛神经甚至是输尿管,过于偏向内侧,则容易导致系膜脂肪组织残留,直肠系膜切除不完整。

【术后处理】 同 Dixon 术。

【手术并发症】 同 Dixon 术。

【述评】 虽然由于 TME 手术的结果尚未有严格的循证医学的大组前瞻性随机分组的研究证实,目前的结果多是与过去的结果进行比较。而且全系膜切除后的低位前切除好像更容易发生吻合口漏,Heald 在 1997 年报道了 15% 的吻合口漏的发生率。考虑主要是由于全系膜切除后的直肠残端血供不佳引起。并且 TME 手术的原则在 Heald 提出前的临床医生一直应用类似的锐性及沿疏松间隙分离的方法,因此与其说 TME 是一种手术方式,不如说是基于解剖学、病理学的研究进展基础上的一种概念。毋庸置疑的是,TME 概念提出后,很快得到全球范围的普遍推广应用,临床治疗的结果非常令人满意,大大的减少了直肠手术后的局部复发率,由之前的大于 15% 下降至 2.2% ～7.3% 之间。

对于全直肠系膜切除,Nagtegaal 建立了病理的评估标准:

病理全直肠系膜切除评估标准(图 47-130)。

---

不完整 TME 切除

部分直肠系膜缺陷达肠壁肌层

直肠大标本横切面显示:周缘不规则

小块的不完整直肠系膜

次完整 TME 切除

直肠系膜表面不规则缺陷大于 5mm 但未达肌层

除了远端肛提肌处,没有区域见到肌层

中等的不完整直肠系膜

完整 TME 切除

完整的直肠系膜,光滑的表面

系膜表面仅有小的不规则缺陷且小于 5mm

大标本横切面,环型外边缘光滑

---

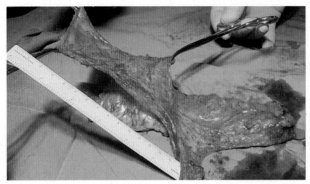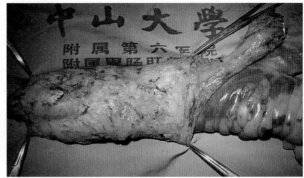

图 47-130　全直肠系膜切除标本

# 第十一节　保留盆腔自主神经的直肠癌切除术

【概述】

（一）盆腔自主神经的分布与走行

盆腔脏器的交感神经的节前神经元在脊髓的胸腰部,主要有三条通路到达盆腔脏器:①在腹主动脉分为左右髂总动脉的分叉处前面形成上腹下丛,分两支进入盆丛,经盆丛分布到盆腔器官,是盆腔器官交感神经的主要来源;②沿肠系膜下动脉的分支分布到左半结肠和直肠;③沿交感干行至骶部,经骶神经节发出纤维至盆腔脏器。

盆腔的副交感神经来自骶神经的盆内脏神经,与骶内脏神经及下腹神经一起构成盆丛后分布到盆腔内脏器。盆腔自主神经的位置,形态与结构主要有上腹下丛(骶前神经丛)、左右腹下神经、盆内脏神经、下腹下丛(盆丛)以及盆丛发出的分支。

1. 肠系膜下丛位于肠系膜下动脉根部,丛内有肠系膜下神经节,来自脊髓腰$_{1\sim3}$交感神经节前纤维在此交换神经元,副交感神经束来自脊髓骶$_{2\sim4}$侧角,在直肠两侧形成盆丛,在盆丛分出的部分纤维上行,经上腹下丛(骶丛)到肠系膜下丛,然后与交感神经纤维一道沿肠系膜下动脉的分支分布于左半结肠和直肠上段。

2. 上腹下丛(Superior nypogastric plexus)也称骶前神经(presacral nerve),一部分纤维来自胸$_{11}$到腰$_2$的交感神经,于腹主动脉前进入肠系膜下丛,再从肠系膜下丛分出纤维,与来自腰$_{3\sim4}$交感神经节发出的左右腰内脏神经在腹主动脉前髂总动脉分叉处到骶骨岬前方中线稍偏左处形成上腹下丛,上腹下神经丛长约4cm,宽约1cm,为一略呈三角形的扁片网状结构,位于直肠上动脉的右侧腹后壁腹膜的后方,上腹膜下筋膜的前方,由骶神经丛的两下角各发

出一支束状的腹下神经也称骶前神经或射精神经。剪开后腹膜可见略呈白色的网状条索状物。腹下神经丛的交感神经纤维来自腰神经节的节后纤维,支配射精的纤维主要集中在第1~3腰交感干神经节内,切除双侧此段腰交感干,大多数永久性失去射精功能。

3. 腹下神经(presacral nerve,骶前神经、射精神经)分左右二支,由上腹下丛的两下角发出。呈束状约3mm粗细,在盆腔壁腹膜外,盆腔脏层筋膜背侧沿髂内血管内侧下行,于腹膜返折下方直肠侧后方进入盆神经丛的后上角,在行直肠手术时,此两条神经容易受到损伤。这两条神经切除后,排便、排尿功能不发生影响,但不能射精。

4. 盆内脏神经(勃起神经)为副交感神经,主要由第2~4骶神经前支分出的副交感节前纤维。每个骶神经根发出盆内脏神经支数不等,粗细不同。$S_2$分支较细,$S_3$、$S_4$分支较粗,盆内脏神经沿盆膈上面前行,入盆丛后下角。盆内脏神经中司勃起的神经纤维在3支盆内脏神经中最粗的神经支中,盆丛若在手术中被破坏,该支的功能亦多丧失。一般以后正中线第3骶椎上缘平面以下2.6cm到2.3cm之间,和正中线旁开2.5cm,这个区域为盆内脏神经的位置。该神经紧贴直肠侧韧带外侧,若切断侧韧带过于偏外时有可能受损,术中应注意保护。

5. 盆神经丛(plexus pelvicus,下腹下丛、骨盆神经丛),位于腹膜返折稍下方,直肠与髂内动脉之间,盆神经丛为一薄片状四方形网状结构,左右各一,前后长约4cm,上下长约3cm。与直肠仅隔以直肠固有筋膜,相贴较近,而与盆侧壁之间则有一定距离,直肠中动脉从其中间穿过。盆神经丛由上腹下丛发

出的腹下神经,骶交感干的分支(骶内脏神经)和由脊髓骶$_{2\sim4}$骶神经合并成的盆内脏神经构成。前两者为交感神经,后者为副交感神经。在直肠的前外侧,前列腺精囊腺或子宫颈的后外侧有相应的阴部内动脉和静脉血管一起组成血管神经束(neurovascular Bundles,NVB),在此处游离低位直肠时容易损伤神经并容易出血损伤盆丛会影响排尿及勃起功能(图47-131)。

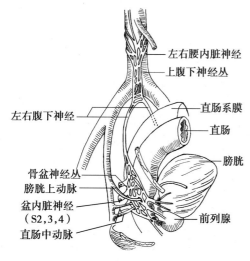

图47-131 骨盆自主神经分布

6. 盆丛的分支

(1)肠支:分为上、下群。上群起自盆丛的前下角,有2~3支,于腹膜返折下方2cm以内分布于肠壁,有一支沿直肠上动脉上行到肠系膜下丛,分布于左半结肠。下群主要起自盆丛的下缘,经耻骨直肠肌上缘穿入肛管壁,分布于内括约肌及直肠肛管壁。

(2)膀胱支:盆丛前上角和前缘分出,在膀胱基底部形成膀胱丛,然后分布到膀胱、输尿管、输精管和精囊腺。一般认为膀胱的交感神经只是血管运动性纤维,膀胱的充盈和排尿功能主要是副交感神经的作用,所以临床上切除上腹下丛后,对排尿不发生影响,而双侧切断盆内脏神经,则逼尿肌瘫痪,出现尿潴留和尿失禁。

(3)前列腺支:在直肠支与膀胱支之间,起自盆丛前下角,分数支分布于前列腺,精囊腺、输精管,阴茎海绵体及尿道海绵体,交感神经兴奋使精囊及输精管收缩,发生射精,副交感神经引起阴茎海绵体血管扩张,使阴茎勃起。

子宫阴道支起自盆丛的上缘,前缘,子宫支分布与子宫及输尿管,阴道支随阴道动脉下行,分布于阴道壁,阴蒂海绵体,前庭腺,前庭大腺和尿道。盆腔自主神经受损。女性性快感亦大大降低,术中也应注意保护(图47-132)。

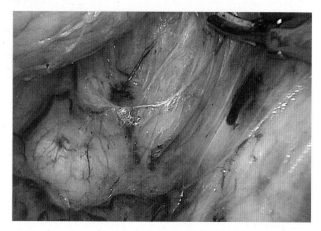

图47-132 盆丛神经

### (二)保留盆腔自主神经的直肠癌根治术(pelvic autonomic nerve preservation,PANP)

首先应该保证肿瘤的根治性,在此前提下尽可能保留盆腔的自主神经,以保护患者的排尿和性功能,提高生存质量。熟悉以上神经及筋膜平面的解剖对于术中保护神经至关重要。关于保留盆腔自主神经的手术方式多数以日本学者北條庆一分型法分为四型。Ⅰ型:完全保留盆腔自主神经;Ⅱ型:切除上腹下丛,保留双侧盆丛;Ⅲ型:切除上腹下丛,保留一侧盆神经丛;Ⅳ型:完全切除骨盆自主神经(图47-133)。

为了更适应临床中出现的各种情况,将之分为完全保留盆腔自主神经和部分保留盆腔自主神经两大类,后者又分为三类:

1. 完全保留盆腔自主神经 完整保留上腹下神经丛、双侧腹下神经、盆内脏神经、盆丛以及发出的除直肠支外的各器官支。此术式适应证为直肠固有筋膜未被侵犯、术前评估环周切缘阴性病例。肿瘤若侵出直肠固有筋膜或环周切缘阳性时,盆丛多被侵犯,一般不宜行此手术。

2. 部分保留盆腔自主神经

(1)保留单侧盆腔自主神经保留单侧盆腔自主神经是指完整保留腹主动脉丛、腰交感干、上腹下丛及一侧的腹下神经、盆内脏神经、盆丛以及除直肠支以外的其他神经分支。

(2)此手术适用于肿瘤已侵出直肠固有筋膜,但偏于一侧,仅一侧的盆神经丛被侵及,此时可尽量保留健侧盆丛,上腹下丛多能完整保留。如上腹下

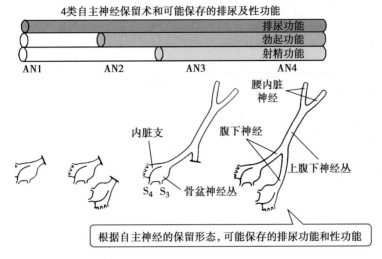

**图 47-133　保留自主神经手术分类**

丛被侵犯,为保证根治性为目的,也可完全切除上腹下丛,但需特别注意保留单侧或双侧的盆内脏神经、盆神经丛及传出支。

(3) 保留盆内脏神经:如前所述,在盆腔自主神经中,副交感成分(盆内脏神经)占有更重要的作用。盆内脏神经源于骶$_{2\sim4}$前支分出的副交感节前纤维,然后汇入盆神经丛的后下角,实验表明骶$_4$对排尿功能最为密切,更需要着重保护,术中还应保护盆神经丛前上角及两者之间的条索状神经纤维及盆神经丛的传出支,术中只要保留单侧或双侧的盆内脏神经,一般可维持排尿和勃起功能,因此该术式一般能适应大部分病例,即使需要进行彻底的侧方淋巴结清扫也能保持一定的排尿功能和性功能。

(4) 在盆腔脏器切除术中保留盆腔自主神经,不仅适应于 $T_{1\sim2}$ 期直肠癌,也适应 $T_{3\sim4}$ 期病例,手术中结合肿瘤的部位,局部浸润的情况,肿瘤浸润部位以及与神经、神经丛的关系等多因素分析,选择单侧保留还是保留双侧或选择性保留盆内脏神经和盆丛,以及仅仅是保留骶$_4$盆内脏神经(也即只保留排尿),一般情况下,对姑息性手术病例则尽量避免损伤盆腔所有的自主神经。

【适应证】　同 Dixon 术。

【禁忌证】　同 Dixon 术。

【术前准备】　同 Dixon 术。

【麻醉】　同 Dixon 术。

【体位】　同 Dixon 术。

【手术步骤】　同 Dixon 术。

【术中注意事项】　保留盆腔自主神经的关键是解剖层次清晰,术野干净,熟记神经的分布和走行。

围绕直肠的有两层筋膜,内层筋膜为盆筋膜脏层,是腹后壁的腹膜下筋膜的延续,称之为直肠固有筋膜,在直肠前壁与 Denonvilliers 筋膜相邻,此两筋膜在直肠侧方融合。在直肠固有筋膜的深面为盆筋膜壁层,两层筋膜均较薄,在直肠后间隙有疏松结缔组织相连,较易分离,壁层筋膜覆盖盆壁肌肉表面且与骶骨及尾骨骨膜相粘,难以分离,直肠全系膜切除(TME)就是在壁层筋膜和脏层筋膜之间进行锐性分离,腹下神经、盆神经丛、盆内脏神经都在壁层筋膜后方,部分分支穿出壁层筋膜后进入直肠固有筋膜,为直肠支。在直肠癌切除游离直肠的过程中,一定要在脏-壁层筋膜中进行,可清楚地显露神经丛和神经,并加以保护,仅切除直肠支。

1. 上腹下神经丛和腹下神经的保护在右髂总动脉表面切开腹膜,沿腹主动脉平行方向向近端游离,很容易进入到疏松间隙为 Toldts 筋膜平面,找到肠系膜下动脉根部,距离根部 1.5cm 结扎肠系膜下动脉,以保护肠系膜下动脉神经丛。沿此平面继续向左向下分离,在腹主动脉分叉处下方骶岬前方游离平面背侧可见灰白色条索状结构,此为上腹下神经丛,神经丛的两个下角各发出束状的约 3mm 粗细的腹下神经。分离直肠侧后壁时应予以充分的保护,一般情况下右侧腹下神经不易损伤,左侧由于乙状结肠系膜和直肠上段系膜主要在偏左侧,牵引乙状结肠时,容易将左腹下神经也一并提起,稍不注意极易锐性剪断左腹下神经,术中应予以充分的注意。

2. 盆内脏神经的保护在第二骶椎高度以下,直肠侧韧带的深面,相对于直肠侧壁髂内动脉附近的外侧可见骶$_{2\sim4}$的盆内脏神经,在游离直肠侧后壁时,应在盆筋膜的壁层的浅面进行,尤其在靠近会阴部切勿将筋膜从骶骨掀起,并避免广泛分离肛提肌。这样,盆内脏神经不易损伤。

3. 盆神经丛的保护盆丛位于直肠壶腹的两侧,腹膜返折以下到肛提肌的间隙中。借结缔组织紧贴髂内动脉和骨盆侧壁,与直肠有一层致密的直肠筋膜(直肠固有筋膜)相隔,游离直肠侧方及后方时沿直肠固有筋膜及骶前筋膜之间的直肠后间隙进行,在 $S_4$ 平面处两层筋膜融合为直肠骶骨筋膜,注意切开此筋膜后平面容易过深易损伤盆丛。

4. 盆丛传出支的保护直肠癌手术时对盆丛传出支的保护重点是保留膀胱支和前列腺精囊的分支。在分离直肠膀胱间隙时,要保存精囊腺及前列腺包膜,在 Denonvilliers 筋膜的后面游离直肠前壁,并应注意分离时注意勿损伤位于直肠前侧壁、精囊腺及前列腺后侧方的血管神经束,避免损伤次级神经丛。

【术后处理】 同 Dixon 术。

【手术并发症】 同 Dixon 术。

【述评】 随着直肠癌术后复发率的降低和远期生存率的大幅度提高,越来越多的研究关注于提高患者的生活质量,尤其是泌尿生殖功能,据统计低位直肠癌术后性功能障碍高达 70% 以上,Thaysen 等研究认为除患者本身因素外,治疗因素尤其是手术损伤神经是重要的因素。因此,1983 年日本的土屋周二首次介绍了保留盆腔自主神经的术式(plevic autonomic nerve preservation,PANP),随后美国的 Warren Enker 提出联合全直肠系膜切除(TME)和保留盆腔自主神经技术应用于直肠癌手术,并随之得到共同的认可。笔者团队在 1999 年始开展保护直肠癌术后保护肛门功能及泌尿生殖功能的研究,术后性功能障碍率从 70% 降至 15.4%,取得了良好的效果。

（汪建平　康亮）

## 参 考 文 献

1. Heald RJ,Husband EM,Ryall RDH. The mesorectum in rectal cancer surgery the clue to pelvic recurrence. Br J Surg,1982,69(10):613-619.

2. Williams NS,Dixon MF,Johnston D. Reappraisal of the 5 centimetre rule of distal excision for carcinoma of the rectum:a study of distal intramural spread and of patients' survival. Br J Surg,1983,70(3):150-154.

3. 汪建平. 中华结直肠外科学. 北京:人民卫生出版社. 2015.

4. Martling A,Holm T,Rutqvist LE,et al. Impact of a surgical training programme on rectal cancer outcomes in Stockholm. Br J Surg,2005,92(2):225-229.

5. Sayfan J,Averbuch F,Koltun L,et al. Effect of rectal stump washout on the presence of free malignant cells in the rectum during anterior resection for rectal cancer. Dis Colon Rectum, 2000,43(12):1710-1712.

6. Tsunoda A,Shibusawa M,Kamiyama G,Takata M,Choh H, Kusano M. Iodine absorption after intraoperative bowel irrigation with povidone-iodine. Dis Colon Rectum,2000,43(8): 1127-1132.

7. 汪建平,詹文华. 胃肠外科手术学. 北京:人民卫生出版社. 2005.

8. 李春雨,汪建平. 肛肠外科手术技巧. 北京:人民卫生出版社. 2013.

9. Lange MM,Rutten HJ,van de Velde CJ. One hundred years of curative surgery for rectal cancer:1908-2008. EJSO,2009,35(5):456-463.

10. Tilney HS,Tekkis PP. Extending the horizons of restorative rectal surgery:intersphincteric resection for low rectal cancer. Colorectal Disease,2006,10(1):3-16.

11. Elena Orsenigo,Saverio Di Palo,Vignali A,et al. Laparoscopic intersphincteric resection for low rectal cancer. Surgical Oncology,2007,16(1):117-120.

12. Reza Chamlou,Yann Parc,Simon T,et al. Long-term Results of Intersphincteric Resection for Low Rectal Cancer. Annals of Surgery,2007,246(6):916-922.

13. Avi S,Galler A,Shakamuri SP. Rectal cancer surgery:A brief history. Surgical Oncology,2010,356(20):1-8.

14. Nir Wasserberg,Haim Gutman. Resection Margins in Modern Rectal Cancer Surgery. J. Surg Oncol,2008,98(8):611-615.

15. Yasuhipo Inoue,Masato Kusunoki. Resection of Rectal Cancer:A Historical Review. Surg Today,2010,40(6):501-506.

16. Akagi Y,Shirouzu K,Ogata Y,et al. Oncologic outcomes of intersphincteric resection without preoperative chemoradiotherapy for very low rectal cancer. Surg Oncol,2013 22(2): 144-149.

17. Schiessel R,Novi G,Holzer B,et al. Technique and long-term results of intersphincteric resection for low rectal cancer. Dis Colon Rectum,2005,48(10):1858-1865.

18. 孟荣贵,喻德洪. 现代肛肠外科手术图谱. 郑州:河南科学技术出版社,2003.

19. 傅传刚,丁健华. 结肠 J 储袋和结肠成形术应用现状. 中华胃肠外科杂志,2006,9(2):15-20.

20. Bertrand M. M. Biomechanical origin of the Denonvilliers' fascia. Surg Radiol Anat,2014,36:71.

21. Galler Avi S. Rectal cancer surgery:A brief history. Surgical Oncology 2011,20:223.

22. Hojo K. Preservation of urine voiding and sexual function af-

ter rectal cancer surgery. Dis Colon Rectum,1991,34:532.

23. Nam Kyu Kim. Anatomic Basis of Sharp Pelvic Dissection for Curative Resection of Rectal Cancer. Yonsei Medical Journal,2005,46:737.

24. Vanessa P. Ho. Sexual Function After Treatment for Rectal Cancer. Dis Colon Rectum,2011,54:113.

25. Moszkowicz D. Where does pelvic nerve injury occur during rectal surgery for cancer? Colorectal Disease, 2011, 13:1326.

26. Moszkowicza D. Step-by-step nerve-preserving mesorectal excision in the female. Journal of Visceral Surgery,2014,151:

137.

27. Moubin Lin. The anatomic basis of total mesorectal excision. The American Journal of Surgery,2011,201:537.

28. Norbert Runkel. Nerve-oriented mesorectal excision(NOME): autonomic nerves as landmarks for laparoscopic rectal resection. Int J Colorectal Dis,2013,28:1367.

29. Diop M. B. Mesorectum:the surgical value of an anatomical approach. Surg Radiol Anat,2003,25:290.

30. Ce Zhang. Perirectal Fascia and Spaces:Annular Distribution Pattern Around the Mesorectum. Dis Colon Rectum, 2010, 53:1315.

# 第十二节　经肛门支撑捆扎法结肠-直肠(肛管)吻合术

【概述】　近来根据对盆腔解剖学、直肠生理学、直肠癌生物学特性及淋巴结转移规律的研究深入,已经证明在低位直肠癌患者中选择部分病例进行保留肛门括约肌的手术可以达到与 Miles 手术相同的根治效果,并且具有良好的排便功能,可以改善患者术后的生存质量。1982 年,Heald 开展了对直肠癌进行全直肠系膜切除术(total mesorectal excision,TME),TME 手术以后直肠癌局部复发率由传统手术的 14% 降至 6%,进行手术前辅助放射治疗和新辅助化疗可以使 TME 手术局部复发率下降到 4%,降低了低位直肠癌局部复发率,双吻合器技术在低位直肠癌保留肛门括约肌手术中的应用,促进了低位直肠癌保肛手术的开展,拓宽了保留肛门括约肌手术的适应证,直肠癌前切除手术由以前的 39% 上升至 80%。尽管双吻合器技术(double stapling teachnique,DST)在低位直肠癌保肛手术中广泛应用,但是保留肛门括约肌手术的技术问题仍然是影响低位直肠癌保留肛门括约肌手术开展的主要原因之一。结肠-直肠(肛管)吻合许多问题仍未能完全解决,在超低位结肠-直肠(肛管)吻合中,患者骨盆窄,肌肉强度大,肥胖,残留直肠太短情况下,有时难以用 DST 技术完成低位、超低位结肠-直肠(肛管)吻合手术,出现吻合器主体顶破残端、吻合器应用失败、吻合口狭窄、吻合口漏等情况。1993 年,吴凌云发明了支撑捆扎法结肠-直肠(肛管)吻合术,是对低位直肠癌开始首创一种新的保肛手术方法,改变了传统的吻合方法和理念,对低位直肠癌保肛手术的开展具有重大影响,基本解决了超低位结肠-直肠吻合的技术难题,手术方法简单、安全、经济、易于在基层单位推广,可以替代双吻合器技术,完成低位、超低位前切除手术,可以完成从结肠-外科肛管至括约肌间沟平面的吻合,1993 年 10 月—2000 年 9 月笔者等应用支撑捆扎法完成低位直肠癌保肛手术 1800 多例,先将手术方法介绍如下。

【适应证】

1. 直肠癌,术前临床评估没有侵犯肛提肌、齿状线。

2. 盆腔侧壁没有明显的淋巴结转移。

3. 适应于回肠 Pouch-直肠(肛管)吻合术,先天性巨结肠切除,结肠-经直肠肌鞘肛管吻合术,直肠黏膜内外脱垂硬化注射固定复位,内痔注射硬化等。

【禁忌证】

1. 直肠癌侵犯肛提肌或者齿状线。

2. 浸透肠壁的低分化腺癌、印戒细胞癌、黏液腺癌。

3. 盆腔侧壁淋巴结转移者。

4. 吻合口在腹膜返折以上。

5. 全身状况差不允许行结肠-直肠吻合者,包括营养、长期营养激素和免疫抑制剂,肝肾功能障碍。

【术前准备】

1. 术前准确的临床评估　根据电子纤维结肠镜检查,盆腔 MRI、直肠腔内超声检查,比较准确的评估肿瘤部位、大小、浸润深度、周围和盆腔侧壁淋巴结转移,有无侵犯邻近脏器等,确定保肛手术适应证和手术切除范围。

2. 检查全身情况检查　检查心肺功能,肝肾功能,血糖和内分泌情况,营养状况,进行术前纠正一般情况,达到手术标准。

3. 进行术前肠管的机械性和化学性肠道准备。

4. 术前新辅助放化疗患者,休息 4 周左右进行手术。

【麻醉】 气管内插管全身静脉麻醉或者硬脊膜外麻醉。

【体位】 头低截石位。

【手术步骤】

1. 在直肠全系膜（total mesorectum excision, TME）切除基础上，上方、侧方淋巴结清扫与 Miles 手术相同。切除肿瘤上缘 10cm 的近端肠管及系膜，充分游离肿瘤下缘直肠，距肿瘤下缘 2～5cm 处切断，直肠残端切缘距离齿状线 1～4cm。标本直肠下缘行术中冰冻细胞学检查，确保直肠（肛管）切缘残端无肿瘤浸润。术中探查：肿瘤浸润深度在 T₃ 以上，直肠旁淋巴结转移、肿瘤占据肠腔≥1/2 周者，进行侧方淋巴结清扫。保留上腹下神经丛，两侧或一侧左右腹下神经和盆腔神经丛及到前列腺、膀胱的分支（NVB）。保留肛侧直肠肛管、肛提肌、肛门内外括约肌，坐骨肛门窝脂肪组织及肛周皮肤。腹腔和盆腔内操作与低位及超低位前切除术相同。游离到肿瘤下缘拟定安全切断缘，同时保证肿瘤周围切缘无癌细胞外露。

2. 支撑吻合管构造 支撑吻合管用吸气海绵包绕制成螺纹管，长 15cm，内径 2.0～2.5cm，外套乳胶薄膜套，用 7 号丝线分别在图 47-133 所示 A、B、C 处结扎，再外套特制无毒医用乳胶囊（图 47-134）。挤压支撑管可挤出海绵内气体使其直径变小，松开后恢复自然大小。结扎后支撑吻合管外径分别为 3.0～3.3cm。

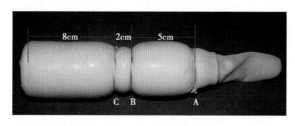
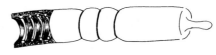

**图 47-134 支撑吻合器具结构图**

3. 支撑捆扎法结肠-直肠（肛管）吻合术

（1）近端结肠内植入支撑吻合管：结扎、切断肠系膜下动脉或左结肠动脉根部后，切断乙状结肠动脉 Ⅰ～Ⅲ 分支，保留边缘动脉。距肿瘤近侧缘 10～15cm 处切断结肠。结肠残端用小血管钳三角形展开，手握挤压支撑吻合管排出管壁海绵内气体使管径变小，再将其置入结肠残端内约 8cm（图 47-135）。距断端 1cm 处用 7 号丝线分别结扎和缝扎一道，将残端固定、缝扎在支撑管上（图 47-136），距离结扎线 1cm 处理近端结肠系膜血管和脂肪垂，缝扎系膜内血管。

（2）切断远端直肠：充分游离直肠周围，同时

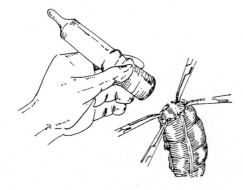

**图 47-135 牵开近端结肠断端，置入支撑吻合器**

会阴部经肛门扩肛到 4 指，用蒸馏水或碘伏溶液 1500ml 冲洗直肠。在肿瘤下缘 1～5cm 的部位，横行垂直切断直肠系膜和周围的筋膜，裸化直肠壁，下缘上心耳钳，靠心耳钳下缘横行切断直肠。下段直肠可切断直肠骶骨韧带，进一步切断肛尾韧带，前壁沿 Denonvilliers 筋膜分离到会阴中心腱，从盆底肌肉入口到直肠肌鞘内游离直肠到齿状线附近。肿瘤位置低经腹切除不能准确判断下切缘时，经肛门切断直肠或肛管，沿内外括约肌间隙分离，与盆腔分离的部分汇合，切除肿瘤下缘应切除的部分直肠。

（3）扩肛、用 4 把 Allis 钳或肛门拉钩展开直肠，显露直肠或肛管，在距离断端 1cm 左右，从直肠腔内侧进针，用可吸收线均匀、全层荷包缝合一周，用 4 号慕丝线在直肠断端间隔 3 点缝合。如果直肠断端有活动性出血可缝扎止血（图 47-137）。

（4）在会阴部经肛门伸入卵圆钳，夹住肛门支撑吻合管的乳胶头，同时术者从腹腔向下轻轻推送支撑吻合管及近端结肠（图 47-138）。经肛门拖出支撑吻合管及近端结肠。在距离支撑吻合管近端结肠结扎线上 1.5cm 部位，用 4 号丝线在 12、3、6、9 点处间断缝合直肠残端与近端结肠浆肌层，肛门侧荷包缝合线与近端结肠结扎线部位上 1cm 部位相对、贴附，收紧、结扎荷包缝合线，使远端结肠断端尽可

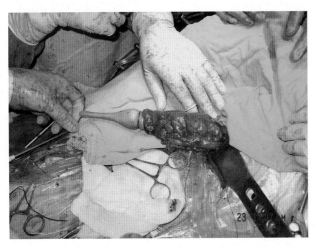
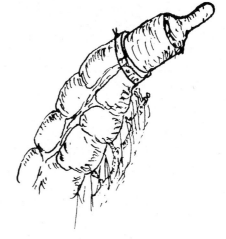

图 47-136　近段结肠内置入肛门支撑吻合管,双 7 号丝线结扎,7 号丝线缝扎、固定

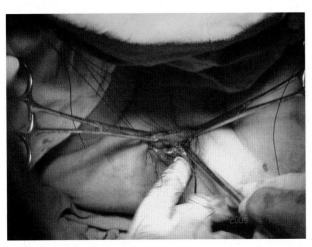
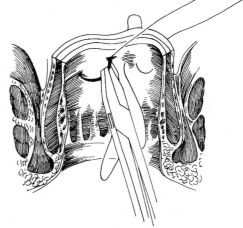

图 47-137　扩肛,Allis 钳拉开肛门,经肛门直肠断端 0.5cm 直肠壁全层内荷包缝合一周

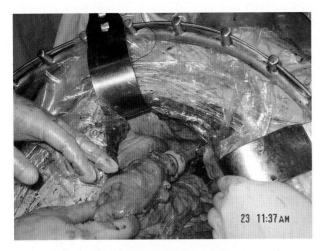

图 47-138　经过盆腔拖出支撑吻合管及近段结肠

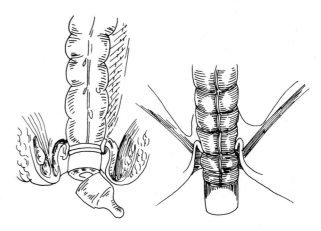

图 47-139　间断缝合近段结肠浆肌层和远侧直肠残端肌层,拉紧,结扎荷包缝合线支撑捆扎法结肠-肛管吻合

能外翻(图 47-139)。

(5) 距离肛缘 2cm 部位,切断肛门支撑吻合管,分别在 11 ～ 1、3 ～ 5、7 ～ 10 点处用 7 号丝线缝合固定肛门支撑吻合管在肛周皮肤上(图 47-140)。

术后 10 天拆除固定结扎线,轻轻拔出支撑吻合管,吻合口愈合。

在以上手术基础上对支撑捆扎法术式进行了改进,主要根据保留直肠的长短选择吻合方法:①改良

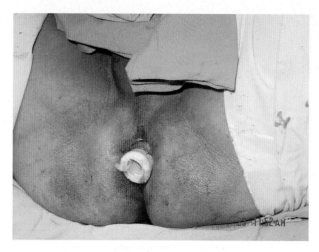
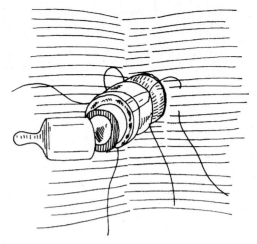

图 47-140 距离肛缘 1.5cm,切断支撑吻合管,3、6、9 点部位缝合固定支撑吻合管在肛周皮肤上

Welch 手术:残留直肠距离齿状线>1cm,经肛门距离直肠或肛管残端 1cm 处用 2 号肠线全层内荷包缝合1 周,经盆腔拖出支撑吻合管及近侧结肠,用 4 号丝线在 12、3、6、9 点处间断缝合直肠残端与近端结肠浆肌层,收紧、结扎荷包缝合线(图 47-141)。②保留内括约肌的结肠-肛管吻合术:残留直肠距离齿状线≤1cm,经肛门剥离齿状线上直肠黏膜,保留内括约肌,在齿状线下 0.5cm 处全层内荷包缝合 1 周,经直肠内括约肌鞘内拖出近端结肠及肛门支撑吻合管,使荷包线与结扎线在同一平面,结扎固定(图 47-142)。在肛门外侧切断支撑吻合管,将支撑吻合管缝合固定在肛门周围皮肤上。手术后第 10 天拔出支撑吻合管,吻合口愈合。

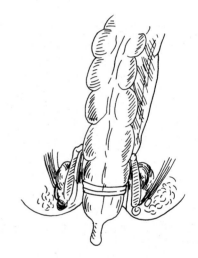

图 47-142 保留内括约肌的结肠-肛管吻合术

肠断端黏膜下层和浆膜层有无活动性渗血、直血管有无搏动、肠壁颜色、肠管张力,切除血运可疑肠段直至血运良好肠段。

2. 支撑吻合管置入近端结肠困难 近端结肠管径小、管壁痉挛,支撑吻合管直径过粗、弹性不佳、润滑不良导致支撑吻合管置入困难。卵圆钳轻轻扩张近端结肠、挤出支撑吻合管内气体、向近端结肠腔内倒入少量润滑剂、展开近端结肠断端,一般情况下可以顺利的置入支撑吻合管。支撑吻合管与肠腔直径相差较大,可选用外径细的支撑吻合管置入近端结肠结扎、固定。

3. 直肠保留端荷包缝合困难 没有充分扩肛、保留直肠较长、盆腔狭窄、肌肉强度大、显露断端不佳经肛门荷包缝合直肠断端困难。要充分扩肛,用肛管扩张器置入肛管直肠内,用荷包缝合辅助器进行荷包缝合,保留直肠断端较长也可以经盆腔进行荷包缝合。

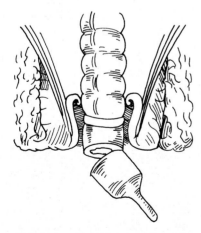

图 47-141 改良 Welch 手术的吻合

【术中注意事项】

1. 近端结肠长度不够、血运不佳,游离降结肠和结肠脾曲,保护好边缘动脉、松解结肠系膜的瘢痕粘连,确保下拉结肠的长度和血运,一般下拉结肠到耻骨联合附近,就可以完成结肠-肛管吻合。观察结

4. 直肠断端出血　在肿瘤下切缘切断直肠或肛管后,有时保留的直肠肛管断端有活动性出血,尤其术前有混合痔、直肠下段静脉曲张、慢性盆腔炎、肿瘤位置低者。动脉活动性出血要经盆腔或肛门结扎、止血,静脉性出血可压迫止血,要保证缝扎后不引起直肠断端狭窄。

5. 近段结肠拖出困难　近端结肠系膜脂肪组织多、支撑吻合管及近端结肠肠壁粗、扩肛不充分、保留远端直肠段过长、盆腔狭小等,经肛门拖出支撑吻合管及近端结肠困难,强行牵拉可以导致结扎的近端结肠滑脱、肠壁撕裂、损伤肠系膜等。卵圆钳夹住支撑吻合管乳头,向左右轻轻晃动、牵拉,用时从盆腔轻轻向下推送吻合管,可以经直肠断端和肛管拖出支撑吻合管及近端结肠。

【术后处理】

1. 注意支撑吻合管固定　排气后恢复了结肠蠕动,外排支撑吻合管牵拉固定线,导致肛周皮肤疼痛和撕裂。用胶布固定好支撑吻合管减轻对肛周皮肤的牵拉,减轻疼痛和皮肤损伤。

2. 肛门支撑吻合管堵塞　患者排便后,尤其成形粪便,堵塞支撑吻合管,影响患者排气,造成粪性梗阻。用盐水反复冲洗,清洗干净粪便,恢复通畅。

3. 一般先拔除支撑吻合管后再拔掉导尿管,减轻对后尿道的压排。

【手术并发症】

1. 吻合口瘘　支撑捆扎法结肠-直肠(肛管)吻合术后,由于支撑吻合管挤压下拉近端结肠在直肠肌鞘内,结直肠断端愈合同时,结肠侧壁与直肠肌鞘融合,超低位吻合术后发生吻合口漏的风险比吻合器法低位前切除术低,笔者统计 800 例直肠癌保肛术后吻合口漏为 3.3%,分析其发生原因有如直肠断端荷包缝合不均匀、不完全,距离直肠断端太短,结扎荷包缝合线后远近端肠管不能紧密帖附,近端部分肠浆膜暴露、坏死。支撑吻合管管壁硬韧、与肠壁成角,长期顶压一侧近端肠壁导致肠壁缺血、坏死、渗漏。近端结肠长度短,肠管有张力、牵拉系膜血管导致痉挛、缺血、固定结扎线过紧,可出现近端结肠断端过早坏死、回缩,发生吻合口漏。另外发生输尿管损伤术后尿液外渗、阴道壁损伤、盆腔感染等也可导致术后出现吻合口漏。

2. 吻合口狭窄　支撑捆扎法吻合口狭窄与支撑吻合管直径有关,保证结扎后支撑吻合管外径在 3.0cm 以上,保证吻合口直径在 3.0cm 左右,一般不会出现吻合口狭窄。吻合口漏瘢痕愈合、近端结肠回缩吻合口从线状愈合到面状愈合、吻合口愈合不均匀出现瘢痕、近端结肠套入直肠断端,结肠断端瘢痕性狭窄、吻合口慢性缺血等可出现吻合口狭窄。扩肛,切除瘢痕组织,切除套叠结肠、置入支撑吻合管扩张治疗。

3. 吻合口出血　一般发生在术后 7 天左右,近端结肠结扎线勒断近端结肠,肠脂垂和肠系膜内小血管断裂、出血,远端直肠断端渗血等,可出现吻合口出血,静脉性渗血性出血可压迫止血,同时静脉应用止血药物;动脉性活动性出血,扩肛,看清楚出血血管后、缝扎止血。

4. 吻合口套叠　支撑捆扎法结肠-直肠(肛管)吻合术,如果下拉结肠套入过长,导致结肠侧壁与直肠断端愈合,术后出现"假宫颈"。近端结肠阻挡远端直肠,影响建立排便反射,结肠断端瘢痕狭窄,患者出现排便困难,排便感觉迟钝、排便不尽感。肛门指诊和结肠镜检查可明确诊断。在麻醉下扩肛,切除形成"假宫颈"的部分结肠,定期扩肛,预防吻合口形成瘢痕狭窄。

5. 近端结肠回缩　一般情况下,支撑吻合管结扎线绞窄、勒断近端结肠后,近端结肠有不同程度的回缩,通常情况下,支撑吻合管近端结肠结扎线在荷包缝合线下 1~2cm 左右,回缩后吻合口恰好在直肠断端,形成线状愈合,既不形成"假宫颈",也不会出现近端结肠回缩。如近端结肠短有张力、肠系膜短形成向上牵力、近端结肠与远端直肠重叠部分少,勒断后近端结肠回缩。结肠-肛管吻合术,盆底和肛管向下牵拉吻合口张力大,近端结肠断端部分坏死等,出现不同程度的近端结肠回缩,由于支撑吻合管挤压直肠肌鞘和盆底肌肉入口,一般不会出现近端肠管回缩至盆腔,近远端肠管间形成面状瘢痕愈合或有一段无肠管区,以后形成肉芽组织或瘢痕愈合,发生吻合口管状狭窄或肉芽组织感染、流脓,出血。一旦出现近端结肠回缩应再次开腹手术,切除瘢痕及周围组织,重新进行结肠-直肠(肛管)吻合手术。

6. 支撑吻合管脱出　患者排气后,肠蠕动恢复,结肠经常蠕动推排支撑吻合管,由于肠管蠕动外排支撑吻合管牵拉肛周固定缝合线,缝线牵拉、切割肛周皮肤出现肛周疼痛。如果肛周皮肤上固定缝线不确实、同时支撑捆扎线勒断近端结肠,患者用力排便、排气及咳嗽时可使肛门支撑吻合管脱落、排出。若肛门支撑吻合管脱落时间在 7 天以上,不要作肛门指诊以免推回近端结肠,一般情况下不影响吻合口愈合。如果脱落时间在 7 天以内,近端结肠尚未与直肠肌鞘愈合,在麻醉下轻轻扩肛,重新置入、固定肛门支撑吻合管。

7. 支撑吻合管拔除困难 支撑吻合管近端结肠结扎线结扎不紧、结扎线较粗、近端结肠慢性割断坏死不完全,结肠-直肠吻合线缝入支撑吻合管壁、远端荷包缝合线过紧等导致术后10天时拔除支撑吻合管困难。如果支撑吻合管一侧有缝合线固定,沿管壁剪断影响拔出的缝线;拔出时整个支撑吻合管拔除困难,可切断、抽除远端荷包缝合线再拔除支撑吻合管;近端结肠肠壁切割断裂不完全,可剪断支撑吻合管固定缝线附近结肠壁,拔除支撑吻合管。肛门括约肌张力较大,支撑吻合管拔除困难,难以确定拔除困难的原因时,经支撑吻合管内腔,纵行剪断螺纹管内芯,取出螺纹管壁,再剪断取出外包海绵,最后剪断影响支撑吻合管拔除的缝线和肠壁,取出软胶外套。

8. 粪性阻塞性肠梗阻 患者术前肠道准备不充分,残留部分粪便;术后进食后形成成形粪便;大量软粪便阻塞支撑吻合管内口,患者出现腹痛、腹胀、排气困难,有气体窜动感,有时可排出少量气体。腹部X线片:结肠胀气和远端结肠有粪便影。经支撑支撑吻合管反复冲洗、用卵圆钳取出结肠内粪便,恢复肠道通畅。

【述评】 Dixon在1935年完成第一例经腹前切除的直肠癌保留肛门手术,开创了直肠癌保肛手术,1972年Park完成全直肠切除结肠-肛管吻合手术,Parks手术切除部分内括约肌,结肠与解剖肛管吻合术后吻合口狭窄发生率较高,同时需要进行预防性横结肠造口转流粪便,二期完成手术。Bacon手术切除肛门内括约肌和肛门周围皮肤手术后肛门控制力较差,吻合口位于肛缘Hilton线处,肛管瘢痕易于擦伤,肛管生理性闭合易于形成粘连狭窄,同时切除了内括约肌,静息状态下难以完全闭合肛管,粪液外溢形成肛周湿疹、疼痛,部分病例排便时黏膜外翻脱出。Bacon手术同时应行内括约肌成形术或改良Bacon手术。外翻缝合应用在低位直肠癌的保留肛门括约肌手术,远端肠管需要反转出肛门外侧进行吻合,残留直肠断端太短有时难以外翻到肛门外侧进行吻合,开放肠腔吻合污染较重,远端直肠周围广泛剥离易于发生血运障碍,尽管术后肠管功能恢复良好,有较高吻合口漏和吻合口狭窄发生。超低位吻合的吻合口漏发生率比低位吻合的吻合口漏发生率高,显性吻合口漏发生率为5%~17%之间。危险因素包括吻合口距离肛缘在5cm以内、男性、肥胖、吸烟以及慢性酒精中毒等。尽管低位直肠癌术前放疗+全直肠系膜切除术后可以降低局部复发率在8%以下,但是吻合口漏的风险明显增加。用支撑吻合管捆扎式经肛门结肠-直肠(肛管)吻合术,可以完成耻骨直肠肌上缘到肌间沟(Hilton线)任何平面的吻合,可代替低位、超低位Dixon,Park,Bacon-Babcock,Welch等术式。手术方法简单安全,易于推广掌握,不游离肛侧肠管保留部分盆神经支配,不残留吻合钉等异物,保持术后排便功能良好。肠管开放吻合改为闭合吻合,防止污染术野。支撑吻合管还具有扩张、止血、减压、引流、防止吻合口漏、狭窄等作用。我们对应用的支撑吻合管进行了改良,螺纹管包吸气海绵,外径为3cm,具有可塑性和柔软性,进行套入式端-端吻合。如果切断直肠平面位于距齿状线1cm以内,剥离直肠黏膜,保留齿状线,防止黏膜分泌影响结肠浆膜与直肠肌鞘粘连以及黏膜套叠吻合。在Park手术基础上,保留了肛门内括约肌,增加了肛门控制力,同时避免预防性结肠造口,支撑管直径在3cm以上防止发生吻合口狭窄,同时保留了齿状线,具有良好感觉和分辨功能。近年来许多证据支持TME的手术方法可以减少局部复发率,但全直肠系膜切除可以增加直肠癌保肛手术吻合口漏发生率。直肠癌前切除TME术后吻合口漏的发生率为20%左右,其中有6%~22%的患者需要永久性结肠造口。低位前切除与结肠切除比较具有较大发生吻合口漏的风险,超低位吻合的吻合口漏发生率比低位吻合的吻合口漏发生率高。吻合口距离肛缘5cm以内的吻合口发生漏的风险是5cm以上的6.5倍,男性是女性吻合口漏的2.7倍。有的作者对于吻合口距离肛门缘5cm以内者,推荐预防性结肠造口。支撑捆扎法进行超低位吻合后,支撑吻合管挤压使骶前间隙变小、减少盆腔积液和使吻合口周围组织和盆底肌肉愈合,近段结肠在支撑吻合管扩压下与直肠肌鞘紧密接触,形成2个平面的愈合,使结肠与内、外括约肌粘连愈合产生两个愈合平面,减少形成吻合口漏的可能。

根据我们的经验用支撑捆扎法对低位直肠癌进行保留肛门括约肌手术是一种安全、可行的手术技术,可以完成低位、超低位结肠-直肠吻合手术、结肠-肛管吻合手术。在双吻合器技术进行超低位吻合失败情况下,支撑捆扎法可以作为良好的替代、补救措施,进行低位直肠癌保留肛门括约肌手术。在TME手术基础上用支撑捆扎法进行保留肛门括约肌不增加吻合口漏发生率,不需要预防性回肠或结肠造口,手术方法易于推广。不游离肛侧肠管保留部分盆神经支配,不残留吻合钉等异物,保持术后排便功能。肠管开放吻合改为闭合吻合,防止污染术野。支撑吻合术手术操作容易、经济、安全性高,适合在广大医院推广、应用。

（韩方海　吴凌云）

## 参 考 文 献

1. 吴凌云,韩玉娟,王训颖,等.经肛门环扎式结肠肛管吻合术.中华外科杂志,1993,31(4):254-255.
2. 韩方海,张肇达,伍晓汀,等.改良 Welch 手术在低位直肠癌超低位前切除术中的应用.中华胃肠外科杂志,2003,6(3):181-183.
3. 韩方海,周总光,张肇达,等.支撑捆扎法在腹腔镜下全直肠系膜切除超低位结肠-直肠/肛管吻合术中的应用.中华胃肠外科杂志,2003,6(5):317-319.
4. 韩方海,詹文华,张肇达.全直肠系膜切除支撑捆扎法低位或超低位结肠-直肠(肛管)吻合术.中华普通外科杂志,2005,(7):403-405.
5. 韩方海,詹文华,张肇达.低位直肠癌保留肛门内括约肌捆扎套入法超低位结肠-肛管吻合术.中华普通外科杂志,2005,20(6):335-337.
6. 韩方海,吴凌云,孙立群.低位直肠癌保肛手术 94 例临床分析.中国现代普通外科进展,1999,2(2):58-59.
7. Han F,Li H,Zheng D,Gao H,Zhang Z. A new sphincter-preserving operation for low rectal cancer:ultralow anterior resection and colorectal/coloanal anastomosis by supporting bundling-up method. Int J Colorectal Dis,2010 Jul,25(7):873-880.

# 第十三节　直肠癌扩大淋巴结清扫术

【概述】　直肠癌扩大淋巴结清扫术指的是在原有 TME 基础上对上方及侧方淋巴结的清扫。自 1908 年 Miles 完成了第一例经腹会阴联合切除手术治疗直肠癌,提出直肠淋巴引流有上、中、下三个方向,即上方为肠旁淋巴结、直肠上动脉周围淋巴结、肠系膜下动脉周围及根部淋巴结;侧方为肠旁淋巴结、痔中动脉周围淋巴结、闭孔动脉周围淋巴结、髂内动脉周围淋巴结、髂总动脉周围淋巴结;下方为肠旁淋巴结、腹股沟浅淋巴结、髂外动脉周围淋巴结、髂总动脉周围淋巴结,以上 3 条途径共同汇入腹主动脉淋巴结。上方为全部直肠和肛管的引流途径,侧方为腹膜返折以下的直肠及肛管的引流途径,下方仅为肛管的引流途径。所谓侧方淋巴流向是汇集到髂内动脉根部的淋巴结群(髂总动脉的髂内外动脉分叉点),可以大致分为以下四群。从膀胱下动脉,前列动脉(或子宫动脉)通过闭孔周围淋巴结群的淋巴流向;沿直肠中动脉的淋巴流向;沿骶骨正中动脉,骶骨外侧动脉(仅这些直接流向腹主动脉周围)的淋巴流向;沿直肠下动脉的淋巴流向。直肠癌周围扩大淋巴结清扫的范围,不论是国内还是国际上所持观点均不尽相同,主要集中在包括直肠癌中枢方向的清扫是否清扫到第三站和第四站淋巴结即是否清扫腹主动脉及下腔静脉周围淋巴;哪些患者需进行侧方清扫,侧方清扫的意义如何等。

【适应证】　2008 年,日本大肠癌研究会规约建议:位于腹膜返折以下的肿瘤,如肿瘤已浸润脏层筋膜,应行预防性侧方淋巴结清扫;已经有明确侧方淋巴结转移的患者必须行侧方淋巴结根治性清扫术。笔者认为:

1. 病理确诊的腹膜返折以下的低位直肠腺癌,扩大手术不影响生活质量,具有一定的排便功能;

2. 术前影像学评估提示侧方或腹主动脉周围淋巴结转移,单发或多发,未侵犯重要血管及神经;

3. 术中及病理提示分化较差、Dukes C 期和 D 期的患者,侧方淋巴结转移可能性明显增加,应在 TME 基础上加行侧方淋巴结清扫。

【禁忌证】

1. 肿瘤侵犯骶骨、盆腔侧壁、前列腺;合并严重的肠梗阻。直肠癌合并远处转移者。

2. 患者拒绝扩大清扫者。

【术前准备】　术前准备包括几个方面:包括取活组织病理检查确诊为直肠腺癌,评估术前疾病进展情况,评价全身状况和手术耐力,术前肠道准备等。术前常规进行电子内窥结肠镜检查并取活组织进行病理组织学诊断,病理学确诊为腹膜返折以下直肠腺癌,结肠镜检查还可以发现有无多发性结肠癌或者结肠息肉等其他病变,评估肿瘤下缘距离肛缘或齿状线的距离。腹盆腔 CT 和 MRI 检查评估肿瘤部位、大小、淋巴结转移状况和范围,有无侵犯其他脏器和肝脏转移等。经直肠腔内超声扫描:明确肿瘤浸润肠壁的深度,有无肠旁淋巴结转移,肛提肌和骶骨有无侵犯,具有重要价值。全身情况评估包括心肺功能,肝肾功能,出凝血功能以及艾滋病和梅毒抗体检查,有无心脏和大血管病变等,预测手术耐力和术后康复情况。直肠癌术前常规进行肠道准备,包括机械性和化学性准备。化学准备口服抗生素:庆大霉素 8 万 U 3 次/日 1 天;甲硝唑 0.4g 次/日 1 天;服用泻药去除肠腔内容物,一般术前 2 天开始口服无渣饮食,泻药有复方聚乙二醇电解质,加水 1000~2000ml,术前 4~6 小时口服或者番泻叶 50g 用温水 2000ml 浸泡,术前 12 小时口服。也可以用 20% 的甘露醇 500ml 加入 500ml 温水术前 4 小时口服。术前合并慢性肠梗阻可以先服用缓泻剂,酚酞 200mg,2 次/日,或者乳果糖口服液 30~50ml/次,3 次/日,软化粪便,排空肠腔内蓄积的粪便后再服用常规泻药。

【麻醉】 气管内插管全麻或者硬膜外麻醉。

【体位】 截石位(图 47-143),用软布垫放在下肢和膝关节后面,防止下肢血液循环障碍和压迫腓总神经,充分消毒术野,包括腹壁、大腿、会阴部皮肤以及阴道。如果联合肝脏叶、段切除,消毒范围到上腹部以及乳头平面。手术开始后头低臀高,便于观察盆腔。腹腔镜手术取改良截石位。

【手术步骤】 分为开腹手术及腹腔镜手术步骤:①无论开腹或腹腔镜入路,均在完成常规 TME 手术后进行扩大清扫;②根据手术入路可以分为腹腔内途径和腹膜外途径清扫。

**(一) 开腹手术**

1. 腹腔内途径

(1) 首先清扫上方流向淋巴结:从左肾静脉周围开始,向下清扫腹主动脉周围和腹主动脉与下腔静脉间、下腔静脉周围淋巴结,切开腹主动脉前面肾筋膜前叶,向左右分离,清扫腹主动脉周围淋巴结,用小的粗头之间血管钳轻轻分离、通过腹主动脉后面,用血管吊索悬吊腹主动脉,清扫腹主动脉周围淋巴结,小的动脉血管出血可电凝止血。切开下腔静脉前的肾前筋膜,小的直血管钳沿着下腔静脉轻轻分离,从下腔静脉内侧分离后壁,由内向外上血管吊索,向左、右侧轻轻牵拉腹主动脉和下腔静脉,清扫腹主动脉和下腔静脉间淋巴结,向下清扫左右髂总动脉、静脉周围淋巴结(图 47-144,图 47-145)。

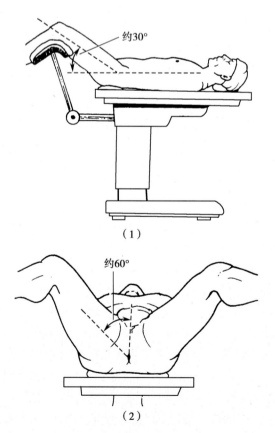

(1)

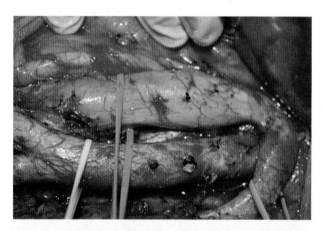

**图 47-144** 清扫左肾静脉周围,腹主动脉和下腔静脉周围淋巴结,肠系膜下动脉根部切断,结扎

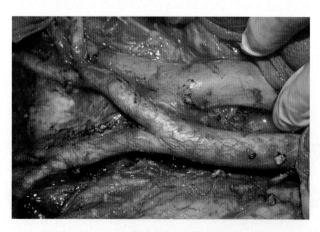

**图 47-145** 清扫双侧髂总动静脉周围和髂内、外动静脉周围淋巴结

(2)

**图 47-143** 取截石位,下肢外展 60°,抬高 30°,术中取头低臀高位

（2）进一步先清扫髂总动脉、髂总静脉周围的淋巴结，血管吊带牵拉髂外动、静脉，向内侧清扫髂外动静脉与髂内动静脉间淋巴结，显露闭孔动静脉和闭孔神经。沿着髂内动静脉清扫髂内动静脉周围淋巴结和髂内动脉分支周围的淋巴结（图47-146）。

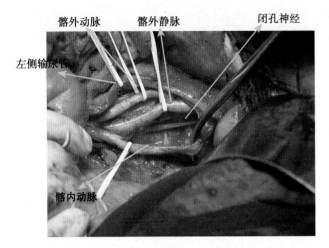

图 47-146  清扫左侧髂内外动静脉周围和闭孔淋巴结

（3）完成三间隙侧方淋巴结清扫：首先分离和保护上腹下神经丛和左右腹下神经，把自主神经从肾前筋膜上分离、悬吊。向内侧剥离左右腹下神经和盆腔神经丛，清扫髂内动脉及其分支周围的淋巴结，清扫髂外动静脉周围、闭孔周围淋巴结，保留盆腔神经丛以及到前列腺和膀胱颈部的分支。血管吊带悬吊髂外动脉，向内清扫髂外静脉周围淋巴结；用血管吊带悬吊髂外静脉，清扫髂内动脉周围淋巴结；血管吊带悬吊髂内动脉，分别向外侧和内侧牵拉髂外动静脉和髂内动脉，清扫闭孔区域淋巴结；显露闭孔动静脉和闭孔神经，清扫髂内动脉及分支周围的淋巴结，包括臀上、臀下、直肠中动脉根部、膀胱上、下动脉到阴部内动静脉周围淋巴结，清扫髂内静脉内侧淋巴结（图47-147～图47-149）。如果髂内动脉周围淋巴结肿大、融合，与髂内血管粘连、固定，可在臀上动脉根部的远端，切断、双道结扎切断的髂内动脉近端，进行髂内动脉及分支与肿瘤整块切除（图47-150，图47-151）。

2. 腹膜外途径  手术的优点为可以容易探查、确定外科肛管附近有无淋巴结转移和浸润，可以在直视下进行侧方淋巴结清扫，尤其是可以肉眼判断有无侧韧带根部淋巴结转移，确定可否保留骨盆神经丛。

（1）在腹部切口下缘，用 Allis 钳子夹起腹膜，切开进入膀胱前腔，向两侧分离进入膀胱侧腔和直肠侧腔，与直肠后壁分离的间隙相通，到达肛提肌上

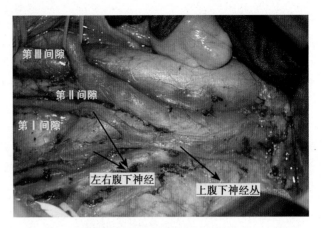

图 47-147  保留腹盆腔自主神经的三间隙扩大淋巴结清扫

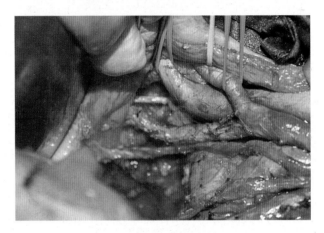

图 47-148  保留左右腹下神经和骨盆神经丛的侧方淋巴结清扫

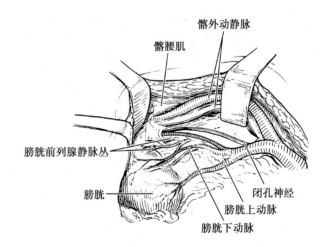

图 47-149  清扫左侧髂内静脉内侧淋巴结

腔（图47-152）。

（2）探查肛管上缘、下段直肠侧壁、后壁有无淋巴结转移和肛侧浸润情况。骨盆神经丛的外侧可见膀胱前列腺静脉丛和膀胱下动脉，注意在分离时不要损伤。清扫髂外动、静脉和闭孔淋巴结（图47-153）。

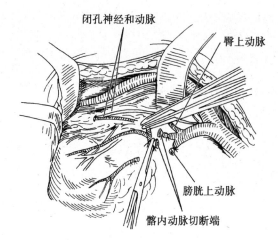

图 47-150 侧方淋巴结清扫,联合髂内
动脉及分支切除

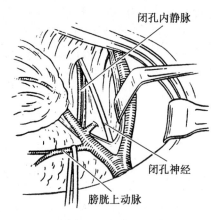

图 47-153 显露膀胱前列腺静脉丛和膀胱下动脉

(3)后开始清扫髂内动静脉,在确认膀胱上动脉、髂内动脉、臀下动脉、闭孔动脉的同时,清扫其周围的淋巴结(图 47-154)。

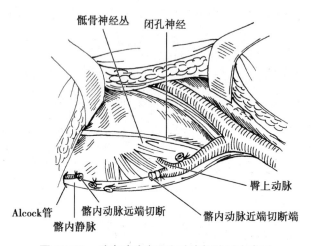

图 47-151 髂内动脉主干和分支切除后完成图

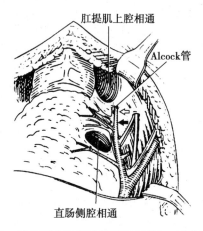

图 47-154 清扫髂内动静脉周围淋巴结(⇦髂内动脉末梢有无淋巴结转移;➡侧韧带基部有无淋巴结转移)

(4)通过以上操作展开骨盆神经丛的外侧,探查这个区域有无淋巴结转移,根据淋巴结转移状况决定是否保留骨盆神经丛(图 47-155)。

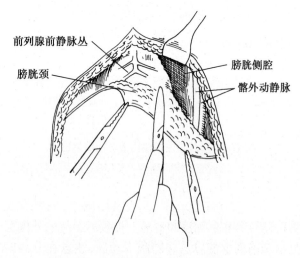

图 47-152 分离至腹膜外进入肛提肌上腔

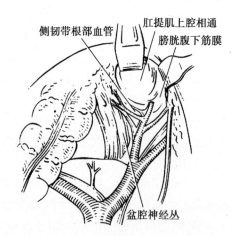

图 47-155 腹探查腹腔骨盆神经丛

（5）如果这个区域有淋巴结转移至少放弃保留同侧的骨盆神经丛,在骨盆神经丛的基底部切断进行扩大淋巴结清扫,从腹腔内切开膀胱腹下筋膜,与腹膜外分离区域相连续(图47-156)。

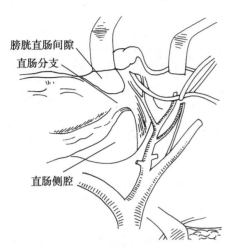

**图47-156　必要时切断单侧骨盆神经丛,扩大清扫**

（6）清扫侧韧带基部周围林巴结。清扫子宫动脉、膀胱下动脉周围淋巴结。清扫髂内动脉的末梢分支到阴部管(Alcock 管)入口部位。腹腔内清扫髂内动静脉内侧区域淋巴结,与腹腔外途径清扫相连续。关腹时,膀胱前侧腔放置引流管(图47-157)。

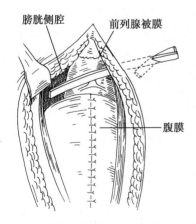

**图47-157　必要时切断骨盆神经丛,扩大清扫**

### （二）腹腔镜下的扩大淋巴结清扫

术前常规留置胃管、尿管,麻醉采用气管插管全麻。患者截石位,头低足高 15°～20°,右倾约10°～15°。常规采用五孔法,脐上小孔进腹腔镜,左、右下腹各置两个操作孔。常规探查腹腔,确定腹腔镜手术的可行性。上方清扫顺序同保留自主神经的标准 TME 手术,即清除肠系膜下动脉根及以下的淋巴结。侧方清扫顺序为:用超声刀剪开髂

总、髂外血管表面腹膜,显露腰大肌,分离出髂总、髂外动静脉,自上向下清除包绕血管周围淋巴脂肪组织,注意保护神经。游离出输尿管,将输尿管及盆腔自主神经丛推向内侧,沿髂内动脉及其各分支周围清扫内侧淋巴脂肪组织,沿闭孔神经由下向上清扫闭孔窝淋巴脂肪组织至髂血管分叉处,显露闭孔神经及深部的闭孔血管,注意此处血管分支较多,尽量不要损伤以免引起出血。至此,侧方淋巴结清扫结束,肠管吻合方式同腹腔镜 TME,闭孔窝常规放置引流。

【术中注意事项】

1. 术中出血　压迫出血点,切勿忙乱钳夹损伤正常组织,在洗净出血后仔细观察出血部位,明确是否大血管出血。如系小血管出血,可采用烧灼、钳夹、缝扎止血等;如重要血管出血,出血灶较大无法缝合时,尤其是因为髂内动脉或其他大血管周围淋巴结肿大、融合、粘连、固定,可在动脉根部的远端切断、双道结扎或缝合,髂内动脉是属于可结扎的重要血管。

2. 损伤输尿管　侧方淋巴结清扫极易损伤输尿管。可出现血尿,尿外渗,漏尿等症状。如有钳夹、误扎时应拆除缝线,并留置输尿管内支架管引流尿液。但如估计输尿管血供已受损,以后有狭窄可能时应切除损伤段输尿管后重吻合。为保证手术的成功,无生机的损伤输尿管应彻底切除。但吻合口必须无张力。吻合口必须对合好并用可吸收缝线间断缝合。下段输尿管近膀胱处损伤可用黏膜下隧道法或乳头法等抗逆流方法与膀胱重吻合。如在手术后才发现输尿管损伤或结扎,原则上应争取尽早手术。术后患者常无再次手术的条件而漏尿又常发生在术后 10 天左右,此时创面水肿,充血脆弱,修复的失败机会较大。故无手术修复条件者可先作肾造瘘,以后再二期修复。为预防手术中误伤输尿管,可于术前经膀胱留置输尿管导管,作为手术时的标志。

3. 盆腔神经丛的损伤　术中神经的过度牵拉、高频电刀热效应的释放造成对神经的影响等可能是这部分患者术后功能不理想的原因。鉴于此,可采用术中神经染色的方法(用刚果红、白亚甲蓝等),或许可能更清楚地辨认出神经纤维;在清扫神经周围的结缔组织时尽量避免使用高频电刀;另外术中先用纱布吊带将神经保护起来再进行侧方淋巴结清扫,可以完成在保留了盆腔自主神经基础上的淋巴结清扫。但是可根据淋巴结转移状况决定是否保留

骨盆神经丛。

4. 骶前血管的损伤 侧方淋巴结的流向包括沿骶骨正中动脉,骶骨外侧动脉的淋巴流向,在进入直肠后腔的疏松结缔组织层,清扫Ⅰ区到Ⅱ区的过程中,直视下确认骶正中动静脉和骶外侧动静脉,注意不要损伤骶前静脉。

5. 腹腔镜手术要点 ①主刀站位:上方清扫时主刀站于患者右下方,侧方清扫时可采用对侧操作法。②清扫范围:应依次清扫双侧或一侧髂总、髂外、髂内、闭孔淋巴结。闭孔及髂内淋巴是清扫重点,髂内动脉要清扫到终末支如阴部内动脉及直肠中动脉,以免遗漏隐蔽转移的微小淋巴结。髂内静脉位置深,紧贴盆壁,一般不用游离以免引起难以控制的出血。主动脉及下腔静脉不做常规清扫,因腹主动脉及下腔静脉旁淋巴结为淋巴转移最后一站,此处转移病例多为晚期,清扫意义不大,除非局部转移不明显。③保护盆腔自主神经:清扫髂内血管周围时,注意辨认腹下神经及盆丛,与输尿管一起推向内侧以避免损伤。如不是肿瘤直接侵犯或侧方淋巴结明显转移,尽量不要切除盆腔自主神经。

【术后处理】

1. 观察生命体征 进行心电检测,观察血压、脉搏、呼吸、体温和血氧饱和度,尿量和引流量等。

2. 引流物的颜色、剂量、引流管有无折曲、脱落等。通过观察引流物性质、剂量发现有无术后盆腔出血、输尿管损伤、吻合口漏等。侧方淋巴结清扫术后侧方血管神经裸露明显,一旦积液增多或吻合口瘘,容易引起腐蚀血管,导致术后迟发出血。

3. 进食问题 正常情况下3~5天排气,可进食清流半量,腹部不胀,进食流质1天后,再逐步进食半流质和普食。

4. 排便控制问题 侧方淋巴结清扫极易损伤腹腔神经丛,导致排便功能改变,严重者10~20次/天,排便次数增加,排出稀便,出现肛门周围粪性皮炎,当出现不成形大便时给予洛哌丁胺口服治疗,首次剂量为4mg,以后为每4小时2mg,总量不超过16mg/d,也可给予蒙脱石散口服。

5. 预防性抗生素应用 常规使用抗生素治疗。

【手术并发症】 其他常见的并发症如吻合口瘘、吻合口狭窄均为普通结直肠癌手术所见,本章重点阐述盆腔迟发性出血、输尿管损伤、尿潴留等并发症。

1. 手术后盆腔迟发性出血 原因多见于:①术后盆腔感染、组织状态改变或电凝止血组织坏死、脱落,远端直肠周围脂肪组织电凝止血后血管断端可再出血;②直肠癌扩大淋巴结清扫后,髂内动静脉分支或者骶前小血管因感染或裸露过于干净,脓液腐蚀引起,也可以延迟性出血。多表现为手术后24小时以后,甚至发生在术后5~7天,从盆腔引流管内流出鲜红色血液,出血量可达50~100ml/h。一般可通过盆腔和腹腔血管造影可发现出血部位,进行髂内血管选择性栓塞止血。如果介入后仍无法确定出血部位和止血,可再次剖腹探查止血。

2. 尿外渗 原因:①手术中输尿管有小的损伤没有及时发现;②二次手术瘢痕压迫输尿管,近端输尿管有小的损伤、缝合盆底腹膜时缝扎部分输尿管、游离输尿管距离过长;③没有保留好边缘供血血管出现延迟性缺血、坏死等都可能出现尿液外渗。症状多见于手术后从引流管引流出尿液,或者患者排气后再次出现腹胀,尿腹症,肾功能基本无影响。治疗可经膀胱镜置入输尿管内支架,同时引流盆腔和盆腔尿液,一般可以自行愈合。经排泄性肾盂造影发现缺损较大,可开腹进行输尿管修补和置入"J"形内支架管。同时出现吻合口漏,尽早行横结肠双腔造瘘转流术。

3. 尿潴留 主要为神经丛损伤引起。通常在手术后5~7天左右拔出导尿管可以自主排尿,经过间断夹闭导尿管、冲洗膀胱、下腹部热敷后可以恢复自主排尿功能。如果扩大淋巴结清扫后彻底损伤排尿及性神经,可永久放入导尿管或膀胱造口术。因前列腺增生、肥大引起的排尿出口梗阻,服用 $\alpha_2$-受体阻滞剂或经尿道电切前列腺解除出口梗阻。

4. 排便动力性梗阻 直肠癌扩大根治手术:①切断支配左半结肠的副交感神经,下拉结肠出现不规则蠕动;②盆底腹膜重建过高,增加腹压也无利排便;③盆腔引流不充分吻合口和下拉近端结肠周围出现纤维性粘连、愈合,近端结肠一段蠕动力丧失,呈僵硬的管状;④盆腔内发生吻合口漏,直肠周围出现广泛的炎症、形成瘢痕,肠管蠕动不良。患者粪便外形呈球状或半球状、排便困难,每次排便需要较长时间,患者周身无力、满头大汗,痛苦不堪。需要用肠管动力药和缓泻剂促使排便,也可以定期肠管灌洗排便。

【述评】 侧方淋巴结转移阳性病例长期生存的特征为:高分化腺癌、转移淋巴结个数在3个以内、一侧转移、没有上方淋巴结转移,仅出现侧方淋巴结转移。而腹膜返折下方直肠癌外科治疗的特殊性为：直肠位于盆腔内、有上方和侧方淋巴引流、与泌尿生殖器邻近、支配排便、排尿、性功能的自主神经走行在附近。对此类癌的扩大根治手术需要对两个方向的淋巴流向进行清扫，即上方淋巴流向和侧方淋巴流向。为了防止局部复发，对原发病灶及回流的淋巴进行系统的彻底切除是非常必要的，但也因此会导致排便、排尿及性功能障碍。在日本仅进行侧方淋巴结清扫可以控制低位直肠癌术后局部复发率在 10% 以下，另一方面，在欧美 Heald 等开展全直肠系膜切除术后降低了局部复发率，提高了术后生存率。并认为侧方淋巴结转移是全身系统疾病，侧方清扫的临床意义不大。对侧方淋巴结转移的认识不足和侧方淋巴结清扫的根治性问题是侧方淋巴结转移阳性患者预后不良的主要原因。

关于侧方淋巴结清扫是否有必要，还有许多不充分、不明了之处，有望今后盆腔解剖学、动态淋巴流向学研究、临床随机多中心双盲试验、循证医学来进一步阐明侧方淋巴结清扫的临床意义。

（韩方海）

## 参 考 文 献

1. 肥田 仁一，安富 正幸. J 形結腸囊下部直腸（肛門管）吻合. 外科，1996，58（12）：1630-1638.
2. 杉原健一. 直腸癌の手術—前方切除術. 外科，1996，58（12）：1369-1406.
3. 森谷 冝皓. 直腸肛門のリンパ路. 手術，1994，48（10）：1426-1434.
4. 佐藤 健次. 骨盤内臓器の解剖と生理. 臨床外科，1993，48（12）：1367-1379.
5. 佐藤 健次，佐藤 達夫. 直腸癌の手術に必要な局所解剖. 外科，1993，55（4）：400-407.
6. 高橋 孝. 直腸のリンパ路. 手術，1991，45（10）：1355-1365.
7. 刘宝善. 我看 Heald 的全直肠系膜切除术. 中华普通外科杂志，2005，20（10）：676-678.
8. Heald RJ, Husband EM, Ryall RD. The mesorectum in rectal cancer surgery-the clue to pelvic recurrence? Br J Surg, 1982,69(10):613-615.
9. Heald RJ, Ryall RD, Recurrence and survival after total mesorectal excision for rectal cancer. Lancet, 1986, 1 (8496): 1479-1482.
10. Heald RJ, The 'Holy Plane' of rectal surgery. J R Soc Med, 1988,81(9):503-508.
11. Kapiteijn E, Marijnen CA, Nagtegaal ID, et al. Preoperative radiotherapy combined with total mesorectal excision for resectable rectal cancer. N Engl J Med, 2001, 345(9):638-646.
12. Havenga K, Enker WE, Norstein J, et al. Improved survival and local control after total mesorectal excision or D3 lymphadenectomy in the treatment of primary rectal cancer: an international analysis of 1411 patients. Eur J Surg Oncol, 1999,25(4):368-374.
13. 加藤 知行，平井 孝. 下部直腸癌に対する拡大郭清の適応と成績. 手術，1997，59（5）：553-557.
14. 森田 隆幸，中村 文彦，遠藤 正章，腹膜外アプローチによる進行下部直腸癌のリンパ節郭清. 手術，1995，49（7）：1065-1070.
15. 森田 隆幸，中村 文彦，遠藤 正章. 下部直腸癌に対する腹膜外らの側方郭清. 手術，1994，489（10）：1501-1508.
16. 望月 英隆，上野 秀樹，山本 哲久. 側方転移率と側方郭清の意義. 外科，1997，59（5）：541-544.
17. 森田 隆幸，小野 正人，杉原 健一. 大腸，側方郭清の是非を問う. 外科，2008，62（8）：924-938.
18. 韩方海，吴凌云，尹卫宁，等. 低位直肠癌保肛扩大根治手术，外科理论与实践，1999，4（2）：97-99.
19. Takahashi T, Ueno M, Azekura K, et al. Lateral node dissection and total mesorectal excision for rectal cancer. Dis Colon Rectum,2000,43(10):59-68.
20. Minsky BD, Adjuvant therapy of resectable rectal cancer. Cancer Treat Rev,2002,28(4):181-188.
21. Van de valde CJ, Preoperation radiotherapy and TME-surgery for rectal cancer: detailed analysis in relation to quality control in a randomized trial. Pro ASCO,2002,21:127.

# 第十四节　直肠癌后盆腔脏器切除术

【概述】　1961 年，Block 研究了女性肛管直肠的淋巴引流途径。在肛管及直肠不同部位注射染料（sky blue）。注射于肛管皮下，直肠周围组织、直肠阴道隔和阴道后壁下 2/3 首先染色，继之向上波及直肠及乙状结肠系膜内淋巴管染色，直至主动脉周围，而女性内生殖器未见染色。注射于直肠下段，见肛提肌、直肠阴道隔后、阴道后壁、直肠子宫陷凹和阔韧带明显染色，坐骨肛门窝及子宫、输卵管、卵巢有轻度染色。注射于直肠中段，仅见其上方淋巴管染色，内生殖器未见染色。这一研究结果，为女性直肠行后盆腔脏器切除术提出了理论基础。

【适应证】　广义地说，女性腹膜返折以下的直肠,不论对子宫、阴道侵及与否,均适应施行本手术。

　　狭义的说,女性直肠前壁癌,尤其侵及阴道直肠隔的溃疡型或浸润型癌,病期为 Dukes A2、B、C 者,以及术中发现子宫直肠陷凹、附件、圆韧带已有癌浸润者,均为本手术的绝对适应证。

【麻醉】　全身麻醉。

【体位】　截石位。

【手术步骤】

1. 切口　下腹正中切口。

2. 探查切除前准备　均与 Miles 手术同。

3. 腹部操作　切开乙状结肠系膜两侧腹膜,清除腹后壁脂肪组织,找到左侧输尿管予以保护并认清其走向。从肠系膜下动脉根部结扎、切断(图 47-158)。

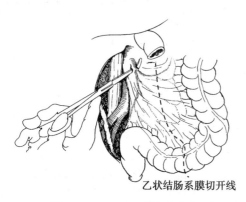

图 47-158　于肠系膜根部切断

4. 切断子宫圆韧带、分离子宫前方向下剪开直肠及子宫体两侧腹膜,结扎、切断卵巢动、静脉(图 47-159)。当分离直肠前方时,以有齿直血管钳将子宫体夹住,向上及向对侧牵引、钳夹、切断子宫圆韧带及骨盆漏斗韧带并将其双重结扎。切开膀胱子宫陷凹处腹膜,与乙状结肠系膜两侧的腹膜切口会合。显露输尿管,在其前方有子宫动、静脉跨过。将子宫

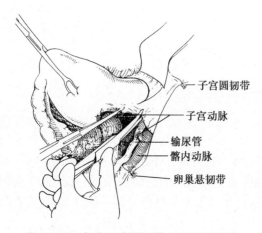

图 47-159　切断子宫圆韧带、分离子宫前方

动、静脉分离、钳夹、切断后,再沿输尿管向下分离,至其进入膀胱处。牵开输尿管于靠近盆壁处钳夹、切断直肠侧韧带。在膀胱与阴道前穹隆间向下稍作分离,横行切开阴道前穹隆,先用组织钳夹住暂时止血,再缝扎止血。将子宫颈向后侧推压,子宫颈、阴道前壁从膀胱后壁剥离下来。

5. 分离直肠后方及两侧　从乙状结肠系膜根部向下,从骶骨凹前方分离起直肠。结扎、切断直肠两侧之侧韧带,子宫骶骨韧带一并被切除,下方分离达尾骨尖。

6. 切除子宫及阴道后壁　子宫前方及两侧、直肠后上方两侧分离完毕,前后分离面会合。接着再将子宫提直。从子宫颈和阴道前穹隆处把膀胱向前方推开。紧靠子宫颈口平面用粗丝线缝扎子宫动、静脉,再加一次结扎。此时要把膀胱、输尿管推向前外侧,以防损伤输尿管。进一步向下将子宫与膀胱分离开,指导阴道前穹隆充分显露,用电刀横行切开前穹隆并达穹隆两侧。接着向下伸延,钳夹阴道两侧,切断之,直到阴道上 1/2 处。阴道残留缘如有明显出血,可用肠线缝合止血。

7. 会阴侧操作　会阴部切口应抵阴道后缘(图 47-160)。将阴道侧壁在两弯血管钳间切开,向上达前穹隆的横切口处。缝合创缘的出血点,然后将直肠阴道隔、引导后壁、子宫及直肠一并移除。切开皮肤后,用电刀切开坐骨肛门窝脂肪组织,切断肛门尾骨韧带,与盆腔分离开的腔隙相通。切除左、右侧肛提肌(图 47-161),最后切除下 1/2 阴道之两侧及后壁。保留的阴道前壁不缝合,充分止血后,阴道两侧缘呈游离状。会阴部创口后部用丝线间断缝合。创口前部不缝,与阴道前壁形成以洞穴为重建之阴道。此阴道外口能宽松得容纳二指为度。盆腔间隙内留置两条烟卷引流,从重建之阴道口拉出。术后盆腔间隙内生长肉芽组织,能被阴道上皮覆盖。尽量一期关闭会阴切口。

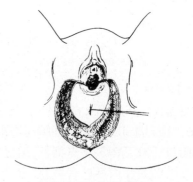

图 47-160　会阴部切口

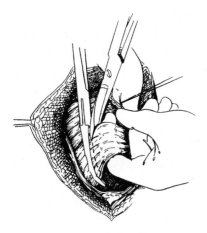

图 47-161　切断肛提肌

## 第十五节　直肠癌全盆腔脏器切除术

【概述】　全盆腔脏器切除术是 Brunschwig 于 1948 年首先提出的。当时作为晚期盆腔恶性病变的一种姑息手术。经过几十年的不断改进,逐渐完善,现已成为一种对严重浸润性直肠癌的有效手术。但该手术毕竟对周围的侵袭,局部的破坏都是很大的,手术死亡率在 10% ~ 20% 之间,术后并发症较多,给患者生活亦带来诸多不便,故应严格掌握适应证。

【适应证】

1. 全身状态　全身状态应良好。心、肺、肝、肾功能正常,血清蛋白量在正常范围内,无明显贫血、糖尿病等疾病。

2. 局部状态直肠癌侵及膀胱、精囊、前列腺等。

3. 患者及其家属坚决要求施行此手术。

【麻醉】　全身麻醉。

【体位】　截石位。

【手术步骤】

1. 腹部切口　下腹正中切口。因为腹部造设人工肛门与回肠排尿导管,故可将脐切除(图 47-162)。

2. 探查、切除前准备工作　与 Miles 手术基本相同。但参照术前检查结果,必须认真、仔细探查。

3. 游离乙状结肠及降结肠　用电刀切开乙状结肠与左侧盆壁之愈着性腹膜,向上升延切开降结肠外侧腹膜。清除腹膜后脂肪组织至近腰椎左侧,直见左侧输尿管与左侧睾丸(卵巢)血管。

4. 上方的切除与清除范围　用电刀切开乙状结肠系膜右侧,上延切开右后腹膜(肠系膜根部),至十二指肠水平部下缘。将肠系膜下动、静脉在根

【手术注意事项】

1. 肿瘤侵犯阴道与是否行后盆腔切除的关系一般来说,阴道中上段及后穹隆受侵犯,或子宫受浸润时,应选择行后盆切除术;但如果仅是阴道后壁的下端受侵(Ⅰ ~ Ⅱ度),可经会阴部切除阴道后壁,而不必切除子宫与附件。

2. 后盆腔脏器切除术对残留阴道前壁的手术中处理:①如果阴道前壁残留较多,可直接缝合;②阴道前壁残留较少,直接缝合困难者,年龄在 60 周岁以内,手术耐受较好者,可行阴道成形术。对年老体弱者,可在毯边缝合阴道壁止血后,不予更多处理。

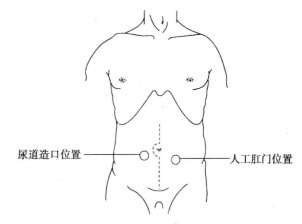

尿道造口位置　　　　　　　　　　　人工肛门位置

图 47-162　腹部切口

部结扎、切断,由上向下清除腹主动脉、下腔静脉前面及其两侧脂肪组织、淋巴组织及神经,下至腹主动脉分叉部。然后,保留降结肠与乙状结肠上段血管,切除其系膜。

5. 清除髂总血管和髂外血管周围组织并游离直肠后方。从腹主动脉分叉处开始,将髂总动、静脉及髂外动、静脉周围的脂肪组织连同其血管鞘全周均予清除。再从骶骨岬开始,沿骶骨凹前面分离直肠后方,游离的层次应在直肠固有筋膜与盆壁侧筋膜之间疏松结缔组织进行。

6. 切断输尿管　根据探查结果,肯定能行本手术时,可在输尿管骑跨髂总血管下方结扎、切断输尿管(图 47-163)。中心侧断端可以开放。对是否肯定进行本手术尚未决定的病例,应在手术接近终了时决定是否切断输尿管,但手术过程中应保护输尿管及其血管勿受损伤。

7. 分离膀胱前方　剪开耻骨联合与膀胱间之

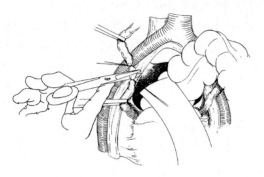

图 47-163　切断输尿管

腹膜,切断膀胱脐韧带(图 47-164)。继续向下方直视下分离到膀胱颈部。此时应慎重处理膀胱两侧,先分离出右后侧韧带内膀胱上、下动脉及静脉丛,用两把打弯血管钳钳夹此侧韧带,剪断并确切结扎。同样处理左侧。

8. 清除骨盆外侧壁　清除骨盆外侧壁从髂外动、静脉外侧开始,上方始于髂外动、静脉分叉部,向下至腹股沟部,应力求彻底。接着清除髂内、外动脉间之脂肪组织、淋巴组织,露出闭孔神经及闭孔动、静脉,在进入闭孔处结扎、切断闭孔动、静脉。此时应注意勿损伤与髂外动、静脉的交通支。

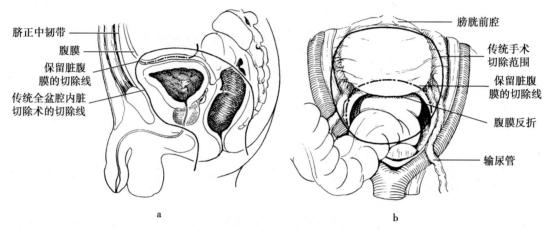

脐正中韧带
腹膜
保留脏腹膜的切除线
传统全盆腔内脏切除术的切除线

a

膀胱前腔
传统手术切除范围
保留脏腹膜的切除线
腹膜反折
输尿管

b

图 47-164　盆腔腹膜切开线

9. 结扎、切断髂内动、静脉　用胶皮条提起髂外动脉,在髂内动脉根部双重结扎、加缝合结扎、切断。然后,再用胶皮条将髂外动、静脉提起,拉向内侧,在髂内静脉根部同样双重结扎、切断。

10. 坐骨大孔附近的处理　上一步骤完成之后,清楚可见阴部内动、静脉与胃下动、静脉,在其末梢侧结扎、切断。并可见骶神经丛。

以上操作完毕,骨盆内脏器的主要血管已被切

断,游离出来。下面手术可分腹腔侧与会阴侧两组分别进行。

11. 腹腔组主要制作回肠导管造设人工肛门及修复后腹膜等。

(1) 制作回肠导管:回肠导管由 Bricker 在 1950 年提出的一种全盆腔脏器切除术后排尿的途径,也称回肠带膀胱,实际上仅起排尿的导管作用。首先是切取回肠段,从回肠末端 15～30cm 以上处切

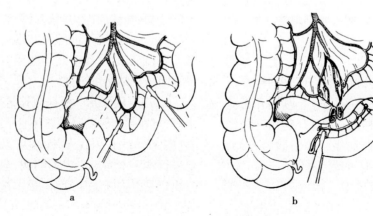

a

b

图 47-165　制作回肠导管

取回肠(带系膜)20～25cm。切取回肠口侧缝合闭锁,遂即在此端缝合一针作为标志,以免方向颠倒。回肠两切端对端吻合,闭锁系膜(图47-165)。

(2) 回肠输尿管吻合:必须记住在缝合标志线侧施行此吻合,亦即保持吻合后输尿管与回肠呈顺蠕动。在左输尿管切断后之前端向中枢侧1.3cm处,将输尿管外膜与回肠浆膜层缝合一针。再将输尿管断端纵行剪开1.0cm,输尿管断端与此纵切口呈V形,回肠壁上做一长椭圆形切口,行输尿管与回肠全层缝合(图47-166)。

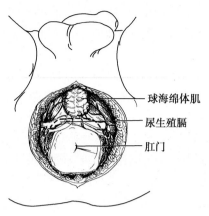

图 47-167　会阴部切口

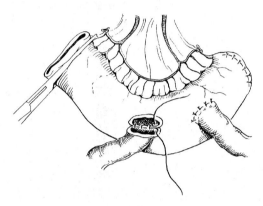

图 47-166　回肠输尿管吻合

右输尿管回肠吻合在左输尿管一肠吻合口肛侧2～3cm处。同样方法吻合。

(3) 回肠导管造设于右下腹部:在预定部用带齿钳子钳夹提起皮肤,切除其全层呈圆形、直径约2.5cm的缺损,除去其皮下脂肪组织,露出腹壁肌腱膜,用电刀行十字切开。按肌纤维方向钝性分开备层肌肉,纵行切开腹膜。将回肠导管从腹壁孔拉出,导管露出皮肤外3.0cm即可。

(4) 人工肛门造设于左下腹。

12. 会阴组操作

(1) 皮肤切开:本手术会阴部皮肤切开标志与Miles手术同(图47-167)。即两侧坐骨结节内侧少许,前方达会阴部中心,后方抵尾骨尖。

(2) 手术顺序:先将臀大肌前缘、尾骨尖、坐骨结节、阴茎根部球海绵体肌显露清楚。靠近坐骨结节切断会阴浅横肌。在坐骨海绵体肌内侧露出耻骨直肠肌。切断肛门尾骨韧带,与骨盆腔交通,从坐骨结节内侧清除坐骨肛门窝内组织,结扎、切断直肠下动、静脉。贴近盆壁切除肛提肌。然后,进行前方切除,横行切断会阴浅横肌及会阴中心腱,向尿道膜部在前列腺下端将尿道结扎、切断,沿近端向上切开尿生殖膈(图47-168),向前上方与前列腺尖部前方进

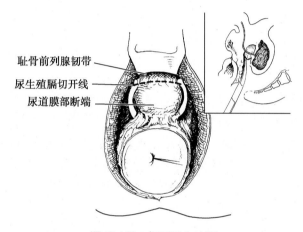

图 47-168　切开尿生殖膈

入腹腔,将癌肿完整移出体外。

13. 盆底重建　全盆腔脏器切除后,盆底缺损大、愈合慢,易造成无效腔,常需要借用其他组织填充。常用的方法是将大网膜铺展开,利用其血管走行特点,保持血运的情况下,使之延长,如做L形剪开大网膜,用以填充、修补盆底缺损。如大网膜不发达,不够填充盆腔,也可用腹直肌、臀肌或大腿的肌肉瓣填充,或将小肠降至盆腔填充。

【并发症】　全盆腔脏器切除术创伤大、时间长、操作复杂,特别是术后复发的病例操作上更是困难,容易发生一些并发症,文献报道手术并发症发生率达到25%～44%。北京大学第一医院施行全盆腔脏器切除术的手术时间为6～12小时,手术死亡率为2%,总体而言仍是一种安全的手术。主要的并发症包括:

1. 术中大出血　由于局部进展期直肠癌常形成所谓"冰冻"状态,界面不清,尤其是复发病例由于初期手术使骶前无血管间隙不复存在,剥离较困难,肿瘤与骶前组织之间形成严重的粘连,分离粘连的过程中可能引发致命性骶前大出血,所以在施行

全盆腔脏器切除术时应遵循以下手术原则:①分离骶前先中后侧;②先显露处理盆腔侧方血管;③出血时先压迫,移出瘤体后再止血。手术中大出血部位常位于骶外侧静脉和髂内静脉的分支处,骶骨中轴线附近出血较少,先从中线分离再向两侧延伸。此外,分离两侧时先暴露髂血管,再沿其仔细耐心地锐性分离常常可预先发现这些静脉并进行预防性结扎或缝扎,从而减少大出血的发生,最终通过该间隙并顺利完成手术。若盆壁、骶前组织粘连严重,只要不是骨性组织受侵,用剪刀通过耐心地剥离也都可分离开,虽然界面不清但骶前血管由于肿瘤长期压边也多发生闭塞,分离过程中出血较预料的少得多。由于肿瘤体积较大,与盆壁粘连固定,显露十分困难,一旦发生出血,止血十分困难,在显露不良的情况下强行钳夹缝合止血常加重血管的撕裂,导致难以控制的大出血。因此,这种情况应先准确压迫暂时止血,同时进一步分离肿瘤,争取尽快将肿瘤切除,此时的术野较开阔,显露很好,止血容易成功。止血方法有多种,应根据不同情况来选择:若出血发生在侧方骶外侧静脉或其分支,多可缝扎止血;若遇远侧骶椎椎体发出的椎体静脉出血,由于静脉外膜与骨面融合,撕裂静脉缩入骨孔,缝扎止血往往无效,以纱条填塞止血简单有效,尤其是患者失血较多,循环不稳情况下更为实用。笔者在实际手术当中遇到6例,纱条填塞止血均获成功。

2. 会阴伤口不愈合 全盆腔脏器切除后将在盆腔遗留残腔,残腔感染后会阴部伤口会全部裂开,经久不愈,是全盆腔脏器切除术后最常见的并发症。其原因是全盆腔脏器切除后盆腔遗留残腔巨大,而腔壁缺乏软组织覆盖,创面大、渗出多而易感染。对于过大的残腔可以采用大网膜填塞、可吸收网修补、臀大肌或大腿肌肌瓣填塞等方法处理,其中以大网膜填塞较常用。笔者经验是大网膜具有抗感染、吸收力强、充填体积大的优点,效果较好。方法为将大网膜延长至足够长度后置入盆腔或缝于盆壁形成以隔膜,防止小肠坠入盆腔内大网膜右上腹向盆腔转移过程中,需延小肠系膜根部一侧经过,以免压迫小肠。若没有适当的大网膜可供利用,可用可吸收网修补盆底来替代隔膜的功能,一般能维持 60 ~ 90 天。但小肠漏时有发生,其原因不明,可能与网片长时间压迫小肠有关。肌瓣填塞具有填充体积大、血循丰富的优点,填充效果良好,但手术范围过大而延长手术时间。

3. 回肠代膀胱的并发症 包括尿路狭窄、泌尿系逆行感染、尿瘘、肾功能不全等。

4. 其他 包括小肠梗阻等,要注意及时发现、及时处理,一般为非致命性,多经胃肠减压等保守治疗缓解。

【述评】 对局部进展期直肠癌以往多不主张手术切除治疗,文献报道 80% 的患者施行直肠癌全盆腔脏器切除术可以获得根治性切除,5 年生存率为 32%。最近 Hideyuki 报道 $T_3$ 肿瘤亦能达到 39%。而 $T_3N_2$ 直肠癌的 5 年生存率为 50%,充分显示了全盆腔脏器切除术在局部进展期直肠癌治疗中的有效性。对于局部复发型直肠癌根治性全盆腔脏器切除术后 5 年生存率为 24% ~ 49%,北京大学第一医院报道 5 年生存率为 18%,再次复发率位 24%。此外,手术远期疗效与有无淋巴结转移相关,据报道淋巴结转移阳性患者 5 年生存率达 60%,而淋巴结转移阴性者 5 年生存率达 80%。

# 第十六节 复发癌的再手术

【概述】 直肠癌发病率逐年上升,同时术后复发的比例也相应增多,在 10% ~ 32% 之间,直肠癌术后复发给患者带来很大痛苦,而且明显影响其生活质量,死亡率极高。处理上也较为棘手,对复发的病变是否能再手术切除,主要取决两大因素。一是复发病变的范围和部位,为局限性单发病变则再次手术切除的可能性较大,不应该轻易放弃。而是患者的全身情况,除非患者有广泛转移和恶病质,或者是年迈体弱伴有严重的重要脏器功能不全,如心、肺、肝、肾等。对于年龄偏大不应该是手术的禁忌证。近几年来复发再切除率明显提高,根据资料显示复发的 30% ~ 50% 可以切除,且 3 年存活率在 20% ~ 50% 以上。作者组 1995 年统计发现,直肠癌复发 80% ~ 90% 是局部复发而且单发的远处转移灶是可以切除的。为了提高手术的切除率和防止再手术引起的播散和再复发,我们在作出复发诊断后立即给予患者一疗程静脉化疗。对于盆腔复发灶进行术前中等剂量放疗约 4000 ~ 5000Gy,最后一次治疗结束,休息 4 周,术前再次一疗程静脉化疗。如果第一次手术是低位直肠癌行 Dixon 术,则再手术不宜保留肛门,应行 Miles 术。女性低位直肠癌复发则应行后盆腔清除术。经历一次直肠手术,再手术的难度较大,正常解剖已不存在,组织的粘连,在分离时尤其会误伤输尿管,术前麻醉后易留置导尿管及双侧输尿管插管,便于术中认识。肿瘤、粘连加上放疗后的组织增生,在分离骶前时易引起大出血,操作时需谨慎,尽量避免发生。腹部组有困难,可连同会阴组同时进行,是否能切除,切除的是否干净,这和手术组人员直肠手术经验有关。

对局部是否切除干净、患者局部以及全身状况有疑问者,可在盆腔内留置硅胶管术后滴注 5-FU 500mg,用 200~500ml 生理盐水稀释。术中用银夹标记可疑处术后伤口愈合后,在 X 线导引下可追加 1000Gy 放疗。

【探查指征】 Martin 对 146 例因术后 CEA 升高而待二次探查手术,其中 95% 有复发,7 例术中未见复发,但其中 6 例以后仍出现复发,二次术后 5 年生存率达 23.9%。Sandi 提出了 CEA 指导二次探查手术的程序:CEA 升高,重复后仍高者,行腹部 CT 和纤维结肠镜检查,确定腹腔转移者,如不能切除,则行化疗、放疗免疫治疗;如可切除,则待二次探查手术。行二次探查手术后,CEA 降至正常水平,则重新随访,如 CEA 仍持续升高则行化疗、放疗或免疫治疗。纤维结肠镜检查、超声、CT 和 X 线检查都有助于发现复发病灶。

【探查方法】 一般采用腹正中切口或原切口进腹,应注意肝、肝胃韧带,结肠和小肠系膜淋巴以及吻合口、盆腔和后腹膜等处,近年术中超声与放射免疫导向手术用术中探查使肿瘤的外科治疗有了长足的发展。

术中超声可更精确地发现肝转移。Parker 等认为术中超声对肝内 2~4mm 转移灶的检出明显优于触诊。

放射免疫导向手术是将放射性核素标记的抗肿瘤单克隆抗体注入拟手术的肿瘤患者体内,术中用手持式 γ 探器检测,判断肿瘤浸润及转移范围,以帮助术者决定手术清扫范围,使手术更加合理化、个体化。尤其可发现隐匿病灶。此术式有助于提高结、直肠癌复发灶的切除质量。

【外科治疗】 如果局部复发病灶范围局限,临床无其他部位的复发及转移,患者的全身及局部情况允许再次手术时,均宜手术探查。术前必须纠正贫血、营养不良及水电解质紊乱等。

对肿块较固定、体积较大的复发肿瘤,术前可先行 30~50Gy 的放疗或放化疗结合治疗。这样,可使部分患者的肿瘤缩小,而且使肿瘤周围小血管闭塞,

减少术中出血。以提高切除率。Lowy 报道了 33 例复发患者行 5 周放化疗处理后的结果,发现行手术后的 5 年生存率仍能达 58%。

1. 直肠癌术后局部复发的治疗 尽管在直肠癌复发的处理上,人们已经做过各种各样的尝试,包括手术再切除、全身化疗、局部放疗、放化疗结合治疗、血管介入治疗以及生物治疗等,治疗的主要希望还在于二次切除。Mayo 临床中心的 Hahnloser 等报道了 394 例直肠癌局部复发的患者进行手术探查,其中 304 例复发灶得到了切除,根治性切除占 45%。手术切除的患者,总的 5 年生存率达 25%,其中根治性切除组 5 年生存率 37%,非根治组(有肉眼病灶或镜下癌细胞残留)16%(P<0.001)。

2. Dixon 术后局部复发的手术治疗 直肠癌 Dixon 术后局部复发的主要治疗手段是手术切除,手术切除率为 60%~70%,对于不能手术切除的病例可行结肠造口术预防或解除梗阻。

(1) 腹会阴联合切除术:Dixon 术后局部复发经常是由于手术切缘离肿瘤过于接近,切缘有癌细胞残留,或脱落癌细胞局部种植以及因周围淋巴结清扫不彻底所引起。由于既往手术导致的组织粘连,癌组织的浸润致使局部解剖层次不清,为求理想的治疗效果,再手术时应首选 Miles 术。其手术适应证为:①患者的一般状况及重要脏器功能能为手术提供安全保障;②复发癌灶局限在吻合口及其附近淋巴结;③无骨盆壁受累;④无静脉回流受阻而出现的下肢水肿。手术前要对术中可能出血过多有充分的准备,因正常的骶前间隙已不存在,术中需仔细直视下、锐性分离骶前组织,防止损伤骶前血管丛引起大出血。若一旦损伤,立即用大纱垫压迫止血。因粘连甚至癌性浸润,输尿管的走行往往会变得解剖不清,术前可通过 CT 或 IVP 了解输尿管情况,必要时行膀胱镜输尿管导管,以利术中辨认。术中需仔细解剖显示输尿管,以免误伤,在男性患者,会阴部手术需注意保护尿道,术中根据导尿管的位置仔细分离。

一般来说,复发性直肠癌化疗多不敏感,放射治疗也仅仅是姑息治疗或达到止痛效果。因此,对 Dixon 术后局部复发的病例应采取积极的态度,争取实施挽救性手术,如腹会阴联合切除术、后盆切除术、全盆切除术等,实施得当仍可获得 24%~48% 的 5 年生存率。

(2) 结肠造口术:对部分不能切除的病例,则有必要行结肠造口术,以解除业已存在的肠梗阻或

预防疾病进展引起的肠梗阻,同时为下一步的局部放疗作必要的准备。现已证明对局部晚期的直肠癌行姑息性放疗,不仅能使肿瘤缩小、降低分期,而且对缓解复发肿瘤带来的盆腔疼痛具有肯定作用。但是,放疗本身会加重组织水肿,而致肠梗阻,预防性肠造口就很有必要。造口的位置,首先要考虑是永久的造口,应力求减少造口给患者带来的不便,术前征得患者的理解和同意,和造口治疗师共同讨论,术前妥善设计皮肤上造口的位置。另外,对一部分放疗后肿瘤缩小有再次手术切除机会的病例,造口的位置还必须要利于将来手术的进行。Dixon 术后患者因乙状结肠大部分已切除,因此不可能行乙状结肠造口术,通常采用横结肠造口,如不能行横结肠造口则改行回肠造口术。

造口的术前定位直接影响造口术能否顺利实施,合理的位置不但能大大减少造口并发症的发生,而且能增强患者战胜疾病的信心。一般来说,肠造口的位置应避开生理性骨隆突、皮肤皱褶、瘢痕、凹陷、癌瘤浸润区,以便于造口器材的安置;造口的位置应使患者本人能看到,利于护理。因此,术前定位时要权衡坐位、立位及卧位时造口位置的变动来加以调整,必要时术前安置造口器材模拟测试。横结肠造口多选用横结肠袢式造瘘,将横结肠提出切口外,分离外置横结肠上缘的大网膜,在结肠系膜的无血管区靠近肠壁处分出一间隙,穿过一条塑料棒或硬性胶管将结肠袢置于腹壁外,将结肠系膜及肠脂垂或结肠壁与腹壁固定数针,以防造口回缩。

在横结肠系膜被浸润、收缩变短,无法提出腹壁外造口时,则可选用回肠造口术。由于回肠内容物较稀,含大量电解质的肠液丢失,早期要注意防止水电解质失衡。碱性肠液对皮肤形成刺激,易造成糜烂性皮炎,可用锌氧膏保护。

(3)内支架置入术:内支架是利用网管状镍钛形状记忆合金在 $0 \sim 4℃$ 水中挤压时,其内径能缩小,支架在体温下或灌注 $40 \sim 50℃$ 热水后能够复形扩张的特点,将其制成不同规格、直径及长度适当的空心柱状管。在肠梗阻时,根据梗阻部位的长径及梗阻的严重程度,选择相应型号的支架管,先将管置于冰水中并捏挤令其缩小,在直视下或依赖肠镜将其置于梗阻部位,依靠体温或灌注 $40 \sim 50℃$ 温水后,支架管扩张成原形,从而扩张梗阻部位,达到解除症状、姑息治疗的目的,为术前肠道准备创造了条件。内支架置入术适用于晚期缩直肠癌导致的局部肠梗阻、全身状况不能耐受手术而行姑息治疗者,急

性结直肠癌梗阻欲争取术前行肠道准备者。放支架管要求定位准确,选材适当,支架过短或过小时则不能扩张梗阻部位和易脱落;过长或过大则可能导致过分扩张,引起肠出血。甚至坏死穿孔。对 Dixon 术后复发局部肠梗阻,全身状况不允许手术者,可选择内支架置入术解除症状、达到姑息治疗的目的。

3. Miles 术后局部复发的手术治疗 Miles 术后的盆腔或会阴部的复发多数侵犯盆壁或骶前组织,早期复发多位于前列腺后方阴道后壁、会阴瘢痕深处及骶尾前方,经 CT、MRI 等检查显示癌瘤无明显浸润盆内脏器时,可选用经会阴局部切除术、经骶部切除术或全盆切除术。如果肿瘤侵犯骶前的范围已高出骶$_3$水平,强行切除,有导致骶前静脉丛撕裂,引起致命性大出血的危险,而且,高于第 3 节的骶骨切除,有可能造成脊髓的损伤。

Yamada K 等报道了一组 64 例局部复发或局部晚期直肠癌行腹会阴切除术,合并骶骨切除者 9 例,合并后盆切除者 8 例,全盆切除者 27 例,全盆切除合并骶骨切除者 20 例。在 42 例局部复发直肠癌病例中,再次手术切除率 2.4%,手术死亡率 2.4%;其中 30 例(30/42)达到根治性切除,5 年生存率为 22.9%:在姑息性切除的 12 例中,5 年生存率为 0($P$=0.0065)。他们认为,对局部复发的病例,广泛性切除,如盆内脏切除和骶骨切除,是唯一有治愈可能的外科选择。

对 Miles 术后局部复发的外科处理要全面权衡患者的一般身体状况、重要脏器功能、复发的部位、局部浸润的范围以及肿瘤的生物学特性,妥善制定手术方案。

(1)腹会阴切除术:直肠癌根治性切除术后复发的最常见原因是术中脱落的癌细胞种植在盆腔创面以及直肠淋巴引流区内淋巴脂肪组织清扫不全,癌细胞或微转移灶残留。尤其下段直肠,由于没有传统意义上的系膜,其静脉、淋巴回流穿过直肠旁由盆脏层筋膜所包裹的直肠周围脂肪、血管和淋巴结,直肠癌的区域性复发都位于这个区域。再次手术选择腹会阴切除术,目的就在于实现对该区域的彻底清扫。但对手术适应证的把握要相对严格,患者的重要脏器功能良好,无远处转移征象,而且考虑局部病灶可切除者方可实施腹会阴切除术。已有广泛淋巴转移、腹膜播散、腹水者应列为禁忌。

该术式能很好地显露盆腔,全面探查盆内受累范围,利于术中再次权衡术式的设计是否合理,也可减少盲目的扩大术造成的不必要的巨大创伤,利于

淋巴结构清扫,降低副损伤。该术式在直视下分离骶前,减少了由于骶前间隙消失,骶前静脉直接与周围组织粘连给手术带来的困难。

在腹部探查的径路上,可根据患者的具体情况,选择原下腹正中切口或经左侧腹直肌切口。经原切口利于探查盆腔,对盆左右侧兼顾较好,给侧方淋巴结清扫带来便利,切口创伤小,但切口下方往往因前次手术而造成小肠与切口粘连,入腹时有损伤肠管之虞,其次对原肠造瘘口的处理也不太方便。经左侧腹直肌切口,避免了原切口的粘连,给手术的顺利展开创造了条件,但对盆右侧的髂内血管旁淋巴结清扫,会有一定的难度。文献报道直肠癌侧方淋巴结转移率为 1%~13%,经常成为术后复发的根源。其机制是直肠癌,尤其低位者,有从直肠中动脉和直肠下动脉到髂内动脉,延膀胱下动脉到髂内动脉,延闭孔动脉到髂内动脉根部,延骶外侧动脉或直肠后方直接到髂内淋巴结,延骶中血管旁引流到腹主动脉分叉处淋巴结等的淋巴引流。手术时需打开髂血管鞘,向盆腔方向游离清扫髂内动脉周围淋巴脂肪组织,直至直肠下动脉根部。打开髂外动脉血管鞘,往下剥离达腹股沟韧带上方。自髂总动脉分叉处向下,清扫位于髂内、外动脉之间的淋巴脂肪组织,继续往下清扫,进入膀胱侧间隙,暴露膀胱上动脉,分离暴露闭孔动静脉、闭孔神经,保护闭孔神经,清除膀胱侧间隙内的脂肪组织及闭孔淋巴结。向下清扫达肛提肌腱弓处。

会阴部的切口径路,宜选择骶会阴切口为佳,即在原肛门位置略靠后方纵切,并切除尾骨进路,该路径距离前尿道较远,利于术中保护男性尿道及前列腺,合并尾骨的切除,增加了会阴创口的暴露。也可原切口纵行切开,但仍建议从后往前分离组织,随时注意到导尿管的位置,以防损伤尿道、前列腺带来术后尿道狭窄的并发症。

由于既往手术,往往输尿管的行程已显示不清,因此术中最好能由近至远解剖暴露输尿管全程,或者术前行双侧输尿管插管作术中指引,可有效降低损伤的危险。在骶前时应尽量使用锐性分离,以期更彻底地将原直肠后间隙内组织紧贴盆壁层筋膜清除,达到再根治效果。

腹会阴切除术常见的术后并发症是盆腔脓肿、腹部切口感染、会阴切口感染或裂开、肠梗阻及造口肠坏死。也会因患者气管插管后及术后长时间卧床而引起肺部感染,泌尿系感染亦需积极预防。

Mannaerta 等在 1994—1999 年期间对 37 例局部复发病例及 13 例原发局部晚期癌予以腹会阴切除术联合术前或术中放疗等方法治疗,全组总的 3 年生存率、无病生存率及局部控制率分别达到 41%、31% 和 61%。手术时间从 210 分钟到 590 分钟,(中位时间 390 分钟);术中失血 400~10 000ml,平均 3500ml;术后并发症发生率 82%,无术中或住院期间死亡。Bergamaschi 等报道一组 35 例术后局部复发者行腹会阴切除术后,中位生存期 26.4 个月,5 年生存率 25.4%。

(2)经会阴切除术:一部分早期发现的会阴部局部复发病灶或已明确有远处器官的转移,而会阴病灶局限估计仍可切除并可改善症状、提高生存质量时,可经会阴局部切除。它适用于复发癌灶位置低,无广泛浸润者。术前须经 CT 或 MRI 准确定位,明确局部肿瘤无广泛浸润,若是早期复发,在制定局部切除方案时,应该将术前或术后的放化疗方案纳入考虑之中,以提高疗效。在用多数情况下,选择盆腔高位的俯卧位(Jackknife),两侧臀部用大胶布牵开,可选从尾骨尖至会阴中心腱的纵向切口,或尾骨尖下 2~3cm 处作横弧形切口,后者在骶骨外侧离断部分臀大肌,切除坐骨肛门窝脂肪组织,切开残存的肛提肌,根据肿瘤具体部位而操作。

(3)经骶部切除术:经骶部切除比经会阴切除暴露位置略高,适用于距会阴皮肤不超过 8~10cm 深度的局部病灶的切除。由于它不能实现肿瘤淋巴引流区域的广泛清扫,因此也还是一种局部切除术,只能作为局部早期复发的综合治疗手段之一,或作为晚期肿瘤的姑息、减状治疗。手术体位同经会阴切除术的折刀位。皮肤切开方式有骶-会阴正中切口、左右骶骨旁、骶骨下端横形或横弧形切口。分离皮下组织,暴露残留的肛提肌及尾骨,视病灶位置的高低,选择横断切除尾骨或低位的两节骶骨($S_4$、$S_5$),最好能完全保留双侧 $S_2$、$S_3$ 神经根,注意至少要求完整保留单侧,以防出现神经源性膀胱。术前应对可能引起过量出血有所估计。

(4)全盆切除术:事实上,由于对直肠癌术后复发的检测仍缺乏一种特异性与灵敏度都高的实验室检查,尤其在 Miles 术后的会阴部复发,直肠指诊及肠镜等普通手段无法检查到病灶,而且复发不仅集中于肿块内,而且还散布于整个会阴部瘢痕中,相当一部分术后患者到有症状出现时,癌瘤已浸润盆内其他器官。如果仅行复发肿块切除,将很快导致肿瘤复发,为达到根治性切除,而需要采用全盆或后盆腔脏器切除术。在男性,将复发癌瘤及受侵犯的膀胱、前列腺同时切除;在女性,将子宫、阴道连同引流区淋巴结、盆腹膜一同切除;同时需在腹壁行尿路改道造口。首例全盆切除术实施于1948年,在过去的五十多年中,全盆切除术已经有选择性地用于治疗一些局部晚期的直肠癌患者,也取得了一定的效果。日本Ike等学者对一组直肠癌复发病例施以全盆切除术,总的5年生存率14.1%,其中非根治性切除者5年生存率为0,根治性切除者5年生存率为31.6%,施行全盆切除术后能达到根治的患者,延长了无瘤生存期,生存率得到有效地提高。尽管如此,全盆或后盆切除术后并发症也较多,文献报道达35.7%~50%。常见的是腹盆腔脓肿、脓毒血症、败血症、肠瘘、肠梗阻等,因此临床上选择该术式时仍需慎重。

【肝转移】 肝转移是原发性直肠区域性侵犯的一种表现。直肠癌患者中有70%出现肝转移。有75%的淋巴结受累患者中有肝转移。在诊断原发性直肠癌的同时,这些患者中有15%~25%已有肝转移。所有直肠癌肝转移患者中只有10%为单一、孤立的转移灶。

1. 治疗方案和疗效 不作任何治疗的直肠癌肝转移患者的中期生存率只有4~7个月,最长的不超过13个月。经抗癌药物治疗后,肝转移患者的中期生存率为9个月,最高达11个月。

在目前进行的外科治疗患者中可以看到较好的疗效。对孤立病灶做广泛切除后,1年生存率为60%;2年生存率为47%;5年生存率为42%;10年生存率达28%。对局部多灶型单叶转移常规广泛切除的患者,1年生存率为30%;5年生存率为15%。广泛常规切除的而侧性多发性转移灶患者,1年生存率5.7%,4年生存率1%。

【再次手术的常见并发症】 直肠癌术后局部复发的病例,再次手术相当困难,主要是因为首次手术后已失去正常解剖层次,癌肿浸润其他器官或重要血管,术中出血或损伤机会大,肠管紧贴在骶骨前,分离及切除局部复发灶困难、不易彻底,不易辨认使输尿管等邻近脏器损伤发生率明显升高。常见的手术中并发症包括损伤重要脏器,如输尿管、小肠、阴道、膀胱;损伤重要血管,如骶前静脉、肠系膜上静脉、下腔静脉、髂内血管分支等,出血严重者患者可死于失血性休克。

常见的术后并发症包括:①伤口并发症,会阴部伤口愈合困难、腹壁伤口感染;②出血并发症,如盆腔广泛渗血等;③神经损伤,如尿潴留、性功能障碍等;④其他脏器损伤和粘连性肠梗阻等。

(李立 汪晓东)

## 参 考 文 献

1. Martin EW Jr, Minton JP, Carey LC. CEA-directed second-look surgery in the asymptomatic patient after primary resection of colorectal carcinoma[J]. Ann Surg,1985,202(3):310-317.

2. Hahnloser D, Nelson H, Gunderson LL, et al. Curative potential of multimodality therapy for locally recurrent rectal cancer[J]. Ann Surg,2003,237(4):502-508.

3. Yamada K, Ishizawa T, Niwa K, et al. Pelvic exenteration and sacral resection for locally advanced primary and recurrent rectal cancer[J]. Dis Colon Rectum,2002,45(8):1078-1084.

4. Bergamaschi R, Pessaux P, Burtin P, et al. Abdominoperineal resection for locally recurrent rectal cancer[J]. Tech Coloproctol,2001,5(2):97-102.

5. Ike H1, Shimada H, Ohki S, et al. Outcome of total pelvic exenteration for locally recurrent rectal cancer[J]. Hepatogastroenterology,2003,50(51):700-703.

6. Wilson SM, Adson MA. Surgical treatment of hepatic metastases from colorectal cancers[J]. Arch Surg,1976,111(4):330-334.

7. Foster JH. Survival after liver resection for secondary tumors[J]. Am J Surg,1978,135(3):389-394.

# 第十七节 特殊类型的直肠癌的外科处理

## 一、梗阻性直肠癌

【概述】 具有典型的肠梗阻症状的患者,在除外既往的手术外伤史引起的粘连性肠梗阻以及嵌顿性疝后,均应该首先考虑肠道肿瘤所致的肠梗阻。进展期的结直肠癌由于原发肿瘤增殖引起膨胀性生长导致肠腔阻塞、肿瘤破溃造成局部组织炎症水肿可导致原有狭窄加重导致梗阻;或者肿瘤转移致系膜、网膜或淋巴结压迫受累肠管造成肠腔狭窄梗阻;少数直肠癌系膜淋巴结肿大导致结肠系膜挛缩,肠管折叠等压迫肠腔引起梗阻。在临床上常常需要外科手术干预,特别是急性肠梗阻,由于病情急,处理原则与常规的直肠癌有显著差异,积极处理急性梗阻及可能发生的并发症,是非常重要的。直肠癌合并急性肠梗阻一旦确诊明确,应积极给予胃肠减压、抗感染、纠正水电解质平衡的紊乱,在严密观察下进行非手术治疗。有条件的医院,应首先考虑行内镜下支架置入术,以缓解梗阻,将急诊手术变为择期手术。直肠癌发生急性肠梗阻自行缓解的可能性不高,肿瘤多为晚期,长期的慢性消耗可造成严重的电解质和酸碱平衡失调,一旦出现急性完全性梗阻很容易出现肠穿孔和感染中毒性休克。因此,对于直肠癌并发急性肠梗阻的患者的手术治疗应该采取比较积极的态度。

【适应证】　对于直肠癌伴梗阻患者在常规进行胃肠减压、补液、应用药物等治疗过程中遇下列情况者应采用手术治疗:①患者阵发性腹痛发作频繁,或已转为持续性胀痛者;②经 24~48 小时保守治疗无好转,或出现腹膜刺激征、体温升高、心率增快、血压下降者。直肠癌合并梗阻患者常合并其他全身疾病,并伴随严重的水电解质紊乱,而手术解除梗阻往往是改善病情的唯一有效手段,因此在积极进行纠正水电解质紊乱后即可以进行手术。此类患者手术适应证宽,只要全身情况允许,临床上肠梗阻诊断就应该及时地采取外科手术的方法解除梗阻。

【禁忌证】　高龄、体弱、全身情况太差或因伴发其他严重疾病无法耐受麻醉和手术者。

【术前准备】　结肠癌急性梗阻的患者多数身体情况很差,可能合并有其他呼吸循环系统疾病,手术风险大,病死率高。因此,围术期的适当准备和治疗尤为重要,包括:①持续胃肠减压;②纠正水电解质酸碱平衡紊乱及低蛋白血症,补充血容量;③控制血压和血糖达到正常水平;④控制感染:术前均静脉使用抗菌药,手术超过 2 小时追加 1 次,选择抗厌氧菌及革兰阴性杆菌为主的抗菌药;⑤肠道准备:低压灌肠清洁梗阻以下肠段,完全性梗阻禁止灌肠及口服抗菌药,不完全性肠梗阻适量口服缓泻剂,禁止使用甘露醇和硫酸镁。此外,术前充分地和患者及其家属进行有效的沟通,认真讲解可能发生的各种临床情况也是外科医师不容忽略的重要问题。

【麻醉】　同 Dixon 术。

【体位】　平卧位或截石位。

【手术步骤】　直肠癌合并急性肠梗阻选择手术方式应遵循个体化原则,临床上应根据患者的实际情况、医疗条件及术者的经验等因素综合考虑。目前普遍采用的手术方式有一期切除、横结肠或回肠造口、Hartmann 术及乙状结肠造口等手术方式。

以下情况可以考虑行一期手术:①患者一般状况较好,无严重的水电解质紊乱及营养不良、心肺并发症,能耐受较长时间的根治性手术;②术中探查腹腔渗液不多,无严重污染;③直肠完全梗阻时间短,肠壁水肿较轻,血供良好;④盆腔情况较好,手术游离顺利,无肠壁损伤,出血不多者;⑤术中肠道减压充分,肠道灌洗清洁有效。

具体手术步骤详见相应章节。

【术中注意事项】　一期切除吻合术对吻合口的处理原则是"上空、口正、下通":①保证吻合口近端结肠腔的粪便洗净并消毒;②保证吻合口无明显炎症、水肿、血运良好及无张力;③吻合口两侧肠腔口径大小相近,以端-端吻合方式为主;④注意肠管吻合时无狭窄、扭曲,也无功能性障碍;⑤吻合口上方放置肛管减压,腹腔引流管放置于吻合口附近,最好用双腔管引流。

【术后处理】　一期吻合术后放置肛管直至排气。一旦发生吻合口瘘则用双腔负压冲洗引流,只要引流通畅,及时抗感染和营养支持,多数经保守治疗可以治愈。

【手术并发症】　除同相应的手术方式所致的手术并发症外,肠梗阻患者容易发生肠道细菌移位导致的菌血症甚至败血症,对患者生命带来威胁。

【述评】　直肠癌合并急性肠梗阻选择手术方式应遵循个体化原则,临床上应根据患者的实际情况、医疗条件及术者的经验等因素综合考虑。传统观点多主张行二期手术即一期切除病灶但不进行消化道重建、近端结肠或回肠造口、二期关瘘术,行二期手术可以避免吻合口瘘这一严重并发症。近年来,临床操作技能的日臻提高、抗生素的换代应用、吻合器械的完善、术中肠道灌洗技术的改进、术后综合护理监测水平的提升及营养支持治疗的普及,为直肠癌合并肠梗阻的一期手术提供了安全保障。

急性梗阻性直肠癌患者的预后明显差于一般直肠癌患者,这一方面是由于急性梗阻性直肠癌有较高的手术死亡率,另一方面认为急性梗阻性直肠癌多已侵犯肠壁全层,加之近端肠管的强烈逆蠕动和可能造成的肠穿孔均可造成肿瘤细胞扩散转移加速。

直肠癌合并急性梗阻患者病情复杂,病情进展迅速,因此处置切忌延缓,应采取积极态度。在进行包括胃肠减压、补液和相关药物治疗的同时密切观察病情,一旦发现病情恶化,应在进行必要的准备工作后,立即采用手术治疗。而手术成功的关键在于合理地选择手术方式、正确的手术操作及必要的围术期处理。

## 二、穿孔性直肠癌

【概述】　穿孔性直肠癌是指因为肠壁穿孔导致肠内容物进入游离腹腔或肿瘤穿透肠壁穿孔后形成局部脓肿或局限性腹膜炎的直肠癌，临床较为少见，穿孔多发生于老年性患者，且多因远端梗阻、肠腔压力过高导致肠壁局部缺血坏死而发生急性穿孔，少数是癌肿穿透肠壁破溃所致。就诊时已经多为晚期病例，治疗较困难，感染和中毒两大致命因素导致较高的手术并发症发生率和围术期死亡率，预后较差。国内外文献报道穿孔性直肠癌的发生率为1.99%～10%，国内大宗文献病例统计的发生率为5.99%。

【适应证】　此类患者手术适应证宽，只要全身情况允许，一旦确诊就应该立即外科手术。

【禁忌证】　同梗阻性直肠癌。

【术前准备】　紧急纠正全身情况如控制感染性休克、纠正水电解质和酸碱平衡。术前静脉使用抗菌药，手术超过2小时追加1次，选择抗厌氧菌及革兰阴性杆菌为主的抗菌药。之后急诊手术。

【麻醉】　同梗阻性直肠癌。

【体位】　同梗阻性直肠癌。

【手术步骤】　妥善处理合并腹膜炎的同时尽可能根治性切除直肠肿瘤，根据患者全身情况、腹腔污染程度、穿孔部位、肠管血供情况等选择不同的手术方式。多数学者主张穿孔性直肠癌患者急诊手术时一期切除病变肠段。

1. 对于腹膜返折以上的上段直肠癌的游离性穿孔，多合并急性弥漫性或局限性腹膜炎。进入腹腔后先尽可能封闭穿孔肠壁，冲洗腹腔，如全身情况较轻、腹腔污染程度不严重、肠壁水肿较轻、肿瘤局部情况浸润轻等可考虑术中清洁灌肠、一期切除吻合，切除范围按照手术标准包括足够的肠管和系膜、1、3站淋巴结清扫。

2. 如肿瘤无法切除者术中清洁灌肠后行近端结肠双腔造口，置管引流，术后恢复后根据情况进行放化疗以降期，二期手术切除。如肿瘤无法切除且肠管溃破处难以缝合封闭，可以覆盖大网膜后双腔造口。

3. 对于患者全身状况较差、肠壁水肿较重、腹腔污染严重者宜行Hartmann手术。

具体手术步骤详见相应章节。

【术中注意事项】　腹膜返折上方穿孔直肠癌往往会造成严重的腹膜炎及肠间脓肿，处理上需用大量的生理盐水进行腹腔冲洗。由于此类患者往往伴随严重的酸碱失衡和水电解质紊乱，同时伴随致命的严重感染，因此手术需尽快完成。以抢救生命为第一原则。

【术后处理】　术后进行强有力的支持对症治疗，需应用包括厌氧菌在内的广谱抗生素。严密观察引流情况，必要时可以引流管持续冲洗。

【手术并发症】　同梗阻性直肠癌。

【述评】　直肠癌患者急诊手术疗效最终取决于患者身体状况、外科医师的的手术技术和医院能提供的治疗方法。Ⅱ期以后穿孔性直肠癌患者的预后不佳，其复发主要为腹腔种植。目前有研究证实，外科手术结合腹腔灌注化疗有助于伴有腹膜转移的穿孔性直肠癌患者获得较好的预后。相对于选择性直肠癌手术，穿孔性直肠癌急诊手术后预后不佳已有共识。有研究报道，穿孔性直肠癌术后1年生存率为52%，2年生存率为40%，5年生存率为32%。

## 三、多原发结直肠癌

【概述】　多原发结直肠癌（multiple primary colorectal carcinoma）是指在一定时期内结直肠发生的≥2个的互不相连的原发癌灶，在6个月以内发现的≥2个的原发癌灶称同时性多原发结直肠癌（synchronous colorectal carcinoma，SCC），6个月以上发现的≥2个的原发癌灶称异时性多原发结直肠癌（metachronous colorectal carcinoma）。

多原发结直肠癌是一种少见的肠道外科疾病，其发病率报道不一，大概在1%～11%之间。中国人多原发结直肠癌的荟萃分析表明，其发生率约为2.9%。多原发结直肠癌易伴发其他肠外恶性肿瘤，实际上是多原发恶性肿瘤发生在不同的器官或系统，其发生率为3.8%～7.8%，较常见的肠外恶性肿瘤包括乳腺癌、卵巢癌、子宫癌、胃癌、膀胱癌、肾癌、皮肤癌以及白血病等，因此对于结直肠癌患者不仅要全面检查结直肠，还要考虑肠外恶性肿瘤的可能，以免将第二原发癌误诊为结直肠癌的转移或复发而延误治疗。

【适应证】　同Dixon术。

【禁忌证】　同Dixon术。

【术前准备】　同Dixon术。

【麻醉】　同 Dixon 术。

【体位】　同 Dixon 术。

【手术步骤】　手术切除仍是治疗多原发结直肠癌的主要手段。其治疗原则是争取对病变进行根治性手术，强调切除足够的肠段、清扫相应区域淋巴结，并兼顾术后生存质量。

1. 异时性多原发结直肠癌与单发结直肠癌在治疗原则上无明显差异，再次甚至是第三次手术仍能取得较好的效果。在达到肿瘤根治的前提下保留尽可能多的结直肠肠管，尤其是保留回盲瓣及肛门括约肌的正常功能，并做相应区域的淋巴结清扫。与病理科医师充分合作，争取于术前获得明确的病理诊断，对无明确转移征象的患者采取积极手术治疗。

2. 同时性多原发性结直肠癌的外科治疗现在仍存在一定分歧，无固定术式，需要根据肿瘤部位、范围、相隔间距、患者年龄及耐受情况等因素综合考虑来确定手术方案。同一根治区域的多原发癌，可行常规根治术；同时多原发不同肠段，行不同肠段的根治手术；若肿瘤为同时多原发或合并结肠多发腺瘤，可行结肠次全切除。也有作者认为应常规全结肠或次全结肠切除，尤其是对合并直肠腺瘤的患者，以避免异时性多原发性结直肠癌的发生。

具体手术步骤详见相应章节。

【手术并发症】　同 Dixon 术。

【术中注意事项】　对于因远端肠梗阻而未能行全结肠镜检查的患者，术前应行多种影像学联合检查，术中再行全结肠探查，以降低同时性多原发性结直肠癌漏诊率；特别是首发癌手术中发现合并直肠多发息肉时，应尽可能行术中肠镜检查。

【术后处理】　同 Dixon 术。

【述评】　严格的术后复查及随访对早期诊断肿瘤复发和多原发结直肠癌具有重要意义。如术前及术中均未行纤维结肠镜检查的患者，术后应尽早行纤维结肠镜检查，不仅可早期发现多原发癌灶，还可以发现和切除息肉及腺瘤等癌前病变。

多原发结直肠癌因为误诊或漏诊而延误治疗时机导致预后不良者时有发生。其主要原因可能在于：①同时性多原发性结直肠癌可位于邻近或相距较远的肠段，在行纤维结肠镜检查时仅满足于一处肿瘤的发现，而忽略了其他可能隐匿的癌灶；②因远段癌灶过大或为浸润性癌，导致肠腔狭窄堵塞，或者患者病情危重，影响或不能进行术前钡灌肠及纤维结肠镜检查；③术中探查结直肠不全面、不细致或者方法不正确等影响了探查效果。

一般而言，多原发结直肠癌发展缓慢，预后较好。一组大样本资料显示，多原发结直肠癌患者 TNM Ⅰ期的 5 年生存率为 87%、Ⅱ期为 60%、Ⅲ期为 50%、Ⅳ期为 14%，与单发肿瘤的 5 年生存率无明显差异。同时性多原发结直肠癌预后比单发癌稍差，但如能及时发现、及时治疗，其 5 年生存率亦可达 46.3% ~ 60%；而异时性多原发结直肠癌根治术后的 5 年生存率为 84.6% ~ 93.8%，在肿瘤类型、体积、浸润深度以及淋巴结转移等方面，第二原发癌均较第一原发癌为好。早期发现、正确诊断、争取根治性切除和定期随访是提高多原发结直肠癌生存率的关键。

## 四、妊娠期直肠癌

【概述】　妊娠期直肠癌是指妊娠期确诊或妊娠期出现相关症状而在妊娠结束后 1 年内确诊的直肠癌。其发病率低，文献报道妊娠期恶性肿瘤发生率约 1/1000，妊娠合并直肠癌更罕见。国内报道直肠癌合并妊娠的发生率为 0.22% ~ 6.17%；同期欧美地区报道的发生率为 0.1% ~ 0.0001%，我国妊娠合并直肠癌的发病率明显高于欧美国家可能与我国青年直肠癌发病率本身较高有关。

【适应证】　对于早、中期妊娠合并直肠癌的患者，原则上，先终止妊娠，再治疗直肠癌。晚期妊娠合并直肠癌，因胎儿有存活能力，而经产道分娩时胎先露挤压盆腔软组织会加速癌细胞的扩散和转移，原则上应择期行剖宫产术。在妊娠期任何阶段如出现梗阻、穿孔、严重出血均应终止妊娠，立即行直肠癌手术。

【禁忌证】　同梗阻性直肠癌。

【术前准备】　同梗阻性直肠癌。

【麻醉】　同 Dixon 术。

【体位】　同 Dixon 术。

【手术步骤】　手术是结直肠癌治疗的首选方法，但应结合孕期情况、患者个人意愿和生育要求。一旦确诊，应行直肠癌根治术。一般认为先终止妊娠，如家属和患者强烈要求保胎，则行直肠癌根治术，术后允许胎儿继续生长，直至安全分娩；妊娠晚期确诊,估计胎儿有存活希望,术前给地塞米松促进胎儿肺成熟,而后实施剖宫产结束分娩,同时行直肠癌根治术。对于不保留胎儿的 $T_3 \sim T_4$ 和低位直肠癌患者可以在终止妊娠后行术前新辅助化疗以降低局部复发率和提高保肛率。

具体步骤详见相应章节。

【术中注意事项】 ①因低位直肠肿瘤可能引起产道阻塞,同时顺产时挤压可导致直肠肿瘤播散、易发生转移,妊娠妇女生产的方式建议行纵切口的剖宫产。②术时要注意检查卵巢,因患直肠癌的青年妇女中常易伴卵巢转移,卵巢转移的几率约25%。③妊娠期结直肠癌是否切除卵巢存在争议。

【术后处理】 同 Dixon 术。

【手术并发症】 产后进行直肠癌手术时机尚存在争议,以产后 1 周到 3、4 周左右为宜。妊娠期过早手术易导致产褥期盆腔充血及术后全身感染。

【述评】 妊娠合并直肠癌的预后差,被发现时一般已属晚期,多数患者失去手术机会,部分患者虽然于术后行辅助化疗,但多在术后 1 年内因广泛转移而死亡。肺转移最多见,相当部分患者确诊时已出现贫血+恶病质+肠梗阻+肿瘤外侵浸润甚至远处转移。妊娠期产生的一系列病理生理变化也可能影响患者的预后。包括:①发病年龄轻;②青年型直肠癌本身由于肿瘤生长活跃,发展迅速因而预后较差;③妊娠期血流和淋巴循环增加,新陈代谢旺盛,更有利于肿瘤细胞扩散;④经阴道分娩时先露挤压盆腔,并对肿瘤的挤压,可加速癌的扩散和转移;⑤症状往往被掩盖,确诊时多为晚期。

(汪建平 康亮)

## 参 考 文 献

1. 汪建平. 中华结直肠外科学. 北京:人民卫生出版社,2014.

2. 钱礼. 腹部外科学. 北京:人民卫生出版社,2006.

3. 赵玉沛. 普通外科学. 北京:人民卫生出版社,2008.

4. 汪建平,詹文华. 胃肠外科手术学. 北京:人民卫生出版社,2005.

5. 顾晋. 直肠肛门部恶性肿瘤. 北京:北京大学医学出版社,2007.

6. Ronnekleiv-Kelly S M, Kennedy G D. Management of stage IV rectal cancer:palliative options. World journal of gastroenterology:WJG,2011,17(7):835.

7. Nelson H, Petrelli N, Carlin A, et al. Guidelines 2000 for colon and rectal cancer surgery. Journal of the National Cancer Institute,2001,93(8):583-596.

8. Lee IK, Sung NY, Lee SC, et al. The survival rate and prognosticfactors in 26 perforated colorectal patients. Int J Colorectal Dis,2007,22(5):467-473.

9. Steinberg SM, Barkin JS, Kaplan RS, et al. Prognostic indicators ofcolon tumors:the gastrointestinal tumor study group experience. Cancer,1986,57(9):1866-1870.

10. Moertel CG, Fleming TR, MacDonald JS, et al. Levamisole and fluoruracilnt therapy for resected colon carcinoma. N Eng J Med,1990,322(6):352-358.

11. Tan KK, Hong CC, Zhang J, et al. Surgery for perforated colorectalmalignancy in an Asian population:an institution's experience over 5 years. Int J Colorectal Dis,2010,25(8):989-995.

12. Michael RB Keighley, Norman S Williams. Surgery of the Anusrectum and Colon. Second Edition. Hartcount Publishers Limited,2001.

13. Alfred KL, Vinod G, Robert C, et al. Metachronous carcinomas in colorectum and its clinicopathological significance. Int J Colorectal Dis,2012,27(10):1303-1310.

14. Jun Y, Jia YP, Wei C. Synchronous Colorectal Cancers:A Review of Clinical Features,Diagnosis,Treatment,and Prognosis. Dig Surg,2011,28(5-6):379-385.

15. Michael RB Keighley, Norman S Williams. Surgery of the Anusrectum and Colon. Second Edition. Hartcount Publishers Limited. 2001.

16. Ward RM, Bristow RE. Cancer and pregnancy:recent developmerits. Carrr Pjn Obstet Cynecol,2002,14(6):613-617.

17. Chêne G1, Tardieu AS, Favard A, Lebel A, Voitellier M. Colorectal cancer discovered during pregnancy. J Gynecol Obstet Biol Reprod(Paris), 2006 Sep,35(5 Pt 1):504-512.

18. Dogan NU1, Tastekin D, Kerimoglu OS, Pekin A, Celik C. Rectal cancer in pregnancy:a case report and review of the literature. 2013 Sep;44(3):354-356. doi:10.1007/s12029-012-9463-5.

19. 汪建平,唐远志,董文广. 结直肠癌并急性梗阻的外科处理. 中国胃肠外科杂志,1999,2(2):79-81.

20. 王旸,韩宏斌,周怡萍,等. 结直肠癌并发急性穿孔 56 例临床治疗分析. 医学综述,2013,19(2):271-272.

21. 杨建光,李震,李晓霞,等. 多原发结直肠癌的临床特征及预后. 中国普外基础与临床杂志,2012,12:1-8.

22. 何建军. 中国人 2025 例多原发结直肠癌荟萃分析. 中华胃肠外科杂志,2006,(3):225-229.

# 第十八节　直肠癌术后并发症的处理与预防

## 一、直肠癌术中并发症

1. 输尿管损伤　在低位直肠癌前切除术中,输尿管损伤时有发生,尤其在会阴及腹部操作同时进行时更易损伤,通常在以下三处易损伤输尿管:①分离、结扎肠系膜下血管时,如果过于用力牵拉或者手术操作平面过深,容易损伤左侧输尿管。②在骶岬盆腔入口处,输尿管位于髂内外动脉交叉表面,此处位置表浅,由内往外游离乙状结肠系膜时易损伤左侧输尿管。③盆腔内分离两侧侧韧带时,手术操作平面过于靠近外侧易发生输尿管损伤。部分输尿管损伤不易在术中发现,如果怀疑输尿管损伤,可以静脉注射亚甲蓝,一旦术野出现蓝色或经膀胱镜下放置输尿管导管进行确认,术后早期出现腰痛、不明原因的发热、白细胞升高及输尿管行程有压痛、腹腔或腹膜后出现大量清亮渗液同时尿量减少均要怀疑有输尿管损伤,通过引流液检验肌酐含量可以确认是否尿漏。如果输尿管损伤轻微,通过置入输尿管导管另外缝合损伤部位即可,如果横断或者缺损严重,需要将输尿管行端-端吻合或将肾游离下移甚至采用回肠自体移植方法解决。为了避免输尿管的损伤,术前的评估十分重要,如果怀疑肿瘤可能侵犯输尿管,或者既往有盆腔手术史,局部梗阻水肿严重,术前放置输尿管导管可以帮助术中辨认而避免损伤。

2. 尿道损伤　低位直肠癌手术中,使用过强的电凝于前列腺区操作,或者肿瘤如果与前列腺粘连紧密,强行分离,都易损伤尿道前列腺部。尿道损伤易发生迟发型尿道狭窄,应请泌尿外科医生会诊行尿道修补或尿道成形膀胱造口术。

3. 十二指肠及小肠损伤　由于术者操作不小心,在游离结扎肠系膜下血管根部时可能会损伤十二指肠水平部,在将小肠移开术野时也容易损伤,尤其以腹腔镜手术时发生率较高,一般谨慎操作注意保护即可避免。一般不会导致大的损伤,可直接间断缝合损伤处浆膜即可。

## 二、直肠癌术后并发症

1. 吻合口相关并发症

(1) 吻合口瘘并骶前脓肿:吻合口瘘的发生是直肠癌手术常见严重并发症之一,有荟萃分析纳入了 23 项前瞻性队列研究共 110 272 名患者,总吻合口瘘发生率为(7.2±3.5)%,其中结肠癌为(5.2±2.0)%,直肠癌为(8.8±3.6)%,而低位直肠吻合(吻合口距离肛缘 5cm 以内)的吻合口瘘发生率高达(11.6±5.6)%。吻合口瘘发生后,往往引流不够充分,容易导致吻合口周围尤其是骶前脓肿形成,导致患者出现肛门坠胀,发热等症状。由于发生吻合口瘘后的患者死亡率可高达 40%,因此术前评估十分重要,与患者有关的危险因素包括男性,营养不良,糖尿病术前长期使用免疫抑制剂及类固醇制剂,合并心血管、肝脏疾病、肠梗阻,BMI>30,ASA Ⅲ级以上等;而手术有关的危险因素包括急诊手术,长手术时间,低位吻合,术前放疗等。术中保持吻合口无张力及良好的血供是保证吻合口愈合的重要环节。

处理原则:吻合口瘘不仅仅增加患者的住院时间,同时增加患者术后的复发率及减少总生存期。曾经有报道发生吻合口瘘后死亡率高达 40%,极易造成严重的后果,因此如何处理吻合口瘘十分重要。

一般吻合口瘘发生后,早期明确诊断、及时个体化处理可明显改善预后。然而早期症状往往不太典型,包括心率加快、尿量减少、轻微发热,局部压痛,白细胞、血沉和 C 反应蛋白升高。一旦怀疑吻合口瘘,如果术野已放置引流管,可以通过观察引流是否有消化液和及早做增强 CT 可以帮助诊断。如果全身症状不严重,可通过严密观察,禁食、胃肠道休息,抗生素和生长抑素应用及经皮穿刺引流冲洗等手段进行保守治疗,一旦出现弥漫性腹膜炎,无论有无全身脓毒血症等情况、需急诊进行肠段重新吻合或拆除吻合口后再做临时性回肠造口。

低位吻合口瘘往往形成骶前脓肿,按上述原则处理后,骶前脓肿可以在 B 超或 CT 引导下经皮穿刺置管冲洗引流,一般一段时间后即可缓解,如果脓肿位置较高难以置管,可以考虑经直肠切开肠壁至脓腔进行置管引流。

(2) 吻合口狭窄:在早期的一些文章中,认为吻合口狭窄的发生率大约 2 到 5%,然而实际上远远不止如此,据近年来一些小样本量的文章结果吻合口狭窄甚至可达 21% ~ 32%,由于对于狭窄很难有明确的定义,部分学者以有无引起梗阻症状或吻合口是否能通过肠镜为标准。而有人认为吻合器吻合方法导致狭窄的可能性较手工缝合方法为高。

处理原则:吻合口狭窄多数不会引起梗阻,不需要特殊处理。在直肠癌术后吻合口狭窄引起不能正常排便的患者中,用气囊、手指、硬质器械、内镜球囊或置入支架等方法进行扩张往往能达到效果,如果吻合口距肛缘较远或者扩张效果不佳,切除吻合口瘢痕是一个很好的办法,我们曾经用前列腺电切刀切除30余例直肠癌术后吻合口瘢痕,取得了良好的效果,同样用内镜下切除也能取得同样满意的结果。切除吻合口重新进行吻合是不得已而为之的最后选择。

(3)吻合口出血:随着吻合器械的不断改进及手术技术的进步,吻合口出血的发生率并不高,为0.5%~1.8%,吻合口出血的原因多数是因为吻合处的系膜游离不够充分,吻合时将系膜血管钉入吻合口,或者选择吻合器钉脚高度过高,从而不能达到理想的钉合高度。一般吻合口出血患者血流动力学可以保持稳定,大多数均可以通过输血、使用生长抑素、含1/200 000肾上腺素的冰盐水灌肠保守治疗解决,如果效果不理想,可以采取内镜下电凝或钳夹出血点的方法往往能够解决,极少需要再次手术止血。

2. 肠梗阻 直肠癌手术后,小肠梗阻并不罕见,Goligher等对1302例行APR手术患者观察发现肠梗阻发生率约3%。肠梗阻往往因肠粘连形成,对于直肠癌手术而言,由于盆底腹膜被切开,小肠容易疝入腹膜裂孔,或者小肠通过造口肠袢与腹壁的间隙形成疝导致小肠梗阻,尤其在经腹会阴联合切除手术后多见,因此严密缝合盆底腹膜裂孔十分重要,如果不能直接缝合,可以游离大网膜填充盆底。多数小肠梗阻经过保守治疗可以得以治愈,然而一旦保守治疗无效,应及早手术治疗,将小肠复位解决梗阻。

3. 出血 低位直肠癌手术中容易出现损伤骶前静脉丛或髂内动静脉,导致危及生命的严重出血。手术分离如果平面过于朝向背侧,损伤骶前筋膜后可以导致骶前静脉出血。据报道发生率可达4.6%~7%,由于骶前静脉无静脉瓣膜,其通过骶孔处椎体静脉与脊椎内静脉系统交汇,截石位时此处静脉压为下腔静脉压的2~3倍,一旦损伤,血管残端容易回缩入骶孔,而且静脉压力高,容易出现难以控制的出血。

处理原则:首先告知麻醉医生及保证充分显露

出血部位,快速输注血制品,用纱垫短暂压迫止血约10分钟,小心移去纱布;用高能量电凝或氩气刀、超声刀等尝试止血,如果是髂内动静脉损伤,用不可吸收线结扎髂内动脉,骶前静脉丛损伤可以用图钉钉至骶骨上,同时局部可以应用各种纤维止血纱布及生物蛋白胶覆盖创面,用碘仿纱布加压36小时,有时甚至需要切除直肠骶骨筋膜及部分骶骨。

4. 伤口相关并发症 伤口相关并发症是直肠癌手术患者中最常见的并发症之一,包括伤口裂开、皮瓣坏死、伤口感染、盆腔脓肿、会阴部瘘管形成等。危险因素包括术前广泛的放疗及局部肿瘤进展,有报道43%的局部复发患者经腹会阴联合切除术后会出现伤口相关并发症。而且一旦出现伤口感染,波及面可以非常广泛,护理会异常困难,患者住院时间明显延长。

处理原则:预防伤口并发症非常重要,在腹会阴联合切除患者中合理采用带蒂腹直肌皮瓣或者股薄肌皮瓣修补会阴部缺损是一种行之有效的方法。一旦出现伤口感染,首先应清除坏死组织,充分冲洗引流,近年来,负压伤口治疗(negative pressure wound therapy)装置得以应用,除了能促进伤口愈合外,密闭的装置阻止了恶臭分泌物的外渗,部分简单的设置甚至可以在家庭应用,取得了较好的效果。

5. 造口并发症(见肠造口部分)。

6. 排尿排便及性功能障碍 低位直肠癌手术中,游离低位直肠时,一旦损伤盆丛神经,会导致支配的膀胱、性器官部分功能丧失,如果行盆腔淋巴结清扫时带来的损伤更大。而如果过度扩肛可损伤括约肌,直肠肛管抑制反射消失,可导致排便次数的增加。因此,熟悉神经分布,手术时注意保护上腹下丛、下腹神经及盆丛神经,始终保持手术在正确的平面进行十分重要,前方游离时保留精囊腺和前列腺包膜,后方在骶前间隙游离,则能很好保护排尿及性功能。发生尿潴留时可以通过停留尿管7天,间断开放训练膀胱功能,辅以药物治疗,逼尿肌功能一般可以恢复。而如果神经损伤导致阳痿药物治疗往往不佳。至于排便次数增多,药物治疗效果较好,大部分患者手术6个月后直肠功能可以恢复。

7. 淋巴瘘 手术所致的乳糜腹水特称为术后乳糜(淋巴)瘘,直肠癌术后淋巴瘘发生率较结肠癌尤其右半结肠癌为低,仅有个案报道,日本的Nishigori等报道了在907例结直肠癌切除术中,乳糜瘘发生率仅为1.0%,并认为肠系膜上动脉供血支持的肿瘤和行D3切除的肿瘤中发生率更高。而2013年韩国的 Kim 等报道在779例结直肠手术患者中乳糜瘘总发生率为6.6%,同样右半的发生率比左半要高。尤其在术中清扫腹主动脉旁淋巴结时容易损伤乳糜池,导致淋巴瘘。术后引流管出现白色乳糜液,经口服牛奶后乳白色引流液增加,引流液乳糜实验阳性可明确诊断。因此,术中仔细处理创面,避免损伤主淋巴管,一旦损伤及时结扎是必要的预防措施。目前对术后淋巴瘘尚无确定的治疗方案,术后创面渗出少量淋巴液腹膜可以吸收,不需要特殊处理,如有淋巴引流主干损伤,则可产生切口淋巴液漏,对瘘出量少于500ml/天的病例,常不必特殊处理。大于500ml/天时应停止经口进食,采用TPN,充分引流治疗。并应用腹带加压以增加腹腔压力,使体腔内压大于破坏部位淋巴液压,常在7~10天可以痊愈,如果保守治疗无效往往需要手术结扎损坏的淋巴管。

(汪建平 康亮)

## 参 考 文 献

1. Pommergaard HC,Gessler B,Burcharth J,et al. Preoperative risk factors for anastomotic leakage after resection for colorectal cancer:a systematic review and meta-analysis. Colorectal Dis,2014,[Epub ahead of print].

2. Kube R,Mroczkowski P,Steinert R,et al. Anastomotic leakage following bowel resections for colon cancer:multivariate analysis of risk factors. Chirurg,2009,80(12):1153-1159.

3. Mirnezami A,Mirnezami R,Chandrakumaran K,et al. Increased local recurrence and reduced survival from colorectal cancer following anastomotic leak:a systematic review and meta-analysis. Ann Surg,2011,253(5):890-899.

4. Marra F,Steffen T,Kalak R,et al. Anastomotic leakage as a risk factor for the long-term outcome after curative resection for colon cancer. Eur J Surg Oncol,2009,35(10):1060-1064.

5. McArdle CS,McMillan DC,Hole DJ. Impact of anastomotic leakage on long-term survival of patients undergoing curative resection for colorectal cancer. Br J Surg,2005,92(9):1150-1154.

6. Del Gaudio A,Boschi L,Petrin C. L'anastomosi colorettale bassa:sutura manuale e meccanica confronto. Ann Ital Chiru,1993,64(5):545-547.

7. Schaefer JP,Walker WL,Thurlow W. Stenosis of stapled colorectal anastomosis. CJS,1993,36(4):297.

8. Laxamana A,Solomon MJ,Cohen Z et al Long term result of anterior resection using the double-stapling technique. Dis Co-lon Rectum,1995,38(12):1246-1250.

9. Fiingrhut A. HAY JM,Elhahad A,et al. Supra peritoneal colorectal anastomosis:hand-sewn versus circular staples a controlled clinical trial. Surgery,1995,118(3):479-485.

10. Neutzling CB,Lustosa SA,Proenca IM,et al. Stapled versus hand-sewn methods for colorectal anastomosis surgery. Cochrane Database Syst Rev,2012,(2):CD003144.

11. Ambrosetti P,Francis K,De Peyer R,et al. Colorectal anastomotic stenosis after elective laparoscopic sigmoidectomy for diverticular disease:a prospective evaluation of 68 patients. Dis Colon Rectum,2008,51(9):1345-1349.

12. Bannura GC,Cumsille MA,Barrera AE,et al. Predictive factors of stenosis after stapled colorectal anastomosis:prospective analysis of 179 consecutive patients. World J Surg,2004,28(9):921-925.

13. Di ZH,Shin JH,Kim JH,et al. Colorectal anastomotic strictures:treatment by fluoroscopic double balloon dilation. J Vasc Interv Radiol,2005,16(1):75-80.

14. Pucciarelli S,Toppan P,Pilati PL,et al. Efficacy of dilatations for anastomotic colorectal stenoses:prognostic factors. Int J Colorectal Dis,1994,9(3):149-152.

15. Forshaw MJ,Maphosa G,Sankararajah D,et al. Endoscopic alternatives in managing anastomotic strictures of the colon and rectum. Tech Coloproctol,2006,10(1):21-27.

16. Janik V,Horak L,Hnanicek J,et al. Biodegradable polydioxanone stents:a new option for therapy-resistant anastomotic strictures of the colon. Eur Radiol,2011,21(9):1956-1961.

17. Boyle KM,Sagar PM,Chalmers AG,et al. Surgery for locally recurrent rectal cancer. Dis Colon Rectum,2005,48(5):929-937.

18. Sagar PM,Gonsalves S,Heath RM,et al. Composite abdominosacral resection for recurrent rectal cancer. Br J Surg,2009,96(2):191-196.

19. Mirnezami AH,Sagar PM. Surgery for recurrent rectal cancer:technical notes and management of complications. Tech Coloproctol,2010,14(3):209-216.

20. Lustosa SA,Matos D,Atallah AN,et al Stapled versus hand-sewn methods for colorectal anastomosis surgery:a systematic review of randomized controlled trials. Sao Paulo Med J,2002,120(5):132-136.

21. Pasquale P,Marco S,Amelia M,et al. Our experience of total mesorectal excision for rectal cancers. Hepatogastroenterology,2010,57(99-100):482-486.

22. Ishihara S,Watanabe T,Nagawa H. Intraoperative colonoscopy for stapled anastomosis in colorectal surgery. Surg Today,2008,38(11):1063-1065.

# 第48章　原位人工肛门重建术

直肠癌仍然是我国乃至全世界常见和多发疾病,低位直肠癌在根治与保肛之间的平衡一直是直肠癌治疗研究的重点和难点。虽然低位直肠癌保肛技术有了长足的发展,尤其是近年来提出的保留括约肌的低位直肠癌根治术及 $T_1N_0M_0$ 期直肠癌的局部切除术令人关注,但仍有一大部分病例需行腹会阴联合切除术(abdominal perineal resection,APR)。腹部结肠造口无疑影响患者的生活质量,甚至有患者因惧怕腹壁造口而延误治疗或拒绝手术。

因此,APR 术后原位肛门重建一直是肛肠肿瘤外科研究的重要课题。成功的原位重建通过重建全部或部分解剖结构以达到肛门控便功能,包括括约肌、直肠瓣、各种生理弯曲等结构的重建。要点如下:①外括约肌重建;②内括约肌重建;③肛管、直肠及其生理弯曲、直肠瓣等结构的重建;④肛门直肠辅助功能结构的修复与重建。目前,肛门直肠重建术的方法各异,但均含有以上全部或部分要点,不同的术式偏重于某个方面的重建。

1930 年,Chittenden 报道利用股薄肌转移"肛括约肌成形术",1982 年利用臀大肌行肛门括约肌成形首次报道。国内张庆荣等(1959)率先开展股薄肌移植肛门括约肌成形术,王平治等(1986)率先报道臀大肌肛门重建在直肠癌患者中的应用。席忠义、高春芳等报道 Miles 术后会阴部结肠套叠式人工肛门重建,该术式除注意内括约的重建外,重视了直肠生理弯曲及直肠瓣的建立。徐忠法等首次报道利用球海绵体肌及带蒂小肠段原位肛门直肠重建术。另外,尚有人报道用耻骨直肠肌、生物材料重建肛门外括约肌,均具一定的控制能力。

## 第一节　股薄肌原位肛门直肠重建术

【概述】　本术式原理是在腹会阴联合切除后,用乙状结肠代替直肠、肛管,用移植股薄肌代替肛门括约肌(图48-1),重建直肠骶前弯曲生理弯曲。

【适应证】

1. 需行或已行腹会阴联合切除术(APR)的 Dukes A、B 期直肠癌患者。长期无局部复发的 C、D 期患者。

2. 患者要求行肛门直肠重建术。

【禁忌证】

1. 用于重建的组织或器官缺如、损伤、萎缩或功能异常。

2. 严重的心、肺疾病。

3. 70 岁以上或糖尿病等患者慎用。

【术前准备】　同期重建同直肠癌根治术;分期重建行肠道准备和局部皮肤准备。

【麻醉】　同期重建同直肠癌根治术;分期重建持续硬膜外麻醉或全麻。

【体位】　截石位,分期重建宜用折刀位。

【手术技巧】

1. 按 APR 术要求行腹会阴联合切除术,必要时游离结肠脾曲。

2. 消毒清洁创面,缝合会阴部切口前后部结缔组织和肛提肌断端,适当缩小会阴间隙和皮肤切口。

3. 将乙状结肠沿骶骨前方下牵至会阴部切口前端,在原骶尾韧带附着处将乙状结肠浆肌层与周围组织固定数针,使乙状结肠在缝合的结缔组织和肛提肌上面与骶骨形成一弯曲,并在其上下乙状结肠前壁横缝浆肌层数针,重建直肠瓣。结肠末端与周围皮下组织之间形成一环形间沟,以备移置股薄肌(图48-2)。

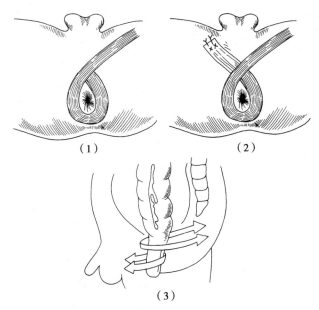

（1）　　　　　（2）

（3）

图 48-1　股薄肌代替外括约肌

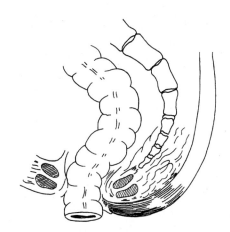

图 48-2　乙状结肠代直肠

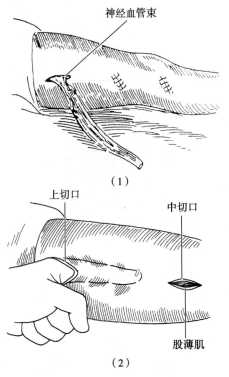

神经血管束

（1）

上切口　　　　中切口

股薄肌

（2）

图 48-3　股薄肌切口及分离

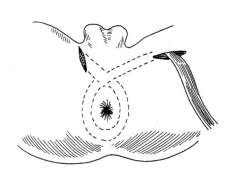

图 48-4　股薄肌肛周环绕肠管

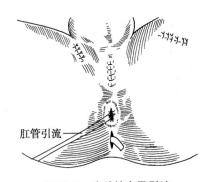

肛管引流

图 48-5　皮肤缝合及引流

4. 沿股薄肌走行线（股薄肌起点：耻骨支联合部和坐骨支的耻骨部。终点：股骨粗隆的内下方及小腿筋膜）取 3 个切口（图 48-3）。游离出股薄肌，注意保护支配该肌肉的神经、血管。同法取出对侧股薄肌。

5. 从皮下隧道将股薄肌拉至肛周切口，逆时针绕肠管一周，两腿伸平牵紧股薄肌腱，用手指插入肛门，试其松紧度，一般如宫口即可，肌束止点固定于同侧的耻骨筋膜上，使重建的肛门括约肌走向恰似正常的耻骨直肠肌，使其呈双 U 形（图 48-4）。

6. 将乙状结肠断端黏膜与皮肤缝合，留置骶前及肛管引流（图 48-5）。

【术中注意事项】

1. 拖出乙状结肠宜无张力下超出皮肤约 2 ～ 3cm，如加做内括约肌成形长度还需适当增加。

2. 加做内括约肌成形，即剥离 3 ～ 5cm 结肠黏膜后，可吸收线行纵行浆肌层缝合折叠 4 ～ 8 针。

3. 亦有将股薄肌中间纵向分离一宽间隙，将乙状结肠末端从此间隙穿出，再将股薄肌绕结肠末端一周，最后将股薄肌肌腱固定于对侧耻骨结节筋膜上，但要注意蹲位时肌肉收缩肛门交锁现象的发生。

4. APR术后行股薄肌移植术,以二期手术(一年以后)较为安全,一方面可以减少术后感染率,另一方面给肿瘤复发一个观察窗。

【术后处理】

1. 禁食3~5天,输液及抗生素治疗,密切观察肛门切口创面。

2. 保持肛门口及会阴部切口清洁干燥　每日用红外线灯照射2~3次效果更好。6~10天内可用清水或1:5000高锰酸钾溶液清洗会阴部,但不宜下蹲坐浴,以免切口裂开;并注意女性阴道的护理;可加用中药熏洗,促进愈合。

3. 保持引流通畅　盆腔内或组织间隙积液是造成感染和功能不良的重要因素。根据引流情况1周左右拔出肛管和骶前引流。

4. 术后功能训练　手术1周后开始训练收缩肛门,结合生物反馈和电刺激,养成定时排便习惯,训练控制能力,持续半年至数年。

5. 术后宜取座式排便防止蹲位时股薄肌交锁。

【手术并发症】　原位肛门直肠重建术后的特有并发症有以下几种:

1. 脱出结肠缺血坏死　发生率与手术操作状况和患者的自身因素有关。原因为:①术中所致结肠末端供血血管损伤;②结肠末端的肠脂垂切除过多;③血管栓塞或血栓形成;④重建肛门外括约肌过紧或持续痉挛,压迫结肠末端;⑤术中或术后严重持续性低血压和其他严重并发症,如继发感染、结肠回缩和功能不良等。如坏死仅限于末端1~2cm可不

发生结肠回缩,有些病例结肠黏膜、肛周皮肤可爬行覆盖肛管,但术后常发生肛门狭窄、僵硬,影响肛门功能。大范围坏死一旦发生,即告手术失败,应尽快行腹部结肠造口术。

2. 结肠回缩　指术后结肠末端回缩至盆腔,一般发生于肠蠕动恢复后。一旦出现,应立即行腹壁结肠造口术。

3. 肛周感染　是原位肛门直肠重建术最常见的并发症,多由于肠道准备不充分、术中污染或术后护理不当引起。治疗上宜充分引流并适当选用抗生素。严重感染者需行腹壁结肠造口,以减少污染,待感染控制后再考虑是否行回纳术。

4. 肛周皮炎　由于肛门黏膜脱垂、肛门渗液过多或大便次数过多引起。临床可见肛周皮肤红肿、小溃疡或湿疹样变,患者会阴部瘙痒、刺痛。治疗:可服用止泻药或者大便成形药物等减少大便次数,便后使用柔软湿巾或清水冲洗肛门,肛周可涂用治疗皮炎的药物和皮肤保护粉,有黏膜脱垂者及时治疗。

5. 黏膜脱垂　随着术后时间的延长常见。处理上保持肛门部清洁,必要时行黏膜环切术和(或)者肛管成形术,即转移皮瓣使新形成的肛管结肠黏膜部分为皮肤。

6. 肛瘘　多由于肛门狭窄造成的长期排便困难和感染引起,治疗较困难,挂线方法等难以奏效。一般采取扩肛、抗感染等措施,严重者需行结肠腹壁造口。

## 第二节　带蒂臀大肌原位肛门直肠重建术

【概述】　本术式改用臀大肌代替肛门括约肌,原理与股薄肌原位肛门直肠重建术相同。

【适应证】　同股薄肌原位肛门直肠重建术。

【禁忌证】　同上。

【术前准备】　同上。

【麻醉】　同上。

【体位】　同上。

【手术技巧】

1. 常规行腹会阴联合切除。

2. 用消毒敷料保护腹部及会阴部切口后,暴露一侧臀部及大腿外侧,常规消毒皮肤,铺巾,在严格无菌操作下进行。

3. 缝合会阴部切口后部结缔组织和肛提肌断端,缩小会阴间隙。

4. 将乙状结肠沿骶骨前方下牵至会阴部切口前端,重建骶尾曲及直肠瓣(图48-2)。

5. 在坐骨结节上3cm、股骨大粗隆下3cm,向股外侧肌中下1/3处作L形切口(图48-6),切开皮肤、皮下组织,暴露臀大肌肌腹,在臀大肌肌腹下缘分离宽4cm的臀大肌束,远端到臀大肌下端附着于股骨臀肌粗隆处及在臀大肌止点处与此相连的部分股外侧,长约20cm,切断股外侧肌远端,然后向近心端分离股外侧肌肌束及臀大肌,将游离的臀大肌和股外侧肌通过皮下隧道引至会阴部切口备用。

6. 按逆时针方向将臀大肌束环绕结肠下端一圈,肛管口通过一示指紧张度为宜,然后将臀大肌束固定缝合于坐骨结节骨膜及残存的肛提肌边缘(图

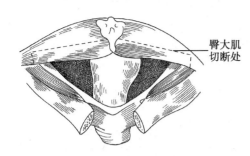

图 48-6　臀大肌分离

臀大肌
切断处

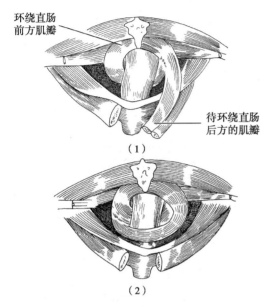

环绕直肠
前方肌瓣

待环绕直肠
后方的肌瓣

（1）

（2）

图 48-7　臀大肌束环绕结肠下端

48-7）。

　　【术中注意事项】　同股薄肌原位肛门直肠重建术，注意保护伸向臀大肌的滋养血管及神经束，同时避免损伤坐骨神经。

　　【术后处理】　同股薄肌原位肛门直肠重建术。

　　【手术并发症】　同股薄肌原位肛门直肠重建术。

　　【述评】　外括约肌重建是人工肛门重建的关键，股薄肌和臀大肌均为横纹肌，有很强的收缩力，但多次收缩后易疲劳，而使肛门括约功能减弱。采用低频电刺激生物反馈方法（endomed，delft，netherlands），使股薄肌、臀大肌等转变为慢收缩、抗疲劳的肌肉，这样使得移植后的股薄肌、臀大肌在生理上更加接近于正常的肛门外括约肌。有学者以球海绵体肌代替外括约肌尝试原位肛门重建，但因球海绵体肌小、短及其自身有一定功能等因素难以推广应用。总体来说，原位人工肛门重建临床鲜见，但用人工材料代替肛门括约肌一直是探索的方向，目前有硅胶假体和磁性材料，国外已有相关产品问世，国内较少报道。在解决假体排斥、感染和机械控制等问题后将会是今后的发展方向。

（张　森）

## 参 考 文 献

1. Saito N, Sugito M, Ito M, et al. Oncologic outcome of intersphincteric resection for very low rectal cancer. World J Surg, 2009, 33(8):1750-1756.

2. Chittenden A. Reconstruction of anal sphincter by muscle slips from the glutei. Ann Surg, 1930, 92:422-424.

3. Prochiantz A, Gross P. Gluteal myoplasty for sphincter replacement: principles, results and prospects. J Pediatr Surg, 1982, 17(1):25-30.

4. 张庆荣, 吴菲, 谢瑞碧, 张作兴. 腹会阴切除和肛门括约肌成形术治疗直肠下段癌及肛管癌. 浙江肿瘤通讯, 1978, (04):240-242.

5. 王平治, 唐思聪, 朱人玮, 等. 带蒂臀大肌重建肛管括约肌治疗肛管直肠下段癌. 上海第二医科大学学报, 1986, (02):95-97, 183.

6. 高春芳, 冯福玉, 张东铭. 直肠癌根治术中会阴部设置人工肛门的研究. 实用肿瘤杂志, 1986(02):53-54.

7. 席忠义, 邢守正, 王振国, 等. Miles 根治术后会阴部结肠套叠式人工肛门近期疗效观察（附 302 例分析）. 实用肿瘤学杂志, 1986, (02):52-53.

8. 徐忠法, 李廉, 衣龙海, 等. 球海绵体肌及带蒂小肠肌段原位肛门重建术的临床研究. 山东医药, 1991, (09):9-10.

9. Williams NS, Patel J, George BD, et al. Development of an electrically stimulated neoanal sphincter. Lancet, 1991, 338(8776):1166-1169.

10. 艾乐民, 赵宏, 张志德, 等. 二期手术建立电刺激股薄肌成形术原位肛门重建的犬实验模型. 中华实验外科杂志, 2005, 22(1):1.

11. 徐忠法, 郭洪亮, 宋希林, 等. 球海绵体肌原位肛门重建术远期功能评价. 中国肿瘤临床与康复, 1998, (03):44-45.

12. Wong MT, Meurette G, Wyart V, et al. The artificial bowel sphincter: a single institution experience over a decade. Ann Surg, 2011, 254(6):951-956.

13. Huang ZH, Shi FJ, Chen F, et al. In vitro and in vivo assessment of an intelligent artificial anal sphincter in rabbits. Artif Organs, 2011, 35(10):964-969.

14. 施诚仁, 吴晔明, 金凌宇, 等. 新型人工泵式肛门括约肌研制与其排便作用观察. 中华小儿外科杂志, 2001, 22(5):2.

15. 王小平, 粟文娟, 陈孝平. 全置入式人造排便控制装置在

低位直肠癌患者的应用. 中国普通外科杂志,2001,10
(6):4.

16. Wexner SD,Jin HY,Weiss EG,et al. Factors associated with failure of the artificial bowel sphincter:a study of over 50 cases from Cleveland Clinic Florida. Dis Colon Rectum,2009,

52(9):4250-4257.

17. Ruiz Carmona MD,Alos Company R,Roig Vila JV,et al. Long-term results of artificial bowel sphincter for the treatment of severe faecal incontinence. Are they what we hoped for? Colorectal Dis,2009,11(8):831-837.

# 第49章　直肠肛管少见恶性肿瘤手术

【概述】 腹会阴联合切除术(又名 Miles 术)是由英国伦敦圣马克医院的 W. E. Miles 于 1908 年发明的。此术式是针对肛管直肠及周围恶性肿瘤进行根治性治疗的术式。切除范围包括全部直肠及固有筋膜内的淋巴组织,乙状结肠大部分及系膜和淋巴结,主动脉前肠系膜下血管根部的淋巴结,盆腔底部的腹膜,直肠侧韧带和肛提肌,肛管及周围皮肤,肛门括约肌和坐骨肛门窝的淋巴组织。此自腹和会阴联合的切除方式采用 L-D 截石位,该体位的优势是变换术者先自腹部后从会阴部的一组方式,转而为一组医师自腹部和另一组自会阴部同时进行的两组方式。因为比一组方式节省术中变换体位的操作,故减少了手术的时间。然而,应当指出的是,针对溃疡性结肠炎和克罗恩病的患者为避免损伤骶前神经合并发膀胱与性功能障碍而需采取一种"缩小的"直肠切除术和晚期直肠肿瘤采用"柱状切除"的"扩大的"直肠切除术式不属于本章,在本书的其他章节另有描述。

【适应证】 位于齿状线上 6cm 以内的,无远处转移的肛管直肠恶性黑色素瘤、直径 4cm 以上的直肠平滑肌肉瘤、直肠恶性淋巴瘤、肛管和肛门周围癌,包括鳞状细胞癌、基底细胞癌、一穴肛原癌和罕见的直肠横纹肌肉瘤。肝局部转移的病例不一定是手术的禁忌证。

【禁忌证】 在麻醉下确定的已浸润至骶前或侧壁的肿瘤和在盆腹膜聚集性生长的肿瘤。因为发展到此程度的肿瘤,如局部或髂内淋巴结受累,切除不全而残留,都将会随侧韧带转移到盆壁。腹腔或肝脏广泛转移者。

【术前准备】 患者术前 3 天必须做必要的检查和肠道准备、X 线胸片、肿瘤活检,晚期患者要做静脉肾盂造影。体检包括血常规、血型、尿素氮、电解质检查和尿检。严重贫血者需要输血治疗。术前的血红蛋白至少为 110g/L。该手术一般需要备 800ml 的血,而平滑肌肉瘤患者至少要备 1200ml。膀胱功能障碍患者在手术期间并在术后 1 周内均需采用导尿管。所有病例都要求机械性肠道准备,即术前 3 天口服泻剂同时给低渣饮食,术前 2 天患者只能食流质食物,在术前 1 天,患者口服泻剂加倍并食流质食物。经此准备之后,大多数患者将不需直肠冲洗或灌肠,也不需要胃肠减压。术中和手术结束后应用广谱抗菌药如先锋霉素,并与甲硝唑一起使用。如果是男性患者会阴伤口需要缝合并放置引流管,通常术后 5 天撤管,而在该管未拔前,均要持续广谱抗生素治疗。造口的定位术前需医师和造口师的合作下选择,选择最佳部位后用笔精确地标定,以防坐位患者造口设计在皮肤皱褶中。

【麻醉】 全麻、硬膜外麻醉或硬膜外加腰麻均可。

【体位】 Lloyd-Davies 位(简称 L-D 位)又名股伸截石位。是将传统的膀胱截石位的大腿又尽量外伸和外展的体位。此 L-D 体位除有充分显露下腹和会阴,而上、下两组同时入路不需要变换体位的操作方式,可很容易、准确地寻找到所需的解剖平面,无视觉死角。L-D 体位在腿部摆放上的变化,不单使得会阴肛门的显露更充分,腿部变化后还赢得了多项操作上的优势。首先,此体位患者外展外伸的大腿并且骶部要突出下方床缘 3cm,以使站在会阴的拉钩者腹部贴紧患者会阴,可尽最大力量收紧双臂在胸部高度,以最佳的力矩优势握紧钩把以显露盆腔。其次,传统在腿上方的器械托盘移至头部上方成为"头盘",使平卧位站在床旁的器械护士改站到了"头盘"旁,使其能靠近和俯视术野,与医师围站在术野一周,增加了配合的默契程度。在骶部垫一约 5cm 高的沙垫,则保证了外伸的大腿与腹部更加平行,也使盆腔内的直肠更充分地显露。术前尿管放置满意后将管和阴囊固定在右大腿内侧,以避免影响会阴部的操作。铺无菌巾时要腹部和会阴的术野同时显露,以便两组同时开始。

【特殊器械】

1. Morgan 下腹部三叶自动牵开器。

2. 圣马克式深部盆腔组合拉钩。

3. Lloyd-Davies 位(简称 L-D 位)腿架。

4. Goligher 圆头直肠长剪刀。

5. 圣马克式会阴自动牵开器。

6. 长持针器。

【手术技巧】

1. 腹部探查与分离

(1) 造口预先打孔:对于确定做 Miles 手术的患者,左下腹造口的打孔在开腹前即可实施。麻醉满意后先在造口处切一约 2cm 直径圆形皮肤,再分离皮下脂肪、腹直肌前鞘,而肌肉松弛的老年患者的腹直肌则可不分离。接着十字切开腹直肌后鞘和腹膜。如果结肠造口的"圆形切割"口过大,会导致常见造口旁疝的并发症。在腹直肌鞘与表皮筋膜的皮下间隙用四根可吸收线先间断缝合。此开腹前造口的方法可避免开腹后再打孔可能发生的"层间变位"。在一些能确定做 Miles 手术患者,为避免术中粪便污染术野先于开腹前,在麻醉满意后就用双根粗丝线将肛门荷包缝闭。

(2) 腹部切口:目前在考虑行直肠切除术患者均优先选择正中切口。然而左下腹造口 Miles 手术的患者则取右旁正中切口,其能尽量远地避开造口的污染,切口长从耻骨至脐上 5cm。

(3) 探查:开腹后必须对全部器官进行全面彻底的检查。首先仔细检查肝脏,以免将小的囊肿误认为转移瘤,不能确定的转移瘤应对其进行活检。如果处在肝脏边缘或是覆盖肝表面的 1、2 个小转移灶,而腹腔内无其他明显转移瘤,可只将这些转移灶局部切除,然后用快速可吸收线将肝缺损缝合并用肝针活检。整个腹腔必须经过仔细地探查,对肠系膜和骨盆侧壁检查可能会发现较大的淋巴结。进行腹会阴切除术的原发肿瘤虽都位于腹膜返折下,但仍要对肿瘤进行认真触诊以评估它的活动度。

(4) 肠切除的范围:肠切除通常是随血管和淋巴区域的走行范围而定的,其范围包括肠系膜下动脉、左结肠动脉、横结肠动脉、直肠中和下动脉。

(5) 结肠的分离:先将伤口边缘用湿纱布覆盖,放入 Morgan 型下腹部自动牵开器,再将小肠裹入上腹,或将其保存在温热纱布中并装入体外的塑料袋里。将乙状结肠提起拉向右侧,在髂部切开附着在乙状结肠系膜左侧缘先天性粘连孔的腹膜,在髂总动脉分叉处确定左侧输尿管后则将其与系膜血管束分开。再将乙状结肠拉向左侧,从腹膜的中线偏右切开,即可找到从肠系膜下血管过来的给直肠两侧的血供。

(6) 系膜根的结扎:为能得到系膜血管结扎的最佳站位,术者最好站在会阴处。先用左手指穿过肠系膜和主动脉的间隙,区分肠系膜下动脉和静脉血管。如果淋巴结无明显受累,仔细确认骶前交感神经丛,并将其完整移开。在所有探查病例中如触到较大的淋巴结且是直肠上 1/3 的肿瘤,都建议行主动脉前的清扫,包括全部交感神经丛组织,如肠系膜下动脉的根治还必须再靠近主动脉的根部,并使用丝线双重结扎。然后将靠近结肠动脉左侧的肠系膜下静脉也结扎并切开。此时结肠造口血运将都由结肠中动静脉来,并通过保留的左结肠动脉的分支和降结肠的边缘动脉来输送。

(7) 盆腔的分离:在盆腔分离前,必须将所有系膜的血管结扎,但在遇较大肿瘤情况,采取试验性分离仍难以评估切除是否可行时,也可以不提前结扎。此时直肠两边的腹膜先开始向下切开,直至精囊水平即可。

(8) 直肠后切割线的寻找:将直乙状结肠系膜提到骶骨岬的前方之后,用弯形的圆头 Goligher 长剪刀自中线第一骶椎前方和直肠系膜后部开始向下向后剪开,以形成骶前的切割线。

(9) 直肠后的进一步分离:术者先单用手指、后用全掌伸进骶前间隙,小心地将直肠系膜从骶前筋膜前分开,骨盆两侧也尽可能地向下分离达到尾骨,同时用长剪刀锐性分开所有坚韧的盆筋膜束带。强行钝性地剥离,如撕破盆筋膜以及深在的骶前静脉丛,会引起不易控制的大出血。此时如会阴组也已切开直肠,腹部和会阴的分离在直肠系膜后方汇合,则成为率先的贯通。

(10) 腹膜的切开:在直肠两侧切开腹膜和腹膜内组织,并于前腹膜返折最低处的前 1cm 交叉汇合。在靠近两侧输尿管的分离时要非常小心,尤其在盆腔中段水平遇较大肿瘤时,还需将两个通向膀胱的输尿管全部游离出来以免损伤。

(11) Denonvilliers 筋膜的切口:用钝头剪刀分离后,将已切开的前腹膜底端用钳子向上牵拉,使膀胱底部和两侧精囊(女性为阴道壁)显露。在精囊后用一有唇边的圣马克盆腔拉钩向上牵开,可在直肠壁的前端露出 Denonvilliers 筋膜(图 49-1)。用横形的切法切开后就可很容易地一直向下分离,直至触到前列腺的顶端。在这一区域,用手指横向彻底搜寻还可以界定出侧韧带的前缘。可在直肠后方分离前就采取上述方法进行前方的分离。其优点是能清晰地见到精囊和输精管,而且先分离前方的 Denonvilliers 筋膜则保持在完全无血的条件下进行操作。

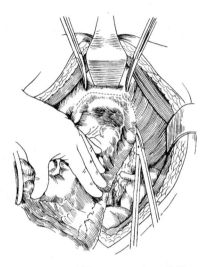

**图 49-1　显露 Denonvilliers 筋膜**

(12)侧韧带的分离:为充分地显露右侧韧带,站于左侧的术者用左手将直肠拽到骨盆的左侧,以使右侧的韧带紧绷,此时右手持长剪沿盆壁向下尽可能彻底地将韧带分离(图 49-2)。对侧同法分离,而左侧分离时则术者站于患者右侧为佳。无论如何,腹部两侧远端有部分残留还有会阴组的医师实施。在分离时如遇痔中动脉可挑起并结扎。传统在侧韧带未分离而用长弯钳,边钳夹侧韧带边分离的手法,则不是一个根治性的,因为侧韧带如有转移会因钳夹而有残留。腹部的分离至此完成,剩下的分

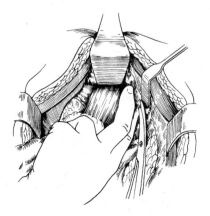

**图 49-2　分离侧韧带**

离将留给会阴组医师。

(13)结肠的截断:乙状结肠的截断也可在直肠分离前进行,因此种"先断后分"的操作使直肠后壁的分离更方便。乙状结肠截断的适合位置取决于乙状结肠和降结肠能下拉至耻骨的长度。通常满意的结果是此段留出后的结肠要有很好的血运。如满意的造口要高出周围皮肤约 0.5cm,如果不好决定,特别是肥胖者,最好就多留结肠,这样能在造口制作前还能进行整修,而留的太少会使肠管处于紧绷状态。经结扎和切开将系膜与肠管完全截断后,肠管两端套上胶套。肿瘤肠管待会阴的分离完成后,则将其从会阴移出。

(14)结肠穿出造口前先缝闭结肠旁沟:为便于充分显露结肠旁沟,先用长剪刀自结肠造口外穿入,提起剪刀头使腹部切口左缘掀起,使用非吸收缝线从结肠造口的侧方穿入,连同一些在结肠旁沟腹膜下的肌肉纤维,并从结肠的系膜缘穿出,用荷包的方法缝闭结肠造口外侧段的旁沟(图 49-3),从而就完全去除了小肠内疝而致梗阻的可能,之后将带胶套的结肠远端从造口牵出。

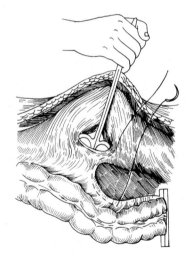

**图 49-3　缝闭结肠造口外侧段的旁沟**

(15)关闭盆腹膜:在闭合盆腹膜之前,无论腹部和会阴部医师最要注意的是必须充分止血,并用清水冲洗盆腔。用手指轻轻游离开盆侧壁和髂窝的腹膜,开始将盆腹膜边缘缝闭,一直缝合至盆腔上方。为能减少粘连和漏针以选择 2-0 可吸收缝线连续缝合的方法为佳。此操作主要是对血管根部结扎处的封闭,对侧方结肠系膜游离缘与左髂窝腹膜的缝合一直要缝到结肠造瘘的出口处。腹部不需放引流管。

(16)结肠造口制作:先移去造口肠管上的胶

套,从能容纳两指的造口将结肠拉出,在突出造口表皮的结肠留下约0.5~1.0cm肠管即可。结肠造口即刻开放,用角针2-0的丝线将造口肠缘全层与周围皮肤间断缝合。

2. 会阴手术 为能选择正确的术式,待腹部医师完成探查并决定采取腹会阴联合切除之后即应开始会阴手术。可选用先将肛门缝闭的技术,以防操作时粪便的污染。从肛缘到尿道前部的中线开始绕肛管一周做一椭圆形皮肤切口,向后直至骶尾关节。切口深至能看见坐骨肛门窝的 Lobulated 脂肪层并能显露出尾骨为止。在切口和肛门侧的两切缘用 Allis 钳轻轻地牵开,则可利于坐骨肛门窝及顺着以上的盆底肌平面分离。

(1)切除部分尾骨:尾骨并不都常规切除,但对盆骨较窄的男性或位于直肠下1/3的后位的较大肿瘤来说,移除尾骨则有利于分离和肿瘤周围扩大切除。用拇指将尾骨折弯显露出骶尾关节,刀片从此切入。注意将刀片贴近骨表面,以避免损伤直肠。尾骨的远端被分离后,此中部骶椎的血管需电灼或结扎。

(2)切开与分离髂尾肌:在尾骨任何一边穿过连接尾骨肌的纤维组织,用刀自任何一侧斜着切一小口并插入一指(图49-4),都能从 Waldeyer 直肠筋膜下向前、向外分离肛提肌,并将盆侧壁之上的坐骨肛门窝脂肪与髂尾肌完全分离。远端痔血管需电灼或结扎。

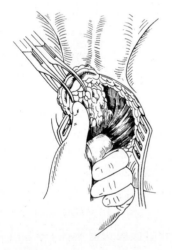

**图 49-4 切开与分离髂尾肌**

(3)显露直肠系膜:此时将圣马克式自动会阴牵开器放于会阴切口并牵开到位,就会清晰见到 Waldeyer 筋膜,其位于已切开的尾骨前部。如果该筋膜仍没被分开,而从骶骨高度去剥骶前筋膜,就会

造成神经损害和骶前静脉丛的大出血。沿此切口可向骨性盆腔的出口延伸就可显露出直肠系膜。

(4)直肠系膜的分离:从盆筋膜切缘的前部伸进手指,直肠系膜便能从骶前筋膜和与盆侧壁分离开直至骶骨岬水平。此时可与腹部医师在这一平面上汇合,直肠后部即可完全开放。

(5)前方的分离:肿瘤肠段向直肠后部拽开,从伤口的任意一侧开始横向地分离直肠前方,先显露分离浅层肌肉,之后进行会阴深横肌层的分离。该分离的层面必须都在这些分离肌肉的后方进行,以避免伤及尿道。当分离开外括约肌的十字交叉纤维组织后,会阴深横肌完全显露,此时可见到直肠前壁微白色的纵形肌纤维。

(6)耻骨尾骨肌的切开与离断:呈宽形带状的耻骨尾骨肌出现在直肠、前列腺或直肠阴道两侧。用一指伸入这些宽带肌近端,就可将其从骨盆下筋膜中分出。分离两侧此筋膜要尽可能多的、几乎完全的从其根部分离出来(图49-5)。Devonvillier 和 Waldeyer 筋膜都是从侧方向下延续的筋膜,被离断后就可直接显露直肠壁。此时能清楚触及前端的前列腺并确定前列腺和直肠之间的平面。如果没有分开这一筋膜,则进入不了直肠和前列腺间的平面。而偏离平面向前分离则可伤及前列腺和其包膜,将引起不必要的创伤和难以控制的出血。

(7)肌纤维束的切开与离断:耻骨直肠肌肥厚的前远边缘在中线维持着肛直角的向前。右手持止血钳从这一模状肌肉的中线向前列腺后壁的平面平行进入,钝性分割此肌肉成两束。钳子直接朝向由左手示指定位的前列腺顶端,并使止血钳与前列腺

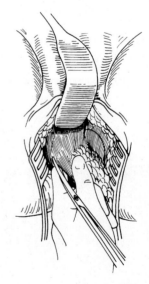

**图 49-5 切开与离断耻骨尾骨肌**

的后部始终保持平行,以免损伤前列腺、尿道膜部及后面的直肠(图49-6)。接着将已分离开的纤维肌束钳夹切断,则可露出前列腺。一些很容易分辨的纵肌纤维组织偶尔却挡住前列腺,这需要分别切开离断,显露出由腹部组医师已找到的分割线的真正平面,以避免损伤直肠。

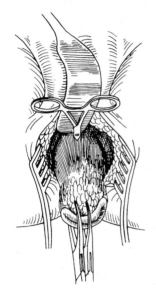

**图 49-6　切开与离断肌纤维束**

(8) 盆筋膜的分离:分离下拉后前方的内脏盆筋膜已缩短,它向前通向前列腺的侧部,盆筋膜离断将会露出整个前列腺的后部与上方的精囊,此时腹部和会阴的医师将在直肠前方交汇。

(9) 直肠的移出:直肠前和后部完全离断后,只剩侧韧带的下部待分离。可将肠拉向一边,使对侧要分离的韧带紧绷,自盆壁逐步向上分离。满意后将已断开的直肠和乙状结肠自腹部穿过会阴移出。将床头低位降20°,使会阴伤口前壁充分显露并认真止血,确保患者术中血压不低于正常值。在水平的手术台上可以使用中心静脉监测。

(10) 会阴创口的缝闭:男性患者的大多数会阴伤口可以完全缝闭。如果采取较宽的切除,因肛提肌本身对合不上则不必缝合。此时必须将伤口彻底止血,并选大号引流管从伤口旁插入盆腔放于骶前。伤口用3-0可吸收缝线缝合,皮肤可用丝线行垂直褥式缝闭。即刻就开始持续地负压吸引约5天。伤口用纱布敷盖,并用胶带固定,防止细菌侵入。缝线在术后第10天撤去,但是对于较重的或肥胖的患者应多留几天。

由于少数患者没有很好止血,会阴闭合后则会留下潜在的脓血症或由于直肠剥漏污染而形成进一

步的感染。所以伤口可选用半开放的方法,即会阴伤口中间留有三指宽能插进的空隙,瓦楞状引流管则由切口放入盆腔内,并在皮肤上固定,表皮则采用可吸收缝线垂直褥式缝合。在极少数情况下,会有严重持续性出血情况,在无其他方法控制时,还可使用干纱布团压紧填塞的方法止血,3天后撤去。

当在某种情况下盆腹膜没能关闭,可用一裹着塑料袋的细小的纱布包轻轻塞入盆腔内,以此来阻止小肠下垂,3～5天再从会阴拔除。

3. 女性会阴伤口的分离

(1) 切口:在恶性肿瘤直肠的切除术中,除非肿瘤小且位于直肠后壁的癌,其阴道后壁通常均需切除。试图保留阴道则可导致肿瘤的残留,而且阴道侧壁和后壁相连的盆壁如有转移,其复发率大大增加。因此切口范围要环绕肛门从阴唇侧后壁扩大到尾骨。

(2) 前部分离的范围:作为男性患者直肠分离的范围要求直肠前部都分离开为止。而女性直肠前部的切除包括阴道后壁和侧壁向上直到后穹隆,之后经后穹隆再行横向切开与两个侧壁切口会合,这是一种深部创口的显露,需要腹部和会阴组医师共同努力,在直肠前部会合,接着分开侧韧带后就可移出标本。

(3) 止血法:阴道不一定重建。使用2.0的可吸收缝线对阴道切缘的各边进行连续锁边缝合,就能达到满意的止血效果(图49-7)。

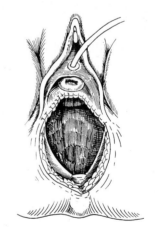

**图 49-7　锁边缝合阴道后壁**

(4) 会阴闭合:在女性患者中,不必缝合肛提肌切缘。采用可吸收线间断地缝合皮下组织、关闭切口即可。皮肤缝合用丝线间断褥式缝合。伤口缝合到阴唇切口边缘时将缝合线留出一3指宽的敞口,经这一改造的阴道口放一瓦楞状引流管到盆腔,

并在阴唇边缘将其固定。此引流管的优点在于可以免除需不断换药的弊端。

【术中注意事项】

1. 直肠前壁分离时认真找到膀胱下的 Denonvilliers 筋膜,并顺此筋膜切开,即可发现陷凹下的精囊和前列腺(女性为阴道直肠陷凹),并防止损伤和出血。

2. 分离直肠后壁则应找准直肠固有筋膜和骶前筋膜的间隙,始终保证在明视下的锐性分离。如显露不充分还可借助圣马克盆腔拉钩对直肠后壁进行牵拉(图49-8)。

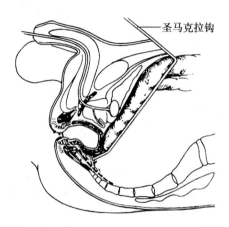

圣马克拉钩

**图 49-8　圣马克拉钩显露直肠后壁**

3. 术中应严格保护双侧输尿管,遇盆腔特大肿瘤患者则需将全部输尿管游离出来。

4. 在分离直肠两侧的韧带时要保证沿盆壁切开,以防复发,但又要注意保护盆神经丛,以减少排尿和性功能障碍。

5. 会阴后方分离时应找到 Waldeyer 筋膜,并从其下向前、向外分离肛提肌,如能顺筋膜切开几乎可以不使用电刀分离。

【术后处理与并发症】　术后,应特别重视的不仅是腹会阴联合术后的并发症,而且还应关注结肠造口、泌尿系统和会阴伤口情况。

1. 静脉液体　手术过程中的输血在术后依然需要。静脉的葡萄糖和电解质给到正常肠蠕动恢复和结肠造口已排气时,往往此情况出现在术后第3天或第4天。

2. 胃部并发症　在大多数患者并不需胃肠减压。在术后肠麻痹情况解除后即可饮少量水。

3. 会阴伤口　在大多数男性患者中,关闭会阴伤口,同时采用负压吸引方式。鼓励患者坐立或一般情况下马上就可让患者的床头抬高,这样皮内骨盆会阴间的无效腔将很快地消除。持续吸引保留到引流量达到最少,通常持续五天后移去引流管。如果伤口只是局部缝合,使用的是瓦楞引流管,则术后第3天就可撤除。如果有必要就用在会阴伤口塞上纱布卷防止小肠下垂的方法,而在压迫3~5天后逐步将纱布从塑料袋中撤除,最后撤离该袋,这可以在病房进行,并无痛苦。如果为防止大出血,伤口直接由纱布压迫,通常在术后第3天就可以撤除纱布。这应在手术室全身麻醉下进行,通过麻醉还可全面对伤口进行彻底检查并处理剩余出血点,然后仍可进行伤口的再次缝合。

4. 尿潴留　在任何根治手术中,一些患者不可避免地对膀胱神经有暂时的或长期的损伤,故所有患者都需留置尿管,通常在术后第5~7天拔除,之后会逐步形成正常的排尿功能。对于拔管排尿失败的患者,可做进一步排尿试验,给患者重复几次试排放。甚至当排尿功能看似恢复也还应再试,确保没有任何残余尿液非常重要。正常的排尿能不能恢复,往往需要进行膀胱镜检查。经尿道前列腺切除术能帮助那些膀胱完全瘫痪的病患,还可通过定时的耻骨上按压来完成膀胱的排空,而此方法并不常用。

5. 结肠造口　结肠造口通常是术后第4~5天自发性地恢复排气。当发生延迟时,可使用甘油灌入造口,但是如果没有胀气,通常最好让肠道自行恢复功能,而使用灌肠法助排便只是偶尔使用。一个透明的结肠造口袋在手术结束时就可贴于造口处,以观察造口血运情况。其他敷料则盖于造口上,因为造口底盘本身就是一标准的湿性敷料。结肠造口周围缝线如没吸收,则必须在十天内都要拆除。

【述评】　传统的 Miles 手术有近百年的历史,经过了百年的历练,今天的腹会阴联合切除术则不但从切除范围上,而且从操作的方法和器械使用上都与原始术式有很大的不同。虽有学者建议只用"腹会阴联合切除术"的称呼,但多年来其在切除的原则上没有本质上的变化。我国《肛肠手术学》自50年代首先由周锡庚教授著书具体描述此术式的操作,之后又有多种版本介绍此术式和其不断的发展过程。而近年来发达国家在操作方式上又有了一些改进,确实与我国近年教科书的操作有不同之处,使手术更加完善,现列出如下:

1. 体位取股伸截石位,不但提供自腹部和会阴两组同时操作的入路方式,还使腿架从托腿变为了托脚,减少了传统腿架的并发症。

2. 对确定了行 Miles 术的患者,在开腹前就行腹部造瘘口皮肤、前鞘和肌肉各层的打孔,以防开腹后打孔发生的层间变位。

3. 开腹前就缝闭肛门,以将此污染手术野变为无菌手术野。

4. 结肠旁沟不但要缝,而且要在肠管牵出造口之前就进行,以保证旁沟缝闭的质量。

5. 会阴组直肠前方的分离并不通过提前将近端肠管由会阴拉出的方式进行分离,而是采用前壁和周围完全分离开后,肿瘤肠段同时从会阴拉出的方法,以提高前方分离的细化程度。

6. 会阴组开始操作的时间提前,在完成探查决定行此术式后就开始会阴组的操作。

7. 造口　肠管必须从腹直肌穿过来进行造口,以完全避免造口旁疝发生。

8. 术后　一般情况下鼓励患者马上就可床头抬高或甚至坐立,以使皮肤与骨盆会阴间的无效腔能较快地消除并能减少卧床的并发症。既往顾虑盆底缝合不牢,形成小肠疝的可能,需头低脚高位数日,特别忌讳在术后 10 天内坐立。而目前,只要不是糖尿病患者,使用可吸收线连续缝合盆底,就不会发生破裂而导致小肠疝。所以应鼓励患者尽早坐立,并避免坐立对引流管的影响,则采取将胶管从会阴伤口内皮下潜行的引流方法,以保证引流管自耻骨联合下穿出无受压。

(马钢　李春雨)

## 参 考 文 献

1. 皮执民. 肛肠外科手术学. 北京:军事医学科学出版社,2008. 348.

2. 刘宝善,许玉成,王辉. 大肠肛门肿瘤学. 成都:四川科学技术出版社,1998. 546-548.

3. 刘宝善,许玉成,王辉. 大肠肛门肿瘤学. 成都:四川科学技术出版社,1998. 549-550.

4. 张殿文,王玉成,马钢. 原发肛门周围胚胎细胞横纹肌肉瘤——附 1 例报告. 中国肛肠病杂志,1985,5:3.

5. 沈克非. 腹部外科手术学. 北京:人民卫生出版社,1966. 240-258.

6. 皮执民. 肛肠外科手术学. 北京:军事医学科学出版社,2008. 355-360.

# 第 50 章　腹腔镜直肠手术

## 第一节　腹腔镜直肠癌 Dixon 术

【概述】　自 1987 年 Mouret 进行世界首例腹腔镜胆囊切除术后,腹腔镜技术在普外科的应用逐渐增多。历经这 20 余年的发展,腹腔镜设备,手术器械和技术都有了长足的发展和进步。尤其是近年来在传统腹腔镜基础上逐渐兴起的单孔手术、NOTES、3D 腹腔镜和机器人手术等再一次将微创治疗推上了新的平台。腹腔镜结直肠手术的开展也超过 20 年。随着第一例腹腔镜右半结肠切除术于 1990 年在美国由 Jacobs 成功完成,在短短数年时间内所有结直肠手术的术式都在腹腔镜下得以成功进行。一系列多中心前瞻性临床随机对照研究也证实了腹腔镜结直肠手术相比传统手术,具有以下优点:①术后疼痛明显减轻;②伤口愈合时间缩短;③腹壁切口明显缩小;④术后胃肠道功能恢复较快;⑤恢复正常活动较快;⑥患者自身免疫的影响较小。腹腔镜下结直肠手术对于初学者来说有较多困难,包括术中解剖不熟悉,操作不熟练,配合不默契,手术时间较长等,但随着开展例数的增加,熟练程度的不断提高和各类手术器械(超声刀、EndoGIA、Ligasure 等)的发展,很快会达到学习曲线的平台。国内郑民华等报道有腹腔镜胆囊手术经验的外科医师腹腔镜结直肠手术的学习曲线大约为 25 例。李国新等报道无腹腔镜胆囊手术经验的外科医师行腹腔镜直肠癌切除术的学习曲线大约为 35 例。

【适应证】

1. 肿物不宜过大,一般在 6cm 以下的较为合适,因肿物过大会妨碍术野,给显露带来困难,一般病变属于 Dukes A、B 期较为合适,部分可为 C 期。

2. 肿物无明显的肠壁外浸润。术前根据 CT、MRI、直肠腔内超声及直肠指诊检查肿物的活动度

可判断有无外侵。

3. 肿物无远处转移征象。

4. 无心、肺、肝、肾等重要脏器功能不全。

【禁忌证】

1. 相对禁忌证　①出血倾向;②重度肥胖(身体质量指数,即 BMI 指数>40);③巨大膈疝或腹外疝;④解剖变异;⑤心肺等功能欠佳;⑥神经系统疾病;⑦急诊入院患者,如恶性肿瘤并发急性肠梗阻、穿孔等;肿瘤已侵及周围脏器并与之粘连,如浸润子宫、膀胱、输尿管、小肠、十二指肠、骨盆和腹壁肌肉等。

2. 绝对禁忌证　①严重的心、肺、肝、肾等疾病不能耐受全麻或较长时间 $CO_2$ 气腹;②严重脓毒血症;③难以纠正的严重凝血机制障碍;④妊娠期患者;⑤全身情况不良,虽经术前积极治疗仍不能纠正或改善;⑥肿瘤直径超过 8cm;⑦腹膜广泛肿瘤种植、淋巴结广泛转移或肿瘤包绕重要血管,估计腹腔镜下清扫困难;⑧肿瘤致肠梗阻,并伴有明显腹胀;⑨肿瘤穿孔合并腹膜炎;⑩腹壁或腹壁手术史估计腹腔内广泛粘连,腹腔镜下分离困难。

【术前准备】

1. 术前检查　血常规+血型、凝血五项、肝肾功能、血糖、血清离子、尿常规、血气分析、肝炎病毒、HIV+TPPA+RPR,CEA,CA19-9,CA724 等生化检验。胸部放射线检查、心电图、纤维结肠镜、组织活检、全腹增强 CT、全身骨静态显像、盆腔增强磁共振、直肠腔内超声。对于有心肺疾病病史和 70 岁以上的患者常规行肺功能、心脏彩超、头 CT 检查。

2. 全身评估　根据患者的一般状况、营养状况、精神心理状态和既往手术史等,结合患者术前各

项检查的结果,明确肿瘤定位,了解周围淋巴结肿大情况和腹腔、肝脏等远处转移情况,确定临床分期,综合评价腹腔镜手术的安全性和可行性。

3. 术前常规准备

(1) 营养支持:对于术前评估有营养不良的患者给予肠内营养支持治疗。根据各项检验结果,有针对性的予以纠正,以改善患者的营养状态如低蛋白血症、水电解质代谢紊乱等。

(2) 改善贫血:如果血红蛋白低于 70g/L 可以考虑输注红细胞混悬液。不够输血指征者可给予促红素和蔗糖铁。

(3) 纠正内科伴随疾病:直肠癌患者老年居多,常伴随有内科系统疾病。术前需要控制血压、血糖,纠正肺内感染等。

(4) 肠道准备:术前 2 日流质饮食,庆大霉素 8 万单位、替硝唑片 0.5g,日三次口服,恒康正清散 2 盒+水 2000ml 术前夜口服,术晨洗肠净止。

(5) 皮肤准备:术晨术区备皮,特别注意清除脐孔内积垢。

(6) 术晨留置胃管,麻醉成功后留置尿管。

(7) 术前 30 分钟给予静脉滴注抗生素预防感染。

【麻醉】　全身麻醉。

【体位】　改良截石位,大腿应当与前腹壁几乎平行(图 50-1),右腿要更低一些,因术中需头低位,右腿升高会妨碍术者操作。如果取传统高腿截石位会妨碍术者右手的操作,尤其是向头侧处理肠系膜下血管的操作。患者的右上肢放在躯干侧,方便术者和扶镜助手的站位。左上肢可以外展以利于术中输液和采血处置。放置完各套管后体位调整为头低右倾位。

【手术步骤】

1. 手术人员站位　术者站在患者右侧,器械护士站于术者右手侧(图 50-2)。

2. 建立气腹　在脐上缘切口,气腹针穿刺建立气腹。气腹机流量要求至少 30L/min,气腹压力设定为 12mmHg。

3. 穿刺孔的位置(图 50-3)。

(1) 通常在脐孔上缘处置 10mm 穿刺器,放置镜头。

(2) 在右下腹右髂前上棘内侧 2cm 处置 12mm 穿刺器为主操作孔。

(3) 右中腹部平脐腋前线交点置 5mm 穿刺器为辅助操作孔(各操作孔避免同一纵轴上,各孔距离

8～10cm 为宜)。

(4) 左中下腹脐旁锁骨中线置 5mm 穿刺器为助手主操作孔(后期纵行切开作为腹部辅助切口或作为结肠造口)。

(5) 左侧髂前上棘内上方两横指处置 5mm 穿刺器为助手辅助操作孔。

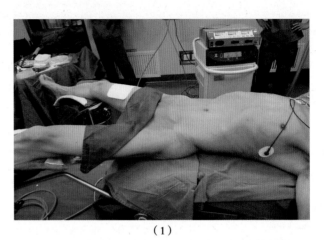

(1)

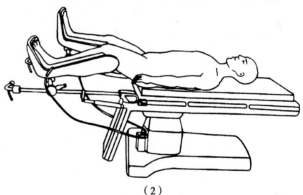

(2)

图 50-1　手术体位

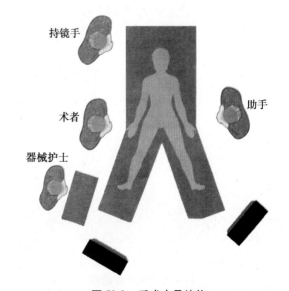

图 50-2　手术人员站位

585

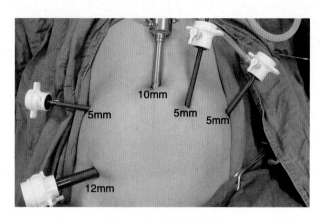

图 50-3　穿刺孔位置

4. 探查　探查有无肝脏转移灶,有无大网膜及腹膜种植病灶,尤其是术前结肠镜没有通过病变进入近端肠腔的时候更要注意不要遗漏了重复病变。最后探查肿瘤的位置、大小、活动度,确定术式。

5. 处理肠系膜下血管

(1) 扶镜手应使腹主动脉处于显示器的水平位置。

(2) 手术平面建立:助手右手用抓钳向腹侧及外侧牵拉乙状结肠和直乙交接处的肠系膜,左手用肠钳向头侧及腹侧牵拉尾侧的直肠。

(3) 进入平面:术者左手用抓钳与助手对抗牵拉,使拟切开处保持一定张力,右手持超声刀自骶骨岬水平右侧输尿管内侧 1cm 处开始第一步游离,进入 Toldt 间隙(图 50-4)。注意不要进入深层的上腹下神经丛的背侧。

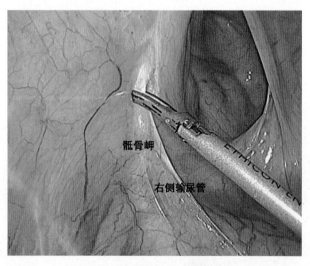

图 50-4　骶骨岬水平右侧输尿管
内侧 1cm 处第一步游离

(4) 展开平面:沿腹主动脉向头侧、向外侧由下至上分离乙状结肠背侧 Toldt 融合筋膜与腹膜下筋膜深层之间的 Toldt 间隙到肠系膜下动脉根部。注意避免损伤左侧输尿管(图 50-5)。

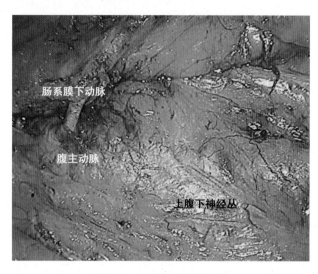

图 50-5　分离肠系膜下动脉

(5) 辨清肠系膜血管根部所在,可选择性保留左结肠动脉,在根部切断肠系膜下动脉(图 50-6)。向左外侧及头侧游离,在 Treize 韧带水平切断肠系膜下静脉(图 50-7,图 50-8)。

(6) 游离乙状结肠悬韧带及外侧腹膜,与内侧游离的 Toldt 间隙汇合。注意此处不要游离到腹膜下筋膜深叶的背侧,在输尿管及生殖血管的表面有一层薄薄的筋膜覆盖(图 50-9)。

6. 游离直肠后方(图 50-10)

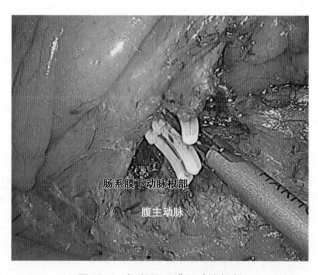

图 50-6　切断肠系膜下动脉根部

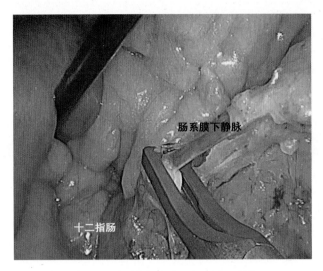

图 50-7 肠系膜下静脉放置可吸收夹

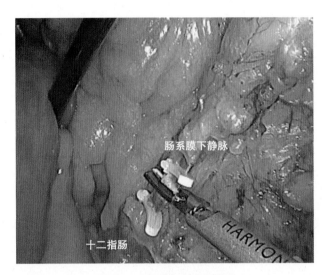

图 50-8 切断肠系膜下静脉

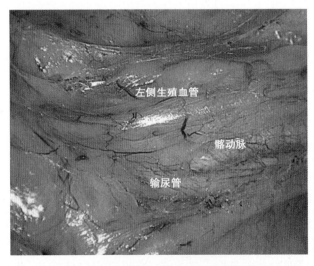

图 50-9 游离左侧 Toldt 间隙

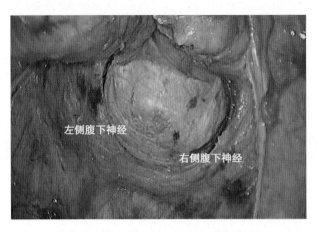

图 50-10 游离直肠后方,显露双侧腹下神经

（1）助手左手持抓钳钳夹已被切断的肠系膜下血管断端向头侧及腹侧牵拉,右手持抓钳将直肠系膜向腹侧挑起。术者左手钳向腹侧顶起直肠,直肠后间隙即开放。

（2）保持盆筋膜脏层的完整性,并顺其弧度,用超声刀或电钩紧贴脏层筋膜锐性游离。

（3）注意保护盆侧壁的左右侧腹下神经。

7. 游离直肠侧方 右侧方游离。扶镜手需使光纤右偏,由右向左看。助手左手持抓钳向头侧腹侧牵拉直肠,右手持抓钳将直肠右侧壁向左侧牵拉。术者左手抓钳将盆壁向右侧推挡与助手对抗显露分离平面。注意保护腹下神经,游离侧方时避免过度牵拉,紧贴脏层筋膜切断,不要过于向外侧游离,防止损伤输尿管及右侧腹下神经。也不要过于向内,以免进入直肠系膜内（图 50-11）。同法游离直肠左侧方（图 50-12）。

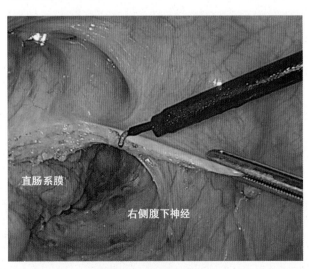

图 50-11 游离直肠右侧方

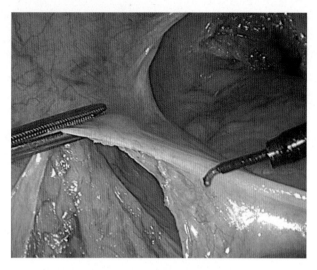

图 50-12　游离直肠左侧方

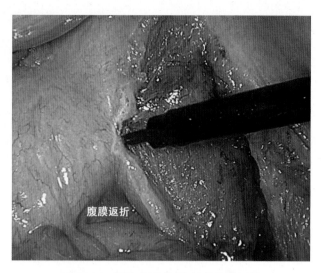

图 50-14　游离直肠前方,切开腹膜返折

8. 游离直肠前方　由两侧壁向前壁延伸分离,有利于寻找间隙。扶镜手多数时间使镜头保持原位即可,如空间较小可根据需要适当左偏或右偏光纤以利于观察。助手右手向头侧牵拉绷紧直肠,左手抓持腹膜返折上方腹膜,必要时可以在肿瘤近侧直肠用绑带结扎,方便牵拉肠管(图 50-13)。术者于直肠前壁腹膜返折处上方约 1cm 处切开腹膜并向下锐性分离,沿 Denonvilliers 筋膜前后两叶之间疏松间隙内向下剥离(图 50-14,图 50-15)。男性患者注意勿损伤两侧精囊腺。女性患者分离较困难。助手需向腹侧顶起阴道后壁,术者向头侧背侧牵拉已切开的腹膜返折处以利于显露。必要时可结合指诊指示阴道后壁与直肠间隙。

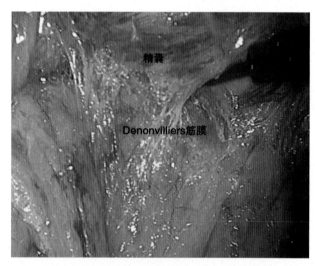

图 50-15　游离直肠前方,沿 Denonvilliers 筋膜前后两叶之间疏松间隙内向下剥离

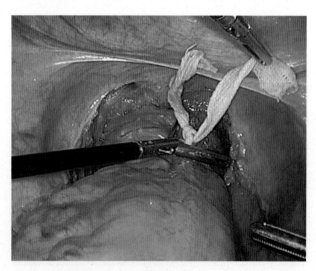

图 50-13　于肿瘤近侧直肠用绑带结扎,方便牵拉肠管

9. 裸化肠管,用切割闭合器切断肠管　经肛门可触及的肿瘤可通过肛门指诊确定肿瘤下缘,在肿瘤下缘至少 2cm 处离断系膜,显露肠壁。裸化时需注意直肠前后壁组织相对于左右侧壁要薄,避免术中穿孔。用切割闭合器或肠钳夹闭肠管后,助手扩肛,予稀释后的安尔碘液约 200～300ml 经肛门冲洗远端直肠。在夹闭处远侧用切割闭合器离断肠管。离断时切割闭合器由术者主操作孔放入,并从直肠右侧置入,放入腹腔后旋转闭合器头部使其与直肠纵轴近乎垂直。在拟切断处夹闭肠管,并击发(图 50-16)。通常需 1～2 次切割闭合才能离断肠管。尽量使两次闭合的交汇点位于残端中央,以便吻合肠管时一并切除,减少吻合口瘘发生(图 50-17)。

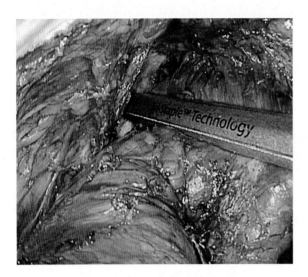

图 50-16　腔镜下放置切割闭合器

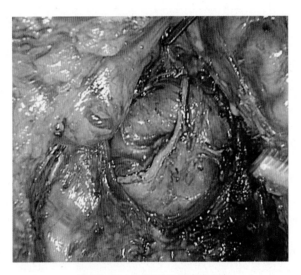

图 50-17　切断后的直肠断端

10. 裁剪乙状结肠系膜　助手用两把抓钳抓住乙状结肠系膜使其展开，术者左手抓钳抓住已切断的肠系膜下血管，用超声刀分离系膜至近端拟切断处。若乙状结肠较短，考虑吻合困难或吻合后肠管张力较大时，可向上游离脾曲。

11. 取出标本　取标本前先用抓钳抓住已切断的直肠末端以便提出。关闭气腹。在左侧经腹直肌穿刺孔处（即助手主操作孔）做一长约 5cm 纵向切口，依次切开入腹，置切口保护器，通过抓钳将标本远端移至切口下方，卵圆钳牵出标本。注意不要片面追求小切口而过度挤压肿瘤。裁剪系膜，在拟切断处裸化肠管（至少距肿瘤上缘 10cm），用荷包钳穿过荷包线，切断乙状结肠，消毒后置入吻合器钉砧头。观察断端血运良好后将其放回腹腔。

12. 吻合肠管　缝合辅助切口，重建气腹。经肛门导入吻合器（图 50-18）。入时应在腹腔镜监视下完成，穿刺部位尽量选择两次闭合交汇处。击发前检查系膜方向，行乙状结肠直肠端-端吻合（图 50-19）。

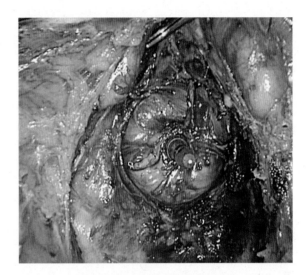

图 50-18　经肛门导入吻合器

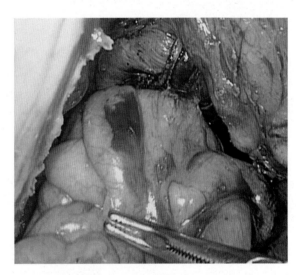

图 50-19　行乙状结肠与直肠端-端吻合

13. 留置引流管　通常分别经右下腹术者主操作孔及左下腹助手辅助操作孔留置盆腔引流管 2 枚（图 50-20）。

14. 检查大体标本（图 50-21）。

15. 缝合腹壁辅助切口和各个穿刺孔（图 50-22）。

【术中注意事项】

1. 腹腔镜直肠癌手术应在具备良好的开腹手术经验基础上进行。

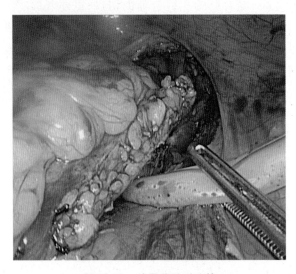

图 50-20　放置盆腔引流管

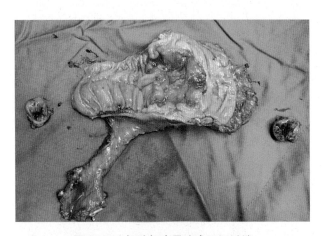

图 50-21　切除标本及吻合口远近端

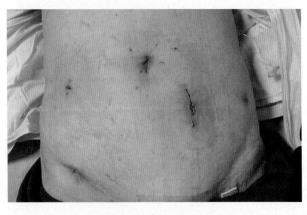

图 50-22　术后腹部切口

2. 腹腔镜直肠癌手术也应遵循 TME 原则,无瘤术原则,无菌术原则。

3. 在正确的解剖间隙进行游离,才能避免术中出血,才能保护好输尿管及神经。

4. 血管的解剖及清扫血管根部淋巴结是手术的关键,解剖肠系膜下动脉时应于根部裸化,必要时可剥离血管外膜,这样有利于解剖其分支血管,但若为老年血管硬化患者剥离外膜风险较大。

5. 术中游离组织应采取对抗牵引显露,保持组织必要的张力,这样才有利于操作及找到正确的解剖间隙。

6. 游离直肠前方时可以男性的精囊腺和女性的阴道后壁为标志。

7. 术中吻合不确切或者测漏实验阳性的患者必须做回肠保护性造口。

8. 吻合后不常规做测漏试验,如果吻合器上的"甜甜圈"不完整则必须做测漏试验。

9. 吻合后还要注意用卵圆钳夹持一个棉球经肛门导入吻合口处,了解有无吻合口出血。如果有持续的新鲜出血应该经肛门直视下缝合止血。

【术后处理】

1. 心电监护、吸氧。密切注意患者的生命体征、引流液的颜色、性质和量,并做好记录。

2. 给予静脉营养、抑酸药、抗生素、化痰药物。在结直肠手术后最可能的致病菌有大肠埃希菌、厌氧菌、肠球菌。因此,术后应给予二、三代头孢菌素和抗厌氧菌药物。如果青霉素过敏,应选用喹诺酮类抗生素。

3. 持续胃肠减压直至患者肠道功能恢复、肛门排气后可拔除胃管,进全流食,并逐渐向半流食、普食过渡。近年也有学者主张不留置胃肠减压,提倡快速康复外科的理念。笔者近些年开展的结直肠手术胃管大多数在手术后第一天上午拔出,无一例出现胃排空障碍。对于少数胃肠减压液呈咖啡色怀疑应激性溃疡的患者可酌情多留置一段时间,不必等到排气,只要颜色正常即可。

4. 术后 3 天左右拔出尿管,对于既往有前列腺增生的患者,术后第一天就开始给予哈乐 0.2mg 日一次口服,保留 5~7 天后再拔出尿管。

5. 对于行保护性造口的患者,术后一方面需疏导患者的心理问题,另一方面,需告知造口护理的相关知识。一般于术后 3 个月左右考虑行二期手术还瘘。

6. 根据肿瘤的性质、分期,制定最优化的个体治疗方案,术后一个月给予化疗、放疗和免疫疗法等。

【手术并发症】　腹腔镜结直肠癌根治术术后并发症主要分为两类:一为腹腔镜手术特有的并发

症,如皮下气肿、高碳酸血症、穿刺相关并发症等;二为与开腹手术相同的并发症,如腹腔内出血、吻合口漏、吻合口出血、吻合口狭窄、肠粘连、肠梗阻、切口感染、结肠造口并发症、尿路感染、肺不张、深静脉血栓形成、排尿障碍、性功能障碍等。

**1. 皮下气肿**

发生原因:①气腹针没有进入腹腔而进行充气,导致大量 $CO_2$ 弥散入皮下组织;②腹内压过高;③皮肤切口过小而腹膜的戳孔过于松弛,导致气体漏进皮下等。严重者可引起气胸、纵隔气肿、高碳酸血症。

预防和治疗:充气时需谨慎,控制流量及流速,术中腹内压应保持适度,因为腹内压保持在 1.8kPa,恰好与毛细血管压力相等,可以防止空气进入血管形成致命的空气栓塞,所以推荐腹内压以维持在 1.3～2.0kPa 为宜。一旦发现皮下气肿,首先应确认是否存在气胸。如出现气胸,立即行胸腔穿刺和胸腔闭式引流术,并可通过影像学检查了解膈肌是否有破损。若不合并气胸,一般不需要特殊处理,但应该注意严重的皮下气肿可导致高碳酸血症、喉头气肿、纵隔气肿等,严重者可导致心功能衰竭,所以必要时可利用针筒抽气治疗。

**2. 穿刺孔肿瘤种植**

发生原因:①癌细胞的直接种植;②戳孔的损伤及气体泄漏;③肿瘤细胞的雾化现象;④$CO_2$ 气腹对腹腔内细胞免疫的负面影响;⑤$CO_2$ 气腹对腹膜间皮细胞的损伤;⑥$CO_2$ 气腹对癌细胞黏附能力的影响;⑦游离肿瘤细胞的数量;⑧气腹压力;⑨气腹持续时间。

预防和治疗:术中严格执行无瘤操作原则,妥善固定穿刺套管,并避免直接钳夹、挤压肿瘤,尤其是已侵犯浆膜层的肿瘤。辅助切口视肿瘤大小而定,不宜过小,用切口保护器保护切口。拔除 Trocar 前先排尽气体。若术后怀疑穿刺孔种植,可行病理活检检查,必要时可考虑再次手术治疗。

**3. 腹腔内出血**

发生原因:①术中止血不彻底、渗血未完全控制;②使用切割闭合器时,肠管断面的小血管闭合不完全;③电凝的血管或超声刀切断的血管出血;④血管夹脱落;⑤穿刺孔处腹壁血管出血流入腹腔。

预防和治疗:术后出血以预防为主。手术中要求严密止血,重要血管应结扎牢固。术毕关闭切口前仔细检查,确切止血,保证没有任何活动性出血,并放置引流管观察引流性状及量。术后确诊为腹腔

内出血时,对于出血量较少时,可先保守治疗,积极进行输血、补液等抗休克治疗,给予止血药物对症治疗;对于出血量较多或者引流量持续增加、难以控制者,应及时再次进行开腹探查术、彻底止血。若为穿刺孔腹壁出血,可在穿刺孔上下作整层腹壁缝合止血。

**4. 吻合口瘘**

发生原因:①患者全身营养状态差,尤其是合并糖尿病、肝硬化等慢性消耗性疾病的老年肿瘤晚期患者;②过多游离肠管断端肠系膜导致血供不良;③闭合器离断肠管时闭合不确切,吻合器击发不理想;④吻合口有张力;⑤肠管条件不良,合并水肿或肠道不洁。

预防和治疗:术前严格控制一期吻合指征。术中保证吻合口断端肠管血运良好,吻合时确保"三无",即无张力、无扭转、无出血。使用吻合器时,包埋钉砧头的近端肠管周围的系膜组织尽量游离干净,钉锥尽可能自远端闭合线中点穿出。吻合不确切时可以往盆腔注水,经肛管注气做测漏实验。对于腹腔镜直肠癌超低位切除术,有学者推荐常规行预防性肠造口术。在笔者单位,我们仅对部分患者选择性造口,包括新辅助放疗后、吻合后测漏实验阳性等。术后吻合口漏一经诊断,若无感染中毒症状及腹膜刺激征可先行保守治疗,予以营养支持、抗感染等对症治疗,并保证引流通畅;对于保守治疗无改善或症状加重者,可考虑行手术治疗。

**5. 吻合口出血**　对于腹腔镜直肠癌低位前切除术并发吻合口出血者,可行局部油纱填塞,水囊压迫或灌注止血药,如无效可经肛门直视下缝扎止血。

**6. 肠梗阻**

发生原因:①术后早期因肠壁水肿和渗出致术后早期炎性肠梗阻;②离子紊乱至麻痹性肠梗阻;③小肠进入系膜裂孔形成腹内疝导致机械性肠梗阻;④迷走神经功能失调引起假性梗阻。

预防和治疗:术中腹腔内操作尽量轻柔,严密止血,减小创伤;吻合前后检查肠管有无扭转;尽可能关闭系膜裂孔;术毕用大量生理盐水冲洗术区并吸引干净;术后鼓励患者早期下床活动,这一系列措施可一定程度上预防术后肠梗阻的发生。术后一旦并发肠梗阻,首先需判断肠梗阻的类型。对于机械性肠梗阻者,如果有血运障碍,应立即再次行手术治疗;对于麻痹性肠梗阻者,可通过保守治疗缓解,可通过禁食水、胃肠减压、全肠外营养支持、抗感染、维持水电解质和酸碱平衡等措施保守治疗后缓解;对

于术后早期炎性肠梗阻者,以保守治疗为主;对于急性结肠假性梗阻者,可行灌洗减压使肠道内气体和粪便排出后,症状将迅速缓解,若无效,可考虑手术治疗。

7. 输尿管损伤

发生原因:多因术中操作欠规范,解剖层次不清晰,盲目地进行切断、分离引起。

预防和治疗:预防的关键在于熟悉输尿管的解剖和走行特点。当肿瘤较大,与周围组织粘连,或者患者曾行盆腔手术或放疗,建议术前做静脉尿路造影及膀胱镜下留置输尿管导管,以利于术中辨别和保护输尿管;术中则避免盲目地钳夹和结扎大块组织。术后一旦明确发生输尿管损伤,应尽快手术探查,由于此时多数情况已存在组织变性,需做局部切除和输尿管吻合;对于不宜行手术修复者,可先行患侧输尿管或肾盂造瘘,以达到尿液引流、保护肾功能的目的,待感染控制后择期行输尿管移植或代替手术。

8. 切口感染

发生原因:①患者机体抵抗力弱,如营养不良、长期接受激素治疗、合并糖尿病和低蛋白血症等;②手术时间过长;③切口局部因素,如切口局部组织血液循环障碍、血肿、缝合时无效腔的形成、坏死组织或异物残留、术后切口引流物放置时间过长等。

预防和治疗:预防可以从以下方面着手:加强围术期处理,术前纠正患者贫血、低蛋白血症,改善全身状态,妥善处理合并疾病;术中严格遵守无菌操作;术毕彻底冲洗切口,清除可能坏死的脂肪组织。术后当发现切口有早期感染征象时,使用有效抗生素,并可结合局部理疗,促进炎症吸收;若脓肿形成,则应充分引流。

9. 尿路感染

发生原因:①术后留置导尿管时间过长;②置入导尿管时操作欠规范;③尿潴留;④患者既往有尿路感染史。

预防和治疗:预防方法包括鼓励患者术后早期下床,缩短导尿管留置时间;防止和及时处理尿潴留;留置导尿时严格无菌操作等。术后尿路感染的治疗以维持充分的尿量为主,必要时应用有效抗生素,当尿潴留量超过 500ml 时,则应留置导尿。

10. 肺不张

发生原因:与人工气腹后胃内压升高引起胃液反流致吸入性肺炎,术后呼吸活动受限使肺部分泌物无法有效咳出有关,多见于老年患者、长期吸烟者和急、慢性呼吸道感染者。

预防和治疗:以预防为主,包括术前行咳痰锻炼、禁烟 2 周;术中腹内正压保持适度,避免误吸;术后及早翻身、下床活动、尽早拔除胃管,以利于咳痰等。一旦发生此并发症时,要鼓励患者深呼吸、帮助患者多翻身,使不张的肺重新膨胀,同时使用有效的抗生素;若痰液黏稠,可用雾化吸入化痰治疗;如痰液持续过多而患者又无法排尽,可用支气管镜吸痰,必要时可行气管切开术。

11. 深静脉血栓形成

发生原因:①长期卧床;②静脉壁损伤;③血黏度增高;④手术体位使腓肠肌肌肉长期受压。严重者可致肺栓塞。

预防和治疗:预防措施以术中应用抗血栓弹力袜,术后气压垫间歇性加压等措施为主。术后抬高下肢、积极的下肢运动和穿弹力袜等。一旦并发深静脉血栓形成,应及时行抗凝、补液、溶栓等对症治疗。可请介入科会诊,协助留置下腔静脉滤网,以防血栓脱落导致肺梗,脑梗等严重并发症。

# 第二节 腹腔镜直肠癌 Miles 术

【概述】 1884 年,Czerny 首次描述了直肠癌经腹会阴联合切除术。1908 年,Miles 对直肠癌经腹会阴联合切除术加以改进。手术包括完整切除肿瘤、周围淋巴结清扫、切除肛门括约肌及乙状结肠永久造口。强调血管高位结扎,广泛切除系膜的重要性。伴随着腹腔镜技术在结直肠肿瘤领域的广泛应用,腹腔镜直肠癌 Miles 术的优点逐渐体现。腹腔镜直肠癌 Miles 术无腹部切口,术后疼痛明显降低,无腹部切口感染、裂开等并发症。近几年提出的腹腔镜下肛提肌外腹会阴联合切除术(extralevator abdominal perineal excision,ELAPE),简化了会阴部手术操作过程,不需要术中变换体位,明显缩短手术时间。

【适应证】

1. 距离肛缘 5cm 以内的低位直肠癌,肿瘤较大或者分化差,不符合保肛手术指征。

2. 肿瘤侵犯肛门括约肌或肛提肌。

3. 肿物无远处转移征象。

4. 无心、肺、肝、肾等重要脏器功能不全。

【禁忌证】

1. 高龄、状态差或伴有严重的心、肺、肝、肾等疾患不能耐受全麻或较长时间 $CO_2$ 气腹。

2. 严重脓毒血症。

3. 难以纠正的严重凝血机制障碍。

4. 肿瘤局部广泛浸润呈冰冻骨盆。

5. 既往腹腔手术史估计腹腔内广泛粘连,腹腔镜下分离困难。

【术前准备】

1. 术前检查　血常规+血型、凝血五项、肝肾功能、血糖、血清离子、尿常规、血气分析、肝炎病毒、HIV+TPPA+RPR、CEA、CA19-9、CA724 等生化检验。胸部放射线检查、心电图、纤维结肠镜、组织活检、全腹增强 CT、全身骨静态显像、盆腔增强磁共振、直肠腔内超声。对于有心肺疾病病史和 70 岁以上的患者常规行肺功能、心脏彩超、头 CT 检查。

2. 全身评估　根据患者的一般状况、营养状况、精神心理状态和既往手术史等,结合患者术前各项检查的结果,明确肿瘤定位,了解周围淋巴结肿大情况和腹腔、肝脏等远处转移情况,确定临床分期,综合评价腹腔镜手术的安全性和可行性。

3. 术前常规准备

(1) 营养支持:对于术前评估有营养不良的患者给予肠内营养支持治疗。根据各项检验结果,有针对性的予以纠正,以改善患者的营养状态如低蛋白血症、水电解质代谢紊乱等。

(2) 改善贫血:如果血红蛋白低于 70g/L 可以考虑输注红细胞混悬液。不够输血指征者可给予促红素和蔗糖铁。

(3) 纠正内科伴随疾病:直肠癌患者老年居多,常伴随有内科系统疾病。术前需要控制血压、血糖,纠正肺内感染等。

(4) 肠道准备:术前 2 日流质饮食,庆大霉素 8 万单位、替硝唑片 0.5g,日三次口服,恒康正清散 2 盒+水 2000ml 术前夜口服,术晨洗肠净止。

(5) 皮肤准备:术晨术区备皮,特别注意清除脐孔内积垢。

(6) 术晨留置胃管,麻醉成功后留置尿管。

(7) 术前 30 分钟给予静脉滴注抗生素预防感染。

4. 确定永久造口位置　术前请造口师确定造口位置。一般选取脐与左侧髂前上棘连线中上 1/3 交界处为预定造口位置。再根据患者站位、坐位、卧位、蹲位等不同姿势适度调整确定合适的永久造口

部位。调整原则为:①尽量使造口在腹直肌处,以减少术后造口旁疝的发生率。②不论何种体位造口尽量选取在平整的皮肤处,特别是肥胖患者一定要避开皮肤褶皱部位。③造口应选在患者本人可以直视到的位置,方便日后自行护理。④确定造口部位时还需考虑患者平素的穿衣习惯,特别是系裤带的习惯。

【麻醉】　全身麻醉。

【体位】　改良截石位,大腿应当与前腹壁几乎平行,右腿要更低一些,因术中需头低位,右腿升高会妨碍术者操作(图 50-23)。如果取传统高腿截石位会妨碍术者右手的操作,尤其是向头侧处理肠系膜下血管的操作。患者的右上肢放在躯干侧,方便术者和扶镜助手的站位。左上肢可以外展以利于术中输液和采血处置。放置完各套管后体位调整为头低右倾位。会阴部手术组进行手术时,可调整体位为传统截石位,以利于术野显露。

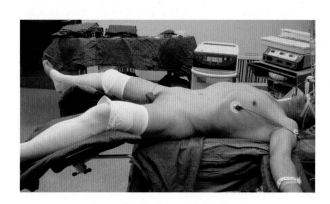

图 50-23　手术体位

【手术步骤】

1. 手术人员站位　同腹腔镜直肠癌 Dixon 术。器械护士站于术者右手侧。

2. 建立气腹　在脐上缘切口,气腹针穿刺建立气腹。气腹机流量要求至少 30L/min,气腹压力设定为 12mmHg。

3. 穿刺孔的位置

(1) 通常在脐孔上缘处留置 10mm 戳孔放置镜头。

(2) 在右下腹右髂前上棘内侧 2cm 处留置 12mm 戳孔为主操作孔。

(3) 右中腹部平脐腋前线交点置 5mm 戳孔为辅助操作孔(各操作孔避免同一纵轴上,各孔距离 8~10cm 为宜)。

(4) 左中下腹脐旁锁骨中线置 5mm 戳孔为助手主操作孔(尽可能靠近术前造口师定位造口位置,

后期作为结肠造口部位)。

(5) 左侧髂前上棘内上方两横指处置 5mm 戳孔为助手辅助操作孔。

4. 探查 探查有无肝脏转移灶,有无大网膜及腹膜种植病灶,尤其是术前结肠镜没有通过病变进入近端肠腔的时候更要注意不要遗漏了重复病变。最后探查肿瘤的位置、大小、活动度,确定术式。

5. 处理肠系膜下血管

(1) 扶镜手应使镜子与腹主动脉水平。

(2) 手术平面建立:助手右手用抓钳向腹侧及外侧牵拉乙状结肠和直乙交接处的肠系膜,左手用肠钳向头侧及腹侧牵拉尾侧的直肠。

(3) 进入平面:术者左手用抓钳与助手对抗牵拉,使拟切开处保持一定张力,右手持超声刀自骶骨岬水平右侧输尿管内侧 1cm 处开始第一步游离,进入 Toldt 间隙。注意不要进入深层的上腹下神经丛的背侧。

(4) 展开平面:沿腹主动脉向头侧、向外侧由下至上分离乙状结肠背侧 Toldt 融合筋膜与腹膜下筋膜深层之间的 Toldt 间隙到肠系膜下动脉根部。注意避免损伤左侧输尿管。

(5) 辨清肠系膜血管根部所在,可选择性保留左结肠动脉,在根部切断肠系膜下动脉,向左外侧游离并切断肠系膜下静脉。

6. 游离直肠后方

(1) 助手左手持抓钳钳夹已被切断的肠系膜下动脉血管断端向头侧及腹侧牵拉,右手持抓钳将直肠系膜向腹侧挑起。术者左手钳向腹侧顶起直肠,直肠后间隙即开放。

(2) 保持盆筋膜脏层的完整性,并顺其弧度,用超声刀或电钩紧贴脏层筋膜锐性游离。

(3) 注意保护盆壁的左右侧腹下神经。

(4) 游离直肠后方至肛提肌平面,切断肛尾韧带。

7. 游离直肠侧方 右侧方游离。扶镜手需使光纤右偏,由右向左看。助手左手持抓钳向头侧腹侧牵拉直肠,右手持抓钳将直肠右侧壁向左侧牵拉。术者左手抓钳将盆壁向右侧推挡与助手对抗显露分离平面。游离侧方时避免过度牵拉,紧贴脏层筋膜切断,不要过于向外侧游离,防止损伤输尿管及右腹下神经。也不要过于向内,以免进入直肠系膜内。

沿 Holy 平面游离到达肛提肌腱弓,用电钩切断肛提肌,显露出坐骨肛管间隙脂肪组织。同法游离直肠左侧方。

8. 游离直肠前方 由两侧壁向前壁延伸分离,有利于寻找间隙。扶镜手多数时间使镜头保持原位即可,如空间较小可根据需要适当左偏后右偏光纤以利于观察。助手右手向头侧牵拉绷紧直肠,左手抓持腹膜返折上方腹膜,术者于直肠前壁腹膜返折处上方约 1cm 处切开腹膜并向下锐性分离,沿 Denonvilliers 筋膜前后两叶之间疏松间隙内向下剥离。男性患者注意勿损伤两侧精囊腺。女性患者分离较困难。助手需向腹侧顶起阴道后壁,术者向头侧背侧牵拉已切开的腹膜返折处以利于显露。必要时可结合指诊指示阴道后壁与直肠间隙。游离至肛提肌裂孔的上缘。女性患者若阴道后壁受肿瘤浸润,需一同切除。

9. 裁剪乙状结肠系膜,在拟造口处的乙状结肠裸化肠管,用腔镜下切割闭合器切断肠管。

10. 手术分为腹部手术组和会阴部手术组

(1) 腹部手术组:在左下腹戳孔处做一圆形切口,直径约 1.5~2cm。自圆形切口提出乙状结肠近端,行乙状结肠造口术。用 4-0 可吸收线间断缝合皮肤、肠壁浆膜层、肠管全层,使造口处肠黏膜外翻(图 50-24)。

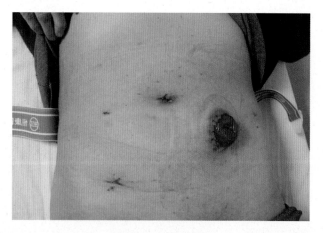

图 50-24 腹部造口

(2) 会阴部手术组:7 号丝线荷包缝合闭锁肛门,距肛门 2~3cm 做梭形切口(图 50-25),前面到会阴中间,后面到尾骨尖端,两侧到坐骨结节。游离时直肠后方以尾骨尖为标志,侧方以坐骨结节为标志,前方男性以导尿管为标志,女性以阴道后壁为标志,直至与腹部会合(图 50-26)。建议先游离直肠后方,可用手触及尾骨尖指导游离,在尾骨尖前方离断肛尾韧带与腹部手术组会师。由后方引路在括约肌外侧游离直肠两侧至与腹部组会合。最后切除直肠前壁,游离完直肠后壁及两侧后可将直肠由会阴部切口翻出。仔细分离位于阴道后壁或前列腺包膜下方的切除平面,注意勿损伤阴道或尿道。自会阴部切口移除标本(图 50-27)。盆腔创面经彻底冲洗及止血后,在会阴部留置引流管 1 枚,0 号可吸收线间断缝合会阴部皮下组织,间断垂直褥式缝合切口(图 50-28)。

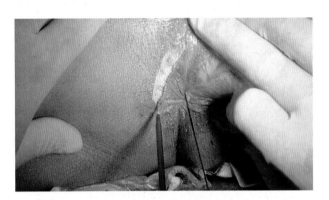

图 50-25　会阴部梭形切口

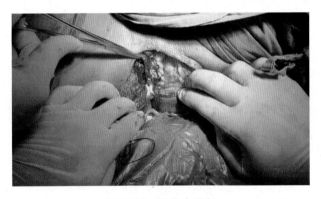

图 50-26　游离会阴部

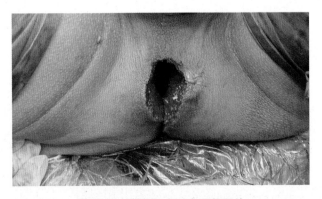

图 50-27　切除标本后会阴部图片

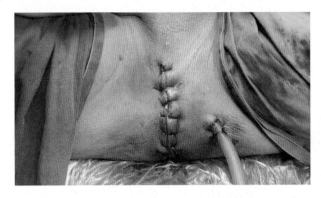

图 50-28　缝闭会阴部切口及留置会阴部引流

11. 会阴部切口缝合完毕后重新建立气腹,冲洗腹盆腔,尽可能关闭盆底腹膜(图 50-29,图 50-30)。留置盆腔引流管 1 枚。缝合各穿刺孔。

12. 检查大体标本(图 50-31)。

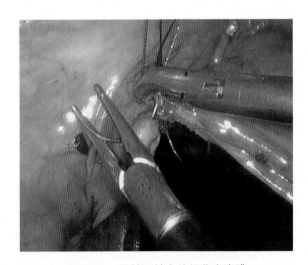

图 50-29　腔镜下缝合关闭盆底腹膜

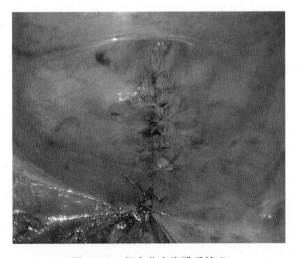

图 50-30　闭合盆底腹膜后情况

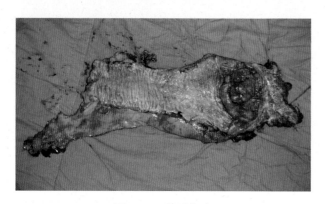

图 50-31　切除标本

【术中注意事项】

1. 会阴部手术时,分离直肠前方时,男性注意勿损伤尿道,女性注意勿损伤阴道。

2. 若条件允许,尽可能经腹部镜下关闭盆底腹膜。

【术后处理】

1. 心电监护、吸氧。密切注意患者的生命体征、引流液的颜色、性质和量,并做好记录。

2. 给予静脉营养、抑酸药、抗生素、化痰药物。在结直肠手术后最可能的致病菌有大肠埃希菌、厌氧菌、肠球菌。因此,术后应给予二、三代头孢菌素和抗厌氧菌药物。如果青霉素过敏,应选用喹诺酮类抗生素。

3. 持续胃肠减压直至患者肠道功能恢复、造瘘口排气后可拔除胃管,进全流食,并逐渐向半流食、普食过渡。近年也有学者主张不留置胃肠减压,提倡快速康复外科的理念。笔者近些年开展的结直肠手术胃管大多数在手术后第一天上午拔出,无一例出现胃排空障碍。对于少数胃肠减压液呈咖啡色怀疑应激性溃疡的患者可酌情多留置一段时间,不必等到排气,只要颜色正常即可。

4. 术后1周左右拔出尿管,对于既往有前列腺增生的患者,术后第一天就开始给予哈乐0.2mg日一次口服。

5. 会阴部引流管应多留置一些时日,一般2周左右拔除。会阴部伤口如果有液化感染需要及时敞开换药。

6. 因术后存在腹壁永久造口,一方面需疏导患者的心理问题,另一方面,造口师需告知患者及家属造口护理的相关知识。

7. 根据肿瘤的性质、分期,制订最优化的个体治疗方案,术后一个月给予化疗、放疗和免疫疗法等。

【特殊手术并发症】

1. 造口旁疝

发生原因:①患者自身因素,如老年患者腹壁薄弱,肥胖患者,便秘或排尿困难患者,肺部疾病长期咳嗽患者等。②造口位置选择不当。③术后因素,如术后肠梗阻腹胀明显,术后腹水,术后过早从事重体力劳动等。

预防和治疗:预防主要通过造口位置选择得当,尽可能经腹直肌造口。去除可能增加患者腹压的病因。小而无症状的造口旁疝可用特制弹性腹带治疗。造口旁疝较大有明显临床症状或合并嵌顿,肠梗阻等需手术治疗,多予以补片修补。

2. 造口脱垂

发生原因:①患者自身因素,如患者腹壁筋膜薄弱,肥胖患者等。②造口位置选择不当。③造口过大。④造口肠管冗长,固定不佳。

预防和治疗:预防主要通过造口位置选择得当,尽可能经腹直肌造口。造口处皮肤切口大小适当,一般容纳2指通过即可。一旦发生造口脱垂,若患者一般状态良好,建议行手术治疗。

3. 造口缺血性坏死

发生原因:①造口处皮肤切开过小或造口处缝合过密。②系膜侧缝合时误将系膜血管缝合影响肠管血运。③修剪肠脂垂时误损伤血管。④造口肠管游离不充分,系膜张力过大,影响血运。

预防和治疗:预防:造口部位肠管需充分游离,注意保留末端肠管血运。必要时可用组织剪刀剪开造口处部分肠脂垂看是否有动脉血液流出。造口处腹壁切口大小适宜。若行腹膜外造口,闭合腹膜与肠管间孔隙时不要过紧以免压迫肠管影响血运。治疗:一旦发生造口缺血坏死,一般需再次手术,重新造口。

4. 造口回缩

发生原因:①肥胖患者。②造口肠管游离不充分,系膜过紧,张力过高。

预防和治疗:预防:造口肠管需充分游离,保证系膜及肠管无张力。造口处皮肤与肠管缝合确实。可在关腹前将造口下方肠管浆肌层与腹膜缝合固定几针。治疗:一旦发生造口回缩,应行手术治疗,重建造口。

5. 造口狭窄

发生原因:①造口皮肤开口过小。②造口时未将黏膜外翻与皮肤接触,导致肉芽组织增生。③继发于造口缺血坏死及造口回缩。

预防和治疗:预防:造口时需将肠管黏膜外翻,

使黏膜与皮肤接触。避免造口处肠管缺血。治疗：保守治疗可通过造口处定期局部扩张。若保守治疗无效，可行手术治疗，重新造口。

6. 会阴部切口裂开　笔者主张一期缝合会阴部切口。但因会阴部组织缺损严重，术后少数患者会出现会阴部切口裂开。给予定期换药，纱布填塞外口，使新鲜肉芽组织由内向外逐渐生长。一般数周至数月后可愈合。

# 第三节　腹腔镜直肠癌 ISR 术

【概述】　1994 年，奥地利的 Schiessel 等结合 Parks 曾用于炎性肠病的 ISR 和结肠肛管吻合技术，对距齿状线 5cm 以下的直肠癌，提出直肠癌 ISR 手术保留肛门的方法。经内外括约肌间切除术（intersphincteric resection，ISR）是对于肛门外括约肌及耻骨直肠肌未受侵的情况下，在保证 TME 的前提下切除部分或全部肛门内括约肌，从而达到保留肛门的目的。腹腔镜直肠癌 ISR 术较传统 ISR 术有如下优点：①肿瘤标本可经肛门处取出，不需要辅助切口，损伤小，术后恢复快。②腹腔镜在盆腔狭小的空间较传统开腹手术有明显优势，可直视下沿内外括约肌间沟向下方游离至齿状线水平，大大简化了会阴部手术操作。

【适应证】

1. 肿瘤距离肛缘 3～5cm。

2. 组织学分级为高中分化腺癌。

3. 没有远处转移。

4. 肛门括约肌功能正常。

5. 肿瘤 T 分期 $T_1$～$T_3$。

【禁忌证】

1. 高龄、状态差或伴有严重的心、肺、肝、肾等疾患不能耐受全麻或较长时间 $CO_2$ 气腹。

2. 严重脓毒血症。

3. 难以纠正的严重凝血机制障碍。

4. 排除 $T_4$ 肿瘤侵及耻骨直肠肌或外括约肌。

5. 既往腹腔手术史估计腹腔内广泛粘连，腹腔镜下分离困难。

【术前准备】

1. 术前检查　血常规+血型、凝血五项、肝肾功能、血糖、血清离子、尿常规、血气分析、肝炎病毒、HIV+TPPA+RPR、CEA、CA19-9、CA724 等生化检验。胸部放射线检查、心电图、纤维结肠镜、组织活检、全腹增强 CT、全身骨静态显像、盆腔增强磁共振、直肠腔内超声、肛门直肠功能测压。对于有心肺疾病病史和 70 岁以上的患者常规行肺功能、心脏彩超、头 CT 检查。

2. 全身评估　根据患者的一般状况、营养状况、精神心理状态和既往手术史等，结合患者术前各项检查的结果，明确肿瘤定位，了解周围淋巴结肿大情况和腹腔、肝脏等远处转移情况，确定临床分期，综合评价腹腔镜手术的安全性和可行性。

3. 术前常规准备

（1）营养支持：对于术前评估有营养不良的患者给予肠内营养支持治疗。根据各项检验结果，有针对性的予以纠正，以改善患者的营养状态如低蛋白血症、水电解质代谢紊乱等。

（2）改善贫血：如果血红蛋白低于 70g/L 可以考虑输注红细胞混悬液。不够输血指征者可给予促红素和蔗糖铁。

（3）纠正内科伴随疾病：直肠癌患者老年居多，常伴随有内科系统疾病。术前需要控制血压、血糖，纠正肺内感染等。

（4）肠道准备：术前 2 日流质饮食，庆大霉素 8 万单位、替硝唑片 0.5g，日三次口服，恒康正清散 2 盒+水 2000ml 术前夜口服，术晨洗肠净止。

（5）皮肤准备：术晨术区备皮，特别注意清除脐孔内积垢。

（6）术晨留置胃管，麻醉成功后留置尿管。

（7）术前 30 分钟给予静脉滴注抗生素预防感染。

【麻醉】　全身麻醉。

【体位】　改良截石位，大腿应当与前腹壁几乎平行，右腿要更低一些，因术中需头低位，右腿升高会妨碍术者操作。如果取传统高腿截石位会妨碍术者右手的操作，尤其是向头侧处理肠系膜下血管的操作。患者的右上肢放在躯干侧，方便术者和扶镜助手的站位。左上肢可以外展以利于术中输液和采血处置。放置完各套管后体位调整为头低右倾位。会阴部手术进行时，可调整体位为传统截石位，以利于术野显露。

【手术步骤】

1. 手术人员站位　同腹腔镜直肠癌 Dixon 术。器械护士站于术者右手侧。

2. 建立气腹　在脐上缘切口，气腹针穿刺建立气腹。气腹机流量要求至少30L/min,气腹压力设定为12mmHg。

3. 穿刺孔的位置

（1）通常在脐孔上缘处置10mm戳孔放置镜头。

（2）在右下腹右髂前上棘内侧2cm处置12mm戳孔为主操作孔。

（3）右中腹部平脐腋前线交点置5mm戳孔为辅助操作孔（各操作孔避免同一纵轴上,各孔距离8～10cm为宜）。

（4）左中下腹脐旁锁骨中线置5mm戳孔为助手主操作孔。

（5）左侧髂前上棘内上方两横指处置5mm戳孔为助手辅助操作孔。

4. 探查有无肝脏转移灶,有无大网膜及腹膜种植转移病灶,尤其是术前结肠镜没有通过病变进入近端肠腔的时候更要注意不要遗漏了近端肠管内重复病变。最后探查肿瘤的位置,大小,活动度,确定具体术式。

5. 肠系膜下血管

（1）扶镜手应使腹主动脉水平。若腹主动脉未充分显露,可以右侧输尿管为参照物,使输尿管水平。

（2）手术平面建立:助手右手用抓钳向腹侧及左外侧牵拉乙状结肠和直乙交接处的肠系膜,左手用肠钳向头侧及腹侧牵拉尾侧的直肠。

（3）进入平面:术者左手用抓钳与助手对抗牵拉,使拟切开处保持一定张力,右手持超声刀自骶骨岬水平右侧输尿管内侧1cm处开始第一步游离,进入Toldt间隙。注意不要进入深层的上腹下神经丛的背侧。

（4）展开平面:沿腹主动脉向头侧、向外侧由下至上分离乙状结肠背侧Toldt融合筋膜与腹膜下筋膜深层之间的Toldt间隙到肠系膜下动脉根部。注意避免损伤左侧输尿管。

（5）辨清肠系膜血管根部所在,可选择性保留左结肠动脉,在根部上血管夹（保留端2枚,切除端1枚）后切断肠系膜下动脉,向左外侧游离并上血管夹（保留端及切除端各1枚）后切断肠系膜下静脉。

6. 离直肠后方

（1）助手左手持抓钳钳夹已被切断的肠系膜下动脉血管断端向头侧及腹侧牵拉,右手持抓钳将直肠系膜向腹侧挑起。术者左手钳向腹侧顶起直肠,直肠后间隙即开放。

（2）保持盆筋膜脏层的完整性,并顺其弧度,用超声刀或电钩紧贴脏层筋膜锐性游离。

（3）注意保护盆侧壁的左右侧腹下神经。

（4）游离至肛提肌水平后,经腹腔镜下切断Hiatal韧带（裂孔韧带）,进入肛提肌裂口,尽可能将耻骨直肠肌外括约肌与内括约肌分离。

7. 游离直肠侧方 右侧方游离。扶镜手需使光纤右偏,由右向左看。助手左手持抓钳向头侧腹侧牵拉直肠,右手持抓钳将直肠右侧壁向左侧牵拉。术者左手抓钳将盆壁向右侧推挡与助手对抗显露分离平面（Holy平面）。注意保护腹下神经,游离侧方时避免过度牵拉,紧贴脏层筋膜切断,不要过于向外侧游离,防止损伤输尿管及右腹下神经。也不要过于向内,以免进入直肠系膜内。同法游离直肠左侧方。后方切断Hiatal韧带后,提起耻骨直肠肌,沿括约肌间沟向下方锐性分离,到达齿状线水平（图50-32）。

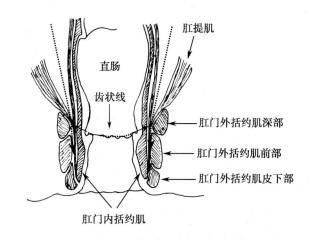

**图50-32 游离切除间隙示意图**

8. 游离直肠前方 由两侧壁向前壁延伸分离,有利于寻找间隙。扶镜手多数时间使镜头保持原位即可,如空间较小可根据需要适当左偏后右偏光纤已利于观察。助手右手向头侧牵拉绷紧直肠,左手抓持腹膜返折上方腹膜,术者于直肠前壁腹膜返折处上方约1cm处切开腹膜并向下锐性分离,沿Denonvilliers筋膜前后两叶之间疏松间隙内向下剥离。男性患者注意勿损伤两侧精囊腺。女性患者分离较困难。助手需向腹侧顶起阴道后壁,术者向头侧背侧牵拉已切开的腹膜返折处以利于显露。必要时可结合指诊指示阴道后壁与直肠间隙。沿括约肌间沟向下方锐性分离,游离到齿状线水平。

9. 裁剪系膜 助手用两把抓钳抓住乙状结肠系膜使其展开,术中左手抓钳抓住已切断的肠系膜下血管,用超声刀分离系膜至拟切断直肠上端处,遇到较大血管可上血管夹后切断。若乙状结肠较短,考虑吻合困难或吻合后肠管张力较大时,可向上游离结肠脾曲。

10. 会阴部手术　会阴部消毒,间断缝合肛缘及肛门周围皮肤 6 针,充分暴露肛门部。在肿瘤下缘用丝线荷包缝合肠管黏膜层并打结封闭管腔以利于无瘤术。在肿瘤下缘 2cm 左右齿状线上环形切透至内外括约肌间隙。沿内外括约肌间隙向头侧游离与腹部腔镜手术切除端汇合(图 50-33)。经肛门将标本拖出,于肿瘤上方约 10cm 处断乙状结肠。乙状结肠断端消毒后上烟包器,包埋吻合器钉头。卵圆钳钳夹钉砧头并送回腹腔(图 50-34)。可吸收线荷包缝合肛管断端,并打结于吻合器上,行乙状结肠与肛管端-端吻合(图 50-35,图 50-36)。肛门内填塞油纱止血。术者视具体情况决定是否加行回肠保护性造口术。

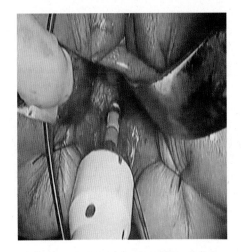

图 50-35　行乙状结肠与肛管端-端吻合

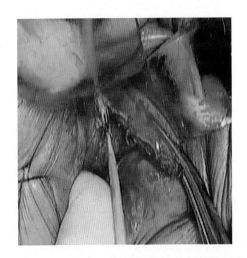

图 50-33　齿状线上环形切透至内外括约肌间隙

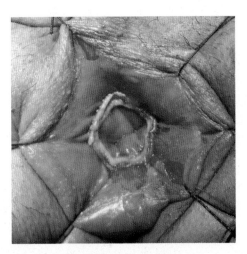

图 50-36　吻合口情况

11. 重建气腹,冲洗腹盆腔术区创面,留置引流管。通常分别经右下腹术者主操作孔及左下腹助手辅助操作孔留置盆腔引流管 2 枚。

【术中注意事项】

1. 经会阴部手术分离括约肌间时注意不要向内分破肠壁,或向外损伤外括约肌。

2. 会阴部操作时,男性患者注意勿损伤后尿道,女性患者注意勿损伤阴道后壁。

【术后处理】

1. 心电监护、吸氧。密切注意患者的生命体征、引流液的颜色、性质和量,并做好记录。

2. 给予静脉营养,抑酸药,抗生素,化痰药物。

3. 持续胃肠减压直至患者肠道功能恢复、肛门或造瘘口排气后可拔除胃管,进全流食,并逐渐向半流食、普食过渡。

4. 一般术后第一天早晨可拔除肛门内填塞

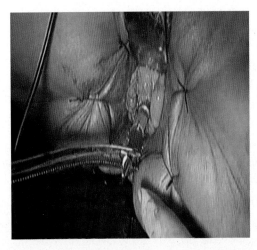

图 50-34　近端肠管安装吻合器钉头后还纳回腹腔

油纱。

5. 术后3天左右拔出尿管,对于既往有前列腺增生的患者,术后第一天就开始给予哈乐0.2mg日一次口服,保留5~7天后再拔出尿管。

6. 对于行保护性造口的患者,术后一方面需疏导患者的心理问题,另一方面,需告知造口护理的相关知识。一般于术后3个月左右考虑行二期手术还瘘。

7. 根据肿瘤的性质、分期,制订最优化的个体治疗方案,术后一个月给予化疗、放疗和免疫疗法等。

8. 术后常出现吻合口狭窄。术后1个月嘱患者返院肛诊扩肛治疗。根据具体情况可嘱患者每隔1个月返院扩肛1次直至可顺利通过1指。

【特殊手术并发症】 因吻合口在肛管处,少数病例术后会出现血栓性外痔(图50-37)。一般不需特殊处置,几日后可自行消退。

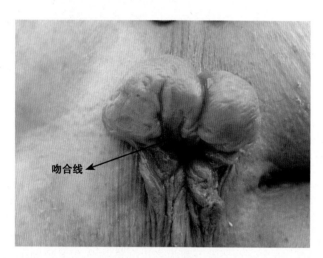

图50-37 术后血栓性外痔

(张 宏)

## 参 考 文 献

1. 池畔,李国新,杜晓辉.腹腔镜结直肠肿瘤手术学.北京:人民卫生出版社,2013.77-95.

2. 潘凯.腹腔镜胃肠外科手术学.北京:人民卫生出版社,2012.219-234.

3. 戴朝六,张宏,等.直肠肛门外科手术操作要领与技巧.北京:人民卫生出版社,2012.

4. 李春雨,汪建平.肛肠外科手术技巧.北京:人民卫生出版社,2013.628-631.

5. 池畔,李国新,杜晓辉.腹腔镜结直肠肿瘤手术学.北京:人民卫生出版社,2013.101-108.

6. 潘凯.腹腔镜胃肠外科手术学.北京:人民卫生出版社,

2012.234-237.

7. 喻德洪.肠造口治疗.北京:人民卫生出版社,2004.179-196.

8. Michael J.Zinner,Stanley W.Ashley. Maingot 腹部手术学.北京:科学出版社,2010.578-583.

9. 韩方海,张肇达,詹文华,等.直肠癌保肛手术.北京:人民卫生出版社,2009.363-373.

10. 潘凯.腹腔镜胃肠外科手术学.北京:人民卫生出版社,2012.237-241.

11. Heald RJ. Laparoscopic anterior resection. Tech Coloproctol,2010,14(1):51.

12. Engstrom PF,Arnoletti JP,Benson AB 3rd,et al. NCCN Clinical Practice Guidelines in Oncology:Rectal cancer. J Natl Compr Canc Netw,2009,7(8):838-881.

13. Jayne DG,Thorpe HC,Copeland J,et al. Five-year follow-up of the Medical Research Council CLASICC trial of laparoscopically assisted versus open surgery for colorectal cancer. Br J Surg,2010,97(11):1638-1645.

14. Kokuba Y,Sato T,Ozawa H,et al. Laparoscopic low anterior resection for rectal cancer. Surg Technol Int,2006,15:87-94.

15. Hsu TC. Abdominoperineal resection without an abdominal incision for rectal cancer has the advantage of no abdominal wound complication and easier stoma care. Am surg,2012,78(2):166-170.

16. Marecik SJ,Zawadzki M,Desouza AL,et al. Robotic cylindrical abdominoperineal resection with transabdominal levator transection. Dis Colon Rectum,2011,54(10):1320-1325.

17. West NP,Anderin C,Smith KJ,et al. European Extralevator Abdominoperineal Excision Study Group. Multicentre experience with extralevator abdominoperineal excision for low rectal cancer. Br J Surg,2010,97:588-599.

18. Cong JC,Chen CS,Ma MX,et al. Laparoscopic intersphincteric resection for low rectal cancer:comparison of stapled and manual coloanal anastomosis. Colorectal Dis,2014,16(5):353-358.

19. Orsenigo E,Di Palo S,Vignali A,et al. Laparoscopic intersphincteric resection for low rectal cancer. Surg Oncol,2007,16(12):117-120.

20. Bamba Y,Itabashi M,Kameoka S. Preoperative evaluation of the depth of anal canal invasion in very low rectal cancer by magnetic resonance imaging and surgical indications for intersphincteric resection. Surg Today,2012,42(4):328-333.

21. Tilney HS,Tekkis PP. Extending the horizons of restorative rectal surgery:intersphincteric resection for low rectal cancer. Colorectal Dis,2008,10(1):3-15.

22. 李国新,赵丽瑛.腹腔镜结直肠癌根治术解剖概要.中国实用外科杂志,2011,31(9):844-848.

23. 池畔.腹腔镜低位直肠癌根治术.中国实用外科杂志,2011,31(9):867-870.

24. 杜晓辉.腹腔镜结直肠手术并发症防治.中国实用外科杂志,2011,31(9):849-851.

25. 张宏,崔明明.腹腔镜结直肠肿瘤手术的相关问题.中国医刊,2012,47(6):95-96.

26. 池畔.腹腔镜直肠癌全直肠系膜切除术中保护盆自主神经的手术技巧.中华消化外科杂志,2011,10(3):168-169.

27. 李国新,赵丽瑛.腹腔镜结直肠癌根治术解剖概要.中国实用外科杂志,2011,31(9):844-848.

28. 李基业.造口旁疝的预防和处理.中国实用外科杂志,2012,32(1):66-69.

29. 池畔,陈致奋,林惠铭,等.腹腔镜经腹柱状腹会阴联合切除术治疗低位直肠癌.中华胃肠外科杂志,2012,15(6):589-593.

30. 池畔,李国新,杜晓辉.腹腔镜结直肠肿瘤手术学.北京:人民卫生出版社,2013.96-100.

31. 李国新,赵丽瑛.腹腔镜结直肠癌根治术解剖概要.中国实用外科杂志,2011,31(9):844-848.

32. 池畔,林惠铭,卢星榕,等.腹腔镜经盆腔入路括约肌间超低位直肠前切除术治疗直肠癌可行性研究.中国实用外科杂志,2010,30(3):203-205.

33. 丛进春,戴显伟,张宏,等.超低位直肠癌经括约肌间切除术后的肛门功能评价.中国现代医学杂志,2008,18(6):795-798.

痔是最常见的肛肠疾病。痔的近代概念认为，痔是肛垫病理性肥大、移位及肛周皮下血管丛血流淤滞形成的团块。

任何年龄都可发病，但随年龄增长，发病率增高。据我国2000年流行病学分析4801例肛门直肠疾病中，痔就占有3888例（80.6%）。其中内痔占痔中的64%，外痔占14%，混合痔占22%。据不完全统计痔手术占肛肠外科手术的50%以上。所以痔的手术最多，又是肛门手术中最基本的手术。

【临床分类】 痔的分类方法很多，国内外又不同。分类的目的是选择适应的术式。临床上按痔的发生部位的不同，将痔分为内痔、外痔、混合痔及环形痔四种（图51-1）。

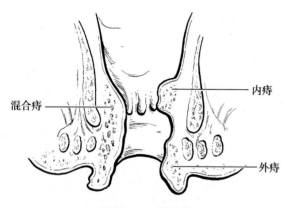

图51-1 痔的分类

### （一）内痔

临床上最为多见。肛垫的支持结构、静脉丛及动静脉吻合支发生病理性改变或移位为内痔。位于齿状线上方，表面为直肠黏膜所覆盖。

1. 按病程内痔分为四期

Ⅰ期：排便时带血、滴血或射血，便后出血自行停止，无痔块脱出。

Ⅱ期：常有便血，便时痔块脱出，便后自行还纳。

Ⅲ期：偶有便血，排便或久站、咳嗽、劳累、负重时痔块脱出，不能自行还纳，需用手还纳。

Ⅳ期：痔块脱出，不能还纳或还纳后又立即脱出，伴有狭窄、嵌顿。

2. 按病理内痔为分三型

（1）血管肿型：痔核表面呈粉红色，状似草莓，易出血，见于内痔早期。

（2）静脉瘤型：痔核表面可见迂曲的静脉团，呈暗红色或紫色，见于中期内痔。

（3）纤维化型：痔核表面呈灰白色，状如皮肤组织，见于晚期内痔，长期脱垂。

3. 按发病数目内痔分为单发性和多发性。

4. 按发病部位分为原发性母痔和继发性子痔。

### （二）外痔

齿状线下静脉丛的病理性扩张或血栓形成为外痔。位于齿状线下方，表面为肛管皮肤的覆盖。按性质将外痔分为结缔组织性、静脉曲张性、血栓性、炎性外痔四种类型。其中以结缔组织性外痔最常见。

### （三）混合痔

内痔通过丰富的静脉丛吻合支和相应部位的外痔相互融合为混合痔。位于齿状线上下，表面为直肠黏膜和肛管皮肤所覆盖。内痔发展到第Ⅲ期以上时多形成混合痔。混合痔按发病数目分为单发性、多发性和环形混合痔。

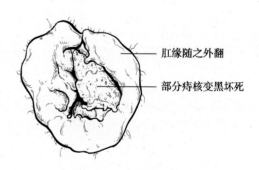

图51-2 内痔脱出嵌顿

混合痔逐步加重,到绕肛门一周而融合在一起,呈梅花状称环形混合痔(简称环痔)。脱出痔块若被痉挛的括约肌嵌顿、水肿不能还纳,临床上称为嵌顿痔或绞窄痔(图51-2)。

痔的手术方法繁多,和保守疗法一样有严格适应证和禁忌证,必须严格掌握。目前我国肛肠外科医疗队伍是中、西医结合形式,大多数施行中医和中西医结合手术,现将各种术式介绍如下供选择应用。

# 第一节　内痔的手术

## 一、内痔注射术

【概述】 1869 年,英国都柏林医师 Morgan 首先应用硫酸铁溶液行内痔注射,至今已有 100 多年的历史,因此药腐蚀作用太强。1988 年,Swinford Edwards 首先应用 10% ~ 20% 苯酚甘油水溶液。1928 年 Blanchard 又用酚(苯酚)杏仁油注射内痔。

我国从 1950 年开始在枯痔法的基础上,将枯痔散、钉改成注射液,研制成许多中药注射液。常用的有:①消痔灵注射液(中国中医研究院广安门医院史兆歧研制);②聚桂醇注射液(陕西天宇制药有限公司生产);③芍倍注射液(卫生部中日友好医院安阿玥研制);④母痔基底硬化剂(山西稷山痔瘘医院任全保研制);⑤矾黄消痔液(南京市中医院研制);⑥复方诃子液(湖南中医学院附院贺执茂研制);⑦603消痔液(江苏省中医院和研究院研制);⑧痔全息液(山西省杨里颖研制);⑨新 6 号枯痔液(重庆市中医研究所李雨农研制)。其中前七种属于硬化剂,后两种属于坏死剂,作用不完全相同。

### (一) 硬化萎缩注射术

1. 消痔灵注射液　这是中国中医研究院广安门医院史兆歧根据中医酸可收敛,涩可固脱的理论,于 1977 年 5 月研制成的,原名称775,后经药厂生产改称消痔灵,经实验研究证实能使内痔硬化萎缩,是最常用的内痔注射术。

【适应证】

(1) 适用于无并发症的各期内痔,特别是 Ⅰ期、Ⅱ期内痔。

(2) 年老体弱、严重高血压、有心、肝、肾等内痔患者均可适用。

【禁忌证】

(1) 任何外痔及有并发症的内痔(如栓塞、感染或溃疡等)或嵌顿痔。

(2) 合并肛缘炎症感染,肛周湿疹患者。

【术前准备】

(1) 器械:喇叭式肛镜 1 套、5ml 注射器 1 支、5

号长针头 1 支、内有刻度 40ml 搪瓷杯 3 个。

(2) 药物:1∶1 液(1% 普鲁卡因与消痔灵等量)、2∶1 液(1% 普鲁卡因 2 份+消痔灵 1 份)和消痔灵原液。注射前做普鲁卡因过敏试验。笔者常用 1∶1 液(1 份 0.5% 利多卡因+1 份消痔灵),因利多卡因不需要试敏。

(3) 查血常规、出血和凝血时间。排净大小便,不必禁食。

(4) 另备血管钳、凡士林纱条和纱布块等。

【麻醉】 不需要麻醉或局麻。

【体位】 左侧卧位或截石位。

【手术步骤】

(1) 一步注射法:适于孤立性内痔。

1) 用喇叭镜插入肛内检查内痔部位、大小、数目。如纤维化型则不宜注射。

2) 用带 5 号头的注射器抽取 2∶1 药液直接注入痔内,使痔体黏膜表面颜色变浅或呈水疱状为度,根据痔体大小注入 1 ~ 3ml(图51-3)。

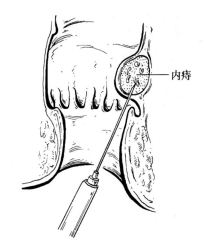

图 51-3　内痔一步注射法

3) 用同样方法注射其他内痔,一般每次可同时注射 3 ~ 5 个痔核。

(2) 四步注射法:适于 Ⅰ ~ Ⅲ期内痔。

1) 用喇叭镜插入肛内检查内痔部位、大小、数目,再以示指触摸原发痔区有无动脉搏动。

2）将消痔灵原液配1:1溶液（1份消痔灵加1份0.5%利多卡因），按四步注射法依次注射（图51-4）。

第一步：直肠上动脉右前、右后和左侧分支注射。于母痔上极0.2cm进针，相当于直肠上动脉右前分支进入痔核搏动点处，进针至黏膜下层深部，边退针，边注药（图51-5（1））。3个母痔上极分别注射4ml，共12ml。

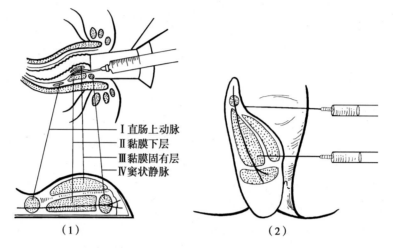

（1）　　　　　　（2）

I 直肠上动脉
II 黏膜下层
III 黏膜固有层
IV 窦状静脉

图51-4 四步注射法注射部位图

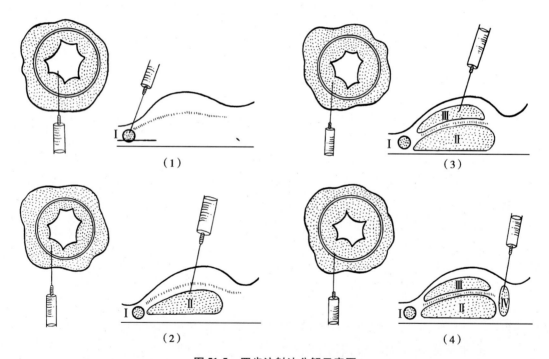

（1）　　　　　　　　　　（3）

（2）　　　　　　　　　　（4）

图51-5 四步注射法分解示意图

（1）第一步：直肠上动脉区注射；（2）第二步：痔黏膜下层注射；（3）第三步：痔黏膜固有层注射；（4）第四步：窦状静脉下极注射

第二步：母痔的黏膜下层注射。先在母痔中心进针，入黏膜、黏膜固有层、黏膜肌层、黏膜下层深部，针尖接触肌层有抵抗感，不要刺入肌层，稍退针尖开始注药，药量稍大于痔体以痔核呈弥漫性肿胀为宜，每个内痔分别注射4~6ml，即完成第二步（图51-5（2））。

第三步：黏膜固有层注射。当第二步注射完毕，再缓慢退针往往有一落空感即到黏膜固有层，注药，药量为第二步的1/3，以痔黏膜呈水疱状，血管网清晰为度，即完成第三步（图51-5（3）），退针出来，每个母痔2~3ml。

第四步：右前、右后和左侧的窦状静脉下极注射。在母痔下极齿状线上0.1cm处进针,至黏膜下层深部的窦状静脉区(图51-5(4)),每痔注4ml,三个共注药12ml。

3)注射完毕,用指腹反复揉压注药部位,使药液均匀散开。总药量50~70ml,送回肛内,外敷纱布固定。

【术中注意事项】

(1)注射药量视痔核大小不同,注射药量也不同。

(2)黏膜固有层注射药量不宜过大,以免发生黏膜坏死。

(3)进针深浅度要适宜,过深则伤及括约肌,引起肌肉坏死,过浅注在黏膜表层,易引起浅表坏死出血。

(4)注药前应抽取无回血。

(5)窦状静脉区注药勿多,以免药液渗入齿状线以下引起疼痛。

(6)边注药边退针头,待退出黏膜表面前稍停顿片刻,可避免针眼出血。

(7)切勿将药液注入肛管皮肤下及外痔部位,否则发生水肿和疼痛。

【术后处理】

(1)患者当日休息,不排大便。

(2)少渣饮食2天。

(3)便后坐浴熏洗,痔疮栓纳肛。

(4)口服抗生素3天,预防感染。

(5)术后肛门坠胀和微痛,个别病例有微热、排尿不畅,对症处理即可。

2.聚桂醇注射液 又名1%乙氧硬化醇、聚多卡醇,为聚氧乙烯月桂醇醚化合物。聚桂醇是一种硬化剂。聚桂醇注射液注入到内痔黏膜下、基底部或痔核,可对内痔黏膜下层及痔核内的静脉及小动脉产生化学消融,迅速破坏血管内皮细胞,使作用部位的纤维蛋白、血小板、红细胞聚集、沉积,形成血栓;同时由于药品的化学作用使内痔静脉团及周围黏膜组织产生无菌性炎症,引起内痔静脉团及黏膜下损伤,纤维细胞增生,血栓纤维化,以达到使内痔静脉团缩小、萎缩的效果。由于纤维化形成,可将松弛的黏膜借纤维组织重新悬吊在下方的肌壁上,防止黏膜再次脱垂。

【适应证】

(1)Ⅰ~Ⅲ期内痔、静脉曲张性混合痔。

(2)肛门反复手术严重影响功能,不能再次手术。

(3)高龄、高血压、糖尿病和重度贫血、不能耐受手术的内痔患者。

(4)痔结扎术、套扎术等其他肛肠手术后的辅助治疗。

(5)直肠前突、直肠内套叠。

【禁忌证】

(1)任何外痔及有并发症的内痔(如栓塞、感染或溃疡等)或嵌顿痔。

(2)有出血倾向、严重心脑肺疾患、肝肾衰竭或合并有精神障碍者。

(3)对聚桂醇硬化剂过敏者。

(4)妊娠前3个月和妊娠第36周者禁用。

【术前准备】

(1)器械:喇叭式肛镜1套、5ml注射器1支、5号长针头1支。

(2)药物:聚桂醇注射液10ml/支1~2支(图51-6),2%利多卡因10ml,因利多卡因不需要试敏。

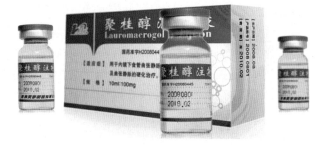

图51-6 聚桂醇注射液

(3)查血常规、出血和凝血时间。排净大小便,不必禁食。

【麻醉】 不需要麻醉或局麻。

【体位】 左侧卧位或截石位。

【手术步骤】

(1)常规消毒、铺巾。

(2)患者侧卧位,肛门内放置肛门镜,检查内痔分布、数目及大小。

(3)取5ml注射器抽取聚桂醇注射液原液,以5号细长针头(针头斜面向上30°~45°),作痔黏膜下层注射。按先小后大、先上后下顺序见痔进针,推注给药,饱满为度,痔体颜色变灰白。Ⅰ期内痔只需作痔核本体注射,Ⅱ、Ⅲ期内痔应作黏膜下层高低位注射,即每个内痔分别作内痔本体稍上方和内痔本体隆起最高点两点注射,混合痔只需注射内痔部分。针刺入后回抽无血,可注入2~3ml药液,以黏膜隆起鱼泡样改变,血管纹理清晰为标准。同一部位可重复注射,每个痔核≤8ml。

（4）每次结束时边拔针边推注药液，后用0.05%碘伏再次消毒，并用干棉球压迫针眼2~3分钟，防止药液渗出和出血。

（5）如果注射第二个痔核，可继续上述方法，每次治疗≤3个痔核。

术毕肛内塞入太宁栓1枚。

【术中注意事项】

（1）注射前观察痔核全貌，了解痔核部位、数量、大小；

（2）痔核上方注射，应将针深插至黏膜下层，避免造成肛管狭窄；

（3）痔核上方注射，要避免过深刺入肠壁肌；

（4）注射量不宜过大，超量易引起组织坏死、溃疡形成；

（5）合并有血栓、感染、溃烂的内痔禁忌注射硬化剂。

【术后处理】 术后正常进普食，常规应用2~3天抗生素，肛内置太宁栓，保持肛门部清洁干燥。

【述评】 聚桂醇是一种国产新型非油脂性硬化剂，为无色澄明液体，黏稠度较低，摇动时有少量泡沫产生。是目前国际公认的临床应用最为广泛的理想硬化剂，而且局部注射治疗操作简单、创伤小、不良反应少，可作为治疗内痔的首选。

3.芍倍注射液 原名为安氏化痔液，是安阿玥根据中医"酸可收敛"的理论于1990年研制的软化萎缩剂。2003年6月获得新药证书，批准名曰芍倍注射液。

【适应证】 内痔、静脉曲张性混合痔。

【麻醉】 不需要麻醉或局麻。

【体位】 左侧卧位或截石位。

【手术步骤】 局麻下插入肛门镜检查内痔分布和大小，将芍倍注射液与0.5%利多卡因，按2∶1稀释后，按先小后大，先上后下顺序见痔进针，推注给药，饱满为度，痔面颜色变浅。同一部位可重复注射，一处用量1~5ml总量视痔大小而定在10~40ml，注后不需要包扎和换药，正常进食和排便，对混合痔只注射内痔部分。

【术中注意事项】 同消痔灵注射液。

【术后处理】 同消痔灵注射液。

【述评】 内痔注射法的并发症，如肛门肿痛、排尿不畅、便血、低热等，主要与药物性能、剂量、浓度、操作技巧和部位有关。如对男性前侧注射时引起排尿不畅，注射过深刺入前列腺可能有血尿。特别是继发感染，大出血，肛门狭窄和失禁。多数与药

液性能和操作不当有关。如注射坏死剂内痔脱落时，就有潜在出血的危险。如注射硬化剂浓度高、总量大、注射到括约肌内使括约肌硬化，失去弹性导致肛门既狭窄又失禁，后果严重无法纠治。任何注射液浓度剂量大时，都会产生组织坏死；浓度剂量小都会产生使组织硬化萎缩作用。因此，注者必须熟悉药物性能、浓度剂量与组织所起的反应关系（详见所用中药组成）。选择用药，尽量减少并发症。

4.5%苯酚植物油注射液 这是西医传统注射法。我国喻德洪于1968年开始用5%碳酸植物油注射液注射痔核，疗效满意。

【适应证】

（1）内痔最适宜，内痔可消除或减轻脱垂。

（2）内痔切除术后复发者，年老体弱，合并其他疾病不太严重者。

【禁忌证】 内痔感染、溃烂并发血栓者。

【术前准备】 排净大小便。

【麻醉】 不需要麻醉或局麻。

【手术步骤】

（1）低位注射：在齿状线上0.5cm处进针，过低至齿状线则疼痛。

（2）高位注射：在内痔上方进针。

（3）高低位都要注射在黏膜下层0.5cm左右，进针后针尖能左右摆动即达黏膜下层，如刺入肌层针尖不易移动，应退出少许，抽吸无血，即可注药。每个内痔注药2~4ml，痔黏膜松弛者可注6ml。注后黏膜内微血管清晰可见，如黏膜苍白即刺入过浅，再刺入少许注药，刺入过深至肌层会产生疼痛，坏死和出血。每次可注射3个内痔，量要足，总量10~15ml（图51-7）。

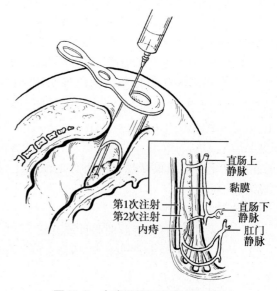

**图51-7 内痔肛镜下硬化剂注射法**

606

【术后处理】　注药后一天内不宜排便,以免内痔脱出嵌顿。

5. 其他硬化剂注射液　药液多种,各自制剂自家应用,注射技术基本相同,故不一一赘述。只作疗效分析,参考应用。

（1）山西任全保1971年创用母痔基底硬化疗法。2年间治疗6543例,仅1例发生术后大出血。

（2）南京中医院用矾黄消痔液注射治疗200例内痔,除坠胀疼痛、排便带血少量、排尿不畅、全身偶有微热外无严重并发症。经动物实验,切取标本做病理检查认为有硬化萎缩作用。

（3）湖南贺执茂创用复方诃子液,疗效满意。

（4）江苏朱秉宜创用603消痔液,经实验研究结果有扩张血管,增加血流量,抗凝血及松弛肛管平滑肌作用,从而达到血流通畅,改善局部血液循环,消除痔疮的效果。多单位协作治疗内痔等332例,近期治愈率92.2%。无严重并发症。

**（二）坏死脱落注射术**

1. 痔全息注射液　山西杨里颖研制的药液。经实验研究有使痔快速坏死、止血、杀菌、局部止痛作用。

【适应证】　内痔、外痔、混合痔。

【禁忌证】　伴有血液病、糖尿病、心脑血管病者。

【术前准备】

（1）查血常规、出血及凝血时间。

（2）少渣食物,排净大小便,或用开塞露40ml加压灌肠。

【麻醉】　局部麻醉。

【手术步骤】

（1）扩肛后令患者努臀使内痔脱出肛外,取出5号小针头和5ml针管,吸适量痔全息液。

（2）从痔突出点进针,针头斜面朝上,刺入黏膜下层,轻轻挑起黏膜,缓缓注药,药浸部分即刻变为紫黑色且硬。待药浸面距痔基底部正常黏膜3mm时,停注拔针,干棉球按压针眼片刻,无出血即送回肛内(图51-8)。

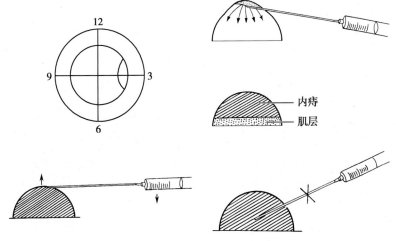

内痔
肌层

图51-8　痔全息内痔注射法示意图

（3）一次不超过4个,每个内痔注药0.5～1.0ml,总量不超过4ml。

（4）外痔进针至皮下,轻挑缓注,使痔胀满,如为血栓外痔,以痔体全变黑为足量。

（5）混合痔从外痔进针至皮下,穿过齿状线至内痔黏膜下层开始注药,使内痔变黑,退针至齿状线下继续注药,使外痔变黑。

（6）多发混合痔先注母痔,外痔发炎时先注外痔。注药后快速结痂、外用软膏纱布包扎。

【术后处理】　术后2天内可有局部水肿和微痛,偶有排尿不畅,对症处理。7～12天脱痂时偶有便后带血。

2. 新6号枯痔液　是重庆李雨农研制的坏死剂。经动物实验证实,受药局部血管内很快形成血栓,使远端组织缺血发生凝固性坏死,继而脱落创面修复而愈,是渐进性坏死剂。

【适应证】　内痔和混合痔,嵌顿性内痔未溃烂者,继发性贫血、高血压、心脏病亦可用。

【禁忌证】　并发糖尿病者。

【手术步骤】

（1）腰俞麻醉下使痔翻出肛外,钳夹向外牵拉。

（2）在齿状线上 0.5cm 刺入痔黏膜下层缓缓注药，扩散全痔而肿大，表面有小白点为度，边注边退，退至针眼时再注药少量，以免渗血。送回肛内。

【术后处理】 术后微痛，一天内不排便，偶有排尿不畅。

## 二、内痔套扎术

【概述】 1954 年，Blaisdell 制成世界上最早的小巧结扎器，用丝线或肠线套扎内痔。但因过早松脱，偶有出血，他又改用胶圈套扎。1963 年 Barron 将上述套扎器应用 Graylee 脐带结扎器的原理，改进用扩圆锥将胶圈套在结扎器上，首先用来套扎内痔。我国 1964 年黄乃健，1974 年陆琦，1977 年喻德洪等先后制成牵拉式和吸引式套扎器套扎内痔。李润庭创用血管钳胶圈套扎内痔，更加简易，不需套扎器。微创痔疮套扎器是在套扎管前侧设置冷光源，不需要外置光源和负压系统，配有自动上圈辅助器，获得了国家发明专利。

【适应证】 单发或多发Ⅱ～Ⅲ期内痔。

【禁忌证】 混合痔、外痔和环痔。

【术前准备】 同内痔注射术。

【麻醉】 长效局麻。

【手术步骤】

（一）钳夹套扎术

1. 先将胶圈套在一把血管钳上转轴部，再用另一把血管钳夹住胶圈的侧壁上（图51-9）。

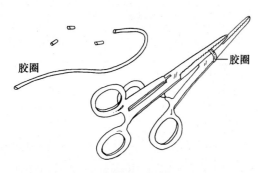

胶圈　　胶圈

图 51-9　准备

2. 在两叶肛镜扩张直视下，牵出内痔，张开带有胶圈的血管钳，夹住内痔基底部（图51-10），并在钳下近齿状线处剪一 0.3cm 小切口（图51-11），便于胶圈嵌入不致滑脱，并有减压作用。

3. 再经夹持胶圈侧壁的血管钳，拉长胶圈，绕过夹持内痔血管钳尖端，套在痔基底部嵌入小切口内，随即松开卸下夹持内痔基底部的血管钳，胶圈弹

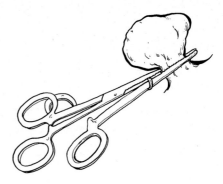

图 51-10　夹住内痔

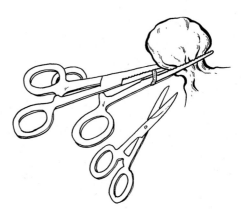

图 51-11　齿状线处剪口

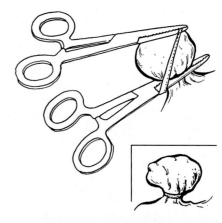

图 51-12　套扎内痔

性收缩而起勒割作用（图51-12）。

（二）器械套扎术

套扎器有牵拉式和吸引式两种，操作方法略有不同。

1. 牵拉式套扎术

（1）先将胶圈套在扩圈圆锥尖上，逐渐撑开推到套扎器筒管上，卸掉扩圈圆锥。

（2）全痔脱出：筒口对准内痔，再用钳牵引入筒中，扣动扳机，将胶圈推出套在内痔基底部，取下套扎

608

器,如内痔不脱出,也可在肛镜下操作(图51-13)。

2. 吸引式套扎术

筒口对准内痔,不用钳牵拉。用负压吸引内痔

至密闭的筒内,扣动扳机,将胶圈吸引内痔至密闭的筒内,扣动扳机,将胶圈推出套在内痔基底部,取下套扎器,肛内填以油纱条或塞入痔疮栓(图51-14)。

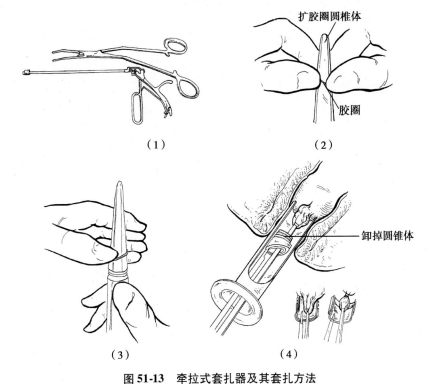

**图51-13 牵拉式套扎器及其套扎方法**
(1)套扎器 (2)安装胶圈 (3)胶圈装在套扎器上 (4)牵拉套扎内痔

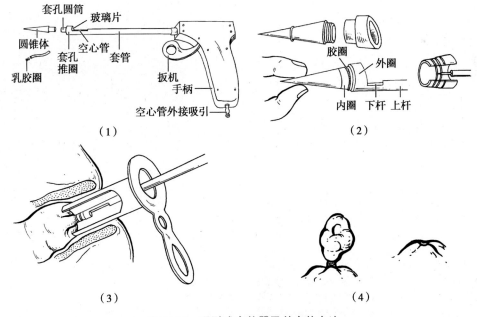

**图51-14 吸引式套扎器及其套扎方法**
(1)套扎器 (2)安装胶圈 (3)吸引套扎内痔 (4)术后

【术中注意事项】

1. 先套扎子痔,后套扎母痔,以免遗漏小痔。

2. 痔体较大应用牵引式套扎,因吸引式套扎器筒中较小,不能全部吸入,故套扎不彻底。

3. 可在套扎内痔中注射硬化剂,可防止脱落出血。

609

4. 套扎时不能将齿状线以下组织套入胶圈内，以免引起剧痛。

5. 一般每个痔核套两个胶圈，以增强胶圈的紧勒作用。

【术后处理】 不需要每便后换药，熏洗坐浴后塞入痔疮栓即可。术后应口服甲硝唑预防感染。

【术后并发症】 术后偶有肛门坠胀及微痛，少量便血及排尿困难，不需要特殊处理，皆可自行恢复。个别病例有继发性出血。据山东中医学院附属医院系统观察 1970—1973 年 694 例，最短 5 天脱落，最长 19 天。4 例继发大出血。国外报道：术后不适、行动不便者 2% 可持续两天，7 ~ 16 天继发出血 1%，可能因感染溃疡所致短时疼痛 4%，可能套扎过低接近齿状线所致。并发血栓外痔 2% ~ 3%，1978 年 Murphy、1985 年 Rusell 相继报道因破伤风或梭状芽孢杆菌感染致死的病例，感染原因尚不清楚。

### （三）"奥亿康"痔疮套扎术

利用高性能橡胶圈的弹性，套于痔基底部阻断血运，使痔发生缺血性坏死、脱落，复发率低，疼痛轻，悬吊作用好。套扎治疗的全过程实现了自动化，自配光源任何环境均可进行治疗。操作简便，患者无痛苦，门诊也可治疗。

【适应证】

（1） Ⅰ ~ Ⅱ期内痔和少部分Ⅲ期内痔。

（2） 以内痔为主的混合痔。

（3） 低位直肠息肉。

（4） 轻度的直肠前突、直肠黏膜脱垂。

【禁忌证】 外痔、混合痔的外痔部分以及环痔。

【术前准备】

器械准备：一次性使用微创痔疮套扎器包括套扎枪（图 51-15）、可视肛门镜和高性能橡胶圈（图 51-16）。

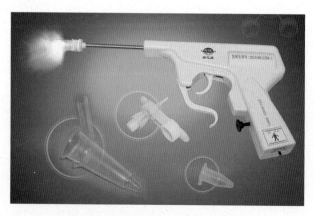

图 51-15 一次性使用微创痔疮套扎器

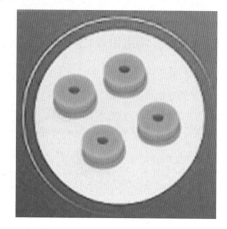

图 51-16 高性能橡胶圈

【麻醉】 长效局麻或骶管麻醉。

【手术步骤】

1. 先利用胶圈扩张管将高性能橡胶圈套在套扎器的负压吸引头上，卸掉胶圈扩张管。

2. 将可视肛门镜插入肛门内，取出扩开器，观察病变部位、数量。

3. 打开套扎器的照明开关，将负压吸引头对准痔核，多次扣动负压扳机，将痔核吸入负压吸引头内，扣动套扎扳机，将胶圈推出套在内痔基底部，按下释放按钮（图 51-17），取下套扎器。

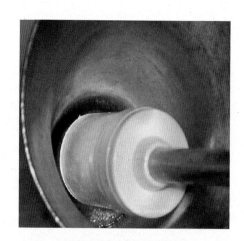

图 51-17 套扎基底部

4. 如有多枚痔核，可重复以上操作。一次可套扎 3-4 枚痔核。

5. 检查可见胶圈套扎的痔核呈暗紫色，套扎成功（图 51-18）。肛内填以油纱条或塞入痔疮栓。

【术中注意事项】

1. 高性能专用橡胶圈弹性好，一次只上一枚胶圈。

2. 套扎点避免在同一个平面上。

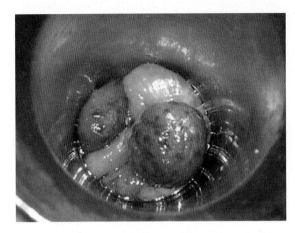

**图51-18 套扎后**

【术后处理】 不需要每便后换药,熏洗坐浴后塞入痔疮栓即可。术后保持大便通畅。术后应口服甲硝唑预防感染。

【特点】

1. 视野清晰:高透明的套扎枪头设置 LED 灯(图51-19),在手术时照明效果好,视野清晰,能准确地看到组织吸入的多少。

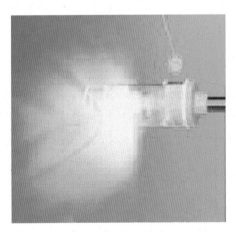

**图51-19 高透明 LED 灯**

2. 自带持续负压,设定安全负压值多次扣动扳机,可根据痔的大小选择不同的负压值,最大负压值可达到80~100kPa。

3. 异物刺激小:套扎所用胶圈为国际标准的医学生物工程材料制成,较以往乳胶、皮筋等,组织相容性好,局部异物刺激小。

4. 操作时间短:套扎治疗实用、简便,可单人完成手术操作,仅耗时5~10分钟。

5. 器械一次性使用:所有治疗器械都为一次使用,既节省了反复消毒的费用,更重要的是减少医源性交叉感染的机会,符合现代医学治疗原则。

【述评】 套扎术主要靠胶圈的弹性收缩力勒割内痔,阻断其血运而产生缺血性坏死,内痔脱落创面修复而治愈。故选择胶圈时乳胶圈最好,即使痔体较小因勒割较紧亦未见自行滑脱。国外多用分次套扎,每次只套扎一个内痔,有的套扎三次,疗程较长,国内多行一次套扎全部内痔。有人套扎后向内痔注射坏死剂促进早期脱落,但脱落时易出血。这是因为健康组织与坏死组织分界线尚未完全形成,过早脱落而致。

## 三、内痔插钉术

【概述】 早在宋代《太平圣惠方》(982 年)中就记有将砒霜溶于黄蜡中,捻为条子,纳入痔疮窍中。到明代《外科正宗》说是三品一条枪,19 世纪中叶在福建推广应用,并传播到东南亚各国华侨。所以是我国中医传统的手术方法。1950 年后又经福建肛肠专家改进而成。因原来的枯痔钉都含有白砒,容易中毒。经邓正明等研究改为无砒枯痔钉,由福建中药厂制成两头带尖的条状制剂(与两头带尖的牙签相同)。并提出其作用机制是异物炎症反应和创道引流作用。将钉尖插入痔内,并留存在痔静脉丛及其间质中间,引起异物炎症反应,内痔组织开始液化,2 天后全部溶化,并通过钉道引流。3 天后痔块肿大,伤口轻度坏死,组织产生无菌性炎症,血管内形成血栓,出血停止。4 天后组织溶解液化,由钉口排出。炎症反应逐渐消散,间质纤维组织收缩,使痔块皱缩或消失,部分内痔坏死脱落后,伤口逐渐愈合。

【适应证】 适用于Ⅱ期、Ⅲ期内痔或混合痔内痔部分。

【禁忌证】

1. 任何外痔或肛管直肠有急性炎症时不能插入。

2. 伴有严重的心、肝、肾、血液系统等疾病患者。

【术前准备】

1. 查血常规、出血和凝血时间。

2. 排净大小便或开塞露注肛排便。

【麻醉】 不需要麻醉或局麻。

【体位】 左侧卧位。

【手术步骤】

**(一)徒手插钉术**

1. 术区常规消毒,铺洞巾。观察内痔的大小、位置、形态及数目。对单发且能脱出的内痔,可直接插入枯痔钉,对不脱出的内痔,先行扩肛再用手压住内痔根部,将其翻出肛外再插入钉。

2. 术者左手固定内痔,右手捏住钉尾,在距齿状线上 0.2cm,钉尖对准痔体与表面呈 15°,用力快速插入痔黏膜后,再缓慢插入痔内(图 51-20),每钉之间距离为 0.2 ~ 0.3cm,每个内痔根据大小插入3 ~ 5 枚,一次总量可插入 10 ~ 20 枚。

3. 插入后,将痔面多余部分剪掉,仅留 1 ~ 2mm即可(图 51-21)。因痔黏膜收缩则将钉全部埋入痔内,再逐个送回肛内,包扎固定。

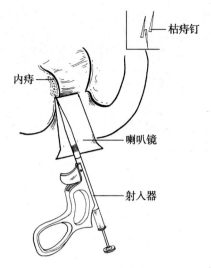

图 51-22　器械射钉术

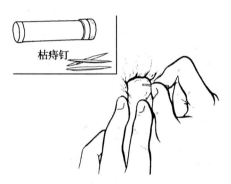

图 51-20　将枯痔钉刺入内痔黏膜下

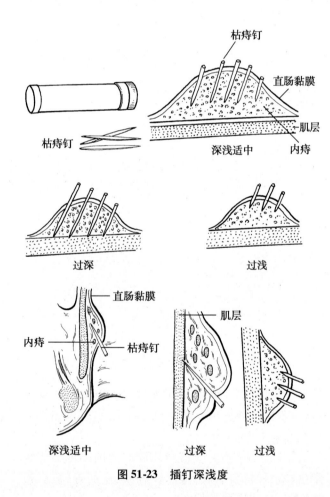

图 51-23　插钉深浅度

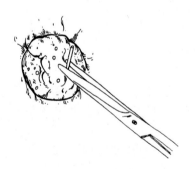

图 51-21　剪去剩余的钉端

**(二) 器械射钉术**

用特制的射入器,通过斜面喇叭镜将半条枯痔钉射入内痔。即将枯痔钉安放在枪筒内,对准痔体呈 15°角,扣动扳机射入痔内(图 51-22)。插射完后送回肛内,可塞入止痛、解痉栓剂,压迫内痔,使之回位。

**【术中注意事项】**

1. 不论痔体大小,尽量一次插完。

2. 插钉不宜过深、过浅、穿透或低于齿状线,否则易致健康组织坏死、疼痛和感染(图 51-23)。

3. 先在齿状线上 0.2cm 处,插入一排较大内痔,然后再往上方插入两排。

4. 麻醉下括约肌松弛,内痔在扩肛后多能翻出。用手插入比较准确。如不能自动翻出,可用吸肛器吸出,即用杯口样后带玻璃管,套上胶皮管,接上空针管,用负压吸出内痔(图 51-24)。射入器只适用于不能吸出的小内痔。

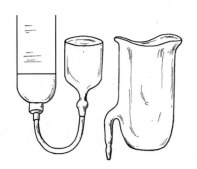

图 51-24　吸肛器检查法

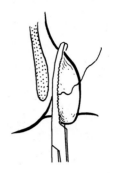

图 51-25　钳夹内痔

【术后处理】　插药后反应较轻,但在数小时内仍有疼痛,肛门灼热,坠胀感和尿意频数,有时全身乏力、头晕和吸收热。1～2 天后可自行恢复,不需要处理。

【述评】　插钉术简便易行,术后无严重并发症,无肛门狭窄后遗症,近期疗效较好,但远期疗效不太理想,可再行插钉或多次插钉也能治愈。

## 四、内痔结扎术

【概述】　最早在宋《太平圣惠方》中记载:"用蜘蛛丝缠系痔鼠乳头"故称系痔术。至明代已普遍应用,但因蜘蛛丝取材不便,后改用药线。又因制作药线繁琐,现已改用丝线。

【适应证】　各期内痔。

【禁忌证】　外痔。

【术前准备】

1. 查血常规,出血及凝血时间。

2. 排净大小便,必要时灌肠排便。

【麻醉】　长效局麻或简化骶管麻醉。

【体位】　左侧卧位或截石位。

【手术步骤】

1. 单纯结扎术

(1) 肛周皮肤消毒,麻醉后扩肛,分叶镜下,暴露内痔查清内痔部位、大小、数目。

(2) 以血管钳夹住内痔牵出肛外,再以全牙血管钳夹住内痔基底部(图 51-25),在钳下齿状线处剪开 0.5cm 减压切口(图 51-26),以防术后水肿或水肿。再以 7 号丝线在钳下绕减压切口单纯结扎,打一紧张结(图 51-27)。若不紧可行双重结扎。

(3) 被结扎痔块较大,可用多把血管钳排列钳夹压缩成片状后剪除,以免过大术后堵塞肛门产生坠胀感(图 51-28)。笔者称为结扎压缩术。

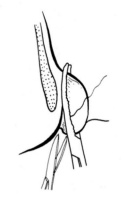

图 51-26　齿状线下剪口

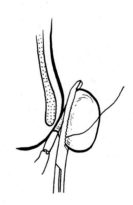

图 51-27　钳下结扎

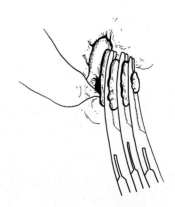

图 51-28　压缩成片状

613

（4）处理 3 个以上痔块时，可在肛后部延长减压切口内挑出部分内括约肌和外括约肌皮下部并予以切断，如此形成一个 V 形顺直坡状创口，以利术后引流。松解括约肌可避免术后肛门疼痛和狭窄。如有出血即结扎止血或嵌入止血纱布（图 51-29）。

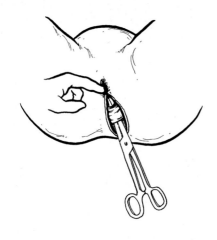

图 51-29　挑出并切断括约肌

（5）重新消毒肛门和直肠，并在每个痔结扎线下和创口下注射亚甲蓝长效止痛剂，再以止血纱布嵌入切开 V 形创腔，以凡士林纱条填入直肠内，外用塔形纱布压迫，丁字带固定。

2. 8 字贯穿结扎术

（1）肛周皮肤消毒，麻醉后扩肛，暴露内痔部位、大小、数目。

（2）以止血钳夹住内痔基底部牵出肛外，用圆针 7 号丝线在止血钳下方贯穿基底中部缝合 1 针（图 51-30），接着绕钳尖于钳下再贯穿缝合 1 针（图 51-31）。注意，不宜在同一针眼出针，更不能穿入肌层。收紧缝线，松开止血钳，8 字结扎（图 51-32），以免结扎线滑脱而出血，剪去多余丝线。

（3）同法贯穿结扎其余痔核，各结扎点间至少保留 1cm 以上的正常黏膜（图 51-33）。

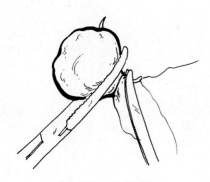

图 51-30　钳下穿针

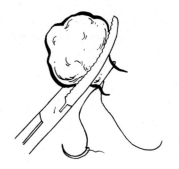

图 51-31　8 字缝合

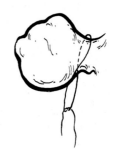

图 51-32　结扎

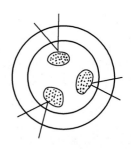

图 51-33　各结扎点保留正常黏膜

（4）同内痔结扎术第四步～第五步。

3. 结扎压缩术　这是笔者在学习内痔结扎法和明矾压缩法后发现内痔太多太长，患者坠胀疼痛明显，发现明矾压缩法不结扎内痔脱落后出血，因此改为内痔结扎后不注射明矾，直接压缩使痔呈扁片状，既不出血，也不坠痛。

在内痔结扎后以血管钳排列压挤被结扎的痔块 2 分钟使之变成扁平状，送回肛内（见图 51-28）。

本术式中医研究院广安门医院称为压扎疗法（压缩结扎术），操作相同，只是先压缩后结扎和先结扎后压缩而名称不同，故在 1966 年 4 月全国中西医结合治疗痔瘘科研成果卫生部级鉴定会上以协作单位名义通过技术鉴定。共治疗 49 例，近期全部治愈。随访 5 年间有结果 30 例 25 例治愈，5 例有时便血等不同症状。未见肛门狭窄和失禁等后遗症。

【术中注意事项】

（1）所有内痔可一次全部结扎,钳夹痔核时一定要钳夹在基底部,不能遗留痔组织。

（2）结扎务必牢固,否则有脱线或坏死不全之虞。

（3）因注射麻药较多,在齿状线上出现苍白色水疱样突出者,并非内痔,不需结扎。

（4）贯穿结扎时,缝针不宜过深,以免脱核后引起出血。

（5）同时结扎三个以上内痔时,一定要松解肛门括约肌,防止术后疼痛和狭窄。同时结扎残端压缩后剪除,以减轻患者术后堵塞感。

【术后处理】

（1）吃半流食2～3天,术后口服抗生素防止感染。

（2）保持大便通畅,适当口服润肠通便药,必要时开塞露注肛排便。

（3）每便后熏洗坐浴,换药或塞入痔疮栓。

（4）术后排便困难便条变细,肛门变窄定期扩肛,每周1～2次至正常为止。

## 五、内痔扩肛术

【概述】 1885年,Verneuil首先提出扩肛术能治内痔,他认为强力扩张肛门会使无纤维结缔组织的"肌肉纽扣孔"扩张,有利于直肠上部血管的回流。1960年英国Lord认为内痔的发生,是肛门括约肌不能正常完全松弛而致肛门狭窄,粪便只好在过高的压力下挤出,使痔静脉丛淤血而形成的。痔块在排便时又阻塞肛管,形成"充血-梗阻-充血"的恶性循环。他用扩肛术扩张狭窄环(与内括约肌松解术相似),可打破这个恶性循环,使肛管恢复到正常而内痔自愈。

【适应证】 内痔、嵌顿或绞窄性内痔剧痛者。

【禁忌证】 反复脱出肛门内痔,甚或失禁者,合并慢性结肠炎,年老体弱,注射过硬化剂者。

【术前准备】 排净大小便,不需要特殊准备。

【麻醉】 国外多用全麻,国内则用局麻。

【体位】 截石位。

【手术步骤】

1. 手指扩肛术 术者以示指涂满润滑剂,先伸入左手示指进入肛内按摩(图51-34),患者适应后再伸入右手示指,呈背向交叉后向左右两侧均匀用力扩张(图51-35)(因肛门前后纤维组织较多,血液

供应差,容易撕裂,形成溃疡)。患者适应后再插入两中指继续扩张,要求扩至四指为度,持续5分钟(图51-36)。每周扩肛1次,连续扩肛2周到3周。

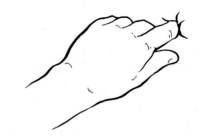

图51-34 左手示指扩肛

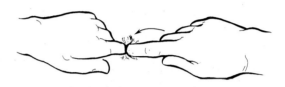

图51-35 进入两示指扩肛

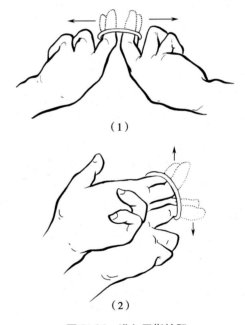

（1）

（2）

图51-36 进入四指扩肛

2. 肛镜扩肛术 用两叶肛镜插入肛内向左右两侧扩张,持续5分钟,每周1次,共3周。

3. 器械扩肛术 用扩肛器(直径3cm)插入肛内扩肛,每日1次,每次五分钟,逐渐增加4～5cm共2周。

【术中注意事项】

1. 严禁暴力扩肛,要轻柔缓慢进行,防止损伤。

2. 要防止撕裂肛管致出血,如有出血应立即停止扩肛。

【术后处理】 每便后熏洗坐浴,换药或塞入痔疮栓。

【术后并发症】 如无并发症则不需要特殊处理。1972 年,Macintyre 报道扩肛后一过性失禁者 21.8%,失禁者 3%。国内喻德洪报道 156 例,未见并发症。Chant 扩肛术与切除术对比,排气失禁 22%,排便失禁 36%。

【述评】 国外用全麻扩肛,有些小题大做。Lord 报道要扩张到 8 指,半年内连续扩肛。但可产生血肿,排便排气暂时或较长时间不能自控,故不宜应用。所以国外有人不采用扩肛术,但国人尚未发现失禁、血肿、肛门和撕裂。故宜用局麻、4 指扩肛为好,操作简便可以采用。

## 六、内痔切除术(闭式手术)

【适应证】 Ⅱ~Ⅲ期内痔。

【禁忌证】 Ⅰ期内痔。

【术前准备】

1. 查血常规,出、凝血时间。

2. 排净大小便,必要时灌肠排便。

3. 术晨禁食。

【麻醉】 局部麻醉或简化骶管麻醉。

【体位】 截石位。

【手术步骤】

1. 消毒后,肛镜下暴露内痔,查看数目,大小和范围。

2. 用止血钳在齿状线上 0.2cm 钳夹痔根部,钳下贯穿缝合 2~3 针,保留缝线(图 51-37)。

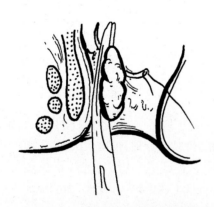

图 51-37 钳夹痔根、钳下贯穿缝合

3. 在钳上切除内痔,松开痔钳,结扎缝线(图 51-38)。依据同法切除内痔 3~5 个,检查创面,止血(图 51-39)。

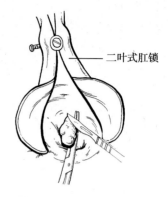

图 51-38 钳上切除内痔

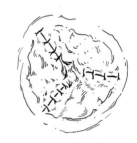

图 51-39 缝合黏膜创面

4. 检查无出血,无肛门狭窄,肛内填以凡士林纱布引流,外敷纱布,包扎固定。

【术中注意事项】

1. 先结扎缝合,再切除内痔,可避免切除后黏膜缝合不全,导致术后出血和感染。

2. 缝合黏膜时可包括一部分内括约肌,起固定肛垫作用。

3. 要保证切除后 2 个内痔间黏膜无张力。

【术后处理】 术后 1~2 天进流食,以后改为普食。

1. 术后控制排便 1~2 天,第二天起服麻仁滋脾丸,通便秘等通便药物,避免用力排便引起疼痛、出血。

2. 第二天起熏洗,坐浴,每日 2 次,换药或塞入痔疮栓。

3. 酌情应用抗生素,止痛剂。

【并发症及其处理】

1. 出血 早期出血多因缝合不全,止血不彻底,结扎线脱落所致。晚期术后 7~10 天多因结扎处感染所致但因括约肌收缩,出血可逆流而上,并无便血,只觉肛门下坠,小腹隐痛,心慌等症状。先用油纱布,气囊压迫,必要时手术止血。

2. 尿潴留 因术后疼痛,内括约肌痉挛可引起反射性尿道括约肌痉挛而致。或因麻醉作用,膀胱无力和前列腺肥大而致。先用冷热敷交替,术后 8 小时膀胱充盈仍不排尿,可肌注新的明 1mg,待 45 分钟排尿,不须留置导尿。

【述评】　这是西医传统手术,切除范围在齿状线以上损伤小,但因血管丰富易遗漏出血点引起术后出血。国内现已很少应用,报道不多。

## 七、痔上黏膜结扎悬吊术

【概述】　吻合器痔上黏膜环切术(PPH)治疗脱出性Ⅲ ~ Ⅳ期内痔、混合痔、环形痔,操作简便,手术时间短,痛苦小,出血少,近期疗效较好。但手术使用一次性吻合器,价值昂贵,普通群众难以承受,不易推广。为此,笔者根据 PPH 手术的原理,借鉴直肠黏膜排列结扎治疗直肠脱垂的经验,参考内痔手术结扎直肠上动脉和消痔灵四步注射术第一步注射直肠上动脉分支的方法,设计成痔上黏膜结扎悬吊术。其手术机制为:结扎痔上黏膜,可使松弛的黏膜缩紧,将内痔向上悬吊回位,同时结扎直肠上动脉的各分支,阻断内痔曲张静脉的血液供给,使内痔逐渐萎缩。结扎线上下注射芍倍注射液可使黏膜与肌层黏膜固定,防止直肠黏膜再松弛下移。

【适应证】　Ⅲ ~ Ⅳ期内痔、环形内痔。

【禁忌证】　混合痔血栓形成、嵌顿痔。

【术前准备】　排净大小便或灌肠排便。

【麻醉】　首选简化骶管麻醉,使括约肌充分松弛,内痔上黏膜尽量脱出,便于手术操作,长效局麻也可。

【体位】　左侧卧位或截石位。

【手术步骤】

1. 直肠腔内及黏膜严密消毒。麻醉后扩肛,使内痔及痔上黏膜尽量脱出。

2. 用二叶肛镜撑开肛门,在母痔上黏膜以止血钳夹起,另一把在钳下再钳夹(图 51-40)。用 7 号丝线在钳下行单纯双重结扎或贯穿缝扎,切除钳夹起的黏膜(图 51-41)。

3. 结扎后能通过两横指为度。

4. 在结扎线上下注射 1:1 消痔灵至发白为度,将内痔送回肛内。

5. 外痔部分行单纯切除。肛内填以痔疮栓术毕。

【术中注意事项】

1. 不需要卧床,可自由活动,避免重体力劳动。

2. 照常进食,多吃红薯和水果,防止大便干燥。

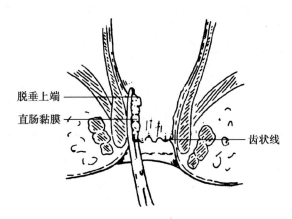

图 51-40　钳夹松弛的直肠黏膜

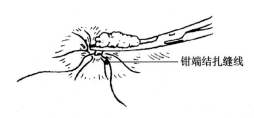

图 51-41　钳端下方结扎缝线

3. 照常排便,但不要努臀。

4. 每便后熏洗坐浴,填以痔疮栓。

5. 排便困难,必要时开塞露 2 支注入肛内。

6. 直肠轻度狭窄可定期扩肛,直到排便通畅为止。

7. 术后 1 周结扎黏膜脱落。

8. 黏膜脱落后观察痔块有无萎缩。

【述评】　此手术操作均在齿状线以上无痛区进行,故微创无痛,术后并发症少,值得临床推广,但远期效果,尚待确定。

## 八、嵌顿性内痔手术

嵌顿性内痔手术是内痔的急症手术。

【适应证】　嵌顿或绞窄性内痔,用手法不能复位;剧痛难忍,水肿严重,血栓形成者。

【禁忌证】　合并血液病。

【术前准备】　可排净大小便,不能排出也可。

【麻醉】　长效局麻或腰俞麻醉。

【体位】　截石位。

【手术步骤】

1. 在水肿或疑有血栓部位可触到硬结,做一放射状切口减压后,摘除全部血栓,水肿逐渐皱缩而至消失,内痔有时随之回缩复位。

2. 根据复位后内痔部位、大小和数目施行内痔结扎术或8字贯穿结扎术。

【术后处理】 同内痔结扎术。

【述评】

1. Ⅰ期内痔无明显症状者，不用手术，只有便血，不适等症状，经药物治疗无效时，方可选用内痔扩肛术、套扎术、注射术、红外线凝结术(详见仪器手术一章)和冷冻术。注射药物很多可随意选用，如无制剂可选购消痔灵行一步注射法即可，止血效果较好。

2. 对内痔可选用徒手插钉术、注射术、结扎术和套扎术。其中以内痔结扎术效果可靠，复发较少，简便易行。

3. 对嵌顿性内痔手术则有分歧。过去认为嵌顿性内痔较大并常多发，严重水肿易感染(实际上是嵌顿后，淋巴回流障碍而引起水肿，并非炎症)。手术难度大，容易损伤肛缘皮肤，术后容易化脓，故不主张急症手术，先用保守疗法，扩肛复位，外用消肿药物，全身应用广谱抗生素控制感染，待消肿复位后，再择期手术。但因复位困难又容易形成血栓，使症状加重甚至坏死。笔者曾用高野简易复位法，即用长钳夹持干纱布，从肛门向直肠内插入，利用纱布与痔块的摩擦力把脱出痔块带回肛内

而复位，并将长钳和纱布留在肛内，待完全复位，再缓慢抽出长钳，纱布留置，T字形带固定。这仅是权宜之计，再排便又脱出嵌顿。故有人主张急诊手术，而且是可行的。国内外已普遍采用。1979年，Barrios报道365例，认为术后并发症与其他痔手术对比，效果相同，术后创面愈合日数并无延长，术后疼痛，出血等并发症比对照组反而减少。他认为担心术后感染化脓，在理论上是可能的，而在实际上可能性极小，是一种"假设"的并发症。国内任全保报道107例，全部治愈术后仅有轻充坠胀，疼痛并无感染，出血和尿潴留等并发症状。随诊两年均无复发。笔者行急症手术75例，全部治愈。术后与其他痔手术无异，未见感染、出血等并发症。为了验证急症手术的可行性，1962年Elan-rene对嵌顿内痔切除标本，作组织学观察，痔表面黏膜完整时，虽有血栓但炎症较轻。痔表面黏膜破溃糜烂时虽有炎症，但深部组织黏膜及外括约肌皮下部均无显著的炎症改变。因而被临床医师所认同，逐步普及开来。特别是近年来，高效广谱抗生素不断问世，无菌技术进一步发展和提高，极大地提高了嵌顿内痔急症手术的安全性，故不宜再保守治疗，急行手术解除患者难以忍受的痛苦。

(李春雨　张有生)

# 第二节　外痔的手术

## 一、血栓外痔摘除术

血栓性外痔有手指挤压摘除术和分离摘除术两种方法。

【适应证】 血栓性外痔须保守治疗一周，尚未吸收，而且症状加剧者，或血栓太大不易吸收者。

【禁忌证】 血栓小症状不重可自行吸收者。

【术前准备】

1. 查血常规，出血和凝血时间。肛门周围备皮。

2. 排净大小便即可，不需要灌肠。

【麻醉】 局麻。

【体位】 患侧卧位或截石位。

【手术步骤】

1. 手指挤压摘除术适用于血栓单纯孤立与周围

无粘连者，局麻成功后，在血栓痔体正中做一梭形小切口(图51-42)，用剪刀切开血栓顶部皮肤，即可见暗紫色的血栓，用手指由切口两侧挤压血栓使其排出(图51-43)。切口用凡士林纱条覆盖，无菌纱布压迫，包扎。

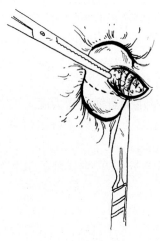

图51-42　梭形切口

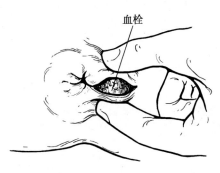

图 51-43 指压血栓

2. 分离摘除术适用于血栓较大且与周围粘连者或多个血栓者。常规消毒后，局麻成功后，在痔体正中部作梭形切口，剪开血栓表面皮肤，用组织钳提起创缘皮肤（图 51-44），剪刀或小弯钳沿皮下和血栓外包膜四周分离血栓，完整游离出血栓（图 51-45）。摘除血栓后，修剪创缘皮肤成梭形创口，以免术后遗留皮垂，油纱条嵌入创口，外敷纱布包扎。也可缝合 1～2 针，一期愈合。

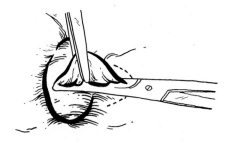

图 51-44 剪开血栓表面皮肤

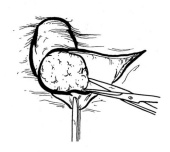

图 51-45 剥离血栓

【术中注意事项】

1. 注意不要将血栓外包膜剥破。

2. 分离血栓时勿夹持栓体，以免包膜破裂，剥出不全。

3. 若血栓大，皮赘多，可切除部分皮肤，以免术后遗留皮赘。

4. 术中必须仔细操作，特别对小血栓更不能遗漏，以防止复发。

【术后处理】

1. 口服抗生素预防感染。

2. 每便后熏洗坐浴，换药。

3. 如果缝合后无感染能 I 期愈合，7 天拆线。

## 二、外痔切除术

【适应证】 结缔组织性外痔，炎性外痔，无合并内痔的静脉曲张性外痔。

【禁忌证】 合并感染的血栓性外痔。

【术前准备】 同血栓外痔摘除术。

【麻醉】 长效局麻。

【体位】 患侧卧位或截石位。

【手术步骤】

1. 如为结缔组织性外痔、单发炎性外痔，钳夹提起外痔皮肤做一 V 形切口（图 51-46），用剪刀沿外痔基底部连同增生的结缔组织于钳下一并剪除（图 51-47）。撤钳观察有无出血，创面开放。对小外痔可直接剪除。

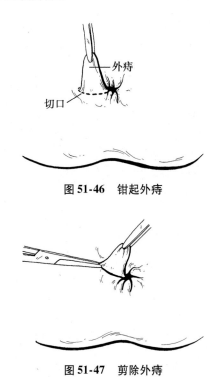

图 51-46 钳起外痔

图 51-47 剪除外痔

2. 如为静脉曲张性外痔，则用血管钳夹住外痔外侧皮肤做一 V 形切口，提起痔块沿两侧切口向上剥离曲张静脉丛，至肛管时则缩小切口，尽量保留肛管移行皮肤（图 51-48）。剥离至齿状线附近，钳夹后于钳下以丝线结扎，防止出血（图 51-49）。修整皮缘，整个创口呈 V 形，以利引流。油纱条嵌入创腔，敷纱布包扎固定。

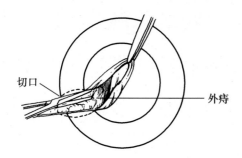

图 51-48　剥离曲张静脉丛

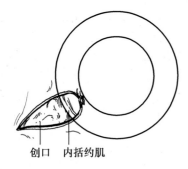

图 51-49　结扎

**【术中注意事项】**

1. 多发性外痔，在切口之间要保留足够皮桥，宽约3mm，使切口不在同一平面上，以免形成环状瘢痕而致肛门狭窄。

2. 用剪刀分离痔组织时，不要分离过深，以免损伤括约肌。

**【术后处理】**

1. 每便后熏洗坐浴换药而愈合。

2. 预防便秘。

## 三、外痔切除缝合术

**【适应证】**　静脉曲张性外痔，结缔组织性外痔。

**【禁忌证】**　合并感染的血栓性外痔、炎性外痔。

**【术前准备】**

1. 查血尿常规，出血和凝血时间，肛周备皮。

2. 术晨温盐水灌肠、清洁肠道、排净大小便。

3. 术晨禁食。

**【麻醉】**　长效局麻或腰俞麻醉。

**【体位】**　患侧卧位或截石位。

**【手术步骤】**

1. 对静脉曲张性外痔，指法扩肛，使肛门松弛，仔细检查外痔的大小，范围和数量，设计切口部位，沿静脉曲张的外缘作弧形切口至皮下（图51-50），用尖剪刀沿切口向肛管方向潜行剥离曲张的痔静脉

丛，并全部剔除（图51-51），电凝、钳夹或结扎止血。修剪切口皮肤，用4号丝线间断缝合切口，同样方法处理另一侧静脉曲张性外痔（图51-52）。局部用乙醇消毒，无菌敷料加压包扎。

2. 对结缔组织外痔，钳夹痔组织轻轻提起用剪刀沿皮赘基底平行剪除之（54-53）。

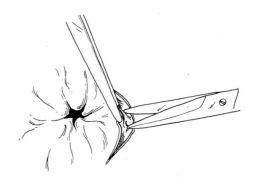

图 51-50　沿痔外缘做弧形切口

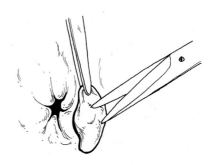

图 51-51　潜行剥离痔静脉丛

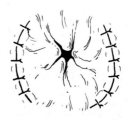

图 51-52　术后情形

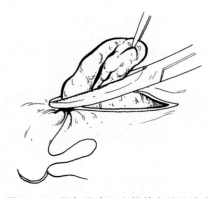

图 51-53　钳起外痔沿皮赘基底剪除外痔

3. 修剪两侧创缘使呈梭形,用丝线全层间断缝合(图51-54)。乙醇消毒,加压包扎。

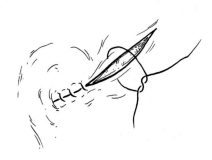

图51-54 间断缝合

【术中注意事项】

1. 术中操作要仔细,要剥净痔静脉丛,防止术后复发。

2. 止血要彻底,防止血肿形成。

3. 注意缝合切口时应将皮肤和皮下组织一起缝合,不留无效腔。

4. 尽量保护正常皮肤,勿切除过多。

5. 皮赘宜于基底平行剪除,勿剪除过深。

【术后处理】

1. 流质一天,少渣饮食一天,以后改普食。

2. 控制大便两天,必要时服复方樟脑酊每次10ml。1日3次,连服2天。以后要保持大便通畅,便后熏洗坐浴。

3. 常规换药,保持创面干燥,5~7天拆线。

4. 口服抗生素3天。

【述评】 外痔手术比较简便,小的外痔切除后创面无炎症改变可缝合,争取一期愈合。如系多发性或环绕肛门1周者,切除后保留皮桥外,不宜缝合,以防感染。

(李春雨 张有生)

# 第三节 混合痔的手术

混合痔是内痔和外痔互相融合为一体而形成的。有的以内痔为主,有的以外痔为主,也有的内外痔均等。有单发的,有多发的,也有绕肛门一周呈环形混合痔。内痔和外痔在不同部位孤立存在的称为内外痔,不是混合痔,可参照内痔和外痔手术方法进行。

## 一、外剥内扎术

【概述】 临床上常用的术式之一,是在 Milligan-Morgan 外切内扎术和中医内痔结扎术基础上发展演变而成,简称外剥内扎术。既是混合痔的经典术式,又是典型的中西医结合手术。

【适应证】 单发或多发性混合痔。

【禁忌证】 内外痔。

【术前准备】

1. 查血尿常规,出血和凝血时间,肛周剃毛。

2. 排净大小便。

3. 术晨禁食。

【麻醉】 腰俞麻醉。

【体位】 截石位。

【手术步骤】

1. 常规消毒,铺巾,指法或分叶肛镜扩肛后,将混合痔的内痔部分翻出肛外。

2. 外痔边缘处做 V 形皮肤切口(图51-55),在皮下静脉丛与括约肌之间剥离曲张的静脉团和增生的结缔组织至齿状线下 0.3cm(图51-56);如外痔部分为结缔组织性,不需要剥离,直接切开至齿状线处,称为外切内扎术。

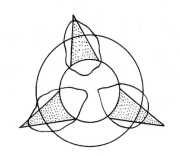

图51-55 V 形切口

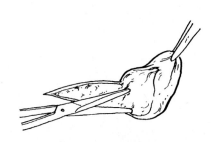

图51-56 剥离外痔

3. 用弯止血钳夹住内痔基底部,在钳下7号丝线双重结扎或8字贯穿结扎(图51-57)。

4. 将外痔连同已被结扎的内痔残端切除。依同法处理其他2~3个痔块(图51-58)。

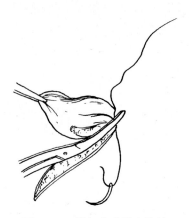

图 51-57　钳起内痔缝合结扎

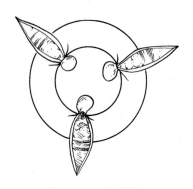

图 51-58　术后情形

5. 如为多发混合痔,将两外痔切口间皮桥下方用止血钳钝性分离,使之相通,并摘除曲张的痔静脉丛,防止术后水肿。

6. 在内痔结扎线下及切口边缘注射亚甲蓝长效止痛剂。切口开放,外敷塔形纱布压迫,丁字带固定。

【术中注意事项】

1. 在每个外剥内扎的切口中间要保留健康黏膜和皮肤桥 0.5~1.0cm,以防肛门狭窄。

2. 结扎后痔核残端不要在同一个平面上。

3. 勿结扎过多黏膜,勿切除健康皮肤。

4. 外痔剪切剥离时,勿超过齿状线以上,最好在齿状线下 0.3cm 处,否则残端容易出血。同时也勿结扎过多肛管皮肤,否则术后引起剧烈疼痛。

【术后处理】

1. 进半流食 2~3 天。

2. 口服广谱抗生素或甲硝唑预防感染。

3. 每便后熏洗坐浴,换药至愈合。

4. 保持大便通畅,口服润肠通便药物,如麻仁丸等。

【述评】　本术式是治疗混合痔常用的术式之

一,现已在国内外普遍应用,临床效果较好。但对于多发混合痔手术时,术后常出现肛缘水肿和肛门狭窄等并发症的发生。

## 二、外剥内扎松解术

【概述】　外剥内扎松解术是在外剥内扎术的基础上,于左后位或右后位切断部分肛门括约肌。将外痔部分剥离,内痔部分结扎,同时切断部分括约肌,预防肛管狭窄、肛缘水肿或术后因括约肌痉挛引起的疼痛,从而达到治愈的目的。

【适应证】　多发混合痔,虑及术后可能出现痉挛性疼痛及肛管狭窄者。

【禁忌证】　同外剥内扎术。

【术前准备】　同外剥内扎术。

【麻醉】　长效局麻或腰俞麻醉。

【体位】　截石位或侧卧位。

【手术步骤】

1~4 步骤同外剥内扎术。

5. 处理 3 个以上痔块时,可在肛后部的外痔切口内挑出部分括约肌和外括约肌皮下部并予以切断(图 51-59),如有出血即结扎止血或嵌入止血纱布。

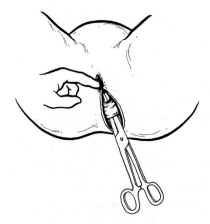

图 51-59　切断括约肌

【术中注意事项】

1. 在每个外剥内扎的切口中间要保留健康黏膜和皮肤桥 0.5~1.0cm,以防肛门狭窄。

2. 外痔剪切剥离时,勿超过齿状线以上,最好在齿状线下 0.3cm 处,否则残端容易出血。同时也勿结扎过多肛管皮肤,否则术后引起剧烈疼痛。

3. 内括约肌位置在齿状线以下,括约肌间沟以上,其颜色为珠白色,应分清解剖结构后再予以切断。

4. 松解肛门括约肌时,切口尽量选择在左后位或右后位,且保持切口引流通畅。

【术后处理】

1. 进半流食2~3天。

2. 口服广谱抗生素或甲硝唑预防感染。

3. 每便后熏洗坐浴,换药至愈合。

4. 保持大便通畅,口服润肠通便药物,如麻仁丸等。

【述评】 本术式是目前治疗混合痔最经典的术式,现已在国内广泛应用,手术效果确切。关于切断括约肌的问题,一直是临床学家争论的课题。反对者考虑术后可能发生肛门失禁和不全失禁的后遗症,所以不切断括约肌,但易肛门狭窄。同意切断者认为可减轻术后疼痛,防止肛门狭窄,不易复发。临床研究表明,凡有3个以上内痔或混合痔手术时,均应切断括约肌,主要指切断部分内括约肌和外括约肌皮下部,其作用是防止术后切口疼痛、肛缘水肿和肛门狭窄三大并发症的发生。但对老年体弱,或重症内痔反复脱出患者,术前检查肛门已松弛者,不应切断肛门括约肌。具有术后无肛缘水肿、肛门狭窄、肛门失禁,且外形美观等优点。

## 三、外剥内扎悬吊术

【概述】 2003年,辽宁李春雨根据PPH手术的原理,利用外剥内扎和直肠黏膜结扎相结合而设计的外剥内扎悬吊术。其手术原理是在外剥内扎术基础上,再结扎痔上直肠黏膜,可使松弛的黏膜缩紧,将结扎后的内痔上提,改善痔脱出症状,同时结扎直肠上动脉的各分支,阻断内痔曲张静脉的血液供给,使内痔逐渐萎缩。

【适应证】 以脱出为主要症状的混合痔、嵌顿痔、环形混合痔。

【禁忌证】

1. 凝血机制不健全者。

2. 严重心脑血管疾病、严重肝肾疾病、肺结核活动期、糖尿病者或妊娠妇女。

3. 伴有腹泻或瘢痕体质等。

【术前准备】

1. 查血、尿常规,出血和凝血时间。

2. 排净大小便或灌肠排便。

3. 术晨禁食,肛周备皮。

【麻醉】 首选简化骶管麻醉,使括约肌充分松弛,内痔上黏膜尽量脱出,便于手术操作。双阻滞麻醉也可。

【体位】 截石位或左侧卧位。

【手术步骤】

1. 肛周及直肠腔内及黏膜严密消毒。麻醉后扩肛,使内痔及痔上黏膜尽量脱出。

2. 先将外痔剥离切除,内痔结扎,方法同外剥内扎术。

3. 用二叶肛门镜撑开肛门,在已结扎的内痔上方1~2cm处,将松弛的直肠黏膜以止血钳夹起,另一把在钳下再钳夹(见图51-40)。

4. 用7号丝线在钳下行单纯双重结扎或贯穿缝扎,切除钳夹起的直肠黏膜(见图51-41)。

5. 处理3个以上痔核时,可在肛后部的外痔切口内切断部分内括约肌和外括约肌皮下部并予以切断图(见图51-59)。

6. 结扎后能通过两横指为度。术毕肛内填以痔疮栓1枚。

【术中注意事项】

1. 保留组织皮下静脉丛应尽量剥离干净,以防保留肛缘水肿。

2. 如为多发混合痔,将两外痔切口间皮桥下方用止血钳钝性分离,使之相通,并摘除曲张的痔静脉丛,防止术后水肿。

3. 结扎高度根据脱垂而定。结扎直肠黏膜时,一般掌握在内痔的上方1~2cm处,且在同一纵轴上,以增加上提效果。

4. 黏膜结扎数量应根据脱垂痔核数量而定。

5. 手术结束前要行直肠指诊,以证实无肛门狭窄。

【术后处理】

1. 嘱患者当日勿排大便,以防创面出血。

2. 多吃蔬菜和水果,防止大便干燥。如排便困难,必要时开塞露2支注入肛内。

3. 排便后以痔疾洗液或痔科浴液洗伤口,肛内填痔疮栓1枚,创面外敷马应龙麝香痔疮膏。

4. 直肠轻度狭窄可定期扩肛,直到排便通畅为止。

5. 术后1周结扎黏膜自动脱落。黏膜脱落后观察痔块有无萎缩。

【述评】 本术式是依据PPH手术原理,利用外剥内扎术与直肠黏膜结扎术相结合演变而成,结扎松弛的直肠黏膜,既能防止脱线后痔上动脉出血,同时也起到了上提作用。手术效果确切,术后并发症少,无肛缘水肿、肛门狭窄,且外形美观,值得临床推广。

## 四、混合痔切除术

【概述】 此术有开放式和封闭式两个术式。前者是 Solmoa 于 1988 年在前人的基础上发展而成的,1919 年由 Miles,1937 年又由 Milttgan 和 Morgan 加以改良。切口开放不易感染,操作简便手术时间短,效果良好并发症少,但需靠肉芽充填二期愈合时间长。因此,Bacon(1949)Turell(1952)相继提出封闭式切除术。1959 年,Ferguson 报道 25 年封闭式切除术的经验。其优点是愈合时间短,术后瘢痕较小。以后又有大量报道证明是一种可靠的手术方式。但操作复杂,容易感染并发症较多。因为封闭连续缝合,术后疼痛比开放式重。有时部分伤口裂开,由肉芽生长二期愈合。另外 Stone(1916)和 Parks(1956)的半封闭术式,齿状线以下皮肤创口开放。1955 年 Morgan 提出在每个痔结扎之间必须保留 0.5cm 以上皮肤黏膜桥的原则,可防止术后肛门狭窄,这就是英国著名圣·马克肛肠医院的标准术式。这些术式国外还在继续应用,国内采用和报道的较少,但保留皮肤黏膜桥这一原则,受到我国肛肠界的重视,也运用到中西医结合手术中来。

【适应证】 同外剥内扎术。

【术前准备】 封闭式须肠道准备。

【麻醉】 长效局麻或腰俞麻醉。

【体位】 患侧卧位或截石位。

【手术步骤】

1. 开放式切除术

(1) 用肛镜撑开肛管,血管钳夹住痔块,向下牵出肛门,显露脱出痔块上部直肠黏膜,由肛周皮肤向上至肛管内切开一 2.5 ~ 3.0cm 的 V 形切口(图 51-60)。

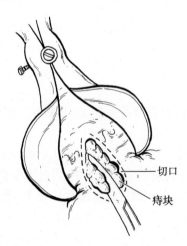

图 51-60 钳夹、牵拉痔块作 V 形切口

(2) 以剪刀将外痔和脱出的痔组织与其下方的外括约肌皮下部和内括约肌分离,向上至痔块根部(图 51-61)。

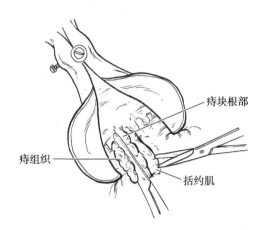

图 51-61 分离痔组织到痔块根部

(3) 用能吸收的铬肠线贯穿结扎痔蒂后切除痔组织,留有 0.5 ~ 1.0cm 残端(图 51-62)。余痔以同法切除。最后将各结扎的痔蒂推入肛管上部。

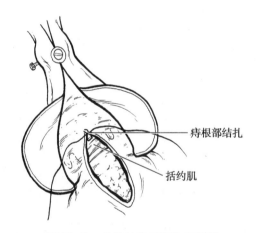

图 51-62 贯穿结扎后切除痔组织

2. 封闭式切除术

(1) 以肛镜撑开肛管,钳夹痔块不应向下或向外牵拉,以免改变肛管解剖位置。

(2) 行 V 形切口,切口长度与痔块宽度为 3:1。即痔块越宽,切口越长,有利于缝合伤口,减少损伤(图 51-63)。

(3) 由切口下端剥离痔块,显露外括约肌,再向上剥离,推开内括约肌,至痔根部(图 51-64)。

(4) 钳夹痔根部以铬肠线贯穿结扎后切除(图 51-65)。

(5) 摘除皮下多余的痔丛,有利于肛管内外皮肤复位、平滑(图 51-66)。以结扎痔根部缝线连续缝合全部伤口(图 51-67)。

（6）其余痔块同法切除和缝合。一般切除 3 ~ 4 处（图 51-68）。

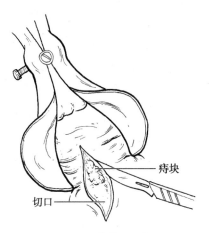

图 51-63　痔块周围切口

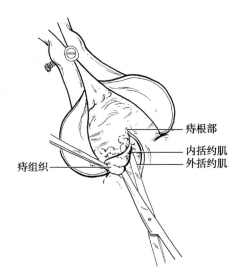

图 51-64　钳夹、牵拉、分离痔组织

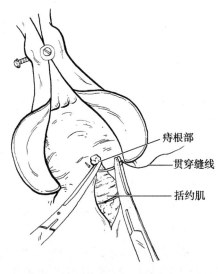

图 51-65　切除痔组织、贯穿缝扎痔根部

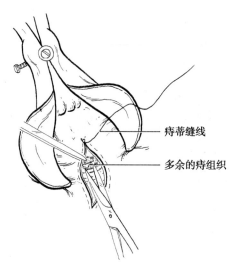

图 51-66　摘除多余的痔组织

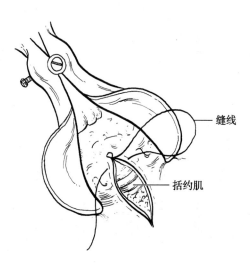

图 51-67　连续缝合伤口

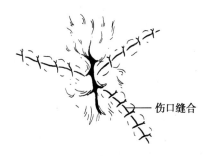

图 51-68　切除缝合完毕

3. 半闭式切除术

（1）以肛镜撑开肛管,显露痔块。牵起肛管皮肤,在肛周和肛管皮肤切开一倒置球拍形切口、圆形部分包括肛管和肛周皮肤,柄部在肛管皮肤黏膜约长 1cm（图 51-69）。

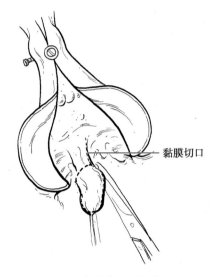

图 51-69 皮肤黏膜的倒置球拍形切口

（2）牵起两侧皮肤黏膜片，并以剪刀与痔组织分离，向上分离到黏膜与皮肤连接处上方约4cm（图51-70）。

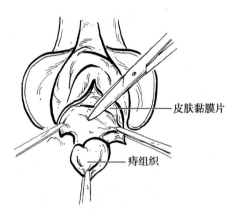

图 51-70 皮肤黏膜片由痔组织分离

（3）向上牵拉痔块与其下方的内括约肌分离至痔根部并以 2-0 肠线贯穿结扎后切除（图51-71，图51-72）。

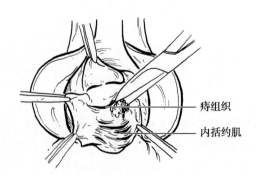

图 51-71 痔组织由括约肌分离

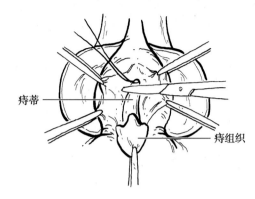

图 51-72 钳夹结扎痔蒂，切除痔组织

（4）复位皮肤黏膜片可覆盖大部伤口，以肠线连续缝合黏膜片并固定于内括约肌，皮肤伤口开放不缝合（图51-73）。其他痔块同法切除。此术式是在黏膜皮肤下切除痔块，缝合黏膜，不损伤上皮，伤口愈合较快。

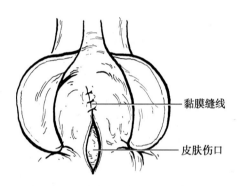

图 51-73 缝合黏膜，皮肤伤口开放

【术中注意事项】

1. 外痔剥离宜将静脉丛及血栓清理干净，以免术后保留组织水肿、疼痛。

2. 黏膜缝合宜紧密不留空腔，以免肠内容物流入切口造成感染。

【术后处理】

1. 术后 3 天进半流食，后改普食。

2. 控制排便 3 天，第 3 天起服润肠通便药，软化大便。

3. 为预防伤口感染，可服用抗生素 3～5 天。

4. 术后 7 天拆线，若有感染迹象时及时拆线，按开放创口处理。

【述评】 关于痔手术后切口开放还是闭合问题尚有争议。我国在 20 世纪 50 年代，多采用西医闭合或半闭合的痔手术。但因肛门是污染的有菌手术，多数闭合术式失败，故采用半闭合术式。20 世纪 50 年代末期中西医结合后几乎都采用开放术，如外剥内扎术,外痔切除术等,沿用至今。近年又有人采用闭合术式,虽有许多高效广谱抗生素问世,严格无菌操作,但仍有少数患者感染而未能一期愈合。故作者仍主张开放术式。因其无菌条件要求不高,术前和术后不需要特殊处置,只口服广谱抗生素,饮食和排便照常,可不住院,有的不影响工作,费用低廉,患者容易接受。而闭合术式必须住院,做好术前准备和术后处理。饮食和排便需要适当控制,注射抗生素,严格要求无菌条件,一旦感染,闭合失败,中途还要开放,经换药二期愈合。目前国内皆行中西结合术式、极少做西医手术,几乎均为开放术式。

## 五、混合痔保留齿线术

1991 年,温州金定国设计保留齿状线的术式治疗混合痔,避免了肛门狭窄及大便困难等后遗症的发生。

【适应证】　混合痔,特别静脉曲张性混合痔。

【禁忌证】　肛门急性感染。

【术前准备】

1. 查血尿常规,出血和凝血时间,肛周备皮。

2. 术晨开塞露注肛,排净大小便。

3. 术晨禁食。

【麻醉】　腰俞麻醉。

【体位】　截石位。

【手术步骤】

1. 肛周常规消毒,铺巾。用大弯止血钳沿直肠纵轴,夹住内痔基底部(图 51-74)。

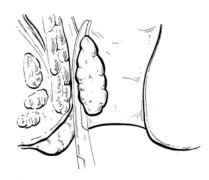

图 51-74　沿直肠纵轴钳夹内痔

2. 将大弯止血钳稍向外拉,在痔上动脉区用 2-0 肠线贯穿缝合 2 针,其距离约 0.5cm(图 51-75)。

3. 用 7 号丝线将内痔部分于钳下行 8 字贯穿结扎。注意勿损伤齿状线,结扎线下缘宜在齿状线上 0.5cm(图 51-76)。

4. 以止血钳夹持外痔部分皮肤,用剪刀做成一长约 1.5cm,宽约 0.5cm 的放射状切口,切口上端距齿状线约 0.5cm(图 51-77)。

5. 牵开两侧皮缘,潜行剥离外痔组织,并切除之。修剪皮缘,使保留的皮肤平整(图 51-78)。

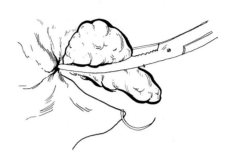

图 51-75　用肠线缝扎痔上动脉

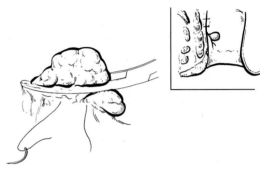

图 51-76　8 字贯穿结扎

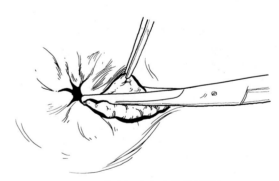

图 51-77　外痔部分皮肤做放射状切口

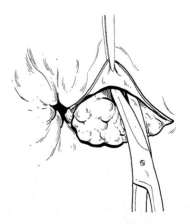

图 51-78　剥离潜行外痔组织

6. 用 1 号丝线在齿状线下 1cm 处以缝合针对准内括约肌下缘贯穿缝扎 1 针,重建括约肌间沟,最后间断缝合下方切口(图 51-79)。同法处理其他痔核。

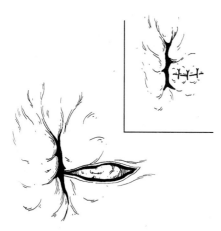

图 51-79 缝合切口

7. 术后切口注射亚甲蓝长效止痛剂,肛内填以凡士林纱条,外敷塔形纱布,丁字带固定。

【术中注意事项】

1. 内痔的缝扎线和剥离外痔的切口均应距齿状线 0.5cm 为宜,注意勿伤及齿状线,尽量保留肛管皮肤。

2. 缝合外痔切口时不留无效腔,进针和出针尽量靠近皮缘,结要扎紧。

【术后处理】

1. 进半流食 2~3 天。

2. 口服广谱抗生素,预防感染。

3. 每便后熏洗坐浴,换药至愈合。

4. 保持大便通畅,口服润肠通便药物,如麻仁丸等。

5. 术后 7 天拆除缝线。

(李春雨 张有生)

## 六、外剥内扎注射术

【概述】 外剥内扎注射术是外痔切除剥离以减轻皮肤神经疼痛,内痔结扎以阻断黏膜血供,注射以促进结扎组织坏死脱落或防止痔上动脉出血和结扎组织脱线。

【适应证】 各种类型的混合痔。

【禁忌证】

1. 凝血机制不健全者。

2. 严重心脑血管疾病、严重肝肾疾病、肺结核活动期、糖尿病者或妊娠妇女。

3. 伴有腹泻或瘢痕体质等。

【术前准备】

1. 器械 喇叭式肛镜 1 套、5ml 及 20ml 注射器各 1 支、5 号长针头 1 支。

2. 药物 2% 利多卡因 20ml,内痔注射用的硬化剂如聚桂醇注射液 20ml、芍倍注射液 10ml 或消痔灵约 20ml,或坏死剂如 15% 明矾液。

3. 查血尿常规,出血和凝血时间。

4. 术前排净大、小便。

5. 术晨禁食,肛周备皮。

【麻醉】 长效局麻或腰俞麻醉。

【体位】 截石位或侧卧位。

【手术步骤】

1. 常规消毒、铺巾。

2. 外剥、内扎各步同外剥内扎术。

3. 以备好的内痔注射液行注射术。如拟达到促进结扎组织坏死脱落目的,则以坏死剂注射于被结扎的各痔核内,令其充盈变色(因药液的不同可见痔核变惨白或紫黑);如拟达到防止痔上动脉出血和结扎组织脱线的目的,则以硬化剂仿内痔注射法,于痔上动脉区黏膜下注药,然后于被结扎的痔核内注药令其充盈,则无出血、脱线之虞(图 51-80)。

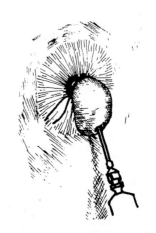

图 51-80 结扎的痔核内注药

【术中注意事项】

1. 保留组织皮下静脉血栓应剥离干净,以防保留组织水肿。

2. 内痔核注入硬化剂后,外痔水肿疼痛即随之消除,检查如有血栓性外痔可一并剥离。

3. 勿于近齿状线处注射药物,以防疼痛或皮下水肿加重。

4. 勿于黏膜固有层多注药,以防表浅坏死。

5. 手术结束前要行直肠指诊,以证实肛门无狭窄。

【术后处理】

1. 嘱患者当日勿排大便,以防创口出血。

2. 排便后以痔疾洗液或痔科浴液洗伤口,肛内填痔疮栓 1 枚,创面外敷马应龙麝香痔疮膏。

3. 术后隔日对患者观察换药 1 次。观察创面有无渗血或水肿性肉芽组织增生;结扎组织坏死情况,有无坏死不全或过早脱线;保留组织有无水肿或血肿;注射部位有无出血、溃疡等,并酌情一一处理,然后于肛内填痔疮栓 1 枚,创面填引流油纱条包扎,直至痊愈。

【述评】

1. 本术式是在外剥内扎法基础上的变革,增加注射术以期结扎组织尽快脱落或防止脱线后痔上动脉出血,此项改革有一定作用。

2. 但应注意:①使用坏死剂令内痔过早脱落可能导致创面出血,故应掌握在 2～3 天内脱落为宜;②使用硬化剂注射于痔上动脉时,若注射过浅可能导致表浅黏膜坏死出血,欲速反不达,故应熟练掌握注射法基本功,切记注射后按摩注射区使药液散开,以免坏死。

## 七、外剥内扎挂线术

【概述】　本术式是外剥内扎的基础上辅以挂线术,来达到治疗目的。切除痔组织,令痔核坏死脱落,去除病灶,同时以橡皮筋慢性切开后位部分内、外括约肌和栉膜下组织,以预防术后肛管狭窄,或同时治疗肛裂。

【适应证】　多发混合痔者,为了防止术后肛门狭窄,或混合痔伴有肛裂者。

【禁忌证】　同外剥内扎术。

【术前准备】　同外剥内扎术,另备市售橡皮筋(经酒精浸泡消毒)1～2 根。

【麻醉】　长效局麻或腰俞麻醉。

【体位】　截石位或侧卧位。

【手术步骤】

1. 外剥、内扎各步同外剥内扎术。

2. 局部挂线。于截石位 5 点或 7 点切口处探针挂线,将橡皮筋挂在球头探针上缓缓向肛内探入,于后位齿状线处穿出,再从切口牵出口外(图 51-81),切开自切口至内口间皮肤,内外两端橡皮圈合拢轻柔拉紧、钳夹、钳下丝线结扎(图 51-82)。

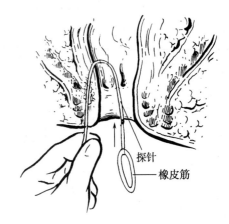

図 51-81　引入橡皮筋挂线

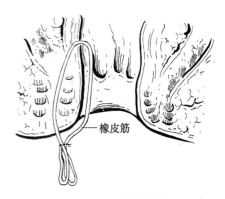

図 51-82　勒紧结扎

【术中注意事项】

1. 在每个外剥内扎的切口中间要保留健康黏膜和皮肤桥 0.5～1.0cm,以防肛门狭窄。

2. 外痔剪切剥离时,勿超过齿状线以上,最好在齿状线下 0.3cm 处,否则残端容易出血。

3. 挂线时动作要轻柔,要在齿状线探针与示指间最薄处穿透,切忌盲目用探针穿通直肠黏膜导致假内口。

4. 挂线松紧要适宜,不要过松,也不要过紧。

5. 查有无肛门狭窄,一般术后可容纳 2 横指则无狭窄之虞。

【术后处理】　同外剥内扎术。

【述评】　病灶去除彻底,同时防止了肛门狭窄及肛门失禁等后遗症,但术后常需紧线(橡皮筋)方可脱落。

## 八、内外痔分离术

【概述】　即分别采用各种外痔手术去除混合痔病灶的外痔部分,使用各种内痔手术去除混合痔病灶的内痔部分,可保留齿线附近的皮肤黏膜。本式操作简便、灵活多样。

【适应证】 混合痔的外痔部分与内痔部分界线清楚者。

【禁忌证】 同外剥内扎术。

【术前准备、麻醉、体位】 同所采用的下述有关术式。

【手术步骤】 视痔核形态、大小、性质分别实行下列术式。内外痔分离术的术式可根据情况灵活配合变化。各种术式请分别参考有关章节的操作步骤。

1. 外痔切除+内痔结扎术 适用于混合痔的外痔皮赘较小而内痔部分较大者。

2. 外痔剥离+内痔结扎术 适用于混合痔的外痔部分为血栓性或静脉曲张性且内痔部分较大者。

3. 外痔潜行旁剥离缝合+内痔结扎术 适用于半环状静脉曲张性外痔与较大内痔组成的混合痔(图51-83)。

4. 外痔纵切缝合+内痔结扎术 适用于纵条状结缔组织性外痔与较大内痔组成的混合痔(图51-84)。

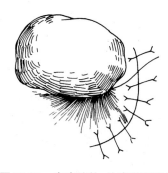

图51-83 内痔结扎、外痔剥离缝合

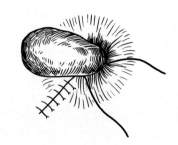

图51-84 内痔结扎、外痔纵切缝合

5. 外痔锥形剥离切除+内痔结扎术 适用于孤立的圆形外痔与较大内痔组成的混合痔。

6. 外痔切除+内痔注射术 适用于结缔组织性外痔与较小内痔并存的情况。

7. 外痔切除+内痔套扎术 适用于外痔较小而内痔较大的混合痔。

【术后处理、术中注意事项】 分别见各式式有关章节。

【述评】

1. 混合痔的内、外分离术式的优点是可以保留齿线附近的皮肤黏膜、肛窦及肛腺,减少因腺体损伤所致的术后直肠干涩感。

2. 内外分离术的术式可根据痔核的具体性质、形态而搭配,灵活变化,多种多样,以上手术步骤中所列举的术式仅供参考。

## 九、混合痔剥离套扎术

【概述】 将外痔剥离,连同内痔以胶圈扎紧,持续性压迫痔根部,令其坏死脱落而根治。

【适应证】 各种形态的混合痔。

【禁忌证】 同外剥内扎术。

【术前准备】 同外剥内扎术。

【麻醉】 长效局麻或腰俞麻醉。

【体位】 截石位或侧卧位。

【手术步骤】

**(一)器械法(牵拉式)**

1. 常规消毒,局麻生效后,钳夹外痔提起,以弯剪沿外痔基底两侧作"V"形切口至齿线上0.3cm,剥离外痔静脉丛及血栓。

2. 将装好胶圈的套扎器接触游离的痔核,用组织钳夹住外痔,连同内痔一起拉入套扎器内(图51-85)。

3. 扣动扳机,将乳胶圈推出,套在齿线上约0.3cm处(图54-86)。用同样方法套扎其他痔核(一般可同时套扎3个),结扎创口出血点,填止血粉棉球,加压包扎固定。

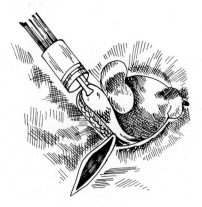

图51-85 将痔核拉入套扎器内

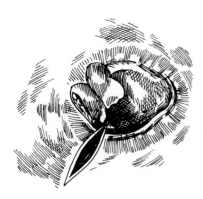

图51-86　将乳胶圈套在齿状线上0.3cm处

### （二）钳夹法（血管钳式）

1. 外痔剥离同器械法第一步。

2. 将组织钳装好胶圈（以蚊式钳撑开胶圈协助），张开钳口夹于痔基底部，钳提胶圈套入痔基底（图51-87）。用同样方法套扎其他痔核。

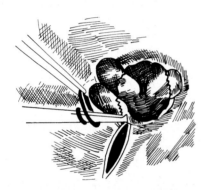

图51-87　钳提胶圈套入内痔基底部

【术中注意事项】

1. 胶圈须扎于齿线之上，以免引起疼痛。

2. 每个痔核套2～3个胶圈以便扎紧。

3. 勿扎住周围正常黏膜及皮肤。

【术后处理】　术后按肛门开放伤口护理换药。

【述评】　持续性压迫痔根，疗效确切，安全可靠。

## 十、混合痔结扎枯痔术

【概述】　本术式取混合痔外剥内扎术和枯痔散术式的优点结合而成。如前所述，混合痔外剥内扎术根治彻底但需要剥离外痔部分再结扎内痔，这样会留下创面疼痛出血；枯痔散术式不需手术，但敷药范围不易掌握，易损伤正常皮肤。本术式直接以丝线结扎混合痔，在被结扎的痔疮内

注射充盈坏死剂。取结扎弃剥离；取枯痔液代枯痔散，达到脱痔而不出血；枯痔而不伤及正常皮肤的目的。

【适应证】　各种形态的混合痔。

【禁忌证、术前准备、麻醉、体位】　同外剥内扎术。

【手术步骤】

1. 按肛门非缝合伤口术前准备，取截石位或左侧卧位，局麻生效后，钳夹外痔顶部向外牵拉，暴露内痔，另取组织钳夹持内痔基底部，二钳合并提起，以十号丝线自钳下结扎（图51-88）。

2. 以注射器抽吸消痔灵原液，注入结扎线以上痔组织内，令其完全充盈鼓胀（图51-89）。

3. 用数把同类型止血钳并排将充盈的外痔反复夹紧挤压，彻底夹扁（图51-90）。用同样方法处理其他痔疮。

4. 术后以凡士林油纱条蘸氯霉素粉贴敷创面，按肛门开放伤口护理换药。2～3天后切除部分坏死痔体（图51-91），继续换药至愈。

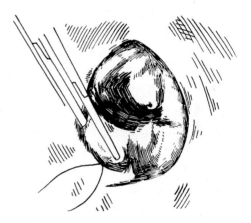

图51-88　结扎混合痔

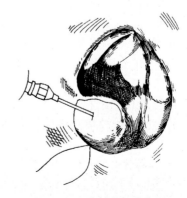

图51-89　注射充盈消痔灵

【术中注意事项】

1. 结扎混合痔基底要扎紧,否则注射坏死剂时会使药液渗入正常组织,造成正常组织的溃疡、坏死、出血。

2. 注药量要充足,使痔疮完全充盈胀满,否则不易夹扁,造成坏死不全,导致疼痛。

3. 手术当日不要切除坏死痔疮,否则可能会造成初次排便时脱线伤口裂开而出血、疼痛。

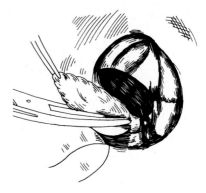

图 51-91 切除部分坏死痔体

4. 处理多个痔疮时,注意各创面间保留至少1cm 以上的正常肛管皮肤,以防肛门狭窄。

【术后处理】 同外剥内扎术。

【述评】 不用刀剪,不出血,枯痔剂不会破坏正常组织,疼痛轻,创面小,愈合快。

(荣文舟 李春雨)

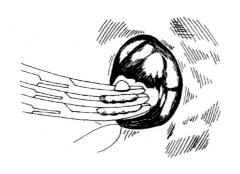

图 51-90 彻底夹扁

# 第四节 环形痔的手术

环形混合痔也称环状混合痔(简称环形痔)。环形痔手术较为复杂,长期以来是一个难题。早在 1882 年 Whitehead 设计了环切术,但切除肛管 2 ~ 3cm 黏膜皮肤和全部痔组织,然后环形缝合黏膜和皮肤。操作复杂,损伤过大,出血较多,术后并发症和后遗症也多。如切口裂开,肛管狭窄,黏膜外翻和肛门功能不佳等。为了减少这些并发症和后遗症,许多医师加以改进,如 Barrios 改良环切术。1940 年后 Saresola-Klose 软木塞环切术,1963 年 Wolffn 改良皮片环切术以及切断成形术,但并未完全避免环切术的缺点,即操作繁琐手术时间长将近 2 小时、损伤仍大,出血较多达 100ml 左右。术后并发症和后遗症仍时有发生。Barrios 报道 41 例,并发尿潴留 32%,出血 5%。狭窄、黏膜外翻和肛门失禁 10%。1984 年,Khabchandari 报道 84 例,并发症占 13%,3 例失禁,3 例狭窄。1988 年,Nolff 报道 484 例,并发症占 2.2%,共有 10 种。导尿 22%。出血 2.6%。并发脓肿和瘘管 0.2%、肛裂 0.8%、狭窄 0.2%、失禁 0.2%、皮赘外痔 0.6%、伤口久不愈合 0.4%,皮片坏死 2%。因此,国内外早已废弃不用,故不重复赘述。国内有用外剥内扎术,切口多,其间保留肛管皮肤黏膜桥,术后易致肛门水肿和残留皮赘,对环痔效果欠佳。辽宁张有生在总结环切术和外剥内扎术后,于 1960 年学习西安医院报道的环痔分段切除术。即先分段后切除,用肠线连续缝合。缝合不紧

易出血,缝合过紧肛门狭窄。因此,笔者在分段后不切除,改用中医结扎法扎紧,待其自行脱落。试用于临床效果良好。自 1970 年进行临床研究,共治疗 283 例,全部治愈。随访,171 例无复发,未见黏膜外翻、皮肤缺损和肛门功能不良等后遗症。认为分段结扎术可行,遂编入我院 1971 年版《中医临床讲义》(西学中教材),很快在国内得到推广。

## 一、分段结扎术

【概述】 1970 年,辽宁张有生采用分段结扎术治疗环形混合痔,收到较好效果。

【适应证】 环形内痔、环形外痔、环形混合痔、嵌顿性混合痔。

【禁忌证】 孤立性、多发性混合痔。

【术前准备】

1. 血尿常规,出血和凝血时间,肛周备皮。

2. 排净大小便或灌肠排便。

3. 术晨禁食。

【麻醉】 简化骶管麻醉或长效局麻。

【体位】 截石位或左侧卧位。

【手术步骤】

1. 显露 常规消毒,铺巾。令患者努臀增加腹压使痔全部脱出肛外,如不能脱出,以肛镜扩肛使括

约肌松弛,再以四把组织钳夹住肛缘使痔外翻,暴露出母痔、子痔部位、大小及数目,以便设计分段。

2. 分段　以右后位母痔为中心按自然段,共分 3~4 段。在各段之间的皮肤和黏膜以两把血管钳夹住,内臂夹到健康黏膜,外臂夹到健康皮肤,在两钳间切开皮肤和黏膜至钳尖再将黏膜和皮肤缝合一针。在另一段间同法切开和缝合一针则完成分段,使痔块游离(图 51-92)。

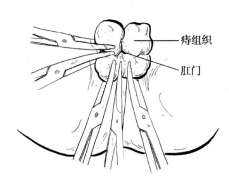

**图 51-92　两痔核间剪开进行分段**

3. 结扎　左手将游离段痔核及两侧血管钳牵起并向外翻,内痔较大时用血管钳夹住内痔向外牵出。右手用大弯血管钳,横行钳夹内外痔基底部,卸下两侧血管钳(图 51-93)。于大弯血管钳下行 8 字贯穿缝合结扎,必要时再加双重结扎(图 51-94)。其他各段同法缝扎,残端压缩后多余部分于钳上剪除(图 51-95),残端不能过短呈半球状,以免结扎线滑脱而致出血。

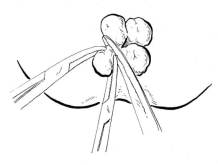

**图 51-93　横行钳夹已分段的内外混合痔**

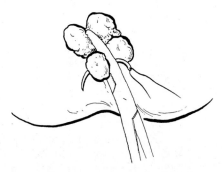

**图 51-94　钳下 8 字贯穿缝合**

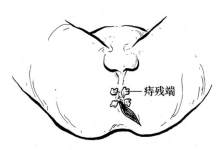

**图 51-95　剪除痔的残端,松解括约肌**

4. 松解括约肌　在肛门后部偏一侧的分段处延长切开皮肤长约 2cm,经此切口挑出内括约肌和外括约肌皮下部,以手术治疗机针刀烧灼割断,以免断端回缩出血(见图 51-59)。

5. 注射止痛剂重新消毒后,牵起残端,在各段痔结扎线下黏膜,注射亚甲蓝长效止痛剂,创腔填以止血纱布,肛内填以凡士林纱条,外敷塔形纱布,丁字带勒紧固定。

【术中注意事项】

1. 横行钳夹时,血管钳多夹内痔,少夹外痔下健康皮肤,血管钳外翻,使内向外翻夹住内痔基底部,以免术后黏膜外翻。

2. 结扎各段痔块应在同一水平面上,避免肛门外形不整。

3. 松解括约肌要充分,以肛门能容纳两横指为度,以防术后瘢痕挛缩而致肛门狭窄。

4. 结扎痔核保留残端不应过短,且于全部结扎后再行剪除,否则结扎线易滑脱。

【术后处理】

1. 进半流食 3 天。

2. 口服抗生素或甲硝唑,预防术后感染。

3. 多吃蔬菜和水果,适当选用润肠通便药物,以利排便。

4. 每便后熏洗坐浴,换药,10 天左右结扎痔核逐个脱落。

5. 术后 7~10 天应避免剧烈活动,防止大便干燥,以防痔核脱落而造成继发性大出血。

6. 术后 10 天左右指诊如有肛管狭窄,定期扩肛。

7. 分段处皮肤黏膜缝线不能自脱可拆掉。

【述评】　本术式操作简便,手术时间短仅 30 分钟,只结扎痔块不损伤正常皮肤和黏膜,出血量极少。术后并发症和后遗症较少且轻。这是因为不切除痔块,不用肠线连续缝合,只结扎混合痔的基底部,不损伤联合纵肌纤维,故不致黏膜外翻和脱垂。因不完全破坏诱发排便感觉中心扳机带 ATZ 上皮(friggen zone)故不致肛门失禁。因松解部分括约肌,肛门狭窄较少。但严重病例,脱落后创面较大,愈合较慢,瘢痕较大且硬。经随诊 5～7 年瘢痕吸收软化,术后时间越长恢复越好。肛门如常,功能良好,结扎彻底,复发极少。越做越熟,效果越好。有人提出齿状线和肛垫全部扎掉不符合生理要求。本术式来自西医分段切除术,仅将切除改为结扎。比环切术破坏性较小。这两个术式也都将齿状线一起切除,所以分段结扎将齿状线一并结扎也是完全可行的。笔者认为混合痔全周脱出,齿状线上下都是痔组织,齿状线已脱离原位下移,已失去原来功能,从解剖和生理上看都已成为病变组织,保留病态齿状线又有何意义?外科手术的基本原则切除病变组织、保护健康组织。切除和结扎基本一致,所以分段结扎术并不违背生理和外科原则。

## 二、分段齿形结扎术

1982 年南京丁泽民采用分段齿形结扎术治疗环形混合痔,收到较好效果。

【适应证、禁忌证、术前准备、麻醉与体位】 同分段结扎术。

【手术步骤】

1. 分段　根据痔核的形态,设计好痔核分段以及保留黏膜桥和肛管皮桥的部位与数量,一般保留 3～4 条黏膜桥和皮桥,每个痔段间,应保留 0.2～0.5cm 宽的黏膜桥和皮桥。黏膜桥和皮桥尽可能保留在痔核自然凹陷处,并呈分布均匀(图 51-96)。

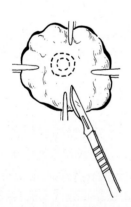

图 51-96　分段设计

2. 结扎　将设计中的一个痔核,在内痔基底部的直肠上动脉区用圆针丝线贯穿结扎。再在相应的外痔部分做放射状梭形切口至肛缘,肛管内切口应平行于肛管(图 51-97)。若外痔部分为静脉曲张,可做潜行剥离外痔静脉丛至齿状线上 0.5cm,尽量减少对肛管皮肤的损伤(图 51-98)。用弯钳夹住内

痔基底部,再用贯穿结扎直肠上动脉的丝线,在钳下结扎内痔(图 51-99)。使痔块下端分离处与内痔上端结扎顶点的连线呈曲线状,以保证内痔脱落后创面呈齿形(图 51-100)。结扎后剪去大部分痔块。依同法处理其他痔块。修整创缘,适当延长切口。

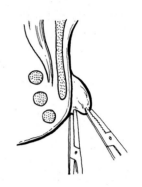

图 51-97　分离痔核

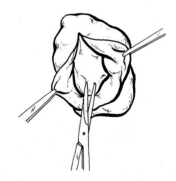

图 51-98　潜行分离外痔静脉丛

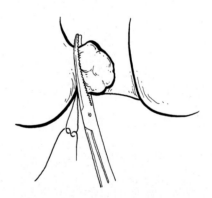

图 51-99　钳夹结扎

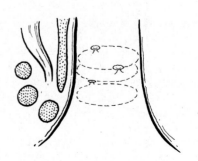

图 51-100　结扎的痔核呈齿形

3. 松解括约肌 对肛管紧缩的病例,可于肛管后正中切开,并切断内括约肌下缘(图51-101)。切口填以凡士林纱条,外敷纱布,丁字带固定。

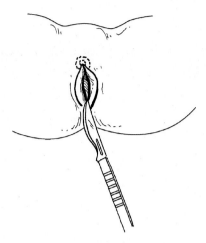

图 51-101 后正中切开,松解括约肌

【术后处理】 同分段结扎术。

## 三、改良分段结扎术

这是杭州李省吾在学习环痔分段结扎术和齿形分段结扎术后加以改进的术式于1991年用于临床。

【适应证】 同分段结扎术。

【术前准备】 控制饮食、番泻叶通便,术前灌肠排便。

【麻醉】 简化骶管麻醉。

【体位】 俯卧折刀位。

【手术步骤】

1. 扩肛将各痔核牵开,充分暴露,观察痔核分叶分布情况,设计分段计划(图51-102,图51-103)。将相邻两痔体分叶间用剪刀向齿状线方向剪入至正常皮肤黏膜处,4号丝线对合缝一针,再向两侧弧形边切边缝各一针,其他痔核按同法处理完成分段(图51-104)。

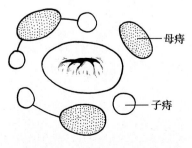

图 51-102 痔核与分叶分布规律

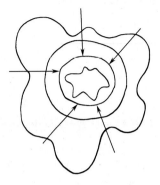

图 51-103 设计分段计划

图 51-104 边切边缝,完成分段

2. 选择左、右前、右后的母痔,按通常的外剥内扎法处理,结扎蒂略高于子痔,齿状线下肛管皮肤作V形减压切口。子痔采用弧形结扎,用尖头刀片将外痔皮赘与正常皮肤交界处稍加切开。用弯血管钳弧形钳夹子痔基底部,尽量将内痔黏膜外翻夹入,不使残留,7号丝线结扎、结扎平面略低于母痔,形成齿状结扎(图51-105)。

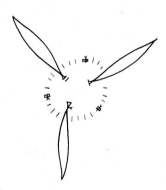

图 51-105 术后

3. 以示中指伸入肛内,探测肛管松紧度,以容纳两指为度。如肛管紧窄,可在侧方或后方切断部分括约肌。

4. 创缘皮内点状注射亚甲蓝利多卡因长效止痛剂。肛内塞入痔疮栓或凡士林纱条,创面盖以吸收性明胶海绵。外敷纱布包扎。

【术后处理】

1. 半流食、抗生素。

2. 术后 7～10 天根据肛管变窄程度以指扩肛。

（李春雨　张有生）

## 四、内贯穿结扎,外双半环切除缝合术

【概述】　将大的内痔缝扎,外痔半环状切除缝合,保留齿状线,防止肛门狭窄。

【适应证】　绕肛周一圈的环形混合痔。

【禁忌证】

1. 孤立性、多发性混合痔。

2. 严重心脑血管疾病、严重肝肾疾病、肺结核活动期、糖尿病者或妊娠妇女。

【术前准备】

1. 血尿常规,出血和凝血时间。

2. 排净大小便或灌肠排便。

3. 术晨禁食,肛周备皮。

【麻醉】　简化骶管麻醉或长效局麻。

【体位】　截石位或左侧卧位。

【手术步骤】

1. 处理内痔

(1) 按肛门缝合手术术前准备,先行肛门后位四指扩肛术(见图 51-36)。

(2) 然后用大弯血管钳夹住大的内痔痔核,以 10 号丝线于钳下贯穿结扎(见图 51-37),小的痔核则行黏膜下硬化剂注射。

2. 处理外痔

(1) 剪除 12-5 点多余的外痔,剥离血栓及外痔静脉丛,使创面呈半月形(见图 51-50,图 51-51)。

(2) 然后以 1 号丝线间断缝合,同法处理 6～11 点外痔(见图 51-52)。

3. 术后按肛门缝合伤口换药护理。

【术中注意事项】

1. 处理内痔时,各痔核间要留有足够的(最少 0.5cm 以上)黏膜桥,以保持黏膜和基层的原有弹性。

2. 处理外痔时,要彻底摘除皮下静脉团,以防术后水肿。

3. 术毕须检查肛管紧张度,若二指不能顺利通过,应着力在肛管后正中位再次扩肛,扩断黏膜层及部分内、外括约肌,并充分止血。

【术后处理】

1. 术后 3 天进半流食,后改普食。

2. 控制排便 3 天,第 3 天起服润肠通便药,软化大便。

3. 为预防伤口感染,可服用抗生素 3～5 天。

4. 多吃蔬菜和水果,适当选用润肠通便药物,以利排便。

5. 术后 7～10 天应避免剧烈活动,防止大便干燥,以防痔核脱落而造成继发性大出血。

6. 术后 7～10 天拆线,若有感染迹象时及时拆线,按开放创口处理。

7. 术后 10～14 天左右直肠指诊如有肛管狭窄、定期扩肛。

【述评】　一次性消除环形混合痔,并防止了术后肛缘水肿,缩短了愈合时间。

## 五、内缝扎,外放射状菱形切缝术

【概述】　将环状混合痔分段做数个与肛门呈放射状的扁菱形切口,清除外痔,然后横缝伤口,加宽了肛管的直径。同时将病变的肛垫组织结扎,防止肛垫下移。

【适应证】　混合痔环状隆突或大的隆突不少于 3 组者。

【禁忌证】　孤立性、多发性混合痔。

【术前准备】

1. 血尿常规,出血和凝血时间,肛周备皮。

2. 排净大小便或灌肠排便。

3. 术晨禁食。

【麻醉】　简化骶管麻醉或长效局麻。

【体位】　截石位或左侧卧位。

【手术步骤】

1. 按肛门缝合手术术前准备,四指扩肛,显露痔核(图 51-106)。

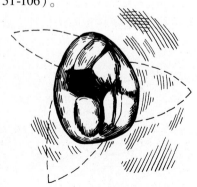

**图 51-106　显露痔核**

2. 将环状混合痔以高突部位为中心,分段做扁菱形放射状切口,切除外痔,剥离曲张静脉丛(图 51-107)。

3. 再将切口两侧对合缝合,并用组织钳提起外痔及其根部的内痔,以 10 号丝线结扎(图 51-108)。

4. 以同样方法处置其他痔核,术毕检查大小合适,若有未能清除的内痔,可行硬化剂注射,以固定肛垫。术后按肛门缝合伤口换药护理。

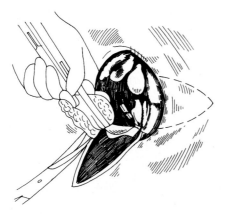

**图 51-107　切除外痔,剥离静脉丛**

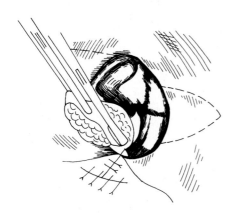

**图 51-108　缝合切口,结扎内痔**

【术中注意事项】

1. 各痔核间要留有足够的(最少 0.5cm 以上)黏膜桥,以防肛门狭窄。

2. 处理外痔时,要彻底摘除皮下及周围静脉团,以防术后水肿。

3. 横缝皮肤时,为减小张力,应钝性游离切口周围皮下组织。

4. 由于切除范围较大,须检查肛管紧张度。

【术后处理】

1. 术后 3 天进半流食,后改普食。

2. 控制排便 3 天,第 3 天起服润肠通便药,软化大便。

3. 为预防伤口感染,可服用抗生素 3 ~ 5 天。

4. 多吃蔬菜和水果,适当选用润肠通便药物,以利排便。

5. 术后 7 ~ 10 天应避免剧烈活动,防止大便干燥,以防痔核脱落而造成继发性大出血。

6. 术后 7 ~ 10 天拆线,若有感染迹象时及时拆线,按开放创口处理。

7. 术后 10 ~ 14 天左右直肠指诊如有肛管狭窄、定期扩肛。

【述评】　外痔部分虽然多切口切除了肛周皮肤,也不会造成肛门狭窄。内痔部分保留齿线,固定肛垫,增强了手术疗效。

## 六、间断外切缝内注射术

【概述】　纵行切除外痔,缝合伤口;硬化剂注射内痔及其上方黏膜下组织。

【适应证】　环状混合痔。

【禁忌证】　孤立性、多发性混合痔。

【术前准备】

1. 血尿常规,出血和凝血时间,肛周备皮。

2. 排净大小便或灌肠排便。

3. 术晨禁食。

【麻醉】　简化骶管麻醉或长效局麻。

【体位】　截石位或左侧卧位。

【手术步骤】

1. 按肛门缝合伤口术前准备,四指扩肛,根据痔核分布将肛周分为 6 ~ 8 段,选取最为明显的外痔。用组织钳提起,于痔两侧做纵行出肤切口,上至齿线下 0.5cm,下至放射状皱襞消失处,剥离创面下静脉组织至肌层,将剥离组织连同皮肤自齿状线下 0.5cm 处切断(图 51-109)。

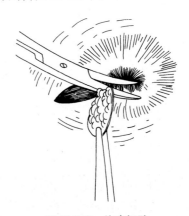

**图 51-109　外痔切除**

637

2. 同法间断切除缝合其余外痔,创面以 7 号丝线间断缝合,各痔间保留至少 0.5～0.7cm 皮桥(图 51-110)。

3. 以 1:1 消痔灵加适量地塞米松、肾上腺素混合液在肛镜直视下,于痔核上方松弛黏膜下注射,至黏膜隆起;退针至痔核黏膜下注射,至黏膜充盈饱满(图 51-111)。

4. 术后控制大便 24 小时,口服抗生素,按肛门缝合伤口护理换药。

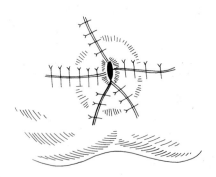

图 51-110　间断缝合

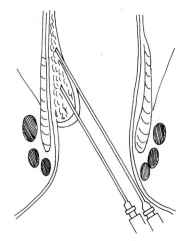

图 51-111　内痔上方及黏膜下注射

【术中注意事项】

1. 保留组织皮下静脉血栓应剥离干净,以防保留组织水肿。

2. 手术结束前要行直肠指诊,以证实肛门无狭窄。

【术后处理】

1. 术后 3 天进半流食,后改普食。

2. 控制排便 3 天,第 3 天起服润肠通便药,软化大便。

3. 为预防伤口感染,可服用抗生素 3～5 天。

4. 多吃蔬菜和水果,适当选用润肠通便药物,以利排便。

5. 术后 7～10 天应避免剧烈活动,防止大便干燥,以防痔核脱落而造成继发性大出血。

6. 术后 7～10 天拆线,若有感染迹象时及时拆线,按开放创口处理。

7. 术后 10～14 天左右直肠指诊如有肛管狭窄、定期扩肛。

【述评】　不损伤肛垫及齿线,尽量多保留肛管皮肤,疼痛轻,损伤小。

## 七、外切除内缝扎术

【概述】　缝扎内痔及其上方部分直肠黏膜,提高肛管原位,固定肛垫,然后再切除突出的外痔。

【适应证】　脱垂明显的环状混合痔。

【禁忌证】　孤立性、多发性混合痔。

【术前准备】

1. 血尿常规,出血和凝血时间。

2. 排净大小便或灌肠排便。

3. 术晨禁食,肛周备皮。

【麻醉】　简化骶管麻醉或长效局麻。

【体位】　截石位或左侧卧位。

【手术步骤】

1. 按肛门直肠缝合伤口术前准备,在齿线以上将脱垂的内痔及其以上的部分直肠黏膜用 10 号丝线缝扎(图 51-112)。

2. 将突出的外痔于齿线下 0.5cm 行小梭形切口切除,用同样方法处理其他混合痔,注意其间保留正常皮肤(图 51-113)。

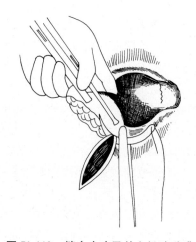

图 51-112　缝合内痔及其上松弛黏膜

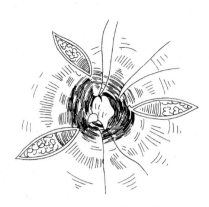

**图 51-113　梭形切除外痔**

【术中注意事项】

1. 缝扎内痔时,尽量上提内痔及其上方黏膜,以便上提固定肛垫。

2. 外痔的切口不宜过大,既利于引流又可避免手术切口疼痛及愈合缓慢。

【术后处理】

1. 术后 3 天进半流食,后改普食。

2. 控制排便 3 天,第 3 天起服润肠通便药,软化大便。

3. 为预防伤口感染,可服用抗生素 3～5 天。

4. 多吃蔬菜和水果,适当选用润肠通便药物,以利排便。

5. 术后 7～10 天应避免剧烈活动,防止大便干燥,以防痔核脱落而造成继发性大出血。

6. 术后 7～10 天拆线,若有感染迹象时及时拆线,按开放创口处理。

7. 术后 10～14 天左右直肠指诊如有肛管狭窄、定期扩肛。

【述评】　上提脱垂的肛垫,保留齿线及大部肛管皮肤,有效防止痔复发。

（荣文舟　李春雨）

# 第五节　PPH 手术

【概述】　吻合器痔上黏膜环切术(procedure for prolapse and hemorrhanihs,PPH),其中文含义即治疗脱垂和痔的方法,故称吻合器痔上黏膜环切术,亦称吻合器痔固定术,痔上黏膜环切钉合术。

1998 年,意大利学者 Longo,根据肛垫下移学说,首先提出采用吻合器经肛门环形切除直肠下端黏膜及黏膜下层组织再将其对端吻合,而不切除内痔、肛管皮肤及齿状线等组织,治疗Ⅱ～Ⅲ期环形内痔脱垂的新术式。国内李春雨于 2001 年开展此手术,用于重度痔的治疗。其手术原理:是使用特制的手术器械和吻合器,环形切除齿状线上方宽约 2cm 的直肠黏膜及黏膜下层组织后,再将直肠黏膜吻合,使脱垂的肛垫向上悬吊回缩原位,恢复肛管黏膜与肛门括约肌之间的局部解剖关系,消除痔核脱垂的症状,起到"悬吊"的作用(图 51-114);同时切断直肠上动静脉的终末支,减少痔核供血量,使痔核逐渐萎缩,解除痔核出血,起到"断流"的作用(图 51-115)。由于此手术在肛周皮肤无切口、保留肛垫,故术后疼痛较轻、住院时间短、控排能力不受影响,无肛门狭窄和大便失禁等并发症,在国内外得到推广。

【适应证】

1. Ⅱ～Ⅳ期环形内痔、多发混合痔、嵌顿痔、以内痔为主的环形混合痔。

2. Ⅰ～Ⅲ度直肠前突、直肠黏膜脱垂、直肠内套叠。

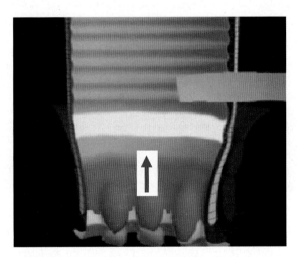

**图 51-114　悬吊作用**

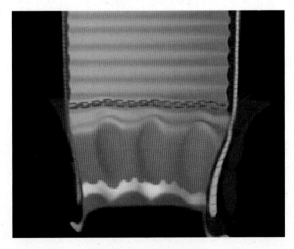

**图 51-115　断流作用**

【禁忌证】　一般不用于孤立的脱垂性内痔。

【术前准备】

1. 查血常规、出血和凝血时间、心电图。

2. 手术当天禁食。

3. 术晨清洁灌肠、甘油灌肠剂 110ml 灌肠或行大肠水疗。

4. 器械肛肠吻合器种类

（1）进口：美国强生公司；

（2）合资：苏州法兰克曼医疗有限公司；

（3）国产：常州市康迪医用吻合器有限公司、常州市海达医疗器械有限公司、常州市智业医疗仪器研究所。

5. PPH 痔吻合器组成包括 GCH33.5 吻合器、肛管扩张器、肛镜缝扎器和勾线器（图 51-116），亚克或薇乔 2-0 可吸收肠线，都是为 PPH 手术而特制的。

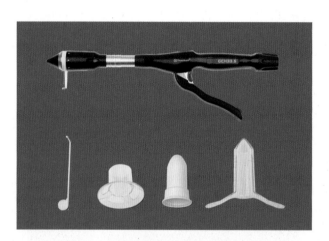

图 51-116　一次性使用管型痔吻合器（KYGZB 型）

【麻醉】　骶管麻醉或双阻滞麻醉。

【体位】　截石位或折刀位。

【手术步骤】

1. 用碘伏常规消毒会阴部皮肤和肠腔（女性患者同时做阴道消毒），铺巾。判断内痔的位置、大小、脱出程度（图 51-117）。以肛管扩张器内栓充分扩肛（图 51-118）。

2. 肛管内置入特制肛管扩张器，取出内栓并加以固定（图 51-119），使脱垂的内痔落入肛管扩张器后面。寻找齿状线的位置，用纱布将外痔尽量向肛内推送，减少术后残留皮赘。

3. 通过肛管扩张器将肛镜缝扎器置入，缝针高度在齿状线上方约 2~3cm 处用薇乔 2-0 可吸收肠线自 3 点处开始顺时针沿黏膜下层缝合一周，共

5~6 针（图 51-120），接着在第一荷包线下方 1cm 处，自 9 点处顺时针做第二个荷包缝合，女性患者应注意勿将阴道后壁黏膜缝入。荷包缝线保持在同一水平面，可根据脱垂实际程度行单荷包或双荷包缝合。

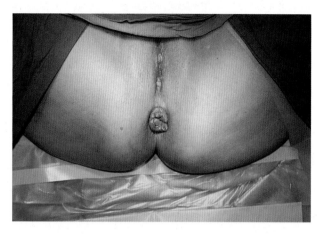

图 51-117　判断内痔的位置、大小、脱出程度

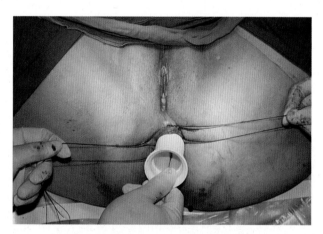

图 51-118　用肛管扩张器内栓扩肛

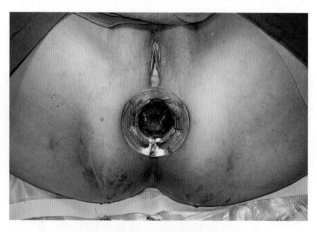

图 51-119　固定肛管扩张器

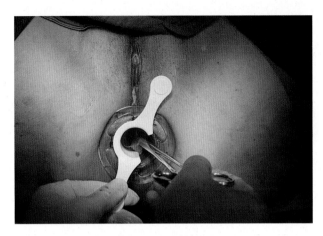

图 51-120 荷包缝合

4. 将特制的 PPH 吻合器张开到最大限度,将其头端插入到两个荷包缝线的上方,逐一收紧缝线并打结(图 51-121),用勾线器经吻合器侧孔将缝线拉出肛外(图 51-122)。

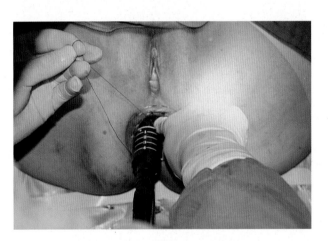

图 51-121 置入吻合器收紧缝线并打结

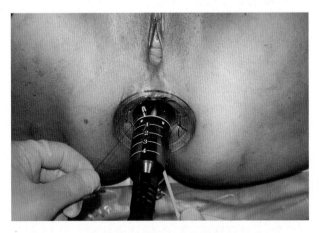

图 51-122 通过侧孔钩出缝线

5. 缝线末端引出后用钳夹住,向手柄方向用力牵拉结扎线,使被缝合结扎的黏膜及黏膜下组织置

入 PPH 吻合器头部的套管内,同时顺时针方向旋转收紧吻合器,刻度"红线"至安全窗处,打开保险装置后击发(图 51-123)。注意女性患者一定要做阴道指诊,防止阴道直肠瘘(图 51-124)。关闭 GCH33.5 状态 30 秒左右,可加强止血作用。

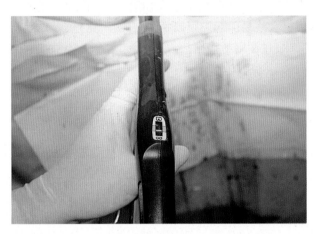

图 51-123 旋紧吻合器,刻度"红线"至安全窗处

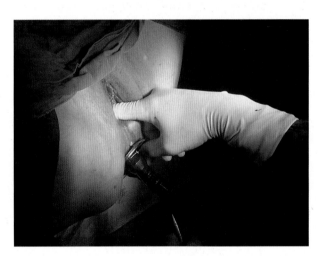

图 51-124 阴道指诊

6. 将吻合器反方向旋转 360°,轻轻拔出吻合器,认真检查吻合口部位是否有出血(图 51-125),对于活动性出血,局部用 2-0 肠线或 4 号丝线缝合止血(图 51-126)。切除标本送病理(图 51-127)。

7. 外痔的处理对于合并血栓者,可先摘除血栓,再行吻合。对于较大皮赘者,吻合后再单纯切除皮赘即可。肛内放置引流管,以利引流。

【术中注意事项】

1. 尽量不用指法扩肛,最好选用特制的环形肛管扩张器内栓进行扩肛,避免损伤肛门括约肌,同时有利于肛管扩张器置入,可减少术后反应性水肿和疼痛。

2. 荷包缝合的高度应在齿状线上 2~3cm,以确保吻合口在齿状线上 1.5~2cm。若缝合过高,则对肛垫向上的牵拉和悬吊作用减弱,痔块回缩不全,影响手术效果;反之,缝合过低,易引起术后疼痛和出血,严重者会出现感觉性大便失禁。

3. 荷包缝合的深度在黏膜下层,有时可达浅肌层。太浅易引起黏膜撕脱,吻合圈不完整,影响手术效果;过深则易损伤括约肌,引起吻合口狭窄或大便失禁。

4. 荷包缝合时缝线一定要选择光滑的可吸收肠线或丝线,否则容易导致黏膜下血肿,引起术后感染。

5. 荷包缝线保持在同一水平面,可根据脱垂实际程度行单荷包或双荷包缝合。

6. 女性患者,缝合直肠前壁、关闭吻合器及吻合器击发前应做阴道指诊,检查阴道后壁是否被牵拉至吻合器内,防止阴道后壁一并切除,引起直肠阴道瘘。

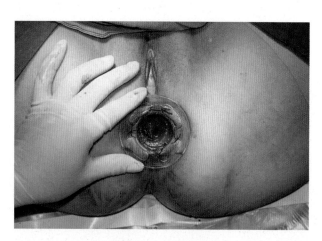

图 51-125　检查吻合口

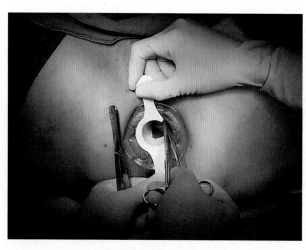

图 51-126　吻合口处缝扎止血

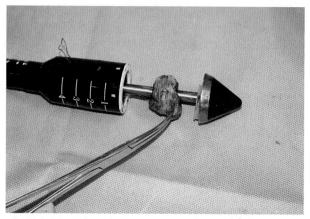

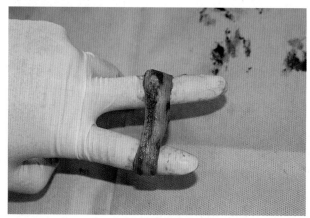

图 51-127　切除后的标本

7. 取出吻合器后,检查吻合口,看是否完整、有无出血点。若有活动性出血点,一定要缝扎止血。对于渗血,可局部压迫止血。

8. 术后吻合处放置塑料引流管一枚,可有效降低肛管直肠内压,防止吻合口瘘,减轻腹胀,同时便于术后出血的观察。

【术后处理】

1. 术后当日禁食或给流食,次日半流食 2 天,以后逐渐恢复普食。

2. 术后适当应用抗菌、止血药物及静脉输液,预防感染、出血。

3. 老年人或前列腺肥大者可留置导尿 48 小时。

4. 术后第 2 天口服润肠通便药物。

5. 注意观察术后出血。手术创面若有出血,应及时处理。

6. 术后 24 小时拔除引流管。

7. 一般观察 3~7 天,定期随访。术后 15 天指法扩肛。

【术后并发症】　PPH 术虽然微创、无痛,但任何手术或多或少都存在并发症。常见的有:

1. 疼痛 一般术后疼痛轻微,但术中扩肛或钳夹皮肤,引起撕裂和损伤可于当晚轻痛,次日缓解。

2. 下腹痛 术后当日有20%下腹痛,个别人伴有腹泻和呕吐,可能与吻合时肠道牵拉反射有关,不需处理。

3. 尿潴留 有40%~80%发生尿潴留,男多于女。与骶麻和疼痛刺激,引起反射性尿道括约肌收缩有关。

4. 出血 术后出血常见于吻合口渗血、量少,但也有搏动出血,约占30%,多在3、11点,因吻合口感染或与齿状线太近有关,出血较多,甚至发生失血性休克。

5. 感染 较少,但也有因术后盆腔感染而死亡的报道。

6. 直肠阴道瘘 罕见,因前壁荷包缝合过深,损伤直肠阴道壁,并发感染所致。

【述评】 本术式根据肛垫病理性肥大、移位而成痔——肛垫下移学说而设计出来的。我国自2000年7~8月相继开展此手术,李春雨于2001年6月开始应用PPH术,已治愈3000余例,临床疗效确切。手术操作简便,住院时间短,痛苦小,并发症少,中远期效果良好,备受肛肠医师和患者欢迎,效果确切,故可替代传统手术操作。

# 第六节 TST 手术

【概述】 选择性痔上黏膜切除术(tissue selection therapy,TST)是利用开环式微创痔吻合器进行治疗的一种手术方式,是基于中医肛肠外科分段齿状结扎术和PPH手术研发的一种痔外科治疗的微创手术。通过TST的永久平行关闭和开环式扩肛器设计,可准确定位目标组织,做到针对性切除,并保护非痔脱垂区黏膜组织,TST术式更加符合肛管形态和生理,有效预防术后肛门狭窄。

TST技术遵循了人体痔的形成机制,依照痔的生理病理结构设计而成。旨在纠正痔的病理生理性改变,而非将肛垫全部切除,保留正常的肛垫及黏膜桥。TST微创术利用了特制的肛肠镜形成不同的开环式窗口,利用吻合探头,锁定痔核,针对痔核的大小和多少来调节痔黏膜的切除范围。

【适应证】 适用于Ⅱ~Ⅳ度内痔、混合痔、环状痔、严重脱垂痔。直肠前突、直肠黏膜脱垂,以及各种肛管、直肠脱垂性疾病等。

【禁忌证】 顽固性便秘、严重的黏膜水肿、盆腔肿瘤、门静脉高压症、布-卡综合征、妊娠妇女、儿童及不能接受手术者均不推荐使用。

【术前准备】

1. 查血常规、出凝血功能、心电图等。

2. 手术当天禁食。局部备皮,排空大便或甘油灌肠剂110ml灌肠。

3. 器械准备 TST吻合器(图51-128),肛门镜

(单开式肛门镜、双开式肛门镜和三开式肛门镜和普通肛门镜,图51-129),2-0可吸收肠线1-2根。

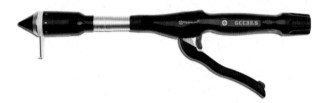

图51-128 一次性使用肛肠吻合器(GCC型)

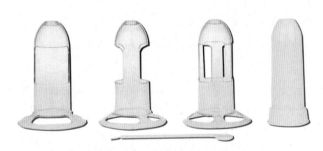

图51-129 TST肛门镜、勾线器

【麻醉】 骶管麻醉或腰麻。

【体位】 截石位或折刀位。

【手术步骤】

1. 常规用碘伏消毒会阴部皮肤和肠腔(女性患者同时做阴道消毒)、铺巾。

2. 充分扩肛,使肛门松弛,便于操作。根据痔核的数目和大小选择适合的肛门镜。单个痔核的用单开口肛门镜,2个痔核用两开口肛门镜,3个痔核选用三开口肛门镜,环形痔选用普通肛门镜(图51-130)。

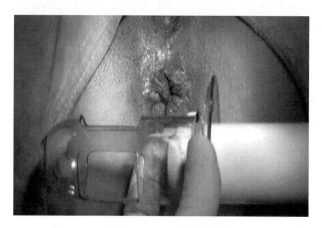

图 51-130 选择肛门镜

3. 肛管内置入特制肛门镜,旋转肛门镜,使拟切除的痔上黏膜位于开环式的窗口内,取出内栓并加以固定。

4. 单个痔核在痔上 3~4cm 行黏膜下缝合引线牵引,2 个痔核可分别进行两处黏膜缝合引线牵引或可用单线一次缝合两处,3 个则可作分段性荷包缝合,如痔核较大脱出严重时可行双荷包引线牵引(图 51-131)。缝合时注意仅在黏膜及黏膜下层进行,避免伤及肌层;女性患者应注意勿将阴道后壁黏膜缝入。

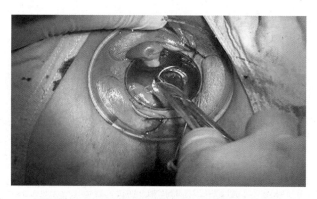

图 51-131 分段性荷包缝合或点线牵引(7 点位)

5. 将特制的 TST 吻合器张开到最大限度,将其头端插入到荷包缝线的上方,收紧缝线并打结,用勾线器经吻合器侧孔将缝线拉出肛外持续牵引(图 51-132)。

6. 缝线末端引出后用钳夹住,向手柄方向用力牵拉结扎线,同时顺时针方向旋转收紧吻合器,顺时针旋紧吻合器,脱垂的直肠黏膜通过肛门镜的窗口牵进吻合器的钉槽内。

7. 旋钮有阻力,吻合器指示窗的指针显示进入安全范围,打开保险装置(女性患者一定要做阴道指

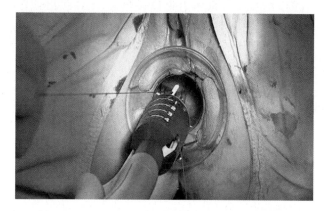

图 51-132 置入 TST 吻合器并通过侧孔勾出缝线

诊,防止阴道直肠瘘)后击发,完成切割和吻合(图 51-133)。关闭 30 秒左右,可加强止血作用。

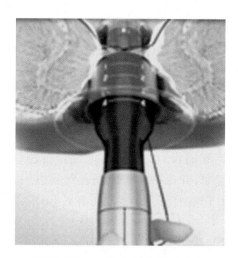

图 51-133 旋紧吻合器,完成吻合

8. 逆时针旋松尾翼至最大限度,将吻合器轻轻拔出。

9. 检查吻合口部位是否有出血,对于活动性出血,局部用 2-0 肠线缝合止血。对于两个吻合口之

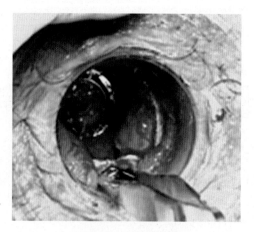

图 51-134 剪断黏膜桥

间存在缝合线搭桥,则可以直接剪断(图 51-134);两端凸起部分分别用止血钳夹住后,再用 7 号丝线双重结扎。

10. 检查手术切除标本并送检病理(图 51-135)。肛内放置引流管,以利引流。

【术后并发症】　术后疼痛、出血、残留痔、血栓形成、肛门坠胀等。

【述评】　TST 微创术是在 PPH 技术的基础上研发而成,治疗时精确切除脱垂部分的痔上黏膜,保留正常黏膜桥,减少了手术创伤,最大限度地维护了肛门的精细感觉和收缩功能。具有微创、无痛、有针对性的治疗,术后恢复时间短、恢复快等优点。

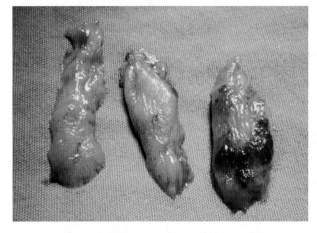

图 51-135　切除后标本(图片由任东林提供)

## 第七节　CRH 手术

CRH 技术是利用特制的 CRH 痔治疗器,将 L 角的直肠黏膜吸住,然后用一个橡皮圈把它套住,使下移的肛垫不再下移,达到彻底治愈的目的。CRH 其含义是痔动脉闭合术(charles and regan hemorrhoids,CRH),既保护了肛垫,又不损伤肛门括约肌,不需要麻醉,门诊治疗。

CRH 技术是根据痔是以肛垫病理性肥大,移位及肛周皮下血管丛血流淤滞形成的团块的基础理论为指导。肛垫组织位于肛管和直肠交界处。由于内括约肌收缩,肛垫借 Y 形沟分割为右前、右后及左侧 3 块,此即通常所谓"母痔"及其好发部位。婴儿和儿童时期肛垫组织与直肠关系是斜角,成年后由于长期粪便的堆积,肛垫组织和直肠关系逐渐形成 L 角,各种病理因素可逐渐导致 L 角肛垫组织松弛,松弛的肛垫回缩障碍,肛垫充血性肥大、肛门阻力增加、静息压增大,组织内静脉回流减慢,充盈过度,逐渐成为痔核并向肛管脱坠,形成 Ⅰ ~ Ⅳ期痔(图 51-136)。利用 CRH 治疗器可终止痔静脉丛血供,向上提升肛垫组织,使松弛组织收紧,同时减少痔的动脉血供,最终使肛垫组织的 L 角成为斜角。使下移的肛垫再不下移,达到彻底治愈的目的。

【适应证】　Ⅰ ~ Ⅲ期内痔、混合痔、肛裂。

【禁忌证】　妊娠妇女、肝硬化、肛管直肠感染、应用抗凝剂者。

【术前准备】　硝酸甘油液 1 支或 0.125% 硝酸甘油凡士林,不需要特殊准备,不需要灌肠,不需要备皮。器械:研制的 CRH 痔治疗器 1 套(图 51-137)。

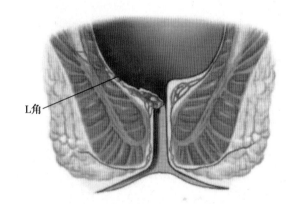

图 51-136　L 角示意图

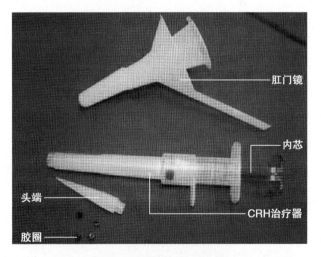

图 51-137　CRH 痔治疗器

【麻醉】　不需要麻醉。

【体位】　左侧位。

【手术步骤】　以 11 点内痔为例:

1. 常规用碘伏消毒肛周会阴部皮肤和直肠腔,

铺巾。

2. 嘱患者增加腹压,检查患者肛门外形是否完整,有无外痔。

3. 左手示指外涂甘油少许做直肠指诊(图51-138),检查直肠内有无肿块、狭窄,指套退出有无染血等。反复润滑肛管,使肛门括约肌完全放松。右手示指深入肛内仔细检查并测量肛管直肠角距肛缘的距离。

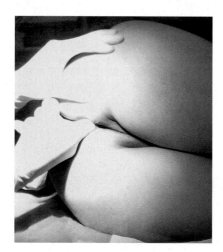

图51-138 直肠指诊

4. 肛镜下检查判断内痔的位置、大小、程度,于3点、7点、11点三个内痔中选择较重的一个内痔作为治疗对象。

5. 打开研制的 CRH 痔治疗器,检查调试治疗器,安装胶圈(图51-139)。

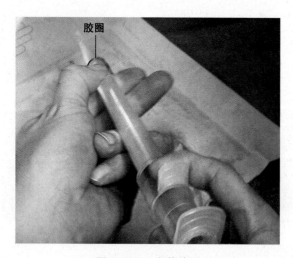

图51-139 安装胶圈

6. 左手示指顶住前位内括约肌,右手握住带有胶圈的 CRH 治疗器,在肛内左手示指的引导下,并与左手示指垂直方向向肛内缓慢滑入约 10cm(图

51-140),抵达左手示指指尖处,逐渐使治疗器与肛管纵轴方向一致。再向外退出治疗器3cm至指定刻度,找到 L 角(治疗器上有一个刻度标志,此标志与肛缘齐平即可)。

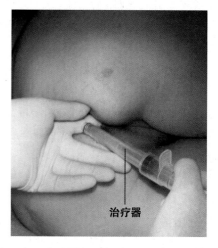

图51-140 治疗器与左手示指垂直方向滑入肛内

7. 将治疗器的顶端稍向 11 点倾斜在 L 角上方,调整治疗器方向使其顶端对准 11 点处直肠黏膜,左手固定治疗器,右手反复慢慢抽吸治疗器内芯4~5次后锁住内芯(图51-141),观察20秒,左右旋转治疗器柄部两次即可,使其充分吸住。此时患者感觉肛内坠胀感明显,但无疼痛感。

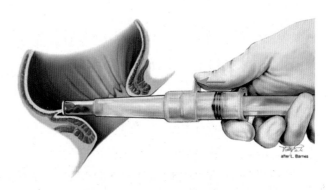

图51-141 抽吸治疗器内芯

8. 慢慢向外抽治疗器柄部,可听到"啪"的一声,向外拔除治疗器内芯少许,把胶圈套在被吸住的组织上,然后一并取出治疗器(图51-142)。

9. 进行肛内指诊或肛镜下检查,了解套扎组织的情况(图51-143),注意套扎的组织必须基底部小,活动度灵活。若基底部较大,可在套圈周围用手挤压周围组织,使基底部变小。

10. 隔 1 周后再治疗 3 点或 7 点内痔。每人平均治疗 3~4 次为宜(图51-144)。

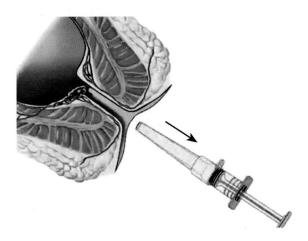

图 51-142 取出治疗器

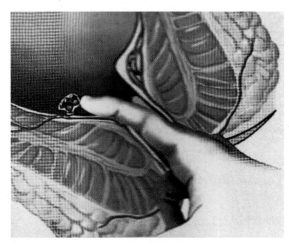

图 51-143 直肠指诊了解套扎组织

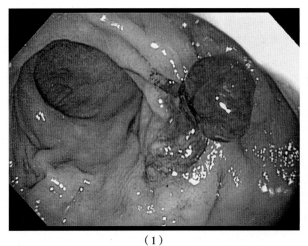

（1）

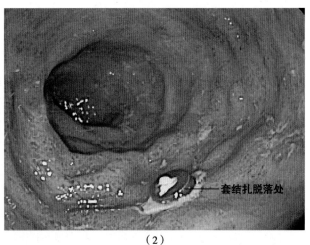

——套结扎脱落处

（2）

图 51-144 治疗前后比较

（1）被套住的直肠黏膜；（2）已脱落的黏膜基底部

【术中注意事项】

1. 甘油反复润滑肛管，使肛门括约肌完全放松。

2. 准确寻找 L 角的位置。

3. 放置 CRH 治疗器时一定要与左手示指呈垂直方向缓慢滑入肛内，逐渐使治疗器与肛管纵轴方向一致。

4. 治疗器上有一个刻度标志，此标志与肛缘齐平即可。

5. 每次只能治疗一处，间隔 7~10 天，需 3~4 次治疗，防止术后感染、出血。

【术后处理】

1. 正常饮食。

2. 注意保持大便通畅。

3. 排便后用痔疾洗液清洗肛门，口服甲硝唑片预防局部感染。

4. 治疗后每隔 7~10 天行第二次（右后）、第三次（左下）治疗。疗程 3~4 周。

【述评】 CRH 在甘油润滑下使肛门括约肌松弛后，局部无强烈刺激，可在无麻醉状态下进行治疗。是目前治疗痔安全可靠、使用方便、无痛快速、不需要住院、彻底根治的好方法，值得推广和应用。特别是在门诊的推广和应用。

（李春雨）

## 参 考 文 献

1. 李春雨,汪建平.肛肠外科手术技巧.北京:人民卫生出版社,2013,195-198.

2. 李春雨,张有生.实用肛门手术学.沈阳:辽宁科技出版社,2005.181-189.

3. 辽宁中医学院.中医临床讲义(西学中教材)(下册).沈阳:辽宁科技出版社,1971.145-146.

4. 李春雨.肛肠病学.北京:高等教育出版社,2013.93-94.

5. 张有生,李春雨.实用肛肠外科学.北京:人民军医出版社,2009.132-136.

6. 张有生.肛肠科手册(增订本).沈阳:辽宁科技出版社,2000.136-138.

7. 荣文舟.中华肛肠病学图谱(第2版).北京:科学技术文献出版社,2004.107-112.

8. 喻德洪.现代肛肠外科学.北京:人民军医出版社,1997.195.

9. 黄乃健.中国肛肠病学.济南:山东科学技术出版社,1996.680-681.

10. Lomanto D,Katara AN. Stapled haemorrhoidopexy for prolapsed haemorrhoids:short-and long-term experience. Asian J Surg,2007,30(1):29-33.

11. Tjandra JJ,Chan MK. Systematic review on the procedure for prolapse and hemorrhoids (stapled hemorrhoidopexy). Dis Colon Rectum,2007 Jun,50(6):878-92.

12. Thomson WHF. The nature of hemorrhoids. Br J Surg,1975,62:542-552.

13. Longo A. Treatment of hemorrhoids disease by reduction of mucosa and hemorrhoidal prolapse with a circular suturing device:a new procedure. Proceedings of the Sixth World Congress of Endoscopic Surgery. Rome,1998,777-784.

14. 张有生.环形痔分段结扎术283例疗效总结.中国肛肠病杂志,1996,16(3):42.

15. 李春雨,聂敏.吻合器痔上黏膜环切术治疗混合痔68例

16. 姚礼庆,唐竞,孙益红,等.经吻合器治疗重度痔的临床应用价值(附36例报告).中国实用外科杂志,2001,21(5):288-289.

17. 林宏城,苏丹,任东林,等.选择性痔上黏膜切除吻合器治疗Ⅱ-Ⅲ度痔22例疗效分析.广东医学,2010,31(12):1577-1578.

18. 李春雨,聂敏.外剥内扎加括约肌切断术治疗环形混合痔76例临床研究.中国医师进修杂志,2006,29(5):39-41.

19. 李春雨,聂敏,林树森,等.吻合器痔上黏膜环切钉合术加中药芍倍注射治疗重度痔30例.中华胃肠外科杂志,2009,12(1):98.

20. 李春雨,于好,聂敏.吻合器痔固定术并发症的原因与处理.中国医科大学学报,2009,38(5):387-388.

21. 李春雨,顾宇,林树森,等.痔手术切断肛门括约肌对肛肠动力学影响的临床研究.中国医师进修杂志,2009,32(26):23-25.

22. 李春雨,韦东,林树森.外剥内扎加括约肌切断术治疗环形混合痔术后肛门功能评定.中国医师杂志,2009,11(11):1237-1238.

23. 李春雨,聂敏,王军,等.吻合器痔固定术与外剥内扎术治疗重度痔的临床研究.中国医师进修杂志,2007,30(3):44-46.

24. 李春雨,聂敏,王军,等.吻合器痔上黏膜环切术与外剥内扎术治疗Ⅲ～Ⅳ度痔的比较.中国医科大学学报,2007,36(4):486.

25. 李春雨,聂敏,王军,等.吻合器痔固定术后重度直肠狭窄一例报告.中国医师杂志,2007,8:1005.

临床总结.中国肛肠病杂志,2003,23(11):5-6.

# 第52章 肛裂手术

肛裂是齿状线以下肛管皮肤层裂开后形成的小溃疡。方向与肛管纵轴平行,长约0.5～1.0cm,呈梭形或椭圆形(图52-1)。常有周期性剧痛、便血、便秘三大典型症状。肛管裂口、哨兵痔和乳头肥大常同时存在,称为肛裂三联症。肛裂的病理改变包括裂口、乳头肥大、哨兵痔、肛窦炎、皮下瘘、肛门梳硬结(图52-2)。具有"四最"特点:病变最小、痛苦最大、诊断最易、治法最多。

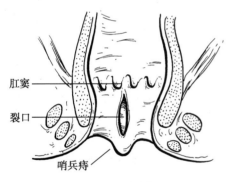

图52-1 肛裂

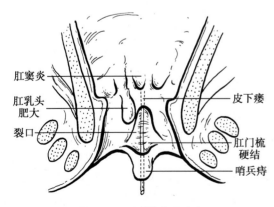

图52-2 肛裂的病理改变

肛裂发病数仅次于痔,占第二位,多见于中青年人。据石焕芝等2000年流行病学分析报道为5.02%。肛裂多发于后正中部约占75%,前正中部

仅占15%,前后位8%。侧位较少见2%。但可与后位和前位肛裂伴发。前正中位肛裂女性多见占10%,男性为1%。最近Hamanel报道,女性25.1%,男性7.8%。肛裂多为单发,多发肛裂罕见占2.6%。

肛裂的分类方法很多,最新分类为2002年全国肛肠学会讨论通过。临床上分为三期:

Ⅰ期肛裂:肛管皮肤浅表纵裂溃疡,创缘整齐,基底新鲜,色红,触痛明显,创面富于弹性。

Ⅱ期肛裂:有肛裂反复发作史,创缘不规则,增厚,弹性差,溃疡基底部紫红色或有脓性分泌物。

Ⅲ期肛裂:溃疡边缘发硬,基底色紫红,有脓性分泌物,上端邻近肛窦处肛乳头肥大,创缘下端有哨兵痔(裂痔),或有皮下瘘管形成(裂瘘)。

按病程分为:

急性(早期)肛裂:可见裂口边缘整齐,底浅,呈红色并有弹性,无瘢痕形成。

慢性(陈旧性)肛裂:因反复发作,底深,边缘不整齐、增厚纤维化,肉芽灰白。伴有肛乳头肥大、前哨痔及皮下瘘形成。

肛裂手术疗法已研究了几百年,早在古代就进行过切开法、烧灼法和挂线法。其后1818年Boyer提出了侧方括约肌切开法,1833年Dupuytren发表了后正中切开术,1838年Recamier提出了扩肛法。近年来又出现了许多种新的肛裂切除术和皮瓣移位术等,但迄今为止尚无一种可通用的规范术式。Mazier从文献中统计肛裂手术就有30余种,各种手术均有其优缺点。目前国内常用的术式有:①肛裂切除术;②肛裂切除术加括约肌切断术;③V-Y肛门成形术;④肛裂切除纵切横缝术等。实践证明,肛裂切除术加括约肌切断术的效果较好,可作为首选术式。

# 第一节 肛裂封闭术

【概述】 局部注射麻醉剂、长效止痛剂和其他注射药物,阻断恶性循环的刺激,即解除疼痛和括约肌痉挛,使裂创修复最后愈合。

【适应证】 急性肛裂经药物治疗未愈,无明显并发症者。

【禁忌证】 妊娠妇女,因亚甲蓝是神经毒,对胎儿发育有影响,会造成畸形。

【术前准备】

1. 排净大小便即可。

2. 药物(亚甲蓝长效止痛剂) 2%利多卡因5ml,0.5%布比卡因5ml,1%亚甲蓝2ml加生理盐水10ml,共22ml,现用现配为好。

【麻醉与体位】 长效局麻,左侧卧位。

【手术步骤】

1. 会阴部严密消毒,指诊检查直肠内有无肿物

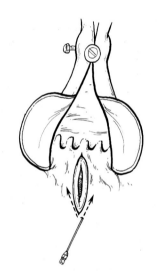

图52-3 肛裂基底作扇形注射

及肛管的紧张度,并指法扩肛。

2. 在肛内示指引导下在裂创下端1.5cm处进针,进入肛管后间隙达内括约肌与外括约肌皮下部之间,边进针边推药,注入药物5~6ml。

3. 从肛裂下缘,距裂口3cm处进针,在裂创基底部,做扇形封闭,药量2~3ml,全部注射总量不超过20ml(图52-3)。

【术中注意事项】 针头勿刺入肛管腔,防止感染。

【术后处理】 无特殊处理,一切照常。

【述评】 除肛裂封闭术外,还有①内括约肌注射法:药用糜蛋白酶5mg,维生素K₁20mg,0.25%布比卡因10ml三者混合液。肛内示指摸清括约肌增厚的程度、范围,然后在示指引导下,距肛缘1cm处,将6号针头插入肛裂下内括约肌里,注药3ml,然后在左右两侧内括约肌时各注药3ml,再把针退至皮下,在肛裂创面下注药1~2ml。5天后不论创面是否愈合,依同法再注射一次,本法关键是注射部位要准确,必须在括约肌里。同时处理并发症可增高疗效。术后保持大便通畅,每便后、睡前熏洗坐浴。②肉毒杆菌毒素注射:这一毒素是致死性的,快速与突触前胆碱能使末梢神经结合,数小时内即麻痹。Gui等应用小剂量治疗10例慢性肛裂,在肛裂旁三处同在括约肌内注入0.1ml稀释的肉毒杆菌毒素(50v/ml),7例在注射后1个月即感疼痛消失,肛管静息压明显下降。2月后8例创口愈合,毒素弱化内括约肌的作用是肯定的,至于对外括约肌的作用尚有争论。

# 第二节 肛裂扩肛术

【概述】 本术式是西方医学古老的传统方法,早在1838年法国医生Recamier首先采用扩肛术治疗肛裂,但Watts认为此术较括约肌切开术复发率高。

【适应证】 I~Ⅱ期无并发症肛裂

【禁忌证】

1. Ⅲ期肛裂。

2. 严重高血压、心脏病患者、凝血机制异常者。

【术前准备】 排净大小便即可

【麻醉与体位】 长效局麻;左侧卧位。

【手术步骤】

1. 双手示指、中指涂凡士林油或液体石蜡,先伸入右示指滑润肛门,再背向伸入左示指轻轻向两侧偏后撑开肛管,维持3~5分钟(见图51-35)。

2. 继而再伸入两手中指,若肛裂在后正中位,则靠近病变处的两指向下外方用力,若肛裂在前正中位,则向上外方用力,维持扩肛5分钟,在男性应向前后方向扩展,避免手指与坐骨结节接触而影响

扩张宽度,女性因骨盆宽,不存在这一问题。扩肛后,肛裂创面被撕裂扩大并开放,引流通畅,创面很快愈合(见图 51-36)。

【术中注意事项】

1. 扩肛必须在充分麻醉下进行。

2. 忌用暴力扩肛,应逐渐加力,以免造成黏膜或皮肤撕裂。

3. 扩肛用力方向应上下方向扩肛,避免创面撕开过大。而内痔扩肛术应左右方向扩肛。

【术后处理】 便后坐浴,痔疮栓塞肛。

【述评】 Recamier 用于治疗肛裂多年,有小宗病例报道对急性肛裂有效。D. Samam 和 Singh 在局麻下单纯扩张括约肌使 97% 的患者获得了良好效果。但有人认为其疗效是肛管手指扩张时所用麻醉剂的结果,对慢性肛裂的效果还不如侧位内括约肌切开术。16 篇文章总结肛管扩张可快速缓解症状,但复发率最高可达 56.5%。有一定的并发症,如排气失禁率达 39.2%,排便失禁率达 16.2%,多见于>4 指扩肛。还有内括约肌破裂、肛裂出血、会阴擦伤、肛周感染、全层脱肛和菌血症等,故扩肛时切忌粗暴用力。还有扩肛后原肛裂皮肤缺损可增大,平均需 3 ~ 4 周方可愈合。

# 第三节 肛裂切除术

【概述】 1948 年,Gabriel 首先应用此手术。手术将肛裂溃疡面及所有并发病变全部切除,引流通畅。其优点是治愈率高。缺点是创面宽大,愈合缓慢。

【适应证】 Ⅲ期肛裂伴有裂痔、隐瘘、肛乳头肥大等病理改变者。

【禁忌证】 伴有严重心脑血管疾病、血液病、炎症性肠病等。

【术前准备】 备皮,排空大小便,清洗会阴部。

【麻醉】 局麻或骶管麻醉。

【体位】 侧卧位、截石位或俯卧折刀位。

【手术步骤】

1. 沿肛裂溃疡向肛缘外做放射状梭形切口(图 52-4)。

2. 自肛缘外 1 ~ 1.5cm,将溃疡面、裂痔、隐瘘、肥大肛乳头等一并切除(图 52-5)。

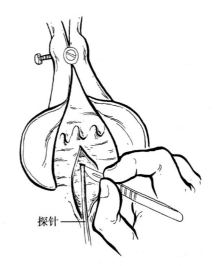

图 52-5 切除哨兵痔及皮下瘘

3. 在弯血管钳引导下,切断部分内括约肌,使肛管松弛,可容两指为度(图 52-6),修剪创缘使创口引流通畅,止血。

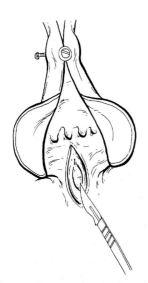

图 52-4 梭形切口

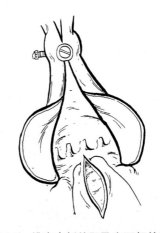

图 52-6 挑出内括约肌及皮下部并切断

【术中注意事项】

1. 切断内括约肌时,注意分清表面覆盖灰白色的联合纵肌纤维,尽量不损伤肛门外括约肌;切断内括约肌的宽度不超过1cm,厚度约0.5cm,以防止损伤肛门自制功能。

2. 切口不宜过深、过大,以防术后形成"沟状瘢痕",肛门漏液。

【术后处理】

1. 每日排便后坐浴,常规换药。

2. 保持大便通畅。

3. 注意观察创面愈合是否从基底部开始,如有"桥形愈合"趋势,应及时将其分开,以免延期愈合。

4. 酌情应用抗生素。

【述评】

1. 此术仅限后位实施,前位不宜采用。女性患者,前位施术尤宜慎重。

2. 手术时在保证治愈率的前提下应最大限度地保护肛门功能,防止后遗肛门失禁或"锁眼畸形"。

# 第四节 内括约肌切断术

【概述】 切断部分内括约肌肌束,以解除内括约肌痉挛,从而达到治愈肛裂的目的。临床上常用后位内括约肌切断术、侧位内括约肌切断术和侧位皮下内括约肌切断术三种式式。

【适应证】 Ⅱ期肛裂保守治疗无效及Ⅲ期肛裂患者。

【禁忌证】 同肛裂切除术。

【术前准备】 同肛裂切除术。

【麻醉】 同肛裂切除术。

【体位】 同肛裂切除术。

【手术步骤】

1. 后位内括约肌切断术同肛裂切除术。

2. 侧位内括约肌切断术

(1) 在肛门左侧或右侧距肛缘1～1.5cm处作一弧形切口,长约2cm(图52-7)。

(2) 将止血钳由切口伸向括约肌间沟,向上将内外括约肌钝性分离(图52-8)。

(3) 钳夹内括约肌下缘,向上分离到齿状线,再由切口挑出内括约肌,在直视下切断(图52-9)。

(4) 止血后可吸收线缝合伤口,再剪除裂痔(图52-10)。

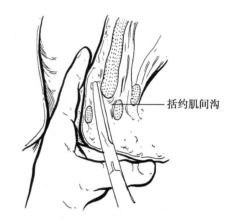

图52-8 钝性分离括约肌下缘

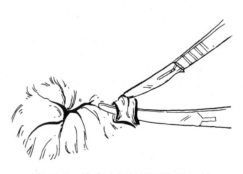

图52-9 挑出内括约肌下缘并切断

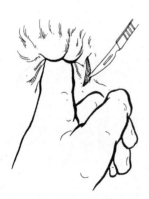

图52-7 弧形切口

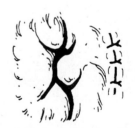

图52-10 缝合切口

3. 侧位皮下内括约肌切断术

(1) 用眼科圆头手术刀在肛门左侧或右侧肛缘皮下刺入,在肛管皮肤和内括约肌间上行抵达齿状线,然后将刀片之锐缘向外侧转动90°并向外切约0.5cm,即可切断部分内括约肌(Nataras法)(图52-11)。

(2) 用眼科圆头手术刀,在肛门左侧或右侧括约肌间沟处刺入,沿内外括约肌之间,上行达齿状线,然后将刀片之锐缘向内侧转动90°并向内切,将内括约肌自外向内切断(Hoffman法)(图52-12)。

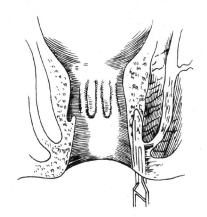

图 52-11　Nataras 法

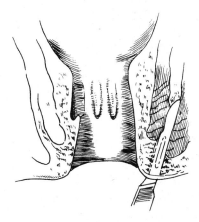

图 52-12　Hoffman 法

【术中注意事项】

1. 后位内括约肌切断术同肛裂切除术。

2. 侧位内括约肌切断术

(1) 切断内括约肌宽度不要超过1cm,并活检,以防过多损伤内括约肌或误伤外括约肌,导致不完全性肛门失禁。

(2) 后侧或前侧正中的肛裂溃疡面、裂痔、肛乳头肥大等可另做切口切除。

3. 侧位皮下内括约肌切断术

(1) 用刀片切断内括约肌时勿过猛,以免刺破肛管而感染。

(2) 切断内括约肌后,应用手指触摸是否有凹陷,以判断手术是否成功。

【术后处理】

1. 后位内括约肌切断术同肛裂切除术。

2. 侧位内括约肌切断术和侧位皮下内括约肌切断术。

(1) 每日排便后常规换药,不可坐浴。

(2) 应用抗生素。

(3) 保持大便通畅。

【述评】 切断部分内括约肌解除功能性肛门狭窄治疗肛裂,临床疗效确切。但因手术对肛门内括约肌的损伤将不同程度影响肛门自制功能。近来,外敷硝酸甘油或注射肉毒杆菌等所谓"化学内括约肌切除术"被应用于临床,若能取得与内括约肌切断术同样的疗效,将大大减少肛门失禁等后遗症的发生。

(李春雨)

# 第五节　肛裂挂线术

【概述】 这是中医传统的肛瘘挂线术移植而成的。

【适应证】 Ⅰ~Ⅱ期无并发症肛裂。伴皮下瘘、肛门梳硬结及肛门狭窄的肛裂。

【术前准备】

1. 查血常规、出血和凝血时间。肛门周围备皮。

2. 术晨禁食、术前排净大小便。

【麻醉】 简化骶管麻醉。

【体位】 截石位。

【手术步骤】

1. 肛周及肛管常规消毒,铺巾。在肛裂外肛缘皮肤作一放射状小切口,长约1.5cm。同时切除裂痔及肥大的肛乳头。

2. 用球头探针从小切口插入穿过外括约肌皮下部及内括约肌,在左手示指于肛内引导下,寻找后位肛窦处(图52-13)。左手示指抵住探针头轻轻从裂口上端肛窦处穿出(图52-14),将带有橡皮筋的丝线圈,挂上球头探针,然后退针,引线至肛外(图52-15)。

3. 将橡皮筋内外两端合拢拉紧、钳夹,钳下丝线结扎(图52-16)。

4. 也有用大圆针带7号丝线,从肛裂下端0.2cm进针,穿过肛裂基底部从肛裂上端0.1cm穿出。将贯穿丝线内外两端勒紧结扎。

5. 于被勒扎组织内注射亚甲蓝长效止痛剂,外用塔形纱布压迫,丁字带固定。

【术中注意事项】

1. 探针要在示指引导下于肛窦处探出,以免损伤对侧肠黏膜。

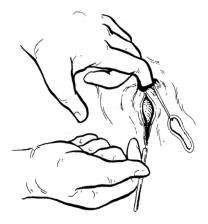

图52-15 将探针退回,引入橡皮筋

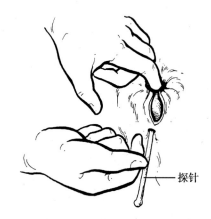

图52-13 以探针寻找肛窦处

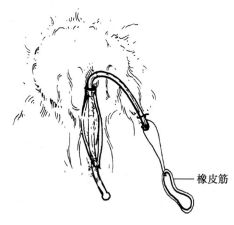

图52-14 自肛窦处穿出探针

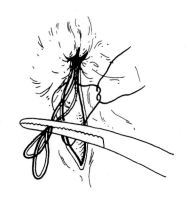

图52-16 钳下结扎橡皮筋

2. 橡皮筋结扎要紧,否则张力不够而不能勒开。

【术后处理】

1. 每便后熏洗坐浴,换药。

2. 术后6天左右脱线,换药至愈合。

【述评】 此术式对肛裂合并肛瘘者较为适用,效果较好。最大限度地保护肛门括约肌,防止肛门失禁。

# 第六节　肛裂纵切横缝术

【概述】 此手术是肛裂切除术的改良术式。具有提高疗效和缩短疗程等优点。

【适应证】 Ⅱ期肛裂保守治疗无效,Ⅲ期肛裂无并发肛瘘者。

【禁忌证】 同肛裂切除术。

【术前准备】

1. 术前晚清洁灌肠。

2. 备皮,清洗会阴部。

3. 术前两日口服抗生素。

【麻醉】 同肛裂切除术。

【体位】 同肛裂切除术。

【手术步骤】

1. 在肛裂正中部,作一纵向切口,起自齿状线上0.5cm,止于肛缘外0.5cm。

2. 切除溃疡面、肥大肛乳头和裂痔,切断栉膜带和部分内括约肌。

3. 将切口黏膜顶部及两侧作潜行分离,以黏膜端牵拉到肛缘皮肤端没有张力为度。

4. 用可吸收缝线从切口上端进针,稍带基底组织,从切口下端穿出(图52-17),收紧缝线打结(图52-18),使纵向切口变为横向切口(图52-19),依次间断缝合其余切口。

【术中注意事项】　若切除组织过多,切口张力大时,可在切口下方肛缘外1cm处,作一半弧状切口,切开皮肤和皮下组织,使皮瓣自行向内移动,防止缝合切口裂开。

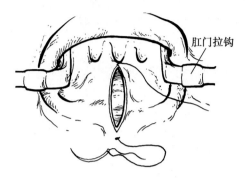

图52-17　横行缝合

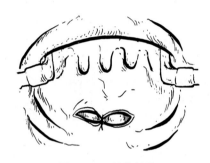

图52-18　结扎缝线

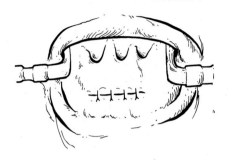

图52-19　间断缝合

【术后处理】

1. 控制排便3天,进流质,补液。

2. 应用抗生素。

3. 初次排便可用开塞露,或服缓泻剂,嘱患者排便时勿久蹲或努挣。

4. 每日换药一次。

【述评】　此术式尤适用于三期肛裂伴瘢痕性肛门狭窄的患者。手术在解除狭窄的同时,扩大了肛门口径,因而可获满意的疗效。

# 第七节　肛裂切除带蒂皮瓣推移术

【概述】　此手术是在肛裂切除术基础上的优化术式,可扩大肛门口径,提高疗效,尤适用于Ⅲ期肛裂伴瘢痕性肛门狭窄的患者。

【适应证】　Ⅲ期肛裂伴有肛管狭窄者。

【禁忌证】　同肛裂切除术。

【术前准备】　同肛裂纵切横缝术。

【麻醉】　同肛裂切除术。

【体位】　同肛裂切除术。

【手术步骤】

1. 在肛缘正中部,作一纵向切口,起自齿状线上0.5cm,止于肛缘。

2. 切除溃疡面,肥大肛乳头和裂痔,切断栉膜带和部分内括约肌。

3. 在肛缘外作分叉切口,使呈倒Y形,将切口黏膜底部和肛门外的"∧"形皮片潜行游离(图52-20,图52-21)。

4. 将"∧"形皮片尖端部向肛管内牵拉,缝合于肛管内纵切口处使"人"形切口变成"∧"形(图52-22)。

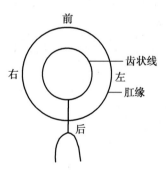

图52-20　后位作"人"形切口

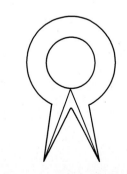

图52-21　游离皮瓣扩大肛管

655

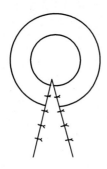

图 52-22 "∧"形缝合

【术中注意事项】

1. 手术时注意使肛管直径扩大到可通过两指以上为度。

2. 游离"∧"形皮片时,不宜过薄,可稍带肌层,以防皮片坏死。

【术后处理】 同肛裂纵切横缝术。

(李春雨 韦东)

## 参 考 文 献

1. 李春雨,汪建平.肛肠外科手术技巧.北京:人民卫生出版社,2013.239-241.

2. 李春雨,张有生.实用肛门手术学.沈阳:辽宁科技出版社,2005.131-137.

3. 黄乃健.中国肛肠病学.济南:山东科学技术出版社,1996.788.

4. 丁义江.丁氏肛肠病学.北京:人民卫生出版社,2006.256-257.

5. 张有生.肛肠科手册.沈阳:辽宁科学技术出版社,1985.86-87.

6. Thornton MJ, Kennedy ML, King DW. Manometric effect of topical glyceryl trinitrate and its impact on chronic anal fissure healing. Dis Colon Rectum,2005,48:1207-1211.

7. Arroyo A, Perez F, Serrano P, et al. Surgical versus chemical (botulinum toxin) sphincterotomy for chronic anal fissure: long-term results of a prospective randomized clinical and manometric study. Am J Surg,2005,189:429-434.

8. Hasse C, Brune M, Bachmann S, et al. Lateral, partial sphincter myotomy as therapy of chronic alan fissure. Longterm outcome of an epidemiological cohort study. Der Chirurg,2004,75:160-167.

9. 范学顺.两种术式治疗肛裂疗效比较.中国肛肠病杂志,2005,25(9):19.

# 第53章　肛周脓肿手术

肛周脓肿是肛门直肠周围脓肿的简称,是由于细菌感染所致的软组织急性化脓性疾病。属肛肠外科最常见的急症,多为大肠埃希菌、变形杆菌、葡萄状球菌和链球菌等感染,且为需氧菌、厌氧菌和多菌种混合感染,单一菌种感染很少见。

由于感染传播途径不同,1978 年 Eisenhammer 将肛周脓肿分为两类:一类是急性非隐窝腺非瘘管性脓肿,其感染源与肛隐窝(即肛窦)和肛腺无关,不能形成肛瘘,简称非肛瘘性脓肿。如肛周皮肤毛囊、汗腺、皮下蜂窝组织、骶尾部潜毛囊感染。外伤、异物、注射和手术感染。肛周良性和恶性肿瘤(粉瘤常见)、性病淋巴肉芽肿、放射菌病、直肠憩室炎、溃疡性结肠炎、克罗恩病等继发感染所致的脓肿,临床少见,仅占5%左右。还有很少见的白血病、糖尿病和再生障碍性贫血等并发感染所致的肛周脓肿。另一类是原发性急性隐窝腺肌间瘘管性脓肿,其感染源为肛隐窝和肛腺,自溃或切开引流后遗肛瘘,简称肛瘘性脓肿。临床上多见,占95%左右。至于骶尾骨结核所致的寒性脓肿和骶尾骨骨髓炎所致的肛周脓肿,自溃后也可形成窦道,属于骨科疾病。

根据脓肿部位不同又分高位脓肿和低位脓肿(图53-1)。肛提肌以上为高位脓肿,如骨盆直肠间隙脓肿、直肠后间隙脓肿、直肠黏膜下脓肿、高位肌间脓肿和马蹄形脓肿。肛提肌以下为低位脓肿,如肛周皮下脓肿、坐骨直肠间隙脓肿、肛管后间隙脓肿、低位肌间脓肿和马蹄形脓肿。

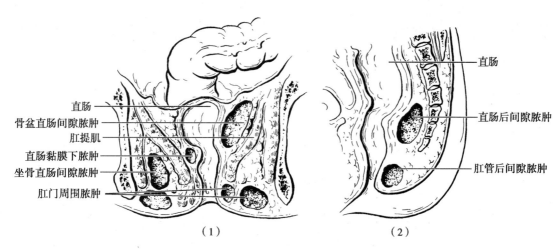

左图标注(从上到下):直肠、骨盆直肠间隙脓肿、肛提肌、直肠黏膜下脓肿、坐骨直肠间隙脓肿、肛门周围脓肿
（1）　　　　（2）

右图标注:直肠、直肠后间隙脓肿、肛管后间隙脓肿

图53-1　肛门直肠周围脓肿的常见部位

无论何种类型和何种部位的肛周脓肿,一旦化脓,尽早手术。非手术疗法无效,只能用于无条件手术的早期,可口服或注射广谱抗生素,局部外敷水调散,防止炎症扩散使之局限缩小,可消肿止痛,为手术准备条件。但由血液病、糖尿病所致的脓肿,禁忌切开引流,只能穿刺抽脓,否则切口不愈持续感染,难以治愈。肛周脓肿的手术技巧,主要在于肛瘘性脓肿切开排脓后寻找原发感染肛窦内口,多做手术,操作熟练,熟能生巧,易于寻找。肛周脓肿手术根据类型和部位不同,术式也不同,分述如下。

657

# 第一节 切开引流术

【概述】 切开引流术是外科普遍应用的常规手术,没有特别技巧可言,只要熟练掌握外科手术基本操作技术就可以完成手术,是各种术式的基础。

【适应证】 任何类型及何种部位脓肿均可。

【禁忌证】 血液病、糖尿病并发的脓肿。

【术前准备】

1. 查血常规、出血和凝血时间。

2. 肛门周围备皮。

3. 术前排净大小便。

【麻醉】 长效局麻或简化骶管麻醉。

【体位】 截石位、患侧卧位。

【手术步骤】 无何技巧,因病位不同略有差异。

（一）肛门周围脓肿切开引流术

1. 常规消毒后,铺巾。示、拇指双合诊探查脓肿的位置、范围及原发感染病灶。

2. 在脓肿中心位置或波动明显处,做放射状切口或弧形切口,切口与脓肿等大(图53-2)。

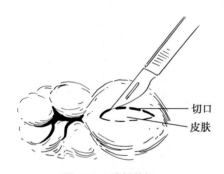

图 53-2 放射状切口

3. 切开后常有脓液溢出或喷出,再插入血管钳撑开切口,大量脓血排净后,示指伸入脓腔探查脓腔大小,分离其间隔组织,以利引流(图53-3)。

4. 大量脓血排净后,用3%过氧化氢溶液、生理盐水依次冲洗脓腔(图53-4)。修剪切口呈梭形,使其引流通畅。脓腔内填入橡皮条或油纱条引流,外敷纱布包扎固定。

（二）坐骨直肠间隙脓肿切开引流术

1. 确定脓肿的部位,选择脓肿波动最明显处,一般在距肛缘2.5cm外做前后方向的弧形切口或放射状切口,其长度与脓肿直径略相等。

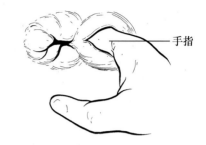

图 53-3 排脓后插入示指

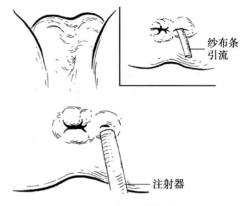

图 53-4 冲洗脓腔

2. 切开排脓后,用示指伸入脓腔,分离其间隔组织,以利引流(图53-5,图53-6)。脓腔间隔较大分离时切勿强行撕裂,以免撕断血管而出血,脓腔内不宜搔刮,不宜切除破坏。

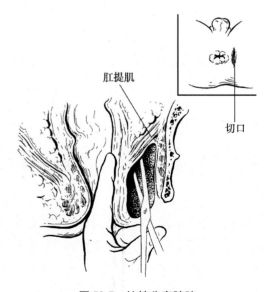

图 53-5 钝性分离脓腔

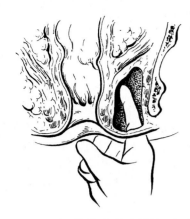

**图 53-6 用示指分离,扩大脓腔死组织**

3. 大量脓血排净后冲洗脓腔。修剪切口呈梭形,使其引流通畅(图 53-7)。

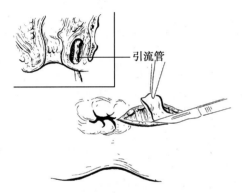

引流管

**图 53-7 修剪创缘皮肤,放置引流管**

4. 坐骨直肠间隙可容纳 60~90ml 脓液,如排出脓液超过 90ml 应考虑与对侧间隙或其上方骨盆直肠间隙相通,确定后应分别扩通引流。创腔填油纱条,包扎固定。

**(三)骨盆直肠间隙脓肿切开引流术**

1. 左手示指伸入直肠,右手持穿刺针直接抽吸见脓,以确定脓肿的部位(图 53-8)。切口一般在距肛缘 2.5cm 外偏后方做前后方向的弧形切口,其长度与脓肿直径略相等。

2. 沿穿刺针向下切开皮肤、皮下组织至坐骨直肠间隙,另一只手示指伸入直肠内作引导,触及脓肿后用血管钳钝性分开肛提肌束,沿穿刺针穿入骨盆直肠间隙脓腔,撑开钳臂即可出脓(图 53-9)。再将示指伸入脓腔,分开肛提肌,以扩大引流,排净脓液(图 53-10)。

3. 冲洗脓腔,放置软胶皮管引流,并固定于切口旁皮肤。填以纱布,包扎固定。

**(四)直肠后间隙脓肿切开引流术**

1. 在肛门后正中位距肛缘 2.5cm 处做放射状切口(图 53-11)。

2. 逐层切开至肛尾韧带,用血管钳经切口向直肠方向钝性分离,穿过肛尾韧带进入脓腔,横向张开止血钳,扩张肛尾韧带和脓腔,以排脓引流(图 53-12)。示指伸入脓腔扩张切口,修剪创缘皮肤,以利引流(图 53-13)。

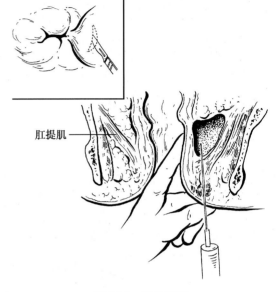

肛提肌

**图 53-8 试验穿刺**

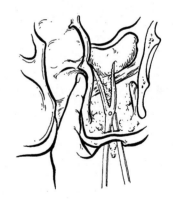

**图 53-9 用止血钳撑开肛提肌排脓**

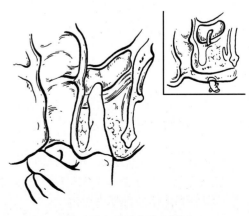

**图 53-10 用示指扩大引流**

659

多突向肠腔。重新消毒黏膜后,用手术刀或电离子手术治疗机触笔式针刀纵行切开黏膜,放出脓液(图53-15)。

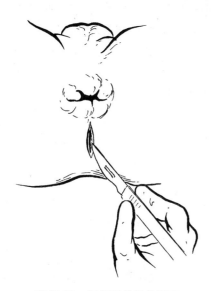

图53-11 肛门后放射状切口

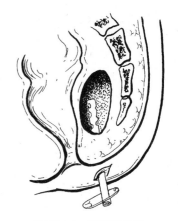

图53-14 放置引流管

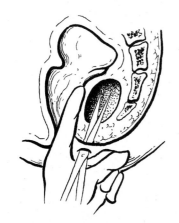

图53-12 血管钳横向扩大脓腔

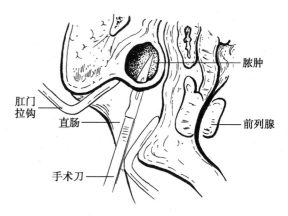

脓肿

肛门拉钩

直肠

前列腺

手术刀

图53-15 纵行切开黏膜

2. 出脓后用血管钳插入脓腔扩张引流,如遇渗血以止血纱布填塞脓腔,压迫止血。如有搏动性出血可结扎止血,止血纱布术后24小时后取出。

**(六)马蹄形脓肿切开引流术**

因骨盆直肠间隙脓肿位置较高,向下蔓延到皮肤破溃常需一定时间,因此可由一侧蔓延经直肠后间隙再蔓延到对侧而成高位马蹄形脓肿。其一侧或两侧也可与坐骨直肠间隙相通而成低位马蹄形脓肿。

1. 在肛门两侧距肛缘2cm外或波动明显处分别作一弧形切开,再于肛门后正中放射状切开(图53-16)。

2. 充分排脓后,以双手示指或血管钳从两侧切口下端向直肠后间隙插入,扩大脓腔,分离间隔,将脓液排净,使两侧脓腔与后位充分相通以利引流(图53-17)。

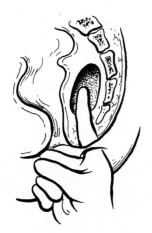

图53-13 示指扩大脓腔

3. 填以油纱条置多孔橡皮管引流而术终(图53-14)。

**(五)直肠黏膜下脓肿切开引流术**

1. 用两叶肛门镜撑开肛门暴露脓肿部位,脓肿

3. 开窗留桥,橡皮膜作对口引流,填以纱布包扎(图53-18)。

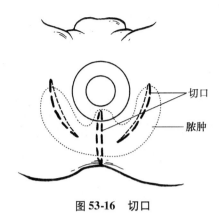

图 53-16　切口

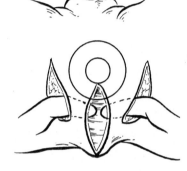

图 53-17　示指探查脓腔

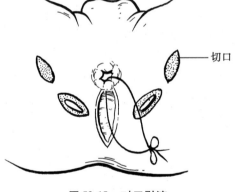

图 53-18　对口引流

【术中注意事项】

1. 局限性小脓肿行放射状切口,弥漫性大脓肿行弧形切口,切口和脓肿等大。高位脓肿不能盲目切开,应先穿刺抽脓,见脓后穿刺针留置,沿穿刺针进行切开至脓腔。经直肠内切时应纵切,不能横切,以免术后直肠狭窄。

2. 彻底分离脓腔后用 3% 过氧化氢溶液、生理盐水先后冲洗脓腔、可去污消毒、清洁创面。创面不宜搔刮或切除坏死组织。脓肿壁是抑制炎症扩散的屏障、应予保护。

3. 低位脓肿切开时注意与骨盆直肠间隙和对侧坐骨直肠间隙有无交通,若排脓量超过 90ml 时可能相通,应用血管钳撑开肛提肌排脓,冲洗后向深部放置橡皮管引流,与对侧间隙相通应在对侧补加切开引流。

4. 切忌用刀切开肛提肌、肛尾韧带。以免损伤肌纤维、阴部内动脉。如有损伤要结扎止血。

5. 行高位脓肿切开时,示指伸入直肠内作引导,用止血钳钝分离,以免损伤直肠。

【术后处理】

1. 不控制饮食。

2. 应用抗生素 5 天左右控制感染。

3. 术后 48～72 小时后拆除橡皮条引流。1 周左右拔出橡皮管引流,改用凡士林纱条。

4. 便后硝矾洗剂熏洗坐浴换药。

【手术并发症】　需要注意术后渗血和出血。

【述评】　以上各种切开引流术对非肛瘘性脓肿经过术后熏洗换药可以治愈。对肛瘘性脓肿、因未处理原发感染肛窦内口,持续感染、久不愈合最后形成肛瘘,待 3 个月后行二次手术治愈肛瘘。即按两种疾病分期手术。甚实肛瘘性脓肿和肛瘘是一个疾病的急性期和慢性期两个阶段,分期手术,疗程过长,期间流脓流水反复发炎,增加患者二次手术痛苦和负担。

# 第二节　切开内口术

【概述】　为了减少患者二次手术痛苦,我国肛肠外科创始人张庆荣,早在 20 世纪 50 年代曾提出:低位脓肿切开排脓后如能容易找到内口可切开外口(即切口)和内口之间的软组织,即切开内口术。术后每便后坐浴换药,凡士林纱条嵌入切开内口创面防止假愈合至二期愈合而治愈。但因当时配合手术控制感染的抗生素很少,不能普遍常规应用。术后确有扩散加重感染的病例和假性愈合的病例故未能推广开来,仍多用分期手术,现代则可应用切开内口术。

【适应证】　低位肛瘘性脓肿。

【禁忌证】　非肛瘘性脓肿。

【术前准备】　同切开引流术。

【麻醉】　简化骶管麻醉或长效局麻。

【体位】 截石位或患侧卧位。

【手术步骤】

1. 于脓肿波动明显处行放射状切开。

2. 在切开排脓冲洗脓腔后以球头探针自切口伸入脓腔,另一示指伸入直肠内作引导寻找内口。

3. 找到感染肛窦内口后,将槽形探针沿球头探针插入(图53-19),由内口穿出用剪刀切开内外口之间的组织使伤口开放(图53-20)。或用镰形探针刀插入切口由内口穿出一次切开(图53-21)。

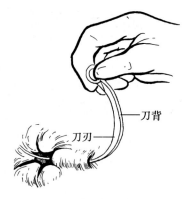

图53-21 镰形探针刀切开术

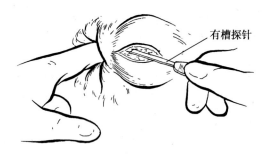

图53-19 沿球头探针插入有槽探针

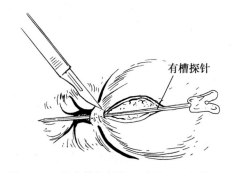

图53-20 沿有槽探针切开内外口之间的组织

4. 修剪创缘呈梭形,以利引流。将油纱条嵌入V形创腔内包扎。

【术中注意事项】

1. 切口长度应与脓肿大小相等。

2. 探查内口时要耐心轻柔,切忌粗暴或盲目造成假内口,以免后遗肛瘘。

3. 修剪创缘,保持引流通畅。

【术后处理】 每便后熏洗坐浴换药,将油纱条必须嵌入创腔,以免假性愈合,直至创面长平愈合。

【手术并发症】 术后渗血出血少见。

【述评】 近年来由于广谱抗生素逐渐增多,临床已普遍应用,又加推广肛周脓肿一次根治术,文献报道较多,说明疗效确切。但每次换药都要填入凡士林纱条,纱条脱落易假性愈合。不如挂线牢固持续引流,不需反复换引流。要防止假愈合。对高位肛瘘性脓肿尚不能解决。

# 第三节 切开挂线术

【概述】 1970年,张有生在总结和吸取切开挂线术治愈高位复杂性肛瘘的经验基础上,应用于治疗肛周脓肿。即在切开引流后当即寻找原发感染肛窦内口,进行挂线手术,获得一期治愈。经过1年半认为切开挂线术切实可行,疗效可靠被选入辽宁中医药大学西学中试用教材——《中医临床讲义》(下册)的肛门直肠疾病一节,并公开讲授加以介绍,这是国内最早的文献记载。经长期随访,治愈率达95.4%。1984年通过省级科研成果技术鉴定,1986年获辽宁省科技进步三等奖(证书号86医-3-11-1)。

切开挂线术实际上是一种慢性"切开"和牢固、持久的对口引流术,不怕感染,也不会使炎症扩散。具有切割、引流、标记及异物刺激四种作用。

【适应证】

1. 坐骨直肠间隙脓肿、肌间脓肿、肛管后间隙脓肿、前位脓肿。

2. 高位肛瘘性脓肿、马蹄形脓肿。

3. 婴幼儿肛周脓肿。

【禁忌证】

1. 非肛瘘性脓肿、后位皮下脓肿。

2. 血液病晚期、糖尿病合并的脓肿。

【术前准备】 同切开引流术。

【麻醉】 简化骶管麻醉或局麻。

【体位】 截石位或侧卧位。

【手术步骤】

1. 寻找内口 在切开排脓,冲洗脓腔后的主要手术技巧在于寻找原发感染肛窦内口,初学开始时不易找到,经过多次手术,逐渐熟练,熟能生巧。容易找到,这是手术成败关键技术。首先要明确肛周脓肿的内口与肛瘘内口不同,均为闭锁内口,若不闭锁,脓液自动流出则不能形成脓肿。所以不能用亚甲蓝和注射试验去寻找内口。然后在冲洗脓肿后示指伸入直肠,在脓肿一侧可触到中心凹陷性炎性硬结,再插入肛镜扩张增加肛管压力,有时可见到患侧肛窦红肿隆起有少量残余脓液溢出则为内口。主要技巧在于用球头探针从切口伸入脓腔,另手示指伸入肛内引导至原发肛窦内口,探针沿脓肿壁最高处缓慢而轻柔地深入探查至针指间最薄处硬结处肛窦穿入直肠。如探针跨越组织过高,探针横行也达不到硬结处,可在硬结上方黏膜最薄处至高点穿通(图53-22),将探针头牵出肛外(图53-23)。

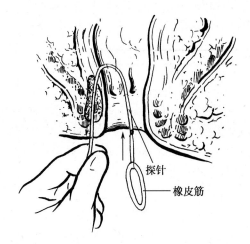

图 53-24 引入橡皮筋挂线

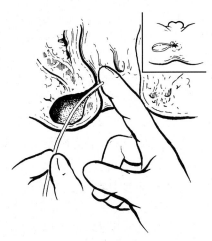

图 53-22 寻找内口

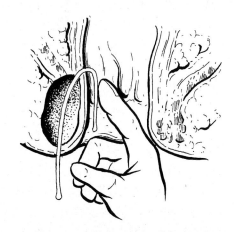

图 53-23 探针从内口穿出引至肛外

2. 探针挂线 将橡皮圈挂在球头探针上退入内口再从切口牵出口外(图53-24),切开自切口至内口间皮肤,内外两端橡皮圈合拢轻柔拉紧、钳夹、钳下丝线结扎(图53-25)。

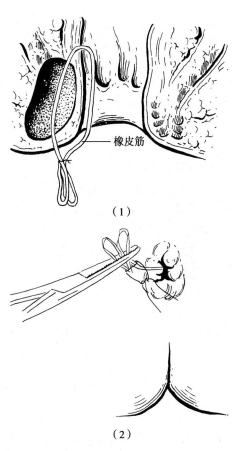

（1）

（2）

图 53-25 勒紧结扎

3. 注射亚甲蓝 在被橡皮圈勒割的组织内注射少量亚甲蓝长效止痛剂,创腔内填凡士林纱布,脓腔较大可填入纱布引流即可,一般不需要再加橡皮管引流,以免刺激脓肿壁,妨碍肉芽组织的形成和生长。

4. 如为马蹄形脓肿、直肠后间隙脓肿,后正部不宜切开,应予挂线引流,两侧开窗、留桥,对口引流

663

（见图 53-18）。

【术中注意事项】

1. 一般的两侧脓肿如坐骨直肠间隙、骨盆直肠间隙，多行弧形切口，距肛缘 2.5cm，由前向后纵行切开，避开同侧坐骨结节，避免损伤括约肌，从而使切口引流通畅。后位脓肿（如直肠后间隙）多行放射状切口，距后位肛缘 2.0cm，略偏向一侧，避免损伤肛尾韧带，造成肛门向前移位。马蹄形脓肿多行后位放射状切口，两侧弧形切口，且使三切口相通，保留皮桥不应小于 2.0cm。

2. 在寻找内口时动作要稳准轻柔，挂线要与内口在同一方向或超过已溃的原发内口之黏膜穿出、在脓肿与直肠壁最高点、探针与示指间最薄处穿透，即为内口。切忌盲目用探针穿通直肠黏膜导致假内口。

3. 寻找及处理内口是手术成败的关键。中国医科大学附属第四医院李春雨提出寻找内口的方法常用的有：①若患者肛内有脓液排出，则证明内口已破溃，可通过探针探查确定，即为原发内口；②若内口未溃，不能探通，应以左手示指在肛内作指引，寻找指针间的最高点之最薄弱处，此多为原发内口；③若探查确无明显内口，则左手示指探入脓腔最顶端，探针沿示指尖前方最薄处黏膜下穿出。

4. 挂线原则炎症浸润范围越大，脓腔越深，挂线宜松，反之宜紧。脓腔位置较高，距肛门较远挂线宜紧，距肛门较近挂线宜松。挂线必须在脓腔最高点、最深处、最薄处、掌握好松紧度。

【术后处理】

1. 一般进半流食 2~3 天。

2. 应用抗生素 5~7 天，以控制感染。

3. 适当选用润肠通便药物，保持大便通肠。

4. 每便后硝矾洗剂熏洗坐浴，因有挂线引流勿须再填引流纱条，外敷纱布即可，每日便后换药 1~2 次。

5. 术后 10 天左右挂线松弛可紧线一次，15 天后脱线为宜。脱线后每便后换纱条，直至愈合。

【手术并发症】 橡皮圈断裂失去引流作用，持续感染，最终形成肛瘘。

【述评】 切开挂线的橡皮圈实际上是一种牢固而持久的对口引流和慢性"切开"。不怕持续感染也不会使炎症扩散。具有切割引流标记和异物刺激作用。边勒割，基底部边修复，不会使括约肌完全断裂，保持括约肌功能，所以也是一种保留肛门括约肌功能的手术。一次根治术的研制成功，缩

短了疗程，减少患者第二次手术的痛苦。特别是门诊患者和婴幼儿，切开挂线是对口引流不需要每便后去医院换油纱条引流，熏洗、坐浴后消毒塞入痔疮栓局部覆盖纱布即可。定期复查是否紧线或脱线。婴幼儿便次多并不成形，又不定时、不能多次去医院换油纱条，患儿不易接受又不能配合，即使勉强嵌入创腔也常因哭闹，挣扎而滑落，结果有时引流不畅又易假性愈合，这一点比切开内口好。张有生在国内最先报道后又与三个协作单位共治疗 290 例，随诊 3 个月以上远期治疗率 96.9%，切开引流时对照组治愈仅 2.1%，97.9% 后遗肛瘘。其后在全国推广开来，文献报道逐渐增多，据《中国肛肠病杂志》和 2000 年中医和中西医结合两个全国学术会议《论文汇编》不完全统计共有 86 篇论文，报道 8026 例，治愈率均为在 96% 以上，其中李春雨等报道用切开挂线术治疗后马蹄形脓肿 138 例、高位脓肿 110 例，治愈率均在 96.4% 以上，经随访观察无复发及肛门失禁等后遗症。张有生通过 17 336 例分析证明效果显著。认为一次根治术是可行的，疗效是可靠的，分期手术并不是完全需要的，辨证施术高位挂线，低位切开，操作简便，容易推广。事实胜于雄辩，回答了长期以来主张分期手术的争论。以英国马克（St. Marks）医院的 Lockhart Mmfry 为代表的主张分期手术者认为急性期炎症严重，脓肿推广扩展方向及范围难以全面查清，此时手术损伤组织较大，难于保护肛门功能，内口定位较难，不易正确处理内口，不能一次手术根治。以日本高野正博为主的一些学着认为急性期行一次根治术能缩短疗程，减少痛苦。急性期寻找内口虽然困难，但内口多靠近脓肿一侧，能触到凹陷性肛窦硬结、有时能看到溢脓。仍能准确地找到和处理内口，根治性较高。又因脓肿刚扩大，器质性变化较少，术后肛门形态及功能可显著恢复。所以他不主张分期手术并研究成功保留括约肌一次根治术，效果良好。但有的专家在著述中仍主张分期手术，这是因为在普通外科认为肛周脓肿是小病小手术，无人专门研究，切开引流了事等待二次手术，都追求治大病作大手术来提高自己。墨守成规分期手术原封不动地抄写下来，担心炎症蔓延或形成假道，这种理论上的担心是可以理解的。实际上肛肠科独立后，打破了原来的观念，广泛开展研究，肛肠疾病的新理论、新疗法不断出现，况且现代高效广谱抗生素的合理应用，大量病例尚未发现和报道炎症蔓延，形成假道，引起肛门功能障碍的病例，所

以这种担心又是不必要的。即使偶有失败病例后遗肛瘘,再行二次手术也无妨。与分期手术无异。但因寻找失败的原因:多为经验不足。寻找内口,操作粗暴,盲目穿口挂线时勒得过紧,早期脱线,创面尚未长平,下部切口形成囊袋,上部切口生长过快造成

假愈合。应该吸取教训苦练技术,熟能生巧就可以避免。所以一次根治术利大于弊,在国内得到推广,后遗肛瘘逐渐减少。据 2000 年流行病调查 4801 例肛门疾病,痔 3888 例,肛裂 241 例,肛乳头肥大 201 例,肛瘘 180 例,发病率已从第二位降到第四位。

## 第四节　脓肿切开缝合术

【概述】　切开引流术二期愈合,疗程过长。1951 年 Ellis 又创脓肿切开缝合,获得成功。其后 Wilson、Benson、Goligher 和 Goodman 等相继做过报道并加以赞赏和推崇。

【适应证】　非肛瘘性脓肿、粉瘤感染所致的脓肿。

【禁忌证】　肛瘘性脓肿。

【术前准备】　同切开引流术。肌注广谱抗生素控制感染使脓肿局限。

【麻醉】　简化骶管麻醉或双阻滞麻醉。

【体位】　截石位。

【手术步骤】　有菌手术按无菌手术准备。在切开排脓、冲洗脓腔后轻柔地搔刮脓肿壁坏死组织,直到脓肿壁出血充满脓腔(血内含有术前注射的广谱抗生素可防止感染)。将脓腔内血块排出后撒布抗生素粉或液,用手指压迫脓腔、以大弯粗三角针绕过脓腔行褥式缝合封闭脓腔、外用抗生素纱布覆盖胶布加压固定。

【术中注意事项】　搔刮脓肿壁坏死组织,不能用力太猛刮穿脓肿壁。缝合前要压实脓腔不留空隙。缝合针不能穿过脓腔。

【术后处理】

1. 选用两种抗生素连服或肌注 3 天,以后酌情停用和继用。Dj Leaper 建议术前口服林可霉素(Lincomycin),术后口服克林霉素(Clindamycin),每 6 小时 1 次,连服 4 天。

2. 每便后立即消毒换药,术后 3 天检查缝合伤口无炎症,术后 5 天再检查一次,如有感染,酌情部分或全部拆线,热盐水坐浴、换药治愈合。

【手术并发症】　术后感染化脓。

【述评】　1976 年,Leaper 随机分组,A 组 103 例切开引流;B 组 104 例 Ellis 手术,平均治愈时间 10 天、P<0.002 两组差异显著。术后 3 个月随诊 A 组 99 例有 10 例复发,B 组 86 例只有 3 例复发,B 组低于 A 组说明优于切开引流。但在国内尚未推广。报道很少。如能掌握这个手术技巧,严格无菌操作,是完全可行的。

## 第五节　保留括约肌一次根治术

【概述】　这是日本高野正博根据肛瘘保留括约肌术式,改用于肛瘘性脓肿。

【适应证】　肛瘘性脓肿。

【禁忌证】　非肛瘘性脓肿、环形脓肿。

【术前准备】　同切开引流术。

【麻醉】　简化骶管麻醉。

【体位】　截石位。

【手术步骤】

1. 对低位肌间隙,脓肿在侧方或深部者。则在肌内切除内口,挖除从内口到肌间脓肿的病灶,作成由肛内向肛外的引流创面。再在括约肌外侧切开脓腔排脓,并做成大小适当的引流创面(图 53-26)。

2. 对高位肌间脓肿则切除内口,由此切开脓腔排脓,形成向外的引流创面,此时有两种方法,一是切开外括约肌,一是不切开内括约肌。如脓腔较大,

可在内侧直肠壁切开排脓,或放置橡胶引流管作二期切开(图 53-27)。

3. 对坐骨直肠间隙脓肿,则在肛门后正中切除内口,做成由肛内向肛外的引流创面,再在外括约肌外数处切开排脓,开放引流(图 53-28)。

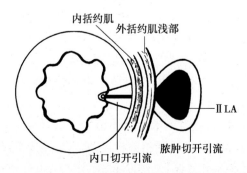

图 53-26　低位肌间脓肿保存括约肌一次性根治术

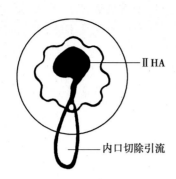

图 53-27 高位肌间脓肿保存括约肌一次性根治术

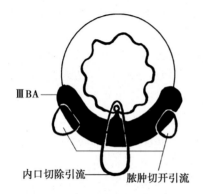

图 53-28 坐骨直肠间隙脓肿

4. 对骨盆直肠间隙脓肿,切除内口做成肛内的引流创面的方法同前,但对脓肿多以肛门后方为中心,在肛门外括约肌外侧作弧形切开充分排脓后,创腔中放置引流条,缝闭或不缝闭(图53-29)。

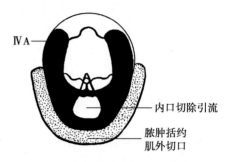

图 53-29 骨盆直肠间隙脓肿

【述评】 高野正博 1982—1985 年共治疗 341 例,仅 5 例复发,术后并发出血、肛周皮炎皮赘、创面延期愈合、瘢痕疙瘩等 8 例,无肛门移位、变形和失禁等后遗症。但因操作复杂不易掌握,在国内尚未见报道。

# 第六节 切开排脓内口切除封闭术

【概述】 1958 年,Eisenhammer 根据肛提腺解剖学与 Parks 提出有关肛周脓肿的"隐窝腺感染学说"。1978 年,Eisenhammer 根据这一理论研究并设计的肛周脓肿一期切除术。

【适应证】 肛瘘性脓肿。

【禁忌证】 非肛瘘性脓肿、大范围脓肿。

【术前准备】 同切开引流术,术前肌注或输液高效广谱抗生素,局部消毒、备皮。

【麻醉】 简化骶管麻醉。

【体位】 截石位。

【手术步骤】 切开排脓,彻底冲洗脓腔,将内口及其周围感染的黏膜、皮肤及脓肿壁一并彻底切除,暴露健康组织,创腔内撒布高效广谱抗生素,然后加橡皮条引流闭合内口、创腔及皮肤。

【术中注意事项】 有菌手术要按无菌操作,术中不留空隙。

【术后处理】 术后继续用抗生素、便后局部彻底消毒,术后 48 小时拆除橡皮条,术后 1 周拆线。

【手术并发症】 继发感染。

【述评】 因要求无菌条件高,有时不易一期愈合而失败。国内尚未推广,未见报道。

(张有生 李春雨)

## 参 考 文 献

1. 张庆荣. 实用肛门直肠外科学. 北京:人民卫生出版社,1953.32-36.
2. 张有生,李春雨. 实用肛肠外科学. 北京:人民军医出版社,2009.187-189.
3. 辽宁中医学院. 中医临床讲义(西学中试用材料),1971.131.
4. 李春雨. 肛肠病学. 北京:高等教育出版社,2013.106-107.
5. 李春雨,汪建平. 肛肠外科手术技巧. 北京:人民卫生出版社,2013.210-214.
6. 李春雨,张有生. 实用肛门手术学. 沈阳:辽宁科技出版社,2005.145-152.
7. 黄乃健. 中国肛肠病学. 济南:山东科技出版社,1996.724.
8. Tang CL, Chew SP, Seow-Choen F. Prospective randomized trial of drainage alone vs. drainage and fistulotomy for acute perianal abscesses with proven internal opening. Dis Colon Rectum. 1996,39(12):1415-1417.
9. 高野正博ほか. 肛周脓肿に対する一期的括约肌温存根

治术.日本大肠病肛门志,1987,40:77.

10. 张有生.一期切开挂线法治疗肛周脓肿的初步报告.中级医刊,1979,1:26

11. 李春雨,王军,梁健,等.切开挂线术与切开引流术治疗肛周脓肿的疗效评价.中国现代医学杂志,2007,17(1):203-208.

12. 张有生,等.切开挂线法治疗肛周脓肿预防后遗肛瘘的研究.中国肛肠杂志,1985,5(3):3.

13. 李春雨,聂敏,梁健.切开挂线术治疗肛周脓肿的疗效观察.中华全科医师杂志,2006,5(11):675-677.

14. 张有生,李春雨.一次根治术治疗瘘管性肛周脓肿研究的进展.中国肛肠杂志,2004,24(5):38.

15. 李春雨,张有生.一次性切开挂线法治疗高位肛管直肠周围脓肿110例分析.中国肛肠病杂志,2004,24(5):22.

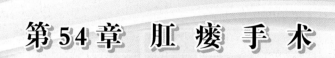

# 第54章 肛 瘘 手 术

## 第一节 概 述

肛瘘是肛管直肠瘘的简称,是指肛管或直肠因病理原因形成的与肛门周围皮肤相通的一种异常管道。一般由原发性内口、管道、继发性外口3部分组成,但也有仅具有内口或外口者。绝大多数是肛门周围脓肿切开引流或自然破溃后的后遗疾病,少数为特异性感染,如结核、克罗恩病、溃疡性结肠炎,肛管直肠外伤和肿瘤继发感染破溃也可形成肛瘘,但极少见,与化脓性肛瘘有明显区别。

【分类】 肛瘘的分类方法有多种,但是仅使用一种分类方法常常不能充分满足临床诊断和治疗上清晰描述的需求。

### (一) 国际 Parks 分类法

1976 年,Parks 根据瘘管与括约肌的关系,将肛瘘分为 4 类:

1. 括约肌间肛瘘多为低位肛瘘,最常见,约占70%,为肛管周围脓肿的后果。瘘管只穿过内括约肌,外口只有一个,距肛缘较近,约 3～5cm。少数瘘管向上,在直肠环肌和纵肌之间形成盲端或穿入直肠形成高位括约肌间瘘(图 54-1)。

2. 经括约肌肛瘘可以为低位或高位,约占25%,为坐骨肛门窝脓肿的后果。瘘管穿过内括约肌、外括约肌浅部和深部之间,外口常有数个,并有支管互相沟通。外口距肛腺约 5cm。手术瘘管向上穿过肛提肌到直肠旁结缔组织内,形成骨盆直肠瘘(图 54-2)。

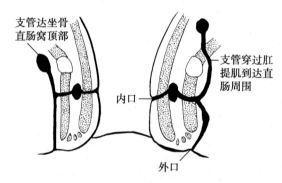

图 54-2 经括约肌肛瘘

3. 括约肌上肛瘘为高位肛瘘,少见,占 5%。瘘管向上穿过肛提肌,然后向下至坐骨肛门窝穿透皮肤(图 54-3)。

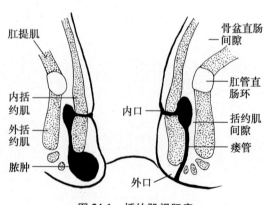

图 54-1 括约肌间肛瘘

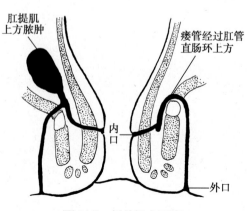

图 54-3 括约肌上肛瘘

4. 括约肌外肛瘘最少见,占1%,为骨盆直肠脓肿合并坐骨肛门窝脓肿的后果。瘘管穿过肛提肌直接与直肠相通(图54-4)。

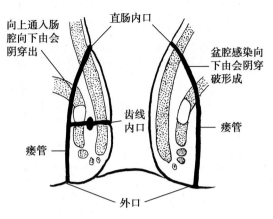

图54-4 括约肌外肛瘘

**(二)国内分类法**

2002年,由中华中医药学会肛肠分会根据瘘管位置高低制定的分类标准,以外括约肌深部画线为标志,瘘管走向经过此线以上为高位肛瘘,在此线以下为低位肛瘘。其分述如下(图54-5):

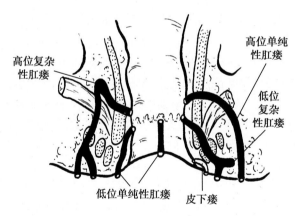

图54-5 肛瘘分类法

1. 低位肛瘘

(1) 低位单纯性肛瘘:内口在肛窦,仅有一个瘘管通过外括约肌深部以下到一个外口。

(2) 低位复杂性肛瘘:有两个以上外口和瘘管与内口相通,瘘管在外括约肌深部以下者。

2. 高位肛瘘

(1) 高位单纯性肛瘘:内口在肛窦,仅有一个瘘管,走行在外括约肌深部以上,侵犯耻骨直肠/肛提肌以上。

(2) 高位复性肛瘘:有两个以上外口和瘘管和内口相连并有支管或空腔,主管通过外括约肌深部以上,侵犯耻骨直肠肌/肛提肌以上者。

其中以低位单纯性肛瘘最多见。有人认为,复杂性肛瘘不应以外口多少来区分,而应以主管通过肛管直肠环或其上者,虽有一个外口和内口,但治疗比较复杂而称复杂性肛瘘。有的外口虽多但治疗并不复杂。如病变范围扩大到对侧可形成马蹄形肛瘘。也有高、低位之分。

临床上有时确未找到内口,只有一个外口和瘘管盲端,与体内不通,故有人称为外盲瘘。化脓性窦道位于肛提肌水平以下,局限于肛周皮下及肛周间隙的肛瘘;只有内口没有外口称为内盲瘘。化脓性窦道位置超过肛提肌水平或穿过肛直环1/2至2/3,并深入到直肠壁外侧或括约肌间隙的肛瘘。

从临床手术治疗的实际应用出发,又可以简化为以下三种:完全性肛瘘(有外口、瘘管、内口);不完全性肛瘘(只有内口和窦道);特殊性肛瘘(包括结核性肛瘘、溃结、克罗恩病性肛瘘、化脓性汗腺炎、肛门直肠损伤及手术并发症形成的肛瘘)。

【治疗】 肛瘘一旦形成,手术即是首选治疗。在有效保护肛门括约肌的前提下,切开瘘管和清除瘘管内的坏死物,并于肛管内行肛瘘内口引流术或挂线术,使肛瘘得到根治。

国内李春雨提出手术成败的关键在于:①准确寻找和处理内口;②切除和清除全部瘘管;③合理处置肛门括约肌;④创口引流通畅。

(1) 内口定位

1) 视诊:扩肛后,内镜下观察肛窦部颜色,正常色泽鲜红、褐红色与直肠黏膜颜色比较一致。若见肛窦部颜色暗红、水肿发炎的迹象或溢脓多为内口部。

2) 触诊:从外口触到一较硬条索状物通向肛门,其所对应部位一般为内口所在。如条索向肛缘处触及不到,高位肛瘘可能性大,肛内指诊齿状线处在瘘管内口肛窦底部可触及凹陷小结节即多为内口,并可能及齿状线以外硬条索向肛外延伸到外口。

3) 索罗门定律:这是1900年Goodsall首先提出的,故称Goodsall规律,可帮助确定内口部位和瘘管行径方向,较常用(图54-6)。其内容如下:①于肛门中央画一横线,如瘘管外口在横线前方,且距离不超过5cm时,则管道多较直,内口多居同位齿状线上,与外口相对;②如外口在横线后方,则管道多弯曲不直,内口多居肛门后正中位齿状线上,不与外口对应。

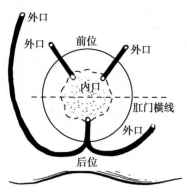

**图 54-6　Goodsall 规律**

临床上,肛瘘外口与内口的分布规律:①通过肛门中心点作一横线,一个外口在横线前,距肛门缘不超过 5cm,其内口在横线前部齿状线处与外口呈放射状相应位。超过 5cm 以上的多行走弯曲,内口在后正中线附近。②外口在横线后半部,瘘管多半弯曲,内口常在肛门后正中齿状线附近。③左右两侧都有外口,多数是左右两侧各一个相应内口,呈两条放射状对应的瘘管。④横线前后两侧都有外口,多数是内口只有一个,在后正中齿状线附近,呈后马蹄形。但这种情况,也有内口在横线前瘘管呈前马蹄形的。⑤几个外口都在横线前半部的内口,多只有一个在前半部。几个外口在后半部的内口只有一个在后正中处。

4)挤压法:挤压外口及肛管走行方向,肛窦部有少许脓性分泌物流出的部位多为内口。

5)染色检查法:瘘管注入 1% 亚甲蓝、甲紫或靛胭脂等色素剂,使管壁和内口着色,试图在肛内置入纱布定位内口。注意防止染料向外渗漏,污染手术野或喷出染蓝白大衣。注射完毕后抽出塑管,紧压外口轻柔管道口将纱布卷沿肛管拉出,注意观察纱布卷着色位置与肛缘的距离和方位;观察肛隐窝部黏膜下层着色,从而确定内口部位。但应注意,该法可因瘘管弯曲成角;瘘管受括约肌收缩影响;瘘管因脓腐组织堵塞而失败。此法可以帮助寻找内口,成功率不高。

6)探针检查法:探针检查是最常用、最简便、最有效的方法。根据瘘管走向及管径粗细,选用粗细适宜的软质探针。自外口轻柔,缓慢,多方位,多角度依顺瘘管探进,左手示指在肛内引导,揉按探针球头以利探针从内口探出。若瘘管弯曲,探针不易从内口穿出,可将探针抽出,按瘘管的走向弯曲探针后向上向下试探,常需多次、反复、细致地探查,方使探针逐渐探入时,可于该外皮肤造一放射状"外口",

用另一探针由人造"外口"进入瘘管"接力"探入内口部。或将探针头部弯成钩状,从肛窦处向外与外口探针会合时即内口。所以 80% 病例可准确找到内口,故应熟练掌握。但此法也容易造成假内口、假道和损伤。故不宜用硬质探针粗暴操作强行穿透。

7)肛窦钩检查法:瘘管弯曲度太大,内口与主管道成角,探针难于从外口,瘘管探至内口,可用肛窦钩或将探针弯曲成钩状,从可疑内口的肛窦外向左右、上下探查,如能与外口探入的探针相遇,即此肛窦为内口。

8)牵引瘘管检查法:在外口周围作一梭形切口,用剪刀紧沿靠管壁锐性剥离,将瘘管尽量游离达 2/3 长度,组织钳牵引瘘管,可见随牵引动作肛窦随之内陷,此即为内口。

9)瘘管切开检查法:从外口沿探针或槽针逐步切(剪)开瘘管壁,用刮匙搔扒后管壁组织致密、光滑、完整。若在亚甲蓝液染色下,切(剪)开的外口,瘘管,内口管腔染色一致,连成一片,即真内口。如内口与管壁临界处,管壁延续不完整,渗血较多、粗糙不光滑、染色不全,这可能系寻找内口时粗暴,强行探查造成损伤,而是假内口。

10)X 线造影法:碘油造影或 70% 泛影葡胺造影,适用于高位复杂性肛瘘的检查。

11)直肠腔内 B 超:能较准确地了解肛周组织与括约肌的状况,能观察到瘘管及感染腔隙的位置及大小,分辨出一般肛肠检查容易漏诊的病变。直肠腔内多普勒超声检查对于确定瘘管穿过肛门括约肌的层面及手术中保护其完整性起重要的指导作用。

12)CT 及 MRI 检查:对肛管直肠周围实体性肿瘤及病灶意义大,对高位瘘管和感染病灶的诊断有参考价值。

(2)清除瘘管

1)瘘管切开:切开外口、瘘管及内口和括约肌后,用刮匙清除瘘管内肉芽组织和瘘管后壁的纤维组织后,管壁呈现纵行纤维,色浅质硬,直通内口则切开。也可用电子手术治疗机长火烧灼瘘管壁。

2)瘘管切除:自外口作环形切开皮肤和皮下组织,紧贴瘘管向内口方向将其剔出,用示指触摸柔软无索条说明已剔除再切开内口。也可从外口插入探针作引导牵起瘘管剔除。

(3)内口处理:切开内口必然切断部分括约肌,但不能切断肛管直肠环,否则可致肛门失禁,应特别小心。在前方切断括约肌要慎重,特别是女性不能损伤阴道括约肌。因为肛门括约肌和阴道括约肌纤维走向,切开瘘管如不彻底就难愈合,若大切开会损伤肛门功能,再漫不经心地搔刮,有二次形成阴道瘘的危险。对已经形成纤维化的肛管直肠环的处理:

1)瘘管通过环的1/2~1/3时可一次切断,不会影响排便功能。

2)瘘管通过环的1/2~1/3而环的周围有坏死空腔者不能一次切开。切开后两断端无支持组织,所以作挂线术为妥。

3)瘘管通过环的上方,从理论上可一次切开,但最好还是挂线延缓勒开,能更好地保持肛管的完整,还可避免环的中心纤维化不完全。挂线不影响疗程又有利于引流。有的解剖学家做动物实验全部切断括约肌和肛管直肠环也未发生肛门失禁。动物是四肢行走,肛门位置较高不会失禁。人是直立行走,肛门位置较低,在地心吸力作用下粪便易于自流而失禁。千万不能相信这个实验结果,贸然切断而失禁。

4)瘘管通过环的下方而耻骨直肠肌纤维化明显成半环状,肛直角<90°成明显袋形,排便困难时也不要切开。待肛瘘治愈后行瘢痕松解或重建肛直角行直肠后壁充填术或折叠术。

(4)肛管直肠环的处理:肛管直肠环是由肛门外括约肌的深部及部分浅部、耻骨直肠肌、部分耻骨尾骨肌,联合纵肌、内括约肌环绕肛管直肠连接处所形成的肌环。它对维持肛门自制起关键作用,其他肌肉仅起协助排便作用。

在治疗高位肛瘘时,对肛管直肠环的处理是指维持其功能而言。能切开瘘管时,其表面的括约肌必须一并切断。瘘管穿过肛管直肠环时,只要不切断耻骨直肠肌、外括约肌深部及耻骨尾骨肌,虽一次切断外括约和相应的内括约肌,也不致引起肛门失禁。在治疗高位肛瘘时,应严格掌握一次手术和分二期完成的治疗原则。一期手术:探查清楚所有瘘管和内口后,切开(除)肛管直肠环以下所有瘘管及内口,敞开创面,保留肛管直肠1个月及其以上的瘘管,用橡皮筋线挂线环绕肛管直肠环。二期手术:利用橡皮筋线弹力,紧线后,缓慢切开并由瘢痕粘连固定肛管直肠环,避免肛门失禁的不良后果。

(5)创口处理

1)开放引流:每便后硝矾洗剂熏洗坐浴,用苯扎溴铵(新洁尔灭)消毒创口,填入凡士林纱条即可,或用化腐生肌中药促进愈合疗效较好,如生肌散、白玉生肌膏、生肌玉红膏等。

要想引流通畅必须修整创口有利愈合,低位直瘘可修剪成外宽内窄球拍状浅碟状,防止外部创口过早愈合而影响肛管内创口的引流和愈合。后部弯瘘创口呈L形或弧形,宜将近肛门一侧的创缘切去较多的皮肤,两侧皮缘才能对合平整。否则皱皮肌牵拉内侧皮缘向创口内卷曲无法与外侧皮缘对接而影响愈合。后弯瘘和蹄铁瘘必须从内口向后切开,超过肛门后方括约肌间沟再转向弯曲侧,或从外口向后切开,超过肛门后缘水平之后再将切口转向后正中线,由此通向内口作垂直切开,再向尾骨延长切口以免形成瘢痕扭曲,从而防止下蹲时牵拉痛。可切开肛尾韧带显露其下方的瘘管便于处理内口。并不会造成所谓的肛门移位。另外必须将切口修剪成V形创口、让肉芽从基底生长,防止桥形假愈合。

2)创口缝合:即在瘘管剔出后采用一期缝合的方法、应在做好围术期的各项工作,在使用抗生素条件下,可选择低位直瘘病例进行。

【术前评估】

1. 手术设计 手术前按肛瘘三要素——关系方法确诊,并做相应的手术设计。手术中应彻底清除每一个感染病灶,并尽力减少手术中不必要的组织损伤。由于耻骨直肠肌和外括约肌浅部分别附着于耻骨与尾骨,在行肛瘘手术时,它们可作为分辨瘘管的方位保护肛门括约肌功能的重要标志。

2. 肛瘘内口不明确时,不应盲目挂线处理,以避免造成不必要的括约肌损伤。高位肛瘘内口不清晰时,应彻底清除感染病灶,合理引流后做临床观察,待内口明确时再做二期切开挂线处理。当肛瘘内口处于闭合状态时,常表现为局限的黏膜薄弱区域。

3. 高位内盲瘘 根据瘘管与肛门括约肌的关系,确定采用高位挂线法手术或经肛门括约肌外进行旷置引流。穿过肛直环2/3的位于括约肌间直肠壁外的瘘管,可由内口向上,在直肠高位挂线切开,将直肠黏膜切至肛直环以上水平即可,其上方的残余瘘管可做旷置引流处理。对于穿过肛直环,走行于坐骨肛门窝及骨盆直肠间隙的瘘管,除内口挂线外,其外侧的瘘管可由臀部沿其瘘管壁外侧切开、行外口扩大的引流术。此类肛瘘的内口均可经括约肌向外挂线切开,术后与一般肛瘘处理相同。

4. 肛周脓肿一期肛瘘根治术,只适用于单纯性皮下肛瘘。对于高位脓肿及有多个感染腔隙的复杂脓肿,不适于一期手术根治。如急于求成,容易发生手术创面过大。当内口位置不明确时,盲目挂线也会造成肛门括约肌过大的损伤。复杂脓肿应先行脓肿切开引流术,待炎症被有效控制、感染腔隙缩小、肛瘘完全形成后,于适当的时机再行二期手术,这样才可以真正减少组织损伤。

5. 肛瘘继发感染和肛门脓肿是特殊部位的感染性疾病,临床表现为剧烈疼痛,这是由于脓肿内部张力过大所致,应及时早期给予切开引流,以避免感染蔓延而发展成为复杂肛瘘。此时抗生素的应用已不是首选,仅作为引流手术后的辅助治疗。我们应该注意走出外科疾病过多内科处理的误区,以减少延误诊断而造成的复杂病症的发生。

发病急骤的肛周坏死性筋膜炎,是肛肠科医师高度警惕和关注的重度感染性疾病。应及时、早期、广泛多次地切开引流,用于有效地控制炎症蔓延;同时应选用有效的抗生素,足剂量联合用药以控制病情的发展,减少死亡发生。

6. 肛周脓肿必须选择恰当的切口位置,为二期手术创造好条件。发生于直肠周围的高位脓肿绝大多数是括约肌间或括约肌外脓肿,临床上及罕见黏膜下脓肿,所以临床上应首选经皮肤及括约肌切开引流手术,而慎用直肠内切开引流法,手术中应注重保护直肠黏膜和直肠壁的完整性,以防导致高位肛瘘及直肠瘘的发生。

临床上常见有肛周脓肿延误切开以及术前不正确的指诊(指诊检查时挤压脓肿溃破,导致脓汁流向邻近间隙)是高位复杂肛瘘形成的原因之一。

7. 带瘘生存还是带窦生存 在肛瘘手术中关键的环节是正确的处理和引流肛瘘内口,如果手术后仍存在有与肛管相连通的感染病灶,就是肛瘘手术的失败。某些复杂性肛瘘手术后常在肛直环上方、直肠壁外侧或骶尾骨前方出现愈合缓慢或难以闭合的窦腔或者窦道,可出现多次粘连桥愈及反复发作的局灶性感染,经过长时间的换药处理,而形成与肛管没有关系的窦腔,在不便于进行肛周皮瓣移植手术时,可以采取带窦生存的方法。临床上带窦生存也可出现在骶前囊肿手术中,有紧贴直肠壁而难以切除干净的囊壁部分残留而形成的窦腔。但是有些肛瘘手术中,有未能准确寻找到瘘管而盲目切入坐骨肛门窝或骨盆直肠间隙脂肪腔的情况,形成的人为窦道也会长期不愈。因此复杂肛瘘手术前应该通过临床检查,直肠腔内 B 超、CT、X 线瘘管造影等基本明确主瘘管走向,做有准备的手术。当手术中遇有瘘管或肛瘘内口不清时,宁可放弃一期手术治疗,在手术后病情表现十分明确时,再行二期手术更有把握而不至于造成难以治愈的复杂情况和不必要的组织损伤。

8. 肛瘘手术后伤口处置换药是手术成功的重要环节在处置换药时,应随时清除不良肉芽组织,残余窦道和桥愈,及时处理过早愈合的假道形成和伤口缩窄及内翻,尤其是防止肛瘘内口挂线处的粘连,保持良好的引流,才能有效缩短疗程,保证伤口尽早愈合。

(董平 李春雨)

# 第二节 切断括约肌的肛瘘手术

## 一、肛瘘切开术

【概述】 对于瘘管通过肛直环下 1/3 的浅表型、低位单纯性肛瘘,约占 80%,其瘘管的皮下部分可以适当切开一般不会影响肛门功能。对于瘘管通过肛直环 1/2 的复杂性肛瘘,因慢性病变已经形成局部广泛纤维化粘连,也可以直接切开。但临床仍以挂线切开较为稳妥。

【适应证】 低位单纯性或复杂性肛瘘、直瘘和弯瘘。

【禁忌证】

1. 高位肛瘘。

2. 女性左前、右前位单纯瘘。

3. 严重心脑血管疾病、血友病、血小板减少症等。

4. 一般性心脑血管病及高血压、糖尿病患者可在慢性疾病得到控制时慎重手术。

【术前准备】 常规的血液、尿化验检查、凝血机制化验、传染病化验检查、心电图、胸部 X 线片检查,有条件时行肛门直肠腔内 B 超检查,有助于明确肛瘘的术前诊断。

【麻醉】 局部麻醉、骶管麻醉或腰麻。

【体位】 左侧位、右侧位、截石位、俯卧位均可。

【手术步骤】

1. 示指插入肛内,拇指在外双合诊,查清瘘管走向及判定内口位置。

2. 将球头探针从外口插入,另手示指伸入肛内引导沿瘘管缓缓探入(图54-7),针指结合找到内口穿出并牵至肛外,如内口闭合可在针指间最薄处仅一膜之隔穿出到肛外。使用探针寻找内口时,不宜用力过大,以免造成假道。

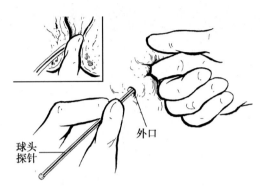

球头探针　外口

图 54-7　探查内口

3. 在球头探针下面插入有槽探针,抽出球头探针,刀刃向下沿有槽探针全部切开内外口之间的皮肤及瘘管组织(图54-8)。如有支管和空腔一一切开后,用刮匙搔刮瘘管壁上的腐肉及坏死组织,使之暴露新鲜组织(图54-9)。必要时可将瘘管周围瘢痕组织切除。

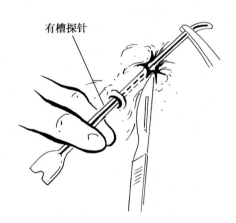

有槽探针

图 54-8　沿有槽探针切开瘘管

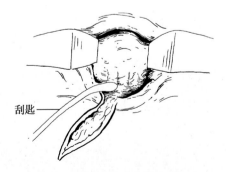

刮匙

图 54-9　刮除瘘管壁上的肉芽组织

4. 修剪创缘皮肤,使创腔呈底小口大的 V 形创面,以利引流(图54-10)。创口嵌入凡士林或生肌散纱条。外敷纱布包扎,丁字带固定。

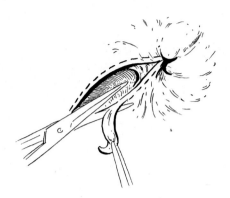

图 54-10　修剪创缘皮肤

【术中注意事项】

1. 探查瘘管和寻找内口务必轻柔耐心切忌盲目粗暴,以免造成假内口。切开创面渗血需压迫止血。如有活动性出血点必须结扎止血。

2. 肛门同侧有 2 个瘘管时不宜同时切开,可切开一个,挂线一个(不宜过紧)。肛门两侧各有一个瘘管均可切开。

3. 术中应仔细摸清探针在肛管直肠环下方,全部切开瘘管及切断外括约肌皮下部、浅部和内括约肌,保存了耻骨直肠肌不致肛门失禁,如探针在肛管直肠环上方进入直肠不应切开,应行挂线术,避免肛门失禁。如有条件可将瘘管组织送病理检查。

4. 肛门前方括约肌,因缺乏耻骨直肠肌的支持,故不宜切断,应保留外括约肌深部给予挂线且不能勒得太紧。

【术后处理】

1. 进半流食 2 天,第 3 天改普食。

2. 24 小时后可排便,保持大便通畅。

3. 根据病情选择性的应用口服或静脉注射抗生素 2~3 天。

4. 每便后硝矾洗剂熏洗,换药时注意观察创面。

5. 首次排便后进行伤口换药,每日 1~2 次并且视伤口生长的情况及时修整不良肉芽组织及粘连。

6. 每隔数日作指诊扩肛,可防止桥形假愈合。

【手术并发症】　伤口出血、伤口感染、瘘管处理不全继发感染,伤口愈合缓慢等。

## 二、肛瘘切除缝合术

【概述】 手术操作同于肛瘘切开法,术中将已切开的瘘管加以清除并逐层缝合。肛瘘一期缝合只适用于低位直行肛瘘,不适合高位弯瘘,肛瘘切开后将瘘管全部切除,留下新鲜创面,皮肤及皮下脂肪不能切除,便于伤口缝合。伤口要完全缝合对齐,伤口内用肠线将括约肌及脂肪组织作数层间断缝合,穿过基底部防止无效腔存在,先缝合内口再缝合外口,手术后选择敏感的抗菌药物预防感染。

【适应证】 已纤维化的低位单纯瘘或蹄铁瘘的支管部分或瘘管形成较好很少并发支瘘管和脓肿者。

【禁忌证】 肛瘘发炎尚有脓性分泌物者。

【术前准备】

1. 术前应用肠道抗生素。

2. 肠道准备。

3. 其他同肛瘘切除术。

【麻醉】 首选腰俞麻醉、长效局麻。

【体位】 截石位或患侧卧位。

【手术步骤】

1. 在肛镜下,用浸有消毒液的纱布系上丝线塞入肠腔。以达到消毒肠腔并防止肠道分泌物下降的目的。

2. 由外口插入探针通过瘘管,另示指伸入肛内作引导,从内口穿出牵至肛外。沿探针切开内外口之间的组织,敞开瘘管(图54-11)。

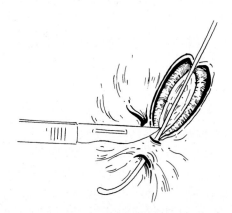

图 54-11 敞开瘘管

3. 牵起瘘管后壁,用刀逐渐剔出瘘管至内口切开处,将全部瘘管切除,显露正常健康组织。不遗留任何肉芽组织及瘢痕组织,留下新鲜创面,以便缝合。

4. 彻底止血,冲洗伤口后,用肠线缝合内口黏膜(图54-12)。用丝线从基底部开始作全层间断缝合(图54-13)。

5. 若创面较深,可选用 8 字缝合法(图 54-14)或 U 形缝合法(图 54-15)。

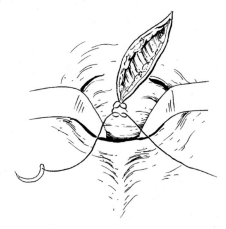

图 54-12 肠线缝合黏膜内口

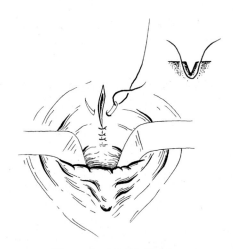

图 54-13 全层间断缝合法

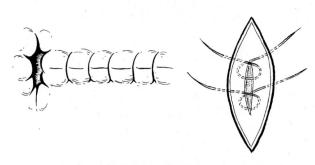

图 54-14 8 字缝合法

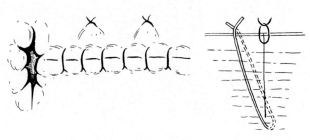

图 54-15 U 形缝合法

6. 取出肠内纱布块,外敷无菌纱布包扎。

【术中注意事项】

1. 术中要彻底切除瘘管及瘢痕组织,使创面新鲜柔软。皮肤皮下脂肪组织不能切除过多,便于缝合。

2. 术中严格无菌操作,防止污染。

3. 各层伤口要完全缝合对齐,缝合必须从基底部开始,不留无效腔(图54-16)。

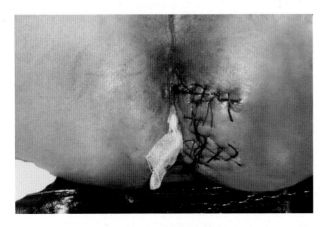

图 54-16 肛瘘切除缝合

【术后处理】

1. 输液给予抗生素,控制感染。

2. 流食、半流食3～4天,控制排便5～6天。

3. 一周后伤口一期愈合拆线,如有缝线伤口感染致手术失败,提前拆线以利引流。

【述评】 该手术能减少创伤,缩短伤口愈合时间,在理论上有一定吸引力。但在临床手术中,常常因为肛瘘内口缝合处理不当,瘘管切除不彻底致使手术失败,或导致术后复发。

## 三、肛瘘切除术

与肛瘘切除缝合术的区别只是将肛瘘及内口切除后,完全开放引流,不做缝合。通过换药使伤口二期愈合。

【适应证】

1. 已纤维化的低位单纯性肛瘘和低位复杂性肛瘘。

2. 对结核性肛瘘,如全身无活动病灶也可切除。

【禁忌证】 高位肛瘘者不宜行切除术

【术前准备】 同肛瘘切开术,结核性肛瘘应在术前两周用抗结核药物。

【麻醉】 首选腰俞麻醉、长效局麻

【体位】 截石位或患侧卧位。

【手术步骤】

1. 用一手指插入肛内指诊,触到条状硬结多为肛瘘内口,另一手持探针由外口插入,轻柔转动在示指引导下经内口穿出。为防止滑出,将探针前端弯曲或钩状沿示指引出肛外(图54-17)。

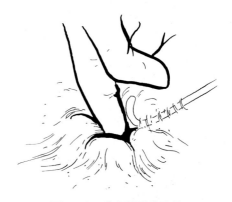

图 54-17 将探针引出肛外

2. 用组织钳夹住瘘管外口处皮肤,借助组织钳及探针的牵引,沿探针与括约肌成垂直切开内、外口之间的皮肤至瘘管外壁。

3. 围绕以探针为中心,用剪刀完整游离瘘管外壁(成白色瘢痕)两侧。

4. 提起探针,用剪刀从瘘管的底部完整游离瘘管外壁,并将瘘管及其内、外口一并切除,瘘管周围的瘢痕组织也应切除,直至显露健康组织为止(图54-18)。

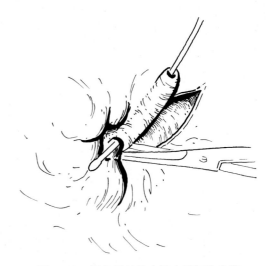

图 54-18 提起探针从瘘管底部切除瘘管

5. 修剪创缘皮肤,防止创缘皮肤内翻。使创面敞开,以免分泌物积存,影响愈合(见图54-10)。创面填塞凡士林纱布。如瘘管短浅,又无分支,术中清除彻底,术前做过肠道准备,创口可行一期缝合,但不得留有无效腔。

【术中注意事项】

1. 如瘘管在外括约肌深、浅组之间,可与肌纤维呈垂直方向切断括约肌。遇有出血点应随时结扎止血。

2. 有两个以上的内口者,可先切除主要瘘管,待括约肌断端已与周围组织粘连固定,创面已大部分愈合时,再切除其他瘘管。

3. 切除肛门前方马蹄形肛瘘时,不宜切除过多的组织,因该处肌肉较为薄弱。切除肛门后方马蹄形肛瘘时,注意勿操作肛尾韧带,以免造成肛门前移。

4. 切除的瘘管壁应送病理化验,以排除结核性或其他原因所致的瘘管。

5. 将切口皮肤切除一部分,使创面敞开,以免分泌物积存,影响愈合。

【术后处理】 同肛瘘切开术

## 四、肛瘘挂线术

【概述】 肛瘘挂线术是中医治疗肛瘘的传统而有效的术式。明《古今医统》引用元代李仲南所著《永类钤方》记载:"用芫根煮线…上用草探一孔,引线系肠外,坠铅锤悬取速效。即用药线引入瘘管,故名挂线"。因挂铅锤活动不便,改为收紧打结,每日紧线勒开瘘管。又因每日紧线太繁琐,现已改用橡皮筋,以其弹力勒开瘘管,可防止急性切开高位肛瘘引起肛门失禁。亦可称为慢性切开引流法。但橡皮筋勒开组织时可产生剧痛,故应选用长效简化骶麻或长效局麻手术或双阻滞麻醉,术后应用长效止痛剂(以亚甲蓝为常用)。维持一周内不剧痛,仅有微痛。

【适应证】

1. 适用于 3～5cm 内,有内外口低位或高位单纯性肛瘘。

2. 作为复杂性肛瘘切开、切除的辅助治疗。

3. 低位前方单纯瘘,幼儿肛瘘。

【禁忌证】 低位单纯瘘、癌症并发的肛瘘。

【术前准备】

1. 查血常规、出血和凝血时间。

2. 肛门周围备皮。

3. 术前排净大小便,必要时灌肠排便。

4. 术前禁食。

【麻醉】 首选简化骶麻、长效局麻,幼儿用氯胺酮分离麻醉。

【体位】 截石位或患侧卧位。

【手术步骤】

1. 右手示指伸入肛内引导,将球头探针自外口插入,沿瘘管缓缓向肛内探入,于齿状线附近找到内口。如内口闭合可在针指间最薄处仅一膜之隔穿出。切忌盲目粗暴造成假道(图54-19)。

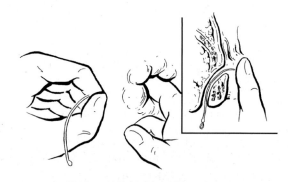

**图 54-19　探针进入瘘管寻找内口**

2. 将探针头折弯在示指引导下由内口拉出肛外。在探针尾端缚一橡皮筋(图54-20)。

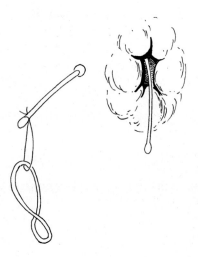

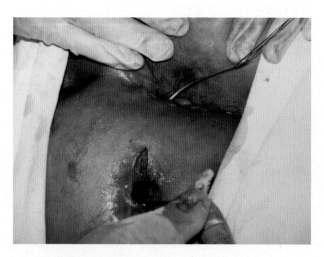

**图 54-20　探针折弯拉出肛外**

3. 然后将探针自肛内完全拉出,使橡皮筋经外口进入又从内口拔出,贯通整个瘘管(图54-21)。

4. 切开内、外口之间皮肤及皮下组织,提起橡皮筋两端合并一起拉紧(图54-22)。

5. 松紧适宜后钳夹橡皮筋,紧贴肛周皮肤于钳下用丝线结扎橡皮筋(图54-23)。

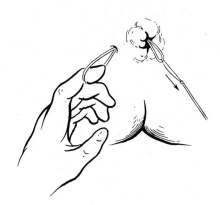

图54-21 拉出橡皮筋

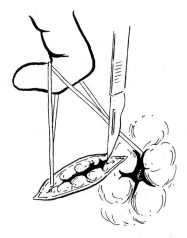

图54-22 切开皮肤,拉紧橡皮筋

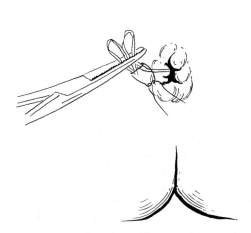

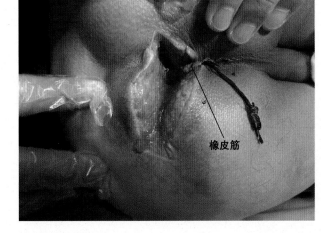

橡皮筋

图54-23 钳下结扎橡皮筋(2图)

6. 高位肛瘘应将球头探针弯曲沿瘘管插入最高位时可将探针横起寻找内口后穿出,先切开皮层,再沿切开部拉紧结扎。女性前方低位单纯瘘和幼儿肛瘘则不需切开皮层,而且不要拉得太紧。

7. 修剪创缘,提起橡皮筋,在被橡皮筋勒割组织内注射长效止痛剂。外用塔形纱布压迫,丁字带固定。

【术中注意事项】

1. 要正确找到内口,可先注射亚甲蓝染色,用探针探查内口时动作轻柔,切忌盲目、暴力,以免形成假道。

2. 挂线(橡皮筋)不宜太紧,则脱落快,达不到慢性切割作用,不利于创面愈合,且易产生肛门失禁或肛门移位。

3. 对位置较高的肛瘘,可延迟紧线时间,利用挂线的慢性切割、持续引流、炎症范围相对缩小,创腔缩小后再多次紧线。首次紧线一般在术后10天左右,橡皮筋已松动,无切割作用,但不要紧线过多、过紧,以支管已愈合、无创腔情况下橡皮筋脱落为佳,最好在15~18天脱落。

4. 不要忘记在被橡皮筋勒割组织内注射长效止痛剂。

5. 幼儿行氯胺酮麻醉应有专人管理。

【术后处理】

1. 术后进半流食2~3天,排便照常,保持大便通畅。

2. 应用抗生素5~7天。

3. 每便后熏洗坐浴后,肛内填以凡士林纱布。

4. 术后10天橡皮筋松弛时可紧线一次。

5. 勒开瘘管后创面换红粉纱条或生肌散纱条至愈合。

紧线方法:将已结扎的橡皮筋牵拉出来,接紧贴近肛门侧钳夹,钳下用丝线结扎即可。

【述评】 肛瘘挂线术操作简便、出血很少、疗效较好,橡皮筋未脱落前皮肤切口不会发生桥形假愈合,换药方便。复发很少。其挂线原理:是利用橡皮筋的弹力收缩(药线还有腐蚀作用),被勒割组织血运障碍,逐渐压迫坏死,橡皮筋尚有引流作用使瘘管内渗液排出,防止发炎。在勒割时基底创面生长肉芽组织,同时边勒割边修复不致括约肌急剧切断,故不会造成肛门失禁。肛管周围组织缺损少,瘢痕小不会造成肛门畸形。但因剧痛不能常规应用。

## 五、肛瘘切开挂线术

【概述】 切开挂线术是在继承肛瘘挂线术的基础上,吸收现代医学解剖知识发展起来的中西医结合的新术式。是目前最常用的手术方法。

【适应证】 高位复杂性肛瘘、马蹄形肛瘘、骨盆直肠间隙肛瘘、直肠后间隙肛瘘。

【禁忌证】 低位单纯性肛瘘。

【术前准备】

1. 术前应做泛影葡胺造影,初步判断内口的位置、瘘管走向及其与括约肌的关系。

2. 排净大小便或温水灌肠排便。

3. 肛周备皮。

【麻醉】 简化骶麻、双阻滞麻醉。

【体位】 截石位或左侧卧位。

【手术步骤】

1. 先将高位肛瘘的低位部分,即通过外括约肌皮下部,浅部和内括约肌的瘘管先切开,同时切开支管和空腔,搔刮,清除腐肉(图54-24)。

2. 通过外括约肌深部和耻骨直肠肌与内口相通的瘘管、高位部分采用挂线,即以球头探针从高位瘘管口至内口穿出,在探针一端系上丝线带橡皮筋,然后将探针从瘘管退出,使橡皮筋通过瘘管,两端合拢一起拉紧(根据病变高低决定拉紧程度)钳夹,钳下丝线结扎(图54-25)。

3. 如瘘管高位,内口低位,必须将探针横起向下寻找内口,在针指间距最薄处如有内口即可穿出,如无内口也可在瘘管顶端最薄处至高点人造内口穿出,其下方如有内口也一并勒开。

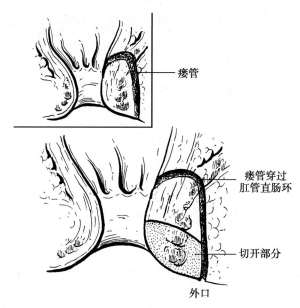

图54-24 切开低位瘘管、支管和空腔

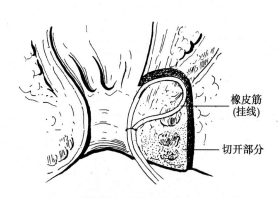

图54-25 瘘管穿过肛管直肠环的部分挂橡皮筋

4. 如系高低位马蹄形肛瘘,先将两侧外口切除,于肛后正中部肛缘外皮肤做一放射状切口,以探针或血管钳向两侧外口处探通,搔刮坏死组织后,在后切口与外切口之间做1~2个弧形小切口,即在瘘管上开窗、留桥,以凡士林纱条在两侧作对口引流。自后切口以探针和肛内示指引导找到内口,进行挂线,不要太紧。

5. 肛内填入凡士林纱条,切口外敷纱布包扎。

【术中要点】

1. 切开低位瘘管,搔刮后可见管壁上有黑点,以探针探查多为支管,应同时切开。

2. 有人在低位瘘管切开后,高位瘘管挂线前,切开内口以下的肛管皮肤,内括约肌、外括约肌皮下部,搔刮清除感染的肛腺,修整创面。

3. 对创口两侧的黏膜或合并内痔者分别结扎。否则术后两侧黏膜或内痔沿扩大内口的创道,向外突出,甚至脱出,还需要二次结扎。

【术后处理】　同肛瘘切开术。由于挂线术不切除管壁,结扎血管壁不利于组织修复,单用凡士林纱条,愈合较慢,要用中医"化腐生肌"药外敷,如化腐散,5％红粉玉红膏或红粉纱条等术后用1周,具有抑制细菌的作用,可加速创口愈合。当肉芽正常时改用玉红膏纱条。

【述评】　临床上适用于各种单纯性或复杂性的肛瘘,手术中通过挂线的结扎作用使被结扎的肛门括约肌可以分期缓慢地断开,通过炎症反应和组织纤维化作用使括约肌断端得以生长,与周围组织粘连,从而有效地防止肛直环因被快速切断而发生肌肉回缩,引发肛门失禁。在复杂性肛瘘及某些单纯性肛瘘的瘘管穿过肛门括约肌浅部和深部,手术中须挂线切断时,也应注意沿括约肌肌纤维方向呈直角挂线切开。另外,手术中遇有两条瘘管同时存在,各有不同内口时。最好不要做同一手术中的两处括约肌的挂线切开,以免影响肛门括约肌功能。若手术中需要挂线切开大部分或全部肛管直肠环时,必须采取分期挂线的方法,术后换药过程中分期紧线处理。

在判断感染性瘘管在肛管直肠周围组织中的走向时,应尽量结合B超和MRI检查,准确地三维定位,以确立适宜的手术方法:挂线或者切开。术中应尽量避免毫无治疗意义的肛门括约肌过度损伤。

另外,凡是不属于肛瘘范畴的直肠阴道瘘,直肠阴道前庭瘘及其他直肠瘘,由于这些病变范围已经超出肛门括约肌群的范围,从而不适宜采用挂线疗法。而应该选择其他特殊的手术方式。

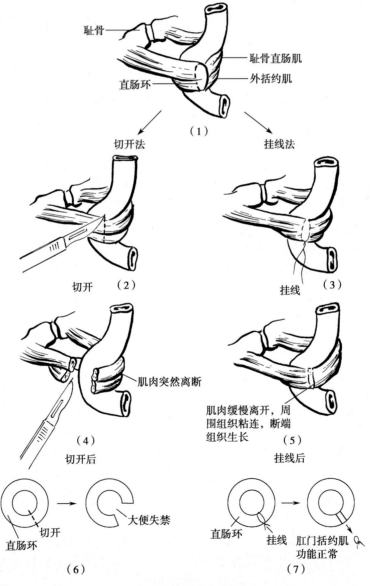

图54-26　挂线疗法示意图

挂线疗法原理：为探讨切开挂线术治疗高位肛瘘不会引起肛门失禁的疗效原理。中医研究院广安门医院采用直肠肛门静止压测定和组织病理学方法进行了动物实验。分切开组和挂线组进行对照观察。结果是切开组与挂线组之间括约肌断端最终均以局部纤维与周围组织粘连固定。两组显著差别在于：切开组两断端的缺口距离大，中间为大面积瘢痕所充填，肛管内压大幅度下降，排便功能严重障碍。挂线组两断端距离小，中间为小面积瘢痕修复，肛管内压轻度下降，功能轻度障碍。经 15 ~ 35 天后两组肌肉本身均无显著再生，说明肌肉的再生能力很低。

切开挂线术实际上是一种慢性"切开"和牢固、持久的对口引流术，不怕感染，也不会使炎症扩散（图 54-26）。

（1）切割作用：利用橡皮筋持续收缩的弹力作用，"以线带刀"。使挂线圈内的组织因缺血而逐渐坏死液化，使括约肌与周围组织被缓慢割开、勒断、边切割、边修复，不会引起肛门失禁。

（2）引流作用：挂线勒割扩大引流通道，有利于肉芽组织自创底部顺利生长，使炎症局限，具有良好的引流作用，可减轻感染。

（3）标记作用：一期手术中的挂线作为二期手术中寻找、处理保留在深部的瘘管，施行缓慢切割、切开瘘管及肛管直肠环的标记。

（4）异物刺激作用：线或橡皮筋作为一种异物，可刺激局部产生炎症反应，通过炎症反应引起的纤维化而使括约肌断端与周围组织粘连固定，断端不致因切断而回缩，边勒开边修复，故不致括约肌完全离断而失禁。

所以，切开挂线术也可以说是保留括约肌功能的术式。操作简便、易于掌握、安全有效，对肛门功能无大影响。挂线剧痛，应用亚甲蓝长效止痛剂已基本解决，现在国内已广泛应用。但支管过多，创面过大愈合时间较长。

## 六、低位切开高位虚挂引流术

在高位肛瘘手术中应用齿状线以下切开，齿状线以上超过肛直环的部分予以虚挂引流（与传统的切割挂线相比，挂线而不紧线，待瘘管腔内肉芽组织填满后抽取挂线或者橡皮筋，即所谓虚挂法），该方法有治愈率高、并发症少，肛门功能得以保护的优点。

（董平 李春雨）

## 七、断管挂线术

【概述】 该手术的意图是将瘘管分为两部分，接近肛管和肛门括约肌的瘘道及内口部分，另外位于肛门外周的瘘道和瘘管外口部分。手术操作是在肛缘外 1 ~ 2cm 处切断楼管，并在垂直肛管的方向行内口挂线及外引流。对于挂线区域以外的瘘道和外口部分，可采用旷置引流或者切除缝合的方法处理，将较大的肛瘘一分为二，目的是减少损伤加速伤口愈合，其理论依据仍是肛管动力学理论。本术式方法简便，损伤小，引流通畅，愈合时间短，有利于保存括约肌。

【适应证】 管道弯曲，内外口之间距离较长的肛瘘。

【禁忌证】 同挂线术

【术前准备】 排净大小便。

【麻醉】 首选腰俞麻醉、长效局麻。

【体位】 截石位或患侧卧位。

【手术步骤】

1. 将探针自外口进入瘘管，向肛内探查直达肛外瘘道转弯处，在距离肛缘外 1.5cm 处皮肤作一人造外口。自该切口插入另一探针，寻找原发内口，并从肛内引出探针，头部系上丝线和橡皮筋拉出肛外（图 54-27）。

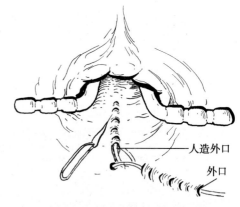

图 54-27 断管造口，寻找内口

2. 将橡皮筋两端之间的皮肤切开，拉紧橡皮筋结扎。远段管道以刮匙搔扒，挂上浮线对口引流（图 54-28）。

【术中注意事项】

1. 断管处应距肛缘 1.5cm 以外，避免损伤括约肌。

2. 对口引流的浮线应松弛、可活动，以利引流。

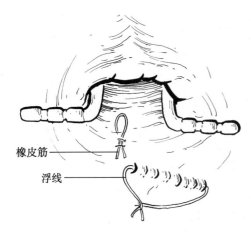

图 54-28　近段挂线,远段挂浮线

【术后处理】　术后每便后熏洗换药直至愈合。浮线引流 7～10 日拔除。

## 八、高位挂线低位缝合术

【适应证】　高位单纯性肛瘘。

【禁忌证】　同挂线术。

【术前准备】　排净大小便或温水灌肠排便。

【麻醉】　首选腰俞麻醉、长效局麻。

【体位】　截石位或患侧卧位。

【手术步骤】

1. 用球头探针自外口进入瘘管寻找内口,探针一端系上丝线及橡皮筋。

2. 沿探针切除距肛缘 1.5cm 以外至外口的瘘管及瘢痕组织,肛门 1.5cm 以内至内口间切开皮肤,挂以橡皮筋(图 54-29)。

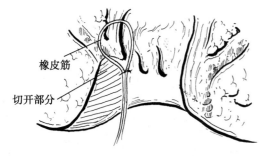

图 54-29　低位切开,高位挂线

3. 彻底止血后,用丝线将挂线以外的切口全层缝合(图 54-30)。

【术中注意事项】

1. 缝合伤口的瘘管壁及瘢痕组织须清除干净。

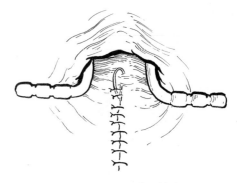

图 54-30　低位全层缝合

2. 缝合时不留无效腔,接近挂线处的 1 针须用粗线全层缝合并结扎,防止感染。

【术后处理】　同切开挂线术。

## 九、瘘道旷置术

【概述】　Hanley 于 1965 年提出"治疗肛瘘没有必要全部切开瘘道"的术式,又称瘘道不全切开术,内口引流术。他针对两侧性肌下瘘设计的术式,即所谓坐骨肛门窝马蹄形肛瘘的手术。此种病例内口多在后正中附近的一侧,手术时将原发内口处瘘道切开引流,并需切开内、外括约肌皮下部及肛门后间隙,切口开放。

【适应证】　坐骨肛门窝马蹄形肛瘘。

【禁忌证】　同切开术。

【术前准备】　口服或注射抗生素、肠道准备。

【麻醉】　首选腰俞麻醉、长效局麻。

【体位】　截石位或患侧卧位。

【手术步骤】　在内口周围作一外宽内窄的切口。深至切断内、外括约肌皮下部,切开肛门后间隙,搔刮空腔及管道,修剪瘢痕组织,其残留部分亦作多个切口,使瘢痕软化,切除两侧外口多余的皮肤,搔刮管道内坏死组织及肉芽,不切开瘘管(图 54-31)。通过原发内口的治疗,促进瘘管愈合。当对侧瘘道及空腔引流不畅时,须二次切开搔刮。

【述评】　该手术也符合目前国内依照肛管动力学的原理,对位于肛管高压力区以外的瘘道,尤其是位于肛直环上方的高位瘘道或窦道,都可以以旷置的方法通过引流换药,使其闭合获得痊愈。1987 年,日本高野报道用此术式治疗坐骨肛门窝瘘、后马蹄形瘘 20 例,复发 2 例占 10%,平均疗程 48 天。

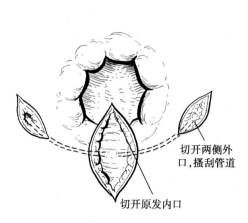

切开两侧外口,搔刮管道

切开原发内口

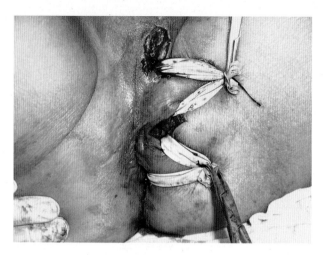

图 54-31 切开后扩创保持引流通畅

## 十、肛瘘内口切开术

【概述】 这是在一般切开术的基础上,由山东黄乃健改进成内口与管道内端切开术,可缩短疗程、减轻痛苦。

【适应证】 适于内盲瘘、低位单纯性肛瘘、马蹄形和长弯形瘘。

【禁忌证】 有炎症瘘管暂不宜用。

【术前准备、麻醉、体位】 同肛瘘切开术。

【手术步骤】

1. 拉开肛门,暴露内口。以肛窦钩轻轻钩住内口,逆行探查管道,至皮肤最薄弱处(图 54-32)。

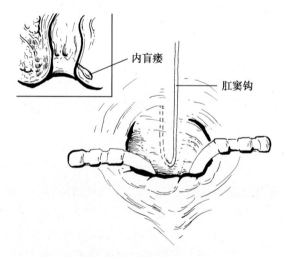

内盲瘘

肛窦钩

图 54-32 从内口探查盲瘘

2. 切开内口和管道内端约 1cm,如内口腔隙较大,切口应长些,搔刮腐败组织,修剪创缘(图 54-33)。

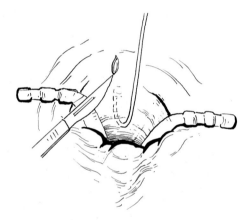

图 54-33 切开内口和管道内端

3. 如后位马蹄形肛瘘两侧管道较长时,于后正中内口切开后,可在两侧管道弯曲处各作 1cm 长切口,分离皮下组织刺破瘘管,插入刮匙,搔刮瘘管腐败组织,切口均不缝合,左、右后管道切口不放引流条使其尽快闭锁。

4. 长弯形瘘切开内口外,管道口亦按上法处理。

5. 如高位瘘需挂线时,内口可不切开,外端大部管道亦不切开。由外口插入刮匙搔刮腐败组织,再以弯血钳由外口插入瘘管至弯曲处,抵压血管钳把柄、用钳尖撬起,使皮肤高突,在此作 1~2cm 切口并向深部分离直至刺破瘘管。此钳与肛瘘外口插入的血管钳碰撞以探针由此切口探入管道至其内端、人造内口穿出挂线。创口小,损伤轻有利愈合(见图54-27)。

【术后处理】 术后每便后熏洗换药直至愈合。

【述评】 由于切开原内口和管道内端周围瘢痕组织,弯成一新鲜创面在愈合过程中,引流通畅,创面与瘘管外端通连的空腔可粘连闭合,待创面愈合后,感染源已无进入门户,故远端旷置瘘管闭合后无再溃之虑。此术操作简便疗效好,疗程短。

## 十一、瘘管摘除二次切开术

【概述】 1934 年 Millgan-Morgan 首先应用二步程序切开术。

【适应证】 适于高位肛瘘。

【术前准备】

1. 查血常规、出凝血时间。

2. 肛门周围备皮。

3. 术前排净大小便,必要时灌肠排便。

4. 术前禁食。

【麻醉】 简化骶麻或长效局麻

【体位】 截石位或患侧卧位

【手术步骤】 方法是对肛管直肠环以下的瘘管先行切开,对肛管直肠环以上的瘘管,留置一丝线或橡皮圈作为标志(图54-34)。待2～4周后再行切开,可防止肛门失禁。此法与我国挂线术相似,不同的是挂线后不紧线,仅作为标志待二次切开。而我国挂线后紧线,以线代刀,勒割括约肌。1983 年,Ramanujam 报道用此法治疗45 例括约肌上瘘,复发1 例占 2.2%,1 例排气失禁。两次手术平均间隔时间 7.6 周。

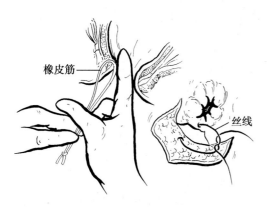

橡皮筋——
丝线

图 54-34　肛瘘二次切开术

【述评】 该手术为一期先充分切开瘘管,但并不切断经括约肌的瘘道,只在这段瘘管内留置一根丝线作为标志,待瘘道纤维化后再做二期切开手术,这时位于肛提肌以下的瘘管经过标志线引流已经有纤维化即可一次性切开,由于部分括约肌两端已发生粘连从而不会引起肛门失禁。

**（李春雨　张有生）**

## 参 考 文 献

1. 李春雨. 肛肠病学. 北京:高等教育出版社,2013.107-110.

2. 李春雨,汪建平. 肛肠外科手术技巧. 北京:人民卫生出版社,2013.217-220.

3. 安阿玥. 肛肠病学. 北京:人民卫生出版社,2005.255-226.

4. 李春雨,张有生. 实用肛门手术学. 沈阳:辽宁科技出版社,2005.156-166.

5. 张东铭,王玉成. 盆底与肛肠病学,贵州科技出版社,2000.472-473.

6. Christoforidis D,Pieh MC,Madoff RD,Mellgren AF. Treatment of transsphincteric anal fistulas by endorectal advancement flap or collagen fistula plug:a comparative study. Dis Colon Rectum,2009,52(1):18-22.

7. D'Hoore A,Penninckx F. The pathology of complex fistula in ano. Acta Chir Belg,2000,100(3):111-114.

8. Johnson EK,Gaw JU,Armstrong DN. Efficacy of anal fistula plug vs. fibrin glue in closure of anorectal fistulas. Dis Colon Rectum,2006,49(3):371-376.

9. Jamshidi R,Schecter WP. Biological dressings for the management of enteric fistulas in the open abdomen:a preliminary report. Arch Surg,2007,142(8):793-796.

10. Ortiz H,Marzo J,Ciga MA,et al. Randomized clinical trial of ananl fistula plug versus endorectal advancement flap for the treatment of high cryptoglandular fistula in ano. Br J Surg,2009 Apr,29.

11. Van kopepen PJ,Wind J,Bemelman WA,et al. Long term functional outcome and risk factors for recurrence after surgical treatment for low and high perianal fistulas. Dis Colon Rectum,2008,in press.

12. Song WL[1],Wang ZJ,Zheng Y,et al. An anorectal fistula treatment with acellular extracellular matrix:a new technique. World J Gastroenterol. 2008,14(30):4791-4794.

13. 张东铭. 肛瘘的病因学研究. 中国肛肠病杂志,1996,1:30.

14. 董平. 肛门直肠动力学在肛瘘手术中的临床意义. 中国实用外科杂志,1998,18:552.

15. 景建中,李国栋. 肛瘘切开术中内口处理的方法. 中国肛肠病杂志,1998,18:43.

16. 樊志敏. 肛周脓肿的治疗与肛瘘. 中国肛肠病杂志,1993,3:29.

17. 李春雨,聂敏. 切开挂线对口引流治疗高位复杂性肛瘘118 例. 中国肛肠病杂志,2001,21(5):18.

18. 李春雨,聂敏,张丹丹,等. 切开挂线对口引流术治疗高位复杂性肛瘘. 江苏医药,2008,34(1):85-86.

# 第三节 保留括约肌的肛瘘手术

## 一、内括约肌部分切断术

【概述】 内括约肌部分切断术（Eisenhammer手术）是1958年Eisenhammer提出肛瘘的"瘘管性肌间脓肿"学说，基于此学说，他对括约肌间脓肿和肛瘘采用从肛门内切开肌间脓肿，进行肛内引流，不切断外括约肌，只部分切断内括约肌和与感染有关的肛隐窝而治愈肛瘘。本术式适用于括约肌间瘘。

【适应证】 括约肌间瘘。

【禁忌证】

1. 禁用于高位肛瘘。

2. 有严重肺结核、梅毒和身体极度虚弱者。

3. 癌症并发的肛瘘。

【术前准备】

1. 按常规肠道准备。

2. 预防性应用抗生素。

【麻醉】 骶管麻醉或腰麻。

【体位】 截石位、折刀位或侧卧位。

【手术步骤】

1. 以肛门拉钩暴露肛直肠远端约10cm，看清肛瘘内口。从内口上缘将肛门内括约肌连同内口一并切开。切口止于肛管接近直肠壶腹对应于肛提肌和耻骨直肠肌水平处。

2. 彻底止血，看清楚内括约肌和周围组织后进行探查，用刮匙刮除腐败组织，将内口引流。

3. 将切口向肛门方向延伸，直达肛缘。置油纱条引流，外盖敷料，包扎固定。

【术中注意事项】 切口的上方应当止于肛提肌和耻骨直肠肌的水平，并注意止血。

【术后处理】

1. 术后当天应控制大便，以防敷料松脱引起创口出血。以后可每天大便1次。便后坐浴，并更换敷料。

2. 为加速创口愈合。术后1周内可应用中药化腐生肌散。当肉芽生长正常时，再改用生肌玉红膏纱条换药。

【手术并发症】 手术切开了直肠下段黏膜、黏膜下组织和部分肠壁肌层组织，局部出血和软组织感染是术后常见并发症。

【述评】 此手术仅部分切开内括约肌，保护了肛门功能。但Parks认为仅切开内括约肌而不充分切开延伸到肌间的脓肿及瘘管，有复发的可能。

## 二、瘘管剔除术（Parks手术）

【概述】 1961年，Parks创用了部分内括约肌切除术，目的是充分切除原发病灶。手术不仅将肛隐窝及其附近黏膜切除，还将内、外括约肌间的瘢痕一并切除而治愈肛瘘。国内潘金娥等2013年对97例女性低位肛瘘患者随机分成观察与对照两组，观察组采用保留内括约肌瘘管剔除术治疗，对照组采用内括约肌切断的瘘管切除缝合术治疗，对比其治疗效果、术后恢复时间以及并发症发生情况。结果两组患者的治愈率均达到100%（$P>0.05$）；术后伤口恢复时间观察组较对照组短（$P<0.01$）；观察组术后疼痛、水肿、肛门瘢痕变形低于对照组（$P<0.05$）。结论保留内括约肌瘘管剔除术治疗女性低位肛瘘疗效好，并发症少，能够有效的保护肛门功能。

【适应证】 括约肌间瘘。

【禁忌证】

1. 禁用于高位肛瘘。

2. 有严重肺结核、梅毒和身体极度虚弱者。

3. 癌症并发的肛瘘。

【术前准备】

1. 按常规肠道准备。

2. 预防性应用抗生素。

【麻醉】 骶管麻醉或腰麻。

【体位】 截石位或侧卧位。

【手术步骤】

1. 对肛瘘内口的感染肛隐窝，从上方0.5cm到肛门上皮，作一椭圆形切口（图54-35～图54-37）。

2. 切除部分内括约肌，彻底清除内括约肌下脓肿，创面开放（图54-38，图54-39）。

3. 从外口剔除瘘管，使呈口大底小的洞状开放创面。放置油纱条引流，外盖敷料，包扎固定（图54-40）。

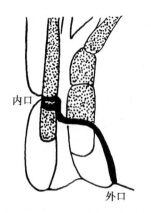

图 54-35　肛瘘原发部位与走行

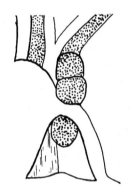

图 54-36　剔除区设计

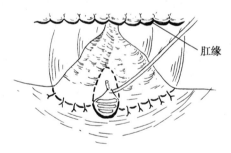

图 54-37　切除肛门皮肤

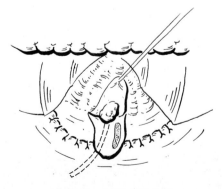

图 54-38　切开内括约肌

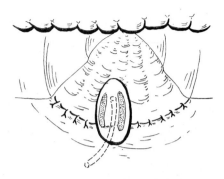

图 54-39　彻底清除原发病灶

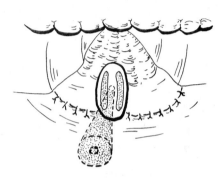

图 54-40　剔除肛外瘘管

【术中注意事项】

1. 术中切口深达肛门内括约肌时,可用浸有 0.1‰ 浓度的肾上腺素盐水纱布压迫止血。

2. 当切除内口及其周围与部分内括约肌之后,要用刮匙尽量搔刮从肛门外括约肌中穿入的瘘道及其肌间脓肿的支道。

3. 外口周围切开之后,紧沿管壁将切口深入,最后将瘘管剜除,不切断外括约肌。

【术后处理】

1. 术后当天应控制大便,以防敷料松脱引起创口出血。以后可每天大便后坐浴,并更换敷料。

2. 术后 1 周内可应用中药化腐生肌散。当肉芽生长正常时,再改用生肌玉红膏纱条换药。

【手术并发症】　国内潘金娥等对采用该手术方式治疗的 54 例女性低位肛瘘的观察结果显示,术后并发症有术后疼痛、水肿、肛门瘢痕变形,但均低于对照组($P<0.05$)。笔者曾用此式治疗低位肛瘘 12 例,1 例出现感染后改瘘管切开治愈。

【述评】　自 Parks,创用此法治疗肛瘘,成了现代保存括约肌手术的基础。1985 年,Mann 认为 Parks 法背离了瘘道从其底部完全切开的原则,因而用这种方法治疗高位肛瘘的复发率高。尽管如此,Parks 法通过不断改进,仍被广泛应用于临床。

### 三、内口剃除管道剔除加黏膜瓣前移术

【概述】 Noble 1902 年第一个介绍推移直肠瓣治疗直肠阴道瘘。Elting 1912 年第一个介绍推移直肠瓣治疗高位肛瘘,优点是愈合快,不损伤括约肌,不会引起肛门畸形,可重复治疗。手术步骤:①瘘管以隧道式挖除法彻底切除。②内口切除并予以缝合。③直肠缺损用移行直肠瓣闭合。创口开放,由肉芽组织逐渐生长填充而治愈。为提高手术成功率,用以闭合内口的直肠瓣应包括部分肠壁:黏膜,黏膜下层及部分肌层,基底部为顶部宽度的两倍,以保证血供和无张力。

文献报道应用直肠推移瓣治疗高位肛瘘成功率 60% ~90%(表 54-1)。Agular 等报道用此方法治疗肛瘘 189 例,复发率为 1.5%,轻微泄漏 8%,气体失禁 7%,稀便失禁 6%,没有发生硬便失禁。Stone 和 Goldberg 1982 年报道应用推移直肠瓣治疗经括约肌肛瘘,治愈率为 83%。Ozuner 1996 年报道复发率为 29%。Soltani 和 Kaiser 2010 年对肛瘘推移瓣治疗结果作了一项系统分析,包括 35 项研究,共 1654 例患者,治疗隐窝腺肛瘘的成功率和肛门失禁发生率分别为 80.8% 和 13.2%,治疗 Crohn 肛瘘分别为 64% 和 9.4%。自 20 世纪 90 年代末以来,发现推移直肠瓣技术存在以下缺点:血供差,操作难,黏膜易外翻。后来应用肛周皮瓣推移术内口闭合治疗高位肛瘘。肛周皮瓣推移术与直肠黏膜瓣推移术类似,主要区别在于肛周皮瓣推移术以肛周皮肤为瓣,包括皮下脂肪及部分肛管内括约肌层,皮瓣上拉无张力缝闭内口。文献报道成功率 70% ~90%(表 54-1)。该法适用于内口在齿线的高位经括约肌肛瘘和括约肌上肛瘘,对女性前侧肛瘘也适用,治疗肠道炎症控制较好的克罗恩病肛瘘的成功率 70% ~75%,对失败的患者可以再次手术治疗。Hossack 等 2005 年认为肛周皮瓣推移闭合内口可显著提高患者生活质量,并能改善肛门失禁症状。直肠黏膜瓣推移术和肛周皮瓣推移术治疗复杂性肛瘘时清除感染灶,闭合内口,不损伤外括约肌,失禁风险低,创面小,避免锁眼样畸形,可重复治疗。手术成功的关键在于保证黏膜瓣或皮瓣的血供,血供不足是失败的主要原因。两者相比,肛周皮瓣推移术具有更多的优点:①不会造成直肠黏膜、黏膜下或肌层缺损,避免形成感染性无效腔,损伤皮瓣;②延展性好,避免张力缝合;③成功率更高,操作更容易,并逐渐取代推移直肠瓣手术。

表 54-1 肛瘘推移瓣治疗结果

| 作者 | 病例数 | 手术 | Crohn's | FU* | 治愈率 | 复发率 | 肛门失禁 |
| --- | --- | --- | --- | --- | --- | --- | --- |
| Ozuner | 101 | RA | 47% | 31(1-79) | 94% | 29% | NS |
| Jun | 40 | AC | 0 | 17(6-24) | 95% | 2.5% | 0 |
| Miller | 25 | RA | 0 | 14(3-60) | 80% | 0 | 0 |
| Ortiz | 103 | RA | 0 | 12 | 93% | 7% | 8% |
| Makowiec | 32 | RA | 100% | 19.5 | 89% | 30% | 3% |
| Sonoda | 99 | RA | 44% | 17(0.4-67) | 64% | 36% | NS |
| Amin | 18 | AC | 0 | 19(3-60) | 83% | 11% | 0 |
| Del Pino | 11 | AC | 27% | 1-10 | 72% | 28% | NS |
| Nelson | 65 | AC | NS | NS | NS | 20% | NS |
| Lewis | 8 | RA | 75% | 2-24 | 75% | 25% | 12.5% |

RA,直肠推移瓣;AC,肛门推移皮瓣;NS,未说明
* 中位随访期(范围)月

【适应证】

1. 高位、低位、单纯性、复杂性肛瘘均可采用,尤其适用于高位肛瘘。选择前提是肛瘘不伴有急性炎症或脓肿。

2. 管呈条索状、无明显膨大脓腔者。

3. 外口少于 3 个,内口明确并且只有 1 个者。

4. 患者全身情况好,无白血病及难控制的糖尿病等伴发病者。

【禁忌证】

1. 括约肌外肛瘘。用切除、切开术容易治

愈者。

2. 肛旁脓肿切开引流不到 3 个月,局部炎症未得到控制者。

3. 内口部位不能肯定,并且瘘管分支较多者。

【术前准备】

1. 术前常规肠道准备,口服肠道抗生素 1 天。如甲硝唑 0.4g,每天 3 次等。

2. 术前 1 天给流质饮食。

3. 必要时术前 1 天下午口服 50% 硫酸镁 100ml +5% 葡萄糖盐水 1500ml,进行肠道准备。

【麻醉】　选用腰麻、骶麻、腰俞麻醉及局部麻醉。

【体位】　折刀位、截石位或侧卧位。

【手术步骤】

1. 常规消毒肛周皮肤及肛管、直肠,铺无菌巾。扩张肛管,用示指探查条索状瘘管的走向。

2. 以圆头探针从肛瘘的外口经瘘管探入内口。从外口至内口完整地切除瘘管(图 54-41)。

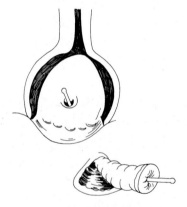

图 54-41　完整切除瘘管

3. 用肛门镜暴露内口,以内口为中心,用手术刀游离直肠黏膜瓣,一般设计成 U 形切口(图 54-42)。

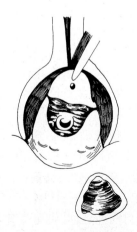

图 54-42　游离直肠黏膜瓣

4. 掀开黏膜瓣可见到已被切除了管壁的内口,采用“8”字缝合关闭切口(图 54-43)。

5. 剪去黏膜瓣的内口残端,适当游离 U 形切口的黏膜边缘(图 54-44)。

6. 将带蒂的黏膜瓣下移并覆盖至黏膜缺损处,与周围黏膜进行 U 形缝合(图 54-45)。

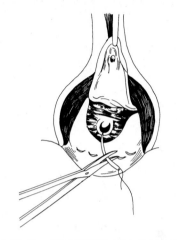

图 54-43　掀开黏膜瓣,缝合关闭切口

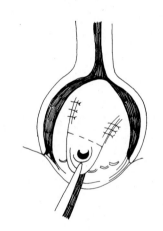

图 54-44　剪去黏膜瓣内口残端

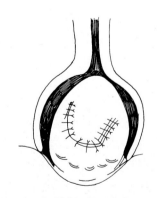

图 54-45　黏膜瓣与周围黏膜 U 形缝合

7. 瘘管切除后形成隧道样伤口,采用可吸收线作部分缝合,以缩小创面。创口干放,填塞止血海绵

或油纱条,无菌敷料包扎。

【术中注意事项】

1. 该手术的前提是肛瘘不伴有急性炎症或脓肿。不然会导致黏膜瓣不能够吻合生长而使手术失败。

2. 直肠黏膜瓣切取的厚度、形状都是操作的关键,因为黏膜瓣要有足够的血供才能与其底下的组织更好地吻合生长。

3. 如果内口较低,黏膜瓣的游离及覆盖均是以括约肌为界,游离时不要损伤到括约肌。

【术后处理】

1. 术后 24 小时拔除引流物,并每天换药。

2. 每天注意创口渗出液的量,并及时清理干净。若渗出液逐日增多,术后 10 天仍有分泌物渗出、不见愈合,则说明手术失败。

3. 术后禁食 1 ~ 2 天,控制大便 3 ~ 4 天。可给异蒙停 2mg,每天 3 次;或复方樟脑酊 3 ~ 4ml,每天 2 ~ 3 次。连服 3 ~ 4 天,以协助控制大便。

4. 静脉补液 3 ~ 5 天,全身应用抗生素。

5. 肛管切口每天换药,保持干燥。

6. 7 ~ 10 天拆线,如缝线处炎症反应严重,可提前间断拆线。

7. 大便前可给缓泻剂协助大便,便后清洁创口。

8. 手术后流质饮食 2 天,少渣饮食 2 天、以后改为正常进食。

【手术并发症】

1. 肛瘘复发 由于瘘管内口及管壁未切净所致。

2. 切口感染 常由于止血不全、渗出液及引流不畅所致。

【述评】

1. 内口剜除 管道剔除加黏膜瓣前移术治疗肛瘘具有愈合快、不损伤括约肌、不会引起肛门畸形、可重复治疗的优点。20 世纪 90 年代末以来,随着对该手术研究的不断深入,发现推移直肠瓣技术存在以下缺点:血供差,操作难,黏膜易外翻。后来应用肛周皮瓣推移术内口闭合治疗高位肛瘘。两者相比,肛周皮瓣推移术具有更多的优点。直肠黏膜瓣推移术和肛周皮瓣推移术治疗复杂性肛瘘有清除感染灶、闭合内口、不损伤外括约肌、失禁风险低、创面小、避免锁眼样畸形,可重复治疗的优点。

2. 手术成功的关键在于保证黏膜瓣或皮瓣的血供,血供不足是失败的主要原因。手术成功的前提是正确的选择适应证,为能提高手术成功率,使用本术式须做到以下几点:①术前必须按常规进行肠道准备并注意控制病灶炎症。②术中应完全切除瘘管。③应保留肛管直肠环。④术后勤换药,及时清除切口分泌物,保持引流通畅,如遇排便或分泌物较多,应用 1 : 10 碘伏液或 1 : 10 过氧化氢溶液冲洗有利于愈合。

## 四、肛瘘剜除术(Goligher 手术)

【概述】 肛瘘剜除术主要针对马蹄形瘘。1970 年,Goligher 对马蹄形肛瘘设计了这种手术,宇井根据其原理作了改良,故又称 Goligher-宇井法。对于原发灶的处理,宇井法与 Goligher 法相同,都采用 Parks 法;对于双侧瘘道的处理,宇井法又与 Hanley 法相同,采取切开搔刮,从而治愈肛瘘。手术先采用 Parks 法,清除原发病灶和感染坏死组织,继则将切口向外延长,将尾骨尖前方的皮肤切去一块,使呈外宽内窄的开放性伤口,切除瘢痕,搔刮伤面,开放肛门后间隙,做一能容纳手指通过的贯通道,以沟通至肛门后方左右两侧的瘘道。手术不涉及外括约肌,而对外括约肌和肛尾韧带还应加以保护。无论坐骨肛门窝的瘘管和脓肿情况如何,一律在肛门后方左右各切除一块三角形皮肤,暴露瘘管,搔刮或切除瘘管,使其成为开放性创面。对于纤维化多而变得非常坚硬的瘘管,可将瘘管剜除。

【适应证】 双侧性肌下瘘,即后马蹄形肛瘘。

【禁忌证】

1. 肛周有皮肤病的患者。

2. 有严重肺结核、梅毒和身体极度虚弱者。

3. 癌症并发的肛瘘。

【术前准备】

1. 常规灌肠。

2. 合并糖尿病患者,术前预防性应用抗生素,术后用药 3 ~ 5 天。

【麻醉】 局部麻醉、骶管麻醉。

【体位】 侧卧位、截石位或折刀位。

【手术步骤】

1. 确定内口位置后,作一椭圆形切口,上至内口上方 0.5cm,下至肛缘,切口深达内括约肌,并切除部分内括约肌,然后从肛外将主管道剜除,方法同 Parks 手术(图 54-46)。

2. 再将切口向外延伸,将尾骨尖前方的皮肤切去 1 块,使成外宽内窄开放性创面,切除瘢痕,搔刮创面,开放肛门后间隙,但不损伤外括约肌及肛尾韧带(图 54-47)。

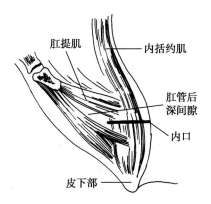

图 54-46　内口通入肛管后深间隙

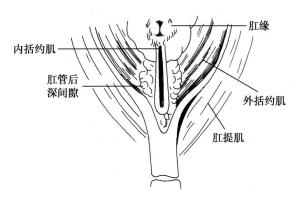

图 54-47　内口通入肛管后深间隙已切开

3. 在肛门后方左、右各切 1 块三角形皮肤,暴露两侧管道,搔刮或切除瘘管,使成开放性创面。创面置油纱条,外盖敷料,包扎固定(图 54-48,图 54-49)。

【术中注意事项】

1. 术中对外括约肌和肛尾韧带应加以保护。

2. 对于纤维化多而且变得非常坚硬的两侧瘘管,术中可将其剜除。

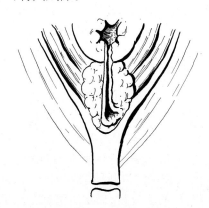

图 54-48　瘘道从肛管深间隙穿入坐骨肛门窝一侧

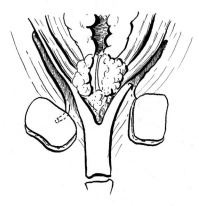

图 54-49　穿入双侧

【术后处理】

1. 术后当天应控制大便,以防敷料松脱引起创口出血。以后可每天排便。便后坐浴,并更换敷料至切口愈合。

2. 为加速创口愈合。术后 1 周内可应用中药化腐生肌散。当肉芽生长正常时,再改用生肌玉红膏纱条换药。

【手术并发症】　本术式操作简单,尽可能少或不损伤肛管括约肌和肛尾韧带,术后除可能发生的疼痛,少量出血或尿潴留外,其他并发症少见。

【述评】　Goligher-宇井法治疗双侧性肛提肌下瘘,术中将坏死组织彻底清除,将左、右两侧 gh8fd 瘘道充分引流,又不损伤外括约肌和肛尾韧带,具有疗程较短、后遗症少的优点。

## 五、内口切除缝合闭锁术(副岛手术)

【概述】　内口切除缝合闭锁术(副岛手术),于 1972 年由日本学者副岛报道,该手术是对内口及感染灶彻底切除后缝合闭锁,由外口充分搔刮瘘管腔内污染组织,放置聚乙烯管引流,不完全剜除瘘道,通过内口闭锁,期望瘘管愈合。

封闭内口治疗肛瘘的概念由 Elting 于 1912 年首先提出。最初是将肛瘘的内口及邻近感染组织切除后,用线直接缝合以关闭内口,阻断肠内容物继续进入瘘管的通道,并将管道搔刮后引流。他认为这种方法阻断了肛瘘与肠道的交通,并且牢固地闭死了这个交通,这两者是该术式成功的基础。后来,一些学者进一步发展了这个概念。他们认为,封闭内口的方法有二:一是直接缝合管道以封闭内口,而更牢固的封闭是在缝合管道封闭内口的基础上,采用直肠内移动瓣的方法使之加固。二是采用内口封闭管道搔刮或旷置的方法治疗一些高位复杂性肛瘘也取得了较好的效果。20世纪70年代末日本人副岛采用对内口及原发病灶切除后缝合闭锁,将管道搔刮后置聚乙烯管引流的方法治疗一组坐骨肛门窝瘘和骨盆直肠窝瘘,取得较好效果。

随着对肛瘘病因学的研究和肛瘘治疗学的临床实践,一些学者实际上已将管道剔除法与内口封闭法融为一体,效果更好。

【适应证】 括约肌间瘘、高位复杂肛瘘。

【禁忌证】

1. 血液系统疾病或有明显出血倾向患者。

2. 有严重肺结核、梅毒、HIV感染和身体极度虚弱者。

3. 癌症并发的肛瘘。

【术前准备】

1. 按常规肠道准备。

2. 预防性应用抗生素。

【麻醉】 骶管麻醉或腰麻。

【体位】 截石位、折刀位或侧卧位。

【手术步骤】

1. 常规消毒、铺巾。

2. 探查清楚内口位置及瘘管走向,必要时从外口注入染色剂。探针从外口探入至内口穿出,在内口处沿探针向外作纵形切口,切开达肌层,暴露管腔,剔除内口处的管壁,搔刮病灶内感染、坏死组织,对内口及感染的病灶彻底切除后,用0~3可吸收缝合线缝合闭锁内口。

3. 扩大外口,并经外口彻底搔刮、清除管道内感染、坏死组织,不完全剜除瘘管管道,其中放置聚乙烯管引流,用7号丝线将引流管妥善固定在外口处,以防脱落(图54-50)。

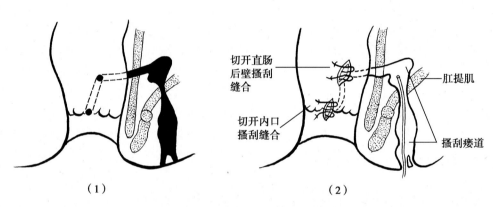

（1）　　　　　　　　（2）

图54-50 肛瘘内口切除缝合闭锁术

【术中注意事项】

1. 术中切口深达肛门内括约肌时,可用浸有0.1‰浓度的肾上腺素盐水纱布压迫止血。

2. 当切除内口及其周围部分内括约肌之后,要用刮匙尽量搔刮穿入其中的瘘道及其肌间脓肿的病灶。

3. 经外口彻底搔刮、清除管道内感染、坏死组织,不完全剜除瘘管管道,以防更多损伤外括约肌。

4. 部分内口在齿状线上方的直肠壁内,给手术操作带来困难,术中除注意病灶的显露以外,局部病灶处理原则相同。

【术后处理】

1. 术后3天进半流食并控制大便。以后可每天便后坐浴,并更换敷料。

2. 为加速创口愈合。术后1周内可应用中药化腐生肌散。当肉芽生长正常时,再改用生肌玉红膏纱条换药。

3. 保持引流管通畅,并根据瘘管生长情况,及时调整瘘管内引流管的长度。

【手术并发症】 根据笔者观察,术后并发症有术后疼痛、水肿、切口渗血、肛门瘢痕形成等。文献报道,该手术由于直肠内压高于大气压,含大量细菌的直肠内容物不断经缝合口向管腔内渗,加之高位肛瘘走行多弯曲,常有支管、孔腔,单靠瘘管搔刮难以清除感染病灶,因此术后复发率高达62.5%。

【述评】 内口切除缝合闭锁术对肛管直肠周围组织损伤小,能较好保护肛管直肠功能是其优点。但对于高位复杂肛瘘,由于瘘道弯曲、病灶多发,会因引流不畅、病灶清理不彻底而出现复发率较高的可能,因此限制了本术式的单独应用。随着对肛瘘病因学的研究和肛瘘治疗学的临床实践,一些学者已将管道剔除法与内口封闭法融为一体,为肛瘘术后治愈率提高,减少复发,做出了贡献。此手术方式的改进,是今后肛瘘手术的发展方向。

## 六、肛瘘旷置引流术

【概述】 肛瘘旷置引流术适用于复杂性肛瘘，北京胡伯虎于 1982 年首先应用此法。这是集中医挂线、切开、脱管之长处，吸取西医保存括约肌术优点的中西医结合手术。该手术的优点是：方法简便、安全、疗效高、疗程较短、并发症和后遗症少、费用低廉。此疗法便于在基层推广使用，与西医手术方法比较优点较多，是中西医结合有所创新的一种疗法。国内专家评论认为基本上解决了国外高位肛瘘治疗中的难点。国内（1982）中医研究院广安门医院史兆岐和其他医院通过长期临床观察，使用本法治疗高位肛瘘近 200 例，治愈率达 99% 复发率仅为 1% 左右。全部病例尚未发现有大便失禁、肛门直肠移位、黏膜脱出等后遗症。与手术疗法比较优点较多。目前本疗法已在国内外推广使用。

【适应证】 复杂肛瘘。

【禁忌证】

1. 有严重肺结核、梅毒和身体极度虚弱者。

2. 癌症并发的肛瘘。

【术前准备】

1. 按常规肠道准备。

2. 预防性应用抗生素。

【麻醉】 局麻、骶管麻醉或腰麻。

【体位】 截石位、折刀位或侧卧位

【手术步骤】

1. 常规消毒术野，铺无菌手术巾。

2. 扩肛，消毒肛管直肠腔。

3. 探明瘘管走行及位置，准确找到内口（图 54-51，图 54-52）。

4. 先切开内口及内口下的部分内括约肌，扩创至肛缘，使内口充分敞开呈三角形（图 54-53）。引流通畅，彻底清除原发灶，将外口及部分肛外瘘管剔除（图 54-54）。

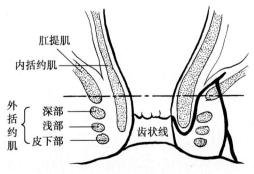

图 54-51 肛瘘原发部位与走行

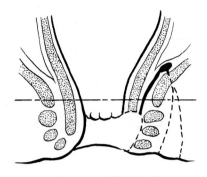

图 54-52 剃除区设计

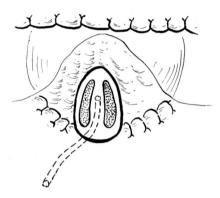

图 54-53 切开内括约肌

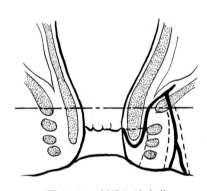

图 54-54 剃除肛外瘘道

5. 用刮匙搔刮经括约肌的瘘管瘢痕及坏死组织，不切断外括约肌群，只在内外口之间留置一粗线或橡皮筋，不紧线留作引流和标志物（图 54-55）。将内外口间已清创处理过的瘘管旷置，创口开放换药，待瘘管内充填肉芽组织而愈合。

【术中注意事项】

1. 正确处理瘘管与括约肌和肛管直肠环的关系 高位复杂性肛瘘因其管腔穿行范围较大，牵涉的组织、肌肉较多，有时难以处理。由于肛管外括约肌在肛门节制功能中起主要作用，在治疗高位肛瘘时，应尽量保护外括约肌，以防肛门失禁。挂线疗法能较为理想地解决高位肛瘘手术中切断肛管直肠环

691

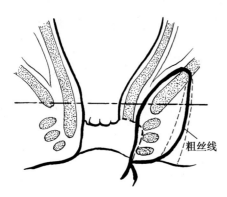

图 54-55 挂线后不紧线旷置引流

造成的肛门失禁问题。术中应慎重对待肛管直肠环,如瘘管穿行其中,需要行瘘管挂线、分次手术。如果有两处以上瘘管穿行其中,术中可一次挂线,但只能收紧一处挂线,待该挂线脱落后再依次同法处理其他部位挂线。

2. 找到内口并彻底处理 肛瘘有原发性内口、瘘管、支管和继发性外口。内口即感染源的入口,多在肛窦内及其附近,后正中线的两侧多见,但也可在直肠下部或肛管的任何部位。切除内口则去除肠内污物进入瘘管的必经孔道,杜绝肠内感染源继续污染的机会。术中,内口的清除与否和治疗成败的关系是极为密切的,如内口不切除,则肛瘘不易治愈,愈后也易复发。

3. 瘘管腔要充分引流 高位复杂性肛瘘瘘管管腔的探查,尤其是支管的探查较为困难,清除主、支管道的盲腔是手术提高疗效的重要环节,部分高位肛瘘,由于位置较深,管腔弯曲变窄,其主、支管顶端盲腔隐蔽,术中未能发现而致残留,是复发的关键因素之一,所以手术时要特别注意是否有主、支管盲腔残留,处理瘘管做到准确定位、循腔探查、不留残腔、彻底引流,以求消除无效腔,去除腐烂组织,使引流更为通畅,以利愈合。

4. 应特别注意保存肛管上皮,尽量不要过多切除肛管上皮,以免愈合后引起直肠黏膜外翻和肛腺外溢。

【术后处理】

1. 术后 3 天内进半流食,并控制大便,以防敷料松脱引起创口出血。以后可每天大便。便后坐浴,并更换敷料。

2. 术后应用抗生素 3～5 天。

3. 为加速创口愈合。术后 1 周内可应用中药化腐生肌散。当肉芽生长正常时,再改用生肌玉红膏纱条换药。

4. 术后 3 周左右待瘘管内被肉芽组织充填,且肉芽组织新鲜健康,即可拆除瘘管挂线。继续换药至切口痊愈。

【手术并发症】 本术式并发症较少,但根据笔者观察和有关文献报道结果显示,术后并发症有术后疼痛、水肿、尿潴留、便秘、肛门瘢痕变形和复发等,但均低于单纯手术方式。

【述评】

1. 高位复杂瘘是肛肠外科中难以治疗的病种之一,手术复杂,一次手术成功率低,常需分次手术,且术后复发率高,因此患者常有多次手术的经历,造成患者的长久痛苦及外科医生的尴尬。美国波士顿大学 Marven. Corman 教授曾说过,因肛瘘手术导致的医疗问题比其他手术更能使外科医生遭受责难,肛肠医生也多有体会。肛瘘的治疗不同于其他肛肠疾病,它具有手术不定型的特点,临床上往往只有治疗原则,没有成形的固定术式,因瘘管的穿行不同,对每个患者都需要采取具体的、不同的手术方式,高位复杂肛瘘的治疗更是如此,这就决定了在高位复杂肛瘘的治疗中外科医生的经验十分重要。

2. 为了更好的保护患者肛管括约肌的功能,提高手术治愈率,术前进行相关检查以了解肛瘘内口、瘘管的解剖位置,瘘管与括约肌、肛提肌的关系,复发患者括约肌毁损的情况,对手术方案的制订,手术效果的评估意义重大。目前最常依赖的检查手段为MRI 和直肠腔内超声,必要时附以麻醉下的肛管直肠病灶检查。1992 年,lunniss 首先在肛瘘的术前检查中引入 MRI 检查,准确率 88%。国内外近年对MRI 在肛瘘的检查中的作用研究较多,诊断准确率也在逐渐提高。目前认为对原发性肛瘘,直肠腔内超声即可准确辨认内口和管道,且费效比高。而MRI 在克罗恩病肛瘘、复发性肛瘘中的诊断价值较大。在不具备上述检查设备的基层医院,麻醉下的肛管直肠检查、常规 X 线造影及仔细的临床常规检查仍是不可或缺的确诊手段。

3. 应用挂线疗法治疗高位肛瘘,是将挂线、切开、旷置等有机结合,系根据肛门直肠部解剖生理,将挂线范围尽可能缩小,即主要在肛门直肠环部挂线,从而缩短了治愈时间,减轻了患者的痛苦,完好地保留肛门括约肌功能,显著减少了肛管及其周围组织的缺损,较好地解决了高位肛瘘手术中切断肛门括约肌造成的肛门失禁问题,这是祖国医学对肛肠外科的重要贡献之一。

## 七、管道切缝内口引流术

【概述】　20世纪70年代初,我国学者曹吉勋经过不断探索,最终形成了"管道切开缝合内口挂线引流"的治疗方法,即切开全部管道,搔刮除尽坏死组织,通过肛直环的管道则予挂线,彻底清除内口感染的肛窦肛腺,延长修整后正中切口,以利引流通畅,最后将切开的管道全层缝合,不留无效腔,内口置紫草油纱条引流。经200多例观察,治愈率为96.1%,疗程缩短(平均32.2天),无明显后遗症和并发症。国内学者杨全甫于2013年对该院87例患者分组治疗,术后结果发现观察组总有效率为97.87%,对照组为77.50%,观察组疗效显著优于对照组,两组比较差异有统计学意义($P<0.05$),这说明切缝内口引流术可以显著提高肛瘘患者的治疗效果。观察组术后疼痛时间、切口愈合时间明显少于对照组,Wexner肛门失禁评分显著低于对照组,两组比较差异均有统计学意义($P<0.05$),这也进一步证实了本术式的综合疗效较为明显。术后两组的不良反应相似,均为切口瘙痒、疼痛及流脓等,其中观察组切口流脓发生率为2.13%,对照组为10.00%,观察组明显低于对照组,两组比较差异有统计学意义($P<0.05$);而瘙痒、疼痛发生率两组比较差异无统计学意义($P>0.05$)。因此得出结论认为,肛瘘切缝内口引流术对肛瘘患者治疗效果明显,且不良反应发生率未见增加,术后伤口愈合快,肛门功能恢复情况良好,值得临床推广应用。

【适应证】　肛瘘管道较长或弯曲,支管多而管壁无硬实和广泛瘢痕组织的各种化脓性瘘管。以患者肛周皮下触摸到边界清楚的条索状物者为宜。

【禁忌证】
1. 支管纵横交错,瘢痕广泛,融合成大片。
2. 多次手术,局部瘢痕硬厚。
3. 结核性肛瘘局部广泛溃疡,梅毒和身体极度虚弱者。
4. 癌症并发的肛瘘。

【术前准备】
1. 按常规肠道准备。
2. 预防性应用抗生素。

【麻醉】　骶管麻醉或腰麻。

【体位】　截石位、折刀位或侧卧位。

【手术步骤】
1. 常规消毒,肛门术野铺洞巾,扩肛使肛门松弛,碘伏消毒液消毒肛周、肛管、直肠下段。
2. 从原发外口注入亚甲蓝液作指示剂,探针从外口伸入管道,沿瘘管走向轻柔地向肛内探查内口,并从内口穿出(见图54-19)。
3. 沿探针切开皮肤、皮下和瘘管,低位肛瘘将瘘管切开至内口。高位肛瘘将瘘管切开至肛缘再予以挂线。若有支管也可以同时切开(见图54-11)。
4. 锐性剔除硬厚的管壁,修剪切口两侧皮缘,使之呈"V"形新鲜创面(图54-56,图54-57)。

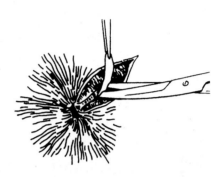

**图54-56　切除瘘管壁**

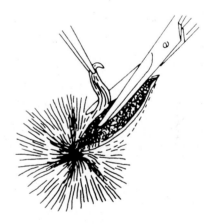

**图54-57　修剪创缘皮肤**

5. 从瘘管远端起至肛缘之瘘管壁予以全层缝合(见图54-13～图54-15)。
6. 肛内部分创面及内口切开引流。管道弯曲者可行改道引流。
7. 主管填塞油纱条,缝合切口碘伏纱块覆盖,无菌敷料包扎。

【术中注意事项】
1. 内口是肛瘘发生的原发病灶,故正确地找到内口并加以处理是治愈肛瘘的关键。手术注重对瘘管内口的处理,低位的予以切开,高位的予以挂线,根除瘘管的成因,防止肛瘘复发。
2. 对支管的处理也不要遗漏,管壁的瘢痕组织要尽量切除,如果瘢痕较大,近管腔的瘢痕要切除一部分使创面新鲜,再予以缝合。

3. 外口周围切开之后,紧沿管壁将切口深入,最后将瘘管剔除,不切断外括约肌。

4. 特别强调管壁缝合要一次全层缝合。分层缝合或缝合时打结过于宽松、皮下留有无效腔是缝合失败导致术后复发的主要原因。尤其是接近主管引流处的第一针,一定要缝紧,将创腔关闭,防止肛内的分泌物渗出污染缝合口导致感染。

5. 主管的引流要通畅,无论是切开引流,还是挂线引流,肛缘外 1.5cm 的切口都不能缝合以利于引流,若管道弯曲而引流不畅者,可作改道引流。

【术后处理】

1. 术后 7 天内应控制饮食和大便,每日用碘伏棉球清理肛缘缝合切口。7 天后可每天大便后坐浴,并更换敷料。

2. 术后 7～10 天拆除切口缝线,为加速创口愈合。术后 1 周内可应用中药化腐生肌散。当肉芽生长正常时,再改用生肌玉红膏纱条换药。

【手术并发症】 国内学者杨全甫报道该手术有较低的失败率(2.13%),失败原因应该和手术后感染有关。术后疼痛但时间明显少于对照组,有肛门失禁,但 Wexner 肛门失禁评分显著低于对照组。术后两组的不良反应相似,均为切口瘙痒、疼痛及流脓等,其中切口流脓发生率为 2.13%,明显低于对照组,两组比较差异有统计学意义($P<0.05$);而瘙痒、疼痛发生率两组比较差异无统计学意义($P>0.05$)。

【述评】 本疗法针对肛瘘的成因治疗,疗效较好,疗程短,减轻了患者的痛苦。管道切口愈合平整,瘢痕形成减少,无肛门变形和大便失禁等后遗症,手术操作简便易于推广。

## 八、内口切开管道药线引流术

【概述】 内口切开管道药线引流术是由我国学者李雨农于 1983 年提出。为保证肛门外观和生理功能正常,该手术在内口处将主管道切开,其余管道用化腐生肌中药线引流,治愈肛瘘。这是具有我国特点,使用中西医结合方法保存肛门括约肌的手术。

【适应证】

1. 外口距肛缘 5cm 以上的肛管直肠瘘。

2. 外口多,瘘道弯曲者。

3. 复杂性肛管直肠瘘且有较多支管者。

【禁忌证】

1. 高位肛瘘为相对禁忌证。

2. 有严重肺结核、梅毒和身体极度虚弱者。

3. 癌症并发的肛瘘。

【术前准备】

1. 按常规肠道准备。

2. 预防性应用抗生素。

3. 药线制作

(1) 药物:江子油 1 瓶、生扼子 12g、生南星 12g、大生地 12g、雅连 12g、苦参 30g、白砒 12g、犀牛黄 9g、梅片 3g、金墨 1 锭、甘草 12g(张荣辉方)。

(2) 药线制法:用 100g 8 号粗丝线,浸泡于江子油中 24 小时,取出晒干备用。将白砒、犀牛黄、梅片磨细备用。将其他药物煮沸,煎浓。将研细的白砒等混匀后加入煎浓的药液中。用金墨在药液中缓慢磨动。直至全部药水变黑。将晒干备用的丝线入内,全部浸湿后,取出晒干,再浸入,再晒干。直到药水浸完为止。丝线晒干后,可放入密闭瓶中,加入少许麝香保存备用。

【麻醉】 骶管麻醉、鞍麻或局麻。

【体位】 侧卧位、折刀位或者截石位。

【手术步骤】 (以肛门后方瘘为例)

(1) 用探针从外口纳入,直达内口(图 54-58)。

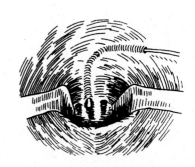

**图 54-58 探针从外口直达内口**

(2) 从内口处切开瘘管,切口与肛沿成正角,并向后延伸直至管道向前弯曲处。然后将探针两端弯曲向内成环,用力向外牵引并用刮匙搔刮瘘道(图 54-59)。抽去探针,并将药线引入瘘道,用药线于内口端结扎一豆大的油纱球,压入切口内,在要现在瘘道内,既有化腐生肌作用,又可引流瘘道。外口处结扎 1 块干纱布球,以吸收瘘道分泌物。另外,于创面和外口处覆盖干纱布,胶布固定。

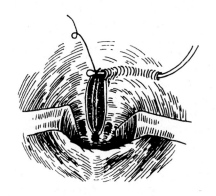

图 54-59 上段瘘管切开,将药线引入下段瘘管

【术中注意事项】

(1) 应用隧道式挂线术治疗肛瘘,需重视术前检查。对于管腔过大,或反复发作者,特别是有潜在腔隙者可结合肛周或腔内超声检查、螺旋CT三维重建或 MRI 检查,进一步明确管道走行与位置,尽可能发现潜在腔隙,便于提高手术成功率,减少复发率。

(2) 准确寻找并清除内口,视内口情况适当修剪搔刮,内外口引流一定要充分、通畅。

(3) 合理掌握挂线引流时间,一般为 10～14 天,以坏死组织和分泌物引流干净为度,时间可根据患者具体情况而定。若挂线保留时间过短,则坏死脱腐未净,残留于管腔,影响正常肉芽组织生长,使管腔难以愈合或愈后复发。而挂线保留时间过长,易造成异物刺激管壁,引起管壁纤维化、引流口部位上皮化,影响管腔的闭合。

【术后处理】 每日便后温盐水坐浴,术后 2 日将内、外口纱布球除去,仅留药线于瘘道中。切口处以油纱压迫,以防粪便再次进入瘘道,术后 4～5 日抽出药线,切口每日换药至愈合。

【手术并发症】 根据笔者的临床观察,该手术并发症除有不同程度的术后疼痛和渗血外,最主要的并发症为复发,其原因多与病灶遗留有关。

【述评】 内口切开及药线引流术是在发掘和继承祖国医学精华的基础上,不断创新后确立的一种治疗方法。该术式不直接切开病灶涉及区域的皮肤和过多切除周围组织,特别是肌肉组织,最大限度地避免了肛门周围组织的损伤,有效地保护了肛门直肠正常的形态和功能的完整,保持肛管外括约肌和内括约肌反射的完整,以及最大限度地减少瘢痕组织引起的肛管缺损。与传统术式相比,该手术的优点是操作简单,换药方便,保持了肛门周围解剖形态,且疗程不长,可减少患者住院总费用。

# 九、枯痔钉脱管术

【概述】 枯痔钉脱管术即用枯痔钉插入瘘管腐蚀后脱落治疗肛瘘的方法。脱管疗法是祖国医学的传统疗法之一。首先是宋《太平圣惠方》创造了将砒熔于黄蜡中,捻为条子,纳痔瘘疮窍中的枯痔钉疗法。清代《外科大成》(1665)记载"有漏者插以药钉",对肛瘘的枯痔钉脱管术和药物的配制和用法就有了准确的记载。

该手术方法是用具有腐蚀性的药物,如红升丹或白降丹或枯痔散等,加适当的赋形剂制成药条,或将以上药搓成药捻,以此药捻或药条插入瘘道内,使内口腐蚀引流,管壁腐蚀脱落,达到治愈目的。

【适应证】 适于低位单纯瘘(直瘘),复杂性肛瘘的支管及窦道。

【术前准备】 术前排净大小便,必要时灌肠排便。

【麻醉】 骶管麻醉或长效局麻。

【体位】 截石位、折刀位或患侧卧位。

【手术步骤】

1. 碘伏消毒肛周、肛管和直肠下段,肛门指诊了解瘘管内口位置后,由瘘管外口插入银质圆头探针,探查瘘管走向并适当扩张瘘管管腔。

2. 用带有细塑料管的注射器,装入 3% 过氧化氢溶液和生理盐水彻底冲洗管道。

3. 根据瘘管长短、大小,插入相应长度、粗细的枯痔钉,以整个瘘管充满药钉为度。剪除外口多余的药钉,外敷纱布、胶布固定,防止药钉脱出(图 54-60)。

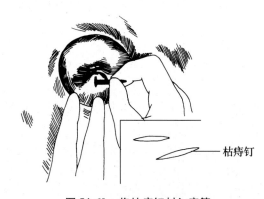

图 54-60 将枯痔钉刺入瘘管

【术中注意事项】

1. 枯痔钉不能超出内口,以免腐蚀内口周围组织使其扩大,导致肛瘘延期愈合或手术失败。

2. 外口多余的药钉应予以剪除,并妥善固定药钉,防止脱出,影响疗效。

**【术后处理】**

1. 术后每 2 日更换药钉一次,如此反复操作,直至将瘘管壁纤维肉芽组织腐蚀脱落(一般需 4～5 天)。

2. 瘘管壁完全脱落的标志是:①无脓性分泌物流出。②插入时疼痛明显。③触及管腔时易出血。④硬性索条变软。

3. 脱管后继续用纸捻蘸生肌散换药,每天一次,直至愈合。也可用压垫器外裹纱布 2～3 层,压在管壁上的皮肤,胶布加压包扎固定。

**【手术并发症】** 国内学者周亚军 2000 年报道用该法治疗低位单纯性肛瘘 36 例,复发 2 例(5.6%),与手术治疗的 36 例作对照观察,两组在治愈率方面没有差异($P>0.05$),而在疗程方面两组之间差异显著,治疗组明显优于对照组,疗效较为满意。

**【述评】** 祖国医学认为肛瘘属于"漏"的范围。主要是由于肛门直肠周围脓肿溃后,气血不足,阴阳失调,经络阻隔,气血凝滞,余毒未尽,蕴结不散,腐肉未去,新肉不生所致。祛腐成为治疗成败的关键。枯痔钉原本用来治疗痔疮,因其具有强烈的腐蚀排毒功用,临床也用它来治疗肛瘘,将其插入肛瘘以期达到腐蚀瘘管管壁,去腐生新,闭合瘘管的目的。经临床研究证实这种手术过程简单,疗程短,治愈率较高,尤其是对肛门功能显著的保护作用,是该手术最为明显的优点,也是该手术至今仍有生命力的重要原因。

### 附:肛瘘脱管钉药物组成、制作及使用方法

1. 一号脱管钉

组成:白降丹 6g,红粉 9g,朱砂 4.5g,黄连 9g,生石膏 18g,蟾酥 1.5g,血竭 9g。

制法:将上药混合研成细末,加入 80% 粳米及 20% 胶粉制成的胶着剂中,药粉与胶着剂比例为 5:1,调匀制成长 1.5～5cm,火柴棒般粗的钉状物备用。

作用:化腐生肌,消炎镇痛。

适应证:肛瘘。

用法:彻底冲洗瘘道,然后将脱管钉插入瘘管内,以整个瘘管充满药钉为度。

2. 三品一条枪

组成:白砒 45g,明矾 60g,雄黄 7.2g,乳香 3.6g。

制法:将砒、矾二物研成细末,入小罐内,锻至青烟尽、白烟起,片时,约上、下通红,住火,放置一宿,取出研末,约可得净末 30g,再加雄黄、乳香二药,共研细末,厚糊调稠,搓条如线,阴干备用。

作用:腐蚀。

适应证:肛瘘、痔疮等。

用法:将药条插入患处。

3. 生肌钉

组成:麝香、白蔹各 3g,穿山甲 6g,儿茶、白及、白芷各 3g,朱砂、轻粉、象牙各 1.5g。

制法:同一号脱管钉。

功效:消炎,止痛,生肌收敛。

主治:肛瘘脱管疗法后管壁脱落。

用法:同一号脱管钉。

## 十、内口封闭药捻脱管术

**【概述】** 内口封闭药捻脱管术是一种中西医结合治疗肛瘘保存括约肌的手术方法。该法根据中医学去腐生肌的原则,结合现代肛瘘病因病理学,对肛瘘管道采取中医传统的药捻脱管法,应用其脱管彻底,不损伤正常组织的特点。同时对内口采取切除、清除原发感染灶,再缝合关闭的方法,使之达到既提高治愈率,又保护肛门功能的目的。我国学者凌朝坤采用内口封闭药物灌注脱管治疗高位肛瘘,认为此法属于保存括约肌手术的一种特殊类型。其理论基础在于把手术的重点放在彻底清除内口与原发病灶上,对瘘道的处理采用中医药物脱管的经典方法进行。脱管药物选用 3% 碘酊,达到祛腐生新"药物扩创"的治疗效果。另外,高浓度碘酊的刺激可促进管壁纤维渗出,加速瘘道管腔堵塞闭合,从而达到治愈的临床效果。

**【适应证】** 各种简单、复杂低位、高位肛瘘。

**【禁忌证】**

1. 有严重肺结核、梅毒和身体极度虚弱者。

2. 肛瘘癌变或癌症并发的肛瘘。

**【术前准备】**

1. 按肛瘘术前常规准备。

2. 预防用抗生素。

**【麻醉】** 局麻、鞍麻、骶管麻醉或硬膜外麻醉。

**【体位】** 侧卧位、折刀位或截石位。

**【手术步骤】**

1. 常规消毒术野,铺无菌巾。碘伏液常规消

肛周、肛管和直肠下段。

2. 用肛门拉钩或肛门镜充分暴露内口位置(内口不明显者,以探针探明薄弱处为中心),以内口为中心,作近 $1.0×1.5cm^2$ 的椭圆形切口,显露原发灶,用小刮匙搔刮灶内炎性及坏死组织,彻底清除感染的肛窦、肛腺、肛腺导管和病变组织。

3. 用3-0可吸收线间断缝合创口下方的内括约肌等,充分封锁瘘道,然后将切口上方的直肠黏膜(含部分肌肉)剥离下拉,覆盖切口,用3-0可吸收线将黏膜与肛管皮肤缝合数针,以加强内口封闭,使肠腔内容物质无隙可入,创面用碘伏纱条覆盖,保留消毒。

4. 先用小刮匙从外口(或开窗处)伸入管道或无效腔搔刮腔内组织,然后插入塑料管灌注脱管药3%碘酊,让主管道充分着药后抽出注入药物。传统方法则根据瘘管之大小深浅长短,选择适当大小的红升丹药捻插入管道。最后,肛门外敷金黄膏,并用塔形纱布压迫,胶布固定。

5. 如有外侧支管道则应切开(无支管且主管道较长者取肛缘近处开窗,窗口远端瘘管切开),完全剔除管道及坏死组织,修剪皮瓣,用4号丝线全层缝合,不留无效腔,凡士林纱条覆盖、无菌纱布包扎。

【术中注意事项】

1. 主管内坏死组织应尽量清除干净,对管壁刮匙要刮出血来,以形成新鲜创面,再进行脱管药物灌注,对存有无效腔者,脱管药灌注要深入到位,对肛瘘病变时间较长者可延长灌注时间。

2. 内口封闭务必严密、牢靠,这是治疗成功的关键,其创口下内括约肌缝合针距要小,封闭要严,黏膜瓣下拉缝合时,张力不要太紧,每次换药时,内口用碘伏纱条覆盖到位。

3. 对脱管后的主管换药,要先用祛腐药捻,再用生肌药捻,中途可根据病情祛腐与生肌交替使用,对祛腐生肌药的运用,要密切注意创口情况,创口过

于潮湿糜烂者,要用清热解毒祛湿药清洗。

4. 支管道切缝时,管道内壁要剔除干净,缝合应做到全层缝合,不留无效腔。

【术后处理】

1. 术后进流质饮食,控制大便3~5天。

2. 使用抗生素5~7天。

3. 每次排便后坐浴,用碘伏棉球清洗肛内,并填塞复方紫草油纱条,外口管道更换红升丹药捻。至脓腐脱净流血水时,停用药捻(一般需用药捻4~6天),改上生肌散药捻或让伤口自然愈合。

4. 支管创口用碘伏棉球清洗,创腔用紫草油纱条填充,无菌纱布覆盖,7天拆线。

【手术并发症】 国内曹吉勋报道用该法治疗36例,无效2例(6%),随访1年后2例出现肛门部分失禁。黄建国等2002年报道用此法治疗64例,3例因内口处理不理想,行再次切挂术,最后治愈。

【述评】 现代研究表明,中药红升丹化学成分为粗制氧化汞,另含少量硫酸汞。药理研究显示,红升丹在体外对金黄色葡萄球菌、乙型溶血型链球菌、铜绿假单胞菌、大肠埃希菌等有很强的杀菌作用,效力比苯酚大100倍。实验表明,红升丹可促进和改善创面微循环,减少微血栓,增加创面营养和血供,有利于创面愈合。各型肛瘘为多种细菌复合感染,脓腔、瘘管壁因瘢痕组织增生而血供较差,中药红升丹能发挥腐蚀、祛腐、提脓、拔管作用与其强大的杀菌、改善微循环等作用有关。近年由于忌惮重金属汞的毒性和红升丹的来源受限,对红升丹使用逐年减少,现多用3%碘酊或其他替代品。

该手术按照去腐生肌,去除余毒的原则,汲取传统药捻脱管法的优特点,结合现代医学对肛瘘病因病理学和治疗学的新认识,设计了内口缝合药捻脱管这一中西医结合的括约肌保留术式。临床观察证明,这种手术术式简单、疗程短、治愈率较高,尤其是对肛门功能的保护显著,值得排广应用。

# 第四节 纤维蛋白胶封闭术

【概述】 Hjortrup 等,于1992年首次应用纤维蛋白胶治疗会阴瘘获得成功。至今,已有很多关于纤维蛋白胶治疗肛瘘的报道。方法多是先用探针确定内口及外口,以刮匙搔刮瘘管内肉芽组织,再以过氧化氢溶液及生理盐水反复冲洗后,注入生物蛋白胶,以肠线缝合关闭两端瘘口。国内于学林等把介入技术引入术中,使注入生物材料时更加准确和微

创,是个明显的进步。如果在术前先行挂线引流一段时间,可使手术成功率提高。关于纤维蛋白胶的治愈率,各文献报道差异较大。Lindsey 等分析1993—2002年间文献,治愈率在40%~85%。分析认为,其主要原因为各研究所针对的不同病因及分类的肛瘘人群所占比例不同。目前,大多数研究认为纤维蛋白胶对肛门腺非特异性感染所致肛瘘治愈

率较高,而对 Crohn 病、HIV 等特异性感染导致的肛瘘治愈率较差;对括约肌间及经括约肌的简单肛瘘的治愈率要优于具有多瘘口、多支管、高位的复杂性肛瘘。Swinscoe 等总结了 1966—2004 年的多中心综述中报道,治愈率在 10% ～ 78%,总治愈率为 53%。而对患者的长期随访后发现,治愈率竟低至 15%。对于失败的原因,有些学者认为是由于纤维蛋白胶的液体黏稠度较低,即使在瘘口已封闭的状态下,各种因素都会很容易使之流出瘘管,导致修补失败。而 Buchanan 通过对猪的肛瘘模型的组织学研究,对此做出了更深层次的解释。他认为纤维蛋白胶的原理是为瘘管修复提供了一种机体细胞能够迁移、渗入有活力的基质,这种基质能够吸附成纤维细胞黏着,最终形成胶原纤维。而试验中发现即使术前行挂线引流和瘘管刮除,仍有肉芽组织残存。正是这些残存的肉芽组织成为抑制细胞迁移的障碍。另外,术后瘘管周围出现的慢性炎症细胞的浸润说明机体对纤维蛋白胶有排斥反应,这也会使其有效成分迅速减少,使治愈率降低。纤维蛋白胶的应用虽然仅获得一定程度的成功,但它不损伤肛门括约肌,可以多次重复进行,患者早期即可恢复正常活动,并可使约一半的肛瘘患者避免了实施扩大手术的风险,仍不失为一种安全、简便的选择。需要提出的是国内几家大的肛肠中心应用本方法治疗肛瘘成功率很低,其原因值得进一步研究。

【适应证】 低位、高位单纯、复杂肛瘘。

【禁忌证】

1. Crohn 病、直肠阴道瘘、HIV 和短管瘘。

2. 肛瘘癌变或癌性病变所致的肛瘘。

【术前准备】

1. 肛肠手术常规肠道准备。

2. 预防性应用抗生素。

3. 机体状况较差者行必要的营养支持治疗。

4. 为提高手术成功率,术前可根据瘘管局部病变情况挂线引流,待引流物明显减少,瘘口可见新鲜肉芽组织时择机手术。

【麻醉】 骶管麻醉、鞍麻或硬膜外麻醉。

【体位】 侧卧位、折刀位或截石位。

【手术步骤】

1. 常规消毒铺无菌巾,用碘伏消毒肛周、肛管和直肠下段。轻柔扩肛至肛管括约肌明显松弛。

2. 用银质探针自外口探入,找准内口并探出。在了解瘘管解剖位置、走行方向和有无支管的前提下,用刮匙搔刮瘘管,刮除瘘道壁上腐烂坏死组织及

水肿的肉芽,确保瘘道壁的新鲜清洁。如为高位肛瘘应切开外口至齿线部位内口之间的一段瘘管,扩大外口切口,尽可能暴露高位瘘道,用刮匙刮除瘘管各处的腐烂坏死组织,切除高位肛瘘的管壁,彻底清除潜在的感染病灶,确保创面下已没有无效腔存在,彻底止血。用 3% 过氧化氢溶液和生理盐水冲洗,用细纱条穿入已经搔刮后的瘘管腔内吸干残留液体,瘘管内口用可 3-0 可吸收线做荷包缝合闭锁,为注入纤维蛋白胶做好准备。

3. 将头皮针剪去针头,连接好装有纤维蛋白胶的注射器,小心放到瘘道顶部,助手固定好,缓慢注射,当看到胶水流出时,用吸收性明胶海绵阻挡,并边注射边拔除注射管,随即用吸收性明胶海绵堵塞,勿使胶水流出,吸收性明胶海绵不需要拿开,堵住外口,其余创面敷油纱。

【术中注意事项】

1. 为达到理想的治疗效果,感染瘘管应先控制感染后,再行生物蛋白胶封堵术。

2. 封堵前,应尽量将瘘管清洗干净,尽可能切除瘘管壁,尽可能填充所有的瘘管腔,不留残腔。

3. 创面止血要彻底,不能有搏动性出血。

4. 从瘘管最顶部开始注射纤维蛋白胶,不要留空腔,注射前先将荷包缝合打结再注射胶液。

5. 因纤维蛋白封堵剂的主要成分为蛋白质,与酒精、碘和重金属接触会引起蛋白质变性,影响手术效果。因此,术中瘘管腔和创面处理应避免使用相关药物。注胶前应用生理盐水反复冲洗瘘管腔和创面,并用细纱条穿入瘘管腔,吸尽残余液体。

【术后处理】

1. 术后 3 天内控制排大便。如怕术后过早排便将胶水挤出,影响疗效,可酌情给予全胃肠外营养(TPN)1 周。

2. 术后给予抗生素 5～7 天。

3. 纤维蛋白封堵剂的主要成分为蛋白质,应避免与酒精、碘和重金属接触,术后仅用生理盐水纱布外敷创面即可。

【手术并发症】 国内张玉茹等用该手术治疗高位复杂肛瘘患者 40 例,除 4 例发生胶体外溢、1 例发生感染外,其余 35 例愈合良好,未出现复发、明显肛门畸形及其他不良反应,治愈率 87.50%。杨中权等治疗 30 例与对照组比较,治愈率无显著性差异;治疗组术后换药疼痛程度低于对照组($P<0.01$);术后创面愈合时间短于对照组($P<0.01$);治疗组保护肛管静息压优于对照组($P<0.05$)。Sentovich 报道 48 例,中位随访时间 22 个月(6~46 个月)。1 次注射治疗窦道闭合成功 29 例(60%),2 次注射后达到 33 例(69%),15 例(29%)纤维蛋白胶注射失败患者经肛瘘切开或直肠内黏膜瓣前移术治疗均获得成功。6 个月后复发的 3 例中有 2 例再次注射后愈合。Loungnarath 等报道纤维蛋白胶治疗复杂性肛瘘 42 例,术前没有经过其他治疗的成功率是 38%,曾行其他治疗的成功率是 22%,8 例失败后再次注射治疗的患者仅 1 例愈合。

【述评】 纤维蛋白胶封闭术用生物材料填塞手术创面,使之形成无菌、无渗血、无分泌物的充实闭塞空间,在材料崩解的同时周围组织吸收生长,从而不需要引流,使得创面快速愈合,避免了手术造成的括约肌和其他正常组织的副损伤。其方法简便易行,效果确切,适用范围广,为肛瘘的治疗提供了一种新方法。目前国内外大量的临床研究证实,由于肛瘘的发病原因和病理改变的复杂性,使得纤维蛋白胶的应用仅获得一定程度的成功,但它不损伤肛门括约肌,可以多次重复进行,患者早期即可恢复正常活动,并可使约一半的肛瘘患者避免了实施扩大手术的风险,因此该手术仍不失为一种安全、简便的选择。

# 第五节　脱细胞真皮基质填塞术

【概述】 肛瘘栓由美国 Cook Medical Incorporated 开发,用以治疗肛瘘,Lynn 和 Johnson 等于 2006 年用猪胶原网塞填塞治疗肛瘘,是使用来自于猪小肠黏膜组织的可吸收生物材料,能作为支架刺激植入者损伤部位的组织修复和重建。其方法是,用探针确定瘘道内、外口,环形切除瘘道内、外口炎症感染组织,用刮匙深入管腔彻底清理干净瘘道,根据瘘道的长度和管腔的直径取合适的脱细胞真皮基质材料,以丝线将脱细胞真皮基质材料从外口拉入内口,用可吸收线将脱细胞真皮基质材料妥善固定,缝合内口,修剪外口多余的脱细胞真皮基质材料,外口开放引流。这是一种全新的治疗肛瘘的方法,是一种新的微创手术。首先在麻醉下,以探针或亚甲蓝染色等,确定内口位置。然后,不做窦道搔刮,轻柔而又尽可能彻底地以无菌盐水或过氧化氢溶液冲洗瘘管。将一个用猪小肠制备的胶原材料网塞填塞瘘管,缝合内口,其成功率为 83%。国内北京朝阳医院普外科自 2007 年至 2010 年用脱细胞真皮基质材料肛瘘栓填塞治疗 114 例单瘘管高位经括约肌肛瘘患者,总治愈率为 54.4%。研究发现,肛瘘栓治疗肛瘘具有痛苦小、操作简便、术后恢复快、患者易于接受、生活质量和满意度较高、不影响肛门功能的优点,这无疑为肛瘘,尤其是复杂肛瘘的治疗提供了新方向。但在不同的中心报道肛瘘栓治疗肛瘘差异很大,临床实用性仍需进一步摸索。2010 年,国外一项含 22 项研究的系统分析结果证实肛瘘栓的成功率为 14%~87%。2012 年 Pu 等回顾性分析了 428 例肛瘘患者,采用肛瘘栓治疗有较高的复发率(62.1%~47%),可见肛瘘栓治疗虽能最低限度地损伤肛门功能,但却有较高的复发率。

【适应证】

1. 经肛管括约肌型肛瘘,是肛瘘栓填塞治疗的理想指征。

2. 肛管括约肌间型肛瘘　如果传统的瘘管切开术有导致肛门失禁的危险,可以采用肛瘘栓填塞治疗。

3. 肛管括约肌外形肛瘘　也可接受肛瘘栓填塞术,但将肛瘘栓缝合至瘘管内口在技术上较为困难。

【禁忌证】

1. 直肠阴道瘘　因为瘘管较短。

2. 肛瘘合并脓肿长期存在时。

3. 肛瘘合并感染存在时,包括肛门直肠脓肿形成、硬结存在或脓性引流液。

4. 对生物材料产品过敏。

5. 无法确定瘘管外口和内口,这是肛瘘栓填塞术的绝对禁忌证。

【术前准备】 术前常规检查,包括肛门镜检查、瘘管造影、超声检查等,必要时可行 MRI 检查。术前行机械性肠道准备,口服泻剂或清洁灌肠,术前 30 分钟应用抗生素。

【麻醉】 静脉麻醉、硬膜麻醉或腰椎麻醉。

【体位】 根据术者的习惯选用患者体位,膀胱截石位、俯卧位或侧卧位。

【手术步骤】

1. 碘伏消毒肛周区域,用探针确定肛瘘内口和外口,在急性炎症或脓肿存在时,可松弛挂线引流 6~12 周再行肛瘘栓填塞术。

2. 环形切除瘘管内口和外口炎症感染组织,用刮匙搔刮瘘道,消除肉芽组织。

3. 过氧化氢溶液和甲硝唑盐水依次冲洗瘘道,用纱块吸干水分。

4. 根据瘘道的长度和管腔直径修剪生物材料(脱细胞真皮基质材料或猪小肠黏膜下层材料)。使用前,低温保存的脱细胞真皮基质材料在生理盐水中浸泡数分钟即可,冻干的猪小肠黏膜下层材料需浸泡30分钟。

5. 4号丝线在肛瘘栓较细的一端打结,探针自肛瘘外口通过瘘管,4号丝线另一端在探针头部打结,将肛瘘栓自外口拉入内口,或以组织钳通过瘘管将肛瘘栓子外口拉入内口。

6. 用2-0可吸收线"8"字缝合或间断缝合将肛瘘栓固定到肛门内括约肌,封闭内口,尽可能将肛瘘栓包埋于黏膜下。

7. 修剪外口处多余的肛瘘栓,使肛瘘栓超过皮肤1cm,不予缝合固定。

8. 术后肛门内填塞止血纱布,无菌纱布敷盖外口,适当固定,外口大约3周愈合。

【术后处理】

1. 术后无严格饮食限制。根据患者情况逐渐恢复正常饮食。

2. 术后48小时内经静脉应用抗生素。

3. 24小时内恢复正常活动,2周内限制体育锻炼、提重物或性生活。

4. 术后定时更换肛瘘外口敷料。

5. 术后2周内禁止坐浴,可行淋浴。

【手术并发症】

1. 肛瘘栓治疗失败的主要原因包括肛瘘栓脱出(主要是技术问题,包括瘘管过宽和肛瘘栓内口固定不确切等)和感染。

2. 肛门失禁 王振军报道用人脱细胞真皮肛瘘栓治疗肛瘘114例,肛门失禁发生率1.75%。

【述评】 Lynn和Johnson等于2006年提出用猪胶原网塞填塞治疗肛瘘,这是一种全新的治疗肛瘘的方法,是一种新的微创手术。目前国内有数家肛肠中心采用本方法治疗简单和复杂性肛瘘获得成功,这种方法具有愈合快、不影响肛门功能、节省患者恢复时间等优点,是一种非常有前景的方法。无论利用脱细胞猪胶原网塞还是脱细胞真皮基质材料进行肛瘘的治疗,都体现了新的理念和模式,即从切开性手术转变为修复性手术,从创伤大的手术转变为微创性手术,从影响肛门功能和外观的破坏性手术转变保护性手术。这种微创的、修复性的、不损害肛门功能和外观的治疗方式,可能会在很大程度上取代创伤大、破坏性强、损害肛门功能和外观的传统术式。但目前国内外不同的中心报道显示,肛瘘栓治疗有较高的复发率,临床实用性仍需进一步摸索。

肛瘘栓取材于人体或动物皮肤组织,经特殊的理化处理,将可能引起植入后免疫排斥反应的所有成分去除,同时完整地保留了原有组织的立体支架结构,因此它具有诱导组织生成的作用,在植入人体后能被人体组织细胞识别为自体组织,作为细胞支架,引导细胞沿其胶原框架有序生长,达到补充、修复乃至重建组织的目的。目前,使用肛瘘栓治疗肛瘘取得了初步成功,但治愈肛瘘的具体机制和肛瘘愈合过程中的具体病理生理变化尚不明确。研究这些问题可能为临床应用肛瘘栓治疗肛瘘提供理论依据,并有助于进一步探讨其用于治疗慢性感染性病灶的机制,为提高脱细胞真皮基质治疗肛瘘的成功率提供理论支持。

# 第六节 括约肌间瘘道结扎术(LIFT术)

【概述】 2007年,泰国医生Rojanasakul介绍了一种新的保留括约肌手术,即LIFT手术(ligation of the intersphincteric fistula tract,LIFT),发表在泰国医学会杂志上,引起了Minnesota大学Goldberg教授的关注。而后,Goldberg教授开始在美国开展LIFT手术的多中心研究,在美国推广这一新技术,并推荐作为治疗复杂性肛瘘保留括约肌手术的一线选择。此方法在括约肌间行手术切口,确认括约肌间瘘管,紧靠内括约肌结扎瘘管并切除部分括约肌间的瘘管,刮除其余瘘管内的所有肉芽组织,缝合外括约肌的缺损。目前肛瘘结扎术的研究还在进行中,文献

报道逐年增多,但大部分都是短期的随访结果,总成功率57%~94.4%,肛门失禁几乎为零。肛瘘结扎术治疗经括约肌肛瘘和复杂性肛瘘是安全有效的,同时保留了肛门括约肌和肛门功能,与其他保留括约肌手术方法相比,简便易行,成功率高,肛门失禁的发生率几乎为零,是最有前景的肛瘘保留括约肌手术,还需要作多中心的长期随机对照研究,对LIFT手术的有效性和安全性作出准确的评价。

2010年,NealEllis C提出了Bio LIFT术式,在LIFT的基础上,采用生物补片对外瘘管进行填塞,利用生物材料在两瘘管断端间形成一个物理屏障,且该

材料具有一定的抗感染能力,无排斥性,能与宿主结构很好融合,从而提高手术的成功率,减少愈合时间。研究涉及 31 例肛瘘患者,经 1 年以上随访,成功率达到 94%。其潜在的缺点是为达到生物补片与瘘管断端的重复覆盖,需要在括约肌间进行广泛的游离,有组织损伤大之虞,且生物补片价格昂贵。

【适应证】 经括约肌肛瘘,瘘管形成明显者。

【禁忌证】 急性脓肿和肛瘘炎症期;非肛腺源性的复杂性肛瘘如克罗恩病引起的肛瘘,特别是直肠阴道瘘不宜行 LIFT 术。

【术前准备】

1. 患者手术前 1 天行机械性肠道准备,可口服泻剂,包括 50% 硫酸镁或聚乙二醇电解质散剂等。

2. 手术开始前 30 分钟预防性使用抗生素

【麻醉】 骶管麻醉、腰麻或联合麻醉。

【体位】 侧卧位、俯卧折刀位。

【手术步骤】

1. 常规消毒铺巾。找到瘘管外口,用探针自瘘管外口插入,如果外口封闭或狭小可以切除部分外口及其周围组织。探查瘘管走行并找到内口,当内口不易穿出时不要勉强穿出,以免造成假内口,触摸探针接近直肠黏膜即可。也可以从外口用 10ml 注射器注入 1∶10 过氧化氢溶液生理盐水混合液,可见液体从内口流出,以确定内口位置。

2. 以探针作为引导,在瘘管上方沿肛缘括约肌间沟行 1.5 ~ 2cm 弧形切口,进入内外括约肌间平面,沿内外括约肌间分离瘘管,尽量沿瘘管向内括约肌侧和外括约肌侧分离瘘管,用血管钳分别钳夹肌间瘘管的内口侧和外口侧,在靠近内括约肌侧切断肌间瘘管,用 3-0 可吸收线缝扎瘘管的内口侧(图 54-61 ~ 图 54-66)。

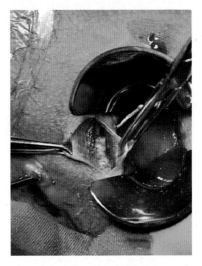

图 54-62 分离括约肌间

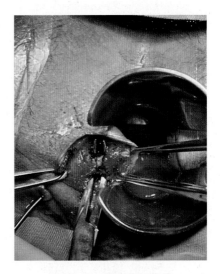

图 54-63 游离肌间瘘管

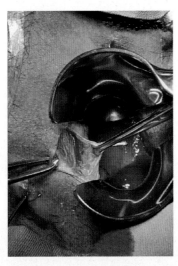

图 54-61 沿内外括约肌间作弧形切口

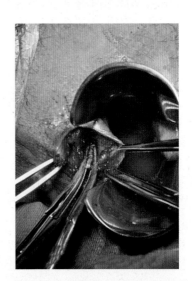

图 54-64 用血管钳分别钳夹肌间瘘管的内口侧和外口侧

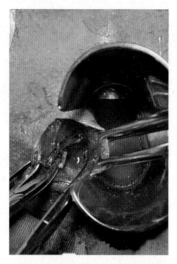

图54-65 靠近内口侧切断肌间瘘管

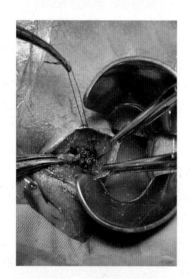

图54-66 缝扎瘘管内口侧

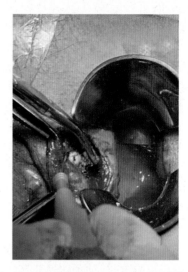

图54-67 剔出肌间瘘管的外口侧部分,尽量不要残留

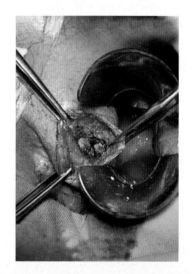

图54-68 肌间瘘管的外口侧部分已剔除

3. 分离剔除外括约肌侧瘘管,尽量不要残留,外口作隧道式挖除或搔刮引流,3-0可吸收线闭合外口侧肌缺损,如果不剔除外口侧瘘管,在充分搔刮干净后予以缝合结扎(图54-67~图54-69)。

4. 3-0可吸收线间断褥式缝合括约肌间切口,修剪外口处肉芽组织,开放引流(图54-70)。

【术中注意事项】

1. 游离瘘管时一定要小心,贴近外括约肌游离,防止损伤内口及肛管直肠黏膜,如发生损伤,建议及时中转切开挂线术,避免术后伤口感染。

2. LIFT手术在内外括约肌间游离瘘管,靠近内口切断瘘管,瘘管管断端一定要缝扎,单纯结扎因管壁组织较坚实,切断后结扎线很容易滑脱。

3. 尽量剔除外口侧瘘管,搔刮残留瘘管内肉芽组织及处理外口,以保证肛瘘的根治,如术中操作困难,及时中转为切开挂线术。

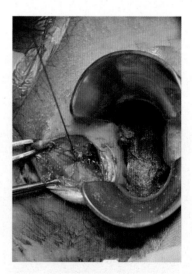

图54-69 闭合肌间瘘管外口侧括约肌缺损

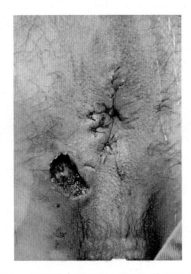

**图54-70 间断缝合括约肌间切口,外口开放引流**

4. 在处理内口的同时保护括约肌及直肠肛管黏膜,避免术后控便功能下降,同时可减轻患者的痛苦,减少住院时间。

5. 术中检查患者瘘管引流欠佳,伴有脓液,建议先切开外口,待瘘管内脓液排出后再行LIFT手术。有研究证实,术前挂线引流瘘管可提高手术成功率。

【术后处理】

1. 术后前3天进流食,控制排便2天。

2. 2周内禁止坐浴,术后次日每日早晚或便后换药,换药前先做局部清洁,定期随访,直至愈合。

3. 静滴抗生素3天预防伤口感染。

4. 切口垫棉加压包扎,嘱患者每日肛门坐位2~3小时促进皮桥与皮下组织粘连。

【手术并发症】 Van Onkelen(2012)一项在直肠黏膜瓣推移术的基础上行LIFT术的研究提示LIFT术易于形成括约肌间瘘。该临床报道共观察41例高位经括约肌肛瘘患者,一期治愈21例,治愈率为51%,20例未愈患者中8例形成括约肌间瘘,后经行瘘管切开术后治愈,总体治愈率为71%,且并不能提高直肠黏膜瓣推移术的疗效。

【述评】 括约肌间瘘结扎术(ligation of inter-sphincteric fistula tract,简称LIFT),是泰国学者Arun Rojanasakul于2007年设计的一种新的手术方法。LIFT术的设计思路是将括约肌间处的瘘管结扎切除,这样不仅关闭了粪便残渣进入肛瘘的通道,而且也消除了括约肌间的感染源。从括约肌间沟入手进行操作,对肛门内外括约肌都没有损失,从而保护肛门功能。这种手术方法为全括约肌保留术式,是目前为止对肛门损伤最小的手术方法之一。经初步临床观察,治愈率为94.4%,从目前的临床研究看,未发生肛门功能不良的病例。此外,LIFT术还有创面小,瘢痕小,手术容易操作,愈合时间短的优点,而且若手术失败后对于后续手术治疗无任何障碍。

LIFT术受到众多学者的广泛关注,近年来国内外许多学者采用这种方法进行肛瘘治疗,获得一定的疗效,也存在一定的争议。LIFT术的治愈率最高为94.4%,而最低为57.1%,差别如此之大,是因为病例选择的标准不同,还是手术熟练程度的差异,其原因目前还没有明确的结论。LIFT术对括约肌间沟到内口这段瘘管部分未作处理,粪便残渣由内口进入造成瘘管感染这一途径没有消除,存在复发的病理解剖基础。此外也有相关的负面报道,Van Onkelen(2012)一项研究在直肠黏膜瓣推移术的基础上行LIFT术,该临床报道提示LIFT术易于形成括约肌间瘘,且并不能提高直肠黏膜瓣推移术的疗效。

目前LIFT术的临床观察均为小样本的病例观察,缺乏前瞻性、多中心、随机双盲对照研究。国内张永刚等进行了LIFT术与切开挂线术治疗复杂性肛瘘的临床疗效比较研究表明,LIFT手术治疗复杂性经括约肌肛瘘28例,达到了89%的治愈率,取得了与切开挂线术(98%)相近的结果。通过Wexner肛门失禁评分比较,LIFT手术前后肛门功能无明显改变,与切开挂线术比较,有更好的术后肛门控便功能。同时,视觉模拟评分表明LIFT手术与切开挂线术相比,在减轻术后伤口疼痛方面有明显的优越性。目前在国内关于LIFT术治疗复杂性肛瘘的临床报道尚不多。国内对于复杂性肛瘘的手术治疗多采用治愈率较高的挂线术、低位切开高位扩创引流术,对于外括约肌的保留多采用各种方式的对口引流术。让患者了解并接受安全性更高但失败率也较高的LIFT术可能还需要较长的时间。

### 附:LIFT-Plug术

我国学者王振军将LIFT和脱细胞材料结合起来形成一种兼备二者优点的方法。

1. 手术适应证 LIFT-Plug术适用于瘘管已经形成的经括约肌瘘,包括大多数复杂性肛瘘,以及经其他术式(挂线、纤维蛋白胶、肛瘘栓等)后失败的病例,但不适于没有形成瘘管的早期瘘。

2. 手术前准备患者手术前1天行机械性肠道

准备,可口服泻剂,包括 50% 硫酸镁或聚乙二醇电解质散剂等。

3. 麻醉采用腰麻或联合麻醉,手术开始前 30 分钟预防性使用抗生素。

4. **手术步骤** 麻醉满意后,患者取侧卧位,找到瘘管外口,用探针自瘘管外口插入,如果外口封闭或狭小可以切除部分外口及其周围组织。

第 1 步:参考 LIFT 手术,首先探查瘘管走行,并找到内口,当内口不易穿出时不必勉强捅出,以免造成假内口,触摸探针接近直肠黏膜既可。以探针作为引导,在瘘管上方沿肛缘括约肌间沟行 1.5 ~ 2cm 弧形切口,进入内外括约肌间平面。沿内外括约肌间分离瘘管,尽量沿瘘管向内括约肌和直肠黏膜侧和外括约肌侧分离瘘管,切断瘘管(图 54-71),用 3-0 可吸收线缝扎内括约肌处瘘管,再向外括约肌分离切断外括约肌侧瘘管,切除 1 ~ 2cm 瘘管。用刮匙彻底刮除内外括约肌间的感染肉芽组织以及皮下至外括约肌的瘘管内的感染肉芽组织,用甲硝唑生理盐水冲洗瘘管。

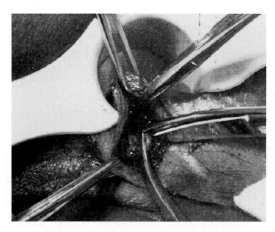

图 54-71 切除部分内外括约肌间瘘管

第 2 步:按照肛瘘栓治疗方法从瘘管外口引入脱细胞真皮基质材料(ADM),用 3-0 号可吸收缝线将其一端与外括约肌缺损处一起缝闭(图 54-72),这样脱细胞材料另一端从瘘管引出,修剪外口处补片使之与皮肤平齐。内外括约肌间切口予以间断疏松缝合。

5. 术后处理:术后前 3 天进流食,2 周内禁止坐浴,定期换药和随访,直至愈合。

王振军认为,LIFT-Plug 术继承了 LIFT 和 Bio LIFT 微创和切除感染源的优点,但避免了 LIFT 和 Bio-LIFT 将瘘管开放愈合时间长的缺点。

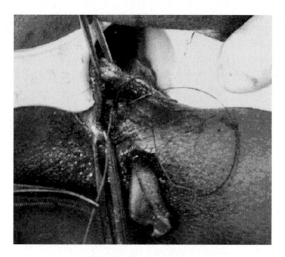

图 54-72 引入 AMD 补片并与外括约肌固定

(李恒爽)

## 参 考 文 献

1. 张东铭. 盆底肛直肠外科理论与临床. 第 2 版. 北京:人民军医出版社,2011.
2. 张东铭. 结直肠盆底外科解剖与手术学. 合肥:安徽科学技术出版社,2013.
3. 李春雨,汪建平. 肛肠外科手术技巧. 北京:人民卫生出版社,2013.
4. 李春雨. 肛肠病学. 北京:高等教育出版社,2013.
5. 胡伯虎. 大肠肛门病治疗学. 北京:科学技术文献出版社,2004.
6. 徐廷翰. 中国痔瘘诊疗学. 成都:四川科技出版社,2008.
7. 李春雨,张有生. 实用肛门手术学. 沈阳:辽宁科学技术出版社,2005.
8. 隅越幸男. 最近的肛门外科,现代外科学大系(年刊追补). 中山书店,1979.
9. McCourtney,JS,Finlay IG. Setons in the surgical management of fistula in ano. Br J Surg,1995,82(4):448-452.
10. Lunniss PJ,Kamm MA,Phillips RK. Factors affecting continence after surgery for anal fistula. Br J Surg,1994,81(9):1382-1385.
11. Parks AG. The treatment of high fistula-in-ano Brit. Dis Colon Rectum,1976,19:487-490.
12. Kodner IJ,Mazor A,Shemesh EI,et al. Endorectal advancement flap repair of rectovaginal and other complicated anorectal fistulas. Sureerv,1993,114(4):682-689.
13. Makowiec F,Jehle EC,Becker HD,et al. Clinical course after transanal advancement flap repair of perianal fistula in patients with Crohn's disease. Br J Surg,1995,82(5):603-606.
14. Aquilar PS,Plasencia G,Hardy TG,Hardman RF,Stewart WRC. Mucosal advancement in the treatment of anal fistula.

Dis Colon Rectum,1985,28:496-498.

15. Oritiz H, Marzo J. Endorectal flap advancement repair and fistulectomy for high traps-sphincteric and suprasphincteric fistulas. Br J Surg,2000,87(12):1680-1683.

16. Perez F, Arroyo A, Serrano P, et al. Randomized clinical and manometric study of advancement flap versus fistulotomy with sphincter reconstruction in the management of complex fistula-in-ano. Am J Surg,2006,192(1):34-40.

17. Uribe N, Millán M, Minguez M, et al. Clinical and manometric results of endorectal advancement flaps for complex anal fistula. Int J Colorectal Dis,2007,22(3):259-264.

18. Mitalas LE, Gosselink MP, Zimmerman DD, et al. Repeat transanal advancement flap repair: impact on the overall healing rate of high transsphincteric fistulas and on fecal continence. Dis Colon Rectum,2007,50(10):1508-1511.

19. Soltani A., Kaiser A. M. Endorectal Advancement Flap for Cryptoglandular or Crohn's Fistula-in-Ano. Dis Colon Rectum,2010,53:486-495.

20. Hossack T, Solomon MJ, Young JM. Ano-cutaneous flap repair for complex and recurrent supra-sphincteric anal fistula. Colorectal Dis,2005,7:187-192.

21. Stone JM, Goldberg SM. The endorectal advancement flap procedure, Int J Colorect Dis,1990,5:232-235.

22. Ozuner G, Hull TL, Cartmill J, et al. Long Term Analysis of the Use of Transanal Rectal Advancement Flaps for Complicated Anorectal/Vaginal Fistulas. Dis Colon Rectum,1996,39:10-14.

23. Koehler A, Riss-Schaaf A, Athanasiadis S. Treatment for Horseshoe Fistula-In-Ann With Primary Closure of the Internal Fistula Opening: A Clinical and Manometric Study. Dis Colon Rectum,2004,47:1874-1882.

24. Levis P, Bartolo DCC. Treatment of transsphincteric fistulae by full thickness anorec;tal advancement flaps. Br J Surg,1990,Vol 77:1187-1189.

25. Kreis ME, Jehle EC, Ohlemann M, et aL Functional results after transanal rectal advancement flap repair of transsphincteric fistula. Br J Surg,1998,85:240-242.

26. Lewis WG, Finan PJ, Holdsworth PJ, et al. Clinical results and manometric studies after rectal advancement for intra-levator transsphincteric fistula-in-ano, Int J Colorect Dis,1995,10:189-192.

27. Schouten WR, Zimmerman DD, Briel JW. Transanal advancement flap repair of transsphincteric fistulas. Dis Colon Rectum,1999,42:1419-1422.

28. Wedell J, Eissen PMZ, Banzhaf G, et al. Sliding flap advancement for the treatment of high level fistulae. Br J Surg,1987,74:390-391.

29. Sungurtekin U, Sungurtekin H, Kabay B, et al. Anocutaneous V-Y Advancement Flap for the Treatment of Complex Perianal Fistula. Dis Colon Rectum,2005,48:2178-2183.

30. Jun SH, Choi GS. Anocutaneous advancement flap closure of high anal fistulas. Br J Surg,1999,86:490-492.

31. Nelson RL, Cintron J, Abcarian H. Dermal island-flap anoplasty for transsphinctericfistula-in-ano, assessment of treatment failures. Dis Colon Rectum,2000,43:681-684.

32. Sentovich SM. Fibrin glue for all anal fistulas. J Gastrointest Surg,2001,5(2):158-161.

33. Johnson EK, Gaw JU, Armstrong DN. Efficacy of anal fistula plug vs. fibrin glue in closure of anorectal fistulas. Dis Colon Rectum,2006,49:371-376.

34. Hammond TM, Grahn MF, Lunniss PJ. Fibrin glue in the management of anal fistulae. Colorectal Disease,2004,6:308-319.

35. Singer M, Cintron J, Nelson R, et al. Treatment of fistulas-in-ano with fibrin sealant in combination with intra-adhesive antibiotics and/or surgical closure of the internal fistula opening. Dis Colon Rectum,2005,48(4):799-808.

36. Oded Zmora, et al. Fibrin glue sealing in the treatment of perineal fistula. Dis Colon Rectnm,2003,46(5):584-589.

37. Bannasch H, Stark GB, Knam F, et al. Decellularized dermis in combination with cultivated Keratinocytes in a short-and long-term animal experimental investigation. J. Eur Acad Venereol,2008,22(1):41-49.

38. Abel ME, Chiu YS, Russell ER, et al. Autologous fibrin glue in the treatment to frectovaginal and complex fistulas. Dis Colon Rectum,1993,36:447-449,607-613.

39. Oded Zmora, et al. fibrin glue sealing in the treatment of perineal fistulas[J]. Dis Colon Rectum,2003,46(5):584-589.

40. Loungnarath R, Dietz DW, Mutch MG, et al. Fibrin glue treatment of complex anal fistulas has low success rate. Dis Colon Rectum,2004,47(4):432-436.

41. van Koperen PJ, Bemelman WA, Gerhards MF, et al. The anal fistula plug treatment compared with the mucosal advancement flap for cryptoglandular high transsphincteric perianal fistula:a double-blinded multicenter randomized trial. Dis Colon Rectum,2011,54(4):387-393.

42. Rojanasakul A, pattana-arun J, Sahakitrungruang C, et al. Total anal sphincter saving technique for fistula-in-ana the ligation of intersphincteric fistula tract. Med A sso Thai,2007,90:581-586.

43. Neal Ellis C. Outcomes with the use of bioprosthetic grafts to reinforce the ligation of the intersphincteric fistula tract(Bio LIFT procedure) for the management of complex anal fistulas. Dis Colon Rectum,2010,53(10):1361-1364.

44. 潘金娥,唐先富,姬堰修,等.97例女性低位肛瘘保留内括约肌治疗术式分析.宁夏医科大学学报,2013,35(2):

226-227.

45. 黄乃健,胡林山,孙洪生,等. 内口切开术治疗低位肛瘘的临床和实验研究. 中国肛肠病杂志,2000,20(5):3.

46. 晁民,彭德功,张静锋. 瘘管内口切开术治疗低位肛瘘. 山东医药,2009,49(46):91-92.

47. 周亚军. 运用枯痔钉治疗低位单纯性肛瘘 36 例. 湖南中医药导报,2000,6(4):27-28.

48. 杨向东,曹吉勋,沈龙生,等. 内口闭锁药捻脱管疗法治疗肛瘘的疗效观察. 成都中医学院学报,1994,17(1):24-28.

49. 曹吉勋,沈龙生,杨向东,等. 内口缝合药捻脱管法治疗肛瘘的临床研究. 冶金医药情报,1992,9(2):105-106.

50. 贝绍生,丁克,吕艳锋. 应用脱落细胞真皮基质医用组织补片治疗低位肛瘘. 中国现代普通外科进展,2009,12(3):258-263.

51. 梁红,李春生. 医用生物胶治疗低位肛瘘的临床观察. 结直肠肛门外科. 2006,12(4):231-232.

52. 史瑞霞,王业皇,吴金萍. 生物补片内口封闭瘘道填塞术治疗肛瘘临床观察. 中医学报,2012,27(6):764-765.

53. 江厚象,王东. 分期手术并用纤维蛋白自胶治疗复杂肛瘘的应用体会. 大肠肛门病外科杂志,2004,(10):1.

54. 李海宁,王春仁,曹红英,等. T-1 型脱细胞异体组织补片生物相容性评价研究. 中国医疗器械杂志,2004,28(2):117-119,132.

55. 张兰军,苏晓东. 生物材料补片在胸外科手术中的应用[J]. 中华消化外科杂志,2007,6(6):418-420.

56. 王振军,宋维亮,郑毅,等. 脱细胞异体真皮基质治疗肛瘘临床研究. 中国实用外科杂志,2008,28(5):370-372.

57. 王振军. 肛瘘治疗新手术:LIFT-Plus 术. 中国临床医生,2011,39(8):8-9.

58. 司徒光伟,吕警军,屈兵,等. 应用 LIFT-plug 手术治疗肛瘘 26 例临床分析. 中华胃肠外科杂志,2012,15(12):1304-1305.

# 第七节　特殊类型肛瘘手术

## 一、婴幼儿肛瘘

小儿肛瘘的特点:小儿在两岁以前直肠会阴曲较小,肛管壁所受到粪便直接压力大,而容易引发肛隐窝炎,小儿肛管后壁有耻骨直肠肌加固,而前壁相对薄弱,发生感染时炎症容易向前方穿透、破溃,小儿肛瘘走行在肛门后位的比较少见,在肛管两侧及前位多见,而且瘘道一般较浅多呈直线形状。

小儿齿状线距肛缘较成人近,在清洗肛周时擦拭动作粗暴可以损伤肛隐窝,从而增加感染的机会,同时小儿发生便秘腹泻时也容易损伤肛隐窝。小儿因在生长发育阶段 6 个月以内还尚未完全获得免疫力,所以机体免疫力较低,容易引发肛窦感染、发炎。男性小儿肛瘘常因反复感染形成感染性肉芽肿外口,女婴肛瘘有在舟状窝部位容易形成感染造成直肠阴道瘘,一旦形成直肠阴道瘘应选择年龄在青壮年期直肠阴道间隔厚度增加后再行修补手术,成功率会大大增加。

小儿肛瘘的治疗,小儿因年龄小而且肛瘘一般表浅,小儿生长发育很快皮肤屏障也不如成人,因此药物作用在感染部位效果较成人为好,年龄小于 1 岁的患儿,在急性感染期进行排脓手术后有部分患儿伤口能够自行愈合,而不形成发作性肛瘘,反复发作感染的患儿在出生 6 个月后可选择挂线手术治疗。小于 1 岁的患儿由于神经系统发育尚不完全皮肤感觉较差,手术没有选择任何麻醉或只用低浓度小量局麻即可。稍大的小儿可采用氯胺酮静脉麻醉仅用于手术操作。

小儿肛瘘手术通常采用切开挂线疗法,挂线一般控制在 3～5 天脱落,手术引流是小儿肛瘘最好的外科治疗。只要引流通畅,术后一般不应用抗生素,因小儿皮肤娇嫩一般不必应用药物清洗,使用温盐水清洗即可,换药时不用橡皮膏而应用钉子带纱布是最好的选择。

## 二、结核性肛瘘

结核性肛瘘在临床上比较少见,在结核病患者中发病率约为 6%,但是在一般肛瘘组织学检查中有结核感染者占 11.7%,这类肛瘘治疗病程较长,难以治愈。结核性肛瘘起病缓慢,少有疼痛,流脓是结核性肛瘘的一个主要症状,脓汁稀薄有臭味,呈稀薄乳状。肛瘘常常是肛周皮肤下包块或者是不完全性肛瘘的表现,有时外口较大,溃疡面呈不规则状,有潜行性边缘,溃疡底部有黄白色的脆软肉芽组织容易出血,外口边缘皮肤红紫色,有的患者伴有全身症状,食欲缺乏、盗汗、低热、咳嗽、咯血等症状,脓汁结核菌试验阳性。

结核性肛瘘的手术疗法与一般肛瘘相同,寻找肛瘘的内口并且挂线,肛瘘外侧伤口面积一般稍大,将潜行的伤口全部开放,在愈合时间上与健康人没有大的区别,术后处理,可在排便后坐浴冲洗,伤口用过氧化氢溶液、生理盐水冲洗,可以应用硫酸链霉素水的纱布或者用利福平油纱布(利福平粉+凡士林油 20% 比例调制而成)。

如果患者是活动性肺结核,多半是在进行性活动期,则必须配合抗结核药物的全身治疗,单纯手术的治疗效果不理想,术后仍需定期复查。

### 三、克罗恩病肛瘘

此类肛瘘治疗的全过程与 Crohn 病的药物保守治疗效果有关,使用药物如:对氨基水杨酸、抗生素(甲硝唑、环丙沙星),免疫抑制剂(6-琉基嘌呤和环孢素等)。近年来抗肿瘤坏死因子-α 嵌合子单克隆抗体 Inflliximab 在治疗中有较好的效果。

在治疗中对于无症状的 Crohn 病肛瘘处于静止期不需要治疗。对于低位的 Crohn 病肛瘘可以应用瘘管切开术治疗,手术治愈率为 62% ~ 100% ,创口需要 3 ~ 6 个月才能愈合。对于较复杂的 Crohn 病肛瘘可应用长期挂线引流作为姑息性治疗。松弛的挂线可以起到引流的作用,这种引流方法可长期用于治疗,不必切开瘘道,以防引起肛门失禁。该方法也适用于艾滋病的继发的肛门直肠感染,可以减少脓肿的复发次数,有效率可达 48% ~ 100% 。对于直肠黏膜肉眼观察正常的情况下复杂性的 Crohn 病肛瘘,可以应用黏膜推移瓣闭合的治疗方法,但在发作期及活动期均不适宜进行手术治疗(图 54-73)。

美国 Johnson 用猪肠黏膜下层的冻干做成锥形的生物片修复肛瘘,也称为肛瘘栓(Bioprosthetic fistula plug)用于治疗。由于该栓对感染存在固有的抵抗力不产生异物反应和巨细胞反应的特点。如同纤维蛋白胶封堵术一样,对 Crohn 病的肛瘘治疗是一个有效的方法,但远期疗效有待于进一步研究。

### 四、马蹄形肛瘘

蹄铁型肛瘘是指肛瘘形成后,瘘管是围绕着肛管或者直肠下部有一侧通到对侧,形成半环形如马蹄一样形态的肛瘘。位于肛门后位的称为后马蹄形肛瘘,也有少数发生于肛门前位的前马蹄形肛瘘,该

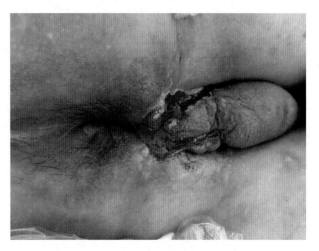

图 54-73　克罗恩病肛瘘切除术

瘘道一般比较表浅。肛门后部的瘘管一般较深,两侧瘘管通过肛尾韧带的浅面和深面在肛门直肠后侧相互交通。蹄铁型肛瘘可以表现为皮下瘘管或位于肛直环水平的括约肌间肛瘘和位于肛直环水平以上的高位复杂性马蹄形肛瘘。但无论哪一类型马蹄形肛瘘其内口位置仍然是位于肛管的后位肛窦的原发位置。

马蹄形肛瘘在手术中位于肛门两侧的瘘道无论是切开引流还是旷置引流的方法,在瘘道的主管道位于肛门后位的肛瘘内口仍然须规范地进行挂线治疗,以减少肛门括约肌的损伤(图 54-74)。对于高位马蹄形肛瘘的手术中肛尾韧带的切开问题,多数学者认为由于肛瘘的反复感染,尤其位于肛门后位原发病灶的瘘道部分,其管壁与周围的组织已产生广泛的粘连。如果手术仅仅是对瘘道的一侧切开,仍有残余瘘道管壁的支持和固定作用,加之手术后瘢痕化形成,可以产生可靠地固定作用,而不至于因手术损伤了部分的肛尾韧带造成肛门的向前移位,及影响肛门的功能。

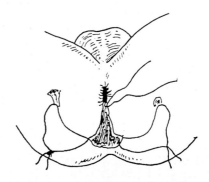

图 54-74　后马蹄形肛瘘手术方法

## 五、高位肛瘘

在临床上通常将肛提肌水平以上或肛直环水平以上的肛瘘称为高位肛瘘。通常肛门周围的感染病灶,在肛管内压动力学的作用下,向肛门周围间隙内蔓延发展,扩散到直肠后间隙及两侧坐骨直肠间隙,形成脓肿或瘘道。也有人称其为括约肌上方脓肿或者是肛瘘,但无论如何这一类高位肛瘘的内口仍是原发于感染的肛线,所以其内口也都是位于肛管齿状线位置。

值得一提的是,有些所谓肛提肌上的脓肿与我们临床上讲的高位肛瘘有原则上的不同。这一类感染大多数与肛管直肠没有任何联系。当指诊检查时,可以在肛提肌上方触到肠壁外的肿块及波动感,在膀胱直肠陷窝或在直肠盆腔间隙发生的脓肿,它们大多数是来源于腹部或盆腔炎症及血行感染,而不是来源于肛线感染,所以不能称之为肛瘘。这在肛瘘手术前必须给与明确诊断,例如高位坐骨肛门窝脓肿引起的直肠内破溃、直肠癌前切除手术后形成的盆底吻合口瘘、或者是克罗恩病形成的直肠旁瘘道。都不应作为高位肛瘘去诊断,甚至是做挂线治疗。这一类复杂的高位直肠周围感染只能通过结肠造口断流后进行充分的病灶手术引流,方能顺利愈合。

## 六、肛瘘癌变

肛瘘癌变被认为是因肛瘘反复慢性感染造成的,病情常在十年以上。由于长期的慢性炎症刺激,伤口常有硬结的形成,黏液分泌物增加,以及伤口的疼痛被认为是癌变的先兆,应引起高度的重视。发生癌变的肛瘘,排出分泌物的性质发生变化,有血性的胶冻状的有时会有坏死的组织,病灶形成的肿块进行性增大、变硬,有浸润性生长趋势,发展较快,有的病灶可以造成肛管直肠狭窄,但最终诊断还有赖于病理活体组织检查。病理组织的特点是黏液腺癌占多数,但也有少数患者为鳞状上皮癌,主要取决于原发病灶的发生位置(图54-75)。

肛瘘癌变一经诊断应尽早手术为宜,以鳞状上皮癌为主的肛瘘癌变常主张先行放射治疗,在病灶得以控制时再采取根治手术治疗。较小的病灶可在放疗后考虑局部切除,凡属于黏液腺癌、腺癌和较大范围的癌变患者,多数学者认为应该进行广泛的腹会阴联合切除手术,以及采用术后的放化疗。

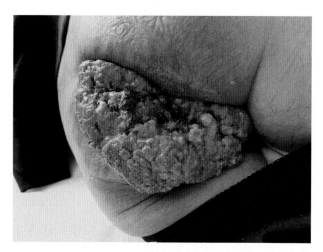

**图54-75  肛瘘癌变、鳞状上皮癌**

(董 平)

### 参 考 文 献

1. 李春雨.肛肠病学.北京:高等教育出版社,2013.107-110.
2. 安阿玥.肛肠病学.北京:人民卫生出版社,2005.255-226.
3. 张东铭,王玉成.盆底与肛肠病学.贵阳:贵州科技出版社,2000.472-473.
4. 李春雨,张有生.实用肛门手术学.沈阳:辽宁科技出版社,2005.156-166.
5. 李春雨,聂敏.切开挂线对口引流治疗高位复杂性肛瘘118例.中国肛肠病杂志,2001,21(5):18.
6. 李春雨,聂敏,张丹丹,等.切开挂线对口引流术治疗高位复杂性肛瘘.江苏医药,2008,34(1):85-86.
7. 董平.肛门直肠动力学在肛瘘手术中的临床意义.中国实用外科杂志,1998,18:552.
8. 樊志敏.肛周脓肿的治疗与肛瘘.中国肛肠病杂志,1993,3:29.

# 第55章 儿童后天性直肠前庭瘘（会阴瘘）手术

## 第一节 经直肠修补术

【概述】 本病开始于肛隐窝感染，进而肛周脓肿，穿破肠壁和前庭，形成直肠前庭瘘（图55-1），其瘘管无分支，引流通畅，管内衬完整黏膜，内口距齿状线较近，位于内括约肌环间，瘘管下方为会阴体。

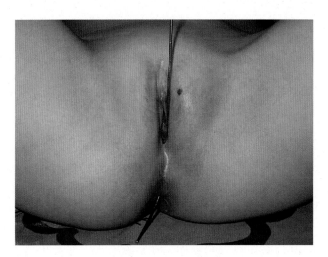

**图55-1 直肠前庭瘘**

【适应证】 瘘口较小的直肠前庭瘘,宜采用经直肠修补术。

【禁忌证】 反复感染、局部瘢痕严重者,年龄<6个月。

【术前准备】 术前少渣饮食1周,术前3天庆大霉素、甲硝唑口服,术前1天晚及术晨清洁洗肠各1次,并用甲硝唑与庆大霉素保留灌肠。

【麻醉及体位】 骶管和静脉基础麻醉;也可采用插管麻醉,折刀位。

【手术步骤】

1. 麻醉满意后,经肛门向直肠内顺序填塞碘伏无菌绷带,尾端束1根线,其丝线露于肛门外,便于手术完毕后取出绷带。助手用小直角拉钩向两侧牵开肛门显露内口(图55-2)。

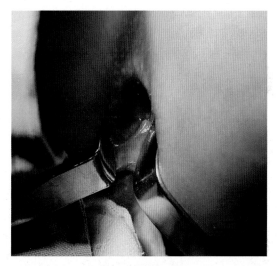

**图55-2 显露内口**

2. 以内口为中心做弧形切口,弯过内口,其两端向下止于齿状线,长度约占肛管周径的1/3～1/2(图55-3)。

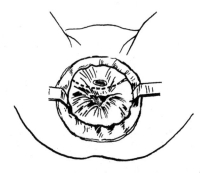

**图55-3 以内口为中心做弧形切口**

3. 将弧形切口以下,齿状线以上包括瘘内口黏膜完全切除,向上分离直肠黏膜约2～3cm,使无张力地下移(图55-4)。

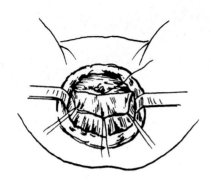

图 55-4 分离瘘口周围黏膜

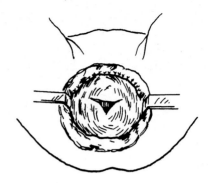

图 55-6 缝合直肠黏膜与肛管皮肤

4. 用 1 号细丝线间断缝合瘘管内口上下缘的内括约肌(图 55-5)。

5. 将游离松动的直肠黏膜下拉,用 4-0 可吸收线直肠黏膜与肛管皮肤创缘对位缝合(图 55-6)。手术完毕,抽出直肠腔内无菌绷带。

【术中注意事项】

1. 避免急性炎症期手术,至少在炎症消退一个月后才能施行手术。

2. 分离直肠黏膜时,操作要仔细,黏膜要有一定厚度,最重要的是黏膜完整,不要撕裂,要在无张力下将黏膜与齿状线缝合。

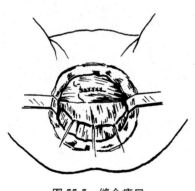

图 55-5 缝合瘘口

3. 瘘管及局部周围瘢痕组织要彻底清除,局部可用电刀烧灼止血。

4. 逐层缝合时,纵缝肌层与横缝黏膜层交替进行,使缝合口不在同一水平,组织愈合严密,关闭切口时要注意不留无效腔。

5. 术后肛门直肠内可用纱布块填塞压迫止血,6 ~ 8 小时可取出。

【术后处理】 常规禁食 3 天,可饮水,予以抗生素静点 3 ~ 5 天,会阴及肛周随时清洁护理,烤灯局部照射,3 ~ 5 次/天,每次 15 分钟,以保持局部干燥,促进血液循环。

【手术并发症】 切口感染、直肠黏膜回缩、瘘复发,若瘘管复发,3 个月后重新修补。

【评述】 经直肠修补直肠前庭瘘手术创伤小、术后恢复快,7 天即可痊愈出院,无会阴皮肤切口、会阴体无破坏,肛门皮肤无瘢痕,括约肌无损伤,故无功能障碍。但因手术在直肠内进行,故操作不方便,需扩肛,暴露术野,如果患儿过小,必要时需做肛门减压口以利操作。切口吻合面在肠腔内,细菌的侵袭机会多,加上粪便的摩擦刺激,易使切口感染。

## 第二节 经会阴修补术

【概述】 直肠会阴瘘(图 55-7)是女孩,尤其是女婴常见的肛肠疾病,曾称为消化道双重末端畸形,后天性肛前瘘或有肛直肠前庭瘘,若其治疗方法不当,如瘘管切开或挂线,可能造成会阴缺损、瘘复发、大便失禁或便秘等严重后果。

【适应证】 会阴部瘘口或瘘口周围因感染致畸形者,可采用经会阴修补术。

【禁忌证】 同经直肠修补术。

【术前准备】 同经直肠修补术。

【麻醉及体位】 骶管和静脉基础麻醉,取截石位。

【手术步骤】

1. 患儿取截石位,直肠内填塞无菌绷带,沿瘘外口缝四根牵引线,提起牵引线,在牵引线外侧用电刀环形切开瘘口周围组织(图 55-8)。

2. 紧贴瘘管用电刀向内口方向游离瘘管(图 55-9)。

3. 在近直肠黏膜处缝扎、切除瘘管(图 55-10),

缝扎之残端再用 5-0 吸收线间断缝合数针,此类瘘管一般长约 0.5cm,4-0 可吸收线纵行缝合两侧耻尾肌,5-0 吸收线间断缝合皮肤(图 55-11),经会阴切口保护会阴体(图 55-12)。手术完毕,抽出直肠内无菌绷带。

【术中注意事项】

1. 缝合前要用生理盐水和甲硝唑彻底冲洗术区。

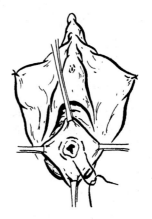

图 55-10　缝扎、切除瘘管

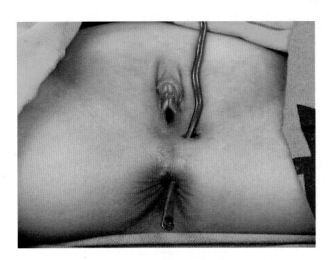

图 55-7　外口位于会阴部

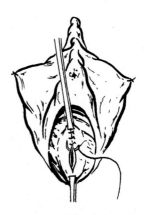

图 55-11　间断缝合皮肤

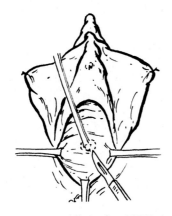

图 55-8　环形切开瘘口周围组织

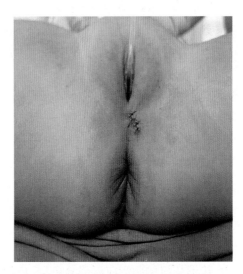

图 55-12　经会阴切口保护会阴体

2. 关闭切口时要注意不留无效腔。

3. 应用可吸收线缝合,减少异物反应及术后感染因素。

【术后处理】　同经直肠修补术。

【手术并发症】　切口感染、瘘复发。

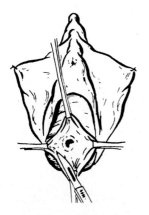

图 55-9　游离瘘管

【述评】　经会阴修补术,会阴体无破坏,肛门皮肤无瘢痕,括约肌无损伤,故无功能障碍,应重视女孩直肠会阴瘘的手术治疗,切忌瘘管切开和挂线。

# 第三节　H形手术

【概述】　女婴患肛前脓肿时,若肛门和阴道间皮肤坏死或错误切开肛门前庭瘘时则成肛门前缺损(图55-13)。女婴肛门前缺损形成6～10个月大便成形后方可行修补手术。此术式创伤大,并发症多,已较少应用。

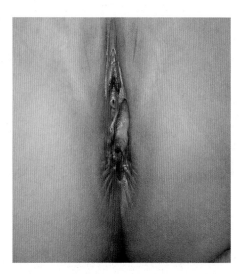

图55-13　肛门前缺损

【适应证】　直肠会阴瘘,且瘘口较大,肛门前缺损,瘘管内口位于肛门括约肌以上肛隐窝处的患儿。

【禁忌证】　反复感染、腹泻、年龄<6个月。

【术前准备】　同经直肠修补术。

【麻醉及体位】　骶管和静脉基础麻醉,截石位。

【手术步骤】

1. 在肛门与阴道口之间,缺损瘢痕的两侧和皮肤交界处,作两条纵向切口,在两切口中央作一条横切口,使三条切口连成H形(图55-14)。

2. 由H形切口的两侧向深部分离,分离出阴道后壁及直肠前壁后,再分向中心,使阴道后壁与直肠前壁分开(图55-15,图55-16)。

3. 向两侧用电刺激找出会阴中心体的两侧断端,用4-0号丝线结节缝合会阴中心体2～3针,再结节缝合直肠与阴道之间各层软组织(图55-17)。

4. 纵行缝合肛门与阴道之间的皮肤,使肛门和阴道口保持适当距离(图55-18)。

5. 缝合阴唇后联合和肛门前半圈的皮肤和黏膜,形成新的会阴,在肛门前皮肤缝合处作张力缝合,防止皮肤切口裂开(图55-19,图55-20)。

【术中注意事项】　分离阴道后壁和直肠前壁时,防止损伤直肠,应以示指作引导。关闭切口时要注意不留无效腔。

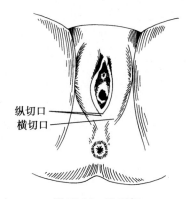

图55-14　H形切

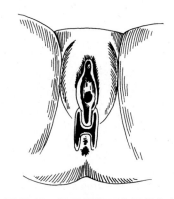

图55-15　沿H形切口向深部分离

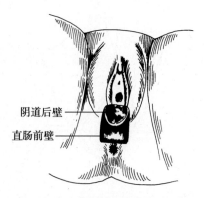

图55-16　分离阴道后壁和直肠前壁

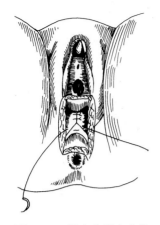

图 55-17　缝合会阴中心体

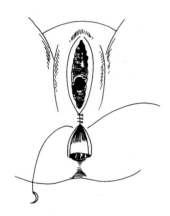

图 55-18　纵行缝合皮肤

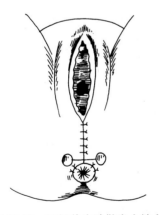

图 55-19　肛门前皮肤做张力缝合

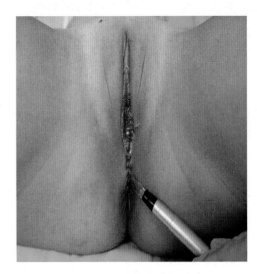

图 55-20　瘘管根治会阴成形

后天性直肠前庭瘘尚无确切发病率的统计,总体上亚洲国家较西方国家多见。先天性肛门直肠畸形在我国的发生率是 2.81/万,约 2/3 是合并瘘口的低位无肛。后天性直肠前庭瘘在病因学上现仍存在先天形成和后天获得两种观点的争论,但无论是先天形成或后天获得,病理改变以及治疗和预后是相同的。目前,后天性直肠前庭瘘的手术方法主要有经直肠和经会阴瘘口修补术两种,两种方法的手术成功率均达到了 94% 左右。

(张欣　沈伟)

**【术后处理】**　同经直肠修补术。

**【手术并发症】**　切口感染、瘘复发,若切口感染,应拆除感染处缝线,定时清洁冲洗,多数切口能二期愈合,如手术失败,需二次手术修补。

**【述评】**　此术式虽然创伤较大,但对过大瘘口、多发瘘、伴会阴体裂伤仍为最佳术式,该术式瘘管切除彻底,并可同时修复会阴体及外括约肌,重新恢复患儿会阴外观及生理功能。

## 参 考 文 献

1. 李春雨,张有生.实用肛门手术学.沈阳:辽宁科学技术出版社,2005.250.
2. 王果,李振东.小儿外科手术学.北京:人民卫生出版社,2000.628.
3. 李正,王慧贞,吉世俊.实用小儿外科学.北京:人民卫生出版社,2001.1218.
4. 吉士俊,王伟,李正.小儿外科手术图谱.北京:人民卫生出版社,2006.271.
5. 汤绍涛,李龙,童强松.小儿肛肠外科临床关键技术.武汉:华中科技大学出版社,2014.429.
6. 张金哲.小儿肛瘘的病因病理的研究.中华小儿外科杂志,1988,9(2):111.
7. 韦勇杰,归奕飞.直肠修补术治疗后天性直肠前庭瘘 11 例.结直肠肛门外科,2006,12(5):313-314.
8. 张欣,胡占领,张学军.经直肠手术治疗儿童后天性直肠前庭瘘疗效分析.中国肛肠病杂志,2005,25(8):19.
9. 赖晓峰,陈永田.女孩直肠会阴瘘及会阴缺损的外科处理.结直肠肛门外科,2006,12(4),228-230.

10. 张轶男,张中喜,陈亚军.后天性直肠前庭瘘术式的选择.中原医刊,2004,31(17):32-33.

11. 张轶男,张中喜.经会阴治疗后天性直肠前庭瘘.医药论坛杂志,2010,31(15):138-139.

12. 陈亚军,张轶男,张中喜.切开和挂线治疗后天性直肠前庭瘘的严重后果及处理.中华小儿外科杂志,2005,26(3):122-124.

# 第56章　肛管直肠狭窄手术

肛管直肠狭窄是指肛门、肛管、直肠腔道出现狭窄致使肠内容物通过困难,出现排粪障碍、便条变细、里急后重、腹胀坠痛的疾病。

肛管直肠狭窄可分为:

1. 按狭窄部位分类　①肛门肛管狭窄;②直肠狭窄。

2. 按狭窄程度分类

(1) 轻度狭窄:病变累及肛门和肛管的一部分,肛门直径为1.5～2.0cm,但示指尚可通过肛管。

(2) 中度狭窄:病变累及肛门和肛管半周,肛门直径为1.0～1.5cm,示指不能通过肛管。

(3) 重度狭窄:病变累及肛门和肛管全周,肛门直径在1.0cm以下,小指不能进入肛管。

3. 按狭窄的形态分类(图56-1)。

(1) 管状狭窄:狭窄构成一圈成管状,直肠纵径大于2cm,较少见。

(2) 环形狭窄:直肠腔由周围向内缩小,呈一环形,直肠纵径小于2cm,较多见。

(3) 线状狭窄:狭窄位置表浅或仅累及肛管直肠的一部分,呈半环形,不构成环状,较多见。

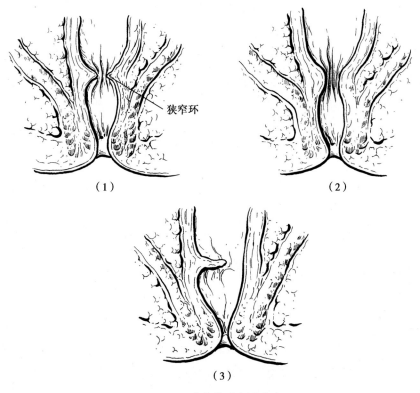

**图56-1　狭窄的形态及分类**
(1)管状狭窄;(2)环状狭窄;(3)线状狭窄

# 第一节 肛管狭窄扩肛术

【适应证】 适于肛门或肛管轻度狭窄、肛管半环形或环形狭窄。

【术前准备】 术前排净大小便。

【麻醉】 不需要麻醉。

【体位】 膝胸位或截右位。

【手术步骤】

1. 肛管及皮肤常规消毒后,用手指扩肛,术者右手示指戴上手套,涂上少许润滑剂,缓缓伸入肛内,以患者觉痛能忍耐为度,每次扩肛3~5分钟。

2. 初次进入头节,逐次进入中节、末节而无痛苦、无阻碍即可。

3. 开始每天扩肛1次,3~5天后改每周1~3次,以后间隔时间逐渐延长,直至狭窄消失,排便正常,肛内可纳入2示指为宜,一般持续6~8周。

4. 用两叶或三叶肛门镜定期扩肛。第一周隔日一次,第二周隔两日一次,第三周每周两次,第四周每周一次,至能轻松容纳2指为度。

5. 用肛管扩张器定期扩肛,先由6号开始隔日一次,直至能轻松插入12号为止。无效者可改狭窄环切开术。

【术中注意事项】

1. 无麻醉扩肛若使患者猛然喊痛即视为"暴力",故不可勉强,应耐心、轻柔。

2. 示指插入肛内前先轻轻按揉肛门四周。

3. 术中应缓慢扩张狭窄的肛门或肛管,以免损伤肛管皮肤形成溃疡。

4. 间断扩肛时,应将肛门镜或扩肛器逐渐增粗,直至肛内能纳入2指为止。

【术后处理】

1. 一般不需要特殊处理。

2. 如有肛管皮肤撕裂,可便后硝矾洗剂熏洗,常规换药。

3. 保持大便通畅。

# 第二节 肛管狭窄切开术

【概述】 直接切开肛管瘢痕来松解肛管是目前国内外通行的治疗肛管狭窄方法之一,但过去的切口位置多选择在后正中,笔者根据瘢痕的分布情况,选择5点或7点,可以避免伤及肛尾韧带。对瘢痕过重的狭窄,通过增加切口来弥补一个切口松解效果不好的缺陷。

【适应证】 轻、中度瘢痕性肛管狭窄。

【禁忌证】 癌性肛管狭窄、瘘性肛管狭窄。

【术前准备】 将大便排空或清洁灌肠一次,肛门局部清洗干净。

【麻醉】 局部麻醉或骶管麻醉。

【体位】 截石位或侧卧位。

【手术步骤】

1. 选择截石位5点或7点肛缘,做一向外放射状的梭形切口,长度2.5~3cm,剪除切口内皮肤。将切口向肛内延伸,达齿状线上0.5cm处(图56-2)。

2. 切断切口内肛管瘢痕环、部分内括约肌和外括约肌皮下部,以能顺利纳入3~4指为宜(图56-3)。结扎切口内活动性出血点。

3. 对于瘢痕过重,应在截石位12点同时切开肛管,并向肛缘外延伸1~2cm,切口深度以切断瘢痕组织为宜。

4. 切口处有外痔和肛乳头增生应予以切除或结扎。

【术中注意事项】

1. 肛缘外的梭形切口要窄,形状成柳叶样,与肛缘成垂直状。

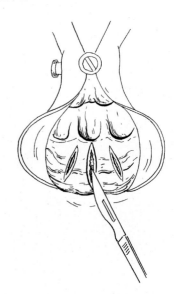

**图 56-2 放射状切口**

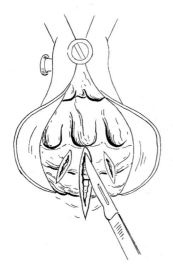

图 56-3　切开狭窄底部的肌层并延长切口

2. 肛管切口是手术的关键,太浅手术效果差,太深易导致肛门失禁,以麻醉状态下能纳入 3～4 指为宜。

3. 避免采用各种电切(包括激光)设备来切开肛门。

【术后处理】

1. 便后中药坐浴,局部涂药膏,切口内放油纱条。

2. 自术后第 7 日开始,每日用示指或喇叭口肛门镜扩肛,每次 5 分钟。术后第 3 周起,隔日扩肛一次,持续 3～4 周。

【述评】　本方法操作简便,疗效确切,是目前治疗瘢痕性肛管狭窄最主要的方法,但术后要坚持扩肛,患者有一定痛苦。另外在确定切口的数量,切口的深度等关键问题时,需要一定临床经验。

# 第三节　肛管狭窄纵切横缝术

【概述】　纵切横缝手术通过纵切来松解瘢痕狭窄和痉挛的括约肌,同时通过横缝来有效地扩大肛管内径,是治疗轻、中度肛管狭窄的常用方法。

【适应证】　轻、中度瘢痕性肛管狭窄。

【禁忌证】　癌性肛管狭窄、瘘性肛管狭窄。

【术前准备】

1. 查血、尿、便常规,出凝血时间,肛周备皮。

2. 少渣饮食 2 天,术晨禁食。

3. 术前 2 日口服肠道抗生素,如甲硝唑及诺氟沙星等。

4. 术前日晚 20% 甘露醇 250ml 加水至 750～1000ml 口服,或术晨清洁灌肠,解净大小便。

【麻醉】　骶管麻醉或腰麻。

【体位】　截石位或侧卧位。

【手术步骤】

1. 切开选择截石位 6 点处切开肛管,切口上端至齿状线上 0.5cm,下端至肛缘外 1cm,纵行切开切口内的瘢痕组织,打开狭窄环,并切开部分内括约肌和外括约肌皮下部。充分松解狭窄环,使肛管能容纳 4 指。

2. 潜行分离切口止血,修剪切口两侧皮缘,使切口成菱形。用剪刀潜行分离切口边缘皮肤及黏膜约 0.5～2cm(图 56-4),以减轻张力。

3. 横行全层缝合用大圆针 4 号丝线从切口上端进针,通过基底部由切口下端出针,拉拢丝线两端结扎,使纵向切口变为横形,对位间断缝合 5～7 针(图 56-5)。

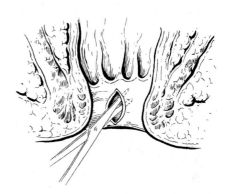

图 56-4　潜行分离切口边缘

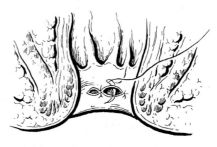

图 56-5　横行对位缝合切口

4. 减张切口若张力较大,可在切口下方 2cm 处作一弧形减张切口,以减少纵切横缝的张力(图 56-6)。

5. 予止血海绵压迫伤口,凡士林纱条填充肛门,无菌纱布外敷,胶布加压固定。

【术中注意事项】

1. 防止出血在切除狭窄部位瘢痕前,应先用血

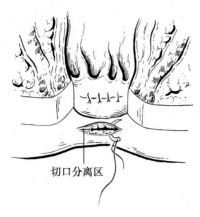

图 56-6 肛缘外减张切口

管钳分别钳夹切口的两侧,用细线缝扎。松解狭窄后,应充分止血。

# 第四节 肛管狭窄 Y-V 皮瓣成形术

【概述】 肛管狭窄 Y-V 皮瓣成形术是治疗医源性肛管狭窄最常用的方法之一,由于瘢痕松解后有皮瓣插入,减少了术后瘢痕挛缩导致再狭窄的可能,较之其他手术,可显著减少术后并发症的发生。

【适应证】 中重度瘢痕肛管狭窄。

【禁忌证】 癌性肛管狭窄、瘘性肛管狭窄。

【术前准备】

1. 血、尿、便常规,出凝血时间,肛周备皮。

2. 少渣饮食 2 天,术晨禁食。

3. 术前二日口服肠道抗生素,如甲硝唑及诺氟沙星等。

4. 术前日晚 20% 甘露醇 25ml 加水至 750～1000ml 口服,术晨清洁灌肠,解净大小便。

【麻醉】 骶管麻醉或腰麻。

【体位】 截石位或侧卧位。

【手术步骤】

1. 碘伏肛周常规操作,苯扎溴铵肛管和齿状线上痔区无菌操作 3 次,然后用干棉球两个填塞直肠腔。

2. 在 6 点位纵行切开狭窄瘢痕环至皮下层,前端进入肛管至齿状线,尾端分叉呈 Y 形(图 56-7)。

3. 分离并切除切口周围瘢痕组织并切开一部分内括约肌,以指扩肛使能伸入两指(图 56-8)。

4. 游离 V 形皮片,将皮片尖端拉入肛管至齿状线附近,与切口前端对合,并用 2-0 肠线缝合,使 Y

2. 充分游离切口下皮肤及黏膜,以防缝合后张力太大,致使切口裂开。

3. 减张游离切缘应在直肠黏膜下 1～2cm 处,以利于切口愈合。避免因张力过大而致术后伤口愈合不佳或肛管上皮缺损导致瘢痕再生而致肛门狭窄。

【术后处理】

1. 进半流质饮食两天,第 3 天开始正常饮食。

2. 术后及时给予有效抗生素。

3. 口服润肠药,以利通便。

4. 每日大便后坐浴、换药。

5. 术后第 7 天拆线,后隔日扩肛 1 次,持续 3 周。

【述评】 纵切横缝手术是治疗肛管狭窄、肛裂和混合痔常用的方法。

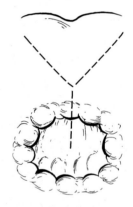

图 56-7 肛后正中作 Y 形切口并切除瘢痕

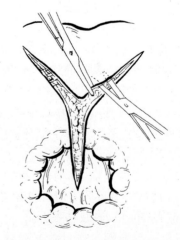

图 56-8 游离 V 形皮瓣,切断部分括约肌

形切口成为 V 形切口,将肛管扩大,丝线间断缝合黏膜及皮肤,同理处理 12 点(图 56-9)。

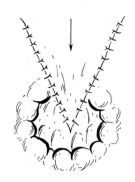

**图 56-9　缝合皮瓣使 Y 形切口变成 V 形切口**

5. 若肛门严重狭窄,可在前位做同样手术,但不宜切断括约肌(图 56-10)。

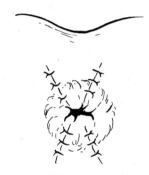

**图 56-10　严重狭窄可在前位做同样手术**

6. 乙醇棉球消毒,予止血海绵压迫伤口,凡士林纱条填充肛门,无菌纱布外敷,胶布加压固定。

【术中注意事项】

1. Y 形尾端分叉应位于瘢痕组织与正常皮肤交界处,这样可以尽可能地减少分离后的皮片张力。

2. 皮片尖端与切口前端对合缝合时应挂入少许括约肌达到固定皮片的作用。

3. 皮片尖端的角度应位于 45°~60°,角度过大可导致皮片张力过大两侧不易缝合,以致皮片开裂,角度过小导致重塑肛管失败,皮片坏死,且顶端形成"猫耳"。

4. 皮片长度应不小于 2.5cm,也是起到减少张力的作用。

5. 预防术后并发症,手术中全过程操作要轻柔细致,不要强行牵拉,以免术后引起肛门疼痛而诱发排尿困难或尿潴留。

【术后处理】　术后患者大便后用中药坐浴,按肛门缝合伤口护理换药,常规应用抗生素,根据皮片张力情况 7~10 天间断拆线。

【述评】　应用 Y-V 皮瓣成形术治疗肛门狭窄,手术操作简便、安全、创伤小。但术后应注意皮瓣感染和坏死。此外,尚有"Z"形和"S"形皮片肛管成形术、带蒂皮瓣移植术、"V-Y"形肛管成形术等,因用上述式多能治愈,故不常用。但狭窄合并严重皮肤损伤者可用。

# 第五节　直肠狭窄内切开术

【适应证】　适用直肠下部的管状狭窄和环形狭窄。

【术前准备】

1. 肛门周围备皮。

2. 少渣饮食 2 天,术晨禁食。

3. 术晨解净大小便。

【麻醉】　简化骶管麻醉。

【体位】　俯卧位或截石位。

【手术步骤】

1. 常规消毒后,以示指探查直肠狭窄的部位及程度。

2. 在肛门镜直视下或以指引导,以电刀或窄刀在直肠后中线纵行切开狭窄瘢痕,使狭窄完全松弛(图 56-11)。

3. 以指扩张使直肠腔扩大,压迫或结扎止血,将包绕凡士林纱布的粗胶管插入直肠,置于伤口内(图 56-12)。

【术后处理】

1. 术后 24~48 小时取出胶管。

2. 半流食 3 天,然后改普食。

3. 便后硝矾洗剂熏洗,常规换药。

4. 保持大便通畅,适当服用润肠通便药物。

5. 术后定期扩肛,直至排便正常为止。

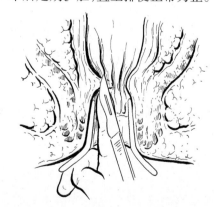

**图 56-11　在直肠后正中线纵行切开狭窄瘢痕**

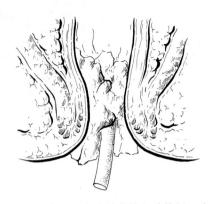

**图 56-12 裹以凡士林纱布的粗胶管插入直肠**

# 第六节 直肠狭窄挂线术

【概述】 在瘢痕环的一点或多点通过胶线的勒割来慢性切断瘢痕,使狭窄环松开的挂线术,可以有效治疗中-重度直肠狭窄,是目前直肠狭窄最常用的治疗方法。

【适应证】 半环状、环状瘢痕性直肠狭窄和小于 3cm 管状直肠狭窄。

【禁忌证】 癌性直肠狭窄、大于 3cm 管状直肠狭窄。

【术前准备】 术前禁食,清洁灌肠。

【麻醉】 骶管麻醉或腰麻。

【体位】 截石位或侧卧位。

【手术步骤】

1. 肛内消毒三遍后,以示指探查直肠狭窄的部位及程度,常规扩肛。

2. 在瘢痕狭窄处,用球头探针从狭窄部下缘穿入,穿过基底部,从狭窄部上缘拉出探针,挂以橡皮筋,退出探针将橡皮筋引入拉出(图 56-13,图 56-14)。

3. 对轻度狭窄者只在狭窄明显处作挂线,对中

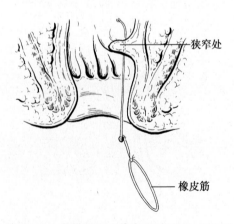

狭窄处

橡皮筋

**图 56-13 探针穿进狭窄基底部并引入橡皮筋**

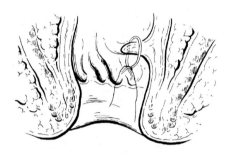

**图 56-14 将橡皮筋拉紧钳下结扎**

度狭窄则在截石位 3、9 点作双根挂线,对重度狭窄须在 3、6、9 点处挂线三根(图 56-15)。

4. 检查无出血,用纱布包裹乳胶管,用丝线适度结扎三道固定纱布,放置直肠腔,纱布对应狭窄处,乳胶管露出肛门外约 5cm,48 小时后取出。

【术中注意事项】

1. 术前扩肛很重要,麻醉后用指扩或喇叭口肛门镜扩肛,扩肛后应可以通过 1~2 指,否则挂线无法操作。

2. 用止血钳从瘢痕环基底穿过是手术的关键,如果瘢痕环基底瘢痕过重,切忌粗暴,防止穿破直肠或损伤直肠黏膜出血。应慢慢钝性分离,在穿出黏膜时,应用手指在肠腔作引导。

【术后处理】 术后每日坐浴,用油纱条纳肛。观察橡皮筋的松紧脱落程度,若 7~9 天橡皮筋仍未脱落,可考虑做紧线处理。橡胶条脱落后,隔日扩张直肠 1 次,持续 2~3 周。

【述评】 挂线法是传统中医方法,利用其慢性切割作用可以用来治疗肛瘘、肛周脓肿和肛裂等疾病。用挂线法来治疗直肠狭窄的优点是疗效确切,不出血,痛苦小等优点。

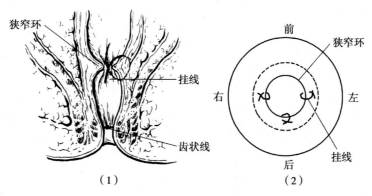

图 56-15　直肠狭窄挂线术

# 第七节　直肠狭窄瘢痕切除术

【适应证】　直肠下段环形狭窄和 3cm 左右的管状狭窄。

【术前准备】　口服肠道抗生素 2～3 天,术前清洁灌肠。

【麻醉】　简化骶管麻醉。

【体位】　截石位或折刀位。

【手术步骤】

1. 常规消毒会阴部皮肤、肛管及直肠下段,铺无菌巾。行指诊摸清狭窄部位及形态。

2. 用肛门拉钩牵开肛门,显露狭窄肠段(图 56-16)。

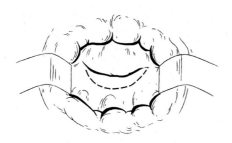

图 56-16　显露直肠环形瘢痕

3. 用两把止血钳钳夹瘢痕组织,于两钳间在狭窄后正中做纵向切口,切开瘢痕,扩张肠腔,然后环形切除瘢痕(图 56-17),可同时切除直肠纵肌。

4. 将切口上缘黏膜适当游离 0.5～1.0cm,用 0 号肠线横行缝合。为防止出血过多,边切边缝(图 56-18)。

5. 将外包绕凡士林纱条的粗胶管放入狭窄切开处。外用纱布压迫,丁字带固定。

【术中注意事项】

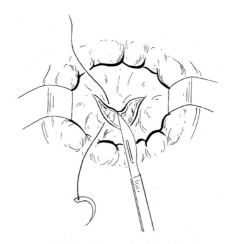

图 56-17　做环形切口切除瘢痕

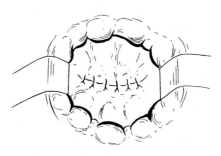

图 56-18　横行缝合切口

1. 术中切除狭窄瘢痕时,应彻底止血。

2. 瘢痕组织要彻底切除,不能残留,以免复发。

【术后处理】

1. 术后 24～48 小时拔除粗胶管。

2. 术后 1 周开始间断扩肛,以防止伤口愈合后再次形成狭窄。

## 第八节 直肠狭窄后部切开术

【适应证】 直肠腹膜返折以上的管状狭窄和环状狭窄。

【术前准备】

1. 血、尿、便常规,出血及凝血时间,肛周备皮。

2. 少渣饮食两天,术晨禁食。

3. 术前两日口服肠道抗生素,如甲硝唑及诺氟沙星等。

4. 术前日晚 20% 甘露醇 250ml 加水至 750 ~ 1000ml 口服,术晨清洁灌肠,解净大小便。

【麻醉】 简化骶管麻醉(腰俞麻醉)。

【体位】 折刀位。

【手术步骤】

1. 在骶尾部中线由骶骨下端到后部肛缘上方 2.5cm 处开一纵切口。

2. 切开皮肤、皮下组织和筋膜,切除尾骨,结扎骶中动脉,切开肛提肌,显露直肠后壁,游离直肠两侧组织(图 56-19)。

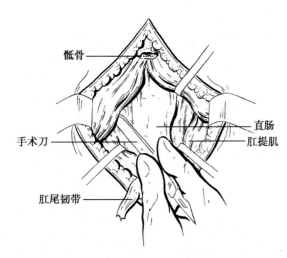

**图 56-19 切开肛提肌游离直肠**

3. 另用扩张器插入直肠,通过狭窄部,在直肠后壁作纵切口,完全切开狭窄部到上下健康肠壁(图 56-20)。

4. 取出扩张器,向两侧牵开伤口,切除狭窄瘢痕(图 56-21)。将直肠壁分层横行缝合,但不包括黏膜(图 56-22)。将橡皮管卷以凡士林纱布,伸入狭窄部上方。再逐层缝合筋膜和皮肤,并放一橡皮膜引流。

【术后处理】

1. 橡皮膜引流术后 24 小时取出,直肠内纱布卷术后 5 日取出。

2. 术后少渣饮食,控制排便 4 ~ 5 天,应用抗生素控制感染。

3. 术后 7 天拆线。

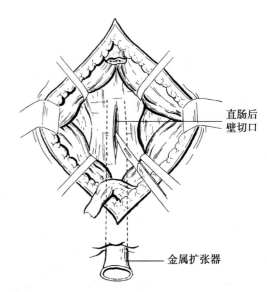

**图 56-20 纵行切开直肠后壁**

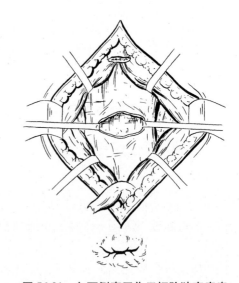

**图 56-21 向两侧牵开伤口切除狭窄瘢痕**

722

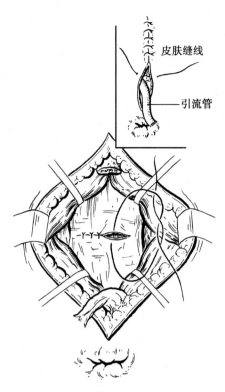

图 56-22　横行缝合直肠后壁

# 第九节　直肠狭窄纵切横缝术

【适应证】　直肠腹膜返折以下的管状狭窄。

【术前准备】

1. 血、尿、便常规,出血和凝血时间,肛周备皮。

2. 少渣饮食 2 日,术晨禁食。

3. 术前两日口服肠道抗生素,如甲硝唑及诺氟沙星等。

4. 术前日晚 20% 甘露醇 250ml 加水至 750 ~ 1000ml 口服,术晨清洁灌肠,解净大小便。

【麻醉】　简化骶管麻醉。

【体位】　折刀位。

【手术步骤】

1. 常规消毒臀部及会阴部皮肤,铺无菌巾单。

2. 在臀部正中线,肛后缘距肛门 2.5cm 处,做后正中切口至尾骨。

3. 血管钳钝性分离至肛尾韧带,并游离韧带(图 56-23)。

4. 切断肛尾韧带,狭窄位置高时必要时可切除尾骨或骶骨下段(图 56-24)。

5. 钝性分离直肠后间隙,显露直肠,游离瘢痕狭窄管部,上下各 2.5cm,勿损伤前列腺或阴道(图 56-25)。

6. 将金属扩张器由肛门插入直肠,通过狭窄部再在直肠后壁做纵向切口,切开狭窄环(图 56-26)。

7. 用剪刀充分分离狭窄后肠壁下的直肠黏膜下层,使黏膜得以松解(图 56-27)。

8. 取出金属扩张器,将切口向两侧牵拉成为横切口(图 56-28)。

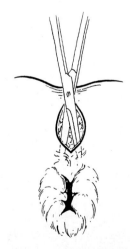

图 56-23　游离肛尾韧带

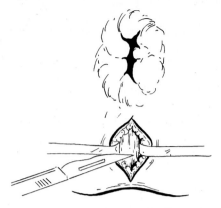

图 56-24　切断肛尾韧带

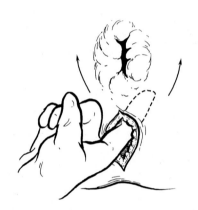

图 56-25　游离直肠狭窄部

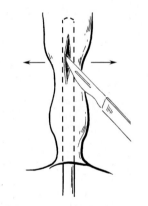

图 56-26　纵行切开狭窄环

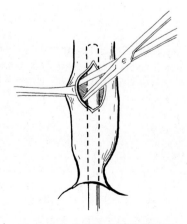

图 56-27　分离狭窄部黏膜下层

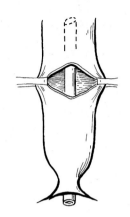

图 56-28　切口向两侧牵开

9. 4 号丝线横行间断缝合直肠黏膜切口,先缝肌层,再缝肠壁(图 56-29)。

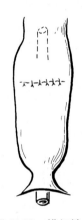

图 56-29　横行缝合

10. 0 号丝线间断缝合肛尾韧带,用丝线缝合皮肤,上部放置一引流条。切口重新消毒,覆盖无药纱布包扎。

【术中注意事项】

1. 术中严格无菌操作,以防术后切口感染。

2. 游离直肠后间隙时要注意勿损伤尾骨附近的骶中动脉。

3. 缝合各层时最好不在同一平面,使高低错开。

4. 肠壁纵向切口不要太长,以免横行缝合时张力太大,使切口裂开。

【术后处理】

1. 禁食 3 天,半流食 2 天,然后改普食。

2. 24 小时后拔除引流皮片,3 ~ 5 天后拔除直肠内胶管。

3. 卧床休息,补充液体量,应用抗生素 5 ~ 7 天。

4. 控制排便,术后 5 ~ 7 天排便为好,术后第 5 天开始服润肠通便药物,保持大便通畅。

5. 便后常规换药,保持切口干燥,术后 7 天拆线。

此外,尚有直肠高位重度狭窄、结肠吻合口狭窄、直肠狭窄合并严重感染或有窦道者,须经腹手术,或行结肠造口术(详见经腹手术),先天性和肿瘤引起的肛门直肠狭窄在有关章节论述。手术结果示指能顺利通过肛管和直肠下部,即视为正常。

**（李春雨）**

## 参 考 文 献

1. 李春雨. 肛肠病学. 北京:高等教育出版社,2013. 221-222.
2. 李春雨,汪建平. 北京:人民卫生出版社,2013. 251-253.
3. 李春雨,张有生. 实用肛门手术学. 沈阳:辽宁科技出版社,2005. 206-210.
4. 张有生,李春雨. 实用肛肠外科学. 北京:人民军医出版社,2009. 268-270.
5. Shawki S,Costedio M. Anal fissure and stenosis. Gastroenterol Clin North Am. 2013,42(4):729-58.
6. Reissman P,Nogueras JJ,Wexner SD. Management of obliterating stricture after coloanal anastomosis. Surg Endosc,1997,11(4):385-386.
7. Kato K,Saito T,Matsuda M,et al. Successful treatment of a rectal anastomotic stenosis by transanal endoscopic microsurgery(TEM) using the contact Nd:YAG laser. Surg Endosc,1997,11(5):485-7.
8. 胡阶林. V-Y 皮瓣肛管整形术治疗重度肛门狭窄. 中国肛肠杂志,1985,3:14.
9. 董耀林,刘克霞,李国栋. 痔术后肛管直肠狭窄的治疗. 中国中西医结合外科杂志,1998,4(1):42.
10. 吴凤,胡占岭. 肛管纵切横缝加 Y-V 皮瓣成形治疗肛管狭窄. 中国肛肠病杂志,2006,26(6):54.

# 第57章 肛门失禁手术

肛门失禁是指肛门不能随意控制大便和气体排出,粪便常流出肛外,污染衣裤的疾病。肛门失禁是各种原因引起的临床症状,是肛肠外科手术后最严重的并发症之一。

肛门失禁可分为:

(1)完全失禁:肛门完全不能控制排粪,干便、稀便和气体都不能控制。

(2)不完全失禁:肛门能控制干便,但不能控制稀便和气体。

(3)感觉性失禁:是指因肛管皮肤缺损或肛管感受器损伤等引起的失禁,常不自觉地有少量稀便、黏液和气体排出污染内裤。

手术是治疗肛门失禁的最好方法。手术的目的是修补肛门括约肌,重建肛门直肠角,修补盆底,移植肛管和肛门周围皮肤恢复感觉。

## 第一节 肛门环缩术

【适应证】 适用于肛门括约肌松弛,肛门不完全失禁。

【手术步骤】 同第43章直肠脱垂中肛门环缩术。

【术中注意事项】 同第43章直肠脱垂中肛门环缩术。

## 第二节 肛门紧缩术

【适应证】 适于括约肌松弛,肛门不完全失禁,无瘢痕者。

【手术步骤】 同第43章直肠脱垂中肛门紧缩术。

【术中注意事项】 同第43章直肠脱垂中肛门紧缩术。

## 第三节 肛门括约肌修补术

【概述】 这种手术是将括约肌断端由瘢痕组织分离,再将两端缝合,使肛管缩窄和加长,从而达到治疗的目的。

### 一、端对端缝合术

【适应证】 外伤或痔瘘手术等所致肛门括约肌损伤的肛门完全失禁,但括约肌收缩力尚好者。

【禁忌证】

1. 损伤的肛门括约肌已萎缩或纤维化,术中难以寻找或难以修补者。

2. 外伤后局部伤口未痊愈者。

【术前准备】

1. 检查肛门收缩功能,探明括约肌断端位置。

2. 若伤口有感染,应在感染控制后6~12个月内修补,以免肌肉萎缩。

3. 术前3天进半流食,术前1天进流食,术晨禁食。

4. 术前晚及术晨各清洁灌肠一次。

5. 术前3日起口服抗生素卡那霉素1g,甲硝唑

0.4g,每日 3 次。

6. 肛周皮肤剃毛。

【麻醉】　简化骶管麻醉或双阻滞麻醉。

【体位】　截石位或俯卧位。

【手术步骤】

1. 常规消毒后,行指诊判断肛管直肠环是否完整,括约肌断端位置,并用甲紫画一标记。

2. 以括约肌附近瘢痕组织为中心,在括约肌断裂瘢痕外侧做一半圆切口(图 57-1)。为避免术后切口感染,切口应远离肛门。

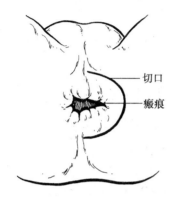

图 57-1　以瘢痕为中心做半圆形切口

3. 切开皮肤和皮下组织,将皮瓣连同瘢痕组织向肛门侧翻开。显露肛门括约肌,寻找其断端,将内、外括约肌的两断端由周围瘢痕组织分离,并切除括约肌两断端之间的瘢痕组织(图 57-2)。保留断端上的部分结缔组织,使缝合时不易撕裂肌纤维。

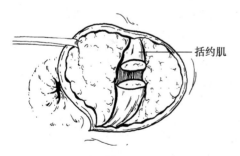

图 57-2　翻起皮瓣,显露瘢痕组织

4. 用两把组织钳夹住内、外括约肌的断端,交叉试拉括约肌的活动度及松紧度,合适后将直径 1.5cm 处圆筒肛门镜塞入肛内。再试拉括约肌(图 57-3)。

5. 用丝线或肠线端对端褥式缝合内括约肌瘢痕组织断端,用重叠褥式缝线固定外括约肌瘢痕组织断端,使肛门可伸入示指(图 57-4)。若损伤过

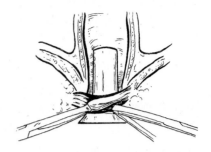

图 57-3　交叉试拉括约肌的松紧度

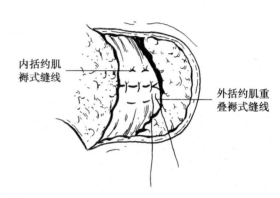

内括约肌褥式缝线　　外括约肌重叠褥式缝线

图 57-4　褥式缝合修补括约肌

大,可分期手术,此时尽量拉近两括约肌断端,固定于软组织上,3 个月以后视失禁情况决定是否再次手术。

6. 用丝线间断缝合皮下及皮肤切口,切口内置引流管(图 57-5)。外用塔形纱布压迫,丁字带固定。

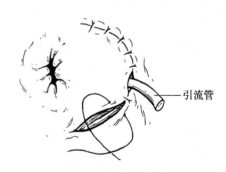

引流管

图 57-5　缝合皮肤切口

【术中注意事项】

1. 为了避免术后创口感染,切口可远离肛门。

2. 分离括约肌断端时,注意勿损伤肛管壁。

3. 肛门括约肌断端的瘢痕组织应予保留,断端游离后应有适当的活动度及松紧度。

4. 缝合括约肌断端,缝线不宜过多和太紧,以免引起肌肉断端坏死和感染。

5. 重建肛门皮肤时,缝合务必确切,以防形成

727

肛瘘。

6. 缝合皮肤时,可开放伤口下部,以利引流。

【术后处理】

1. 术后流食 2 天,后改半流食 3 天,逐渐给少渣饮食。

2. 给予静脉补液内加抗生素,3 ～ 5 天,防止感染。

3. 术后 36 ～ 48 小时内拔除引流条。

4. 可继续给肠道抗生素。

5. 控制大便 5 天可以大便。予润肠通便药物,协助排便。

6. 排便后每日坐浴 2 次,换药 2 次,保持局部清洁。

7. 7 天后间断拆线,10 天内拆完。

8. 出院前做直肠指诊。如肌肉拉拢过紧,而有肛门狭窄者,每周用手指扩张 2 ～ 3 次。

## 二、环切横缝术

【适应证】

1. 肛管由窄小瘢痕形成一条深沟造成的失禁。

2. 肛管直肠环完整的不完全失禁。

【术前准备】

1. 肛门周围皮肤剃毛。

2. 术前 2 天应用的肠道抗生素。

3. 术前 1 天晚及术前 2 小时用温生理盐水 500 ～ 800ml 各洗肠一次,解净大小便。

4. 术前 2 天进少量半流食,手术前晚及术晨禁食。

【麻醉】 简化骶管麻醉或双阻滞麻醉。

【体位】 截石位。

【手术步骤】

1. 常规消毒后,铺无菌巾单。于肛缘瘢痕外侧做一"＞"形切口(图 57-6)。

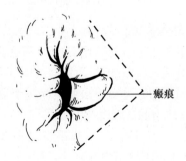

图 57-6 瘢痕外侧"＞"形切口

2. 切开皮肤及皮下组织,直至瘢痕基底部,切口深度应与瘢痕窄沟等深。将"＞"形皮瓣向内游离至齿状线,提起被游离的三角皮瓣,使伤口与原切口方向垂直。于底部横行缝合深部组织 2 ～ 3 针,闭合"＞"形切口,以消除缺损(图 57-7)。

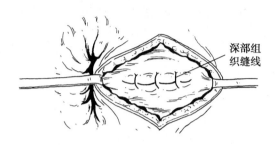

图 57-7 切开深部组织横行缝合

3. 将提起的游离皮瓣于肛管内做修剪,使肛管的切口对合,横行间断缝合皮肤切口(图 57-8)。

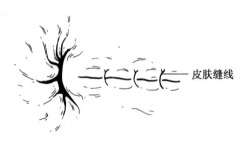

图 57-8 横行缝合皮肤切口

4. 肛内放置凡士林条,外用塔形纱布压迫,丁字带固定。

【术中注意事项】

1. 严格无菌操作,游离"＞"形皮瓣时,要将瘢痕深沟处上皮一并游离,以利闭合"＞"形切口。

2. 手术切口深度要与瘢痕深沟等深。

3. 修剪皮瓣时,切口应对合整齐,缝合时不能遗留无效腔,以免感染。

4. 如无明显出血,可不缝合,以消除瘢痕深沟或缺损。

【术后处理】

1. 术后半流食 3 天,然后改普食。

2. 抗感染,应用抗生素 5 ～ 7 天,术后当酌情选用止痛药。

3. 控制大便 3 ～ 4 天,便后坐浴,常规换药,保持切口干燥。

4. 橡皮膜引流,术后 7 天拆线。

5. 术后 2 周开始做提肛运动。

# 第四节　直肠阴道隔修补术(会阴缝合术)

【概述】　将阴道后壁与直肠前壁分离,找到括约肌断端后缝合,再缝合肛提肌、阴道黏膜和会阴部皮肤,使括约肌恢复正常功能的一种手术方法,又称会阴缝合术。

【适应证】　分娩或外伤所致的陈旧性会阴Ⅲ度撕裂造成的肛门不完全失禁。应在分娩 6 个月后做这种手术。

【术前准备】

1. 肛周及阴部皮肤剃毛。

2. 口服卡那霉素或甲硝唑 3 天。

3. 术前晚及术晨用温生理盐水 500～800ml 各灌肠一次,解净大小便。

4. 1∶5000 高锰酸钾溶液冲洗阴道,每天 1 次,连续冲洗 3 天。

5. 避开经前或经期。

6. 无渣软食 2 天,术前 1 天为流质,术晨禁食。

【麻醉】　简化骶管麻醉或双阻滞麻醉。

【体位】　截石位。

【手术步骤】

1. 充分暴露手术野,用氯己定棉球分别塞入肠道及阴道,沿裂缘上方弧形切开阴道后壁黏膜(图57-9)。切口两端正在括约肌断端收缩时在皮肤显示凹陷的外侧。

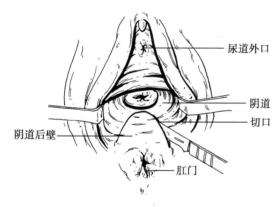

图 57-9　阴道后壁弧形切口

2. 切开阴道黏膜,向下潜行将阴道后壁黏膜与直肠前壁分开,并向下翻转、暴露、寻找外括约肌断端,最后显露两侧肛提肌断缘(图57-10)。

3. 用剪刀或止血钳继续游离外括约肌及肛提肌的断端。再从裂缘切口分离直肠黏膜下层,使直肠阴道隔分离,用丝线重叠缝合 3～4 针(图57-11)。但不宜过紧,以免肛门狭窄。

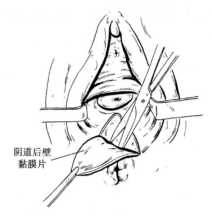

图 57-10　分离阴道黏膜,并向下翻转

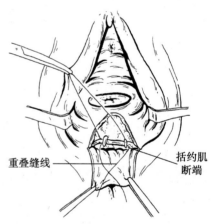

图 57-11　游离括约肌断端重叠缝合

4. 示指伸入肛管,检查括约肌缝合是否足够紧,如不够紧再缝合较多肌纤维。然后在中线缝合耻骨直肠肌,加强括约肌(图57-12)。

5. 复回黏膜片,使黏膜片由于缝合括约肌成为突出皱褶,做成会阴体,以免生成狭窄。

6. 消毒阴道,修整切除多余阴道黏膜,丝线间断缝合阴道黏膜切口(图57-13)。取出肠腔、阴道内棉球,外用敷料包扎,丁字带固定。

【术中注意事项】

1. 分离直肠阴道隔时,手法要轻巧,不能损伤直肠阴道壁,以减少感染机会。

2. 缝合括约肌和肛提肌时,术者示指放入肛内,应以肛门能通过示指末节为度,不宜过紧,否则造成肛门狭窄。

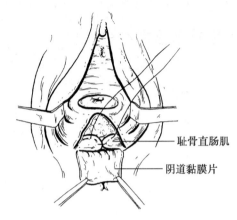

图 57-12　缝合耻骨直肠肌

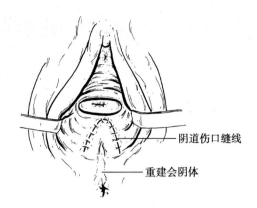

图 57-13　缝合阴道伤口

【术后处理】

1. 卧床休息,平卧位。

2. 留置导尿至拆线。

3. 余同括约肌修补术。

# 第五节　肛门后方盆底修补术

【概述】　Parks 于 1971 年设计这种手术,折叠缝合两侧肛提肌和耻骨直肠肌,增强肛门直肠角,加长肛管。因此,又称肛门后方直肠固定术。

【适应证】　适于自发性失禁,扩张术后引起的失禁和直肠脱垂手术固定后仍有失禁。

【术前准备】　同肛门括约肌修补术。

【麻醉】　简化骶管麻醉或双阻滞麻醉。

【体位】　折刀位或截石位。

【手术步骤】

1. 常规消毒后,在距肛门后缘约 6cm 处,向肛门两侧做倒 V 形皮肤切口(图 57-14)。

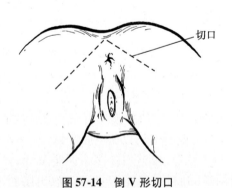

图 57-14　倒 V 形切口

2. 将皮肤和皮下脂肪组织由外括约肌的后部纤维分离,并将皮肤向前翻转,显露和确认内外括约肌间沟(图 57-15)。

3. 在外括约肌和内括约肌之间分离,将内括约肌由外括约肌分离,并将外括约肌牵向后方(图 57-16)。

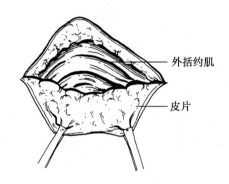

图 57-15　牵开皮片向前方翻转

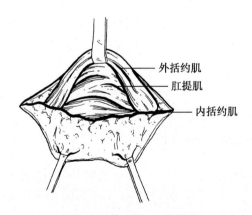

图 57-16　分离内、外括约肌

4. 向前牵开肛管和内括约肌,向上分离到耻骨直肠肌和肛提肌上缘,显露直肠后壁及两侧约 2/3 周的肠壁(图 57-17)。

5. 两侧肛提肌穿入缝线,牵紧缝线将两侧肌内由后向前间断缝合两层,使盆底修补(图 57-18)。

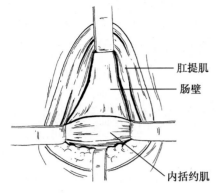

图 57-17　显露直肠后壁

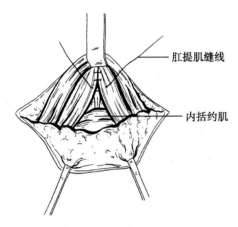

图 57-18　缝合肛提肌，修补盆底

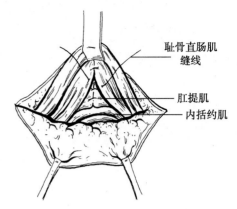

图 57-19　折叠缝合耻骨直肠肌

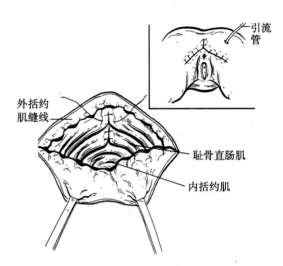

图 57-20　折叠缝合外括约肌

6. 折叠缝合耻骨直肠肌，使肌肉缩短，肛管直肠角前移，恢复正常角度（图 57-19）。折叠缝合外括约肌（图 57-20）。

7. 创面用抗生素溶液洗净后，皮下置引流管，缝合皮下组织、皮肤。

【术中注意事项】

1. 沿肛门内、外括约肌间沟分离可避免出血。

2. 分离肛提肌、耻骨直肠肌不要损伤肠壁。

3. 骶前筋膜不要切开，防止骶前大出血。

【术后处理】

1. 术后应用缓泻剂、坐浴等方式促进排便，指导患者正常排便，应避免长时期用力排便。

2. 保持创面清洁。排便后及时坐浴、换药。

3. 余同肛门括约肌修补术。

# 第六节　肛门括约肌折叠术

【概述】　肛门括约肌折叠术已有 100 余年历史，多在肛门前方作折叠手术，将肛门前括约肌折叠，以加强括约肌张力，缩紧肛门的一种手术方法。

## 一、肛门前方括约肌折叠术

【适应证】　肛门括约肌松弛及肛门完全失禁。

【术前准备】　同肛门括约肌修补术。

【麻醉】　简化骶管麻醉或双阻滞麻醉。

【体位】　截石位。

【手术步骤】

1. 常规消毒后，铺无菌巾单。在肛门前方距肛门缘 1～2cm 处做一半圆形切口。

2. 切开皮肤和皮下组织，游离皮片并将其向后翻转覆盖肛门。向深处分离，显露外括约肌，可见其由肛门两侧向前向内行向会阴体，在两侧外括约肌和内括约肌间可见一三角形间隙（图 57-21）。

3. 用丝线间断折叠缝合内、外括约肌，闭合原三角间隙，缩紧肛管（图 57-22）。

4. 复回皮片，间断缝合皮下和皮肤，外用无菌

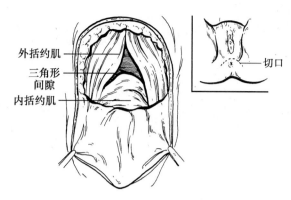

图 57-21　两侧外括约肌和内括约肌间三角形间隙

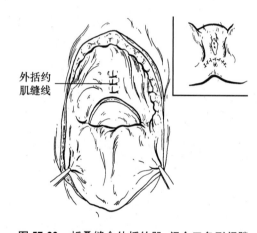

图 57-22　折叠缝合外括约肌，闭合三角形间隙

纱布压迫，丁字带固定。

【术中注意事项】

1. 缝合肌肉时要缝合肌膜，少缝合肌纤维，以免肌肉坏死引起肛管狭窄。

2. 严格无菌原则，及时更换手套，以防污染切口。

【术后处理】　同括约肌修补术。

## 二、经阴道外括约肌折叠术

【适应证】　适于肛门括约肌松弛的女性患者。

【术前准备】　同会阴缝合术。

【麻醉】　简化骶管麻醉或双阻滞麻醉。

【体位】　截石位。

【手术步骤】

1. 在阴道黏膜下组织内注入 1：20 万肾上腺素生理盐水溶液。

2. 经阴道后缘黏膜与皮肤交界处作长 4～5cm 横切口（图 57-23）。

3. 提起阴道后壁黏膜，向上锐性分离阴道后

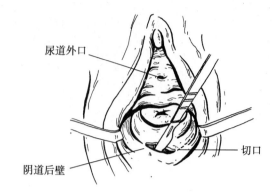

图 57-23　阴道后壁横切口

壁，显露外括约肌前部。将外括约肌向前方牵起，判断其松弛程度（图 57-24）。

4. 将肛门括约肌及直肠阴道隔提起，用丝线折叠缝合，使括约肌紧缩。缝合时进针不宜过深，避免穿透直肠阴道隔（图 57-25）。

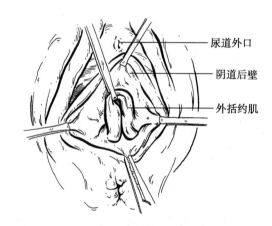

图 57-24　经阴道显露、折叠外括约肌

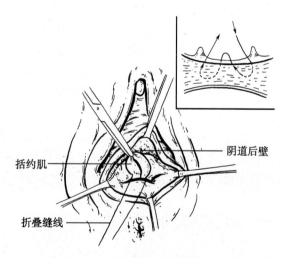

图 57-25　折叠缝合括约肌

5. 在伤口上方缝合肛提肌（图 57-26），最后缝合阴道后壁（图 57-27）。

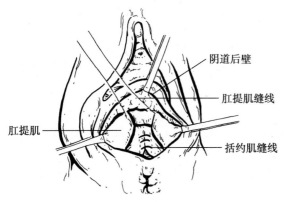

图 57-26　缝合肛提肌

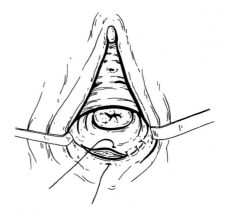

图 57-27　缝合阴道后壁伤口

【术中注意事项】

1. 做切口前,可于阴道黏膜下注射肾上腺素生理盐水,既便于分离,又减少渗血。

2. 切口应在阴道内,在正常组织内分离和缝合括约肌,可减少感染。

3. 缝合括约肌时,进针不宜过深,避免穿透直肠阴道隔。

4. 折叠缝合括约肌时,亦应只缝肌膜,少缝肌纤维。

5. 折叠后肛管应能通过示指末节为宜。

【术后处理】　同会阴缝合术。

# 第七节　肛门括约肌成形术

【概述】　肛门括约肌成形术是将肌肉或筋膜移植于肛管周围,代替或加强括约肌功能的一种手术方法。

## 一、股薄肌移植括约肌成形术

国外 1952 年 Pickrell 最先报道应用此术式治疗先天性畸形所致大便失禁。1959 年,张庆荣将此术式应用于直肠癌腹会阴直肠切除,会阴人工肛门的括约肌重建手术。1982 年,张庆荣报道 57 例成年人失禁中,优等 24 例,良好 25 例,较好 5 例,无效 3 例。

【股薄肌解剖】　股薄肌是大腿内侧的浅表长肌,起于耻骨弓上缘和耻骨结节下缘,垂直向下成圆形肌腱,经股骨内侧髁后下方,向前绕过胫骨内髁成为扁腱,附着在胫骨内髁下方的胫骨内侧面(图 57-28)。其血供来自股动脉,第 2～第 4 腰神经支配,神经血管束由股薄肌上 1/3 进入肌肉,手术时切勿损伤。

【适应证】

1. 括约肌完全破坏和无功能部分超过 1/3～1/2的病例。

2. 先天性无括约肌。

3. 肛门括约肌缺损或功能严重障碍造成肛门

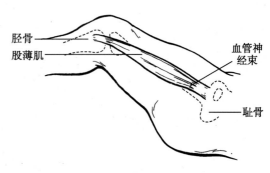

图 57-28　股薄肌起点和止点

失禁者。

4. 括约肌损伤无法修补或多次修补失败者。

5. 长期直肠脱垂或肛管极度松弛造成的失禁。

6. 肛门完全性失禁。

7. 年龄在 5 岁以上小儿。

【术前准备】

1. 术前全面了解肛门失禁的程度,术前行钡灌肠、排粪造影、肛肠测压、肌电图检查。

2. 选股薄肌较发达的一侧,于术前在内收大腿,弯曲小腿状态下用甲紫绘画出该肌走向。

3. 术前其他准备同肛门括约肌修补术。

【麻醉】　连续硬膜外麻醉。

【体位】　先取仰卧、双下肢外展位,后改截石位。

**【手术步骤】**（以左侧大腿为例）

1. 先取仰卧、双下肢外展位，分别于左侧大腿内侧上 1/4 隆起处（上切口）、膝关节内上方（中切口）、胫骨粗隆内下方（下切口），做 3 个纵向切口（切口长度 4～5cm）。经上切口，切开皮肤和皮下组织，在内收长肌内侧显露股薄肌，切开股薄肌筋膜，以手指和血管钳将肌肉游离，以纱条牵引之（图 57-29）。

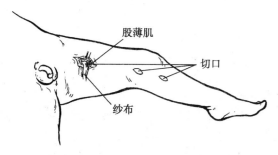

**图 57-29 股部上、中、下三处皮肤切口**

2. 经中切口在缝匠肌后方找到肌薄肌，以血管钳挑动肌腱，可见上切口之股薄肌移动。用示指钝性分离上、中切口之间的股薄肌。牵开胫骨结节下方的切口，显露扁平的股薄肌腱，并游离肌束，将肌腱由骨膜切断，将已完全游离的股薄肌全部由上切口拉出，用盐水纱布包裹，以备移植，关闭中、下两切口（图 57-30）。

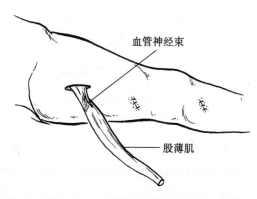

**图 57-30 从上切口牵出游离的股薄肌，缝合中、下切口**

3. 改截石位，于右耻骨结节处，肛门前、后正中线分别距肛门 2cm 处，各做纵切口长约 3cm。并用血管钳和示指经切口在括约肌间沟以上绕肛管钝性分离一周，再从肛门前正中切口绕皮下分别与右耻骨切口和左大腿上 1/4 伤口钝性分离相交通，形成一与股薄肌粗细相当的隧道（图 57-31）。

4. 绕肛门前正中切口，将股薄肌断端拉入隧道，沿隧道环绕肛管一周，于前方交叉后，到达右耻骨结节切口引出。改仰卧位，使两下肢伸直，使股薄

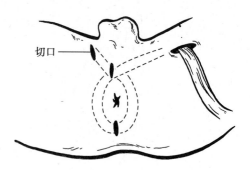

**图 57-31 右耻骨结节，肛门前后正中切口及隧道**

肌完全松弛，牵紧肌腱，确定肛管紧度，一般伸入指尖即可。将其断端固定于耻骨结节骨膜上，一般固定 2～4 针（图 57-32）。

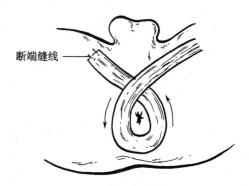

**图 57-32 缝合固定断端**

5. 缝合所有皮肤切口，肛门后正中切口可放置橡皮引流条（图 57-33）无菌纱布压迫，丁字带固定。

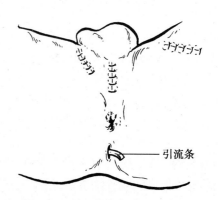

**图 57-33 缝合皮肤切口，放置引流条**

**【术中注意事项】**

1. 术前、术中严格无菌操作，以防因感染使手术失败。

2. 游离股薄肌时，应注意避开大隐静脉，并保持股薄肌运动和营养的神经血管束，以免影响运动功能。

3. 患者矮小肥胖、肌腱较短者，可将肌腱固定于坐骨结节和肛提肌上，这时不做耻骨结节下切口，

而在对侧坐骨结节处做一切口。该切口与前方切口做一隧道,将肌腱通过隧道拉出,并将肌腱末端分为两半,一半固定于坐骨结节,另一半固定于肛提肌。

【术后处理】

1. 术后卧床 1 周。术后继续给无渣流质饮食数日,直至伤口愈合为止,改为普食。

2. 全身应用抗生素 7 天,以预防切口感染。

3. 术后 36～48 小时拔除橡皮引流,及时更换敷料,保持各伤口清洁干燥。

4. 控制排便 1 周,训练定时排粪。

5. 术后 2 周开始股薄肌活动训练。有排粪感时内收两侧大腿,手压下腹部,躯干弯向前方,增强排粪反射。外展小腿可使肛门紧缩,内收大腿和弯曲躯干可使肛门松弛。

6. 术后 2 周肛管指诊,若有狭窄可行扩肛,但应循序渐进,以示指末节能通过即可。

7. 术后 6 周或手术的同时,找出支配股薄肌神经的主干,将电板片固定在神经束上,神经刺激器置于第五肋骨下方皮下,术后用体外磁控开关有节奏地打开刺激器,使肌肉收缩,防止肌肉萎缩,以增强远期疗效——即带蒂股薄肌移植电刺激股薄肌神经术。

## 二、臀大肌移植括约肌成形术

1902 年,Chotwood 首次报道用两条臀大肌片治疗肛门失禁。臀大肌是一大的、有张力的肌肉,其下缘靠近肛门,容易移植。因此,如括约肌的神经损伤,臀大肌可代替其功能。

【适应证】　术前准备、麻醉均同股薄肌移植肛门成形术。

【麻醉】　连续硬膜外麻醉或双阻滞麻醉。

【体位】　折刀位。

【手术步骤】

1. 在尾骨与坐骨结节之间臀部两侧各做一斜切口约 5cm(图 57-34)。

2. 切开皮肤及皮下组织,显露臀大肌,将两侧

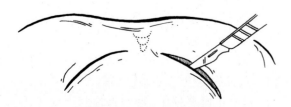

图 57-34　臀部两侧斜切口

臀大肌内缘游离成一条宽约 3cm 肌束,勿损伤神经(图 57-35)。

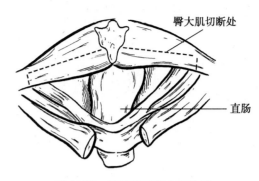

图 57-35　做带蒂的臀大肌肌瓣

3. 围绕肛管在肛门前方和后方做皮下隧道,并由臀部切口和肛门外弯切口之间做成隧道(图 57-36)。

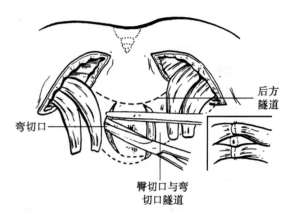

图 57-36　围绕肛管做皮下隧道

4. 将左右两侧下部肌肉断端通过隧道牵向会阴,并将两断端重叠缝合。上部肌肉断端牵向后方,围绕肛管重叠缝合(图 57-37)。

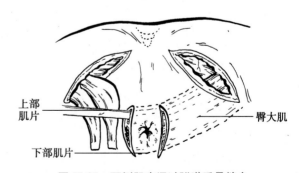

图 57-37　两侧肌肉通过隧道重叠缝合

5. 切除伤口瘢痕后间断缝合皮肤,置橡皮条引流,乙醇消毒纱布覆盖(图 57-38)。

【术中注意事项】

1. 游离臀大肌时,注意勿损伤神经,以免肌肉坏死。

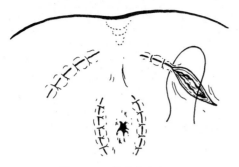

图 57-38 缝合各部切口

2. 分离直肠前方时,注意勿损伤尿道。

3. 为使肌瓣无张力地环绕直肠一周,预先设计好肌瓣所需长度。

4. 彻底止血,防止创口感染。

【术后处理】

1. 手术 2 周后训练肛门括约肌功能,不宜过早。

2. 同余薄肌移植括约肌成形术。

# 第八节 S形皮片肛管成形术

1959 年,Forguson 用这种手术治疗痔环切畸形,以后用于治疗肛门失禁。

【适应证】 适用于因肛门皮肤完全缺损和黏膜外翻所致的感觉性肛门失禁。

【术前准备】 同肛门括约肌修补术。

【麻醉】 简化骶管麻醉或双阻滞麻醉。

【体位】 截石位。

【手术步骤】

1. 沿黏膜与皮肤连接处环形切开,将黏膜和瘢痕组织由下方括约肌分离,向上到齿状线上方,显露内括约肌,切断黏膜并将瘢痕组织切除(图 57-39)。

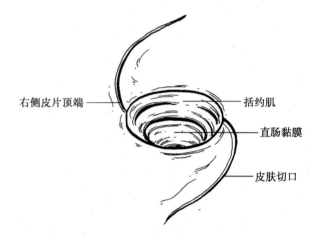

图 57-40 以肛门为中心作 S 形切口

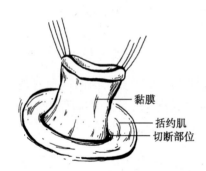

图 57-39 切除脱垂的直肠黏膜

2. 肛门为中心做 S 形切口,在肛门两侧做成两个皮片,皮片底在肛门两侧相对,其底宽应与其深高度相等。皮片厚薄度一致并带有少量脂肪(图 57-40)。

3. 将一侧皮片顶部牵向肛管前方,一侧牵向后方,与直肠黏膜缝合。两侧皮片移植后,皮片边缘在肛管前后中线上有自然对合,缝合数针,从而使肛管完全由皮肤遮盖(图 57-41)。

4. 两侧皮片与黏膜缝合完毕后,取皮切口可以完全缝合,有时一部分开放(图 57-42)。

【术中注意事项】

1. 皮片缝合后应无张力,必要时可做一个小切

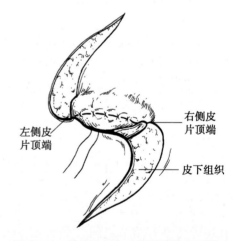

图 57-41 转移皮瓣与直肠黏膜及肌层缝合

口以减张。

2. 反切除多余直肠黏膜,而皮片与其断缘缝合时应包括直肠层。

3. 设计 S 形切口作两个皮片时,皮片底在肛门两侧相对,其底宽应与其高度相等。

4. 术中止血要仔细,特别是皮片下应无渗血,防止血肿形成。

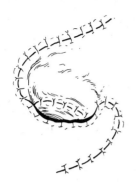

图57-42　缝合皮肤切口

5. 缝合形成后的肛管应通过示指末节。

【术后处理】　同肛管括约肌修补术。

【述评】　尚有很多术式,根据不同的病因和病情,选择相适应的术式,非常重要。但任何手术的成败、与围术期的处理密切相关。如术前控制饮食。机械性肠道准备,术中无菌操作要严格,保护手术区不受肠道和阴道分泌物污染、严密止血、缝合张力不宜过大、彻底切除瘢痕组织、以利切口愈合。术后控制饮食,输液5~6天、并加抗生素。给予止泻剂、控制稀便,会阴修补术时要留置导尿管5~6天、伤口消毒、预防感染也是手术成功的关键。愈合牢固后,坚持肛门括约肌功能锻炼、每日练习缩肛运动数十次。术后能控制软便,稀便常不能控,可视为效果良好,不能完全恢复正常。

（李春雨）

参 考 文 献

1. 李春雨.肛肠病学.北京:高等教育出版社,2013.126-128.
2. 张庆荣.肛门直肠结肠外科.北京:人民卫生出版社,1980. 215,219.
3. 李春雨,汪建平.肛肠外科手术技巧.北京:人民卫生出版社,2013.264-268.
4. 张有生,李春雨.实用肛肠外科学.北京:人民军医出版社,2009.276-280.
5. 王果,潘少川,周蓉儿.小儿外科手术图谱.郑州:河南科学技术出版社,1994.243-247.
6. 李春雨,张有生.实用肛门手术学.辽宁科学技术出版社,2005.
7. 喻德洪,刘彦.产伤性肛门失禁的诊断.中国实用外科杂志,1993,13(8):57-59.
8. 刘连杰,喻德洪.肛门失禁的诊断和治疗.中华普通外科杂志,2000,15(11):691-692.
9. Vaizey CJ, Kamm MA, Nicholls RJ. Recent advances in the surgical treatment of faecal incontinence. Br J Surg,1998,85(5):596-603.
10. Sangwan YP, Coller JA, Schoetz DJ Jr, et al. Relationship between manometric anal waves and fecal incontinence. Dis Colon Rectum,1995,38(4):370-374.
11. Sentovich SM[1], Blatchford GJ, Rivela LJ, Lin K, et al. Diagnosing anal sphincter injury with transanal ultrasound and manometry. Dis Colon Rectum,1997,40(12):1430-1434.
12. Christiansen J. Modern surgical treatment of anal incontinence. Ann Med,1998,30(3):273-277.

# 第九节　带蒂股薄肌移植电刺激股薄肌神经术

由于单纯的股薄肌移植括约肌成形术的远期疗效较差,术后4年约30%的患者仍有肛门不完全失禁,其原因是股薄肌的进行性萎缩,故使该术式的应用有减少趋势。带蒂股薄肌移植,电刺激股薄肌神经术是近年来的新手术,为动力性肌薄肌成形术,即在行股薄肌移植括约肌成形术的同时,找出支配股薄肌神经主干,将电极片用4-0不吸收缝线固定在神经束上,神经刺激器置于第5肋下方的皮下,神经刺激器与电极片的电源导线通过胸腹的皮下隧道相连接,术后用体外磁控开关有节奏地打开刺激器,使肌肉收缩,防止肌肉萎缩,以增强远期疗效。

【适应证】

1. 神经性肛门失禁,其他方法处理失败或有禁忌证者。

2. 肛管、直肠发育不全。

3. 早期直肠癌患者行腹会阴联合切除,术后无局部复发及远处转移,需原位肛门重建者。

【禁忌证】

1. 股薄肌及其支配神经受损或有病变者,如硬皮病等。

2. 肿瘤远处转移或盆腔复发者。

3. 会阴部脓肿或克罗恩病患者。

4. 装有心脏起搏器者。

【术前准备】

1. 向患者讲清手术的性质及失败的可能性,并讲解刺激器及磁控开关的用法,让患者有足够的思想准备。

2. 选择电极放置部位,电极刺激器开关埋于肋骨下缘的皮下,女性患者注意不要与胸罩摩擦,位置选定后做标记。肛门切除需重建原位肛门者,造口位置也应在术前选定好,并做好标记。

3. 肠道准备同直肠癌手术。

【麻醉及体位】 全麻或持续硬膜外麻醉。体位采用加有 Allen 脚蹬的 Lioyd Davis 体位(图57-43)。消毒范围包括会阴、腹股沟及大腿。如造口在右腹部者,选用左侧股薄肌,股薄肌是大腿内侧最表浅的肌肉,起于耻骨联合和耻骨,向下经过股骨内上髁后下方止于股骨内侧。该肌近端宽,远端扁平(图57-44)。该体位使患者会阴部悬吊,离开手术床。尾骶部用枕头垫好,肩部亦应垫好,防止患者移动,该体位的优点是术中不变换体位。否则先采用仰卧位,待大腿的股薄肌取好后,再改为膀胱截石位行会阴部手术。

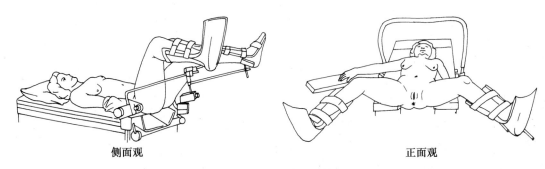

侧面观　　　　　　　　　　　　　正面观

图57-43　Lioyd-Davis 体位

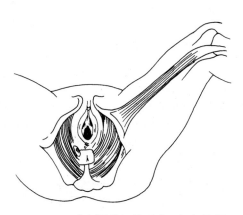

图57-44　左侧股薄肌的形态及解剖位置

【手术步骤】

1. 采用后一种体位者,即先仰卧位,供肌的下肢稍内收及稍弯屈膝关节,摸清股薄肌的位置,在大腿内侧中下段1/3处做3～4cm长的纵切口(第一切口),显露呈带状的股薄肌远端,向上下游离该肌。在膝内上方做4cm长的斜切口(第二切口),找到股薄肌的止点,在止点处将该肌切断,并保持肌腱末端的完整,以备后用。在两切口之间用长弯血管钳做一隧道,将该肌的断端从大腿切口拉出。然后在大腿内上方做6cm长的纵切口(第三切口),并游离股薄肌(图57-45)。向上游离至支配该肌的神经血管束时,注意保护勿损伤该神经血管束。血管蒂通常在股薄肌的中上1/3交界处进入该肌。仔细分离血管蒂及周围组织,血管蒂的上方可找到支配股薄肌的神经末梢支,支配股薄肌的主干在血管蒂近端约3cm,内收长、短肌之间进入该肌(图57-46),用0.5

伏的电极刺激神经可引起肌肉收缩。清理神经连于内收短肌方面的组织,但神经的下面不要分离。在支配内收短肌神经支的远端与股薄肌神经形成末梢支之前为电极片放置点。用4-0号丝线缝合固定,缝时不要损伤神经,缝好后用磁控开关打开刺激器试验,以确保电极放在神经主干上(图57-47)。

2. 股薄肌游离完毕并安装好电极片后,在肛门前后2.0cm各做一切口,在距肛门两侧约3cm做环绕肛门的皮下隧道。然后股薄肌绕肛门一周,并将其肌腱固定在耻骨结节上(详见肛门括约肌成形术)。

3. 在腹股沟韧带中点上方约5cm处做一个约2cm的切口。用长血管钳在皮下做一隧道与大腿上端切口沟通,然后用止血钳夹住与电极片相连的导线头部,轻轻地从腹股沟韧带上方的切口牵出。

4. 在锁骨中线第5肋下缘做一个5cm弧形切口,切口要深至足以埋下刺激器。从腹股沟韧带上方的切口用长套管针在皮下做隧道,从上部切口穿出,拔除套管针,通过套管针将导线从隧道穿至上腹部切口,以备与刺激器相连(图57-48)。

5. 导线连接部分要经过硅胶护套穿出(图57-49),为确定保护套能准确封闭,在护套嵌入前,拧紧刺激器连接部位的4个螺丝,并用无菌生理盐水润滑刺激锥状入口。然后松开连接部的4个螺丝,导线连接头从锥状入口插入刺激器的连接部(注意导线连接接头充分插入刺激器的连接部分非常重要)并用特制的小轮压紧,最后将护套套在刺激器上(图57-50,图57-51)。

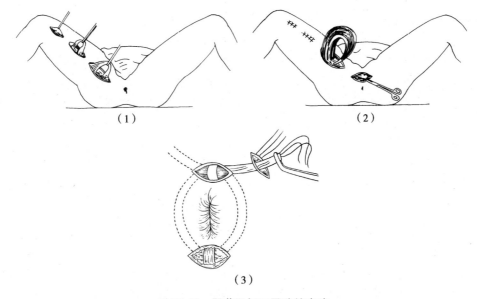

（1）　　　　　　　　　　　　　　　（2）

（3）

**图 57-45　股薄肌切口及移植方法**
（1）切口；（2）分离股薄肌；（3）电极刺激肌肉收缩

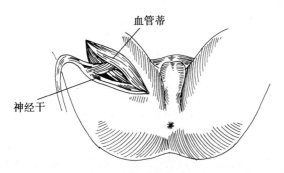

血管蒂

神经干

**图 57-46　分离血管蒂及周围组织，注意保护股薄肌**
**的神经血管束**

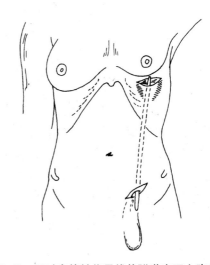

**图 57-48　通过套管针将导线从隧道穿至上腹部切口**

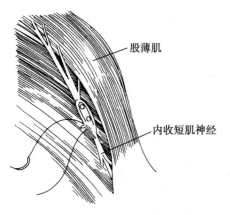

股薄肌

内收短肌神经

**图 57-47　将电极片固定在神经干上**

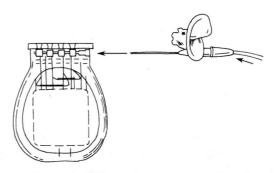

**图 57-49　导线的连接部分要从硅胶护套穿出**

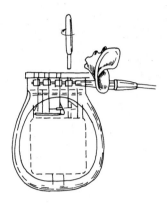

**图 57-50 导线连接头插入刺激器连接部并拧紧**

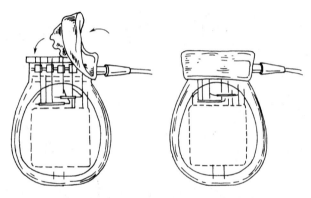

**图 57-51 套上连接部的护套,连接完毕**

6. 刺激器放置在锁骨中线第 5 肋间的组织中,环氧树脂面朝上,多余的导线放在植入体的后面,注意不要打结、皱褶。缝合该处皮下组织和皮肤(图57-52)。

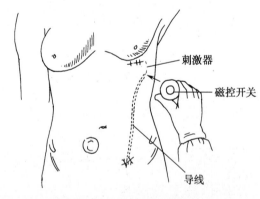

**图 57-52 将刺激器植入体内**

7. 缝合下脚远端两个皮肤切口及腹部皮肤切口后,患者改截石位。距肛门 2cm 的前、后正中线处各做 3cm 的横切口。用长弯血管钳在肛门两侧潜行分离做两个隧道,将股薄肌从大腿根部切口牵出,将股薄肌通过隧道拉至肛门前方切口,围绕肛门一侧到肛门后方,再绕过对侧隧道到肛门前方,在对侧的

坐骨结节处切口牵出。股薄肌围绕肛门一周,拉紧肌腱,紧缩肛门,将肌腱缝合固定于坐骨结节的骨膜上,最后缝合切口。注意固定肌腱时肛门应能通过一示指。手术后通过体外磁控开关来控制刺激器的开关,经常保持对股薄股一定频率及强度的刺激,防止股薄肌萎缩。缝合所有皮肤切口。

【术中注意事项】

1. 术中游离股薄肌时,切勿损伤股薄肌近端的主要神经血管束,这是保证股薄肌成活及手术成功的重要环节。

2. 安置刺激器的电极片时,一定要放在支配股薄肌神经的主干上,而不能放在该神经的分支上,以保证术后整块股薄肌都受到电刺激,防止肌肉萎缩。

3. 刺激器的连接点与导线连接头一定要连接妥当,并将螺丝拧紧,套好硅胶护套。硅胶护套一定要用特制的齿轮压,使护套能有效地起到保护作用,防止刺激器植入体受损。

4. 术中应调整好刺激器植入体的波幅、频率及开启时间和断开时间。

【术后处理】

1. 患者在 3 天内两腿并拢卧床休息,3 天后鼓励活动。如果所有切口均愈合,10 天后开始长期电刺激。刺激器设置和训练方法按以下步骤:

| 时间(周) | 1~2 | 3~4 | 5~6 | 7~8 | >8 |
|---|---|---|---|---|---|
| 波幅(usec) | 210 | 210 | 210 | 210 | 210 |
| 频率(HZ) | 12 | 12 | 12 | 12 | 12 |
| 开启时间(S) | 2 | 2 | 2 | 2 | 2 |
| 断开时间(S) | 6 | 4 | 2 | 1 | 1 |

2. 如已行肠造口者,术后两天造口袋内有气体后即可进流质。如未行肠造口,术后应用深静脉高营养 5~7 天,然后进流质饮食。预防应用抗生素。

3. 术后大便不成形,次数多者,应用收敛止泻剂。

【并发症】

1. 误伤支配股薄肌的神经血管束在分离股薄肌中上 1/3 时,应注意保护,勿损伤神经和血管。

2. 股薄肌萎缩 注意用磁控开关开启刺激器刺激股薄肌,防止该肌萎缩失去控制大便的作用。

【述评】 带蒂股薄肌移植电刺激股薄肌神经术是近几年来开展的一种新式手术。由于不带电刺

激的股薄肌移植术时间长了之后肌肉萎缩,疗效不好,故对该肌的单纯移植逐渐减少。带电刺激的股薄肌移植术,对股薄肌的萎缩有一定的预防作用,从而增强了疗效。但由于此类手术开展不多,时间也不长,刺激器能工作多少年等问题还有待临床进一步验证,并且该仪器昂贵,目前应用不多。

# 第十节　可控式水囊人工肛门植入术

**【适应证】**

1. 先天畸形　高位肛门直肠闭锁。

2. 各种神经源性肛门失禁。

3. 各种重症肛门失禁　肛门括约肌缺如超过半周的创伤性肛门失禁、产伤性肛门失禁、医源性肛门失禁。

4. 直肠癌 Miles 术后会阴原位造口。

5. 各种肛门括约肌修补术、肛门成形术失败,需行永久性结肠造口者。

**【禁忌证】**

1. 潜在感染　肛门周围组织感染未控制、肛门皮肤破溃者。

2. 解剖异常　直肠阴道瘘、直肠阴道隔薄弱、严重会阴下降者。

3. 肛周有广泛性瘢痕者　肛管直肠狭窄者、严重直肠炎者。

4. 恶性肿瘤未根治者　近期盆腔放疗者。

5. 小儿和婴幼儿者　对医用硅胶材料过敏者。

6. 能通过括约肌修补术或肛门成形术治愈的各种肛门失禁者。

**【术前准备】**

1. 让患者及家属了解手术的性质、人工肛门括约肌的构造和使用方法。

人工肛门括约肌主要包括括约带、控制泵、调压囊三个部分。括约带环绕肛管周围,控制泵放置在阴囊或大阴唇皮下,调压囊放置在膀胱前间隙(图 57-53)。整个装置充满液体。正常情况下,调压囊将液体压入括约带,使肛门闭合(图 57-54)。排便时,反复按压控制泵数次,液体自括约带回流到调压囊内,肛门开放。排便结束后数分钟,液体自调压囊自动压入括约带,肛门重新闭合(图 57-55)。

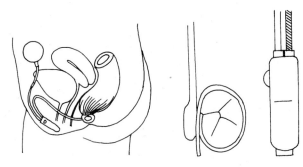

图 57-54　人工肛门括约肌

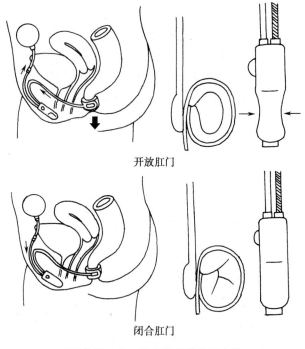

开放肛门

闭合肛门

图 57-55　人工肛门括约肌使用方法

2. 肠道准备。

3. 预防性应用抗生素。

4. 慢性腹泻患者应行结肠造口转流粪便。

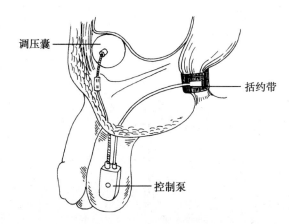

图 57-53　人工肛门括约肌装置

调压囊

括约带

控制泵

741

【麻醉及体位】 全麻。截石位。

【手术步骤】

1. 人工肛门括约肌配件 人工肛门括约肌为可植入性弹性硅胶假体,主要由 3 个配件组成:括约带、控制泵、调压囊(图 57-56)。配件准备(图 57-57):①将配件侵入专用填充液中。用无损伤针头将括约带填满后再抽空,从而排出空气;②将控制泵连接导管的两端均侵入填充液,反复轻轻挤压控制泵使空气完全排出;③用 40ml 左右的填充液使调压囊充满,并排出空气。

2. 植入括约带

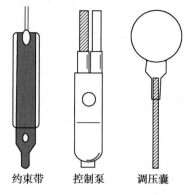

约束带　　　控制泵　　　调压囊

图 57-56　人工肛门括约肌配件

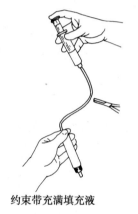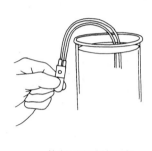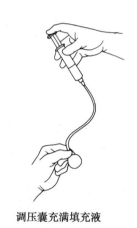

约束带充满填充液　　　　控制泵充满填充液　　　　调压囊充满填充液

图 57-57　人工肛门括约肌配件准备

（1） 肛门周围皮下隧道的分离:距肛缘 2 ~ 3cm,在肛门前方做一个弧形切口或在肛门两侧做垂直切口,切口长 3 ~ 5cm。围绕肛门钝性做皮下隧道(图 57-58)。

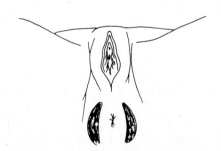

图 57-58　围绕肛门做皮下隧道

（2） 选用合适的括约带:括约带宽度有 2.0cm、2.9cm、3.4cm 三种型号,长度有 9 ~ 14cm 六种型号。标准是:宽度等于分离的肛管长度,长度等于肛管周围皮下隧道的周长。用专用的括约带量尺测量,同时行直肠指诊协助判决(图 57-59,图 57-60)。

（3） 放置括约带:利用量尺作引导,将括约带围绕于肛管周围,并扣好括约带(图 57-61),将括约带两端边缘用专用无损伤针线间断缝合数针。

3. 植入调压囊

（1） 选用合适的调压囊:调压囊有 80 ~ 120cmH$_2$O 压力四种型号。根据括约带大小、患者排便情况进行选择。括约带大、经常排稀便患者,应选用压力较大的调压囊。

（2） 放置调压囊:耻骨上横切口,长 3 ~ 5cm,分开腹直肌,钝性分离,将调压囊放入耻骨后,膀胱前方的陷窝内(图 57-62),注水 55ml 充盈调压囊(图

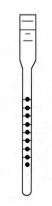

图 57-59　专用括约带量尺

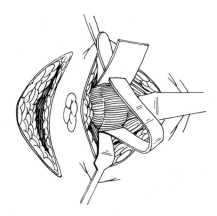

图 57-60 测量所需括约带大小

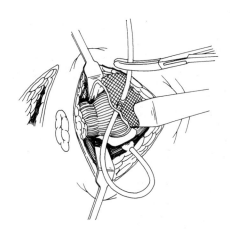

图 57-61 放置括约带

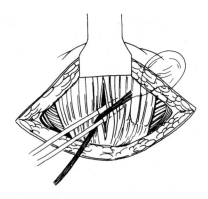

图 57-62 放置调压囊

57-63)。

（3）验证系统：调压囊与括约带通过导管相接（图 57-64），60 秒后括约带充盈增压，术者可通过直肠指诊或肛管测压方法检查肛管压力，从而判断能否理想地控制排便。如果肛管过紧或过松，则需要更换合格的括约带或调压囊。检验结束后，夹闭导管使括约带保持充盈，抽出调压囊内的液体，再注入 40ml 填充液后，夹闭导管。

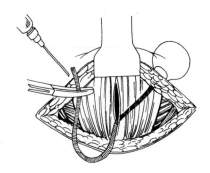

图 57-63 充盈调压囊

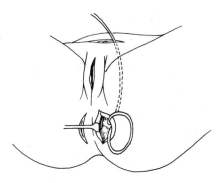

图 57-64 括约带与调压囊通过导管相连，验证人工肛门括约肌系统

4. 植入控制泵 通过耻骨上切口向阴囊或大阴唇钝性分离，形成一个间隙（图 57-65）。将控制泵放入间隙内，注意使控制钮向前，使用时容易操作（图 57-66）。应用专用接头将各个导管连接（图 57-67），按压控制泵上的关闭按钮，使括约带松弛，人工肛门括约肌系统暂时不起作用（图 57-68）。仔细止血，按层次用可吸收缝线仔细缝合切口。一般不放置引流。

【术中注意事项】

1. 肛门前方的弧形切口可有效减少切口张力。肛门两侧垂直切口便于操作，但缝合时张力较大。

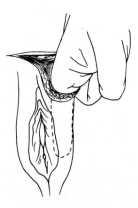

图 57-65 钝性分离

743

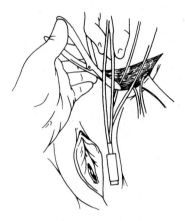

图 57-66 放置控制泵

切口应尽量避开瘢痕组织,如果切口张力大,可局部转移带蒂皮瓣减少张力。可能压迫括约带的瘢痕必须切除,创面也可用带蒂皮瓣填充。

2. 选择括约带的型号相当重要,手术中要经常进行直肠指诊检查肛管压力,要求括约带排空时肛管可完全张开,括约带充盈时肛管可完全闭合。

3. 括约带最佳位置为肛管直肠交界处,不宜过浅。

4. 控制泵可根据患者情况选择植入左侧或右侧。植入左侧时应逆时针放置括约带,植入右侧时应顺时针放置括约带。

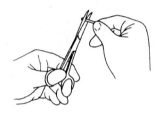 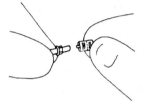 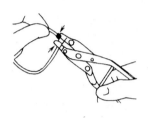

图 57-67 用接头连接各个导管

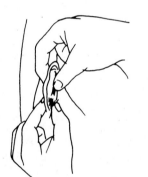 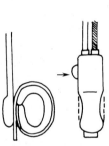 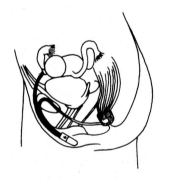

图 57-68 暂时关闭人工肛门括约肌

5. 整个系统均用专用填充液注满,必须排空气泡。必须应用等张、等渗的液体填充。专用填充液X线透视可显影,生理盐水则不能通过透视观察人工肛门括约肌的情况。

6. 避免用普通血管钳夹压人工肛门括约肌假体的任何配件,否则可能造成破坏。

【术后处理】

1. 术后 24 小时内控制泵周围冷敷和压迫,避免血肿。

2. 术后 48 小时内静脉应用抗生素,之后可改为口服抗生素。

3. 未行结肠造口患者禁食 3 天,可应用减少肠蠕动药物。

4. 会阴伤口经常换药。

5. 出院后会阴部应用尿垫,保持干燥,肛门周围避免压迫。

6. 3~6 周后进行随访和肛管直肠功能检查。

7. 6~8 周开始教会患者如何使用人工肛门括约肌。

8. 规律排便后,夜间可关闭人工肛门括约肌。

9. 结肠造口患者术后 3 个月左右可行造口关闭术,造口期间应暂时关闭人工肛门括约肌。

10. 如果人工肛门括约肌系统内液体减少,可自皮下用无损伤针穿刺加液。控制泵下方有加液孔(图 57-69)。

【并发症及其处理】

1. 切口感染 发生率 10% 左右,与植入假体和粪便污染切口有关,一旦感染应立即取出部分或全

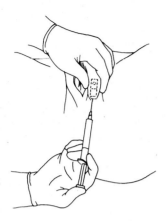

图 57-69　穿刺加液

部假体。

2. 切口裂开　多发生在肛管两侧垂直切口病例,应避免纵切横缝或横切纵缝,避免 Y 形缝合。及时处理便秘,防止过度用力排便。

3. 慢性疼痛　慢性疼痛可由于人工肛门括约肌型号不当或括约带植入深度不够造成,常常需要再次手术,更换括约带。

4. 皮肤破损　多发生在肛门周围,少数发生在

控制泵表面皮肤。与瘢痕压迫、假体过浅有关。皮肤破损后极易发生感染,应及时手术处理。应用皮瓣覆盖效果好,单纯缝合常常失败。

5. 控制泵机械障碍和括约带破裂　为少见并发症,需再次手术。

6. 出口梗阻　主要由于括约带长度不够造成。括约带一般选用 11cm 以上,连接调压囊验证系统时,自调压囊注入括约带的液体应大于 2ml。

7. 排便控制不良　10% 的患者术后控制稀便不佳,可服用止泻药物。

【述评】　人工肛门括约肌植入术是近几年治疗严重肛门失禁的一种新手段,手术时间一般为 60~120 分钟。国内对此手术的开展才刚刚起步,故手术经验积累及远期疗效的观察还远远不够,但该手术简便、安全,而且效果较好,对于重症复杂病例,其效果优于其他方法,值得推广应用。但由于系异物植入,故感染率较高,而且费用昂贵,并有机械故障的报道。但随着手术病例增多,以及手术技能的提高和熟练操作,各种并发症发生率的逐步下降,将会进一步提高治疗效果。

# 第十一节　带蒂臀大肌移植肛门括约肌成形术

【适应证】

1. 肛门失禁不能行肛门括约肌修补术或修补后失败者。

2. 因手术、外伤或疾病致肛门括约肌破坏或松弛造成失禁者。

3. 直肠癌行 Miles 术后会阴部造口者。

【术前准备】　同直肠癌手术。

【麻醉及体位】　硬膜外麻醉。先取左侧或右侧卧位,然后改成截石位。

【手术步骤】

1. 取左侧或右侧卧位,常规做同侧臀部及下肢消毒、铺巾,在同侧坐骨结节上 3cm、股骨大转子下

3cm 的大腿及臀部外侧做"L"形切口(图 57-70)。

2. 切开皮下及筋膜,暴露臀大肌肌腹,分离带蒂臀大肌肌瓣宽约 4cm,连同股外侧肌肌束上半部,以便保持其肌束长度(勿解剖过度,避免损伤坐骨神经等重要神经、血管),并保留其带蒂肌束的神经支配及血供(图 57-71)。

3. 通过同侧坐骨结节部皮肤隧道,将游离的臀大肌肌瓣拉到会阴部(图 57-72),缝合大腿及臀部皮肤切口。

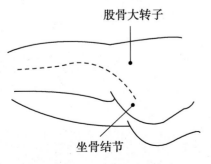

图 57-70　"L"形切口

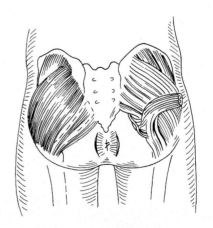

图 57-71　分离带蒂臀大肌肌瓣

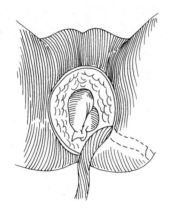

图 57-72　将臀大肌肌瓣拉到会阴部

4. 取截石位,常规冲洗肠腔,距肛门约 2.5cm 在两侧肛旁各做半圆形切口(图 57-73),暴露坐骨结节部滑膜。

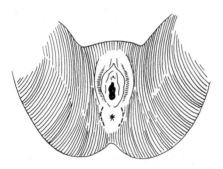

图 57-73　两侧肛旁各做半圆形切口

5. 通过两切口向前至会阴部、向后至尾骨坐骨尖水平做皮下潜行隧道(注意勿戳破直肠肠壁及肛管)。

6. 将带蒂的臀大肌通过皮下隧道,逆时针绕直肠下端肛管一周,并保持一定的紧张度,肛门以通过一示指为宜(图 57-74)。将游离臀大肌肌瓣缝合固定于双侧坐骨结节的滑膜上及残余的肛提肌边缘(图 57-75)。

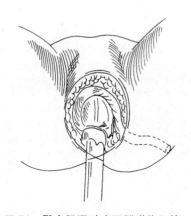

图 57-74　臀大肌通过皮下隧道绕肛管一周

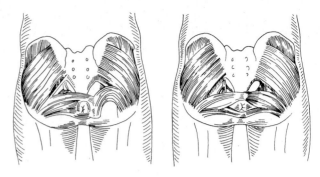

图 57-75　臀大肌移植肛门括约肌成形术

7. 必须放置皮片或半管引流,缝合皮肤。

【术后处理】

1. 同肛门括约肌修补术。

2. 2 周后训练肛门括约肌功能,不宜过早。

【并发症】　主要并发症是创口感染及臀大肌坏死,也是本手术失败的主要原因。

(刘　海)

# 参 考 文 献

1. Bleier JI, Kann BR. Surgical management of fecal incontinence. Gastroenterol Clin North Am,2013,42(4):815-836.

2. Nandivada P, Nagle D. Surgical therapies for fecal incontinence. Curr Opin Gastroenterol,2014,30(1):69-74.

3. Bartolo DC, Paterson HM. Anal incontinence. Best Pract Res Clin Gastroenterol,2009,23(4):505-515.

4. Altomare DF, De Fazio M, Giuliani RT, Catalano G, Cuccia F. Sphincteroplasty for fecal incontinence in the era of sacral nerve modulation. World J Gastroenterol, 2010, 16 (42): 5267-5271.

5. Oom DM, Steensma AB, Zimmerman DD, Schouten WR. Anterior sphincteroplasty for fecal incontinence: is the outcome compromised in patients with associated pelvic floor injury? Dis Colon Rectum,2010,53(2):150-155.

6. Galandiuk S, Roth LA, Greene QJ. Anal incontinence-sphincter ani repair:indications, techniques, outcome. Langenbecks Arch Surg,2009;394(3):425-433.

7. Szeto P, Ambe R, Tehrani A, Cagir B. Full-thickness skin graft anoplasty:novel procedure. Dis Colon Rectum,2012,55(1):109-112.

# 第58章 肛周坏死性筋膜炎手术

## 第一节 概 述

坏死性筋膜炎(necrotizing fasciitis, NF)是一种由多种细菌感染(包括需氧菌和厌氧菌)引起,同时伴有会阴、外生殖器及肛周皮下坏死性筋膜炎症,是极为少见的一种坏死性软组织感染。近年来,会阴及肛周部坏死性筋膜炎的发病率有上升趋势,早期表现不明显,容易延误诊治,而且死亡率高,故临床应予以高度警惕。

临床上主要以皮肤、皮下组织及浅深筋膜的进行性坏死而肌肉正常为特征。任何年龄都可发病,好发于32~57岁,男女之比为1.4:1,但以男性居多。本病特征是:①组织坏死,临床上不能区别的蜂窝织炎、筋膜炎和肌炎;②进展迅速,手术前预示扩展范围难;③缺乏明显的坏死;④全身毒性表现严重;⑤局部不一定有水肿、红斑、大泡、黑点和捻发音;⑥很多患者有全身虚弱疾病。因感染发展,引起感染性休克、脓毒血症,死亡率高达74%。

1883年,Fournier首先报道男性生殖器暴发性蔓延广泛的感染,以后则称为Fournier综合征(富尼埃综合征)。1924年,Melenegy报道β-溶血性链球菌引起的坏死性筋膜炎病例,此后很多作者均有类似报道,但命名相当混乱,包括坏死性丹毒、医院坏疽、Fournier坏疽、急性皮肤坏疽等。1952年,Wilson建议将皮肤、皮下脂肪、浅筋膜和深筋膜的进行性坏疽统称为急性坏死性筋膜炎,这一名称正确地反映此病的病理范围,故目前已被广泛采用。

该病起病急骤,发展迅速、凶险,局部组织广泛坏死,且极易扩展,如不早期诊断而延误治疗,毒素被大量吸收,感染极易发展到会阴部、腹部,危及全身,患者往往死于毒血症、败血症、呼吸衰竭、肾衰竭和多器官功能衰竭。尽管近年来广谱抗生素不断问世,细菌培养及敏感实验技术明显改进,但坏死性筋膜炎的病死率仍高达30%~60%,故提高对本病的认识具有重要的临床意义。

治疗原则:坏死性筋膜炎一经确诊,必须及早进行广泛切开、彻底清创、充分引流、选用敏感抗生素这是治疗的基本原则。早期诊断、尽早手术并加强围术期综合支持治疗是提高治愈率的关键。该病极易出现休克及多脏器受损,应严密监测生命指征的变化,应积极抗休克,并及时纠正酸中毒、低蛋白血症及贫血等。

## 第二节 清创引流术

【适应证】 肛周、会阴部坏死性筋膜炎者。

【禁忌证】 血液病、恶性肿瘤晚期合并的脓肿,只能穿刺抽液然后注入敏感性的抗生素。

【术前准备】

1. 查血常规、出凝血时间、心电图。

2. 会阴及肛周部超声检查。

3. 肛门周围剃毛。

4. 术前排净大小便。

5. 术前留置导尿管。

6. 有条件者可做CT、MRI检查,有利于早期诊断。

【麻醉】 局麻、骶管麻醉或双阻滞麻醉。

【体位】 截石位或患侧卧位。

【手术步骤】

1. 根据患者发病部位分别在肛周或会阴部肿胀明显处行梭形切口,切口大小视肿胀范围大小而定。

2. 切开皮肤、皮下组织,直达脓腔。

3. 用示指伸入脓腔,探查脓腔大小、清除脓汁和坏死组织。如有纤维间隔,轻轻剥开,以确保引流通畅。

4. 用剪刀逐一剔除肛周坏死组织及坏死筋膜,进行彻底清创。

5. 以3%过氧化氢溶液冲洗后,再用生理盐水冲洗干净。有活动性出血时,应予止血。

6. 肛周深部脓腔内放置胶管引流,便于换药冲洗。

7. 凡士林油纱条填塞脓腔,包扎、固定。

【术中注意事项】

1. 术中严格无菌操作,注意勿造成副损伤。清创要彻底,创口应呈梭形,使外口大,底部小,便于引流。

2. 清除坏死筋膜和失去活力的组织,消灭细菌及其繁殖条件。

3. 切口应在皮肤最隆起的部位,其长度与脓腔大小相似。如脓腔位置较深且为多房性,可做两个

冲洗,以便对口引流。如脓腔很大,可做两个以上放射状切口,做对口引流,切口间放置胶皮膜。肛周两侧深部脓腔内放置胶管,以利引流。

4. 切开脓肿时应尽量远离坐骨结节,以防影响切口愈合。

【术后处理】

1. 局麻或骶管麻醉术后给予半流食;双阻滞麻醉术后6小时后给予半流食。

2. 应用抗生素7天左右控制感染。

3. 术后48~72小时后拆除橡皮条引流。7天左右拔出橡皮管引流,改用凡士林纱条。

4. 便后硝矾洗剂或痔疾洗液熏洗坐浴,过氧化氢溶液冲洗换药。

【述评】 急性坏死性筋膜炎发病凶险,各科医师应该加强对该病的认识,使患者得到正确诊断、及时治疗,提高患者的存活率。

近年来,有研究认为早期多位点切开引流优于早期彻底清创,分次清创,使坏死皮肤在敏感抗生素的应用下可成为创面的良好覆盖物,以防止二重感染。

# 第三节 切除对口引流术

【适应证】 肛周、会阴及外生殖器坏死性筋膜炎伴有或不伴有脓肿者。

【禁忌证】 血液病、恶性肿瘤晚期合并的脓肿,只能穿刺抽液然后注入敏感性的抗生素。

【术前准备】

1. 查血常规、出凝血时间、心电图。

2. 会阴及肛周部超声检查。

3. 肛门周围备皮。

4. 术前排净大小便。

5. 术前留置导尿管。

6. 有条件者可做 CT、MRI 检查,有利于早期诊断。

【麻醉】 骶管麻醉或双阻滞麻醉。

【体位】 截石位或患侧卧位。

【手术步骤】

1. 检查患病部位、大小及范围(图58-1)。

2. 根据患者情况,分别在肛周及会阴部肿胀明显处行梭形切口,切口大小视肿胀范围大小而定。切开皮肤、皮下组织,直达脓腔,手指探查脓腔,逐步将肛周、会阴、阴囊等所波及的部位开窗留桥对口引流(图58-2)。

3. 所有切口均用过氧化氢溶液、盐水、庆大霉

素或甲硝唑溶液依次冲洗。

4. 钝性分离所有脓腔间隔、清除脓汁及坏死组织、坏死筋膜,外露睾丸。切口间保留正常皮桥,放置胶管或胶膜条,以利引流(图58-3)。

5. 肛周两侧深部脓腔内放置胶管引流,便于换药冲洗。凡士林油纱条填塞脓腔,包扎、固定。术后愈合情况(图58-4)。

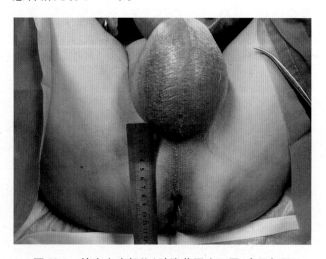

图58-1 检查患病部位(肿胀范围为肛周、会阴部及双侧阴囊)

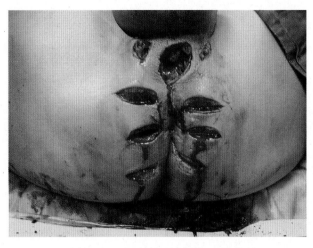

**图 58-2　肛周及会阴部行梭形切口**

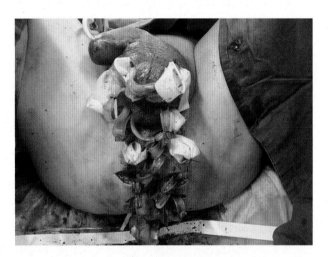

**图 58-3　切口间放置胶管或胶膜条引流**

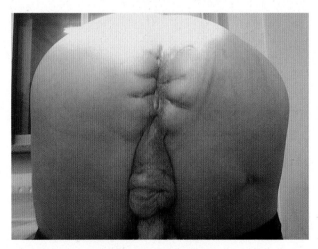

**图 58-4　术后愈合情况**

【术中注意事项】

1. 手术时应在病变部位多处纵深切开并达深筋膜,将匍匐潜行的皮肤完全敞开,以达到充分的引流。

2. 术中务必彻底清除坏死组织,直至有出血的健康组织为止,但应尽可能保留正常的神经血管。

3. 清创后创面宜用过氧化氢溶液彻底冲洗,以控制感染的蔓延和扩散。

4. 切口应在皮肤最隆起的部位,其长度与脓腔大小相似。如脓腔位置较深且为多房性,可做两个切口,以便对口引流。如脓腔很大,可做两个以上放射状切口,做对口引流。

5. 各切口间保留正常皮桥,防止术后皮肤缺损。

6. 开窗留桥切口也不易过大、可多处对口引流、肛周两侧脓腔较深应放置胶管引流冲洗。

7. 会阴部、阴囊部手术时注意保护尿道海绵体、阴茎或阴蒂背神经。

8. 乳胶管放置应抵达脓腔深部及各引流切口,切勿留有无效腔,以利冲洗引流。

【术后处理】

1. 骶管麻醉术后给予半流食;双阻滞麻醉术后6 小时后给予半流食。

2. 应用抗生素 10 ~ 15 天左右控制感染。

3. 术后48 ~ 72 小时后拆除橡皮条引流。7 ~ 10 天左右拔出橡皮管引流,改用凡士林纱条。

4. 便后硝矾洗剂或痔疾洗液熏洗坐浴,过氧化氢溶液冲洗换药。

5. 换药时注意清除坏死组织及坏死筋膜,直至见到新鲜创面或肉芽组织。

【手术并发症】

1. 肛周及肛管皮肤缺损。

2. 感染性休克或脓毒血症。

3. 继发肛瘘。

【述评】　肛门直肠周围蜂窝织炎和急性坏死筋膜炎,都是肛门直肠的严重感染。致病菌和感染组织层次不同外,在临床症状和体征上两者有许多相似之处,都有大片组织坏死。所以有人统称为坏死性软组织炎。病情十分严重,常危及生命甚至死亡,死亡率高达72%。所以临床医师要提高警惕,详细检查,尽量不漏诊、不误诊。对两者病情要有足够的认识,早期发现、早期治疗,大剂量使用3 种以上的抗生素,充分切开引流,还是可以治愈的。

任何年龄均可发生严重感染。1983 年,Abcarian 治疗24 例,年龄在20 ~ 57 岁,男多于女。其中伴有糖尿病8 例;肛门、肛管及会阴部损伤所致者3 例。24 例的肛门侧支持组织已坏死、肛提肌和外括约肌坏死各有20 例(83%);伤口有气体者6 例(25%)。所有病例于手术后1 周,括约肌张力恢复,能控气体,8 ~ 12 周后伤口愈合,只有1 例复发形成括约肌横瘘,死亡。1983 年,Huber 治疗 10 例除 1 例因吞下鸡骨刺伤直肠壁外,9 例均为肛周脓肿所致,其中 4 例死亡,2 例死于脓毒性休克,另 2 例在治疗中死于脑血管意外。我国李雨农等人都有个案报道,无死亡病例。临床实践证明,只要及时正确手术治疗,辅以全身应用抗生素、支持疗法等综合治疗均能获得积极效果,挽救生命。

1. 抗生素治疗 应选用对需氧菌和厌氧菌有效的广谱抗生素,并静脉、联合、足量用药。

2. 全身支持疗法 全胃肠外营养,少量多次输入新鲜血液,给予高蛋白、高热量、高营养饮食,及时补充电解质,以补充负氮平衡及提高其抗病能力。

3. 保持水、电解质、酸碱平衡,纠正低蛋白血症。

4. 局部创面处理 早期伤口暴露,持续冲洗加湿敷。以 0.2% 碘伏 60ml+生理盐水 3000ml 放入 3L 袋内,24 小时低流量持续冲洗,伤口敷盖 1～2 层浸有康复新液的纱布,保持纱布湿润。皮下组织与筋膜间、各引流口间以纱布条隔开。病情控制后或恢复期改换康复新液冲洗及换药,直至创面痊愈。

5. 高压氧治疗 高压氧可提高机体组织氧含量,提高机体的免疫功能,增强白细胞的吞噬作用,抑制厌氧菌的感染,同时能有效控制感染。

(李春雨)

## 参 考 文 献

1. 李春雨,汪建平.肛肠外科手术技巧.北京:人民卫生出版社,2013.598.

2. 张有生,李春雨.实用肛肠外科学.北京:人民军医出版社,2009.287-280.

3. 李春雨.肛肠病学.北京:高等教育出版社,2013.136.

4. Al-Waili NS, Butler GJ, Lee BY, Carrey Z, Petrillo R. Possible application of hyperbaric oxygen technology in the management of urogenital and renal diseases. J Med Eng Technol,2009,33:507-515.

5. Mindrup SR, Kealey GP, Fallon B. Hyperbaric oxygen for the treatment of fournier's gangrene. J Urol,2005,173:1975-1977.

6. Morpurgo E, Galandiuk S. Fournier's gangrene. Surg Clin North Am,2002,82:1213-1224.

7. Unalp HR, Kamer E, Derici H, Atahan K, Balci U, Demirdoven C, Nazli O, Onal MA. Fournier's gangrene:evaluation of 68 patients and analysis of prognostic variables. J Postgrad Med,2008,54:102-105.

8. Czymek R, Hildebrand P, Kleemann M, Roblick U, Hoffmann M, Jungbluth T, Bürk C, Bruch HP, Kujath P. New insights into the epidemiology and etiology of Fournier's gangrene:a review of 33 patients. Infection,2009,37:306-312.

9. Ersay A, Yilmaz G, Akgun Y, Celik Y. Factors affecting mortality of Fournier's gangrene:review of 70 patients. ANZ J Surg,2007,77:43-48.

10. 路瑶,李春雨,袁鹏.肛周坏死性筋膜炎 22 例临床分析.中国普外基础与临床杂志,2014,21(8):1016-1018.

11. 李春雨.肛周坏死性筋膜炎的临床表现及处理原则.中华结直肠疾病电子杂志,2013,2(4):151-153.

12. 李春雨.会阴部坏死性筋膜炎早期诊断与处理.国际外科学杂志,2008,35(11):729-731.

# 第59章　肛周化脓性汗腺炎手术

【概述】　肛周皮肤含有丰富的毛囊和顶泌汗腺（即顶浆分泌腺），顶泌汗腺由毛囊发育而来，内含细胞原浆，分泌物黏稠呈干酪样，通过毛囊及其邻近表皮排出体外。汗腺即顶浆分泌腺，位于真皮深部，腺管开口于皮肤表面，一旦被阻塞，即发生感染，腺管因感染而破裂，在皮内和皮下组织内引起炎症，反复发作，广泛蔓延，形成范围较广的慢性炎症，小脓肿、复杂性窦道和瘘管，称为化脓性汗腺炎。发病部位多在顶泌汗腺分布区，如腋下、脐部、乳晕、肛门、臀部。发生于肛门周围者称为肛周化脓性汗腺炎。肛管近端因无毛囊和汗腺，故好发于肛管远端，所形成的瘘管，与肛窦也无关系。多发于 20～24 岁体胖、多汗的人，女多于男。本病长期不愈，有恶变可能，多在病后 10～20 年。国外 Jackman 报道 125 例有 4 例变为鳞癌，发生率为 3.2%。

初起在肛周会阴部、阴囊区皮内或皮下、单发或多发，大小不等，与汗腺、毛囊一致的炎性索条状痛性硬结、脓疱或疖肿、高出皮肤，微红、肿胀、可成群出现，或与邻近小硬结连成一片。硬结化脓后自行破溃或手术切开，流出稠厚有臭气的分泌物，破溃处为瘘口，形成瘘管和溃疡，红肿疼痛、皮肤逐渐增厚、变硬、色素沉着、暗紫色，瘘口处瘢痕多，纤维收缩使皮肤下陷，臀部病变凹凸不平，这是本病的特征。但病变仅位于皮下，不深入到内括约肌，若脓液破入皮下，炎症向深部蔓延，可突然发热，白细胞增多，局部肿痛加重，皮下广泛坏死，皮肤溃烂，可扩展到肛周、阴囊、阴唇、臀部、骶尾部、会阴部。晚期可出现贫血消瘦、并发内分泌和脂肪代谢紊乱。

肛周化脓性汗腺炎易与复杂肛瘘相混淆，二者相同点是多个外口、流脓水、有瘘道；不同点是前者瘘道不与直肠相通，后者瘘道与直肠相通。

肛周汗腺疾病的治疗原则应当是采取积极治疗态度和措施以防久拖不治导致厌氧菌繁殖的致死性后果或癌变。治疗以外科开放手术和中医化腐生肌为首选。

## 第一节　肛周化脓性汗腺炎瘘管切开术

【适应证】　病史长，病灶范围大，可分期手术。
【禁忌证】　合并白血病、晚期恶性肿瘤者。
【术前准备】
1. 查血常规、出血及凝血时间、心电图。
2. 肛门周围备皮。
3. 术前排净大小便。
4. 会阴及肛周部超声检查。
5. 瘘管造影。
【麻醉】　局麻、骶管麻醉。
【体位】　截石位。
【手术步骤】　以球头探针探入表浅皮下瘘管，用电子手术治疗机短波针刀——切开瘘管，窦道和小脓肿。肛缘也有条索状瘢痕融合，但与肛管无关，无瘘管内口。然后用针刀切除瘢痕组织，要尽可能保留健康皮岛，以利愈合。病灶广泛，遍布半臀时，切除瘢痕之间，两侧臀部皆有广泛病灶时，可分期手术，待一侧臀部创面愈合后，再行对侧手术，以保证术后半臀能坐。术后每便后换药，根据创面情况换以生肌散和珍珠散，外敷大片凡士林纱布和干纱布，胶布固定至愈合，但有时不能全部愈合。病灶小者切开窦道、瘘管，切除周围皮肤基底部瘢痕组织，一期手术即可愈合。

【术中注意事项】
1. 全部切开所有瘘管，切除瘘管两侧纤维化组织至正常组织边缘，以免纤维化反应。

2. 防止复发,刮除肉芽组织,只留瘘管底部,以便周围的上皮长入。

3. 任何微小的残留肉芽,都用细探针探查,有时可发现极微的瘘管。

【术后处理】

1. 密切观察创面,直到整个创面完全上皮化。

2. 常规温水或硝矾洗剂每便后、睡前熏洗清洁创面。

3. 防止邻近创面的皮肤浸渍,可用吹风机吹干或用灯照烘干创面和邻近皮肤,再用松软的纱布使创面分开或外用中药生肌散、拔干生肌。

4. 也可用浅层 X 线照射。

5. 每日换药时忌用胶布,可穿"月经裤"以保持敷料清洁。

【手术并发症】　对糖尿病或老年动脉硬化患者,伴有化脓性汗腺炎者必须行外置术,消除梭形芽胞和非梭形芽胞产气菌感染的可能。

(李春雨)

## 第二节　肛周顶泌汗腺囊肿摘除术

【概述】　剥离摘除肿大的腺体,以防感染化脓破溃。

【适应证】　尚未感染的肛周皮下及直肠黏膜下顶泌汗腺囊肿。

【术前准备】　同肛门缝合伤口术前准备。

【麻醉】　骶麻或鞍麻。

【体位】　截石位或俯卧位。

【手术步骤】

1. 常规消毒、铺无菌巾单。放射状切开囊肿皮层,钝性分离皮下组织,暴露囊壁,完整剥离腺体(图59-1)。

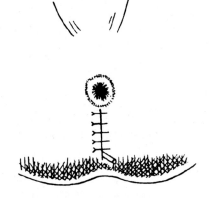

图 59-2　缝合切口

2. 间断缝合皮下组织及皮肤,伤口置引流条,无菌纱布包扎术后按肛门缝合伤口换药护理(图 59-2)。

【术中注意事项】

1. 剥离汗腺囊肿应完整,以防复发。

2. 剥离切除组织应行病理检查,以便与其他肿物相鉴别。

3. 直肠下段黏膜下亦可见顶泌汗腺囊肿,同样可采取剥离摘除术。

【述评】　彻底根除病灶。

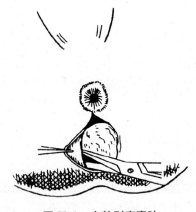

图 59-1　完整剥离囊肿

## 第三节　肛周化脓性汗腺炎切开引流术

【概述】　由于骶尾部皮下组织少,加之化脓性汗腺炎多发的瘘口和交错的管道,使皮肤出现萎缩性蟹足样瘢痕,因此不适于切除缝合术,以切开引流配合化腐生肌药物治疗为佳。

【适应证】　骶尾部多发性化脓性汗腺炎。

【术前准备】　同按肛门开放伤口术前准备。

【麻醉】　骶麻或鞍麻。

【体位】　截石位或俯卧位。

【手术步骤】

1. 常规消毒、铺无菌巾单。以探针分别自各个外口纳入瘘道,探查清楚瘘道走行(图59-3)。

2. 沿探针逐一切开瘘道,清除纤维化瘢痕(图59-4)。

3. 以刮匙逐一搔刮腐肉及潜腔(图59-5)。

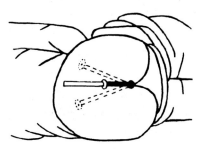

图 59-3　探查瘘道

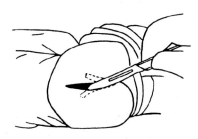

图 59-4　切开瘘道

4. 术后换药　纤维化瘢痕组织未除净者以红纱条蘸甲粉填敷;腐肉未尽者以红纱条蘸提毒散填敷;腐肉已尽者以烧伤一号纱条蘸珍珠散填敷,促进创面愈合(图 59-6)。

【术中注意事项】

1. 切开瘘道要彻底,是本疗法成功的基本条件,因此不要遗漏潜腔。

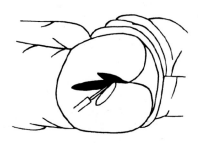

图 59-5　搔刮腐肉

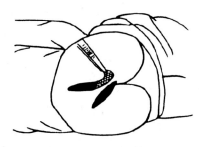

图 59-6　术后换药

2. 术后按步骤分期使用化腐生肌药物换药是本疗法成功的关键。初期为腐蚀期,使用红纱条蘸甲粉使纤维化瘢痕组织清除干净,需 3 ~ 5 天,不宜久用;中期为化腐期,用红纱条蘸提毒散使腐肉引流干净,并使新鲜肉芽充填创腔,视创面大小疗程不等;后期为愈合期,腐肉已尽,新肉滋生,此时以烧伤一号纱条蘸珍珠散填敷,促进创面愈合。

【述评】　疗效好,愈合时间较长。

# 第四节　肛周化脓性汗腺炎切除术

【概述】　肛周软组织化脓性汗腺炎只限于皮下,不涉及肛门括约肌,因此可直接切除。

【适应证】　肛门周围软组织部位的化脓性汗腺炎。

【术前准备】　同按肛门开放伤口术前准备。

【麻醉】　骶麻或鞍麻。

【体位】　截石位或俯卧位。

【手术步骤】

1. 常规消毒、铺无菌巾单。以探针分别自各个外口纳入瘘道,探查清楚瘘道走行(图 59-7)。

2. 逐一剔除全部瘘管,清除腐肉瘢痕,创面充分止血。术后换药至痊愈(图 59-8)。

【术中注意事项】

1. 瘘道探查要注意有无内口,以便与肛瘘相鉴别。

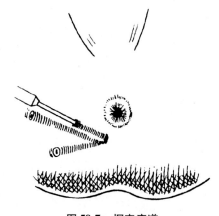

图 59-7　探查瘘道

2. 剔除瘘管应彻底,不留无效腔。

3. 剔除组织应送病理以便确诊。

【述评】　清除病灶彻底。

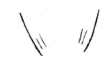

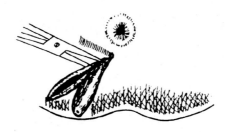

图 59-8　逐一剔除瘘管

# 第五节　肛周汗腺炎切除植皮术

【概述】　一些骶尾部多发性汗腺炎侵犯范围较大,或术后皮肤不易愈合者,需考虑植皮术。

【适应证】　骶尾部多发性汗腺炎,局部化脓性炎症已经控制者。

【术前准备】　同肛门缝合伤口术前准备。

【麻醉】　骶麻或鞍麻。

【体位】　截石位或俯卧位。

【手术步骤】

1. 常规消毒、铺无菌巾单。切除汗腺炎病灶,清除纤维化瘢痕及潜行瘘道(图 59-9)。

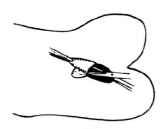

图 59-9　清除病灶

2. 在病灶创面外侧正常皮肤做一与创面相似的带蒂皮瓣(图 59-10)。

3. 用止血钳钝性游离带蒂皮瓣,移于创面。适

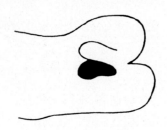

图 59-10　带蒂皮瓣

当分离皮瓣外侧皮肤与皮下组织,为缝合减张做准备(图 59-11)。

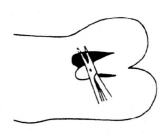

图 59-11　游离皮瓣

4. 将移于创面的带蒂皮瓣缝合固定,皮瓣与底部缝合固定数针,皮瓣与外侧游离皮缘缝合(图 59-12)。术后按肛门缝合伤口护理换药。

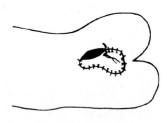

图 59-12　缝合皮瓣

【术中注意事项】

1. 植皮术在骶尾部不易成功,非必要者尽量勿施。

2. 如植皮面积较大,为利于皮肤成活,可在皮瓣表面做引流小切口数个。

【述评】　愈后瘢痕小,愈合快。

## 第六节　肛周化脓性汗腺炎切除缝合术

【概述】　肛门周围软组织部位的化脓性汗腺炎,如果感染范围较小,可以在彻底清除病灶的基础上,施行缝合术。

【适应证】　创面较小的肛门周围软组织部位的化脓性汗腺炎。

【术前准备】　同肛门缝合伤口术前准备。

【麻醉】　骶麻或鞍麻。

【体位】　截石位或俯卧位。

【手术步骤】

1. 常规消毒、铺无菌巾单。切除汗腺炎病灶,清除纤维化瘢痕及潜行瘘道(图59-13)。

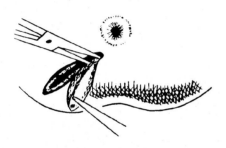

**图 59-13　清除病灶**

2. 修剪皮肤呈梭形(图59-14)。

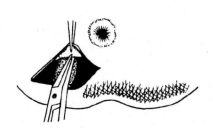

**图 59-14　修剪皮瓣**

3. 以7号丝线间断全层缝合切口(图59-15)。

4. 对合皮肤,酒精纱布包扎(图59-16)。术后按肛门缝合伤口护理换药。

【术中注意事项】

1. 骶尾部的汗腺炎,因骶尾部缺乏皮下脂肪且

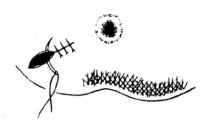

**图 59-15　全层缝合**

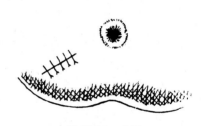

**图 59-16　术后**

张力大,实行缝合术最好要慎重。

2. 化脓性汗腺切除术有创口感染的可能,必要时应及时拆线,开放伤口,按肛门开放伤口护理换药。

【述评】

1. 使用抗生素　1983年,Culp报道30例,其中14例曾用各种抗生素治疗,无明显效果。但对急性期使用抗生素可改善病情。

2. 结肠造口　对广泛病变者,多数主张不用。Culp的30例中,有17例广泛性病变,只做了广泛外置手术,6～8周后创面就完成了上皮化,仅残留一些小创面,短期内即治愈。有1例手术创面至少占有肛门会阴部的一半,创面愈合后,瘢痕柔韧而平整,几年后,外置术的瘢痕已不易看清。

3. 植皮问题　过去对广泛病变全部切除后,再用植皮术覆盖创面,近年来已不用,因为臀部难于固定,植皮后不易成功。如能广泛切除之间留有皮岛,就不需植皮。

4. 外置术效果 化脓性汗腺炎是一种皮肤病，手术目的是将病变外置，让瘘管腔穴完全暴露，修剪多余部分，只留瘘管及腔穴的基底，其中有部分毛囊和深部腺，有利于创面上皮化。Culp 的 30 例中，有 23 例肛管前方远端发现病变，且证实有瘘管通向阴囊坐骨及肛周；后方有病变者 6 例，也有瘘管通向尾骨、臀部或经肛管后方的皮内，向前延伸至阴囊，邻近的中部，只有 1 例同时侵犯肛管的前方和后方。30 例仅有 7 例在肛管中有汗腺炎瘢痕的特征。30 例中切片检查，21 例被证实为本病，另 9 例其炎症变化提示为顶泌汗腺病。30 例全部采用外置手术，随诊 1~7 年，27 例未见复发。临床证明，未切断括约肌，暴露肌间间隙，只有外置术，效果十分满意。但病变广泛者常需多次手术方能治愈。

（荣文舟　李春雨）

## 参 考 文 献

1. 荣文舟. 中华肛肠病学图谱. 第 2 版. 北京: 科学技术文献出版社, 2004. 253-257.
2. 李春雨, 汪建平. 肛肠外科手术技巧. 北京: 人民卫生出版社, 2013. 601.
3. 李春雨, 张有生. 实用肛门手术学. 沈阳: 辽宁科技出版社, 2005. 229-239.
4. 李春雨. 肛肠病学. 北京: 高等教育出版社, 2013. 187-190.

# 第60章　肛门瘙痒症手术

肛门瘙痒症是指肛周皮肤无任何原发性皮肤损害的顽固性瘙痒症。其机制尚不十分明确。本病一般仅限于肛门周围，有时可蔓延到会阴、阴道和阴囊周围。多见于20～40岁的中年人。

## 第一节　瘙痒皮肤注射术

将长效麻药(亚甲蓝制剂)于肛周皮下和皮内点状注射后，破坏皮肤浅表感觉神经末梢，达到止痒目的，又称肛周文身术。

【适应证】　原发性肛门瘙痒症，若局部有炎症不宜注射。

【术前准备】

1. 肛门周围备皮。

2. 长效麻药(亚甲蓝制剂)　①1%亚甲蓝(亚甲蓝)2ml+0.5%利多卡因20ml混合均匀、备用；②1%亚甲蓝2ml+0.5%利多卡因10ml+0.5%布比卡因10ml混合均匀，备用，简称利布合剂。

3. 术晨禁食，排净大小便。

【麻醉】　勿须麻醉。

【体位】　截石位。

【手术步骤】

1. 肛周皮肤常规消毒后，以长效麻药(利布合剂)在距肛缘1cm外肛周皮肤瘙痒区皮内、皮下，均匀、点状注射3～4圈或局部浸润注射，使注射后皮肤呈皮丘状隆起并呈蓝色，各皮丘互相连接，不遗留。总药量可达20～30ml(图60-1)。

2. 若合并内痔、外痔、混合痔、肛裂等疾病，应一并手术处理。

3. 注完后用干纱布按压肛周片刻，防止出血或药液外渗。覆盖无菌敷料，包扎固定。

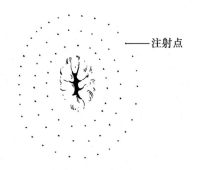

——注射点

**图60-1　瘙痒皮肤注射术**

【术中注意事项】　将药液始终注射于皮内、皮下组织内，注意勿注射到肌层。

【术后处理】

1. 术后普食，忌食辛辣刺激食品。

2. 术后保持肛周清洁、干燥。便后坐浴5～7天即可。

## 第二节　瘙痒皮肤切除术

【适应证】　顽固性肛门瘙痒症，无明显皮损，用保守治疗无效者。

【术前准备】

1. 查血、尿常规、出血及凝血时间。

2. 肛周皮肤剃毛。

3. 术晨禁食，排净大小便。

【麻醉】　局麻或简化骶管麻醉。

【位体】　截石位。

【手术步骤】

1. 肛周及肛管内常规消毒，铺无菌巾。于患者自觉最痒处皮肤如右前、右后、左前、左后位分别作四个梭形切口。切口上自肛管皮肤下至瘙痒末梢皮肤。

2. 用剪刀剪除切口内皮肤及皮下组织,各切除区之间保留足够正常皮肤桥,切除深度以不损伤括约肌为度,切除皮瓣呈丁香叶形(图60-2)。

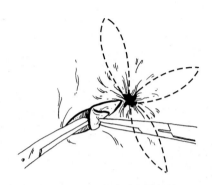

图60-2　丁香叶形皮瓣切除

3. 经切口用止血钳从保留的皮肤与皮下组织之间做钝性分离,离断皮下神经末梢(图60-3)。

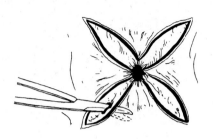

图60-3　离断皮下神经末梢

4. 充分止血,喷洒肾上腺素少许,外敷无菌纱布,加压包扎固定。

【术中注意事项】

1. 各切口之间保留足够的正常皮肤桥,以防瘢痕挛缩而致肛管狭窄。

2. 切除区要选择在瘙痒最明显的部位。

【术后处理】

1. 半流食2~3天,以后改普食。

2. 手术当晚酌情口服止痛剂。

3. 便后硝矾洗剂熏洁、坐浴,常规换药,每日2次。

4. 口服润肠通便药物,保持大便通畅。

# 第三节　瘙痒皮肤切除缝合术

【适应证】　较小范围、两侧对称的原发性肛门瘙痒症。

【术前准备】　排净大小便即可。

【麻醉】　简化骶管麻醉。

【体位】　截石位。

【手术步骤】

1. 在肛周两侧距肛缘1cm,各做一半月形切口(图60-4),将瘙痒皮肤包括在切口内,然后将两切口内的半月形瘙痒皮肤切除(图60-5)。

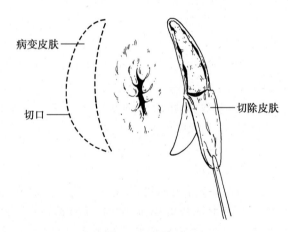

图60-5　切除病变皮肤

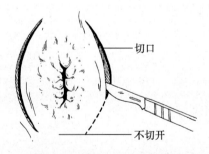

图60-4　肛门两侧半月形切口

2. 用剪刀沿切口游离创口外侧皮肤,减少缝合时张力并在前后和内侧皮下剪断末梢神经(图60-6)。

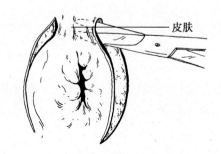

图60-6　分离肛门前后皮肤,与两侧切口相通

3. 充分止血后，冲洗伤口，用 4 号丝线间断缝合切口（图 60-7）。凡士林纱条覆盖切口，外用

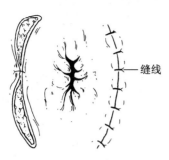

图 60-7　缝合切口

塔形纱布压迫，丁字带固定。对侧同法切除和缝合。

【术中注意事项】

1. 切口不宜太宽，以免缝合时张力太大。

2. 止血要充分，可利用电灼、结扎法。

【术后处理】

1. 半流食 2 天，后改普食 2 天，口服抗生素 5～7 天。

2. 控制大便，术后保护切口处干燥清洁。

3. 术后 5～7 天拆线。

# 第四节　肛周皮下神经末梢离断术

于肛门前后位各做一切口，用止血钳切口进入肛周皮下，钝性分离，充分离断神经末梢，阻断肛周皮内神经末梢感受器的传导，从而达到止痒作用。

【适应证】　顽固性肛门瘙痒症，无明显皮损，经保守治疗无效者。

【术前准备】　不需要特殊准备。

【麻醉】　简化骶管麻醉。

【体位】　截石位。

【手术步骤】

1. 分别在肛门前、后位距肛缘 1.5cm 处做纵切口，长约 1.5cm（图 60-8）。

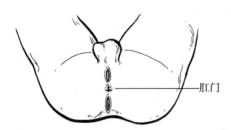

图 60-8　前后位纵切口

2. 用弯止血钳从前方切口进入，紧靠皮下围绕肛周做钝性分离，从后位切口穿出，做一隧道（图 60-9）。

3. 张开弯止血钳，边退钳边作皮下组织分离，

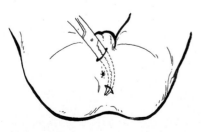

图 60-9　绕肛周作一隧道

钝性分离皮下神经末梢。分离区域根据瘙痒病变范围而定（图 60-10）。

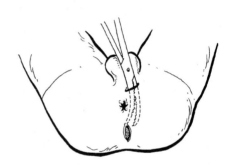

图 60-10　钝性分离皮下神经

4. 依同样方法在对侧皮肤做离断皮下神经末梢。用 4 号丝线间断缝合前后位切口（图 60-11），凡士林棉条覆盖切口，外用敷料压迫，丁字带固定。

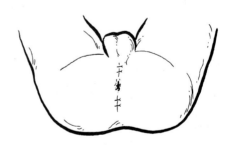

图 60-11　缝合切口

【术中注意事项】

1. 当张开止血钳分离皮下组织时，勿用暴力撑破肛管皮肤。

2. 术中如有皮下渗血，可在肛旁左（或右）侧做一小切口，使淤血流出，以防感染。

【术后处理】　同切除缝合术。

（李春雨）

## 参 考 文 献

1. 李春雨. 肛肠病学. 北京:高等教育出版社,2013. 172-173.

2. 李春雨,汪建平. 肛肠外科手术技巧. 北京:人民卫生出版社,2013. 272.

3. 李春雨,张有生. 实用肛门手术学. 沈阳:辽宁科学技术出版社,2005. 254-255.

4. 张有生,李春雨. 实用肛肠外科学. 北京:人民军医出版社,2009. 285.

# 第61章　肛门尖锐湿疣手术

肛门尖锐湿疣是一种由人类乳头瘤病毒引起的,发生于肛门及肛周皮肤的疣状赘生物。好发于皮肤及黏膜交界处,常见于外生殖器及肛门周围等处。此病主要通过性接触传染肛周持久污染也可发生,发病年龄以 16～30 岁为多见,女性多于男性。

## 第一节　肛门尖锐湿疣烧灼术

【适应证】　广泛性肛门尖锐湿疣。

【术前准备】　不需要特殊准备。

【麻醉】　局麻。

【体位】　截石位。

【手术步骤】　肛周常规消毒后,对散在的孤立湿疣,用激光刀或电子手术机短波针刀,将疣体分别逐个气化、烧灼,对融合成片或集簇状湿疣,则用血管钳夹住蒂部,在钳下烧灼切除,中间要尽量保留健康皮肤,彻底止血后,外敷凡士林纱布,包扎固定。所有器械应高压灭菌,隔离消毒,以免交叉感染。

【术后处理】　术后换药至痊愈。换药时如发现新生的疣点,突出皮肤表面,应及早在局麻下烧灼。治疗期间应同时以清热解毒,润燥泻火中药口服,效果更佳。

（李春雨　荣文舟）

## 第二节　肛门尖锐湿疣切除术

【适应证】　局限性肛门尖锐湿疣。

【禁忌证】　广泛性肛门尖锐湿疣。

【术前准备】　同按肛门开放伤口术前准备。

【麻醉】　骶麻或鞍麻。

【体位】　截石位或俯卧位。

【手术步骤】　肛周常规消毒后,视疣体生长范围设计切除范围。密集簇生者,可行放射状梭形切除(图 61-1)。散发者可行点状切除(图 61-2)。切除深度达皮肤层即可。结扎出血点、填止血粉棉球包扎,术后按肛门开放伤口换药。

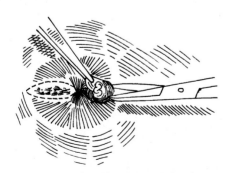

图 61-1　簇生者梭形切除

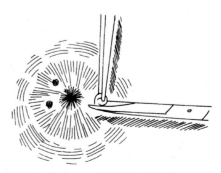

图 61-2　散发者点状切除

【术中注意事项】

1. 尽力保留正常皮肤。

2. 注意切除深度,过浅有复发可能,以切除皮肤层为度。

【述评】 彻底清除疣体。操作简便,可以根治。

# 第三节　肛门尖锐湿疣切除带蒂移行植皮术

【概述】 切除病灶皮肤,以邻近正常皮肤带蒂移行植皮缝合创面。

【适应证】 广泛性肛门尖锐湿疣。

【术前准备】 同肛门缝合伤口术前准备。

【麻醉】 骶麻或鞍麻。

【体位】 截石位或俯卧位。

【手术步骤】

1. 肛周常规消毒后,按病灶范围切除皮层(图61-3)。在创面外侧正常皮肤做一与创面相似的带蒂皮瓣(图61-4)。

2. 用止血钳钝性游离带蒂皮瓣,移于创面。适当分离皮瓣外侧缘皮层与皮下组织,为缝合减张做准备(图61-5)。

3. 用丝线间断缝合创口,固定皮瓣。皮瓣与底部缝合固定数针,皮瓣表面做引流小切口数个(图61-6)。创口以凡士林纱布覆盖、敷料包扎固定,术后按肛门缝合伤口护理换药。

【述评】 愈合快,瘢痕小。

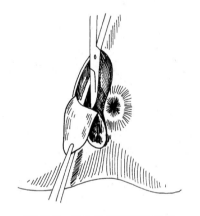

图 61-3　沿病灶范围切除皮层

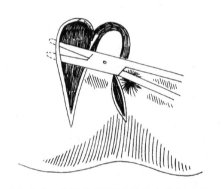

图 61-5　皮瓣移于创面并分离外侧皮层

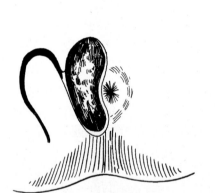

图 61-4　与创面相似的带蒂皮瓣

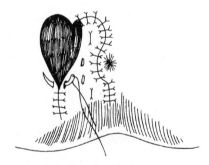

图 61-6　间断缝合、固定、引流

（荣文舟　李春雨）

参 考 文 献

1. 荣文舟.中华肛肠病学图谱.第 2 版.北京:科学技术文献出版社,2004.164-165.

2. 李春雨,汪建平.肛肠外科手术技巧.北京:人民卫生出版社,2013.181-182.

3. 李春雨.肛肠病学.北京:高等教育出版社,2013.274.

# 第 62 章　其他肛门病手术

## 第一节　肛乳头炎及肥大切除术

【适应证】　经保守治疗炎症不消,并有肛门乳头肥大者,可手术切除。

【手术步骤】　局麻下扩肛,用两叶肛门镜,显露病灶,钳夹肛乳头基底部,结扎切除,外敷凡士林纱条。

## 第二节　肛窦炎手术

肛窦炎是指齿状线上方肛窦的炎症性病变,又称肛隐窝炎。其特点是常引发肛周脓肿。

### 一、肛窦炎切开术

【适应证】　经保守治疗效果不明显的慢性肛窦炎,已形成小脓肿伴有隐性瘘管者。

【手术步骤】

1. 取截石位,常规消毒,局麻扩肛。

2. 用两叶肛门镜寻找病灶,以肛窦钩或弯探针探查肛窦,自肛窦钩头部进入者为病灶处(图62-1)。

3. 沿肛窦沟进入方向纵行切开肛窦至皮肤,切开部分内括约肌和外括约肌皮下部,使引流通畅(图62-2),结扎止血后,创面外敷凡士林纱条,无菌纱布包扎。

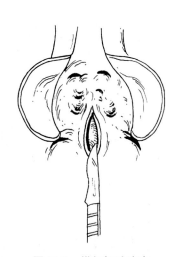

图 62-2　纵行切除病变

4. 术后每次便后清洗坐浴。口服抗生素,换药至痊愈。

### 二、肛窦炎切开挂线术

【适应证】　保守治疗无效者,肛窦明显触痛及硬结,反复发作的慢性肛窦炎。

【手术步骤】

1. 同肛窦炎切开术。

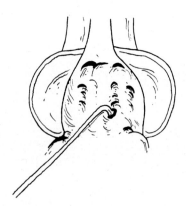

图 62-1　肛窦沟从肛窦伸入

2. 于肛外 1.5cm 病灶的相应部位的皮肤做切口,切开皮肤及皮下组织,右手持球头探针从切口插入,与病灶呈直线进行,左手示指于肛内做引导,于病灶肛窦穿出(图 62-3)。

3. 头端系橡皮筋并引出,切开橡皮筋间的皮肤,橡皮筋两端合拢,松紧适宜后结扎(图 62-4)。

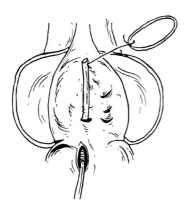

图 62-3　探针自切口直穿肛窦

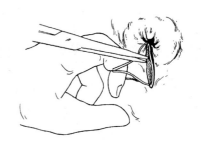

图 62-4　切开皮肤,结扎橡皮筋

4. 术后每便后清洗坐浴。口服抗生素,若橡皮筋松动,可紧线 1 次,换药至痊愈。

## 第三节　肛乳头瘤手术

肛乳头状纤维瘤简称肛乳头瘤,是指肛乳头因粪便和慢性炎症的长期刺激增大变硬,又称肛乳头肥大或肛乳头状纤维瘤,是一种肛门部常见的良性肿瘤。肛乳头肥大是一种增生性炎症改变的疾病。不脱出肛外者为肛乳头肥大,脱出肛外者为肛乳头瘤。一般认为长期存在于人体内会有恶变倾向,多主张早期手术切除。

### 一、肛乳头瘤切除术

【适应证】　适于肛乳头瘤,亦适于肛乳头肥大者。

【术前准备】

1. 查血、尿常规、出血及凝血时间。

2. 肛周备皮。

3. 术晨禁食,排净大小便。

【麻醉】　局部或简化骶管麻醉。

【体位】　截石位。

【手术步骤】

1. 常规消毒肛周皮肤及肛管内,铺无菌巾。

2. 示指或肛门镜充分扩肛,显露肛乳头。用组织钳将乳头提起,弯血管钳夹住其基底部,在瘤体的基底部外缘黏膜开一小口(图 62-5),用 7 号丝线行单纯结扎。若瘤体较大,以 7 号丝线贯穿缝合后结扎。或双重结扎,以免滑脱并发出血(图 62-6)。

3. 沿丝线上 0.5cm 处切除瘤体,保留残端。

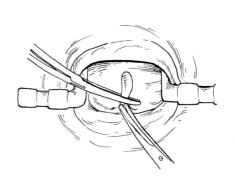

图 62-5　肛乳头根部做一小口

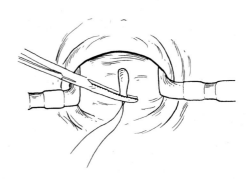

图 62-6　贯穿结扎肛乳头

4. 若瘤较大,结扎切除后,可在瘤体根部自缝扎处向肛管皮肤作 V 形减压切口,以防水肿。覆盖无菌敷料,加压包扎固定。

【术后处理】

1. 半流食 2～3 天,多食蔬菜、水果,防止便秘。

2. 便后硝矾洗剂坐浴,常规换药。

3. 口服润肠通便药物,保持大便通畅。

## 二、电灼术

本法适用于瘤体较小者。局麻下扩肛,在肛门镜下显露出肛乳头瘤,用高频电灼探头按压在瘤体根部,开通电源,将其彻底烧灼。术后每日痔疮栓纳入肛门抗感染治疗,5~7天即可治愈。

## 第四节　肛周子宫内膜异位症切除术

对病灶小者,可用激光气化或高频电灼治疗。如无效或病灶大,范围广者,可在局麻下将病灶彻底切除后,间断缝合皮肤或黏膜。外敷纱布包扎。

## 第五节　肛门疣烧灼切除术

包括扁平疣,传染性软疣和寻常疣等经其他疗法无效者,在麻醉下,用激光或短波针刀烧灼疣体,如多发者切除后中间要保留皮肤。外敷纱布包扎。

## 第六节　肛门疣状结核烧灼切除术

即增殖性肛周皮肤结核。操作同上。

（李春雨）

# 第63章　肛周良性肿瘤手术

## 第一节　肛周皮脂腺囊肿切除术

【概述】　皮脂腺囊肿俗称"粉瘤"，是指因皮脂腺导管阻塞后，腺体内因皮脂腺聚积而形成囊肿。为肛周常见皮肤良性肿瘤，生长发育旺盛期的青年人多见。如并发感染，常出现红肿热痛。

【适应证】　肛周良性肿瘤均为手术适应证。

【禁忌证】　同直肠黏膜结扎术。

【术前准备】　同直肠黏膜结扎术。

【麻醉】　局麻、简化骶麻。

【体位】　截石位。

【手术步骤】

1. 严密消毒后，于肛缘外取梭形切口或弧形切口（图63-1）。

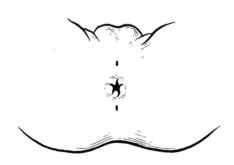

图63-1　肛周梭形或弧形切口图

2. 切开皮肤及皮下组织，由两侧切缘深入剥离，直达囊肿包膜。用弯蚊式止血钳在囊肿壁与软组织间剥离囊肿（图63-2），直至将囊肿连同皮肤一并切除。

3. 碘伏液冲洗切口后逐层缝合皮下组织及皮肤。大的囊肿可于皮下放置胶皮膜引流。

4. 如为感染，则直接切开引流，并搔刮脓腔。

【术中注意事项】

1. 无菌操作，细心剥离囊肿壁，尽量不要破坏

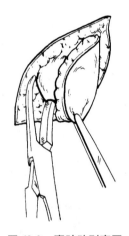

图63-2　囊肿壁剥离图

囊肿壁，完整切除囊肿，以免挤破而增加感染。

2. 如已破裂，用干纱布保护好周围组织，将囊内容物一次挤出，取净囊壁。

3. 如术中发现囊肿内容物已化脓，切除囊肿后，切口不做缝合，放纱布条引流、换药治疗。

4. 根据术中操作情况，选择是否行一期缝合切开。

【术后处理】

1. 禁食1天后改半流食。

2. 控制排便3天，以后保持大便通畅。

3. 如留置胶皮膜引流，24～72小时内拔除。

4. 补液，应用抗生素，预防感染。

5. 术后7天拆线，减少剧烈活动。

## 第二节 肛周脂肪瘤、纤维瘤切除术

【概述】 脂肪瘤是由增生的成熟脂肪组织形成的良性肿瘤。纤维瘤是来源于纤维结缔组织的良性肿瘤,因纤维瘤内含成分不同而有不同种类。肛周脂肪瘤、纤维瘤较为少见。

【适应证】 肛周良性肿瘤均为手术适应证。

【禁忌证】 同直肠黏膜结扎术。

【术前准备】 同直肠黏膜结扎术。

【麻醉】 局麻、简化骶麻。

【体位】 截石位。

【手术步骤】 可参考肛周皮脂腺囊肿切除术。

【术中注意事项】 沿皮纹切开脂肪瘤的肛周表面皮肤,用弯止血钳沿瘤体包膜分离肿瘤,钳夹及结扎所有见到的血管。脂肪瘤多呈多叶状,形态不规则,应注意完整地分离出来。具有包膜的脂肪瘤组织。用组织钳提起瘤体分离基底,切除肿瘤。止血后,分层缝合切口。术中应注意无菌操作。

【术后处理】 可参考肛周皮脂腺囊肿切除术。

(李春雨)

# 第64章　骶前肿瘤手术

骶前肿瘤是指发生在骶前间隙,也就是骶骨和直肠间隙内的肿瘤,也称骶尾部肿瘤或直肠后肿瘤(图64-1)。骶前间隙位于直肠固有筋膜和骶前筋膜之间,外侧是输尿管和髂血管,前外侧是侧韧带,下方是直肠骶骨部筋膜,上方通向腹膜后间隙。骶骨前间隙内有疏松结缔组织,包含着各种胎胚残留组织,根据肿瘤的组织来源不同,大致可分为以下四类:①先天性:如畸胎瘤、表皮样囊肿,脊索瘤、脑脊膜膨出,其中畸胎瘤最常见;②神经源性:如神经纤维瘤、神经纤维肉瘤、神经鞘瘤;③骨源性:如骨瘤、骨软骨瘤、成骨细胞内瘤、单纯骨囊肿、巨细胞瘤等;④间叶来源的肿瘤,包括脂肪瘤、脂肪肉瘤、纤维瘤、纤维肉瘤、平滑肌瘤、平滑肌肉瘤、血管瘤、淋巴肉瘤、血管内皮肉瘤、间质细胞瘤等;除此四类外,其他如炎性包块,不是肿瘤,但需要与肿瘤鉴别,包括异常肉芽肿、会阴部脓肿、肛瘘、骨盆直肠窝脓肿、慢性炎症性肉芽肿,寒性脓肿等。

骶前肿瘤出现临床症状而就诊者多属晚期。手术时显露手术区域比较困难,容易发生难以控制的大出血。因而手术前对病变范围要有充分的了解,对术中可能出现的问题要有足够的思想准备。多数

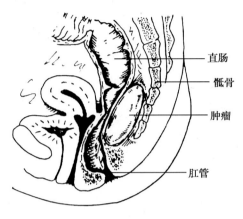

**图64-1　直肠后肿瘤解剖部位**

骶前肿瘤是良性的,但部分肿瘤为恶性或低恶性的。手术切除是唯一有效的方法。根据肿瘤的性质、大小以及与骶椎的关系而选择不同的手术途径。如果肿瘤来源于骶前间隙且位置较低,则手术较容易;如果肿瘤处于骶前间隙深部或来源于骶骨,在行手术时应注意保留 $S_1$、$S_2$ 及一侧 $S_{1-3}$ 神经,以保护膀胱、肛门括约肌功能,减少对骨盆稳定性的影响;对于恶性程度高、侵犯范围广的肿瘤,手术切除后不一定能达到根治目的者,可采用阻断肿瘤血供、经髂内动脉置管进行化疗以及放射治疗等方法,以延缓肿瘤生长。

## 第一节　肿瘤局部切除术

【适应证】　骶前肿瘤较小者或骶前良性肿瘤。

【禁忌证】

1. 恶性肿瘤侵犯盆腔脏器。

2. 全身情况差,不能耐受手术者。

【术前准备】

1. 术前3天流食,术前6小时禁食。

2. 术前清洁灌肠或用开塞露排空大便。

【麻醉】　选择硬膜外麻醉或全身麻醉。

【体位】　俯卧位或折刀位。

【手术步骤】

1. 切口　做骶后弧形切口,切口应足够长以便手术操作,切开皮肤、皮下组织(图64-2)。

2. 切除　切断附着于骶尾骨的部分臀大肌纤维,剥离尾骨骨膜,仔细结扎骶中动脉和骶外侧动脉,切除尾骨,切断肛尾韧带,用手指于骶前及肿瘤两侧做钝性分离,使肿块与骶骨分离,并

用纱块充填其间。分离肿瘤与直肠间隙至肿瘤上端,注意保护肛门括约肌,切除肿瘤(图64-3)。创面止血后置双橡皮引流管,逐层缝合切口(图64-4)。

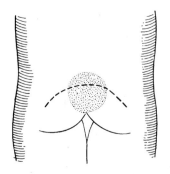

图64-2 骶后弧形切口

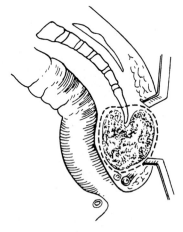

图64-3 切除肿瘤

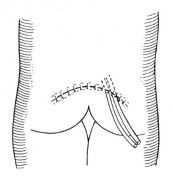

图64-4 置双引流管,缝合切口

【术中注意事项】 骶前间隙分离肿瘤时,应以纯性分离为主,防止将骶前静脉丛损伤,以免引起大出血,并仔细结扎骶中动脉和骶外侧动脉,尽量减少术中出血,同时还要注意保护肛门括约肌。

【术后处理】

1. 保持会阴部清洁,及时更换敷料,防止污染。

2. 术后48~72小时拔除引流管。

3. 术后禁食3天,并控制大便次数。

4. 术后常规应用抗生素,预防感染。

【手术并发症】

1. 骶前静脉丛出血。

2. 直肠损伤及直肠瘘。

3. 肛门收缩功能不良。

4. 术后感染形成窦道。

【述评】 骶前较小肿瘤或肿瘤局限、界线清楚者以及骶前良性肿瘤均可采用局部切部术,术中细心操作,仔细止血,能有效地预防术后并发症。

## 第二节 肿瘤加骶尾部切除术

【适应证】 骶前肿瘤较大者。

【禁忌证】

1. 骶前恶性肿瘤侵犯盆腔脏器。

2. 全身情况差,不能耐受手术者。

3. 并发肾功能严重受损者。

【术前准备】

1. 术前3天流食,术前6小时禁食。

2. 术前3天肠道准备 术前每日口服蓖麻油20ml,术晨清洁灌肠;若肿瘤侵犯直肠后壁并有黏膜破损者,应禁止灌肠,可于术前晚8时加服一次蓖麻油10~20ml。

3. 根据情况,术前两天可选用对需氧菌、厌氧菌和拟杆菌有高效杀菌力、作用迅速、能防止致病菌的发生和过度生长、毒性低的抗生素。如口服甲硝唑和卡那霉素或庆大霉素和新霉素,或静脉或肌内注射抗生素均可。

【麻醉】 预计手术范围大者,宜选择全身麻醉。采用控制性低血压麻醉,可以减少出血。低位骶前肿瘤宜选择硬膜外麻醉或全身麻醉。

【体位】 腹骶联合入路者先选取仰卧位,腹部手术完成后改取俯卧位或折刀位。骶部入路者取俯卧位或折刀位。

【手术步骤】

1. 切口 取俯卧位或折刀位,在骶尾部中线或偏一侧由骶尾关节上方向下到肛门缘上方2~3cm处行纵形切口或Y形切口(图64-5,图64-6)。如有瘘口和瘘管应行梭形切口(图64-7)。

2. 切除尾骨和部分骶骨 切开皮肤直到尾

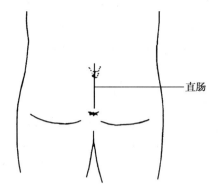

图 64-5 后中线纵向切口

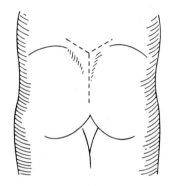

图 64-6 骶后 Y 形切口

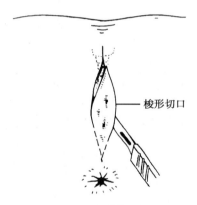

图 64-7 后中线梭形切口

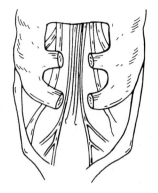

图 64-8 分离骶神经

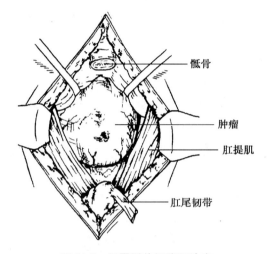

图 64-9 显露骶前间隙和肿瘤

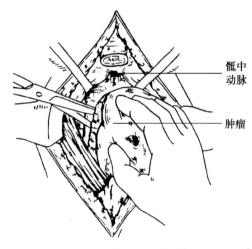

图 64-10 沿肿瘤包膜分离肿瘤

骨和骶骨,切断肛尾韧带,切除尾骨,手指伸入骶骨前向上分离,结扎切断骶中动脉,切断骶结节韧带、骶棘韧带和梨状肌,咬除 $S_1$、$S_2$ 椎板,分离出 $S_{2-3}$ 神经根(图 64-8),并与肿瘤分离,用粗丝线将 $S_{2-3}$ 神经牵开,并显露骶前间隙和肿瘤(图64-9)。

3. 切除肿瘤 继续从骶骨两侧向前纯性分离,再将肿瘤下牵,由直肠壁向下分离到肿瘤下端,将肿瘤完整切除或将骶骨远端连同肿瘤一并切除(图 64-10)。

4. 如肿瘤与周围组织粘连牢固,分离困难,可将肿块扩大切除,此时应避免损伤直肠(图 64-11)。

5. 止血后冲洗伤口,直肠后方放引流,分层缝合伤口,外用压迫敷料(图 64-12)。

【术中注意事项】

1. 在骶前间隙分离肿瘤时,应以钝性分离为主,防止将骶前静脉丛损伤,以免引起大出血,并仔细结扎骶中动脉和骶外侧动脉,尽量减少术中出血,同时还要注意保护肛门括约肌。

771

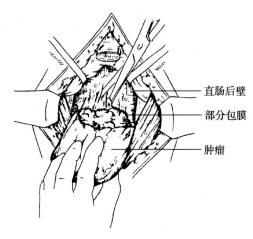

图 64-11 分离肿瘤,将包膜部分切除

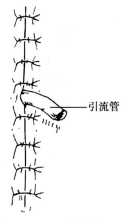

图 64-12 缝合伤口

2. 在咬除 $S_1$、$S_2$ 椎板时应注意保护 $S_{2-3}$ 神经根。

3. 注意保护直肠免受损伤。

【术后处理】 同肿瘤局部切除术。

【手术并发症】 同肿瘤局部切除术。

【述评】 因骶前肿瘤较大,但不需要开腹手术时,可合并尾骨、骶骨切除,在咬除 $S_1$、$S_2$ 椎板时要注意保护 $S_{2-3}$ 神经根,给手术操作增加了一定难度,必要时由骨科医生来协助完成。

# 第三节 腹骶联合切除术

【适应证】 突入腹腔的大型肿瘤由骶尾部不能达到肿瘤上端者。

【禁忌证】 同肿瘤加骶尾部切除术。

【术前准备】 同肿瘤加骶尾部切除术。

【麻醉】 同肿瘤加骶尾部切除术。

【体位】 仰卧位

【手术步骤】 仰卧位,经下腹正中切口进入腹腔,沿着骶岬横行切开腹膜,并切开直肠两侧腹膜。在骶前间隙将肿瘤由骶骨、直肠和两侧组织分离,尽量向下分离至肿瘤下部,结扎骶中动脉及双侧髂内动脉,仔细止血后,用干纱布将肿瘤与后腹膜及盆腔脏器分隔,缝合后腹膜,关闭腹腔,再改为俯卧位或折刀位,做骶前肿瘤切除术(同肿瘤局部切除术)(图 64-13)。

【术中注意事项】

1. 经腹分离时,应尽量向下分离至肿瘤下部并结扎骶中动脉及双侧髂内动脉,防止输尿管损伤。

2. 关闭腹腔前应仔细止血。

3. 注意保护肛门括约肌及直肠后壁。

【术后处理】 同肿瘤局部切除术

【手术并发症】 同肿瘤局部切除术

【述评】 因骶前肿瘤更大,由骶尾部入路不能完成手术,需开腹协助切除。在分离骶前及直肠两侧时应注意保护输尿管,尤其是肿瘤较大或有盆腔侵犯时更应注意。

(刘佃温)

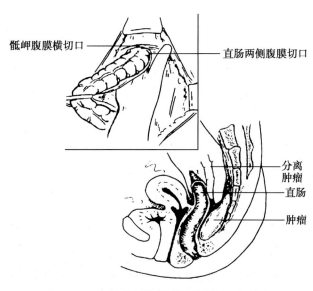

图 64-13 在骶前间隙将肿瘤由周围组织分离

# 参 考 文 献

1. 孟荣贵,喻德洪. 现代肛肠外科手术图谱. 郑州:河南科学技术出版社,2003.

2. 张庆荣. 肛管大肠手术图解. 天津:天津科技翻译出版公司,2000.

3. 王果,潘少川. 小儿外科手术图谱. 郑州:河南科学技术出版社,1995.

4. 王果,李振东. 小儿肛肠外科学. 郑州:中原农民出版社,1999.

# 第65章 骶尾部畸胎瘤手术

骶尾部畸胎瘤是先天实质性和囊性肿瘤,多在骶前间隙内。婴儿大型肿瘤可向骶尾部突出,到两腿之间(图64-1,图65-2)。按肿瘤主要所在部位可分为显型、隐型和混合型三种(图65-3)。婴幼儿多为显型畸胎瘤,一旦确诊,必须早期手术治疗,以预防感染、破裂并发症。而成年人多为隐型畸胎瘤,常无临床症状,只有当畸胎瘤继续增大到一定程度有直肠压迫症状时或体检时才被发现,常表现为皮样囊肿或表皮样囊肿(图65-4),手术完整切除是唯一疗法。

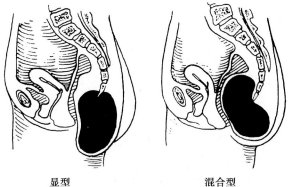

显型　　　　　　　混合型

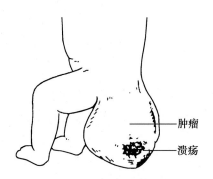

肿瘤

溃疡

图 65-1　大型骶尾部畸胎瘤

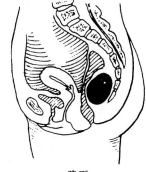

隐型

图 65-3　显型、混合型、隐型畸胎瘤

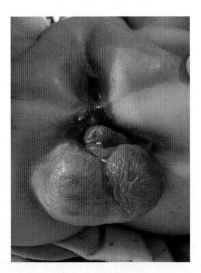

图 65-2　显性畸胎瘤

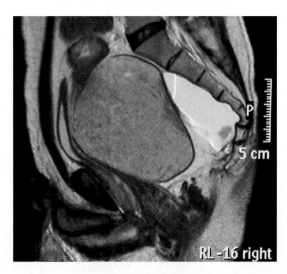

图 65-4　骶前皮样囊肿

## 第一节　显型畸胎瘤切除术

【适应证】　显型畸胎瘤。

【禁忌证】　骶尾部畸胎瘤合并有重要脏器功能不全者。

【术前准备】

1. 术前3天流食,术前6小时禁食。

2. 术前2天肠道准备　术前两日及术晨清洁灌肠。

3. 术前3天,可选用对需氧菌、厌氧菌和拟杆菌有高效杀菌力、作用迅速、能防止致病菌的发生和过度生长、毒性低的抗生素。如口服甲硝唑和卡那霉素或庆大霉素和新霉素。婴幼儿可选用静脉或肌内注射抗生素。

4. 备血。

【麻醉】　全身麻醉。

【体位】　俯卧位或折刀位。

【手术步骤】

1. 切口　倒"V"字形或弧形切口,顶端向上,超过尾骨,达肿瘤上缘,根据肿瘤的大小决定切口的长度(图65-5)。

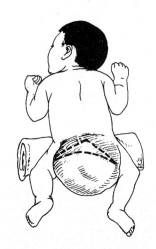

图 65-5　倒"V"形或弧形切口

2. 分离切除　切开皮肤、皮下组织,在肿瘤被膜外找到正确分界线,锐性与纯性分离相结合,暴露尾椎,用电刀切除尾椎,若肿瘤与骶骨粘连,必要时可切除第4骶骨、第5骶骨。结扎骶中动脉及骶外侧动脉(图65-6),继续向两侧分离,在分离肿瘤与直肠前壁时,助手或术者手指应置于直肠内作引导,防止损伤直肠(图65-7),从直肠壁完整分离后将肿瘤切除(图65-8)。

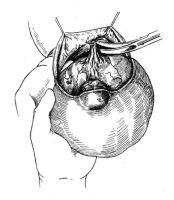

图 65-6　肿瘤的分离

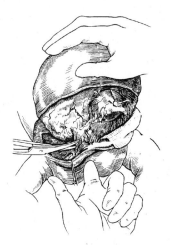

图 65-7　防止损伤直肠

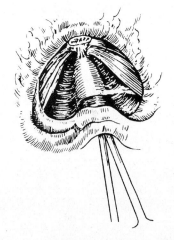

图 65-8　摘除肿瘤,显露直肠和盆底

3. 修复盆底　如有盆腔腹膜损伤应修补缝合,肛提肌及臀部肌肉恢复原有解剖位置,如有直肠松弛,将直肠后壁折叠缝合数针,固定于骶前筋膜(图65-9)。

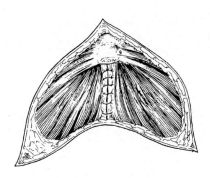

图 65-9　修复盆底

4. 缝合切口　间断缝合骶前筋膜与皮下组织，切口两端各置一根引流管（图 65-10）。

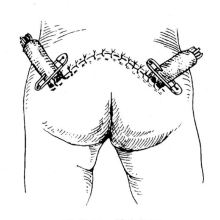

图 65-10　缝合切口

【术中注意事项】

1. 因畸胎瘤一般都有包膜，所以在分离肿瘤时要找到肿瘤的分界线。

2. 肿瘤与骶骨粘连，在切除骶骨时，特别要注意避免损伤骶前静脉丛。

3. 在分离肿瘤与直肠后壁时，要有手指引导，以免损伤直肠壁。

【术后处理】

1. 术后取俯卧位或侧卧位，减少伤口粪尿污染。

2. 伤口处可用沙袋压迫 3～5 小时，以减少出血及渗出。

3. 术后 48～72 小时拔除引流管。

【手术并发症】

1. 直肠损伤或直肠瘘。

2. 术中大出血。

3. 术后肛门收缩功能不良。

【述评】　显性畸胎瘤多见于婴幼儿，肿瘤初期，大多为良性，宜早期切除。若肿瘤迅速增长，多为恶性或恶变，失治误治后，可迅速向周围组织和脏器浸润，并可经淋巴和血液转移到腹膜后淋巴结、骨骼与肺脏等重要脏器。婴幼儿年龄较小，肿瘤偏大，恶性程度偏高，加之术中出血量较多，故手术风险大，术前应做好充分沟通。

# 第二节　隐型畸胎瘤切除术

【适应证】　表皮样囊肿、皮样囊肿。

【禁忌证】

1. 伴有严重心、肝、肾功能障碍者。

2. 合并有严重糖尿病者。

【术前准备】

1. 术前 2 天流食，术前 6 小时禁食。

2. 术前清洁灌肠或用开塞露排空大便。

【麻醉】　选择硬膜外麻醉或全身麻醉。

【体位】　俯卧位或折刀位。

【手术步骤】

1. 切口　做骶后弧形切口或纵形切口，切口长度视肿瘤的大小、深度来定，一般应足够长以便手术操作，切开皮肤及皮下组织。

2. 分离切除　钝性分离皮下组织，将肛门括约肌牵向两侧，暴露畸胎瘤的包膜（图 65-11）。若肿瘤过大，可切断附着于骶尾骨的部分臀大肌纤维，剥离尾骨骨膜，仔细结扎骶中动脉和骶外侧动脉，切除尾骨，切断肛尾韧带。用手指于骶前及肿瘤两侧做钝性分离，使肿瘤与骶骨分离，并用纱块充填其间。分离肿瘤与直肠间隙至肿瘤上端，注意保护肛门括约肌。若肿瘤张力过大，影响操作，可穿刺抽出液体（图 65-12，图 65-13）；若为黄泥样物质或黏稠样物

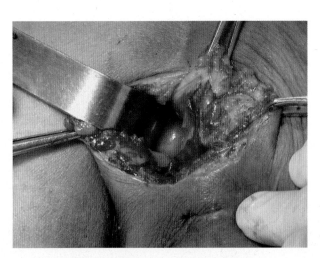

图 65-11　显露囊性包块，表面光滑呈膜状

775

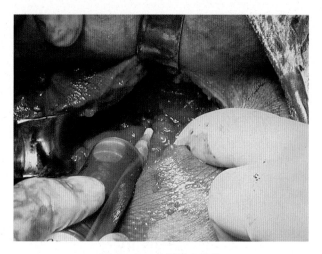

图 65-12　穿刺抽出液体

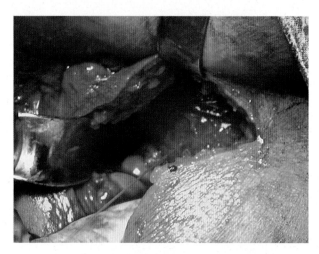

图 65-13　暗红色液体呈喷射状自针孔射出

质,可切口取出后再仔细纯性分离囊壁,在分离直肠壁时,应用手指作引导,以免损伤直肠,直至囊壁完全切除(图 65-14)。

　　3. 缝合创面　反复冲洗,闭合无效腔,放置 1～

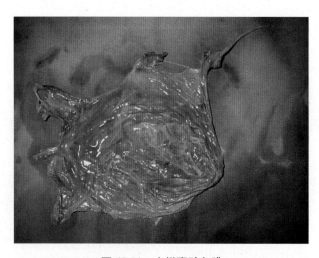

图 65-14　皮样囊肿包膜

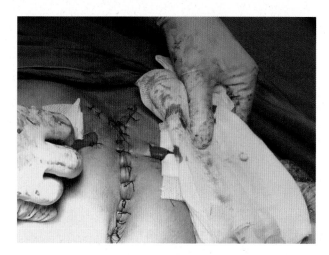

图 65-15　术后缝合创面

2 根橡皮引流管,逐层缝合切口(图 65-15)。

　　【术中注意事项】

　　1. 沿囊壁纯性分离为主,避免操作囊壁。

　　2. 因囊性畸胎瘤较大,影响手术操作时,可用穿刺抽液减压,或切口减压,保护好伤口不受污染。

　　3. 分离切除囊壁时,应完全切除囊壁,防止残留,以免复发。

　　【术后处理】

　　1. 术后取俯卧位或侧卧位,减少伤口粪尿污染。

　　2. 伤口处可用沙袋压迫 3～5 小时,以减少出血及渗出。

　　3. 术后 48～72 小时拔除引流管。

　　【手术并发症】

　　1. 直肠损伤或直肠瘘。

　　2. 术中伤面感染,形成窦道。

　　3. 术后肛门收缩功能不良。

　　【述评】　皮样囊肿、表皮样囊肿均为胚胎期皮肤细胞发育异常而形成的囊性畸胎瘤。其症状发展缓慢,病程可长达数十年,少数也可恶变。其治疗方法为手术彻底切除,术后复发多为术中囊壁残留所致,故早期诊断、首次手术最为关键。

(刘佃温)

## 参 考 文 献

1. 孟荣贵,喻德洪. 现代肛肠外科手术图谱. 郑州:河南科学技术出版社,2003.

2. 张庆荣. 肛管大肠手术图解. 天津:天津科技翻译出版公司,2000.

3. 王果,潘少川. 小儿外科手术图谱. 郑州:河南科学技术出版社,1995.

# 第66章 骶尾部脊索瘤手术

【概述】 骶尾部脊索瘤是骶前间隙最常见的恶性肿瘤,由胚胎残留形成,是由残留的胚胎脊索或异位脊索发生。在胚胎期,脊索从枕部延伸到尾椎。脊索瘤可以发生在脊髓的任何部位,但颅底和骶尾部是其好发部位,约40%～50%发生在骶尾部。骶尾部脊索瘤好发于男性患者,30岁以下少见。瘤体通常呈柔软、凝胶状,也可质硬,侵袭性生长,可侵犯周围骨质或软组织。瘤体内部含有黏蛋白,瘤体内的出血或坏死可导致肿瘤形成钙化或假包膜。常见症状为骨盆、臀部或腰骶部疼痛,坐时加重,站立或行走时减轻。早期症状隐匿,就诊时往往肿瘤体积巨大。脊索瘤是一种低度或交界性恶性肿瘤,对放疗和化疗的敏感性较差,治疗主要依赖于外科切除,切除不彻底容易引起局部复发,因此初次治疗采用彻底的根治性手术切除是治疗骶尾部脊索瘤的最佳方法。

## 第一节 经后入路手术

【适应证】 骶尾部肿瘤较小或肿瘤的上极在 $S_3$ 水平以下者。

【禁忌证】

1. 骶尾部脊索瘤广泛侵犯盆腔脏器。

2. 全身情况差,心肺肾功能不全不能耐受手术者。

【术前准备】

1. 完善相关检查,常规行 MRI 和 CT 检查,确定手术的切除范围和肿瘤处于骶骨的水平。

2. 术前行血管造影明确肿瘤的血供、吻合支情况并予以选择性血管栓塞。

3. 肠道准备 同直肠癌根治术。

【麻醉】 全身麻醉或持续硬膜外麻醉。

【体位】 俯卧位或折刀位。

【手术步骤】

1. 切口 取俯卧位或折刀位,在骶尾部中线或偏一侧由骶尾关节上方向下到肛门缘上方 2～3cm 处开一纵向切口或 Y 形切口(图 66-1)。

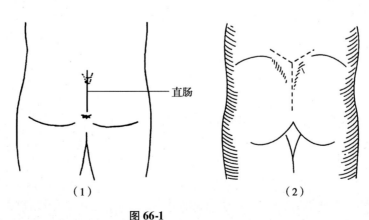

**图 66-1**
(1)后中线纵向切口;(2)骶后 Y 形切口

777

2. 切除尾骨和部分骶骨　切开皮肤直到尾骨和骶骨,横断肛尾韧带,切除尾骨,手指伸入骶骨前向上分离,结扎切断骶中动脉,切断骶结节韧带、骶棘韧带和梨状肌,咬除 $S_1$、$S_2$ 椎板,分离出 $S_{2-3}$ 神经根(图 66-2),并与肿瘤分离,用粗丝线将 $S_{2-3}$ 神经牵开,并显露骶前间隙和肿瘤(图 66-3)。

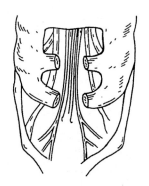

图 66-2　分离骶神经

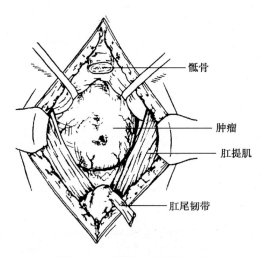

图 66-3　显露骶前间隙和肿瘤

3. 切除肿瘤　继续从骶骨两侧向前钝性分离,再将肿瘤下牵,由直肠壁向下分离到肿瘤下端,将肿瘤完整切除或将骶骨远端连同肿瘤一并切除(图 66-4)。

4. 如果肿瘤与周围组织粘连牢固,分离困难,可将肿块扩大切除,此时应避免损伤直肠(图66-5)。

5. 止血后冲洗伤口,直肠后方放引流,分层缝合伤口,外用压迫敷料(图 66-6)。

【术中注意事项】

1. 在骶前间隙分离肿瘤时,应以锐性分离为主,防止将骶前静脉丛损伤引起大出血,并仔细结扎骶中动脉和骶外侧动脉,尽量减少术中出血,同时还要注意保护肛门括约肌。

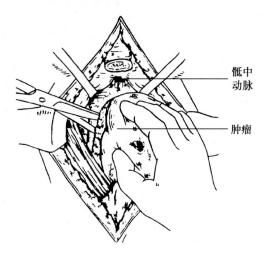

图 66-4　沿肿瘤包膜分离肿瘤

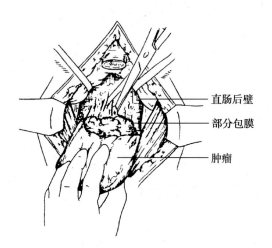

图 66-5　分离肿瘤,避免损伤直肠

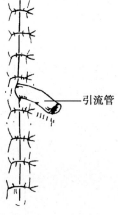

图 66-6　缝合伤口

2. 在咬除 $S_1$、$S_2$ 椎板时注意保护 $S_{2-3}$ 神经根。

3. 对于一些肿瘤病灶比较小的患者,术者可用示指伸入肛门和低位直肠,从前方推压远离切口的肿瘤,以便从直肠壁上分离肿瘤时不损伤直肠。

【术后处理】

1. 禁食 3~5 天,输液及抗生素治疗,密切观察肛门切口创面,保持肛门口及会阴部切口清洁干燥。

2. 保持引流通畅 盆腔内或组织间隙积液是造成感染和功能不良的重要因素。根据引流情况 1 周左右拔出肛管和骶前引流。术后常规应用抗生素,预防感染。

【手术并发症】

1. 骶前静脉丛出血 骶前静脉属人体末端静脉,无静脉瓣,而且通过椎间孔与椎管内静脉有交通。一旦破裂,破裂静脉缩入椎管,加之血管被周围筋膜固定,无法收缩自行止血,保持敞开,流血不止。

2. 直肠损伤及直肠瘘 为最常见的并发症。主要症状为患者发热,体温可达 39~41℃,肛门及会阴部坠胀、疼痛等,从引流管里引流出气体、肠液、粪液或脓性物质。

3. 肛门收缩功能不良 主要表现为排便费力,需要较长时间,患者每次排便满头大汗,痛苦不堪。粪便呈球状或半球状。需要用肠管动力药和缓泻剂促使排便。

# 第二节 经前后路联合手术

【适应证】 骶尾部肿瘤较大或肿瘤的上极延伸到 $S_3$ 水平者。

【禁忌证】 同后入路手术。

【术前准备】 同后入路手术。

【麻醉】 同后入路手术。

【体位】 截石位。

【手术步骤】

1. 切口 经下腹正中切口进入腹腔。

2. 分离肿瘤 暴露盆腔,沿着骶岬横行切开腹膜,并切开直肠两侧腹膜。在骶前间隙将肿瘤由骶骨、直肠和两侧组织分离,尽量向下分离至肿瘤下部,结扎骶中动脉及双侧髂内动脉,仔细止血后,用干纱布将肿瘤与后腹膜及盆腔脏器分隔(图 66-7),缝合后腹膜,关闭腹腔。

3. 切除肿瘤 改为俯卧位或折刀位,行经会阴骶骨旁切口切除术。

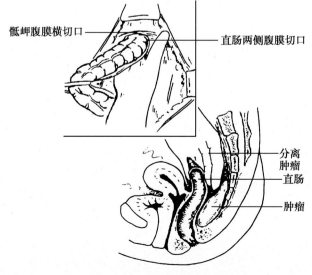

骶岬腹膜横切口

直肠两侧腹膜切口

分离肿瘤

直肠

肿瘤

图 66-7 前入路骶前间隙分离肿瘤

【术中注意事项】

1. 经腹分离时,应尽量向下分离至肿瘤下部并结扎骶中动脉及双侧髂内动脉,防止术中大出血,当结扎了髂内动脉后,为降低会阴部坏死的风险,应注意保护臀下动脉的前分支。

2. 如果预计有大的组织缺损,可以事先游离一块带血管蒂的肌瓣放置在骶前间隙,以便后面改俯卧位关闭会阴部切口时需要使用。

3. 如果肿瘤体积巨大,已经明显压迫或侵犯直肠,分离肿瘤和直肠危险,应将直肠和肿瘤及受侵犯的骶骨一起切除。在这种情况下,直肠上部在骶骨岬水平切断,男性患者的直肠前壁需跟精囊和前列腺彻底分离,女性患者必须跟阴道上 2/3 彻底分离,然后重建盆底,行左下腹乙状结肠造瘘术。

【术后处理】 同后入路手术。

【手术并发症】 同后入路手术。

【述评】 骶尾部脊索瘤关键是早期诊断及详细检查,明确周围侵犯情况。如因肿瘤较大,需要合并尾骨、骶骨切除,在咬除 $S_1$、$S_2$ 椎板时要注意保护 $S_{2-3}$ 神经根,必要时由骨科医师来协助完成。由骶尾部入路不能完成手术,需开腹协助切除,在分离骶前及直肠两侧时应注意保护输尿管,同时术中仔细止血。

(张 森)

## 参 考 文 献

1. Ahmed AR. Safety margins in resection of sacral chordoma: analysis of 18 patients. Arch Orthop Trauma Surg. 2009, Apr; 129(4):483-487.

2. Dubory A, Missenard G, Lambert B, et al. En bloc resection of sacral chordomas by combined anterior and posterior surgical

approach:a monocentric retrospective review about 29 cases. Eur Spine J,2014,23(9):1940-1948.

3. Fuchs B,Dickey ID,Yaszemski MJ,et al. Operative management of sacral chordoma. J Bone Joint Surg Am, 2005, 87(10):2211-2216.

4. Hulen CA, Temple HT, Fox WP, et al. Oncologic and functional outcome following sacrectomy for sacral chordoma. J Bone Joint Surg Am,2006,88(7):1532-1539.

5. Osaka S,Kondoh O,Yoshida Y,et al. Radical excision of malignant sacral tumors using a modified threadwire saw. 2006, 15;93(4):312-317.

6. Sahakitrungruang C,Chantra K. One-staged subtotal sacrectomy for primary sacral tumor. Ann Surg Oncol,2009,16(9):2594.

7. Varga PP,Szövérfi Z,Lazary A. Surgical treatment of primary malignant tumors of the sacrum. Neurol Res,2014,36(6):577-587.

8. Walcott BP1, Nahed BV, Mohyeldin A, et al. Chordoma: current concepts, management, and future directions. Lancet Oncol,2012,13(2):e69-76.

# 第 67 章　肛门周围癌手术

肛门周围癌指在直肠齿状线下方,以肛门为中心,直径 6cm 圆形区域内的恶性肿瘤。临床少见,以男性居多。多与肛周慢性炎症刺激有关,近年同性恋者患此病有增加趋势。肛门周围癌常见肛周皮肤的鳞状上皮细胞癌分化较低,恶性程度高,易转移腹股沟淋巴结,预后差;肛管皮肤的基底细胞癌因基底细胞恶性增殖所致,早期以局部扩大切除为主,辅以术后放疗,效果尚好;恶性黑色素瘤早期即可出现腹股沟淋巴结转移及远处血行转移,愈后差,放化疗不敏感。对早期病变,应施以腹会阴联合直肠癌手术,而局部切除仅作为病理检查或姑息手术,文献报道,平均生存期仅 1 年半左右;一穴肛原癌是齿状线上方狭窄环行区胚胎一穴肛的残余移行上皮发生的癌,诊断明确,治疗应以腹会阴联合直肠癌手术为妥,对于 Morson 分型:分化良好及中度分化者,5 年生存率可达 90%;肛周 Paget 病(又名湿疹样癌),起病缓慢,类似湿疹,后成溃疡,界限清楚,长期不愈,临床以局部扩大切除为主。

## 第一节　局部切除术

【适应证】
1. 肛周肿瘤较小,表浅,可活动。
2. 分化良好。
3. 无任何转移征象。
4. 不能耐受开腹手术者。

【术前准备】
1. 肛门周围皮肤备皮。
2. 术前 1 天流食。
3. 必要时术前灌肠。

【麻醉】　局麻,骶管麻醉均可。

【体位】　折刀体位。

【手术步骤】
1. 根据肿瘤大小决定梭形切口方位和长度,切除病变周围 1.0cm 的正常皮肤。
2. 进入皮下组织,广泛深层切除病灶。
3. 无活动出血,胶皮片引流。

【术中注意事项】
1. 病灶切除干净。
2. 避免肛周括约肌离断损伤。
3. 止血彻底。
4. 引流通畅。

【术后处理】
1. 胶片引流 1~2 天拔除。
2. 定时换药,预防感染。
3. 保持大便通畅,避免污染。

【并发症】　出血,切口感染。

## 第二节　经骶尾、腹腔直肠切除术

【概述】　腹会阴联合切除术(APR)即 Miles 手术,其与经骶尾、腹腔直肠乙状结肠切除术(sacral abdominal rectosigmoidec-tomy, SAR)是治疗低位直肠癌的两个主要手术方法,其手术适应证均为肿瘤位于 Rb,浸润深度 A 以上,远端切缘<1cm,环周切缘阳性可能性大,肛门内括约肌和肛管浸润及直肠下段的低分化腺癌者。20%~30% 的直肠癌为该手术的适应证。但是,传统的 APR 因具有很高的局部复发率(18%~33%)而备受关注。SAR 可有效的改善其不足,在充分的视野下可视化的深层解剖,精

确切除影响局部复发的、关键性的局部解剖学因素，整块的 R0 切除以及确切的全直肠系膜切除（TME）和必要的侧方淋巴结清扫等优势，有效地降低了局部复发率，提高了存活率。

【适应证】

1. 肿瘤侵犯超过齿状线或侵犯肛管括约肌。

2. 恶性黑色素瘤。

3. 一穴肛原癌。

4. 无肝、肺、脑等重要脏器远处转移或腹腔广泛转移。

【禁忌证】

1. 一般状态差，不能耐受手术者。

2. 合并身体重要脏器功能严重疾病。

【术前准备】

1. 心理准备　就疾病诊断、手术方案、可能发生的各种并发症及预防措施等各方面向家属交代。做好患者思想工作，阐明肠造口的必要性及安全性，取得患者信任和主动配合。

2. 输血、补液、纠正低蛋白血症　一般血红蛋白 10g/L 以上，白蛋白 3.5g/L 以上，术前肠道准备期间，充分补液，维持热能 25kcal/（kg·d），对于全身状况较差，营养状态不良者，术前给予静脉高营养。

3. 纠正高血压、糖尿病　对于老年患者，术前并发症多，应纠正血压、血糖，控制血糖<11.1mmol/L。

4. 阴道检查　女性患者，常规的妇科检查，如肿瘤侵犯阴道，术前两天常规 1∶1000 氯己定溶液冲洗阴道，术前常规碘伏消毒。

5. 肿瘤较大，合并泌尿系症状者　术前常规膀胱镜检查或静脉肾盂造影，对于输尿管受侵患者，术前常规逆行性插管导引。

6. 肠道准备　以患者痛苦小、安全、迅速、简便，肠道清洁为目的。传统 3 日 NE 方案准备肠道，口服泻药，内服抗生素及机械性肠道灌洗，效果良好。目前多采用复方聚乙二醇散剂准备肠道，效果可靠。但仍注意术前日询问患者肠道排泄通畅情况，直到粪液无渣、水样为止。如效果不佳，或合并慢性便秘者，仍行清洁灌肠，对于合并不全肠梗阻者，术前常规逆行性经肛置入肠减压管，再行肠道准备。

【麻醉】　全身麻醉。

【体位】　折刀体位（骶尾部操作）后，翻身平卧位（腹部操作）。

【切除范围】　SAR 的切除范围和淋巴结清扫范围包括肛门及周围皮肤、皮下组织、坐骨肛门窝脂肪组织清扫，尾骨肛提肌、尾骨直肠韧带、直肠及系膜，部分乙状结肠、D3 及侧方清扫（图 67-1）。

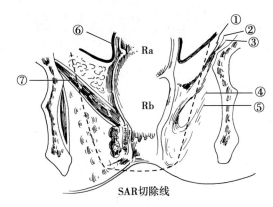

图 67-1　SAR 切除范围

①腹下神经；②骨盆内脏神经；③肛提肌神经；④会阴神经；⑤直肠下神经；⑥腹膜；⑦肛提肌

【手术步骤】　骶尾部操作（折刀体位）。

1. 全麻生效后，取折刀位（图 67-2），两侧牵拉臀部，暴露会阴区，常规消毒，铺巾，荷包缝闭肛门，以肛门为中心，距两侧肛缘 4.0～6.0cm，上达骶尾关节上 1cm，下至会阴部中点纵向棱形切口（图 67-3）。

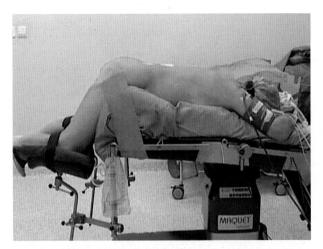

图 67-2　折刀体位

2. 切开皮肤、皮下组织，两侧切口内侧缘对合结节缝合肛周皮瓣，包埋肛门及肿瘤，缝合结扎线预置牵引，逐层深入达两侧坐骨结节及臀大肌内侧缘，结扎、离断肛门动静脉（图 67-4），由盆壁向内侧显露肛提肌，彻底切除坐骨肛门窝脂肪组织（图 67-5）。

3. 显露骶尾关节，剔除末节尾骨、离断肛尾韧带（图 67-6），离断骶骨筋膜，贴近盆壁切断肛提肌，骶前间隙锐性直视下游离直肠后壁达骶骨岬水平（图 67-7），两侧绕肠周脏层筋膜扩大切口至 T-Junction，离断直肠侧方韧带，侧方入路显露直肠前间隙（图 67-8）。

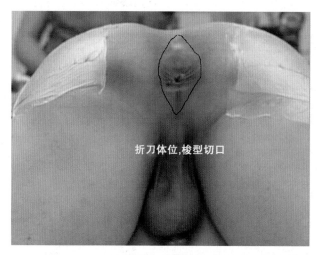

图 67-3　肛周梭形切口

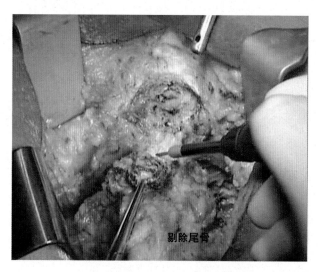

图 67-6　离断骶尾关节,剔除尾骨

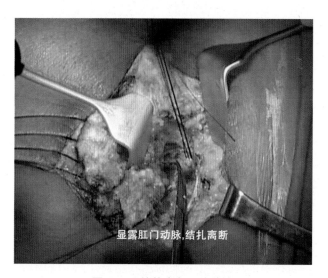

图 67-4　结扎离断肛门动脉

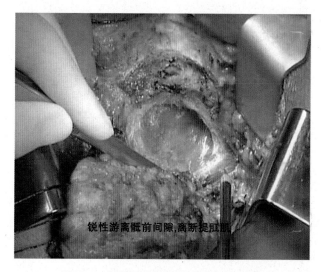

图 67-7　骶前间隙锐性游离,离断肛提肌

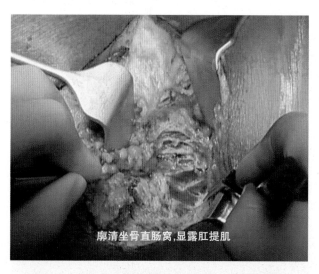

图 67-5　廓清直肠坐骨窝淋巴脂肪组织,显露肛提肌

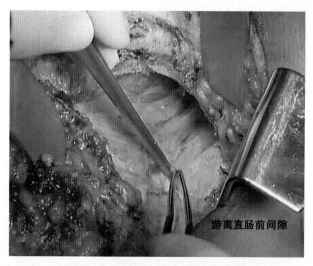

图 67-8　直肠侧方进入直肠前间隙

783

4. 直肠前间隙的游离在 Denovilliers 筋膜后方进行,保护神经血管束,将膀胱底部、输精管、精囊和前列腺(女性为阴道后侧壁)从直肠分开(图 67-9),向上游离达前列腺或宫颈水平,切开盆底腹膜进入盆腔并扩大切口,完成骶尾侧直肠游离(图 67-10),避孕套包裹套扎直肠,折叠还纳入盆腔。

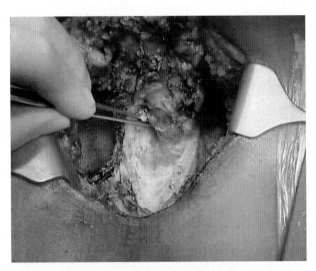

图 67-9　前列腺平面游离直肠前间隙

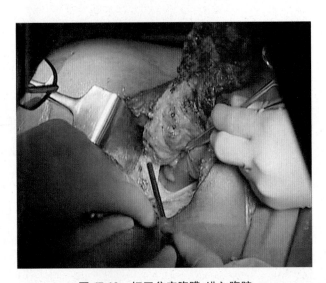

图 67-10　切开盆底腹膜,进入腹腔

5. 彻底止血,骶前间隙放置引流管一枚,右臀部戳空引出,间断全层缝合皮下组织,钉皮器钉合皮肤(图 67-11)。

6. 腹部操作(翻身平卧位)　取平卧位,头侧低 10°~20°,常规消毒铺单,下腹正中切口,绕脐右侧上 4.0cm,下达耻骨联合上缘,逐层切开,推剥腹膜外脂肪及膀胱顶部后,进入腹腔。

7. 探查由远及近原则,按顺序探查腹水、腹膜、肝、脾、大网膜、全部结肠、横结肠系膜、腹主动脉及

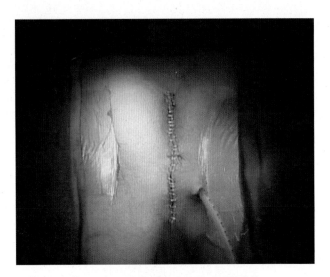

图 67-11　游离直肠还纳盆腔,置骶前
引流,缝合会阴切口

肠系膜下动脉、乙状结肠系膜根部和两侧髂内血管周围的淋巴结。排挤小肠上腹腔,大纱布垫隔离,深部拉钩向上拉开。

8. 提起乙状结肠及系膜,锐性切开乙状结肠系膜右叶根部(图 67-12),上达肠系膜下动静脉,在腹主动脉前侧显露肠系膜下动脉根部,并在其左侧 2~3cm 处显露肠系膜下静脉。廓清 No253 组淋巴结,保留左结肠动脉,根部结扎离断肠系膜下动静脉(图 67-13)。术中注意辨认并保留自主神经(图 67-14)。先检查结肠中动脉左支与结肠左动脉升主和降支之间的边缘动脉网是否完整,估计切断肠系膜下动脉根部后,保留下来的乙状结肠上段可以有足够的血运后才结扎肠系膜下动脉,否则应在结肠左动脉分出处以下结扎。距根部 1.0cm 结扎离断,

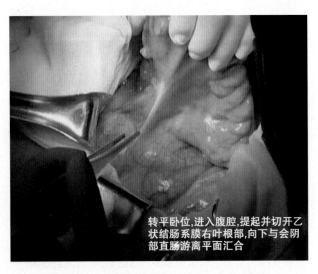

转平卧位,进入腹腔,提起并切开乙状结肠系膜右叶根部,向下与会阴部直肠游离平面汇合

图 67-12　提起乙状结肠,切开系膜右叶根部

Toldt 筋膜锐性游离达侧腹壁,锐性分离后腹膜,显露左侧髂动、静脉。在左髂总动脉分叉处的前面可以找到左侧输尿管显露左输尿管,予以保护,向下于骶骨岬处与会阴部切口汇合。

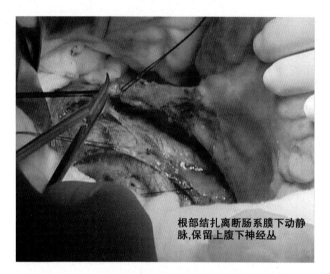

根部结扎离断肠系膜下动静脉,保留上腹下神经丛

图 67-13　廓清 No253 组淋巴结,保留左结肠动脉,根部结扎离断肠系膜下动静脉

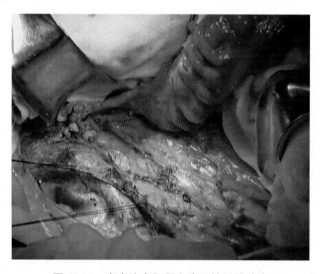

图 67-14　术中注意保留上腹下神经及分支

9. 切开乙状结肠侧腹膜,上达结肠脾曲,下与会阴部切口汇合,完全游离直肠,并拖出腹腔外(图 67-15)。廓清直肠系膜,离断肿瘤上切缘系膜。距肿瘤上缘 10cm 离断肠管系膜及肠管,移除肿瘤段肠管,近断端左下腹造口(图 67-16)。

10. 在脐与左侧髂前上棘连线中点上方,腹直肌外缘,切除 3cm 直径的皮肤和皮下组织一块,以防日后瘢痕收缩造成结肠造口狭窄。将腹外斜肌腱膜"+"形切开,用拉钩将腹内斜肌和腹横肌用力拉开后保留腹膜,腹膜前游离于乙状结肠系膜根部的切

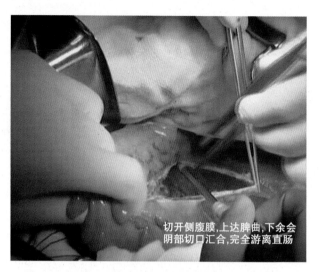

切开侧腹膜,上达脾曲,下余会阴部切口汇合,完全游离直肠

图 67-15　切开乙状结肠侧腹膜,向下与盆腔游离平面汇合

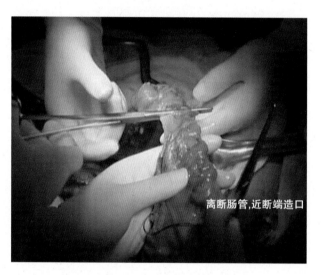

离断肠管,近断端造口

图 67-16　离断乙状结肠,移除直肠及肿瘤,近断端造口

开缘进入腹腔,使切口能容两指。

11. 将夹住近端乙状结肠的直止血钳从腹壁造口提出腹壁外约 2cm,注意不要污染造口切口。提起正中旁切口左缘,用细丝线将提出的乙状结肠系膜与乙状结肠系膜根部腹膜间断缝合,消灭间隙,防止术后发生小肠内疝的可能性。将结肠壁与腹壁缝合固定 4~6 针。行隧道式平口造口(图 67-17)。

12. 摇平手术台,将小肠复位,用大网膜覆盖后,彻底止血,轻点器械纱布无误,间断全层结节缝合,钉皮器钉合皮肤。

【术中注意事项】

1. 乙状结肠系膜游离避免深入 Toldt 筋膜,直肠两侧腹膜切开紧贴系膜根部,注意勿损伤输尿管。

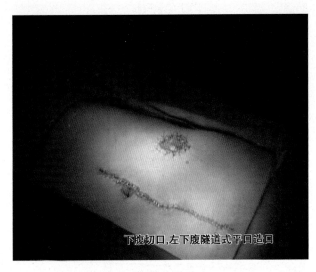

下腹切口,左下腹隧道式平口造口

**图 67-17　腹部切口及造瘘口**

2. 骶前间隙,尽量直视下锐性游离,刀尖指向直肠系膜,以防损伤骶前静脉丛发生大出血。

3. 直肠前间隙,注意 Denonvilliers 筋膜间隙,避免损伤前列腺静脉丛及阴道后壁,防止出血及阴道瘘。

4. 术中保留 Toldt 筋膜,仔细辨认自主神经走向,避免术后排尿困难及影响性功能。

5. 左下腹肠造口肠管保持无张力,血运良好,避免腹壁切口过小挤压肠管缺血,或造口回缩。

【术后处理】

1. 持续胃肠减压,待 3 天左右,肠功能恢复排气,造口封闭袋鼓胀后,方可拔出胃管,并进不胀气流食。

2. 支持疗法,静脉补液,保持水电解质平衡。

3. 预防感染,对症治疗。

4. 术后 1 周内每天观察造口肠壁颜色,注意有无出血、回缩或坏死等。

5. 观察骶前引流管情况,颜色及引流量,引流如无异常,3 天松动引流管,引流液<5ml,无混浊,无新鲜血时,可拔除引流管。

6. 导尿管 1 周左右拔管,拔除尿管前,应夹闭尿管,4 小时开放一次,训练膀胱功能 1~2 天后,方可拔管,对于老年人、前列腺肥大者,术前、后常规服药纠正。

7. 术后 2 周检查人工肛门有无狭窄,如有狭窄,指法扩肛,1 次/2 天,以通便为宜。

8. 根据病理结果、患者状况,指导放、化疗等肿瘤综合治疗。

【并发症】

1. 切口感染　多见于会阴切口,通畅引流换药治疗。

2. 造口回缩、坏死　二次缝合固定或再次手术。

3. 尿潴留　术中自主神经损伤或术后膀胱后倾所致。

4. 出血　创面渗血所致,避免休克发生。

【述评】　SAR 与 Miles 手术表面上仅仅是体位和入路的差异,但肿瘤学和临床解剖学的理念及技术方法有着根本不同,也是治疗效果不同的关键。首先,SAR 宽敞的术野、直视下精确的解剖消除了手术技术盲视下的安全隐患,从而使提高肿瘤学上的安全性上升为第一要素。SAR 能够将理论上影响直肠癌预后的局部复发的重要因素完全去除,从而改变低位直肠癌患者的预后。SAR 的整块切除,经骶尾、腹腔术式采用折刀体位、会阴部入路,术中能直视下准确判断肿瘤及对周围邻近脏器的浸润情况,对于判定困难的组织,还可行术中冷冻病理检查,以明确是否应行合并脏器切除,从而获得满意的环周切缘,同时,均在根部结扎直肠下、中动脉,连同淋巴管、淋巴结及周围的脂肪组织一并整块切除。由于整块切除了肛周脂肪、肛提肌和淋巴组织,切除标本较传统手术组织量更为完整,减少了肿瘤残留的机会,也是降低局部复发率的重要环节。以肛门、盆底结构为中心,切除横向浸润的盆腔、肛周组织和结构,强化局部控制具有重要的价值和意义。

## 第三节　腹股沟淋巴结清扫术

【适应证】　腹股沟淋巴结肿大,质硬,明确转移者。

【禁忌证】　腹股沟淋巴结转移压迫血管发生下肢水肿,或已有血行转移,全身情况较差,不能耐受手术者。

【术前准备】　同腹会阴联合直肠癌手术。

【麻醉与体位】　全麻,仰卧位。

【手术步骤】

1. 切口　两侧腹股沟弧形切口(图 67-18),起自髂前上棘上方 3cm 及内侧 2cm,向下与腹股沟韧带平行,经腹股沟韧带中点垂直下达腹股沟韧带下 6~7cm 至股三角部位。

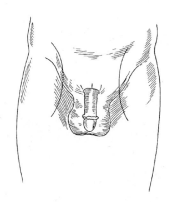

图 67-18　弧形切口

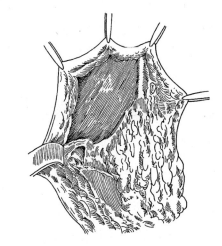

图 67-20　清除淋巴脂肪组织

2. 分离皮瓣　皮肤与皮下脂肪分离,上起髂前上棘连线水平,下至股三角下缘平面,外达缝匠肌内侧,内达内收肌。注意内侧分离勿损伤精索(图 67-19)。

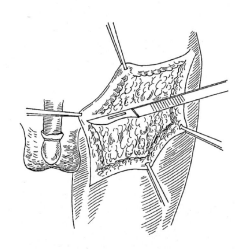

图 67-19　分离皮瓣

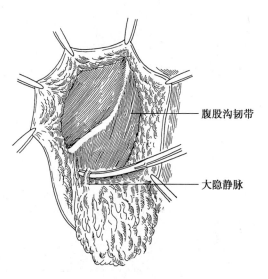

图 67-21　清除阔筋膜表面

3. 清除腹股沟淋巴结　髂前上棘连线水平切除皮下脂肪和筋膜,经腹壁肌肉表面,向下达腹股沟韧带下缘,清除腹壁肌肉表面的皮下组织、筋膜、血管、淋巴等(图 67-20)。同法清扫腹股沟韧带以下阔筋膜表面,直达股三角内侧缘的皮下组织、血管、淋巴等(图 67-21)。在股三角内下方切开股血管鞘,显露股动脉、静脉及神经,廓清血管周围的脂肪淋巴组织,保留精索、股血管及分支(图 67-22)。

4. 清除髂淋巴结　髂前上棘内侧 2cm 处切开腹外斜肌、腹内斜肌及腹横肌,离断腹股沟韧带,切开腹横筋膜,离断腹壁下动脉,显露盆腔内腹膜间隙,沿股血管向上游离,显露髂总血管分叉处(图 67-23)。沿髂腰肌内侧剥离髂血管周围的脂肪及淋巴组织,分别切开髂外血管鞘,清除血管间淋巴脂肪组织,向前外侧牵拉髂外静脉,廓清耻骨梳韧带,闭孔

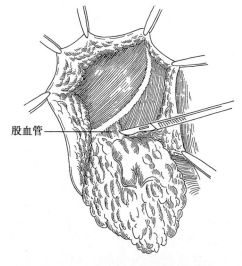

图 67-22　清除股三角周围的组织

787

内肌及髂内血管表面的淋巴,脂肪组织清除,勿损伤闭孔血管及神经(图67-24)。

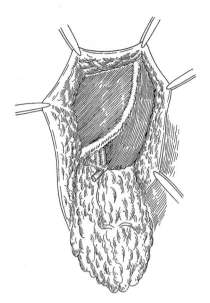

图 67-23　清除髂淋巴组织

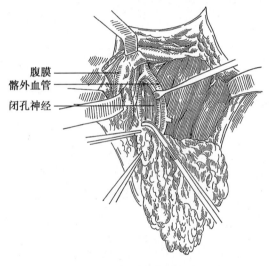

腹膜
髂外血管
闭孔神经

图 67-24　髂外血管廓清

5. 缝合腹股沟韧带及皮肤　缝合韧带及腹壁各层肌肉,置胶管引流一枚,缝合皮肤,适度加压包扎(图67-25,图67-26)。

【术中注意事项】

1. 手术创面较大,渗血或出血较多,操作细致轻柔,保持正确的剥离平面。遇到肿大淋巴结与血管粘连紧密,切忌粗暴操作,引起大出血,如遇血管破裂出血,切忌盲目钳夹,宜压迫,吸净积血,看清破裂血管,缝扎或修补血管。

2. 仔细结扎创面,避免淋巴漏发生。

【术后处理】

1. 创面加压包扎,注意下肢血运,按时换药,注

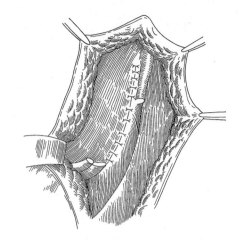

图 67-25　缝合腹股沟韧带

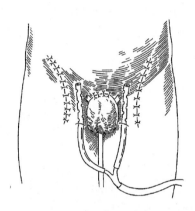

图 67-26　切口引流

意皮瓣有无坏死,引流充分可靠,无渗液后方可拔除。

2. 卧床2周,双下肢抬高30°,利于淋巴回流。

3. 预防感染、对症治疗。

4. 术后2周拆线。

【主要并发症】

1. 皮肤坏死　皮瓣游离范围较广,创面渗液较多,皮肤血供不良等造成皮瓣坏死。术中尽量保持皮肤血供,仔细结扎淋巴管,减少渗出。癌肿侵犯皮肤尽量切除,中厚皮片植皮。术区低位引流,积极防治感染,如创面积液,可拆除1、2针缝线,充分引流。

2. 下肢及阴囊水肿　由于髂腹股沟淋巴清除后,淋巴回流受阻,易发生下肢及阴囊水肿,多于劳累或行走后发生。术后应用弹力绷带,抬高下肢与阴囊,适当卧床休息,配合理疗,促进侧支循环建立。

3. 积液感染　多为皮下淋巴渗出所致。注意加压包扎,充分引流,预防感染。

【述评】　肛门周围癌临床极为少见,治疗仍以

手术为主,根据肿瘤部位,括约肌有无侵犯及腹股沟淋巴是否转移选择术式,临床仍以腹会阴联合切除术式居多,术后辅助放、化疗可延长患者生存。但对于恶性黑色素瘤,由于恶性程度极高,多在2年内死亡,故应提倡早期诊断,早期治疗。手术选择治疗方案时应慎之又慎,应求达到改善生存,提高生活质量的目的。

(胡祥 张健)

## 参 考 文 献

1. 李春雨,汪建平.肛肠外科手术技巧.北京:人民卫生出版社,2013.302-305.
2. 刘革,胡祥.经骶尾、腹腔直肠乙状结肠切除术的价值和评价.中国实用外科杂志,2012,(32)9:748-752.
3. 胡祥,沈忠义,张世绵.经骶尾、腹腔直肠癌切除手术治疗低位直肠癌.医师进修杂志,2001,24(1):50.

# 第68章　肛管癌手术

肛管和肛门周围皮肤癌是不常见的临床疾病，只占所有结直肠癌的2%或更少。如果以齿状线作为肛管远端的界限，大约所有肛门肿瘤的70%发生在肛管。但如果把肛管认为是从肛门直肠环一直到肛门边缘（鳞状上皮与被覆毛发的角化肛门周围皮肤交界处），则85%的肛门肿瘤起源于肛管癌（图68-1）。以肛门为中心，直径6cm以内区域内的称为肛门周围癌。肛管癌更多见于女性（3:2），而肛门周围癌则更多见于男性（4:1）。

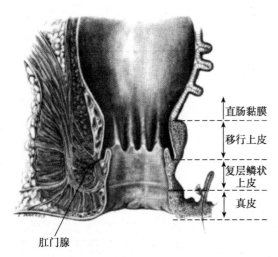

肛门腺

**图68-1　肛门组织学解剖简图**

肛管肿瘤的组织学类型有：表皮样癌（鳞状细胞）和黏膜上皮样癌，移行-泄殖腔源癌和恶性黑色素瘤，而肛门腺癌通常被看作是原发直肠肿瘤的向下延伸。其中表皮样（鳞状细胞）癌占大多数（几乎2/3），移行-泄殖腔源癌差不多1/4，剩下的为黑色素瘤（14%）。肛门周围皮肤癌包括鳞状细胞癌、Bowen病、Paget病和基底细胞癌。起源于肛管的肿瘤与肛门周围皮肤的肿瘤因为生物学行为明显不同，所以治疗方法也有明显的区别。

目前对肛管肿瘤还没有满意的分期方法，美国癌症分期联合委员会（AJCC）和国际抗癌联盟（UICC）关于肛管癌的最新TNM分期系统和肠道其他肿瘤的TNM分期不同，肛管癌分期中T采用的是肿瘤的大小而不是肿瘤浸润的深度。直径<2cm的患者（$T_{1-2}$）5年生存率为80%，而直径>5cm者（$T_{3-4}$）5年生存率低于20%。

直到20世纪70年代中后期，腹会阴联合切除术仍被认为是唯一可治愈肛管癌的方法。1974年，Nigro等报道了用术前放疗和化疗方法治疗肛门表皮样癌所得到的引人注目的结果，目前，相对于其他所有的方案，放化疗联合的Nigro方案显然已成为肛管癌标准的治疗方案。对肿瘤只侵犯黏膜下或内括约肌的患者，局部切除是一种恰当的手术，术后应作严密的随访并且对可疑的部位进行活检；当怀疑肿瘤已经侵犯到肌肉时，应依照Nigro方案，术前对直肠或肛门周围软组织进行放化疗；对放化疗失败的肿瘤可选择追加放化疗或腹会阴联合切除术（abdomlnoperineal resection，APR）；如果在放化疗后转移的腹股沟淋巴结持续存在或发生腹股沟淋巴结转移，应考虑做分期的根治性腹股沟淋巴结清扫。

肛门周围皮肤癌的预后好于肛管癌，大范围手术切除肛门周围皮肤病变是恰当的治疗方法已得到公认。单独的放射治疗或局部切除可以成功地治疗表浅的、分化好或较好的$T_1$期肛门周围皮肤癌；$T_2$期病变腹股沟淋巴结转移的危险性增加，建议对原发肿瘤采用放射治疗结合选择性腹股沟淋巴结照射；此外，对那些有继发于放疗的并发症或肿瘤局部复发的患者仍采用APR手术。而APR手术并未改善生存。

虽然联合放化疗早已被确定为肛管癌治疗的首选方法，但即使在医疗技术发达的美国，还有很大一部分肛管癌患者没有接受规范的治疗，包括首选手

790

术治疗或者单纯放疗或者单纯化疗。在我国的许多地区,肛管癌的治疗情况不容乐观,许多医生并没有真正认识到肛管癌的治疗原则,而是沿用了传统的 APR 手术。

# 第一节　局部切除术

【概述】　对限于黏膜(原位癌)和黏膜下的肿瘤,广泛局部切除加或不加肛门成形通常是可治愈的。对侵犯固有肌层(内括约肌)的肿瘤,包括内括约肌的局部切除通常可以获得治愈。这些根据肿瘤分期而采用的治疗方法需要精确地术前评估,包括仔细指诊来估计肿瘤侵犯的深度,肛门内超声波检查可以准确的测定肿瘤侵及的深度,并且还能用来判断新辅助治疗的效果。在处理小的、表浅的或微小浸润的肛管癌时,其他可选择的方法包括冷冻、激光气化,也可使用化学性或者免疫去除的表面药物。

【适应证】　黏膜、黏膜下及侵犯内括约肌的肿瘤。

【禁忌证】　侵犯深度超过内括约肌的肿瘤。

【术前准备】　同直肠癌根治术。

【麻醉】　局麻、骶管麻醉、硬膜外麻醉、气管内插管全麻。

【体位】　俯卧折刀位。

【手术步骤】

1. 严密消毒后,以肿瘤为中心,做梭形切口(图 68-2)。

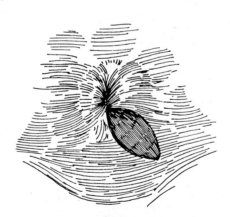

**图 68-2　肛管癌梭形手术切口**

2. 切除肿瘤周围 2.0 ~ 2.5cm 皮肤、皮下和部分括约肌,Ⅰ期修复缺损的括约肌,必要时可转移皮瓣或肛管成形以避免肛管狭窄(见相关章节)。

3. 保证良好的暴露,必要时采用经括约肌方法切除,以保证彻底性。

【术中注意事项】

1. 术中要区分肛管癌和肛门周围癌,肛管癌分化差,可沿直肠淋巴管向上转移至直肠周围和肠系膜内淋巴结;肛门周围癌分化良好,常向腹股沟淋巴结转移,多直接蔓延到肛门周围组织和括约肌。因此,肛门周围癌手术相对简单,而肛管癌则要保证良好的暴露,必要时采用经括约肌方法切除,以保证彻底性。

2. 根治性局部切除范围至少应切除边缘外 2.5cm 的皮肤和部分肌肉,保留括约肌功能;姑息性局部切除用于全身情况不能耐受经腹会阴联合切除术的患者,以及放化疗后有残留病灶者,有时也用于局部复发的患者,姑息性局部切除术目的以切除肉眼所见的病灶为主,术后常需加用放化疗。

【术后处理】

1. 局麻患者术后当天适当卧床休息,骶管麻醉和硬膜外麻醉术后 6 小时内平卧,根据病情给予二、三级护理。

2. 局麻患者术日可进行正常饮食,鼓励多吃富含纤维的食物如:蔬菜、水果、粗粮等,以利粪便排出。骶管麻醉、硬膜外麻醉、气管内插管麻醉患者术后禁食 3 天。

3. 注意补充水、电解质及热量,应用抗生素,预防感染。

4. 术后疼痛可口服止痛药如索米痛片、布桂嗪等,疼痛剧烈可给予曲马多、哌替啶等药物肌注。

5. 术后保持伤口清洁,保持敷料干燥,术后 7 ~ 8d 拆除缝线。

【手术并发症】

1. 创口出血、感染　术中止血不彻底,营养不良、年老体弱等,可致术后创口出血、感染。

2. 肛门失禁　术中切除损伤肛门括约肌。

3. 转移皮瓣坏死　转移皮瓣血供不良可导致皮瓣坏死。

【述评】　适用于肛门或肛管皮肤癌变范围不大,基本上不延及肛门内,深度未侵及括约肌,病理检查证明细胞分化较高的病变。术后严密随诊,如有复发,再行彻底切除。姑息性局部切除是用于全身情况不能耐受经腹会阴联合切除术的患者,以及放化疗后有残留病灶者,有时也用于局部复发的患者。姑息性局部切除术以切除肉眼所见的病灶为主,术后常需加用放化疗。

## 第二节 经腹会阴联合切除、乙状结肠造口术

【概述】 同37章5节经腹会阴联合直肠切除术。

【适应证】 放化疗失败或复发的肛管癌。

【禁忌证】 同37章5节经腹会阴联合直肠切除术。

【术前准备】 同37章5节经腹会阴联合直肠切除术。

【麻醉】 同37章5节经腹会阴联合直肠切除术。

【体位】 同37章5节经腹会阴联合直肠切除术。

【手术步骤】 同37章5节经腹会阴联合直肠切除术。

【术中注意事项】 同37章5节经腹会阴联合直肠切除术。

【术后处理】 同37章5节经腹会阴联合直肠切除术。

【手术并发症】 同37章5节经腹会阴联合直肠切除术。

【述评】 同37章5节经腹会阴联合直肠切除术。

## 第三节 柱状经腹会阴联合切除、乙状结肠造口术

【概述】 1908年,英国的 Miles 提出了直肠癌的经腹会阴联合切除术(abdominalperineal resection,APR),并成为20世纪低位直肠癌手术治疗的"金标准"。但是传统 APR 手术按照 TME 标准解剖间隙游离直肠,随着远端直肠系膜的缩小,必然导致手术标本形成狭窄的腰部(图68-3)。研究表明,直肠癌 APR 术后的局部复发率高主要与手术标本的高环周切缘(circumferentialresection margin,CRM)阳性率有关,而这个腰部狭窄处是最容易因切除肠周组织过少出现 CRM 阳性的地方。柱状 APR(cylindrical APR)概念是由斯德哥尔摩 Karolinska 医院 Holm 教授提出,与传统 APR 技术的不同在于,柱状 APR 不经盆腔从肛提肌游离直肠系膜,而将患者改为俯卧折刀体位从会阴部操作,将肛管、肛提肌和低位直肠系膜整块切除。使标本成为没有狭窄腰部的圆柱形(图68-4),切除了更多癌周组织,显著降低了 CRM 的阳性率。肛管癌的肛周皮肤切除范围和淋巴清扫范围要比直肠癌广泛,肛管癌有上、侧方和下方三条不同淋巴结转移途径,沿直肠上动脉向上方转移至直肠旁淋巴结是主要途径,因此传统 APR 手术有可能导致腰部狭窄处清扫不彻底,术后复发率增加,而柱状 APR 有助于降低肛管癌术后局部复发率和提高生存率。波兰 Bebenek 提出的腹骶直肠切除术(abdominosacral amputation of the rectum)的手术方式与 Holm 的柱状切除手术方式实际上很相似。

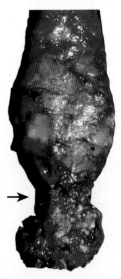

图68-3 传统 **APR** 标本腹部和会阴部切线会合于耻骨直肠肌上缘,标本呈腰状,箭头示外科腰

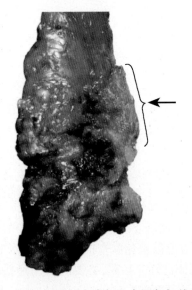

图68-4 柱状 **APR** 标本腹部和会阴部切线在侧方会合于肛提肌起始部,后方会合于尾骨与骶5连接处,标本呈柱状箭头示切除并附着于标本的尾骨

【适应证】　放化疗失败或复发的肛管癌。

【禁忌证】　同37章5节经腹会阴联合直肠切除术。

【术前准备】　同37章5节经腹会阴联合直肠切除术。

【麻醉】　同37章5节经腹会阴联合直肠切除术。

【体位】　截石位、俯卧折刀位。

【手术步骤】

1. 切除范围　包括直肠及其固有筋膜内的淋巴组织、部分乙状结肠及其系膜和淋巴结、肠系膜下血管根部淋巴组织、盆底腹膜、直肠侧韧带、肛管及肛周皮肤等。需指出的是肛管癌会阴部切除的范围应更广泛(图68-5),包括肛门周围广泛的皮肤(至少距离肿瘤5cm以上)、肛门内外括约肌、坐骨肛门窝的脂肪组织、肛提肌及盆底腹膜下的所有引流淋巴结。手术分腹部和会阴部2组进行,先开始腹部手术操作,适当时机开始会阴部手术。

2. 腹部组

(1) 切口:下腹正中切口或者右下腹腹直肌切

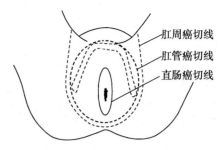

图 68-5　肛周癌、肛管癌及直肠癌 Miles 手术会阴部切口

口,自耻骨联合至脐上1.0~2.0cm,切口远离左下腹造口,避免粪便污染切口。

(2) 探查腹腔及盆腔:依次探查肝脏、脾、胃、十二指肠、胆囊、胰腺、小肠、阑尾及升结肠、横结肠及网膜、降结肠、乙状结肠、直肠,最后探查盆腔,检查子宫、附件、膀胱、前列腺等,了解有无转移灶及其他病变。

(3) 乙状结肠、直肠游离同37章5节经腹会阴联合直肠切除术。

(4) 盆腔直肠系膜的锐性分离在抵达肛提肌起始部后即停止,不将直肠系膜从肛提肌解剖分离(图68-6)。

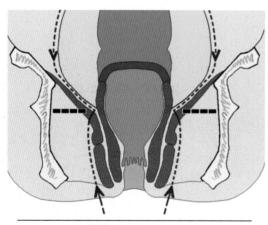

- - -➤ 手术切除线

■■■■ 腹部和会阴部切线交汇点

A

- - -➤ 手术切除线

■■■■ 腹部和会阴部切线交汇点

B

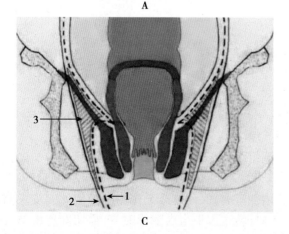

C

图 68-6

A. 传统 APR 手术切线及腹部和会阴部切线交汇点;B. 柱状 APR 手术切线及腹部和会阴部切线交汇点;C. 冠状位传统 APR 和柱状 APR 的区别 1 为传统 APR 切线,2 为柱状 APR 切线,3 为二者切除范围区别

（5）盆腔游离结束后，在预定造口位置处切断直肠和乙状结肠。把横断的乙状结肠自左下腹提出行永久性结肠造口。确切止血后，缝合关闭腹腔。

3. 会阴组 完成腹部操作后将患者翻转，取俯卧折刀体位，两腿分开，术者站在患者两腿之间，助手站在两侧。其步骤为：

（1）以双荷包缝闭肛门（图 68-7）。围绕肛门做梭形切口，除比传统会阴部切口稍大一些外（在肛门外括约肌皮下部的外侧），主要是向上要至骶尾关节部。注意此处的切口既不要过小，也不要过大，以免缝合切口时有张力。

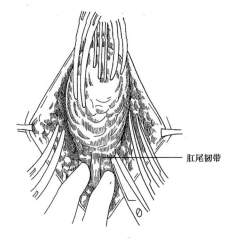

图 68-8 后方离断肛尾韧带

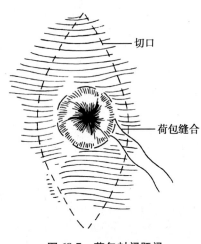

图 68-7 荷包封闭肛门

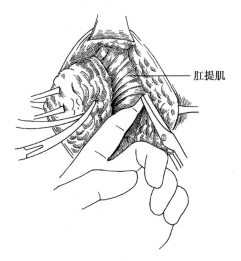

图 68-9 两侧离断肛提肌

（2）在肛门外括约肌皮下部的外侧逐层解剖分离，环周解剖并显露全部肛提肌及盆侧壁。此步骤中强调一定要在进入盆腔之前环周解剖出肛提肌。本步骤所遇阴部血管和神经均可切断。

（3）将尾骨自骶尾关节离断，小心进入 Waldeyer 筋膜和骶前筋膜之间，这也是腹部解剖止点，在此处和盆腔游离平面汇合。

（4）用手指在盆腔内指示，从后向前沿骨性盆壁切断肛尾韧带（图 68-8）及两侧肛提肌（图 68-9）。然后可将标本自盆腔提出到体外。在直视下将标本与前方的前列腺或者阴道后壁分离（图 68-10）。最后，在会阴横肌的后方切断盆底肌纤维，完整取出标本。

4. 柱状 APR 手术盆底重建 柱状 APR 手术比传统 APR 手术切除范围增加，术后会阴部缺损大，盆底重建成为一个难题。在国外，目前柱状 APR 盆底重建都是沿用 Holm 教授采用的臀大肌皮瓣移植技术，国内有学者采用脱细胞异体真皮基质材料修补来重建盆底。前者技术复杂，需要整形外科医师共同参与实施。

（1）臀大肌皮瓣移植盆底重建：切开皮肤和皮

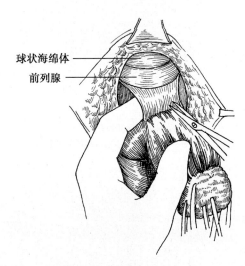

图 68-10 与前方前列腺分离

下组织到臀大肌，切开臀大肌筋膜以增加皮瓣的活动度。切断臀大肌内侧缘 1/3 ~ 1/2 肌肉，向头侧和内侧游离，保证皮瓣无张力。为使外侧皮缘缩短和在旋转过程中与内侧缘对齐，需切除皮瓣基底部侧缘三角形的皮肤和皮下脂肪(Burow 三角)(图 68-11,图 68-12)。术毕分层缝合肌肉、Searpa 筋膜、真皮深层和皮肤,在肌肉深部和皮下组织中各放置一根引流管。

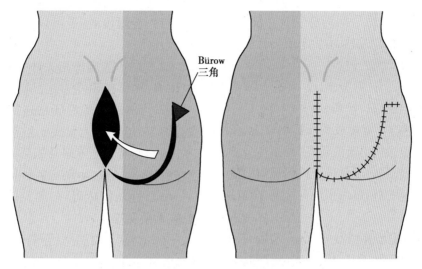

图 68-11　重建盆底的臀大肌皮瓣设计:单侧皮瓣

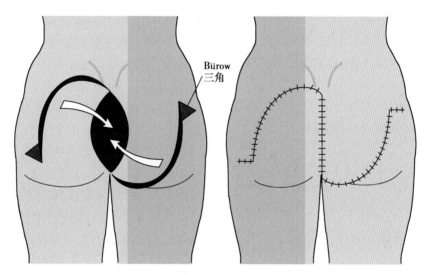

图 68-12　重建盆底的臀大肌皮瓣设计:双单侧皮瓣

（2）脱细胞异体真皮基质材料修补盆底重建:取 1 片合适大小的脱细胞异体真皮基质补片(清华伟业生物组织丁程有限公司)在生理盐水中浸泡 20 分钟,预伸展并修剪后使用单股聚丙烯缝线缝合于盆壁筋膜和肛提肌断端,重建盆底,在补片下方放置乳胶引流管,缝合会阴部切口。

【术中注意事项】

1. 需要注意的是,盆腔一定不要游离过深,游离过深则会形成直肠的狭窄段而违背柱状切除的初衷。具体停止位置是:在前方,男性止于精囊水平下方,女性止于子宫颈水平下方;在侧方,相当于侧韧带水平;在后方,游离平面可以稍微低一些,但一定要在尾骨上方。

2. 尾骨自骶尾关节离断处即是盆腹腔游离的交汇点,为利于辨认,可以在腹部操作时于直肠后方留下一块小纱布,便于此时辨认并取出。

3. 最后取出标本步骤中需要特别注意具有传统 APR 经验的医师很容易游离得过大过深,一是易损伤沿前列腺或阴道后方下行的盆自主神经;二是可能游离到尿道前方造成尿道损伤;这两种情况都可以导致手术后患者排尿功能不良,所以一定要避免。

【术后处理】

1. 术后禁食、预防使用抗生素、肠外营养支持至肠蠕动恢复、结肠造口排气为止,然后进食流质,并逐渐过渡至半流饮食和普通饮食,注意水电解质平衡。

2. 持续留置导尿,术后早期训练膀胱功能,一般术后 5~7 天拔除导尿管,如果术后 3 周仍有尿潴留,按神经性膀胱功能障碍处理。

3. 注意结肠造口回缩、脱垂、出血、坏死及狭窄等,并指导患者学会结肠造口护理。

4. 会阴部伤口缝合并常规放置骶前引流管,术后 7~12 天,骶前引流管内引流液清亮,无脓性分泌物引出,体温正常,无腹痛等现象可予拔除骶前引流管。引流管拔除后会阴部切口内积液可定期穿刺抽液,以防感染。

5. 若采用臀大肌皮瓣移植盆底重建,术后需按照以下计划逐步恢复活动:第 1 天:卧床,允许髋关节 30°的屈曲;第 2 天:在带倾斜板的情况下允许站立;第 3 天:下地行走几步,允许髋关节 45°屈曲;第 6 天:不带倾斜板的情况下站立,行走,允许髋关节 60°屈曲;第 7 天:延长行走时间;第 14 天:允许坐位,每次 30 分钟,每日 3 次,3 天,随后每次 60 分钟,每日 3 次,3 天,逐渐延长时间。

【手术并发症】　柱状 APR 术后并发症与传统 APR 基本相似,包括术中和术后并发症。

1. 术中并发症

(1) 小肠损伤:术中发现小肠损伤,应予以修补。

(2) 输尿管损伤:在处理肠系膜下血管及分离两侧侧韧带时容易损伤输尿管,同时切除子宫时损伤可能性更大。

(3) 膀胱损伤:当损伤发生在膀胱颈部或三角区时,注意勿将输尿管末端缝合。

(4) 尿道损伤:在前列腺区止血时使用过强的电凝易导致尿道损伤,引起迟发性尿道狭窄。

(5) 精囊损伤:实际上比临床更多见,有的患者可以有生殖方面症状,也可能不引起症状。

2. 术后并发症

(1) 会阴出血:是可以避免的,术中会阴切口应止血彻底。

(2) 结肠造瘘口相关并发症:造瘘口出血、脱垂、回缩、狭窄、坏死等。

(3) 肠梗阻:术后肠粘连是主要原因,腹会阴联合切除的患者还有盆底疝和造口旁疝可能。

(4) 膀胱功能障碍及尿路感染:广泛的盆腔淋巴结清扫会增加这种并发症发生率。

(5) 性功能障碍:阳痿、不射精、不育、性交困难、高潮缺失等。

(6) 会阴伤口感染:会阴部切口开放可以避免这种并发症发生,但是愈合时间较长。

(7) 会阴伤口不愈及窦道形成:术前术后的放疗会增加切口延迟愈合的趋势。

(8) 会阴疼痛:术后顽固的会阴疼痛需排除肿瘤复发,目前尚无较好的治疗办法。

(9) 腹部切口感染等。

【述评】　柱状 APR 手术盆腔手术游离浅,比传统 APR 手术操作简单,俯卧体位和切除尾骨改善了会阴操作的手术视野,会阴部手术在直视下进行,减少了进入错误手术平面和标本穿孔的可能性。但柱状 APR 的盆底重建一直是个难题。如果采用 Holm 的臀大肌皮瓣移植关闭盆底。需由整形科医师和外科医师共同完成,技术要求高,需要时间长。如果采用生物材料修复盆底,则使柱状切除手术更加简单,缺点是增加了生物材料的费用。柱状 APR 手术从设计理念和手术操作上为不能保留肛门的低位直肠癌的根治提供了一个更好的解决方案。是值得进一步深入探索和开展大规模临床研究的方向。

## 第四节　腹股沟淋巴结清扫术

【概述】　由于肛管癌或肛门周围癌有转移至腹股沟淋巴结的可能性,因此过去提倡,在首次治疗肛管癌时把根治性腹股沟淋巴结清扫作为一种有价值的辅助治疗手段。然而,最近的报道对这种预防性腹股沟淋巴结清扫提出了批评。目前的观点是预防性腹股沟淋巴结清扫对提高 5 年生存率和局部复发率无明显效果,不建议采用;肛管癌伴有腹股沟淋巴结转移的患者,可在根治术时一并清扫,也可于术后 5~6 周时进行;无腹股沟淋巴结转移者,如果术后随访发现转移,应及时手术清扫;腹股沟淋巴结清扫原则上双侧同时进行。腹股沟淋巴结清扫术分为浅组和深组(髂腹股沟)淋巴结清扫术,髂腹股沟淋巴结清扫术创伤大,术后下肢象皮肿发生率高,现应用不多。

## 一、腹股沟浅组淋巴结清扫术

【适应证】　肛管癌伴腹股沟浅组淋巴结转移或肛管癌术后随访发现转移。

【禁忌证】　一般情况差,不能耐受手术者;腹股沟淋巴结固定,无法切除者。

【术前准备】　术区备皮;预防使用抗生素;因患者多属中晚期患者,多在放化疗中,注意营养支持,改善全身状况。

【麻醉】　局麻、硬膜外麻醉、气管内插管全麻。

【体位】　同根治术一期手术时取截石位,分期手术则取平卧位。

【手术步骤】

1. 在腹股沟韧带下方 2cm,与韧带平行,做与腹股沟韧带中 3/5 等长的切口(图 68-13)。

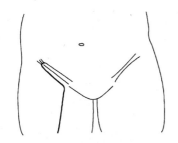

图 68-13　腹股沟淋巴结清扫术切口

2. 翻开皮肤,可留一薄层脂肪组织与皮肤相连,锐性向深层分离,在腹股沟韧带上方 3cm 显露腹外斜肌腱膜,在腹股沟韧带下方显露阔筋膜,外至缝匠肌外侧,下到切口下端,内侧近耻骨结节。从术野下部开始解剖,结扎切断大隐静脉(图 68-14)。

3. 由下向上、由外向内解剖,切除包括阔筋膜、

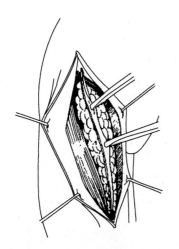

图 68-14　皮瓣剥离

脂肪、结缔组织及其中的淋巴结和大隐静脉近端,最后摘除股深淋巴结,将准备切除的组织向内翻,仔细与髂腰肌分离,勿伤及股神经及其分支(图 68-15)。

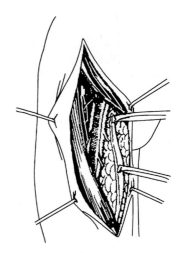

图 68-15　向内翻转拟切除组织由外向内依次显露缝匠肌、髂腰肌、股神经、股动脉及股静脉

4. 将股血管鞘,连同结缔组织及其中的淋巴结,从股动脉及股静脉上分离,将大隐静脉从汇入股静脉处结扎离断(图 68-16)。

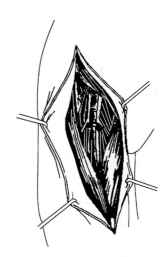

图 68-16　完成清扫后术野

5. 彻底止血,将缝匠肌在髂前上棘附着点下方 3cm 切断,向内侧转移覆盖股血管,与腹股沟韧带下缘缝合。置皮下引流管,冲洗创面,缝合皮肤(图 68-17)。

【术中注意事项】

1. 靠近大血管处应仔细解剖,彻底止血,勿伤及股动脉和股静脉。

2. 为避免术后皮下淋巴液漏,切断两侧及下方脂肪组织时应多做结扎,尤其是束状组织。

797

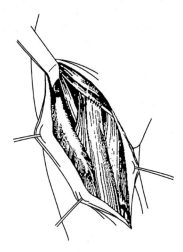

图 68-17 向内侧转移缝匠肌上段覆盖血管

3. 腹股沟韧带上方浅面无淋巴结,因此解剖范围不必过高。

【术后处理】

1. 术后抬高下肢,以利淋巴回流,术后可发生下肢水肿,多为暂时性。

2. 术后皮下引流接负压,可不加压包扎。防止皮下积液,避免皮瓣坏死,如有积液应敞开引流。如淋巴液漏出量大,应缝合漏出处的淋巴管。

3. 术日和术后次日可静滴低分子右旋糖酐500ml,预防血栓性静脉炎。

【手术并发症】

1. 切口出血、感染、切口愈合延迟。

2. 阴囊、下肢水肿。

3. 皮肤坏死。

4. 淋巴管瘘等。

【述评】 腹股沟淋巴结转移是肛管癌常见转移途径,1/3～1/2 的肛管癌患者诊断时伴有腹股沟淋巴结转移,还有相当多肛管癌患者 Miles 术后 1～2 年内出现转移。因此,腹股沟淋巴结清扫术是肛管癌根治术常见术式之一,是肛管癌主要治疗手段,清扫手术容易掌握,但仍需严格限定手术适应证,掌握手术技巧及注意事项,处理好术中及术后各项并发症,若处理不当,极易造成患者的痛苦及带来不必要的费用,且阻碍了下一步治疗的进行,造成很大的麻烦。

## 二、深组(髂腹股沟)淋巴结清扫术

【适应证】 肛管癌伴腹股沟深组淋巴结转移

或肛管癌术后随访发现转移。

【禁忌证】 同腹股沟浅组淋巴结清扫术。

【术前准备】 同腹股沟浅组淋巴结清扫术。

【麻醉】 同腹股沟浅组淋巴结清扫术。

【体位】 同腹股沟浅组淋巴结清扫术。

【手术步骤】

1. 同腹股沟浅组淋巴结清扫术。

2. 完成腹股沟浅组淋巴结清扫后,在腹股沟韧带上方,由皮下环向外平行切开腹外斜肌腱膜,沿腹股沟韧带由内向外切断腹内斜肌、腹横肌附着部,直达髂嵴。近髂外动脉、静脉结扎切断腹壁下血管,将腹壁肌肉拉向上方。将手术床改为头低脚高位,使壁腹膜向上内回缩,并向上推腹膜至髂总动脉分叉处。摘除髂腰肌前面、血管旁和闭孔内肌内侧的脂肪和淋巴结(图 68-18)。

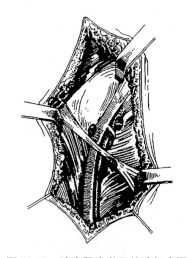

图 68-18 髂腹股沟淋巴结清扫术野

3. 彻底止血,冲洗创面,将切断的腹横肌、腹内斜肌、腹外斜肌腱膜分别缝于腹股沟韧带上,重建腹股沟管解剖,置引流管,关闭切口。

【手术注意事项】

1. 术中避免损伤膀胱。

2. 术后象皮肿发生率高,少数难以恢复,为避免术后淋巴液漏,术中应多做结扎,尤其是束状组织。

【术后处理】 同腹股沟浅组淋巴结清扫术。

【手术并发症】 同腹股沟浅组淋巴结清扫术。

【述评】 同腹股沟浅组淋巴结清扫术。

# 第五节　结肠造口术

【概述】　同 39 章结肠造口术。

【适应证】　肛管严重或完全狭窄致失禁或梗阻,肿瘤过大或患者全身情况差不能切除者;肿瘤不能切除且放化疗无效,或者严重放射性坏死、排便时剧烈疼痛者。

【禁忌证】　同 39 章结肠造口术。

【术前准备】　同 39 章结肠造口术。

【麻醉】　同 39 章结肠造口术。

【体位】　同 39 章结肠造口术。

【手术步骤】　同 39 章结肠造口术

【术中注意事项】　同 39 章结肠造口术

【术后处理】　同 39 章结肠造口术

【手术并发症】　同 39 章结肠造口术

【述评】　同 39 章结肠造口术

(林建江)

## 参 考 文 献

1. 杜如昱,王杉,汪建平.结肠与直肠外科学(译).2009.777-796.

2. 李春雨,汪建平.《肛肠外科手术技巧》.2013.145-146.

3. 吴孟超,吴在德.黄家驷外科学(第 7 版).2008.1654-1659.

4. Holm T,Ljung A,Häggmark T,et al. Extended abdominoperineal. resection with gluteus maximus flap reconstruction of the pelvic floor for rectal cancer. Br J Surg. 2007. 94(2):232-238.

# 第69章　先天性肛管直肠畸形手术

先天性肛管直肠畸形是胚胎后期肠发育障碍所致的消化道畸形，属小儿外科疾病，其发病率约为1：5000。男女大致相等。40%～50%先天性肛管直肠畸形同时合并其他先天性畸形，如先天性心脏病、食管及十二指肠闭锁、输尿管、肾脏、盆底神经、骶骨及脑脊膜膨出症等。这些多发性先天畸形，不但增加治疗上的困难，而且还影响肛门直肠畸形的治疗效果。即使是先天性肛管直肠畸形，近年来手术方式虽有较大改进，但术后并发症仍然很多，尤其是排便失控，仍是难题，是治疗中首要解决的问题。这些畸形多以小儿外科急症就诊，新生儿多见。伴肛门半闭锁、肛门会阴瘘、直肠前庭瘘、直肠阴道瘘和肛门直肠狭窄，因为排便不畅或漏便就诊，多数为较大年龄小儿。

## （一）分类

先天性肛管直肠畸形分类颇多，现介绍主要的3种分类法。

1. Ladd-Gross法　分为4型。第一型：肛门或肛管，直肠交界处狭窄；第二型：肛门膜状闭锁；第三型：肛门闭锁，直肠盲端距皮肤有相当距离；第四型：为直肠闭锁。

2. 上海新华医院分类法　根据直肠盲端位于盆腔底耻骨直肠肌之上或下，将畸形分为低位和高位两大类，然后根据形态再分为8个型：

第一型：肛门直肠低位闭锁
第二型：肛门膜状闭锁
第三型：肛门狭窄

第四型：肛门闭锁，并发低位瘘
以上四型属低位。
第五型：肛门直肠高位闭锁
第六型：直肠闭锁
第七型：肛门直肠闭锁合并泌尿系瘘
第八型：肛门直肠闭锁合并高位直肠阴道瘘等。
以上四型属高位。

3. 国际分类法　国际小儿外科学会1970年在澳大利亚墨尔本市一致同意通过的肛门直肠畸形的分类。其分型与4个要素有关：①性别；②畸形位置与耻骨直肠肌的关系；③有否合并瘘管形成；④闭锁或狭窄。

Stenphns于1984年又加以归综为三型分类。
高位畸形：直肠末端位于耻骨直肠肌以上。
中间位畸形：直肠末端位于耻骨直肠肌或在其稍下者。
低位畸形：直肠末端低于耻骨直肠肌以下。
目前在我国绝大多数儿外科医师采用国际分类。

## （二）治疗原则

先天性肛管直肠畸形手术目的是解除肠梗阻，重建肛门直肠功能和切除瘘管。首先抢救生命使粪便排出，解除梗阻。低位畸形一般采用会阴部手术；中位较高的低位和较低的高位畸形做骶会阴手术；高位畸形先做肠造口术，待至少6月后足以支持大手术时，再做腹会阴联合肛管成形术或骶腹会阴直肠拉出术。

## 第一节　肛门膜状闭锁切开术

【概述】　肛门膜状闭锁简称肛膜闭锁（图69-1），因肛膜未破，肛门与直肠被一层薄膜完全隔离，故不能排便。或因肛缘生有纤维带，有时尚未完全闭锁，留有空隙，可小量排便，但很困难，占10%～15%。肛门膜状闭锁切开术是将肛膜做十字形切开，并环形切除肛膜，使闭锁的肛门通畅，是新生儿

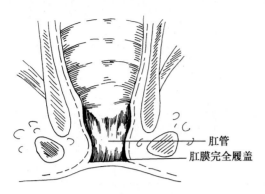

图 69-1　膜状闭锁

的一种急症手术。

【适应证】　肛门闭锁完全覆盖肛门。

【禁忌证】　中高位闭锁。

【术前准备】　不需要特殊准备。

【麻醉】　局部浸润麻醉或静脉麻醉。

【体位】　截石位。

【手术步骤】

1. 常规消毒后,在肛门隔膜上做十字形切口,切口各端不可超过括约肌边缘(图 69-2)。

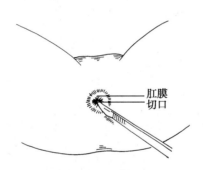

图 69-2　肛膜切开

2. 清除胎粪,消毒肠腔,小指探查扩张肛门,如仍有狭窄,再扩大十字形切口(图 69-3)。

3. 较薄的肛膜可环形切除,修剪肛膜边缘(图 69-4)。

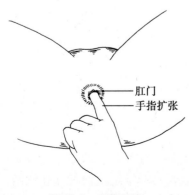

图 69-3　手指扩张

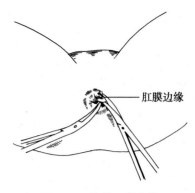

图 69-4　修剪肛膜边缘

4. 较厚的肛膜开一较深的十字形切口,将肛膜的四角与肛管伤口对合,以 4 号丝线缝合(图 69-5)。

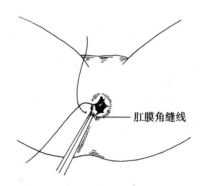

图 69-5　肛膜四角与肛管伤口缝合

5. 肛管内放置包以凡士林纱布的胶管压迫止血 24 小时。无菌纱布覆盖,丁字带固定(图 69-6)。

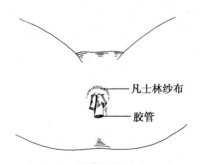

图 69-6　肛管压迫,包扎固定

【术中注意事项】

1. 十字形切口的大小,以肛内能顺利通过小指为宜。

2. 切口各端不可超过括约肌边缘,以免损伤括约肌。

3. 尽量彻底清除胎粪,以免术后排便过早,沿留置胶管排出。

【术后处理】

1. 常规换药,保持肛门清洁干燥,勤换尿布。

2. 术后 3 天开始扩张肛门,每周 2～3 次,直至肛门无狭窄时为止。

**【手术并发症】**

1. 肛门狭窄,多半是切口过小和(或)术后未扩肛,另一个因素是切口感染。

2. 大便失禁,与切口过大、过深伤及括约肌有关。

**【述评】** 肛门膜状闭锁切开术并不复杂,关键在于术前对病情准确的判断。

# 第二节 会阴肛门成形术

**【概述】** 会阴肛门成形术是在正常肛门位置作"十"字或"X"形切口,切开皮肤及皮下组织,从外括约肌中心处向上分离寻找到直肠盲端,并紧贴肠壁做分离,注意保护好尿道。充分游离直肠,缝合时注意皮肤切口四个皮瓣尖端插入到盲端十字形切口的间隙中,缝合直肠黏膜与皮肤边缘,直肠黏膜与皮肤缝合应无张力。

**【适应证】** 先天性低位肛门闭锁,新生婴儿倒立位拍片直肠盲端位于耻尾线以下或直肠盲端距会阴皮肤不超过2cm。

**【禁忌证】** 高位肛门闭锁或直肠盲端距会阴皮肤超过2cm。

**【术前准备】**

1. 应用抗生素,术时备血。

2. 术前禁食,置鼻胃管抽出胃内容物,防止呕吐误吸而致窒息。

3. 出生后超过24小时者,术前补液,纠正脱水及电解质失衡。

4. 注意保暖,预防发生硬肿症、肺炎等。

5. 有瘘管者,术前可作瘘管造影及清洁洗肠。

**【麻醉】** 静脉全麻或腰硬阻滞麻醉。

**【体位】** 膀胱截石位或折刀位。

**【手术步骤】**

1. 放留置导尿管,先用电刺激(针麻仪)寻找外括约肌收缩之中心点,作"十"形切开皮肤(图69-7、图69-8)。

2. 将皮瓣与皮下组织一同游离,向四周牵开

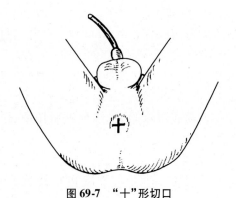

图69-7 "十"形切口

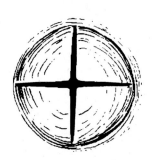

图69-8 切开皮肤

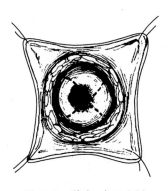

图69-9 游离、牵开皮瓣

(图69-9)。

3. 电刺激找到外括约肌肌力最强处,在其中心分开,继而用血管钳向深部分离,即可找到直肠盲端,为半球形凸出,其内呈现深蓝色(图69-10)。

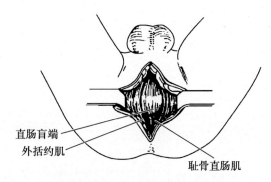

直肠盲端
外括约肌
耻骨直肠肌

图69-10 深部分离、寻找直肠盲端

4. 沿直肠盲端用血管钳或手指逐渐向上游离,其周围小血管及纤维组织均可结扎切断,以求得到足够的长度,便于其无张力地与肛门皮肤吻合。切

忌强行拖出直肠壁缝合,否则术后肠壁撕脱肠管回缩,造成肛门瘢痕挛缩狭窄。直肠前壁分离时,应不时探查已放导尿管的尿道位置,切不可损伤(图69-11)。

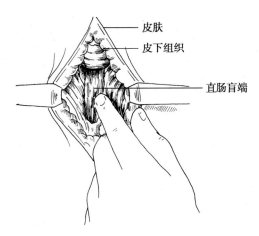

图69-11　游离直肠盲端

5. 直肠盲端四周与括约肌固定数针,然后与皮下组织间断缝合,以防术后回缩(图69-12)。

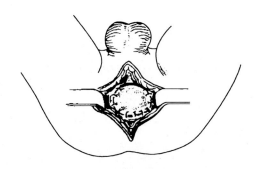

图69-12　固定直肠盲端

6. 在直肠盲端作"X"形切口,吸尽肠内容物。肠壁向四周翻开,依次插入皮瓣缺口处,然后对合整齐缝合(图69-13、图69-14)。

7. 新形成的肛门呈花瓣形,旨在避免环形吻合时导致吻合口收缩狭窄,而且有利于肛管感觉平面的上移。手术结束时用碘伏凡士林纱条塞入直肠,压迫止血(图69-15)。

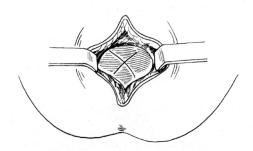

图69-13　"X"形切开直肠盲端

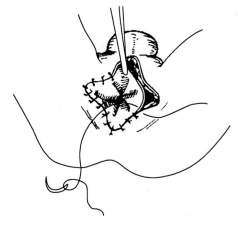

图69-14　直肠盲端与皮肤缝合

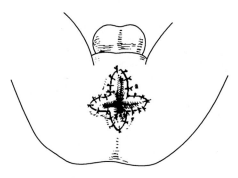

图69-15　成形肛门外观

【术中注意事项】

1. 选择好皮肤切开部位,仔细分离辨认外括约肌,以防损伤。

2. 找到直肠盲端。

3. 缝合皮肤肠壁全层时对合要整齐,尽量无张力,防止术后肛门狭窄。

【术后处理】

1. 6小时后,如排便通畅可进流食或母乳。

2. 显露会阴部,及时清理污粪,保持干燥。

3. 术后2周开始扩肛。初始每日1次,两周后改为每周2次。从0.8cm肛门扩张器开始直到1.2～1.5cm扩张器能顺利置入为止,或持续半年。

【手术并发症】

1. 黏膜脱垂　肛门成形术后常发生黏膜脱垂,发生率约占50%。其原因主要是保留肠管过长以致黏膜外翻脱垂、摩擦出血。手术时直肠应高出皮缘0.5cm,术后肠管稍回缩,皮肤内陷,以达到功能和外形良好的目的。黏膜脱垂观察3～6月仍无改善者,宜行手术切除整形。

2. 肛门狭窄　直肠回缩后肛管瘢痕形成或术后未行扩肛可致肛门狭窄,因此术后必须常规进行扩肛,术后2周开始扩肛。初始每日1次,两周后改为每周2

次。从0.8cm肛门扩张器开始直到1.2~1.5cm扩张器能顺利置入为止,或持续半年。如果狭窄已形成,扩张仍不见效者,可行"Z"形或其他整形术。

3. 尿道损伤 高位无肛盲目地经会阴部成形术,时有尿道损伤发生,造成术后尿瘘。其预防方法主要是改变手术途径,经骶会阴或腹会阴手术。另

外术中要经常探查尿道的位置,避免损伤。如若不慎切破,应立即用肠线修补,放留置导尿管2周,拔出导尿管后仍需扩张尿道数次。

【述评】 该术式相对简单,术后肛门功能大多较满意,术后较多并发症是肛门狭窄和黏膜脱垂,注意预防。

# 第三节 低位瘘管肛门成形术

【概述】 低位瘘管肛门成形术是沿瘘管走向切开皮肤皮下组织,剔除瘘管。然后在肛区十字切开,与肛管相通,稍游离肛管皮肤,与肛缘4个皮瓣交叉对合缝合,闭合瘘管切口。若瘘管粗大的低位无肛,经扩张后多可维持排便,待3~6个月后再行手术治疗。

【适应证】 先天性肛门直肠畸形合并低位瘘管。

【禁忌证】 先天性肛门直肠畸形合并高位瘘管。

【术前准备】 同会阴肛门成形术。

【麻醉】 同会阴肛门成形术。

【体位】 同会阴肛门成形术。

【手术步骤】

1. 放置导尿管 由瘘口放入一弯血管钳,钳尖向肛门部顶起来,用左手触摸瘘管走向,并了解直肠盲端距肛门皮肤的距离。血管钳向上进入肛管,然后张开以了解直肠肛管的直径。这一检查方法非常简单实用,常可纠正X线检查的误差。在电刺激下确定肛门中心点,作"十"字形切口(图69-16)。

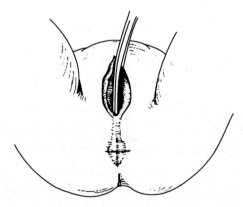

图69-16 确定肛门切口位置

2. 沿瘘口周围切开,向后分离瘘管(图69-17)。

3. 皮肤切开后,将皮下组织与皮瓣一并游离,找到外括约肌,采用电刺激在其中心点分开(图69-18)。

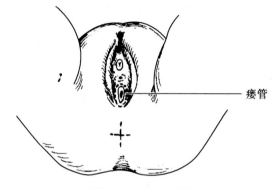

图69-17 分离瘘管

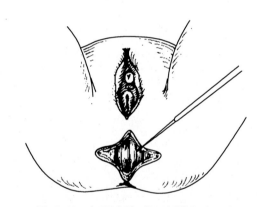

图69-18 切开皮肤、分开括约肌中心点

4. 当瘘管完全分离后,钳夹瘘管由外括约肌中心部拉出(图69-19,图69-20)。

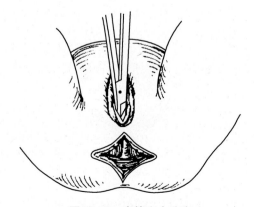

图69-19 瘘管完全分离

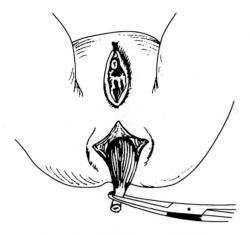

图 69-20　经括约肌中心拖出瘘管

5. 直肠与肌肉固定数针,再与皮下组织缝合一周(图 69-21)。

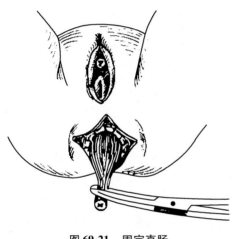

图 69-21　固定直肠

6. 直肠作"X"形切开,与皮瓣作交叉缝合(图 69-22,图 69-23)。

【术中注意事项】

1. 探查瘘管,判断直肠盲端距皮肤距离,确定是低位瘘。

2. 分离瘘管尽量完整。

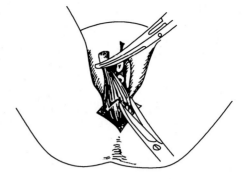

图 69-22　切开直肠

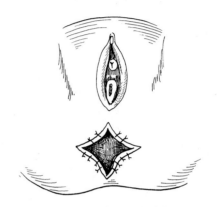

图 69-23　直肠皮肤缝合

3. 选择好皮肤切开部位、找到肛门中心点、判断肛门括约肌功能。

4. 防术后肛门狭窄或黏膜脱垂。

【术后处理】　同会阴部肛门成形术。

【手术并发症】　同会阴部肛门成形术。

【述评】　本术式的优点是创伤小、手术时间短、安全性高、可应用于新生儿,不损伤任何括约肌的完整性,不损伤直肠侧、后方的重要神经、血管,膀胱逼尿功能及控便功能好,完全切除了瘘管,术后无瘘管复发,瘘管后移可形成肛直角,有研究表明在肛门直肠畸形的瘘管处具有内括约肌功能,有利于对大便的控制。

## 第四节　后矢状切口直肠肛门成形术

【概述】　1980 年,De Vires 和 Pena 提出由骶尾部正中做后矢状切口,将横纹肌复合体(包括耻骨直肠肌和肛门外括约肌)肌纤维从正中分开,然后将直肠置于横纹肌复合体之中形成肛门,这样不但能利用耻骨直肠肌,而且也充分利用了外括约肌。适宜于中、低位肛门直肠畸形。后矢状切口直肠肛门成形术(Pena 术)为经后矢状切口,在电刺激引导下逐层切开肌肉,由正中线将后矢状肌、肛提肌分开,直肠盲端游离下拖后,直视下把直肠置于括约肌群之间逐层缝合,并形成肛门。如有尿道(阴道)瘘,于直肠盲端缝支持线,切开肠腔,直肠前壁中心凹陷处即为瘘口。在直视下距瘘口 3mm 处切开肠壁一圈,用无损伤针线缝合闭锁瘘口,并自下而上游离直肠前壁,直到直肠在无张力的情况下达到肛门处为止。如果直肠达不到肛门处或有张力,可将直肠周围纤维膜牵拉到紧张处,做多个不同水平的小横切口使之松解,可延长直肠约 3～5cm,或开腹游离直肠。如直肠盲端极度扩张,难以通过肌肉复合体时,应将直肠后壁做倒"V"形剪裁,使其直径为1.2～1.5cm。直肠置于左右两部分横纹肌复合体之间,将肌肉复合体与肠壁缝合固定数针,缝合修复肌肉复合体及外括约肌。直肠与肛周皮肤缝合形成肛门。

【适应证】 适用于中、低位肛门直肠畸形,及并发有瘘者。如肛门闭锁、直肠尿道瘘、阴道下 1/3瘘等,高位闭锁者需加用腹部切口,游离结肠后,方可拉下作肛门成形术。

【禁忌证】 新生儿及发育不良有严重其他疾病的婴幼儿。

【术前准备】

1. 通常在出生后先行结肠造口,6 个月后再行此手术。

2. 造口远端结肠碘油造影检查,了解有无瘘管存在及其位置。

3. 清洁肠道。

4. 术前放导尿管或阴道放肛管作术中分离时标志。

【麻醉】 气管内麻醉。

【体位】 折刀位或俯卧位,骨盆垫高。

【手术步骤】

1. 骶尾部正中纵形切口,上自尾骨尖上 2cm,下至肛门隐窝前 1cm,必要时可纵形劈开尾骨以利于暴露术野(图 69-24)。

2. 依次切开皮肤、皮下组织及深部肌肉,随时用电针刺激切口两侧肌肉,以了解切口是否偏离中线。如一侧出现脂肪组织,说明切口偏向该侧,应立即纠正(图 69-25)。

3. 在深部暴露直肠盲端及下方的外括约肌、尿

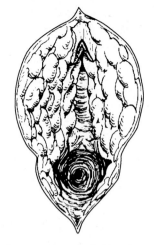

**图 69-25 切开皮肤、皮下及肌肉**

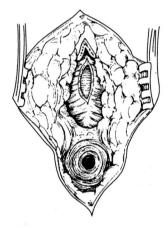

**图 69-26 显露直肠盲端及下方的外括约肌、尿道**

道(图 69-26)。

4. 如瘘管不易暴露,可作直肠切开,由肠腔内找到瘘管内口,肠壁先缝两根牵引线,作纵形切口(图 69-27)。

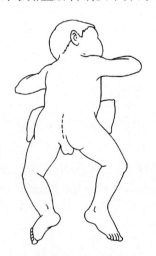

**图 69-24 选择切口**

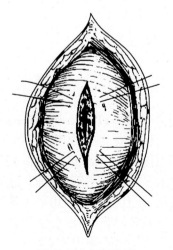

**图 69-27 切开直肠**

5. 于直肠前壁可见一瘘管开口处,先作荷包口缝合然后切断结扎(图 69-28)。

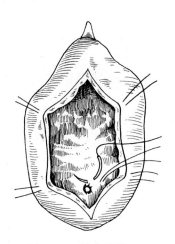

图 69-28　缝合瘘管开口

6. 提起直肠,游离前壁及近端,将周围的纤维韧带、血管结扎切断,使直肠能充分松解,得到足够的长度以拖至肛门(图 69-29)。

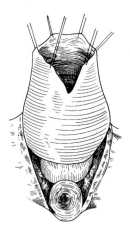

图 69-29　游离直肠

7. 瘘管用丝线做内翻间断线合(图 69-30)。

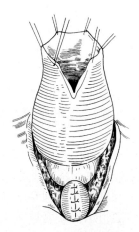

图 69-30　瘘管内翻缝合

8. 继续向近端分离、松解直肠,以求获得充分的长度,使直肠在无张力下拖至肛门吻合(图 69-31)。如直肠盲端位置特别高,游离段不能达到肛门皮肤,应立刻改用经腹游离结肠。

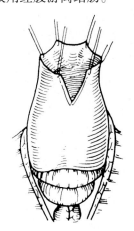

图 69-31　向近端游离直肠

9. 直肠盲端肥厚增粗,可行楔形切除修剪,以缩小直肠直径(图 69-32)。

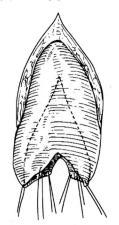

图 69-32　修整直肠盲端

10. 肠壁用肠线及丝线缝合两层,直肠缩小至直径 1.2cm 左右(图 69-33)。

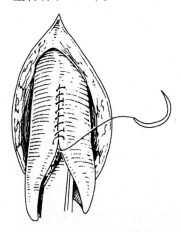

图 69-33　缝合调整直肠盲端大小

807

11. 将直肠拖出放于尿道后方,然后缝合两侧的肌肉复合体和纵形肌,使肌肉包绕直肠(图69-34)。

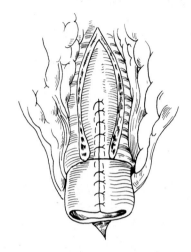

图 69-34　拖出直肠、重建括约肌

12. 当缝合两侧肌肉时,应与肠壁作适当固定(图69-35)。

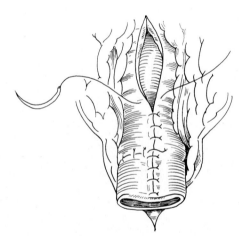

图 69-35　固定直肠

13. 直肠与肛门皮肤、外括约肌缝合固定,形成新的肛门,缝合骶部切口(图69-36,图69-37)。

【术中注意事项】

1. 该术式最好在有肠转流后进行。

2. 术中尽量减少肛周肌肉组织损伤,理清直肠盲端、尿道或阴道、瘘管间关系,减少副损伤。

3. 直肠游离要充分,保证能拉下且没张力。

4. 缝合尽量恢复直肠与其周围组织的正常解剖关系。

【术后处理】

1. 术后给予抗生素,静脉输液。

2. 俯卧或侧卧位,保持肛门清洁。

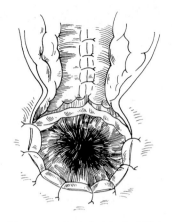

图 69-36　直肠残端与皮肤缝合

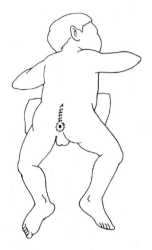

图 69-37　缝合切口

3. 术后2周开始扩肛。初始每日1次,两周后改为每周2次。从0.8cm肛门扩张器开始直到1.2~1.5cm扩张器能顺利置入为止,或持续半年。

4. 约3个月后关闭结肠造口。

【手术并发症】

1. 伤口感染　通常应做结肠造口,粪便转流,伤口既使感染,引流后亦较容易愈合,处理不当可伤口全层裂开严重影响手术效果。

2. 直肠回缩肛门狭窄　直肠盲端应充分游离、松解,如确实长度不够,应改作腹骶、会阴手术,术后应坚持扩肛。

3. 直肠骶尾部瘘　部分伤口感染患者转变成慢性病变形成直肠骶尾部瘘,肠造口患者有自愈可能。

【述评】　本手术的优点是所有操作都在直视下进行,术野清晰,避免了盲目地切开、分离,将手术损伤减少到最小程度。尽量保留直肠及肛周组织,恢复直肠与其周围组织的正常解剖关系,以便术后获得较好的肛门控制功能。

## 第五节　骶会阴肛门成形术

【概述】　20 世纪 60 年代 Stephens 强调耻骨直肠肌在维持肛门直肠畸形术后排便功能上的重要性,提出对高位畸形行骶会阴或腹骶会阴肛门成形术,即从骶部切口游离已向前上方移位的耻骨直肠肌,使直肠盲端经耻骨直肠肌环拖出,以获得良好的术后排便控制,是 pena 改良术式。患儿处俯卧位,自骶后入路,切除或劈开尾骨,切开骶后各肌层,找到直肠盲端,分离直肠周围,结扎并切断瘘管,充分游离直肠,并自耻骨直肠肌环中心拖出,固定直肠四壁,将直肠盲端与肛穴部皮肤做两层缝合,然后将切断的肌层重新按解剖关系组合(可用电针刺激以了解各肌块的走行及相互关系),缝合骶后皮肤,术后清洁肛门,2 周后开始扩肛,并定时训练排便功能,为时 3 个月至半年,如发现重新出现排便困难时,仍需继续扩肛。

【适应证】　中间位肛门闭锁,最好在半岁以后手术。

【禁忌证】　高位肛门闭锁或严重其他疾病伴随者。

【术前准备】

1. 通常在出生后先行结肠造口,6 个月后再行此手术。

2. 造口远端结肠碘油造影检查,了解有无瘘管存在及其位置。

3. 清洁肠道。

4. 术前放导尿管或阴道放肛管作术中分离时标志。

【麻醉】　气管内麻醉。

【体位】　折刀位或俯卧位,骨盆垫高。

【手术步骤】

1. 骶部纵形切口,肛门"十"形切口,两者距离 1 ~ 1.5cm(图 69-38)。

2. 电针刺激找出外括约肌中心点,作"十"形皮肤切口,在其中心分开外括约肌(图 69-39)。

3. 横形切断尾骨,将附着于尾骨之肛提肌向下推开,向深部分离即可找到直肠盲端及瘘管,沿瘘管寻找环绕于尿道(阴道)后方的耻骨直肠肌纤维(图 69-40)。

4. 仔细将耻骨直肠肌与尿道分离,切勿损伤尿道。用直角钳钩住耻骨直肠肌,向下通过外括约肌中心,将烟卷形橡皮管由此通道拖入,并经骶部切口

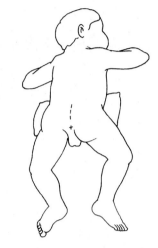

图 69-38　骶部切口位置

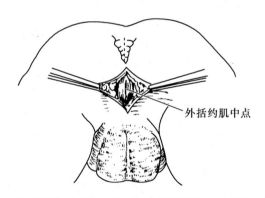

图 69-39　"十"字皮肤切开,外括约肌中心分开

外括约肌中点

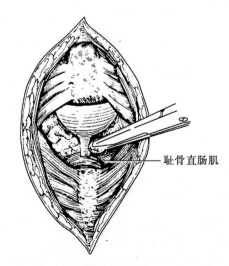

图 69-40　寻找耻骨直肠肌

耻骨直肠肌

拉出。如直肠盲端过高,经游离后仍难以拖至肛门吻合,则须更换体位经腹游离直肠、乙状结肠,仍然

经原来已建立的通道内拖至肛门吻合（图69-41～图69-43）。

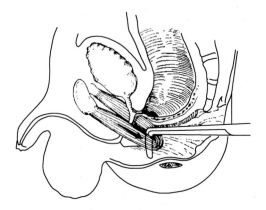

图69-41 分离耻骨直肠肌中心通道

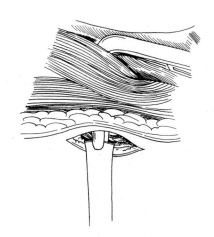

图69-42 通道内置入橡皮管

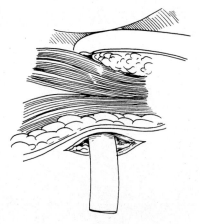

图69-43 骶部拖出橡皮管

5. 切断瘘管，直肠向近端分离、松解，结扎分离其周围的纤维带及血管，以求获得足够的长度，无张力地拖至肛门吻合。经卷烟形橡皮管内放入子宫颈扩张器，缓慢增加号码，逐渐扩大至可容纳直肠的粗度为止（图69-44）。

6. 卷烟形橡皮管内放入一血管钳，夹住直肠末

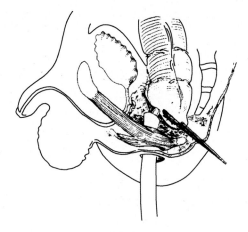

图69-44 游离直肠、扩充通道

端缝线，由原已形成的通道拖出肛门（图69-45、图69-46）。

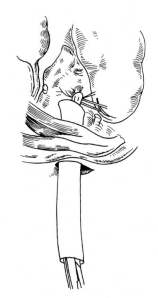

图69-45 夹住直肠牵引缝线

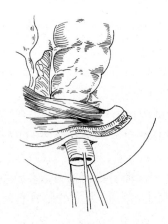

图69-46 通道内拖出直肠

7. 直肠肛门皮肤花瓣形缝合形成肛门外形（图69-47）。

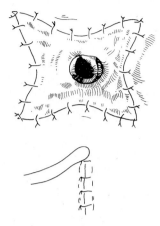

图 69-47　直肠与肛门皮肤缝合

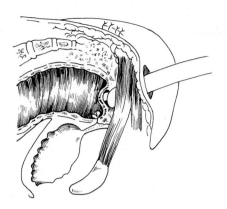

图 69-49　直肠盲端戳孔

8. 直肠盲端过高,难以从骶部完成手术时,则经腹切口,切断直肠,将黏膜内远端剥离至瘘管处,在距离尿道 0.5cm 处结扎切断瘘管,残端用碘酊烧灼(图 69-48)。

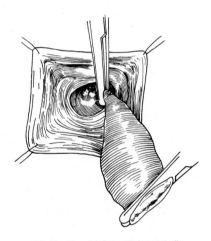

图 69-48　剥离远端直肠黏膜

9. 然后在直肠盲端底部戳一孔(图 69-49)。

10. 钳夹结肠之缝线,将结肠通过直肠肌鞘、耻骨直肠肌环及外括约肌中心拖出,行结肠肛门皮肤吻合(图 69-50)。

【术中注意事项】

1. 该术式最好在有肠转流后进行。

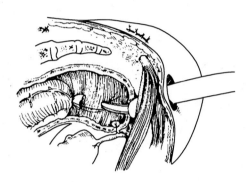

图 69-50　拖出结肠

2. 术中尽量减少肛周肌肉组织损伤,理清直肠盲端、尿道或阴道、瘘管间关系,减少副损伤。

3. 直肠游离要充分,保证能拉下且没张力。

4. 直肠拖出时经耻骨直肠肌环,注意肌肉松紧度。

5. 缝合尽量恢复直肠与其周围组织的正常解剖关系。

【术后处理】　同后矢状切口直肠肛门成形术。

【手术并发症】　同后矢状切口直肠肛门成形术。

【述评】　该术式能够充分显露瘘管和保护肛门外括约肌系统,重建的直肠肛门更接近于生理,大大减少肛门失禁等并发症,复发率低,近期疗效好。

## 第六节　腹会阴肛门成形术

【概述】　1984 年,Mollard 报道了用前会阴弧形切口及会阴蝶翼状皮瓣,在电刺激仪指示下完整对合各组肌肉,并通过腹部切口,将远端肠段盲袋拖出治疗高中位肛门闭锁。出生后如发现直肠盲端距肛穴皮肤在 2cm 以上,则为高位闭锁,应先行结肠造

腹壁造瘘,半年后行腹会阴(Mollard 及其改良术式)或腹骶会阴肛门成形术。Mollard 术式主要方法是自左下腹剖腹,切开腹膜返折,游离直肠远端达盲端,伴瘘患儿则切断结扎瘘管,再自会阴部肛穴处行"十"字"或"星形"切口,从括约肌中心开始扩张,再

811

将直肠盲端自骶前隧道拖出,固定直肠四壁后,切开盲端,分两层与肛穴部皮肤做间断缝合,关闭盆腔腹膜,逐层关腹,术后清洁肛门,每日 2～3 次,便后随时清洁,2 周后开始扩肛,并进行排便训练,历时 3～6 个月。

【适应证】

1. 高位型或合并直肠尿道瘘、直肠阴道瘘者。

2. 中、低位畸形或合并直肠尿道瘘,直肠阴道瘘,直肠前庭瘘等。

【禁忌证】　出生不到 6 月或伴严重其他疾病的患儿。

【术前准备】　放置导尿管。

1. 通常在结肠造口 6 个月后行此手术。

2. 造口远端结肠造影检查了解瘘管及直肠盲端位置。

3. 盆腔会阴 MRI 了解盆底肌和肛门括约肌发育情况。

4. 清洁肠道。

5. 放导尿管或阴道放肛管作术中分离标志。

【麻醉】　气管插管全麻。

【体位】　截石位

【手术步骤】

1. 用电针刺激找到外括约肌中心点作改良"十"切口(图 69-51)。

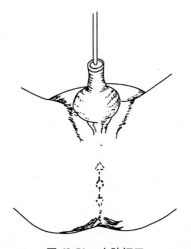

图 69-51　皮肤切口

2. 牵开皮瓣,以电刺激测定外括约肌,用手指探查已放导尿管的尿道位置,沿尿道后方寻找耻骨直肠肌。电刺激时,见该肌向前上方收缩(图 69-52)。

3. 细心将尿道与耻骨直肠肌分开,徐徐扩大肌环,切勿使用暴力,如损伤撕断该纤维,将导致术后控制排便功能不良(图 69-53)。

4. 扩张至可容纳结肠通过为度(图 69-54)。

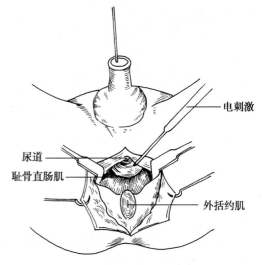

图 69-52　寻找耻骨直肠肌

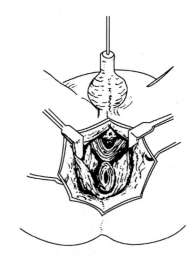

图 69-53　分开耻骨直肠肌肌环

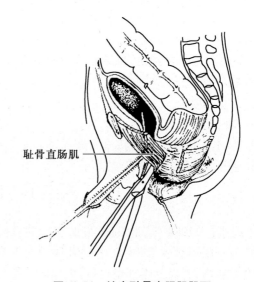

图 69-54　扩大耻骨直肠肌肌环

5. 下腹下中或左下腹切口、游离直肠、乙状结肠。直、肠浆肌层切开,在黏膜与肌层间向远端分离至瘘管(图 69-55)。

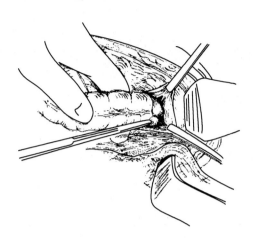

图 69-55　经腹游离直肠

6. 缝合结扎、切断瘘管(图 69-56)。

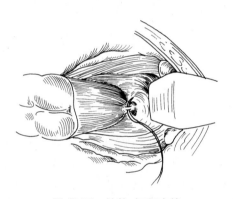

图 69-56　结扎、切断瘘管

7. 切开直肠肌鞘底部,使与外括约肌、耻骨直肠肌环的通道贯通,由此通道放一长弯血管钳至肌鞘内(图 69-57)。

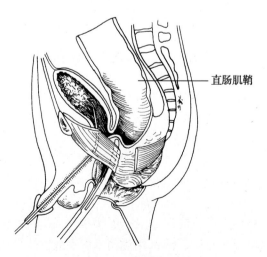

图 69-57　打通盆底通道

8. 将卷烟形橡皮管经上述通道拖出肛门外(图 69-58)。

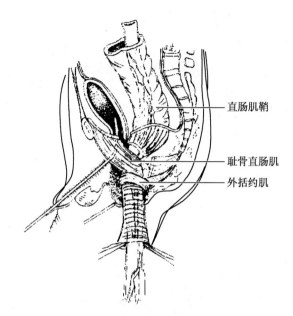

图 69-58　置入橡皮管

9. 经卷烟管内放入血管钳至肌鞘内,夹住结肠远端缝线,缓慢拖出至肛门外,做花瓣形吻合(图 69-59)。

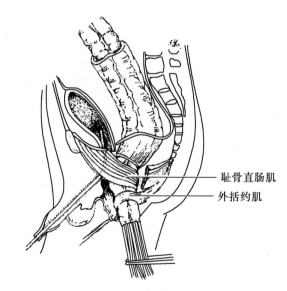

图 69-59　结肠远端做花瓣形吻合

【术中注意事项】

1. 保护输尿管　切开后腹膜前应先观察,切开后应先分离出输尿管,并用套带保护。

2. 保护输尿管开口　直肠膀胱瘘缝扎瘘管时应离开膀胱壁稍远处缝扎,以免将输尿管开口部缝扎而狭窄。

3. 防止瘘道复发　分离要仔细、耐心,可在瘘管内置导尿管作为标志。成功的关键一是将瘘管翻入直肠内缝扎,二是使瘘口直肠端与膀胱端交错开。

4. 防止狭窄 分离直肠要充分,拖出吻合要无张力,不回缩。

5. 预防大便失禁 分离要轻巧,尽量少损伤发育不全的神经装置。仔细辨认括约肌组织勿使损伤。直肠要从括约肌中央拖出。

【术后处理】

1. 本手术损伤大,容易发生休克。故术后应输血、输液、给氧,防治休克。

2. 应用抗生素,防治感染。

3. 保持肛门部清洁干燥。

4. 术后 48~72 小时小时拔除引流。

5. 术后 2 周开始扩肛,方法同前。

6. 术后 6 月行肛门排便功能评估。

排便功能评定:术后排便功能评定的方法很多,但大多是凭主观判断,近年来随着科学的进步,各种测试方法不断出现,但由于排便功能的复杂,至今尚无非常完整、合理的评定方法。

1. 1969 年,Kelly 以临床表现及钡灌肠造影,观察其排空、充盈及溢钡情况来作评价,但由于排便控制十分复杂,单一的客观指标难以完全反映排便的功能。

2. 1984 年,Wing Specl 国际会议把排便功能简单的定为 4 级,即正常、黏液污染、污粪及排便失控。

3. 1986 年,Gry Boski 以肛管直肠测压法来评分,认为畸形的程度与肛管直肠的压力成正比,一般以静止压及收缩压的高低作为指标。

4. 李正教授等以便意、便失控的有无及程度作为临床评分标准,并以 6 分法评定(表 69-1)。

此外结合肛门括约肌肌电图的测定及直肠测压法、钡灌肠检查以了解耻骨直肠肌的位置及功能,作为综合评分法。

表 69-1 6 分法临床评分标准

| 项目 | 临床表现 | 评分 |
|---|---|---|
| 便意 | 有 | 2 |
| | 偶有 | 1 |
| | 无 | 0 |
| 排便失控 | 偶污粪,每 1~2 周 1 次 | 3 |
| | 经常,每周 1 次以上 | 2 |
| | 经常,加稀便时失控 | 1 |
| | 完全失控 | 0 |

评分标准:5~6 分为优,3~4 分为良,0~2 分为差

5. 张庆荣评定标准 ①优:排便功能与正常人基本相同;②良:能完全控制成形便,不能很好控制稀便;③较好:有稀便污染衣裤,需经常带垫;④无效:无排便感觉,完全失禁。

6. 钡灌肠对排便功能的评价 钡灌肠可反映耻骨直肠肌的位置与功能状态,以弥补测压,肌电图反映的不足,其评分与临床符合率可达 60.4%。与直肠测压及肌电图显示相一致。

(1) 直肠肛管角的确立:直视下反应耻骨直肠肌功能与位置,以直肠轴线中心线上距耻骨联合中心的最近、最远点作 2 条连线,肯定了正常儿为锐角(X>79.0±11.6°),无肛儿此角开大,若大于 95°即有排便失控,大于 115°则排便完全失控,说明了无肛术后其角开大,并向下偏移。

(2) 肛管长度在无肛术后一般缩短,约为 1.7cm 或 2.2cm。

(3) 肛管显影与溢钡,正常情况下肛管不显影,亦不溢钡。

(4) 直肠肛管交点方位,代表直肠肛管角的位置,若有移位,则反映肛提肌群与直肠肛管间的关系失常。

7. 肌电图对肛门直肠畸形合并瘘外括约肌功能的检测与评价 肛门直肠畸形合并瘘患儿常有外括约肌偏移,近年来以肌电原理,显示肛门外括约肌电位波幅频率均上升,说明了骶 3、骶 4 及盆腔神经对括约肌支配的反射通路正常,故认为肌电图可反映外括约肌的发育程度、位置、范围以及术中辨认时的应用。一般采用皮肤表面电极,其结果与针电极相似,特别是提出三环系统及单绊自制的新概念以后,把外括约肌控制排便价值提高到新的阶段。正常的外括约肌静止压时可显示连续肌电活动。自主收缩时,无论是频率,还是波幅均明显上升。异常则低于正常肌电表现。静止时波幅可低于 30μV。自主收缩时波幅低于 150μV,这就可说明括约肌功能不佳,但不能肯定其程度。

若以肌电图评分与临床评分比较,两者是符合的,其符合率约占 60%,故可以相辅相成。

8. 肛门直肠侧压 指标如下。

(1) 肛管直肠静止压及肛管高压区长度:即肛门内括约肌处于收缩状态时,外括约肌的收缩,使肛管维持一定压力,所谓静止压(静息压),正常儿为 3.02kPa,肛管高压区长度为 2.6cm。若小于 3.02kPa 或小于 2.6cm,则说明术后不能维持高压状态,肛管缩短,排便失控。可作为评分标准之一。

（2）直肠松弛反射：当直肠受扩张刺激时出现的反射，反映内括约肌功能的协调性，由于术后肛周瘢痕、黏膜脱出等原因，松弛反射与排便失控具有相关性。

（3）直肠贮存能力：以直肠适应性反应、顺应性和意识性直肠感觉阈表示。①当直肠内容物移动的收缩波传入直肠时，直肠可产生持续收缩减弱或舒张。失控儿的适应性频率可明显低于正常儿，说明了贮存能力不佳。②直肠顺应性是表示直肠肠腔内容物增加的容积，与相应增加的腔内压力相互间的关系，是直肠壁弹性的反映，正常时少量粪便可不产生便意而贮存，而患儿的顺应性偏低，说明了贮存能力不佳而失控。③意识性直肠感觉，正常儿为30～50ml，而患儿偏低，如为10～20ml即产生不适或痛感，说明此时乙状结肠强力收缩，加上括约肌功能不全，即可产生排便失控。④肠蠕动，当患儿乙状结肠、直肠受刺激时，可出现不规则的高大蠕动或推进蠕动，且伴有排便，而正常儿却无此表现，这说明了新建直肠功能不成熟。

所以直肠测压可对各种排便控制因素进行检测，有助于评定失控的程度，指导临床拟订治疗方案，并可结合肌电图反映及临床表现等进行分析。

结论：①肛门直肠测压检查可客观地反映闭肛术后排便失控、治疗前肛门括约肌的功能。②肛管高压区过短，肛门直肠压力差过小，直肠肛门松弛反射或收缩反射缺如，或不健全，是闭肛术后排便失控在测压中的重要表现。③可作为随诊过程中动态观察的各种客观指标。

1977年福冈讨论会拟订参照标准：①安静状态下与直肠波形不相同的肛管持有波形。②直肠内加压2～3秒后，肛管压可慢慢下降，恢复到静止压。③用不同的刺激，显示同样的肛管压力下降。④肛管压力下降至少要测试3次以上。⑤评定内括约肌功能，即收缩率标准，正常儿为12～16次/分钟，新生儿6～9次/分钟。

【手术并发症】

1. 腹盆腔出血、感染、肠粘连。

2. 肛门狭窄　结肠坏死、回缩、肛门切口感染均可引起肛门狭窄。

3. 肛门失禁

（1）病因：病因较多，不一定是手术并发症，具体如下。

1）高位肛门直肠畸形合并瘘常伴有括约肌及骶尾椎的发育障碍，常存有运动及反射缺陷，约70%～80%的患儿术后有不同程度的排便失控。

2）肛门直肠畸形合并瘘伴有隐性脊柱裂，潜毛窦或盆神经发育不全儿，有神经性排便失控，当粪便充盈直肠时，由于无排便反射，粪便随时随肠蠕动排出，但排泄不净，直肠内仍可充满粪便。

3）肛门狭窄时，排便不畅，粪便刺激直肠而总有便意，因此小量多次溢粪，但直肠仍不能空虚，此即充盈性排便失控。

4）盆神经损伤，可引起功能性失控。

5）肛门切口过大，或术中损伤肛门括约肌，则直肠黏膜外翻，肛门失去自控功能。

6）术后切口感染或吻合口裂开，直肠回缩，局部瘢痕形成，则与肛门狭窄相同，有充盈性排便失控。

7）高位畸形在成形手术中，直肠盲端拖出偏离耻骨直肠肌环，未曾从其中心通过，或损伤了耻骨直肠肌环。

8）盆腔解剖结构异常，如耻骨直肠肌短缩向上移位，内、外括约肌或肛提肌发育不良等。

（2）治疗方法：经常出现排便失控，会导致小儿心理状态的变异，因此家长急需求治，但应掌握原则，按失控程度分级治疗。

1）轻度失控：平日无污粪，但稀便时失控。

2）污粪：即能正常排便，但平日亦有小量污粪。

3）部分失控：平日即有小量污粪，而稀便时失控。

4）完全失控：即随时排便。

1）和2）种情况不需要手术矫治，只要坚持排便训练，随患儿年龄增长可渐自愈。3）和4）种情况应再次手术矫治。

（3）矫治术式

1）肛门狭窄，如肛门外括约肌功能完好，则行"Z"字成形或皮瓣插入（图69-60）。

2）外括约肌重建术

A. 括约肌瘢痕为全长的1/3时，可以找到括约肌，切除瘢痕部分，再折叠缝合修补。

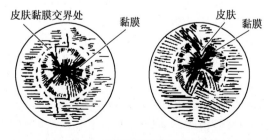

图69-60　肛门狭窄"Z"字形整形

B. 臀大肌重建外括约肌术:平时臀大肌亦在排便中起一定作用,故可将两侧臀大肌内侧缘游离成宽 2cm、厚 1cm 的肌瓣,切勿损伤臀下动脉和支配神经,其长度宜绕肛门半周而无紧迫感即可。然后在肛门周围作好皮下隧道,将肌瓣各自置入隧道,且于肛门前重叠缝合,2 周后训练肌肉功能,利用大腿外展时肛门收缩,内收时肛门松弛的机制,令双侧大腿内旋,协助移植肌肉的收缩运动,若应用一侧臀大肌,则其所取长度应环绕肛门 1 周。

C. 带蒂臀大肌瓣皮下括约肌成形术:从骶平面弧形切口,达大腿后侧中部,取臀大肌内侧至髂胫束

(5 岁儿童长 13 ~ 15cm,10 ~ 11 岁为 18 ~ 20cm)。保留一支动脉,肌瓣需带肌膜,以利血供。距直肠黏膜 1cm 肛周作 4 个放射状切口,各长 1.5cm,并形成隧道。单侧移植时,隧道通过 14 ~ 16 号扩肛器,双侧时则要通过 18 ~ 20 号,以免肌肉受压坏死,顺利地将肌瓣带入肛周。然后将肌瓣左右围绕肛门,用不吸收线将肌瓣末段的肌膜缝在近段肌膜上约 4 ~ 5 针,新建肛门应通过 6 ~ 7 号扩肛器。术后禁食 4 ~ 5 天,为避免感染,最好先行结肠造瘘。这种术式适用于 5 岁以上儿童,同时双侧肌瓣的作用要比单侧强(图 69-61)。

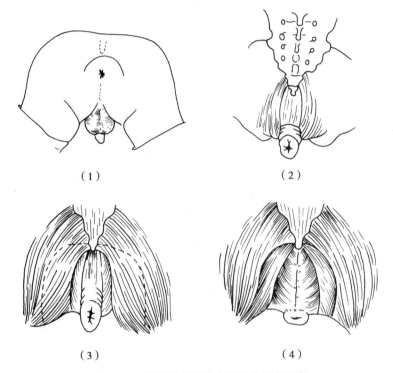

（1）　　　　　　　　　　（2）

（3）　　　　　　　　　　（4）

**图 69-61　带蒂臀大肌瓣皮下括约肌成形术**
(1)尾骨下方弧形切口;(2)直肠后肛提肌缺如;(3)显露臀大肌内侧部;
(4)左右肌瓣翻转缝合于直肠后方

D. 臀大肌修补肛提肌术:利用修复肌肉将直肠前压,使与肛提肌协同控制排便。并与直肠末端括约肌固定,恢复前倾角的机制,何况臀大肌血供丰富,可作为带蒂肌瓣的好材料。手术时取侧卧或俯卧,置肛管以利直肠的辨认。从臀尖下弧形切口,暴露肛提肌及直肠后壁,可发现肛提肌发育薄弱,不能自左右向中间靠拢以加强直肠后方。相继可分离两侧暴露臀大肌内侧,根据直肠后壁病变程度将其弧形切开,游离厚 1cm、宽 5cm 的臀大肌肌瓣,其蒂位于内侧,反转覆盖于直肠后壁。指肛检查时以有向前压迫感为度。末端固定在括约肌上。术后控制排

便 3 天,在 2 周内应禁止肛检。

E. 股薄肌移植术:本术式常用于 5 岁以上儿童。因为年龄太小时股薄肌发育不全,不能完成环绕肛门 1 周。手术取膀胱截石位,右膝关节上方、小腿胫骨内髁及大腿部相当于股薄肌上 1/4 处分别纵切口游离股薄肌,保留起点血管神经,于膝关节内侧处切断肌腱止点。在前后正中线距肛缘 1.5cm 处各作一纵向切口分离皮下层,通过前后正中切口围绕肛门游离皮下隧道,隧道大小以股薄肌通过时能自由滑动为适。通过大腿上方皮下隧道将股薄肌按顺时针方向环绕肛门一周,其远端肌腱固定于左侧坐

骨结节骨膜上或左侧耻骨联合骨膜上。固定肌腱末端时术肢放直拉紧肌腱,肛门口插入一示指即可,缝合各切口。术后 5 天后进流食,保持会阴伤口干燥,30 天后进行缩肛运动内收腿运动,训练肛门功能。此外,亦可用双侧股薄肌移植,以加强其收缩功能。

F. 去神经带血管股薄肌移植术:利用神经再生论,采用去神经带血管蒂肌肉移植,肌力恢复快,比游离肌肉移植效果好。适用于肛门局部条件差,需要较强的肌力才能控制排便的 5 岁以上儿童。但该肌肉可受原神经的支配,有时可发生不协调的收缩,以致造成排便困难,或溢粪。

G. 掌长肌移植术:本手术分两期进行,第一期是掌长肌去神经术,即找到掌长肌后,在肘前找到支配神经,切除神经长约 1cm。因为去神经后的肌纤维肌肉内组织酶发生改变,肌纤维中的需氧酶和厌氧酶解酶减少,肌肉代谢降低,增加缺氧的耐受力。2 周后二期手术。即取掌长肌去肌膜,置于肛管、直肠交界处的皮下隧道,呈“U”形环绕肛门 1 周,将肌腰固定于耻骨骨膜上,并与肛提肌缝合数针(如两端肌腰长短不等时,可剪下长端一段,缝接在短腰端)。拉紧固定后,移植肌肉可以再生支配的神经与血管。

由于在单侧掌长肌移植治疗后随访发现存有缺陷,加上近年来对肛门括约肌的肌肉组成和排便生理进一步认识,如 Devries 认为,正常时,肛门外括约肌皮下和深部纤维及肛提肌的前部,在解剖上不易分开,统称为“横纹肌复合体”(striated muscle complex),而且与肛提肌在控制排便中起重要作用。Shafik 提出肛门外括约肌与耻骨直肠肌应该为不分离的统一体,称三环系统(triple-loop system)。当顶环收缩,直肠后壁向前上移,固定肛管,保证肛门关闭。中环向前牵引直肠后移。故若双侧掌长肌移植可以补充三环中的二环,顶环可取耻骨直肠肌及外括约肌的深部纤维,增加直肠角,另一条代替外括约肌中部纤维,反向牵拉直肠前壁,两肌收缩时交锁,使肛门关闭(图 69-62)。

此外,耻骨直肠肌悬吊直肠使与肛管轴线向前成角,称“直肠肛管前角”,立位时此角开大,下蹲位时近成一直线,同时肛管与皮肤形成肛管皮肤角称“直肠会阴曲”。由于内括约肌的作用,直肠下端成一高压区,肛管闭合。一旦排便失控,直肠肛管前角变小,肛管处开放状态,故采用横纹肌移植,使其起机械性关闭作用,待神经再生后,起到类似耻骨直肠肌三环作用,使手术后会阴曲趋于正常状态,且使肛管延长,直肠下端形成新的高压区,促使壶腹膨胀,感受器发生冲动,建立新的排便反射,出现便意而获控制。

3)内括约肌重建术:内括约肌是由肠管肌层纤维增生而成,当内括约肌功能不全时,可将肠管平滑肌向外翻卷,重建内括约肌,即游离直肠,使其拖出肛门外 3~5cm,剥脱直肠黏膜,再将直肠壁的浆肌层向外翻卷,一般为 180°~360°的肌袖,并将其与肛管纤维固定,再将直肠黏膜与肛穴皮肤切口缝合。但注意游离的直肠不宜过长,以免影响血运而坏死,导致手术失败。或尾路 T 形切口,分离肌层,直视下游离直肠,将拖出的直肠去黏膜,再行浆肌层翻转,通过耻骨直肠肌环拖出固定。这是利用内脏平滑肌有括约收缩功能的机制,某部位的动作电位可传至整个平滑肌组织,即使损伤了神经,也不会出现营养不良性萎缩,都能增加神经体液递质的敏感性,具有内脏平滑肌的特点,能抑制括约肌松弛,出现自主抑制活动。一般翻转 180°,过多可能造成翻转的直肠浆肌层萎缩,失去功能。

4)外括约肌重建术:其方法如上述,只是两种方法同时采用。

总之,重建肛门括约肌的方法很多,临床应用时应根据患儿具体情况而选择。

(4)预防:排便功能机制复杂,因此手术时必须清楚肛门周围肌群的解剖及相互关系。掌握肌群的分组及其功能。如内括约肌为一自主性平滑肌,可以利用直肠壁浆肌层重建。而外括约肌及耻骨直肠肌却是随意肌,是有收缩功能的横纹肌,总称横纹肌复合体,可分为尖顶绊,收缩时能使直肠后壁向前上移位。其次是中间绊,收缩时使直肠前壁向后移位。最后是基底绊,收缩时能够牵引肛管后壁。三个绊各自由不同的神经支配,所以收缩时方向各异,如果三环收缩,则形成交锁,可迅速关闭肛门。一旦三环系统损伤,必然导致排便失控。故手术时必须注意避免损伤,即使保持一样完整,亦不会造成排便完全失控。但是,肛门直肠畸形者,肌纤维发育不良,常伴走行变异,很难保持其完整性,特别是盲目

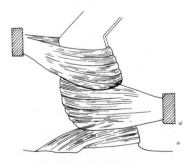

图 69-62　三环综合体

分离时,更易损伤。因此 Pena 主张后矢状经骶入路,不分层次,一刀切开各层肌肉,以保证术后肌群的完整。修复时应小心分离,确切组合,同时要保持直肠角的角度。此术的优点如下:①暴露良好,组织损伤少;②尽可能地使畸形器官恢复正常生理解剖;③克服盲目分离。拖出直肠准确通过各组括约肌中心,充分显示出对中、高位畸形的矫治优越性;④适用于术后并发排便失控,或残遗瘘的患儿;⑤术野清晰,可以充分游离直肠。

1)排便功能的诱发:排便功能复杂,但有诱发器官,可以接受诱发刺激,一般直肠黏膜及肌层均具有之,特别是肛窦部,最为敏感,能辨别气体、固体或液体,另外肛门部皮肤亦可接受刺激。故手术时应尽量保留肛窦部黏膜,或插入肛周皮肤,以起到补救作用。

2)排便训练:排便训练对患儿今后排便功能的恢复起重要作用。必须坚持而且要训练有方。北京儿童医院推荐"三段排便法":

第一段:每晚定时排便 10~15 分钟,随继用肥皂水灌肠,再排便 10 分钟,站立休息后再排便 5 分钟。

第二段:再注入肥皂水灌肠,亦可配合扩肛,再次排便 10 分钟。

第三段:扩肛,再以肥皂条诱发排便,如仍有粪便,则需再次灌肠,使其排空。一般经过以上训练,随患儿年龄增长,排便失控均能逐步改善。

国际上亦有应用生物反馈原理训练非神经性排便失控有良效。置气囊于直肠内,然后加压,进行收缩训练,还可以连接测压仪器及光声发生器,配合信号进行训练。

【述评】 本术式的损伤性较大,手术死亡率也较高,必须严格掌握手术适应证。部分患儿术后肛门功能较差,术后于学前可行肛门括约肌重建术。有条件单位术前最好行盆腔和会阴部 MRI 或超声波检查,以便对肛门括约肌发育情况进行评估,及时掌握术前肛门发育情况,对选择术式、减少术后并发症有较大帮助。

# 第七节 结肠造口术

【概述】 结肠造口术是治疗直肠肛管先天畸形的重要手术,紧急情况下可迅速解除肠梗阻挽救婴儿生命。预防性结肠造口可减少直肠肛管畸形手术并发症。常见造口部位横结肠和乙状结肠,分单腔、双腔和袢式造口。选择乙状结肠造口时应留足够长度的远端结肠,以便做结肠拖出手术,但操作稍显复杂。袢式造口术常有粪便流入远端结肠,增加感染发生机会,手术较简单、快速。

【适应证】

1. 急性机械性肠梗阻,尤其高位直肠肛管闭锁。

2. 有瘘畸形排便不通畅。

3. 伴泌尿系统瘘如直肠膀胱瘘。

【禁忌证】

1. 麻痹性肠梗阻。

2. 肛管膜状闭锁。

【术前准备】

1. 应用抗生素,术时备血。

2. 术前禁食,置鼻胃管抽出胃内容物,防止呕吐误吸而致窒息。

3. 出生后超过 24 小时者,术前补液,纠正脱水及电解质失衡。

4. 注意保暖,预防发生硬肿症、肺炎等。

【麻醉】 气管插管全麻。

【体位】 截石位或平卧位。

【手术步骤】 以横结肠袢式造口为例。

1. 上腹部横切口,或右侧经腹直肌纵切口,暴露横结肠,找出欲作造口结肠段(图 69-63)。

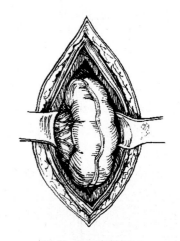

图 69-63 腹部切口

2. 在横结肠系膜无血管区剪一小口(图 69-64)。

3. 将预先备好的玻璃棒或支架管经系膜孔穿入,以防术后结肠回缩入腹腔(图 69-65)。

4. 肠壁浆肌层与腹膜间断缝合,玻璃棒下方间隙缝合关闭(图 69-66)。

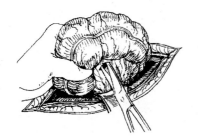

图 69-64　横结肠系膜开口

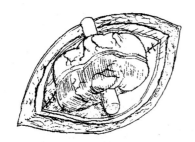

图 69-65　放置防回缩支架管

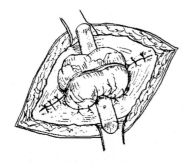

图 69-66　肠壁与腹膜间断缝合

5. 将腹直肌前鞘筋膜与肠壁浆肌层间断缝合，之间可容一小指通过为度，勿缝合肠壁过深、损伤系膜血管（图 69-67）。

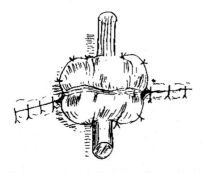

图 69-67　肠壁与腹直肌前鞘间断缝合

6. 缝合皮肤。病情紧急立即切开肠管，病情较缓术后 48～72 小时切开肠管（图 69-68）。

【术中注意事项】

1. 术前造口定位，切口可选择右上腹经腹直肌

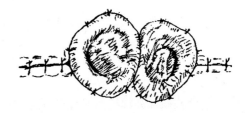

图 69-68　切开肠管，皮肤与肠壁缝合

或上腹正中较平整处，便于术后安装造口袋和护理。

2. 切开腹壁时注意勿损伤腹内脏器，切口大小适度，一般通过 2～3 指为宜。

3. 提出横结肠时要仔细辨认，勿将胃等器官误认为结肠。

4. 提出有张力时稍作分离，切开网膜附着，强力提出易撕破肠管。

5. 分离与缝合时保护好系膜血管，防术后肠管坏死。

6. 肠管切开时机根据病情而定，病情紧急立即切开肠管，病情较缓术后 48～72 小时切开肠管。以横行切开较多见。切开大小以能通过 1～2 指。

【术后处理】

1. 玻璃管勿脱落或过早拔除，防止造口回缩和粪便污染切口，排便后及时更换敷料，保持伤口清洁。玻璃棒于术后 2 周拔除。

2. 术后暂禁食，继续静脉补充水、电解质及适当的营养成分，抗生素预防感染。造口排气或排便后开始进水、进奶。

3. 造口周围要定期清洁，保持干燥，皮肤有湿疹可涂氧化锌软膏。

4. 术后发现造口狭窄时，应及时扩张。

【手术并发症】

1. 肠造口出血　常发生在术后 72 小时内，多数是肠造口黏膜与皮肤连接处的毛细血管及小静脉出血，用棉球或纱布稍加压迫即可止血；若出血较多较频，可以用 1‰ 肾上腺素溶液浸湿的纱布压迫或用云南白药粉外敷；更多的出血则可能是肠系膜小动脉未结扎或结扎线脱落，此时应拆开 1～2 针黏膜皮肤缝线，找寻出血点加以钳扎，彻底止血。如果黏膜破损（可因造口器材摩擦）出血，则纱布压迫止血后外涂四环素软膏后用凡士林纱条保护。

2. 造口坏死　这是造口并发症中较为严重的一种，往往发生在术后 24～48 小时。主要是由于损伤结肠边缘动脉、提出肠管时牵拉张力过大，扭曲及压迫肠系膜血管导致供血不足，或者因造口孔太小

或缝合过紧,而影响肠壁血供。术后早期发现造口呈轻微灰黑色,黏膜失去光泽,这是缺血、坏死的现象。如坏死仅几毫米,那么允许继续严密观察。如坏死达筋膜层,应立即急诊手术,切除坏死肠段,重做造口。为此常需再次剖腹手术,不应仅行局部手术。因此,正确判断坏死深度和范围特别重要,对坏死范围和程度不能确定时,可用一玻璃试管深入造口内,通过透光照射观看其内侧黏膜色泽情况。预防较远处理重要,如能保证造口肠段绝无张力,而肠断端血运良好,那么造口坏死也就不会发生。

3. 肠造口感染 这是最常见的并发症之一,往往是皮肤切口感染,可发生在皮下或较深的腹壁层内,开始潮红、肿痛,继后形成脓肿,部分自行穿破流脓,愈合后形成瘢痕,导致造口狭窄。亦有由脓肿演变为瘘管,长期不愈。发现早期感染要清洗和湿敷,加强抗感染治疗,形成脓肿则早期切开引流,剔除线头。若已形成瘘管则常需做瘘管切除或重做肠造口。

4. 肠造口水肿 肠造口术后 2~5 天可见造口黏膜水肿,一般不必处理,一周后慢慢消失。如果造口黏膜水肿加重,呈灰白色,则应检查造口血运是否充足,并用生理盐水或呋喃西林溶液持续湿敷,必要时加用生物频谱仪外照射。

5. 肠造口狭窄 肠造口术后一周开始用手指(戴上手套或指套)扩肛,每日一次,能将示指第二节插入即可。肠造口狭窄主要是腹壁孔太小或未切除部分筋膜,或者是感染后形成瘢痕环。轻度狭窄可用上法每日扩肛两次直到能插入示指第二节为止。重度狭窄则需切开或切除造口周围瘢痕组织,重新缝合肠壁与皮肤边缘。

6. 肠造口回缩或内陷 造口发生回缩常由于拉出肠段有张力或继发在造口坏死后,是一个比较严重的并发症,如不及时处理,造口肠段回缩入腹腔可引起腹膜炎。轻者可用凸面底板,并用胶状或片状的皮肤保护剂填于凹陷部位,然后才装上人工肛袋,配戴专用腰带。一旦出现造口肠段回缩入腹腔应立即急诊剖腹手术,解除张力、切除坏死肠段,重新造口。

7. 造口脱垂 双腔造口膨出呈牛角状;单腔造口肠脱垂可长达几十厘米,给患者带来极大不便,有时连人工肛袋亦难装上。轻者用弹性腹带对肠造口稍加压,防止膨出或脱垂;重者则要切除膨出或脱垂的肠段,许多时候要重做肠造口。

8. 肠造口周围疝 这是造口并发症中处理较为棘手的一个问题。其发生原因与其他切口疝的原因如肥胖、营养不良、服用类固醇、慢性咳嗽、伤口感染等相同,故目前多数学者认为将造口通过腹直肌引出乃是降低造口周围疝的重要环节。出现造口周围疝后,小的可以暂行观察,可不予理会和处理;大的需手术修补,只是手术修补的效果极差,复发率极高,局部修补的复发率高达 50% ~ 100%。故现在认为初次复发宜移位、重做造口,再次复发时需用修补物来加强修补,并需特别注意防止粪便污染。

9. 小肠梗阻 造口后引起小肠梗阻的常见原因有三:一是手术后腹腔粘连;二是内疝形成,常发生在结肠旁沟未闭的病例;三是围绕造口肠段的肠扭转。针对后两种情况,有学者提出采用腹膜外隧道将结肠引出的方法,确实在腹膜外造口的病例中较少发生造口旁沟疝和造口周围疝。但在采用腹膜外技术时必须注意经腹膜外隧道引出的结肠不能扭转、隧道不能有狭窄,并游离较长肠段才能引出,而对今后需行肠切除手术者切勿采用这一技术。

10. 肠造口周围皮肤炎症 可能是粪便刺激所致的粪性皮炎,也可能因过敏(最常见是对胶圈、底板或粘贴物过敏)引起的过敏性皮炎。表现为潮红、充血水肿、皮肤糜烂,甚至形成溃疡,局部剧痛。此时应用生理盐水或呋喃西林溶液清洗伤口,涂抹粉状或胶状的皮肤保护剂,用防漏膏将凹陷的皮肤和皱褶垫平,再贴上造口袋。此外,需加强支持疗法,增强机体抵抗能力,适当抗过敏治疗。

【述评】 结肠造口术是小儿外科最常施行的手术之一,往往是挽救、延续生命和改善生活质量的重要手段。手术并不复杂,正规操作很少有并发症。小儿结肠造口以新生儿最多见,因此也给麻醉和术中操作带来些困难,术中应仔细辨认结肠和小心操作,否则术后诸多的肠造口并发症会使患者陷入烦恼之中,甚或再次受到生命威胁。

(谢尚奎 任东林)

## 参 考 文 献

1. 王果,潘少川. 小儿外科手术图谱. 郑州:河南科学技术出版社出版,1994.219-221.
2. 李春雨,汪建平. 肛肠外科手术技巧. 北京:人民卫生出版社,2013.151-154.
3. 喻德洪. 现代肛肠外科学. 北京:人民军医出版社,1997. 505-506.
4. 张庆荣. 实用肛门直肠外科学. 第 2 版. 北京:人民卫生出版社,1965.214-215.

5. 黄乃健. 中国肛肠病学. 济南:山东科学技术出版社,1996. 1478-1484.

6. 王果,潘少川. 小儿外科手术图谱. 郑州:河南科学技术出版社,1994. 224.

8. 陈智. 大肠肛管外科学. 石家庄:河北科学技术出版社, 1998. 432-438.

9. 李春雨,张有生. 实用肛门手术学. 沈阳:辽宁科学技术出版社,2005. 243-245.

10. 王果,潘少川. 小儿外科手术图谱. 郑州:河南科学技术出版社出版,1994. 188-190.

11. 吴印爱. 直肠肛管瘘的外科治疗. 第 1 版. 北京:人民军医出版社,2006. 170-204.

12. 刘鸿坚,姜先敏,王千,等. 经瘘管一期肛门成形术治疗先天性无肛并直肠前庭瘘 45 例. 临床小儿外科杂志,2009,8(2):68-69.

13. 段全红,那莹,徐慧民,等. 瘘管游离肛门成形术治疗先天性肛门闭锁并直肠舟状窝瘘. 山东医药,2005,45(36):24-25.

14. 黄河,郑训淮,等. Pena 术式治疗中高位肛门直肠畸形的并发症及对策. 临床外科杂志,2008,(5):327-329.

15. 高瑞忠,许长年. 骶会阴肛门成形术治疗先天性直肠肛管畸形. 医药产业资讯,2006,3(08):58.

16. 张东铭. 肛门直肠重建术的理论和功能评价. 大肠肛门病外科杂志,1998;4(1):37-40.

17. 罗云生,单治堂. 二期股薄肌移植肛门成形术体会. 第三军医大学学报,2001,23(2):223.

18. 陈宝琨,李毅宁,刘为安,等. 尿道直肠瘘的治疗体会(附 12 例报告). 医师进修杂志,2001,24(8):32-33.

19. 陈雨历,陈维秀,林芃等. 肛门失禁的括约肌重建——实践与选择. 中华小儿外科杂志,1999,20(5):272-274.

# 第70章 先天性巨结肠手术

先天性巨结肠是小儿常见的消化道畸形,病变肠管肌间神经节细胞缺失为其基本病理改变,手术切除病变肠管是目前唯一的根治方法。先天性巨结肠手术方式很多,有开放手术和腹腔镜手术。经典的根治手术方法包括 Swenson、Duhamel、Soave 及 Rehbin 等术式,无论哪种术式均需要经腹-会阴联合切口,由于手术创伤较大,术后并发症相对较多,对患儿年龄和创伤耐受能力均有一定要求,而且术后遗留腹部切口。经肛门巨结肠拖出根治术,由于不开腹,出血少,恢复快,费用低,该术式已成为目前治疗普通型巨结肠最常用的术式。近年来,随着微创外科技术快速发展,对长段型和全结肠型巨结肠采用腹腔镜辅助下经肛门拖出根治术,已取得满意效果。本章主要介绍广泛开展的经肛门巨结肠拖出根治术和腹腔镜辅助下经肛门巨结肠拖出根治术。

## 第一节 经肛门巨结肠拖出根治术

【概述】 1998 年,Torre 医生首次报道经肛门分离切除无神经节细胞肠段,并将正常结肠经直肠肌鞘拖出与肛门吻合的新术式,由于不开腹,出血少,恢复快,费用低,该术式在世界范围内迅速获得推广应用,成为目前治疗普通型巨结肠最常用的术式。

【适应证】 经肛巨结肠拖出术适合于普通型、短段型巨结肠。

【禁忌证】 严重的小肠结肠炎、肠穿孔、营养不良、近端肠管高度扩张等,建议先对症治疗。待病情稳定后择期实施经肛门巨结肠根治性手术。

【术前准备】

1. 纠正贫血及低蛋白血症。

2. 每日清洁灌肠,或以注肛器反复冲洗,可每次灌肠后将肛管留置 1~2 小时,以便排出肠内气体。

3. 术前洗肠净止,常规留置尿管。

【麻醉】 气管内插管麻醉,可加骶管麻醉,以利于肛门松弛。

【体位】 采用截石位或俯卧位,腹部及臀部垫高。

【手术步骤】

1. 切口暴露 充分扩肛,直肠内消毒。放射状缝合齿状线与肛周皮肤 6~8 针,使肛门口被充分牵开以暴露直肠黏膜(图 70-1)。经肛门塞入凡士林纱条,防止结肠内容物流出。在直肠黏膜下注入肾上腺素生理盐水溶液,以利于黏膜分离和减少出血(图 70-2)。

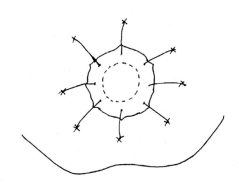

图 70-1 缝线牵引暴露肛门口

2. 切口选择 直肠后壁于齿状线上方 0.5~1.0cm,前壁 1.5~3.0cm,切开直肠黏膜至黏膜下层一周,使切口呈前高后低位(图 70-3)。

3. 切开与分离直肠黏膜 用针形电刀距齿状线上 0.5mm(直肠背侧)、1~1.5mm(直肠腹侧)做环形切开(图 70-4)。先分离直肠后壁黏膜,再两侧壁、最后为前壁,将直肠黏膜游离成为直肠黏膜管,缝牵引线集中牵引,防止黏膜分离时撕裂。向近端钝性分离,遇有小的出血点,随时用针状电极电凝止血。分离至腹膜返折水平,环行切开直肠肌鞘。

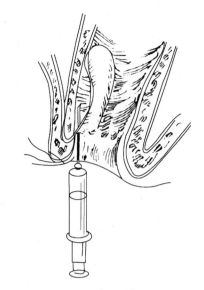

图 70-2 直肠黏膜下注射

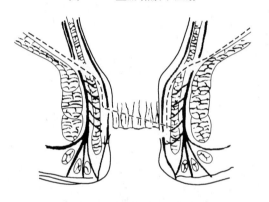

图 70-3 直肠黏膜切口示意图

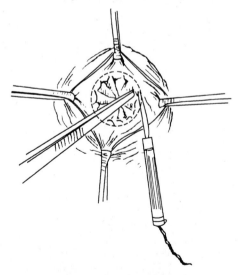

图 70-4 环形切开直肠黏膜

4. 切开肌鞘 小心切开前壁肌鞘和腹膜,确认进入腹腔后,紧贴结肠将肌鞘环形切开,注意勿损伤膀胱和两侧的输尿管、输精管。将肌鞘向外翻出,分离、切除腹膜外直肠肌鞘达肛提肌水平,残存肌鞘长

约 3～4cm。将其后壁纵行切开达齿状线处,防止术后肌鞘挛缩形成狭窄(图 70-5)。

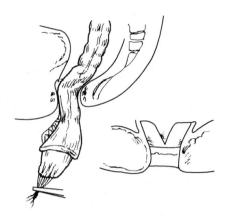

图 70-5 切开直肠后壁肌鞘

5. 拖出结肠 经直肠肌鞘将结肠向外拖出(图 70-6),边拖出边游离切断结肠系膜及血管,结扎并缝扎系膜近端,确保在保持良好血运前提下,无张力拖出结肠,直至结肠管径、肠壁厚度接近正常结肠外观,于该处取全层结肠组织病理,经冰冻活检,确认其神经节细胞发育正常,作为吻合部位。

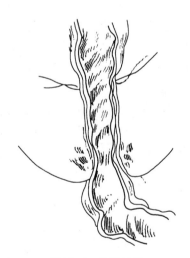

图 70-6 拖出结肠

6. 吻合肠管 拖出的正常结肠浆肌层与直肠肌层缝合固定数针。切除多余结肠,用可吸收缝线行结肠全层与直肠保留黏膜缝合一周,使吻合口呈斜面。吻合口消毒后,留置肛管并固定(图 70-7)。

【术中注意事项】

1. 打开肌鞘向上分离时应紧靠肠壁,切勿向四周游离,以免伤及尿道、输尿管等。

2. 处理直肠或结肠系膜时存在不可控制出血的危险,操作时必须十分小心,不可过度牵拉系膜,以防系膜血管断裂回缩,系膜血管结扎要确实。

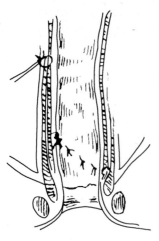

**图 70-7 结肠直肠吻合后**

3. 如果术中发现无神经节细胞肠段位置过高，单纯经肛拖出结肠困难，可用腹腔镜辅助或开腹手术完成拖出。

## 第二节 拖出型直肠乙状结肠切除术（改良 Swenson 法）

【概述】 经典的先天性巨结肠根治手术主要由以下几种：①首推 Swenson 等在 1948 年提出的拖出型直肠乙状结肠切除术。后经术式改良，将原术式的腹腔内切除结肠改为经直肠翻转拖出，以减少腹腔污染。将结直肠间吻合口由原来的水平吻合改为前高后低的斜形吻合口，预防吻合口狭窄。目前，应用较广的是改良式 Swenson 法。②State（1952）和 Rehbein（1956）法：均为在腹腔内切除巨结肠，于盆腔腹膜返折以下吻合结肠、直肠。该法操作简单、不解剖盆腔，但将普通型变成了短段型。③Duhamel（1956）法：保留直肠前壁、近端结肠从直肠后壁拖出，将结肠与直肠的后壁缝合，前壁用两把 Kocher 钳钳夹。该法避免了尿潴留问题，缩短了手术时间，但术后肛门拖带钳子，且钳夹处常遗留中隔，易形成闸门。④Soave（1963）法：不游离直肠，仅剥离直肠黏膜，在腹腔切除直肠以上病变结肠，正常结肠从直肠肌鞘内拖出与肛门缝合。该术式不解剖盆腔，也不吻合，故方法简单。目前各种术式均保留和不游离直肠前壁，尽量切除直肠后壁，目的是防止术后尿潴留及便秘等并发症。从远期效果来看，上述各种术式之间没有显著区别，而主要取决于术者对哪种术式的掌握程度和经验丰富与否。

【适应证】 适合于普通型巨结肠、长段型巨结肠。

【术前准备】 同经肛门巨结肠拖出根治术。

【术后处理】

1. 术后需禁食、胃肠减压、静脉补充营养，必要时输血。

2. 保持肛门部清洁。

3. 术后 3~7 天应用抗生素治疗。

4. 术后 2 周开始扩肛 3 个月。

【手术并发症】

1. 便秘复发。

2. 吻合口感染、裂开，结肠回缩。

3. 肛门失禁。

4. 肛门狭窄。

【述评】 本术式是近年来治疗先天性巨结肠的新术式，属于微创外科手术。手术损伤小，肠蠕动及全身情况恢复快，进食早，腹部无瘢痕，费用少。更适宜于新生儿和小婴儿。由于手术操作在腹腔外施行，经腹部手术的并发症也明显减少。

【麻醉】 同经肛门巨结肠拖出根治术。

【体位】 较大儿童取截石位。小婴儿为充分暴露术野，腹部操作时取仰卧位，会阴部操作改截石位。

【手术步骤】

1. 切口 左下腹经腹直肌切口。

2. 游离直肠、乙状结肠 环形切开盆底腹膜，注意保护双侧输尿管（图 70-8）。游离直肠后壁及侧壁至肛门皮下水平，前壁一般不做游离，以直肠后触到尾骨尖为标志（图 70-9）。向近端游离扩张的乙状结肠，根据病变肠段长度和扩张结肠范围，游离降结肠及其系膜，松解结肠脾曲，使正常结肠能无张

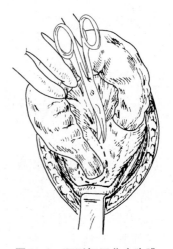

**图 70-8 环形切开盆底腹膜**

力拉至肛门口外,远端肠管切除部位距狭窄段以上
10~15cm。预切除处肠管浆肌层缝四针标志线(肠
壁的前后左右),前后壁之间有 2~3cm 的斜度差
(图 70-10)。

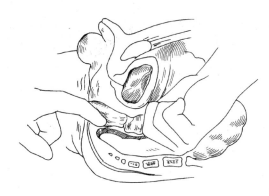

图 70-9　游离直肠

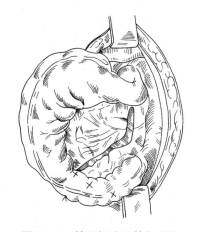

图 70-10　缝预切除肠管标志线

3. 拖出结肠:扩肛后,从肛门伸入 2 把宫颈钳,
分别夹住上部直肠侧壁,将结肠呈套叠状拖出肛门
外(图 70-11,图 70-12)。注意拖出过程中保持结肠
及其系膜无扭转。距肛门 1cm 纵行切开直肠前壁
6~8cm,然后环形切断直肠,继续牵拉拖出乙状结
肠直至标志线缝合处(图 70-13)。

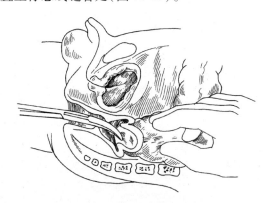

图 70-11　钳夹上部直肠两侧壁

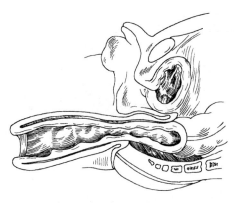

图 70-12　结肠呈套叠状拖出肛门外口

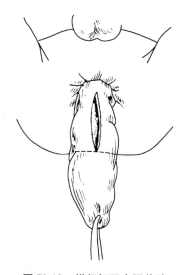

图 70-13　纵行切开直肠前壁

4. 吻合肠管　沿标志线水平结节缝合结肠浆
肌层与直肠肌层一周(图 70-14)。再行结肠与直肠
全层结节缝合,将直肠送回盆腔。吻合口呈前高后
低斜形吻合口(图 70-15)。

5. 修补盆底腹膜、关腹　更换手术衣与手套,

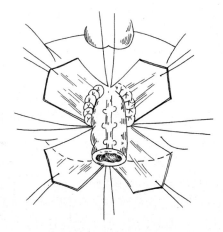

图 70-14　直肠结肠吻合

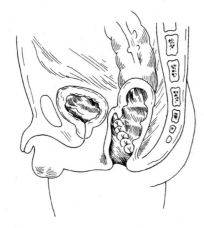

图 70-15 结直肠缝合呈前高后低斜形吻合口

转至腹腔操作。修补盆底腹膜,关闭系膜裂孔,逐层缝合腹壁各层。

【术后处理】 术后需禁食、胃肠减压、静脉补充营养,必要时输血。保持肛门部清洁,术后 3 ~ 7 天应用抗生素治疗。

【手术并发症】

1. 术后尿潴留。

2. 吻合口感染、裂开。

3. 吻合口狭窄。

# 第三节 直肠切除直肠后结肠拖出术(Duhamel 法)

【适应证】 适合普通型巨结肠。

【术前准备】 同经肛门巨结肠拖出根治术。

【麻醉】 同经肛门巨结肠拖出根治术。

【体位】 同经肛门巨结肠拖出根治术。

【手术步骤】

1. 切口、结肠游离的原则与步骤与拖出型直肠乙状结肠切除术(Swenson 改良术)相同。

2. 切除乙状结肠 在膀胱直肠腹膜返折的上方,切断直肠,并将断端缝合闭锁(图 70-16,图 70-17)。于结肠预定吻合部位缝 1 针标志线,在其远端切除并移出结肠,缝合闭锁结肠断端,保留缝线做牵引(图 70-18)。

3. 分离直肠后间隙 靠近直肠后壁向下钝性分离达肛门皮下部,作为结肠拖出的隧道(图 70-19)。

4. 切开直肠后壁、拖出结肠 扩肛并消毒直肠黏膜,于齿状线上 0.5cm 横行切开直肠后壁半圈,穿过直肠后壁肌层进入盆腔。由直肠后壁切口插入止血钳,夹住结肠断端缝线,向下轻轻拖拽,直至露出标志线为止(图 70-20)。

【述评】 Swenson 等在 1948 年提出的拖出型直肠乙状结肠切除术。Swenson 原法在腹腔内游离结肠和直肠,将巨结肠切除后残端缝合,远端结肠和直肠从肛门翻转拖出,再将近端结肠从直肠前壁切口拖出,于肛门外吻合结肠、直肠。其优点是彻底切除病变肠管,实现正常结肠与肛门的低位吻合,避免术后便秘复发。但由于需在腹腔切断肠管和对盆腔较广泛游离,且吻合口为一平面,故拖出、吻合较费时,术后盆腔感染、尿潴留、吻合口感染、狭窄等并发症较多。相继出现改良术式,1951 年 Hiatt 改为将巨结肠拖出肛门外切除及吻合。中国医科大学李正教授提出将 Swenso 原法的水平吻合改为前高后低的斜形吻合,以减少对盆腔的解剖剥离,并保留直肠前壁的部分感觉区,显著减少了术后尿潴留和吻合口狭窄。武汉华中科技大学附属同济医院王果教授提出的"心形吻合术",同样避免术后吻合口狭窄。由于直肠前壁不做游离,并保留部分直肠前壁的感觉区,减少盆腔神经丛的创伤和术后尿潴留的发生率。根据中国医科大学对常见型先天性巨结肠行 Swenson 改良术后 8 ~ 16 年的远期随访,肛门功能优良率为 84.4%,生活质量优良率 86.7%。

5. 吻合肠管 结肠后壁浆肌层与直肠后壁靠近肛门缘的肌层缝合固定,切除多余结肠,行结肠与直肠后壁全层结节吻合(图 70-21,图 70-22)。用 2 把弯止血钳分别从左右两侧插入直肠和结肠腔内,呈"∧"钳夹直肠后壁与结肠前壁(图 70-23,图 70-24)。也可用肠吻合器吻合(图 70-25,图 70-26)。

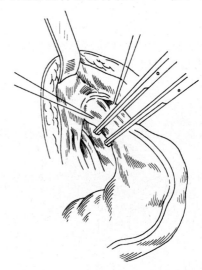

图 70-16 于腹膜返折上方切断直肠

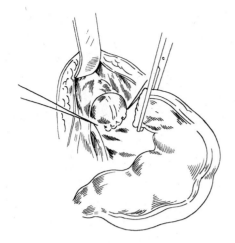

图 70-17　缝合闭锁直肠断端

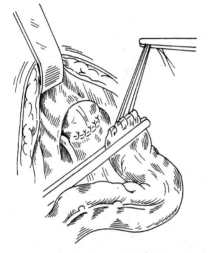

图 70-18　缝合结肠断端（保留缝线做牵引）

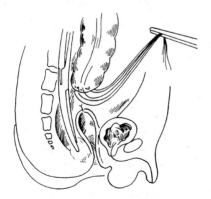

图 70-19　钝性分离直肠后窝

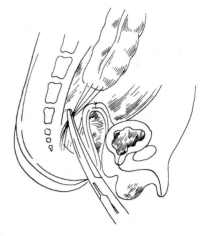

图 70-20　经肛拖出结肠

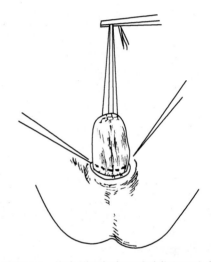

图 70-21　拖出结肠与直肠后壁浆肌层吻合

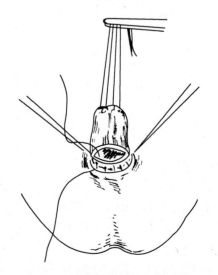

图 70-22　拖出结肠与直肠后壁全层吻合

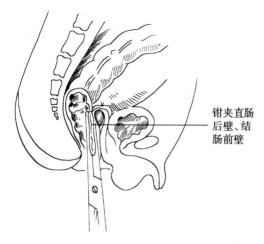

图 70-23　钳夹直肠后壁与结肠前壁

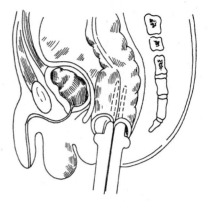

图 70-25　采用肠吻合器吻合(侧面观)

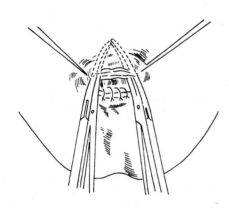

图 70-24　呈"∧"钳夹直肠后壁与结肠前壁(前面观)

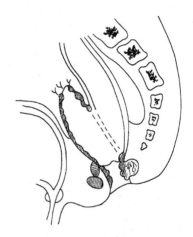

图 70-26　吻合后示意图(侧面观)

6. 修补盆底腹膜、关腹。

【术中注意事项】　钳夹吻合是该手术的关键步骤,应特别注意。钳子放入过深,可因钳子尖压迫,致直肠盲端穿孔;放入过浅,使直肠和结肠形成闸门(矩状隔)和直肠盲袋,出现污便或便秘。所以,放置止血钳的深度一定要合适。

【述评】　与拖出型直肠结肠切除术相比较,本

术式减少了对盆腔的广泛剥离,对盆神经丛损伤较小,术后很少发生尿潴留,同时保留直肠前壁感觉区,对排便控制影响也较少。其主要缺点是直肠残端形成盲袋,如果盲袋过大,可使粪便滞留压迫盆腔周围器官。结直肠间隔可能造成"闸门综合征",肛门狭窄,排便困难,近端结肠扩张。由于在盆腔切除巨大结肠,并进行结肠直肠吻合,易造成盆腔污染。术后需保留夹具一段时间,给肛门护理造成不便。

# 第四节　直肠黏膜剥除、结肠鞘内拖出术(Soave 法)

【适应证】　适合普通型巨结肠。

【术前准备】　同经肛门巨结肠拖出根治术。

【麻醉】　同经肛门巨结肠拖出根治术。

【体位】　同经肛门巨结肠拖出根治术。

【手术步骤】

1. 体位、切口、结肠游离与 Swenson 改良法相同。

2. 剥离直肠黏膜　剥离前与腹膜返折稍上方直肠黏膜下注入 0.5% 利多卡因溶液或生理盐水,

环形切开直肠浆肌层达黏膜下,分离直肠黏膜至肛门水平,沿后正中线纵行切开直肠肌鞘(图 70-27 ~图 70-29)。

3. 经直肠肌鞘结肠拖出　扩肛后,于齿状线上环形切开直肠黏膜,向上分离与直肠上段相通,将直肠黏膜和结肠经直肠肌鞘拖出至预定切除吻合部位(图 70-30,图 70-31)。

4. 结肠肛门吻合　切除多余结肠,完成结肠断端与齿状线上方直肠黏膜切口间的环形吻合。

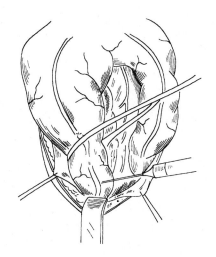

图 70-27　直肠黏膜下注射

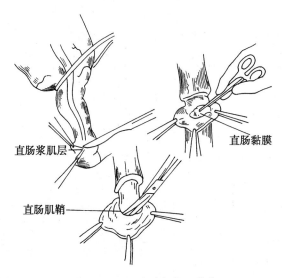

直肠浆肌层　　　直肠黏膜

直肠肌鞘

图 70-28　环形剥离直肠黏膜

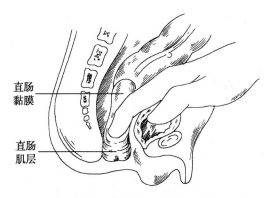

直肠
黏膜

直肠
肌层

图 70-29　术者手指钝性分离直肠黏膜至肛门

5. 关腹　关腹前将直肠肌鞘上缘与结肠缝合固定(图 70-32),修补盆底腹膜。

【述评】　Soave 法的优点是不解剖盆腔,很大程度上避免了盆腔神经损伤和术后尿潴留的发生。

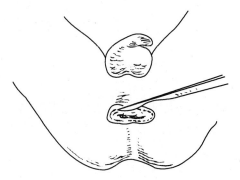

图 70-30　环形切开直肠黏膜

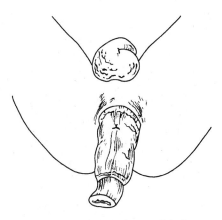

图 70-31　结肠经直肠肌鞘拖出

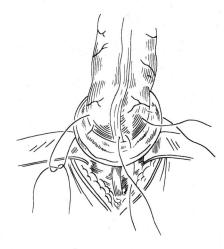

图 70-32　结肠壁与直肠肌鞘上缘缝合固定

手术损伤较小。缺点是保留了无神经节细胞的直肠肌鞘,术后可能需要较长时间扩肛。另外有发生肌鞘间积液、感染的可能。可根据情况做直肠肌鞘后壁的纵行切开,以减少肌鞘感染积脓和术后便秘的发生。

## 第五节　经腹结肠直肠切除术（Rehbein 法）

【适应证】　适合普通型巨结肠。

【术前准备】　同经肛门巨结肠拖出根治术。

【麻醉】　同经肛门巨结肠拖出根治术。

【体位】　同经肛门巨结肠拖出根治术。

【手术步骤】

1. 切口、结肠游离与 Swenson 改良法相同。

2. 切除病变肠段　先于腹膜返折下方 1～2cm 横行切断直肠（图 70-33），然后在预定部位切除病变结肠，移出切除肠段。

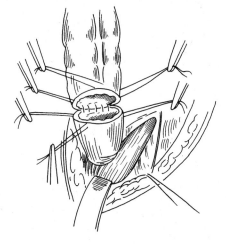

图 70-34　结肠-直肠端-端吻合

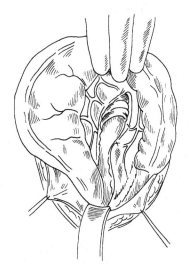

图 70-33　横断直肠

3. 结肠直肠端-端吻合　将结肠断端与直肠断端做全层间断吻合（图 70-34，图 70-35）。如果结肠口径过大，可在其系膜对侧做结肠楔形切除，以缩小口径，再与直肠断端吻合。最后关腹。

【术后处理】

1. 手术后 2 周开始扩肛，3 个月内 1 天 1 次，3 个月后可隔天 1 次。

2. 术后定期复查。

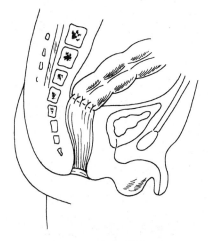

图 70-35　吻合后侧面观

【述评】　此手术的优点是操作相对简单，不游离盆腔，对盆神经损伤较小。缺点是病变肠段切除不彻底，遗留 3～5cm 无神经节细胞肠段，相当于将常见型巨结肠变成短段型巨结肠，术后便秘发生率较高，并需要较长期的扩肛。

## 第六节　结肠切除直肠后回肠拖出回肠降结肠侧-侧吻合术（Martin 法）

【适应证】　适用于全结肠或结肠-回肠无神经节细胞肠症（全结肠型巨结肠）。

【术前准备】　同经肛门巨结肠拖出根治术。

【麻醉】　同经肛门巨结肠拖出根治术。

【体位】　同经肛门巨结肠拖出根治术。

【手术步骤】

1. 切口、预定回肠切除部位同 Swenson 改良术。

2. 切除病变肠管：游离升结肠、横结肠和回肠远端，结扎切断相应系膜血管。距病变肠管近端 15cm 横行切断回肠，近端回肠暂时闭锁。于横结肠脾曲斜形切断结肠,移出病变肠管,降结肠断端用肠钳钳夹,妥善保护。

3. 游离直肠后窝、切开直肠后壁　同 Duhamel 法。

4. 拖出回肠　从直肠后壁切口伸入止血钳到盆腔,夹住回肠断端缝线,向下轻柔牵拉,将回肠拖出肛门外口(图 70-36)。

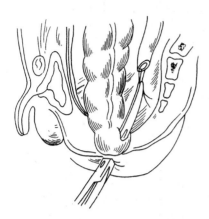

图 70-36　经直肠后壁切口拖出回肠

5. 回肠直肠吻合　首先行回肠与直肠后壁近肛门切缘吻合。然后用两把止血钳分别于左右两侧

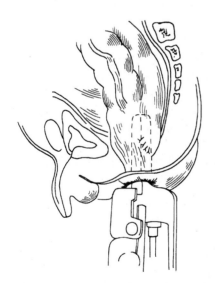

图 70-37　肠吻合器吻合

伸入回肠和结肠腔内,呈"∧"形钳夹直肠后壁与回肠前壁,也可用肠吻合器吻合(图 70-37)。

6. 回肠结肠侧-侧吻合　使回肠在内侧与乙状结肠、降结肠并列,先行回肠结肠侧-侧的浆肌层缝合,然后纵行切开回肠、乙状结肠和降结肠全层,做吻合口后壁缝合,最后吻合前壁全层和浆肌层(图 70-38)。

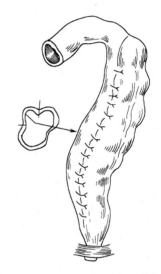

图 70-38　回肠-结肠侧-侧吻合

7. 修补盆底腹膜,关腹。

【术中注意事项】　在做回肠结肠钳夹时,钳夹应达足够长度,应超过两肠管已吻合的下缘,以免肠腔内遗留间隔,影响肠壁通畅。

【术后处理】　手术后除一般注意事项外,应给予 TPN 治疗,术后 8～10 周关闭瘘口。

【述评】　本术式适用于全结肠型巨结肠,其优点是将无蠕动功能的病变肠段(乙状结肠、降结肠)与正常的回肠吻合在一起,形成共用肠腔,既保留了部分结肠以利于吸收肠道水分,又通过借助于回肠蠕动功能完成粪便的排送。避免全部结肠切除后的水样腹泻和营养不良等并发症。

## 第七节　升结肠回肠侧-侧吻合术(Boley 法)

【适应证】　适合全结肠型巨结肠。

【术前准备】　同经肛门巨结肠拖出根治术。

【麻醉】　同经肛门巨结肠拖出根治术。

【体位】　同经肛门巨结肠拖出根治术。

【手术步骤】

1. 切口、预定回肠切除部位:同 Swenson 改

良术。

2. 剥离直肠黏膜　同 Soave 法。

3. 保留升结肠和部分横结肠:切除降结肠、乙状结肠和回盲部(图 70-39),将升结肠横结肠与正常回肠做侧-侧吻合。回肠远端保留 5～10cm(图 70-40)。

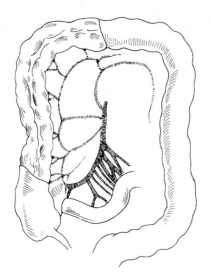

图 70-39 结肠切除范围示意图

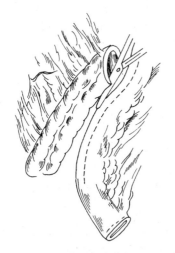

图 70-40 升结肠与拖出之回肠侧-侧吻合

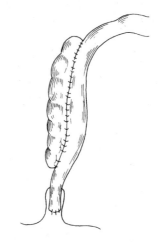

图 70-41 回肠与肛管吻合示意图

4. 拖出回肠、回肠肛管吻合 将回肠远端经直肠肌鞘脱出肛门口,与肛管吻合(图 70-41)。

【述评】 本术式保留了右半结肠的吸收功能,比较符合生理要求。比 Martin 法更合理。故在全结肠巨结肠治疗中应用较多。为缩短手术时间,有报道不保留直肠肌鞘,直接将回肠远端拖出至肛门口。也有不做结肠回肠侧-侧吻合,直接行全结肠切除、回肠经肛拖出术。目前尚无远期疗效报道。

# 第八节 直肠后结肠拖出直肠结肠"Z"型吻合术(Ikada 法)

【适应证】 适合普通型巨结肠。

【术前准备】 同经肛门巨结肠拖出根治术。

【麻醉】 同经肛门巨结肠拖出根治术。

【体位】 同经肛门巨结肠拖出根治术。

【手术步骤】

1. 切口、确定近端结肠切除部位、游离结肠、切除乙状结肠及分离直肠后窝等步骤与 Duhamal 法相同,与其不相同点是用钳夹住直肠上端,切断后,直肠残端暂不缝合,切除巨大结肠,并闭锁其断端。

2. 拖出结肠 于齿状线上方横行切开直肠后壁,拖出结肠并将后壁与直肠切口相缝合。

3. 缝合直肠与结肠 与直肠断端相一致的部位横行切开结肠前壁(图 70-42),缝合直肠断端后壁及结肠前壁切口下缘。

4. 使用钳夹器 使用特制钳夹器或长的直止血钳,一叶插入直肠腔,另叶插入结肠腔,钳夹直肠后壁和结肠前壁,使钳子尖端超过吻合口(图 70-

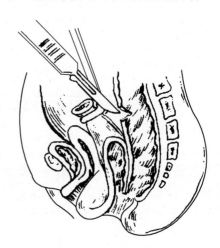

图 70-42 切开直肠前壁

43）。最后将直肠断端的前壁与结肠前壁切口上缘作全层间断缝合及浆肌层缝合。一周后钳夹器脱落,形成直肠结肠"Z"形吻合(图70-44)。

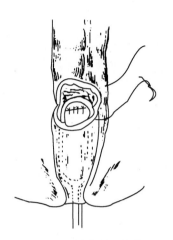

**图 70-43　放置钳夹器**

【述评】　本术式保留了直肠后结肠拖出术的优点,盆腔剥离面较小,减轻了盆腔神经丛损伤,减

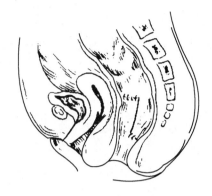

**图 70-44　吻合后示意图**

少了术后尿潴留、吻合口狭窄和裂开的机会,保留了直肠前壁感觉区等,同时避免了原法术后常见的直肠盲袋、闸门综合征等并发症。但仍要在腹腔内切断肠管,增加了感染的机会,钳夹进行结肠直肠吻合也给患儿带来不适,更重要的是可能出现钳夹本身引起的并发症(肠坏死、穿孔、钳夹器早期脱落等)。近年来有人用胃肠吻合器吻合直肠结肠,同时将吻合口切开,不留任何钳夹器。

## 第九节　直肠肛管背侧纵切、心形斜面吻合术(王氏手术)

【适应证】　普通型、长段型及短段型巨结肠。

【术前准备】　同经肛门巨结肠拖出根治术。

【麻醉】　常规采用气管内插管加静脉复合麻醉。

【体位】　采用仰卧位或患儿双下肢一并消毒,以无菌腿套包裹双下肢,行会阴部手术时,将两腿上拉固定于护架上,使会阴部术野暴露良好。

【手术步骤】

1. 切口、确定近端结肠切除部位、游离直肠及结肠　与拖出型直肠乙状结肠切除术 Swenson 改法相同,只是直肠膀胱之间的腹膜不剪开,直肠前壁不游离(图70-45)。

2. 拖出直肠及结肠　扩肛后,经肛门放入橄榄头扩张器,于直肠上端扩张器颈部用丝线结扎结肠(图70-46)。将直肠、结肠套叠式拖出肛门外(图70-47,图70-48),在结扎线处切断直肠。继而将粗大结肠徐徐拖出,直至可见到已缝有标记的正常肠段为止。切除粗大结肠,用长血管钳钳夹近端结肠。直肠背侧纵行劈开至齿状线上 0.5cm 处,切口两翼分开呈 V 形,细心分离清除直肠周围的疏松结缔组织,使直肠肌层吻合时可与结肠浆肌层贴紧(图70-

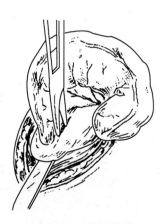

**图 70-45　剪开腹膜**

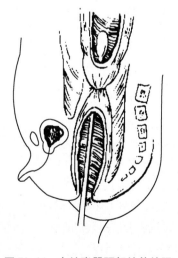

**图 70-46　在扩张器颈部结扎结肠**

49）。首先在 V 形尖端缝两针,3、9、12 点各缝一针作为固定牵引线。12 点引线距肛门缘约 2.5cm(图70-50),而结肠缝合点相应向近端缩短 2~3cm。

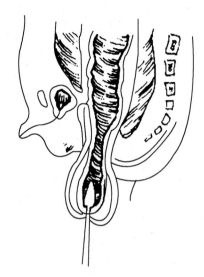

图 70-47 将直肠、结肠拖出肛门外

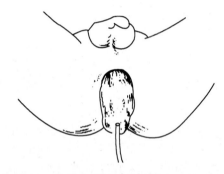

图 70-48 将直肠、结肠套叠式拖出肛门后外观

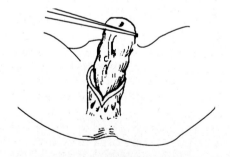

图 70-49 直肠背侧纵行切开

3. 吻合肠管 然后牵拉两根牵引线,在两根线间顺序缝合浆肌层一周。缝线应距切口缘约 0.3cm(图 70-51)切除多余直肠、结肠,依次全层缝合,然后将其送回盆腔,吻合口呈前壁长、后壁短的心形(图 70-52)。

【述评】 该术式直肠前壁不游离,侵袭也小,

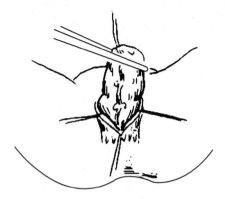

图 70-50 缝合牵引线

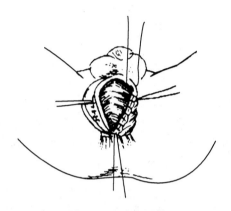

图 70-51 吻合肠管

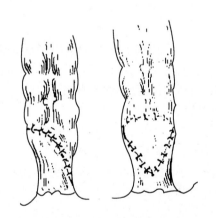

图 70-52 吻合完成后的正、侧面示意图

而且避免了盆腔神经丛的损伤;将肠段呈套叠式拖出,减少了在腹部切断肠管时污染腹腔的机会,使吻合口呈一前高后低的斜面,避免吻合口形成狭窄,具有 Swenson 改良法的优点。同时消灭了盲袋、闸门、吻合口感染和裂开等并发症。不需任何夹具,减少患儿因使用夹具造成的痛苦和护理上的不便,以及夹具引导的各种并发症。最大限度保留了内括约肌,解除了内括约肌痉挛,基本上解决了术后污粪、失禁和便秘复发等并发症。

## 第十节　腹腔镜辅助下经肛巨结肠拖出根治术

【适应证】　适合于长段型和全结肠型巨结肠，单纯经肛难以完成结肠拖出者。

【禁忌证】　结肠造瘘、肠穿孔、严重的小肠结肠炎等。

【术前准备】　同经肛巨结肠根治术。

【麻醉】　气管内插管麻醉，可加骶管麻醉，以利于肛门松弛。

【体位】　采用仰卧位，腹部、臀部、会阴及双下肢消毒，无菌腿套包裹双下肢，以利于仰卧位和（经肛手术时）截石位的转变。

【手术步骤】

1. 应用 3 孔或 4 孔腹腔镜（图 70-53），定位移行段，获得浆肌层活检标本，术中快速病理诊断确定手术切除范围。

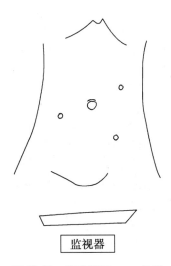

监视器

**图 70-53　腹腔镜 Trocar 位置**

2. 离断切除结肠系膜及其血管。一般从比较游离的乙状结肠开始分离，用超声刀切断或结扎离断二级系膜的的血管弓，松解结肠侧韧带。根据确定的切除范围，决定系膜血管的离断水平。充分游离结肠后，于直肠两侧切开腹膜返折，注意不要损伤输尿管、输精管或精囊。

3. 经肛门分离切除直肠黏膜拖出结肠：其手术步骤同经肛巨结肠拖出术。

【术中注意事项】

1. 无论经肛拖出术还是腹腔镜辅助下经肛拖出术，均需细致谨慎，手术视野较小，处理直肠或结肠系膜时存在出血危险，应用腹腔镜时，可采用超声刀离断系膜血管，以减少出血风险。游离盆底腹膜时，注意保护双侧输尿管和输精管。

2. 注意直肠切口距离齿状线高度，切口距齿状线过近可损伤肛管及齿状线感觉神经，影响术后排便感觉和控制功能，而距离齿状线过远则可能增加远期梗阻综合征的风险。一般新生儿 0.5 ~ 1.0cm，较大儿童 1.0 ~ 1.5cm。

3. 保留肌鞘长度建议不超过 3 ~ 4cm，有报道可采用 1.0 ~ 3.0cm 的短肌鞘，当肌鞘足够短时，可以不行肌鞘切开术。保留肌鞘过长会可能导致拖出结肠通道狭窄，引起梗阻综合征。

4. 游离结肠必须充分，并保持良好的血液供应，避免结肠过度牵拉和张力性缝合，以免术后吻合口裂开。

5. 经肛拖出结肠时，尤其经腹腔镜腹部游离结肠后，注意防止结肠及其系膜在拖出过程中发生扭转，可在腹腔镜监视下使结肠顺行拖出。

【术后处理】

1. 术后 24 小时之内开始排便，此时即可恢复进食。

2. 术后 24 ~ 48 小时拔出肛管，并开始肛门护理。

3. 术后数月内多数患儿由于排便次数增多、排稀便而发生臀炎等，可应用护臀油及应用止泻药等对症治疗。

4. 术后 2 周开始扩肛，每天 1 次，每次 30 分钟。建议每月肛诊复查，扩肛一般持续 3 ~ 6 个月。

【手术并发症】

1. 便秘　由于新生儿期术前钡灌肠显示结肠扩张段不明显，手术下拖结肠至肛门对扩张段的判断，与术中冷冻切片肠壁神经节细胞观察不肯定，使病变肠管切除不足有关。

2. 便失禁　部分患儿出院后发生小肠结肠炎，严重者影响排便功能，导致便失禁。多数患者随术后时间延长逐渐恢复。

3. 吻合口瘘　多数由于张力性吻合或结肠血运不良或切口感染裂开所致。应注意术中操作要点。一旦发生吻合口瘘，要禁食水，支持疗法，如保守治疗无效，需行肠造瘘。

【述评】　巨结肠根治手术方法较多，经典巨结肠根治术各有一定的并发症。经肛巨结肠拖出根治术是巨结肠外科治疗的现代进步标志。该手术具有不开腹,手术损伤较小,出血少的优点。并避免了经腹手术可能发生的各种并发症,如肠粘连梗阻、输尿管损伤等。对于病变段肠管较长的长段型和全结肠型还可以通过微创外科技术,即腹腔镜辅助下完成腹腔内肠管的游离,然后经肛门拖出切除吻合,保留了肛门括约肌和肛管结构,有利于排便控制。这些新术式具有术后肠道功能恢复快,住院时间短,费用较低。术后腹部无明显切口瘢痕,使患儿远期生活质量显著提高。在世界范围内迅速获得推广应用。成为近10余年来治疗巨结肠最常用的术式。

(王维林 王伟)

## 参 考 文 献

1. Dela Torre-Mondragon L,Ortega-Salgado JA. Transanal endorectal pull-through for Hirschsprung's disease. J Pediatr Surg,1998,33(8):1283-1286.

2. Georgeson KE,Cohen RD,Hebra A,et al. Primary laparoscopic assisted endorectal colon pull-through for Hirschsprung's disease. Ann Surg,1999,229:678-683.

3. Shu Cheng Zhang,Yu Zuo Bai,Wei Wang,et al. Clinical outcome in children after transanal one-stage endorectal pull-through operation for Hirschsprung's disease. J Pediatr Surg,2005,40(8):1307-1311(SCI).

4. Shu Cheng Zhang,Yu Zuo Bai,Wei Wang,et al. Stooling patterns and colonic motility after transanal one-stage pull-through operation for Hirschsprung's disease in children. J Pediatr Surg,2005,40(11):1766-1772.

5. Shu-Cheng Zhang,Yu-Zuo Bai,Wei Wang,et al. Long-term outcome,colonic motility,and sphincter performance after Swenson's procedure for Hirschsprung's disease:a single-center 2-decade experience with 346 cases. American J,Surgery,2007,194(1):40-47.

6. Bai Yuzuo,Chen Hui,Hao Jing,et al. Long-term outcome and quality of life after the Swenson procedure for Hirschsprung's disease. J Pediatr Surg,2002,37(4):639-642.

7. 王果. 直肠肛管纵切、心形吻合术-巨结肠根治术的改进. 中华小儿外科杂志,1991,12(12):344-346.

8. 王维林,郝晶,白玉作,等。先天性巨结肠 Swenson 改良术后排便功能与生活质量研究. 中华小儿外科杂志,2003,24(2):129-132.

9. Wang G,Sun XY,Wei MF,et al. Heart-shaped anastomosis for Hischsprung's disease:Operative technique and long-term follow-up. World J Gastroenterol,2005,11:296-298.

10. 吉士俊,王伟,李正主编. 小儿外科手术图谱. 北京:人民卫生出版社,2006.185-199.

# 第71章　直肠阴道瘘手术

## 第一节　概　　述

直肠阴道瘘（rectovaginal fistula）是直肠和阴道之间形成的先天或后天的通道，可发生在阴道的任何位置，上皮组织覆盖瘘的内侧面。实际上，直肠阴道瘘大多发生在肛管至齿状线之间。应特别注意瘘口大小和位置这两个特征，因其影响修补手术方式的选择。低位和中位直肠阴道瘘可经直肠或阴道手术修补，而高位直肠阴道瘘直肠瘘口一般位于乙状结肠或直肠。这些瘘通常需经开腹手术修补。有些高位直肠阴道瘘体格检查和内镜检查不易发现，需进行鉴别诊断。直肠阴道瘘的瘘口大小不等，小的直径小于1mm，而大瘘口可使整个阴道后壁缺损。

直肠阴道瘘另一种分类方法为病因分类，这种分类法能更好地预测修补术的成功率。直肠阴道瘘的患者通常有自觉症状，主诉为阴道排气或阴道有粪便排出。有时因为粪便的污染而表现为反复的阴道或膀胱感染。一些小的瘘可能在排稀便或水样便时才出现症状。如果患者主诉持续性粪便漏出，则需判断肛门括约肌的功能。

### 一、病因

直肠阴道瘘很多不同的病因已经明确（表71-1）。不同位置的瘘其病因不同。先天性直肠阴道瘘比较罕见，在此不作讨论。

表71-1　直肠阴道瘘的病因

| | |
|---|---|
| 先天性 | 肿瘤 |
| 产伤 | 放射治疗 |
| 肛门直肠手术史 | 恶性淋巴增生 |
| 炎症性肠病 | 子宫内膜异位症 |
| 感染 | |

#### （一）产伤

产伤是直肠阴道瘘最常见的病因。Lowry等报道，产伤引起直肠阴道瘘的发生率高达88%。

在产科临床中很常采用会阴侧切术。Kozok曾报道，在美国阴道分娩者约62%需要行会阴侧切术，其中初产妇约占80%，经产妇占20%。造成直肠裂伤或肛门括约肌撕裂伤的几率阴道分娩者约5%，而会阴侧切术则占20%。虽然大多数会阴损伤可在分娩时进行修补术，但仍有可能发生伤口裂开，合并感染、脓肿、瘘或肛门括约肌撕裂伤。经历过一次会阴侧切术的妇女发生直肠阴道瘘几率可达1.5%。可于产后立即出现症状，其主要原因为Ⅳ度会阴损伤在产时没有发现；也可于会阴修补术后7~10天才出现症状。会阴直切术合并Ⅲ度或Ⅳ度会阴撕裂者形成直肠阴道瘘的风险最高。在英国更多采用会阴侧切术，因为后者与会阴直切术比较，导致直肠损伤风险更小。感染及会阴侧切术后伤口裂开所导致的直肠阴道瘘最常发生在低位的直肠阴道隔，但是可以扩展到更高部位，特别是在泄殖腔创伤的部位。对于这些患者来说，最重要是判定患者粪失禁的程度。Wise等曾报道，有27%的低位直肠阴道瘘患者同时存在粪失禁，所以在行修补术前要进行排便控制能力的评估。

#### （二）炎症性肠病

炎症性肠病（inflammatory bowel disease，IBD）特别是克罗恩病（Crohn disease），在直肠阴道瘘常见病因中占第二位。对直肠阴道瘘修补术后失败的患者，应该考虑有克罗恩病的可能。因为溃疡性结肠炎并不会穿透肠壁，所以通常不出现瘘。克罗恩病引起的直肠阴道瘘最常见的部位是直肠阴道隔的中部。然而，在近肛门的直肠克罗恩病患者中，瘘管可延伸至阴道或会阴的最末端。克罗恩病合并肛门阴道瘘或直肠阴道瘘的患者,常需行直肠切除或回肠造口术。

### (三) 感染

隐窝腺脓肿位于肛管前端,它形成的直肠阴道瘘在非产科感染因素中为最常见的病因。脓肿可以蔓延至阴道壁而导致瘘管形成。其他病因还包括:性病性淋巴肉芽肿、结核病和前庭大腺脓肿等。少女感染人类免疫缺陷病毒的早期表现是出现继发性的直肠阴道瘘。结肠阴道瘘常由憩室炎引起,一般位于阴道顶端或阴道残端的附近。多发生于绝经后或有子宫切除手术史的妇女。

### (四) 肛门直肠手术史

涉及阴道后壁或直肠前壁的手术可引起直肠阴道瘘。包括肛门直肠周围脓肿手术、阴式子宫切除术、直肠膨出修补术、痔疮切除术、PPH 术、直肠肿瘤局部切除术和直肠前下段切除术等。

### (五) 癌肿与放射治疗

宫颈浸润癌、阴道癌或肛门、直肠恶性肿瘤均可导致直肠阴道瘘。子宫内膜癌、宫颈癌或阴道恶性肿瘤在接受放射治疗后,约有 6% 以上的患者发生直肠阴道瘘,且与放射剂量相关。在放射治疗过程中,较早出现症状者多为恶性肿瘤的侵蚀破坏所致,而较晚出现症状者则多为放射治疗对局部组织的损伤,且常伴有直肠狭窄。对于有盆腔肿瘤史的患者,判断直肠阴道瘘是否因复发性肿瘤所致则非常重要。通常需要在麻醉下对瘘口边缘组织进行活检。放疗引起的直肠阴道瘘常在放射治疗后 2 年内发生,多位于阴道中段或下段。早期警报信号包括:直肠排出鲜红血液、经久不愈的直肠溃疡和肛门直肠疼痛等。

## 二、分类

### (一) 根据病因分类

根据病因分类,可分为先天性、后天性两种。

1. 先天性直肠阴道瘘:出生后即有。

2. 后天性直肠阴道瘘:多因产伤、妇科手术、炎症性肠病、肿瘤、放疗、痔注射感染、肺结核转移、淋巴组织肉瘤等所致。

### (二) 根据瘘口位置的高低分类

根据瘘口位置的高低分类,可分为低位、中位、高位三种。

1. 低位直肠阴道瘘:直肠侧的瘘口在肛管,阴道侧的瘘口在后阴唇系带处或前庭处。

2. 中位直肠阴道瘘:直肠侧的瘘口在直肠下段,阴道侧的瘘口在后阴唇系带至宫颈水平。

3. 高位直肠阴道瘘:直肠侧的瘘口在直肠上段,阴道侧的瘘口在阴道后穹隆附近。

目前国际上常用的分类方法是根据瘘口在阴道内的位置、大小及病因,将直肠阴道瘘分为单纯型和复杂型。单纯型瘘定义为:发生于阴道的中低位,直径<2.5cm,可为一个瘘口,也可为两个或两个以上瘘口,多由创伤或感染因素引起的瘘;复杂型瘘则定义为:发生于阴道高位,直径>2.5cm,多由炎症性肠病、放疗或肿瘤引起的瘘,此外还包括修补失败的复发瘘。根据瘘口在直肠阴道侧的位置,可分别分为低、中、高位。低位:瘘在直肠的下 1/3,在阴道的下 1/2。高位瘘:在直肠的中 1/3 及阴道后穹隆处,近宫颈处,需经腹修补。中位即在低位与高位之间(图 71-1)。

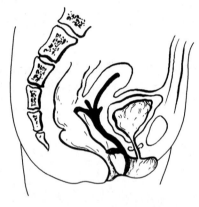

**图 71-1　直肠阴道瘘**

## 三、临床表现

### (一) 症状特点

1. 大便时粪便从阴道内流出,尤其是稀便时更为明显,瘘孔较小者,虽不见粪便从阴道排出,但有阴道排气现象。

2. 少数患者由于局部分泌物的刺激,可发生慢性外阴炎,有瘙痒、渗液和皮疹。

3. 新生儿出生后即有,多合并有先天性肛门闭锁或狭窄,成人多有明显的致病原因。

### (二) 专科检查

1. 新生儿直肠阴道瘘正常肛门位置多为皮肤覆盖,平坦无肛门或仅有一小孔。哭闹时可见患儿粪便从阴道内排出,用阴道窥器检查可发现瘘孔,也可在指诊时触及,用子宫探子检查瘘口,另一手指伸入肛门内,指端可触及探子头。

2. 成人直肠阴道瘘瘘孔较大,可见大便从阴道排出,检查时,瘘孔较大者,可在阴道窥器暴露下看到,或指诊触及;瘘孔较小者,或只可见到一处小的鲜红的肉芽组织,可用子宫探子(或探针)探查瘘口,另一手指伸入肛门时,指端可触及探子头。

## 四、诊断要点

直肠阴道瘘的临床诊断一般不难。最常见的症状为患者主诉经阴道有排气或少量粪样液体流出,可合并低热、阴部疼痛等。瘘口较大的患者,可从阴道排出成形便。但是对瘘管走向及瘘口位置等精确的判断对指导临床治疗方案有较高的价值。因此,合理有效的术前检查和评估方法至关重要。位置较低的 RVF 通常直视下即可确定瘘口大小及位置。高位且瘘口小的 RVF 常用亚甲蓝灌肠,阴道内填充棉球观察其是否染色来确诊,可分别行阴道镜和直肠镜精确定位,阴道直肠双合诊对 RVF 的诊断有一定的帮助。根据病史及肛门阴道指诊或探针检查,直肠阴道瘘的确诊率为 74% ,一些极小的瘘则需要借助肛周 B 超、直肠内镜、阴道内镜等检查确诊(图71-2)。

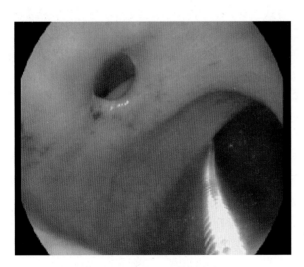

**图 71-2　直肠内镜检查**

其诊断要点:

1. 症状粪便从阴道内流出。

2. 检查在阴道内镜下可看到瘘口,或用子宫探子检查瘘口。肛门内指端可触及探子头。

3. 辅助检查 X 线造影检查　从阴道内注入造影剂,然后拍摄正、侧位片,以显示瘘管,并提示瘘管

的位置;或亚甲蓝染色检查:在阴道窥器下检查,如可疑有直肠阴道瘘,则先在直肠内相应部位放一干净纱条,在可疑部位涂上亚甲蓝,如纱条上有染色即可确诊。

以上几项有一项者,即可确诊。

直肠腔内超声检查可确定 RVF 的位置,该检查能较好地评估括约肌损伤程度。近年来直肠内 MRI 亦被广泛使用对 RVF 进行评估。Dwarkasing 等推荐应用直肠内 MRI 对 RVF 进行临床分型,对于放疗相关的 RVF 患者,可选择使用阴道镜加瘘口造影以除外可能发生的阴道、小肠、结肠瘘。

## 五、鉴别诊断

1. 直肠前壁癌性坏死穿通直肠阴道隔膜直肠癌有便血、体重减轻及大便次数增多、排便不尽感、便意频繁、里急后重等症状,肛门指诊可触及肿块,病理检查可确诊。

2. 克罗恩病的穿孔期克罗恩病有腹痛,腹泻,腹部包块病史,内镜检查可见直肠黏膜充血、水肿、溃疡、肠腔狭窄、假性息肉形成以及卵石状的黏膜相。病理检查可确诊。

3. 慢性阴道炎瘘口较小之后天性直肠阴道瘘和慢性阴道炎均可表现从阴道内流出分泌物。可通过阴道窥器检查,或亚甲蓝染色及造影剂检查来鉴别。

4. 子宫颈癌穿孔期此病可通过妇科检查发现可疑肿块,病理检查可确诊。

5. 放射性直肠阴道瘘既往有放疗史。

## 六、治疗原则

一旦确诊,需手术治疗。若病儿阴道瘘口较大,粪便排出通畅,可不必进行早期手术,待病儿 3 ~ 5 岁再做手术,但待 9 ~ 10 岁阴道发育到一定程度时手术最好。若瘘口较小,但尚能排便的低位直肠阴道瘘,可用瘘口扩张术扩大瘘口,维持到半岁后再手术。若瘘口很小,或高位直肠阴道瘘无法行瘘口扩张术者,则应力争在梗阻发生前行手术治疗。

## 七、术前评估

### (一) 确定瘘管部位、大小、性质及是否伴有肛门括约肌损伤

1. 瘘孔部位、性质通常根据阴道后壁部位的高

低分为上(高位)、中(中位)和下(低位)3类。也有用肛周、直肠下段和上段来分类。《铁林迪妇科手术学》将距肛门口>3cm的瘘孔称直肠阴道瘘,靠近肛门括约肌在3cm以内称肛门阴道瘘。产伤所致直肠阴道瘘多位于阴道下段或中下段,会阴Ⅳ度裂伤修补未愈也可以看成肛门阴道瘘。而妇科盆腔手术,如经阴道子宫切除术和(或)附件手术多位于阴道上段或阴道断端。而阴道闭锁、先天性无阴道造穴或阴道后壁修补术等,根据损伤直肠部位不同,可位于阴道上、中、下段。先天性直肠阴道瘘,多以阴道下段或阴道前庭为多见。瘘孔位于下、中段易于暴露,缺损较大用外阴皮瓣填补也相对容易。相对而言,阴道上部、穹隆部位对瘘孔暴露、分离修补操作有困难。

2. 瘘孔大小、数目较大的瘘孔,经阴道排气、排粪经常发生,阴道窥视检查容易发现,位置也可以确定。关键是小瘘孔或复杂瘘孔的确定诊断,阴道排气或排粪不是经常发生,而主要是有阴道臭味分泌物或会阴某处有瘢痕,或鲜红的小肉芽组织,而见不到瘘孔。所以,检查时可在直肠内置左手示指,阴道直视下用探针或眼科泪管探针在瘢痕处或鲜红肉芽处探寻,探针触到肛门内示指可以确诊。或在直肠指诊时置亚甲蓝棉球于直肠内可疑瘘孔处,压迫棉球,看有否蓝色染液进入阴道。另外,还可借助肠镜,直视下见到直肠黏膜面的开口。瘘孔可能有多个,或复杂瘘孔,如不在阴道与直肠同一横截面的崎岖瘘孔,即阴道与肠道瘘孔错位时,需阴道内置探针、直肠内置镜观察确定;或用细塑料管或硅胶管从阴道内插入,经管内注入亚甲蓝稀释液观察直肠内棉球有否蓝色染液来确定;或经管内向瘘孔内注入造影剂X线摄片来确定瘘孔走向。

3. 判断肛门括约肌有否损伤会阴重度裂伤往往损伤肛门括约肌(肛门内、外括约肌或耻骨直肠肌)。因此,术前不仅要明确瘘孔部位、大小、性质,同时还要评估判断有否肛门括约肌损伤,以便在修补瘘孔的同时再修复其肛门括约肌的损伤。不然,瘘孔修补成功而留下肛门失禁,使患者不能解除大便失禁的痛苦。对于会阴Ⅳ度裂伤修补失败病例,或有直肠阴道瘘孔的患者,发生肛门括约肌损伤的几率要高得多,会阴Ⅳ度裂伤修补成功者仍留有30%~50%肛门括约肌的障碍,主要是会阴支配神经损伤未恢复。这种神经损伤又在胎儿过大、胎头过大、第二产程延长或产钳术中因撑胀压迫损伤。因为在会阴损伤的产妇中也会有部分患者(有报道

28%)存在隐性肛门括约肌损伤。所以,术前应进行评估,特别对瘘孔位于阴道下段的产伤瘘孔,修补同时注意对损伤的肛门括约肌进行修复。

**(二)手术修补时机选择**

除分娩Ⅲ、Ⅳ度裂伤、新鲜手术损伤所致直肠阴道瘘应立即及早修补外,粪瘘已形成者宜加强坐浴、护理、积极控制炎症,待瘘孔周围组织水肿、炎症消退3个月后进行修补。同尿瘘一样,如此处理,小的瘘孔可以在炎症消退后瘢痕形成而瘘孔自愈。忌粪瘘刚刚形成早期、炎症水肿未消退时手术修补,因此时易致修补失败。黎介寿等外科治疗肠瘘1168例,总结30年经验教训已证明这一点。在早期(1971—1984年)手术失败率高达80%,主要是腹腔感染、大量肠液丢失、内稳态紊乱、瘘口局部炎症、感染扩大。后期(1985—2000年)改变肠外瘘治疗策略,先控制感染、营养支持(肠外、肠内营养并重),确定性手术治疗成为最后的选择,使手术治疗成功率高达98.2%。因此,选择好修补直肠瘘的时机,是保证瘘孔修补成功的关键。

患者合并严重的内科疾病,如心血管病、糖尿病等应在病情得以控制、稳定后进行修补。而且,同时还要考虑手术途径、修补方法的选择,既要保证修补成功,又要不使患者病情反复或加重。

对瘘孔较大、位置较高、炎症不易控制或肿瘤放疗所致直肠瘘,宜考虑先行结肠腹壁造口(瘘)(通常情况下一般不考虑术前行结肠造口使粪便改道),待瘘周围组织炎症消退、组织活动稳定后再予手术修补。对结肠造口(瘘)术者,2个月后再考虑粪瘘手术修补。肿瘤放射治疗后的粪瘘修补时机往往需较长时间,至少6个月之后。

为使手术修补成功,术前必须做好肠道准备,术前3~5天开始饮食管理(清淡流质)及肠道抗感染药物准备。结肠造口(瘘)患者可口服抗生素,但要用新霉素液灌肠。

**(三)修补途径与手术方法的选择**

直肠阴道瘘的手术修补成功率较高,损伤性粪瘘成功率通常可达90%~100%。

1. 修补途径无论是肛门阴道瘘或直肠阴道瘘,作为妇科及外科医师通常采用经阴道途径手术,但也有采用经会阴修补低位直肠阴道瘘者。这不仅是习惯的选择,也是经验的选择。在90%左右的产伤所致直肠阴道瘘,术者要有修补会阴Ⅲ度或Ⅳ度裂伤经验,尤其是修补复杂阴道瘘的"向心性"分离、翻转缝合、缺损组织创面利用周围组织辅助移植填

补的手术经验,如带蒂外阴皮瓣、球海绵体脂肪垫、股薄肌等填补方法。故无论是大孔或小孔,还是复杂瘘孔,均有望一次手术修补成功。假如一次不能修补成功(损伤性粪瘘多能成功),如同尿瘘,仍可经阴道再次手术直至修补成功。

对于普外科医师更习惯于经腹途径手术,尤伴有肠道疾病的肠瘘或高位瘘,经腹切除肠瘘肠段后再行肠吻合;高位直肠阴道瘘,将经腹肛提出式直肠切除术(Maunsell Weir 手术),使阴道壁与直肠完全隔开,彻底消除瘘形成的最主要因素等,有极大的把握将肠瘘修补成功(一期手术成功)。而且,外科还有经肛门、直肠内多种手术方法,如经肠镜在肠腔内操作:分离、缝合肠瘘,或用特殊金属夹钳夹方法等。对于病情复杂的高位直肠阴道瘘,最明智的选择是妇、外科会诊共同商讨最佳途径和方法进行手术修补。

2. 修补手术的方法手术途径不同,修补手术方法也不尽相同。就妇科医师的经阴道手术修补而言,以往或当今不少妇科手术学是将瘘管完整切除,通过直肠阴道间隙的充分游离,先闭锁直肠切口,用可延迟吸收缝线(因维持时间长、打结安全、组织反应小而优于以往肠线)施行横向缝合,尤注意两侧角缝线超越切口外 0.5cm,且缝线不要穿透直肠黏膜,缝线不应拉得太紧,线的距离不宜过密,以保证关闭缝合彻底,且缝合后肠壁切口血供良好,有利于愈合。阴道黏膜的缝合取纵向缝合,使与直肠横向缝合两切口呈垂直交叉有利于瘘的修补成功。

当今修补手术方法增加了尿瘘修补的向心性分离、翻转缝合,翻转后缺损创面利用就近带蒂组织移植填补法,有利于大瘘孔与复杂粪瘘的愈合,尤其对会阴组织缺损、薄弱或瘢痕形成无血管供给的肛门阴道瘘,或低位直肠阴道瘘,可利用外阴脂肪垫、带

蒂有新鲜血供的组织加固修复缺损而促进修复愈合,增加修补成功几率。

对于肛门括约肌损伤的低位直肠阴道瘘,在修补瘘的同时,必须进行肛门括约肌的修复,以保证瘘孔愈合后不留肛门失禁之苦。

应根据病因、瘘的位置和大小以及邻近组织的状况等决定直肠阴道瘘的治疗方案。产科损伤所致的直肠阴道瘘可能自行痊愈。然而,继发于克罗恩病、恶性肿瘤或放射性损伤的患者,如果不采用外科手术治疗,很少能自行愈合。直肠阴道瘘周围的组织在损伤的急性期需要足够时间才能痊愈。因为只有足够时间才能使炎症最大限度地消退,同时也能缩小瘘口直径。虽然一些作者(Uygur)推荐,Ⅳ度的会阴侧切术后伤口裂开要立刻进行手术修补。但是,大部分学者推荐直肠阴道瘘形成术后 8～12 周再行修补术。合并有炎症性肠病的瘘,在直肠存在严重炎症时,大多不可能愈合。因此,必须用药物治疗控制炎症,尤其对于低位直肠阴道瘘,控制直肠炎后手术,其成功率会更高。

对于大部分直肠阴道瘘患者,尤其是产后发生的低位瘘,经肛门超声检查评价术前肛门括约肌情况。对术前手术方案的制订很有帮助。最近有一项研究(Tsang)显示:直肠阴道瘘患者约 48% 存在粪失禁。因此,术前判定患者粪失禁的程度非常关键。另外,评价是否同时存在肛门直肠疾病,直肠镜检查显然是非常必要的。

所有患者都必须做术前肠道准备,它可以降低肠道内粪便和细菌负荷,从而降低术后感染及修补后缝合面裂开的危险性。手术期间应该给予口服和静脉注射抗生素。对于曾接受盆腔放射治疗的直肠阴道瘘患者,经腹修补手术中应该放置输尿管支架。

(李国栋)

## 第二节　瘘管切除肛门成形术

【适应证】　低位直肠阴道瘘

【术前准备】

1. 查血、尿常规、出凝血时间。

2. 术前 3 天应用肠道抗生素。

3. 术前 3 天阴道冲洗,每天 1 次。

4. 术前 3 天给无渣饮食,术前 1 天给流食,术晨禁食水。

5. 术前第 2 天晚开始生理盐水灌肠每日 1 次,术晨清洁灌肠 1 次。

6. 留置导尿管。

【麻醉】　5 岁以下采用氯胺酮全麻,5 岁以上用简化骶管麻醉。

【体位】　取截石位

【手术步骤】

1. 以 0.5% 碘伏消毒外阴、阴道及肛周皮肤,铺无菌巾单。

2. 在舟状窝沿瘘口周围环形切开(图 71-3)。

3. 游离瘘管,将其与阴道后壁全部分离,但不

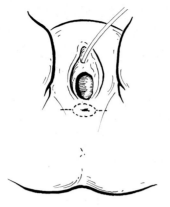

图71-3 环形切口

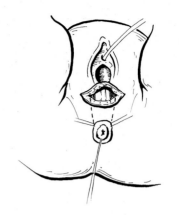

图71-5 将直肠拖至肛门区切口

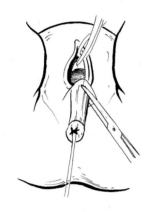

图71-4 游离瘘管及直肠

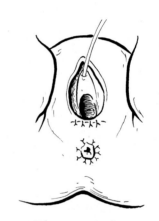

图71-6 肛门成形

要剪破阴道后壁(图71-4)。

4. 按会阴肛门成形术做"X"形切口,找到直肠末端,并尽量游离,将已游离的瘘管拉至皮肤切口,切除瘘管(图71-5)。

5. 用1号丝线将直肠肌层与皮下组织间断缝合,用肠线或4号丝线将直肠黏膜与肛周皮肤间断缝合,形成肛门。用1号丝线间断缝合2~3针,关闭瘘管切口下直肠与阴道间隙,并用4号线间断缝合阴道舟状窝处切口(图71-6)。

6. 留置肛管,凡士林纱条覆盖切口,无菌纱布包扎,丁字带固定。

【术后处理】

1. 术后7天拔掉留置导尿管。

2. 其他处理同经会阴肛门成形术。

【术中注意事项】

1. 充分分离直肠与阴道壁,不要剪破阴道后壁。

2. 切除瘘口周围瘢痕组织要充分,以免影响瘘口愈合。

3. 余同会阴肛门成形术。

## 第三节　直肠内瘘修补术

【适应证】　先天性直肠阴道瘘及感染性直肠阴道单直瘘。

【术前准备、麻醉】　与瘘管切除肛门成形术相同

【位体】　折刀位

【手术步骤】

1. 常规消毒会阴及肛门后铺巾。用碘伏棉球消毒肛管及直肠下端,用探针探查阴道外口,瘘管及直肠内口,用干纱布置于瘘孔上方的直肠内(图71-7)。

2. 充分扩张肛门,用拉钩充分显露直肠内口部。在直肠前壁瘘口周围的黏膜下浸润注射含肾上腺素0.2~0.5mg的生理盐水的4~8ml,以减少术中出血。

3. 在内口上缘作一弧形切口,仅切开黏膜,切口两端下弯至齿线上,长度约占肛管周径的1/3。

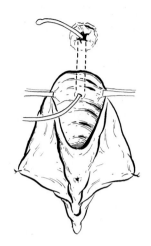

图 71-7　探针探查内外口

内口下缘再作的弧形切口,和以上切口构成半月形切口,将内及瘘管黏膜切除(图 71-8)。

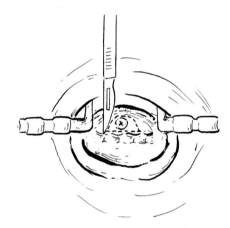

图 71-8　半月形切口切除瘘口部组织

4. 用 3-0 铬肠线双层缝合内口上下缘内括约肌,缝线要错开(图 71-9)。

5. 用剪刀游离切口上方边缘约 2～3cm。将上方切缘拉向下缘,用 2-0 铬肠线对位间断缝合黏膜组织(图 71-10)。

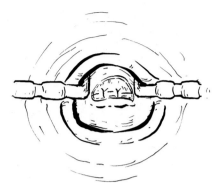

图 71-9　双层缝合内括约肌

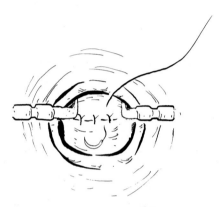

图 71-10　缝合黏膜组织

6. 取出直肠内纱布,用外包油纱布的纱布卷填塞肛管部以压迫止血,外用敷料包扎固定。

【术后处理】

1. 3 天流食,2 天少渣半流食后改善食。

2. 合理应用抗生素,预防感染。

3. 控制大便 4～5 天,第 5 天开始服用润肠通便药,使粪便易于排出。

4. 术后留置导尿 5 天

5. 24 小时拔除填塞肛管部的纱布卷。

6. 常规换药,术后 6～7 天拆线。

## 第四节　经阴道直肠阴道瘘修补术

【适应证】　用于直肠、肛门和肛门发育大体正常,但有瘘道与舟状窝或阴道相遇者。

【术前准备、麻醉、体位】　同瘘管切除肛门成形术。

【手术步骤】

1. 常规消毒外阴、阴道及肛周皮肤,铺无菌巾单。用丝线将小阴唇分别缝合固定于大阴唇皮肤上。用碘伏棉球消毒直肠下端及肛门,用探针探查阴道外口、瘘管及直肠内口,用干纱布置于瘘孔上方的直肠内(见图 71-7)。

2. 用 Allis 钳夹住瘘的边缘,围绕瘘口环形切开阴道黏膜(或舟状窝处皮肤)(图 71-11)。

3. 用刀片向外剥离切口周围的阴道黏膜下组织约 1～2.0cm(图 71-12)。

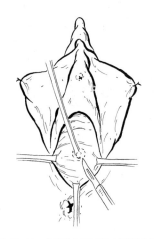

图 71-11 环形切开瘘口周围组织

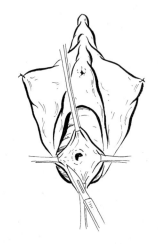

图 71-12 剥离瘘口周围黏膜下组织

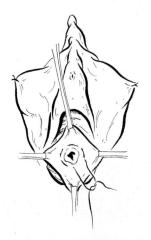

图 71-13 荷包缝合瘘口

4. 用 3-0 铬肠线内翻荷包缝合直肠壁瘘口,注意缝线不得穿透直肠黏膜(图 71-13)。结扎时,注意将黏膜翻向直肠内,再于其外围作另一荷包缝合。

5. 用 4 号丝线对阴道黏膜或皮肤口做间断缝合(图 71-14)。取出直肠内纱布凡士林绞布覆盖伤口,无菌纱布包扎,丁字带固定。

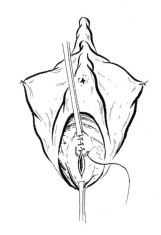

图 71-14 间断缝合阴道黏膜

【术中注意事项】

1. 在做荷包缝合或缝合黏膜组织时,术者右手示指应放在直肠内,以免进针时针穿直肠黏膜而导致术后感染。

2. 游离瘘孔周围瘢痕组织要充分,以免影响瘘孔愈合。

3. 充分分离直肠与阴道壁,分层缝合。

4. 结扎缝合时,注意将黏膜翻向直肠内。

5. 术中严格无菌操作,以防术后感染而手术失败。

【术后处理】

1. 流食 3 天,少渣半流食 2~3 天,后改普食。

2. 合理应用肠道抗生素,以预防伤口感染。

3. 控制排便,术后 4~5 天排便为好,用碘状棉球擦洗外阴部,保持外阴部清洁干燥。

4. 保持导尿后通畅,导尿后 5~7 天拔除。

5. 术后 6~8 天排便后拆除皮肤缝线。

6. 保持软便,必要时给缓解剂,如麻仁丸口服。

## 第五节 经会阴部直肠阴道瘘修补术

【适应证】 同直肠阴道瘘修补术

【术前准备、麻醉】 均同直肠阴道瘘修补术。

【体位】 截石位。

【手术步骤】

1. 围绕阴道瘘口开一环形切口并向后到肛门原位开一纵切口(图 71-15)。

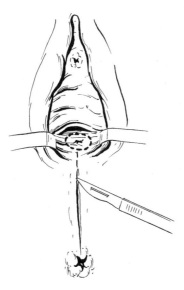

图 71-15　围绕瘘口开一环形切口和向后纵切口

2. 在肛门前方中线切断肛提肌和外括约肌,沿瘘管将直肠完全游离(图 71-16)。

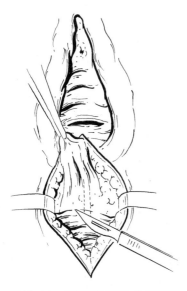

图 71-16　切断肛提肌和外括约肌

3. 下牵直肠置于肛管和肛门原位,并将直肠壁固定在周围组织上(图 71-17)。

4. 在直肠前方按原位缝合肛提肌和外括内肌断端(图 71-18)。

5. 切除瘘口、瘘管及其瘢痕组织(图 71-19)。

6. 将直肠黏膜与肛门部皮肤切口间断缝合做成新肛门。最后分层缝合阴道和会阴伤口(图 71-20)。肛门移到原位(图 71-21)。

【术后处理】　同直肠阴道瘘修补术。

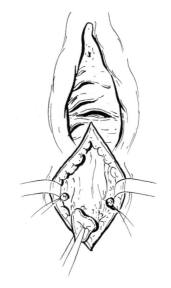

图 71-17　牵拉直肠至原位肛门

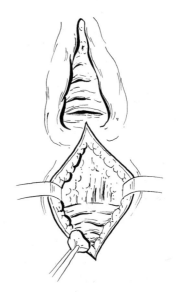

图 71-18　缝合肛提肌和外括约肌

【述评】　直肠阴道瘘不能自愈,非手术治疗疗效尚未能确定,因此一旦确诊直肠阴道瘘,需进行手术治疗。若患儿阴道瘘口较大,粪便排出通畅,不必早期手术,可待 3～5 岁再行手术,9～10 岁阴道发育至一定程度时为最佳手术时机;若瘘口较小,但尚未能排便的低位直肠阴道瘘,可用瘘口扩张术扩大瘘口,维持到半岁后再行手术治疗;若瘘口很小,或高位直肠阴道瘘无法行瘘口扩张术者,则应力争在梗阻发生前进行手术治疗。直肠阴道瘘的治疗要根据其类型及直肠盲端的高度来选择合适的手术方式。①若低位直肠阴道瘘选择瘘管切除肛门成形术;②若先天性直肠阴道瘘及感染性直肠阴道单直瘘选择直肠内直肠阴道瘘修补术;③若直肠、肛管和

845

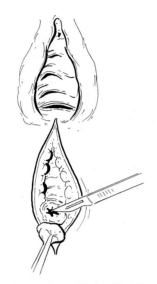

图 71-19 切除瘘口及瘘管

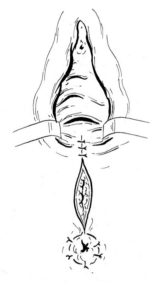

图 71-20 缝合伤口

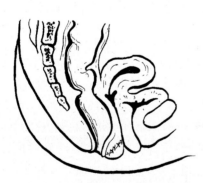

图 71-21 肛管和肛门的原位侧面图

肛门发育大体正常,但有瘘道与舟状窝或阴道相通者,选择经阴道直肠阴道瘘修补术;④若瘘口很小、高位直肠阴道瘘无法行瘘口扩张者,选择经会阴部直肠阴道瘘修补术。总之,无论何种手术方式,术后

2 周内均应坚持扩肛,避免肛门直肠狭窄。术后预防感染至关重要,尤其需要防范由于尿液引流不畅而导致的切口感染,以降低术后复发。

(李春雨)

## 参 考 文 献

1. John A Rock,John D Thompson. 铁林迪妇科手术学. 杨来春,段涛,朱关珍,译. 第 8 版. 济南:山东科学技术出版社,2003. 1145-1151.

2. 李春雨,汪建平. 肛肠外科手术技巧. 北京:人民卫生出版社,2013. 406-411.

3. 李春雨. 肛肠病学. 北京:高等教育出版社,2013. 143-144.

4. 李春雨,张有生. 实用肛门手术学. 沈阳:辽宁科学技术出版社,2005. 248-250.

5. Lowry AC, Thorson AG, Rothenberger DA, Goldberg SM. Repair of simple rectovaginal fistula. Influence of previous repairs. DisColon Rectum,1988,31:676-678.

6. Watson SJ, Phillips RKS. Non-inflammatory rectovagi-nal fistula. Br J Surg,1995,82:1641-1643.

7. Tsang CB, Madoff RD, Wong WD, et al. Anal sphincter integrity and function influences outcome in rectovaginal fistula repair. Dis Colon Rectum,1998,41:1141-1146.

8. Elkins TE, Delancey JOL, McGuire EJ. The use of modified Martius graft as an adjunctive technique in vesicovaginal and rectovaginal fistula repair. Obstet Gynecol,1990,75:727-752.

9. Hull TL, El-Gazzaz G, Gurland B, et al. Surgeons should not hesitate to perform episioproctotomy for rectovaginal fistula secondary to cryptoglandular or obstetrical origin. Dis Colon Rectum,2011,54(1):54-59.

10. Kozok LJ. Surgical and non-surgical procedures associated with hospital delivery in the United States:1980-1987. Birth,1989,16:209.

11. Wise WE, Aguilar PS, Padmanabtan A, et al. Surgical treatment of low recto-vaginal fistulas. Dis Colon Rectum,1991,34:271.

12. Dwarkasing S, Hussain SH, Hop WC, et al. Anovaginal fistulas:evaluation with endoanal MR imaging. Radiology,2004,231(1):123-128.

13. Lowry AC, Thorsen AG, Rothenberger DA. Repair of simple rectovaginal fistulas:influence of previous repairs. Dis Colon Rectum,1988,31:676.

14. David A. Etzioni and Ann C. Benign Anorectal and Rectovaginal Fistulas. In:Beck DE, Roberts PL, Wexner SD, et al eds. The ASCRS Textbook of Colon and Rectal Surgery:Second Edition[M]. Springer,2011. 245-259.

15. Ommer A, Herold A, Berg E et al. German S3-Guideline:rectovaginal fistula. Ger Med Sci,2012,10:1-21.

16. Songne K. ,Scotte M. ,Lubrano J. et al Treatment of anovaginal or rectovaginal fistulas with modified Martius graft. Colorectal Disease,2007,9,653-656.

17. MacRae HM, McLeod RS, Cohen Z, Stern H, Reznick R. Treatment of rectovaginal fistulas that has failed previous repair attempts. Dis Colon Rectum,1995,38:921-925.

18. Mazier WP, Senagore AJ, Schiesel EC. Operative repair of anovaginal and rectovaginal fistulas. Dis Colon Rectum,1995,38:4-6.

# 第六节　会阴直肠切开术

【适应证】　适用于低位或肛门阴道瘘合并肛门括约肌损伤的大、小瘘孔的修补。

【术前准备】

1. 查血、尿常规、出血及凝血时间。

2. 术前 3 天应用肠道抗生素。

3. 术前 3 天阴道冲洗,每天 1 次。

4. 术前 3 天给无渣饮食,术前 1 天给流食,术晨禁食水。

5. 术前第 2 天晚开始生理盐水灌肠每日 1 次,术晨清洁灌肠 1 次。

6. 留置导尿管。

【麻醉】　硬膜外麻醉、腰-硬联合麻醉、静脉全身麻醉。

【体位】　取膀胱截石位。

【手术步骤】

1. 手术是用剪刀伸入肛门于 12 点处切开肛门直达直肠阴道瘘处(图 71-22),使之变成会阴Ⅲ、Ⅳ度裂伤状。然后按会阴Ⅲ、Ⅳ度撕裂修补缝合。采用此术是因为低位肛门阴道瘘多伴肛门括约肌的损伤发生,按Ⅳ度会阴撕裂同时予以肛门括约肌的修复。若无肛门括约肌的损伤,则不宜选此术,以防肛门括约肌切断。

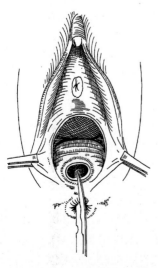

图 71-22　会阴直肠切开术

2. 剪刀伸入肛门内于 12 点处剪开肛门至瘘孔,能愈合或整复不当形成瘢痕。

3. 对于那些同时伴有瘢痕、会阴前庭组织薄弱,或为先天性前庭直肠瘘,或为大瘘孔者,在进行组织分离、直肠缝合后,可将耻骨直肠肌折叠缝合加固瘘修补(详见经会阴保护肛门括约肌的 Tait 手术);或用大阴唇带蒂皮瓣(图 71-23,图 71-24)。

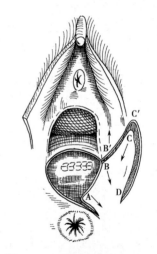

图 71-23　阴唇脂肪垫移植术 1

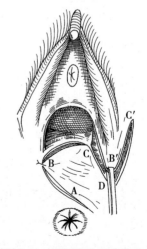

图 71-24　阴唇脂肪垫移植术 2

4. 直肠瘘孔修补结束,阴道会阴薄弱皮肤切除后,选取一侧(如左侧)大阴唇带蒂皮瓣,按箭头方向游离,为使新缺损填补 B 处,左侧阴道与阴唇也需切开并向上方充分游离。

5. 将游离后阴唇脂肪垫逆时针平行转移,先行 B、C 点固定,Allis 钳牵拉 B,游离皮肤脂肪下拉与 D 固定,如张力大,则 C、D 边缘也应适当游离,最后皮

缘对应缝合球海绵体肌脂肪垫填补加固;或酌情选用股薄肌填补加固会阴。

6. 在瘘修补前,宜于瘘孔上方直肠内填塞纱布团(系粗丝线便于术毕牵出),便于阻挡直肠内黏液或其内容物溢出污染手术野。

## 第七节　经阴道离心性分离阴道直肠间隙荷包缝合直肠术

【适应证】　适用于肛门括约肌尚无损伤的低、中位直肠阴道瘘,瘘孔不大,修补方法可多向选择,均易获得成功。

【术前准备】　同会阴直肠切开术。

【麻醉】　硬膜外麻醉、腰-硬联合麻醉、静脉全身麻醉。

【体位】　取膀胱截石位。

【手术步骤】

1. 于直肠瘘孔上方置纱布团阻挡肠内容物污染手术切口。

2. 切口　于瘘孔周围瘢痕外正常阴道黏膜处作环形切口,只切开阴道黏膜(图 71-25)。

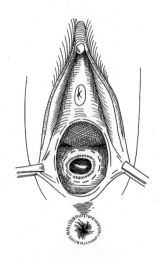

图 71-25　于瘘孔周围阴道黏膜处作环形切口, 只切开阴道黏膜

3. 离心性分离阴道直肠间隙　间隙应找准,方向为向外侧的所谓离心性(离开瘘孔)分离阴道直肠间隙约达 2cm 左右(如缝合直肠壁感到分离面较紧者还可以再作分离)(图 71-26)。为便于稳妥分离间隙及牵引瘘孔而又不损伤瘘孔周围(边)组织,可借助适当粗细的 Foley 导尿管从阴道侧瘘孔插入直肠内,充盈气囊上提导尿管至适合高度(图 71-27)。为易找准间隙,可先于阴道直肠间隙内注入无菌生理盐水,使间隙充盈疏松(图 71-28)。牵提导

尿管,在稳妥高处更便于向周围作离心性分离阴道直肠间隙(图 71-29),如果瘘孔位置不高,也可将左手示指置入直肠内作引导分离其间隙。

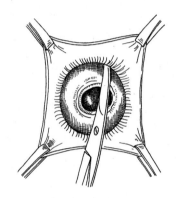

图 71-26　离心性分离,即从切口向外侧 分离阴道直肠间隙

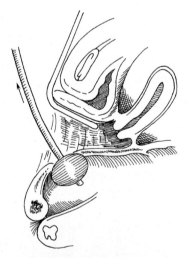

图 71-27　经阴道瘘孔向直肠内置 Foley 导尿管,充 盈气囊后作向外牵引,使瘘孔稳妥位于高位情况下 便于剪刀分离操作

4. 荷包缝合直肠瘘孔　瘘孔外瘢痕不必切除,而是在瘘孔外已剥离出的松软直肠壁,用3-0 可延迟吸收缝线作荷包缝合,使瘘孔翻入直肠腔内(图 71-30)。注意缝线勿穿透直肠黏膜,此时可用左手示指伸入直肠判断。感到缝线穿透直肠黏膜者立即抽出缝线。

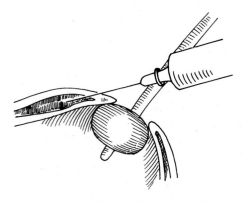

图 71-28　向阴道直肠间隙推注生理盐水，使间隙充盈便于寻找与分离

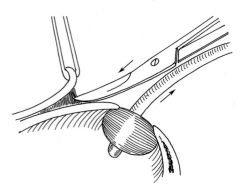

图 71-29　在注射无菌生理盐水后，于稳妥高位处便于间隙离心性分离

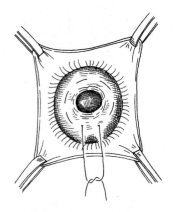

图 71-30　于直肠瘘孔外正常肌层处作荷包缝合，将瘘孔瘢痕翻入直肠内。注意缝线勿穿透直肠黏膜

5. 加强缝合直肠瘘孔　可有两种选择：①取横向间断褥式包埋缝合第一次荷包缝合处（图 71-31），此种缝合增加黏着愈合创面；②在先前第一个缝合外再作第 2 个缝合（图 71-32）。

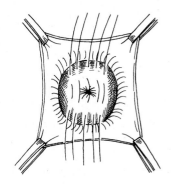

图 71-31　加强缝合直肠修补瘘孔，取横向、间断、褥式包埋缝合

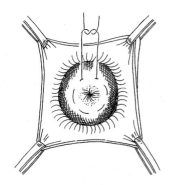

图 71-32　加强缝合直肠修补瘘孔，或行第二个荷包缝合包盖第一个荷包缝合

6. 闭合阴道黏膜切口用 3-0 可延迟吸收缝线作纵行、间断缝合阴道黏膜切口（图 71-33）。

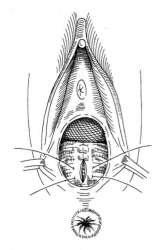

图 71-33　纵行间断缝合阴道黏膜切口

# 第八节　经阴道向心性分离翻转缝合、离心性分离包埋缝合术

【适应证】　适合阴道各部位及大小瘘孔,尤高位阴道直肠瘘。

【术前准备】　同会阴直肠切开术。

【麻醉】　硬膜外麻醉、腰-硬联合麻醉、静脉全身麻醉。

【体位】　取膀胱截石位。

【手术步骤】

1. 切口　应根据瘘孔大小作两类切口,小瘘孔可作偏离瘘孔的不对称环形切口(图71-34),或对称性的环形切口;若为较大瘘孔,则切口应为对称性环形切口,若瘘孔3cm左右直径,则应于瘘孔外2cm或稍远处做切口,使向心性分离的阴道黏膜翻转缝合后能关闭瘘孔而又无张力即可,不必游离过多(图71-35)。

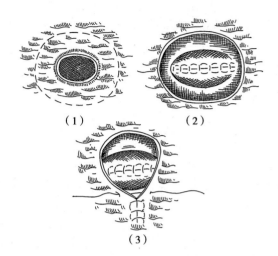

**图71-35　向心性分离,翻转缝合包盖法**
(1)取对称性环形切口,作向心性分离;(2)向心性分离后阴道壁黏膜,翻转后创面作横向、间断、褥式包埋缝合;(3)阴道切口取纵向间断缝合

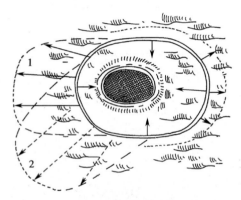

**图71-34　取偏离瘘孔的不对称环形切口作向心性分离;转移填补阴道黏膜取离心性分离,根据阴道黏膜位置、健康状况选取"1"或"2"处的阴道黏膜**

2. 切开阴道黏膜　在计划的切口处先用手术刀做一段切口,只切开阴道黏膜。因在瘘孔外健康阴道黏膜处作切开,其阴道直肠间隙应该易找准。如无把握,则于切开阴道壁前向其间隙注入无菌生理盐水充盈间隙,切开小口后用Allis钳钳夹阴道切口,用弯头长把血管钳紧贴阴道壁下伸入寻找间隙。找准间隙后换脑膜剪刀,弯头、着力点向阴道壁伸入间隙,撑开剪刀,再伸入,再撑开(图71-36),于撑开中线处剪开阴道黏膜。

3. 向心性分离阴道黏膜　阴道黏膜全部切开后,用大镊子夹住切口内侧阴道壁,用脑膜剪刀或手术刀沿间隙钝、锐性结合作向瘘孔方向(向心性)分离至瘘孔边3~4mm或瘢痕粘连处(图71-37)。

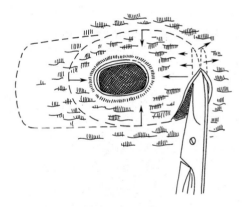

**图71-36　用脑膜剪刀弯头向阴道壁伸入间隙进行分离**

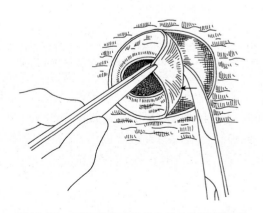

**图71-37　用脑膜剪刀作向心性分离阴道黏膜**

4. 翻转缝合闭合瘘孔　用3-0可延迟吸收缝线将瘘孔切口内侧已游离的阴道黏膜,按包水饺的方法翻转作褥式、间断包埋缝合已剥离的阴道壁创面。如切口为对称性环形切口,通常取横向褥式间断缝合(见图71-35);如为偏离瘘孔的不对称环形切口,则只能将向心性分离多侧与分离少侧阴道黏膜作对应翻转缝合(图71-38),此情况只能是纵向缝合。记住,翻转缝合闭合瘘孔均宜进行第二层加固缝合。

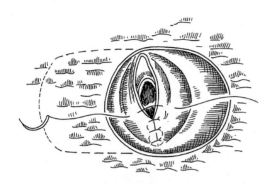

图71-38　翻转缝合向心性分离阴道黏膜创面而关闭瘘孔;若为不对称环形切口,只能将分离多侧的阴道黏膜创面与分离少侧阴道黏膜创面作纵向、间断、褥式缝合

5. 离心性分离切口外侧阴道黏膜　先切开欲离心性分离的阴道黏膜(见图71-38中左侧上、下平行的虚线),Allis钳夹住向心性分离少侧切口外侧的阴道黏膜切缘,用剪刀或手术刀作离心性分离阴道壁(图71-39)。其游离阴道黏膜瓣以拉向对侧切口外缘(此处必要时也适当游离,如图71-40缝合无张力为宜)。

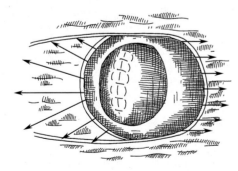

图71-39　离心性分离切口外侧阴道黏膜,以备包盖已翻转的阴道黏膜创面

6. 包盖已翻转的阴道黏膜创面　用2-0可延迟吸收缝线间断缝合离心性分离之切口外侧的阴道黏膜。因系偏离瘘孔的不对称性环形切口外侧之阴道黏膜,将离心性分离多侧与对侧对应缝合(仍为纵向缝合)。然而,此种分离缝合使内、外两层缝合切口错位(图71-41),也增加了修补成功的保险系数。

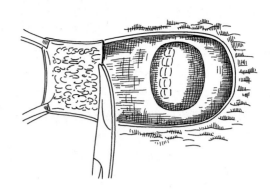

图71-40　离心性分离切口外两侧的阴道黏膜

中、小瘘孔,切口外侧离心性分离包盖缝合多无困难,对称性环形切口者,包盖缝合切口应与第一层翻转缝合切口呈十字交叉状为最佳,即不利愈合因素仅缩小至交叉点处(见图71-35)。

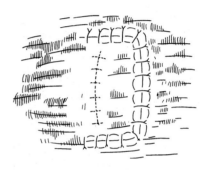

图71-41　包盖缝合已翻转的阴道黏膜创面

如果瘘孔较大,利用切口外侧离心性分离阴道壁难作对应缝合,即使强行缝合而存在张力者,甚至进一步游离即便可以对应缝合,则有可能导致阴道狭窄,日后性交痛或性交困难。所以,对翻转缝合后创面较大者,中位瘘宜行转移带蒂阴道黏膜瓣填补(图71-42)。其中,"2"填补"1","2"创面用切口外

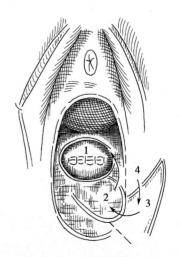

图71-42　阶梯式填补加固

851

侧阴道壁对应缝合,或低位瘘孔用外阴带蒂皮瓣填补(图71-42中,若"2"处为瘘,"3"填补"2","4"修整填补创面"3")。对阴道高位大瘘孔则选择"阶梯式填补"法,即综合应用前述方法,带蒂阴道黏膜瓣"2"填补"4",后再用带蒂外阴皮瓣"3"填补"2",最后"3"缺损创面用"4"游离松动皮瓣修整缝合(图71-42)。

高位直肠阴道瘘广,取向心性分离阴道黏膜并翻转缝合后,其创面用就近处健康阴道黏膜转移填补,如图中"2"。如果"2"处阴道黏膜缺损,作向外侧离心性分离对应缝合,可以缝合则缝合;否则,用外阴带蒂皮瓣"3"转移遮盖"2"。"3"处缺损用"4"处皮肤瓣游离后遮盖。

# 第九节　经会阴层次分离缝合瘘孔的 Tait 手术

【适应证】　适用于无肛门括约肌损伤的低位直肠阴道瘘。

【术前准备】　同会阴直肠切开术。

【麻醉】　硬膜外麻醉、腰-硬联合麻醉、静脉全身麻醉。

【体位】　取膀胱截石位。

【手术步骤】

1. 切口　于会阴中部肛门括约肌上(前)方作一横向切口或浅弧形向上的切口,约4cm左右,切开皮肤及皮下组织(图71-43),如前所述,开始手术前经肛门置入纱布团于瘘孔上方阻挡肠内容物。

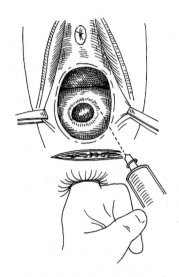

图71-44　于阴道直肠间隙注入无菌生理盐水使间隙充盈疏松,为使注射部位正确置左手示指于肛门内作引导

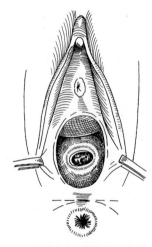

图71-43　经会阴在肛门括约肌前方作横切口或向上凸的浅弧形切口

2. 生理盐水充盈阴道直肠间隙　为便于注射部位正确,可左手示指置入肛门直肠作引导用单纯无菌生理盐水注射充盈(图71-44)。

3. 分离阴道直肠间隙　左手示指暂不抽出,拇指握其切口下缘,适当固定切口下部会阴组织,使肛门括约肌保护在手下,在示指引导下开始用脑膜剪刀找寻并进入阴道直肠间隙(图71-45)。找准其间隙后,对瘘孔周围间隙游离应充分,尤其瘘孔左右及上方应达2~3cm(图71-46)。

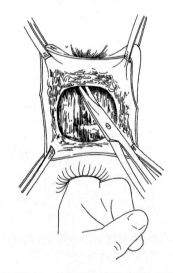

图71-45　在肛门内的示指引导下进行阴道直肠间隙分离

4. 切断瘘管(道)　直肠阴道隔充分游离,瘘孔疏松组织清理后,于其阴道直肠隔内横断瘘管(图71-47),适当剪除瘘周瘢痕组织,则阴道壁与直肠壁瘘孔分别显现清楚。

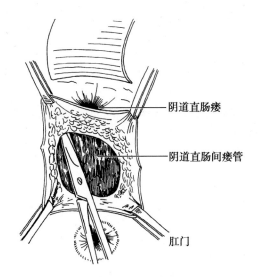

图 71-46　充分分离阴道直肠间隙，
显露直肠阴道瘘管

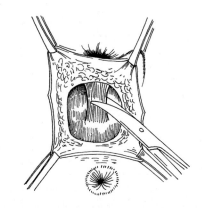

图 71-47　切除直肠阴道间瘘管的瘢痕组织

5. 缝合阴道瘘孔　用 3-0 可延迟吸收缝线取纵向、间断缝合已剥离创面的阴道瘘孔，为加固此瘘应再行间断褥式包埋缝合第二层（图 71-48）。

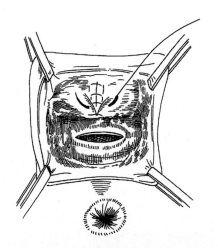

图 71-48　纵行、间断缝合阴道黏膜创面瘘孔第一层
后，再纵行、间断褥式缝合第二层

6. 闭合直肠瘘孔　用 3-0 可延迟吸收缝线取横向、间断褥式缝合直肠瘘孔（图 71-49），使瘘孔边缘翻入直肠内，注意缝线勿穿透直肠黏膜（左手示指置入肛门直肠内引导）。再用同样缝合方法缝合直肠肌层与黏膜层以加固第一层缝合。

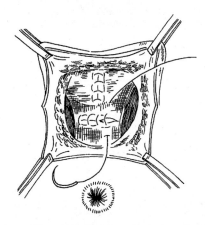

图 71-49　横行、间断褥式包埋缝合直肠瘘孔层（第一层），注意避免缝合直肠黏膜；同样缝合第二层以加固第一层缝合

7. 缝合两侧耻骨直肠肌　直肠瘘孔经第二层加固缝合后使两侧耻骨直肠肌显露，用 2-0 可延迟吸收缝线纵向将两侧耻骨直肠肌对应向中线拉近缝合，以加固闭合的直肠瘘孔（图 71-50）。

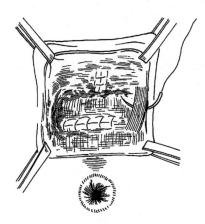

图 71-50　缝合两侧耻骨直肠肌，
以再次加固直肠瘘孔

如果有必要（对某些缺血性直肠瘘孔修补加固）可将两侧的球海绵体肌脂肪垫也交叉拉入缝合填塞阴道直肠间隙，增加有血运组织促进瘘愈合。

8. 缝合会阴切口　用 3-0 可延迟吸收缝线缝合切口皮下组织及皮肤（图 71-51）。

【RVF 的非手术治疗与转流性造口】　RVF 非手术治疗包括低渣饮食、肠外营养、使用 1～2 周广谱抗生素等，并予充分引流、阴道局部冲洗、坐浴等

853

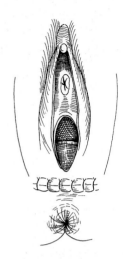

**图 71-51　缝合会阴切口皮下脂肪及皮肤**

局部治疗。

转流性造口是过渡性、辅助性治疗方法,对它的应用尚有争议,通常情况下对症状轻微的单纯型RVF,可先行非手术治疗并观察,不应常规行转流性造口;症状严重的单纯型瘘则应手术修补;复杂型瘘尤其是放疗后 RVF 患者,应行转流性造口并择期手术修补。晚期肿瘤术后发生医源性直肠阴道瘘,应行永久性转流性肠造口术。转流性造口对 RVF 的治疗效果有限,造口后不可盲目认为 RVF 可自行愈合,一旦造口还纳后,瘘又复发,外科医师将面对更加复杂的再次修补问题。

【术后处理】　术后 3 天内禁食,给予肠外营养 3~5 天后,进无渣流质饮食,再逐渐过渡至正常饮食,以免过早排便,影响创口愈合。术后适当使用抗生素预防感染。

【手术并发症】　术后修补瘘口后,不同病因的直肠阴道瘘存在一定的复发可能性,源于克罗恩病所致的阴道瘘复发率较高,其他病因的瘘口患者术后、出院后宜少食多餐,加强饮食营养,多食高热量、多纤维的食物,保持大便通畅,便后清洗会阴部,内裤以宽松、全棉为主,加强体育锻炼,增强抵抗力,3个月内禁止性生活,定期复查。注重直肠阴道瘘修复术前和术后的正确护理以及心理护理,对保证直肠阴道瘘手术修复过程的顺利完成、提高愈合率、提高患者的生活质量、恢复信心有着非常重要的意义。

【述评】　直肠阴道瘘是相对少见的疾病,但近年来其发病有上升的趋势,明确直肠阴道瘘的复杂病因十分重要,在很大程度上影响临床对策选择。近年来,在直肠阴道瘘多方面病因中,医源性因素占绝大部分,任何医源性损伤破坏直肠阴道隔结构导致直肠和阴道相通均可形成直肠阴道瘘。因此,提高手术技巧,避免医源性损伤是减少 RVF 的重要途径。

在治疗上,手术修补是直肠阴道瘘唯一的治愈手段,多数学者提倡个体化选择手术方式,手术方式的选择依赖于病因学、解剖和生理学基础,不同术式直肠阴道瘘的成功率和复发率不同。治疗直肠阴道瘘的手术方式不外乎两类:一是经会阴入路,一是经腹入路。经会阴入路包括经肛门,经阴道和经会阴。一般低位瘘选择会阴途径,高位瘘选择经腹途径。临床应根据 RVF 的诱因和分类,肛门括约肌受累情况等选择不同术式。其中,会阴入路因其对会阴部位损伤不应作为首选。

通常情况下,单纯型 RVF 修补通常采用瘘管切除后分层缝合,但单纯修补复发率高,通常需要采用带血管蒂的皮瓣移植或肌瓣填塞等修补技术。低位单纯型瘘如合并括约肌损伤可选择会阴体切开手术,全部切除括约肌内的瘘管与瘢痕,并对括约肌进行重建。未合并括约肌损伤的低位单纯型瘘,可选择经会阴瘘管切除术。中位单纯型瘘,经阴道或经肛行瘘管切除并分层修补或可使用直肠推进瓣技术等。高位 RVF 通常需要开腹手术进行修补,包括瘘管切除修补再吻合术、Parks 结肠-肛管-直肠肌袖内吻合术。但后者再发肛管狭窄的几率非常高,患者须长期扩肛,对生活质量影响较大。近年来国内外学者报道了腹腔镜下修补简单的高位 RVF 的成功病例,但该技术在患者选择上相对严格,对患者瘘口大小、位置、原因及括约肌功能、腹腔条件和整体的健康状况等均有限制,同时需要很高的腹腔镜操作技巧。在某些适应证下,这种术式减少了手术创伤,减少伤口并发症,减少术后疼痛及尽早恢复。在众多的手术修补方法中,除切开缝合术外,应用较为广泛的有:①肛直肠推进瓣修补技术:适用于低位 RVF,该术式最早由 Nob 于 1902 年提出,该术在瘘管周围分离出一个包括直肠黏膜层、黏膜肌层和部分内括约肌的推进瓣,切除瘘管部分后,将推进瓣覆盖缝合,使直肠壁恢复连续性;阴道内的瘘管则敞开引流。该术式可分为经会阴和经肛两种入路:经会阴切口暴露较好,可同时行括约肌成形;经肛入路的优点则在于:无会阴部切口,疼痛少,愈合好。②组织瓣转移修补技术:适用于复杂型瘘,通常瘘口较大,瘘口周围炎症或瘢痕比较严重。对于中低位瘘,常用的组织瓣有球海绵体肌、肛提肌、臀肌皮瓣、单/双侧股薄肌皮瓣等。高位瘘通常在经腹修补术后填充大网膜或折叠下翻的腹直肌等。以上方法均有成功报道，但Zimmerman 等的研究表明：是否植入组织瓣对于经肛移动瓣修补术后 RVF 复发率等并没有影响。

好的肠道准备及手术时机的选择是手术最基本的要求，对手术的成功至关重要。直肠会阴部有明显充血、水肿或炎症性病变者，应该待炎症被控制，充血、水肿完全消退后才考虑手术。对于先天性RVF 患者，过早的手术常常造成手术失败，一般瘘孔<1cm，如果为单纯性不伴肛门闭锁，手术应该在患者月经初潮后进行，以免手术致阴道瘢痕性缩窄。如瘘口较大，排出粪便通畅，到 3～5 岁时手术较好。

对于 RVF 修补术后的处理目前仍存在争议，不推荐超出围术期范围的抗生素使用，术后前 4 周可每周复查 1 次以除外感染并了解愈合情况。除了修补失败之外，常见的并发症有局部血肿、感染等，可对症处理并行局部治疗。

手术的复发问题一直是治疗的难点，对于复发瘘、复杂瘘，彻底切除瘘管及瘘管四周的瘢痕组织，并且能够分别将直肠阴道壁的缺损部分在无张力状态下缝合修补是手术成功的关键。

总之，RVF 尤其是医源性 RVF 的预防和治疗应引起广大相关学科临床医师的重视，手术的积极治疗可以使症状消失，炎症控制，性生活恢复正常，由此引起的心理障碍消除，生活质量显著改善。对于各种术式的适应证，操作标准，疗效和复发率有待于临床进一步研究和规范。

（李国栋）

## 参 考 文 献

1. 李春雨,汪建平. 肛肠外科手术技巧. 北京:人民卫生出版社,2013.406-411.

2. 李春雨,张有生. 实用肛门手术学. 沈阳:辽宁科学技术出版社,2005.248-250.

3. John A Rock,John D Thompson. 铁林迪妇科手术学. 杨来春,段涛,朱关珍,译. 第 8 版. 济南:山东科学技术出版社,2003.1145,1151.

4. Kozok LJ. Surgical and nonsurgical procedures associated with hospital delivery in the United States:1980-1987. Birth,1989,16:209.

5. Wise WE, Aguilar PS, Padmanabtan A, et al. Surgical treatment of low recto-vaginal fistulas. Dis Colon Rectum,1991,34:271.

6. Yee LF, Birnbaum EH, Read TE, et al. Use of endoanal ultrasound in patients with rectovaginal fistulas. Dis Colon Rectum,1999,42:1057.

7. Dwarkasing S, Hussain SH, Hop WC, et al. Anovaginal fistulas:evaluation with endoanal MR imaging. Radiology,2004,231(1):123-128.

8. Lowry AC, Thorsen AG, Rothenberger DA. Repair of simple rectovaginal fistulas:influence of previous repairs. Dis Colon Rectum,1988,31:676.

9. Uygur D, Yesildaglar N, Kis S, Sipahi T. Early repair of episiotomy dehiscence. Aust N Z J Obstet Gynecol,2004,44:244.

10. Tsang CB, Mudoff RD, Wong RD, et al. Anal sphincter integrity and function influences outcome in rectovaginal fistula repair. Dis Colon Rectum,1998,41:1141.

11. Zimmerman DD, GosselinkMP, Briel JW, et al. The outcome of transanal advancement flap repair of rectovaginal fistulas is not improved by an additional labial fat flap transposition. Tech Coloproctol,2002,6(1):37-42.

12. Elkins TE, Delancey JOL, McGuire EJ. The use of modified Martius graft as an adjunctive technique in vesicovaginal and rectovaginal fistula repair. Obstet Gynecol 1990;75:727-52.

13. Songne K., Scotte M., Lubrano J. et al Treatment of anovaginal or rectovaginal fistulas with modified Martius graft. Colorectal Disease,2007,9:653-656.

14. MacRae HM, McLeod RS, Cohen Z, Stern H, Reznick R. Treatment of rectovaginal fistulas that has failed previous repair attempts. Dis Colon Rectum,1995,38:921-925.

15. David A. Etzioni and Ann C. Benign Anorectal and Rectovaginal Fistulas. In:Beck DE, Roberts PL, Wexner SD, et al eds. The ASCRS Textbook of Colon and Rectal Surgery:Second Edition[M]. Springer,2011.245-259.

16. Ommer A, Herold A, Berg E et al. German S3-Guideline:rectovaginal fistula. Ger Med Sci,2012,10:1-21.

17. Lowry AC, Thorson AG, Rothenberger DA, Goldberg SM. Repair of simple rectovaginal fistula. Influence of previous repairs. DisColon Rectum,1988,31:676-678.

18. Mazier WP, Senagore AJ, Schiesel EC. Operative repair of anovaginal and rectovaginal fistulas. Dis Colon Rectum,1995,38:4-6.

19. Hull TL, El-Gazzaz G, Gurland B, et al. Surgeons should not hesitate to perform episioproctotomy for rectovaginal fistula secondary to cryptoglandular or obstetrical origin. Dis Colon Rectum,2011,54(1):54-59.

20. Watson SJ, Phillips RKS. Non-inflammatory rectovagi-nal fistula. Br J Surg,1995,82:1641-1643.

21. Tsang CB, Madoff RD, Wong WD, et al. Anal sphincter integrity and function influences outcome in rectovaginal fistula repair. Dis Colon Rectum,1998,41:1141-1146.

22. 黎介寿,任建安,尹政. 肠外瘘的治疗. 中华外科杂志,2002,40(2):100-103.

# 第十节 直肠推移黏膜瓣修补术

【概述】 直肠阴道瘘可分成单纯性和复杂性两类。单纯性直肠阴道瘘的治疗有许多手术路径，包括经肛、经阴道、经会阴或经括约肌（York 和 Mason 手术），即便是肛管阴道瘘，也不应行单纯瘘管切除术，切开会阴会造成一定程度的肛门失禁。1902 年，Noble 首先应用直肠推移瓣（rectal advancement flap，RAF）修补术治疗直肠阴道瘘。

【适应证】 中低位直肠阴道瘘或单纯性直肠阴道瘘，瘘口<2.5cm，直肠无炎症。无肛门括约肌缺损。

【禁忌证】 复杂性阴道瘘（高位），瘘口>2.5cm，直肠有炎症。

【麻醉】 全麻，或作椎管麻醉，行低位腰麻或硬腰联合麻醉。

【手术体位】 俯卧折刀位。

【手术步骤】

1. 先用探针检查直肠阴道瘘，在直肠黏膜下注射付肾素盐水（1∶100 000），以减少术中出血（图71-52，图71-53）。

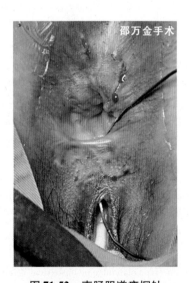

图 71-52　直肠阴道瘘探针

2. 剔除直肠阴道瘘上皮化的管道（图71-54）

3. 在内口上方做一顶窄底宽的黏膜肌瓣（底宽为顶宽的两倍），先用电刀（电凝模式）标志切缘（图71-55）。

4. 用无损伤鼠齿钳牵引黏膜肌瓣向头侧端分离（图71-56）。

5. 在直肠侧方黏膜下用电刀或组织剪作潜行分离，以减少缝合张力（图71-57）。

6. 用2-0Vicryl 可吸收缝线闭合括约肌缺损（图71-58，图71-59）。

7. 将黏膜肌瓣拉下覆盖内口（无张力）（图71-60）。

8. 用3-0Vicryl 可吸收缝线间断缝合皮肤黏膜层（图71-61，图71-62）。

【术中注意事项】 直肠瓣含部分肌层，底宽是顶宽的两倍，长约4cm，以确保血供和缝合时无张力，术中仔细止血，置皮片引流，防止黏膜瓣下血肿和积液。

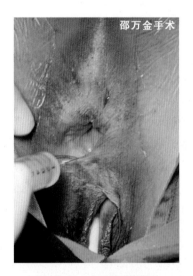

图 71-53　在直肠黏膜下注射副肾素盐

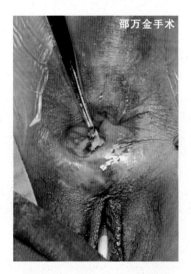

图 71-54　剔除上皮化的管道

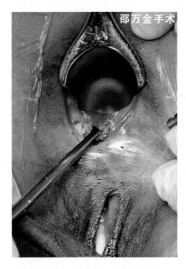

图 71-55　在内口上方作一顶
窄底宽的黏膜肌瓣

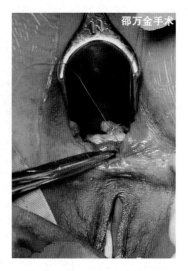

图 71-58　用 2-0 Vicryl 可吸收缝线
闭合括约肌缺损

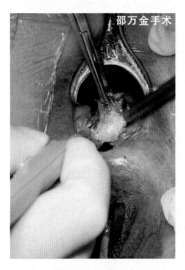

图 71-56　牵起黏膜肌瓣向头侧端分离

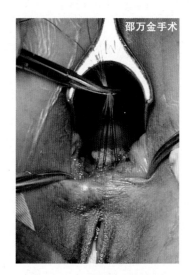

图 71-59　括约肌缺损已闭合

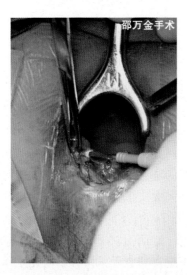

图 71-57　侧方直肠黏膜下作潜行分离

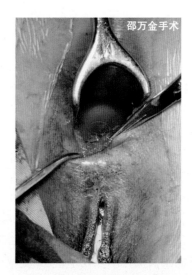

图 71-60　将直肠黏膜肌瓣拉下覆盖内口

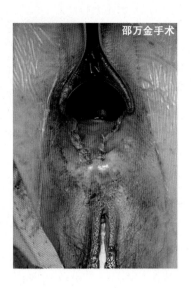

图 71-61 用 3-0Vicryl 可吸收
缝线间断缝合皮肤黏膜层

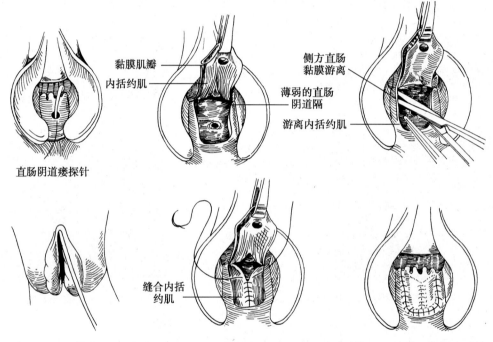

图 71-62 直肠推移黏膜瓣手术图

【术后并发症】 推移黏膜瓣修补治疗直肠阴道瘘是安全的,主要是继发感染和切口裂开,肛门失禁的发生率几乎为零。

【术后护理】

1. 术后禁食 3 天,再进食流质 3 天,控制排便7~10 天,尽量卧床休息。

2. 预防性使用抗生素 3~5 天。

【述评】 文献报道直肠推移黏膜瓣修补治疗直肠阴道瘘的治愈率为 41%~100%,临床报道结果不一,可能跟病例样本量较小,合并克罗恩病或存在反复发作和手术相关,推移瓣修补实际的治愈率可能仅有 50%~70%,作者回顾性研究的治愈率为68.2%,与相关文献报道的结果相一致。直肠阴道瘘修补的成功率可能跟之前的手术修补史相关,Lowry 及同事观察首次治疗患者治愈率可达 88%,第三次手术时则降为 55%,Watson 等以及 Tsang 等报道了相似的结果,Watson 等研究发现首次治疗和之前有修补失败史的患者相比较,其各自治愈率为64% 和 50%,Tsang 及同事观察到的结果则分别为45% 和 25%,然而上述研究没有发现有统计学差异。作者也观察到有手术修补史与无手术修补史的病例比较,两者成功率也无统计学差异($P=0.376$)。

858

大多数证据支持通过直肠途径进行修补,因为直肠肛管侧压力较高,经阴道修补无论怎么仔细都是徒劳的,所以大部分妇产科医生经阴道修补失败率高。粪便转流对于直肠阴道瘘修补术并不是必需的,文献已不推荐。

肛门括约肌和功能的评价对直肠阴道瘘的修补非常重要。多项研究指出,产伤引起的直肠阴道瘘患者合并括约肌损伤的发生率几乎为100%,对合并括约肌损伤的患者多建议结合行括约肌成形术。

直肠推移黏膜瓣修补治疗单纯性直肠阴道瘘具有以下优点:①不需切开会阴体,疼痛轻,愈合快;②不需切断括约肌,不会引起肛门失禁;③避免了锁眼畸形;④不需做保护性造口。

# 第十一节　大阴唇脂肪垫转移内置修补术

【概述】　Martius 瓣的最初的设计用于治疗膀胱阴道瘘,是用球海绵体肌转移瓣植入在膀胱和阴道之间,后经 Elkins 等改良[1],应用转移大阴唇脂肪垫植入直肠和阴道之间治疗直肠阴道瘘,称为改良 Martius 手术

【适应证】　复杂性直肠阴道瘘,瘘口>2.5cm,直肠无炎症。

【禁忌证】　直肠有炎症,或肿瘤引起的直肠阴道瘘。

【麻醉】　全麻,或作椎管麻醉,行低位腰麻或硬腰联合麻醉。

【手术体位】　俯卧折刀位。

【手术步骤】

1. 在阴唇系带下方作一横形切口(图71-63)。

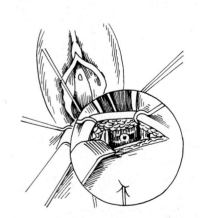

图71-63　在阴唇系带下方作一横形切口

2. 分离直肠阴道隔至瘘口上方2cm,分别修补直肠侧和阴道侧缺损(图71-64)。

3. 在大阴唇作一个椭圆形切口,形成一个带蒂的脂肪垫,切除皮肤(图71-65)。

4. 将带蒂的大阴唇脂肪垫从隧道内拖出(图71-66)。

5. 将大阴唇脂肪垫植入直肠和阴道之间(图71-67)。

【术中注意事项】　直肠阴道隔分离至瘘口上方2cm,确保带蒂大阴唇脂肪垫的血供,大阴唇脂肪垫植入直肠阴道隔缝合没有张力。

【术后并发症】

1. 会阴部切口感染和裂开。

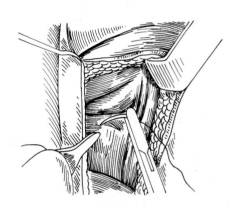

图71-64　分离直肠阴道隔置瘘口上方2cm,分别修补直肠侧和阴道侧缺损

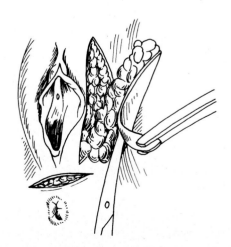

图71-65　在大阴唇作一个椭圆形切口,形成一个带蒂的脂肪垫,切除皮肤

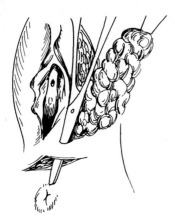

图 71-66 将带蒂的大阴唇脂肪垫
从隧道内拖出

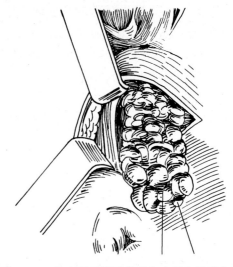

图 71-67 将大阴唇脂肪垫植入直肠和阴道之间

2. 术后肛门失禁,经生物反馈等康复治疗肛门功能会改善。

【术后护理】

1. 术后禁食 3 天,再进食流质 3 天,控制排便 7~10 天,尽量卧床休息。

2. 预防性使用抗生素 3~5 天

【述评】 Songne 应用改良 Martius 手术治疗直肠阴道瘘 14 例,术后随访 3 个月全部愈合,其中有两例尽管瘘管已闭合,后因合并 Crohn 肛周病变行腹会阴联合切除术,术后并发肛门失禁 2 例,经生物反馈治疗后肛门功能改善,认为转移大阴唇脂肪垫植入(改良 Martius 手术)是治疗复杂性直肠阴道瘘的有效方法,国内文献报道较少。

# 第十二节 会阴直肠切开术和括约肌成形术

【概述】 直肠阴道瘘合并括约肌缺损或经多次保留括约肌手术修补失败适合行会阴直肠切开术和括约肌成形术。

【适应证】 中低位直肠阴道瘘伴括约肌缺损,瘘口>2.5cm。

【禁忌证】 直肠有炎症,或肿瘤引起的直肠阴道瘘。

【麻醉】 全麻,或作椎管麻醉,行低位腰麻或硬腰联合麻醉。

【手术体位】 俯卧折刀位。

【手术步骤】

1. 在直肠黏膜下注射付肾素盐水,切开会阴体和括约肌(图 71-68,图 71-69)。

2. 分离直肠阴道隔至暴露两侧肛提肌(图 71-70,图 71-71)。

3. 分别分离左侧和右侧括约肌断端(图 71-72,图 71-73)。

4. 两侧括约肌断端作重叠修补,行褥式缝合(图 71-74~图 71-76)。

5. 用 3-0Vicryl 可吸收缝线分别缝合修补直肠侧和阴道侧(图 71-77~图 71-79)。

6. 缝合会阴部切口呈 Y 形,中央留 1~2 针开放以减张引流(图 71-80)。

【术中注意事项】 分离直肠阴道隔至暴露两侧肛提肌,分别修补直肠侧和阴道侧,再结合括约肌成形术(采用括约肌断端重叠修补技术)和会阴成形术。

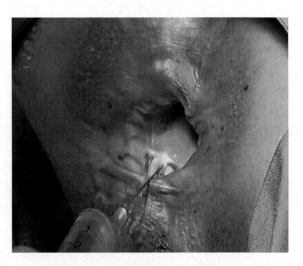

图 71-68 在直肠黏膜下注射副肾素盐水

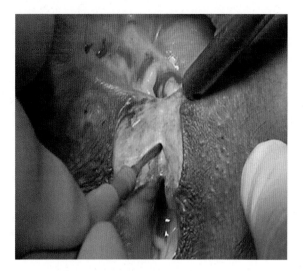

图 71-69　切开会阴体和括约肌

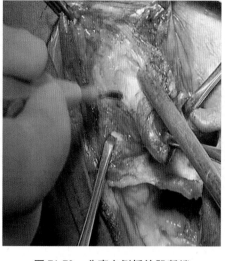

图 71-72　分离左侧括约肌断端

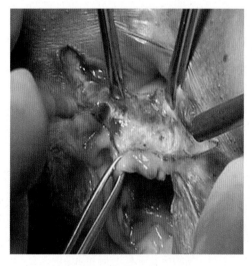

图 71-70　分离直肠阴道隔

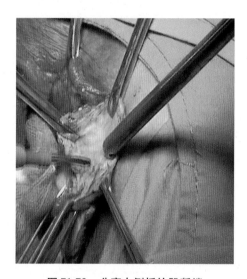

图 71-73　分离右侧括约肌断端

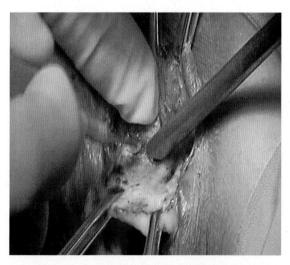

图 71-71　分离直肠阴道隔至暴露两侧肛提肌

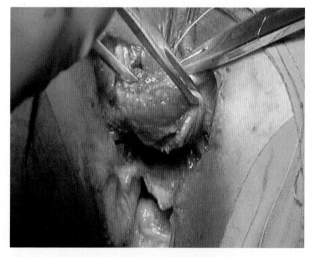

图 71-74　两侧括约肌断端作重叠修补

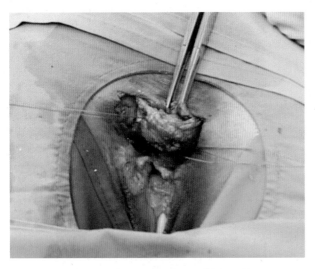

图 71-75 两侧括约肌断端作重叠褥式缝合

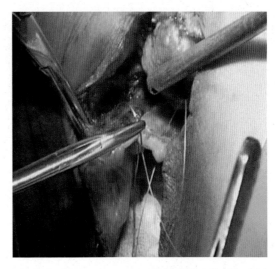

图 71-78 用 3-0Vicryl 可吸收缝线缝合修补阴道侧

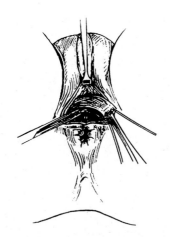

图 71-76 外括约肌重叠修补术

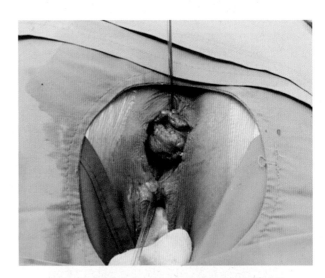

图 71-79 括约肌成形术、直肠和阴道侧缝合完毕

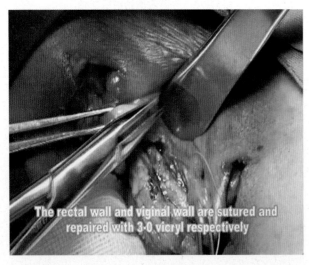

图 71-77 用 3-0Vicryl 可吸收缝线缝合修补直肠侧

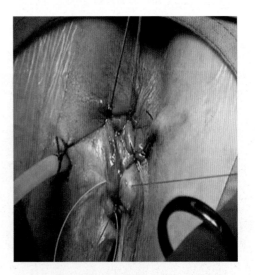

图 71-80 缝合会阴部切口呈 Y 型,中央留 1-2 针开放以减张引流

【术后并发症】

1. 会阴部切口感染和裂开

2. 术后肛门失禁,经生物反馈等康复治疗肛门功能会改善。

【术后护理】

1. 术后禁食3天,再进食流质3天,控制排便7~10天,尽量卧床休息。

2. 预防性使用抗生素3~5天

【述评】　直肠阴道瘘合并括约肌缺损适合行会阴直肠切开术和括约肌成形术,术后肛门失禁的症状能得到改善,采用括约肌断端重叠修补技术有双重目的,既消除了瘘管又修复了括约肌。对括约肌功能完整的患者不应轻易考虑作会阴直肠切开术,尽管没有发生肛门失禁的报道,文献报道修补成功率为78%~100%。因而在尝试这种手术方式之前,我们还是不能忽视对括约肌功能的损伤,仍有引起肛门失禁的可能性,我们推荐先行对括约肌没有显著损伤的修补手术,作者的经验通常是作为最后一招。

(邵万金)

# 参 考 文 献

1. David A. Etzioni and Ann C. Benign Anorectal and Rectovaginal Fistulas. In:Beck DE,Roberts PL,Wexner SD,et al eds. The ASCRS Textbook of Colon and Rectal Surgery:Second Edition[M]. Springer,2011. 245-259.

2. Ommer A,Herold A,Berg E et al. German S3-Guideline:rectovaginal fistula. Ger Med Sci,2012,10:1-21.

3. Lowry AC,Thorson AG,Rothenberger DA,Goldberg SM. Repair of simple rectovaginal fistula. Influence of previous repairs. DisColon Rectum,1988,31:676-678.

4. Watson SJ,Phillips RKS. Non-inflammatory rectovagi-nal fistula. Br J Surg,1995,82:1641-1643.

5. Tsang CB,Madoff RD,Wong WD,et al. Anal sphincter integrity and function influences outcome in rectovaginal fistula repair. Dis Colon Rectum,1998,41:1141-1146.

6. Elkins TE,Delancey JOL,McGuire EJ. The use of modified Martius graft as an adjunctive technique in vesicovaginal and rectovaginal fistula repair. Obstet Gynecol, 1990, 75:727-752.

7. Songne K. ,Scotte M. ,Lubrano J. et al Treatment of anovaginal or rectovaginal fistulas with modified Martius graft. Colorectal Disease,2007,9:653-656.

8. MacRae HM,McLeod RS,Cohen Z,Stern H,Reznick R. Treatment of rectovaginal fistulas that has failed previous repair attempts. Dis Colon Rectum,1995,38:921-925.

9. Mazier WP,Senagore AJ,Schiesel EC. Operative repair of anovaginal and rectovaginal fistulas. Dis Colon Rectum,1995,38:4-6.

10. Hull TL,El-Gazzaz G,Gurland B,et al. Surgeons should not hesitate to perform episioproctotomy for rectovaginal fistula secondary to cryptoglandular or obstetrical origin. Dis Colon Rectum,2011,54(1):54-59.

11. Beck DE,Roberts PL,Wexner SD,et al. The ASCRS. Textbook of Colon and Rectal Surgery. 2nd Ed. Springer,2011. 245-259.

12. Beck DE,Wexner SD. Fundamentals of Anorectal Surgery. 2nd Ed. London:Saunders. 1998.

# 第72章　直肠膀胱瘘手术

直肠膀胱瘘和直肠尿道瘘可以是先天畸形,也可由于后天各种原因造成。后天的原因多见于外伤以及盆腔手术所造成的医源性损伤。直肠尿道瘘修补手术种类繁多,没有一种最有效、最简便的手术术式。该类手术具有挑战性,要求手术者谙熟盆腔解剖,完善的围术期处理,精细的手术操作。根据手术入路,直肠膀胱瘘和直肠尿道瘘手术修补途径如图72-1。本章重点介绍经腹腹腔镜直肠膀胱瘘修补术。

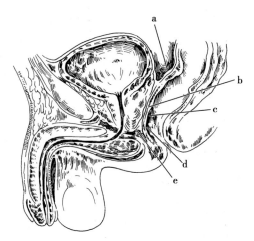

**图72-1　手术入路示意图**

a-经腹途径,b-经骶外侧途径,c-后方经括约肌途径
（York-Mason 修补术）,d-经肛途径,e-经会阴途径

【适应证】　先天性的或获得性直肠膀胱瘘患者。

【禁忌证】

1. 全身情况不能耐受手术者。

2. 局部感染未能控制者。

【术前准备】　完善的肠道准备,围术期预防使用抗生素。

【麻醉及体位】　全身麻醉,截石位。

【手术步骤】

1. 先膀胱镜下行双侧输尿管和瘘管插管,插管以不同的颜色标记,以便在以后分离瘘管和缝合膀胱时误伤输尿管(图72-2)。

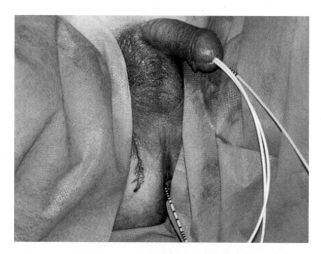

**图72-2　行双侧输尿管和瘘管插管**

2. 根据手术需要,在合适的部位放置 4～5 个合适大小的穿刺锥。

3. 用超声刀切开膀胱后壁,以瘘管插管作为引导,游离膀胱三角区(图72-3)。

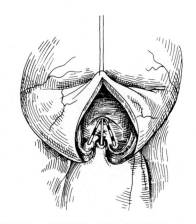

**图72-3　切开膀胱后壁,游离膀胱三角区**

4. 切除瘘管周围的瘢痕组织和失活组织,显露瘘管,分离直肠和膀胱(图72-4)。

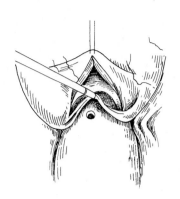

**图72-4　切除瘘管周围的瘢痕组织,显露瘘管**

5. 用可吸收线一层缝合直肠缺损(图72-5)。

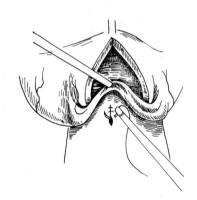

**图72-5　间断缝合直肠缺损**

6. 用附近的大网膜覆盖在直肠修补处,以未剪断的结扎线结扎固定(图72-6)。

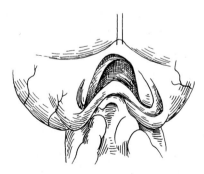

**图72-6　大网膜覆盖在肠修补处**

7. 2-0可吸收线连续缝合修补膀胱(图72-7)。

8. 在腹膜外间隙经耻骨上放置膀胱造瘘管,收紧缝线,完成膀胱修补术。充盈膀胱,确保无渗漏,然后留置尿管和盆腔引流管。

9. 在腹腔镜辅助下完成乙状结肠袢式造口。

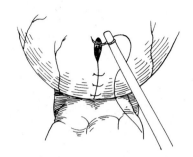

**图72-7　连续缝合修补膀胱**

【术中注意事项】

1. 膀胱镜下放置双侧输尿管导管和瘘管导管,对引导手术十分重要。

2. 将大网膜覆盖在修补处可以促进伤口愈合。

【术后处理】

1. 确保膀胱造口管和尿管通常,防止膀胱充盈和尿外渗。

2. 术后鼓励活动,肠造口排气后可以进食。

3. 预防使用抗生素72小时。

4. 2个月后行肠造口回纳和拔除膀胱造瘘管。

【并发症】　主要有感染、出血、尿外渗等。

【述评】　与其他手术比较,该手术便于获取网膜,进行修补处覆盖,腹腔镜辅助乙状结肠造口比传统开腹手术更方便。另外,还具有视野开阔,解剖清晰,出血少,创伤小,手术后疼痛轻,恢复快,住院时间短等优点。

(刘　海)

# 参 考 文 献

1. Hadley DA,Southwick A,Middleton RG. York-Mason procedure for repair of recto-urinary fistulae:a 40-year experience. BJU Int,2012;109(7):1095-1098.

2. Sotelo R,Garcia A,Yaime H,et al. Laparoscopic rectovesical fistula repair. J Endourol,2005;19(6):603-607.

3. Efron J. York Mason procedure to repair iatrogenic rectourinary fistula. World J Surg,2013;37(12):2956.

4. Falavolti C,Sergi F,Shehu E,Buscarini M. York Mason procedure to repair iatrogen ic rectourinary fistula:our experience. World J Surg,2013;37(12):2950-2955.

5. Nunoo-Mensah JW,Kaiser AM,Wasserberg N,et al. Management of acquired rectourinary fistulas:how often and when is permanent fecal or urinary diversion necessary? Dis Colon Rectum,2008;51(7):1049-1054.

## 第一节　腹会阴肛门、阴道及尿道成形术

【概述】　一穴肛畸形是一种罕见的肛门直肠畸形，是胚胎泄殖腔的发育缺陷，以致直肠、阴道、尿道共同开口于一个腔内。为女性先天性肛门、直肠畸形的一种特殊类型。本病按病理解剖特点可分为3型。

1. 常见型　共同管长2～3cm，阴道、肌肉复合体及肛门外括约肌发育均正常，但无正常肛门开口，

肛穴存在。

2. 高位型　共同管长3～7cm，骶骨发育有缺陷，往往有尾骨缺如，骨盆前后径小，盆肌发育薄弱，阴道狭小或无阴道。

3. 低位型　共同管长0.5～1.5cm，又可称低位直肠阴道瘘，合并女性尿道下裂，如(图73-1)。

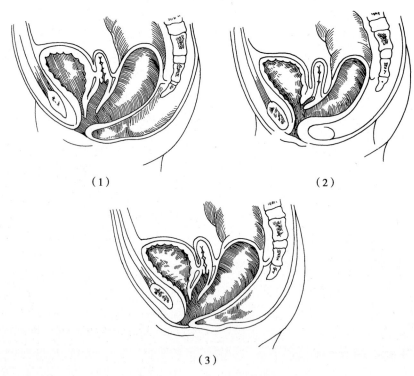

（1）　　　　　　　　　　　　（2）

（3）

图73-1　一穴肛畸形病理分类

本病常并发其他畸形，特别是泌尿、生殖系统，如双角子宫、单角子宫、单侧附件、双阴道或无阴道、尿道下裂、先天性心脏病等。

临床表现为出生后无肛门，自会阴部排便，常有排便困难及尿粪合流，幼时家长亦难发现其病变，通

常因排便困难或无肛就诊时被医生发现。体检时见小儿生长发育欠佳，骨盆扁平，尾骨短或缺如，腹胀，儿童可伴有"腹内肿物"(粪块)，偶见肠型蠕动波，或触及扩张肥厚的结肠肠形。会阴体小，自小阴唇中(前庭处)排尿、排便，无尿道口，无肛，然而肛穴

存在,刺激肛穴时可见到括约肌收缩。辅助检查可以行瘘道造影、CT 检查及 B 型超声检查。诊断不难,从会阴外观即可作出诊断,进一步辅助检查便于分型和指导手术方式。

【适应证】　一穴肛。

【禁忌证】　伴有严重先天性心脏疾病或发育严重不良患儿。

【术前准备】　一期先作结肠造口术,3～6 个月后做二期肛门、阴道、尿道成形术。

1. 术前行血液常规、电解质及肝肾功能检查。

2. 术前清洁肠道及胃肠减压。

3. 备血。

【麻醉】　气管插管全身麻醉。

【体位】　截石位。

【手术步骤】

1. 下腹部切口入腹,探查胃肠、子宫附件及重要脏器(图 73-2)。

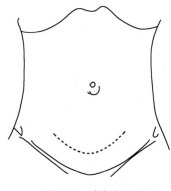

图 73-2　腹部切口

2. 切开盆底腹膜,分离直肠至与泄殖腔交界处,环绕直肠放置切断直肠标志带(图 73-3)。

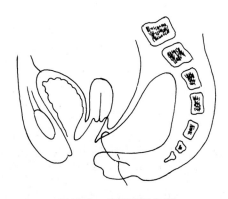

图 73-3　放直肠标志带

3. 会阴部于大阴唇和肛门间做一弧形切口(图 73-4)。

4. 一穴肛口置入标志物(橡胶管或其他),从

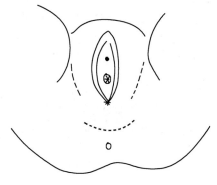

图 73-4　会阴切口

弧形切口向深处分离出直肠,拉出直肠标志带(图 73-5)。

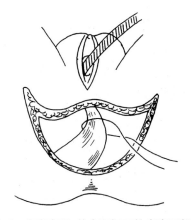

图 73-5　分离直肠,从会阴切口拉出直肠标志带

5. 切断直肠远端,修补泄殖腔处切口(图 73-6)。

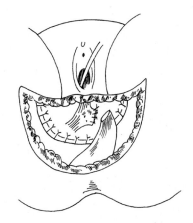

图 73-6　切断直肠,修补泄殖腔切口

6. 在肛门隐窝处作"X"形切口,分离括约肌隧道,将直肠近端经隧道拖出与切口皮肤缝合形成肛门(图 73-7)。

7. 腹部组手术中截取 20cm 带血管蒂回肠,近端缝合关闭,远端经膀胱和直肠间从会阴弧形切口

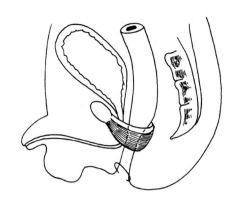

图 73-7  拖出直肠,与肛门切口缝合形成肛门

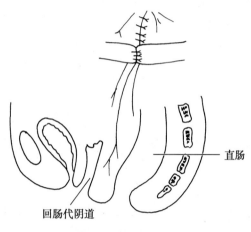

图 73-8  回肠代阴道

拖出。恢复被截取小肠的连续性(图 73-8)。

8. 回肠段远端置于弧形切口中间缝合肠端与皮肤形成阴道,缝合口弧形切两侧(图 73-9)。

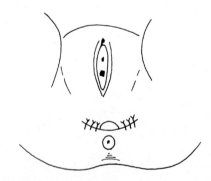

图 73-9  回肠与弧形切口缝合形成阴道

9. 常规行膀胱造瘘。原一穴肛口成为尿道口。

【术中注意事项】

1. 该术式最好在出生后 6 月以后,有肠转流条件下进行。

2. 术中尽量减少肛周肌肉组织损伤,理清直肠端、尿道及阴道间关系,减少副损伤。

3. 直肠、回肠游离要充分,保证能拉下且没

张力。

4. 缝合尽量恢复直肠与其周围组织的正常解剖关系。

【术后处理】

1. 禁食至少 3 天,静脉补液。

2. 胃肠减压。

3. 会阴部保持干燥清洁。

4. 抗生素预防感染。

5. 2 周后拔除膀胱造瘘管。

6. 2 周后扩张阴道和扩肛,初始每日 1 次,两周后改为每周 2 次,持续半年。肛门从 0.8cm 肛门扩张器开始直到 1.2 ~ 1.5cm 扩张器能顺利置入为止,或持续半年。

7. 定期门诊复查。

【手术并发症】

1. 伤口感染  会阴切口处理不当可全层裂开,严重影响手术效果,部分伤口感染患者转变成慢性病变形成直肠骶尾部瘘。通常应做结肠造口,粪便转流,伤口即使感染,引流后亦较容易愈合。

2. 人工肛门和阴道口狭窄  术后应坚持扩肛。

3. 肛门功能不良或大便失禁  严格来讲肛门功能不良不是手术并发症,原因是大多数患儿存在一些手术不能矫治的先天性缺陷。术后可以增加肛门功能训练或生物反馈治疗调节,或许功能上有些改善。

4. 便秘  可饮食调整或软化大便。

5. 尿道阴道瘘  回肠代阴道时避免缝合时有张力,术中切口内尽量放置引流物,术后保护好会阴切口防感染。

6. 直肠尿道瘘  常继发于盆腔感染。

7. 输尿管损伤  盆腔操作中易发生,找到正确的操作层面或事先保护好输尿管是有效的预防方法。

8. 排尿功能和性功能受损  盆腔操作中找到正确的操作层面保护好盆腔自主神经。

【述评】  过去对一穴肛畸形患儿均行腹会阴肛门成形术,以矫治肛门为主,遗留泄殖腔暂作为尿道,待成人后再行阴道成形术。20 世纪 80 年代中后期出现一次成形,行腹会阴肛门成形术的同时行阴道成形术,即将一段长约 20cm 带血管蒂的回肠近端关闭,远端开放。并在膀胱直肠间拖出于会阴部,重建阴道,结肠自泄殖腔处离断,近段结肠自骶前拖出行肛门成形,遗留的泄殖腔作为尿道。阴道成形

术后扩张半年,或带阴道模型,所建肛门按肛门成形处理。自从开展腹会阴肛门成形术以来,又采用了腹骶会阴入路或骶会阴入路一穴肛矫形术,即找到泄殖腔后,自后壁切开,探查清楚尿道与直肠的关系(一般为前后位开口于泄殖腔),子宫、阴道及附件的发育情况后,将部分泄殖腔作为尿道的修补材料。

再自尿道口周围作弧形切开,并以其分型决定再造尿道的长度,切开泄殖腔后,置尿管于膀胱,再将切开的泄殖腔壁缝合重建尿道。再断结肠,将结肠近端自骶前拖出肛穴,行肛门成形术。遗留的泄殖腔包绕子宫(特别是双角子宫)作为阴道。但为防止组织萎缩,需扩张重建阴道. 或置阴道模型。

# 第二节　尿道阴道整体拖出术

【概述】　1997 年,美国 Pena 教授介绍了应用尿道阴道整体移位的方法治疗共同通道小于 3cm 的一穴肛畸形,避免了对这类手术最为碍难的阴道与尿道共壁分离的操作,使手术难度大为减低,手术并发症大为减少,为治疗一穴肛畸形最新术式,改变了过去对一穴肛畸形患儿均行腹会阴肛门成形术,以矫治肛门为主,遗留泄殖腔暂作为尿道,成人后再行阴道成形术的传统方式,国内现已有开展。现简要介绍尿道阴道整体拖出术。

【适应证】　共同通道小于 3cm 的一穴肛畸形。

【禁忌证】　共同通道大于 3cm 的一穴肛畸形。

【术前准备】　一期先做结肠造口术。3 ~ 6 个月后做二期肛门、阴道、尿道成形术。其他同 Pefia 术前准备。注意应先做尿道镜检查,以明确共同通道的长度小于 3cm。术前清洁肠道并留置尿管。

【麻醉】　气管插管全身麻醉。

【体位】　俯卧位,臀部抬高。

【手术步骤】

1. 切口　同 Pena 手术,切开直肠后壁。做长正中矢状的切口,从骶尾关节处通过外括约肌向下延伸至一穴肛开口部。在电针刺激下将肛提肌、肌肉复合体及外括约肌从中线分开,直至直肠后壁。于直肠后壁正中两侧缝线牵拉,于中线打开直肠后壁。

2. 切开共同通道后壁　沿直肠后壁向下将切口延长,打开共同通道后壁中线至会阴部开口,暴露异常的解剖结构,观察变异的直肠、阴道、尿道解剖次序。经尿道开口插入 Foley 导尿管。

3. 确认共同通道长度　确认共同通道长度小于 3cm 方可下一步手术。

4. 尿道阴道整体游离　将直肠前壁从阴道后壁上用电刀向近端游离,使直肠与阴道完全分离。随后开始尿道阴道整体移位的操作。在直肠被分离后,在阴道和共同通道边缘放置多根丝线对泌尿生殖道做均匀牵拉。在距阴蒂 5mm 处的共同通道壁缝数针细线,在缝线和阴蒂之间将共同通道壁横断,沿近端共同通道壁向近端用电灼游离,并延伸至阴道尿道,作为一整体继续向上电灼游离。这一解剖的优点是在泌尿生殖道与耻骨之间有一自然间隙,通过这一间隙,能很快并在很少出血的情况下到达耻骨上缘,可以看到支持阴道和膀胱的纤维性无血管结构,这一结构被称为尿道膀胱悬韧带,分解这一韧带,立即能使泌尿生殖复合体明显移动(2 ~ 3cm)。然后解剖阴道背侧使尿道阴道向下牵拉 5 ~ 10mm。

5. 尿道阴道开口重建　共同通道在中线劈开形成二侧瓣与皮肤缝合创建一新的阴唇。然后将尿道和阴道边缘与劈开的共同通道另一侧和皮肤缝合建立一个良好的尿道阴道开口。用电刺激确认括约肌的边缘,将括约肌的前缘关闭重建会阴体。

6. 肛门重建　将直肠向近端游离足够长度后下拖做肛门重建。在直肠前缘用可吸收线间断缝合两侧肌肉复合体和外括约肌。于直肠后缘用可吸收线修复外括约肌、肌肉复合体和肛提肌,缝合切口。直肠开口与肛门皮肤间断缝合做肛门重建。将直肠置于括约肌前后缘之间。从中线关闭肛提肌、肌肉复合体及外括约肌并与直肠后壁固定数针。缝合皮肤。

【术中注意事项】　将阴道从尿道上分离是该手术最为困难的地方。阴道和尿道较直肠弹性更差,二者的共同壁更薄,这一共同壁常可延伸至膀胱三角,并可累及双侧输尿管开口。

【术后处理】　结肠造瘘者手术当日可进食,留置导尿 1 周。术后 2 周开始肛门扩张,坚持 1 年。2 ~ 3 个月后关闭结肠造瘘。

【手术并发症】　严重并发症是直肠会阴瘘和直肠阴道瘘。

【述评】　对于共同通道小于 3cm 者,传统的手术方法是将直肠从阴道上分离和将阴道从尿道上分离。把直肠放入括约肌结构中,并再建一新的阴道和尿道开口。相对于直肠和阴道的共同壁,阴道和尿道也有一更宽的共同壁,将阴道从尿道上分离是该手术最为困难的地方。阴道和尿道较直肠弹性更差,二者的共同壁更薄,这一共同壁常可延伸至膀胱三角,并可累及双侧输尿管开口。因此,手术有误伤这些重要部位导致严重并发症的风险。尿道阴道整体移位的方法治疗共同通道小于3cm的一穴肛畸形,避免了对这类手术最为困难的阴道与尿道共壁分离的操作,使手术难度大为减低,手术并发症大为减少。

（谢尚奎）

## 参 考 文 献

1. 李春雨,汪建平.肛肠外科手术技巧.北京:人民卫生出版社,2013.417-420.
2. 张东铭.大肠肛门局部解剖与手术学.第3版.合肥:安徽科学技术出版社,2009.454-457.
3. 吴晔明.尿道阴道整体拖出术治疗婴儿一穴肛畸形.临床小儿外科杂志,2010,9(2):145-146.

# 第74章　藏毛窦和藏毛囊肿手术

【概述】　藏毛窦和藏毛囊肿统称为藏毛疾病，是骶尾部臀间裂的软组织内形成的一种慢性窦道或囊肿。1830年，由Herbert Mayo首先描述这一疾患，1880年Hodges将其正式命名为藏毛窦。第二次世界大战时，在英美军人中，本病发病率远远高于一般人群的发病率，这些患者都有长时间乘坐吉普车的病史，所以称之为"吉普车病"。内藏毛发是其特征，是由潜毛囊肿感染而成急性脓肿，穿破后形成的慢性窦道。窦道走行方向多向颅侧，很少向下，与肛管及直肠不相通。藏毛窦在欧洲是较为多见的一种感染性疾病，在东方人种中发病少见。男性多见，多在青春期后20～30岁发病，肥胖和毛发浓密的人易发病。临床上常被误诊为肛瘘或骨结核。藏毛疾病多需要手术治疗，手术方式的选择应根据囊肿与窦道的数量、分布及有无并发感染决定。其手术方式概括起来大致有以下几种。

## 第一节　切开排脓术

【概述】　骶尾部急性藏毛脓肿表现为压痛性、波动性的皮下包块，伴臀裂处中线旁蜂窝织炎。起病急，痛苦大。反复感染的患者，藏毛窦周围有复杂的窦道和引流伤口。急性脓肿需要及时行切开排脓术。

【适应证】　骶尾部囊肿及窦道急性感染，已成脓者。

【禁忌证】　生命体征不平稳者，或者合并严重的心、肝、肾等脏器功能不全患者。

【术前准备】

1. 器械　手术刀，手术剪，止血钳、镊子各数把，注射器1支。

2. 碘伏浸透的消毒棉球，2%利多卡因注射液2支（10ml），生理盐水2支（10ml）。

3. 术前可先行直肠腔内B超了解急性感染范围及成脓情况。

【麻醉】　局麻。

【体位】　俯卧位。

【手术步骤】

1. 常规消毒肛周及骶尾部皮肤，于骶尾部脓肿波动感明显处作一"十"字切口引流（图74-1）。

2. 将脓液充分引流后，清除窦道内的坏死组织及毛发，用油纱条压迫创口，外加敷料，包扎固定。

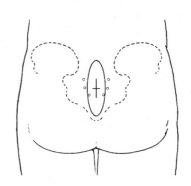

图74-1　于骶尾部脓肿处作"十"字切口引流

【术中注意事项】

1. 术中应打开脓腔分隔，务必使引流通畅。

2. 术中应清除窦道内的坏死组织及毛发。

【术后处理】

1. 不需控制饮食及排便。

2. 便后坐浴，常规换药。

3. 应用抗生素抗感染治疗。

【手术并发症】　病灶残留，手术不彻底，复发率较高。

【述评】　骶尾部藏毛窦在急性感染期，当脓肿形成时，需要行脓肿切开排脓术，手术可以在局麻下进行。为了加速伤口愈合,切口应与中线平行,距中线 1cm 以上。椭圆形切除皮肤可以防止假性愈合或者再次形成脓肿。而一旦伤口愈合,仍有 50% 的复发率,表现为脓肿或慢性藏毛窦。

# 第二节　囊肿及窦道切除、伤口开放术

【概述】　囊肿及窦道切除、伤口开放术即切除窦道后敞开伤口,充分引流,不使分泌物滞留,让其自然生长。应用时应注意切除范围过大导致愈合缓慢,愈合后形成瘢痕大,影响骶尾部功能。

【适应证】　骶尾部囊肿及窦道范围广或伴有局部炎症者。

【禁忌证】　合并严重的心、肝、肾等脏器功能不全患者;合并严重糖尿病的患者;肺结核活动期。

【术前准备】

1. 术前局部清洁、备皮。

2. 器械　手术刀、手术剪、持针钳各 1 把,止血钳、镊子各数把,注射器 2 支,高频电刀 1 台,丝线数根及缝合针。

3. 碘伏浸透的消毒棉球,2% 利多卡因注射液 4 支(20ml),生理盐水 4 支(20ml),1% 亚甲蓝 1 支。

4. 术前可先行直肠腔内 B 超、骶尾骨正侧位片,以了解窦道走行及与骶尾骨、肛管直肠的关系。

【麻醉】　骶麻或连续硬膜外或鞍麻。

【体位】　俯卧位。

【手术步骤】

1. 常规消毒肛周及骶尾部皮肤,先用探针探查窦道走向、深浅、范围,并用亚甲蓝从窦口注入示踪,沿囊肿外缘用手术刀或者高频电刀作一前后方向的梭形切口(图 74-2),与囊肿纵轴等长。

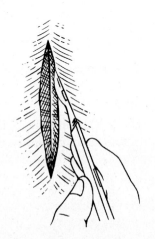

图 74-2　沿囊肿外缘作梭形切口

2. 根据亚甲蓝着色,切开皮肤及皮下组织,显露囊壁并与周围组织游离,全部切除病变组织。如窦道过深,有时需切除尾骨(图 74-3)。

3. 电灼或结扎彻底止血,查无残留窦道分支,用油纱条压迫创口,外加敷料,包扎固定。

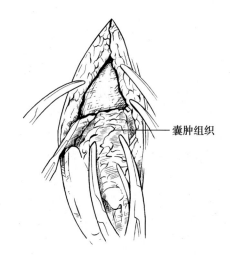

囊肿组织

图 74-3　切除病变组织

【术中注意事项】

1. 梭形切口应与囊肿纵轴等长。

2. 术中对窦道分支需仔细探查,务必彻底清除。

3. 如窦道过深,骨质破坏,需切除尾骨。

4. 如切除范围过大,待肉芽组织新鲜后,可考虑二期植皮。

【术后处理】

1. 手术当天半流食,以后改普食。

2. 控制排便 2 天,术后第 2 天排便。

3. 便后坐浴,常规换药。

4. 酌情应用抗生素 5～7 天,预防感染。

【手术并发症】　伤口愈合时间偏长;患者痛苦较大;形成的瘢痕广泛,且瘢痕容易裂开;术后复发可能。

【述评】　该术式主要适用于急性期,其优点是引流通畅,不易继发感染,复发率低。缺点是创面较大,愈合时间长,可长达 3～6 个月;愈合后易形成大面积的瘢痕,存在骶尾部不适感。因此,藏毛窦术前应尽量控制感染,为切口闭合创造条件。

## 第三节　囊肿切除 I 期缝合术

【概述】　囊肿切除 I 期缝合术即围绕窦口做椭圆形切口,其长度和宽度只要环绕窦道和窦凹即可,切除的皮肤宽度勿超过 1~1.5cm,伤口深达窦凹两侧,完全切除藏毛窦组织后,间断缝合皮下组织及皮肤,应避免残留无效腔。

【适应证】　骶尾部囊肿及窦道范围较小,周围皮肤移动度较大,切除后缝合切口张力较小者。

【禁忌证】　窦道范围广、伴感染者;合并严重的心、肝、肾等脏器功能不全患者;合并严重糖尿病的患者;肺结核活动期。

【术前准备】　同囊肿及窦道切除、伤口开放术。

【麻醉】　骶麻或连续硬膜外或鞍麻。

【体位】　俯卧位。

【手术步骤】

1. 与囊肿及窦道切除、伤口开放术基本相同。

2. 将皮下脂肪组织与其下方的筋膜在交接处游离,游离的距离只要能缝合伤口两缘而无张力即可,电凝止血。采用间断垂直褥式缝合,缝合皮肤和消灭无效腔(图 74-4)。皮肤边缘对合准确(图 74-5)。外加无菌敷料,包扎固定。

【术中注意事项】

1. 尽量不使用高频电刀切开皮肤,作囊肿及窦道切除时,要避免切开筋膜,因它是抵御感染向深部

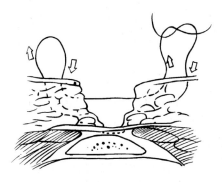

图 74-4　间断垂直褥式缝合

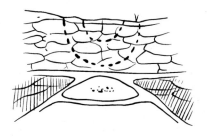

图 74-5　皮肤边缘对合准确

蔓延的屏障。

2. 术中尽量采用电凝止血,使埋在创口内的缝线减小到最低限度。

3. 尽量游离切口两侧皮下组织,确保缝合后无张力。

4. 术中严格无菌操作,缝合切口前需冲洗切口,减少感染机会。

【术后处理】

1. 平卧位或俯卧位,不宜早期离床活动。

2. 流质饮食 3 天,以后改为低渣饮食,以减少大便污染创口的机会。

3. 便后不需要坐浴,严格无菌换药。

4. 酌情应用抗生素 5~7 天,预防感染。

5. 术后 10 天左右拆线,或间断拆线。如有感染迹象应拆线,开放创口换药。

【手术并发症】　病变组织切除不足,术后复发率较高。切口感染,伤口裂开,皮肤坏死。

【述评】　该术式主要适用于病变范围小的藏毛窦,窦道切除后张力较小者,手术整块完全切除病变组织,切除后分层缝合皮下脂肪及皮肤。本法若无并发症,愈合时间短且局部瘢痕少,但是由于坐和站立活动可产生持续张力,切口裂开的可能性较大,同时易并发感染。切口裂开与局部感染、缝合张力大均有关。因此,应把握好适应证。

## 第四节　窦道部分切除缝合术

【概述】　窦道部分切除缝合术是切除病变藏毛窦组织,伤口两侧皮肤与骶骨筋膜缝合,使大部伤口一期愈合,中间一部分伤口由肉芽组织愈合。对于病灶范围大,有很多窦口和窦道的患者,可采取该手术方法。

【适应证】　骶尾部囊肿及窦道反复感染,多个窦口,全部切除后创口不宜缝合者。

【禁忌证】　合并严重的心、肝、肾等脏器功能

873

不全患者;合并严重糖尿病的患者;肺结核活动期。

【术前准备】 同囊肿及窦道切除、伤口开放术。

【麻醉】 骶麻或连续硬膜外或鞍麻。

【体位】 俯卧位。

【手术步骤】

1. 用探针探查窦道,用亚甲蓝液注入窦口,用手术刀沿探针切开窦腔,将囊肿侵犯的组织整块切除,切除两侧壁,保留窦底鳞状上皮(图74-6)。

2. 充分止血后,将皮缘与底部窦壁作全层间断缝合,创口用油纱条填塞,外加敷料,包扎固定(图74-7)。

【术中注意事项】

1. 术中将整个窦道和所有支管都必须广泛切开。

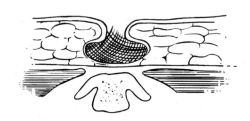

图74-6 切除窦腔两侧壁,保留窦底

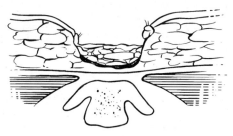

图74-7 皮肤与底部窦壁缝合

2. 伤口过大无法缝合则以油纱条填塞伤口待肉芽生长自行愈合。

【术后处理】

1. 手术当天半流食,以后改普食。

2. 控制排便2天,术后第2天排便。

3. 酌情应用抗生素5~7天,预防感染。

4. 每天更换敷料1次,术后10天左右拆线。

5. 换药时,创口内填塞油纱条,以利将裸缘隔开,直至全部愈合。

【手术并发症】 切口感染;伤口裂开;术后复发。

【述评】 该术式主要适用于骶尾部囊肿及窦道反复感染,多个窦口,全部切除后创口不宜缝合者。术中应将整个窦道和所有支管广泛切开,彻底清除感染坏死组织,降低术后复发率。

# 第五节 袋形缝合术

【概述】 袋形缝合术是切除囊肿浅部组织,刮除囊壁,皮肤边缘与囊肿底部缝合,伤口开放由肉芽组织充填愈合。该术式手术简单,常用于有严重感染和脓肿的藏毛囊肿。

【适应证】 单个囊肿或窦道,位置较浅并发感染或脓肿形成,腔隙较大病例。

【禁忌证】 合并严重的心、肝、肾等脏器功能不全患者;合并严重糖尿病的患者;肺结核活动期。

【术前准备】 同囊肿及窦道切除、伤口开放术。

【麻醉】 骶麻或连续硬膜外或鞍麻。

【体位】 俯卧位。

【手术步骤】

1. 以宽胶布将臀部向两侧牵开,沿探针于囊肿两侧作椭圆形切口,切除皮肤将囊肿腔敞开,切除的皮肤不要过宽,使囊肿外侧缘与皮肤切缘之间仅显露狭长的皮下脂肪带(图74-8)。

2. 仔细刮除囊内肉芽组织和毛发,剪去伤口边

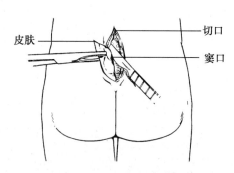

图74-8 切除皮肤使囊腔敞开

缘皮肤,使囊腔内面外露(图74-9)。

3. 以丝线将两侧皮肤与囊腔壁边缘间断缝合,如囊壁很薄不能缝合,可将皮肤缝于囊底部结缔组织,外加敷料,包扎固定(图74-10)。

【术中注意事项】 术中应将囊内肉芽组织和毛发清除干净。

【术后处理】

1. 手术当天半流食,以后改普食。

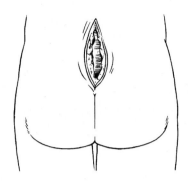

图 74-9　刮除囊内肉芽组织和毛发,使囊腔内面外露

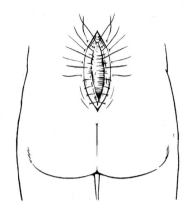

图 74-10　将两侧皮肤与囊腔壁边缘间断缝合

2. 控制排便 2 天,术后第 2 天排便。

3. 酌情应用抗生素 5 ~ 7 天,预防感染。

4. 每天更换敷料 1 次,术后 7 ~ 9 天拆线。

【手术并发症】　切口感染;术后复发可能。

【述评】　该术式主要适用于有严重感染和脓肿的藏毛囊肿,其优点是引流通畅,术后复发率较低。缺点是手术适应证较窄,创面愈合时间较囊肿切除Ⅰ期缝合术较长。

# 第六节　皮瓣转移术

【概述】　藏毛窦多需手术治疗,手术需彻底切除皮肤及皮下组织,往往导致较大面积的软组织缺损,利用皮瓣修复是最适合的方法之一。该方法通过皮瓣转移来覆盖窦道切除后的裸露区域,窦道切除范围较大,游离的皮瓣也大,适用于病变范围广或术后复发的患者,或窦道广泛切除后,直接缝合困难,袋形缝合亦会留下较大瘢痕者。术中要设计好手术切口,转移皮瓣应选在两侧臀部移动度较大的皮肤,避免离肛门太近。皮瓣的大小、形状应与切除的皮肤缺损一致。只要切口设计合理、皮瓣游离充分,转移皮瓣伤口缝合的张力一般不会太大。另外,皮瓣也可以选择缺损区附近皮肤,其颜色、质地、厚度和毛发等方面均与缺损区皮肤相配,术后可获得更好的外观和功能。

【适应证】　骶尾部囊肿及窦道范围较大或术后复发者,周围皮肤移动度较小,切除后缝合切口张力大,直接缝合困难者。

【禁忌证】　窦道或囊肿伴感染者;合并严重的心、肝、肾等脏器功能不全患者;合并严重糖尿病的患者;肺结核活动期。

【术前准备】　同囊肿及窦道切除、伤口开放术。

【麻醉】　骶麻或连续硬膜外或鞍麻。

【体位】　俯卧位。

【手术步骤】

1. 手术前设计好手术切口,包括窦道切口及转移皮瓣切口,根据病灶的形状、位置不同,可设计成菱形、椭圆形或"Z"字形或其他切口。以菱形转移皮瓣为例,首先标记出菱形切口与皮瓣(图74-11)。

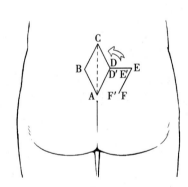

图 74-11　标记菱形切口与皮瓣

2. 常规消毒肛周及骶尾部皮肤,用探针探查窦道走向、深浅、范围,并用亚甲蓝从窦口注入示踪,然后按标记线切开皮肤及皮下脂肪,深达骶骨骨膜表面,侧面深达臀肌筋膜表面,切除范围须包括整个染色的窦道系统(图 74-12)。生理盐水冲洗创面,电凝仔细止血。

3. 向中间旋转拉伸侧方菱形皮瓣关闭创面(图74-13)。

4. 皮瓣两层缝合,皮下用 3-0 号可吸收线缝合,皮肤用丝线间断垂直褥式缝合,使对合的皮缘不内翻陷入切口而影响愈合。缝合后皮瓣使臀沟明显变浅消失。在缝合前于底部放置硅胶管并持续接负压

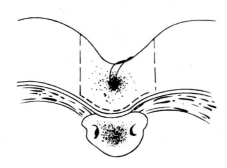

图 74-12 切除整个染色的窦道系统

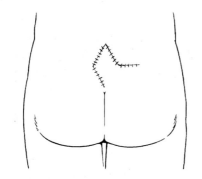

图 74-13 旋转拉伸侧方菱形皮瓣关闭创面

吸引,从一侧臀部另戳口引出。外加敷料,包扎固定。

【术中注意事项】

1. 术中要设计好手术切口,转移皮瓣应选在两侧臀部移动度较大的皮肤,避免离肛门太近。皮瓣的大小、形状应与切除的皮肤缺损一致。

2. 切口缝合建议行不包括皮下脂肪层的间断皮肤缝合,可降低缝合张力,减少皮瓣缺血的发生率。

3. 在缝合前将皮瓣移位,初步估计组织张力大小,必要时适当游离皮瓣周围及缺损周围的皮下组织,尽量减少组织张力。

4. 术中严格无菌操作,缝合切口前需冲洗切口,减少感染机会。

【术后处理】

1. 术后要求侧卧或俯卧位休息,以减少臀部摩擦。

2. 流质饮食 3 天,以后改为低渣饮食,以减少大便污染创口的机会。

3. 便后不需要坐浴,严格无菌换药。

4. 酌情应用抗生素 5~7 天,预防感染。

5. 术后 24 小时或根据引流量情况决定拔除引流管时间。

6. 术后 10 天左右拆线,或间断拆线。如有感染迹象应拆线,开放创口换药。

【手术并发症】 皮瓣缺血坏死;伤口感染;皮瓣张力过高时导致皮肤浅表坏死及张力性水疱。

【述评】 皮瓣转移手术是闭合张力较大的切口较好的选择,尤其是术后复发的病例。皮瓣转移手术的优点为病变组织切除范围最大,通过转移皮瓣缝合创面,缝合张力较小,一期愈合率高。此外,虽术中游离创面大,但一期缝合创面后,可避免术后开放创面对患者的心理创伤。此术式缺点为术中游离范围广,损伤较大;其次,对皮瓣设计要求高,一旦设计不理想,术后容易导致切口裂开及皮瓣坏死。因此,术前应设计好手术切口及转移皮瓣,术后注意使伤口引流通畅,必要时负压吸引;术中适当多地游离皮瓣以减小张力,减少术后缝合伤口周围发生张力性水疱的几率。

(安少雄 黄斌)

## 参 考 文 献

1. 李春雨,汪建平.肛肠外科手术技巧.北京:人民卫生出版社,2013.593-595.

2. 马东旺,姜军,王西墨主译.美国结直肠外科医师学会结直肠外科学.第 2 版.北京:北京大学医学出版社,2013.244-256.

3. 李春雨,张有生.实用肛门手术学.沈阳:辽宁科学技术出版社,2005.258-262.

4. 吕厚山主译.结肠与直肠外科.第 4 版.北京:人民卫生出版社,2002;454-460.

5. 张东铭.大肠肛门局部解剖与手术学.第 2 版.合肥:安徽科学技术出版社,2006.168-171.

6. 陆金根.中西医结合肛肠病学.北京:中国中医药出版社,2009.410-412.

7. 王玉成.新编肛门直肠和结肠外科学.天津:天津科学技术出版社,2010.165-167.

8. 韩少良,倪士昌.大肠肛门疾病外科治疗.北京:人民军医出版社,2006.593-595.

9. 钱海华,金黑鹰,曾莉.结直肠肛管疾病诊断治疗新进展.上海:上海中医药大学出版社,2009.427-431.

10. 张书信,赵宝明,张燕生.肛肠外科并发症防范与处理.第 2 版.北京:人民军医出版社,2012.180-187.

11. El·Khadrawy O,Hashish M,Ismail K,et al. Outcome of the rhomboid flap for recurrent pilonidal disease. World J Surg,2009,33(5):1064-1068.

12. El-Tawil S,Carapeti E. Use of a double rhomboid transposition flap in the treatment of extensive complex pilonidal sinus disease. Colorectai Dis,2009,11(3):313-317.

13. Colak T,Turkmenoglu O,Dag A,et al. A randomized clinical

study evaluating the need for drainage after limberg flap for pilonidal sinus. J Sur Res,2010,158(1):127-131.

14. Ertan T, Koc M, Gocmen E, et al. Does technique alter quality of life after pilonidal sinus surgery? Am J Surg, 2005,190(3):388-392.

15. McCallum IJ, King PM, Bruce J. Healing by primary closure versus open healing after surgery for pilonidal sinus:systematic review and meta-analysis. BMJ,2008,336:868-871.

16. Mentes O, Bagci M, Bilgin T, et al. Limberg flap procedure for pilonidal sinus disease:results of 353 patients. Langenbecks Arch Surg,2008,393(2):185-189.

17. Mentes BB, Leventoglu S, Cihan A, et al. Modified Limberg transposition flap for sacrococcygeal pilonidal sinus. Surg Today,2004,34(5):419-423.

18. Akin M, Gokbayir H, Kilic K, et al. Rhomboid excision and Limberg flap for managing pilonidal sinus:long-term results in 411 patients. Colorectal Dis,2008,10(9):945-948.

19. Velasco AL, Dunlop WW. Pilonidal disease and hidradenitis. Surg Clin N Am,2009,89:689-701.

20. 从志杰,张卫,孟荣贵等.菱形皮瓣转移治疗骶尾部藏毛窦.中华普通外科杂志,2008,23(9):726-727.

21. 赖荣斌,李春雨.骶尾部藏毛窦84例诊治体会.中国普外基础与临床杂志,2013,20(2):183-186.

22. 楼征,张卫,杨超等.改良菱形皮瓣缝合技术治疗骶尾部藏毛窦三例.中华普通外科杂志,2010,25(3):260.

23. 詹学斌,陈朝文,刘东生.藏毛窦切除术后切口开放、缝合或皮瓣转移的疗效回顾.中国微创外科杂志,2010,10(12):1127-1129.

24. 傅传刚,姚航,金黑鹰等.藏毛疾病的诊断和治疗(附10例报道).中国实用外科杂志,2004,24(3):169-170.

25. 朱勇.骶尾部藏毛窦诊断与治疗.结直肠肛门外科,2006,12(2):117.

26. 贡钰霞,周在龙,邵万金,等.4种手术方法治疗藏毛窦的疗效比较.中国普外基础与临床杂志,2014,21(5):623-626.

27. 耿学斯,肖秋平.改良袋状缝合术治疗骶尾部藏毛疾病17例.中国中西医结合外科杂志,2009,15(4):389-390.

# 第75章 结直肠癌肝转移的手术

【概述】 结直肠癌是最常见的消化道恶性肿瘤,在西方国家癌症致死病因中居第二,其发病率在我国也有逐年增高的趋势。大约40%~50%的结直肠癌患者最终死于肿瘤转移。肝脏是结直肠癌最主要的转移部位,肝转移也是影响结直肠癌预后的重要因素。约15%~20%的患者在结直肠癌确诊时即发现存在肝转移癌。另有25%~50%的患者则在原发癌根治性切除术后发生肝转移,其中20%~35%的患者转移灶仅局限于肝脏。根据结直肠原发灶的部位不同,肝转移的发生率也不同,一般盲肠、横结肠、乙状结肠的肝转移率发生率高。

过去结直肠癌患者发生肝转移后,往往被认为是晚期癌症表现,从而放弃手术治疗。但是结直肠癌肝转移患者非手术治疗的预后较差。未经治疗的结直肠癌肝转移患者中位生存期仅6.9个月,即使联合使用新一代化疗药物,其中位生存期也仅21个月,存活超过5年者非常罕见。手术切除是目前结直肠癌肝转移患者获得治愈可能的最佳手段,也是治疗的"金标准"。文献报道结直肠癌肝转移患者治愈性肝切除术后5年生存率为20%~58%,10年生存率为18%~25%,中位生存期可达46个月。

【适应证】 随着肝脏切除手术技术的不断提高,肝切除围术期死亡率明显降低,手术死亡率目前为1.0%~2.8%,结直肠癌肝转移治愈性肝切除术的安全性大为改善。既往治愈性肝切除手术仅限于病灶分布在肝单叶;转移灶小于4个;原发癌切除术后12个月发现的肝转移灶、无肝门淋巴结和肝外其他部位转移的;并且要求手术安全切缘必须>1cm。

近年来研究表明肝转移灶的部位、数目、大小、手术切缘以及分布等已不再是影响结直肠癌肝转移患者能否手术的主要因素。我们认为只要转移灶能够切除且留有足够的肝脏储备即推荐手术切除。具体为:①患者心肺功能等一般情况允许,能够耐受手术;②原发病灶获得根治性切除;③肝转移病灶应完全切除(RO);④手术后保留足够的残肝量,维持肝脏功能(即约30%的正常肝脏或50%的硬化肝脏);⑤无其他部位转移或能够完全切除肝脏外病变。

结直肠癌肝转移患者肝切除术后仍有超过半数的患者出现肿瘤复发,其中三分之一的患者复发病灶局限于肝脏。有文献报道,结直肠癌肝转移患者术后肝内病灶复发患者行再次肝切除术后的3年和5年生存率可达51%~55%和31%~34%,且术后并发症发生率及手术死亡率与第一次手术时相近,认为结直肠癌肝转移术后肝内复发患者再次手术切除是安全有效的。结直肠癌肝转移患者肝内复发患者再次肝切除术的适应证与第一次手术相同。

【禁忌证】 结直肠癌肝转移患者肝切除术的绝对禁忌证有:①肝外转移;②肝转移灶无法全部切除。对于转移癌灶已侵犯肝静脉或双侧门静脉主干者,外科虽能切除,亦应列为手术禁忌证。

【术前准备】 结直肠癌肝转移术前评估的内容包括全身状态、肝功能、肝转移灶切除的可能性以及肝外转移的可切除性。除了基本的血、尿常规,肝肾功能等检查以外,需要特别强调是:①通过B超、CT、MRI检查显示的肝脏形态特征、肝脏脉管结构、门腔侧支循环及肝脏血流改变;掌握转移灶的数目、大小、位置、与肝内胆管和血管的毗邻关系等;间接推断肝脏储备功能及肝脏手术的安全性;②测算肝脏功能:除了常规Child-Pugh和MELD分级以外,我们建议行吲哚菁绿(indocyanine green, ICG)试验精确评估肝功能;③肝脏体积测量:利用三维重建软件(IQQA-Liver三维重建系统)对肝脏薄层CT或MRI扫描的断层图像进行三维重建,设计手术方案,测算切除肝脏体积及残肝量,评估肝脏手术的安全性。

【麻醉】 采用气管插管加静脉复合全身麻醉。

【体位】 取平卧位,术中根据需要摇动手术床,使患者向左或右倾斜。

【手术步骤】

**(一)开腹肝脏肿瘤切除术**

1. 切口　一般采用右上经腹直肌或右上正中旁切口探查。无论转移癌位于左肝或右肝,原发肿瘤位于升或横结肠者,均通过右侧经腹直肌1个切口完成,辅以悬吊拉钩暴露。原发肿瘤位于降结肠及直肠者,若转移癌位于左肝,则向剑突延长切口;若位于右肝,则取2个切口,经右肋缘下切口行肝转移癌切除后,改变体位取左下腹经腹直肌切口行降结肠或直肠癌切除。原发肿瘤位于直肠者,在经右肋缘下切口肝转移癌切除后再取截石位下腹正中切口切除直肠。

2. 显露游离肿瘤及肝脏与周围组织的粘连,根据需要离断肝圆韧带,镰状韧带,左、右三角韧带,或左、右冠状韧带,使肝脏充分游离,术者手掌能从后面托住肝脏。

3. 具体采用何种切除方法应根据肿瘤大小、部位、肝硬化程度、患者全身情况及术者的经验等决定。可以选择规则性肝切除和不规则性肝切除。选择规则性肝切除包括肝段切除、肝叶切除、半肝切除和肝三叶切除等;不规则性肝切除即肝局部切除。切断肝脏的方法有钳夹法、指捏法、超声刀(CUSA)和水刀等方法,应根据条件和术者经验来选择。断肝过程中所遇胆管、肝动脉、门静脉必须一一结扎,1mm直径以上的肝静脉亦必须结扎。

4. 肝脏不规则性切除术:在肿瘤边缘可先用7号丝线缝合结扎止血。在距病变0.5~1cm处切开肝包膜,分离肝实质,结扎切断所有管道,直到病灶切除(图75-1)。

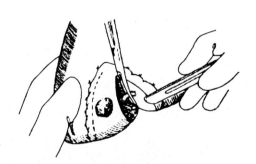

**图75-1　肝脏不规则切除术**

5. 肝脏规则性切除术(以左半肝切除为例)

(1) 先分离附着在左半肝上的结缔组织和韧带。先切断、结扎肝圆韧带,利用其肝侧残端将肝脏轻轻下拉,沿前腹壁剪断镰状韧带。将肝脏向后、向下推开,更

好地显露、切断冠状韧带,并结扎、切断在膈面背侧的左三角韧带(图75-2)。然后,切断肝胃韧带和切开肝十二指肠韧带(注意勿损伤肝蒂)(图75-3)。

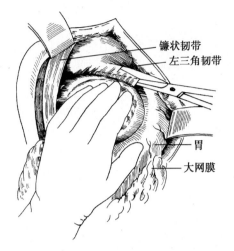

**图75-2　游离左半肝上的结缔组织和韧带**

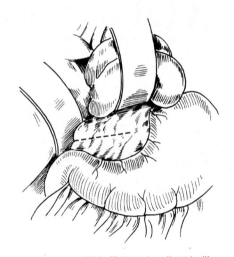

**图75-3　肝胃韧带及肝十二指肠韧带**

(2) 处理第一肝门的肝门脉管:分离肝脏后,用大拉钩将肝脏拉向上方,显露第一肝门。解剖第一肝门,游离出左肝管、肝左动脉和门静脉左支(图75-4,图75-5);结扎左肝管、肝左动脉和门静脉左支(图75-6)。

(3) 处理第二肝门的肝左静脉:第一肝门处理完毕后,将肝脏拉向下方,显露出第二肝门(图75-7,图75-8)。为了安全,可以先在第二肝门放置阻断带,以备出血时控制出血。解剖游离肝左静脉,注意保护好肝中静脉。用7号丝线结扎肝左静脉。注意肝左静脉与肝中静脉的解剖关系,有时肝中静脉与肝左静脉分别注入下腔静脉;有时肝中静脉先汇入肝左静脉后再注入下腔静脉;且还应注意肝左静脉在肝外部分较短,常需切开肝包膜才能辨清。

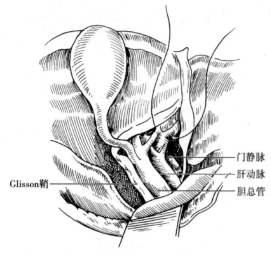

图 75-4 游离左肝管、肝左动脉和门静脉左支

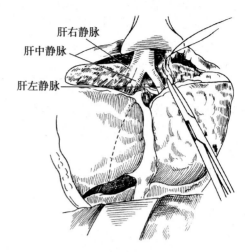

图 75-7 游离第二肝门

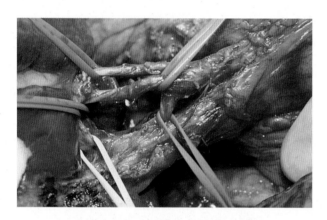

图 75-5 游离后的第一肝门(实物图)

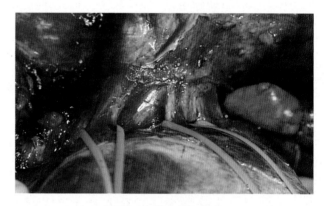

图 75-8 游离第二肝门

（4）离断左半肝（图 75-9）：左半肝所属的血管和胆管结扎后，左、右肝之间可出现明显分界线，然后可沿此分界线切肝（图 75-10）。如分界线不明显，也可直接沿正中裂左侧 1cm 处切开肝包膜，钝性分开肝实质，所遇管道均在肝内予以结扎、切断。在此过程中切勿损伤肝中静脉主干。具体切肝方法包

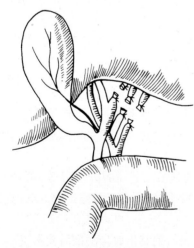

图 75-6 结扎切断左肝管、肝左动脉和门静脉左支

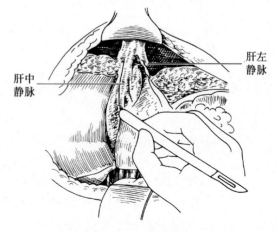

图 75-9 沿分界线切肝

括:CUSA 刀切肝(图 75-11)、钳夹法切肝(图 75-12)、血管闭合器切肝法(图 75-13)等。

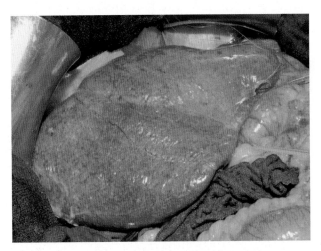

图 75-10 显示左、右肝之间的分界线(Catlie 线)

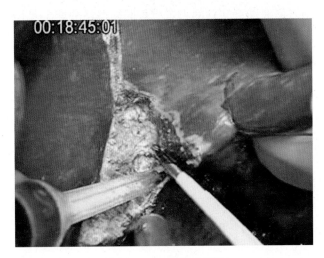

图 75-11 CUSA 刀切肝

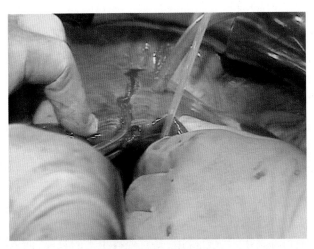

图 75-12 钳夹法切肝

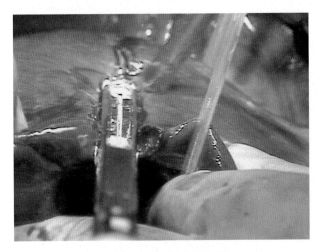

图 75-13 血管闭合器切肝

6. 肝断面的处理 较大的出血点或胆漏需用细丝线做"8"字缝合结扎;氩气刀产生的高温气束可凝结断面小出血点或广泛性渗血,同时可以进一步确保切缘阴性(图 75-14)。也可用纤维蛋白粘合剂、生物胶直接涂抹或喷射断面,或带蒂网膜或邻近的韧带覆盖断面,对止血和创面愈合有利(图 75-15)。

7. 检查无渗血或漏胆汁后,于肝断面处放置 1~2 根引流管,再逐层缝合腹壁。

**(二) 腹腔镜下肝脏肿瘤切除术**

腹腔镜在结直肠癌肝转移的治疗中,具有两方面的作用:诊断和治疗。诊断性腹腔镜可发现隐匿的腹腔转移病灶,避免不必要的开腹,通常用于高度怀疑有隐匿转移病灶的患者。治疗性腹腔镜,是指经腹腔镜进行肝转移癌的治疗,包括经腹腔镜肝切除、经腹腔镜射频治疗等。需强调的是,经腹腔镜切除结直肠癌肝转移,应严格选择患者,并由有经验的

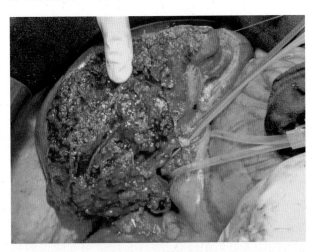

图 75-14 显示肝脏断面

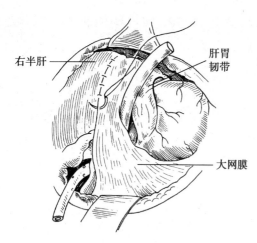

图 75-15 肝脏断面用邻近的网膜覆盖

医师进行操作。

1. 患者全麻,仰卧位,头稍抬高,根据术中需要调整左或右侧斜位。脐周 1 ~ 2cm 处做一小切口,建立 $CO_2$ 气腹,腹内压 12kPa。脐旁穿刺孔置 30° 腹腔镜,其他孔位置不固定,分别在剑突下方和两侧肋缘下方放置 4 ~ 6 个 Trocar。Trocar 的放置原则是远离病灶中心 25 ~ 30cm 的左或右上腹,呈弧形分布(图 75-16)。左外叶的病灶切口选在上腹正中线或右上腹经腹直肌切口,右叶则选左上腹经腹直肌切口。

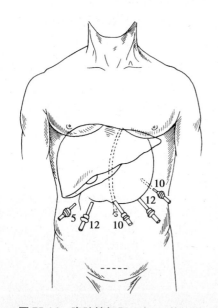

图 75-16 腹腔镜切肝 Trocar 的位置

2. 腹腔镜下不规则肝切除术 切断肝脏相应韧带,部分游离肝脏后,距病灶 2cm 用电刀在肝表面标记肝切除线,超声刀切割离断肝实质,对于小的出血点,可以直接电凝止血,大血管、胆管必须使用钛夹夹闭。若肝组织较薄,亦可直接应用直线切割器 V 形离断肝组织,楔形切除病灶。

3. 腹腔镜下左肝规则性切除 ①游离肝脏韧带。②解剖第一肝门,在肝门左侧及矢状部解剖分离出需要切除的各肝段脉管。③解剖第二肝门,在接近第二肝门处,仔细分离出肝左静脉的主干,钛夹夹闭,然后切断肝胃韧带,解剖分离肝静脉沟。④离断肝实质,肝表面 1cm 厚组织用电刀切开即可,深层用超声刀切割离断肝组织。对于肝断面较粗血管分离清楚后直接用钛夹夹闭。⑤直线切割器切断或钛夹夹闭后切断肝左静脉的主干或分支。对肝创面进行电灼止血,对显露出的脉管,则视其粗细予钳夹或电灼处理。常规放置腹腔引流管 1 根,由腹部右侧穿刺孔引出并固定。⑥切除标本装入标本袋,经扩大腹部的 1 个穿刺口后取出。取标本切口的长度相当于标本最小直径的 1/2,切口采用皮内缝合。

【术中注意事项】

1. 结直肠癌肝转移的手术时机的选择:目前对结直肠癌伴肝转移的患者应行同期还是分期手术切除仍存在较多争议。国内现在普遍认可的同期手术的适应证为:结直肠原发灶可根治性切除;肿瘤小、且多位于周边或局限于半肝,肝切除量低于 50%;不伴有其他不可手术切除的肝门部淋巴结、腹腔或者远处转移;患者身体状况能够耐受手术;术中熟练掌握肝脏切除技术。

当患者全身情况差、合并出血、穿孔、梗阻、原发灶局部晚期不能耐受同期肝切除;或手术医生缺乏肝切除经验时,及肝转移灶无法根治性切除时,应选择分期手术。分期手术所带来的风险包括:肝脏转移灶可能在原发灶切除后进展;累计住院时间延长,加重患者费用和心理压力:二次开腹,增加手术难度。

2. 肝转移灶的切缘 对于肝转移灶的切缘应确保肿瘤完整切除,保证切缘阴性。

3. 重视术中超声的运用 术中超声是手术中确定肝转移灶大小、位置和范围的可靠方法。它能够发现术前影像学不能发现的病灶,具有指导手术、改变治疗策略的重要作用。约 60% ~ 70% 病例,因术中超声发现新的转移病灶,而改变术前治疗方案。

4. 外科切除联合射频消融:射频消融技术在肝转移癌治疗中的应用非常广泛。局部消融方法包括冷冻治疗、射频、热消融、激光、微波和超声消融,方法有开腹消融、经皮肤消融、经腹腔镜消融。射频消融与外科手术联合应用,是对外科手术的补充,两者联合达到 $R_0$ 切除,具有直观、定位准确、更安全的优点。两者联合应用通常包括如下几种情况:在两叶多发转移灶时,不适合两叶同时肝切除,可行一叶肝切除,另一叶射频消融;肝切除后切缘阳性时,可采用局部射频消融消除残留的癌细胞;当肝转移灶恰好位于或超过最大可切除平面时,可先行射频消融治疗,然后行肝切除。

5. 不可手术切除的结直肠癌肝转移的手术治疗　对于不可手术切除的肝转移患者,进行术前辅助化疗、介入治疗、靶向治疗等,使不可切除病灶变为可切除或缩小切除范围,有利于降低手术并发症的发生率和手术死亡率。

【术后处理】

1. 术后应用广谱抗生素,给予适量白蛋白、血浆,以免发生低蛋白血症。

2. 密切观察病情,应注意出血、休克、缺氧、少尿等情况,采取必要的预防措施。

3. 注意保护肝脏功能,防止肝功能衰竭。

4. 需要吸氧　对肝叶切除者量大,术中作肝门阻断,肝动脉结扎或栓塞,肝硬化严重者,术中应吸氧,增加肝细胞的供氧量,促进肝细胞的代偿,以利于肝细胞的再生和修复。

5. 注意引流管的状况　需要保持引流管通畅,注意引流量及性质。

【手术并发症】

1. 出血　术后早期出血多由于肝创面上的止血不够彻底。活跃的出血多来自肝动脉的小支,出血可能难以自行停止;来自肝静脉、门静脉、肝血窦的出血,多会逐渐减少而自行停止。除术中认真止血,术后要对引流液的颜色、量及成分密切观察。颜色鲜红的活动出血应想到动脉出血,如经过输血、止血治疗出血仍无减少,宜及早手术止血。

2. 肝功能衰竭　以黄疸和大量腹水为主要症状。主要由于行肝切除范围大、肝门阻断时间长、肝组织切除过多、出血等原因所致。表现为术后 1 周左右,出现黄疸加深,血胆红素异常增高,同时伴有 A/G 倒置,大量腹水,出凝血时间延长等。术后应密切监测肝功能变化,密切观察腹腔引流管内引流液的性质、量、色的变化,维持血浆胶体渗透压和蛋白水平。

3. 腹水　腹水是肝切除术后的并发症中一个突出问题。多发生在合并肝硬化患者的术后 2 周内。原因多是由于剩余肝组织的白蛋白合成障碍及于水钠潴留。治疗时宜输注白蛋白或血浆,适当利尿,以提高血浆胶体渗透压和维持电解质平衡。

4. 胆漏　主要是①手术中已损伤的胆管没有及时发现,未作处理;②创面断裂的胆管未予结扎或结扎不牢或结扎线松脱;③创面感染,组织坏死脱落,已损伤胆管缺血坏死而致破裂渗漏等。一般的胆漏可保持引流通畅,保守治疗即可痊愈。如果胆漏量大,出现弥漫性胆汁性腹膜炎者;或胆漏经久不愈者,就需考虑手术治疗。

5. 消化道出血:肝切除术后消化道出血可来源于肝硬化门静脉高压食管静脉曲张破裂或胃黏膜应激性溃疡。可给予抗酸制剂,以减少胃酸分泌,可以有效地减少出血。

6. 其他术后并发症　如低血糖、感染、伤口裂开、肾衰竭等。

【述评】　多专科协作团队诊疗模式(muti-disciplinaryteam,MDT)已成为肿瘤治疗的趋势,结直肠癌肝转移更需要各学科医生的合作,在争取外科手术切除的同时,联合多学科综合治疗,提高结直肠癌肝转移的诊疗效果,同时避免医疗资源的浪费。

(王立明　梁锐)

## 参 考 文 献

1. 李春雨,汪建平. 肛肠外科手术技巧. 北京:人民卫生出版社,2013,562-566.

2. Rees M,Tekkis PP,Welsh F,et al. Evaluation of long-term survival after hepatic resection for metastatic colorectal cancer:a multifactorial model of 929 patients. Ann Surg,2008,247(1):125-135.

3. Ferlay J,Autier P,Boniol M,et al. Estimates of the cancer incidence and mortality in Europe in 2006[J]. Ann Oncol,2007,18(3):581-592.

4. Bomer MM. Neoad juvant chemotherapy for unresectabte liver metastases of colorectal cancer:too good to be true. Ann Oncol,1999,10(6):623-626.

5. Am M,Aldrighetti L,Castoldi R,et al. Analysis of prog-nostie factors influencing long term survival after hepatic resection for metastatic colorectal cancer. World J Surg,2008,32(1):93-103.

6. Memom MA,Beckingham IJ. Sur Ocal resection of colorectal liver metastases. Colorectal Dis,2001,3(3):361-373.

7. Hemming AW. Heading in the right direction:improved outcome of surgery for advanced colorectal liver metastases. Ann Surg Oncol,2007,15(1):7-8.

8. Christophe L,Antonio S,Eric R,et al. Impact of microscopic hepatic lymph node involvement on survival after resection of colorectal liver metastasis. J Am Coll Surg,2004,198(6):884-891.

9. Pawlik TM,Scoggins CR,Zorzi D,et al. Effect of surgical mar-

gin status on survival and site of recurrence after hepatic resection for colorectal metastases. Ann Surg,2005,241(5):715-722.

10. Minagawa M,Makuuchi M,Torzilli G,et al. Extension of the frontiers of surgical indications in the treatment of liver metas-tases from colorectal cancer:long-term results[J]. Ann Surg,2000,231(4):487-499.

11. Gold JS,Are C,Kornprat P,et al. Increased use of parenchymal-sparing surgery for bilateral liver metastases from colorectal cancer is associated with improved mortality without change in oncologic outcome:trends in treatment over time in 440 patients. Ann Surg,2008,247(1):109-117.

12. Tomlinson J,Jarnagin W,DeMatteo R,et al. Actual 10-year survival after resection of colorectal liver metastases defines cure. J Clin Oncol,2007,25(29):4575-4580.

13. Pawlik TM,Schulick RD,Choti MA,et al. Expanding criteria for respectability of colorectal liver metastases. Oneology,2008,13(1):51-56.

14. Cunha AS,Laurent C,Rault A,et al. A second liver resection due to recurrent colorectal liver metastases. Arch Surg,2007,142(12):1144-1149.

15. Petrowsky H,Gonen M,Jarnagin W,et al. Second liver resections are safe and effective treatment for recurrent hepatic metastases from colorectal cancer:a bi-institutional analysis. Ann Surg,2002,235(6):863-871.

16. Nordlinger B,Guiguet M,Vaillant JC,et al. Surgica resection of colorectal carcinoma metastases to the liver. A pregnostic scoring system to improve case selection,based on 1568 patients Association Francaise de Chirurgie. Cancer,1996,77(7):1254-1262.

17. 叶颖江,王杉.结直肠癌肝转移外科手术新理念.中华普外科手术学杂志(电子版),2010,4(1)3-6.

18. 许剑民,钟芸诗,秦新裕.同时性结直肠癌肝转移的外科治疗进展.中华普外科手术学杂志(电子版),2010,4(1)7-9.

19. 张成武,赵大建.结直肠癌肝转移外科治疗进展.肝胆胰外科杂志,2010,22(3)184-187.

20. 韦之见,孟翔凌.结直肠癌肝脏转移外科治疗进展.医学综述,2011,17(13):1960-1962.

21. 陈静贵,赵广法.结肠直肠癌肝转移灶手术切缘距离及其对预后的影响.外科理论与实践,2009,14(6):690-692.

22. 林资琛.大肠癌之肝脏转移的手术治疗.临床医学(中国台湾),1998,42(5)331-334.

23. 刘凯,杨家和.结肠癌同时性肝转移的手术治疗.腹部外科,2009,(4)252-254.

24. 张建东,李岩,刘昆.大肠癌肝转移的治疗策略与进展.国际肿瘤学杂志,2009,36(1)60-63.

25. 韩恩琨.结直肠癌肝转移的诊治进展.中华临床医学杂志,2005,6(5):38-41.

26. 周志祥,周海涛.直肠非腺上皮性肿瘤诊治新进展——结直肠癌肝脏转移的外科治疗进展.实用肿瘤杂志,2009,24(2)95-97.

# 第76章 结肠癌肺转移的手术

【概述】 外科手术是治疗孤立性结肠癌肺转移的唯一有效治疗方式。结肠癌肺转移瘤的特点决定了其外科手术治疗应达到完整切除，而又应最大限度地保留正常肺组织，也为可能再次出现的肺转移瘤创造再次手术切除的条件。肺转移瘤术式的选择由转移灶的数目、大小和位置所所决定。孤立性病灶应首选肺楔形切除或不规则部分切除；位于单个肺段内则可行肺段切除；对于多个病灶位于同一肺叶的情况，可选择肺叶切除；对于位于单侧的肺转移瘤，多选择前外侧或后外侧切口，单侧肺切除；双侧肺多个转移瘤可考虑分期切除或考虑选用胸骨正中切口行同期手术，但其缺点在于难以处理左肺下叶的病灶，而且创伤较大。近年来，胸腔镜（VAST）切除肺转移瘤得到广泛应用，对于切除肺边缘的转移瘤和同期切除双侧转移瘤有明显的优势，但是不能进行术中探查，容易遗漏较小的病灶。

【适应证】 结肠癌肺转移手术的适应证必须具备如下5个条件。

1. 肺内结节符合转移瘤特征。

2. 原发肿瘤已根治无残留。

3. 术前肺功能能够耐受肺切除手术。

4. 术前评估能够切除所有肺转移瘤。

5. 无肺外转移灶。

【禁忌证】 胸骨肿瘤放化疗后，患者伤口愈合较差，是此术的绝对禁忌证；相对禁忌证包括肥胖和胸壁受侵者。

【术前准备】 评价肺功能，胸部CT检查。

【麻醉】 全身麻醉。

【体位】 平卧体位或侧卧体位。

【手术步骤】 手术治疗分为传统开胸手术和胸腔镜手术两种。

1. 传统手术方式有：胸骨正中切开术、后外侧胸廓切开术及横断胸骨双侧前胸切开术。

（1）胸骨正中切开术，即自胸骨上切迹向左或向右沿胸骨体一侧行弧形切口，下至剑突下4cm。沿胸骨正中线切开骨膜并剥离后方结缔组织后在正中线劈开胸骨。此术式可一期探查双侧胸腔，发现其他未能查出的转移灶，术后不适感较轻，但不易清除后侧及内侧病灶。胸骨肿瘤放化疗患者因伤口愈合差，是此术的绝对禁忌证；相对禁忌证包括肥胖和胸壁受侵。此术的常见并发症包括呼吸功能不全、出血、脓胸、膈神经麻痹、喉返神经麻痹等。

（2）后外侧胸廓切开术，即于患侧背部肩胛骨内侧缘和脊柱中线绕过肩胛下角，外前至腋前线作S形切口，逐层分离，选择合适的肋间进胸。

（3）横断胸骨双侧前胸切开术，即延长双侧乳房下缘作弧形切口，横断胸骨，延双侧第3或第4肋间进胸。此术是治疗双侧肺转移瘤有效的方法，但此术切口较大，术后疼痛明显。

2. 胸腔镜手术 相比于传统手术，VATS一般仅需3个1.0~1.5cm的操作孔，由于创伤小，术后患者恢复快，出血量少等优势正被逐渐推广。

手术方式的选择可根据转移瘤的大小、位置、数量决定；也可根据手术的切除范围又可分为：肺楔形切除、肺段切除、肺叶切除和全肺切除。

【术中注意事项】

1. 术中避免膈神经副损伤，避免膈肌麻痹。

2. 注意避免胸导管损伤而致乳糜漏发生。

【术后处理】

1. 24~72小时后，积液可以排尽，引流管可以拔除。

2. 全身应用广谱抗生素3~5天。

3. 注意肺功能的维护。

【手术并发症】

1. 出血和气胸 术后可发生胸腔再次出血，形成血气胸。

2. 术后肺表面瘘和支气管胸膜瘘。

3. 术后肺不张、肺炎和严重的呼吸功能衰竭。

4. 术后膈神经麻痹和喉返神经麻痹等。

【述评】 对于结直肠出现癌肺转移者,肺转移灶根治性切除是目前治疗结直肠癌肺转移的最好方法,严格选择合适的病例,手术切除后可获得长期生存。有研究表明,患者的的预后和淋巴结转移无明显相关。也有研究显示对于结肠癌术后肺多发转移灶的患者,可以行扩大手术以达到根治目的。Vogelsang H 认为手术方式是影响预后的独立因素;而其他学者认为手术方式与预后无关。大多数肺转移造位于肺的边缘,可以做距离转移瘤1cm的切除范围,其中楔形切除可以通过切割闭合器完成。反复切除肺转移灶在提高生存率方面无统计学意义,切除的次数也应根据患者的体质情况来决定。

(刘铜军)

## 参 考 文 献

1. McCormack PM,Ginsberg RJ. Current management of colorectal metastases to lung. Chest Surg Clin North Am,1998,8：119-126.

2. Vogelsang H,Haas S,Hierholzer C,et al. Factors influencing survival after resection of pulmonary metastases from colorectal cancer. Br J Surg,2004,91：1066-1071.

3. McCormack PM,Ginsberg RJ. Current management of colorectal metastases to lung. Chest Surg Clin North Am,1998,8：119-126.

4. Watanabe K,Nagai K,Kobayashi A,et al. Factors influencing survival after complete resection of pulmonary metastases from colorectal cancer. Br J Surg,2009,96：1058-1065.

5. Salah S,Watanabe K,Welter S,et al. Colorectal cancer pulmonary oligometastases：pooled analysis and construction of a clinical lung metastasectomy prognostic model. Ann Oncol,2012,23：2649-2655.

# 第77章  门诊手术与物理疗法

## 第一节  门 诊 手 术

【概述】  由于肛肠病患病部位隐私、畏惧疼痛,因此,大多数肛肠病患者不愿意主动接受治疗,往往给自己的健康埋下隐患。许多基层医院、民营医院或个体诊所,没有住院条件或患者不愿意住院、没时间住院,多选择在门诊手术,这存在一定的风险。一是肛门末梢神经丰富,术后疼痛剧烈,患者不能顺利回家;二是肛门血运丰富,怕术后出血而不能及时抢救止血。术后疼痛的原因除与解剖、生理、心理、病情差异、个体差异等因素有关外,也与手术方式、方法也有一定的关系。肛肠病彻底治疗不外乎手术治疗和术后换药这两个环节。医师手术时操作必须认真、仔细,止血要准确、彻底。手术一般不用刀,而多用仪器进行切割、烧灼,如有活动性出血点行双重结扎止血,这样术中出血很少、术后可保证不出血。使患者无任何顾虑和恐惧,容易接受手术治疗,术后及时换药,定期复查,大多数肛肠病都可在门诊手术,微创无痛手术更好。

【适应证】  大多数肛肠良性疾病均可在门诊手术治疗。

【禁忌证】  合并有心、脑血管疾病、血液病、糖尿病及肛肠病较为严重者。

【术前准备】

1. 预约手术患者如合并有心脏病、高血压和糖尿病时,应嘱其内科检查和治疗,待病情稳定后再预约手术日期,术前洗澡。

2. 随时手术术前应详细了解病史、目前症状,并作全身和局部检查,确定诊断有无手术禁忌证。问诊排便有无困难,便条是否变细。指诊注意肛门有无狭窄和松弛,括约肌是否紧张,有无触痛,作为术中松解括约肌的参考依据。并确定病变部位,性状、大小和走向,做到心中有数。可与麻醉后检查有

无差异。

3. 做好解释工作,消除患者恐惧心理和顾虑。如手术能否成功,术后是否复发,有无肛门狭窄和失禁等后遗症,要交代清楚,增强患者对手术的信心,能安静地配合手术。

4. 术前最好排净大小便,根据病情,必要时测血压、脉搏和体温,备好心电监护仪。

5. 器械准备  常规肛肠手术包1个,肛肠治疗仪1台、侧灯1台。

常规肛肠手术包含有:

大敷布(铺台用)1块  洞巾        1块
二叶式肛镜      1个  小量杯装麻药1个
弯盘装纱布棉球  1个  持针器      1把
血管钳(大、中)8把  注射器      3个
剪刀          1把  缝合线10、7、4号
缝合针(圆针,中、小针)

根据手术需要,另加补充器械:喇叭镜、注射器(内痔注射术);套扎器、乳胶管(内痔或息肉套刮术);球头探针、有槽探针、刮匙(肛瘘切开搔刮术);球头探针、胶圈、过氧化氢溶液、无菌试管、标本瓶(肛瘘切开挂线术)。

6. 门诊手术,用普通洗手法,戴无菌手套、一次性口罩、帽子及手术衣,工作白大衣也可。

【麻醉】  首选局麻,必要时也可用简化骶管麻醉。

【体位】  多采用左侧卧或截石位。

【手术步骤】  具体操作步骤同各种肛肠疾病术式,但多不用刀切而用仪器进行手术,详见本章第二节中介绍。

【术后处理】

1. 各种手术结束后,需注射亚甲蓝等长效止痛

剂在手术创底、结扎线下和挂线被勒割的组织内,外敷纱布卷和纱布块,丁字带勒紧固定。这样可保证术后无明显疼痛和局部不渗血,安全回家。

2. 术后留院观察半小时,观察有无不良反应。如有反应,则对症处理。离院前检查局部有无渗血,胶布和丁字带有无松脱。术后回家要坐车,不要骑自行车。

3. 交代术后医嘱和术后用药方法,并发给术后医嘱单,留下患者家庭住址及电话号码,向家属交代作好家庭病床护理,并记下门诊电话号码或医师电话号码,随时用电话报告术后经过和变化。医师也应用电话查房,询问病情和进行医嘱。如有尿潴留、粪便嵌塞和出血等情况,可能去患者家中或请患者急速来诊及时处理。

4. 可在室内外活动,不能做重体力劳动。如必须上班,要坐车到办公室,可不影响工作。如有特殊情况,可及时用电话报告并听取电话医嘱。

5. 术后正常饮食,多喝菜汤和开水,多吃红薯、蔬菜和水果防止大便干燥。不要自服泻剂。禁酒及辣椒等刺激性食物。不能怕痛而不进食。

6. 术后排便 因肛内填塞纱布,麻醉失效后仍有便意感,应忍耐不宜排便。术后次日如有便可排出,无便也可不排。术后3天可照常排便。要调整好粪便,便于时撑得肛门疼,便稀时粪水刺激痛,只有不干不稀的软便,才无便痛。如3天不便可服麻仁软胶囊或通便灵,使之排便。如嵌塞不能排除,可用开塞露(甘油)50ml注肠排便。

7. 每次排便都有微痛和少量带血,皆属术后正常反应,不必担心,可用硝矾洗剂熏洗后则消失。如有渗血,勒紧丁字带压迫止血,渗血不止逐渐增多时用电话向医师报告听取医嘱或及时来诊。如术中结扎止血彻底,渗血会很少发生。

8. 术后排尿呈绿色是使用亚甲蓝长效止痛剂的结果,不必担心。如排尿困难时可按摩小腹部,或在小腹进行冷、热水袋交替敷之。如仍不能排尿,小腹充盈胀痛难忍,可请社区或村镇医师肌注新斯的明0.1mg(心肌缺血者慎用),常可排尿,一般不需要导尿。

9. 在创口未治愈前,男女都应避免性生活。

10. 术后经过顺利,可在术后7~10天携带病志来诊复查、扩肛和换药。其后每周复查一次直至痊愈。

【术后用药】
1. 痔疾洗剂 选用痔疾洗剂或硝矾洗剂。取痔疾洗剂125ml或硝矾洗剂50g,加入1000ml开水中冲化,先熏、后洗,待不烫手时坐盆内连洗带泡15分钟。既消炎又止痛,洗后有轻快感。

2. 美辛唑酮红古豆醇酯栓:选用美辛唑酮红古豆醇酯栓,熏洗坐浴后缓慢塞入肛内一枚美辛唑酮红古豆醇酯栓,遇热溶化后能消炎、止痛和止血。然后用妇女卫生垫(市场有售已消毒)贴在肛门处,再用丁字带兜住。如为肛周脓肿和肛瘘创面,则用痔疮膏挤入创腔。待下次排便时去掉卫生垫再排便。

3. 盐酸奥布卡因凝胶:选用盐酸奥布卡因凝胶,用于肛肠术后换药,将消毒棉球浸润本品(根据创面大小,调整用量)涂布于肛外创面,3分钟后开始正常换药,具有快速、强效、安全、方便快捷等优点。

4. 口服止痛剂:长效麻醉失效后,灼痛期已过,仅有微痛,能忍受。如疼痛明显,常可服氨酚待因片2~4片即可止痛。

5. 口服抗生素:为预防感染,可选用不同的抗生素,可按各药说明服用1周。

## 第二节 物 理 疗 法

物理疗法也称仪器治疗,即利用声、光、电、热、磁等物理学效应治疗痔疮的方法。近年来,国内研制和生产的治疗仪器,品牌繁多,种类各异、性能不同、效果也不尽一致。选购时必须注意是否实用,质量和效果如何?不论何种治疗仪器,都要由专科医师操作和使用,才能发挥作用,取得疗效。如果不是专科医师,诊断不清,不认识疾病,滥用治疗仪器,就会给患者造成误诊、误治、带来极大的伤害。因此,治疗仪器的效果绝不是仪器单独的,而是仪器和医师共有的效果,特别是使用的医师起决定作用,是奏效的主体因素。现将常用有效的,经过临床验证的仪器介绍如下。

### 一、HCPT微创技术疗法

【概述】 高频电容场痔疮治疗技术(HCPT)是应用ZZ型肛肠综合治疗仪(图77-1),利用高频电容式电场产热原理,对痔疮进行治疗的一种疗法。

由于疗效显著,HCPT 微创技术疗法现已成为一种可靠的成熟技术,具有操作简单、治疗时间短、治疗结束自动报警、不炭化正常组织、血管闭合好、术中术后不出血、患者痛苦小、便于门诊手术等优点。

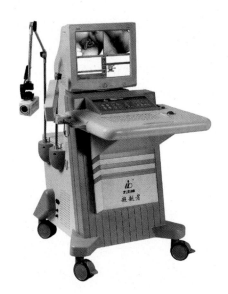

**图 77-1　ZZ 型肛肠综合治疗仪**

【原理】　利用高频电容场产热原理,对仪器的振荡频率、输出功率、治疗电极的设计以及测试计算出痔组织在该仪器下的电解常数和电导率,得到仪器、电极、组织三者最佳匹配。使治疗在最短时间内达到治疗部位组织,使之坏死、干结,继而脱落,得到满意的结果。

由于高频电容场产生的热是一种内源性热,具有产热快、可控性好、局限性强,并且被作用部位与邻近非作用部位有明显温差界线,完全不同于外源性热,因此被治疗组织只能达到干结而不会出现炭化现象,更不会造成立即脱落而致大的出血。

【适应证】　各期内痔、外痔、混合痔、肛裂、低位肛瘘、肛周脓肿、直肠息肉、肛乳头肥大、肛乳头瘤、肛门尖锐湿疣等各种肛肠疾病。

【禁忌证】　合并有心、脑血管疾病、血液病、糖尿病及肛肠病较为严重者。

【术前准备】

1. 检查血尿常规和出凝血时间。

2. 腹部超声、肛门镜、直肠镜或乙状结肠镜等影像学检查。

3. 排净大小便或清洁灌肠 1 次。

4. 仪器准备　配置独特的智能化检测和控制程序,先进的 HCPT 技术主机一套,高性能微机一套;彩色医用数字式 CCD 摄像系统;肛肠综合治疗仪病案管理软件一套;无菌高频电容场治疗钳(图

77-2)、高频电刀(图 77-3)和高频止血镊(图 77-4),亦可根据需要自由选配相关配件。

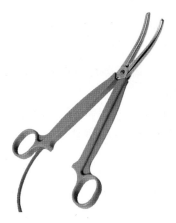

**图 77-2　高频电容场治疗钳**

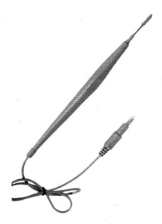

**图 77-3　高频电刀**

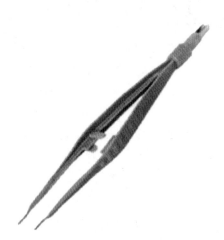

**图 77-4　高频止血镊**

【麻醉】　首选局麻,必要时也可用简化骶管麻醉。

【体位】　多采用左侧卧或截石位。

【手术步骤】

1. 内痔的治疗　用肛门镜暴露内痔,操作者左手持血管钳,提起内痔组织,右手持 HCPT 电极

钳,钳夹痔疮基底部,钳夹时不宜过紧,手上有阻力感即可开机治疗,对于较大痔核,可在不同平面钳夹直到痔疮组织夹扁干结,不需要切除干结组织让其自然脱落。治疗完成后注射长效麻药,为防止损伤或损伤后水肿波及至齿线下引起术后疼痛,最好的治疗部位齿线以下相应处注射适量长效麻药。

2. 外痔的治疗 如单纯性结缔组织外痔,治疗较简单,特别是痔疮基底部范围较小者,可以在痔疮基底部直接注射长效麻药后,钳夹并切除远端部分。如基底部较广泛的,可进行局部皮肤切开,并钝性分离后钳夹,过分广泛者可横着钳夹,然后创面周围浸润注射长效麻醉。

炎性外痔,多为血栓性炎性外痔,局麻下切开去除血栓,并将多余的皮肤切除,这样防止再次形成血栓。

3. 混合痔的治疗 在松弛麻醉后,先进行内痔的治疗,后进行外痔治疗。内痔均采用纵形钳夹,钳夹时与单纯内痔治疗同样。外痔治疗根据具体情况选择治疗方法。如多个混合痔者,应注意保留皮桥,遇到基底部广泛者,外痔部分横着钳夹,防止创面过大,愈合过长。

【术中注意事项】

1. 钳夹内痔时,不宜过深过高,以免损伤肠壁或出血。

2. 钳夹内痔结束后,不需要切除干结组织令其自然脱落。

【术后处理】

1. 治疗后第 2 天肛周可能有轻微的水肿现象,患者有便意感和下坠感,患者不要误认为要排便,反复去蹲厕,应尽量避免下蹲动作。

2. 不要求患者坐浴,可沐浴,只要求清洗肛门局部。因热水坐浴易加重水肿,坐浴水温高于人体温度,肛门处于人体最低部位,腹压增加,局部又有创伤,血管内压力增加,通透性增大,渗出增加水肿必然加重。

3. 保持大便通畅软化,多食粗纤维食物,不吃辣椒白酒。

4. 接受治疗后当天小便带微蓝色,这是麻醉药的本身颜色,不必紧张。3 ~ 5 天痔脱落但创面未愈,大便时卫生纸或大便表面可能有少许血迹,少数者有几点血滴现象均为正常。创面愈合因痔疮的大小不同,所需时间长短也不同,一般需 2 ~ 3 周。

【述评】 特点具有功能齐全,可控性好,方便快捷,适应证广,疗效高,复发率低,患者痛苦小,门诊和住院均可操作,特别是一次性电钳、电刀、电镊系列,提高了医师的可操作性等优点,有效避免了医源性交叉感染现象。

## 二、铜离子电化学疗法

【概述】 铜离子电化学治疗仪是北京计然公司提供的一种治疗痔的铜离子电化学疗法(图77-5)。本疗法应用于出血性内痔的治疗,效果显著,治疗范围广,患者痛苦少,安全可靠,简单易学。

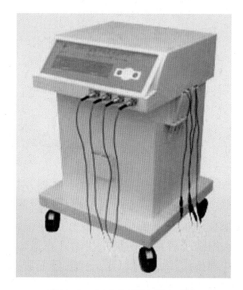

**图 77-5 铜离子电化学治疗仪**

【原理】 铜离子电化学疗法是建立在肛垫学说的基础上,通过微电流将铜离子导入痔核中,改变痔核局部的酸碱平衡,并与内痔组织结合形成络合物,血管内膜细胞形成微血栓,促发无菌性炎症,使血管逐渐闭塞,组织机化,最终形成周围组织纤维化,从而消除黏膜下出血和痔的脱出。

【适应证】 适用于各期内痔,尤其以出血为主的 Ⅰ ~ Ⅱ 期内痔。也适用于年老体弱、合并有内科慢性疾病不能承受其他手术的出血性痔。

【禁忌证】 脱出难以还纳的 Ⅳ 期内痔、混合痔;以结缔组织外痔为主的混合痔;合并门静脉高压症者;伴发肛乳头肥大、直肠息肉、直肠炎等。

【术前准备】

1. 检查血尿常规和出凝血时间。

2. 腹部超声、肛门镜、直肠镜或乙状结肠镜等影像学检查。

3. 排净大小便或清洁灌肠 1 次。

【麻醉】 长效局麻

【体位】 左侧卧位或截石位。

【手术步骤】

1. 碘伏或苯扎溴铵棉球消毒肠腔,插入喇叭式肛门镜,确定痔核部位、大小,除外禁忌证。

2. 将针电极与痔体呈45°角进针,刺入痔核深约10~15mm,按照治疗仪默认的参数治疗280秒后取出铜针。其他内痔同法处理。同一痔核根据出血、充血状况同时反复治疗。

3. 出血为主的内痔可将铜针直接刺入内痔即可。脱出为主的内痔,可将铜针刺入内痔根部更高的位置。

4. 治疗结束用棉球压住起针处,缓慢拔出,防止出血,纳入痔疮栓剂,油纱条填塞,包扎固定。

【术中注意事项】

1. 建议针头刺入斜45°角进针,刺入痔核深约10~15mm,以电极裸露部分全部刺入痔核为主。

2. 刺入位置应在齿线以上,目的是远离体神经,减轻患者痛苦。

3. 每一个痔核科同时治疗3次,每次最多治疗4处痔核。

4. 以出血为主的内痔,将铜针直接刺入痔核内部,以脱出为主的内痔,则需要将治疗区域上移,在痔核根部或痔上区域。

5. 治疗结束,应用镊子夹住棉球,压住起针处,缓慢拔出,防止出血。

【术后处理】

1. 便后痔疾洗液熏洗坐浴,每日2次,常规换药。

2. 口服药,以消肿镇痛、活血化瘀、润肠通便为主,如迈之灵、消脱止等。

3. 多食蔬菜、水果,保持排便通畅,必要时清洁洗肠。

4. 抗感染治疗,可口服抗生素或静脉滴注,约1周。

【并发症】 早期铜针为手工制作,而且在体内留置时间长,有的患者微热、厌食、及局部疼痛。改进后尚未发现任何并发症。

【述评】 该疗法不用刀割,不用切除痔疮组织,无创伤,恢复快,无术后并发症,对肛门功能不产生任何影响,安全、有效。李东冰等临床试验证实,铜离子电化学疗法治疗内痔出血和脱垂,可缓解症状,未发现明显并发症。远期疗效有待长期随访证实。

# 三、超声多普勒引导下痔动脉结扎术

【概述】 1995年,Morlirtoga报道了一种治疗痔的新方法,即超声多普勒引导下痔动脉结扎术(Dopple guided hemorrhoid artery ligatoion,简称DG-HAL),是一种集超声波探查、缝扎手术为一体的新的诊疗技术。采用南京奥珂森电子有限公司生产的AKS-100痔动脉结扎超声多普勒检查仪(图77-6),该手术不用刀,不适感甚微,不用切除痔疮组织,无创伤,无术后并发症,对肛门功能小产生任何影响,安全、有效,是一个低侵袭的微创外科手术。

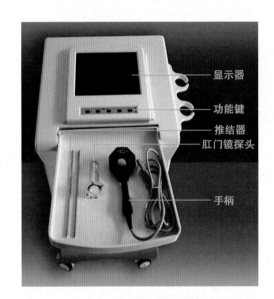

显示器
功能键
推结器
肛门镜探头
手柄

**图77-6 超声多普勒检查仪**

【原理】 超声多普勒痔动脉结扎术,是在超声多普勒诊断仪引导下,准确定位痔动脉,并结扎动脉血管,阻断进入痔核区域的血流及有效供应,痔核将会萎缩,达到治疗出血症状的目的。同时,结扎痔动脉血管后,局部会形成慢性炎症,从而促进组织纤维化,使黏膜和黏膜下层粘连固定,痔萎缩消失,并最终致使痔核脱垂症状显著减轻。由于降低痔动脉血供,促使结缔组织再生及组织纤维化,产生悬吊固定的作用,从而达到治疗的目的。

【适应证】 适用于Ⅱ~Ⅲ期内痔或以Ⅱ~Ⅲ期内痔为主的混合痔,尤其适合以出血为主要症状的患者。同时也适用于年老体弱、合并有内科慢性疾病等不能承受其他手术的患者。

【禁忌证】 静脉曲张型痔、炎性外痔、血栓外痔及以外痔皮赘为主的混合痔者;内痔嵌顿合并血栓形成、局部坏死;非痔本身引起的出血,如合并门脉高压等。

【术前准备】

1. 检查血尿常规、出凝血时间和肝肾功能。

2. 腹部超声、肛门镜、直肠镜或乙状结肠镜等影像学检查。

3. 排净大小便或清洁灌肠 1 次。

4. 仪器准备：超声多普勒痔动脉检测诊断仪、带有超声探头的一次性特制肛门镜（图 77-7）、推线器、长针持、带有坚固弯针的 2-0 可吸收缝线。

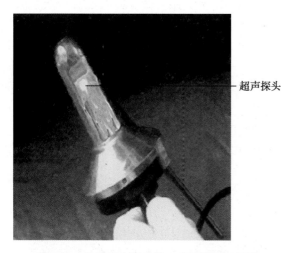

图 77-7　带有超声探头的一次性特制肛门镜

【麻醉】　长效局麻或腰椎麻醉。肛门较为松弛者亦可用盐酸奥布卡因凝胶表面麻醉。

【体位】　根据患者年龄体质等情况取截石位或侧卧位。

【手术步骤】

1. 用 0.5% 的碘伏常规消毒术野肛周皮肤及直肠下端，铺无菌巾单。

2. 直肠指诊并扩肛至两指，将特制的外径为 28mm，探头带有超声探头的一次性肛门镜与超声多普勒痔动脉检测诊断仪连接好并置入肛管直肠内，使多普勒超声探头置于齿状线上 2~3cm 处。

3. 沿肛管直肠纵轴旋转肛门镜，在多普勒超声痔动脉检测诊断仪引导下寻找所需痔动脉。

4. 碘伏重新消毒，在接收到多普勒超声信号明显处，在多普勒超声探头上方使用 2-0 的可吸收缝线进行"8"字缝合。

5. 在完成第一轮缝合后，将肛门镜退出 0.5cm，进行第二轮缝合以确保手术的准确性。在接收到动脉声波时，都应当对之进行新的缝合，不过应当尽量保其距离齿状线至少 0.5cm。在痔核脱出的痔核部位上方另加 1~2 针"8"字缝合，以固定直肠黏膜。

合并有结缔组织外痔者同时剪除。

6. 根据多普勒超声痔动脉检测诊断仪检测出的痔动脉深度确定进针的深度，在推线器的帮助下对痔动脉血管进行缝扎，完成所有的痔动脉结扎后再次旋转肛门镜，检测结扎效果。

7. 对不满意处再次缝扎，将肛门镜退出 0.5cm 重复上述操作，一次操作可选择性地结扎 3~5 支血管，但应保证结扎点距离齿状线至少 0.5~1cm。

8. 完成所有的痔动脉结扎后退出多普勒超声肛门镜，用手指来检查缝合的位置，纳入痔疮栓剂或消炎栓，包扎固定。

【术中注意事项】

1. 运用超声多普勒定位技术准确寻找痔上动脉，并行缝扎是手术成功的关键。

2. 严格遵守无菌操作，每次缝扎前必须用 0.5% 碘伏反复消毒直肠，防止术后感染。

3. 缝合高度应在齿状线上 1~3cm 处进行，不要缝在齿状线以下，以免术后肛门疼痛。

4. 多处缝扎动脉时，保证结扎点距离齿状线至少 0.5~1cm，间距应以 0.3~0.5cm 为最佳。

5. 缝合深度应结扎动脉黏膜下动脉为宜，深度达肌层，将黏膜缝合固定在肌层上。

6. 选用可吸收缝线，不用拆线，防止了线头被包埋而引起的异物刺激甚至感染。

7. 术中出血影响术野时，及时退镜、止血。

【术后处理】

1. 便后中药坐浴、每日检查肛门情况，必要时换药。

2. 口服药，以消肿镇痛、活血化瘀、润肠通便为主。

3. 预防抗感染治疗，可静脉滴注或口服抗生素，约 3 天。

4. 保持排便通畅，必要时清洁洗肠。

5. 局部应用消炎栓 7~10 天。

【并发症】

1. 黏膜下感染　可能与手术操作窗口的污染或黏膜下血肿继发感染有关。若发生黏膜下感染时，应足量有效使用抗菌药物，必要时行切开引流。

2. 黏膜下血肿　可能与在缝扎痔动脉血管时，缝针刺破血管有关。

3. 肛缘水肿　可能与缝扎位置过低有关。给予清热利湿、活血止痛中药坐浴，如痔疾洗液坐浴，或微波局部照射治疗即可。

【述评】　超声多普勒引导下痔动脉结扎术与传统结扎疗法有相似之处，但创伤更小，定位更准确。用于出血性痔的治疗,效果显著,副作用少,安全高效,治疗范围广,技术简单易学,有利门诊开展,患者痛苦小,乐于接受,丰富了痔的治疗方式,具有重要意义。但此式式不是治疗痔疮的"金标准",尚需大样本、多中心的临床研究及长期的临床随访。

## 四、红外线凝结术

【概述】　红外线是太阳光谱中不可见的光线。一是短波,二是长波,三是一种波长大于 2.5cm 为远红外线。人体吸收红外线后,使细胞分子运动加速而在局部产生热效应。1976 年,Nath 首先用于内镜检查时凝固止血。1977 年,Neiger 首先用于内痔止血。1981 年 Geil 和 Kevthaber、1982 年 Otto 和 Keithley 等也相继报告用于治疗内痔。因用红外光线局部产生热效应,故又称光固疗法。

【原理】　红外线凝结器是一种利用聚焦的红外能量照射组织后引起变性坏死而形成瘢痕达到止血和消除痔的目的,并使肛管直肠黏膜固定于肌层。

【适应证】　Ⅰ ~ Ⅱ期内痔、年老妊娠妇女和伴有其他疾病不宜手术者。

【禁忌证】　外痔、混合痔及嵌顿性内痔。

【手术步骤】

1. 肛镜检查确定内痔位置,消毒后,将红外线凝结器头端通过肛镜接触痔表面黏膜。

2. 稍加压后按动开关,照射后黏膜变白,患者无感觉或轻度灼热感,可以承受。

3. 根据痔出血和脱出程度,每次可照射 1 ~ 4 个点;时间为 1 ~ 3 秒。

4. 二次照射点的位置与首次位置错开,可弥补首次未照射到的部位。要间隔 7 ~ 15 天。

【术中注意事项】

1. 仪器使用前要熟悉各部分的性能即光源、反光镜、光棒、保护帽、固定螺母、治疗开关和手柄。初用时先在猪大肠黏膜上反复练习、体验照射强度。

2. 根据要求选择所需直径的治疗头,插入治疗器手柄孔内。由固定螺母固定。

3. 接通电源,打开开关,指示灯则亮,治疗器探头微亮。

4. 根据需要按拨盘,设定手术时间,不得大于 3 秒。

5. 治疗器探头接触病变部位时稍加压力。按下治疗开关,手术时间指示灯亮,即进行一次定时治疗。

6. 多次治疗时,按上述步骤重复进行,但每分钟内治疗时间不得大于 6 秒。

7. 保持探头清洁,每用后酒精消毒,探头向下,保护帽不透光时,及时更换。

【述评】　红外凝结器只需 1 ~ 3 秒即可使病变坏死,不粘结组织,15V 低电压安全可靠。有多种可互换的治疗头,可精确控制治疗范围和深度,比注射术更简便有效,照射后一周复查,照射区有新生肉芽,2 周后肉芽已覆盖照射区,3 周后愈合。操作易掌握止血块,患者无痛苦,并发症少,可多次应用。对 Ⅰ ~ Ⅱ期内痔出血疗效最佳,治愈好转率可达 96% 以上。不足之处,光线散乱照射中有明显热感和针刺感,有少量渗液。另有 1983 年 Voirol 报道 303 例内痔 Ⅰ 期出血及疼痛,随诊 5 年效果满意。1984 年,Shigeru 报道 311 例,随诊 1 年便血停止和明显改进的 95.8%,复发率 21.9%。1985 年,Ambrose 曾与胶圈套扎术对比疗效相似,但红外线凝结术副作用少。他又与注射术对比,认为注射术再需治疗者少。Keighley 认为红外线只对 Ⅰ ~ Ⅱ期内痔有益,对 Ⅲ 期内痔不能治愈。

天津市滨江医院肛肠外科报道 80 例,疗效 94%。北京二龙路医院报道 128 例,疗效 96%。成都中医学院附属医院肛肠科报道 50 例,疗效 98%。杭州市中医院报道 50 例,疗效 96%。浙江医大一肛肠外科报道 50 例,疗效 100%。

## 五、内痔冷冻术

【概述】　应用 -196℃ 的液态氮或 -89℃ 的液态一氧化氮,通过特制的探头与内痔接触,通过快速冻结内痔组织及随后快速解冻来达到组织细胞坏死的目的。内痔坏死后,通过修复,纤维组织收缩,使内痔皱缩,达到治疗目的。1969 年 Lewis 首先用冷冻技术治痔,1972 年日本椰田最早报道冷冻手术治痔的疗效。一般冷冻装置有冷冻头和致冷部分。冷冻头一般用平面接触型探头。1985 年丁义山等研制成一种液氮浸冷弹射式冷针系列。具有体积小,操作简便的特点。

【适应证】　适用于 Ⅰ 期、Ⅱ 期内痔或脱垂性混合痔、血栓外痔或结缔组织外痔。年老体弱或伴有心、肺、肝、肾功能不良而不宜手术者,其他方法治疗后复发者。

【禁忌证】　外痔、肛周感染及内痔中有明显动脉搏动者。当伴有急性肛窦炎或严重高血压者应慎重。

【术前准备】

1. 器械手提式半导体低温治疗器、肛门镜各1套。

2. 药物超低温液氮(−196℃)、碘伏棉球、引流油纱条、无菌纱布、胶布适量。

【手术步骤】

1. 常规消毒,肛门镜扩张肛门,查清内痔部位、大小及数量。

2. 左手持肛门镜,右手持枪式低温治疗器,向外牵拉内痔,将金属冷冻头紧贴内痔开始冷冻至出现白霜。待白霜扩散至痔核边缘即停止冷冻。再按动解冻开关,使冷冻头脱离痔核(图77-8)。

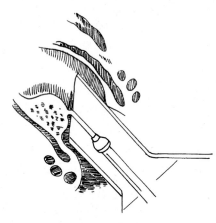

图77-8 内痔冷冻术

3. 较大内痔可冷冻第二次,如需治疗第2个内痔,可重复上述操作。术毕肛内注入消炎膏。

【术中注意事项】

1. 每次冷冻不超过3个内痔,先冻较大的、出血及位置较高的内痔。

2. 应冷冻齿状线上内痔,如冷冻齿状线以下外痔可发生肛缘水肿、疼痛及坏死。

3. 冷针若与正常组织粘连时,不可用力牵拉,以免撕脱组织而出血,可稍等2分钟自脱。

4. 肛门松弛的老年、妇女、体弱患者、冷冻后痔水肿脱出应及时送回肛内。

5. 冷冻多个内痔时,在其间保存3mm左右的黏膜和皮桥,以防冻面过大致肛门瘢痕狭窄。

6. 冻时过短易残留部分内痔,冻时过长易冻伤肌层,如损伤血管还会大出血。

7. 小内痔可施术1~2次,大而多内痔可施术3~4次方可痊愈。其间隔时间为2周左右,重复冷冻较好,连续冷冻可提高疗效。

【并发症】

1. 肛门肿痛 多与操作不当有关,给予止痛药。内痔脱出水肿须及时送回肛内,6%~30%。

2. 分泌物较多 需用棉垫吸湿。大出血1%~5%,需及时止血。

3. 继发性出血 任何治疗使痔变性坏死,就有继发出血的潜在危险。

【述评】 1981年Oh报道1000例,大出血5.1%,复发率11%。1979年Keighley曾比较冷冻胶圈套扎及高纤维饮食疗法,三者有效率各为38.9%、65.7%及24.3%,胶圈套扎明显有效,故不推荐冷冻术。国内1988年周长发等报道283例内痔,197例混合痔,经1~4次冷冻治愈387例,占89%,好转48例,占11%。1985年丁义山报道用冷针治内痔200例,4个月后复查185例,治愈率83.33%,好转率16.67%,对内痔出血效果明显。

(李春雨 张有生)

## 参 考 文 献

1. 李春雨,汪建平.肛肠外科手术技巧.北京:人民卫生出版社,2013.608-610.

2. 李春雨,张有生.实用肛门手术学.沈阳:辽宁科学技术出版社,2005.277-278.

3. 李东冰,王景侠,常宝志,等.铜离子电化学疗法治疗痔出血及痔脱出的实验研究及临床观察.中华医学杂志,2003,83(11):958-961.

4. 李东冰,王景侠,常宝志,等.铜离子电化学疗法治疗痔出血及痔脱出的临床研究.中国普外基础与临床杂志,2003,10(6)596-599.

5. 秦澎湃,李英茹,卢卫星.多普勒引导下结扎痔动脉治疗内痔疮31例.中国普通外科杂志,2007,16(9):932-933.

6. 王业皇,赵平,章阳.超声多普勒引导下痔动脉结扎加痔本体围扎悬吊术治疗痔脱垂性痔病89例疗效观察.山东医药,2011,51(13):101.